PRÉCIS

DE

Manuel Opératoire

PAR

L.-H. FARABEUF
PROFESSEUR A LA FACULTÉ DE MÉDECINE DE PARIS

ÉDITION DÉFINITIVE

I. Ligatures des Artères. — II. Amputations.
III. Résections. — Appendice.

(862 figures)

MASSON ET Cie, ÉDITEURS
LIBRAIRES DE L'ACADÉMIE DE MÉDECINE
120, BOULEVARD SAINT-GERMAIN. — PARIS

PRÉCIS

DE

MANUEL OPÉRATOIRE

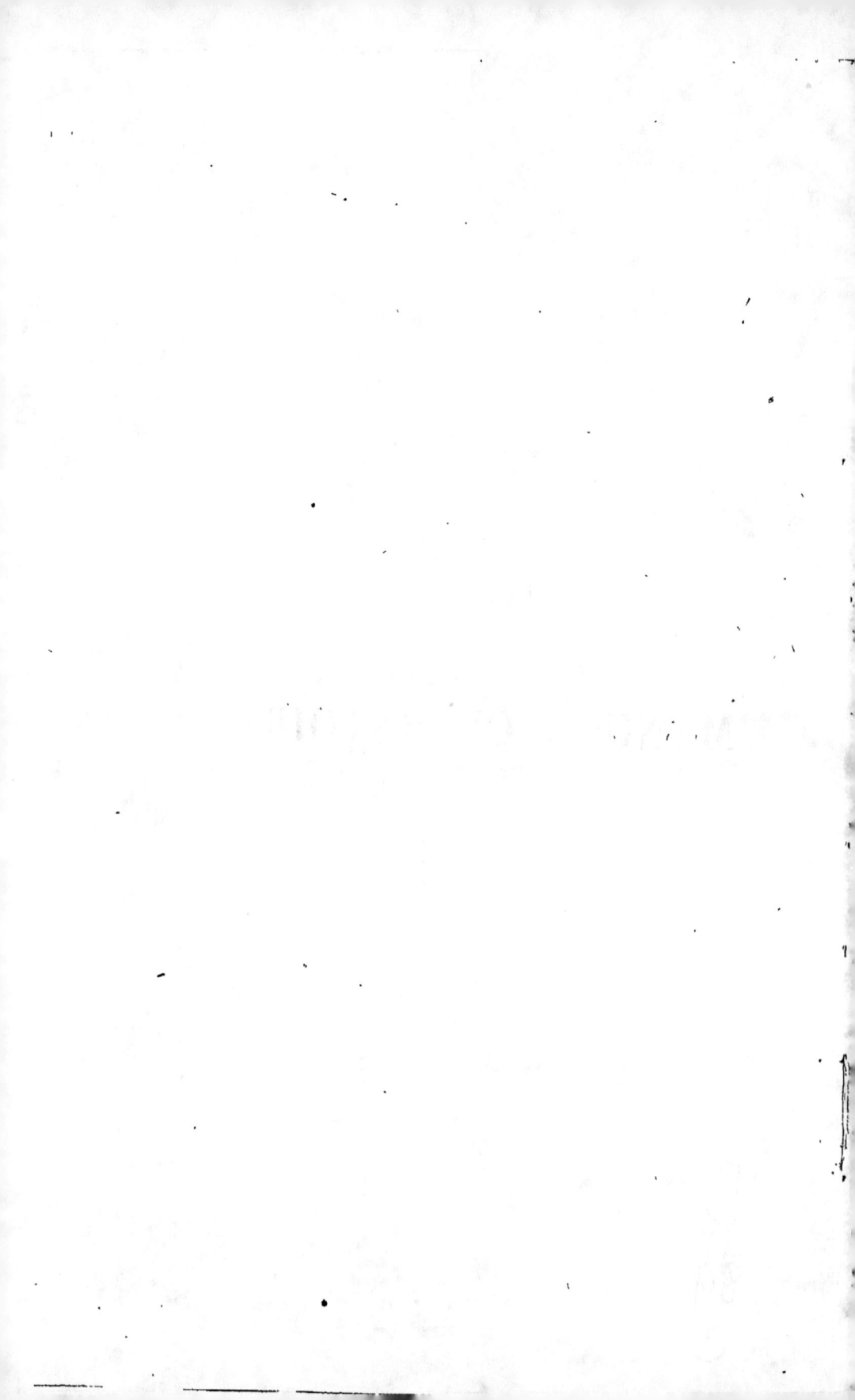

PRÉCIS

DE

MANUEL OPÉRATOIRE

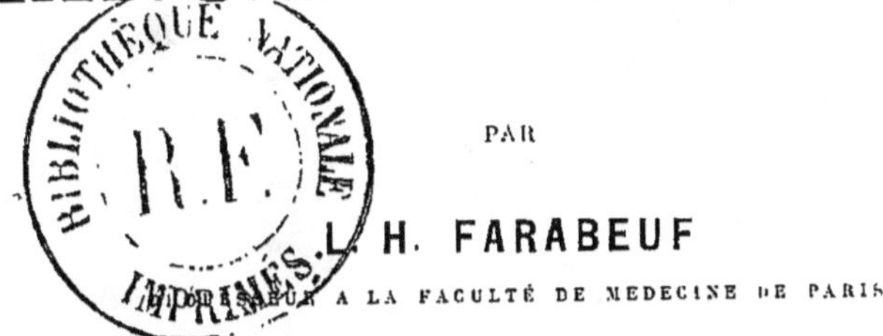

PAR

L. H. FARABEUF

PROFESSEUR A LA FACULTÉ DE MÉDECINE DE PARIS

NOUVELLE ÉDITION

COMPLÈTEMENT REVUE ET AUGMENTÉE DE FIGURES NOUVELLES

I. Ligatures des Artères. — II. Amputations.
III. Résections. — Appendice.

(862 figures)

PARIS

MASSON ET Cie, ÉDITEURS

LIBRAIRES DE L'ACADÉMIE DE MÉDECINE

120, BOULEVARD SAINT-GERMAIN

DÉDICACE PERPÉTUÉE

DEPUIS LE 1er JANVIER 1

A mes **maîtres** de Paris et à mes **élèves**,
particulièrement à ceux qui m'ont cordialement aidé
dans l'**organisation** et la **gestion**
de l'ancienne **École pratique**, anatomique, opératoire et obstétricale,
je dédie la grosse partie de cet ouvrage
LES AMPUTATIONS.

Deux hommes, sans le savoir, et de fort loin,
ont été pour moi, par leur enseignement écrit, des guides suivis et aimés.

A la mémoire de **Marcellin Duval**, de Brest,
j'offre
LES LIGATURES D'ARTÈRES

A celle de **Léopold Ollier**, de Lyon,
LES RÉSECTIONS.

L. H. FARABEUF.

PRÉFACE

Depuis 1872, époque où tout jeune j'osai écrire les premières lignes de ce travail, le domaine de la chirurgie s'est considérablement agrandi. Sous l'influence du génie de Pasteur et de l'initiative de Lister, de vastes champs jusqu'alors incultivables ont donné, entre des mains purifiées et purificatrices, des résultats qui stupéfieraient les grands chirurgiens, mes premiers maîtres, pourtant si audacieux et si habiles... s'ils pouvaient rouvrir les yeux.

Pour être des opérateurs rapides et sûrs, nos pères et surtout nos grands-pères de la première moitié du XIXe siècle, avant l'éther et le chloroforme, avaient besoin d'une habileté prestigieuse. Ils l'acquéraient à force de manier le scalpel, la pince et les ciseaux, l'aiguille, le couteau, la gouge et la scie, *sur le cadavre*. Ils voulaient avoir, suivant le vœu de Celse : « la main ferme, prompte, jamais tremblante; la gauche non moins habile que la droite; la vue nette et perçante... » Et l'on voyait les plus expérimentés revenir souvent aux exercices de l'École pratique avant d'entreprendre une opération.

Cependant, si bien opérés qu'ils aient été, leurs malades mouraient.

Quel triste spectacle offraient les salles de chirurgie au début de mes études !

Nous n'avions pas d'antiseptiques ; et notre propreté relative était bien loin de l'asepsie. Nous ne mettions pas de gants pour explorer les plaies les plus infectes. Nous nous lavions, mais c'était pour nous-mêmes, *après* avoir touché le malade. Nous ne savions pas que nos doigts, nos instruments, nos objets de pansement étaient des flèches empoisonnées que nous introduisions dans la chair des patients. Nous portions inconsciemment le mal d'un blessé à l'autre; nous en étions le véhicule. Les mystiques d'entre nous accusaient le terrain constitutionnel, le milieu ambiant, le génie épidémique, autant dire les Esprits, comme font les ignorants, sauvages ou civilisés.

Aujourd'hui encore, il m'arrive quelquefois d'avoir le cauchemar des vieilles salles d'hôpital, de humer l'air écœurant et épais qui sautait au visage en y entrant, de revoir les grandes bassines de cataplasme fumant, de toucher les compresses graillonneuses, les linges troués enduits de cérat poussiéreux, les attelles crépies de diachylon, de sang et de pus desséchés, de remettre ma redingote d'hôpital... — car nous quittions nos habits propres pour nous approcher des malades, pour les opérer et les panser.

Les panser! Tout suppurait : nos instruments explorateurs, débrideurs et laveurs, nos doigts même, à peine sortis de foyers infects, s'en allaient innocemment contaminer les surfaces cruentées récentes et vierges. Que j'en ai lavé avec de l'eau tiède, septique sans que je le susse, simple ou additionnée de quelque agent chimique insuffisant, de ces moignons, de ces foyers ossifluents, de ces vastes décollements de fractures compliquées ou de phlegmons diffusés, sources inépuisables de purulence, pendant des semaines et des mois, quand par hasard le malade s'obstinait à faire attendre la mort!

Pourquoi nos maîtres avaient-ils oublié l'eau de pluie bouillie, le vin chaud, les aromates, etc., que les anciens Grecs employaient comme aposeptiques?

Les jeunes gens sont bien heureux, ils n'ont pas vu ces jours qui maintenant seraient affreux, mais que pourtant nous vécûmes dans une ignorante sérénité.

Tout aujourd'hui pouvant se faire, tout doit réussir au double point de vue vital et fonctionnel, si le chirurgien est *propre* et *habile*.

Si l'on vous dit encore qu'il importe peu de bien opérer, pourvu que le malade guérisse, n'en croyez plus rien. Ne vous exposez pas à tout mal faire en ne vous préparant à rien. Lisez ce qu'écrivait Th. Kocher de Berne dès 1894 (Chirurgischen Operations Lehre) : « *Wenn man sieht, wie schwere Folgen für die Function haüfig von unkundiger und ungeübter Hand ausgeführte Incisionen haben, so scheint es nicht überflüssig, für jede Stelle am Körper bestimmte Regeln aufzustellen. Denn dass die Chirurgie viel mehr als früher, nämlich seit die Antisepsis einen guten Theil technischer Fehler zudeckt, Gemeingut der Aerzte geworden ist, ist bekannt. Es kann aber auch eine Zeit kommen, wo über technische Fehler schärfer geurtheilt wird, als jetzt.* »

Oui, la sécurité donnée par l'antisepsie garante de la survie, a longtemps fait pardonner les fautes opératoires, même celles qui compromettent le résultat fonctionnel. Aujourd'hui, l'on est plus sévère. — Qui sait si bientôt la justice..... ?

Peut-on être suffisant d'emblée pour les opérations, même les plus faciles et les plus irrégulières, celles que l'on ne peut répéter sur le cadavre, qui semblent devoir être improvisées nécessairement pas à pas.

au cours de leur exécution, si l'on n'a pas consacré de longues et nombreuses séances à se faire l'œil et la main sur les morts, en y fouillant les régions vasculaires, taillant des lambeaux convenables, élégants et nourris, parcourant vivement des interlignes, sciant, cisaillant, burinant et ruginant des os, suturant correctement des intestins et des téguments, etc., etc. ?

On ne devient pas un grand chirurgien, on ne devient pas un petit et modeste chirurgien *honnête*, si l'on n'a pas fait de nombreuses dissections. On ne peut pas être un *homme* en quelque spécialité opératoire que ce soit, si l'on manque de coup d'œil et d'habileté manuelle. Croyez-moi, car des centaines d'élèves distingués, des milliers d'élèves ordinaires, me sont passés par les mains : ceux qui étaient naturellement adroits le sont devenus bien davantage par les exercices cadavériques les plus inutiles en apparence ; les autres ont toujours vu s'atténuer notablement leur maladresse initiale.

Si les futurs chirurgiens abandonnent l'étude théorique et surtout pratique de l'anatomie, substratum de leur métier ; s'ils négligent de répéter à satiété sur le mort toutes les opérations exécutables, même celles qui ne se pratiquent que très rarement ou jamais sur le vif, ils n'atteindront jamais leur maximum de capacité réalisable, accessible, en n'importe quelle spécialité, quelle que soit leur habileté innée.

Il n'en sera autrement que pour les audacieux bandits qui oseront se faire l'œil et la main aux risques et périls des opérés vivants de leurs premières années d'exercice.

J'ai entendu dire quelquefois : « La main tremble à qui connaît le danger. — L'ignorance est mère du sang-froid. — L'opérateur instruit, exercé et habile se trouve toujours des imperfections, n'est jamais tout à fait content de lui, tandis que l'inepte maladroit est béat et satisfait — donc... » Ce sont des blasphèmes.

Pauvres opérés ! Pourquoi leur couper ou s'exposer à leur couper, au moins inutilement, tel nerf ou tel vaisseau qu'on ne sait éviter qu'après avoir appris à le trouver à sa place habituelle ? Pourquoi ne pas avoir voulu s'exercer à tailler des moignons utilisables et beaux, à réaliser des cicatrices solides et esthétiques? Telle résection mal exécutée retient le malade inactif pendant six mois au lieu de six semaines. Il n'est pas utile qu'un gynécologue prenne un bout d'intestin pour une trompe dilatée ; ni qu'un accoucheur aille chercher la symphyse dans le trou obturé, ni que... j'en pourrais dire bien d'autres de ces choses vraies invraisemblables.

Apprendre d'abord l'anatomie, le plus possible avec les yeux et les doigts, sur les cadavres. Se passionner pour le jeu du scalpel, des ciseaux, de la pince, *dans toutes les attitudes*. Disséquer vivement, sans laisser trace de graisse, sans entamer le moindre organe : une belle dissection est un présage de bon opérateur. Compléter cette éducation anatomique nécessairement insuffisante et un peu étriquée, par des exercices opératoires plus larges, assez nombreux et assez renouvelés : d'abord pour fixer définitivement dans la mémoire de la vue et du toucher, la forme, la couleur, la consistance et surtout les rapports des organes; enfin pour familiariser la main avec tous les instruments robustes ou délicats, grands ou petits, qu'exigent la diérèse, l'exérèse et la synthèse.

Et finalement, imiter autant que possible les élèves vétérinaires qui opèrent sur le vif, recourir aux animaux vivants anesthésiés, surtout pour la chirurgie viscérale.

Voilà les conseils traditionnels que je redonne aux jeunes du XXe siècle après les avoir donnés depuis trente ans à leurs aînés qui se sont bien trouvés de les avoir écoutés.

Les bons généraux n'attendent pas la guerre pour apprendre à manœuvrer les troupes. Avant de jouer des sonates et d'atteindre à la virtuosité, le pianiste consacre des années à faire des gammes, à plaquer des accords. Pour aller avec chances sur le pré, il faut avoir fréquenté la salle d'armes.

Ce sont des exercices préalables analogues que je jure être indispensables à tous ceux qui aspirent à pratiquer, si peu que ce soit, la chirurgie avec probité.

C'est pour les guider dans ces exercices que ce livre a été conçu, lentement réalisé, imprimé, maintes fois réimprimé, et c'est pour cela que je le réimprime encore avec quelques modifications, additions ou suppressions.

Lorsque je résolus d'écrire sur le *Manuel opératoire*, je crus devoir bien préciser mon but et arrêter la forme que je donnerais à mon ouvrage.

Mon but fut de combler les lacunes qui rendent les meilleurs Traités complets de Chirurgie générale ou de Technique, insuffisants pour les futurs praticiens qui hantent l'Amphithéâtre afin d'y acquérir, en même temps que la *connaissance* des opérations que les morts nous permettent de simuler convenablement, cette *habileté manuelle* qui est la moitié du chirurgien ; habileté qui peut seule lui permettre ultérieurement d'exécuter honorablement et d'emblée, sur le vivant, telle ou telle de ces opérations très spéciales ou très urgentes au sujet desquelles le cadavre ne peut nous permettre que de très imparfaits simulacres (étranglements, phlegmons, plaies, cancers, malformations, affections viscérales, etc.)

Je ne songeai nullement à remplacer un livre quelconque : on le verra sans peine aux soins que j'ai pris pour restreindre ma tâche et ne pas sortir des limites de ma compétence. Pourtant, dès le commencement de mon organisation de l'École pratique, alors que nul enseignement officiel démonstratif n'existait pour l'oto-laryngologie, l'ophtalmologie, l'urologie, la gynécologie, j'ébauchai moi-même et je fis faire des cours de perfectionnement aux meilleurs élèves, par des maîtres bénévoles spécialisés. Krishaber vint pour le rhino-larynx, Reliquet pour les voies urinaires, d'autres et bientôt mon cher Panas pour les yeux, enfin après l'initiative de Bar, tous les accoucheurs à l'envi, pour les manœuvres obstétricales. Celles-ci furent la cause de mes travaux d'obstétrique expérimentale[1].

La plupart de ces cours démonstratifs, complément de mon enseignement de médecine opératoire ordinaire, trop tôt interrompus et contre mon gré, ont été repris il y a quelques années et fort heureusement développés par Hartmann. Ils ont abouti à la publication *des prosecteurs* qui, au moins pour quelques parties de leur travail, ont usé libéralement et loyalement de mon enseignement et de mes dessins. De même que Ch. Monod, ils ont honoré ainsi leur vieux patron direct ou indirect.

Et maintenant, que mon ancien élève resté mon fidèle ami Pierre Delbet, aujourd'hui maître si compétent, achève l'ouvrage de même format qu'il va faire paraître pour compléter le mien, le vœu que je répétais dans mes éditions précédentes, se trouve tout à fait comblé. En conséquence, je me considère, dès à présent, comme définitivement débarrassé de la tentation peu raisonnable, qui me poignit longtemps, d'ajouter moi-même à mon premier ouvrage, ce présent livre, un puiné qui pût être un guide aussi précis, sinon pour toutes les *opérations spéciales*, au moins pour celles qu'il y a quelque profit à étudier et à répéter sur le cadavre.

Ce qu'on ne trouvera pas ici, on pourra donc l'aller chercher ailleurs dans des livres grands ou petits connus de tout le monde ; et je n'ai pas à sortir aujourd'hui plus qu'hier, du programme d'*éducation opératoire* que je me suis tracé il y a trente ans. Car c'est bien, et ce sera longtemps encore, la chirurgie élémentaire et fondamentale des ligatures, des amputations, des résections, celle que nous pouvons simuler presque bien sur le cadavre, qui seule est susceptible d'être répétée un assez grand nombre de fois pour consolider à jamais les connaissances anatomiques indispensables à tous, pour donner du coup d'œil et du tour de main ; oui, c'est toujours cette chirurgie du mort rendue aussi semblable que possible à celle du vivant que l'étudiant doit apprendre *d'abord*, tant pour assurer ses examens et ses concours que pour servir de base à sa pratique future et de point de départ à une spécialisation quelconque.

A l'amphithéâtre, il n'est pas besoin de longues dissertations cliniques ou historiques ; l'on y vient surtout pour apprendre à opérer et l'on y veut un guide, un fil d'Ariane continu, solide et tirant droit au but.

Ce qu'il faut faire et ce qu'il faut éviter est bientôt compris et retenu. Mais le *comment?*

Un maître instruit, disert, adroit et bon mime, opérant sous les yeux de ses élèves est le meilleur des livres. Un tel maître cependant n'est qu'une voix qui s'éteint, qu'un acteur qui passe, qui ne peut se voir ni

1. Introduction à l'Étude clinique et à la Pratique des accouchements (avec H. Varnier) ; et Mémoires d'obstétrique, *passim.*

s'entendre de partout. Permanent, le livre a donc sa raison d'être, sa grande utilité, surtout s'il est écrit et figuré avec la préoccupation de rappeler autant que possible, comme un phonographe et un cinématographe, la parole et les gestes du démonstrateur idéal parlant et gesticulant à la fois, avec ordre, clarté, sûreté, élégance et rapidité. J'ai essayé d'écrire ce livre afin de montrer *comment* il faut opérer, point capital de tout enseignement professionnel manuel.

Croyant qu'il ne faut pas oublier un seul instant que l'on doit opérer le mort comme s'il était vivant, je fais prévoir les mêmes dangers, prendre les mêmes précautions, supposer aux parties intéressées par le couteau toutes leurs propriétés vitales, etc. C'est afin que l'exercice de l'amphithéâtre soit un vrai début dans la pratique de l'hôpital et de la ville.

Dans ces conditions, tout le monde convient que la plupart des opérations ici décrites ressemblent beaucoup, sur le vivant, aux mêmes opérations faites sur le mort, et qu'il y a peu d'imprévu à craindre pour un opérateur rompu aux exercices cadavériques. Mais il faut être exercé; même pour une simple ligature, il ne suffit pas d'être bon anatomiste. J'ai trouvé sans le moindre étonnement, dans *a System of Surgery* de Holmes, que sir Ph. Crampton de Dublin, un ancêtre, voulant lier l'artère iliaque interne, crut devoir, malgré sa grande habileté, répéter sept fois cette opération sur le cadavre et qu'il trouva chaque fois quelque chose à apprendre. Et notre La Bruyère, si sensé, nous assure que « les arts mécaniques les plus simples exigent un long apprentissage ».

J'ai lu tout ce que j'ai pu me procurer sur la médecine opératoire, mais parmi les innombrables procédés qui ont été publiés, j'ai fait un choix restreint, ou j'ai accepté, non sans contrôle, le choix fait d'avance par les maîtres de la chirurgie.

Il y eut dans ce livre quelques nouveautés.

On y retrouve aussi des vieilleries qui n'ont été que figurées et certains faires de nécessité décrits brièvement.

En représentant les procédés historiques, je n'ai pas voulu seulement gêner le commerce des imposteurs qui trouvent leurs découvertes dans les bibliothèques; j'ai espéré fournir ainsi comme aliment à la réflexion et à l'imagination de mon lecteur, le génie et l'expérience des autres, c'est-à-dire accumuler en lui, pour les cas irréguliers, rares, urgents, qui ne s'accommodent pas d'une immuable technique, une grande et utile puissance d'improvisation.

Dans la description des procédés de choix, j'ai été méticuleux. Quelqu'un me l'a reproché, qui était un brillant opérateur que la cinquantaine venait de défriser : il ne se souvenait plus de ses débuts. Rien n'est facile pour un apprenti.

J'ajoute : rien n'est possible pour un maître, si l'apprenti n'est doué, à défaut d'aptitude, d'un persévérant vouloir.

Je sais bien que les étudiants qui ne veulent que préparer un infime examen peuvent dire avec raison ce que m'a écrit un véridique ami : « La sobriété, le laconisme de vos descriptions, où pas un mot n'est superflu, en rend la lecture quelque peu ardue ; et l'esprit sans cesse tendu se fatigue à suivre pas à pas ces théorèmes qu'il lui faut parcourir sans que rien vienne lui permettre de se reposer un instant ». Certes, je demande des dents et de l'estomac à mes lecteurs. Aurais-je mieux fait de délayer mon *Précis* en deux ou trois gros volumes et d'en faire une dilution, un aliment de convalescent ? J'ai compté sur la bonne volonté de tous et travaillé surtout pour les meilleurs. Je n'ai pas craint, pour être suffisamment explicite, d'être long, fort long même, quand il le fallait, cherchant, à l'imitation d'Ambroise Paré, à faire si bien et si clair « qu'il n'y eût personne qui ne devînt par mes écrits beaucoup plus habile que moi ». Certes nul ne me fera le reproche adressé par Bichat aux auteurs de son temps, de forcer le lecteur à « parcourir péniblement dix pages de ce qui ne se fait plus pour arriver à dix lignes de ce qu'on doit faire ». Car ce qui ne se fait plus ou ce qui se fait encore et ne devrait plus se faire est ici fort écourté, tandis que ce qu'il faut faire reçoit des développements inusités.

Pour chaque procédé d'élection, je donne les raisons de mon choix. Dédaigneux de faire des élèves crédules et inconscients, cherchant des disciples d'ordre plus relevé, librement convaincus, ne désirant m'imposer à personne, je fais un appel constant aux connaissances et au jugement de ceux à qui je propose tel ou tel procédé, telle ou telle manœuvre.

Un juge libéral n'attache pas une importance excessive à la manière dont tel ou tel ayant des aptitudes manuelles différentes des siennes, s'y prend pour exécuter une opération. Que le résultat soit bon ; qu'il ait été obtenu avec une prudence, une adresse et une rapidité suffisantes, c'est bien. S'il est bel et bon, c'est parfait.

Nous devons craindre la lenteur, mais blâmer la recherche dangereuse et déraisonnable de l'extrême rapidité.

Un sablier, disait Pouteau, ne doit pas être la mesure du mérite d'un opérateur. Cependant, moi qui ai réagi de toutes mes forces contre les procédés d'ostentation et de prestigiosité, aléatoires dans leur exécution, mauvais dans leurs résultats, que le chloroforme eût dû faire abandonner plus tôt, me voilà aujourd'hui presque obligé de blâmer le piétinement sur place de certains opérateurs. Toutes choses égales d'ailleurs, moins une opération dure, mieux cela vaut. Toutefois, la moindre réflexion suffit pour nous convaincre qu'il y a quelque risque et peu d'avantage à précipiter ses coups de bistouri. On y gagne à peine quelques secondes, rarement des minutes sur la durée totale d'une intervention, car ce qui prend du temps, plus ou moins il est vrai, suivant l'habileté du chirurgien et de ses aides, ce sont les soins préparatoires et consécutifs : l'aseptisation et l'anesthésie, l'hémostase, la toilette, les sutures et le pansement. *Tuto* avant tout; *cito* et *jucunde* si vous pouvez.

Les chirurgiens ne se montrent plus aussi curieux qu'autrefois de l'effet à produire sur les spectateurs. Pour opérer le mieux possible, ils disposent tout et tous commodément. On ne les voit plus abattre un membre avec la furia, la recherche de pose et les grands gestes de leurs prédécesseurs; ils l'extirpent comme une tumeur. Mais la simplicité dans l'attitude, la brièveté du couteau employé, la volonté de faire sûr, bon et beau, n'empêchent pas d'opérer avec élégance et sans lenteur.

Est-il donc si utile de bien opérer?

Les vrais chirurgiens, doués et expérimentés, disent oui, les autres non. Ceux-ci, eunuques ou contempteurs de ce qu'ils ignorent, ne méritent le nom de chirurgiens que parce qu'ils vivent de la chirurgie. N'écoutez pas ces corrupteurs de la jeunesse.

Si j'avais cru devoir faire subir de grands changements à cette nouvelle édition, ç'eût été proclamer bien médiocre mon œuvre primitive si lentement élaborée.

J'ai voulu que mes descriptions fussent courtes, rapides, continues et imprimées en gros caractères afin que l'élève opérateur pût les lire en se les tenant sous les yeux, sur la table même où il s'exerce. Aussi ai-je dû presque toujours les faire précéder et suivre de préliminaires quelquefois considérables et de notes, en texte plus petit pour ne pas grossir ou appesantir outre mesure ce traité déjà épais et lourd, de l'*éducation de l'œil et des mains* du chirurgien et de ses aides.

Donc, après avoir rappelé les notions anatomiques indispensables, je commande pour ainsi dire l'exercice militaire, indiquant avec soin et successivement, toutes les manœuvres qu'il faut exécuter et faire exécuter pour arriver au but; et chemin faisant, je renvoie à des notes explicatives quelquefois de grande importance, mais qui introduites dans la description proprement dite de l'opération, l'eussent allongée et par trop ralentie.

Mes figures les plus anciennes datent, je le sais. J'ai cherché en les dessinant, à leur donner le mérite de montrer autant que possible des mains en action. Quoiqu'imparfaites, pas toujours de ma faute, elles m'ont autrefois coûté cher et ne sont ni copiées ni empruntées. Aujourd'hui elles me coûteraient dix fois moins avec la photographie et les professionnels de la plume; plusieurs seraient plus belles, mais très peu sans doute pourraient être plus démonstratives des attitudes à prendre, point capital. Il y a trente ans, je n'avais pas l'économique photogravure, mais la seule et onéreuse gravure sur bois à 1 fr. 25 le centimètre carré, pour reproduire mes dessins. L'on n'opérait pas encore les bras nus, c'est pourquoi j'ai figuré mon opérateur avec des manches d'habit et son aide, pour le distinguer, avec des manches de blouse. Cette remarque faite, ce regret exprimé, j'espère qu'on voudra bien, par auto-suggestion, transposer ce que je montre au passé, et le voir tel qu'on le fait au présent.

C'est à l'hôpital que l'étudiant apprend l'asepsie et l'antisepsie en voyant faire et en faisant lui-même ; c'est là qu'il acquiert des habitudes de propreté méticuleuse. Un chirurgien peut ne pas être habile, il n'a pas le droit d'être sale. S'il l'est, c'est un malhonnête homme, un criminel.

Dans une salle d'autopsie, le cadavre est dangereux.

Dans un pavillon de dissection ou d'opération où il ne doit pénétrer qu'embaumé, il ne fait pas courir plus de risques qu'un jambon dans un magasin de salaisons bien faites.

Arrivé dès la première heure à la phalange propagandiste de l'antisepsie, armé de l'acide arsénieux, du chlorure de zinc et de l'acide phénique, j'ai tâché de faire de l'École pratique un lieu salubre et j'y ai réussi. Aussi des innombrables coups de scalpel ou de couteau que j'ai reçus, donnés ou vu donner, aucun, à ma connaissance, n'a eu d'inconvénients graves.

Si vous vous coupez, faites saigner immédiatement, abondamment, à l'aide d'un lien circulaire, c'est-à-dire *lavez votre plaie de dedans en dehors, avec votre propre sang*, essuyez avec un linge propre et faites l'occlusion, de préférence avec un emplâtre adhésif aseptique insoluble dans l'eau, qui reste en place jusqu'à cicatrisation complète.

Défiez-vous du lavage à l'eau sale, du collodion qui casse, des topiques irritants, des caustiques, etc.

Il est encore des écoles de propratiques vince que les élèves, les chirurgiens, les accoucheurs des hôpitaux, ne peuvent pas fréquenter au grand préjudice de leurs études. J'ai bien étonné quelqu'un en juillet 1895, en faisant redevenir utilisable, quelques heures après une injection de cinq litres de solution de chlorure de zinc, un affreux cadavre vert, crépitant partout, gonflé de gaz infects.

Tous vous savez que la glycérine phéniquée, à 5 pour 100 en hiver, à 10 pour 100 en été, a fait et fait encore tous les jours ses preuves et que l'immersion des corps ouverts dans un bain antiseptique quelconque, est un adjuvant précieux ?

J'estime que les chirurgiens et les accoucheurs peuvent fréquenter les salles de dissection et d'opération bien tenues, où ils ont tant à apprendre : les cadavres y sont moins septiques que leurs malades.

C'est à l'hôpital aussi que le futur chirurgien doit s'habituer à la vigilance nécessaire dans la pratique de l'anesthésie. Il arrive plus, beaucoup plus d'accidents aux chloroformisateurs étourdis ou improvisés qu'à ceux qui sont attentifs et expérimentés. Dans la salle d'opération de l'hôpital, aussitôt que vous vous serez montré assez propre pour être digne d'y être admis, placez-vous d'abord non loin du chloroformisateur; voyez comme il dispose son malade; observez son attitude, ses gestes, sa manière de distribuer l'anesthésique. Voyez-le aux écoutes du bruit respiratoire, au guet des mouvements du thorax et de la couleur de la face; il a quelque doigt sur une artère; et pour apprécier le degré d'intoxication, il surveille l'état de la pupille, la sensibilité oculaire. Au moindre stertor, il prépulse la mâchoire et, s'il ne cède, pince la langue et la tient hors de la bouche. Prenez part vous-même à cette surveillance par les yeux et par le doigt. Un chirurgien prudent ne confie jamais la compresse, jamais l'appareil, à un élève qui n'a pas collaboré déjà activement au moins à une dizaine d'anesthésies générales par le chloroforme, par l'éther, etc.

Le plus vite possible, devenez cet élève expérimenté.

C'est pour vous y aider que j'ai introduit autrefois et laissé encore aujourd'hui, quoique hors-d'œuvre dans ce livre de technique, des pages assez nombreuses sur l'anesthésie et l'asepsie.

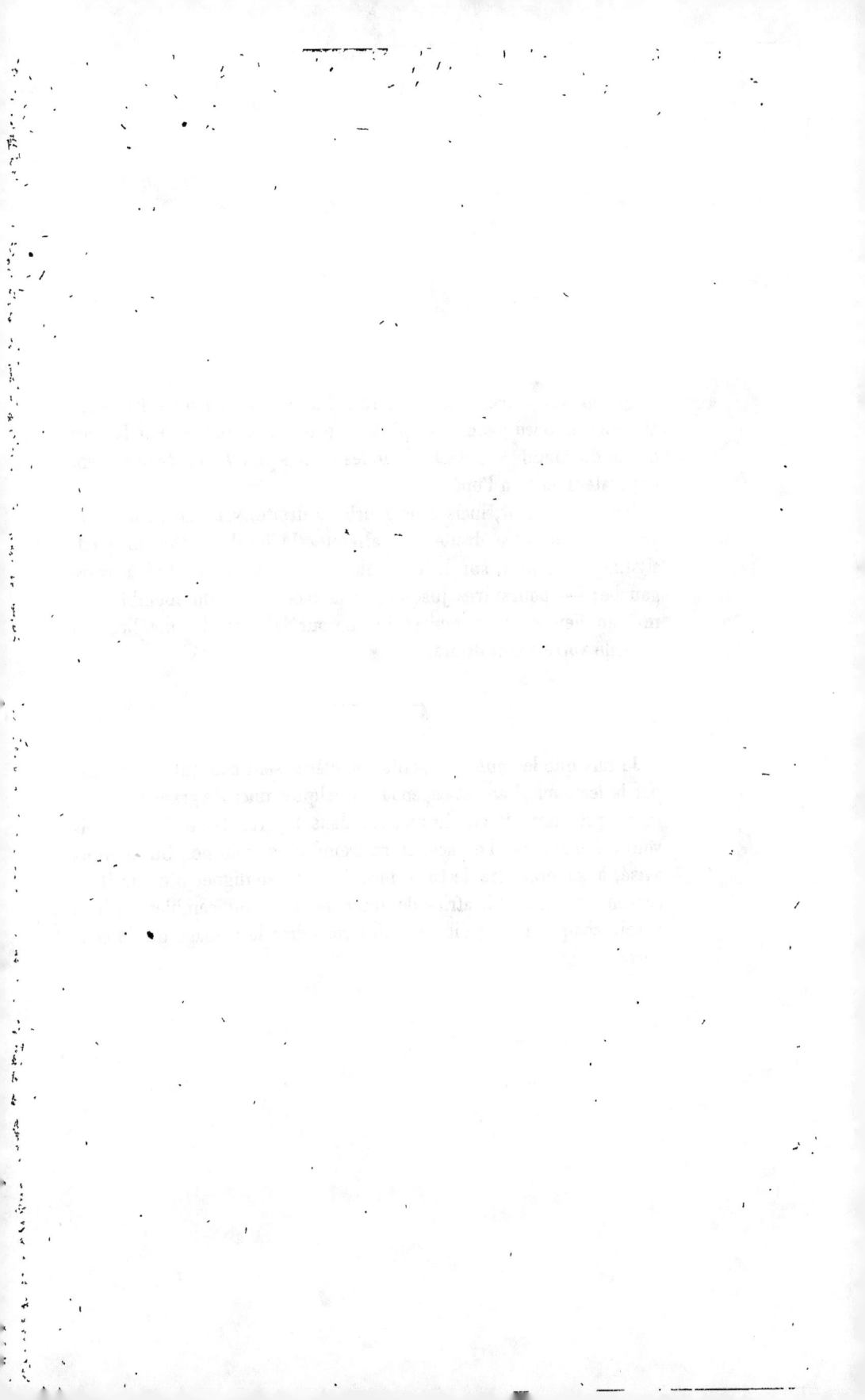

AVIS

Quand vous lirez dans ce livre : Incisez de gauche à droite... ; attaquez le bord gauche du pied... ; poursuivez jusque sur la face droite du membre..., sachez que les termes *gauche* et *droite* visent l'opérateur et non l'opéré.

Par conséquent, incisez de gauche à droite, veut dire : de votre gauche vers votre droite ; — attaquez le bord gauche du pied, signifie : attaquez, sur le pied quelconque, le bord situé à votre gauche ; — poursuivez jusque sur la face droite du membre, est mis au lieu de : poursuivez jusque sur la face du membre qui regarde votre main droite.

Je sais que les *notes* en petits caractères sont souvent dédaignées par le lecteur. Il en est cependant quelques-unes de grande importance qui auraient été imprimées dans le gros texte si je n'avais voulu économiser l'espace et restreindre le volume. Un homme avisé, à sa première lecture, fera bien de souligner d'un trait de crayon, la lettre indicatrice de toute note qui lui semblera utile à revoir chaque fois qu'il reviendra consulter le passage qui la concerne.

PRÉCIS
DE
MANUEL OPÉRATOIRE

I. — LIGATURES DES ARTÈRES

PREMIÈRE PARTIE
GÉNÉRALITÉS

CHAPITRE PREMIER
DESCRIPTION D'UNE LIGATURE D'ARTÈRE

Lorsque, au lendemain de ma trentième année, en 1872, je publiai la première édition de cette première partie, j'avais lu et médité tout ou presque tout ce qui a été écrit sur les ligatures d'artères; j'avais mis à l'épreuve les méthodes, les procédés ou les simples conseils. Cependant je n'en dis rien. Au lieu de faire étalage d'une facile et récente érudition, de décrire deux, quatre, six procédés pour chaque opération, je me donnai l'air de n'en connaître qu'un. Je ne changerai pas de manière aujourd'hui, puisque le public, sans doute parce que j'ai fait, fait faire et vu faire plus d'opérations cadavériques que personne au monde, a bien voulu m'accorder sa confiance sans discussion.

J'ai conservé le soin de lire ce que je puis me procurer sur la technique opératoire, et l'on trouvera ici tout ce qui, après réflexion et expérimentation, m'a paru utile, si peu que ce soit.

L'importance des exercices pratiques relatifs aux ligatures d'artères n'est pas à démontrer. Les *étudiants*, si modestes chirurgiens qu'ils doivent devenir, font bien de se rompre à la recherche des vaisseaux sur le cadavre.

C'est une revision très utile de l'anatomie des régions.

D'autre part, apprendre à trouver méthodiquement les artères, toutes les artères, n'est-ce pas apprendre à découvrir leurs bouts saignants dans les amputations et les plaies; et surtout, apprendre à sûrement éviter ces vaisseaux, quand il faut, chose fréquente, ouvrir un phlegmon, extirper une tumeur, etc.?

L'opération se compose de trois phases qui se succèdent sans interruption :

I. La *découverte* du faisceau vasculo-nerveux dont l'artère à lier fait partie;

II. L'*isolement* de ce vaisseau;

Enfin III, la *ligature* proprement dite.

ARTICLE PREMIER

DÉCOUVERTE DU FAISCEAU VASCULO-NERVEUX

On ne saurait, sans présomption, entreprendre de découvrir une artère, si l'on ignore la topographie de la région où l'on va porter le bistouri. Les jeunes Français sont sans excuse lorsqu'ils commencent les exercices de médecine opératoire avec des connaissances anatomiques insuffisantes. Néanmoins, tout en supposant mon lecteur assez bon anatomiste, je ne manquerai pas, en temps et lieu convenables, de lui rappeler les rapports principaux des artères avec les organes (nerfs, muscles, tubérosités osseuses, etc.) qui constituent des *points de repère* ou de ralliement, des poteaux indicateurs placés sur la route, pour y être consultés par l'opérateur qui veut aller directement et sûrement au but.

§ 1. Le premier paragraphe de ces généralités, comme la première phrase de chaque article particulier, doit donc être purement anatomique.

Puisqu'il s'agit de découvrir le faisceau vasculo-nerveux, avant de couper il faut se demander *où* l'on va couper, c'est-à-dire déterminer et *tracer sur la peau* une ligne correspondant le mieux possible au trajet de l'artère à lier. Cette recherche préliminaire, ce tracé, a la plus grande importance. Elle se fait à l'aide du palper qui apprécie les reliefs musculaires et tendineux, les gouttières des interstices, les duretés osseuses sous-cutanées. Quand on fait l'incision en bon lieu, on trouve presque toujours, fatalement et successivement, les points de repère et l'artère. Donc, avant d'inciser le tégu-

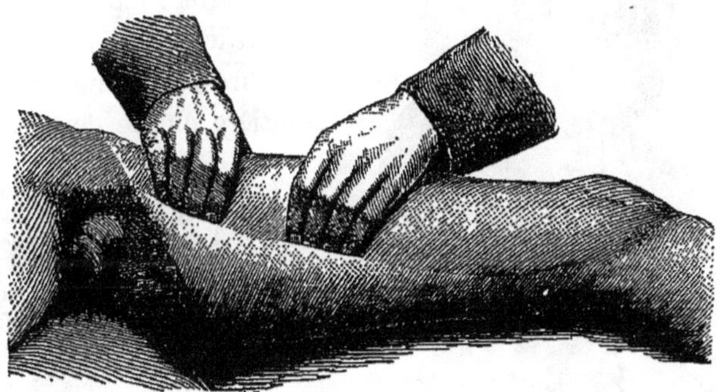

Fig. 1. — **Exploration de la région.** — Les mains recherchent la gouttière musculaire où chemine le faisceau vasculo-nerveux (*de la cuisse prise comme exemple*).

ment, il faut avoir mis le doigt sur l'artère et même... juste sur le point de l'artère où le fil sera posé.

Pour tracer sur la peau la *ligne d'opération*, c'est-à-dire le trajet du faisceau vasculo-nerveux, à l'aide des *repères superficiels*, nous avons à exploiter les données de la mémoire, de l'œil et du doigt. La mémoire fournit les connaissances anatomiques. Explorant la région, l'œil voit les reliefs, les gouttières, les plis, les veines, et apprécie les distances. Le doigt sent les *tubérosités osseuses*, les *interstices musculaires dépressibles*, quelquefois même les *battements de l'artère* sur un point de son parcours, etc.... On peut aussi, pendant l'exploration digitale, modifier la tension des muscles et des tendons, soit en commandant des contractions actives, soit en imposant des distensions passives.

Un exemple va me servir à montrer la rigueur et la précision avec lesquelles on doit procéder dans ce premier temps de l'opération Il s'agit, je suppose, de marquer le trajet de l'artère radiale (fig. 2). 1° Nous savons que ce vaisseau, à son origine, répond au milieu du pli du coude. Il nous faut donc chercher d'abord le pli du coude par la flexion de l'avant-bras; ensuite, portant les doigts sur les tubérosités latérales de l'humérus qui sont aux extrémités de ce pli, en déterminer le milieu et marquer ce point à la *teinture*[1]. 2° Près du poignet, l'artère radiale passe dans la gouttière formée par le grand palmaire et le long supinateur, gouttière que le doigt a l'habi-

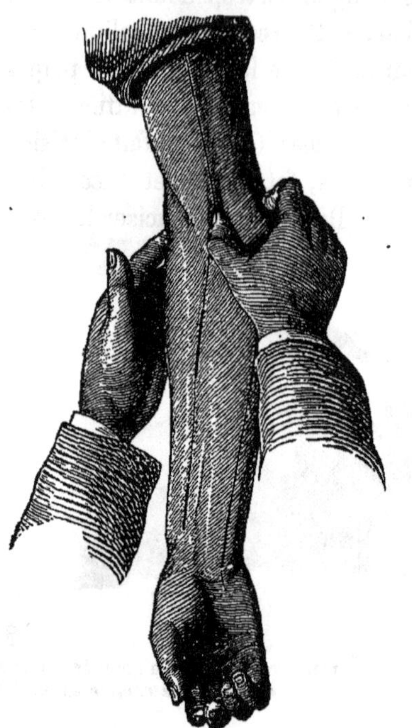

Fig. 2. — **Tracé de la ligne d'opération** (*art. radiale prise comme exemple*). — Pour trouver le milieu du pli du coude, le chirurgien regarde le membre en face : l'indicateur gauche est sur l'épicondyle et refoule les muscles dont la saillie ne compte pas; la main droite a l'index sur l'épitrochlée et le pouce au milieu du pli du coude, sur le côté interne tangible du tendon bicipital. De ce point, une ligne dirigée vers la gouttière du pouls marque le trajet de l'artère.

tude d'explorer et où il a bientôt senti les battements du pouls. — Traçons une ligne droite du milieu du pli du coude au point où le pouls se fait sentir, et voilà notre ligne d'opération... que nous voulions lier l'artère en haut, en bas, au milieu de l'avant-bras.

Mais, deux sûretés valant mieux qu'une; faisons, s'il est possible, la preuve de notre détermination. — L'artère radiale continue l'humérale en dedans du *tendon du biceps* que le doigt peut reconnaître facilement; là est le milieu du pli du coude; de là doit partir

1. Je recommande l'emploi de la teinture d'iode ou d'une autre teinture alcoolique qui sèche rapidement, soit visible tout de suite et marque dans tous les cas. L'encre ne sèche pas, le nitrate d'argent noircit trop lentement, le crayon dermographique gras marque mal. — La teinture rouge que j'ai fait employer à l'École pratique de la Faculté de Paris est une simple dissolution de coralline dans l'alcool. La substance colorante ne doit pas être soluble dans l'eau, car elle serait lavée dans le sang et la sérosité comme les tracés du crayon d'aniline, d'ailleurs si commodes, qui salissent les doigts et, par les doigts, le visage. Les pinceaux sont de très petites brosses rondes de peintre dont le long manche aiguisé est planté, fixé dans le bouchon de liège qui ferme la courte et large bouteille à teinture (fig. 3).

notre ligne d'incision. — En outre, le vaisseau chemine, à l'avant-bras, dans la gouttière qui sépare les muscles épitrochléens des muscles épicondyliens. Or cette gouttière, visible, est surtout facile à sentir aux doigts; répond-elle à notre ligne d'opération, plus de doute, celle-ci est bien tracée.

C'est avec cette précision et ces minuties qu'on marque sur la peau, à coup sûr, le trajet d'une artère, et qu'avant de toucher le bis-

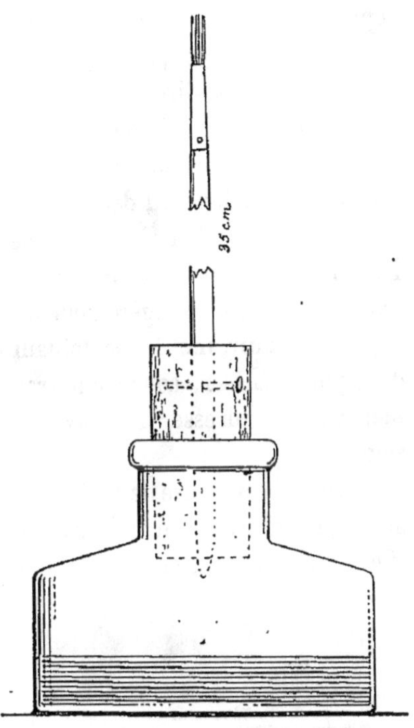

Fig. 3. — Bouteille conservant un centimètre de teinture avec son bouchon qu'on enlève et qu'on remet sans le séparer du long pinceau qui y est planté et chevillé. Ce long pinceau couché sur un membre excelle à tracer des lignes droites. Son faisceau de soies est assez court et assez menu, et la teinture où on le trempe assez peu abondante, pour permettre de besogner proprement.

touri on assure la réussite de l'opération. « On est loin de se douter, dit Chassaignac, que ce qu'il y a peut-être de plus important pour la réussite immédiate de l'opération, dans la ligature des artères, c'est la manière dont on place l'incision de la peau. »

Jamais, jamais il ne faut inciser avant d'avoir soigneusement exploré la région pour reconnaître les grosses veines, normales ou anormales, les artères accidentellement superficielles, etc., mais surtout pour bien *déterminer* et *marquer* le trajet de l'artère. On voit ici l'importance des connaissances anatomiques.

§ 2. La ligne d'opération étant déterminée, jalonnée par deux marques terminales et même tracée à la teinture d'iode ou de coralline[1], *on incise la peau* sur cette ligne, dans une longueur propor-

1. Le débutant doit s'astreindre à cette excellente précaution; le chirurgien prudent ne craint pas d'y recourir comme le tailleur qui trace avant de couper son drap.

tionnelle à la profondeur du vaisseau, d'un seul coup de bistouri donné *de gauche à droite*, comme toujours[1]. Les téguments suivraient le bistouri en glissant, si la main gauche du chirurgien, appliquée sur le membre, ne les fixait dans tous les sens sans les déplacer. Il faut couper la peau d'un bout à l'autre dans toute son épaisseur, c'est-à-dire ne point faire de *queues*. On appelle ainsi les deux extrémités d'une incision qui devient de moins en moins profonde à partir de son milieu. Les queues n'intéressant que la couche superficielle du derme ne peuvent compter dans la *longueur utile* d'une incision, car elles ne permettent aucun écartement. Pour les éviter, il faut, en commençant la section cutanée, tenir le manche du bistouri légèrement relevé, non pour piquer, mais pour appuyer et faire mordre le taillant de la pointe en pressant sur son dos; puis abaisser, coucher le tranchant afin de couper plus facilement; enfin redresser de nouveau l'instrument en terminant l'incision.

Quant à la manière de tenir le bistouri, elle importe peu. Veut-on de la précision, on tient l'instrument comme une plume à écrire (fig. 8, p. 14). A-t-on besoin de force, on le tient comme un cou-

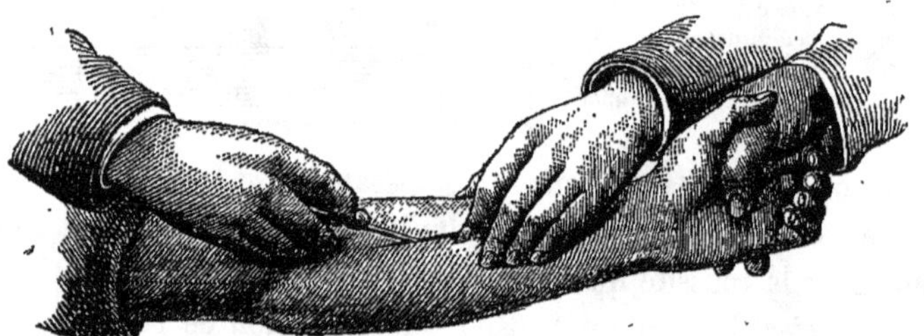

Fig. 4. — Incision de la peau (*art. radiale prise comme exemple*). — La main gauche fixe la peau, l'index s'enfonce sur le trajet du vaisseau et marque le point de départ de l'incision que fait la main droite appuyée sur le malade par ses derniers doigts pour ne pas trembler et tenant le bistouri comme un couteau à découper.

teau de table (fig. 4). Cette dernière manière est classique et traditionnelle pour l'incision de la peau.

1. Quand l'incision semble devoir répondre *longitudinalement* à une grosse veine superficielle, il est permis, mais seulement dans ce cas, de s'écarter un peu de la ligne d'opération pour éviter de pourfendre le vaisseau. — Sur le vivant, les veines se révèlent quand on y retient le sang; sur le cadavre, quand on y amène du liquide par un massage centripète de leur région originelle. Cette dernière manœuvre est un truc d'amphithéâtre que je recommande depuis longtemps.

Dans les deux cas, il vaut mieux appuyer et traîner les derniers doigts de la main droite sur le sujet que d'opérer à main levée et tremblante.

Lorsqu'on agit dans une région périlleuse, il est bon de ne pas couper trop hardiment, au risque de repasser deux fois le bistouri. Le plus habile est exposé à pécher par excès ou par défaut, quand il opère avec un tranchant dont il n'a pas éprouvé récemment la valeur : avis aux concurrents !

La peau n'est pas plus tôt incisée que l'on a quelquefois des précautions à prendre pour éviter de blesser de grosses veines, de gros ganglions lymphatiques, etc., reconnus déjà par l'exploration.

Quoi qu'il en soit, il faut inciser le tissu cellulaire dans toute son épaisseur, *d'un bout à l'autre* de la plaie. Pour ce faire, le pouce et l'index gauches, appliqués de chaque côté de la plaie, en écartent les lèvres *également*, sans les entraîner du même côté. Dans beaucoup de cas particuliers, l'on doit dénuder l'aponévrose parfaitement en se gardant bien de l'attaquer : plusieurs coups de bistouri sont alors nécessaires pour couper le tissu cellulaire, y compris le fascia pellucida (couche profonde dépourvue de graisse) qui, s'il n'est pas complètement divisé, s'ecchymose et masque la toile fibreuse.

§ 3. L'*aponévrose superficielle* étant à nu, on la voit et on la sent. Tantôt on l'incise hardiment d'un coup de bistouri, *d'un bout à l'autre* de la plaie. Tantôt, et c'est le cas où elle recouvre immédiatement quelque organe important, on passe dessous une sonde cannelée qu'on enfonce *à un bout* de l'incision pour la faire ressortir *à l'autre* et, à défaut de transparence, l'on s'assure avec le doigt que l'aponévrose *seule* est soulevée par la sonde. Celle-ci, fixée par la main gauche qui l'empêche de verser, reçoit dans sa cannelure le dos du bistouri qui, le tranchant en l'air, poussé par la droite, s'éloigne de la main gauche en glissant vers le bec de la sonde pour diviser sans danger la partie soulevée.

Ordinairement l'aponévrose est d'abord attentivement explorée, car elle peut contenir et laisser voir ou sentir un repère. C'est ainsi que l'on aperçoit par transparence les muscles, les artères superficielles, les interstices musculaires ou tendineux, quand ils sont remplis de graisse[1]; que l'on sent ces interstices s'enfoncer sous la

1. Ces lignes jaunes, points de repère indiqués par tous les auteurs, n'ont pas l'impor-

pression du doigt ou de la sonde, etc. Après cette inspection, on incise l'aponévrose comme il a été dit : ou de dehors en dedans, magistralement, d'un seul coup de bistouri ; ou, s'il y a du danger, de dessous en dessus sur la sonde cannelée introduite par une ouverture naturelle ou effondrée ou faite, au besoin, avec la pince et le bistouri.

§ 4. Après la section de l'aponévrose, il devient urgent de procéder à la reconnaissance et à la recherche des points de repère qui sont, en effet, presque toujours des muscles, des tendons, des nerfs ou des tubercules osseux. Quand on n'y peut voir, c'est l'*index* de la main gauche seul qui, bien exercé aux sensations, bien net ou ganté d'un doigtier stérile, doit, en écartant doucement les organes, explorer le fond de la plaie ; la sonde cannelée, tenue de la main droite, prépare la voie, déchire le tissu cellulaire, et permet de pénétrer de plus en plus profondément. Ce travail de l'indicateur *gauche* et de l'œil qui, autant que possible, l'accompagne, doit être facilité par deux aides : celui qui tient le membre, le met dans une attitude convenable et relâche, ordinairement par une flexion légère, les muscles entre lesquels on cherche l'artère (attitude de recherche) ; un autre tient les deux *lèvres de la plaie écartées jusque dans la profondeur*, autrefois mal et vilainement avec les doigts,

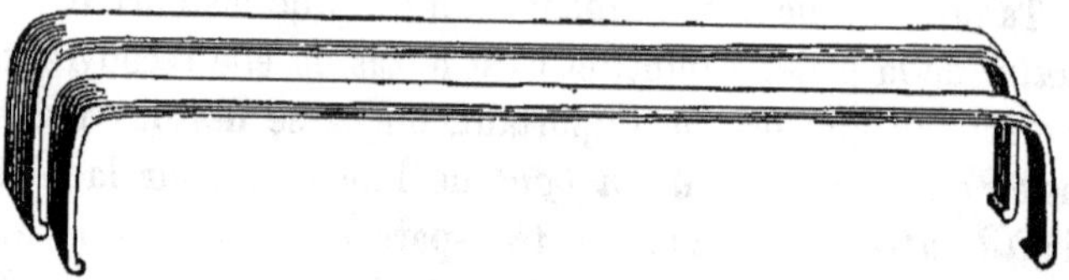

Fig. 5. — Mes doubles crochets écarteurs, universellement adoptés tels quels ou avec variantes du même genre.

aujourd'hui avec des écarteurs mousses appropriés (fig. 5 et 6). Si la plaie est bien abstergée, l'opérateur peut y voir clair. Mais, que ce

tance qu'on leur avait donnée. Elles manquent dans la plupart des régions chez les sujets maigres, et ne sont bien visibles que sur le cadavre qui ne saigne pas ou sur un membre ischémié par la méthode d'Esmarch. C'est au doigt qu'il faut avoir recours sur le vivant ; lui seul voit clair au fond des plaies inondées de sang. Cependant, on recommande avec raison d'*opérer à sec*, c'est-à-dire de pincer, de tordre ou de lier à mesure qu'on les coupe toutes les artérioles intéressées. On y voit *plus clair* et l'on n'a pas à craindre que ces artérioles qui cesseraient de saigner spontanément, se rouvrent plus tard, dilatées par le fait même de la ligature.

soit par l'œil ou par le doigt qu'un point de repère a été découvert, il faut le *regarder* et le *toucher*, le *reconnaître*, en un mot. La

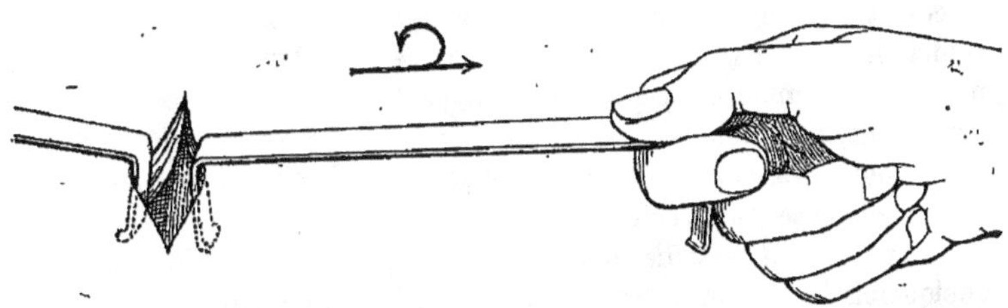

Fig. 6. — Comment on écarte jusqu'au fond les lèvres d'une plaie. La main relevant un peu l'extrémité qu'elle tient tire suivant la flèche droite et appuie le bec du crochet engagé en agissant comme l'indique la flèche courbe.

mémoire intervient alors, rappelle les rapports du paquet vasculo-nerveux et indique la voie à suivre pour continuer l'opération. Maintes fois (ligat. des artères axillaire, carotide, linguale, etc., etc.) se rencontrent plusieurs organes pouvant servir de points de ralliement ; on doit les découvrir et les reconnaître successivement.

Enfin, d'*étape en étape*, on arrive sur le faisceau vasculo-nerveux, souvent noyé dans une traînée graisseuse et plus ou moins masqué par une aponévrose profonde que le bec de la sonde peut ordinairement déchirer, mais que l'on est quelquefois obligé de couper sur la sonde cannelée insinuée avec précaution. Les vaisseaux et les nerfs réunis en paquet sont, en effet, comme les muscles, engainés par des dédoublements aponévrotiques. Cette *gaine* dite *fibreuse*, qui applique les vaisseaux sous l'organe sous-jacent, ou plutôt sa lame superficielle, quoique la plus forte, est presque toujours très mince et très transparente. Dans les cas les plus ordinaires, on la néglige complètement et, sans l'ouvrir, on procède au diagnostic des divers éléments du faisceau vasculo-nerveux, diagnostic quelquefois délicat et qui exige encore de sérieuses connaissances anatomiques.

§ 5. *Anatomie.* — Chaque grosse artère est accompagnée d'une plus grosse veine qu'il faut respecter, munie d'un ou de plusieurs canaux de dérivation irrégulièrement placés, que l'on peut intéresser sans grand danger mais avec l'inconvénient de voir le champ opératoire obscurci par le sang.

Les artères moyennes et petites sont placées entre deux veines à peu près égales, qui présentent de fréquentes anastomoses transversales ou obliques croisant l'artère par-dessus et par-dessous. Les trois canaux sanguins parallèles et juxtaposés sont placés au mieux entre les couches musculaires. Quand l'interstice est formé par deux muscles superposés, placés l'un devant l'autre, comme à la région jambière postérieure, les veines sont de chaque côté de l'artère. Mais, si l'interstice est antéro-postérieur, comme celui qui sépare le jambier antérieur des extenseurs des orteils, une veine est devant et l'autre derrière le canal artériel: pour isoler celui-ci sans déchirer la veine superficielle, il faut attaquer la gaine celluleuse par le côté.

Les nerfs sont presque toujours plus superficiels que les vaisseaux; quelquefois ils en sont assez éloignés : le faisceau cherché est alors simplement vasculaire.

Pour dénuder l'artère, rien que l'artère, il faut savoir *au juste* où elle est. L'opérateur ayant le paquet vasculo-nerveux sous l'œil et à portée du doigt, comment et à quoi reconnaîtra-t-il le canal artériel ?

Sur le cadavre, non infiltré et bien embaumé, on voit clair ; les nerfs sont blancs, les veines sont noires ou le deviennent par le massage centripète, les artères sont vides, rubanées, pâles. Sur le vivant, les artères battent, mais pas tant qu'on le croirait (Richet), pas toujours au voisinage des anévrysmes (Hogdson), et leurs battements ne sont pas tellement limités qu'on ne puisse les sentir à travers un nerf (S. Cooper) ou une veine collatérale ; d'autre part, le sang peut masquer le fond de la plaie.

L'élève opérateur ne doit jamais l'oublier : il faut, s'il ne veut se trouver impuissant sur le vivant, qu'il fasse sur le cadavre l'*éducation* de son doigt, de son *index gauche*, comme il a dû faire celle de ses yeux en disséquant. C'est donc les yeux en l'air et le doigt dans la plaie qu'il devra s'habituer à lier certaines artères, une fois les incisions superficielles accomplies. Écoutons Sabatier : « Les vaisseaux, les nerfs, le tissu cellulaire, les muscles, qu'il est si facile de distinguer, de séparer et d'éviter sur le cadavre, paraissent uniformément colorés par le sang qui les couvre et se confondent, sur l'homme vivant, pour tout autre que pour le chirurgien habile. » Et plus loin : « L'œil et surtout la main, dont l'opérateur fait un si fréquent et si heureux usage, ne sauraient être doués de trop de justesse, de légèreté, d'aplomb, de mobilité; *le tact ne saurait être trop fini, trop exercé.* » Cette dernière proposition est surtout applicable aux ligatures d'artères et au doigt indicateur gauche qui en est le principal agent. C'est donc avec ce doigt, aidé toujours, quelquefois même suppléé par l'œil, qu'il faut analyser le faisceau vasculo-nerveux en comprimant ses éléments sur les plans sous-jacents, au besoin sur le pouce, si ces plans n'ont pas de résistance et si l'on peut le faire sans inconvénient. Le chirurgien, jeune ou vieux, ne manque jamais de regarder tant qu'il peut. Il a raison. Mais il aurait tort de ne pas se servir du doigt, du seul index gauche, délicatement et opportunément utilisé, car ce n'est pas toujours utile. J'ai quelquefois vu, non sans colère, certains maladroits y aller de tous les doigts de leurs deux mains. Ce faire brutal et grossier est pour plus tard un présage de malpropreté. Mais, *abusus non tollit usum.* Sans le toucher, la ligature d'une artère devient souvent une vaste dissection : ce n'est plus, comme ce doit être, une opération à traumatisme limité.

En résumé, *regarder et toucher beaucoup*, telle doit être la pratique éducatrice de l'amphithéâtre, car la pratique obligatoire de la clinique est de regarder tant qu'on peut et d'éclairer l'œil au besoin par un doigt exercé.

Diagnostic par la vue. — Sur le cadavre les nerfs sont ronds et blancs, fibreux, les veines contiennent du sang noir qu'on peut y amener de la périphérie. Les artères sont des *rubans* unis, gris, rosés, clairs, quelquefois jaunâtres, mais en général d'une couleur caractéristique que l'on n'oublie pas facilement ; les bords des grosses sont *épais*, saillants, lumineux, comme les lèvres d'une gouttière.

Sur le vivant, le sang rougit tout ou à peu près, à moins que l'on n'ait employé la bande d'Esmarch ou fermé les petits vaisseaux à mesure qu'on les divisait.

Diagnostic par le toucher. — Sur le cadavre, les nerfs donnent au doigt qui les explore la sensation d'un cordon plein, inextensible, fasciculé, qui *ne s'aplatit pas* ; les veines pleines ou vides sont ordinairement tellement *minces* qu'on ne peut les sentir ; au contraire, l'artère est une lanière élastique, *épaisse, plate*, vide, lisse, creusée en *gouttière* à bords plus épais que le milieu, semblable en tout à un *tube* de caoutchouc tendu et enroulé sur un corps résistant, par exemple sur le doigt. Si le toucher hésite entre deux cordons, la mémoire intervient pour rappeler la position respective des éléments du faisceau exploré ; quand une artère a deux veines satellites, elle se tient au milieu.

Sur le vivant, les nerfs donnent au doigt la même sensation que sur le mort. Isolés, séparés de l'artère par un écarteur, ils ne battent pas et ne semblent pas battre. — Les veines se gonflent et durcissent si on les comprime dans l'angle cardiaque de la plaie; le doigt les aplatit facilement et, aplaties, ne les sent généralement plus. L'artère, enfin, bat; ses battements sont précieux pour trouver le faisceau vasculo-nerveux plutôt que pour en isoler les éléments. Ils se maintiennent quand on comprime dans l'angle périphérique de la plaie, et s'interrompent généralement quand on comprime dans l'angle cardiaque. Dans les deux cas, la région où se distribue l'artère cesse de recevoir du sang et pâlit, l'anévrysme ne bat plus, l'hémorrhagie est suspendue. Mais les pulsations d'une artère presque dénudée ne sont point ce qu'on s'attend à les trouver. C'est encore en aplatissant le vaisseau sous le doigt (Chaumet) et en cherchant à retrouver les caractères qu'il présente sur le cadavre qu'on arrive le plus sûrement au diagnostic. Du reste, quand on lie sur un blessé une artère qu'un aide comprime plus haut, ou bien quand on a fait l'expression et l'hémostase par la méthode d'Esmarch, on se trouve presque dans les conditions de l'amphithéâtre[1]. Lorsque le vaisseau cherché ne repose pas sur un plan résistant (la linguale, par exemple), on doit, à mesure qu'on incise les parties molles, oblitérer les artérioles et bien absterger la plaie afin d'utiliser la vue, le toucher devant être insuffisant.

ARTICLE II

ISOLEMENT OU DÉNUDATION DE L'ARTÈRE

La situation de l'artère étant déterminée, l'aide tenant la plaie béante à l'aide des écarteurs *placés par le chirurgien lui-même*, il s'agit maintenant de dénuder le vaisseau, c'est-à-dire d'ouvrir sa gaine celluleuse afin de passer le fil sous le cylindre artériel qu'il faut comprendre seul dans la ligature quand il est sain.

§ 1. *Anatomie*. — J'ai indiqué précédemment les rapports des éléments

1. Heureusement, un doigt exercé est plein de ressources : il sent et distingue les artères, les nerfs et même les petits muscles plats : « The cord-like nerves and the smooth flat muscle may thus (by the touch) be readily distinguished. » (J. et R. Quain et Scharpey. *Anatomie*, art. *Sous-clavière*.)

du faisceau vasculo-nerveux, je suis obligé maintenant de dire quelques mots sur la structure et les gaines des artères.

Les parois artérielles sont formées de trois tubes emboîtés dont la structure présente des différences capitales, mais que l'on ne peut séparer que par la dissection. La tunique interne est mince, élastique et *fragile* ; la moyenne est à la fois élastique et musculaire, et aussi *très fragile* quoique très épaisse. L'externe enfin tient le milieu comme épaisseur entre les précédentes : elle est formée de tissu conjonctif et de fibres élastiques accumulées surtout dans ses couches profondes ; elle est seule notoirement vasculaire, résiste seule au fil constricteur, et joue le principal rôle dans la cicatrisation des autres tuniques rompues, coupées net par ce fil. Il suffit qu'elle soit intacte pour donner l'espoir du succès de la ligature, mais il faut qu'elle soit intacte. Ce serait donc une faute que d'ouvrir cette tunique externe pour appliquer le fil directement sur la tunique moyenne qui, plus encore que l'interne, se coupe avec une grande facilité. Les chirurgiens qui pensent ouvrir la tunique adventice ne le font pas, heureusement pour leurs malades. Tout au plus dissèquent-ils une mince couche superficielle lamineuse et facile à pincer. Ils laissent dans toute son intégrité l'épaisse couche profonde formée de faisceaux solides entre-croisés en sautoir et fortement appliquée, par son élasticité, sur la vraie tunique moyenne avec laquelle elle est en continuité de tissu, malgré les changements rapides qu'on remarque à ce niveau dans la structure et la texture de la paroi artérielle.

Ainsi constitué par ses trois tuniques, incluses et très adhérentes, le tube artériel, qu'il soit isolé (sous-clavière) ou accompagné de veines et de nerfs, est logé dans un fourreau de tissu lamineux (*gaine celluleuse*) comme un tendon dans sa gaine, avec cette différence que l'isolement et la mobilité sont moindres pour l'artère que pour le tendon. Grâce à cette disposition, l'artère glisse légèrement à chaque pulsation car-

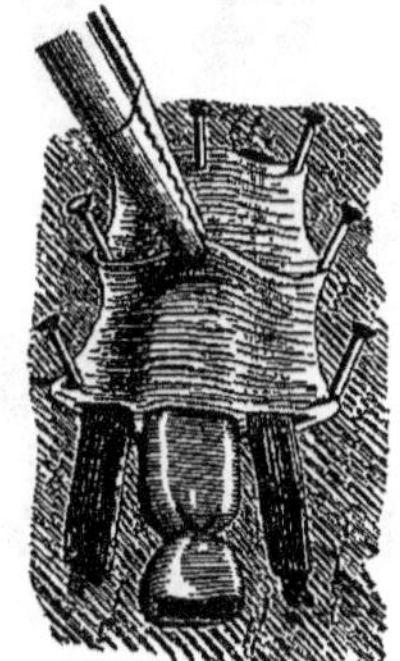

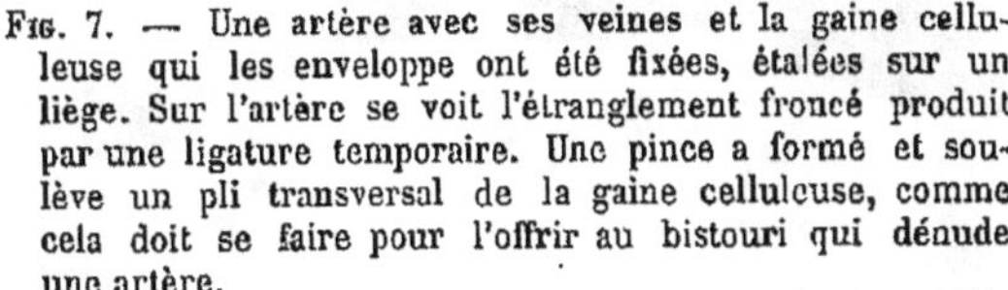

FIG. 7. — Une artère avec ses veines et la gaine celluleuse qui les enveloppe ont été fixées, étalées sur un liège. Sur l'artère se voit l'étranglement froncé produit par une ligature temporaire. Une pince a formé et soulève un pli transversal de la gaine celluleuse, comme cela doit se faire pour l'offrir au bistouri qui dénude une artère.

diaque ; coupée en travers, ses deux bouts s'écartent et se retirent profondément dans la gaine ; la suppuration peut s'infiltrer autour du tube artériel, détruire les adhérences, les *vasa vasorum* qui vont à la tunique externe, et causer cette friabilité inflammatoire que redoutait Dupuytren, mais qui semble exceptionnelle comme sa cause elle-même ; enfin, aussitôt que la gaine est fendue, il devient facile de passer un fil sous le vaisseau. Il y a donc autour des artères une espèce de cavité ou bourse muqueuse incomplètement développée que l'on a pu appeler cavité ou *séreuse péri-artérielle.*

La mobilité de l'artère dans sa gaine est amoindrie par diverses causes et peut être détruite par l'inflammation adhésive : cela rend la dénudation extrêmement laborieuse.

Les veines et les nerfs collatéraux sont pareillement engainés, et c'est dans une même masse de tissu cellulaire que sont contenus tous les cordons du faisceau vasculo-nerveux, qui ont chacun leur canal particulier, comme deux, trois tubes de verre dans un bouchon de chimiste, percé d'autant de trous. Quand on a la maladresse, en opérant avec la sonde cannelée, de décoller tout le paquet vasculaire du plan sous-jacent, on éprouve la plus grande difficulté à séparer ensuite les veines de l'artère à cause du manque de fixité.

§ 2. C'est donc sur l'artère elle-même qu'il faut ouvrir la gaine celluleuse, *dans une faible étendue*, 5 à 10 millimètres, afin de détruire le moins possible de *vasa vasorum* dont le vaisseau a besoin pour vivre, se cicatriser et nourrir le futur caillot.

Deux procédés sont employés pour dénuder les artères : la *déchirure* avec le bec de la sonde cannelée ou des pinces, et l'*incision*.

L'incision de la gaine des artères est une opération délicate qu'on ne fait bien qu'avec de la patience et de l'adresse innée ou acquise.

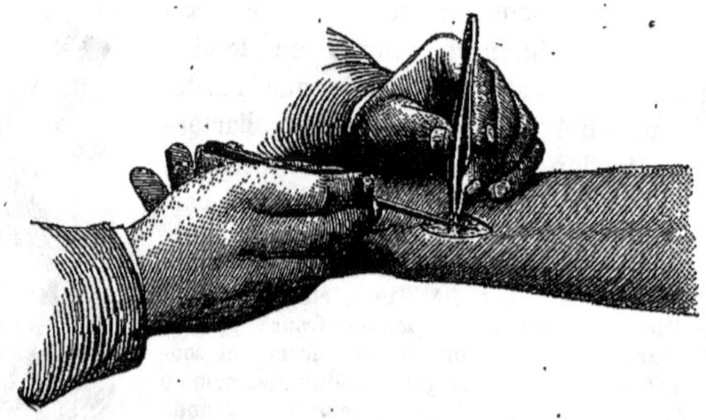

Fig. 8. — **Dénudation d'une artère, 1er temps** (*la radiale prise comme exemple*). — Les mors de la pince d'abord écartés et appuyés sur l'artère, en long, ont été rapprochés; le pli transversal de la gaine celluleuse ainsi formé a été légèrement soulevé et la pointe du bistouri s'apprête à l'inciser *sur* l'artère.

Elle exige une bonne lumière. Voici en quoi elle consiste : de la main gauche armée d'une bonne pince, saisir seule et soulever la gaine celluleuse pour permettre à la main droite, armée du bistouri, de l'ouvrir sans blesser les vaisseaux. Voici comment elle se pratique : tenir les mors de la pince légèrement écartés (5 à 10 millimètres), les appliquer tous deux dans le sens de la longueur, *sur* le milieu de l'artère, appuyer légèrement, serrer et soulever le *pli transversal* ainsi formé pour l'offrir au bistouri (fig. 8).

En agissant de cette manière, on ne tient que la gaine celluleuse, tandis que si l'on pince en travers, on risque fort de comprendre dans un pli longitudinal ou l'artère ou l'une de ses veines. La gaine soulevée, on incise le *pli transversal* avec la pointe du bistouri agissant prudemment, mais *en long et sur le milieu de l'artère*, qui ne se laisse pas percer facilement, comme les minces parois veineuses (rev. fig. 8). On reconnaît que l'incision est assez profonde quand elle s'ouvre comme une petite cavité séreuse et laisse voir la surface lisse de l'artère.

Une boutonnière longitudinale de 10 millimètres au plus étant faite, la pince qui n'a rien lâché (comparez les fig. 8 et 9) tient et

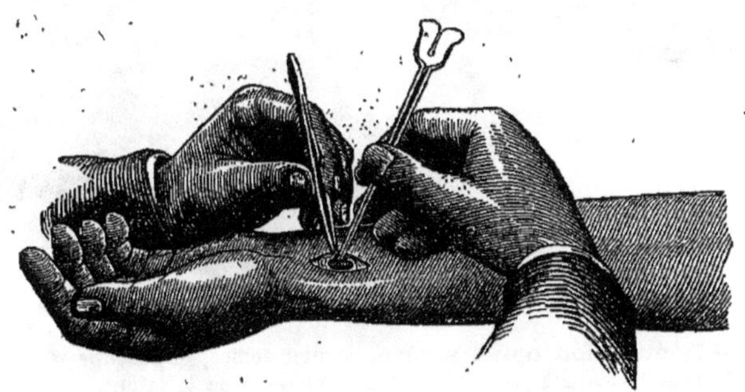

Fig. 9. — **Dénudation d'une artère, 2e temps** (*la radiale prise comme exemple*). — La gaine celluleuse est ouverte ; la pince en tient la lèvre interne ; le bec de la sonde en a écarté, détaché le bord du vaisseau ; insinué en dessous, il décolle maintenant par va-et-vient suivant la longueur de l'artère.

écarte une des lèvres de la petite plaie béante (ce doit être la lèvre éloignée de l'écueil, s'il y en a un) : le bec de la sonde la décolle facilement de la ferme tunique externe de l'artère, en détruisant par des mouvements d'écartement et de va-et-vient les adhérences, faibles en l'absence d'inflammation, qui obstruent la séreuse périartérielle (fig. 9). — Après avoir travaillé aussi loin que possible en travers sous le vaisseau, la sonde s'y arrête un instant comme fixateur et repère, pendant que la pince vient saisir la deuxième lèvre qu'il faut séparer à son tour, pour rejoindre en dessous le premier décollement et permettre de passer sans la moindre résistance un porte-fil quelconque. — Le bec de cet instrument, engagé d'un côté sous l'artère, ne saurait se dégager facilement et heureusement de l'autre côté, si la pince ne retournait saisir la lèvre correspondante pour l'écarter et l'abaisser (fig. 10).

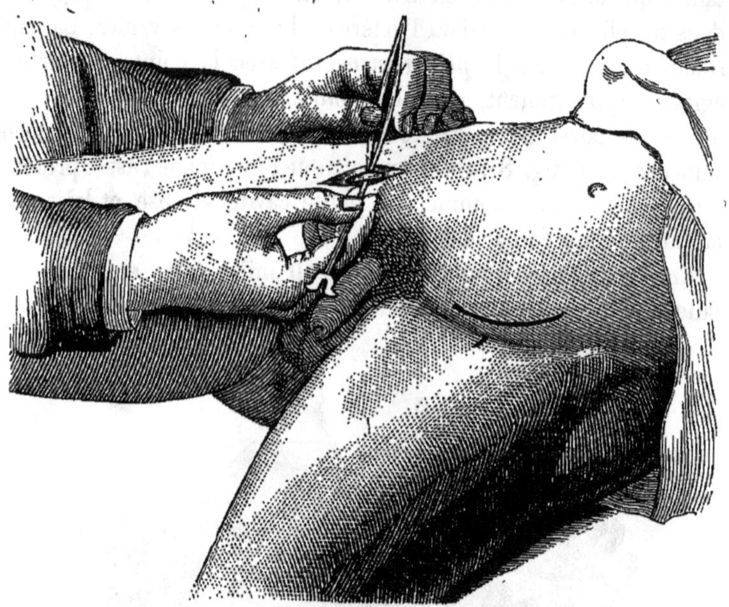

Fig. 10. — **Dénudation d'une artère**, dernier temps, et *passage du porte-fil*. — Après la première (ici l'externe), la deuxième lèvre de la gaine (ici l'interne où est la veine écueil) a été décollée par le bec de la sonde qui, à défaut de porte-fil, reste engagé sous le vaisseau ; la pince a repris la lèvre externe ; elle va l'écarter, l'abaisser, l'enfoncer, pour permettre à la sonde de passer en chargeant l'artère.

La dénudation par la pince et le bistouri est certes ce qu'il y a de plus chirurgical : on ne meurtrit pas les tissus, et si le blessé n'a pu être endormi, il souffre peu et ne remue pas ; mais *il faut voir clair*. En conséquence, il est bon de s'exercer à dénuder les artères sans le secours de l'instrument tranchant, dont il est toujours dangereux de se servir à l'aveuglette.

Si donc on se trouve gêné par le sang, l'on peut, après avoir pincé convenablement la gaine, la déchirer avec le tranchant du bec de cuiller de la sonde renforcée du bout du médius.

On peut encore se servir d'une seconde pince pour déchirer le tissu cellulaire péri-artériel, couche par couche s'il est épais et résistant : c'est même la seule manière de dénuder facilement une artère mobile comme l'épigastrique (fig. 11), la linguale, etc.

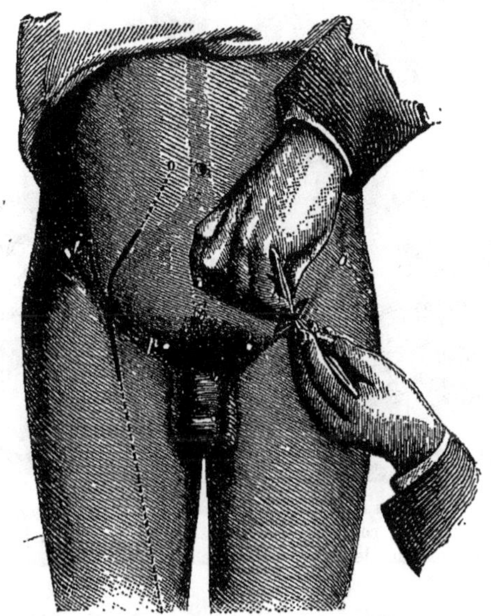

Fig. 11. — **Dénudation avec deux pinces** (*artère épigastrique*). — Les pinces ayant saisi la gaine celluleuse en un même point, tirent chacune dans un sens différent, afin de déchirer la gaine et de dépouiller l'artère sur une étendue suffisante.

Bien souvent on se passe de pince et de bistouri. Pendant que l'index gauche est au fond de la plaie, près de l'artère qu'il surveille et qu'il découvre, la main droite porte la sonde cannelée, *perpendiculairement* sur le milieu du vaisseau, et cherche à perforer, accrocher et déchirer la gaine celluleuse en la grattant avec le bec de l'instrument (fig. 12). La sonde, doublée et fortifiée par le médius enfoncé avec elle dans la plaie, *ne peut agir que par le tranchant de son cul-de-sac* ; le dos du bec, comme le bec mousse des grosses sondes à fistule, glisserait et n'accrocherait rien. Tenue parfaitement perpendiculaire et appuyée sur l'artère, elle accroche le tissu pré-artériel que l'on refoule successivement vers le cœur et vers les extrémités, ayant soin de faire faire, à chaque voyage, demi-tour à l'instrument dont le bec de cuiller, je le répète, peut seul râcler et accrocher. Il suffit quelquefois de deux coups de sonde, d'un aller et d'un retour, pour isoler une artère. La prudence exige, ordinairement, qu'on aille moins vite et qu'on s'y reprenne à

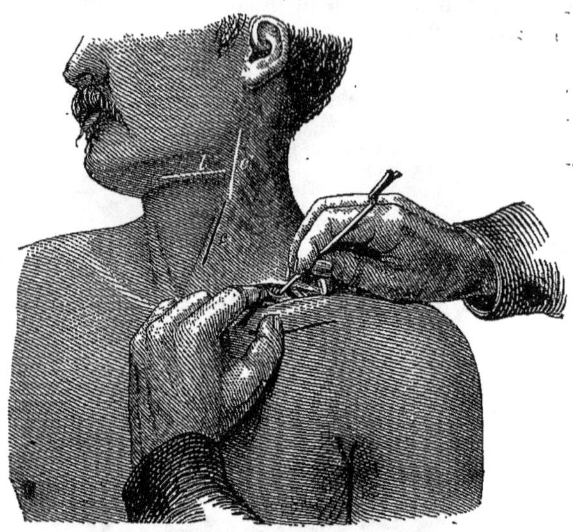

Fig. 12. — **Dénudation d'une artère par la sonde** (*sous-clavière comme exemple*). — L'instrument, renforcé par le médius qui s'allonge jusque près de son bec, gratte prudemment sur le vaisseau, accroche la gaine celluleuse et la déchire.

plusieurs fois. L'index explorateur ou l'œil suit les progrès de la dénudation; quand la sonde ou le porte-fil, après avoir cherché à passer sous le vaisseau, a réussi, c'est ce doigt protecteur des organes adjacents, qui reçoit et coiffe le bec de l'instrument avec sa pulpe et l'amène à l'extérieur sans danger. Cette manière de dénuder n'est point applicable aux artères athéromateuses si fragiles: elle exige du vaisseau fixité et intégrité, ne convient qu'aux gaines minces et peu solides de quelques artères, mais... écolier qui ne sait pas s'en servir!

§ 3. Passer la sonde sous l'artère, cela s'appelle, en argot professionnel, *charger* l'artère. Le meilleur instrument pour charger une artère sans la soulever ni courir le risque de la rompre, c'est l'aiguille de Cooper (fig. 13), simplification de celle de Deschamps. Elle suffit à tous les cas. La sonde cannelée de Cusco, les stylets, les instruments rectilignes, en un mot, ne sont pas applicables aux artères profondes. Le praticien le plus mal monté a toujours dans sa trousse une aiguille courbe et une pince capable de la fixer solidement, soit dans l'axe, soit sur le côté comme un crochet de

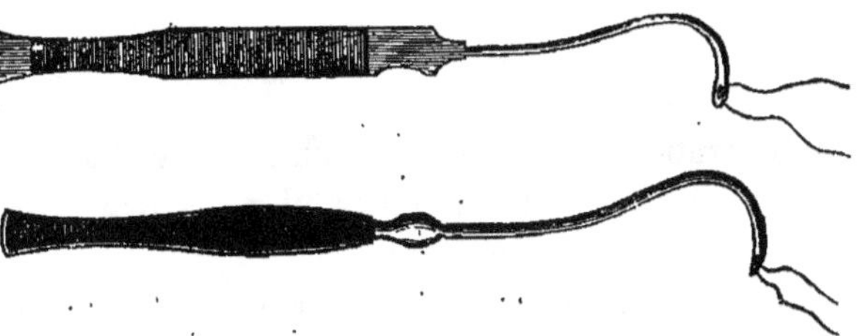

Fig. 13. — Aiguilles porte-fil de Cooper, manches d'anciens modèles.

davier; il cassera la pointe de son aiguille, l'émoussera avec soin et, l'ayant enfilée et montée, il aura un excellent porte-fil d'occasion pouvant servir même pour lier l'iliaque externe et le tronc brachio-céphalique.

Quel que soit l'instrument sur lequel on charge l'artère, il faut le manœuvrer avec précaution, pour ne pas embrocher les veines ou autres organes voisins. Il est de règle de l'engager d'abord du *côté où est l'écueil*, pour le faire ressortir ensuite de l'autre côté dégagé par la pince ou par le doigt indicateur gauche qui, dans les plaies profondes, l'a précédé et vient le recevoir. Par exemple, on charge la carotide primitive de dehors en dedans, parce que l'énorme et mince veine jugulaire est en dehors; la fémorale primitive de dedans en dehors, parce que la veine homonyme est en dedans.

Le chargement est plus facile et moins aléatoire quand on opère à ciel ouvert, dans une plaie sans profondeur, alors qu'on a pu bien dénuder avec la pince et le bistouri et bien placer les écarteurs.

Après que l'artère est chargée, il faut une dernière fois porter le doigt dessus et s'assurer: 1° qu'en comprimant ou pinçant le cordon soulevé, on suspend le cours du sang dans la région irriguée par le vaisseau cherché, région qui doit pâlir..., que le pouls, que l'anévrysme n'y bat plus, c'est-à-dire qu'on a bien trouvé l'artère; 2° que ce cordon s'aplatit parfaitement sous le doigt, prend la forme d'une lanière à bords plus épais que le milieu, et que, par conséquent, on ne va lier que l'artère. Trop souvent j'ai vu le nerf pneumo-gastrique lié avec la carotide insuffisamment isolée : cela n'est point arrivé que sur des morts.

ARTICLE III

LIGATURE DE L'ARTÈRE

Cette exploration terminale ayant donné les résultats attendus, le fil étant retenu et le porte-fil retiré, il n'y a plus qu'à nouer les deux bouts. Mais où et comment?

L'artère est dénudée dans une certaine étendue, un centimètre environ, et le fil peut toujours être appliqué plus ou moins haut : il n'est pas indifférent de le serrer au hasard. En effet, quand on fait une ligature, on se propose d'oblitérer les *deux bouts* du vaisseau et non pas seulement le bout central. On doit donc se préoccuper de poser le fil à une certaine distance des troncs ou des collatérales que le sang continuera à parcourir, que ces vaisseaux appartiennent au bout central ou au bout périphérique. Et, dans le cas possible où, pour s'éloigner avec raison d'une collatérale centrale, on risquerait de trop s'approcher d'une collatérale périphérique capable de ramener le sang en grande quantité, il conviendrait sans aucun doute de comprendre la collatérale périphérique dans la ligature et au besoin de prolonger un peu la dénudation à cet effet.

En général, on lie au milieu de la partie dénudée qui doit être courte, car il y a des raisons de craindre, beaucoup moins qu'autrefois, il est vrai, que les tuniques de l'artère dépouillées de la gaine celluleuse sur une grande étendue, ne puissent produire une oblitération solide, ne recevant plus assez de sang de leur pie-mère.

C'est le moment de nouer le fil sans soulever l'artère, sans la déplacer ni la tirailler. On fait un demi-nœud et on le serre assez fort et assez vivement pour rompre, couper, les tuniques moyenne et interne élastiques ; puis, laissant flotter le fil pour ne pas défaire ce qu'on a fait, on termine le nœud, que l'on doit toujours faire *droit*, comme le représente la figure 14 afin qu'il ne se desserre pas, comme pourrait le faire le nœud représenté à côté (fig. 15). Il ne faut pas serrer énormément, surtout quand on fait, dans la continuité, une ligature qui n'a aucune chance de glisser. Pour rompre les tuniques élastiques, une constriction modérée, pourvu qu'elle soit brusque et bien circulaire, pas oblique, suffit toujours.

Cela est vrai, même si on lie des vaisseaux coupés à la surface d'un moignon; seulement il faut avoir soin d'embrasser dans la ligature toute la circonférence de l'artère, sans quoi le fil glisserait. Quand vous lierez des veines qui ne se coupent pas, et dont l'oblitération

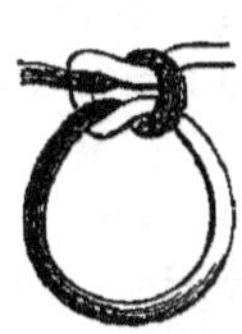

Fig. 14. — Nœud droit très solide, correct. Le bout blanc du fil passe, à gauche comme à droite du nœud, *deux* fois *derrière* le bout noir qui, lui, passe *deux* fois *devant*.

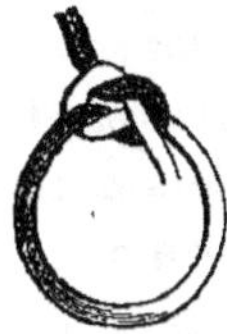

Fig. 15. — Nœud de travers, peu solide, incorrect, les deux bouts du fil se croisent, à gauche comme à droite, en passant *une* fois *devant*, *une* fois *derrière* l'un de l'autre.

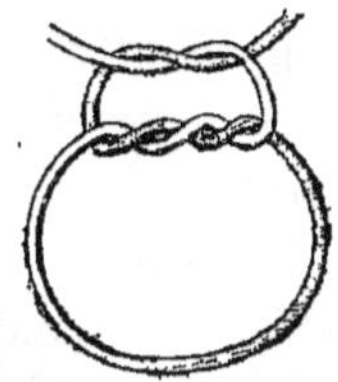

Fig. 16. — Nœud, dit du chirurgien, correct comme celui de fig. 14. Le premier croisement des fils étant double a moins de tendance à se desserrer pendant qu'on fait le second.

est lente, serrez fort et défiez-vous des fils trop tôt résorbables. A ceux qui paraissent trop glissants, l'on fait nœud sur nœud, ou l'on imite la figure 16. Quelques chirurgiens passent un fil double pour faire deux ligatures distantes et couper l'artère dans l'intervalle afin de permettre aux deux bouts de se retirer.

Si l'on veut se rendre compte de la résistance des tuniques artérielles et de la sensation qu'elles donnent aux doigts qui les coupent en serrant le fil, il est indispensable de s'exercer à lier les artères du cadavre après qu'elles sont découvertes. Cela n'est pas dans les mœurs des élèves. Pourtant, la plupart d'entre eux, employés plus tard comme aides plutôt que comme opérateurs, n'auront guère que cela à faire, si toutefois on leur permet de mettre les mains dans la plaie. Il faut apprendre à serrer juste; car, si l'on serre trop, on s'expose à deux accidents: 1° couper l'artère; c'est arrivé sur des vieillards et des anévrysmatiques : les fils très fins, la dénudation parfaite[1], la constriction considérable ne conviennent

1. Aujourd'hui l'on n'interpose plus jamais de corps étranger cylindrique au fil et à l'artère, faisant ce qu'on appelait une ligature médiate (Scarpa, Roux). Cependant plusieurs chirurgiens recommandent, quand on a affaire à une artère friable, de lier avec elle le plus de tissu cellulaire possible. Wenzel von Linhart (*Compendium der chirurgischen Operationslehre*) donnait ce conseil.

L'interposition d'un tampon aseptique et élastique est un bon moyen de suspendre *momentanément* le cours du sang dans un vaisseau, pendant une opération à distance sans s'exposer à voir le fil couper les tuniques interne et moyenne si fragiles.

qu'aux artères saines ; 2° casser le fil. Ceci n'est rien, en apparence, qu'un sujet de honte pour le ligateur vexé qui accuse le fil et oublie de s'accuser de ne pas l'avoir essayé. Mais il faut recharger l'artère, repasser un nouveau lien — à la même place — car si on le met à côté de la première ligature, qui sait si quelques jours après l'opération, alors que le caillot sera encore peu adhérent et la cicatrice molle, la partie étranglée par le premier fil, à moitié coupée, gangrenée peut-être, ne cédera pas ?

Le fil imbibé de sang, d'eau ou d'huile, a tendance à glisser dans les doigts quand on veut serrer le nœud. Cet inconvénient peut être évité en enroulant les chefs autour d'un doigt de chaque main, le petit ou l'annulaire, afin de les tenir solidement pendant que les deux pouces réunis dos à dos s'enfoncent comme un coin dans la plaie entre ces chefs assujettis par les doigts. Il suffit alors, pour bien serrer le nœud, d'écarter brusquement, par la flexion, les extrémités unguéales des pouces lesquels se touchent toujours et se fournissent un point d'appui par leurs articulations phalangiennes (fig. 17, p. 25).

On a de la sorte beaucoup de précision, on serre d'un petit coup sec, modéré, sans trembler, car les deux mains en contact s'offrent un appui.

Généralement on se sert des index également placés dos à dos et agissant comme les pouces : on a ainsi moins de précision, moins de force, mais plus de facilité pour lier à une grande profondeur, par exemple, dans l'excavation pelvienne.

A l'amphithéâtre, sur le cadavre, on peut se rendre compte des effets immédiats d'une ligature bien faite. L'artère est froncée ; ses deux tuniques interne et moyenne, complètement rompues, sont même, surtout si le fil est gros, légèrement rebroussées de chaque côté dans le calibre du vaisseau. Elles sont assez bien affrontées pour pouvoir se réunir, grâce aux matériaux apportés, sur le vivant, par la tunique externe et grâce à la contention qu'exerce le lien constricteur permanent. Ce travail de cicatrisation, pour être solide, demande plusieurs jours ; mais en même temps se forme, ordinairement dès les premières heures, un caillot intra-artériel adhérent aux fronces des tuniques rompues et qui remonte jusqu'à la première collatérale. Ce caillot devant persister avec quelques modifications et jouer un grand rôle dans l'hémostase, il faut en favoriser la production en liant loin des collatérales, et la conservation en ne dénudant pas l'artère sur une trop grande longueur. Je dois dire cependant que le caillot n'est pas indispensable, la cicatrice des tuniques pouvant à la rigueur se montrer suffisante; mais c'est alors surtout qu'importe la conservation des *vasa vasorum*, c'est-à-dire la brièveté de la dénudation. Vers 1872, j'ai vu une artère carotide externe bien oblitérée et sans caillot appréciable; la ligature avait porté à l'origine même du vaisseau, très près de la thyroïdienne supérieure et de la carotide interne. Mais cette dernière, par ses anastomoses à la base du cerveau, est une voie si largement ouverte au sang, qu'on ne peut guère la comparer à une collatérale ordinaire qui, en même temps qu'elle entretient le mouvement et la fluidité du sang, se montre insuffisante pour son écoulement, d'où résulte, sur la ligature, un choc violent et dilatateur à chaque systole ventriculaire. Je me reprocherais d'avoir cité la possibilité de réussir en liant près d'une collatérale, si je ne répétais ici une fois encore qu'il faut s'efforcer d'éviter cette pratique et de réunir les deux facteurs de l'oblitération : la cicatrice et le caillot.

Et pour bien montrer l'utilité de celui-ci, je rappellerai ce que l'on avait fréquemment l'occasion d'observer au temps de la suppuration : les hémorrhagies par le bout périphérique. La cicatrice pouvait se faire sur les deux bouts; mais, dans le bout périphérique d'abord privé de sang à peu près complètement, le caillot est toujours tardif, très petit, absent même dans la moitié des cas. Il en résultait qu'à la chute du fil ou même pendant la section lente de la tunique externe, ce caillot n'opposait qu'une fragile barrière au sang ramené par les collatérales dilatées et permettait une rupture de la cicatrice des tuniques élastiques et une hémorrhagie.

Après avoir longuement montré comment il faut s'y prendre pour lier une artère dans la continuité, résumons les règles de cette opération et signalons les écueils semés sur la route.

Le chirurgien, ayant préparé ses instruments (bistouri, écarteurs, pinces, sonde cannelée, fil, porte-fil, ciseaux), *place son malade* en bonne lumière et *se place lui-même*. — Il *explore la région* et trace la *ligne d'operation*. — Il incise la *peau*, le *tissu cellulaire*, l'*aponévrose*; recherche et reconnaît les *points de ralliement*, arrive sur le *faisceau vasculo-nerveux*. — Les muscles étant relâchés par l'aide qui tient le membre, et la plaie tenue béante par les *écarteurs*, l'opérateur *reconnaît l'artère*, puis la *dénude*; il la *charge*, la *reconnaît une dernière fois* et songe aux collatérales. — Il choisit le point de l'artère qu'il va étreindre, serre le fil et noue.

Autrefois, après avoir coupé l'un des chefs, on fixait l'autre à l'extérieur sans le confondre avec les pièces du pansement. Avec le catgut absorbable et même avec la soie, pourvu que tout soit parfaitement *aseptique*, on peut couper les deux chefs à ras du nœud et enfermer le fil dans la plaie. Un fil métallique peut bien aussi rester inoffensif dans nos tissus.

Voici les fautes qui peuvent être évitées; elles se rapportent à quatre chefs principaux : l'inattention, l'ignorance anatomique, la maladresse, l'inexpérience.

Chercher à sa place ordinaire une artère accidentellement superficielle qu'on aurait dû sentir sur le vivant, en explorant la région. Ex. : la cubitale pour une plaie de la main ou du poignet.

Faire *fausse route* parce qu'on a négligé de tracer sa ligne, oublié ou dédaigné de reconnaître successivement tous les points de repère. C'est la faute la plus commune, celle du présomptueux qui a réussi cent fois : allez à mille, mon ami, la prudence vous reviendra! En cas d'anomalie, on doit toujours arriver sur la place du faisceau vasculo-nerveux, occupée par le nerf avec une artériole et deux veinules qui tiennent lieu des vaisseaux déplacés.

Chemin faisant, couper ou déchirer une grosse veine, pincer, entamer ou effilocher un nerf, ouvrir la gaine d'un tendon ou, plus communément, croyant ouvrir un interstice, fendre un muscle et se perdre dans son épaisseur.

Pendant la dénudation, perforer l'artère ou une veine, dépouiller le vaisseau de sa tunique adventice propre en même temps que de sa gaine celluleuse, détruire celle-ci sur une trop grande longueur. Au contraire, dénuder incomplètement et, en chargeant, embrocher un organe voisin, l'artère elle-même..., rompre ce vaisseau en le soulevant et l'amenant inutilement au dehors.

Enfin, lier une veine, un nerf, etc., avec ou sans l'artère; couper l'artère en serrant trop fort, casser son fil, ne pas serrer assez ou lier obliquement, ce qui revient au même, desserrer le premier demi-nœud en faisant le second.

CHAPITRE II

LIGATURES DES ARTÈRES PRÉALABLEMENT COUPÉES EN TRAVERS

Les élèves devraient s'exercer, à l'amphithéâtre, à lier les artères à la surface des moignons. Je n'en veux pour preuve que ce qui se passe dans les hôpitaux où ils servent d'aides lorsqu'un chirurgien fait une amputation et accepte leur assistance.

Il faut le concours de deux personnes exercées pour faire *cito, tuto et jucunde* : celle qui saisit le bout de l'artère et le présente; celle qui jette le fil, l'amène sur le vaisseau et lie. Si la pince qui a saisi le bout artériel, quelquefois difficilement, pouvait l'attirer au dehors, la ligature serait facile; mais il n'en est rien, tout au plus peut-on amener l'artère au niveau des autres parties molles. Quoi qu'il en soit, le fil est jeté par-dessus la pince d'abord tenue dans l'axe du vaisseau, puis relevée perpendiculairement, ce qui fait

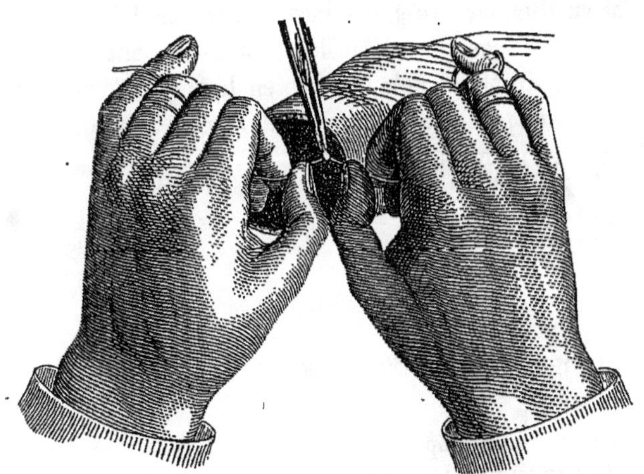

Fig. 17. — **Serrement du fil.** — La pince qui tient l'artère a été relevée. Les chefs du fil ont été croisés et demi-noués, puis enroulés et assujettis sur les derniers doigts. Alors, les pouces rapprochés dos à dos, en contact, sont fléchis brusquement dans leur articulation phalangienne pour serrer sec.

glisser le fil jusqu'au delà des mors de l'instrument, pour peu que le ligateur s'y emploie avec le bout de ses doigts. Il fait alors en dessous le premier demi-nœud qu'il enfonce profondément autour du vaisseau avant de le serrer, et termine à l'ordinaire (fig. 17). J'ai vu des aides ne pas savoir lier, cela se comprend, mais j'ai vu aussi des chirurgiens ne pas savoir présenter l'artère, ou tout au moins négliger de le faire, rendant ainsi la besogne de leur collaborateur extrêmement difficile.

Seul, on peut étancher un moignon. « Une fois saisie avec cet instrument (la pince à coulisse) que l'on abandonnerait à son propre poids, l'artère serait un peu allongée, rien ne gênerait; et, libre de ses deux mains, l'opérateur pourrait seul faire aisément la ligature du vaisseau » (Ribes). Dans cette manière de faire fréquemment employée, on lie par-dessus au lieu de lier par-dessous comme lorsque le chirurgien lui-même tient la pince relevée; il faut veiller à ce que le poids de l'instrument n'arrache pas l'artère.

Mais lorsqu'il est impossible d'isoler le bout du vaisseau, de l'attirer légèrement avec la pince, ou bien on laisse celle-ci en place ou bien on recourt au *tenaculum* avec lequel on embroche l'artère et les tissus voisins pour faire, en définitive, une ligature médiate. Il arrive trop souvent qu'aussitôt l'instrument retiré, le fil glisse et tombe. J'ai vu Huguier éviter cet inconvénient en laissant le tenaculum à demeure; seulement, au lieu de l'instrument ordinaire, il se servait d'une simple épingle courbée en hameçon, d'abord montée sur une pince, puis abandonnée dans la plaie, un fil à la tête, une coiffe de cire jaune sur la pointe.

CHAPITRE III

AUTRES MOYENS D'OBLITÉRER LES ARTÈRES

Je ne me suis jamais proposé et aujourd'hui moins encore, je ne me propose de décrire ici tous les procédés qu'on pourrait appeler succédanés de la ligature (*cautérisation, bouchage, séton, acupuncture, galvanopuncture, mâchure, écrasement, renversement, arrachement, perplication, ligature médiate* avec ou sans *presse-artère, acupressure,* etc.). Cependant, comme pour exécuter convenablement les principaux d'entre eux, la *torsion* et le *refoulement,* des exercices cadavériques sont utiles, j'en dirai quelques mots. L'immortalité d'Ambroise Paré avait été promise par Malgaigne à qui trouverait le moyen d'oblitérer les artères sans laisser de corps étrangers au fond de la plaie: c'était avant l'antisepsie et les ligatures perdues aseptiques!

TORSION DES ARTÈRES

Presque aussi vieille que la chirurgie (Galien), la torsion des bouts d'artères coupées a été sérieusement étudiée au commencement du XIXe siècle par Thierry, Amussat et leurs contemporains, principalement dans le dessein de favoriser la réunion immédiate des moignons, alors si rare. On chercha aussi à tordre les artères dans la continuité, afin de guérir les anévrysmes. Une pince couchée saisit en travers; rabattue de l'autre côté, elle fait faire le premier demi-tour; l'artère, reprise en cette posture par une autre pince agissant de même, subit un deuxième demi-tour et ainsi de suite 8 ou 10 fois.

§ 1. ***Torsion d'un bout d'artère coupée en travers.*** — Il faut distinguer deux procédés: A. *Torsion simple* (*refoulement aléatoire*); B. *Torsion avec refoulement prémédité.*

A. *Torsion simple.* — La torsion simple se pratique ainsi: le bout de l'artère est attiré au dehors et débarrassé de ses adhérences celluleuses; on le saisit dans les mors *larges* d'une pince *solide* à verrou ou à crémaillère, tenue dans l'axe du vaisseau.

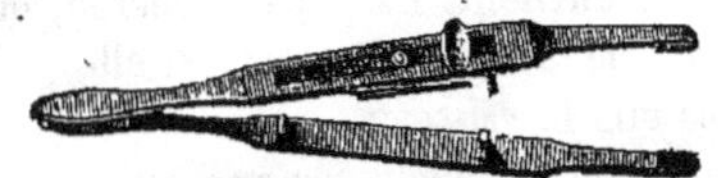

Fig. 18. — Vieille pince à verrou et mors larges, pour saisir et tordre les bouts d'artère.

On fait ensuite exécuter à l'instrument un nombre de tours variable avec le volume et l'état de l'artère, jusqu'à ce qu'il se détache emportant le morceau. On peut aussi s'arrêter avant la rupture complète du pas de vis ou tourillon. Bryant a recommandé 10 tours pour les grosses artères, 6 pour les moyennes, 4 pour les petites. Hill s'arrêtait encore plus tôt (*The Lancet*, 5 nov. 1870).

Quand la torsion simple réussit bien, voici ce qui se passe: la tunique externe seule résiste et se tord; les deux autres, rompues et décollées, sont refoulées dans le calibre du vaisseau (fig. 19).

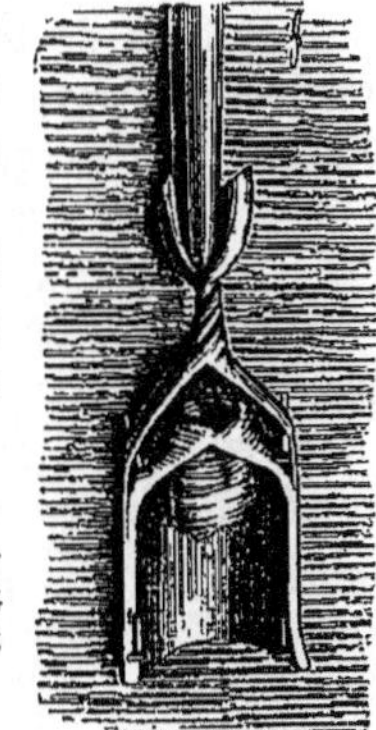

Fig. 19. — **Fragment d'artère carotide primitive tordue et disséquée** (*expérience cadavérique*). — On voit les tuniques élastiques rompues presque régulièrement et refoulées. La tunique adventice est seule tordue.

Mais pour bien réussir, il faut que le bout tordu soit *sain* et *dépourvu de collatérales* dans l'étendue de $0^m,01$ environ; il ne faut pincer que l'artère et la pincer solidement dans toute sa largeur. Il est bon aussi de rompre les tuniques élastiques d'une manière quelconque au point où l'on désire voir la torsion s'opérer, et même quelquefois de fixer l'artère au-dessus de cette rupture avec des pinces inoffensives dans le dessein de *limiter* la torsion.

B. *Torsion et refoulement.* — Afin d'assurer la rupture circulaire et le refoulement des tuniques internes et moyennes, Amussat, tenant d'une main le bout de l'artère comme à l'ordinaire, se servait d'une pince à

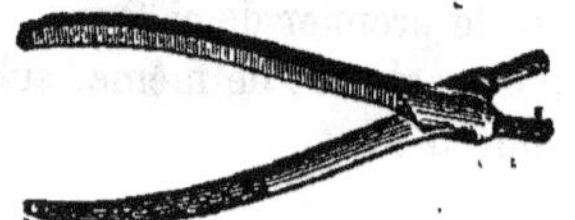

Fig. 20. — Pince à baguettes d'Amussat.

baguettes (fig. 20) tenue de l'autre main pour écraser l'artère en travers et rompre ses tuniques élastiques en respectant la tunique externe. Avec cette pince il commençait aussi le refoulement et à l'aide de la première tordait ensuite ou simultanément.

Pourvu que la rupture des tuniques élastiques soit complète, la torsion suffit à opérer leur refoulement. La pince à verrou, ou toute autre, peut tout faire en saisissant le bout de l'artère, si elle a des mors carrés du bout et *aussi larges* que le vaisseau.

La torsion si communément appliquée aux petites artères est applicable aux plus grosses. Je pense qu'il convient alors d'assurer le refoulement des tuniques élastiques. Mais le chirurgien trouve-t-il dans la torsion *bien faite* et *opportunément* faite autant de sécurité que dans la ligature? Cela peut être et Tillaux a essayé de nouveau de le prouver. Remarquez toutefois les deux points soulignés: *bien faite* signifie qu'il est quelquefois plus difficile de tordre que de lier, et *opportunément* veut dire que la torsion ne convient pas à tous les cas ni à toutes les artères, comme la ligature. Il n'est pas étonnant qu'il en soit de même de l'*écrasement*, de l'*angiotripsie*, avec la pince formidable de Doyen.

Je renvoie à mes premières éditions ceux qui voudraient lire quelques pages sur la *torsion d'une artère dans la continuité*, sur la *constriction* de Fleet Speer, sur le *refoulement sans torsion*, sur le *refoulement combiné à la ligature*.

DEUXIÈME PARTIE

DES LIGATURES EN PARTICULIER [1]

CHAPITRE PREMIER

SYSTÈME AORTIQUE SUPÉRIEUR

ARTICLE PREMIER

LIGATURES DE L'ARTÈRE RADIALE

Ce vaisseau peut être lié à la face antérieure de l'avant-bras, dans tous les points de son trajet, et derrière le carpe, dans la tabatière anatomique. Les plaies de cette artère ne sont pas rares et nécessitent assez souvent double ligature : au-dessus et au-dessous. Avec ou sans la bande d'Esmarch, il faut opérer méthodiquement, comme sur le cadavre : à cette condition c'est facile et court.

A. ***Dans la tabatière anatomique.*** — Au niveau du poignet, l'artère radiale abandonne la face antérieure du radius, passe sur le côté de l'articulation radio-carpienne, sous les tendons réunis des muscles long abducteur et court extenseur ; elle paraît ensuite dans la tabatière anatomique dont elle traverse obliquement la partie *inférieure*, puis se glisse sous le tendon long extenseur du pouce ; présque immédiatement après, elle perfore le muscle premier interosseux dorsal pour aller former l'arcade palmaire profonde (fig. 22).

L'artère a pour lit l'os *trapèze* ; pour couvertures la *peau*, la *veine*

1. Quiconque sait trouver les artères, sait trouver la plupart des nerfs. Celui qui s'est fréquemment exercé aux ligatures connaît si bien les rapports des organes des principales régions qu'il y peut faire une opération quelconque, y trouver ce qu'il cherche, y respecter ce qu'il veut.

céphalique et des *filets nerveux* radiaux, l'*aponévrose*, enfin une certaine quantité de *tissu cellulo-graisseux* plus ou moins résistant et feuilleté.

Le membre à opérer doit reposer sur le bord cubital, fixé par un aide qui, d'une main, tient les doigts et de l'autre étend et écarte le pouce pour faire saillir les tendons. L'opérateur, placé en dehors du bras droit, en dedans du bras gauche pour commencer toujours à la pointe du radius, cherche cette pointe à l'ongle et la marque au besoin. Sur le vivant, il a fait exécuter des mouvements volon-

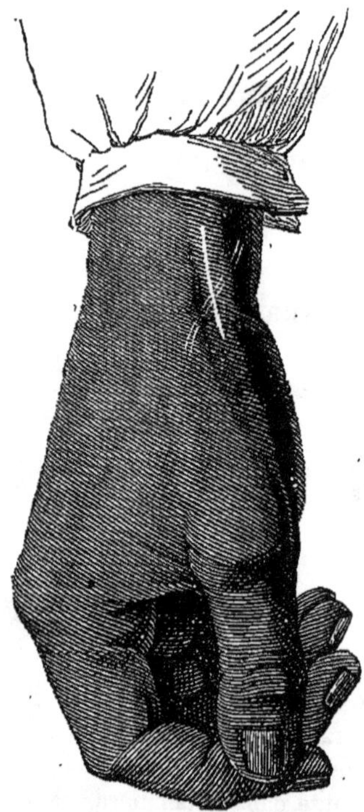

Fig. 21. — **Ligature de l'art. radiale** dans la tabatière. Le trajet de l'artère est marqué par deux traits fins parallèles; l'incision par un gros trait blanc. Comparez à figure 22 ci-contre.

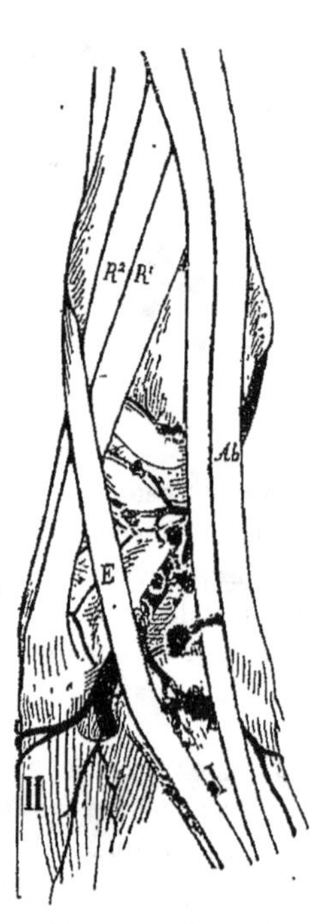

Fig. 22. — L'artère radiale passant dans la tabatière, sur le dos du trapèze, entre tendons E long et *e* court extenseur flanqué d'*Ab*ducteur; I et II métacarp. R¹ et R², tendons radiaux.

taires et marqué le trajet des tendons; il a de plus fait saillir la veine céphalique du pouce qui est superficielle et variable, afin de passer à côté.

Entre les tendons, à égale distance des tendons, et parallèlement aux tendons (a), à partir de la pointe du radius sentie à l'ongle et jusqu'à 0m,03 plus bas, coupez la peau, seulement la peau, afin d'épargner la veine céphalique du pouce. Mobilisez ce vaisseau et faites-le rejeter sur le côté qu'il avoisine, de même que les nerfs si vous en voyez. — Coupez l'aponévrose comme la peau, entre les tendons, etc. — Avec le bec de la sonde qui déchire la graisse et les feuillets cellulo-fibreux, au besoin avec la pince et le bistouri, cherchez *profondément*, dans la *partie inférieure* de la plaie (b) : l'artère y passe avec ses petites veines satellites, se portant *obliquement* en arrière et en bas.

Notes. — (a) Avec une asepsie douteuse, il faut à tout prix éviter d'ouvrir les très longues gaines de ces tendons.

(b) A ce niveau on opère sur la face dorsale du trapèze, sans craindre d'ouvrir l'articulation du poignet : la figure 22 le montre.

B. ***A l'avant-bras.*** — L'artère radiale, née profondément, descend appliquée devant le muscle rond pronateur par une aponévrose que recouvre le muscle *long supinateur* (muscle satellite), recouvert lui-même par l'aponévrose superficielle (Etudiez fig. 27 et 28, p. 35 et 36). Au milieu de l'avant-bras, l'artère devient sous-aponévrotique; là, comme plus bas entre les tendons du long supinateur et du grand palmaire où elle semble presque sous-cutanée, une incision bien placée conduit directement sur le

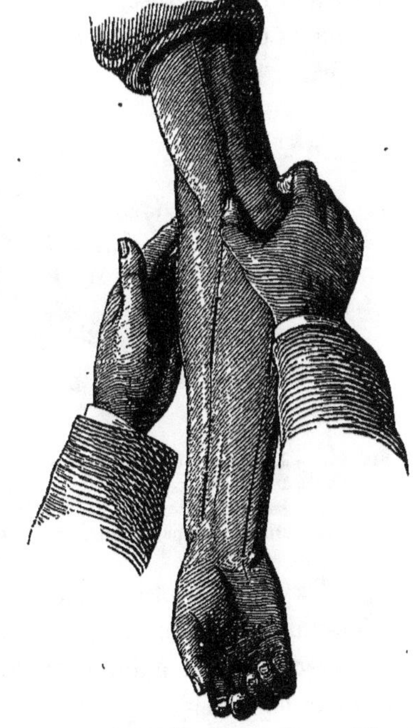

Fig. 23. — **Détermination du milieu du pli du coude.** — L'explorateur regarde le membre en face. L'indicateur gauche est sur l'épicondyle et refoule les muscles dont la saillie ne compte pas. La main droite a l'index sur l'épitrochlée et le pouce au milieu du pli du coude sur le côté interne du tendon bicipital qu'il sent. La ligne de la radiale est tracée dans la gouttière antibrachiale.

paquet artério-veineux. La branche antérieure du nerf radial reste en dehors et à quelque distance des vaisseaux. Le trajet de l'artère radiale répond à la *gouttière antibrachiale* tangible et dépressible, formée par les muscles épitrochléens en dedans et les épicondyliens en dehors.

L'opérateur marque d'abord sa *ligne d'opération :* du milieu du pli du coude, en dedans du tendon du biceps (fig. 23), à la gouttière du pouls, le long de la gouttière antibrachiale qu'il a palpée et suivie avec les doigts. Il a fait saillir les veines pour épargner les très grosses et se place en dehors pour opérer : sur le bras droit en descendant, sur le gauche en remontant. Le membre est couché sur la table, en supination, fixé par un aide.

§ 1. ***Au tiers inférieur.*** — Sur la ligne indiquée, dans la gouttière du pouls, à 1 centimètre en dehors du tendon grand palmaire et parallèlement à ce tendon, sur l'artère que vous pouvez sentir battre, incisez avec légèreté la peau et le tissu cellulaire, dans l'étendue de $0^{m},03$ (**a**).

Faites écarter les lèvres de la plaie; regardez et touchez l'artère à travers l'aponévrose.

Pincez cette aponévrose (fig. 24) et ouvrez-la (**b**).

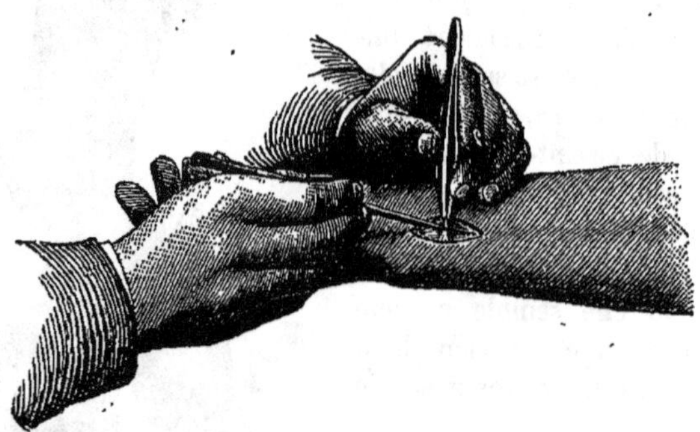

Fig. 24. — **Ligature de l'art. radiale** (*au-dessus du poignet*). — L'aponévrose est soulevée avec la pince. Le bistouri va inciser le pli transversal ainsi formé, juste sur l'artère. La dénudation sera faite ensuite méthodiquement, bien qu'en pratique cela soit peu utile, vu le petit volume du vaisseau.

Isolez (fig. 25) et chargez, *ad libitum* (**c**).

Comme toutes les artères superficielles, la radiale doit être dénudée avec soin à l'amphithéâtre. Cela donne à la main de l'habitude et de la légèreté.

Au tiers moyen, même opération, pas de repère; bien inciser sur la ligne : peau, peut-être quelque veine à épargner, aponévrose unique, artère flanquée de ses veines satellites dans une légère traînée graisseuse, devant le muscle fléchisseur du pouce.

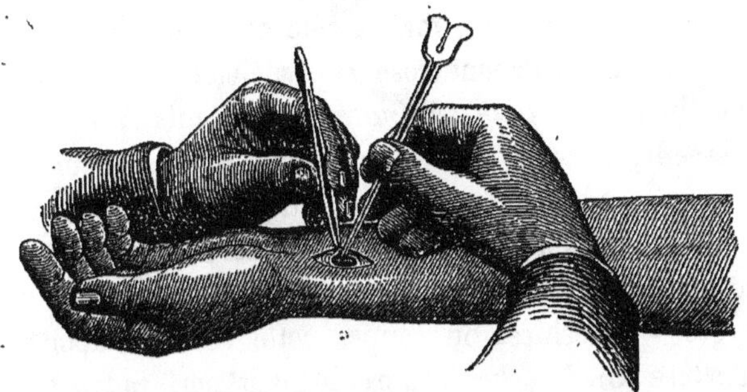

Fig. 25. — **Ligature de la radiale** (*au-dessus du poignet*). — 2e temps de la dénudation. La pince tient une lèvre de la boutonnière : le bec de la sonde en a décollé le bord du vaisseau par quelques écartements ; insinué maintenant en dessous, il va opérer par va-et-vient longitudinaux.

Notes. — (a) L'incision peut aboutir au niveau de l'extrémité inférieure du radius, mais ne doit pas descendre davantage : l'artère radiale se déviant en arrière, ne peut être cherchée, comme la cubitale, à la partie antérieure du carpe.

(b) Par excès de précaution, vous pouvez ouvrir l'aponévrose à l'extrémité supérieure de la plaie avec la pince et le bistouri, et fendre ensuite sur la sonde cannelée insinuée par l'ouverture.

(c) Quand on lie la radiale immédiatement au-dessus du poignet, on ne peut voir le nerf satellite déjà porté derrière l'avant-bras ; quand on lie plus haut, on ne le rencontre généralement pas non plus, car on ne le cherche pas : il est à plusieurs millimètres en dehors des vaisseaux.

§ 2. ***Au tiers supérieur*** (a). — La main gauche fixe la peau en long et en large ; son index enfoncé dans la gouttière marque le

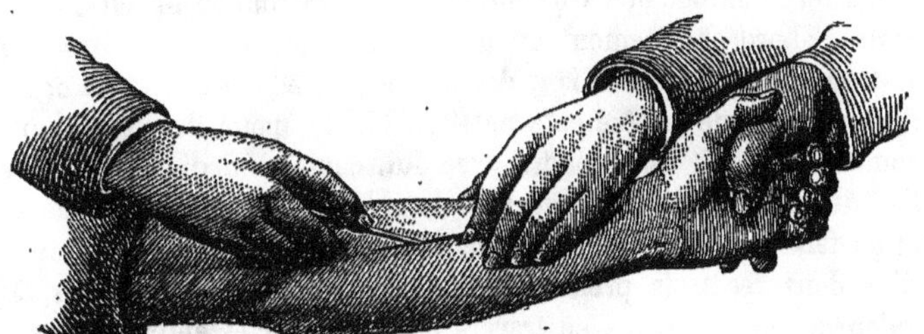

Fig. 26. — **Ligature de l'art. radiale** (*au-dessus du milieu de l'avant-bras*). — La main gauche fixe la peau, l'index s'enfonçant dans la gouttière où chemine le vaisseau. La droite, appuyée sur le bras malade par les derniers doigts, tient le bistouri comme un couteau et incise en traînant.

point de départ de l'incision (fig. 26). Sur la ligne indiquée, évitant les grosses veines médianes, s'il en est, faites à la peau une incision de 0^m,06. Coupez le tissu cellulaire, dénudez bien l'aponévrose; grâce à l'écartement des lèvres tégumentaires, regardez et tâtez de nouveau la gouttière antibrachiale, souvent blanche et graisseuse. — Très près, mais à côté et en dehors de la gouttière, vers vous, incisez l'aponévrose superficielle. Reconnaissez le bord interne du muscle *long supinateur* ainsi mis à nu; disséquez-le proprement; faites-le rejeter ou attirez-le vous-même légèrement en dehors, pendant qu'un aide maintient la lèvre interne de la plaie (**b**). — Cherchez à voir ou à sentir l'artère à travers la mince aponévrose profonde qui l'engaine et l'applique devant le rond pronateur, etc. — Déchirez ou coupez cette *seconde* aponévrose juste sur l'artère (**c**). Ne cherchez pas le petit nerf radial antérieur qui est en dehors de l'artère. Dénudez élégamment avec la pince et le bistouri pour vous faire la main et chargez de dehors en dedans.

Notes. — (a) L'artère a pour lit le muscle rond pronateur; pour couvertures, a *peau*, une première *aponévrose*, le bord interne du muscle *long supinateur*, enfin une seconde *aponévrose*.

(b) Chez les sujets peu musclés, il est à peine besoin d'écarter le muscle; on ouvrira cependant sa gaine et on le reconnaîtra, afin de ne pas dévier du bon chemin.

(c) Il est vilain d'ouvrir l'aponévrose à côté des vaisseaux et de montrer les fibres du muscle rond pronateur. Mieux vaut n'intéresser que le feuillet prévasculaire et respecter la mince pellicule sous-jacente.

ARTICLE II

LIGATURES DE L'ARTÈRE CUBITALE

L'artère cubitale née à 0^m,03 au-dessous du milieu du pli du coude, se porte d'abord obliquement en dedans, sous les muscles épitrochléens; là se trouvent le nerf médian, derrière lequel elle passe, et le nerf cubital dont elle aborde le côté externe (fig. 27, 4), pour devenir longitudinale comme ce nerf, et répondre avec lui, dans les deux tiers inférieurs de l'avant-bras, à l'interstice du *muscle cubital antérieur* (muscle satellite) et du faisceau superficiel du fléchisseur sublime. Elle n'est donc pas accessible dans les trois premiers travers de doigt de l'avant-bras, à moins qu'on ne coupe presque en travers tous les muscles épitrochléens, sauf le cubital, risquant ainsi la section du nerf médian. Au-dessous de ces trois doigts, qu'il faut toujours respecter, on peut atteindre l'artère par l'interstice indiqué, mais d'autant plus difficilement qu'on opère plus haut (voy. p. suiv. et étudiez les fig. 27 et 28, coupes *A*, *B*, *C*).

Dans tout leur trajet, les vaisseaux et les nerfs cubitaux reposent sur le fléchisseur commun profond, devant lequel ils sont maintenus par une aponévrose qui, imperceptible près du coude, devient résistante au voisinage du poignet (fig. 27, 6). — Dans la moitié inférieure de l'avant-bras, le tendon du cubital (fig. 27, 7 et 28, *C*, 1) empiète sur l'artère et *a fortiori* sur le nerf placé en dedans : il est éloigné des autres tendons et *facile à sentir*, car il aboutit au dur pisiforme. Mais, à la partie supérieure, l'interstice que l'on doit ouvrir s'efface de plus en plus à mesure qu'on s'approche de l'épitrochlée. On doit, pour le trouver, se rappeler la *grande largeur* du muscle cubital antérieur ($0^m,03$ environ); et pour l'ouvrir, savoir que la *cloison* fibreuse intermusculaire qui l'occupe est *adhérente par sa face interne* aux fibres du muscle cubital qui en naissent, mais simplement juxtaposée, par sa face externe, au muscle fléchisseur sublime, (coupe *A*, fig. 28) qui ne s'y insère en effet que tout à fait en haut

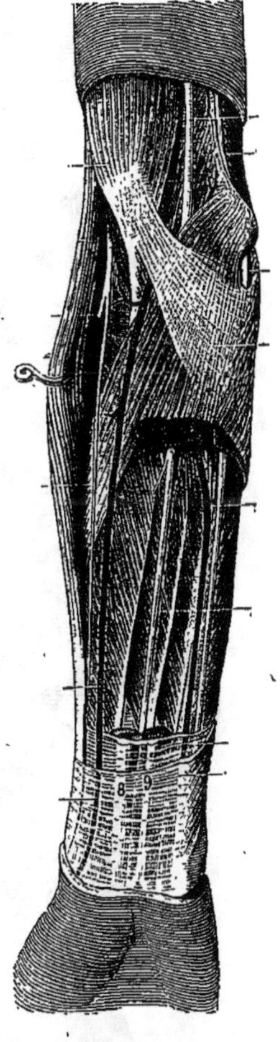

Fig. 27. — **Trajet et rapports des artères de l'avant-bras droit.** — 1, nerf médian et *artère humérale* sur le muscle brachial ant.; 2, 2', nerf cubital; 3, expansion du biceps recouvrant les muscles épitrochléens : cubital antérieur, fléchisseur sublime, petit palmaire, grand palmaire coupés, rond pronateur intact; 4, *artère cubitale* s'approchant du nerf cubital; 5, nerf médian; 6, aponévrose relativement profonde contenant les tendons grand et petit palmaire 8 et 9, appliquant sur le muscle fléchisseur profond, l'artère cubitale, les nerfs cubital et médian, même les divisions coupées du fléchisseur sublime; 7, tendon coupé du cubital antérieur et aponévrose superficielle; 7', la même qui recouvre seule l'artère radiale; 10, *artère radiale* reposant sur le muscle fléchisseur propre du pouce; 11, branche antérieure du nerf radial; 12, long supinateur écarté; 13, nerf radial, sa branche postérieure pénétrant dans le court supinateur; 14, biceps.

de l'avant-bras. Cependant, comme ces dernières insertions peuvent se prolonger plus bas, on ne doit pas, pour écarter le muscle fléchisseur, porter d'abord la sonde dans la partie supérieure de la plaie, de peur d'entrer dans ce muscle en descendant et de s'y perdre en suivant l'obliquité de ses fibres, mais bien dans la partie inférieure, afin de décoller les insertions possibles, en remontant, en agissant de bas en haut. — Pour ouvrir le fond de l'interstice, on se rappellera encore que le muscle cubital recouvre un peu le fléchisseur sublime, et que, par conséquent, il faut introduire obliquement la sonde pour venir chercher celui-ci sous celui-là

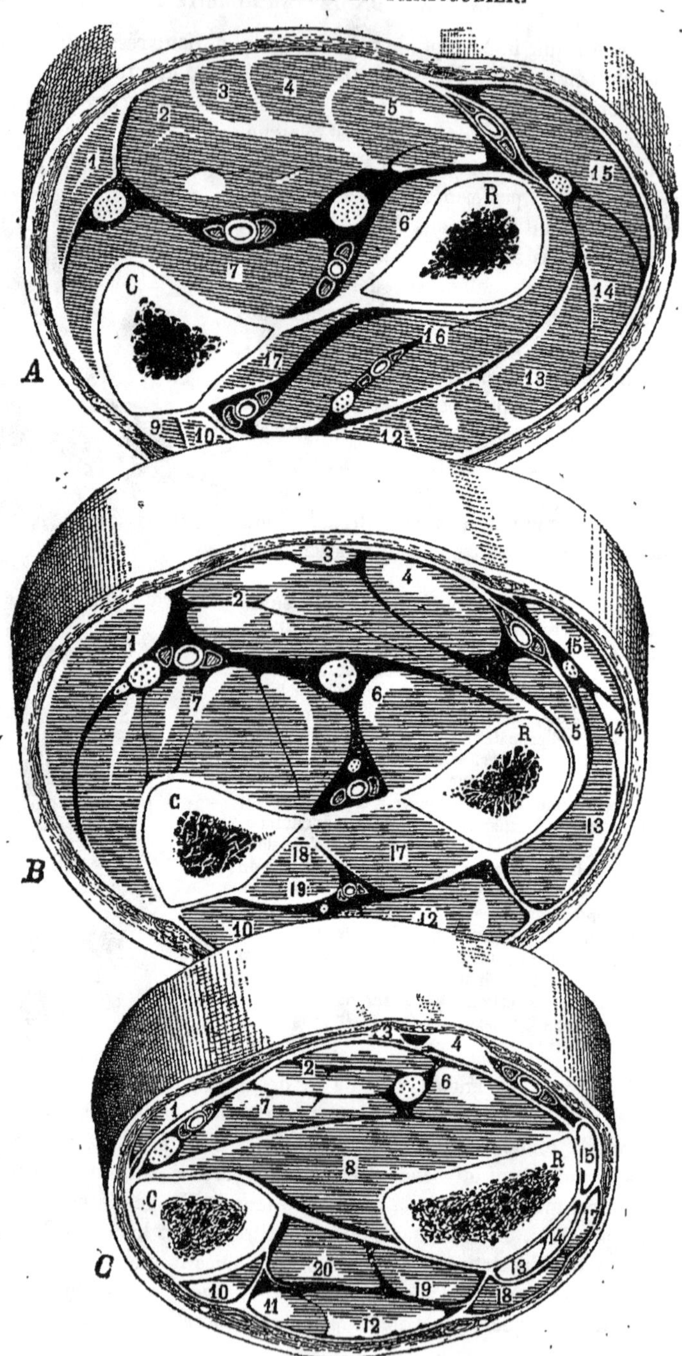

Fig. 28, expliquée ci-contre, p. 37.

et le rejeter tout entier en dehors. Ne vous lassez pas trop tôt de regarder les figures anatomiques, avant de posséder la direction et la topographie des vaisseaux.

Pour être en mesure de trouver l'artère cubitale dans tous les points où elle est accessible, il suffit de s'exercer à la lier 1° au-dessus et près du poignet ; 2° au-dessus du milieu de l'avant-bras ou, autrement dit, à l'union du tiers supérieur avec le tiers moyen.

Dans les deux cas, l'avant-bras, en supination, est écarté du tronc et repose dans les mains d'un aide. L'opérateur se place *en dedans* et trace la *ligne d'opération* : de la pointe de l'épitrochlée pincée entre le pouce et l'index, au côté externe ou radial de l'os pisiforme, le long du bord externe du tendon cubital antérieur, facile à sentir dans la moitié inférieure de l'avant-bras (fig. 29). Rappelez-vous bien que la ligne d'opération ne doit partir ni de la partie antérieure de l'épitrochlée (faute commune), ni de la partie postérieure (faute rare), mais de la *pointe* du sommet saillant en dedans.

§ 1. *Au-dessus du poignet* (a). — Sur la ligne indiquée, le long et *en dehors* du relief du tendon cubital antérieur, là où bat

Fig. 28 (p. 36 ci-contre). — **Trois coupes de l'avant-bras gauche** : *A*, dans le tiers supérieur ; *B*, au milieu ; *C*, près du poignet.

C, cubitus ; R, radius.

Les muscles portent le même numéro sur les trois figures, de sorte qu'on peut les suivre de haut en bas, comme aussi les nerfs et les vaisseaux.

1° *Région antéro-interne*. Sur la coupe *A*, 7 muscles en deux couches. — *Cinq superficiels* : 1, cubital antérieur ; 2, fléchisseur sublime étalé en profondeur sous les muscles suivants ; 3, petit palmaire ; 4, grand palmaire ; 5, rond pronateur. *Deux profonds* : 6, fléch. propre du pouce ; 7, fléch. commun profond.

Tous ces muscles se retrouvent sur la coupe *B*.

Sur la coupe *C*, le rond pronateur 5 n'est plus et le carré pronateur, très profond, 8 se montre.

Les *nerfs et vaisseaux* se voient sous les muscles superficiels. Le nerf *cubital* toujours sous le muscle cubital antérieur 1 et sur le fléchisseur commun profond 7, dans les trois figures, avec les vaisseaux homonymes à son côté externe, à distance sur la coupe *A*. Le nerf *médian* est sous le fléchisseur sublime 2, sur l'interstice des fléchisseurs profonds propre 6 et commun 7, dans lequel interstice il envoie le nerf du carré pronateur que l'on voit sur la coupe *B*, devant les vaisseaux interosseux antérieurs.

2° *Région postéro-externe*. Deux couches musculaires. *Sept superficiels* : un seul, l'anconé 9, n'est visible que sur la coupe *A* ; 10, cubital postérieur ; 11, extenseur du petit doigt ; 12, extenseur commun ; 13, second radial ; 14, premier radial ; 15, long supinateur qui couvre ou avoisine l'artère et les veines radiales ainsi que la branche antérieure du nerf *radial* passée à la face dorsale sur la coupe *C*.

Cinq muscles profonds : comme ils sont de longueur inégale et naissent échelonnés de haut en bas, les trois coupes diffèrent sensiblement. — Sur *A* : 16, court supinateur avec la branche post. du nerf radial et les vaisseaux satellites inclus ; 17, origine du long abducteur du pouce couvert par les vaisseaux interosseux post. — Sur *B* : 16 a disparu ; 17 s'est appliqué au radius ; 18 représente la pointe du court extenseur du pouce, et 19 le long depuis longtemps né. — Sur *C* : 17 et 18, transportés en dehors, ont cédé la place à 19, long extenseur du pouce, et à 20, extenseur de l'index.

quelquefois l'artère (b), faites à la peau une incision de 0m,05. — Ayant attiré en dedans la lèvre interne de la peau pour découvrir le

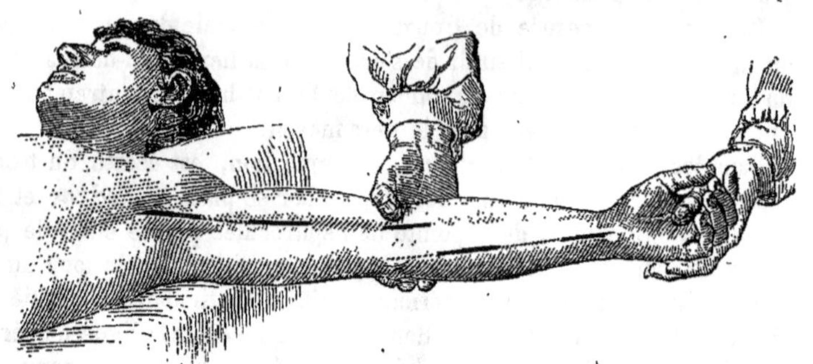

Fig. 29. — **Ligatures de l'artère cubitale.** — Le membre, fortement écarté du corps et en supination, repose dans les mains d'un aide qui en présente le bord interne. L'opérateur, placé en dedans, a tracé la ligne de la cubitale, de la pointe de l'épitrochlée au côté externe, c'est-à-dire radial, du pisiforme qui se détache en blanc.

tendon cubital que cette lèvre doit cacher, coupez l'aponévrose superficielle sur le bord même de ce tendon. — Faites fléchir la main pour relâcher celui-ci ; écartez-le en dedans et, à la place qu'il occupait, cherchez à voir et à sentir l'artère à travers l'aponévrose profonde que vous inciserez sur la sonde cannelée. — Le nerf est en dedans des vaisseaux. — Dénudez et chargez de dedans en dehors.

Notes. — (a) L'artère a pour couvertures : la *peau*, une première *aponévrose* superficielle et le bord externe du *tendon* cubital antérieur y inclus, une *seconde aponévrose* profonde (analogie avec la radiale à la partie supérieure).

(b) On peut sentir les battements de l'artère et même les voir, en renversant la main en arrière si le malade est maigre. Mais, quand on sent le vaisseau, on sent encore mieux le tendon, et c'est celui-ci qu'il faut d'abord chercher pour inciser ensuite les téguments non dessus, mais en dehors, du côté du pouce, à un demi-centimètre. En divisant la peau trop près du tendon, la béance due à l'élasticité expose celui-ci aux regards, plus qu'il ne faut pour satisfaire des juges.

Fig. 30. — **Artères de la main, type et genres d'anomalies**, paume gauche. Type (grande figure $C^7 + R^3$) : la cubitale C donne 7 collatérales digitales et la radiale profonde 3 ; mais *les suppléances sont préparées par des anastomoses.*

En effet, les collatérales 8, 9, 10, d'origine radiale profonde, reçoivent 3 fines branches de l'arcade superficielle. Viennent ces artérioles à se développer et l'on pourra voir les 10 collatérales naître de la cubitale : $C^{10} R^0$. (1re petite fig.)

Encore sur le type : de la radiale profonde ou d'une de ses branches 8, une artériole descend au tronc commun des collatérales 6 et 7 ; si elle se développe, la cubitale perd les deux collatérales que gagne la radiale profonde, genre $C^5 + R^5$. (2e petite fig.)

Mais la radiale profonde peut ne donner aucune collatérale sans que pour cela la cubitale fournisse les 10 ; alors il en naît 3 ou 5 d'artères superficielles extraordinairement développées (radio-palmaire, médiane ou l'une et l'autre) ; ex. : $C^5 + m$ ou r^5. (3e petite fig.)

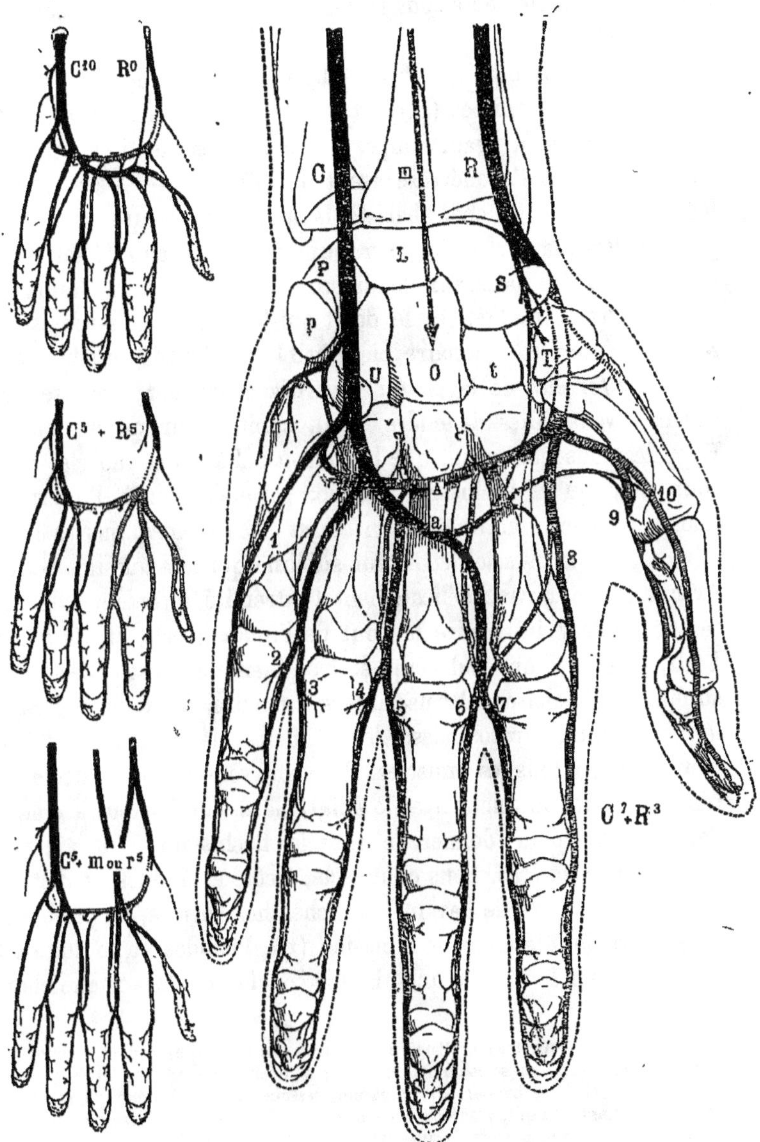

Fig. 30, expliquée ci-contre, p. 38.

§ 2. ***Au-dessus du milieu de l'avant-bras.*** — Quel que soit le côté, l'opérateur se place en dedans, assis ou accroupi (a). Il examine les grosses veines et passe la main pour s'assurer qu'il n'y a pas de battements sous la peau, c'est-à-dire que l'artère n'est pas superficielle.

Sur la ligne indiquée, à trois doigts au-dessous de l'épitrochlée, commencez ou terminez (suivant le côté) une incision de 0^m,07 qui n'intéresse que la peau. Coupez soigneusement le tissu cellulaire afin de bien voir l'aponévrose avant de l'inciser. — Avec l'indicateur ou le pouce gauche, abaissez la lèvre postérieure de la peau pour explorer la surface aponévrotique du muscle cubital antérieur; reconnaissez ses faisceaux tendineux blancs obliques. Ramenant alors en avant et l'œil et le doigt qui touche, arrêtez-vous sur le *premier interstice* jaunâtre bien visible et bien dépressible *dans l'angle inférieur* de la plaie : regardez et touchez; vous sentirez mieux si vous faites distendre le m. cubital pour un instant. — Rappelez-vous maintenant que la cloison adhère à ce muscle, beaucoup plus qu'au fléchisseur : donc, parallèlement à l'interstice, mais à plusieurs millimètres *en avant et en dehors*, incisez l'aponévrose, *sur* le muscle fléchisseur sublime qui fera aussitôt hernie. Avec la sonde, ouvrez délicatement l'extrémité *inférieure* de l'interstice pour y introduire le bout de l'index gauche et, *de bas en haut*, décoller d'un seul coup et très bien, le muscle fléchisseur sublime de la cloison fibreuse intermusculaire. Au fond apparaîtra le nerf cubital : reconnaissez-le. — Faites tenir la main fléchie pour relâcher tous les muscles. Retenant vous-même en dedans le muscle cubital antérieur avec le doigt, placez un écarteur à fond de l'autre côté, pour donner le muscle fléchisseur à un aide qui l'écarte et *le soulève*. Sous ce muscle, à côté et à quelque distance du nerf, vers l'axe de l'avant-bras, cherchez l'artère, de préférence dans la partie inférieure de l'incision (**b**). Dénudez au milieu de la plaie et passez le fil avec une aiguille courbe, de dedans en dehors.

Notes. — (**a**) Pour trouver l'artère à ce niveau et surtout un peu plus haut, il ne suffit pas d'écarter les muscles cubital antérieur et fléchisseur sublime, il faut ensuite soulever celui-ci et se baisser pour regarder dessous. Tout opérateur qui se met en dehors du membre ou qui, placé en dedans, oublie de se baisser, s'expose à manquer l'artère. Il la cherche dans le fléchisseur profond ou se perd plus en dedans entre ce muscle qui enveloppe l'os et le cubital antérieur, au-delà du nerf, vers la crête postérieure de l'os (v. *A*, fig. 28). Si l'on tient à rester debout, il faut porter l'avant-bras dans la supination forcée. Je ne craindrai pas de dire que, pour arriver sur l'artère cubitale en haut, il faut creuser : 1° un puits entre le muscle cubital et le fléchisseur sublime; 2° une galerie horizontale sous le fléchisseur sublime.

(**b**) On trouve toujours là un vaisseau artériel avec deux veines. Mais ces vaisseaux normaux sont très petits et se perdent bientôt, lorsque la grosse artère cubitale, née prématurément, rampe sous l'aponévrose superficielle. Cette anomalie fréquente ne saurait passer inaperçue sur le vivant, car on ne fait jamais d'incision sur un avant-bras sans glisser la main dessus, autant pour s'assurer qu'il n'y a pas de battements artériels, que pour faire saillir les grosses veines à épargner.

L'opérateur candidat qui, arrivé sur l'artériole qu'il voit s'épuiser à la place même où devrait passer la vraie cubitale, manifeste de l'étonnement et continue à chercher, montre par là son ignorance. Il ferait mieux de proposer à ses juges de découvrir l'artère sous la lèvre externe de la plaie des téguments : il la trouverait flanquée de ses deux veines, sous l'aponévrose superficielle ordinairement assez transparente pour la laisser voir.

En manœuvrant comme il a été dit (§ 1, p. 37), on peut lier à une hauteur variable et même dans l'éminence hypothénar, en dehors du pisiforme, c'est-à-dire du côté de l'axe de la main. L'artère, facilement accessible jusqu'à $0^{m},03$ au-dessous de cet os, repose sur le très fort ligament annulaire du carpe avec le nerf cubital à son côté interne ; le muscle palmaire cutané les recouvre.

Si l'on prolongeait l'incision en la recourbant de manière à en faire la bissectrice du V formé par les deux plis palmaires supérieurs, on découvrirait **l'arcade palmaire superficielle** sous l'aponévrose palmaire qui crie sous le tranchant et n'est que le tendon dissocié du m. petit palmaire.

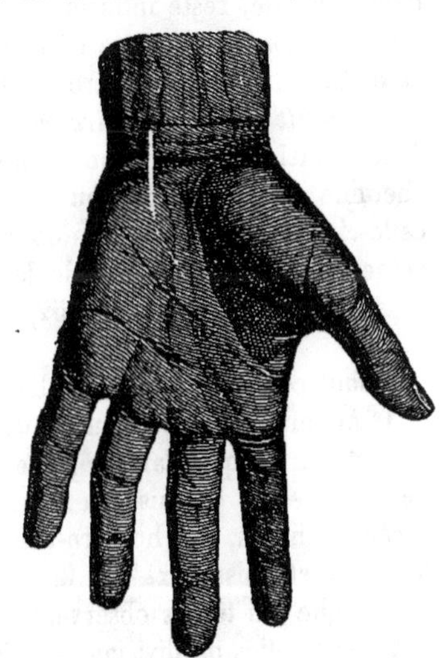

Fig. 31. — Incision pour lier l'artère cubitale dans la racine de l'éminence hypothénar ; et même l'arcade palmaire superficielle suivant le trajet pointillé, trajet bissecteur du V formé par les deux premiers plis palmaires. Les plaies de la main sont communes. N'oubliez pas la figure p. 39.

ARTICLE III

LIGATURES DE L'ARTÈRE BRACHIALE ET DE L'ARTÈRE AXILLAIRE DANS L'AISSELLE

La ligne d'opération, le procédé, les points de ralliement étant les mêmes pour les deux artères, je réunis ces ligatures dans un même article. Je me suis assuré d'ailleurs que, dans l'opération désignée sous le nom de ligature de l'axillaire dans l'aisselle, c'est presque toujours sur l'origine de la brachiale que l'on pose le fil.

Quand l'artère axillaire sortant des racines du nerf médian devient accessible, voici quels sont ses rapports en avant dans le sens de l'attaque : le *nerf médian* la recouvre, et le *muscle coraco-huméral*, perforé par le nerf musculo-cutané, recouvre le nerf médian. Les autres nerfs sont derrière. Plus bas, au bras, ces rapports ne changent pas ; seulement, le faisceau coracoïdien du biceps remplace le muscle coraco-huméral, et le nerf médian toujours en avant (sauf anomalie assez commune) se porte peu à peu en dedans des vaisseaux, devant le brachial antérieur.

La veine basilique, accompagnée du nerf cutané interne, est *interne* et *postérieure* relativement au trajet artériel : d'abord sous-cutanée et mobile, bientôt fixée et comme incluse dans l'aponévrose, enfin tout à fait sous-aponévrotique, elle se jette, plus ou moins haut, dans la veine humérale interne pour constituer la *grosse veine axillaire* qui, en arrivant dans l'aisselle, reste interne et même simplement postérieure quand elle n'est pas gonflée. Interne ici équivaut à superficielle, sous-aponévrotique ; et postérieure à devant être rejetée en arrière inaperçue.

La *petite veine axillaire* est un canal collatéral collecteur des circonflexes, quelquefois en continuation de la veine humérale externe et qui chemine au côté externe ou profond de l'artère avant de passer devant celle-ci, plus ou moins près de la clavicule, pour se jeter dans la grosse veine interne qui, grossie de la céphalique et de ses affluentes, fait la sous-clavière (v. fig. 41, p. 52).

Il faut connaître les anomalies fréquentes de l'artère brachiale.

1° Anomalies de situation. — α. La plus commune, peut-être 10 pour 100, consiste en ce que l'artère passe devant le nerf médian au lieu de passer derrière. — β. Un faisceau musculaire ou tendineux, axillaire — coraco-susépitrochléen, — huméro-cubital, — huméro-radial, — passe devant les nerfs et vaisseaux. Les figures 32 et 33 représentent six de ces anomalies que j'ai toutes observées plusieurs fois (v. et lisez p. 43 et 44).

2° Anomalies de division. — L'avant-bras a trois artères : radiale, cubitale, interosseuse, qui peuvent naître dès la hauteur de l'aisselle par deux troncs, de la manière suivante : α (rare), l'artère qui finira par l'interosseuse occupe la situation normale, l'autre tronc, plus superficiel, fournit la cubitale et la radiale (fig. 34, IV) ; β (assez commune), l'artère située à la place ordinaire sous le nerf médian est radio-interosseuse, l'autre, cubitale, est superficielle (fig. 34, III) ; γ (la plus fréquente), le tronc bien placé est cubito-interosseux, c'est la radiale qui est superficielle (fig. 34, I et II).

On voit aussi l'artère humérale produire un *vaisseau aberrant* qui, après un trajet long et variable, revient se jeter dans l'artère originelle ou dans l'une de ses branches, formant ainsi une boucle allongée.

Dans ces cas de bifurcation anticipée de l'artère humérale, il y a généralement une artère superficielle immédiatement au-dessous ou dans l'épaisseur de l'aponévrose, et une autre placée au lieu normal. C'est celle-ci et *seulement celle-ci* qu'il faut lier sur le cadavre, où l'on ne peut deviner l'existence d'une branche superficielle qui ne bat pas.

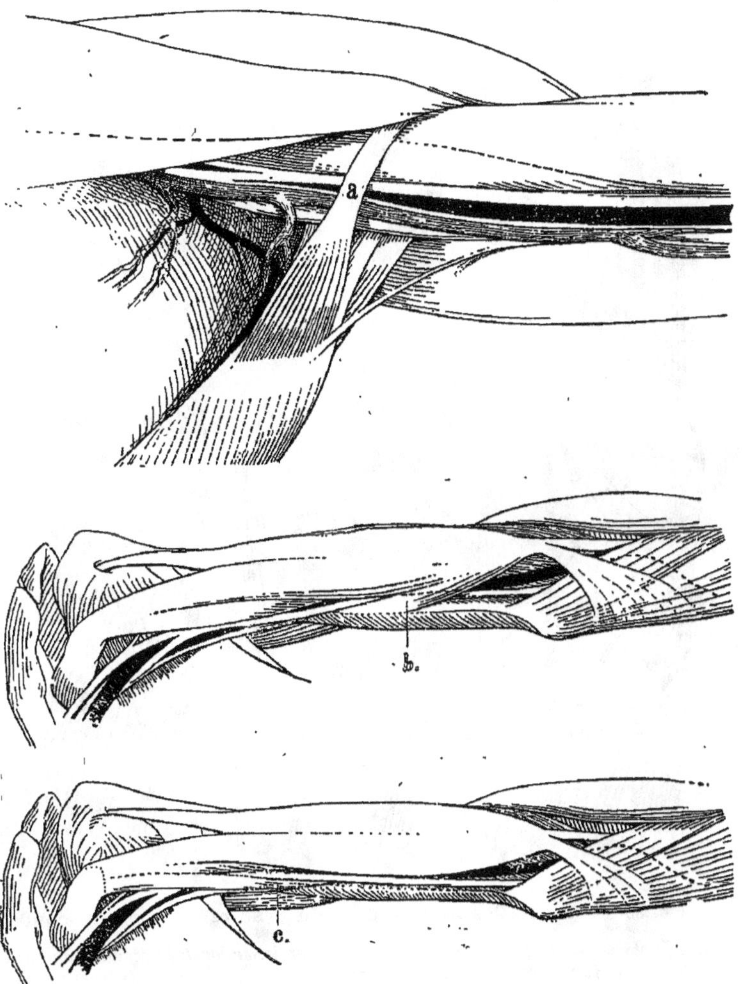

Fig. 32. — **Anomalies musculaires de l'aisselle et du bras.**

a. *Muscle axillaire* né de la face antérieure du tendon grand dorsal et donnant un tendon plat qui croise les vaisseaux et nerfs de l'aisselle ainsi que le muscle repère coraco-huméral pour aller s'appliquer à la face profonde du tendon grand pectoral. Plus communément l'on rencontre un simple *arc axillaire* fibreux qui ne peut gêner que des débutants non avertis ou timorés.

b. *Chef huméral interne* du biceps croisant et couvrant l'artère humérale, etc. Cette anomalie n'est pas commune, tandis que rien n'est moins rare qu'un chef huméral du biceps qui naît et chemine en dehors des vaisseaux sans se montrer à l'opérateur.

c. *Long coraco-brachial* séparé de son congénère normal, le court coraco-brachial, par le nerf médian, l'artère et les veines qu'il couvre pour aller s'insérer quelquefois très bas, coraco-susépitrochléen.

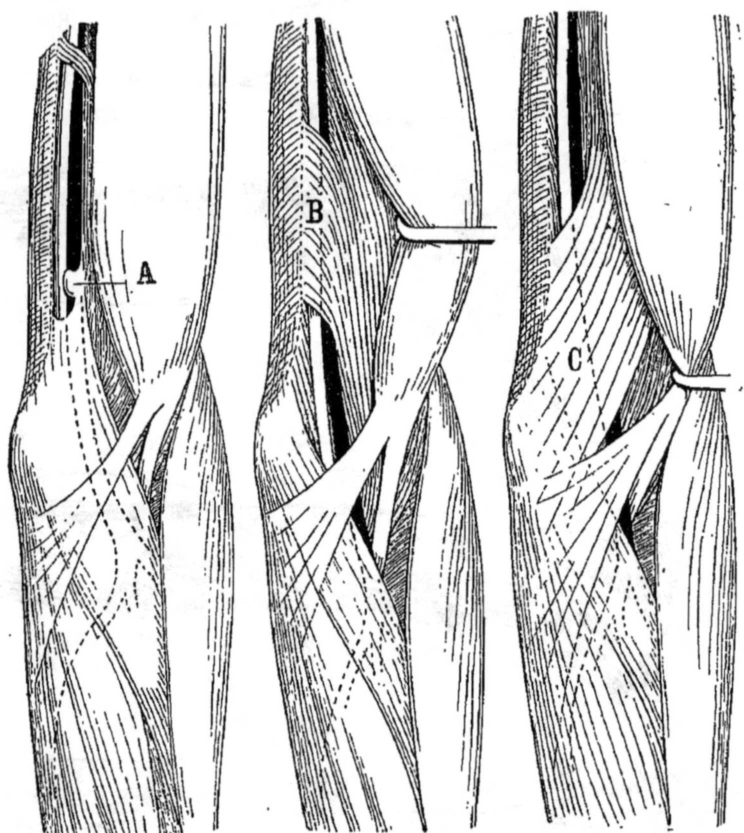

Fig. 33. — Anomalies musculaires du bras près du pli du coude.

A. *Apophyse sus épitrochléenne de l'humérus et insertion très étendue en hauteur du muscle rond pronateur.* Avec ou sans apophyse, j'ai vu ce muscle élargi comme le montre la figure, jusqu'à trois fois dans la même semaine. C'est cependant assez rare à Paris. — Ordinairement, le nerf et l'artère sont maintenus, comme dans ce dessin, fortement déviés en dedans, quelquefois inclus l'un et l'autre dans un dédoublement de la chair musculaire. L'artère n'est donc pas apparente au pli du coude et la radiale se dégage plus bas que d'habitude.

B. *Dédoublement des insertions humérales internes du brachial antérieur.* Il en résulte pour les vaisseaux et le nerf une couverture musculaire ordinairement mince, quelquefois même transparente ou laciniée.

C. *Insertion cubitale superficielle du brachial antérieur.* C'est une lame musculaire large et peu épaisse qui se détache de la face antérieure du muscle, descend devant le paquet vasculo-nerveux et vient s'insérer en dedans, partie au bord huméral épitrochléen, partie à la crête cubitale, sous et avec l'expansion bicipitale. J'ai vu plusieurs fois ces lames envoyer au même but un dédoublement par-dessous les muscles épitrochléens.

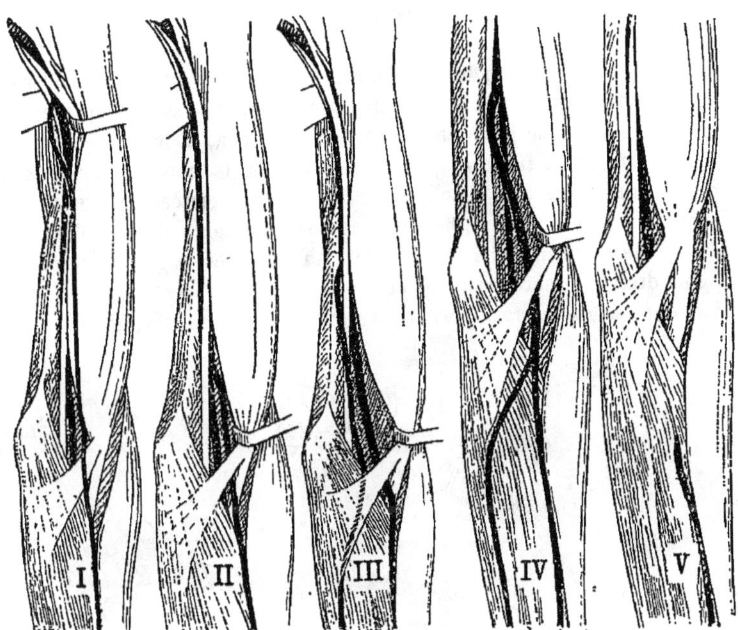

Fig. 34. — **Genres d'anomalies des artères du bras et de l'avant-bras.**

Rien n'est plus commun que la division anticipée de l'artère humérale en deux branches dont l'une, réputée l'*humérale vraie*, donne plus tard l'interosseuse et l'une des deux artères majeures de l'avant-bras. Cette humérale vraie est celle qu'il faut lier pour que l'opération soit cotée bonne. On la trouve profonde dans la gaine du biceps, sous le nerf médian, tandis que la branche détachée prématurément est plus superficielle que le nerf, incluse dans l'épaisseur de l'aponévrose ou tout à fait sous-cutanée.

I. Naissance très prématurée de la radiale qui vient se placer devant le nerf médian et, plus bas, devant l'expansion cubitale du biceps.

II. Naissance moins prématurée de la radiale. Elle reste au côté externe de l'humérale, devant le muscle brachial antérieur, sous l'expansion bicipitale. On me l'a montrée sous le tendon lui-même !

III. Naissance prématurée de la cubitale. On la voit devant le nerf et même devant les muscles épitrochléens, couverte seulement par l'aponévrose. L'humérale vraie se bifurque à peu près au lieu ordinaire en interosseuse et radiale.

IV. Origine prématurée, par un tronc commun, de la radiale et de la cubitale. Le tronc des interosseuses est resté profond à la place ordinaire de l'humérale. L'autre, plus superficiel, vient devant le rond pronateur se bifurquer et fournir la radiale à trajet normal et la cubitale à direction normale mais à trajet superficiel.

V. Origine retardée de la radiale, obligée ainsi de perforer le rond pronateur ou de se dégager au-dessous pour arriver à sa place.

Je n'ai pas figuré ces canaux artériels collatéraux, ces longues boucles ou anastomoses longitudinales, *vasa aberrantia*, si fréquents au membre supérieur, parce qu'ils passent généralement inaperçus dans les exercices opératoires.

Chaque branche artérielle est flanquée de deux veines. Plus on lie l'artère huméra le près de l'aisselle, plus on a de chances de tomber sur un vaisseau unique, quoique l'axillaire elle-même puisse être double.

Le malade sera couché sur le dos, *au bord* du lit; le bras écarté à angle droit, l'avant-bras étendu en demi-supination, soutenu par un aide. Le chirurgien se place en dedans, entre le bras et la poitrine.

Pour tracer la *ligne d'opération*, enfoncez le bout du doigt dans la partie culminante de l'aisselle, *immédiatement* derrière le muscle grand pectoral (main gauche de fig. 39, page 51). De ce point, au milieu du pli du coude déterminé d'abord avec soin (revoyez page 4), tracez une ligne droite. Assurez-vous qu'elle longe le *bord interne du coraco-huméral et du biceps*, bord dont vous voyez le relief (fig. 35) et que

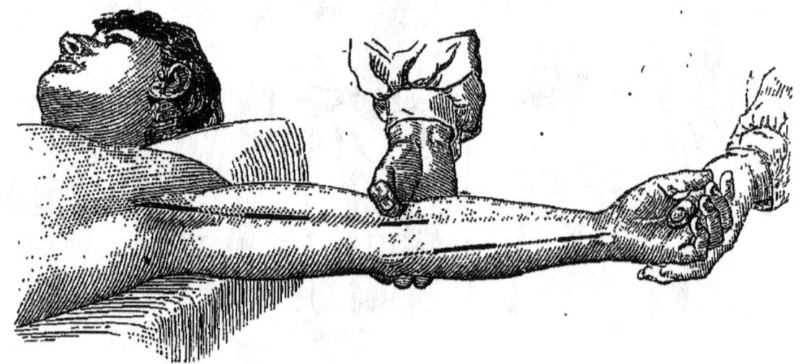

Fig. 35. — **Ligatures des art. brachiale et axillaire.** — Le membre, fortement écarté du corps, repose horizontalement dans les mains d'un aide qui le présente à l'opérateur. Le chirurgien, placé en dedans, a tracé la ligne d'opération qui longe le biceps. C'est au niveau des lignes noires pleines qu'on fait d'habitude les incisions.

vous avez dû explorer, pincer et suivre avec les doigts. — Vous chercherez encore : 1° en promenant la main le long du bras, à sentir les battements artériels et la *corde* que forme le nerf médian sur les sujets maigres; 2° en comprimant la veine axillaire, à voir et à sentir la veine basilique devant laquelle il faut inciser.

§ 1. ***Au pli du coude*** (Lisez fig. 36 et 37). — Après avoir tracé la ligne d'opération et fait saillir la veine basilique et la fourche des médianes, par compression et massage, fléchissez encore une fois le membre pour bien marquer le pli du coude qui coupe la racine de l'avant-bras, *au-dessous* des éminences latérales de l'humérus.

En dedans du tendon du biceps tangible, près et en dehors de la veine basilique, au milieu du pli du coude, faites prudemment une nicision longitudinale ou un peu oblique comme la veine, de $0^m,06$

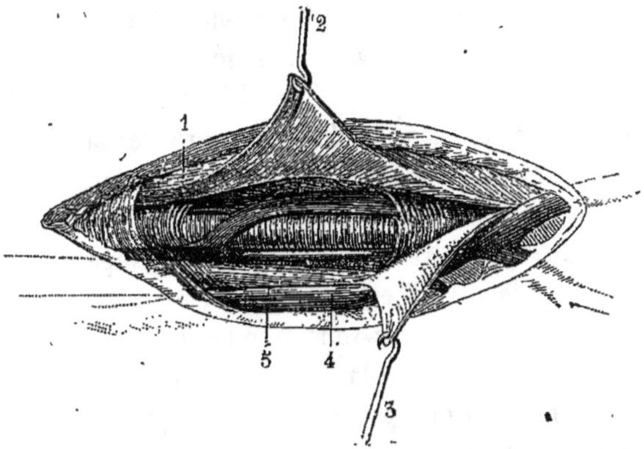

FIG. 36. — **Ligature de l'artère humérale gauche au pli du coude.** Opérateur en dedans. — Plaie disséquée : 1, tendon du biceps; 2, lambeau externe et 3, lambeau interne écartés de l'expansion aponévrotique du biceps incisée; 4, origine de la veine basilique; 5, nerf médian. — On voit l'artère flanquée de ses deux veines.

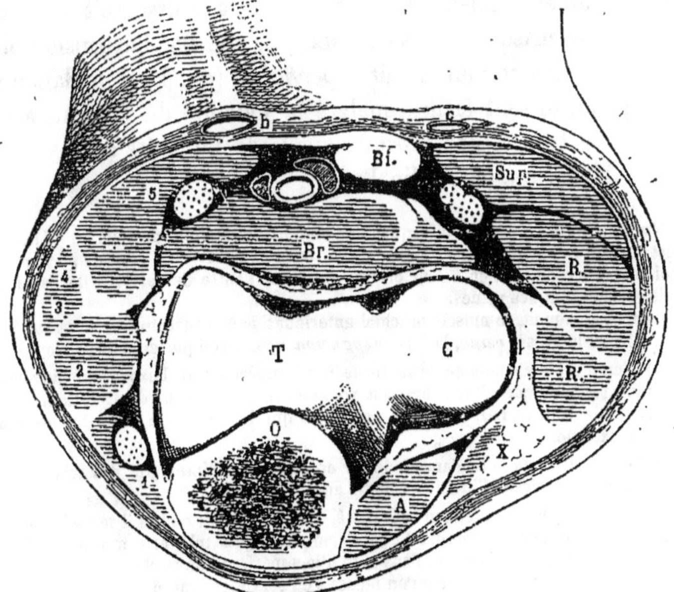

FIG. 37. — **Coupe au niveau de l'interligne du coude gauche.**

O, coupe de l'olécrâne; **T**, trochlée; **C**, condyle de l'humérus.

Du côté interne se voient les origines des cinq muscles épitrochléens : **1**, cubital antérieur et nerf cubital inclus; **2**, fléchisseur sublime; **3** et **4**, petit et grand palmaires; **5**, rond pronateur couvrant le nerf médian couvert par la veine basilique **b**.

Br. Muscle brachial antérieur couvert par l'artère et les veines humérales, couvertes elles-mêmes par l'expansion cubitale du tendon du biceps **Bi**.

Le bord du long supinateur **Sup.** couvert par la veine cephalique **c**, couvre le nerf radial préparé pour sa bifurcation. **R**, muscle premier radial · **R'**, m. second radial. **X**, faisceau tendineux originel commun aux muscles épicondyliens : cubital postérieur, extenseurs du petit doigt et des doigts ; **A**, ancone.

(maximum), commençant à 0m,03 au-dessus et finissant à 0m,03 au-dessous de ce pli (a). Évitez de fendre la basilique et plus bas, la fourche médiane; après avoir mobilisé la veine en traînant le bistouri le long de son bord externe, rejetez-la en dedans. — Coupez bien tout le tissu cellulaire et regardez dans la moitié inférieure de la plaie, les fibres obliques et fortes de l'expansion aponévrotique du biceps; reconnaissez son bord supérieur en l'accrochant avec l'ongle si l'œil est insuffisant; dessous, passez la sonde de haut en bas (b). Assurez-vous avec le doigt que la toile fibreuse est seule soulevée et coupez-la, tenant ferme la sonde qui pourrait verser et le bistouri qui pourrait dérailler (c). — L'extension de l'avant-bras est un peu diminuée; deux écarteurs sont placés avec attention : l'œil voit et le doigt sent, dans l'axe de la plaie, l'artère collée avec ses veines *devant* le muscle brachial antérieur par un mince feuillet celluleux. Il est rare que la graisse soit assez abondante pour masquer ces vaisseaux qui, une fois l'expansion bicipitale coupée, sont tout à fait *superficiels* (d). La dénudation et le passage du fil sont faciles, malgré la mobilité du faisceau artério-veineux et la présence assez fréquente de l'une des deux veines en avant de l'artère (Marcellin Duval).

Notes. — (a) L'artère se bifurquant à 2 ou 3 centimètres au-dessous du pli du coude, c'est sur son extrémité inférieure que va porter la ligature. — Ce procédé permet, si l'on prolonge l'incision, de lier à leur origine l'une ou l'autre des artères de l'avant-bras, mais en sacrifiant des veines.

L'artère a pour lit, le muscle brachial antérieur; pour couvertures : la *peau*, le tissu cellulaire et la grosse *veine*, la forte *expansion* aponévrotique du biceps (voy. fig. 37).

(b) Rien n'est facile comme de sentir le bord supérieur de l'expansion bicipitale sur le vivant pendant que l'avant-bras est volontairement tenu en demi-flexion. Le doigt cherchant de haut en bas, rencontre une fosse qui lui donne la sensation de l'orifice inguinal externe.

(c) Le bistouri a de la tendance à dévier en filant dans l'intervalle des faisceaux forts et obliques qui croisent l'incision à angle aigu.

(d) Il ne faut pas chercher sans nécessité, le nerf médian : en bas il se cache en dedans sous le muscle rond pronateur. Si on l'aperçoit (sujets très peu musclés), c'est une sécurité : en dehors est l'artère. Dans la moitié supérieure de la plaie, le nerf est encore assez près des vaisseaux pour qu'on puisse s'en servir comme de point de ralliement. Sur les sujets gras et musclés, les vaisseaux sont enfouis. Que de fois j'ai vu sauter par-dessus pour aller trop en dehors (avec le concours maladroit, malintentionné ou mal dirigé de l'aide-écarteur) chercher sous le biceps et même au delà ! En pareille erreur, après quelques instants de vaine recherche, il faut revenir en dedans et explorer la face antérieure du lit musculaire *de dedans en dehors, à partir du nerf* cherché où il est caché, sous la lèvre interne de la plaie.

§ 2. ***Au milieu du bras*** (Lire fig. 38). — Dans la direction indiquée (fig. 35), *sur* le bord interne du m. biceps, coupez la *peau*

(0m,06), puis le *tissu cellulaire*, enfin l'*aponévrose* avec précaution. Suivez de l'œil et du doigt ce travail du bistouri, pour éviter sûrement la veine basilique devant laquelle il faut passer sans la montrer et aussi pour reconnaître la branche artérielle aponévro-

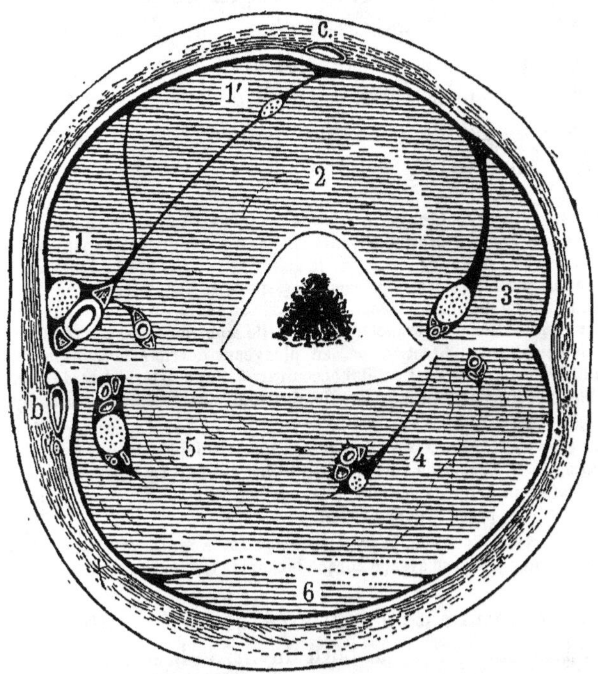

Fig. 38. — Tranche supérieure d'une coupe du bras gauche (ou inférieure du droit), à 0m,10 au-dessus du coude.

Deux cloisons tendineuses parties des bords latéraux de l'humérus divisent le tube aponévrotique général en 2 loges : antérieure et postérieure.

Dans l'antérieure on voit, appliqué à l'os et enveloppant ses deux faces latérales, le m. brachial antérieur **2** avec ses vaisseaux inclus dans son bord interne et, en dehors, la strie blanche du commencement de son tendon terminal. En avant et en dedans, les deux portions du biceps accolées : le bord externe **1'** de la longue portion couvre le n. musculo-cutané ; la v. céphalique **c** est sous la peau dans le voisinage. Le bord interne de la portion coracoïdienne **1** couvre le n. médian qui lui-même couvre l'a. humérale et ses veines. En arrière, sous la peau, la v. basilique **b** et le n. cutané interne.

En dehors du brachial antérieur, le nerf radial se voit au fond de l'interstice qui sépare ce muscle du long supinateur **3** ; avec le nerf sont les ramuscules terminaux antérieurs des vaisseaux huméraux profonds, tandis que les postérieurs sont dans l'épaisseur du triceps derrière la cloison.

Dans la loge postérieure, la coupe du triceps montre bien la longue portion **6** et son tendon terminal qui est profond et accolé à celui des vastes. Le vaste interne **5** contient en dedans le nerf cubital et ses vaisseaux satellites ; il s'avance jusqu'au bord huméral externe confondu d'abord avec le vaste externe **4**, mais séparé ensuite par un interstice où sont (à côté du chiffre **4**) les vaisseaux et nerfs dits de l'anconé, qui plus bas s'introduiront complètement dans la chair du vaste interne.

tique en cas de bifurcation anticipée. — Arrivé sur le *biceps nu* (a), mobilisez bien son bord interne avec la sonde et donnez-le délicatement et seul, à un aide qui l'écartera très légèrement en dehors, fléchissant un peu l'avant-bras, s'il est besoin (b). — A la place qu'occupait le bord du muscle, touchez du doigt gauche et regardez le *nerf médian*. Mobilisez-le d'un coup de sonde, d'un coup de bistouri si sa gaine résiste. Quand il sera écarté, en avant et en dehors si vous opérez très haut, en dedans si vous opérez plus bas, l'artère flanquée de ses veines pourra être reconnue, dénudée et liée facilement (c).

Notes. — (a) Il faut toujours chercher et mettre à nu le bord interne du biceps, car il empiète sur l'artère (excepté chez les sujets très peu musclés) ; par conséquent, inciser l'aponévrose *sur* le muscle, en ouvrir la gaine : le feuillet profond de celle-ci est si mince qu'il ne masque ni le nerf ni les vaisseaux, quoiqu'il les recouvre.

En incisant en dedans du biceps sans ouvrir sa gaine, on s'expose : 1° à blesser la veine basilique ; 2° à lier une branche superficielle anormale de l'artère et non la branche normalement située ; 3° et même, en plongeant derrière la cloison intermusculaire interne, à découvrir le nerf cubital accompagné d'une artériole et de veinules quelquefois assez grosses pour en imposer. Rendez-vous compte de cela sur la figure 38.

(b) Que l'écarteur ne tienne que le muscle donné par l'opérateur, afin de ne pas entraîner avec lui le paquet vasculo-nerveux qui est dessous et qui se déplace facilement, surtout après la flexion de l'avant-bras. Faites écarter *très peu*, afin de ne pas découvrir le nerf musculo-cutané, petit, mais qu'inexpérimenté vous pourriez, surtout dans le haut du bras, prendre pour le médian.

(c) Très près de l'aisselle, le premier repère est le m. coraco-huméral ; on se comporte avec lui comme plus bas avec le coraco-biceps Cela ne change rien à l'opération.

§ 3. ***Ligature de l'axillaire dans l'aisselle.*** — Le malade est couché sur le dos, au bord du lit, le bras très écarté du corps. L'avant-bras en *position moyenne* (a) et légèrement fléchi est soutenu horizontalement par un assistant. L'aisselle est rasée.

A gauche, l'opérateur se tiendra toujours en dedans du bras, près du flanc, assis ou à moitié accroupi (b).

A droite, on se place, de même, mais la main qui incise est gênée par le tronc pour diviser les téguments de gauche à droite. Je conseille à l'opérateur de se porter momentanément vers la main du malade, pour tirer l'incision de l'aisselle vers le bras. L'on m'avait appris à me tenir en dehors du membre droit et à opérer debout, par-dessus l'épaule, en baissant la tête pour voir (fig 42).

A partir du sommet ou point culminant de l'aisselle que fixe et enfonce l'indicateur gauche, aisselle gauche (fig. 39), le pouce, aisselle droite, *immédiatement* derrière la paroi antérieure, faites, le long du bord interne et postérieur du faisceau musculaire coraco-brachial, vu et senti, une incision de 0m,08 (fig. 40), en tenant le bistouri *horizontal*. Coupez de la même manière le tissu cellulaire sous la *lèvre antérieure* de la peau *relevée* avec le grand pectoral (**c**). Touchez entre le pouce et l'index gauches et regardez

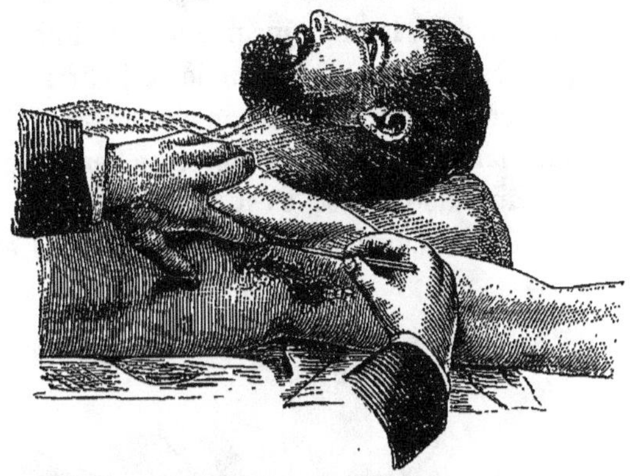

Fig. 39. — **Ligature de l'art. axillaire** (*dans l'aisselle*). — Le membre est très écarté du corps, *non tordu*. L'indicateur gauche a cherché et fixe le sommet du creux de l'aisselle, immédiatement derrière le grand pectoral où commence l'incision. Le bistouri se meut dans un plan horizontal, bien en avant des poils ici non rasés.

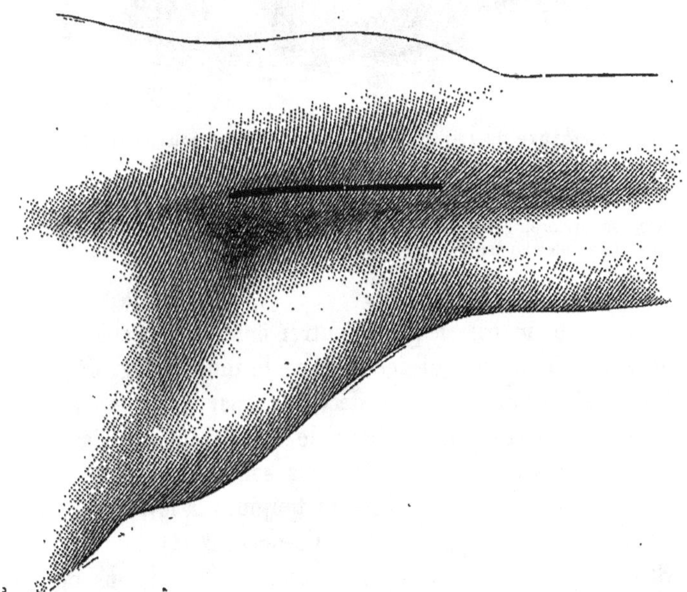

Fig. 40. — **Ligature de l'art. axillaire.** — Tracé de l'incision commençant au *sommet* de l'aisselle *immédiatement* derrière le grand pectoral et se continuant le long du coraco-brachial, *devant* le relief du plexus brachial tangible, bien en avant.

le relief du muscle *coraco-huméral.* — Incisez l'aponévrose *sur* le bord postérieur de ce muscle; reconnaissez-le bien (1er repère). Isolez-le d'un coup de sonde cannelée centripète; relâchez-le en diminuant un peu l'abduction du bras et confiez-le au crochet de l'aide qui le soulèvera en avant. — Avec un doigt de la main gauche (**d**) enfoncé dans la plaie jusqu'à sentir l'humérus, abaissez tout le paquet vasculo-nerveux en arrière. Retirez un peu votre doigt : un premier *gros* cordon s'échappe en avant (c'est-à-dire en haut, le malade étant couché), il est libre, ne perfore pas le muscle comme le n. musculo-cutané; c'est le *n. médian* (2e repère). Isolez-le d'un coup de sonde commencé vers le bras et dirigé vers

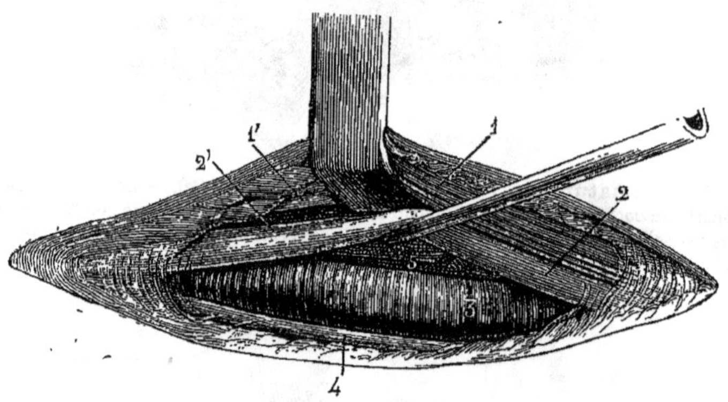

Fig. 41. — **Ligature de l'artère axillaire.** — Déjà l'écarteur soulève le 1er point de repère, le muscle coraco-brachial 1 avec le nerf musculo-cutané y contenu 1'; la sonde a dégagé et soulevé le 2e point de repère, le nerf médian 2, 2' pour le donner à l'écarteur. — On voit l'artère 3. — Le petit nerf cutané interne 4 est resté en place, en arrière, généralement inaperçu, comme les autres nerfs et la grosse veine placés plus en arrière encore. La petite veine collatérale 5, se devine dans la profondeur.

l'aisselle pour ne pas risquer d'entrer dans la fourche du nerf, et donnez-le à l'écarteur qui déjà soulève le muscle (fig. 41).

Le deuxième *gros* cordon, découvert par l'écartement du premier et maintenant sous le bout de votre doigt, est l'artère; vous la voyez et la sentez. Dénudez avec la sonde (**e**). Chargez d'arrière en avant, le doigt gauche abaissant toujours la lèvre postérieure de la plaie et le reste du paquet vasculo-nerveux (**f**).

Si vous voulez être sûr de lier l'axillaire (au-dessus des artères circonflexes) et non la brachiale, dénudez et posez le fil tout à fait dans la partie supérieure de la plaie (**g**).

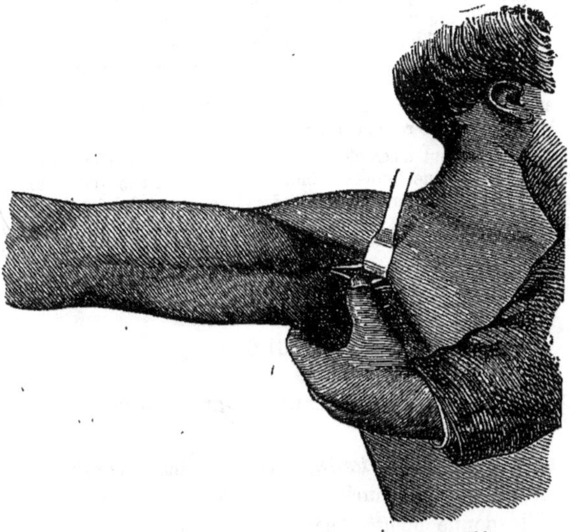

FIG. 42. — **Ligature de l'art. axillaire** (*dans l'aisselle droite, vieux jeu*). — L'incision étant faite, le muscle coraco-huméral est reconnu, puis le premier cordon (nerf médian). Tous deux sont soulevés, écartés en avant par le rétracteur; le pouce de la main gauche abaisse en arrière le reste des nerfs et la veine avec la lèvre postérieure de la plaie; il découvre ainsi le second cordon qui est l'artère. — Pour le côté gauche, au lieu d'opérer par-dessus l'épaule et de se servir du pouce, le chirurgien s'est toujours placé dans l'aisselle pour mieux y voir et agir avec l'indicateur.

Les débutants peu familiarisés avec les attitudes extraordinaires et les chirurgiens qui ne peuvent baisser la tête sans étourdissement, feront bien de rester en dedans du membre et d'user de l'index, à droite comme à gauche, même sur le cadavre.

Notes. — (a) Cela est important, car la supination forcée tord le bras, enroule le paquet vasculo-nerveux autour de l'humérus, altère les rapports indiqués et rend visible le nerf perforateur ou musculo-cutané qui doit passer inaperçu.

(b) Assis ou accroupi, il le faut, afin de faire agir le bistouri dans un plan horizontal pour atteindre le muscle coraco-huméral (1er repère) et ne pas le porter trop en arrière au milieu des nerfs et des veines, faute très commune pour ne pas dire ordinaire.

(c) Aussitôt que la peau est incisée, la lèvre postérieure tombe et découvre le plexus brachial et la grosse veine visibles à travers l'aponévrose. C'est *en avant, sous la lèvre antérieure* relevée avec le grand pectoral par un large écarteur, qu'il faut inciser le tissu cellulaire et ensuite l'aponévrose pour trouver le *muscle repère*. Il n'est pas rare de rencontrer un petit muscle surnuméraire antérieurement figuré, ou un arc fibreux tendu à travers l'aisselle et qu'il faut couper.

(d) Si le chirurgien est placé près du flanc, il se sert généralement de l'index, mais si, pour le côté droit, il a voulu opérer par-dessus l'épaule, afin de faire commodément l'incision cutanée, il ne peut se servir que du pouce (vieux jeu fig. 42).

(e) Cette artère est en général facile à isoler, ses collatérales faciles à voir, car elle est naturellement séparée de sa veine; c'est pourquoi la sonde suffit généralement. S'il en était autrement, le chirurgien, ayant besoin de sa main gauche, placerait un rétracteur-abaisseur sur la veine et les nerfs situés derrière l'artère et le confierait à son aide qui agirait par dessous avec sa deuxième main.

(f) Si l'on avait trop retiré le doigt qui, enfoncé dans la plaie, doit abaisser la lèvre postérieure, nerfs et veine y compris, le petit nerf brachial cutané pourrait se présenter, mais il est tout petit. Une veine peut, dans les mêmes circonstances, en faire autant ; il suffit de la pincer entre l'index et le pouce resté dehors pour reconnaître que ce n'est pas l'artère. Une bifurcation anticipée de l'artère seule embarrasserait : il faut lier le vaisseau normalement placé.

En cas de confluence tardive des racines du nerf médian, c'est dans l'extrémité brachiale de la plaie qu'on se reconnaît le plus facilement.

(g) Le procédé qui vient d'être décrit arrive à l'artère par le chemin le plus sûr pour éviter, soit la grosse veine humérale interne axillaire, soit la veine humérale externe continuée ou le canal collatéral collecteur des circonflexes. Ces derniers vaisseaux, que j'ai vus quelquefois très gros, peuvent être blessés quand, suivant de mauvais conseils, on attaque l'artère par-dessus le nerf médian qu'alors on attire en dedans et en bas, comme pour se gêner, au lieu de le soulever pour passer dessous facilement.

ARTICLE IV

LIGATURE DE L'ARTÈRE AXILLAIRE AU-DESSOUS DE LA CLAVICULE[1]

Au-dessous de la clavicule, l'artère axillaire continue la sous-clavière qui serait mieux nommée sus-clavière et naît sous *le milieu* de la clavicule. Elle donne bientôt l'acromio-thoracique qui, tout de suite, se divise en nombreux rameaux. Le côté externe de l'artère axillaire touche les nerfs du plexus brachial dont la branche pectorale (*repère*) la croise en avant ; son côté interne touche la veine axillaire qui le déborde, quand elle est pleine.

A l'aide des légendes, étudiez les figures 43, côté droit, et 44, côté gauche (page 57). Sur celle-ci, grandeur naturelle, remarquez 7, le précieux petit nerf.

Sans parler du muscle grand pectoral, le faisceau vasculo-nerveux est recouvert de haut en bas successivement par le muscle sous-clavier (*s*) engainé (fig. 43) ; par l'aponévrose clavi-pectorale, tellement forte près de l'apophyse coracoïde (*c*), qu'on l'appelle ligament coraco-claviculaire interne ; par le muscle petit pectoral ; enfin, plus bas, par la continuation de l'aponévrose clavi-pectorale (*c'*) ou coraco-clavi-pectoro-axillaire.

C'est dans le triangle sous-claviculaire, entre le bord supérieur du muscle petit pectoral et le sous-clavier, à distance au-dessus des rameux vaisseaux acromio-thoraciques, qu'il faut lier l'artère.

Le principal écueil à éviter est la *veine céphalique* (*b*) qui, plus superficielle au bras, s'enfonce de bas en haut, entre le deltoïde (*d*) et le grand pectoral (*a*) ; puis se porte en dedans sous ce dernier muscle, formant crosse accolée à la gaine du sous-clavier et, après un trajet assez court pendant lequel elle croise et recouvre l'artère, perforant l'aponévrose clavi-pectorale, pour se jeter dans la veine axillaire.

Pour arriver sur l'artère en évitant et ménageant les *nombreux rameaux*

1. Voy. Farabeuf, *Bull. Soc. de chirurg.*, 1880, p. 541

artériels et veineux acromio-thoraciques, la crosse de la *veine céphalique*, celle du profond *canal veineux collatéral* formé par la convergence des veines circonflexes humérales, il faut nécessairement refouler le tout *en bas et en dedans.*

Quand, à la salle de dissection, on cherche, par-dessous l'arc de la veine céphalique, à découvrir le tronc artériel au niveau du bord supérieur du petit pectoral, on tombe dans la ramure inextricable des artères et veines

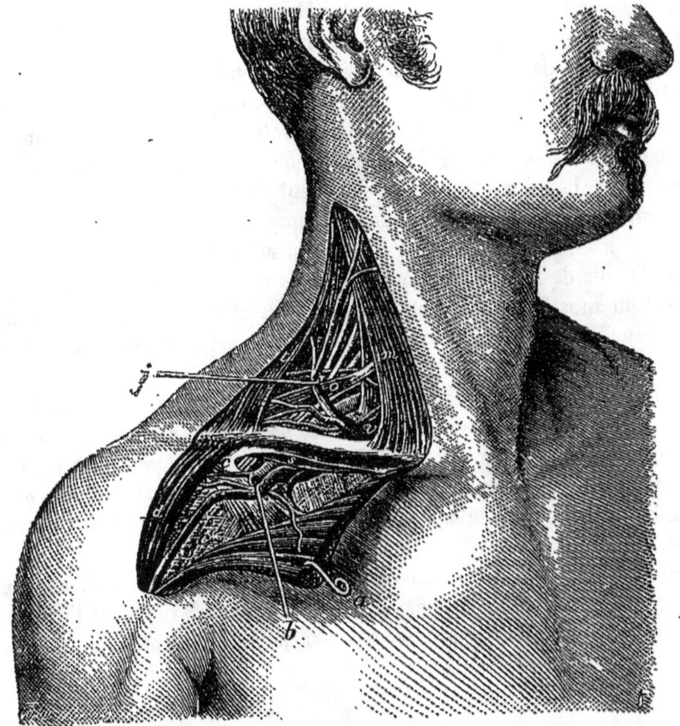

Fig. 45. — **Trajet et rapports des artères sous-clavière et axillaire.** — 1° **Art. sous-clavière** dans la région sus-claviculaire : *m*, muscle cléido-mastooccipital ; *t*, m. trapèze ; *o*, m. omo-hyoïdien. Le crochet *j* écarte en dehors la veine jugulaire externe qui se jette dans *v*, la veine sous-clavière ; il découvre la sortie de l'artère en dehors du tendon du muscle scalène ant., au-dessous des nerfs. Deux branches artérielles horizontales se portent de dedans en dehors, l'une très près et en arrière de la clavicule, *art. sus-scapulaire*, l'autre, plus haut, au-dessus de la sous-clavière, entre les nerfs, la *scapulaire post.* ou cervicale transverse profonde.

2° **Art. axillaire** dans la région sous-claviculaire : *d*, muscle deltoïde ; *a*, érigne abaissant la portion claviculaire du m. grand pectoral coupée au niveau de ses insertions et découvrant : *c*, apophyse coracoïde où s'attache le m. petit pectoral ; *c'*, la partie inférieure conservée de l'aponévrose de ce muscle ou coraco-clavi-axillaire ; *b*, crochet abaissant la crosse de la veine *céphalique* détachée du muscle sous-clavier *s* auquel elle adhérait, pour laisser voir l'artère qui donne les artérioles acromio-thoraciques.

acromio-thoraciques, sur les nerfs pectoraux, souvent sur le fragile canal veineux collecteur des circonflexes, et l'on découvre quoi? qu'au lieu d'être restés étalés côte à côte comme sous la clavicule, les éléments du paquet vasculo-nerveux se sont rapprochés, que de gros nerfs tendent à se placer devant les vaisseaux, et que la veine adhère à l'artère.

C'est pour cela qu'il faut absolument découvrir celle-ci très près de la clavicule, en rasant le muscle sous-clavier pour en détacher la veine céphalique et l'abaisser.

Je vais plus loin, je conseille d'imiter Marcellin Duval et de fendre l'étui fibreux du muscle sous-clavier afin d'abaisser sûrement avec sa lèvre inférieure, et sans danger, la crosse veineuse céphalique et tous les autres écueils. Ce procédé conduit sur le lieu d'élection, au-dessus de l'origine de l'acromio-thoracique dont on ne rencontre pas la moindre branche, au-dessus de l'embouchure du canal veineux collecteur des circonflexes. A ce niveau, la veine et les nerfs flanquent l'artère, mais *à distance* : le chargement est donc facile. Tenons-en compte : sur le vivant, en opérant plus bas, n'a-t-on par lié avec l'artère, qui la veine, qui un nerf?

Par la voie de la gaine du sous-clavier on ne trouve devant l'artère que le nerf du muscle grand pectoral venant du côté externe : je le donne comme un point de repère sûr et précieux qui parle au doigt, à l'œil, et ne craint rien (voy. fig. 44, 7).

Je ne puis omettre de dire que la jugulaire externe est quelquefois anastomosée avec la céphalique, comme chez les singes, par un rameau vertical de volume variable, qui passe devant la clavicule et peut être reconnu sur le vivant. Dans un cas pareil, il faut couper cette anastomose entre deux ligatures pour mobiliser la céphalique et rendre possible son abaissement.

J'ai vu aussi maintes fois la veine céphalique, ou un rameau efférent, perforer le muscle sous-clavier ou passer entre la clavicule et l'insertion costale de ce muscle, pour aller se jeter plus haut dans la veine sous-clavière.

Opération. — Le malade est couché sur le dos, au bord du lit, l'épaule *portant à faux*, l'omoplate suspendue dans le vide. Un aide tient le bras peu écarté du tronc et refoule l'omoplate *en arrière et en haut*, pour diminuer la profondeur et augmenter l'aire du creux sous-claviculaire. L'attitude de l'opéré a une importance capitale. Un billot ou coussin plat est mis en long sous l'échine, ne touchant pas, ne calant pas le bord interne de l'omoplate du côté opéré.

L'opérateur se place en dehors du bras : près du flanc pour le côté gauche (côté facile), près de la tête pour le côté droit.

Il reconnaît l'*articulation sterno-claviculaire* avec l'ongle, longe le bord inférieur de la clavicule, sent l'apophyse coracoïde. l'interstice du grand pectoral et du deltoïde ; le cas échéant, il constate l'anomalie de la veine céphalique. Il détermine ensuite l'articulation acromio-claviculaire ; enfin il marque le *milieu de la clavicule* au-dessous duquel doit être le *milieu de l'incision*, puisque là passe l'artère (**a**).

A 1 centimètre au-dessous de la clavicule (**b**), *parallèlement* à la clavicule qui est plus ou moins courbe, faites à la peau une incision de $0^m,08$ dont le milieu soit sous le point qui marque le

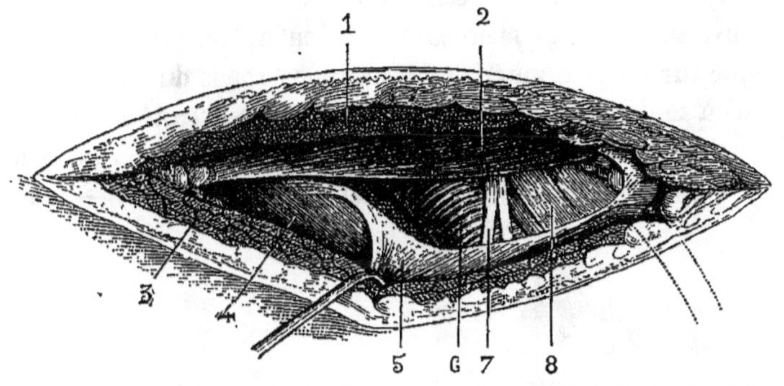

Fig. 44. — **Ligature de l'artère axillaire gauche sous la clavicule.** plaie disséquée : 1, insertions claviculaires du grand pectoral ; 2, muscle sous-clavier ; 3, coupe du chef claviculaire du grand pectoral désinséré et abaissé ; 4, veine axillaire ; 5, feuillet aponévrotique qui engainait le sous-clavier et qui, abaissé, a entraîné et couvert la crosse ou embouchure de la veine céphalique et tous les vaisseaux acromio-thoraciques ; 6, artère ; 7, nerfs du grand pectoral ; 8, gros troncs du plexus brachial.

milieu de l'os. En termes moins précis, commencez à deux doigts de l'articulation sterno-claviculaire et finissez près de l'apophyse coracoïde, au bord antérieur du deltoïde quelquefois tangible et visible. Coupez le tissu cellulaire, avec précaution dans l'angle externe de la plaie où quelques collatérales de la veine céphalique sont plongées. — Les lèvres de la peau s'étant écartées, la clavicule apparaît. Immédiatement au-dessous, divisez les faisceaux claviculaires du grand pectoral : tenez le bistouri droit et ferme, rasez l'os, mais coupez en plusieurs temps. Les fibres se rétractent à mesure et bientôt découvrent l'aponévrose clavi-pectorale. — Fendez celle-ci le long et très près de la clavicule, sur le sous-clavier, prudemment. Si le muscle est très petit, le bistouri doit être incliné comme pour raser le dessous de l'os et fuir la portion horizontale de la veine céphalique (**c**). Accrochez alors la lèvre inférieure de la gaine aponévrotique du bout du doigt; vous la sentirez tendue, résistante. Débridez-la par déchirure ou autrement, dans la partie externe de l'incision où elle est très forte, où le danger est moindre. Faites ensuite abaisser toute l'épaisseur du bord inférieur de la plaie: une mince aponévrose (le feuillet profond de la gaine du muscle) vous sépare encore du but, mais permet l'exploration digitale. — Parcourez donc la plaie d'un bout à l'autre avec l'index gauche, propre, bien entendu, en appuyant légèrement: la veine placée en dedans est mince et difficile à sentir sur le cadavre; après, vient l'artère *plate et épaisse*, qui est en réalité le *premier cordon sensible* que l'on trouve en allant de dedans en dehors; enfin, très près de l'artère et comme sur un plan antérieur, les cordons ronds du plexus brachial, d'où se détache pour descendre en dedans *devant* l'artère le *petit nerf* du grand pectoral (fig. 44, 7), excellent repère que le doigt peut *accrocher*, que tout à l'heure l'œil devra voir. — Aus-

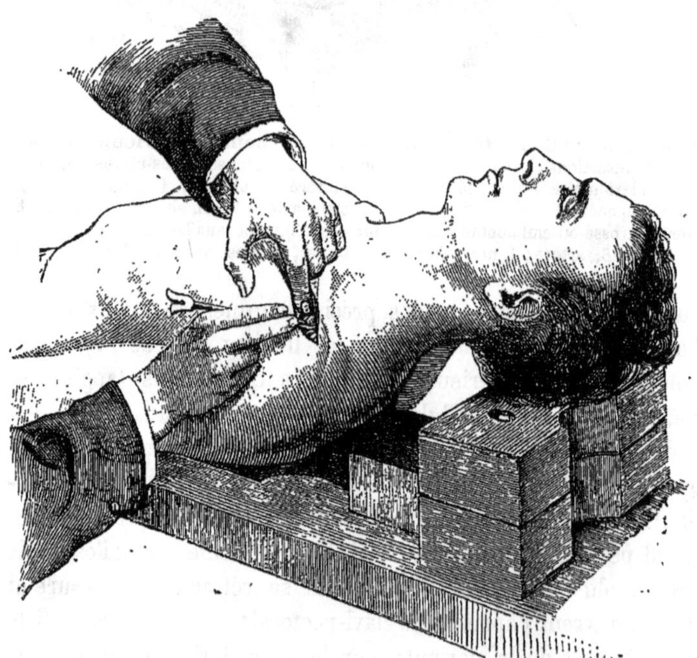

FIG. 45. — **Ligature de l'art. axillaire** (*sous la clavicule*). — Le moignon de l'épaule portant à faux est repoussé en arrière et en haut. L'indicateur gauche ayant senti l'artère a refoulé en dedans la veine qu'il maintient et protège : c'est sa besogne principale. Le bec de la sonde déchire en long la gaine de l'artère.

sitôt que vons avez trouvé l'artère (sous le milieu de la clavicule), laissez ou portez le doigt dessus puis en dedans, *refoulant, retenant et protégeant la veine* et ses affluents, pendant que la sonde cannelée déchirera successivement la mince paroi postérieure de la gaine du sous-clavier et la gaine celluleuse (fig. 45). Cet index gauche en qui j'ai plus confiance qu'en l'écarteur d'un aide, est bien placé pour vous renseigner sur les effets du travail de la sonde; il tiendra donc la veine à distance jusqu'à ce que vous ayez engagé l'aiguille porte-fil courbe en dedans sous l'artère. Alors seulement, lâchant la veine, le bout du doigt ira en dehors donner de l'ongle aux nerfs pour les écarter et recevoir sur sa pulpe le bec du porte-fil que vous n'essayerez pas de dégager prématurément (**d**).

Notes. — (**a**) L'artère a pour couvertures : les *téguments*, le chef claviculaire du muscle *grand pectoral*, le muscle *sous-clavier* dans son étui fibreux, un *petit nerf* qui va au grand pectoral.

(**b**) Bien que le muscle doive être coupé à ras de la clavicule, il faut inciser la peau à 0m,01 au-dessous, car le peaucier et l'élasticité entraîneront ensuite la lèvre supérieure bien assez haut.

(**c**) Si l'on a vu la céphalique après la section du muscle grand pectoral et constaté que la portion horizontale de cette veine, nulle ou très courte, n'adhère pas au sous-clavier, on peut essayer de déchirer ou de couper l'aponévrose sans ouvrir la gaine de ce muscle. Pour déchirer, il faut n'accrocher que peu de chose à la fois et s'assurer à chaque instant des progrès que l'on fait. Pour couper, il convient d'user de la sonde comme on le fait dans l'opération de la hernie, soulevant et divisant successivement les feuillets de l'aponévrose. Sur un cadavre gorgé de sang ou de liquide conservateur, les veines sont énormes, comme sur le vivant au moment de l'effort. On rencontre aussi, à l'amphithéâtre, des caillots dans les veines et, après un embaumement mal fait, un durcissement et une coloration uniforme de tous les organes de la région.

(**d**) Au moment de dénuder l'artère, on peut faire écarter la veine et user de ses deux mains pour manier les pinces et la sonde, voire le bistouri ; mais le doigt, sentinelle avancée, voit mieux que l'œil ce qui se passe au fond d'une plaie ; il guide les instruments, éloigne les obstacles et protège les parties. Surtout, les deux mains s'entendent entre elles : si la gauche laisse échapper ce qu'elle écartait, la droite, instantanément avertie retire aussitôt l'instrument qu'elle maniait. Une pareille synergie ne peut s'établir entre l'opérateur et l'aide armé d'un crochet qui ne sent pas.

ARTICLE V

LIGATURE DE L'ARTÈRE SOUS-CLAVIÈRE

En dehors des scalènes. — Le procédé qui convient à cette opération permet aussi de lier *entre* les scalènes.

Au contraire, pour poser un fil sur l'origine même de l'artère, *en dedans des scalènes*, l'on imite la ligature du tronc brachio-céphalique; à gauche le canal thoracique pourrait être blessé (W. Fergusson).

L'artère sous-clavière naît (la gauche très profondément) en dedans des muscles scalènes. Ordinairement, elle a fourni toutes ses branches avant de se dégager de l'intervalle de ces muscles. Plusieurs fois, j'ai vu l'artère sous-clavière sortir devant ou à travers le scalène antérieur. Comme d'autres, j'ai vu aussi la première côte remplacée en partie par une bandelette fibreuse, etc. Ces anomalies sont rares néanmoins.

Dès ce moment étudiez longuement les figures 59 et 60, p. 82 et 83.

Dans le creux sus-claviculaire, le tronc artériel est *accessible* et *dépourvu de collatérales* sur une longueur de plusieurs centimètres; c'est donc le lieu d'élection pour placer une ligature sur ce vaisseau. A ce niveau (rev. fig. 43, p. 55), l'artère repose *sur* la première côte, *immédiatement* en dehors et en arrière du *tubercule* (Lisfranc) du bord interne de cet os, auquel descend s'attacher le tendon du muscle *scalène antérieur*. — Les *nerfs* sortent de l'intervalle des scalènes étagés au-dessus de l'artère; ils ne s'en rapprochent qu'au voisinage de la clavicule. Cependant les deux dernières racines sont quelquefois derrière le vaisseau, particulièrement lorsque, en raison d'une conformation spéciale, celui-ci descend de très haut. — La *veine* (*v*), sauf de très rares exceptions, passe devant le scalène antérieur, éloignée du vaisseau artériel de toute l'épaisseur de ce muscle, protégée par la clavicule, mais énorme quand elle est pleine. Elle reçoit la *veine jugulaire externe* (*j*) qui, recourbée de dehors en dedans, croise l'artère et doit être nécessairement écartée, en dedans ou en dehors, de préférence *en dehors* à cause de ses affluents externes.

Sans cette veine, écueil de l'opération et variable, l'artère serait facilement abordable entre le trapèze (*t*) et le cléido-occipito-mastoïdien superficiel (*m*) qu'on peut, qu'on doit entamer s'il est trop large; abordable, dis-je, au-dessus de la clavicule, de la veine sous-clavière (*v*) et de l'artère sus-scapulaire rétro-claviculaire, que l'os protège; au-dessous du muscle omo-hyoïdien (*o*) et de l'artère cervicale transverse ou scapulaire postérieure interposée aux racines du plexus brachial, trop haut pour qu'elle soit gênante. Sur le cadavre, quand la jugulaire externe a été reconnue, mobilisée et écartée, l'opération est faite : cependant il n'est pas rare d'être gêné par des veinules profondes scapulaires ou cervicales transverses.

Le tubercule du scalène est tout au plus à trois doigts de l'articulation sterno-claviculaire; l'embouchure de la jugulaire externe à un doigt plus en dehors. C'est donc très près et en dedans de celle-ci qu'il faut chercher l'artère, dans l'angle formé par le bord externe ou acromial du scalène et la première côte (Hodgson).

Le bord interne du scalène antérieur, caché par le cléido-occipito-mastoïdien, est longé par le nerf phrénique, fait qu'il ne faut pas oublier quand on se résout à entamer le bord externe de ce muscle pour lier l'artère *entre* les scalènes.

Opération. — Le malade est couché sur le dos, le cou tendu, le sommet de la tête en pleine lumière, la face détournée du côté sain. Un coussin élève la poitrine, mais l'omoplate du côté malade *porte à faux* pour rester mobile. L'avant-bras est replié sur le ventre. Le moignon de l'épaule est maintenu porté *en arrière* pour diminuer la profondeur du creux sus-claviculaire et tiré *en bas* pour découvrir largement la première côte et la portion extra-scalénienne de l'artère (**a**).

Le chirurgien se place près de la tête pour le côté droit, près du flanc pour le côté gauche; c'est important.

Il reconnaît les deux extrémités de la clavicule et son milieu qu'il marque. *A un doigt en dedans,* il marque aussi le passage de l'artère auquel va répondre le milieu de l'incision. Il suit avec les doigts le bord supérieur de l'os et tâche de voir en la faisant saillir l'embouchure de la jugulaire externe (**b**).

A la base du triangle sus-claviculaire, à 1 centimètre au-dessus de la clavicule, longeant la clavicule, faites une incision de $0^{m},07$, commençant à deux doigts de l'articulation sterno-claviculaire (**c**). Incisez *doucement* le peaucier d'abord, l'aponévrose superficielle ensuite. Travaillez surtout dans la moitié interne de la plaie et ne craignez pas d'entamer les fibres les plus externes du cléido-occipital. Vous arriverez, par la rétention ou l'adduction du sang, à voir la veine jugulaire externe et quelquefois ses rameaux (**d**). — Rejetez-la en dehors (exceptionnellement en dedans), et, pour ce faire, *mobilisez-la* en traînant le bistouri le long de son bord interne, dans la concavité de sa crosse que vous ferez ensuite accrocher par un large rétracteur mousse.

Maintenant, à *un doigt en dedans du milieu marqué de la clavicule,* au milieu de votre incision bien faite, essayez de plonger l'index gauche vers la première côte, à travers l'aponévrose omo-claviculaire, les ganglions et la graisse (**e**). Aidez-vous, pour déchirer cette aponévrose, des pinces, de la sonde, du bistouri, agissant *immédiatement au-dessus de la clavicule,* mais vous gardant bien de porter ces instruments derrière la clavicule, vers la veine sous-clavière. Sentez avec le doigt trois choses : le tendon du *scalène antérieur* qui descend du cou; la côte et le *tubercule*; derrière le tendon, un creux dépressible qui est l'*intervalle* des scalènes. Immédiatement en dehors du tubercule d'insertion, dans l'angle costo-scalénien où se trouve votre doigt, touchez et reconnaissez l'artère appliquée *sur* la côte (**f**). — Laissant l'artère en place, ramenez le doigt sur le tubercule et saisissez-le entre la pulpe et l'ongle, votre main gauche étant en pronation, votre coude écarté du corps

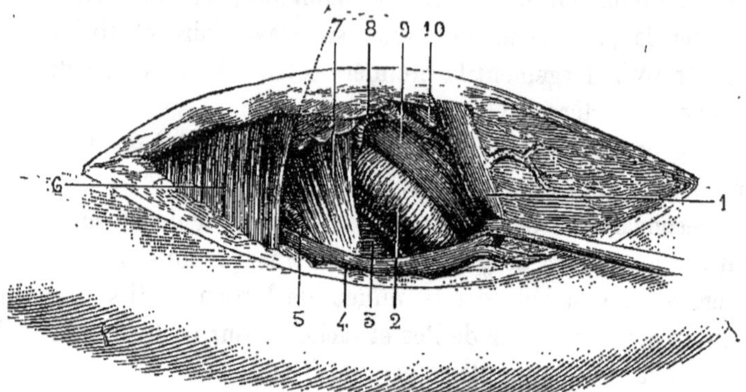

Fig. 46. — Ligature de l'art. sous-clavière gauche en dehors des scalènes, plaie disséquée. — 1, veine jugulaire externe fortement écartée en dehors; 2, artère lumineuse; 3, face supérieure de la première côte; 4, veine sous-clavière; 5, artère sus-scapulaire, rétro-claviculaire; 6, muscle cléido-occipito-mastoïdien; 7, scalène antérieur; 8, artère scapulaire postérieure ou cervicale transverse; 9, nerfs du plexus brachial dans l'ombre; 10, muscle omoplato-hyoïdien haut situé quand la clavicule est abaissée.

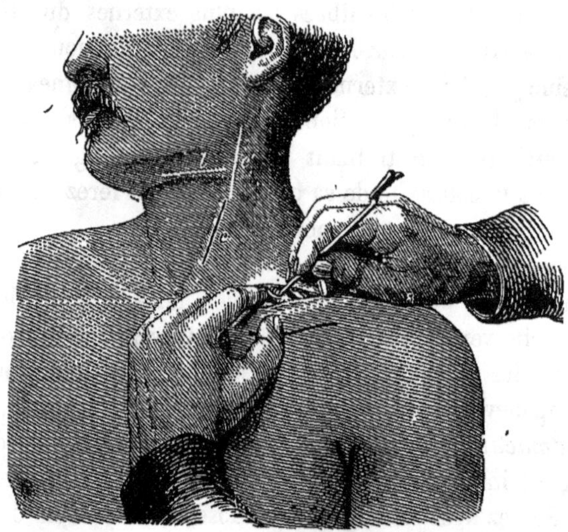

Fig. 47. — Ligature de l'art. sous-clavière (*au-dessus de la clavicule*). — L'index gauche, introduit dans l'angle interne de la plaie, est *sur* le tubercule du muscle scalène antérieur, refoulant en bas la veine axillaire; il a senti l'artère dont la main droite déchire la gaine en long, avec le bec de la sonde cannelée. Les nerfs passent dans l'angle externe de la plaie. La veine jugulaire externe devrait être représentée tirée en dehors par un écarteur. — *c*, incision pour lier la carotide primitive; *c'*, pour les carotides externe ou interne; *l*, pour la linguale.

au-dessus de l'épigastre (côté gauche) (fig. 47), ou au-dessus de la la tête (côté droit). Le long et en dehors de ce doigt (g), glissez la sonde sur le vaisseau, accrochez et déchirez-en la gaine celluleuse sur la côte même pour ne pas percer la plèvre. Avec le doigt resté en faction sur le tubercule, assurez-vous de temps en temps des progrès de la dénudation en touchant l'artère (h). Lorsque celle-ci se laisse bien sentir, facilement déplacer et voir, apprêtez-vous à la charger. — Du bout du doigt, attirez l'artère et maintenez-la en dedans vers le tubercule; glissez le chas du porte-fil courbe en dehors jusque sur la côte où vous l'appuierez, sentant l'os; lâchez alors l'artère qui, reprenant sa place, se chargera d'elle-même à moitié. Poussez-la un peu, s'il le faut, pour que le bec de l'instrument atteigne la pulpe de votre doigt et se dégage coiffé, facilement et sans danger.

Notes. — (a) Malheureusement, comme on lie fréquemment le vaisseau pour guérir un anévrysme axillaire qui a déterminé une élévation considérable de la clavicule, le chirurgien est obligé d'opérer dans un creux sus-claviculaire d'une profondeur exagérée. Dans un cas pareil, il ne faut pas s'attarder, comme je l'ai vu faire deux fois sur le vivant, à chercher l'artère dans le cou au-dessus de la clavicule remontée; il faut se porter derrière cet os, au niveau du point d'émergence déterminé d'abord du côté sain à l'aide des données anatomiques normales.

(b) La veine jugulaire externe est toujours un grand embarras (P. Bérard, *Dictionnaire* en 30 volumes, t. IV, p. 504 et suiv.). On peut la couper entre deux ligatures, comme dut le faire Le Dentu en 1877 (*Bull. de la Soc. de chir.*); mais on doit s'efforcer d'éviter cette petite opération. C'est pour cela qu'il faut d'avance s'assurer de la position de ce vaisseau et déterminer, s'il est possible, dans quel sens on devra le rejeter afin de faire l'incision en conséquence, un peu plus en dedans si l'on écarte la veine en dehors comme je le conseille, et *vice-versa*.

(c) Cette incision doit empiéter sur le muscle cléido-occipito-mastoïdien superficiel, plus ou moins suivant qu'il est large ou étroit.

Sous la *peau* vous pourrez reconnaître successivement : 1° le *peaucier* dans son enveloppe celluleuse; 2° l'*aponévrose superficielle* qui engaine le sterno-mastoïdien visible en avant et le trapèze invisible en arrière, et qui couvre la veine jugulaire externe; 3° l'*aponévrose moyenne* omo-clavi-hyoïdienne, à laquelle adhère la *jugulaire externe* qui la perfore et en dedans de laquelle il faut pénétrer; 4° de la *graisse*, des ganglions; 5° enfin la mince *aponévrose profonde*, gaine celluleuse des nerfs, de l'artère, des scalènes.

(d) Un artifice, utile dans la recherche des veines du cadavre, consiste à y amener du sang en allant le chercher dans la région d'origine. Dans le cas particulier, si, après avoir comprimé les régions parotidienne et sus-hyoïdienne avec la main, on exécute un massage centripète, une pression douce et descendante sur le trajet de la veine, on la voit généralement se révéler grosse et noire dans le champ opératoire. Sur le vivant, la compression en bas suffit.

(e) En plongeant le doigt directement d'avant en arrière comme un coup droit d'épée, au contact même du dessus de la clavicule, on tombe ordinairement d'emblée sur le tubercule qui se laisse sentir à travers la graisse malléable et les aponévroses dépressibles.

(f) On peut dire que le tendon ou bord externe du scalène antérieur, tendu et comme tranchant, est toujours facile à trouver. Le tubercule peut être très petit, presque insensible; d'autre part, il y a quelquefois en dehors et en arrière de l'artère, à l'insertion du scalène postérieur, une saillie dure assez marquée pour donner le change. Quand on a trouvé un tubercule, il faut explorer les environs, le tendon, l'*intervalle dépressible* des scalènes, etc., et ne pas s'arrêter sur la première *dureté* qu'on sent. L'artère est « dans l'angle formé par l'origine du muscle et de la première côte » (Hodgson). Retenez cette formule d'un homme qui s'y connaissait et cherchez cet angle avec le doigt.

(g) L'indicateur ne doit pas quitter le tubercule point de repère; sa présence dans l'angle interne de la plaie abaisse et protège la veine sous-clavière.

(h) On peut dénuder autrement, soit avec deux pinces, soit avec le bistouri, mais alors à ciel ouvert, après avoir placé deux ou trois écarteurs tenus par des aides attentifs. La manière que je conseille est rapide et sûre mais... *non licet omnibus.*

ARTICLE VI

LIGATURES DES ARTÈRES CAROTIDES

§ 1. *Carotide primitive.* — Cette artère peut être liée sur tous les points de son parcours, mais avec des chances de succès différentes[1]. Le lieu d'élection est au niveau du cartilage thyroïde, au-dessus du m. omo-hyoïdien, à quelques centimètres de la bifurcation.

Pour l'extrémité inférieure de la carotide, v. plus loin LIGATURE DU TRONC BRACHIO-CÉPHALIQUE, page 85.

Dans la profondeur, la carotide primitive est couchée dans la ruelle laryngo-vertébrale, devant les apophyses transverses, en dedans de leurs tubercules antérieurs. Celui de la sixième est tellement saillant, relativement à l'apophyse septième reculée par l'artère vertébrale, qu'il constitue un point de repère sûr (tubercule carotidien de Chassaignac). Il est situé à $0^m,06$, trois larges doigts, au-dessus de la clavicule à peu près à la hauteur de l'arc antérieur du *cartilage cricoïde,* si facile à trouver sur la ligne médiane du cou, en promenant l'ongle de bas en haut devant la trachée.

La *veine jugulaire interne* plus adhérente dans la gaine commune, est au côté externe de l'artère et la déborde en avant quand elle est pleine, surtout à la base du cou. Des affluents veineux variables en nombre et en volume (thyroïdienne moyenne inconstante, thyroïdienne supérieure, etc.) croisent l'artère pour se jeter dans la jugulaire : le plus

1. Wyeth, avant l'antisepsie, a réuni un peu moins de 800 cas qui ont donné plus de 300 morts. Au-dessous du muscle omoplato-hyoïdien, les morts sont plus nombreuses que les guérisons; au-dessus, les guérisons l'emportent sur les morts. (Essays upon the surgical anatomy and history of the common, external and internal carotid arteries, etc., par John Wieth. *Transactions of the American Medical Association*, XXIX, 1878).

Récemment, la Soc. de chir. de Paris a confirmé la gravité de cette opération.

Aujourd'hui, dans l'ablation d'une tumeur maligne unilatérale englobante du cou, l'on se permet de réséquer nerf, veine et artère. Je mets artère au singulier car si l'on oblitère à la fois la primitive et l'externe, l'interne, privée de sang direct et de sang récurrent, ne peut plus nourrir son côté cérébral.

important reçoit souvent à la fois les veines faciale, linguale, pharyngienne et thyroïdienne supérieure (veine facio-linguale de Marcellin Duval); il croise la carotide ordinairement près de sa bifurcation (fig. 48, *v*, et 51, 6). Je l'ai appelé tronc veineux *thyro-linguo-facial*.

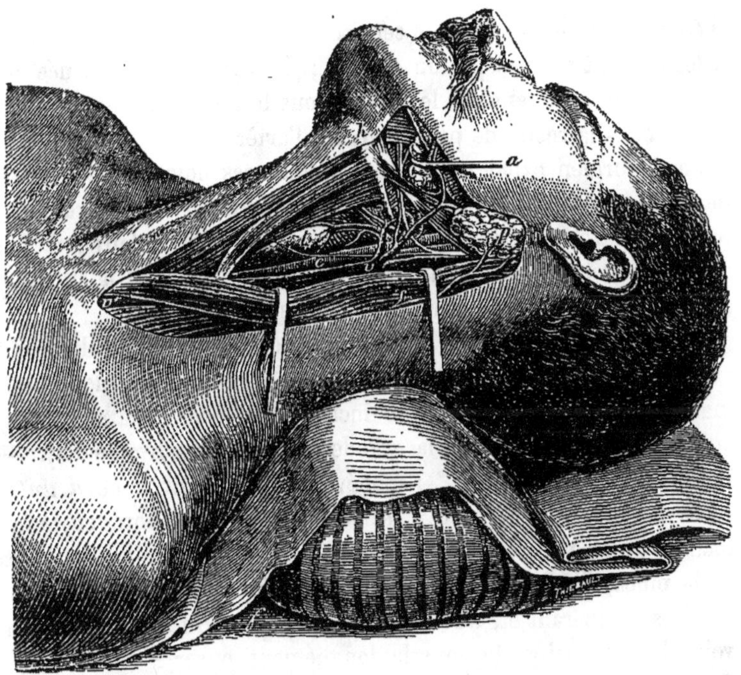

Fig. 48. — **Rapports des artères carotides**, etc. (*position de ligature*). — Deux crochets écartent le m. sterno-mastoïdien et le haut de la v. jugulaire externe qui y est accolée, pour montrer *v*, la v. jugulaire interne et le confluent des v. faciale, linguale, pharyngienne, thyroïdienne; *c*, ***carotide primitive*** touchant *t*, le corps thyroïde; *v'*, la veine reparaissant entre les chefs du m. cléido-sterno-mastoïdien; *p*, parotide; *h*, os hyoïde. Sous la parotide sortent les m. digastrique et stylo-hyoïdien; plus profondément et plus bas, l'anse du nerf hypoglosse croise les ***art. carotides*** dont l'*externe* antérieure donne la ***thyroïdienne***, la ***linguale*** et la ***faciale***; *a* soulève la glande sous-maxillaire et découvre le triangle de Pirogoff.

Cette figure est petite : allez tout de suite voir la figure 61, p. 86, que je n'ai pu placer plutôt. Elle vous parlera des heures si vous voulez l'entendre.

Une longue chaîne ganglionnaire côtoie les vaisseaux en dehors, et les recouvre quand elle est tuméfiée; on trouve encore devant l'artère les filets peu gênants de la branche descendante du nerf hypoglosse.

Derrière la carotide descend le *nerf pneumogastrique* inclus dans la gaine vasculo-nerveuse. Le *grand sympathique* reste libre et profond.

Tous ces cordons sont croisés en sautoir par le petit muscle omohyoïdien et recouverts par le plan aponévrotique dont il fait partie, plan insignifiant à notre lieu d'élection, recouverts aussi par le premier repère, le bord antérieur oblique du m. *sterno-cléido-mastoïdien*. Tout à fait en bas, les vaisseaux répondent à l'intervalle des chefs de ce muscle (*v'*).

Enfin, il n'est pas rare d'apercevoir superficiellement, le long et en dedans de là ligne d'opération, une veine jugulaire antérieure.

Opération. — Le malade sera couché sur le dos, le cou étendu et légèrement soulevé par un coussin ; la tête d'abord tournée du côté opposé pour amener le muscle sous le bistouri, plus tard ramenée dans la rectitude pour chercher l'artère.

Le chirurgien explore la région, il coule ses doigts dans la gouttière qui sépare le sterno-mastoïdien du larynx, sent le creux parotidien retro-maxillaire, l'articulation sterno-claviculaire ; il fait saillir les veines sous-cutanées si variables et reconnaît la situation des cartilages cricoïde et thyroïde, de l'os hyoïde.

Sur une ligne dirigée de l'articulation sterno-claviculaire au creux parotidien, *sur* le bord tangible et visible du muscle sterno-mastoïdien, faites à la peau une incision de $0^{m},07$ (quatre doigts) à partir et au-dessous de la grande corne de l'os hyoïde (**a**). — Incisez le peaucier d'abord, l'aponévrose ensuite *sur* le *bord antérieur du muscle* (1er repère). Isolez et mobilisez ce bord en le détachant de sa gaine dont il faut saisir la lèvre interne dans les mors de la pince, pendant que le bistouri en sépare les faisceaux musculaires y adhérant et, du plat, les rejette à mesure en dehors. Vous voici dans la gaine du muscle longuement ouverte : son mince feuillet profond doublé de l'insignifiant feuillet omo-hyoïdien vous cache encore le paquet vasculo-nerveux. — Ramenez la tête dans la rectitude, promenez l'indicateur gauche dans la plaie et touchez les apophyses transverses, leurs *tubercules antérieurs*, spécialement celui de la sixième (2e repère) qui est le dernier en bas et le plus saillant (**b**. Vous sentirez très bien ce tubercule à travers la veine, qui pourtant est énorme et bondissante sur le vivant pendant l'expiration; immédiatement en dedans, vous toucherez l'artère, et, en la comprimant devant les os, plate et épaisse, vous pourrez la suivre en haut jusqu'au point où vous devez lier. Arrivé là, accrochez du bout du doigt et attirez en dehors, en bloc, vaisseaux et nerf encore engainés, afin de placer à cheval sur le larynx, un grand écarteur qui touche du bec la colonne et protège le vasculaire corps thyroïde. Alors votre index qui avait entraîné tout le paquet vasculo-nerveux, laissera échapper, seule, l'artère qui reviendra à sa place; il continuera à retenir et aplatir la veine pendant que le bec mordant de la sonde cannelée, agissant *près du larynx*, sur l'artère accessible, déchirera par des va-et-vient longitudinaux l'aponévrose puis la gaine propre, prudemment et à petits coups. Si pendant ce travail la veine échappe à votre doigt, ou si vous soupçonnez qu'elle va le faire, retournez à l'artère et ramenez en dehors tout ce qui peut y venir, excepté l'artère elle-même (**c**). — Enfin, quand votre index aura jugé la dénudation suffisante, c'est-à-dire complète, chargez de dehors en dedans avec une aiguille courbe. Assurez-vous avant de lier que la partie soulevée bat et s'aplatit parfaitement, autrement dit, que vous avez l'artère et seulement l'artère (**d**).

Notes. — (**a**) Avec cette incision, on lie au-dessus du muscle omo-hyoïdien qu'on n'a pas besoin de couper; on déchire facilement l'aponévrose lamelleuse qui semble continuer le plan de ce muscle en haut, et l'on pose le fil à peu près au niveau du cartilage thyroïde (lieu d'élection), à 0m,03 de la bifurcation, au-dessous du gros tronc veineux thyro-linguo-facial presque constant qui, de la glande, de la face, de la langue et du pharynx, vient se jeter dans la jugulaire en passant devant l'artère. — A l'amphithéâtre, où les sujets manquent toujours, l'élève s'exercera de préférence au procédé indiqué plus loin pour l'origine de la carotide et le tronc brachio-céphalique, afin de ménager la place nécessaire à la ligature de la carotide externe, opération semblable à celle que je décris mais plus importante et plus difficile.

(**b**) Quand on laisse la tête tournée du côté opposé, le larynx reste déplacé dans le même sens : le doigt atteint naturellement la face antérieure du corps des vertèbres et y sent des rugosités qui peuvent être prises pour les tubercules des apophyses transverses, par un débutant inattentif.

(**c**) Au besoin, la veine peut être écartée et protégée par un écarteur pendant que l'opérateur incise l'aponévrose sous-sterno-mastoïdienne et ensuite la gaine vasculaire; mais, dans cette région, moins on emploie le bistouri, mieux cela vaut. Dussutour, thèse, Paris, 1873, cite deux cas de plaie de la jugulaire.

(**d**) Si l'artère est mal dénudée, et cela arrive trop souvent, on ne peut glisser le porte-fil sans violence et l'on risque, faute grave, de comprendre le nerf pneumogastrique dans la ligature.

Pour dénuder parfaitement, ajoutez au grand écarteur qui tient en dedans le larynx et la glande thyroïde un autre plus petit qui tire la veine en dehors : pincez la gaine sur l'artère, près du larynx; rabattez la pince en dehors, du côté de la veine qu'elle retiendra si son crochet la laisse échapper. Que le bistouri travaille en dedans, seulement en dedans, fuyant la veine, car adhérente à la gaine elle vient facilement se faire blesser.

§ 2. ***Carotides externe et interne.*** — Le procédé est le même pour les deux vaisseaux qui sont placés, comme la carotide primitive, *devant* les apophyses transverses toujours faciles à sentir. Ils sont recouverts dans le champ opératoire, par la peau, le peaucier, une aponévrose feuilletée, des ganglions, des veines, l'*anse du nerf hypoglosse* et quelques autres filaments nerveux. Ils sont enlacés par des filets du grand sympathique et recouvrent son ganglion supérieur, le pneumogastrique et l'origine du nerf laryngé supérieur. Le muscle *sterno-mastoïdien*, qui débordait la carotide primitive en avant, laisse les carotides secondaires à découvert et permet, sur le vivant, de sentir battre ces vaisseaux devant son bord antérieur, au-dessous de la parotide sous laquelle ils s'enfoncent.

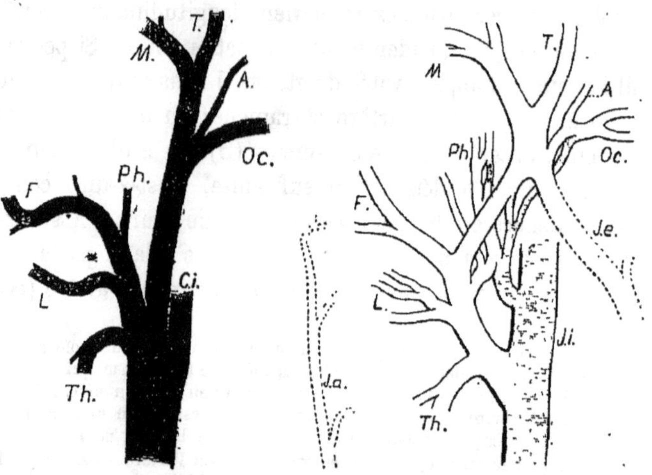

Fig. 49. — Anomalie rare de la carotide externe bifurquée dès son origine en *branche courte* qui donne les quatre artères du *groupe hyoïdien* : *Th*, thyroïdienne; *L*, linguale; *F*, faciale; *Ph*, pharyngienne — et en *branche longue* qui monte fournir les quatre du *groupe parotidien* : *Oc*, occipitale; A, auriculaire; *M*, maxillaire interne; *T*, temporale. Le type veineux ci-contre semble calqué sur cette anomalie.

Fig. 50. — Disposition ordinaire des veines satellites de la carotide externe. Outre les décharges sous-cutanées pointillées : *J.e.*, jug. externe et *J.a.*, jug. antérieure, il y a bien une voie profonde grise qui aboutit séparément à la jug. interne *J.i*, mais toutes les veines ici restées blanches et désignées par leurs initiales forment bien deux confluents parotidien et hyoïdien qui se superposent aux groupes artériels de l'anomalie.

La figure 50 est ici pour montrer les broussailles veineuses qui entourent la carotide externe et ses branches (v. Launay, th. Paris, 1896).

Quand on découvre les carotides, on rencontre le plus souvent deux obstacles veineux : 1° sous les téguments en haut et en arrière, l'origine de la *jugulaire externe* qui sort de l'extrémité inférieure de la parotide après anastomose avec la faciale; 2° profondément et en bas, les embouchures de la faciale, des linguales, des pharyngiennes, de la thyroïdienne supérieure, ou un tronc commun (*thyro-linguo-facial*), les recevant toutes et s'abouchant dans la veine jugulaire interne, généralement assez bas pour pouvoir être rejeté en ce sens et en dedans, quand on lie l'une ou l'autre des carotides secondaires (voy. fig. 51 et 52).

Le n. grand hypoglosse, que F. Guyon a recommandé comme point de ralliement (*Mém. Soc. chir.*, VI, p. 197), caché souvent par la parotide, ne peut être qu'utile à l'opérateur. Malheureusement, cet excellent repère qu'il faut toujours chercher est aussi difficile à découvrir que les artères elles-mêmes, et je me suis assuré qu'il ne passe pas toujours à la même distance de la bifurcation (5 à 20 mm.). Il ne peut donc servir à déterminer, d'une manière précise, à quelle hauteur on va placer le fil.

La bifurcation de la carotide primitive se fait un peu au-dessous de la grande corne de l'os hyoïde, parfois même au niveau de ce repère osseux.

L'artère *thyroïdienne supérieure* se détache de l'origine même de la carotide externe; la *linguale* naît, en moyenne, à 12 millimètres plus

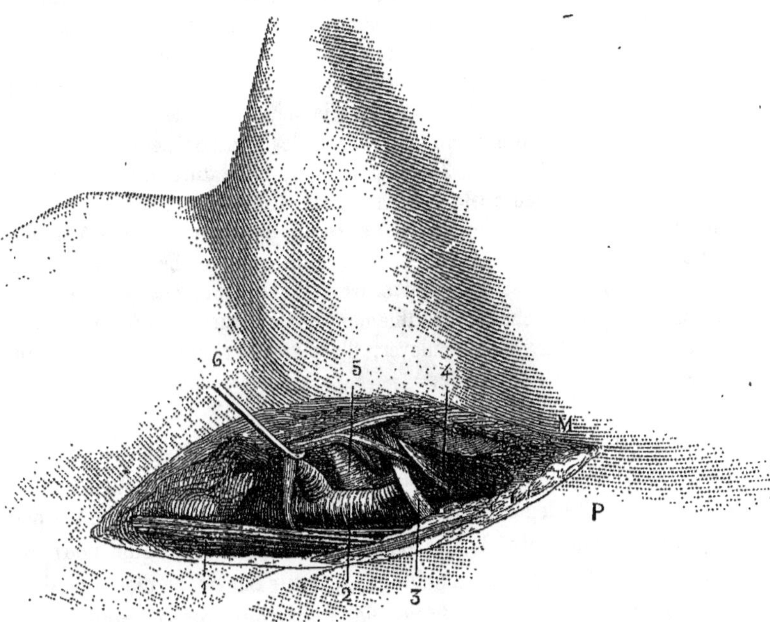

Fig. 51. — **Ligature de l'artère carotide externe**, côté gauche, plaie disséquée. — M, angle de la mâchoire; P, gl. parotide d'où descend la v. jugulaire externe. — 1, bord antérieur du m. sterno-mastoïdien; 2, l'artère avec la branche descendante de l'anse du nerf hypoglosse 3; 4, ventre postérieur du m. digastrique sur lequel empiète la gl. sous-maxillaire; 5, grande corne de l'os hyoïde; 6, tronc veineux thyro-linguo-facial tiré en bas et en dedans pour montrer le centimètre libre 2, pour la ligature entre les origines de la thyroïdienne sup. (sous-hyoïdienne) et de la linguale (sus-hyoïdienne).

haut, et la pharyngienne presque au même niveau que la linguale, mais de la face profonde du vaisseau et par conséquent invisible. La faciale se détache à quelques millimètres au-dessus de la linguale, puis l'occipitale,..... puis, mais à près de 2 centimètres, l'auriculaire.

Il existe donc ordinairement un centimètre d'intervalle, quelquefois moins, quelquefois plus, entre les deux premières branches de la carotide externe, la thyroïdienne (*sous-hyoïdienne*) et la linguale (*sus-hyoïdienne*). Là, c'est-à-dire juste au niveau de l'os, quelle que soit l'attitude, est le *lieu d'élection* de la ligature. Ce lieu est encadré par le nerf *grand hypoglosse* en haut et la veine *thyro-linguo-faciale* en bas; il répond à la *grande corne* de l'os hyoïde. C'est donc au niveau de la grande corne hyoïdienne, repère tangible de premier ordre, qu'il faut chercher, dénuder et lier[1]. Que votre mémoire visuelle garde l'image de la figure 51, et vous serez paré pour la réussite de cette ligature difficile.

La carotide externe mérite le nom d'*antérieure*. Quand la tête est détournée, comme pendant l'opération, ses premiers centimètres sont même en dedans de la carotide dite interne. Celle-ci ne fournit aucune branche; celle-là en donne de nombreuses ce qui la caractérise. L'anse du nerf hypoglosse les entoure et laisse la veine en arrière.

Malgré le voisinage ordinaire de collatérales que l'on peut, il est vrai, comprendre dans le fil ou lier séparément, la ligature de cette artère réussit presque toujours (Robert, th. 1873). Il n'est pas permis de substituer la facile mais dangereuse ligature de la carotide primitive à la plus difficile mais innocente ligature de la carotide externe. La première a tué cent malades que la seconde eût sauvés (Wyeth, *loc. cit.*). Il n'est pas permis non plus de chercher inutilement à voir la carotide interne, encore moins de la gratter, de la soulever, d'y provoquer une oblitération progressive, ascendante, mortelle.

Carotide externe. — Comme pour la ligature de la carotide primitive, le malade est couché sur le dos, le cou soulevé par un coussin, la tête légèrement renversée en arrière et la face un peu inclinée du côté sain. — Le chirurgien explore la région pour reconnaître les veines superficielles..., pour sentir et marquer d'un trait coloré destiné à rester visible, l'os hyoïde et sa grande corne qui doit correspondre au milieu de l'incision, puisque c'est là qu'il faut dénuder et lier.

Sur le trajet du vaisseau (fig. 47 *c'*), faites à la peau, prudemment, une incision de quatre petits doigts, étendue du niveau de la partie moyenne du cartilage thyroïde, sur le bord du muscle sterno-mastoïdien, au creux parotidien près et *derrière* l'angle de la mâchoire, ayant son *milieu au niveau de l'os hyoïde* (fig. 51). Coupez le peaucier attentivement. Maintenant et tout à l'heure surtout, pensez à la parotide et à l'origine faciale de la v. jugulaire externe qu'il faut rejeter vers le haut pour les épargner. — Après avoir incisé l'aponévrose sur le bord même du m. sterno-

1. Farabeuf, *Bull. Soc. de chir.*, 1882, p. 520.

mastoïdien (**a**), dans les régions basse et moyenne, pincez-en la lèvre interne et décollez-en laborieusement les faisceaux musculaires pour les rejeter à mesure en dehors, du plat du bistouri. Cessez alors de vous diriger dans la profondeur vers la colonne (**b**).

Faites écarter les lèvres de la plaie. Pincez délicatement le feuillet profond de la gaine du muscle appliqué au côté du larynx; ouvrez-le sur une grande longueur, soit avec une seconde pince, soit avec une sonde, soit avec le tranchant, mais travaillez en tenant ces instruments couchés, *horizontaux*, en les dirigeant *vers le larynx* qu'il faut d'abord approcher, notamment la *corne hyoïdienne*. Touchez-la; est-elle nettement sentie, suivez-la du bout du doigt et plongez jusqu'à la colonne : le gros et vague paquet vasculo-nerveux se laissera percevoir entre votre index engagé dans la plaie et le pouce resté en dehors sur la peau. — Cette première reconnaissance faite, placez avec soin vos deux écarteurs et attaquez le paquet vasculaire par le côté *antéro-interne* (**c**). Incisez avec la pince et le bistouri, comme dans une dissection, les lamelles celluleuses résistantes qui masquent encore tout ce que vous cherchez, au niveau et un peu au-dessus de la grande corne; disséquez la paroi latérale laryngo-pharyngienne plutôt que l'artère elle-même (**d**). Après avoir suffisamment coupé ou déchiré le tissu cellulaire, rompu la graisse, et peut-être écarté en dehors les ganglions quelquefois fort volumineux, vous devrez apercevoir le nerf *grand hypoglosse* s'il n'est pas trop haut placé, et plus bas, le *tronc veineux* thyro-linguo-facial que vous ferez tout de suite attirer en bas et en dedans (fig. 51). — Entre les deux, dénudez avec patience l'artère qui touche la grande corne et qui se présente à vous naturellement; ce ne peut être que la carotide externe. Constatez qu'elle a des branches, une sus- et une sous-hyoïdienne.

On passe le fil de dehors en dedans et de haut en bas, obliquement, afin d'engager le bec du porte-fil courbe assez haut dans la bifurcation pour ne pas charger au-dessous. On ne lie qu'après s'être assuré que l'artère soulevée s'aplatit bien, et que sa compression arrête la circulation dans les artères faciale et temporale superficielle.

Notes. — (**a**) Il vaut mieux, sauf tout à fait en haut, couper l'aponévrose sur le muscle que devant le muscle sur les vaisseaux, car la section se fait alors en deux temps : 1° incision sans danger du feuillet superficiel, sur le bord musculaire; 2° section ou déchirure progressive si elle est possible du feuillet profond. Du reste, le sterno-mastoïdien est en bas un point de repère qu'il est défendu de négliger.

(b) Les ignorants s'obstinent souvent à creuser sous le sterno-mastoïdien, d'avant en arrière, au risque de blesser la veine jugulaire interne et de rencontrer les ganglions qui ont gêné tant d'opérateurs sourds à leur cri : passez au large, allez en dedans!

(c) En rasant la paroi latérale pharyngo-laryngée, on ne fait courir aucun risque à la veine jugulaire interne; on tombe directement et nécessairement sur la carotide antérieure, c'est-à-dire externe, sans voir la postérieure, l'interne; on évite presque toujours les ganglions accolés en nombre à la face profonde de la gaine du sterno-mastoïdien. — Le grand écarteur placé en dedans doit être au milieu de la plaie, à cheval sur l'os hyoïde dont la grande corne se trouve cachée mais indiquée par l'instrument.

(d) L'aide chargé de l'écarteur interne doit, de sa main libre appliquée au côté sain du cou, maintenir l'os hyoïde sans le faire basculer, afin que la grande corne reste à sa place et ne fuie pas devant la recherche du doigt ou de la pince de l'opérateur qui la touche à chaque instant.

(e) Il faut se méfier d'attirer ainsi sur les artères la veine jugulaire interne malgré l'aide qui la maintient en dehors avec le sterno-mastoïdien. Les veines thyro-linguo-pharyngo-faciales, rassemblées ou non, peuvent être coupées entre deux ligatures près du larynx, loin de leur embouchure dans la v. jugulaire. Les ganglions trop gênants seraient excisés, après pédiculisation et ligature du pédicule vasculaire.

Il est évident que cette incision permet de lier la **thyroïdienne supérieure** et la **carotide interne** qu'il faudrait dénuder avec soin afin d'épargner les filets nerveux qui l'enlacent.

En procédant de même et en remontant derrière le nerf *hypoglosse* repère blanc, l'on peut atteindre le **ganglion sympathique**, fuseau de 4 à 5 centim., libre en arrière de la gaine artério-nerveuse : sa pointe inférieure avoisine le niveau de la corne hyoïdienne repère dur. Ceux qui préfèrent la voie retro-veineuse, fendent le m. cléido-occipital et rejettent en avant le nerf spinal inclus dans le muscle (fig. 61), pour venir sans repères devant les apophyses transverses 3e et 2e.

ARTICLE VII

LIGATURES DE L'ARTÈRE LINGUALE

Cette artère est accessible en deux points de la région sus-hyoïdienne : 1° loin de son origine, au-dessus du tendon digastrique; 2° près de son origine, au-dessous du ventre postérieur du même muscle et au-dessus de la grande corne. De là deux procédés différents. Le second seul permet de lier l'artère toujours avant l'origine de l'artère dorsale de la langue, et, par conséquent, d'ischémier la base de cet organe. Il a, du reste, fait ses preuves sur le vivant, et l'on ne saurait en dire autant du premier qui fut pourtant seul adopté pendant quarante ans, sans doute à cause de sa grande facilité[1].

L'origine de la linguale (fig. 52, *l*), appliquée au constricteur moyen du pharynx, a lieu au niveau de la grande corne hyoïdienne (*h*) ou un

1. Voy. Farabeuf, *Bull. Soc. de chir.*, 1882, p. 591 : Histoire des deux principaux procédés de ligature de l'artère linguale.

peu au-dessus ; elle est recouverte par le *grand nerf hypoglosse*, par les *veines* faciale, linguale superficielle, pharyngienne, qui convergent ainsi que ses propres veines satellites pour former, avec la thyroïdienne ascendante, le tronc thyro-linguo-facial; elle recouvre le nerf laryngé supérieur. Dans cette première partie, la linguale n'est donc pas facile à isoler.

Mais plus loin, après une flexuosité à convexité supérieure, cette artère

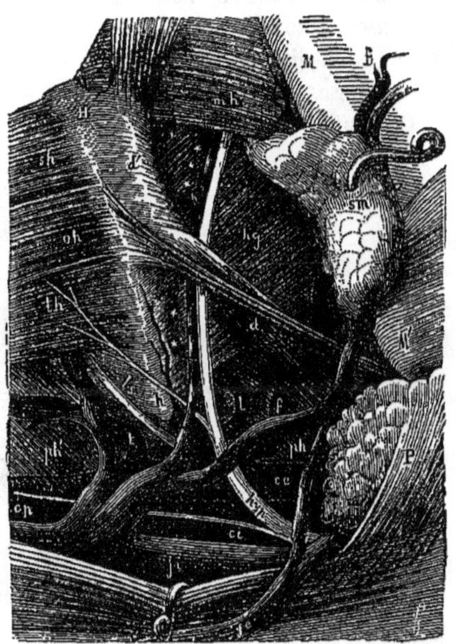

FIG. 52. — **Rapports des artères carotide externe et linguale gauches** (*sujet couché comme pour faire la ligature, mais pharynx bourré*). — M, bord inf. de la mâchoire ; M', son angle garni du masséter ; H, os hyoïde ; *h*, l'extrémité de sa grande corne ; — *sh*, muscle sterno-hyoïdien ; *oh*, m. omo-hyoïdien ; *th*, thyrohyoïdien ; *ph'*, constricteur inf. du pharynx ; *ph*, constricteur moyen ; *d*, ventre postérieur du m. digastrique perforant le stylo-hyoïdien ; *d'*, sa poulie de réflexion et son tendon ; *hg*, m. hyo-glosse ; *mh*, m. mylo-hyoïdien ; — P, glande parotide recouverte par l'expansion aponévrotique du sterno-mastoïdien ; *sm*, gl. sous-maxillaire relevée ; — *je*, veine jugulaire externe : *ji*. v. jugulaire interne et ses affluents, découverte par l'écartement du sterno-mastoïdien ; *hyp*, anse du grand hypoglosse, *ls*, nerf laryngé supérieur ; *cp*, art. carotide primitive ; *ci*, carotide interne ; *ce*, carotide externe ; *t*, thyroïdienne sup. ; *l*, linguale ; *f*, faciale ; — **, lieu où l'on peut lier l'art. linguale près de son origine, *au-dessus de la grande corne*, entre cette corne et le nerf hypoglosse, *sous* le muscle hyo-glosse ; — ***, lieu où l'on peut lier la linguale loin de son origine, dans *son triangle*, toujours *sous* le muscle hyo-glosse.

redescend pour s'engager entre le muscle hyo-pharyngien (*ph*) sous-jacent et le plan plus superficiel de l'hyo-glosse (*hg*) ; elle disparaît sous ce dernier, tandis que le nerf grand hypoglosse accompagné d'une veine linguale, reste superficiel. Étudiez la figure 52 et jetez les yeux sur les autres.

Séparés par le plan des fibres musculaires hyo-glossiennes, l'artère et le nerf marchent parallèlement, celui-ci, accompagné d'une veine, à quelques millimètres au-dessus de celle-là. D'abord ils répondent à une dépression ou gouttière sensible au doigt, formée par la grande corne en bas et le ventre postérieur du muscle digastrique en haut (gouttière sous-digastrique). Plus en avant, le nerf passe sous ce muscle réuni au muscle stylo-hyoïdien ; puis il forme avec le tendon digastrique et le bord postérieur du muscle mylo-hyoïdien, sous lequel il va disparaître définitivement, un *petit triangle* (*trigonum linguale*), que recouvre la glande sous-maxillaire (fig. 52***). L'aire de ce triangle, la distance qui sépare le tendon digastrique du nerf grand hypoglosse, le *champ opératoire* pour dire le mot, varie beaucoup. Le nerf n'est pas toujours à la même hauteur, nous le savons. De son côté, l'attache hyoïdienne du m. digastrique est souvent lâche et haute de plus d'un travers de doigt, ce qui peut l'amener à toucher et même à couvrir le nerf. Il faut alors *créer* le triangle en disséquant dans l'intervalle du nerf et du tendon afin de pouvoir abaisser celui-ci, relever celui-là.

Contentez-vous de regarder les anomalies des figures 53, 54 et 55.

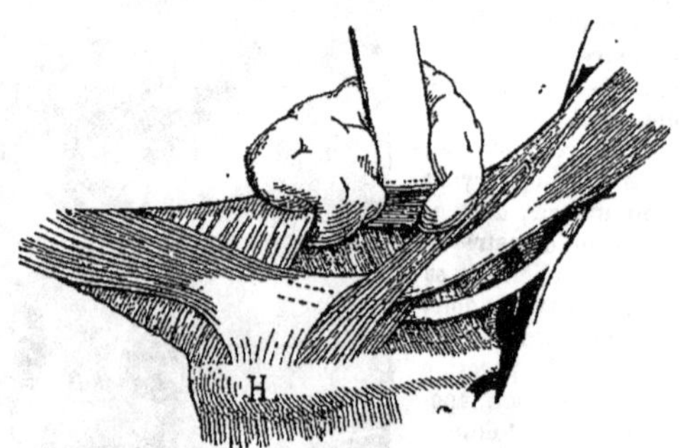

Fig. 53. — Ce qu'on appelle la poulie du tendon du digastrique est si étendue en hauteur qu'elle cache le nerf hypoglosse. A moins qu'on n'abaisse considérablement le tendon, le nerf reste caché, il n'y a pas de petit triangle. Il faut être averti de cette disposition fréquente.

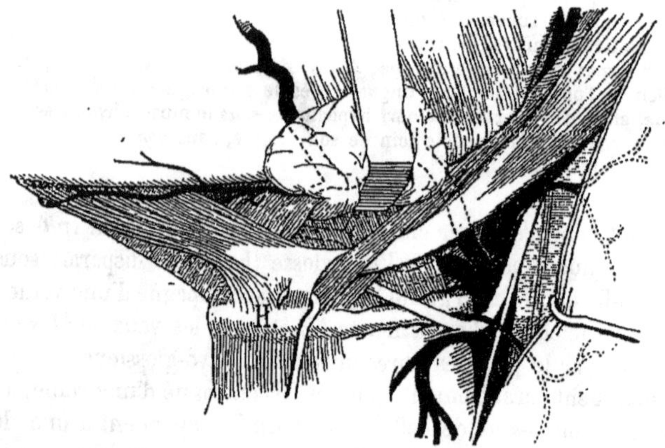

Fig. 54. — Malgré la traction en bas de la poulie, l'on n'arrive pas encore à voir le nerf au-dessus. C'est que l'artériole du sterno-mastoïdien née de la thyroïdienne, ici passant par-dessus le nerf, ce qui n'est pas très rare, semble l'avoir tiré et le maintenir d'abord au-dessous de la grande corne.

Pour découvrir la linguale au-dessus de la grande corne, on rencontre les veines déjà signalées, que l'on rejette en arrière, que l'on divise au besoin entre ligatures, mais qui, bien connues et prévues, ne doivent plus faire peur. Pour la découvrir dans le triangle, on est absolument obligé d'ouvrir la loge de la glande et de rejeter cet organe en haut[1].

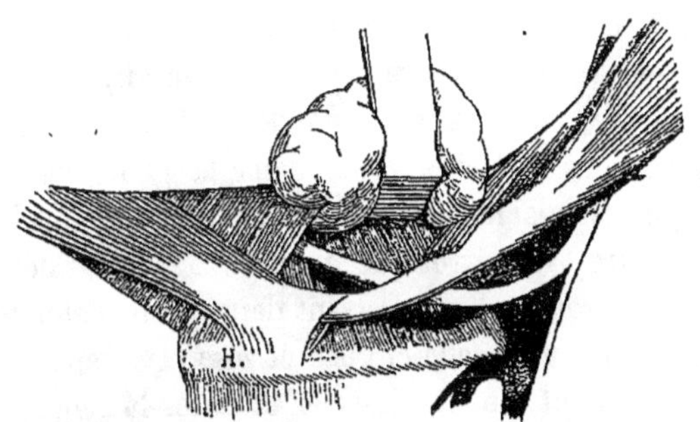

Fig. 55. — Dans cette anomalie peu commune, l'artère, au lieu de s'enfoncer tout de suite sous le plan musculaire mylo-hyoïdien, reste sus-jacente comme le nerf et ne disparaît dans la profondeur que dans l'aire du petit triangle.

Dans les deux cas, il faut écarter, dilacérer ou mieux, couper les fibres du muscle hyo-glosse soulevé avec des pinces, et *ne pas aller trop profondément*, dans le pharynx ou dans la langue. J'ai vu rarement l'artère superficielle comme le nerf hypoglosse, relativement au muscle hyo-glosse, et plus souvent les autres anomalies figurées.

L'os hyoïde est quelquefois situé très haut ou, si l'on veut, la glande sous-maxillaire descend quelquefois très bas, *au point même de recouvrir la grande corne de l'hyoïde*. Cela étant, quel que soit le procédé employé, on est obligé de disséquer la glande, ce qui est facile, et de la rejeter en haut, sans l'entamer car, très vasculaire, elle pourrait saigner beaucoup.

Opération. — Le malade est couché sur le dos, le cou renversé sur un oreiller, en pleine lumière, la tête détournée. A droite, quelques-uns trouvent commode d'opérer par-dessus la mâchoire.

Le chirurgien palpe la région, fait saillir les origines des veines jugulaires superficielles, suit l'os hyoïde et sa grande corne jusqu'au bord du sterno-mastoïdien. Pendant l'opération, la main d'un aide, agissant du côté sain, maintiendra l'os hyoïde qui fuirait sous le doigt explorateur (a).

1. Il y a très longtemps, les éditions précédentes en font foi, que j'enseigne par la parole, le scalpel, la plume et le crayon, que la glande sous-maxillaire descend plus bas qu'on ne le disait généralement et qu'elle déborde le muscle digastrique.

§ 1. ***Dans le triangle*** (au-dessus du tendon digastrique, Pirogoff, 1836). — A égale distance de l'os hyoïde et du bord inférieur de la mâchoire, parallèlement à ce bord, faites à la peau une incision de $0^m,04$, qui finisse à un doigt du bord antérieur du sterno-mastoïdien (**b**). Coupez le peaucier et le tissu cellulaire avec précaution dans l'angle postérieur de la plaie où passe une veine faciale (**c**). — Près de la *lèvre inférieure* de l'incision, abaissée et devenue concave, pincez sur la glande visible, soulevez et ouvrez l'aponévrose; vous entrerez ainsi dans la gaine glandulaire qui heureusement est maigre. Toujours avec le bistouri et la pince qui abaisse la lèvre aponévrotique inférieure, vous débriderez en arrière (avec précaution) et en avant dans toute l'étendue du bord de la *glande* pour voir celle-ci rose et *nue* (1er repère). — Accrochez-la délicatement sans la dissocier et faites-la rencogner en haut sous la mâchoire pendant que du bout du doigt ou d'une sonde inoffensive vous décollez sa face profonde (**d**). Quand la plaie est bien abstergée et la dissection suffisante, vous apercevez le *tendon du digastrique* (2e repère), et le petit triangle voilé par du tissu cellulo-graisseux. — Détruisez ce tissu pour *voir clair* et reconnaissez le *nerf* (3e repère) avec la veinule qui longe son bord inférieur (fig. 56, 3). L'un et l'autre sont quelquefois très rapprochés du tendon. — Après avoir fait accrocher et fixer le tendon digastrique, pour

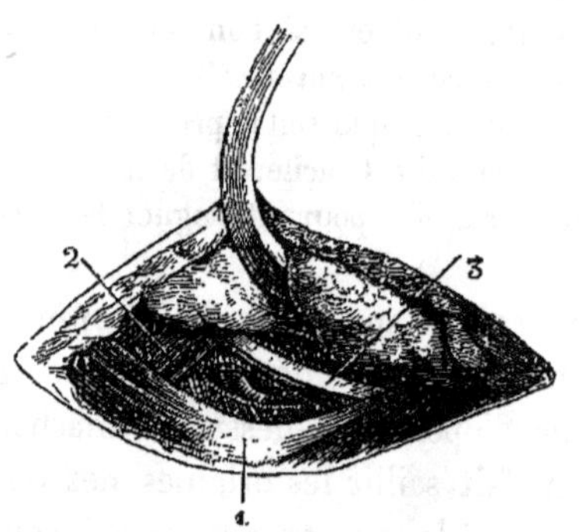

Fig. 56. — Ligature de l'artère linguale dans le petit triangle, côté gauche. Plaie disséquée, glande sous-maxillaire relevée : 1, tendon du muscle digastrique adhérent à l'os hyoïde ; 2, muscle mylo-hyoïdien ; 3, nerf hypoglosse et sa veine. La boutonnière faite au muscle hyo-glosse dans le triangle, laisse voir l'artère.

entraver les mouvements de déglutition et fixer le champ opératoire, pincez l'épaisseur (2 mm.) du muscle hyo-glosse qui est rouge et, l'ayant soulevé, faites-y délicatement, parallèle et sous-jacente au nerf, une petite boutonnière qui montrera un fond blanc. L'artère est là (**e**) : déchirez sa gaine celluleuse avec deux pinces, isolez très bien et chargez avec un porte-fil recourbé.

Notes. — (a) Aussitôt que possible sur le vivant, l'opérateur saisira l'os hyoïde dans une anse de fil ou dans les mors d'une pince à griffes pour le confier à un aide qui, fixant l'os, immobilisera le champ opératoire et fournira un repère constant à l'œil, au doigt, aux instruments.

(b) Cette incision est à un doigt du bord du maxillaire et finit juste au-dessous de l'angle, mais à un doigt au-dessous. On la fait convexe en bas comme le bord de la glande, lorsque ce bord fait saillie et descend bas. Ordinairement, le peaucier n'est pas plus tôt coupé que l'incision rectiligne semble avoir été faite convexe en bas, la lèvre inférieure étant fortement abaissée par la rétraction des fibres de ce muscle.

(c) Cette veine, anastomose du confluent parotidien et de la faciale, est logée dans la cloison qui sépare la gl. parotide de la gl. sous-maxillaire ; il faudra donc, en ouvrant la loge de celle-ci, épargner cette cloison.

(d) Il faut ouvrir la loge glandulaire, car si l'on incise au-dessous, dans l'espoir chimérique de relever la glande sans la dénuder, on risque fort de se perdre après avoir malencontreusement détruit la poulie du digastrique. Sur le mort, après l'incision de la loge glandulaire, les deux index introduits pour la dilater en s'écartant, font sans danger bonne et rapide besogne.

(e) Si l'on n'aperçoit pas l'artère, c'est que la boutonnière est ou trop haut ou trop bas ; on doit alors, avec les pinces, en renverser successivement les lèvres : sous l'une ou sous l'autre on trouve le vaisseau cherché. L'incision doit être faite à 2 ou 3 millimètres au-dessous du nerf : la veinule satellite se trouve ainsi épargnée.

En de certains cas, il suffit de séparer d'un coup de sonde le muscle kérato-glosse du basio-glosse. Desprès a réussi de cette manière sur le vivant.

Il est possible que la dénudation découvre soit la dorsale de la langue, ascendante, soit l'origine prématurée de la sublinguale qui peut être liée par erreur.

§ 2. *Au-dessus de la grande corne* (Ch. Bell, 1814 ; Béclard). — Très près et au-dessus de l'os hyoïde, parallèlement à sa grande corne, faites une incision rectiligne de 0m,04 qui aboutisse au bord antérieur du sterno-mastoïdien (prenant garde sur le cadavre, de rejoindre l'incision déjà faite pour la carotide externe). Coupez le peaucier, avec précaution dans l'angle postérieur de la plaie, où peut se voir une veine facio-jugulaire externe que vous écarteriez en haut et en arrière. — Avec le doigt, touchez le relief du bord de la glande et la corne hyoïdienne. Si celle-ci est tout à fait découverte, pincez, soulevez et incisez l'aponévrose immédiatement au-dessus sans dénuder la glande que vous faites érigner à travers sa loge et rejeter (a).

Mettez de nouveau le doigt dans la plaie, au-dessus de la *grande corne* (1er repère) : vous sentirez la gouttière que limite en haut le ventre postérieur du digastrique, gouttière où passe visible le nerf *hypoglosse* (2e repère) et où bat l'artère à travers le muscle kérato-glosse (fig. 57). — Érignez et *faites tenir la grande corne* qui se déplacerait dans les fréquents mouvements de déglutition. Agissez de même sur le cadavre. Pour voir clair, nettoyez la plaie, disséquez un peu, s'il le faut, tout en ménageant l'angle postérieur où convergent plusieurs veines profondes qu'un crochet mousse écarte et protège, et qui, blessées ou coupées sans double ligature, vous inonderaient de sang (2, fig. 57). — La main gauche, armée d'une pince, saisit alors la mince épaisseur du m. hyo-glosse, déli-

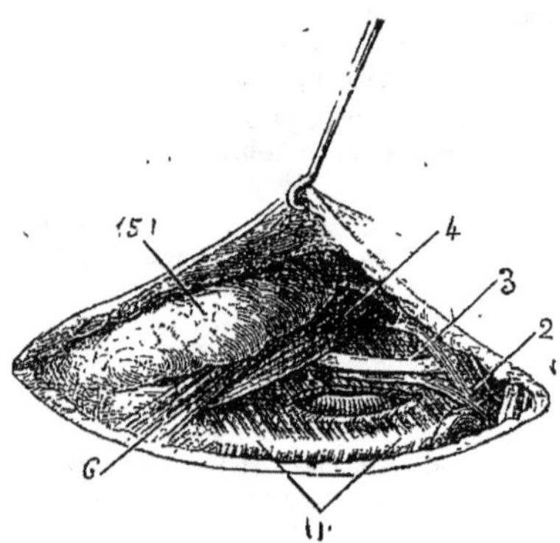

Fig. 57. — **Ligature de l'artère linguale au-dessus de la grande corne hyoïdienne**, côté gauche. — Plaie disséquée : 1, grande corne de l'os hyoïde : 2, constitution du tronc veineux thyro-linguo-facial ; 3, nerf hypoglosse ; 4, ventre postérieur du muscle digastrique ; 5, glande sous-maxillaire ; 6, insertion du muscle stylo-hyoïdien. La boutonnière faite au muscle hyo-glosse (portion kérato-glosse) laisse voir l'artère.

catement, pour ne soulever que lui. La main droite, avec le bistouri, fait à ce muscle, avec légèreté et à petits coups, une boutonnière parallèle et sous-jacente au nerf ; puis, avec une seconde pince, cette main vient aider la première à dénuder l'artère qui se présente au fond de la petite plaie musculaire (**b**).

Notes. — (a) Lorsque la glande recouvre un tant soit peu la grande corne, il faut ouvrir sa loge sans hésiter, comme dans le procédé précédent.

(b) La boutonnière est parallèle au nerf et à la grande corne, perpendiculaire aux fibres du muscle coupé (kérato-glosse). Il faut la pratiquer prudemment et même la terminer avec le bec de la sonde, pour respecter l'artère et ne pas entrer dans le pharynx.

Si l'on pouvait voir le bord postérieur du muscle kérato-glosse et glisser par dessous la sonde ou la branche mousse de ciseaux courbes, on l'inciserait sans danger. Mais il ne faut pas y compter ni même le désirer, car plus on opère en arrière, près de l'origine de l'artère, plus on a de chances de blesser les veines, le pharynx, le nerf laryngé supérieur, etc., plus aussi on s'expose à manquer l'artère, qui ne vient ni tout de suite ni toujours de la même manière à sa place, au-dessous du nerf grand hypoglosse. Généralement, elle monte d'abord au-dessus du nerf pour redescendre ensuite au-dessous, comme des figures l'ont déjà montré. — Et quand elle naît de la faciale, c'est-à-dire plus haut que d'habitude, elle n'arrive pas tout de suite à sa place au-dessus de la grande corne.

ARTICLE VIII

LIGATURES EXCEPTIONNELLES

On ne fait que très rarement les ligatures des artères *faciale, temporale, occipitale, brachio-céphalique* et *mammaire interne.* Je ne serai bref qu'en apparence sur l'anatomie de ces artères puisque j'ai remplacé les quelques lignes de texte que je pouvais me permettre par quatre pages de figures compliquées... comme la nature elle-même; les étudiera qui voudra et pourra y consacrer quelques heures (fig. 59, 60 et 61, p. 82, etc.).

Le procédé décrit pour lier la carotide externe permet de lier l'artère **thyroïdienne supérieure.** À l'aide du guide fidèle et constant, la grande corne, on découvrirait la veine thyro-linguo-faciale ou ses éléments ; dessous on verrait l'origine de la carotide externe d'où naît la thyroïdienne supérieure pour descendre sous-hyoïdienne, vers l'extrémité supérieure du lobe glandulaire qu'elle dessert. — La figure 61 vous montre l'origine de cette artère au-dessous du chiffre 2 placé sur celle de la linguale : vous la voyez descendre sous-jacente aux veines, sus-jacente au nerf laryngé supérieur qu'elle accompagne de son rameau laryngé, fournir au m. sterno-mastoïdien, enfin atteindre la glande, de son trident.

Pour trouver l'artère **vertébrale**, on conseille d'aller à la recherche de l'excellent point de repère de Chassaignac, le tubercule de la sixième vertèbre cervicale par une incision analogue à celle que l'on fait pour lier l'origine de la carotide primitive; de disséquer d'abord la face profonde du muscle sterno-mastoïdien à récliner en dehors; de rejeter ensuite *en dedans* le paquet vasculo-nerveux (jugulaire, carotide, pneumogastrique, avec le corps thyroïde) ; enfin de glisser devant le scalène antérieur pour chercher dans le profond interstice qui le sépare du muscle long du cou et que le doigt sent facilement, en ménageant la veine satellite homonyme si faire se peut, car elle est en dehors et en avant de l'artère. Qu'y a-t-il à dire de plus à celui qui sait que le tubercule vertébral de Chassaignac (le VIe) est au niveau du cartilage cricoïde tangible à travers la peau et qui a dans l'œil les deux figures 59 et 60 où l'on voit : plèvre, canal thoracique, veines cervico-vertébrales et grand sympathique? Quiconque n'a pas dans l'œil ce que j'ai représenté ne doit pas s'aventurer dans cette région.

L'artère **thyroïdienne inférieure**, vous le voyez sur les mêmes figures 59 et 60, peut être atteinte à un doigt au-dessous du tubercule de la sixième vertèbre, après avoir rejeté *en dehors* le faisceau vasculo-nerveux (carotide, pneumogastrique et jugulaire) et fait tenir en dedans le corps thyroïde.

Mais, quand il s'agit d'ischémier un corps thyroïde gênant l'opérateur par son volume, il est conseillé par Drobnick (v. Enochin. *Arch. für klinische Chir.*, 1906, LXXX, p. 967, fig.), d'inciser sur le bord externe du cléido-mastoïdien depuis la clavicule jusqu'au croisement de la jugulaire externe, de faire rejeter en dedans ce muscle et les vaisseaux sous-jacents, de reconnaître dessous l'omo-hyoïdien et le nerf phrénique (v. fig. 59 et 60). L'on arrive ainsi sur le tronc artériel thyro-cervical que l'on suit en remontant pour le lier à bonne distance de son origine et même en remontant très haut pour ne lier que l'artère thyroïdienne inférieure proprement dite.

§ 1. ***Ligature de l'artère faciale.*** — On peut découvrir la faciale à son origine, comme toutes les branches que fournit la carotide externe, en cherchant d'abord cette artère-ci. Marcellin Duval a pu la lier, dans la première partie de son trajet, par une incision curviligne comme l'artère elle-même. Allez voir ce trajet sur la figure 61. Mais on ne lie guère ce vaisseau qu'au moment où, déchargé de sa palatine ascendante et dégagé de la glande sous-maxillaire, après y avoir laissé des rameaux et la sous-mentale, il aborde la région faciale en passant par-dessous le bord inférieur de la mâchoire, dans la dépression *sensible* située devant le bord antérieur du masséter, à 0m,03 de l'angle. En ce point, l'artère est accompagnée de la veine homonyme qui suit son bord postérieur.

Après avoir reconnu les battements de l'artère et la dépression antémassétérine, très marquée quand le malade serre les dents (sentez-la sur vous-même), on fait une incision horizontale de 0m,03 croisant le vaisseau, par conséquent dans la direction même du bord de la mâchoire (fig. 58). On coupe le peaucier avec précaution, et l'on parcourt la plaie du bout du doigt promené d'une extrémité à l'autre et très légèrement appuyé. L'artère donne la sensation d'un cordon épais qui se laisse entraîner facilement et s'échappe pour revenir à sa place. On l'isole et l'on tâche de ne blesser ni de charger la veine placée derrière.

§ 2. ***Ligature de l'artère temporale.*** — Si l'on était obligé de lier le tronc de l'artère temporale, on chercherait dans le point où, sortant de la parotide, elle se réfléchit sous la racine longitudinale de l'arcade zygomatique, derrière le condyle de la mâchoire, juste dans l'angle où pénètre l'ongle entre ces deux parties. L'artère temporale ne devient pas très superficielle immédiatement après sa sortie de la parotide. Au commencement de son trajet ascendant, ses battements sont difficiles à percevoir. Avec le moindre gonflement de la région, ils sont incapables de servir de guide pour le tracé de l'incision. La veine temporale est postérieure et superficielle relativement à l'artère (v. 7, fig. 61).

Entre le tragus et le condyle, faites une incision verticale de 0m,03, coupée en deux par la racine zygomatique (fig. 58). Vous rencontrerez probablement un petit ganglion préauriculaire et la veine temporale ; devant celle-ci, mais plus profondément, votre doigt sentira l'artère appliquée à la racine du zygoma et touchant le condyle. Il vaut mieux essayer de dénuder avec soin que d'embrasser d'emblée avec une aiguille rasant le périoste, l'artère, la veine et même le nerf auriculo-temporal.

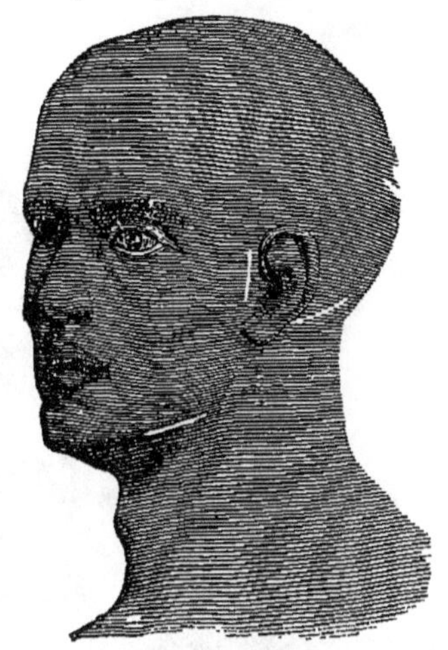

Fig. 58. — Ligatures des artères faciale, temporale et occipitale Tracés des incisions.

§ 3. ***Ligature de l'artère occipitale.*** — Veuillez d'abord suivre cette artère sur la figure 61, depuis son origine **5** jusqu'à son arrivée **5** dans le cuir chevelu. Voyez-la monter en avant puis en dehors du n. hypoglosse repère blanc, lancer un rameau au m. sterno-mastoïdien, surcroiser le spinal, s'insinuer sous le ventre postérieur du m. digastrique entre l'apophyse transverse de l'atlas **a** et la mastoïde **m** repères tangibles, cachée en ce point par le m. petit complexus **p. c.**, couvert par le splénius **sp. o.** couvert lui-même par le sterno-mastoïdien **st.m**, donner plus loin le gros rameau descendant de la nuque et se dégager de dessous le splénius, appliquée au grand complexus **g.c.** pour atteindre le tégument crânien.

Opération. — (**a**). On fait une incision presque horizontale (fig. 58) commençant à la pointe de l'apophyse mastoïde, et se prolongeant, à 0m,05 en arrière et un peu en haut. On coupe trois muscles : la partie postérieure du sterno-cléido-mastoïdien et son aponévrose, puis le splénius, enfin le petit complexus — (**b**). Cela fait, l'indicateur, plongé dans l'angle antérieur de la plaie, sent facilement l'apophyse mastoïde et, au-dessous, l'énorme apophyse transverse de l'atlas ; il peut s'enfoncer entre les deux où passe l'artère, sous-jacente et accolée au ventre postérieur du digastrique, entre ce muscle et celui qu'on appelle l'oblique supérieur (**c**).

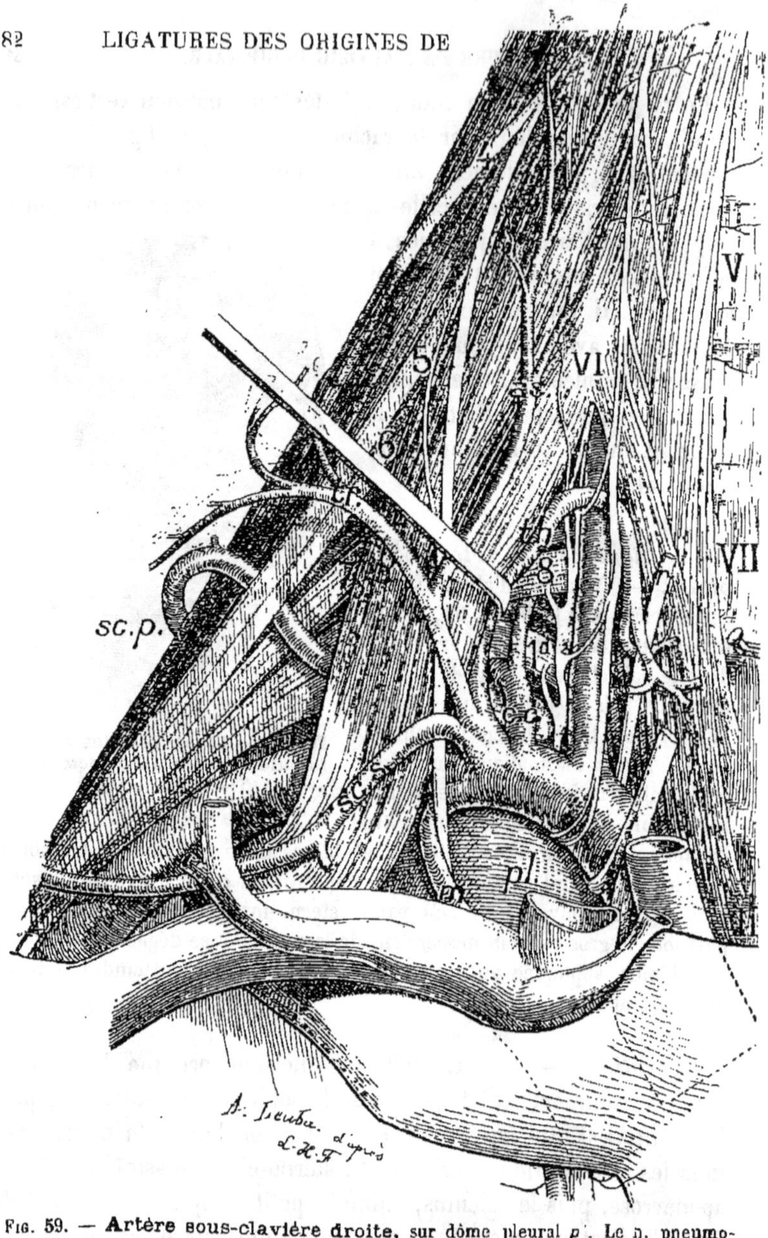

FIG. 59. — **Artère sous-clavière droite,** sur dôme pleural *p'*. Le n. pneumo-gastr. descendu devant donne par-dessous le récurrent *r*. La chaine sympathique l'enlace et plus haut l'a thyroid. inf. *th.* et la vertébrale qui perce l'ap. transv. de la 6ᵉ vert. cerv. VI'. Les chiffres 1ᵈ, 8, 7, 6, 5 numérotent les racines du plexus brach. De 4 descend devant le m. scal. ant. le n. phrénique qu'embrasse l'a. mam. int. *m.*; *c. c.* a. costo-cervicale : l'intercostale sup. redesceud derrière plèvre, la cerv. prof. s'enfonce par-dessus côte. Le tronc thyro-bicervico-scapulaire donne *ta*. a. thyr. inf.; *as* cerv. ascend.; *tr.* cerv. transv. superf. a. du trapèze; *sc. s.* scapul. sup. rétro-clav. La scap post. *sc. p* (cerv. transv. prof.), traverse les racines du plexus brachial.

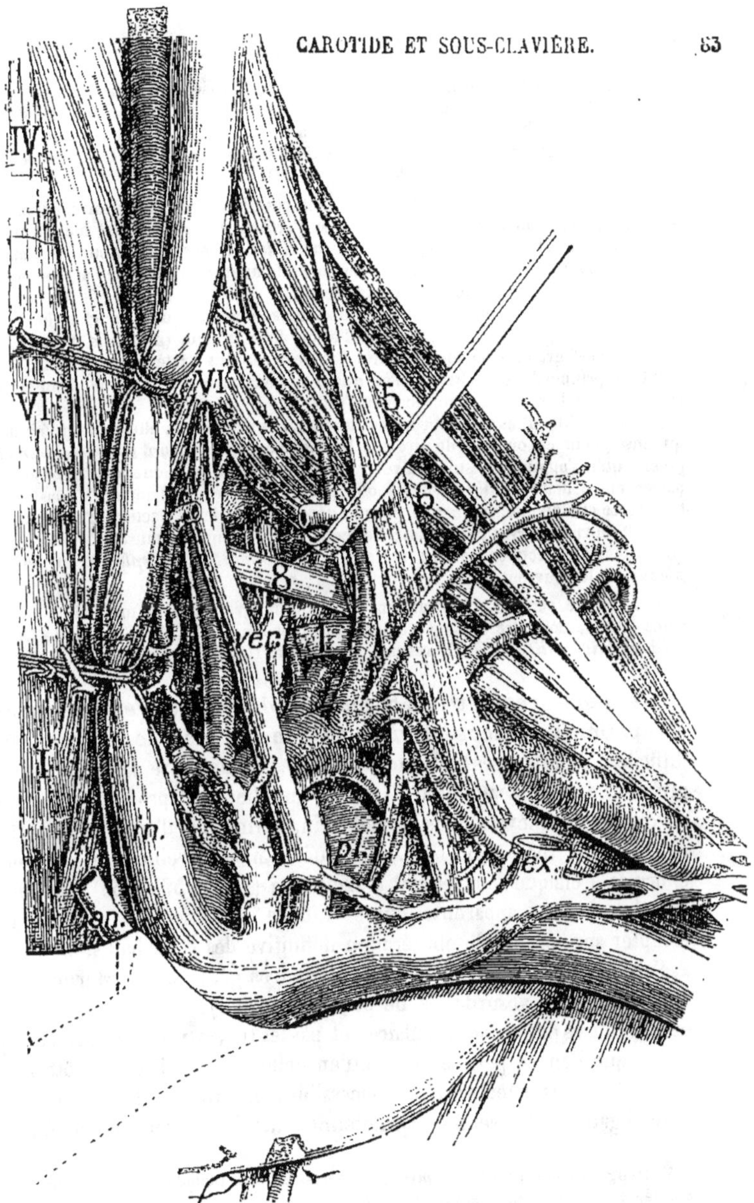

Fig. 60. — Artère sous-clavière gauche, sur dôme pleural *pl*. Nerfs numérotés 1, 8, 7, 6, 5. Veine sous-clav. et affluentes jugulaires : externe *ex*., interne *In*., antérieure *an*.. et vertébro-cervicale *ver*, rendue visible par le crochet et les ficelles après section de l'arc art. thyroïde inf. qui de ce côté ne donne pas l'art. du trapèze née plus bas. L'on voit bien l'art. cerv. prof. quitter l'intercost. sup. pour monter devant le premier nerf dorsal, le col costal, la 1re ap. transv. dorsale, derrière la 7e ap. transv. cerv. d'où arrive sa veine pour joindre la vertébrale, embrasser l'art. sous-clav., etc. La carotide et la jugul. tirées en dedans, découvrent la crosse lymphat. du canal thoracique où aboutissent les vaiss. prof. et superf. des territoires environnants.

Notes. — (a) On peut lier l'origine même de ce vaisseau en utilisant la partie supérieure de l'incision recommandée pour la carotide externe; la portion verticale du grand hypoglosse qui embrasse le côté externe de l'artère occipitale, serait le point de repère. Donc, après avoir trouvé l'anse du nerf, il suffirait d'en disséquer le tronc, en remontant vers le crâne pour découvrir l'artère (v. 5, fig. 61).

(b) Après avoir incisé le splénius, il n'est pas absolument nécessaire de couper le petit complexus; on peut, en effet, trouver l'artère, en la cherchant bien, à un doigt au-dessous et en arrière des rugosités *tangibles* du bord postérieur de l'apophyse mastoïde : la figure 61 vous le dit. Exceptionnellement, il arrive que l'artère occipitale reste plus superficielle que le petit complexus.

Il n'y a pas d'autre manière de lier l'occipitale à moins qu'on en cherche l'origine dans la région parotidienne, comme je l'ai dit dans la note (a), dans l'anse descendante du nerf grand hypoglosse repère. Car ce n'est plus l'artère occipitale mais seulement sa principale branche cutanée que l'on découvre sur la ligne demi-circulaire supérieure de l'os, entre la mastoïde et l'inion.

Quant aux difficultés que rencontrent quelquefois des élèves, elles sont du fait de ceux qui enseignent en oubliant de dire que le vaisseau monte d'abord *embrassé par l'hypoglosse*, qu'il s'applique ensuite au ventre postérieur du digastrique pour aller en arrière passer entre deux saillies osseuses où le doigt pénètre facilement, la mastoïde et la transverse atloïdienne, enfin que pour le découvrir au lieu d'élection. c'est-à-dire avant qu'il ait fourni sa principale collatérale, celle qui descend aux muscles de la nuque, il faut entamer ou couper les trois muscles : *sterno-mastoïdien*, *splénius* et *petit complexus* qui le couvrent.

(c) La veine occipitale recevant en ce point un gros rameau mastoïdien venant du sinus latéral, doit être ménagée autant que possible. — V. Tharsile Valette (*Mém. de méd. et chir. milit.*, 1852, IX) résumé par Chauvel (*Occipitale*, in *Dict. encyclop.*).

§ 4. ***Ligatures du tronc brachio-céphalique et des artères carotide primitive et sous-clavière près de leur origine.*** — Ces ligatures, difficiles, désastreuses[1] et exceptionnelles, peuvent se faire par le même procédé. Les vaisseaux qu'il s'agit de chercher sont profondément situés, au contact des plèvres dans le médiastin, environnés d'organes importants, nerfs, canal thoracique, etc., masqués par des veines qui deviennent énormes à chaque mouvement d'expiration (v. fig. 59 et 60). De plus, en cas de réussite apparente d'une difficile opération, il ne faut guère compter sur une solide oblitération définitive des deux bouts.

Pour arriver sur les vaisseaux, on est très gêné par le sternum (Chassaignac trouvait absurde de ne pas le réséquer), très gêné aussi par les embouchures des veines jugulaires et par les troncs veineux brachio-céphaliques que l'on ne peut écarter qu'en dehors et en bas. Le côté interne ou trachéal des artères est seul accessible; encore faut-il éviter ou couper entre ligatures, les veines thyroïdiennes inférieures quelquefois énormes.

1. 16 ligatures du *tronc innominé*, 15 morts. Un seul malade auquel la carotide avait été liée en même temps a survécu dix ans.

13 ligatures de la première portion des sous-clavières, 13 morts.

6 ligatures simultanées des origines de la sous-clavière et de la carotide, 6 morts.

Tandis que 13 ligatures de la sous-clavière entre les scalènes ont donné 9 morts et 4 guérisons. — 254 ligatures de la sous-clavière en dehors des scalènes, 134 morts. 120 guérisons. (Voyez pour plus juste appréciation : Wyeth, *loc. cit.*).

Aujourd'hui, avec une asepsie parfaite, l'on traite avec de moins mauvais résultats les anévrysmes rapprochés de l'aorte par une, deux et même trois ligatures distantes en aval (carotide, sous-clavière ou axillaire et vertébrale.) C'est la méthode de Brasdor

C'est donc *de dedans en dehors* qu'il faut aborder le tronc brachio-céphalique et l'origine des carotides et sous-clavières. Aussi le chirurgien peut-il se placer indifféremment du côté malade ou de l'autre côté. Dans l'extrémité supérieure de la plaie il trouvera facilement la carotide, grâce au point de repère fourni par le tubercule de la sixième vertèbre, accessible dans la partie culminante de l'incision, et pourra, en suivant ce vaisseau, descendre sur son origine, sur le tronc brachio-céphalique et sur la sous-clavière droite :

Du côté gauche, après avoir suivi de même la carotide en bas et l'avoir légèrement écartée en dehors, il pourra, avec le doigt, sentir et comprimer la sous-clavière au-dessous de la tête de la première côte.

Des deux côtés, la *trachée*, si facile à sentir, est le b n point de repère. Le tronc brachio-céphalique est appliqué en avant. Il se bifurque derrière l'articulation sterno-claviculaire, dont il est éloigné de l'épaisseur du tronc veineux droit que l'on réussit à maintenir en dehors toutes les fois qu'il ne reçoit pas une veine inextensible jugulaire antérieure ou thyroïdienne. Au besoin, on coupe celle-ci entre deux ligatures. Pour arriver à placer le fil sur le milieu du tronc brachio-céphalique à sa partie moyenne, à un doigt de son origine et de sa terminaison, il faut aussi abaisser notablement le tronc veineux innominé gauche et plonger derrière le sternum.

Tronc brachio-céphalique. — Le malade est placé et le chirurgien se place comme pour lier l'artère carotide droite.

Sur le muscle sterno-cléido-mastoïdien, à $0^{m},06$ au moins au-dessus de la clavicule, commencez une incision qui descende sur l'intervalle des chefs de ce muscle jusqu'à l'os et se recourbe alors horizontalement en dedans jusqu'au delà de la ligne médiane ; simulant une L à angle obtus. — Coupez le faisceau sternal du muscle près de ses insertions, sur la sonde ou sur l'os. Séparez-le du faisceau claviculaire et faites-le rejeter en dedans par l'aide qui écarte la lèvre interne; celle-ci d'anguleuse devient convexe. — Près de cette lèvre et de la *trachée* (point de repère), loin de la veine jugulaire, incisez, en un ou deux temps, sur la sonde insinuée de haut en bas sous leur bord externe, les muscles cléido-hyoïdien et sterno-thyroïdien. Donnez-les à l'aide qui déjà tient la peau et le faisceau coupé sterno-mastoïdien, afin qu'il les écarte en dedans avec son large rétracteur. Incisez pareillement ou plutôt, déchirez avec deux pinces un feuillet aponévrotique profond dans lequel sont des veines thyroïdiennes ; si vous ne pouvez faire écarter celles-ci facilement, coupez-les entre deux ligatures. — Plongez le doigt indicateur dans la partie culminante de l'incision et cherchez-y le

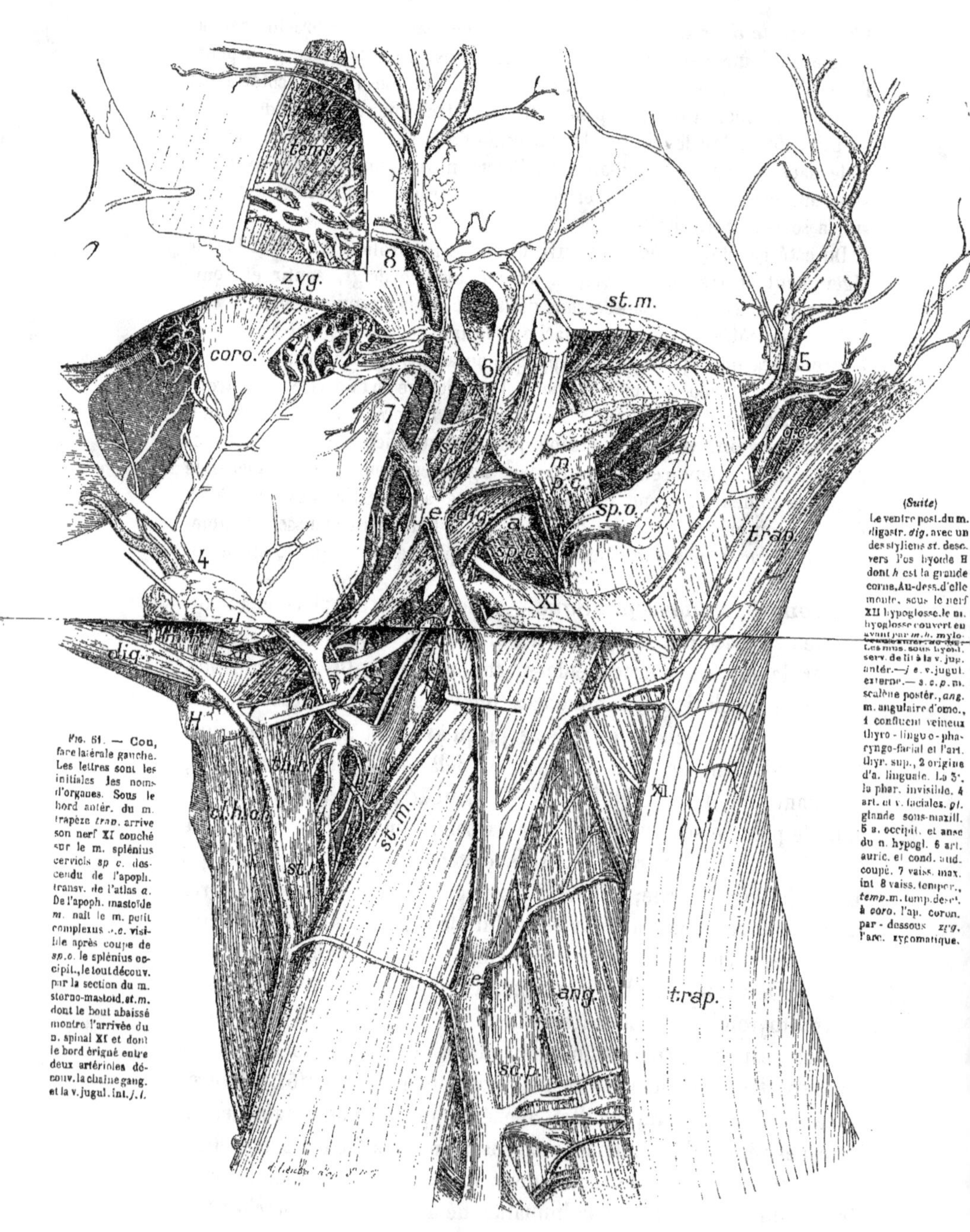

Fig. 61. — Cou, face latérale gauche. Les lettres sont les initiales des noms d'organes. Sous le bord antér. du m. trapèze *trap.* arrive son nerf XI couché sur le m. splénius cervicis *sp c.* descendu de l'apoph. transv. de l'atlas *a.* De l'apoph. mastoïde *m.* naît le m. petit complexus *p.c.* visible après coupe de *sp.o.* le splénius occipit., le tout découv. par la section du m. sterno-mastoid. *st.m.* dont le bout abaissé montre l'arrivée du n. spinal XI et dont le bord érigné entre deux artérioles découv. la chaîne gang. et la v. jugul. int. *j.i.*

(*Suite*)

Le ventre post. du m. digastr. *dig.* avec un des styliens *st.* desc. vers l'os hyoïde H dont *h* est la grande corne. Au-dess. d'elle monte, sous le nerf XII hypoglosse, le m. hyoglosse couvert en avant par *m.h.* mylo-[illegible]. Les mus. sous hyoïd. serv. de lit à la v. jug. antér. — *j e.* v. jugul. externe. — *s. c. p.* m. scalène postér., *ang.* m. angulaire d'omo., 1 confluent veineux thyro-linguo-pharyngo-facial et l'art. thyr. sup., 2 origine d'a. linguale. La 3°, la phar. invisible. 4 art. et v. faciales. *gl.* glande sous-maxill. 5 a. occipit. et anse du n. hypogl. 6 art. auric. et cond. aud. coupé. 7 vaiss. max. int 8 vaiss. tempor., *temp.* m. temp. desc[illegible]. à *coro.* l'ap. coron. par-dessous *zyg.* l'arc. zygomatique.

tubercule carotidien et la carotide; puis descendez en suivant ce vaisseau aussi bien que possible. Rappelez-vous que le tronc brachio-céphalique est dans le thorax, en arrière et loin du sternum, *en avant et près de la trachée* qu'il touche et que révèle sa dureté. Avec le deuxième doigt de la main gauche introduit dans la plaie, si vous êtes placé du côté opéré (avec un écarteur tenu par un aide sûr dans le cas contraire), accrochez, tirez en dehors et en bas et protégez les gros troncs veineux, pendant que l'index de la même main cherche à isoler le tronc artériel et guide une longue pince qui en déchire, petit à petit, la gaine celluleuse, en l'attaquant par le côté interne. — Passez un porte-fil courbe de dehors en dedans, et liez, si vous le pouvez, à égale distance de l'origine et de la terminaison du vaisseau, c'est-à-dire très profondément.

§ 5. ***Ligature de la mammaire interne.*** — Cette artère descend derrière les cartilages costaux qu'elle croise, et n'est accessible que dans leurs intervalles, c'est-à-dire à travers la peau, le grand pectoral, l'aponévrose qui continue le muscle intercostal externe, et enfin les fibres de l'intercostal interne. Elle chemine dans le tissu sous-pleural lâche et facile à déchirer ; elle est accompagnée d'une veine principale située en dedans et facile à isoler ; on la trouve à environ $0^m,01$ du bord externe du sternum, plus près si cet os est large, plus loin s'il est étroit.

Dans l'un des trois ou quatre premiers espaces intercostaux, faites une incision transversale de $0^m,04$ qui empiète sur le bord externe du sternum. Séparez les fibres du grand pectoral avec le bistouri et mettez à nu le bord sternal et l'aponévrose intercostale (**a**). Coupez cette aponévrose, coupez aussi les fibres plus ou moins rouges placées dessous, avec précaution (bistouri mousse ou boutonné (**b**). Tant que le doigt explorant le fond de la plaie, y sent de la résistance et des fibres, il n'y a pas de danger, on n'est pas encore sur la plèvre. — Enfin, dénudez avec deux pinces qui déchirent facilement le tissu cellulaire.

Notes. — (a) Il faut placer deux écarteurs pour élargir la plaie. Il est probable que, sur le vivant, une incision oblique serait préférable, car elle diviserait quelques faisceaux musculaires qui se rétracteraient immédiatement.

(b) Quand on opère dans cette région qui peut être, comme le ventre, brusquement soulevée par un effort respiratoire, la main qui tient le bistouri doit s'appuyer sur le malade, afin de suivre *forcément* tous les mouvements du plan sur lequel elle incise.

CHAPITRE II

LIGATURES DES ARTÈRES DU SYSTÈME AORTIQUE INFÉRIEUR

ARTICLE PREMIER

LIGATURE DE L'ARTÈRE PÉDIEUSE

Quand cette artère est normale, elle continue la tibiale antérieure. Celle-ci, au niveau du ligament annulaire, passe sous le muscle extenseur

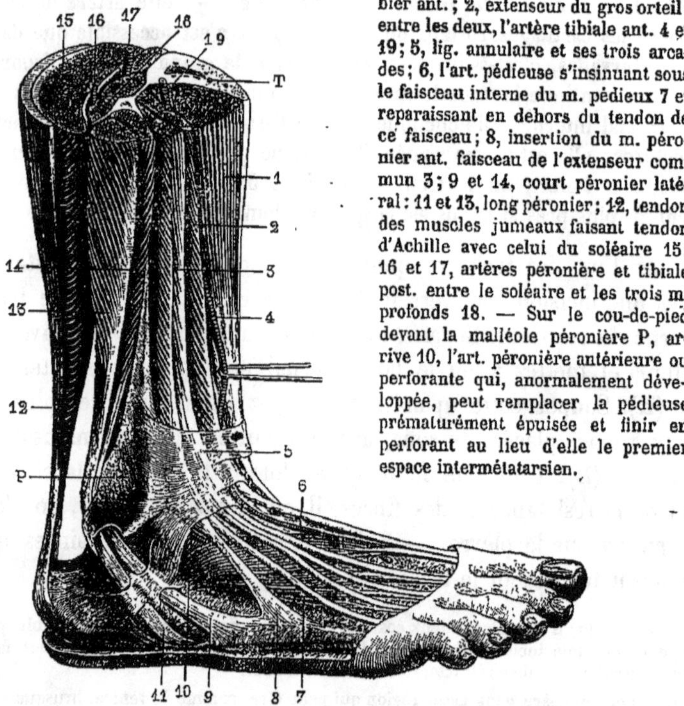

Fig. 62. — **Muscles et troncs artériels de la jambe et du dos du pied.** — Pour l'intelligence des articles suivants, revoyez d'abord cette anatomie. — 1, m. jambier ant.; 2, extenseur du gros orteil; entre les deux, l'artère tibiale ant. 4 et 19; 5, lig. annulaire et ses trois arcades; 6, l'art. pédieuse s'insinuant sous le faisceau interne du m. pédieux 7 et reparaissant en dehors du tendon de ce faisceau; 8, insertion du m. péronier ant. faisceau de l'extenseur commun 3; 9 et 14, court péronier latéral: 11 et 13, long péronier; 12, tendon des muscles jumeaux faisant tendon d'Achille avec celui du soléaire 15; 16 et 17, artères péronière et tibiale post. entre le soléaire et les trois m. profonds 18. — Sur le cou-de-pied devant la malléole péronière P, arrive 10, l'art. péronière antérieure ou perforante qui, anormalement développée, peut remplacer la pédieuse prématurément épuisée et finir en perforant au lieu d'elle le premier espace intermétatarsien.

du gros orteil, et reparaît en dehors du tendon de ce muscle avec le nom de pédieuse, couverte seulement par les téguments du cou-de-pied. Bientôt, le faisceau interne du pédieux l'aborde, la couvre et la croise, la laissant reparaître en dehors de son tendon, au moment où elle se termine en perforant l'origine du premier muscle interosseux dorsal, afin de gagner la plante du pied (fig. 62). Donc le vaisseau est accessible (beaucoup trop à l'herminette des charpentiers) : soit sur le dos du tarse, *en dedans* du premier faisceau du pédieux, soit dans l'extrémité postérieure du premier espace intermétatarsien, *en dehors* du tendon de ce même faisceau. En ce point-ci, l'on est sûr de rencontrer l'artère, qu'elle soit *normale ou anormale*. Dans ce dernier cas qui est fréquent, l'artère fait suite généralement à l'interosseuse ou perforante péronière et s'avance sous le corps du pédieux, de dehors en dedans. En cas d'anomalie, la place ordinaire de l'artère pédieuse est toujours occupée par deux veines flanquant une artériole qui finit la tibiale antérieure épuisée.

On n'arrive sur l'artère pédieuse qu'en divisant ou déchirant plusieurs feuillets aponévrotiques résistants et en écartant quelques filets nerveux.

Opération. — Malade couché sur le dos, jambe étendue. L'opérateur, placé en dehors, cherche du doigt l'extrémité postérieure dé-

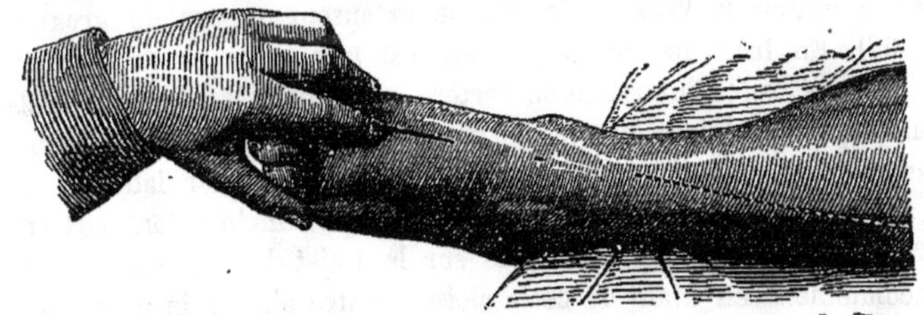

Fig. 63. — Ligature de l'art. pédieuse. — L'indicateur gauche a trouvé l'extrémité postérieure du premier espace intermétatarsien et s'y enfonce. L'incision va en partir et se diriger vers le milieu de l'espace intermalléolaire marqué en regardant bien en face. Elle côtoie de loin (0m,01) le tendon de l'extenseur propre dont on voit le relief.

pressible du premier espace intermétatarsien (fig. 63) ; il trace une ligne de ce point vers le milieu du cou-de-pied regardé en face.

Sur la ligne indiquée, partant de l'extrémité postérieure du premier espace intermétatarsien (ou s'y terminant, suivant le côté), faites sur le tarse une incision de 0m,04, parallèle au tendon visible du long extenseur du gros orteil, mais à distance de ce tendon, à 0m,01 en dehors. En coupant le tissu cellulaire, évitez les veines superficielles et les nerfs. Cherchez, dans la partie postérieure de la plaie, à voir ou à sentir le faisceau interne, rouge, du muscle pédieux ; incisez l'aponévrose dessus et reconnaissez les fibres de ce muscle (a). — Son bord interne étant légèrement écarté en dehors vous laissera voir l'artère entre ses deux veines. Si vous ne trouvez qu'une artériole, cherchez dans l'extrémité métatarsienne de la plaie, mais, cette fois, en dehors du tendon pédieux : l'artère anormale y vient plonger presque certainement.

Note. — (a) L'incision indiquée répond à la jonction des fibres musculaires rouges et du tendon ; on cherche et l'on trouve donc celles-là dans l'extrémité postérieure de la plaie, celui-ci dans l'extrémité antérieure.

L'incision est à deux fins et peut servir pour lier l'artère normale ou anormale.

ARTICLE II

LIGATURES DE L'ARTÈRE TIBIALE ANTÉRIEURE

Cette artère, accompagnée de deux veines et d'un petit nerf placé devant, longe le côté externe du muscle jambier antérieur, son acolyte. En haut, elle est tout au fond de l'unique interstice de la région jambière antérieure (fig. 70) ; en bas, dans le plus interne des deux interstices, entre le muscle jambier et le muscle extenseur propre du gros orteil (fig. 67). En haut, le muscle jambier est *très large* et l'extenseur des orteils *très étroit* ; l'interstice de l'artère est donc très loin de la crête du tibia. Une forte *cloison aponévrotique* servant aux insertions musculaires sépare le muscle extenseur commun du long péronier latéral ; si l'on se guide exclusivement sur la dépression longitudinale qu'on peut sentir, même à travers la peau, à peu près sur le trajet de l'artère, on pénètre immédiatement en avant de cette cloison, entre elle et le muscle extenseur commun dont on est par suite obligé de déchirer les insertions pour arriver en dedans sur les vaisseaux. Autrefois, S. Cooper, d'après Bell, recommandait de suivre cette mauvaise voie, sans doute à cause de la difficulté qu'il y a de trouver d'emblée le bon et commode interstice.

Venue d'arrière par perforation du ligament interosseux et longtemps profonde devant ce ligament, la tibiale antérieure l'est moins vers le cou-de-pied, où elle passe au milieu de l'espace intermalléolaire. Pour viser ce milieu, on se place *en face*, devant le membre, un doigt sur chaque malléole, et l'on fait une marque qui doit répondre au *bord externe du tendon du jambier antérieur*, facile à sentir et à voir, surtout à l'aide de mouvements provoqués.

Sachant trouver l'artère tibiale antérieure à la partie supérieure et à la partie inférieure, c'est un jeu de la découvrir au milieu de la jambe.

Je n'ai donc que deux opérations à décrire : 1° la ligature au-dessus du ligament annulaire ; 2° la ligature à la partie supérieure.

Pour tracer la *ligne d'opération*, prenez la tête du péroné entre le pouce et l'index, sentez la *dépression* qui est en avant, entre cette tête et le tubercule du fascia lata ou de Gerdy (*p* et *t*, fig. 64 et 65)[1]. De cette *dépression antépéronière*, tirez une ligne droite qui aboutisse au milieu du cou-de-pied regardé en face, en dehors de la saillie sensible et visible du tendon jambier antérieur.

Le malade est couché sur le dos, la jambe allongée et tournée en dedans par l'aide qui tient le pied, prêt à le fléchir au besoin. — L'opérateur se place en dehors du membre.

§ 1. ***Au-dessus du ligament annulaire.*** — Sur la ligne indiquée, commençant ou finissant (suivant le côté) à deux doigts au-dessus de l'articulation, faites en deux temps, d'abord à la *peau*, puis hardiment à l'*aponévrose*, une incision qui remonte à $0^m,06$ plus haut. — Soulevez avec la sonde cannelée la lèvre interne de l'aponévrose, insinuez dessous l'index gauche et portez-le sentir la

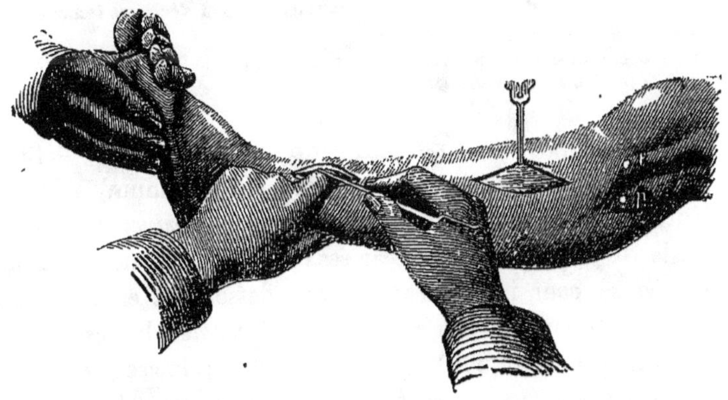

FIG. 64. — **Ligature de l'art. tibiale antérieure** (*à la partie inférieure*). — Un aide tient le pied et le fléchit. L'opérateur a soulevé la lèvre interne de l'aponévrose avec la sonde pour lui permettre de glisser son doigt dessous et d'aller à la crête du tibia. Après s'être assuré qu'il n'a rien refoulé, il ramènera son index gauche en dehors et laissera s'échapper en dedans un seul tendon, celui du jambier antérieur. On voit, à la partie supérieure, une sonde cannelée glissée en travers sous l'aponévrose jambière; son bec a été arrêté par la *cloison* qui sépare le long péronier de l'extenseur commun. En coupant sur la sonde on sera donc assuré de croiser l'interstice au fond duquel est l'artère.

crête tibiale (fig. 64) sans rien refouler (a). Alors, ramenant doucement le doigt en dehors, accrochez légèrement tous les tendons :

1. Prendre ce tubercule comme point de départ de la ligne d'opération, c'est oublier la grande largeur du muscle jambier antérieur et s'exposer à tomber sur ce muscle beaucoup trop en dedans de l'interstice cherché (faute très commune).

laissez-en échapper en dedans un seul et ne bougez plus (b). Vous êtes dans le bon interstice, ouvrez-le de *bas en haut* avec la sonde cannelée. Le pied étant alors fléchi, les bords de la plaie obéissent facilement à deux écarteurs. — En dedans, accolée à la face externe du tibia et des dernières fibres du jambier, vous trouvez l'artère entre ses deux veines. Le faisceau vasculaire est peu profond, mais très mobile; aussi faut-il le fixer en pinçant la gaine celluleuse pour pouvoir isoler l'artère avec la sonde (c).

Notes. — (a) Assurez-vous sans déposer le bistouri, en tâtant avec un doigt de la main droite, porté sans danger en dedans sur la peau, que le tendon du jambier n'a pas été refoulé, poussé, par le doigt gauche vers la crête du tibia.

Je suis bien plus sûr de mon doigt que de la sonde. Cependant celle-ci, plus facile à tenir propre, peut le remplacer pour accrocher et attirer d'abord en dehors tous les tendons, et ensuite n'en laisser qu'un seul s'échapper et retourner en dedans. Toujours le contrôle d'un doigt de l'autre main, tâtant à l'extérieur de la plaie, à travers sa lèvre interne, est indispensable.

(b) Le tendon de l'extenseur propre du gros orteil glisse et s'échappe facilement avec celui du jambier; il faut y prendre garde.

(c) On opère ainsi pour lier l'artère dans toute la moitié inférieure de la jambe et même à la partie moyenne.

§ 2. *A la partie supérieure de la jambe* (a). — Sur la ligne indiquée, faites une incision de $0^m,08$ (minimum) à la peau et au tissu cellulaire, jusqu'à l'aponévrose *exclusivement*. — Les deux lèvres de la plaie étant écartées, près de l'interne ponctionnez l'aponévrose pour introduire la sonde dessous et en travers, de dedans en dehors, jusqu'à ce que vous éprouviez la résistance de la cloison aponévrotique (b) (Voy. fig. 64 et 65). Incisez l'aponévrose en travers sur la sonde : vous allez croiser sûrement le bon interstice et ne pas dépasser le mauvais (c). Explorez cette incision avec le doigt gauche ou le bec de la sonde suivi de l'œil (fig. 65). Vous heurterez, à l'extrémité externe de votre incision, la cloison fibreuse : à quelques millimètres en dedans, par conséquent extrêmement loin de la crête tibiale, vous verrez un interstice qu'entr'ouvrira attentivement le bec de la sonde (v. plus loin fig. 70). Vous pourrez utiliser pour votre recherche la mobilité des fibres de l'extenseur commun provoquée par la flexion répétée du petit orteil.

Au-dessus et au-dessous de l'incision transversale, coupez l'aponévrose en long, sur le bon interstice trouvé. Ouvrez cet interstice délicatement avec le doigt, *de bas en haut*, après avoir fait fléchir le pied (d). Vous rencontrerez quelquefois un peu de graisse, souvent de petits vaisseaux visibles témoignant que vous êtes dans le bon chemin, toujours le nerf isolé et petit, puis au fond, l'artère et ses deux veines. — Pour dénuder et charger le vaisseau, un aide,

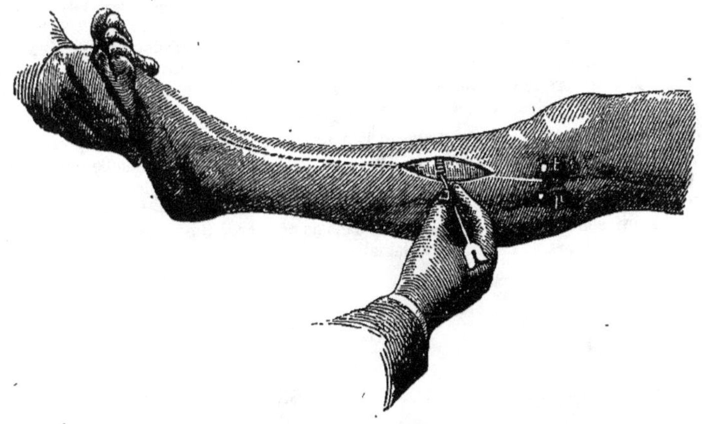

FIG. 65. — **Ligature de l'art. tibiale antérieure** (*partie supérieure*). — Après la section de la peau, il a été fait à l'aponévrose, sur la sonde, une incision transversale (v. fig. 64). — La sonde reprise de la main droite et suivie de l'œil (ainsi que du doigt gauche qui intervient de temps en temps), explore celle-ci de dedans en dehors et, loin de la crète tibiale, s'arrête sur le premier interstice, facile à ouvrir et dépourvu de cloison aponévrotique; ou bien va au second, au mauvais, reconnaître la cloison qui vibre sous l'instrument, pour revenir ensuite au bon, au premier, à quelques millimètres en dedans.

à défaut de larges écarteurs, enfoncerait sur le cadavre ses pouces fléchis, profondément dans les extrémités de la plaie pour la faire bayer largement jusqu'au fond et donner ainsi accès à la lumière et aux instruments.

Un porte-fil à petite courbure est indispensable; encore ne peut-on l'engager que très *obliquement* sous le vaisseau.

Notes. — (a) Cette opération est d'autant plus difficile qu'on la fait plus haut. Donc l'incision sera faite le plus bas possible et son extrémité supérieure restera toujours à trois doigts *au moins* au-dessous de l'articulation. C'est surtout pour lier à cette hauteur, c'est-à-dire au-dessus du milieu de la jambe, qu'il faut diriger l'incision vers la dépression anté-péronière et non vers le tubercule de Gerdy. En se fiant à ce dernier repère qui indique bien la direction de l'artère mais pas celle de l'interstice, on tombe, à moins d'une maigreur extrême, en plein sur le muscle jambier, beaucoup trop en dedans.

(b) Cette cloison aponévrotique, vrai tendon originel, sépare l'extenseur commun des péroniers. Sa résistance se fait sentir au bec de la sonde, quels que soient les tâtonnements qu'on impose à l'instrument. Ces tâtonnements sont utiles, car quelques fibres de l'aponévrose superficielle peuvent arrêter l'instrument avant qu'il soit suffisamment enfoncé. Il faut cependant pousser avec douceur.

(c) Un opérateur exercé peut se permettre d'inciser d'emblée l'aponévrose en long sur a ligne dépressible. On tombe ainsi généralement *au voisinage* du bon interstice.

La recherche méthodique et sûre que je ne conseillais qu'avec timidité dans la première édition de cet ouvrage est décidément préférable. J'ai vu maints réfractaires se repentir d'avoir voulu faire le malin.

En effet, quand on cherche à lier l'artère tibiale par le procédé classique, on coupe d'abord l'aponévrose en long, et *ensuite en travers*, car les lèvres ne s'écarteraient pas suffisamment sans ce débridement. En commençant par l'incision longitudinale, on risque de manquer l'interstice ordinairement invisible; au contraire, l'incision transversale faite la première le rencontre certainement, puisqu'elle le croise : elle permet de le reconnaître et de fendre ensuite l'aponévrose juste dessus.

(d) Comme la section transversale de l'aponévrose, la flexion du pied a pour but de permettre l'écartement des parois de l'auge profonde au fond de laquelle est l'artère. Cet écartement ne peut s'obtenir suffisant, qu'en faisant mettre, sur le cadavre, les deux pouces de l'aide comme il est indiqué, ou mieux en se servant des larges bouts de mes écarteurs qui sont coudés à angle droit et dans ce cas particulier, sont placés et agissent comme des écarteurs de commissure labiale.

ARTICLE III

LIGATURES DES ARTÈRES POSTÉRIEURES DE LA JAMBE

Les artères tibiale postérieure et péronière, flanquées de veines volumineuses, sont appliquées par une aponévrose derrière la couche profonde des muscles de la jambe. Le gros nerf tibial postérieur est situé entre les deux faisceaux vasculaires et sur le même plan (fig. 66 et suiv.).

L'*artère péronière*, généralement la moins volumineuse, disparaît ordinairement en pénétrant dans le muscle sous-jacent (fléchisseur du gros orteil), et, par conséquent, ne doit être cherchée que dans le mollet.

Au contraire, l'*artère tibiale postérieure*, sans diminuer notablement de volume, car elle est mère des plantaires, descend et passe derrière la malléole interne, avec le nerf homonyme qui s'en est rapproché pour aller à la plante du pied. A ce niveau de la malléole, l'artère est en rapport, non plus avec les muscles profonds, mais avec leurs tendons. Pareillement, la couche musculaire superficielle si épaisse et si large qui la recouvrait au niveau du mollet, n'est plus représentée que par le tendon d'Achille. Par conséquent, au voisinage du talon, l'artère tibiale postérieure, simplement masquée par les deux aponévroses superficielle et profonde, est devenue facilement accessible (fig. 66 et 68).

Les deux artères postérieures de la jambe sont accompagnées chacune par deux veines anastomosées, souvent énormes et fort gênantes pour la dénudation. Souvent aussi, en incisant le muscle soléaire, on rencontre des veines intra-musculaires qui inondent la plaie de sang.

Rien n'est plus facile, sur le cadavre, que de découvrir les vaisseaux qui nous occupent; il suffit de fendre les muscles du mollet sur la ligne médiane. On arrive sur le gros nerf tibial postérieur aux côtés duquel sont les faisceaux vasculaires. Arnott et Guthrie recommandent cette voie.

Malgaigne engageait à chercher l'artère poplitée et l'origine de ses branches d'une manière analogue, en se bornant à écarter les jumeaux. Mais si l'on opérait ainsi, il faudrait sacrifier les artères et veines jumelles, ce qui ne me paraît pas un mince inconvénient, à cause de la gêne apportée par l'hémorrhagie, la difficulté ou la lenteur de l'hémostase.

Généralement, on incise de chaque côté et l'on refoule le muscle jumeau correspondant pour ne couper que le soléaire. Arrivé au fond de la plaie, on ne peut atteindre, il est vrai, qu'une artère, et cela pourrait être embarrassant dans un cas d'hémorrhagie d'origine douteuse.

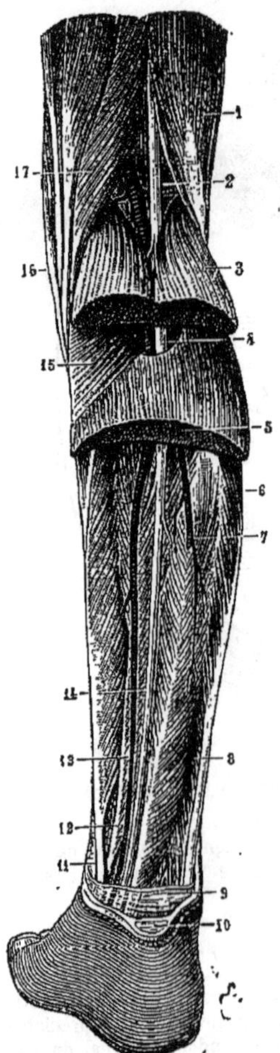

Fig. 66. — **Trajet et rapports des artères postérieures de la jambe droite.** — 1, biceps longé en dedans par le n. sciatique poplité externe; 2, nerf sciatique poplité interne et *artère poplitée*; 3, extrémités supérieures des jumeaux coupés; 4, nerf tibial postérieur et *artère poplitée* traversant l'anneau du muscle soléaire; 5, muscle soléaire coupé; 6, muscle long péronier latéral; 7, muscle fléchisseur propre du gros orteil et *artère péronière* s'engageant dessous; 8, court péronier latéral; 9, aponévrose profonde appliquant les tendons, nerf et vaisseaux derrière les os de la jambe; 10, tendon d'Achille enveloppé par l'aponévrose superficielle; 11, tendon du muscle fléchisseur commun; 12, tendon du muscle jambier postérieur; 13, *artère tibiale postérieure*; 14, nerf tibial postérieur; 15, muscle poplité; 16, tendons des muscles couturier, droit interne, demi-tendineux; 17, muscle demi-membraneux.

Après avoir, à l'aide de cette figure, et de la 62e, bien compris la stratification des muscles de la jambe, consolidez vos connaissances en étudiant patiemment les trois coupes (fig. 67, 68 et 70). Vous serez alors en mesure de découvrir les artères, les nerfs et les tendons de la jambe.

A. — Ligatures de l'artère tibiale postérieure.

Le procédé qui va être décrit le premier convient, avec de légères modifications, pour toute la moitié inférieure de la jambe.

Au voisinage du **milieu**, l'incision faite à un doigt derrière le tibia et la v. saphène, à la peau et à l'aponévrose, permet de voir, de libérer et de refouler le bord charnu du soléaire, ce qui découvre **l'artère** visible à travers l'aponévrose profonde (voy. fig. 67).

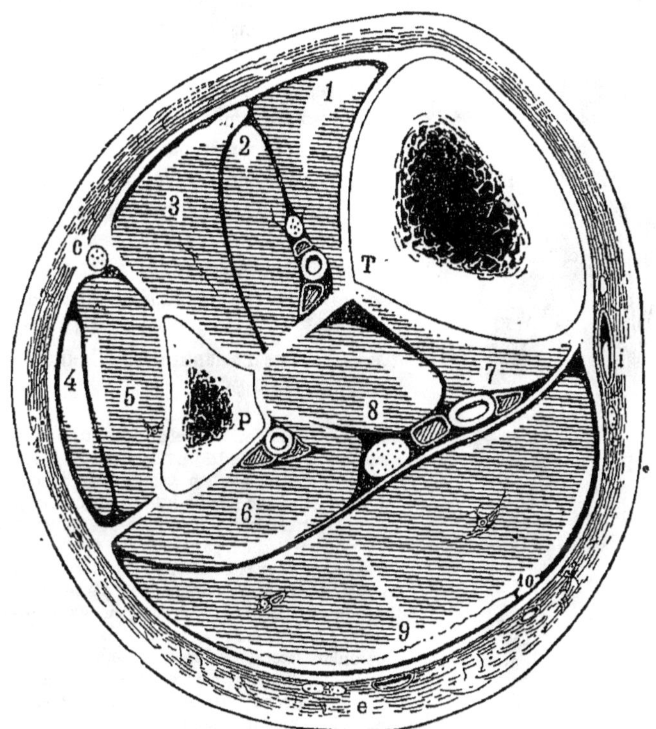

Fig. 67. — **Tranche supérieure d'une coupe de jambe droite au-dessus du tiers inférieur.**

Devant le ligament interosseux : **1**, jambier antérieur; **2**, extenseur propre du gros orteil; **3**, extenseur commun. Entre **1** et **2**, près de la lettre **T** : nerf et vaisseaux tibiaux antérieurs.

En dehors du péroné : **4**, long péronier latéral et ses dernières fibres; **5**, court péronier encore très charnu; **c**, le nerf musculo-cutané devenant sous-cutané.

Derrière les os : **6**, muscle fléchisseur propre du gros orteil et vaisseaux péroniers inclus; **7**, fléchisseur commun; **8**, jambier postérieur couvert par le nerf tibial postérieur ayant à son côté interne les vaisseaux homonymes qu'un feuillet appréciable commence à couvrir; **9**, soléaire, le chiffre est placé sur le tendon terminal dont la lame extérieure est couverte par celui des jumeaux et du plantaire grêle **10**.

La veine saphène externe **e** est sous la peau avec son nerf et l'accessoire; la saphène interne **i**, avec le nerf homonyme bifurqué, avoisine le bord interne du tibia.

§ 1. ***Derrière la malléole*** (a). — Le malade est couché sur le dos et un peu sur le côté à opérer; la jambe, assez fléchie, repose sur sa face externe.

Le chirurgien, placé en dehors, explore la gouttière rétro-malléolaire, sa lèvre antérieure osseuse et sa lèvre postérieure qui est le bord interne du tendon d'Achille. Il connaît la coupe fig. 68.

Dans le milieu de la gouttière rétro-malléolaire, à un doigt derrière

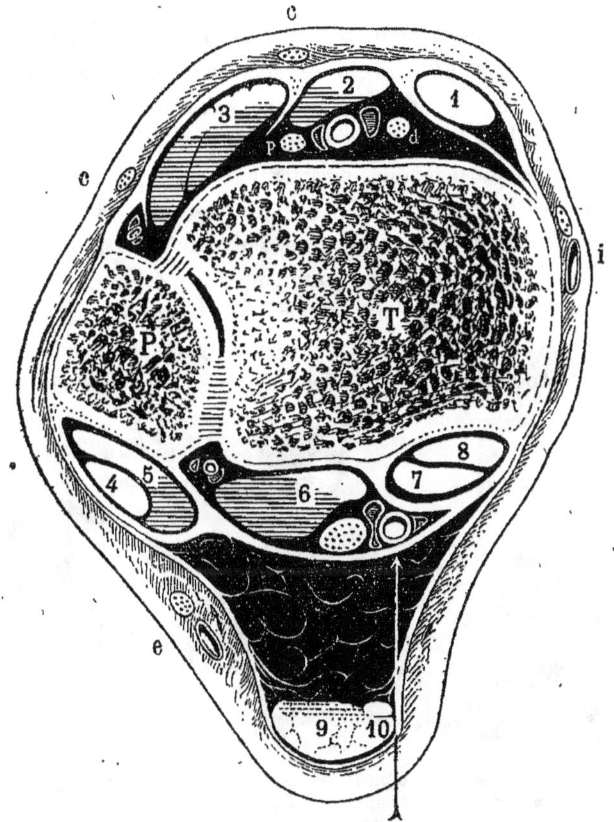

Fig. 68. — **Tranche supérieure d'une coupe de la jambe droite immédiatement au-dessus de l'articulation tibio-tarsienne, à travers les malléoles.** — **T**, tibia; **P**, péroné.

Devant les os, sous l'arcade aponévrotique encore imparfaitement cloisonnée, l'on voit, en allant de dedans en dehors : le tendon jambier antérieur **1**; celui de l'extenseur propre **2** et ses dernières fibres, couvrant les vaisseaux tibiaux antérieurs et le nerf homonyme divisé, **d** pour le dos du pied, **p** pour le m. pédieux; ceux de l'extenseur commun **3** également accompagnés d'un peu de chair musculaire. — Devant le péroné comme aussi derrière, petits vaisseaux péroniers : les premiers sont venus ici après perforation du ligament interosseux.

Derrière les os, une première aponévrose embrasse le tendon d'Achille **9**, le plantaire grêle **10** et la graisse sus-calcanéenne; une seconde applique nerf, vaisseaux et tendons : derrière la malléole péronière, le tendon **4** superficiel et nu du long péronier et le tendon **5** garni des dernières fibres du court péronier; dans la gouttière de la malléole tibiale, les tendons jambier postérieur **8** et fléchisseur commun **7**, celui-ci couvrant celui-là; enfin, au milieu, extrémité du muscle et tendon fléchisseur propre **6** sur lequel est appliqué le gros nerf tibial postérieur ayant à son côté interne l'artère tibiale postérieure et ses veines souvent grosses et variqueuses.

La flèche rasant le bord interne du tendon d'Achille tombe sur les vaisseaux.

Sous la peau : **cc**, terminaisons cut. du n. musculo-cutané; **i**, veine et nerf saphènes internes; **e**, veine et nerf saphènes externes.

le bord postérieur de la malléole et parallèlement à ce bord, faites une incision cutanée de $0^m,05$ qui descende au niveau de la pointe de la malléole (**b**). — Du bout du doigt, touchez l'aponévrose superficielle que tend et soulève le tendon d'Achille, le pied étant fléchi. Coupez cette aponévrose ainsi tendue, directement, assez près dudit tendon (**c** p. 101). — Remettez le doigt dans la plaie, d'abord sur le bord malléolaire, crête presque tranchante, puis sur les tendons, durs et sensibles à travers leur gaine; enfin, plus en dehors, sur l'artère que vous sentirez battre. Cette exploration accomplie, faites écarter le tendon d'Achille et laissez le doigt sur la gaine des tendons pour la protéger pendant que vous introduisez la sonde à côté, en dehors,

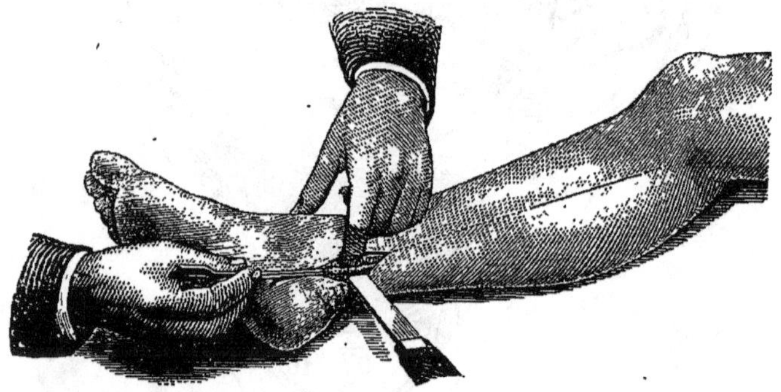

Fig. 69. — **Ligature de l'art. tibiale postérieure** (*derrière la malléole*). — La jambe, légèrement fléchie au jarret, est couchée sur sa face externe. Après l'incision de l'aponévrose superficielle et l'écartement du tendon d'Achille, l'indicateur gauche a senti le bord postérieur de la malléole, puis les tendons, à travers leur gaine qu'il recouvre et protège. En dehors de cette gaine, la sonde est glissée *de bas en haut*, sous l'aponévrose profonde.

et, *de bas en haut*, sous l'aponévrose profonde qui recouvre le paquet vasculo-nerveux (fig. 69) (**d**).

L'aponévrose coupée, vous trouvez l'artère, ses deux veines et le gros nerf qui est en dehors, plus profond. Dénudez en vous aidant de la pince, car les vaisseaux sont très mobiles. Chargez de dehors en dedans et d'arrière en avant.

Notes. — (a) L'artère a pour couvertures: la *peau*, l'*aponévrose superficielle* qui saute de la malléole au tendon d'Achille, l'*aponévrose profonde* (fig. 68).

(b) Plusieurs chirurgiens, Velpeau, Richet, etc., ont recommandé une incision curviligne inscrivant le bord postérieur et le sommet de la malléole dans sa concavité, mais éloignée de la gaine des tendons. De cette manière on trouve l'artère après avoir, avec prudence, coupé le ligament annulaire interne qui résulte de la fusion des deux aponévroses encore distinctes un peu plus haut.

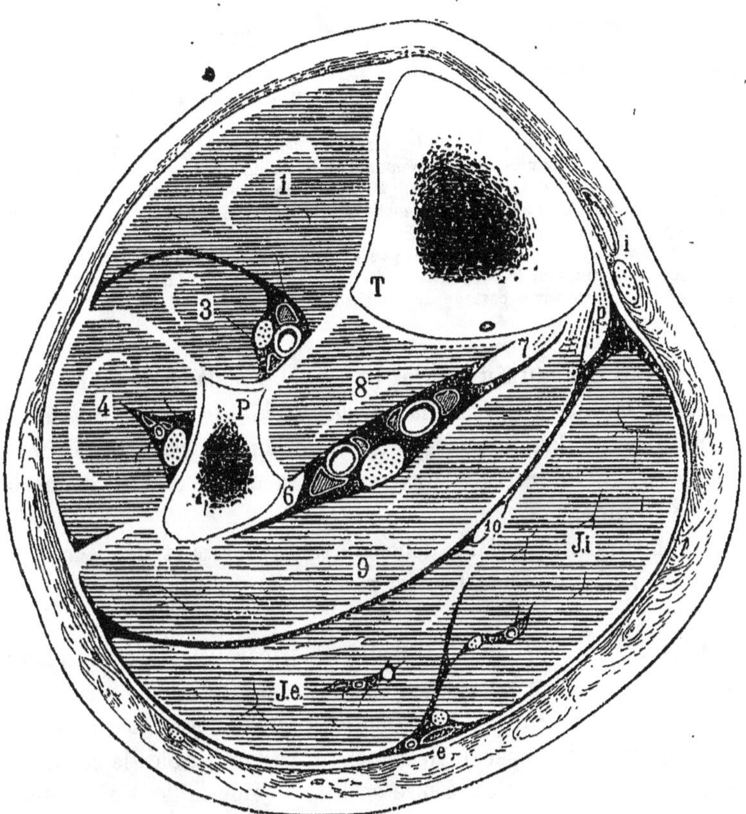

Fig. 70. — **Tranche supérieure d'une coupe du mollet droit.** — Ligament interosseux entre péroné **P** et tibia **T**. Canal nourricier tibial près du chiffre **7**.

Devant les os : **1**, jambier antérieur ; **3**, extenseur commun (le propre ne se voit que plus bas) ; dans l'interstice, artère tibiale antérieure et ses veines ; le nerf qui vient d'arriver est encore externe et non franchement antérieur.

En dehors du péroné : long péronier latéral **4** et, dans son tunnel, nerf musculo-cutané et ramuscules vasculaires satellites.

Derrière les os, la masse du mollet est formée par les jumeaux interne **J.i** et externe **J.e**, nerfs et vaisseaux nourriciers inclus ; la veine saphène externe **e** et son nerf dans leur interstice, encore sous l'aponévrose ; **10**, tendon plantaire grêle.

Le soléaire **9** s'étale sur les vaisseaux et nerfs ; son attache tibiale est couverte par l'extrémité inférieure du poplité **p** ; tout près se trouvent la veine et le nerf saphènes internes **i**. A ce niveau se distinguent bien les tendons originel et terminal de ce muscle soléaire : le terminal couvre la face postérieure du muscle et envoie une cloison partielle dirigée vers le péroné. Le tendon d'origine, plus haut lame continue allant du péroné au tibia, se trouve ici divisé ; il fournit des insertions par ses deux faces mais principalement par la postérieure : la face profonde de la partie tibiale, celle-là même qui couvre l'artère tibiale, n'est point totalement garnie de fibres musculaires (attention !) au contraire de ce qui a lieu pour la partie péronière.

La coupe n'intéresse que l'origine fort mince de **6**, fléch. propre du gros orteil, et **7**, fléch. commun. Le jambier postérieur **8** est déjà bien développé. Sur lui repose le nerf tibial postérieur encore flanqué des artères et veines tibiales post. et péronières.

(c) Quand cette aponévrose est coupée, le doigt pourrait, comme la cheville du boucher suspendant un gigot, s'enfoncer entre le tendon d'Achille et les os de la jambe. L'on est porté, bien à tort, à opérer ce décollement, si l'on oublie la vraie situation de l'artère que l'on ne peut voir qu'en baissant la tête, après avoir attaqué l'aponévrose profonde d'arrière en avant.

(d) On reconnaît que la sonde est bien placée en dehors de la gaine des tendons jambier et fléchisseur commun, aux mouvements de latéralité qu'on peut lui imprimer. Je répète avec insistance qu'il faut insinuer la sonde cannelée de bas en haut; c'est bien plus facile que de haut en bas, car la main qui tient couché l'instrument, a de la place sous le pied, au bout de la jambe.

Humbert m'a fait remarquer qu'une ligne droite, la sonde si l'on veut, conduite d'arrière en avant en rasant le bord interne du tendon d'Achille, venait toucher l'aponévrose profonde juste sur le passage de l'artère (v. flèche de fig. 68).

§ 2. *Au niveau du mollet* (**a**). — Le malade est couché sur le dos et le côté à opérer; la *jambe fléchie*, le *genou écarté* en dehors. Le *mollet*, au-dessus du bord du lit, *porte à faux* et tombe. Un billot placé en travers sous la cuisse écartée donne la bonne attitude.

Le chirurgien, placé en dehors, explore le trajet des veines; il palpe le bord interne du tibia et pince le bord du jumeau.

A un travers de pouce derrière le tibia, parallèlement à son bord interne, aboutissant à la *jarretière*, faites à la peau une incision de $0^{m},10$ (**b**). Coupez l'aponévrose en long sur le bord interne du *jumeau interne* (1er repère). Reconnaissez ce bord, isolez-le et faites-le rejeter en dehors, c'est-à-dire en bas, à l'aide de deux abaisseurs ou d'une large palette (**c**). — Baissez la tête et regardez la face postérieure du soléaire qu'il s'agit d'inciser. Pour attaquer ce muscle perpendiculairement à sa surface, tenez le bistouri *horizontal* (fig. 71) et incisez *d'un bout à l'autre* de la plaie, le plus loin possible du bord interne du tibia (**d**). Mais incisez en plusieurs temps. A chaque coup de bistouri, l'aide écarteur pénètre davantage dans le muscle pour en abaisser la lèvre externe, pendant qu'avec le doigt gauche l'opérateur attire à lui la lèvre interne. Chemin faisant se rencontre, dure et blanche, l'*aponévrose tendineuse intra-musculaire* du soléaire (2e repère); reconnaissez-la et souvenez-vous qu'il n'y a que peu ou point de fibres musculaires dessous (**e**). Coupez-la donc délicatement, ou déchirez-la si vous pouvez. S'il y a des fibres dessous, séparez-les avec la sonde maniée prudemment. — Bientôt, les lèvres du muscle totalement fendu s'écartent et laissent voir et sentir les vaisseaux cherchés et le nerf en dedans duquel ils sont placés. Déchirez la mince aponévrose profonde dans une petite étendue, sur l'artère, autant que possible dans l'inter-

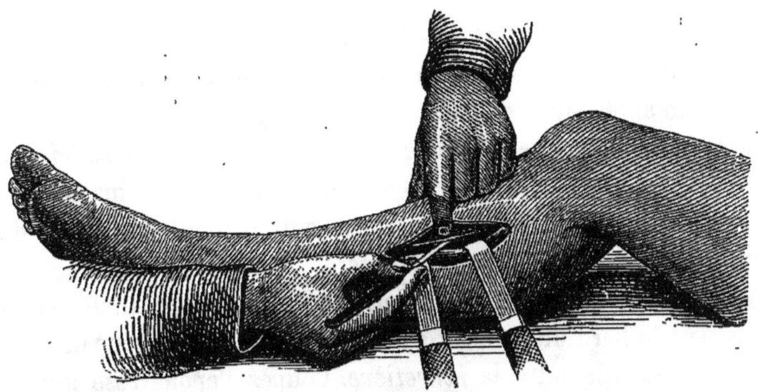

Fig. 71. — **Ligature de l'art. tibiale postérieure** (*au niveau du mollet*). — La jambe, légèrement fléchie, est renversée sur sa face externe. Le muscle jumeau interne, reconnu, est facilement abaissé, car le mollet tombe en raison de l'attitude : genou fléchi, abduction, le membre ne touchant la table que par la fesse et le talon. Le doigt gauche écarte la lèvre antérieure de la plaie; le bistouri horizontal attaque le soléaire, perpendiculairement à sa surface.

valle de deux anastomoses veineuses transversales ; passez l'aiguille courbe de dehors en dedans, de dessous en dessus.

Notes. — (a) L'artère a pour couvertures : la *peau*, l'*aponévrose superficielle*, le bord interne du *jumeau interne* qu'il faut rejeter en dehors, le *soléaire* qu'on est obligé de fendre (fig. 70). L'aponévrose profonde est si ténue qu'elle ne peut pas compter.

(b) Plus bas, le jumeau adhérant au soléaire ne se laisserait pas écarter; l'opération serait plus difficile.

(c) C'est pour permettre cet écartement, cet abaissement, que le mollet doit porter à faux et la jambe être fléchie. Cela facilite énormément le reste de l'opération.

(d) Il faut : 1° tenir le bistouri perpendiculaire à la face postérieure du muscle (c'est-à-dire horizontal vu l'attitude de la jambe) pour arriver par le plus court chemin sur l'artère; 2° inciser *loin* du bord interne du tibia (à $0^m,03$), pour tomber juste sur les vaisseaux qui répondent à peu près au bord externe de l'os.

(e) Si l'on oublie que le plus souvent il n'y a pas de fibres musculaires sous cette lame aponévrotique, on risque, en incisant trop hardiment, ou de fendre les vaisseaux, ou, si l'on tombe en dedans, d'entrer d'emblée et de se perdre dans le m. fléchisseur commun. C'est à redouter quand, sur une jambe variqueuse, le tissu sous-musculaire devenu lardacé ne permet pas aux lèvres du soléaire de glisser et d'ouvrir la fente.

Pour couper l'aponévrose tendineuse intra-musculaire et ne pas faire d'échappade dans la profondeur, on tient toujours le bistouri perpendiculaire (horizontal) et avec l'extrême pointe on raye pour ainsi dire la toile fibreuse. Si l'on tenait à inciser sur une sonde cannelée, il faudrait d'abord la courber suffisamment.

Aussitôt que le soléaire est divisé dans toute son épaisseur, mais pas avant, les lèvres de la plaie musculaire se laissent écarter facilement; c'est un signe à guetter.

B. — Ligature de l'artère péronière.

Au niveau du mollet. — Le malade est couché sur le côté sain, presque sur le ventre. La jambe, fléchie légèrement, repose sur sa face antéro-interne (Revoyez coupe fig. 70).

Cette opération *ressemble à la ligature de la tibiale postérieure* au niveau du mollet. Le chirurgien, placé en face du malade, en dehors du membre, explore la région, suit le bord postérieur du péroné, pince le bord du jumeau externe.

A un grand travers de pouce derrière le péroné, parallèlement à cet os, sur le bord du jumeau externe, faites à la peau une incision de 0m,10, aboutissant à la *jarretière*. Coupez l'aponévrose le long du bord du *jumeau externe* (1er repère); reconnaissez et mobilisez ce bord; faites-le rejeter en dedans par deux écarteurs. — Fendez le soléaire perpendiculairement à sa surface, *d'un bout à l'autre* de la plaie, de manière à tomber sur le bord interne du péroné. Fendez couche par couche et, à chaque coup de bistouri, faites écarter la lèvre interne; écartez vous-même la lèvre externe en l'attirant légèrement du bout du doigt, pour bien reconnaître, avant de la diviser, l'*aponévrose tendineuse intra-musculaire* du soléaire (2e repère). Coupez-la délicatement, et plus délicatement encore les fibres musculaires qui sont dessous. — Bientôt les lèvres du muscle totalement fendu s'écartent et laissent voir ou sentir les vaisseaux cherchés et le gros nerf tibial placé en dedans. Déchirez la mince aponévrose profonde dans une faible étendue et sur l'artère, autant que possible entre deux anastomoses veineuses transversales; passez le porte-fil courbe de dedans en dehors.

ARTICLE IV

LIGATURE DE L'ARTÈRE POLIPÉE

Dans le creux poplité. — Après avoir fourni l'artère grande anastomotique et perforé le grand adducteur, l'artère fémorale, devenue poplitée, passe avec sa veine derrière le fémur auquel elle est appliquée. Ces vaisseaux se dirigent vers l'angle inférieur du losange poplité, en se rapprochant peu à peu du nerf sciatique *poplité interne* avec lequel ils disparaissent sous les muscles jumeaux (fig. 66, p. 96), au niveau de l'interligne articulaire. L'artère poplitée fournit de nombreux rameaux articulaires anastomosés avec ceux de la grande anastomotique née de la fémorale ; elle est *très profonde* ; sa veine la recouvre, la touche et la déborde généralement en dehors, la laissant *accessible en dedans* (fig. 72). Quant au nerf, il est plus externe et beaucoup plus *superficiel* que les deux vaisseaux.

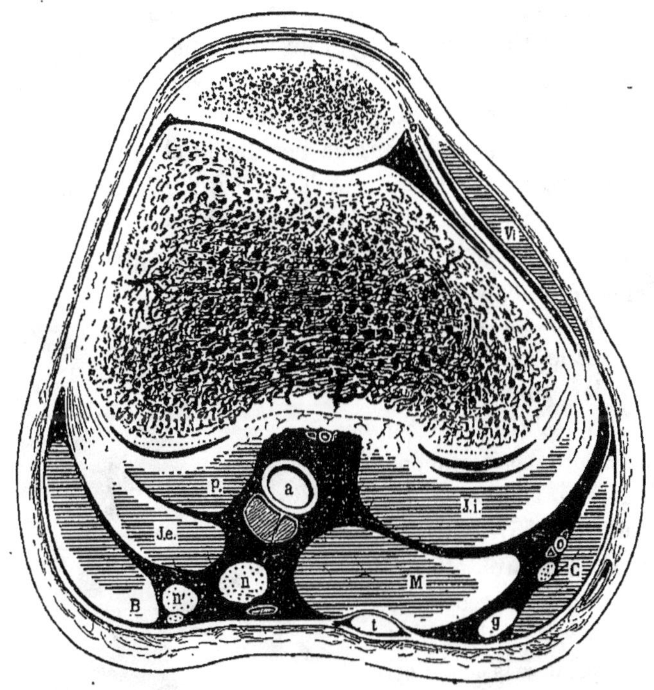

Fig. 72. — **Tranche supérieure d'une coupe du genou droit très près des limites supérieures des condyles et de la trochlée.**

Entre le bord externe mince de la rotule et le tubercule latéral externe s'étend l'épaisse bande fascia lata. Du côté interne se voit l'extrémité du muscle vaste interne **V.i** et dessous un aileron rotulien distinct, ici dépouillé de sa frange synoviale.

L'aponévrose couvre les muscles et tendons qui bornent le creux poplité, le biceps **B**, le demi-membraneux **M**, le demi-tendineux **t**, le grêle interne **g**, enfin le couturier **C**, couvrant le nerf saphène et ses vaisseaux satellites, couvert par la veine saphène interne sous-cutanée.

Des jumeaux, l'externe **J.e**, a sous lui le plantaire grêle **p**, l'un et l'autre adhérents à la coque condylienne ; l'interne **J.i**, entre sa double insertion, présente une bourse muqueuse couvrant une coque condylienne prête à se perforer.

Dans la graisse, on voit l'artère **a**, profonde, avec sa veine adjacente ; le nerf est déjà divisé : de l'externe **n'** comme de l'interne **n** vont se détacher les éléments du nerf saphène externe ; la veine de ce nom avoisine **n**, sous l'aponévrose.

Le malade sera couché sur le ventre, la jambe étendue pour commencer, fléchie pour finir.

L'opérateur se place en dehors, plie le jarret et marque le pli ;

puis il tâte le creux poplité, en long, derrière l'extrémité inférieure de la cuisse. Il pense à la veine saphène externe, difficile à faire surgir, car elle est devenue sous-aponévrotique.

Dans l'axe longitudinal du creux poplité (**a**), faites à la peau une incision de $0^m,10$ qui descende au niveau du pli du jarret, pas plus bas. — En coupant l'aponévrose, évitez la veine saphène externe, son embouchure ou son canal de dérivation. — Mettez le bout de l'index dans la plaie et sentez le nerf tendu et superficiel, car la jambe est encore étendue. Ne le dénudez pas, pénétrez en dedans avec la sonde en déchirant le tissu graisseux. — Faites écarter la lèvre interne et le gros muscle demi-membraneux grâce à la flexion provoquée qui tout relâche; écartez vous-même le nerf en dehors avec le médius et allez avec l'index, au fond, en dedans, à la recherche du cordon vasculaire, épais, profond, appliqué à la surface poplitée du fémur (fig. 75). — Quand ce cordon est trouvé, attaquez son *côté interne* avec le bec de la sonde qui, petit à petit, arrive à déchirer la gaine celluleuse et permet au doigt qui a suivi les progrès de la dénudation d'entraîner la veine en dehors. A ce moment, un porte-fil courbe est glissé sur l'indicateur et passé sous l'artère de dehors où est la veine en dedans où il n'y a rien (**b**).

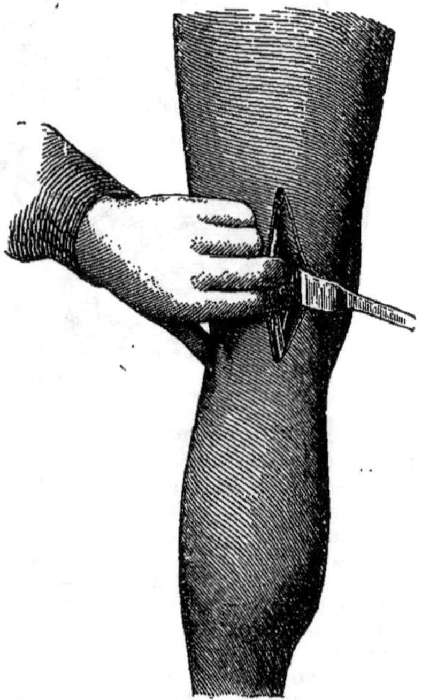

FIG. 75. — **Ligature de l'artère poplitée.** — Le sujet est couché sur le ventre. Deux doigts de la main gauche sont dans la plaie : le médius tient et écarte le nerf, l'index cherche au fond où il sent la veine et l'artère, en dedans, sur le fémur.

Notes. — (a) Indépendamment de l'embouchure de la saphène externe qu'on ne voit généralement pas, l'opérateur va rencontrer ou diviser : la *peau*, l'*aponévrose*, un peu de *graisse*, le *nerf*, beaucoup de *graisse*, la *veine* adhérente, mais laissant abordable le côté interne de l'artère (fig. 72).

(b) Jobert cherchait l'artère poplitée en passant, sur le côté interne du fémur, entre le demi-membraneux et le grand adducteur; Marchal de Calvi, en décollant le jumeau interne de la partie interne du tibia. Ce sont des possibilités difficiles.

ARTICLE V

LIGATURES DE L'ARTÈRE FÉMORALE

L'artère fémorale sort du ventre sous le milieu de l'arcade crurale (un peu en dedans de ce milieu). Elle est d'abord sous-aponévrotique, dans le triangle de Scarpa; puis le *muscle couturier* l'aborde en dehors et bientôt la recouvre complètement.

Cette artère parcourt la grande gouttière visible et sensible que forment, d'une part, le plan des adducteurs, d'autre part, en dehors, la saillie cylindrique du psoas en haut, du vaste interne plus bas.

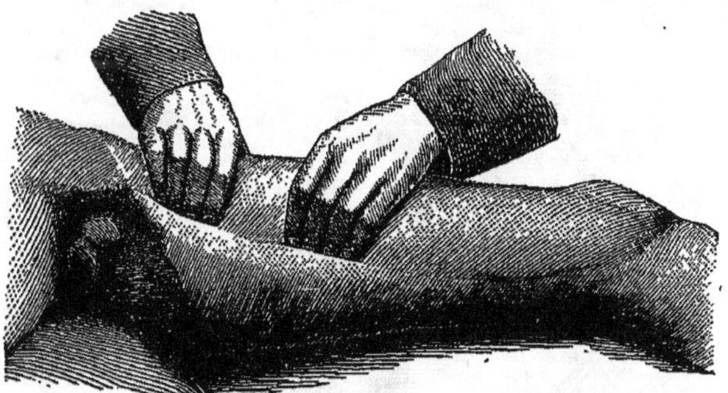

Fig. 74. — **Ligatures de l'art. fémorale.** — Le membre est étendu, légèrement renversé en dehors. Les deux mains explorent la face antérieure de la cuisse, y cherchent la grande gouttière que forment le plan des adducteurs et le cylindre fémoro-tricipital; les doigts s'y enfoncent et la parcourent de haut en bas et de bas en haut. Il serait bon aussi de voir la veine saphène, si elle se laissait facilement dilater.

L'artère perce le plan des adducteurs, son lit, pour passer derrière le jarret à quatre doigts au-dessus du condyle interne du fémur. Avant de perforer ainsi le troisième adducteur, elle est logée dans la gouttière anguleuse, angle dièdre, formée par ce muscle et le vaste interne. Cette gouttière est étroite; sa lèvre interne (tendon de l'adducteur) est facile à sentir dans l'abduction qui la tend. C'est en réalité un canal prismatique triangulaire (*canal de Hunter*), car une aponévrose de recouvrement, attachée aux deux lèvres de cette gouttière, est étendue comme une bandelette large d'un doigt, au-devant des vaisseaux, depuis l'anneau de l'adducteur jusqu'à environ $0^m,10$ plus haut, où elle cesse d'être formée de fibres résistantes. Devenue insensiblement celluleuse, elle se continue en haut avec la paroi antérieure de la gaine des vaisseaux dont elle n'est en réalité que la partie terminale inférieure, comme le fascia cribriformis en est la partie initiale supérieure.

L'artère *fémorale primitive*, d'autres disent *commune*, après avoir

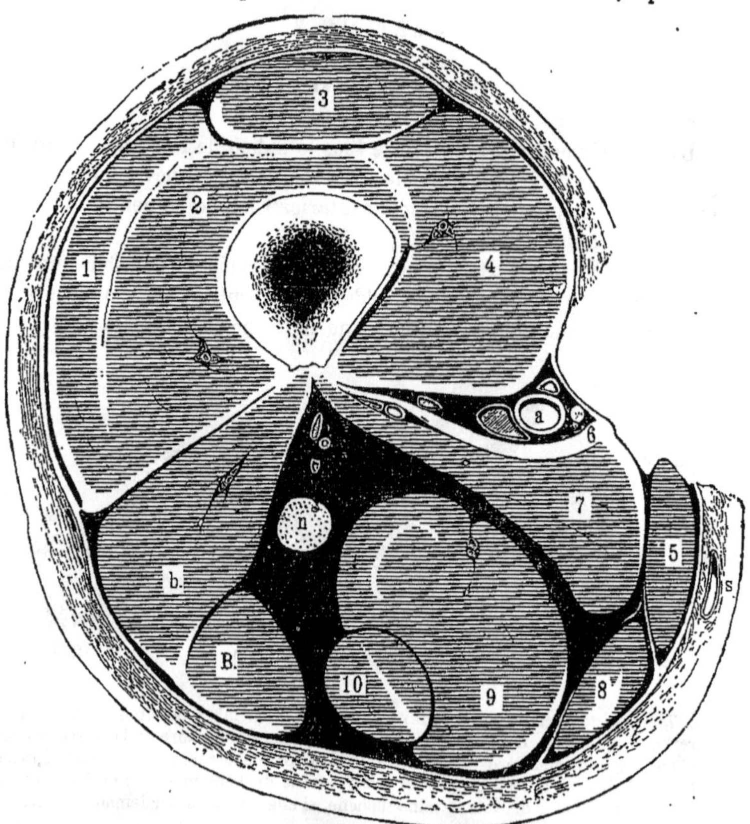

Fig. 75. — **Tranche supérieure d'une coupe de la cuisse droite dans la région du canal de Hunter incisée pour la ligature de l'artère.** — La jambe étant dans la flexion et la cuisse dans l'abduction, cette attitude laisse tomber les muscles fléchisseurs de la jambe (couturier, demi-membraneux, etc. **5**, **8**, **9**, **10**) et fait saillir en dedans les adducteurs **6** et **7**.

Devant et autour du fémur : **1**, vaste externe enveloppé de son tendon initial, ayant son terminal à sa face profonde, adjacent à celui du crural **2** comme celui de **3** droit antérieur et de **4** vaste interne. Ce muscle-ci naît, comme le vaste externe, d'une lame tendineuse enveloppante insérée à la ligne âpre. — A ce niveau le moyen adducteur finit ; son bord interne **6** soudé au tendon terminal du grand **7**, forme lèvre interne tendue à la gouttière artérielle. De **6** vers **4**, l'aponévrose couvre le **n**. saphène, une veinule collatérale, l'artère **a** et profondément la veine. Près de la ligne âpre sont les terminaisons des vaisseaux fémoraux profonds ; **n** est le nerf sciatique dans la graisse ; **b** le court, **B** le long chef du biceps ; **10** le demi-tendineux dans **9** le demi-membraneux ; **8** le grêle interne ; enfin **5** le couturier tombé avec la veine saphène interne **s**.

fourni quelques artérioles, se bifurque dans les six premiers centimètres de son trajet crural : l'*artère fémorale profonde* qui nourrit la cuisse, est externe relativement à l'*artère superficielle* ou fémorale proprement dite, particulièrement destinée au genou, à la jambe et au pied.

Dans le canal de Hunter (fig. 76 et 77) naît ordinairement la *grande anastomotique* dont le rameau superficiel sort en avant, à travers la paroi

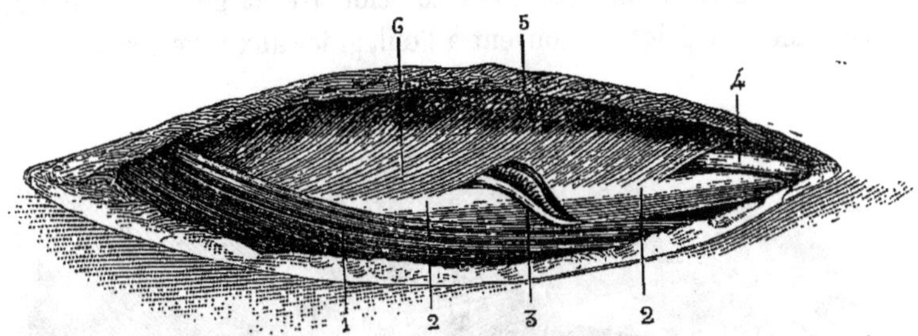

Fig. 76. — **Paroi antérieure du canal de Hunter**, côté gauche, découverte et disséquée. — 1, muscle couturier tombé en dedans ; 2, 2, corde tendineuse des adducteurs ; 3, un nerf accessoire du saphène et les rameaux superficiels des vaisseaux anastomotiques ; 4, le nerf saphène interne sortant du canal ; 5, le muscle vaste interne ; 6, l'aponévrose de recouvrement ou paroi antérieure du canal, cachant l'artère fémorale. — Si vous tirez trop à vous la lèvre externe de la peau vous découvrez trop le vaste externe 5 et risquez d'y porter le bistouri ; si vous faites récliner trop le couturier, vous vous exposez à fouiller le creux poplité.

antérieure de ce canal, comme le *nerf saphène*, tantôt avec ce nerf, tantôt avec son accessoire.

La *veine fémorale*, au niveau de l'arcade crurale, est en dedans de l'artère ; en descendant, elle se porte de plus en plus en arrière. Dans le canal de Hunter, je l'ai toujours vue sous l'artère qui est cependant recouverte ordinairement par un *canal veineux collatéral* de volume variable.

On peut lier l'artère fémorale en trois points principaux : 1° *à la base du triangle de Scarpa*, dans le premier quart du membre ; 2° à la pointe de ce triangle, c'est-à-dire *au-dessus du milieu de la cuisse*, dans son deuxième quart, (ligature dite à la partie moyenne de l'artère) ; et 3° au-dessous du milieu de la cuisse, *dans le canal de Hunter*, au-dessus de l'anneau, dans le troisième quart.

Quant au quart inférieur de la cuisse que l'on couvre en mettant les quatre doigts en travers, immédiatement au-dessus du condyle interne, on n'y saurait toucher que pour chercher d'une manière incommode l'artère poplitée, qui ne peut être facilement découverte que par une incision médiane postérieure.

Ligne d'opération. — Cherchez les épines du pubis en embrassant le pénil entre le pouce et l'index gauches[1] ; marquez bien celle du côté à opérer. Marquez aussi l'épine iliaque antéro-supérieure et déterminez le milieu de l'arcade crurale ainsi limitée. De ce point, de ce milieu marqué, tirez une droite aboutissant en bas *derrière* le condyle interne, pas en dedans, *derrière*.

Assurez-vous que cette ligne coïncide avec la gouttière antérieure sensible aux doigts et souvent à l'œil, grâce aux reliefs musculaires.

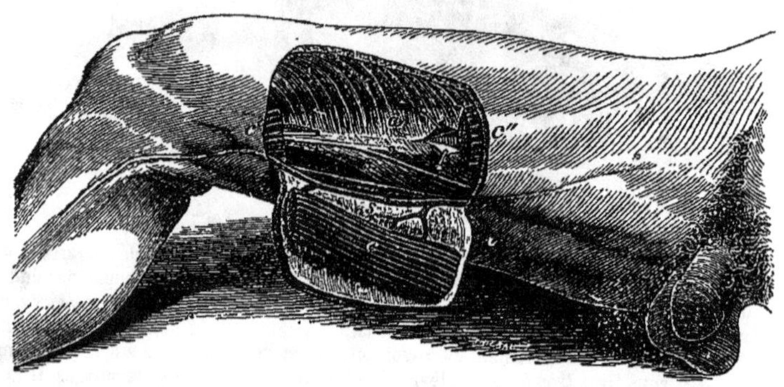

Fig. 77. — **Le canal de Hunter.** — Un lambeau comprenant la peau et le couturier (*c*) a été taillé et récliné pour montrer le canal ; (*s*) veine saphène longeant le m. droit interne ; *c'* et *c"*, bouts du couturier coupé ; *a*, m. vaste interne, l'aponévrose tendineuse qui recouvre ses fibres ; 3, tendon du 3ᵉ adducteur ; 2, deuxième adducteur et sa mince corde tendineuse qui, réunie au tendon du troisième, vibre sous le doigt ; près de *c"*, ouverture épinglée pour montrer l'artère ; près de *c'*, issue du nerf.

§ 1. ***Dans le canal de Hunter*** **(a)**. — Le malade est couché sur le dos ; la cuisse étendue, pointe du pied en dehors, repose d'abord sur sa face postéro-externe. Tout à l'heure la jambe devra être fléchie et la cuisse portée en abduction : donc, pour détruire la rigidité cadavérique, n'oubliez pas d'*assouplir le membre* avant de commencer. — Le chirurgien se place en dehors, s'approche et baisse la tête pour bien voir la face interne de la cuisse.

Sur la ligne indiquée, à quatre doigts au-dessus du condyle interne, commencez ou terminez (suivant le côté) une incision qui remonte à $0^m,08$ plus haut. Coupez la peau et le tissu cellulaire, évitant les veines qui pourraient se présenter. Coupez ensuite

1. Beaucoup d'élèves, touchant le pénil avec un seul doigt et rencontrant toujours un fond osseux, se croient d'emblée sur l'épine du pubis, alors qu'ils sont toujours trop près de la symphyse. Il faut écarter le pouce et l'index d'environ 8 centimètres et les porter de chaque côté du pénil : en appuyant et cherchant à rapprocher ces doigts, on sent très bien les deux épines du pubis.

l'aponévrose pour mettre à nu le *muscle couturier* (1er repère), que vous reconnaissez à la direction de ses fibres (b). Avec la sonde, isolez le bord antérieur de ce muscle, et rejetez-le en bas.

Mettez alors l'indicateur gauche dans le fond de la plaie pour y percevoir ce qui va se produire pendant que votre main droite, qui a saisi le genou et fléchi la jambe, écarte la cuisse pour *tendre* les muscles adducteurs. Cette *manœuvre indispensable* rend très sensible le bord interne du muscle grand adducteur (2e repère), dont une partie *mince* et fortement tendue résiste et peut *vibrer* sous le doigt explorateur. — Immédiatement en dehors de cette corde, vous pouvez sentir l'artère, surtout en haut, à travers la paroi antérieure *dépressible* du canal de Hunter. — Faites écarter les lèvres de la plaie; déchirez bien le tissu cellulaire plus ou moins graisseux qui masque cette paroi fibreuse. Cherchez le nerf saphène tout en bas et par son orifice de sortie, par celui de son accessoire, ou, si vous ne les voyez pas, par un trou artificiel, glissez la sonde

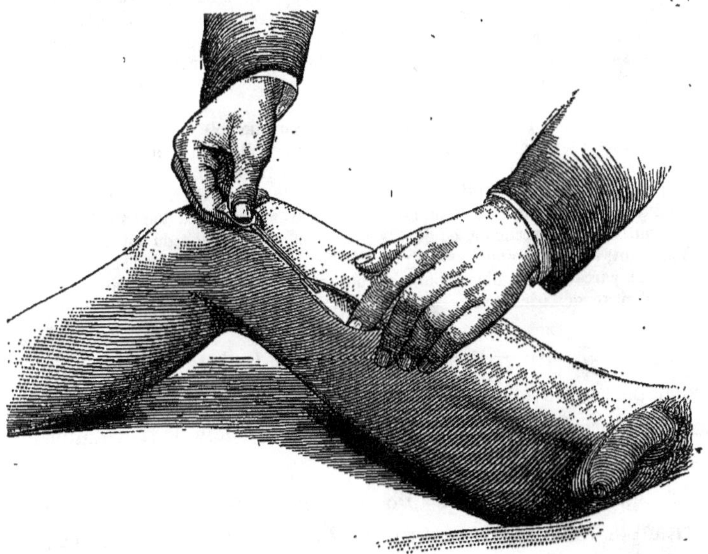

Fig. 78. — **Ligature de l'art. fémorale dans le canal de Hunter.** — La jambe a été fléchie, la cuisse portée en dehors, la main gauche a l'index sur la corde tendineuse. Immédiatement en dehors, par le trou du nerf saphène, la sonde est glissée sous l'aponévrose de recouvrement.

sous l'aponévrose de recouvrement (fig. 78). Glissez-la *très près, en dehors* et *le long* de la corde tendineuse toujours tendue par l'abduction permanente de la cuisse, et que votre doigt n'a pas abandonnée (c). Assurez-vous que l'aponévrose seule est soulevée; coupez-la; débarrassez l'artère du canal ou des canaux veineux et du nerf placés devant; c'est plus facile au-dessus du milieu de la plaie. Dénudez avec soin; la grosse veine est derrière. Vu la profondeur, un porte-fil courbe est indispensable.

Notes. — (a) L'opérateur va diviser ou écarter: la *peau*, l'*aponévrose*, le *muscle couturier*, un voile de *tissu cellulaire* graisseux, la *paroi antérieure du canal.*

(b) Si, oubliant de faire aboutir la ligne d'opération *derrière* le condyle interne, de s'approcher du membre et de baisser la tête, on incisait trop en avant, on tomberait sur le muscle vaste interne à fibres obliques en bas et en dehors: il faudrait se porter en arrière jusque sur le couturier à fibres obliques en bas et en dedans.

Je conseille de ne porter la cuisse dans l'abduction qu'après l'accomplissement de l'incision cutanée, la découverte, la reconnaissance et la mobilisation du couturier, d'accord avec la Société de chirurgie, puisque personne ne m'y a contredit (1878). C'est pour moi le meilleur moyen de *ne pas manquer le couturier* et ensuite de reconnaître la corde que la main droite en écartant le genou tend et soulève sous le doigt gauche qui la guette.

(c) Cette corde tendineuse n'est pas précisément le bord interne du muscle grand adducteur; elle dépend plutôt du moyen adducteur (voy. fig. 77, 2). Elle est débordée en dedans par des fibres musculaires du grand adducteur, revêtues d'une aponévrose-tendon qui peut en imposer *aux yeux* et que les élèves incisent souvent. Il faut donc couper en dehors de la corde qui vibre, mais très près en dehors pour ne pas entrer dans le muscle vaste interne, faute bien plus souvent commise encore. (*Près de* veut dire à 2 millimètres en dehors.)

En se laissant guider par les yeux, on est tenté, quand on ne voit pas le nerf saphène qui sort à des hauteurs variables, d'inciser n'importe où, car le vaste interne, l'artère et l'adducteur sont masqués par des fibres blanches. Le doigt seul qui sent la corde et, immédiatement en dehors, la gouttière de l'artère, corde et gouttière très marquées pendant l'abduction du membre, permet de ne pas se tromper. Et ce doigt tombe très bien dans la gouttière en descendant de dehors en dedans sur le flanc du muscle vaste interne. Cependant, comme le montre la figure 76, l'œil peut reconnaître l'aponévrose de recouvrement parce que ses fibres sont obliques, presque transversales relativement à celles du brillant tendon adducteur.

§ 2. ***Au-dessus du milieu de la cuisse*** (pointe du triangle de Scarpa, partie moyenne de l'artère).

Décubitus dorsal, cuisse étendue, légère abduction et rotation externe; chirurgien en dehors.

Sur la ligne, incision de $0^m,08$ à la peau et au tissu cellulaire, évitant la veine saphène interne ou l'une des saphènes internes.

Après la section de l'aponévrose, le muscle couturier est visible au moins sous la lèvre externe et dans la partie inférieure de la plaie. Cherchez et isolez le bord interne de ce muscle, reconnaissable à la direction de ses fibres; rejetez-le en dehors en l'attirant vous-même avec l'indicateur gauche qui plonge et va sentir la gouttière au fond de laquelle est l'artère.

Placez un écarteur sur chacune des lèvres de la plaie et, la gaîne aponévrotique étant ainsi exposée, ouvrez-la par déchirure ou par incision sur la sonde.

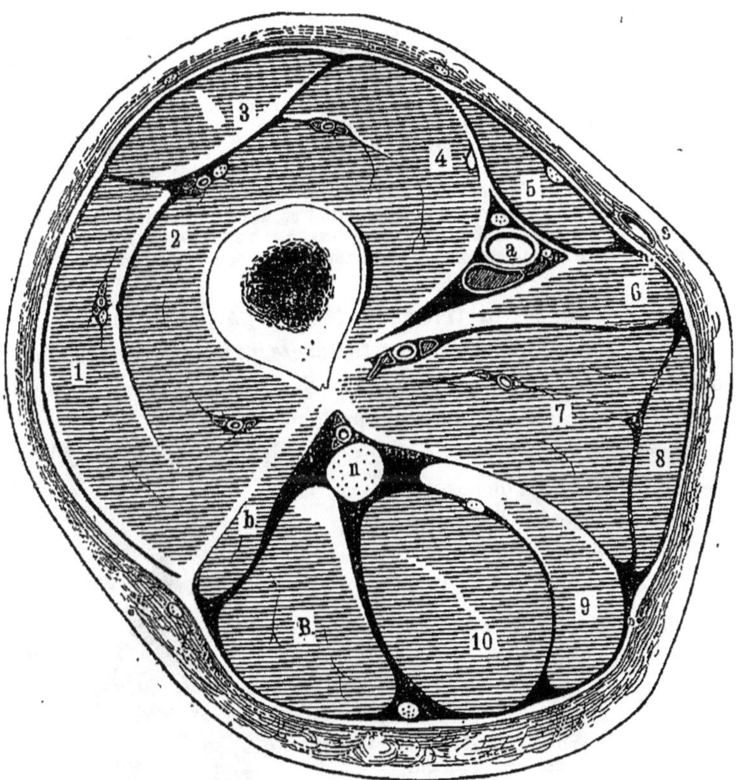

Fig. 79. — Tranche supérieure d'une coupe de la cuisse droite en son milieu.

Le contour de toutes les coupes que j'ai données, étant celui de membres moulés sur le vivant, n'est déformé ni par la pesanteur, ni par l'infiltration, ni par la pression de la table, ni par celle du mélange réfrigérant.

Les détails ont été établis sur des membres durcis par divers procédés, et disséqués quand il le fallait, suivant la longueur des organes.

On ne devra donc pas s'étonner de trouver de nombreuses différences entre mes dessins et ceux des auteurs qui ont fait dessiner tout simplement ce qu'un incompétent croit voir, devine ou invente, sur une coupe ordinaire unique.

1, vaste externe; **2**, crural; **3**, droit antérieur: on y voit la fin du tendon initial, la cloison, et le tendon terminal lame profonde; **4**, vaste interne avec son long rameau nerveux; **5**, couturier avec un nerf perforant; **s**, veine saphène interne; **a**, l'artère fémorale ayant devant elle le nerf saphène interne et sous elle la veine fémorale, une veinule et un nerf accessoire; **6**, moyen adducteur; **7**, grand adducteur, vaisseaux fémoraux profonds près du fémur; **8**, grêle interne; **9**, demi-membraneux pas encore très charnu; **10**, demi-tendineux; **B** et **b**, long et court chefs du biceps; **n**, nerf sciatique.

Ouvrez ensuite la gaine celluleuse avec soin (**a**), afin de laisser la veine et les nerfs en place. Chargez de dedans en dehors (**b**).

Notes. — (a) C'est surtout en liant cette artère grosse et superficielle, que les élèves devront saisir l'occasion de s'exercer à dénuder méthodiquement et chirurgicalement avec le bistouri, la pince et la sonde, comme il a été dit et figuré chapitre Ier.

(b) Assez souvent, les juges des concours et des examens demandent aux candidats de lier l'artère fémorale « à **la partie moyenne** ». Cela manque de clarté : ils devraient dire à la partie moyenne ou de l'artère ou de la cuisse. Je viens de décrire la ligature de la partie moyenne de l'artère. On lierait par le même procédé, un peu plus bas, au milieu de la cuisse en forçant l'abduction et la rotation externe. Le couturier, à moins que son bord externe ne se présente, serait attiré en dehors, mais il faudrait aller au préalable, sous la lèvre interne de l'aponévrose, à la recherche du bord interne du muscle, car, à ce niveau, on tombe ordinairement en plein milieu du corps charnu.

§ 3. ***A la base du triangle de Scarpa.*** — Le procédé qui va être décrit pour lier l'artère *fémorale primitive* permet, avec des modifications très simples, de lier à volonté l'artère fémorale superficielle ou l'artère fémorale profonde.

Le malade est couché sur le dos. Le chirurgien, placé en dehors, détermine le milieu de l'arcade crurale et cherche les battements de l'artère.

Un peu au-dessus du milieu de l'arcade fémorale (**a**), c'est-à-dire au-dessus du pli de l'aine, sur le ventre, commen-

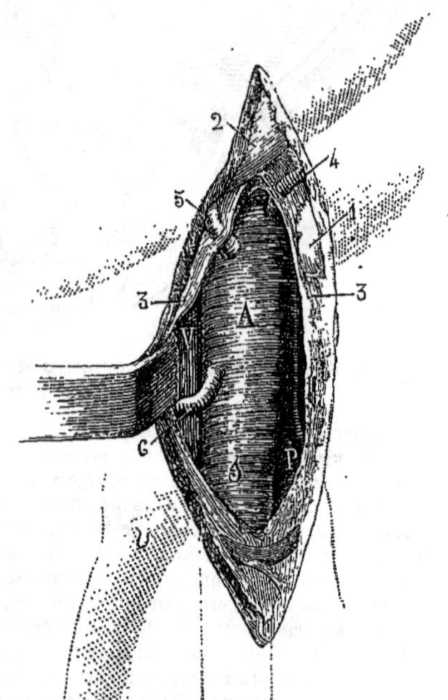

Fig. 80. — **Artère fémorale primitive** (*gauche*) découverte par l'incision des *téguments* et du *fascia cribriformis*. On la voit A se diviser en bas, en fémorale superficielle *s* antérieure et fém. profonde *p* postérieure et externe. — 1, ganglion lymphatique; 2, arcade crurale qu'il faut voir pour être sûr de lier A au-dessus de la bifurcation; 3, 3, lèvres du fascia cribriformis incisé; 4, artère circonflexe superficielle; 5, artère sous-cutanée abdominale; 6, artère honteuse externe superficielle. — V, veine fémorale; *v* relief correspondant à l'embouchure de la veine saphène interne.

cez ou terminez (suivant le côté) une incision qui descende à $0^m,06$ plus bas, dans la direction indiquée. Coupez délicatement la peau et, par plusieurs traits de bistouri, les feuillets ou la graisse du fascia superficialis, épargnant les gros ganglions et les veines afférentes s'il s'en montre. — L'arcade fémorale, repère, étant mise à *nu*, *visible*, dans la partie supérieure de la plaie, portez le doigt au-dessous pour sentir l'artère en la comprimant sur l'os. Alors incisez le fascia cribriformis (**b**), sur la sonde introduite de haut en bas, immédiatement au-dessous de l'arcade, juste devant l'artère. Attendez-vous à intéresser des artérioles : liez-les

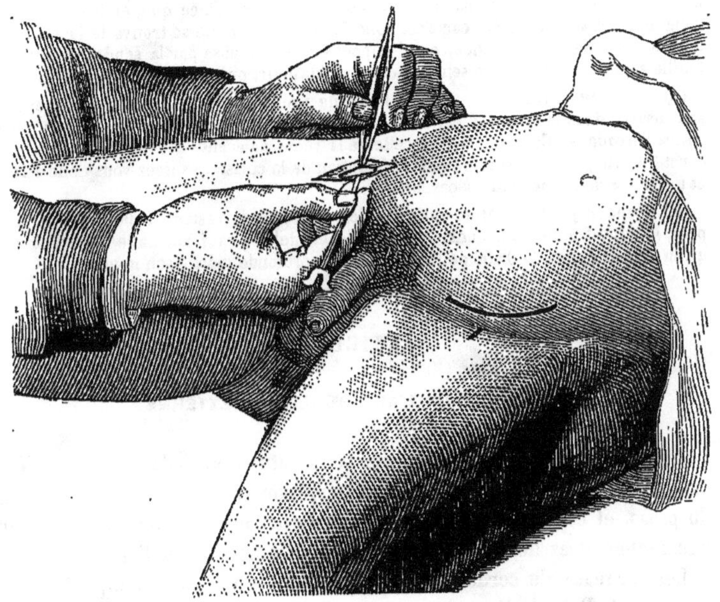

Fig. 81. — **Ligature de la fémorale** (*partie supérieure*). — La dénudation est faite. La main droite a engagé la sonde en dedans, entre la veine et l'artère ; la main gauche ayant repincé la lèvre externe de la gaine, va l'abaisser pour permettre au bec de la sonde de se dégager.
Du côté gauche, l'incision de la **ligature de l'iliaque externe** est tracée ; un court trait noir indique le passage de l'artère fémorale au pli de l'aine.

ou tordez-les si vous voulez opérer à sec. — Après avoir touché de nouveau l'artère, faites bien écarter les lèvres de la plaie et dénudez avec soin, méthodiquement, près de l'arcade fémorale (**c**), en attaquant le côté externe de la gaine pour éviter tout risque de blesser la veine quelquefois énorme. Chargez de dedans en dehors (fig. 81), le nerf est à l'abri dans la gaine du psoas.

Pour lier l'artère *fémorale superficielle* ou la *profonde*, l'incision n'a pas besoin de remonter au-dessus de l'arcade crurale. On trouve d'abord l'artère superficielle (d); ensuite, en dehors, un peu plus profondément, l'origine de la profonde.

Notes. — (a) Ce point est situé, je le sais, en dehors du vaisseau cherché; si l'on incise là, c'est pour fuir les veines crurale et saphène que l'on ne doit pas voir.

Cependant, chez les sujets très musclés, comme le psoas rejette l'artère en dedans, il est bon d'inciser à 0m,01 en dedans du milieu de l'arcade.

(b) Le jeune opérateur n'a pas fini de couper les téguments que déjà il tend la main vers la sonde cannelée. C'est trop tôt. On divisera les téguments, y compris le fascia superficialis feuilleté ou graisseux, directement avec le bistouri, jusqu'à ce que, en haut, l'arcade brillante et blanche soit bien visible, jusqu'à ce que, en bas, la couche ganglionnaire soit dépassée, car c'est *sous les ganglions* que se trouve le fascia cribriformis. Par excès de prudence, celui-ci peut être décomposé par la sonde en plusieurs feuillets qu'elle charge et présente au doigt vérificateur, puis au bistouri, successivement.

(c) Ainsi vous serez sûr de lier la fémorale primitive qui se bifurque souvent dès son arrivée dans la cuisse. C'est aussi pour cela qu'il faut mettre à nu, voir et reconnaître l'arcade. — Cette ligature et celle de la veine adjacente plus difficile à dénuder, constituent le préliminaire de la désarticulation de la cuisse : exercez-vous donc à isoler et à lier ces deux vaisseaux séparément.

(d) Quand il y a bifurcation anticipée, les deux artères restent d'abord sur le même plan, la superficielle en dedans, la profonde en dehors sauf anomalie rare; ce n'est qu'au lieu ordinaire (à 0m,06 de l'arcade) que la profonde mérite son nom.

ARTICLE VI

LIGATURE DE L'ARTÈRE ILIAQUE EXTERNE

L'artère iliaque externe, avec sa veine située en dedans et en arrière, est accolée par un mince feuillet aponévrotique au bord interne de la loge du psoas, et contribue à former le contour du détroit supérieur du bassin, quelquefois assez flexueuse pour étonner et embarrasser l'opérateur.

Les vaisseaux du cordon, les ganglions et les vaisseaux lymphatiques la recouvrent. Près de l'arcade crurale, elle émet l'épigastrique qui se porte en dedans puis en haut, et la circonflexe qui se dirige en dehors. Les *veines circonflexes* (fig. 82), avant d'atteindre la veine iliaque, croisent devant la dernière partie de l'artère; blessées, elles gênent considérablement la dénudation qui doit et peut se faire beaucoup plus haut facilement.

L'opérateur incisera les *téguments*, l'*aponévrose* du grand oblique; il détachera et relèvera le bord inférieur des *muscles petit oblique* et *transverse*, effondrera le *fascia transversalis* assez haut, à distance et en dehors de l'*artère épigastrique* (il ne faut pas ouvrir l'anneau du cordon) et remontera sous et derrière le péritoine de la fosse iliaque.

Après avoir provoqué des évacuations intestinales pour éviter le ballonnement du ventre, on couchera le malade sur le dos, les cuisses étendues, mais les épaules et la tête un peu élevées par des oreillers pour relâcher modérément les parois abdominales.

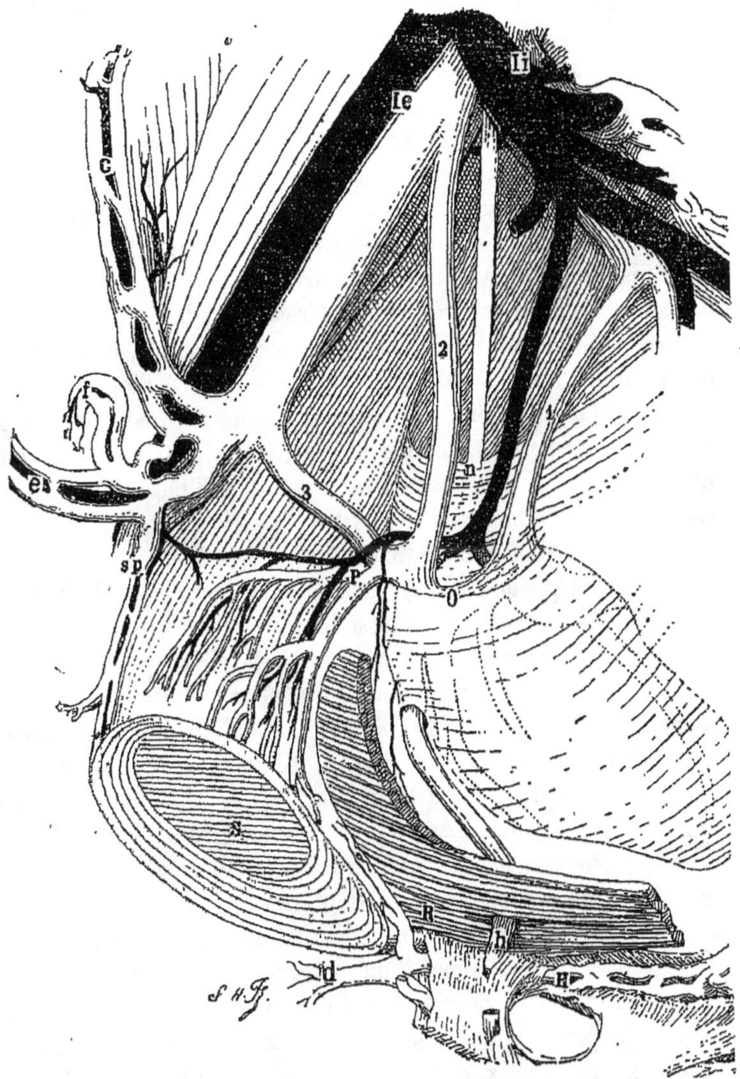

Fig. 82. — Vue de l'intérieur de la moitié droite du bassin, partie antérieure. S, symphyse pubienne coupée. En noir, les artères iliaques interne *I i* et externe *Ie* avec leurs veines en blanc. O, les vaisseaux obturateurs, *n*, le nerf, disparaissant dans les membranes obturatrices que l'ablation du m. obturateur interne a mises à nu. R représente les insertions pubiennes du m. releveur de l'anus sus-jacentes aux débris du plancher uro-génital où rampent la veine honteuse H, etc.

Voyez l'artère iliaque externe avant de sortir du bassin donner la circonflexe iliaque *c*; et les deux veines satellites de celle-ci grosses, plexueuses, surcroiser cette artère iliaque pour aboutir dans la veine homonyme avec les veines épigastriques *e* et leurs affluentes funiculaires *f* et sus-pubiennes *sp*.

Le chirurgien cherchera l'arcade crurale, ses extrémités et *son milieu*, en dedans duquel passe l'artère. Il cherchera à sentir les battements artériels dans l'aine. Il tracera à la teinture alcoolique momentanément ineffaçable, le trajet de l'artère, du milieu de l'arcade vers l'ombilic. Ce tracé, persistant sous les yeux du chirurgien, sera un guide précieux lorsque, les incisions faites, le doigt ira trouver le vaisseau. Je dis *trouver* et non *chercher*, car il est au moins inutile de décoller le péritoine depuis la vessie jusqu'à la crête iliaque (je l'ai vu faire sur le vivant), puisqu'un étroit vagin creusé par le doigt juste devant l'artère suffit à la ligature.

A 10 millimètres au-dessus de l'arcade fémorale, commençant (ou finissant) à $0^m,03$ de l'épine pubienne, c'est-à-dire à $0^m,03$ en dedans de l'artère, faites une incision longue de quatre travers de doigt. Que, dans ses deux tiers internes, elle soit parallèle à l'arcade, mais qu'elle s'en éloigne en dehors de 20 millimètres, prête à se recourber au besoin vers l'épigastre (fig. 81) (**a**). Liez et coupez les vaisseaux sous-cutanés abdominaux. — Incisez l'aponévrose tendineuse du grand oblique, blanche et nacrée, à l'aide du bistouri tenu ferme ou des ciseaux mousses. Déposez le bistouri et prenez la pince pour abaisser la lèvre inférieure de la plaie aponévrotique et chercher dans la partie *interne* de la plaie, avec le doigt ou la sonde, le bord inférieur du muscle petit oblique qu'il faut, avec le transverse et y compris le cordon, soulever et rejeter en haut. Pour y arriver dans toute la longueur de la plaie, n'oubliez pas que ces muscles, libres dans la partie interne de la plaie, adhèrent dans la partie externe à l'arcade crurale. Donc, avec la sonde agissant *de dedans en dehors*, s'il le faut avec le bistouri divisant dans le même sens (fig. 83), désinsérez les faisceaux musculaires que le doigt gauche, de préférence à un instrument, s'efforce de soulever et finalement relève de manière à découvrir le fascia transversalis (enveloppe postérieure du m. transverse) largement et sans danger.

A ce moment, jetez les yeux sur le *trajet marqué* de l'artère, et sur ce trajet, dans la plaie, à travers le fascia transversalis, touchez l'artère (fig. 83*) : le relief tendu des vaisseaux épigastriques (fig. 83,3) se verra ou se sentira en dedans du bout de votre doigt. Sachant où est l'artère iliaque, effondrez par la pression ou déchirez élégamment avec deux pinces le fascia transversalis devant le bord externe du vaisseau, assez haut, sous la lèvre supérieure de la plaie,

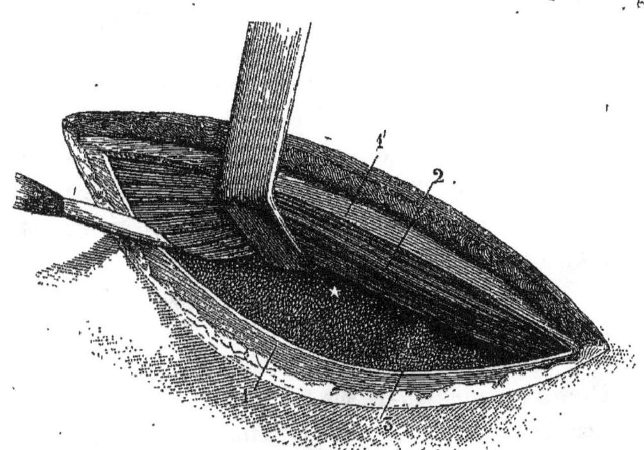

FIG. 83. — **Ligature de l'artère iliaque externe** (*droite*). — Relèvement et désinsertion du bord inférieur des muscles petit oblique et transverse. — 1, 1', lèvres de l'aponévrose du grand oblique; 2, bord inférieur des muscles petit oblique et transverse dont le bistouri, remplaçant le doigt, est en train de détruire les insertions externes; 3, fascia transversalis soulevé par les vaisseaux épigastriques; *, haut lieu où il conviendra d'effondrer le fascia transversalis pour tomber sur l'artère.

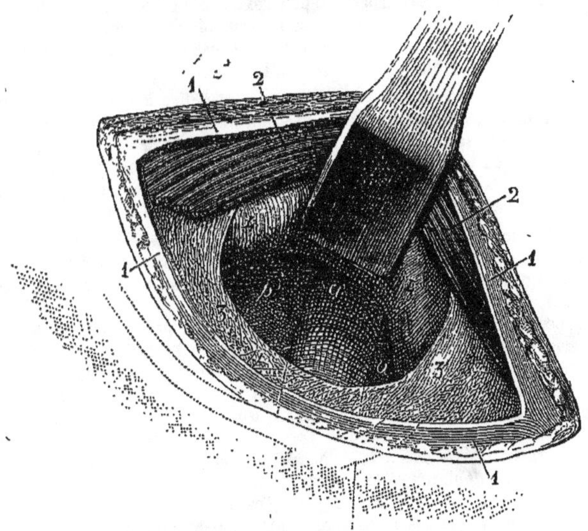

FIG. 84. — **Ligature de l'artère iliaque externe** (*droite*, dernier temps). — 1, 1, 1, 1, aponévrose du grand oblique; 2, 2, bord inf. des m. petit oblique et transverse relevés en dedans, désinsérés en dehors; 3, 3', fascia transversalis effondré; 3', relief des vaisseaux épigastriques : l'origine de l'artère épig. est pointillée comme celle de la circonflexe, leurs veines sont donc à l'abri; 4, 4, le cul-de-sac péritonéal relevé. — Au fond de la plaie, on aperçoit l'artère *a* flanquée en dedans de la veine *v*; le m. psoas *p* et le nerf sont masqués par l'aponévrose de ce muscle.

lèvre relevée par un écarteur et formée par les muscles petit oblique et transverse (**b**).

A travers la déchirure du fascia transversalis, votre index gauche peut remonter devant l'artère, la bien sentir et en décoller facilement la graisse sous-péritonéale jusqu'au niveau du lieu d'élection de la ligature. Ce doigt creuse un *étroit* vagin pré-artériel, aussi profond qu'on veut et toujours assez large, tant le péritoine est peu adhérent (fig. 84). — Sa besogne faite, remplacez-le par un large et grand écarteur, couché vers l'ombilic, engagé *profondément* (fig. 84), pour écarter en dedans et relever la lèvre supéro-interne de la plaie et *le péritoine*. Abordez l'artère par le côté externe, à 3 centimètres *au moins* au-dessus de l'arcade. Déchirez avec une longue pince un mince feuillet aponévrotique, puis la gaine celluleuse, après avoir écarté quelques ganglions.

Dénudez sur une faible étendue; chargez avec porte-fil courbe engagé en dedans pendant que le doigt gauche écarte la veine (**c**).

Notes. — (**a**) On lie facilement l'iliaque externe avec une simple incision parallèle à l'arcade (Bogros). Mais, en recourbant un peu l'extrémité supéro-externe de l'incision, on peut atteindre le vaisseau à une plus grande profondeur, ce qui a son importance pour la formation du caillot dans le bout inférieur, à cause des origines de l'épigastrique et de la circonflexe si favorables à la circulation récurrente.

(**b**) Il faut ouvrir le fascia transversalis haut, c'est-à-dire à 2 ou 3 centimètres au-dessus de l'arcade, pour passer au-dessus des veines circonflexes qui, blessées, inonderaient de sang, même sur le cadavre. Peut-on ainsi ouvrir le cul-de-sac péritonéal? Non, si l'on opère avec le doigt ou les pinces comme il convient, puisque le bistouri qui, plongé en remontant, pourrait seul être dangereux, n'est pas employé. Cependant il faut s'abstenir de remonter trop haut, car c'est au moins inutile pour le moment.

(**c**) Le procédé que je viens de recommander appartient, dans ce qu'il a de meilleur, à A. Cooper. L'illustre chirurgien anglais avait lié l'iliaque externe *neuf fois* sur le vivant au moment où il décrivait son procédé (voy. *The principles and practice of surgery*, edited by A. Lee, 1836, I, p. 226). Il s'y connaissait donc!

Voici son procédé : L'incision semi-lunaire commence un peu au-dessus de l'anneau inguinal extérieur, *abdominal ring*, elle s'approche de l'arcade pour s'en éloigner ensuite en remontant en dehors et s'arrêter à $0^m,04$ en dedans de l'épine iliaque antérieure et supérieure. [Malgaigne ayant cru à tort que *abdominal ring* voulait dire orifice interne du canal inguinal, tout le monde s'est fié à sa traduction. De là une méconnaissance absolue du procédé d'A. Cooper et des critiques plus que légères (voy. Farabeuf, *Bull. Soc. de chir.*, 1881, p. 282)]. L'aponévrose du grand oblique étant divisée, les muscles petit oblique et transverse sont à nu. — *L'instrument tranchant est mis de côté* et ne servira plus. Le doigt va séparer du ligament de Poupart le bord inférieur des muscles, y compris le cordon, sentir l'anneau inguinal interne et l'artère derrière, relever davantage les muscles et le cordon, pour pénétrer enfin dans l'abdomen sous et derrière le péritoine. — De cette manière on évite sûrement le péritoine; ceux qui, plus hardis, incisent les muscles, s'exposent à le blesser, même s'ils usent de la sonde cannelée. Dans le travail de Kirmisson (*Bull. et Mém. de la Soc. de chirurgie*, 1884, p. 478), se trouvent cinq cas de blessure du péritoine, rien que pour l'Amérique. Cet accident s'est montré dans des cas où l'incision avait été faite, par fantaisie ou par nécessité, à grande distance au-dessus de l'arcade, dans la région où le péritoine adhère au fascia transversalis. L'agent de l'ouverture péritonéale a été le bistouri, la sonde cannelée et même une fois le doigt, qui n'arriva pas à décoller sans le rompre le péritoine trop adhérent, altéré peut-être par le voisinage de l'anévrisme.

Rejeter l'incision en dehors, du côté du flanc, c'est s'éloigner de l'artère à plaisir. J'en ai eu la preuve sur le vivant : l'aide, c'était moi, ne pouvant attirer suffisamment le péritoine vers la ligne médiane, l'extrémité interne de l'incision dut être prolongée d'environ 5 centimètres, jusqu'en dedans du trajet du vaisseau. Cette remarque s'applique *a fortiori* à la ligature des iliaques interne et primitive. Dans un autre cas, également sur le vivant, j'ai bien regretté de ne pas avoir tracé pour l'opérateur, moi-même et d'abord, le trajet artériel, avec de la teinture solide.

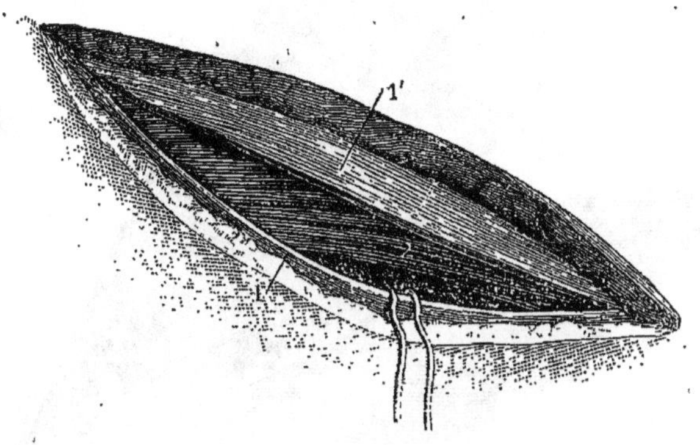

Fig. 85. — **Ligature de l'artère iliaque externe** (*droite*) terminée, procédé de choix. — 1, 1', aponévrose du grand oblique ; 2. bord inf. de m. petit oblique et transverse.

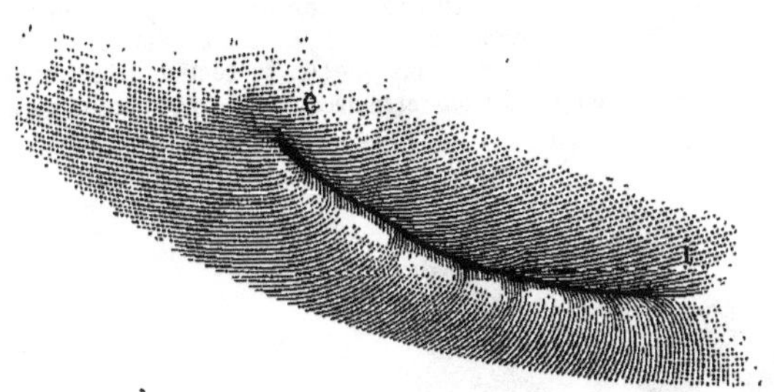

Fig. 86. — **Ligature de l'iliaque externe** (*droite*). — Plaie rapidement cicatrisée du procédé d'élection : *e*, extrémité externe ; *i*, extrémité interne

La figure 85 représente la plaie du procédé d'élection; la figure 87 celle du procédé déconseillé. Le jugement comparatif en est facile sous le quadruple rapport de la position du fil, du péril qu'a dû courir le péritoine, de la béance et de la tendance herniaire.

La figure 86 montre la cicatrice du procédé conseillé (opéré de Kirmisson); et la figure 88, la plaie en voie de guérison lente d'une incision recourbée et prolongée en haut par nécessité, sur un malade très gras. La réunion rapide avait manqué.

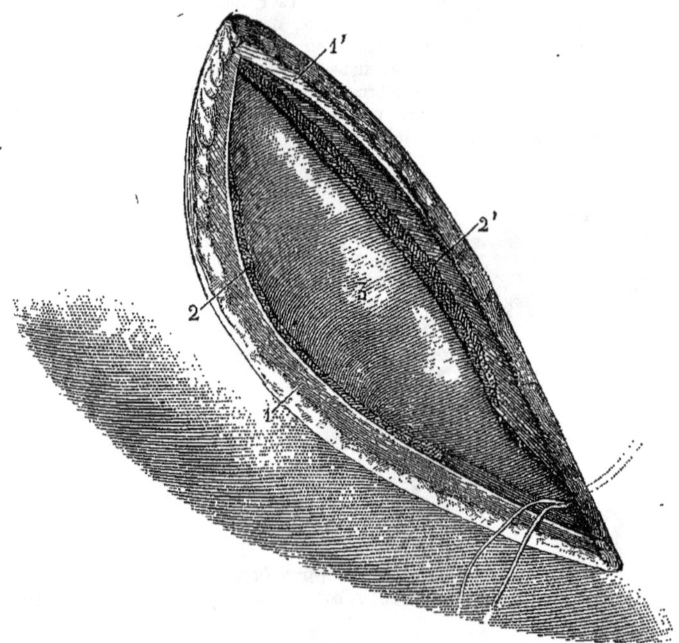

FIG. 87. — Ligature de l'artère iliaque externe (*droite*) terminée, procédé vulgaire déconseillé. L'incision commencée sur le passage de l'artère s'élève en dehors et en haut : 1, 1', aponévrose du grand oblique; 2, 2', section très étendue et périlleuse des muscles petit oblique et transverse découvrant largement le péritoine, 3.

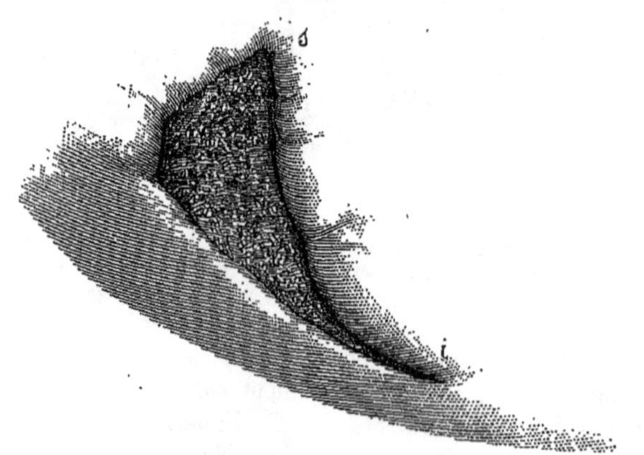

FIG. 88. — Ligature de l'artère iliaque externe (*droite*). — Plaie en voie de guérison lente (demi-grandeur) d'une vaste incision recourbée : *s*, extrémité supérieure; *i*, extrémité inférieure.

ARTICLE VII

LIGATURES EXCEPTIONNELLES

Je vais décrire ici les ligatures des *iliaques interne* et *primitive*, de l'*épigastrique*, de la *fessière*, de l'*ischiatique* et de la *honteuse interne*. Je les ai appelées exceptionnelles pour faire sentir aux élèves que l'occasion et la possibilité de les pratiquer sont excessivement rares. Elles demandent une habileté qu'on ne saurait raisonnablement espérer de tous les praticiens. Il faut néanmoins s'y exercer, tant sont fréquentes les interventions d'urgence dans les suppurations iliaques et tant sont graves les plaies profondes de la fesse !

§ 1. ***Ligature de l'iliaque primitive*** ou ***de l'iliaque interne.*** — On peut deviner, sur la figure 89, le trajet et la profondeur de ces vaisseaux ; leurs veines ne cessent pas d'être en dedans et en arrière. Pour les découvrir, il faut décoller le péritoine qui revêt la fosse iliaque et, avec le péritoine refoulé en dedans, entraîner les vaisseaux génitaux et l'uretère, ce qui du reste est facile dans les circonstances ordinaires.

Le commencement de l'opération a besoin d'être conduit avec prudence et habileté : il s'agit, en effet, d'inciser les parois abdominales et de commencer le décollement du péritoine. La fin demande de longs doigts chez le chirurgien qui explore, isole et lie le vaisseau, et une longue valve qui écarte et protège le péritoine.

Une incision à peu près parallèle à l'arcade fémorale, telle que celle employée pour découvrir l'iliaque externe, serait ici complètement insuffisante. Il faut nécessairement inciser la paroi abdominale dans la direction des vaisseaux, mais en dehors des vaisseaux, puisqu'il faut aller, en dehors, décoller le péritoine de la fosse iliaque.

La meilleure incision est celle qu'a indiquée Marcellin Duval. C'est une combinaison des procédés Cooper et Abernethy.

Opération. — Le malade a été préparé et placé comme pour lier l'iliaque externe. Le trajet de l'artère est marqué.

Pour le côté gauche : à $0^m,03$ en dehors de l'épine du pubis, au-dessus et près de l'arcade fémorale, commencez une incision de $0^m,12$ qui soit parallèle à l'arcade dans son premier tiers, se recourbe ensuite en arc de cercle (tiers moyen), pour remonter enfin perpendiculairement à l'arcade (dernier tiers), vers un point situé à $0^m,03$ en dehors de l'ombilic. Pour le côté droit : même incision faite en sens contraire (fig. 89, *op*). Incisez pareillement l'aponévrose du grand oblique, après qu'elle aura été découverte par la section du tissu adipeux et la ligature des vaisseaux sous-cutanés abdominaux. — Allez chercher, décollez et soulevez le bord inférieur du petit oblique et, dans la partie ascendante de l'incision, coupez avec précaution les fibres de ce muscle, soit directement en vous aidant de la pince, soit sur la grosse sonde mousse, car la sonde cannelée ordinaire est dangereuse, soit, et c'est le mieux, sur le bout du doigt insinué peu à peu de bas en haut entre l'oblique et le transverse. — Pour inciser celui-ci à son tour et en même temps le fascia transversalis qui adhère au muscle, sauf en bas, redescendez sur la terminaison de l'artère iliaque externe et là, en dehors de l'anneau inguinal interne, assez haut au-dessus de l'arcade, comme pour l'opération précédente, pincez le fascia et faites-y une boutonnière par déchirure ou effondrement (**a**). Alors, avec le bout du doigt porté de bas en haut dans la boutonnière, décollez peu à peu le péritoine, coupant à mesure le muscle transverse et son

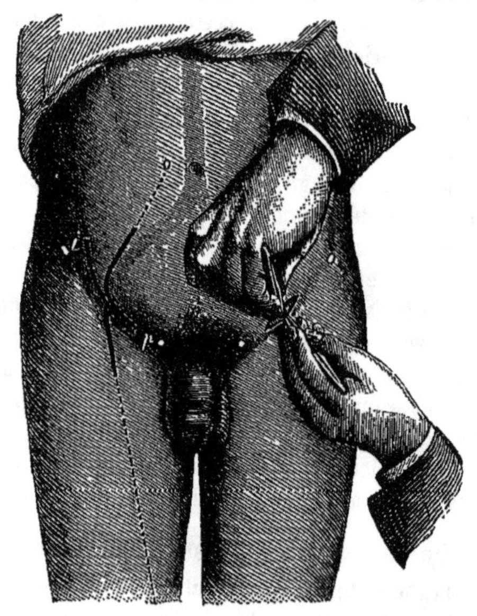

Fig. 89. — **Ligatures des artères iliaques** (*tracés des incisions*). — *p*, épine pubienne; *i*, épine iliaque antérieure et supérieure; *o*, point situé à $0^m,03$ en dehors de l'ombilic; *ip*, incision, pour lier l'iliaque externe : cette incision, prolongée moins haut vers l'épine iliaque *i*, convient très bien pour lier l'épigastrique; *op*, incision indispensable pour lier commodément les iliaques primitive et interne (M. Duval).
Dénudation de l'artère épigastrique sur le côté gauche.

fascia jusqu'au sommet de la partie ascendante de la plaie. La paroi abdominale est largement incisée ; le péritoine doublé de son lâche tissu cellulaire plus ou moins graisseux est sous vos yeux : il va se laisser décoller de la fosse iliaque et refouler en dedans avec son contenu l'intestin. — Pour ce faire, ramenez encore l'index gauche vers l'arcade, toucher l'iliaque externe. En remontant avec le doigt devant cette artère sensible, décollez le péritoine de la fosse iliaque.

sans le secours d'aucun instrument. Appliquez-vous à aller lentement, de bas en haut, devant l'artère iliaque externe qui vous guide, poussant l'ongle au contact même de la gaine vasculaire pour détacher et refouler avec le péritoine *tout* le tissu cellulaire, y compris les vaisseaux génitaux et, plus profondément, l'uretère. — Enfin, arrivé sur le vaisseau à lier, placez un long écarteur *très profondément*, qui soulève le péritoine en haut et en dedans, pendant que, toujours avec l'index gauche en sentinelle et un long instrument mousse, pince ou sonde, droite ou coudée, vous isolerez votre artère. Passez le fil avec un instrument courbe, de dedans en dehors, le doigt refoulant les veines internes et les protégeant (**b**).

Notes. — (a) En déchirant en dehors de l'anneau, on épargne les vaisseaux épigastriques; il faut seulement ne pas atteindre les vaisseaux circonflexes, ce que l'on ferait si, redoutant, à tort à ce niveau, de léser le péritoine, on se portait trop près de l'arcade et derrière l'arcade. La blessure de ces vaisseaux serait, du reste, un accident plus incommode que grave, pourvu qu'elle n'ait pas lieu trop près de leur embouchure.

(b) L'artère *iliaque interne* doit être liée à $0^m,02$ de son origine, par conséquent assez près de sa première collatérale. Que de veines affluentes sous et retro-jacentes à épargner !

§ 2. ***Ligature de l'épigastrique.*** — Cette artère naît de la terminaison de l'iliaque externe ; elle se porte d'abord en dedans, puis en haut. Dans son trajet ascendant elle se trouve à peu près *à un doigt en dedans du milieu* de l'arcade crurale. On connaît ses rapports avec les éléments du cordon chez l'homme et le ligament rond chez la femme. Elle est située dans le tissu cellulaire sous-péritonéal, par conséquent derrière le *fascia transversalis*. Deux veines faciles à isoler l'accompagnent ; mais au voisinage de leur confluent dans la veine iliaque, ces veinules grossies des sus-pubiennes et, chez l'homme, des affluentes funiculaires, deviennent des veines qui masquent à peu près complètement l'origine de l'artère épigastrique (fig. 82). Pour cette raison, et aussi pour éviter d'élargir l'orifice inguinal interne et d'ouvrir la porte aux hernies, il vaut peut-être (?) mieux, chez l'homme surtout, chercher l'artère au-dessus du cordon qu'au-dessous à l'origine même du vaisseau.

Opération. — Le malade est couché sur le dos, le trajet ascendant de l'artère est marqué à la teinture. — Le chirurgien explore la région ; il cherche les battements de l'artère fémorale primitive, l'arcade crurale, ses extrémités et son milieu.

A un travers de doigt au-dessus de l'arcade, parallèlement à l'arcade, faites à la peau une incision de $0^m,05$ dont la partie moyenne réponde à l'artère cherchée, c'est-à-dire soit située à *un doigt en dedans du milieu* de l'arcade, sur le trajet marqué.

Incisant alors le tissu cellulaire, écartez ou bien liez et coupez les vaisseaux tégumenteux. Arrivé sur l'aponévrose du grand oblique, incisez-la prudemment, tenant le bistouri ferme. — Pénétrez ensuite avec le bec de la sonde entre deux faisceaux des muscles petit oblique et transverse réunis, au-dessus du cordon refoulé en bas (**a**). — Bientôt vous sentirez la résistance du fascia transversalis et vous pourrez voir sa coloration blanche et son aspect fibreux; déchirez-le *avec deux pinces* (**b**); cherchez l'artère avec le doigt, si vous ne la voyez. Sur le cadavre, elle forme souvent une corde presque verticale sensible au doigt, et se trouve avec ses veines, au milieu d'une *traînée graisseuse* ascendante, tout de suite visible, croisant le milieu de la plaie, sur le trajet marqué.

Dénudez *avec les pinces* (rev. fig. 89), qui déchirent d'abord un tissu graisseux jaunâtre, puis la gaine celluleuse, afin que le porte-fil courbe s'engage facilement.

Notes. — (a) Si l'on veut lier l'origine même de l'artère, on incise plus près de l'arcade, on relève le bord inférieur des muscles oblique et transverse, cordon y compris. L'exécution est même plus facile et la blessure du péritoine presque impossible; mais l'anneau inguinal intérieur est forcément agrandi et les veines gênantes.

(b) On donne à la déchirure la plus petite étendue possible, au risque d'être obligé de l'agrandir si l'on ne trouve pas l'artère du premier coup. Il faut surtout déchirer d'abord en dedans, afin de tâcher d'épargner les fibres qui cernent l'anneau inguinal interne, car, si l'on déchire cet anneau, le procédé, au point de vue herniaire, n'a plus d'avantages sur celui qui consiste à lier sous le cordon.

§ 3. ***Ligature de l'artère fessière***. — Un coup d'œil jeté sur la figure 90, qui date de 1872, et que j'ai édifiée pour rectifier les données fausses restées classiques trop longtemps, permettra de remarquer en quel point sort chacune des trois artères qu'on peut lier à travers le muscle grand fessier.

Il est possible, sur le vivant, à l'aide de certains repères faciles à trouver, de déterminer et de marquer le lieu correspondant à la sortie de chaque artère de la fesse.

Ces points de repère sont : 1° l'épine iliaque postérieure et supérieure ; 2° l'angle postéro-supérieur ou sommet du grand trochanter ; et 3° la crète sacrée ou ligne médiane.

C'est à $0^{m},08$ de la ligne médiane (un travers de main, pouce non compris) que sortent les artères : la fessière au-dessus du pyramidal, sur une ligne droite oblique unissant l'épine iliaque postéro-supérieure au grand trochanter ; l'ischiatique et la honteuse, sur une ligne parallèle à la précédente, mais plus basse de toute la hauteur du muscle pyramidal, c'est-à-dire de $0^{m},03$ environ. Ces lignes *ilio-trochantériennes* sont obliques et *parallèles aux faisceaux du muscle grand fessier*.

Pour découvrir les artères de la fesse, on incise sur ces lignes ; mais si l'on ne veut être extrêmement gêné par les lèvres de la plaie, il faut débrider, détacher les insertions sacrées du faisceau inférieur du

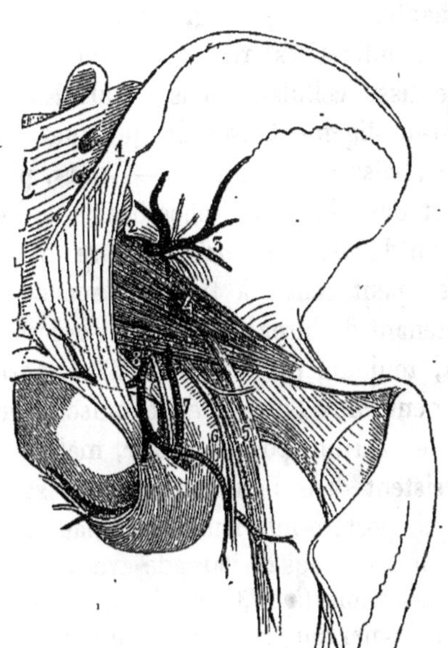

Fig. 90. — Artères qui traversent les échancrures sciatiques au-dessus et au-dessous du muscle pyramidal. — 1, épine iliaque póstéro-supérieure; 2, épine iliaque postéro-inférieure ; 3, artère fessière (sa branche profonde), l'autre branche qui descendait sous le chiffre 2 a été relevée ; 4, muscle pyramidal; 5, grand nerf sciatique ; 6, petit nerf sciatique ; 7, artère honteuse interne ; entre 7 et 8, nerf honteux; 8, artère ischiatique, sa grande branche descendante devrait croiser la honteuse au-dessous du chiffre 7, elle a été maintenue en dedans pour éclaircir la figure. Au-dessus de l'épine sciatique, le nerf honteux interne sort entre les deux artères : ischiatique 8 en dedans, honteuse interne 7 en dehors.

muscle fessier, et par conséquent recourber un peu en bas l'extrémité interne de l'incision cutanée. J'ai traité ce sujet plus longuement dans le *Dictionnaire encyclopédique*, article Fessière.

Opération. — Le malade sera couché au bord du lit, sur le ventre, la pointe du pied en dehors pour relâcher le muscle grand fessier.

Le chirurgien, placé du côté opéré, cherchera, d'abord en longeant avec les doigts la crête iliaque d'avant en arrière, un brusque défaut, une marche d'escalier, l'*épine iliaque postéro-supérieure*; puis le *sommet du grand trochanter*. Il marquera d'un point coloré le lieu d'émergence de l'artère, ou mieux tracera deux lignes : longitudinale longue et transversale courte, s'y croisant à angle droit.

L'opérateur se tient *près du flanc* du malade, sauf pour commencer l'opération sur la fesse droite.

Il est bon de tracer l'incision au pinceau : dessinez donc d'abord sur la ligne ilio-trochantérienne, une droite de 0m,08 ayant son milieu sur l'émergence artérielle ; reprenez ensuite l'extrémité interne de votre tracé et, la coudant en bas, prolongez-la de 0m,04.

C'est dire de porter le bistouri à deux doigts au-dessous de l'épine iliaque postéro-supérieure, pour commencer une incision qui remonte d'abord en haut et en dehors jusqu'au niveau de cette épine, puis se courbe à angle droit arrondi pour se porter en dehors et en bas, vers le grand trochanter (**a**). — Le grand fessier étant découvert, ouvrez l'un de ses interstices avec le bistouri; allez profondément jusqu'au lâche tissu cellulaire sous-jacent. Ensuite détruisez les insertions sacro-ilio-ligamenteuses de quelques faisceaux inférieurs afin qu'ils s'abaissent facilement. — Alors, placé près du flanc, mettez le doigt dans la plaie; cherchez la grande échancrure dépressible et, au-dessus, l'*arcade* osseuse qui la limite en haut. Tout cela se peut sentir à travers l'aponévrose sous-fessière qu'il faut maintenant déchirer, le long et au-dessous de l'arcade (**b**). — Cela fait, toujours placé près du flanc, portez l'indicateur gauche profondément entre l'arcade et le muscle pyramidal, jusqu'en dedans vers le sacrum, pour y sentir, malgré les fibres ligamenteuses qui persistent dans l'angle articulaire sacro-iliaque, la petite épine iliaque postéro-inférieure. Revenant alors de dedans en dehors, en suivant le dessous de l'arcade avec la pulpe du doigt, vous rencontrerez, assez loin (à $0^{m},03$ environ), appliqué à l'os, un large faisceau vasculo-nerveux au milieu duquel vous arriverez à discerner l'artère par le toucher, pourvu que votre doigt cherche *dans l'intérieur du bassin* (**c**). — L'artère plate et épaisse étant trouvée, posez de grands écarteurs : efforcez-vous de dénuder et de lier sous l'arcade presque dans le bassin (**d**).

Notes. — (**a**) La longueur totale de l'incision est de $0^{m},12$ environ. La dernière partie en est la plus longue de beaucoup et la principale; elle suit la ligne ilio-trochantérienne et a direction des fibres du grand fessier; la première partie a pour but de permettre de détruire les insertions scaro-ilio-ligamenteuses des faisceaux musculaires qui vont former la lèvre inférieure de la plaie qui ne s'abaisserait pas facilement sans cette espèce de débridement.

L'incision purement transversale de Bouisson croise obliquement et divise les faisceaux du grand fessier, qui se laissent ensuite écarter facilement. Elle doit passer juste au niveau du point d'émergence; elle est recommandable à plus d'un titre.

(**b**) Cette aponévrose, mince dans sa partie externe, n'est que la continuation du bord externe du grand ligament sacro-sciatique; à mesure qu'on s'approche du sacrum elle devient donc de plus en plus résistante.

(**c**) C'est principalement pour faire la recherche du paquet vasculo-nerveux et le diagnostic de l'artère qu'il faut se placer près du flanc du malade afin de permettre à la main gauche d'agir commodément en pronation.

(**d**) Il n'est pas facile d'épargner les grosses veines qui accompagnent cette artère; pourquoi ne les comprendrait-on pas dans la ligature? Les pinces à forcipressure ont déjà rendu des services pour saisir les vaisseaux profonds de la fesse et assurer l'hémostase sans ligature.

Il faut placer le fil ou la pince profondément pour être sûr de saisir le *tronc* de l'artère et non pas l'une de ses deux principales branches.

§ 4. ***Ligatures des artères ischiatique et honteuse interne.*** — Le malade sera placé comme pour lier la fessière; le chirurgien fera les mêmes recherches et les mêmes marques préalables; mais une fois l'incision faite, il se tiendra *près de la cuisse* de l'opéré.

Une incision semblable à celle de l'artère fessière, située à $0^m,03$ plus bas, conduira sur l'aponévrose sous-fessière et permettra au doigt de sentir facilement l'*épine sciatique*, le petit ligament sacro-sciatique qui s'y attache et, plus haut, la partie inférieure dépressible de la grande échancrure (**a**). A ce niveau, le long et au-dessous du muscle pyramidal, l'aponévrose sera déchirée et le doigt, enfoncé profondément, cherchera les artères. Il s'arrêtera d'abord sur le *sommet* de l'épine sciatique (repère), où il sentira peut-être un petit cordon nerveux, le nerf honteux : s'il se porte à quelques millimètres *en dedans*, sur le bord supérieur du ligament (**b**), il pourra reconnaître l'*artère ischiatique* en la comprimant légèrement; s'il se porte à quelques millimètres *en dehors*, sur le bord supérieur de l'épine, c'est l'*artère honteuse* qu'il rencontrera (fig. 90). — Plus loin en dehors, se trouvent les nerfs petit et grand sciatique qui forment un ensemble volumineux.

Notes. — (a) Ces ligatures diffèrent de celle de la fessière en ce que : le chirurgien se tient, non près du flanc, mais *près de la cuisse*; l'incision est plus basse de $0^m,03$; elle conduit au-dessous du pyramidal, non au-dessus; les artères sont sur le seuil de la grande échancrure au lieu d'être sous la voûte.

(b) Les rapports que j'indique ne pourraient servir de guide si l'on cherchait les vaisseaux au-dessous de l'épine sciatique et de son ligament, car l'artère ischiatique, à peine sortie du bassin, se divise et sa principale branche devient presque immédiatement postérieure, puis externe relativement à l'artère honteuse.

Il faut s'attendre, du reste, à des anomalies assez fréquentes de l'ischiatique.

Après avoir étudié les deux mémoires de Delorme sur les ligatures des artères de la *main* et du *pied*, j'ai reconnu qu'il m'était impossible de donner ici des indications utiles, à moins d'y consacrer un très grand nombre de pages et de figures. Il s'agit en effet de véritables dissections d'anatomiste connaissant parfaitement la myologie de ces régions difficiles. J'ai donné une bonne figure des artères de la main et l'on en trouvera plus loin une médiocre de la plante du pied. Je me borne donc à signaler le sérieux travail de mon confrère de l'armée : « Lig. des *artères de la paume de la main*, en particulier des profondes... et *de la plante du pied*... in-4°, XVIII planches lith. Paris, 1882, Masson. — Voir aussi PIED, par Paulet et Chauvel, *Diction. encyclop. des Sc. méd.*

II. — AMPUTATIONS DES MEMBRES

PREMIÈRE PARTIE

GÉNÉRALITÉS

L'amputation est une opération par laquelle on enlève un membre en totalité ou en partie.

Il y a deux espèces d'amputations : les unes, faites au niveau des jointures et dans lesquelles on ne fait que séparer les pièces du squelette, sont les DÉSARTICULATIONS ou amputations *dans la contiguïté*; les autres, faites à travers les os que l'on scie, sont les AMPUTATIONS proprement dites ou *dans la continuité*.

On doit confondre ces deux espèces dans la même description générale, car le point important n'est pas la division des parties osseuses, mais la taille des parties molles et des téguments dont il faut garder une quantité suffisante pour recouvrir, facilement et convenablement, la portion de squelette mise à nu.

Le chirurgien qui va pratiquer une amputation doit se proposer avant tout de sauver la vie du malade.

Mais ce n'est point assez qu'un amputé respire, il faut encore que l'infirmité consécutive à l'opération ne fasse pas de la vie un insupportable fardeau. Ils le sentent bien, les malheureux qui, n'ayant que leurs bras pour toute fortune, refusent de sacrifier un de leurs membres si compromis qu'il paraisse, et préfèrent de risquer cent fois la mort plutôt que de se résigner de bon gré à vivre avec un moignon douloureux ou impotent.

C'est pourquoi l'opérateur doit se préoccuper toujours de diminuer, dans la mesure du possible, par le choix du procédé et de l'appareil prothétique, les inconvénients définitifs de la mutilation qu'il va produire. Ces inconvénients doivent être moindres que si le membre avait été conservé sans exiger une cure trop prolongée.

S'il est vrai que toutes les manières d'amputer actuellement en usage sont également faciles à pratiquer et, bien exécutées, également favorables à la survie des opérés, il ne nous reste plus, pour nous guider dans le choix du procédé, qu'une question à résoudre : Que fera l'amputé de son moignon? ou plutôt : Que peut-il désirer en faire?

Si vous mutilez le pied ou le bas de la jambe, sachez qu'il est désirable que le malade puisse marcher en s'appuyant directement sur l'extrémité de son moignon.

Si vous enlevez une partie de la main, faites que le reste puisse saisir l'outil gagne-pain sans douleur.

Si votre opération porte sur l'avant-bras ou sur la jambe, sur le bras ou sur la cuisse, n'oubliez pas qu'un appareil prothétique sera utile, sinon indispensable, et que le moignon devra recevoir, supporter et faire fonctionner cet appareil.

Puisque le *moignon* est, après le salut du malade, le but de toute amputation, puisque c'est pour apprendre à faire et à conserver de bons moignons, dans toutes les régions des membres, que ce livre est écrit, il est méthodique d'exposer successivement : *ce* qu'il faut faire; *avec quoi* on peut le faire; et enfin, *comment* on doit le faire.

Je vais donc essayer de montrer au tailleur de moignons :

1° Le modèle, le *moignon cicatrisé indolent et utile* (à imiter); puis le *moignon conique douloureux et impotent* (à éviter);

2° La *matière première et ses qualités*, c'est-à-dire *les chairs et les os*, leurs habitudes physiologiques et pathologiques : alors seront indiquées les diverses qualités qu'il faut donner aux moignons frais, et pour sauver la vie et pour faire de bons moignons définitifs;

3° Les diverses *méthodes de la coupe* classées d'après les diverses formes de moignons, formes requises par le genre de travail que fera la partie mutilée;

4° Les *instruments* et la manière de s'en servir;

5° La *suspension provisoire du cours du sang*, ou l'art de comprimer chaque artère en particulier;

6° Enfin, pour compléter ces préceptes et comme initiation à la clinique, j'essaierai d'esquisser le tableau d'une grande opération avec toutes les scènes (asepsie, antisepsie, narcose, etc.) dans l'ordre où elles se succèdent habituellement.

ARTICLE PREMIER

DES MOIGNONS

(a). ***Les bons moignons.*** — Un moignon est *bon* lorsqu'il est *indolent* et *solide*, c'est-à-dire apte à se mouvoir sans douleur et à supporter les pressions du sol, de l'outil ou de l'appareil, sans s'ulcérer; il est *parfait* lorsque, outre ces qualités principales, il possède une *forme régulière, esthétique.*

Un moignon indolent et solide, quelle que soit sa forme, présente une *cicatrice* ÉTROITE, cachée dans un *sillon* et protégée par deux *lèvres* à peu près *régulières* que forme la peau plus ou moins *matelassée* de tissu cellulaire. Il n'est pas bon que ces lèvres soient coupées de plis profonds, car ceux-ci résultent de brides sous-jacentes rétractiles qui, en bien des cas, appliquent trop fortement le tissu inodulaire sur l'extrémité de l'os. Aujourd'hui, les moignons *bien taillés* et cicatrisés aseptiquement paraissent enveloppés sans couture : ils font le légitime orgueil des chirurgiens habiles.

La *peau* d'un *bon* moignon est saine, lâche ou modérément tendue, quelquefois doublée d'un pannicule graisseux épais, quelquefois, au contraire, maigre, mince en apparence, mais alors surabondante et plissée comme le tégument olécrânien. Dans tous les cas, elle est *mobile*, sans autres adhérences avec le squelette que celles de la ligne cicatricielle qui peuvent, à la longue, acquérir une grande laxité, surtout lorsqu'elles sont éloignées du bout de l'os, rejetées sur le côté.

Avec le temps et par le travail, la couche profonde du fascia sous-cutané peut se transformer en bourse muqueuse accidentelle, de même que l'épiderme peut s'épaissir et devenir un véritable durillon.

Sous les téguments d'un moignon, on rencontre immédiatement l'os si la peau seule a été conservée pour recouvrir le squelette.

Il n'en est pas de même si l'on a gardé aussi une longueur suffisante de muscles et si l'on a été assez heureux pour en obtenir la cicatrisation sur place, bout à bout, sans retrait. Sous les téguments se trouve alors une couche fibreuse dont la structure et l'épaisseur ne rappellent guère l'origine, mais qui n'en sépare pas moins heureusement l'os de la peau et les empêche d'entrer en conflit. Cette *coiffe fibreuse* donne insertion aux tendons et aux muscles, car c'est de la fusion de leurs extrémités coupées qu'elle résulte. Sa cicatrice est bien moins mobile sur l'os que ne peut l'être celle de la peau : on y voit aboutir les cordons fibreux qui représentent les extrémités oblitérées des gros vaisseaux et les cordons nerveux

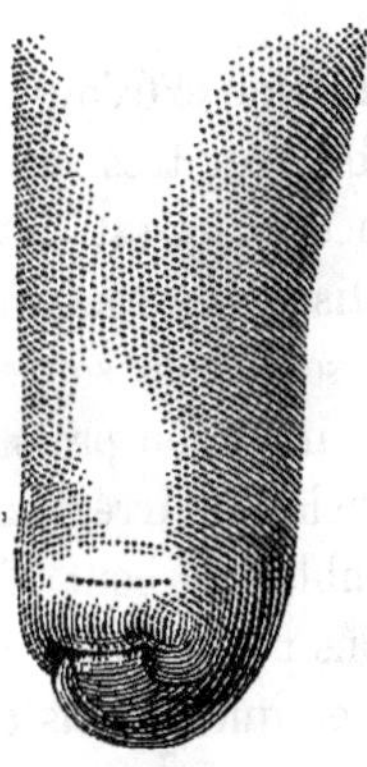

Fig. 91. — Bon moignon de jambe. (Marcellin Duval.)

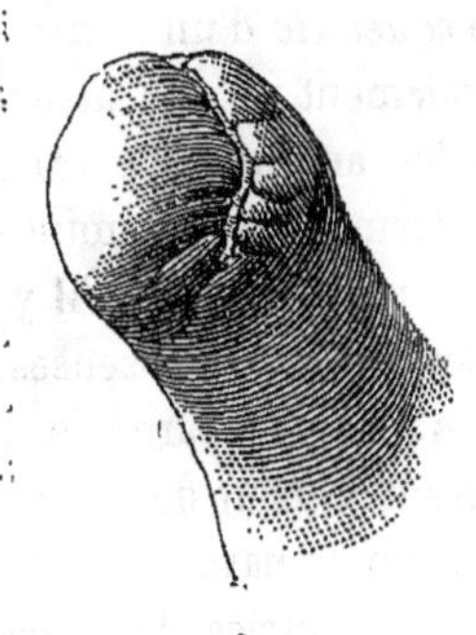

Fig. 92. — Bon moignon de bras droit. (Houzé de l'Aulnoit.)

Ces moignons, sortis de mains habiles et appliquées, datent du temps où les plaies s'enflammaient et suppuraient. Aujourd'hui, l'on peut et l'on doit obtenir des cicatrices linéaires, à peine enfoncées, peu adhérentes et régulièrement bordées.

quelquefois effilés et dissociés, mais, dans le passé et maintenant encore, trop souvent hypertrophiés et globuleux.

La présence des bouts nerveux au voisinage du sommet d'un moignon, et spécialement dans la région active, est très souvent l'origine d'une incapacité fonctionnelle déterminée par la douleur. Les extrémités des nerfs, surtout celles des nerfs cutanés, dit-on, ont en effet une grande tendance à se renfler en massue, en olive ou en fuseau, et même à se réunir ensemble sous forme d'anses et de plexus. Il en résulte des *névromes* généralement sensibles au moindre contact et qui rendent impuissants et intolérants les divers points qu'ils occupent. Comme les nerfs profonds sont toujours coupés plus haut que la peau, leurs renflements terminaux se rencontrent d'habitude à une certaine distance de la cicatrice, sur le pourtour ou sur l'extrémité des moignons, suivant la méthode employée. Mais ils peuvent se montrer aussi au niveau même du tissu inodulaire, puisqu'il est possible de voir deux troncs nerveux, séparés par l'épaisseur d'un os, se cicatriser en fronde par-dessous l'extrémité de celui-ci. Pour bien faire, les névromes, puisque les névromes sont redoutables, doivent être, par une section assez haute des troncs nerveux, rejetés *loin du sommet*, vers la racine du moignon, et surtout bannis du point ou des points destinés à exercer une pression ou simplement à subir un contact.

Le *squelette* d'un *bon* moignon présente une extrémité arrondie, généralement un peu atrophiée sur une hauteur très variable. A la suite des amputations vraies, le canal médullaire est presque toujours fermé par une mince lamelle de tissu compact quelquefois trouée en son milieu. S'il y a deux os, ils sont assez souvent soudés par des stalactites osseuses, indices d'une irritation prolongée[1].

Il n'est pas rare de rencontrer quelques irrégularités qui entourent le bout des os et le font ressembler au bout d'un bâton fatigué sur le pavé. Ce sont des productions périostiques auxquelles adhère la cicatrice des parties profondes et quelquefois aussi celle des téguments.

Sous l'influence de la persistance de l'irritation du périoste, entretenue ou provoquée par le travail prématuré ou le surmenage, il peut se produire, non plus une couronne de simples aspérités, mais un nombre variable d'épines osseuses qu'on a vues assez longues et assez pointues pour perforer les téguments, quelles qu'en aient été primitivement l'épaisseur et la laxité.

Les moignons qui proviennent d'une *désarticulation* présentent quelques particularités. Ils ont moins de tendance à la forme conique, mais ils perdent souvent, avec le temps, leur aspect de massue par l'atrophie lente et graduelle de leur squelette. L'extrémité inférieure du fémur elle-même peut se déformer ou s'atténuer au point de ne plus présenter de traces de condyles.

1. Je n'ai eu l'occasion de disséquer qu'un petit nombre de moignons obtenus par réunion immédiate parfaite grâce à la méthode antiseptique. Qu'y aura-t-il à changer à ce chapitre dans quelques années? Je l'ignore encore aujourd'hui.

Les cartilages, quand ils ne se sont pas exfoliés, ce qui maintenant est la règle, persistent assez longtemps. Uhde en a trouvé des restes sur l'extrémité inférieure de l'humérus, neuf ans après une désarticulation du coude; mais à la longue ils se résorbent.

Dans les premiers temps, les téguments peuvent être complètement dépourvus d'adhérences avec la surface articulaire et ses contours. Il n'en est pas tout à fait de même plus tard, soit que le cartilage ait été éliminé pendant la suppuration de la plaie, ce qui ne se voit plus souvent, soit qu'il ait été résorbé lentement et tardivement. Ici donc, nous n'avons pas la cicatrice fatalement adhérente, du moins pendant les premiers mois, des moignons dont le squelette a été scié ou tranché.

La forme que prend et garde le bout de l'os d'un moignon dépend sans doute aussi du travail qu'il fait. Je crois, mais je n'en suis pas sûr, répéter une vérité en disant que l'atrophie survient spécialement lorsque les moignons ne sont employés à aucun service.

Après avoir dit brièvement ce que doivent être les bons moignons, essayons de montrer les défauts des mauvais.

(b). ***Les mauvais moignons.*** — La forme des moignons cicatrisés, abstraction faite de la situation de la cicatrice, est liée plus souvent qu'on ne le croirait à leur aptitude au travail. C'est, en effet, la conicité à divers degrés qui est le fléau des moignons.

Qu'est-ce donc qu'un moignon conique?

Cette expression consacrée, qui date du temps où l'on ne s'occupait guère que de l'amputation de cuisse, a besoin d'explications.

La *conicité* des moignons cicatrisés n'implique pas nécessairement la forme conique; elle est caractérisée par la *tendance de l'os trop long ou trop gros à sortir à travers les téguments trop courts ou trop étroits*. Cette tendance se révèle par la tension des parties molles et de la cicatrice étroitement appliquées sur le squelette; par la sensibilité, la minceur, la misère et par conséquent la fragilité de ces mêmes parties, sensibilité et fragilité qui rendent le moignon incapable, immobile, intolérant et même douloureux au repos (fig. 93 et 94 d'avant l'ère antiseptique).

Un os d'un faible diamètre ou pointu, recouvert par une surface cicatricielle adhérente, exposée à fleur de peau, tendue par les téguments et tiraillée, voilà le plus mauvais type du moignon conique non ulcéré.

Mais l'extrémité de l'os peut être large et renflée, la cicatrice peut être étroite : si les téguments, quels qu'ils soient, d'un moignon, quelle que soit sa forme, sont à la fois très tendus et sensibles à la pression, le moignon possède, à un degré moindre, tous les défauts du type ci-dessus indiqué et mérite le même nom.

Au contraire, bien que les moignons de bras et de cuisse acquièrent le plus souvent, chez les sujets dépourvus d'embonpoint, la forme en pain de sucre, du fait de l'atrophie des muscles, ces moignons, coniques de figure, ne sont pas pour cela coniques dans le sens pathologique du mot, sens qui me semble suffisamment éclairé par ce qui précède.

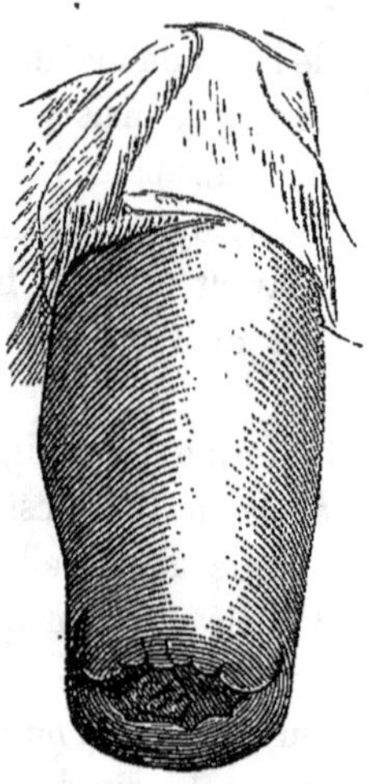

Fig. 93. — Moignon de jambe, non conique de figure, mais à large cicatrice adhérente fréquemment ulcérée et par conséquent conique dans le sens pathologique du mot.

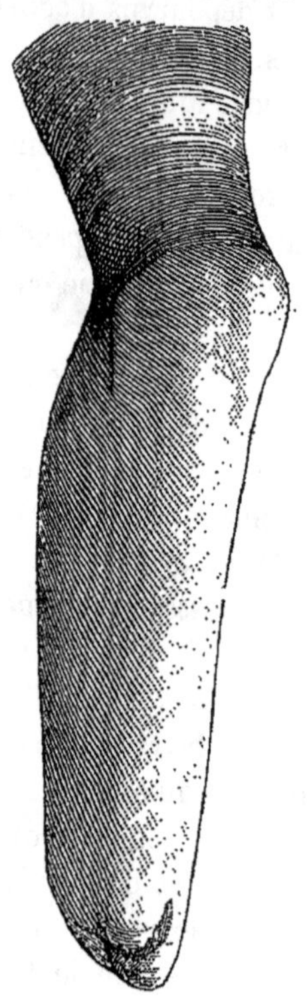

Fig. 94. — Moignon de ambe, conique à tous les points de vue. (L'étranglement qu'on voit au-dessus du genou avait été déterminé par l'appareil de Beaufort.)

Lorsqu'un moignon conique est assez indolent pour pouvoir travailler, il s'ulcère à la longue : le repos amène la réparation; puis la reprise du travail reproduit l'ulcération et ainsi de suite. Cette succession d'alternatives ne prend fin que par la condamnation au repos à perpétuité, par la nécrose et la chute de la partie osseuse saillante, ou encore par l'action chirurgicale sur le squelette ou sur les téguments.

Un moignon conique capable de rester cicatrisé, pourvu qu'il ne travaille pas, n'est point ce qu'il y a de pire.

Très fréquemment, en effet, la saillie de l'os hors des téguments est permanente, soit qu'il n'ait jamais pu être enveloppé par les chairs (*conicité d'emblée*), ce qui peut être le fait du chirurgien, de la gangrène ou de la nécessité; soit que, primitivement suffisantes, les parties molles aient subi une rétraction secondaire graduelle et considérable sous l'influence d'un retard dans la cicatrisation, d'un défaut de solidité du tissu inodulaire formé rapidement et en trop petite quantité, ou d'une irritation prolongée; soit enfin que l'os lui-même ait grandi, naturellement, comme chez les enfants, ou pathologiquement par la production de ces végétations très exceptionnelles déjà signalées plus haut.

Lorsque l'os est saillant à l'extérieur depuis un certain temps, ordinairement à travers la plaie d'amputation, mais quelquefois aussi à travers une perforation des téguments et même d'un épais lambeau, il peut être nécrosé et dénudé (fig. 95) ou, au contraire,

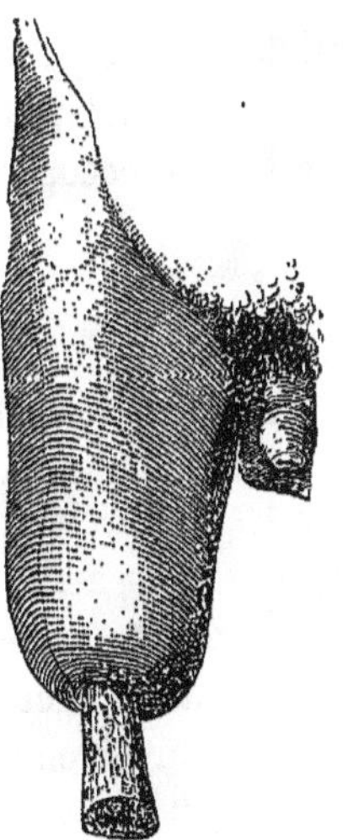

Fig. 95. — Moignon de cuisse. Os dénudé, nécrosé peu de temps après l'amputation circulaire non suivie de réunion. Les traits pointillés indiquent le contour de l'os nouveau, etc.

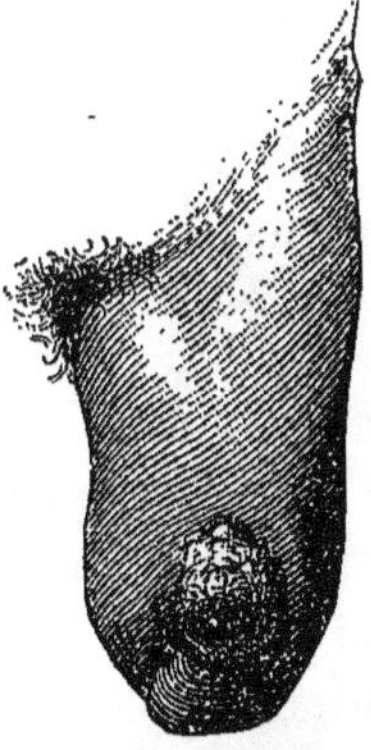

Fig. 96. — Moignon de cuisse. Os vivant couvert de bourgeons charnus, primitivement recouvert, sorti entre les deux lambeaux latéraux abandonnés à la pesanteur dans un pansement vicieux.

vivant et couvert de bourgeons charnus (fig. 96). L'orifice qui lui donne issue est un anneau inodulaire commun à la peau et aux chairs, adhérent au périoste.

Si le bout de l'os est nécrosé, il faut qu'il tombe spontanément ou qu'il soit enlevé; mais comme la nécrose remonte quelquefois fort haut et qu'alors il se forme un os nouveau qui engaine le séquestre, on conçoit que l'intervention chirurgicale ait pu paraître longtemps difficile, contre-indiquée et même impossible.

Dans le cas où l'os, quoique saillant, vit recouvert de bourgeons charnus, le sacrifice de la partie proéminente ne devient nécessaire que si la peau du moignon n'est pas suffisante pour recoiffer l'os après qu'on l'aura détachée de l'anneau inodulaire. Or, si l'insuffisance des téguments n'est pas primitive et si elle ne résulte pas de l'allongement de l'os, cette opération est possible. La rétraction dite secondaire des parties molles, celle qui cause le plus souvent la conicité, porte spécialement sur les chairs qui entraînent, il est vrai, la peau avec elles; mais le tégument conserve assez longtemps son extensibilité. J'espère que dans l'avenir on ne verra pas en un siècle autant de mauvais moignons que j'en ai vu entre 1870 et 1880.

Il est d'autres inconvénients, la névralgie, l'œdème, etc., que peuvent présenter les moignons. Comme il ne dépend pas du chirurgien opérateur de les éviter, je n'ai pas à m'en occuper ici.

ARTICLE II

PROPRIÉTÉS DES MATIÈRES DONT ON FAIT LES MOIGNONS

En premier lieu, il convient d'examiner les propriétés qui concernent la *constitution physique* des moignons, c'est-à-dire l'élasticité de la peau, la rétractilité des muscles, la dureté et le volume des os. Cette étude nous conduira à la détermination rigoureuse de la quantité de parties molles qu'il faut garder pour obtenir un bon résultat primitif et définitif.

(a). ***Des téguments.*** — Le derme des membres de l'enfant et de l'adulte est très élastique partout où il n'est pas doublé d'une couche épidermique ou d'un pannicule graisseux d'une épaisseur considérable. Son extensibilité a pourtant des limites. Lorsque les parties sous-jacentes prennent un très grand développement en quelques mois, on observe les éraillures, véritables débridements interstitiels, de la grossesse et des tumeurs mécaniquement analogues. Quand les parties sous-cutanées se gonflent au contraire très rapidement, il se produit des solutions de continuité qui nous intéressent plus directement et résultent de la gangrène des téguments.

D'un autre côté, lorsque la peau, après avoir été lentement et longtemps distendue, se trouve subitement libérée, soit par un amaigrissement rapide, soit par l'accouchement, soit par une section chirurgicale, il arrive souvent qu'elle semble avoir perdu une partie de son ressort et qu'elle ne subit pas *immédiatement* le retrait dont elle est ordinairement susceptible. Mais, sauf peut-être chez les vieillards, la peau, dans ces conditions, retrouve peu à peu sa rétractilité et l'utilise : l'opérateur ne doit pas l'oublier.

Il en est de même lorsque le tégument, étant devenu ferme et lardacé au voisinage d'une tumeur blanche, semble avoir complètement perdu son élasticité.

Donc, l'élasticité des téguments épuisée par la distension ou entravée par l'infiltration se retrouve. Si elle ne se manifeste pas par une rétraction immédiate, après la dissection d'un lambeau, sachez que plus tard elle vous montrera ses effets. Bien plus, il semble que la rétractilité de la peau n'ait pas de limite, c'est-à-dire qu'elle continue indéfiniment à se manifester, jusqu'à ce que le tégument ait trouvé une résistance et acquis une tension capable de contrebalancer sa tendance au retrait.

Heureusement, dans la confection des moignons, il suffit en général de prévoir les effets de la rétractilité immédiate de la peau, de celle qui lui fait perdre un tiers de sa longueur et, dans des cas spéciaux, de celle qu'elle retrouvera prochainement, soit qu'elle ait subi une distension anormale, soit qu'elle ait perdu momentanément sa souplesse par l'infiltration. Cependant, si le moignon est très lent à se cicatriser, ou plutôt s'il ne se forme pas assez rapidement des adhérences inodulaires qui fixent les lèvres de la plaie, attendez-vous à voir la peau, non seulement suivre les chairs dans leur retrait, mais encore contribuer elle-même dans une certaine mesure à ce retrait. Elle y contribue, puisque dans des cas pareils elle se montre dépourvue de plis et tendue comme à l'ordinaire.

Voyez, par exemple, le moignon de cuisse représenté figure 95, ci-devant. L'amputation circulaire a été faite pendant la guerre de 1870-1871, très près du genou, par un chirurgien que j'ai connu et qui a certainement bien opéré. Mon dessin a été exécuté d'après nature en 1874. En voyant quelle est la saillie de l'os, on devine combien de plis devrait former la peau si elle avait cessé de se rétracter immédiatement après l'amputation. Eh bien! cette peau, tardivement fixée à l'os nouveau qui entourait la partie cachée du séquestre, avait sur le moignon la même tension que sur le membre sain, ni plus ni moins. Mais un tel retrait des téguments demande du temps; c'est pourquoi l'on dit quelquefois : quand on a gardé assez de peau, on la retrouve toujours. De sorte que si, par malheur, l'os devient saillant, quoique vif et bourgeonnant, on peut le recoiffer en prenant la simple précaution de désunir l'enveloppe du moignon d'avec l'anneau inodulaire qui adhère au périoste, en faisant de l'autoplastie par glissement. Cela n'est vrai que si l'amputation date seulement de quelques mois, ou bien si la peau s'est trouvée exceptionnellement retenue et mise dans l'impossibilité de se raccourcir.

On pourrait, en employant des termes malheureusement un peu obscurs, résumer ainsi tout ce qui précède :

L'allongement que permet l'*élasticité* de la peau peut atteindre immédiatement ses extrêmes limites; il disparaît en totalité aussitôt que cesse la cause qui l'avait produit.

Le raccourcissement que détermine l'*élasticité* de la peau libre arrive au maximum instantanément et persiste jusqu'à ce qu'une force active antagoniste vienne le détruire.

Au contraire, l'allongement réel, résultat d'un travail nutritif interstitiel causé par la distension prolongée, et dû à ce qu'on peut appeler l'*extensibilité* de la peau, est très lent à se produire et très lent à disparaître. Il en est de même du raccourcissement réel, par diminution de substance, déterminé par le relâchement permanent et ce qu'on peut appeler la *rétractilité*.

De ces dernières données physiologiques nous devons tirer deux conséquences pratiques :

1° En présence d'un moignon conique d'emblée, il faut considérer comme impossible d'obtenir, par des moyens mécaniques, l'allongement de la peau; il faut raccourcir le squelette ou recourir à l'autoplastie, ou, si l'on ne peut faire autrement, prendre son parti de laisser se former une large surface cicatricielle.

2° Quand il s'agit d'une conicité secondaire, avec saillie d'un os vivant et bourgeonnant, il ne faut pas désespérer de pouvoir le recoiffer avec la peau qui, primitivement suffisante, n'a pas dû, malgré les apparences, subir un raccourcissement réel important, s'il ne s'est écoulé que quelques mois depuis l'opération[1].

Ce qui précède concerne la peau considérée comme une membrane libre sur ses deux faces et partout identique à elle-même. Or, le derme n'est pas également libre, dans toutes les régions, de se rétracter à sa guise. Tantôt son élasticité est paralysée par l'épaisseur de sa cuirasse épidermique ou par la densité de sa doublure graisseuse; tantôt sa mobilité est entravée par des adhérences aponévrotiques ou osseuses; tantôt enfin, comme au niveau des coudes articulaires, devant la rotule et surtout derrière l'olécrâne, sa rétractilité, soumise à chaque instant à de nouvelles épreuves physiologiques, semble avoir tout à fait disparu. Notez bien ce qui suit.

Donc, dans les régions où l'épiderme est mince, le pannicule graisseux peu abondant, où la peau n'adhère pas notablement aux parties profondes et se trouve peu distendue par l'attitude ordinaire du membre, la rétraction des lambeaux tégumentaires doit être considérable. C'est ce qui arrive à la face dorsale du poignet, à la face antérieure de l'avant-bras et du bras, au voisinage du pli du coude; sur le dessus du cou-de-pied, près du jarret; en dedans et en avant de la racine des membres.

Au contraire, là où l'épiderme et le pannicule graisseux sont épais, où les téguments adhèrent aux aponévroses, aux saillies osseuses sous-jacentes, et se trouvent fréquemment distendus par l'attitude habituelle et les mouvements, il ne se produit qu'un faible raccourcissement des lambeaux cutanés. C'est ce que l'on observe sur les sujets gras et, en particulier, pour l'une ou l'autre des raisons énumérées ci-dessus : à la paume de la main et à la plante du pied; en dehors et en arrière de la racine des membres; sur la face dorsale des articulations phalangiennes des doigts, derrière le coude et devant le genou.

1. Voy. Philippe, *Gaz. des hôp.*, 1869, p. 465.

On voit donc que l'enveloppe la plus superficielle des moignons est une enveloppe élastique qui sera aussitôt raccourcie que taillée, et qui par conséquent devra être *taillée en prévision même de ce raccourcissement*. Celui-ci varie, il est vrai, avec les régions, l'épaisseur du pannicule graisseux et de l'épiderme, l'âge et d'autres circonstances encore qui ont été ou seront indiquées : on peut l'estimer en moyenne à un tiers. Par conséquent, s'il faut un lambeau long de 8 centimètres pour couvrir et fermer une plaie, il est nécessaire d'en tailler un de 12 (voy. plus loin). Certes, la peau rétractée n'est pas de fer, et l'on peut lui redonner par la traction ce qu'elle a perdu par élasticité; de sorte que, maintenant qu'il est possible d'obtenir la cicatrisation d'un moignon sans gonflement intérieur, et la solidification immédiate de la cicatrice, on peut se risquer à tailler juste en cas de nécessité. Mais je suis imprudent de le dire, car il est très important de ne jamais oublier qu'au moment où l'on ferme une plaie d'amputation par la suture ou les agglutinatifs, il faut que les lèvres de la peau se tiennent en contact d'elles-mêmes, sans nécessiter la moindre traction; la suture, si on l'emploie, ne doit servir qu'à les immobiliser dans cet état, pendant la consolidation cicatricielle et malgré le gonflement possible du moignon.

L'*épaisseur* de la peau est aussi à considérer.

Elle dépend du derme, du pannicule graisseux et de l'épiderme. Un moignon garni de peau épaisse est évidemment meilleur pour le travail qu'un moignon garni de peau mince, d'autant plus que les régions où la peau est épaisse sont déjà et depuis longtemps habituées aux chocs et aux pressions. Je ne parle ainsi qu'au point de vue physique; mais la peau mince ne vaut rien non plus, au point de vue de la vitalité des lambeaux. Et toujours il est nécessaire de distinguer la peau épaisse par son derme vivace de la peau couverte d'un épiderme épais ou couvrant une épaisse couche de graisse et pouvant être mince en réalité.

(**b**). ***Des muscles***. — Si la peau, au point de vue de l'étendue et de l'épaisseur, devait nous occuper en premier lieu, parce qu'on ne fait pas de moignons sans peau, les *muscles* appellent maintenant notre attention, parce qu'on ne fait guère de moignons sans muscles.

Les muscles d'un moignon doivent être considérés comme devant demeurer en repos pendant la période de cicatrisation; mais ils peuvent aussi se contracter de temps en temps, plus ou moins énergiquement, être pris de spasme isolément, ou simultanément avec les autres muscles du corps. Si les muscles d'un moignon n'étaient pas engainés dans les aponévroses, on verrait souvent ceux qui ont été tout à fait privés de leurs insertions inférieures par l'amputation se raccourcir considérablement et momentanément par la contraction. Après l'amputation de cuisse, par exemple, le couturier, muscle long et à longs faisceaux, pourrait se retirer près de l'aine, où il formerait une masse ovoïde assez courte, s'il est vrai que les muscles libres puissent perdre en se contractant les 4/5 de leur longueur[1]. En même temps, ce muscle conservant le même volume augmenterait considérablement dans ses diamètres, sans toutefois changer de consistance et en restant mou comme tout muscle contracté qui n'éprouve pas de résistance. Mais le muscle couturier, comme tous les autres, est pourvu d'une *gaine aponévrotique* d'autant plus juste que le sujet est plus musclé et plus gras. Quand même on le supposerait tout à fait dépourvu d'adhérences celluleuses, vasculaires et nerveuses, le muscle couturier coupé en travers se retirerait aussitôt légèrement dans sa gaine comme le colimaçon dans sa coquille; mais, pas plus que ce dernier quand il a expulsé son air, il ne pourrait trouver plus de place qu'il n'y en a, ni disparaître profondément.

Les aponévroses d'un segment de membre sont solidaires. A l'état physiologique, quand un muscle se raccourcit, son antagoniste s'allonge : le premier, grossissant, enfle sa gaine, l'arrondit, et pour cela tire de son côté l'aponévrose d'enveloppe générale; le second s'amincissant, désemplit l'aponévrose, la relâche et cède de la place. Par ce mécanisme, les muscles, dans leur fonctionnement normal qui n'utilise qu'une partie du raccourcissement dont ils sont susceptibles, n'éprouvent point de gêne sensible de la part des aponévroses.

1. En considérant les muscles comme des organes attachés des deux bouts à un os, il y a : *muscles longs à longs faisceaux*, comme le couturier, le long supinateur, le biceps, le sterno-mastoïdien, dont le raccourcissement fonctionnel, la course, est considérable et la puissance assez faible; et *muscles longs à courts faisceaux* (tous les muscles penniformes et semi-penniformes si nombreux dans l'économie), dont la force est considérable mais le raccourcissement minime, témoins les péroniers, longs en apparence, à fibres courtes en réalité, etc., etc.

Il n'en est pas de même dans un moignon dont tous les muscles peuvent se raccourcir et, par conséquent, grossir en même temps. C'est en partie pour cela que lorsque l'on tient en main un moignon de cuisse tout frais et encore ouvert, on ne voit pas, si le spasme est général, chacun des muscles se raccourcir autant que s'il se contractait isolément.

Il y a donc des obstacles mécaniques qui s'opposent à ce que le spasme des muscles d'un moignon puisse déterminer le retrait brusque de ces muscles vers leurs insertions supérieures et, par suite, la conicité instantanée. Ces obstacles, qui luttent contre les efforts de la contraction, luttent aussi contre ceux de l'élasticité musculaire qui va nous occuper, c'est pourquoi je crois bon de les énumérer.

Ce sont, avant tout, les adhérences des muscles à l'os, adhérences plus ou moins solides qui cèdent si le périoste se décolle; qui sont directes pour le muscle directement inséré sur l'os, indirectes pour celui qui n'est rattaché au squelette que par les tractus celluleux, vasculaires et nerveux grâce auxquels il est fixé plus ou moins efficacement aux organes voisins.

En second lieu, c'est la résistance que les gaines aponévrotiques opposent au grossissement et, partant, au raccourcissement des muscles, résistance d'autant plus efficace que le volume du contenu se rapproche davantage de la capacité du contenant. On voit d'ici quelles doivent être les conséquences d'un amaigrissement rapide et considérable avant ou après une amputation.

Le rôle contentif des aponévroses peut être favorisé par le pansement compressif, par la fameuse bande roulée historique, véritable aponévrose d'enveloppe plus inextensible encore que les aponévroses véritables. Le lien circulaire du garrot, le lien de caoutchouc d'Esmarch, la simple compression circulaire exercée par les mains de l'aide qui rétracte, entravent le raccourcissement des muscles. Louis et Pelletan le disent formellement. C'était vrai avant le chloroforme, alors que le patient contractait violemment ses muscles ; c'est plus vrai encore aujourd'hui, car, sur un amputé insensible, les chairs coupées peuvent être retenues en position par les mains de l'aide rétracteur. Je l'ai constaté en tenant un bras dans mes mains pendant qu'on l'amputait : j'étais maître du biceps, que je pouvais empêcher de se raccourcir en le tenant comprimé; je gênai d'abord malicieusement l'opérateur, qui m'avait commandé naïvement de serrer ferme et large pour rétracter.

Le bandage circulaire que les chirurgiens du XVIIIe siècle appliquaient avant l'amputation les condamnait au moignon conique d'emblée s'ils sciaient l'os avant de relâcher le bandage; car lorsqu'ils le desserraient, ils voyaient les muscles devenus libres rentrer dans leurs gaines.

Cela prouve bien l'influence, sur la rétraction des chairs, des aponévroses qui agissent par compression circulaire, et l'utilité des bandages et modes de pansement dont l'action est analogue.

Qu'ai-je voulu dire tout à l'heure en écrivant les mots *élasticité musculaire*, et en quoi cette propriété intéresse-t-elle l'opérateur?

Les muscles sont élastiques, rétractiles et extensibles comme la peau, mais ils ne le sont que dans un sens, celui de la longueur.

L'élasticité des muscles n'est point semblable à celle de la peau. Celle-ci, en effet, dépend de l'existence dans la trame du derme de nombreuses fibres élastiques, éléments les plus robustes de l'économie et aussi les derniers à subir la putréfaction, à perdre leurs propriétés; celle-là est fragile comme le tissu musculaire lui-même. Qu'un muscle soit troublé dans sa nutrition depuis quelques jours, qu'il soit mort depuis quelques heures, son élasticité baisse si elle ne disparaît.

L'élasticité musculaire est-elle une propriété de la substance contractile, ou bien seulement de son enveloppe, ou bien encore des deux à la fois? Fort heureusement cela importe peu au chirurgien, car nous n'en savons rien[1].

Les faits que je vais décrire et attribuer à l'élasticité musculaire, A. Richet, dans son *Traité d'anatomie médico-chirurgicale*, les a vraiment beaucoup mieux exposés que ses devanciers. On pourrait critiquer l'entité physiologique qu'il a créée, mais ce n'est point ici le lieu, et je me borne à dire qu'il attribue à la *contractilité spontanée* déterminée par une action réflexe continue ce que les uns attribuent à la *tonicité* et les autres à l'élasticité.

Pour ce que nous faisons ici, qu'importe l'essence même du phé-

1. Voy. Bichat, Malgaigne, Richet (traités d'anatomie) et les livres classiques sur la physiologie des muscles

nomène ou le nom qu'on lui donne? Tirez sur un muscle fixé à l'une de ses extrémités, il s'allongera; lâchez-le, il reprendra sa première longueur, comme un fil de caoutchouc. Comme un fil de caoutchouc, le muscle résiste d'autant plus qu'il est plus allongé, et lorsqu'il ne peut plus s'allonger, il se brise si la force de traction est suffisante. La courbe de l'élasticité musculaire n'est cependant pas semblable à celle des ressorts inertes.

Le faisceau musculaire possède donc l'élasticité de traction, élasticité très étendue, mais d'une grande faiblesse, ce qui semblerait faire croire que, lorsque les muscles d'un moignon seront trop courts, on pourra les allonger facilement par la suture en raison justement et de l'étendue et de la faiblesse de leur élasticité. Mais cela ne se peut, car l'élasticité musculaire est continue, et il n'y a pas de suture qui résiste sûrement à une traction continue, les tissus, à moins d'une cicatrisation extrêmement rapide, se coupant sur les fils.

Quand on divise un muscle en travers, les deux bouts s'écartent immédiatement d'une quantité *proportionnelle à la longueur des fibres* de chaque bout Si l'on coupe un tendon, le bout musculaire seul se retire, l'autre reste en place, car il n'est pas sensiblement élastique.

L'écartement des deux bouts d'un muscle est d'autant plus marqué que ce muscle est plus distendu par la position du membre; mais on peut dire que, abstraction faite des adhérences qui peuvent exister, il n'est pas un seul muscle vivant dont on puisse, par une position quelque forcée qu'elle soit, satisfaire complètement la tendance au raccourcissement.

Je veux dire que si, par exemple, on coupe un muscle pris dans le plus grand relâchement possible, ses deux bouts s'écarteront encore quelque peu. Les muscles de l'économie ont donc toujours un certain degré de tension, d'autant plus faible, il est vrai, qu'ils sont plus relâchés, raccourcis.

L'étendue de l'élasticité des fibres musculaires dépasse donc faiblement, dans les deux sens, l'étendue des changements de longueur qu'elles subissent normalement. Mais lorsqu'un muscle coupé s'est raccourci, au point de n'avoir plus qu'une longueur égale à celle qu'il avait pendant son plus grand raccourcissement fonctionnel, il lui reste encore de la tendance au raccourcissement élastique. Cette tendance est très faible, il est vrai, et peut être contre-balancée par la moindre force antagoniste; malheureusement, je le répète, elle est *continue* et triomphe souvent des obstacles qu'on lui oppose.

Quand on ampute un membre, on le met assez généralement dans une position telle que ses muscles soient tous à peu près également tendus, afin qu'ils se raccourcissent également, du moins ceux dont les fibres sont également longues et également libres. Dans cette position moyenne, de combien se raccourcit ordinairement une fibre musculaire? Je ne suis pas en mesure de répondre mathématiquement à cette question.

Grâce à leur élasticité, les muscles se raccourcissent donc d'une certaine quantité et par conséquent découvrent l'os; mais, comme cela se passe au moment même de la section des chairs, avant le sciage de l'os, l'opérateur y remédie en divisant le squelette à la hauteur nécessaire.

J'ai dit que la peau, après son raccourcissement élastique opéré, tendait encore à perdre de sa longueur réelle. Cela est encore bien plus vrai pour les muscles.

Qu'ils s'enflamment ou qu'ils ne s'enflamment pas, qu'ils se contractent ou qu'ils ne se contractent pas, les muscles, après avoir subi leur brusque raccourcissement élastique, continuent à rentrer dans leurs gaines, mais si lentement qu'on s'en aperçoit à peine. Si le premier jour on pouvait leur redonner toute leur longueur réelle, par suite d'un allongement élastique de 2 centimètres, par exemple, bientôt on ne le peut plus. Et pourtant, cet allongement élastique de $0^{m},02$ est encore possible, mais le muscle s'est raccourci réellement, s'est *rétracté*, et ce n'est point un simple raccourcissement élastique qu'on pourrait toujours corriger par un allongement élastique équivalent, c'est une réelle perte de longueur qui pourra être compensée plus tard, si la cicatrice, pas trop tardive et libre d'exercer son retrait inodulaire, tire sur le muscle suffisamment. En effet, les muscles *sains* sont extensibles, c'est-à-dire qu'ils peuvent s'allonger réellement.

Le raccourcissement élastique qui suit immédiatement la section des muscles s'appelle généralement *rétraction primitive*; le raccourcissement lent et réel qui vient après s'appelle *rétraction secondaire*. On a pu deviner déjà quelles causes devaient favoriser celle-ci : l'amaigrissement rapide du sujet, avec ou sans destruction des traînées celluleuses par la suppuration, le débridement ou la rupture des aponévroses, la diminution de volume des muscles, un pansement vicieux, etc.

La conicité primitive est toujours facile à éviter quand il y a de l'étoffe. Mais si les muscles d'un moignon sont longs, c'est-à-dire si l'amputation a lieu loin de la racine du segment de membre, la rétraction secondaire menace d'être considérable, parce qu'elle est toujours proportionnelle à la longueur des fibres musculaires ici conservées en totalité. En 1880, un chirurgien des hôpitaux de Paris fit une amputation sus-malléolaire elliptique à lambeau postérieur qui ne fut pas réuni par première intention. La jambe resta huit jours totalement comprimée dans du coton, excellent moyen de maintenir les muscles : le lambeau restait parfaitement suffisant. Mais le pansement compressif n'ayant pas été rétabli, dès le lendemain il n'y avait presque plus de lambeau ; il fallut, plus tard, raccourcir les os considérablement.

La rétraction des muscles est fâcheuse parce qu'ils se retirent, et grave parce qu'ils entraînent la peau avec eux, ce qui détermine la saillie de l'os.

Il n'est pas indifférent d'avoir ou de n'avoir pas une couche de chair à interposer entre le squelette et les téguments. Bien que les muscles ne conservent généralement ni leur volume ni leur structure au voisinage de la cicatrice, ils n'en sont pas moins très utiles, car lorsqu'on est assez heureux pour en obtenir la cicatrisation en bonne place, ils couvrent l'os et le séparent de la peau qui, par suite, se mobilise facilement. Ils font plus : solidement insérés sur l'extrémité du moignon, ils peuvent le mouvoir et le rendre apte à manœuvrer un appareil.

Nous venons de voir que la peau et les muscles, c'est-à-dire les parties molles du moignon, éprouvaient aussitôt coupés une rétraction primitive considérable, et qu'ensuite leur tendance au raccourcissement les rendait susceptibles d'éprouver une rétraction secondaire notable, quoique lente, rétraction secondaire que favorisaient certaines circonstances, mais contre laquelle on pouvait espérer lutter, spécialement par un mode de pansement capable de produire une réinsertion ou *cicatrisation rapide*.

Contre la rétraction primitive qui est un raccourcissement obligatoire, nous ne pouvons rien que tailler les chairs avec prévoyance. Quelle est donc l'étendue moyenne de ce raccourcissement? Est-il possible de donner une règle de conduite qui permette, en admettant que l'os ne s'allonge jamais, ce qui est vrai dans l'immense majorité des cas, de toujours bien le recouvrir aussitôt l'amputation terminée, d'éviter « la saillie de l'os, aussi fâcheuse pour le malade qu'elle est en général honteuse pour le chirurgien »? (Deschamps et Percy.) Oui, cela est possible, mais à une condition, c'est que la *règle générale* sera modifiée dans son application aux *régions exceptionnelles* où l'on voit la rétraction des chairs ou des téguments excéder ce qu'elle est habituellement. J'aurai soin de ne point l'oublier en traitant des amputations en particulier.

Règle générale. — *La rétraction immédiate enlève aux parties molles d'un moignon un tiers de leur longueur primitive.*

Si donc vous avez besoin d'un lambeau de 10 centimètres de long, faites-le de 15 au minimum : il n'en aura plus que 10 quand il sera taillé.

Voici maintenant les correctifs généraux :

Plus les os sont gros relativement aux chairs, plus il faut être prodigue d'étoffe.

Plus la rétraction secondaire est à craindre et, par conséquent, plus on ampute loin de la racine du segment de membre, plus aussi il faut garder de chairs.

Souvenez-vous encore que la peau, surface enveloppante, doit être plus longue et plus large que les muscles enveloppés.

(c). ***Des os.*** — Chez les enfants, les moignons grandissent souvent dans la proportion normale, l'os s'allonge et les chairs suivent, plus ou moins tendues et atrophiées par l'inaction. Tel est du moins ce qui se passe généralement; mais il est des cas où l'os grandit plus que les chairs et perce la peau, même plusieurs années après la cicatrisation définitive. Bouvier, Marjolin, Giraldès en France (*Bulletins de Soc. de chir.*, 1859), ont signalé des cas semblables, connus aussi à l'étranger. Il me semble que c'est surtout après l'amputation de la jambe au voisinage du genou que l'on a constaté des faits d'allongement de l'os disproportionné à celui des chairs. Cela n'a rien de surprenant.

Quand on ampute un jeune enfant à quelques travers de doigt du genou, on laisse les cartilages épiphysaires supérieurs des deux os, cartilages que l'opération a peut-être surexcités et qui vont produire avec les années presque la moitié d'un tibia et d'un péroné d'adulte. La peau, au contraire, se développe sur place et ne croît pas en longueur par apposition de substance, comme les os. Les téguments de la région de la jarretière et les muscles qui ont été conservés ne peuvent pas reproduire le mollet, bien que la production osseuse marche comme si la jambe n'avait pas été coupée. Le moignon grandit en os pour former une demi-jambe; en chair, seulement pour un quart.

Généralement, les deux os ne s'allongent pas également : tantôt c'est le péroné qui perce la peau, tantôt c'est le tibia.

On comprend la possibilité d'observer des faits analogues sur des segments de membres autres que la jambe, amputés près de leur racine, spécialement sur le bras. Du reste, il est bien possible que, certaines circonstances étant données, le squelette d'un moignon d'enfance grandisse plus que la peau, quel que soit le lieu de l'amputation.

Je devais appeler l'attention de l'opérateur sur ce qui précède, puisqu'il en sort l'indication de garder, chez le jeune enfant, une longueur de peau correspondante à celle que pourra atteindre ultérieurement l'os dans son développement physiologique.

On ne peut prévoir les cas très rares et dans lesquels, à tous les âges sans doute, l'ostéopériostite chronique produit des aiguilles osseuses capables de perforer les téguments du moignon.

Vitalité des diverses parties des moignons.

Il ne suffit pas de garder assez de chairs pour recouvrir les os. Il faut encore conserver ces chairs et ces os, c'est-à-dire éviter la gangrène et la nécrose; prévenir l'inflammation septique du tissu cellulaire, des veines, du périoste, de la moelle, etc.; procurer l'oblitération des artères et la cicatrisation des nerfs en bon lieu; enfin, favoriser la réunion superficielle et profonde des parties molles et des parties dures.

Est-ce que tout cela dépend du chirurgien? Oui certes, dans une large mesure, et nous verrons plus loin comment il devra se comporter pour réaliser tous ces *desiderata*.

Étudions donc en premier lieu l'énergie vitale, la résistance à la mortification des diverses parties constituantes des moignons.

Abstraction faite de toute complication inflammatoire sérieuse, la mortification d'un petit bout d'os, de quelques tendons ou de quelques lambeaux de chair, a bien moins d'inconvénients que celle de la peau. Celle-là ne fait en somme que retarder la cicatrisation, chose déjà grave, mais n'empêche pas le moignon de devenir utilisable. La gangrène du tégument, au contraire, retarde aussi la cicatrisation, et de plus, pour peu qu'elle soit étendue, détermine la conicité, avec issue de l'os et nécrose consécutive, ou bien sans issue de l'os, mais avec large cicatrice adhérente et par conséquent impotence fonctionnelle.

C'est l'intégrité de la circulation qui maintient la vie dans les diverses parties d'un moignon. Si les chairs flottantes et le bout de l'os continuent à recevoir du sang artériel en quantité suffisante, et si ce liquide trouve une issue facile par les veines, la mortification de cause locale ne se produira pas.

On comprend que plus les chairs flottantes sont longues, que plus le pourtour de l'os est dénudé, plus mal se fait l'irrigation nutritive, surtout sur les bords libres de ces parties. Donc, la trop grande longueur des chairs, toutes choses égales d'ailleurs, n'est pas favorable à leur conservation. A ce point de vue, il est bon de ne garder que juste la quantité de parties molles nécessaires pour recouvrir l'os. Mais il serait insensé de tailler trop courts les téguments, dans la crainte d'une gangrène problématique, car ce serait exposer l'os à une saillie certaine.

Le pansement, toujours plus ou moins compressif, peut, en entravant la circulation, déterminer la mortification. C'est au chirurgien à prendre ses précautions. Mais il ne peut rien de particulier contre la tendance à la gangrène que présentent certains sujets atteints de maladies générales, de vieillesse, de diabète, d'alcoolisme, d'altération quelconque et préexistante de la vitalité des tissus du membre amputé. Dans ces divers cas, il est obligé de se conduire comme si l'étoffe était neuve et solide.

(a). ***Téguments.*** — Pour vivre, la peau a besoin de recevoir une quantité suffisante de sang artériel et de se débarrasser facilement du sang veineux. Or, les voies circulatoires sont d'autant plus faciles qu'elles sont plus multipliées. Généralement, leur nombre est en rapport avec l'épaisseur du tégument (non compris l'épiderme). Dans la plupart des régions des membres, la peau ne contient pas de longues artères, comme celles du cuir chevelu, par exemple; elle reçoit, des parties sous-jacentes, un grand nombre de petits vaisseaux faiblement espacés et dont les anastomoses intradermiques sont assez étroites pour que le bord libre d'un lambeau exclusivement cutané un peu long ait bien des chances de se mortifier, faute de nourriture.

Le tissu cellulaire sous-cutané est le porte-vaisseaux de la peau des membres, sa doublure nourricière qu'il faut lui conserver.

Les extrémités, surtout la paume de la main et la plante du pied, ont des téguments très vasculaires.

Devant le genou, derrière le coude, la peau sus-jacente a des espaces libres, par conséquent très mobile et surabondante, reçoit, des cercles péri-articulaires formés par les récurrentes, des artérioles nombreuses et longues. Au contraire, dans l'intervalle des articulations, le tégument arrive au minimum de vascularisation. Aussi ne doit-on pas s'étonner de voir si souvent se mortifier les lambeaux tégumentaires des amputations de jambe.

Lorsqu'un lambeau cutané a été taillé dans les meilleures conditions pour sauvegarder sa vitalité, il faut encore que dans la suite rien ne vienne compromettre ce premier résultat. Si le tégument prérotulien, en particulier, par ses habitudes physiologiques, se replie naturellement sous l'extrémité inférieure du fémur après la désarticulation du genou, il n'en est pas ainsi du tégument du jarret, dont les vaisseaux, non prédisposés, perdent, par une coudure brusque, une partie de leur perméabilité.

Que de fois la compression du pansement, trop considérable ou mal répartie, n'a-t-elle pas gangrené les lambeaux, spécialement les lambeaux cutanés appliqués directement sur les os! Et que de fois aussi la compression en sens inverse, qui résultait du gonflement considérable d'un moignon emprisonné dans une enveloppe suturée trop étroite, n'a-t-elle pas amené le même résultat!

(**b**). ***Muscles***. — Ils reçoivent, on le sait, un grand nombre de vaisseaux qui les pénètrent, obliquement au bras et à la cuisse, presque perpendiculairement à la jambe et à l'avant-bras. Considérons un instant la région antéro-externe de la jambe : aux muscles aboutissent de nombreux rameaux presque perpendiculaires nés de vaisseaux longitudinaux placés à une grande profondeur. Si l'on veut tailler un lambeau bien nourri, il faudra donc *y comprendre ces vaisseaux*, en rasant les os à la Ravaton. Car, en dédoublant l'épaisseur des chairs par transfixion (cela se fait peut-être encore), on laisse les fibres musculaires profondes et les vaisseaux, on ne prend que les fibres superficielles, et l'on court d'assez grands risques de voir celles-ci avasculaires se gangréner.

Pourtant, il ne faudrait pas croire qu'un copeau musculaire, même volumineux, détaché des deux bouts et resté adhérent à la face profonde d'un lambeau, dût être nécessairement voué à la décomposition. Tout dépend de la conservation des vaisseaux dont l'origine et la situation varient avec les régions.

(c). ***Parties fibreuses.*** — Tous les chirurgiens s'accordent à douter de la vitalité des parties fibreuses denses, mais seulement lorsqu'elles sont flottantes, comme naturellement les tendons libres et, accidentellement, les aponévroses et ligaments déchiquetés par un opérateur mal habile. Les tendons adhérents à un méso synovial vasculaire ne se mortifient pas, à moins de circonstances exceptionnelles. Quant aux tendons libres sur une longueur de plusieurs centimètres, il est d'usage de les raccourcir, quoique toute partie aseptique soit parfaitement tolérée.

(d). ***Os.*** — La nécrose était la cause la plus ordinaire du retard de la cicatrisation des moignons.

Le périoste nourrit les couches superficielles de l'os. Il reçoit lui-même ses vaisseaux des chairs périphériques ; c'est pourquoi les lambeaux périostiques conservés à la face profonde des lambeaux charnus survivent généralement. Pour ne pas affaiblir la vitalité du périoste et, par suite, celle de la virole osseuse sous-jacente, les chairs ne doivent jamais être décollées du pourtour du squelette d'un moignon. De même la moelle, dont les vaisseaux se distribuent aux couches compactes profondes, a besoin d'être ménagée avec soin.

S'il est dangereux pour le tissu compact d'être privé, lors de l'opération, de ses rapports vasculaires avec le périoste et la moelle. il l'est davantage encore de perdre ces rapports par l'inflammation, conséquence ordinaire d'un pansement vicieux.

Le tissu spongieux est mieux pourvu de vaisseaux que le tissu compact, aussi est-il plus vivace. Au voisinage des tumeurs blanches, le périoste est épaissi, la moelle splénisée, le tout très vasculaire. Ces conditions semblent rendre la nécrose peu redoutable et sont loin d'empêcher la réunion immédiate.

Les *cartilages* articulaires, greffés sur les os, en dépendent au point de vue de la nutrition. Il s'en faut de beaucoup qu'après une désarticulation l'exfoliation soit constante, même quand la plaie reste ouverte. Cette dernière circonstance est pourtant essentiellement défavorable à la vitalité du revêtement cartilagineux. Aussi conçoit-on la recommandation formelle de Bromfield, (XVIIIe siècle) d'enlever les cartilages au moment même de la désarticulation, pour abréger considérablement la cure des moignons.

Du processus cicatriciel des diverses parties des moignons.

La plaie d'un moignon, on le voit, est fort complexe, puisqu'elle intéresse des tissus différents par leurs propriétés et leurs éléments.

Lorsque cette plaie n'est pas réunie, supprimée, pour ainsi dire, immédiatement après l'opération, elle s'enflamme, à des degrés divers, suivant la nature du pansement, l'état général du blessé, etc. Cette inflammation réparatrice (car je n'ai pas à m'occuper des complications) porte sur tous les tissus inégalement.

Le tissu cellulaire interstitiel se gonfle et prolifère : il tend à souder ensemble les extrémités de tous les organes coupés, comme le soufre d'un paquet d'allumettes trempées en même temps. Bientôt, si la plaie reste ouverte, une nappe embryonnaire bourgeonnante la recouvre, qui jette du pus en quantité variable, et prépare dans sa propre épaisseur des éléments solides définitifs. Quand cette nappe est organisée, elle subit le retrait inodulaire : la plaie se ferme comme un orifice muni d'un sphincter, par-dessus l'os enchâssé. En définitive, il n'existe plus qu'un plan cicatriciel, quelquefois même un simple cordon allant d'une espèce d'ombilic cutané à l'extrémité du squelette et donnant attache, sur toute sa périphérie, aux divers organes divisés par le bistouri.

Cependant, si la peau n'a pas été conservée suffisamment abondante pour obéir au retrait inodulaire, une large cicatrice se forme, étalée en surface sur le bout des os.

On comprend très bien que les coupes vives de la peau, du tissu cellulaire, des muscles et des autres parties molles produisent une couche de tissu conjonctif embryonnaire, puisque les éléments du tissu conjonctif se retrouvent, à l'état fondamental ou accessoire, dans toutes ces parties.

On comprendra aussi l'union des chairs aux os, en réfléchissant qu'il suffit de quelques semaines pour que, sous l'influence de la vascularisation traumatique de la moelle et du périoste, le tissu compact lui-même se vascularise et se raréfie, au point de produire des bourgeons charnus comme le reste de la plaie. Plus tard, il est vrai, le canal médullaire, s'il a été ouvert, se ferme d'un couvercle osseux, auquel le tissu cicatriciel tient lieu de périoste; et du gonflement périostique il ne reste qu'une couronne d'insignifiantes végétations osseuses.

L'*inflammation des moignons*, si elle ne se modère, devient un danger. C'est par elle que de vastes décollements sous-cutanés et intermusculaires résultent de la fonte du tissu cellulaire; que les fusées purulentes remontent le long des gaines tendineuses; que des hémorrhagies secondaires se produisent, par rupture des jeunes et tendres cicatrices vasculaires; que les veines et la moelle osseuse suppurent; que le périoste, en se décollant, abandonne l'os à la nécrose et, libre, cède à la traction des muscles qui s'y insèrent, agents de la conicité secondaire.

Jusqu'en 1871, la grande majorité des amputés des hôpitaux de Paris voyaient leurs moignons s'enflammer et suppurer, ordinairement plusieurs mois avant d'arriver à la guérison définitive. Le gonflement, souvent énorme, atteignait son apogée quelques jours après l'opération, accompagné d'un dégorgement abondant de liquide septique dont la non-élimination ou la réabsorption empoisonnait trop souvent l'opéré.

La science des *pansements* a fait de tels progrès que de tels faits ne se voient plus dans les services bien tenus. A défaut d'une asepsie parfaite, plusieurs antiseptiques efficaces font que les moignons guérissent beaucoup plus simplement, même en passant par le stade de suppuration, ce qui arrive lorsqu'on se croit obligé de tenir la plaie ouverte.

La confiance dans les nouveaux pansements est telle, que la *réunion immédiate*, même dans les hôpitaux les plus malpropres, est tout à fait à l'ordre du jour. Quelle tentation, en effet, ce fut toujours pour un chirurgien, que de créer et de supprimer une vaste plaie dans la même heure !

Il ne faut pas croire cependant que les lèvres d'une plaie puissent se réunir solidement en quelques instants. Non, il faut toujours un ciment cicatriciel tenace, c'est-à-dire le temps nécessaire au développement des solides éléments du tissu conjonctif qui doivent remplacer l'exsudat amorphe, fragile, à peine agglutinant des premiers jours.

De sorte que l'intermédiaire obligé de l'union des divers tissus intéressés dans une amputation est le tissu conjonctif. Aussi est-il presque indifférent de mettre en contact des surfaces hétérogènes. Le muscle s'unit à l'os, l'os au tégument, etc. Il suffit que les parties rapprochées soient immobiles et vivaces. Cependant il est probable que les organes comme le derme, les aponévroses, le périoste, dans lesquels il entre beaucoup d'éléments conjonctifs maigres, sont plus que les autres aptes à la réunion rapide. Pour cette raison, on est porté à croire que les surfaces naturelles des muscles doivent avoir plus de tendance à la réunion rapide que les coupes obliques ou transversales. Il est en outre généralement admis qu'un lambeau périostique s'attache particulièrement bien à la surface de section de la moelle de l'os.

Les bouts de nerfs, on l'a déjà lu, ont une singulière tendance à l'amplification et à la fusion.

Après avoir étudié la manière de vivre, de souffrir et de guérir des parties d'un moignon, c'est-à-dire après avoir étudié les propriétés physiologiques et pathologiques de chacun des tissus constitutifs des moignons en particulier, étudions le *moignon frais dans son ensemble*.

Le moignon frais doit être confectionné et pansé de manière : 1° à ne pas compromettre par lui-même la vie du blessé ; 2° à donner dans la suite un moignon cicatrisé utilisable.

Les amputés peuvent mourir d'*hémorrhagie*, soit pendant, soit après l'opération. Les hémorrhagies secondaires, d'autant plus graves et d'autant plus difficiles à éviter que le malade a déjà perdu plus de sang, tiennent ordinairement à des *fautes opératoires*, le chirurgien ayant piqué une artère au-dessus de sa ligature, ayant oublié de lier ou mal lié quelque artériole. Les hémorrhagies ne sont point seulement dangereuses lorsqu'elles sont abondantes ; si faibles qu'elles soient, elles sont excessivement fâcheuses, car elles empêchent la réunion immédiate des chairs et inondent les surfaces absorbantes du moignon d'un produit exposé à la décomposition.

Donc, avant de rapprocher les chairs et d'appliquer le pansement, toutes les sources d'hémorrhagie auront été oblitérées, tout suintement aura cessé depuis quelque temps. C'est la première qualité d'un moignon que d'avoir une plaie parfaitement étanchée.

L'infection, la *suppuration* de la surface de section est bien plus difficile à éviter que l'hémorrhagie ; aussi est-elle la cause ordinaire de la mort des amputés. Plus cette suppuration est étendue et plus elle dure, plus elle est dangereuse. La surface de la plaie d'amputation sera donc toujours réduite le plus possible par le choix du procédé, ne fût-ce que pour en faciliter l'antisepsie.

L'idéal est la réunion de la plaie par adhésion immédiate, sans suppuration, la *réunion immédiate*. Quelles en sont les conditions ?

L'*asepsie* d'abord. En outre, les deux suivantes : 1° Effacement complet de la cavité de la plaie par la mise en contact permanent des chairs entre elles et avec les os ; 2° Persistance de la vitalité de ces diverses parties.

Pour que les chairs puissent être rapprochées sans laisser de vide dans la profondeur, elles doivent être taillées par des procédés spéciaux suivant les régions amputées. Je pense qu'il y a tout intérêt à scier les os de manière à faciliter ce rapprochement. Pour que les chairs puissent être maintenues en contact, il faut qu'elles aient une longueur suffisante, que le pansement soit intelligemment fait, et, si les surfaces doivent verser du liquide, ce qui est l'ordinaire, qu'un *drainage efficace* soit établi. C'est par la manière de scier les os et de tailler les chairs qu'on prépare le *contact*, et par le pansement qu'on obtient l'*immobilisation*.

Quant à la persistance de la vitalité des parties constituantes d'un moignon, c'est là le point principal. Un opérateur qui laisse un bout d'os saillant et dépouillé de son périoste, de longs tendons flottants ou des parties fibreuses détachées et mal nourries, des languettes musculaires hachées par le couteau, des lambeaux de peau trop longs, amincis, privés de doublure, un tel opérateur favorise la non-réussite de la réunion par première intention.

Donc, jamais l'os ne doit être dépouillé de son périoste, pas même dans l'étendue de 2 millimètres, car c'est le périoste qui nourrit les couches superficielles de l'os. Jamais le périoste ne doit être séparé des chairs, car ce sont les chairs qui fournissent au périoste ses vaisseaux. Jamais non plus on ne creusera la moelle car, elle détruite, même sur une faible étendue, la nécrose est presque fatale. Si donc elle saigne, ce qui arrive surtout dans les cas de splénisation, suite de tumeur blanche, on se gardera de la broyer avec la pince ou de la détruire avec un caustique.

Le bout de l'os amputé peut se réunir par adhésion immédiate (Verduin le savait déjà) au tissu cellulaire, aux muscles, et surtout au périoste ; plus facilement, lorsque l'os, la moelle et le périoste sont vascularisés, du fait de l'enfance ou de la maladie. Lorsque la section osseuse ouvre le canal médullaire et atteint par conséquent un cylindre osseux compact, à mince périoste, la réunion est moins facile, la myélite et la nécrose plus fréquentes.

Si donc il était possible de toujours amputer dans une région dépourvue de canal médullaire, un os vasculaire entouré d'un périoste épais, on devrait toujours le faire. C'est pour cela qu'il est bon, lorsque le hasard nécessite l'amputation d'un membre autrefois fracturé, de scier l'os au niveau du cal afin de ne pas ouvrir le canal médullaire. L'ostéo-myélite ascendante, si fréquente autrefois, n'entraînait pas seulement la nécrose d'une virole osseuse ; elle semblait la principale cause de l'infection purulente.

Lorsque, au lieu de scier les os, on se borne à les séparer au niveau des articulations, la réunion immédiate du moignon est encore possible : le cartilage ne s'exfolie pas nécessairement et peut adhérer aux lambeaux très vite, comme le reste de la cavité articulaire.

C'est un grand point que d'éviter la nécrose du bout des os sciés ou l'exfoliation des cartilages des os désarticulés ; car c'est enlever la cause non pas constante, mais ordinaire de l'échec de la réunion immédiate. Nous n'avons plus, en effet, comme dans la première moitié du XIXe siècle, besoin de nous presser pour terminer l'hémostase définitive. Nos opérés ne souffrent plus ; nous pouvons prendre le temps de lier jusqu'aux moindres artérioles, nous avons le drainage temporaire ; aussi ne voyons-nous plus que rarement la réunion immédiate échouer par suite de suintement sanguinolent ou d'hémorrhagie véritable.

Si l'os devait fatalement se nécroser ou, tout au moins, suppurer, comme on pouvait le croire en visitant autrefois les hôpitaux, il y aurait lieu de se demander s'il est permis de fermer la plaie immédiatement après l'opération. Cette occlusion, plus ou moins complète, serait encore possible, car les chairs et les téguments se cicatrisent parfaitement par-dessus un os mortifié qui entretient, dans la profondeur du moignon, un foyer de suppuration dont les produits ne peuvent être évacués au dehors. Mais il est évident que si l'os suppure ou se nécrose, la réunion immédiate de l'enveloppe charnue des moignons a bien peu d'avantages, si elle en a, sur la cicatrisation après suppuration insensible de la plaie tenue béante jusqu'à son entière oblitération.

C'est pour cela que, la réunion immédiate totale étant l'idéal, à tous les points de vue, le chirurgien doit faire, pendant l'opération, tout ce qui peut empêcher la suppuration et la nécrose du squelette. Il y arrivera en choisissant le lieu de l'amputation, si c'est possible ; en conservant le périoste adhérent aux chairs et à l'os aussi long que l'os, sinon plus ; en ne molestant pas la moelle ; en sciant l'os et taillant les chairs de manière à rendre possible un contact parfait et général.

Nous avons vu que ce contact, dont la permanence est si nécessaire, pouvait être détruit par le sang, à la suite d'une hémostase insuffisante, qu'il pouvait être empêché par une section vicieuse de l'os et des parties molles, par la nécrose d'un bout d'os dénudé : il peut l'être aussi par la mortification des parties charnues. C'est pourquoi, sur un bon moignon prêt à être réuni, on ne doit voir, je le répète, ni muscles déchiquetés, ni tendons flottants et échancrés de coups de couteau, ni parties fibreuses susceptibles de se mortifier. Je sais bien qu'avec l'asepsie, doublée de l'emploi des antiseptiques, les plus grosses négligences opératoires ne sont pas toujours désastreuses. Néanmoins, je le redis encore : toute la plaie doit être nette, vivace, aussi peu anfractueuse que possible, et purgée, par les ciseaux ou le bistouri, de toutes les parties avariées susceptibles de se mortifier et par conséquent d'entraver la réunion. En un mot, le moignon doit être *paré* avec soin, ce qui se fait en même temps que l'hémostase et ne demande que quelques instants. Cette *toilette* présente quelques particularités qui découlent de la conformation de chacune des régions des membres et que nous indiquerons.

Au point de vue de la forme définitive du moignon et de son aptitude ultérieure au travail, la réunion immédiate présente également les plus grands avantages : avec des chairs suffisantes, elle évite la conicité, l'adhérence de la cicatrice tégumentaire aux os, et surtout la formation d'une large surface inodulaire, comme cela était si fréquent après la suppuration de l'os, même lorsqu'on avait gardé assez de parties molles. Toujours au même point de vue, la peau doit être, autant que possible, doublée d'un matelas de parties charnues ; l'os scié, biseauté ou chantourné, de manière à ne pas ulcérer ni percer la peau ; les nerfs des lambeaux réséqués, car les névromes rendent quelquefois inutiles et embarrassants les plus beaux moignons. Enfin et surtout, il faut que les chairs aient été taillées de manière à *placer la cicatrice* dans un sens favorable au travail que plus tard exécutera le moignon. Oui, Messieurs, qui ne daignez ou ne pouvez apprendre qu'à faire des manchettes cutanées, je crois avoir cent fois raison de parler ainsi.

Quand l'opérateur a rempli toutes ces conditions de succès, il ne doit rien négliger dans le pansement pour assurer la réussite. Il soignera l'hémostase définitive d'une façon particulière, employant la torsion, les fils absorbables, les fils fins aseptiques. Il aura été *aseptique* pendant toute l'opération, c'est-à-dire propre, comme L. Le Fort, contagionniste, l'a prêché et essayé si longtemps. De plus, ne se fiant pas à cette propreté toujours douteuse et croyant comme Lister que l'infection peut venir de partout, il inondera au moindre doute la plaie et ses anfractuosités d'un agent *antiseptique*. Il *drainera*, pour un ou quelques jours, la profondeur anfractueuse des gros moignons, mais sans interposer de tube entre les os et les chairs, ce qui détruirait un contact précieux. Des sutures étagées assureront la permanence de ce *contact*, aidées d'une *compression extérieure* molle et intelligemment répartie. Le tout, isolé de l'air et des contacts supposés nocifs, par le coton ou par un pansement rigoureusement aseptique ou imprégné de substances chimiques antiseptiques, sera *absolument immobilisé*[1].

Toutes ces précautions ne rendent pas superflues celles de l'hygiène hospitalière et individuelle, dont un chirurgien prudent ne se départit jamais.

ARTICLE III

CLASSIFICATION DES MÉTHODES D'AMPUTATION

Le but, la fin de toute amputation, c'est le moignon, le moignon cicatrisé, qui résume en lui toutes les particularités de l'opération.

Or, quelle est la caractéristique d'un moignon? Est-ce son indolence, sa régularité, sa charnure?

Non, c'est *la situation de la cicatrice* relativement à l'extrémité des os.

Ordinairement, en effet, la cicatrice, ne pouvant tolérer ni chocs ni pressions, rend la région qu'elle occupe incapable, soit de transmettre le poids du corps, soit de presser un outil, soit de fournir un point d'appui à la gaine ou coquille d'un appareil prothétique, etc.

Il dépend de l'opérateur de placer la cicatrice où il veut; il lui suffit, pour cela, de connaître les propriétés des chairs de la région et de les tailler en conséquence.

La plupart des moignons qui résultent des amputations du *membre inférieur* sont destinés à s'appuyer sur le sol, directement ou à l'aide d'un simple prolongement artificiel. La cicatrice ne doit donc pas se voir sur la surface d'appui; elle doit être rejetée de côté, sur l'une ou l'autre des faces du moignon.

1. Verduin (d'Amsterdam), l'inventeur principal de la méthode à lambeau (traductions de Vergniol, 1697, et de Massuet, 1756), fait remarquer qu'avant lui personne n'avait parlé de la cure des amputés par apposition de substance. Il dit que la chair doit être doucement contenue sur l'os pour s'y unir, et emploie un *soutien* mécanique. « Certainement, ajoute-t-il, c'est une chose fort remarquable que la chair entée s'attache si tost et si ferme au tronc, surtout à l'os. »

Alanson, en octobre 1781, pour fixer solidement le lambeau postérieur d'une amputation sus-malléolaire et en obtenir l'adhésion immédiate, emploie la *suture profonde*: THROUGH THE WHOLE SUBSTANCE OF THE FLAP (à travers toute l'épaisseur du lambeau).

Plusieurs moignons du *membre supérieur* sont au contraire destinés à fournir, par leur périphérie, un point d'appui solide et indolent à la gaine cylindrique creuse qui sert de base à l'appareil prothétique, si simple qu'il soit. Par conséquent, la cicatrice sera bien placée sur le bout du moignon, bout libre dans la coquille de l'appareil et sans contact avec elle.

Enfin, il est de nombreux moignons qui sont moins exigeants que ceux des deux catégories précédentes. Ce sont ceux qui n'ont besoin d'agir ni par leur extrémité, ni par *toute* leur circonférence. Une cicatrice terminale ne les gêne pas, une latérale non plus, pourvu qu'elle soit placée du bon côté, du côté inactif. On peut donc les réaliser par les procédés qui conviennent aux deux premières catégories. Mais, pour des raisons anatomiques et opératoires, on préfère souvent d'autres manières de faire qui, en définitive, donnent une cicatrice à la fois terminale et latérale, une cicatrice qui se prolonge sur un côté de la circonférence, quelquefois sur plusieurs, mais en laissant toujours le *côté utile* matelassé par des téguments intacts, doublés, solides et indolents.

Telles sont les trois catégories de moignons auxquelles répondent trois systèmes d'amputations, que je désignerai par ces mots :

Système des amputations *à cicatrice latérale.*
Système des amputations *à cicatrice terminale.*
Système des amputations *à cicatrice termino-latérale.*

Qu'on ne se méprenne pas sur le sens attaché ici à l'adjectif *latérale* qui veut dire : appartenant à un *côté quelconque,* interne ou externe, antérieur ou postérieur, dorsal ou palmaire, c'est-à-dire loin du centre ou pôle terminal du moignon.

Quand la cicatrice est à la fois terminale et latérale, elle se prolonge soit sur un, soit sur deux côtés : elle est alors ou termino-unilatérale ou termino-bilatérale.

Le chirurgien qui a de l'étoffe (quelquefois on taille son habit comme on a son drap) doit se demander, avant de prendre le couteau, dans laquelle des trois catégories devra rentrer le moignon qu'il va faire, c'est-à-dire comment et pourquoi ce moignon sera utilisé. Cette indispensable opération mentale étant accomplie, reste à déterminer de quelle façon le moignon d'élection sera réalisé. Car il y a plusieurs manières d'arriver à peu près au même but, et l'état anatomique, naturel ou accidentel des parties peut conseiller, sinon imposer, l'une ou l'autre de ces manières que l'on appelle *méthodes, modes, procédés* opératoires. Ces expressions sont sou-

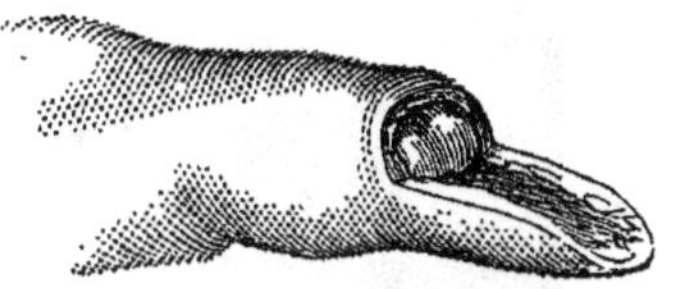

Fig. 97. — Amputation partielle d'un doigt, lambeau unique palmaire.

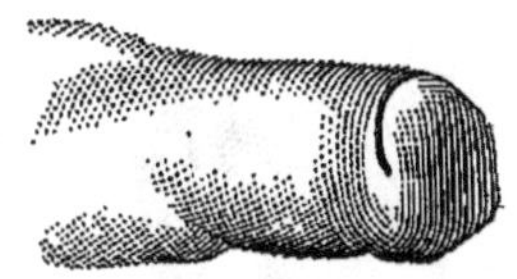

Fig. 98. — Moignon de doigt, lambeau unique ; *cicatrice latérale* (dorsale).

vent employées comme synonymes, mais le terme *méthode* est le plus large, et le terme *procédé* le plus étroit.

On compte cinq principales manières d'amputer, désignées, d'après la forme de l'incision des téguments et des chairs, sous les noms de méthodes *circulaire, elliptique, ovalaire, à deux lambeaux, à lambeau unique*.

La méthode *à lambeau unique* donne une *cicatrice latérale*

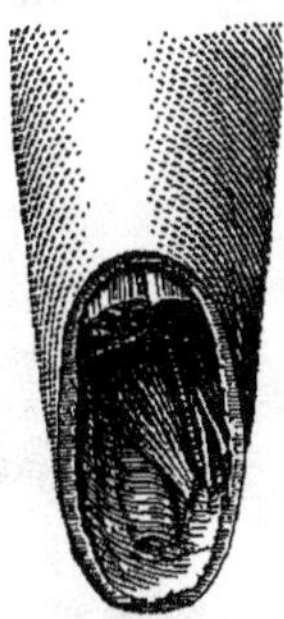

Fig. 99. — Incision elliptique très oblique. Le point culminant est au-dessus de la section osseuse (sus-malléolaire).

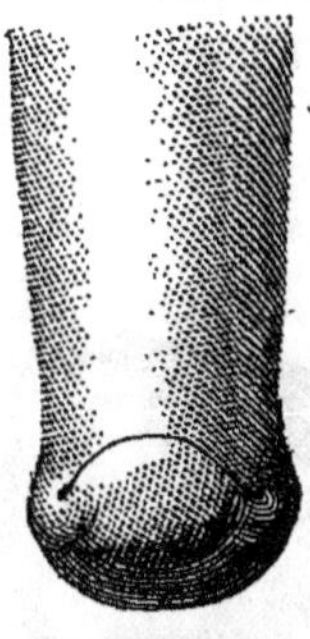

Fig. 100. — Moignon sus-malléolaire résultant de la méthode elliptique très oblique ; *cicatrice latérale* (antérieure).

plus ou moins éloignée du bout du moignon, suivant que le lambeau est plus ou moins long (fig. 97 et 98).

L'incision *elliptique très oblique* amène un résultat absolument semblable (fig. 99 et 100).

Moins cette incision elliptique est inclinée, c'est-à-dire plus elle se rapproche de la forme circulaire, plus aussi la cicatrice tend à devenir purement terminale (fig. 101 et 102).

A la suite de l'*incision circulaire*, la cicatrice ferme la plaie comme les cordons d'une bourse; elle se fixe au centre du moignon (si aucune disposition anatomique particulière ne l'entraîne

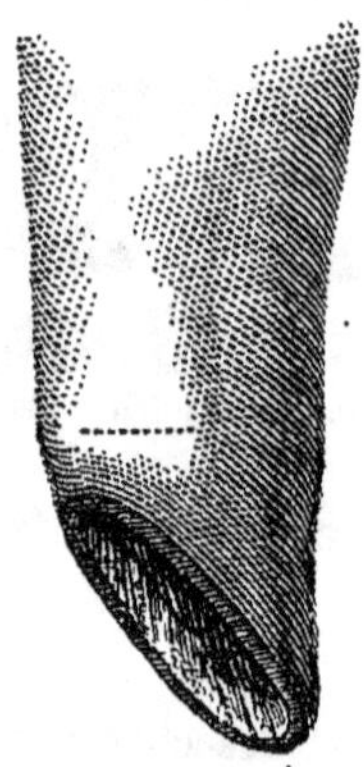

Fig. 101. — Incision elliptique peu oblique; le point culminant reste au-dessous de la section osseuse pointillée.

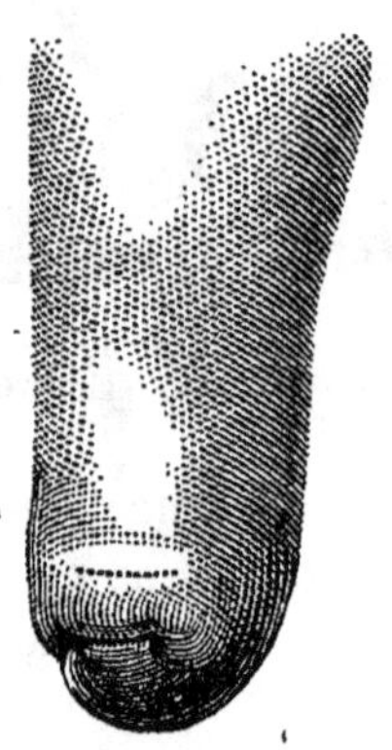

Fig. 102. — Moignon de jambe résultant de la méthode elliptique peu oblique; *cicatrice terminale* protégée.

sur l'un des côtés), et donne, en définitive, le type du moignon *à cicatrice terminale*, médiane ou opposite de Malgaigne (fig. 103).

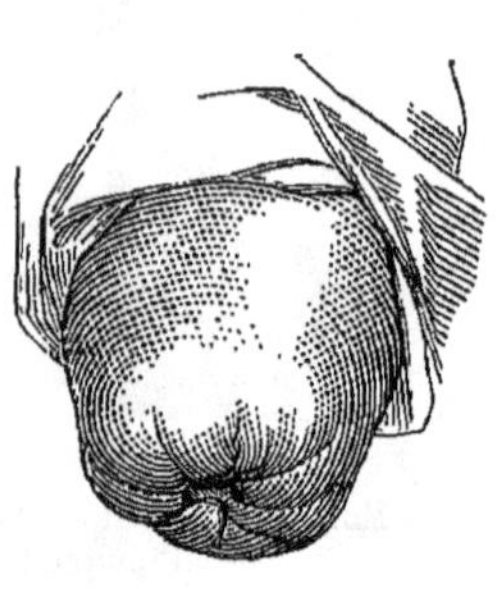

Fig. 103. — Moignon de cuisse non déformé résultant de l'incision circulaire; *cicatrice terminale* presque centrale.

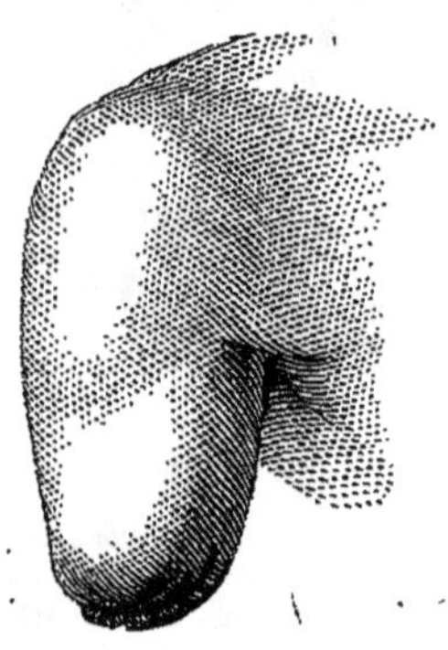

Fig. 104. — Moignon de bras résultant d'une amputation à deux lambeaux égaux arrondis; *cicatrice termino-bilatérale.*

La méthode *à deux lambeaux égaux* donnerait toujours, si le tissu inodulaire n'était pas essentiellement rétractile, une cicatrice terminale traversant comme un méridien le pôle du moignon, pour empiéter sur deux côtés opposés (fig. 104). Mais souvent la ligne inodulaire se raccourcit au point de devenir simplement *terminale* plutôt que *termino-bilatérale*. Lorsque les deux lambeaux sont inégaux et que cependant le plus long est de longueur modérée, le résultat ressemble à celui de l'incision elliptique peu oblique.

Enfin, l'incision dite *ovalaire* n'étant qu'une incision circulaire

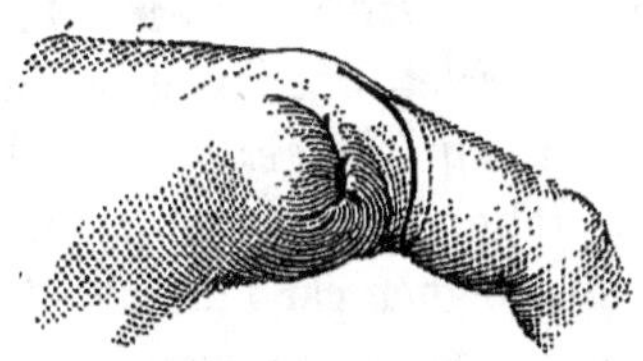

Fig. 105. — Moignon d'index gauche désarticulé par la méthode ovalaire cicatrice *termino-unilatérale.*

ou elliptique peu oblique avec fente plus ou moins longue, ne peut être suivie que d'une cicatrice *termino-unilatérale* (fig. 105).

Le tableau suivant résume les développements qui précèdent :

CICATRICE TERMINALE (moignon utilisable par toute sa circonférence).	MÉTHODE CIRCULAIRE (et méthode *elliptique peu oblique* quelquefois aussi méthode mixte avec *deux courts lambeaux*).
CICATRICE LATÉRALE (moignon utilisable et par son extrémité et par la moitié de sa circonférence).	MÉTHODE A LAMBEAU UNIQUE (ou incision *elliptique très oblique* et méthode à *deux lambeaux très inégaux*).
CICATRICE TERMINO-UNILATÉRALE (moignon utilisable par trois de ses faces).	MÉTHODE OVALAIRE (et rarement : *incision elliptique*, fermée suivant le grand axe).
CICATRICE TERMINO-BILATÉRALE (moignon utilisable par deux de ses faces.	MÉTHODE A DEUX LAMBEAUX grands et sensiblement égaux.

Personne, je pense, ne mettra en doute l'utilité pratique d'une telle classification des méthodes et des moignons, puisque, je le répéterai cent fois, le chirurgien, en face d'un membre à couper, doit réfléchir et se poser successivement les deux questions suivantes :

1° Que fera le moignon, et par conséquent, où dois-je placer la cicatrice?

2° Quelle est la méthode qui me donnera le mieux le résultat désiré?

Pour que le tableau précédent exprime la vérité, il est nécessaire d'ajouter quelques remarques.

En effet, une incision circulaire, c'est-à-dire faisant le tour du membre comme un bracelet, une jarretière, ne donnera une cicatrice terminale qu'autant qu'elle *restera* circulaire après la section des chairs. Dans la pratique, presque toujours cette cicatrice sera éloignée du centre du moignon par l'inégale rétraction des muscles.

La même cause, la rétraction, agissant inégalement sur les diverses faces du membre, peut déformer singulièrement les incisions elliptiques, tantôt en exagérant leur obliquité, tantôt en la faisant disparaître. Sans cesse, dans le cours de cet ouvrage, je reviendrai sur la déformation physiologique immédiate des plaies d'amputation, et l'on verra que, pour obtenir ce que l'on veut, il faut souvent commencer l'opération comme si l'on désirait autre chose.

Pour se convaincre de la réalité de ce que je viens de dire, il suffit d'amputer successivement un membre supérieur, au poignet, au milieu de l'avant-bras et au coude, par la méthode circulaire. Au poignet, l'incision devient elliptique par le retrait considérable des téguments dorsaux. Au milieu de l'avant-bras, elle reste circu-

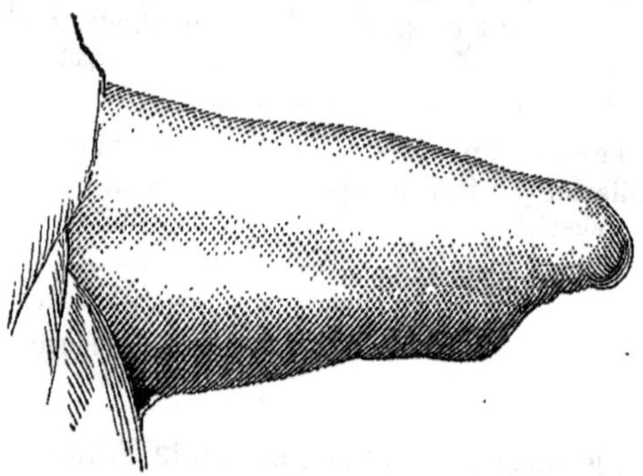

Fig. 106. — Profil interne d'un moignon résultant d'une amputation circulaire de la cuisse gauche. Déformation causée par la rétraction secondaire des muscles postérieurs et internes.

laire. Au coude enfin, par la rétraction étonnante des parties molles antérieures, la cicatrice vient se former tout à fait en avant, quelquefois à plusieurs centimètres au-dessus de l'extrémité l'humérale.

Sur la cuisse, l'incision circulaire devient elliptique à point culminant postéro-interne. Donc, si l'on veut y obtenir une cicatrice centrale terminale, il faut couper les téguments et les chairs plus bas en dedans et en arrière qu'en dehors et en avant, faire une

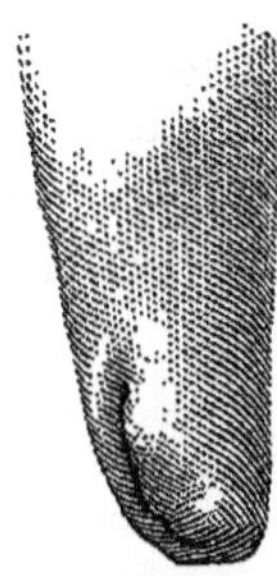

FIG. 107. — Face postérieure d'un moignon sus-malléolaire d'enfant, méthode circulaire. Déplacement de la cicatrice causé par la rétraction secondaire des muscles postérieurs.

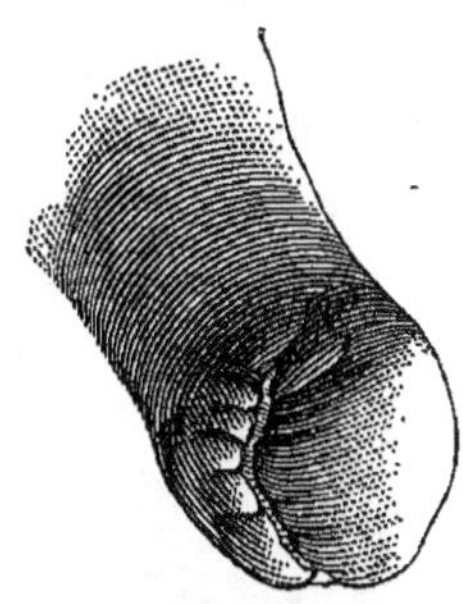

FIG. 108. — Moignon dressé du bras droit d'enfant amputé à deux lambeaux primitivement égaux dont l'interne, considérablement rétracté, a entraîné la cicatrice de son côté.

incision elliptique qui deviendra circulaire immédiatement. C'est ce que Marcellin Duval exprime à peu près ainsi : à la cuisse, pour réaliser la méthode circulaire, on doit pratiquer l'incision elliptique.

Les lambeaux, il faut y songer quand on les dessine, n'échappent pas davantage aux conséquences de l'inégale rétraction des parties molles; ils subissent en maintes régions des altérations considérables dans leur forme et dans leurs dimensions (fig. 108).

Ce n'est pas tout de faire le moignon idéal, il faut encore le conserver tel, c'est-à-dire entraver par une cicatrisation rapide la rétraction secondaire capable de déformer les moignons, plus encore que la rétraction primitive.

C'est une faute de ne pas songer, en prenant le couteau, aux déformations primitive et secondaire : car la première est irréparable, et la seconde difficile à combattre. Leurs conséquences sont telles qu'il devient quelquefois impossible, même à des yeux exercés, de dire, à l'aspect d'un vieux moignon, par quel procédé il a été obtenu.

Bien que ces réserves fassent pressentir les nombreuses modifications que devront subir les méthodes désignées ci-dessus, pour s'adapter à chaque amputation en particulier, je vais donner successivement les règles de chacune de ces méthodes. L'habileté manuelle reste stérile quand elle est privée de la direction d'un cerveau instruit, réfléchi, habitué à penser à tout par une bonne éducation.

L'opérateur réduit à la connaissance de tels préceptes généraux obtiendrait souvent, il faut le dire, un résultat inattendu et même redouté; ils sont néanmoins indispensables, car ils constituent la base que viennent altérer à peine les modifications commandées par la conformation de chaque région et les propriétés de ses parties molles.

A. — De la méthode circulaire.

Le résultat immédiat de la méthode circulaire diffère suivant que le squelette du membre est ou n'est pas entouré de muscles épais.

Dans le premier cas, comme à la cuisse, au bras, la plaie d'amputation ressemble à un entonnoir : le bord est formé par la peau, l'intérieur par les muscles et le fond par l'os. Le pansement ferme cet entonnoir en l'aplatissant, pour emprisonner l'os au fond; la plaie, de circulaire devient diamétrale et se fronce ultérieurement par les progrès de la cicatrisation. C'est l'amputation circulaire type : elle mérite le nom d'*infundibuliforme* (fig. 109, 110 et 111)

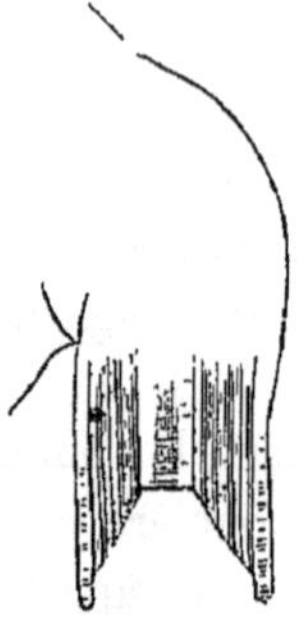

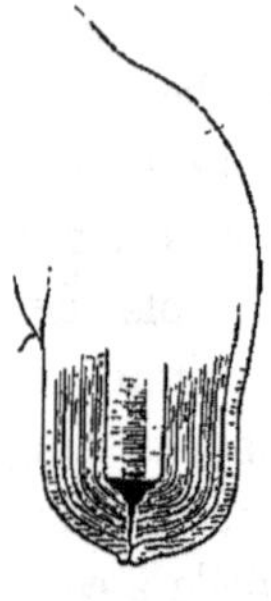

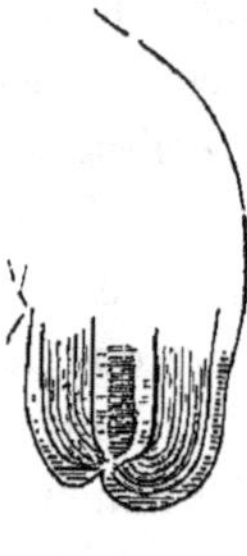

Fig. 109. — Coupe d'un moignon de bras infundibuliforme béant.
Fig. 110. — Le même moignon fermé. On voit un clapier au bout de l'os.
Fig. 111. — Le même cicatrisé. Le noyau inodulaire unit l'os, les chairs, la peau.

Dans le second cas, on ne peut garder que de la peau pour envelopper les os; c'est ce qui arrive près du poignet. La plaie présente l'aspect d'un vase cylindroïde peu profond dont le pourtour est formé par la face intérieure des téguments disséqués sur une étendue suffisante, et le fond, large et plat, par la *section transversale* des os et des tendons encore pourvus ou non de fibres musculaires. C'est l'amputation circulaire dite *à manchette*.

En raison de la conformation de certains segments de membres dont les os sont sous-musculaires d'un côté et sous-cutanés de l'autre, ces deux manières se combinent quelquefois. De même sur les membres très volumineux, il est indispensable de disséquer la peau et de la retrousser avant de couper les muscles, si l'on veut pouvoir envelopper ceux-ci en fermant le moignon.

Amputation circulaire infundibuliforme.

Les anciens ne pratiquaient que l'amputation circulaire et ne la pratiquaient pas bien. Malgré les recommandations de Celse, trop brèves, il est vrai, ils coupaient la peau, les muscles et l'os, tout, au même niveau. La saillie de l'os, qui ne se rétracte pas comme les chairs, était fatale. Le moignon, conique d'emblée, ne pouvait se cicatriser définitivement qu'après que la nécrose était venue raccourcir le squelette, trop long pour pouvoir être enveloppé par des téguments trop courts. Cela demandait six mois.

J.-L. Petit et Cheselden furent les premiers à recommander, celui-là sur le continent, celui-ci en Angleterre, de couper d'abord la peau et la graisse; puis, après la rétraction de ces téguments, de diviser les muscles le plus haut possible[1]. (Voy. Garengeot, 1720.)

En 1742, Henri-François Ledran s'exprime ainsi: « Je couppe « d'un seul coup la peau et la moitié de l'épaisseur des muscles « par une incision circulaire; aussitôt je fais retirer en haut la « peau et les muscles autant qu'il est possible, et je fais une « seconde incision circulaire précisément au niveau de la peau « couppée et retirée. Par celle-ci je ne couppe point de peau, mais

1. Il n'est pas facile de faire accorder par un Anglais que la priorité de cette *double incision* appartient très vraisemblablement à notre J.-L. Petit.

Avant la naissance de Cheselden, qui eut lieu en 1688, le précoce et célèbre chirurgien français enseignait déjà l'anatomie.

En mai 1719, le traité des *opérations de chirurgie* de son élève Garengeot était livré à l'imprimerie : il paraissait en 1720 à Paris, et à Londres en 1723. Dans ce traité, la *double coupe* est décrite avec grand soin, page 344. — Cheselden, au contraire, n'a écrit qu'en 1749. Il est vrai qu'il prétend avoir eu l'idée de couper la peau et les muscles successivement, pendant qu'il étudiait sous Fern, vers 1710 au plus tôt.

« seulement les muscles jusqu'au périoste inclusivement, sans « craindre de gâter le couteau. »

Plus tard (1779), Alanson, trouvant insuffisants les préceptes des chirurgiens qui se contentaient de faire rétracter la peau, et même ceux de Bromfield qui recommandait de détruire les adhérences apparentes des téguments, modifia ainsi chacun des temps de la double coupe de J.-L. Petit : après l'incision circulaire de la peau, il disséquait au besoin cette membrane de manière à la séparer des muscles superficiels, *dans une étendue juste suffisante;* puis il coupait les muscles, non sans difficulté, en plongeant le bout de la lame obliquement vers la racine du membre, pour *creuser* le moignon comme on évide une pomme gâtée avec la pointe d'un couteau.

Malgré les perfectionnements successifs de la méthode de J.-L. Petit, la conicité primitive du moignon demeurait tellement fréquente, que Louis, le célèbre secrétaire de l'Académie de chirurgie, porta son attention sur ce point et démontra, en 1752, les avantages de la méthode de Celse. Celle-ci consiste à couper d'un premier coup, jusqu'à l'os, la peau et les muscles; puis à recouper ensuite à sa base le cône musculaire qui n'a pas manqué de se former par la rétraction plus grande des muscles superficiels dépourvus d'adhérences osseuses. Ce procédé de la *coupe et recoupe* fut longtemps en honneur. Dupuytren l'employait, et, en 1868, sous mes yeux, St. Laugier l'exécutait encore à l'Hôtel-Dieu de Paris.

Louis conseilla donc de diviser une deuxième fois les muscles profonds, afin de porter la scie le plus haut possible. B. Bell prétendit arriver au même résultat en détruisant les attaches osseuses de ces mêmes muscles avec un couteau en forme de truelle insinué tout autour de l'os.

Ainsi donc, de nombreuses tentatives furent faites dans le cours du XVIIIe siècle pour remédier à la conicité du moignon.

Ce fut Desault qui eut l'honneur de rassembler ce qu'il y avait de bon dans le procédé de Petit et dans celui de Celse renouvelé par Louis, et, par suite, d'établir définitivement les règles de la méthode circulaire. Desault, après la section des téguments, coupait les muscles « couches par couches, laissant d'abord rétracter la première avant que de diviser la seconde, incisant ensuite celle-ci au niveau de l'endroit où les chairs s'étaient retirées, et ainsi de suite jusqu'à l'os. Par là on a le véritable cône creux. » (Tome II, p. 547.)

Aujourd'hui, la section des parties molles dans une amputation circulaire doit être décomposée en quatre temps successifs :

1° Division des téguments;

2° Mobilisation et rétraction des téguments;

3° Coupe des muscles;

4° Recoupe des muscles restés saillants.

Position de l'opérateur. — Sauf pour la cuisse droite, en dedans de laquelle on ne peut manœuvrer, l'opérateur droitier se place de manière que la partie sacrifiée soit à sa gauche, sinon dans sa main gauche. Il ne regarde pas le membre directement par le travers, car il est ordinairement tourné de trois quarts, vers la face de l'opéré. Campé sur la hanche droite, les pieds d'équerre et les jarrets pliants, le bras droit libre dans tous ses mouvements, il peut, sans changer d'attitude, accomplir tous les temps de l'opération, y compris le sciage des parties osseuses.

Un aide habile est indispensable pour rétracter les parties molles.

1° Pour *diviser les téguments*, l'opérateur tenant le couteau à pleine main, comme une serpette, le passe sous le membre, la pointe haute, et attaque avec le talon du tranchant les téguments de la face éloignée (fig. 112). En tirant, sciant au besoin avec légèreté, il coupe successivement sur la face éloignée de lui, sur la face inférieure et, toujours tirant, mais en relevant le manche, sur la face rapprochée. Les téguments ayant été incisés sur les trois quarts de la circonférence[1], il faut faire une *reprise* (fig. 113) : la main droite, qui était en attitude moyenne ou demi-supination, se met en pronation, amène le couteau par-dessus le membre, reprend, toujours avec le talon, l'extrémité initiale de la *première* incision, et la réunit à l'extrémité terminale.

2° *Libération des téguments* (fig. 114, p. 172). — Le chirurgien passe en revue toute l'étendue de la lèvre supérieure de la peau; il

1. Autrefois, le chirurgien mettait un genou à terre, engageait le bras tout entier sous le membre et rabattait le couteau par-dessus, la pointe vers sa poitrine. Il incisait en tirant, d'abord sur la face supérieure, puis sur la face éloignée, puis sur la face inférieure, et enfin, en se relevant, sur la face rapprochée, coupant d'un seul trait tout autour du membre. Un pareil tour d'adresse est inutile. Mieux vaut se contenter de diviser d'abord la moitié, les deux tiers ou les trois quarts inférieurs de la circonférence des téguments, et terminer l'incision circulaire par une reprise faite par-dessus le membre.

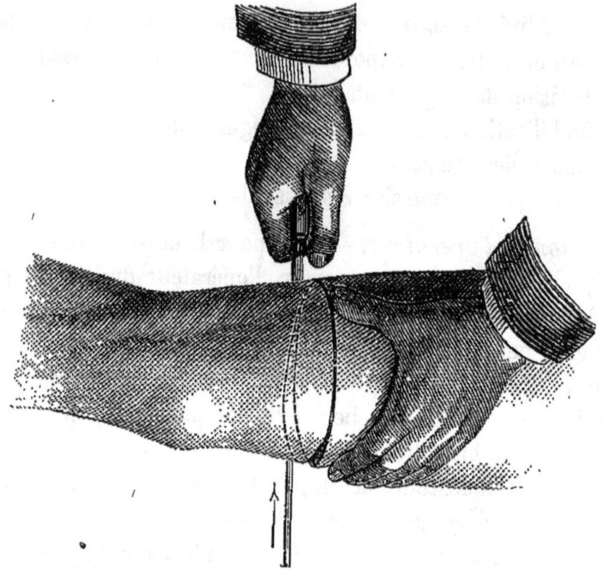

Fig. 112. — Méthode circulaire. Commencement de la section des téguments. Cuisse droite.

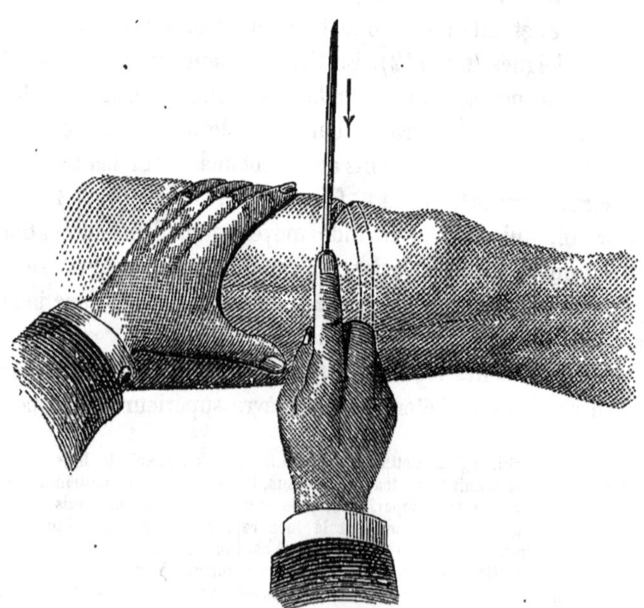

Fig. 113. — Méthode circulaire. Reprise pour achever la section des téguments

en détruit toutes les adhérences, spécialement au niveau des cloisons aponévrotiques intermusculaires, sans craindre d'entamer l'aponévrose d'enveloppe. L'aide chargé de favoriser la rétraction s'emploie du bout des doigts, comme la gauche de l'opérateur

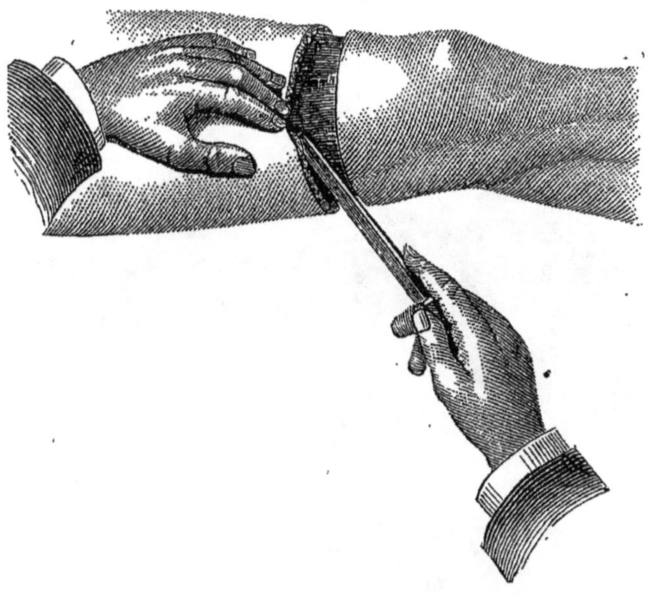

Fig. 114. — Méthode circulaire. Mobilisation de la peau accomplie (sur la cuisse droite) par le seul concours des mains de l'opérateur. — Sur la cuisse gauche, les mains de l'aide viennent avantageusement au secours de la gauche du chirurgien.

(fig. 114), à faciliter la libération des téguments, partout où se porte la pointe du couteau.

La peau bien libérée est alors entraînée le plus haut possible par la traction de l'aide rétracteur (fig. 115). Celui-ci, pour agir sur toute la périphérie du membre, l'embrasse dans le cercle parfait et complet qu'il forme avec les croissants du pouce et de l'index de ses deux mains.

On dit généralement à l'aide rétracteur de répartir sa force également sur toute la périphérie du membre. Ce n'est pas mal; mais il est mieux de l'engager à porter ses efforts spécialement sur le côté qu'entame et que va entamer le couteau. Surtout pendant la recoupe des muscles, l'aide, pour obtenir le maximum de rétraction dans le point où mord le tranchant, ne doit rien exiger du point diamétralement opposé.

3° *Coupe des muscles.* — Le chirurgien repasse le couteau sous le membre, la pointe haute (fig. 115), comme il l'a fait déjà pour

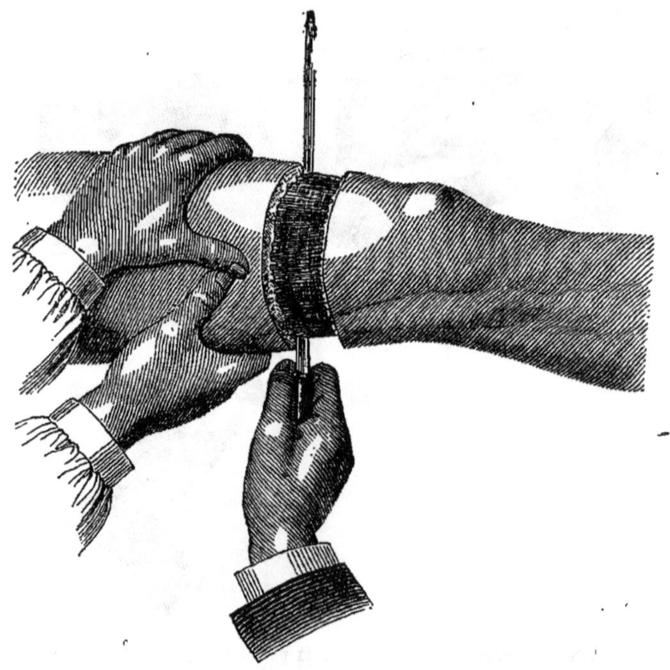

Fig. 115. — Méthode circulaire. Attaque pour la coupe des muscles au niveau de la peau rétractée par les deux mains de l'aide.

sectionner la peau, et entaille les chairs hardiment et profondément, au niveau de la peau rétractée. De même que pour les téguments, il coupe d'un premier et long trait sous le membre; d'un second trait, après avoir ramené le couteau par-dessus, il complète la section circulaire qui, sur le vivant, demeure largement béante et montre l'os dénudé.

Grâce à la rétractilité plus considérable des parties molles superficielles et à la traction des mains de l'aide, un cône charnu saillant s'est formé, ayant sa base près de la peau rétractée et son sommet près de l'os.

La règle est de recouper circulairement et le plus haut possible toutes les parties charnues qui constituent ce cône.

4° *Recoupe des muscles* (fig. 116). — Au niveau de la peau rétractée et après avoir engagé de nouveau le couteau sous le membre, l'opérateur attaque la base du cône, en dirigeant légèrement le tranchant vers la racine du membre pour creuser le moignon si c'est possible : il incise à fond jusqu'à l'os et n'y réussit

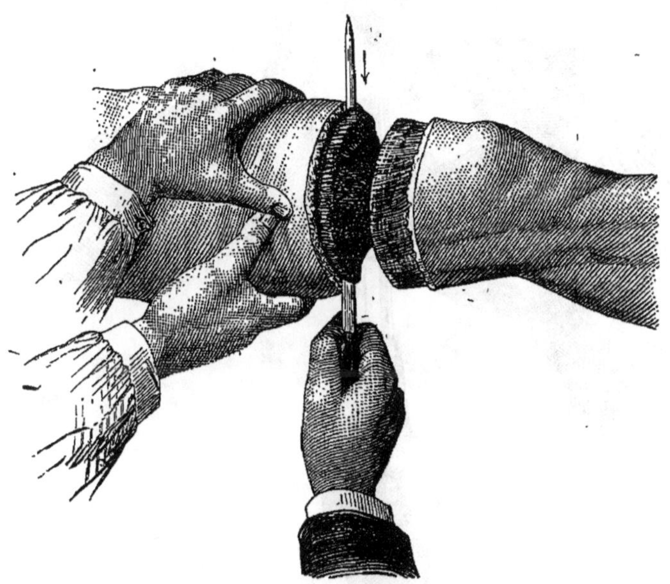

Fig. 116. — Recoupe des muscles à ras de la peau rétractée, en creusant.

qu'en secouant vivement le couteau par de très courts mouvements de scie fortement appuyés. Comme toujours, le premier trait épargne les chairs situées sur ou devant l'os.

Il y a lieu encore une fois de faire une reprise par-dessus. — Pour y réussir facilement, le chirurgien, à cause de la mobilité des parties restant à diviser et roulant autour de l'os, les fixera entre le pouce et l'index gauches (fig. 117)[1].

L'os doit être dès à présent absolument dénudé sur toute sa circonférence. S'il n'en est pas ainsi, il faut le cerner de nouveau

1. Marc Sée m'a recommandé sa manière de faire qui est la suivante : après avoir fait à fond la première et unique section transversale des chairs, et vu se former le cône des muscles profonds, le chirurgien, donnant un coup de couteau de chaque côté, fend le cône en deux lambeaux qu'il détache et relève avec ou sans le périoste adhérent à leur face profonde. L'os devient facile à scier et reste débordé par les parties charnues les plus profondes et les plus propres à s'unir avec sa surface de section.

d'une main légère, mais « sans trop craindre de gâter le couteau ». Mieux encore, lorsque l'on redoute de n'avoir pas un moignon suffisamment creux, on doit, avec la pointe ou le talon, diviser, en les

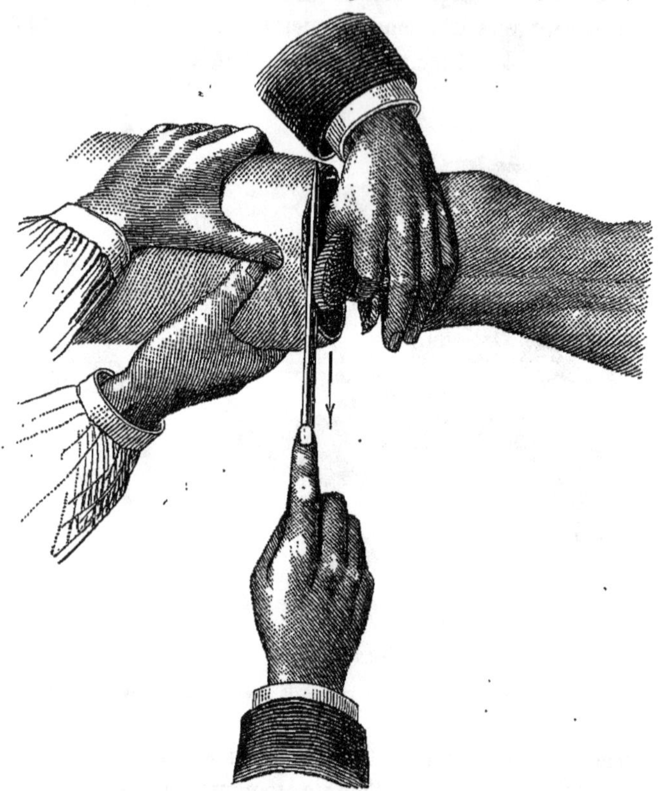

FIG. 117. — Travail de main gauche indispensable pour finir section du cône charnu.

refoulant, les attaches osseuses des muscles profonds, par exemple celles qui se font à la ligne âpre du fémur, mais *il ne faut pas dénuder l'os plus haut qu'on ne pourra le scier*[1].

1. C'est ce qui arrive souvent lorsque, à la manière de Bell, on insinue la pointe tout autour de l'os à une profondeur trop considérable. Je préfère de beaucoup me borner à cerner l'os avec soin, comme la plupart des opérateurs, afin de scier le plus haut possible, mais juste au point où cesse la dénudation. D'autres chirurgiens ont conseillé de garder un manchon ou lambeau de périoste destiné à s'adapter à la tranche de l'os (Onsenort, Houzé, F. Poncet, etc.).

Si donc maintenant on racle quelquefois le périoste, c'est pour le conserver et non plus pour lui épargner la morsure de la scie! Déjà J.-L. Petit ne craignait pas de scier le périoste sans prendre la précaution de l'inciser d'abord, précaution futile, car il est presque impossible de faire passer le trait de scie juste dans la voie étroite qu'a tracée le couteau périostotome.

La manière d'envelopper les chairs pour les rétracter, avant et pendant le sciage, l'hémostase définitive, la toilette, etc., n'ont rien de spécial à la méthode circulaire; il en sera question plus loin, page 203 et suivantes.

Quand on ferme immédiatement l'entonnoir du moignon, on ne peut que l'aplatir comme le fond d'un tube de plomb contenant couleur ou pâte quelconque, de manière à avoir une plaie transversale, ou oblique, ou antéro-postérieure. Les extrémités ou commissures, en raison de la fermeté des téguments, restent béantes; on y place les drains de sûreté, drains temporaires. L'aspect immédiat n'est pas beau; aussi les chirurgiens esthètes résèquent-ils les cornes du moignon, qui peut sembler alors avoir été obtenu par deux lambeaux.

Amputation circulaire à manchette.

C'est un pis aller[1] dont on est obligé de se contenter lorsque les os ne sont recouverts que par des téguments, ou lorsqu'il est impossible, par la rétraction simple, d'arriver à scier l'os assez haut. (B. Bell, Brunninghausen, etc.)

La peau est coupée circulairement jusqu'à l'aponévrose comme dans l'amputation infundibuliforme.

La lèvre supérieure des téguments, graisse y comprise, est ensuite saisie du bout des doigts gauches, détachée des parties sous-jacentes avec la pointe du couteau, sur toute la périphérie du membre, et finalement retroussée dans une étendue suffisante. Elle doit emporter à sa face profonde *toute l'épaisseur* du tissu sous-cutané; par conséquent, le tranchant fuira le derme et ne craindra pas d'entailler l'aponévrose, ni même d'en garder quelque lambeau (fig. 118).

Les parties charnues sont ensuite coupées circulairement, et même recoupées, si les profondes subissent un retrait insuffisant.

Dans les régions où l'amputation à manchette est indiquée, ces parties charnues sont souvent réduites à des tendons, vaisseaux et nerfs, c'est-à-dire à des cordes nombreuses, dures, quelquefois

1. Ce mot, que je crois juste, paraîtrait sans doute excessif, s'ils daignaient me lire, à plusieurs chirurgiens étrangers qui se contentent volontiers d'une manchette ou de lambeaux de peau pour envelopper leurs moignons. Je n'ose pas dire qu'ils opèrent ainsi parce que c'est plus facile et qu'ils ne daignent pas ou ne peuvent pas apprendre à opérer mieux. Je ne puis pourtant pas m'expliquer autrement leur tendance, car nos procédés, issus de la science et de l'art, donnent de meilleurs et plus beaux résultats.

cachées dans des gouttières osseuses, en un mot, difficiles à couper. Si, après avoir introduit le couteau dessous, à plat, on tourne le tranchant vers l'extérieur, rien n'échappe, et l'on peut ainsi tailler de véritables petits lambeaux. (Hervez de Chégoin, Cloquet, Richet.)

Quand il y a deux os dans le segment de membre amputé, comme c'est l'ordinaire lorsqu'on est obligé de disséquer la peau, la dernière manœuvre du couteau consiste à pratiquer une incision qui cerne les deux os comme le pourraient faire les deux anneaux

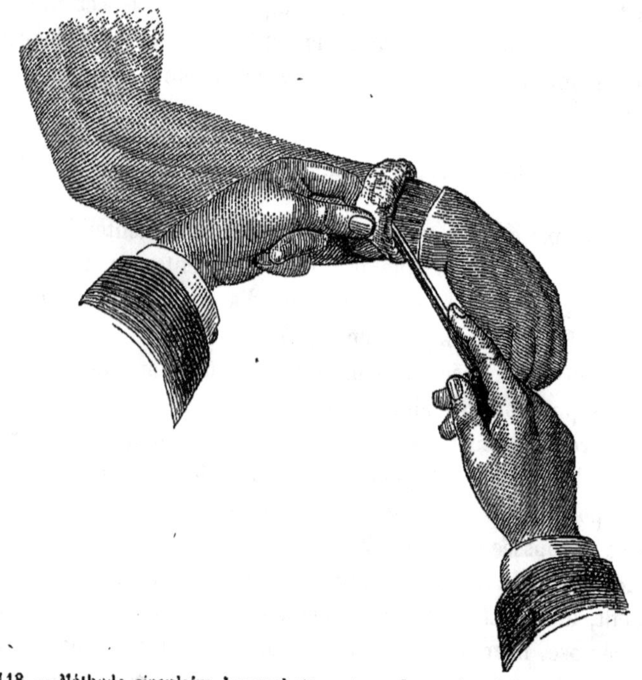

Fig. 118. — Méthode circulaire à manchette retroussée par les doigts gauches et détachée par le couteau. La pointe de celui-ci est mal représentée : elle agit trop près de la manchette : elle devrait couper à un centimètre du retroussis qui se ferait quand même et bien nourri, sous la traction de la main gauche.

du chiffre 8. On verra plus loin (voy. Amputations de l'avant-bras) comment il faut s'y prendre pour exécuter sûrement, simplement et facilement ce temps de l'opération.

Il me faudrait deux pages pour reproduire la description pourtant précise que Lisfranc (I, 719) donne du fameux « 8 de chiffre » tel qu'il aimait à le pratiquer.

B. — Des amputations a lambeaux.

L'histoire de ces amputations est déjà ancienne[1]. C'est, dit-on, Lowdham (d'Oxford) qui les inventa ou réinventa, dans la deuxième moitié du XVIIe siècle (voy. *Mém. de l'Acad. de chir.*, II, p. 244). Sur la jambe, il taillait un unique lambeau postérieur qu'il coudait ensuite pour couvrir les os. La pratique du chirurgien anglais demeura ignorée, même dans son pays.

Verduin (d'Amsterdam) publia, en 1696, après l'avoir médité longtemps, un mémoire important et pratique qui fut très répandu et traduit une première fois en français en 1697 par Vergniol : *Sur l'amputation à lambeau.*

Sabourin (de Genève) crut également l'avoir inventée en 1702

Depuis, un grand nombre de chirurgiens s'en déclarèrent partisans : quelques-uns crurent le lambeau capable de rendre inutile la ligature des vaisseaux, de préserver du tétanos, de la gangrène, etc.

Ravaton (de Landau), en proposant à l'Académie de Chirurgie en 1739, sa *Méthode à deux lambeaux carrés*, ne poursuivait pas tant de chimères, et l'on peut en dire autant de Vermale, qui taillait *deux lambeaux arrondis* par transfixion[2]. Ces chirurgiens prétendaient seulement découvrir et recouvrir l'os avec facilité et par conséquent prévenir la nécrose et hâter la guérison. Tel est, en effet, le grand avantage de la méthode à deux lambeaux sensiblement égaux sur l'incision circulaire.

Avec un lambeau unique qui exige une longueur double de parties molles, on arrive également à atteindre le squelette aussi haut que l'on veut. Mais, en outre, chose avantageuse en bien des cas, et qui pourtant ne préoccupait guère les anciens chirurgiens, on rejette la cicatrice sur le côté.

Le résultat est donc tout différent avec *un* ou avec *deux* lambeaux.

Occupons-nous d'abord de l'**art de tailler les lambeaux**.

Principes généraux. — Les membres se rapprochent de la

1. Voy. *Mém. de l'Acad. de chir.*, II, 169; *Histoire de l'amputation à lambeau*, etc., par La Faye.

2. C'est après m'avoir vu faire à Landau, dit Ravaton, que Vermale, s'étant mis à tailler des bouchons, inventa son procédé.

forme cylindrique, et leur section est plus facile à couvrir avec un lambeau arrondi en U qu'avec un lambeau carré. De même, deux lambeaux destinés à concourir ensemble à envelopper un moignon, toujours plus ou moins hémisphérique, s'uniront mieux si leur extrémité libre est semi-lunaire, que si elle est carrée.

Quand on fait deux lambeaux, on leur donne la *même largeur*, la moitié du contour du membre, et souvent la même longueur.

La largeur d'un lambeau unique est variable. Celle qui convient ordinairement égale encore la *demi-circonférence* du membre.

La peau du lambeau, destinée à envelopper les chairs, doit, autant que possible, déborder en tous sens. Dans la méthode à deux lambeaux, les téguments ne peuvent avoir que la largeur de la masse musculaire ; mais, en longueur, comme ceux de tout lambeau, ils peuvent et doivent *dépasser les chairs*.

Pour qu'un lambeau soit vivace, *sa base qui le nourrit doit être vasculaire et large*, nullement rétrécie en pédicule.

(a). ***Transfixion.*** —La manière la plus expéditive de tailler un lambeau est celle de Verduin. Avec un long couteau, on fait une *ponction* transversale ou *transfixion* des parties molles à ras des os, et l'on sépare, de dedans en dehors, c'est-à-dire de la profondeur vers l'extérieur, un lambeau plus ou moins long, en faisant descendre et sortir plus ou moins bas le taillant agité de mouvements de va-et-vient larges et réguliers. On obtient ainsi, sur un sujet gras, de magnifiques lambeaux arrondis en U ou en demi-lune, suivant leur longueur. Mais, sur un sujet maigre et dans les régions où la peau est très rétractile, celle-ci peut être débordée par les chairs, ce qui est laid et mauvais à tous les points de vue. Le tégument qui enveloppe les muscles doit toujours rester plus long que ces muscles, même après que les lambeaux rétractés et coudés ont été mis dans leur attitude définitive.

Si l'on fait deux lambeaux, ils doivent, nous l'avons vu, se partager également, dans le sens transversal, la peau et les muscles, et par conséquent ne sauraient avoir en largeur plus de peau que de muscles. Mais, quand on a à tailler un lambeau unique, *il est bon que les téguments soient à la fois et plus larges et plus longs que les chairs.*

On y arrive en opérant comme Verduin, mais avec quelques précautions en plus. Le chirurgien applique le pouce et les doigts gauches sur le futur lambeau; il en pince les téguments pour en former un large pli longitudinal qu'il maintient pendant toute la durée du travail du couteau, et qu'il s'efforce bientôt de refouler vers la racine du membre, afin qu'en terminant le lambeau, le tranchant divise la peau plus bas que les muscles (fig. 119).

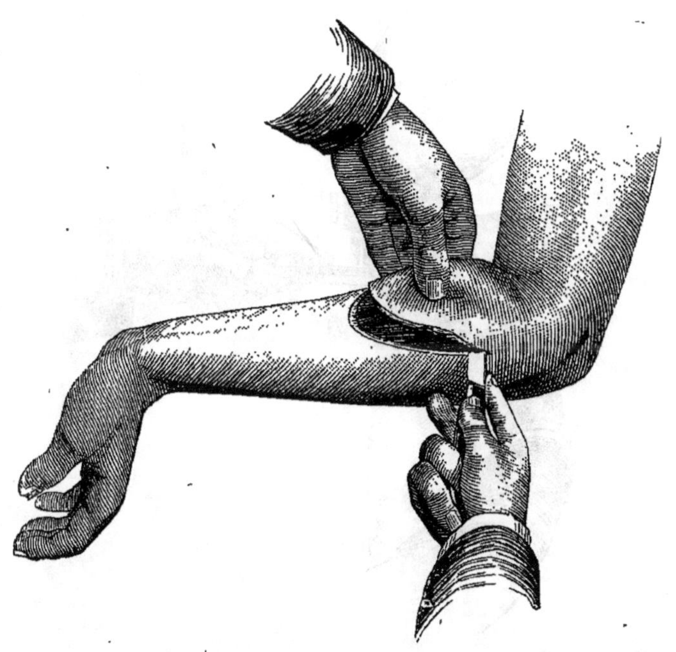

Fig. 119. — Transfixion d'un lambeau. Les téguments ont été découpés au préalable. Rôle de la main gauche pinçant le tégument pour le rétrécir, le refoulant pour le raccourcir, afin de faciliter la taille d'un lambeau musculaire *plus étroit* et *plus court*.

Lorsque l'os est unique et occupe sensiblement l'axe de la masse charnue, comme au bras que je supposerai tenu horizontal, la pointe du couteau opérant la ponction est d'abord dirigée vers l'humérus qu'elle heurte légèrement; l'opérateur, abaissant alors le manche de quelques degrés vers le sol, pousse la pointe devant l'os; puis relevant le manche plus qu'il ne l'avait abaissé, et soulevant les chairs avec le plat et le dos du couteau plutôt qu'avec le taillant, il continue la transfixion et fait sortir la lame en un point diamétralement opposé à la piqûre initiale. Le travail de la main gauche sur les téguments, notamment à la fin de la taille du lambeau, se fait comme il a été dit précédemment. C'est ainsi qu'il faut tailler le premier des deux lambeaux arrondis de la méthode de Vermale.

Ce premier étant exécuté et relevé, le couteau est facilement engagé en travers, derrière l'os (fig. 120) ; mais au moment où la pointe réapparaît de l'autre côté, la main gauche doit aller lui faire

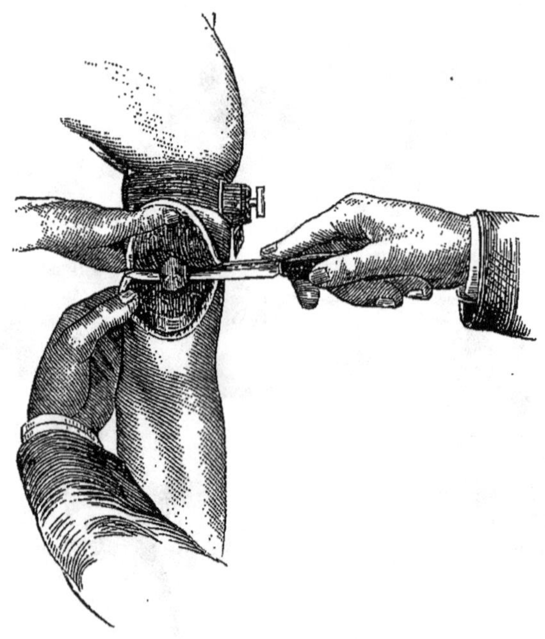

Fig. 120. — Taille d'un second lambeau après transfixion du premier. Travail de la main gauche dont le pouce abaisse les chairs pour permettre à la pointe de se dégager.

place en déprimant le bord cutané du futur second lambeau. Une fois le plein du tranchant engagé derrière l'os, on l'anime de mouvements de va-et-vient, et bientôt l'on songe à terminer ; il est difficile de faire mordre la peau flasque du cadavre : la gauche de l'opérateur ou la main d'un aide redonne de la tension aux téguments, en les pinçant au-dessous du vide laissé par la taille du premier lambeau.

Faire par transfixion des lambeaux régulièrement arrondis n'est pas facile lorsque le membre n'est pas rond, lorsque le couteau rencontre de brusques saillies osseuses, ou lorsque les téguments n'ont point partout une adhérence égale. Il faut s'appliquer, dans ces cas difficiles, à faire avancer tantôt l'extrémité du tranchant plus vite que le talon, tantôt celui-ci plus vite que celle-là.

(b). ***Entaille.*** — La manière que j'appellerai l'*entaille*, et qui fut celle de Lowdham, de van Vlooten, de Withe, de Conrad Langenbeck, etc., ne demande pas plus de temps que celle de Verduin. Elle fait la même chose à l'envers.

Pendant que la main gauche pince et refoule les téguments, le couteau attaque les chairs au-dessous et les entaille en coup de hache, à plein tranchant, de la surface à la profondeur, en remontant, de bas en haut. Pour que le travail du couteau droit, le seul employé actuellement, se fasse bien, il faut, en exécutant des mouvements de va-et-vient curvilignes, faire mordre l'instrument sur la moitié de la circonférence du membre, comme dans un arpège on fait frotter l'archet successivement sur les quatre cordes du violon (voy. fig. 126, p. 186).

(c). ***Incision préalable du contour des lambeaux.*** — Pour être sûr d'avoir, en définitive, plus de peau que de muscles, en large et en long, si l'on ne fait qu'un lambeau ; en long seulement dans les autres cas, il vaut mieux, plutôt que de faire la transfixion ou l'entaille d'emblée :

1° Inciser d'abord les téguments seuls, avec la pointe du couteau, suivant un tracé marqué d'avance à la teinture ;

2° Lorsque la peau, bien libérée et sollicitée par un aide, s'est rétrécie et raccourcie, diviser les muscles, par transfixion ou autrement, au niveau du contour acquis du lambeau cutané.

A vrai dire, je crois qu'aujourd'hui il faut procéder ainsi dans l'immense majorité des cas. N'avons-nous pas le chloroforme, etc., qui suppriment la douleur et, par conséquent, nous donnent les minutes ou plutôt les secondes nécessaires? N'avons-nous pas, à défaut de coup d'œil, le pinceau et la teinture d'iode ou de coralline, pour esquisser et réesquisser le dessin des lambeaux?

Mais, si l'on veut inciser avec la pointe du couteau le contour d'un lambeau qui toujours se rapproche de la forme d'un U, il faut avoir acquis quelque souplesse dans la main droite, appris à manœuvrer de la main gauche le membre malade, et tenir les assistants assez éloignés pour conserver la liberté de ses mouvements.

Cela étant, l'opérateur a le choix pour l'U :

1° De le faire d'un trait, en descendant une branche et remontant l'autre (fig. 121, 122 et 123);

L'opérateur est toujours plus sûr de ses mouvements quand il tire le couteau *vers lui* et *de* sa *gauche* vers sa *droite*.

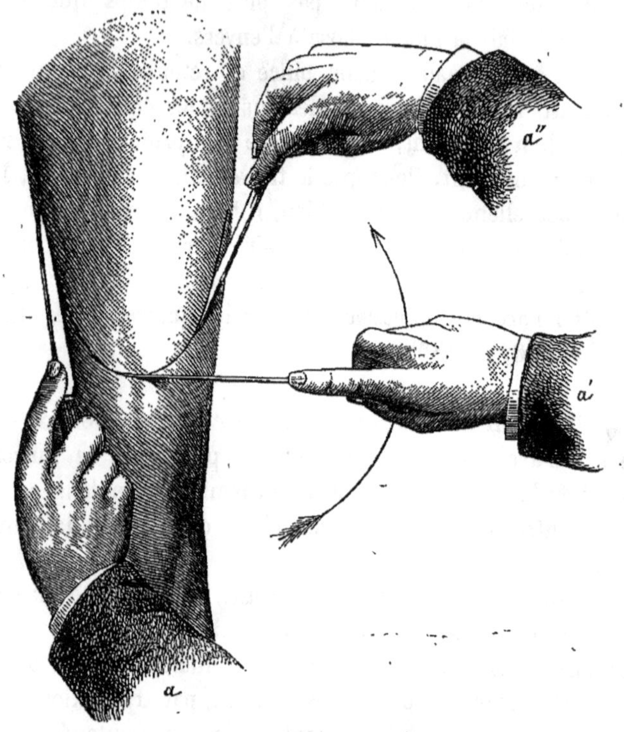

Fig. 121. — Taille du contour d'un lambeau antérieur d'un seul trait. Les trois positions successives de la même main droite : *a*, *a'*, *a''*.

2° De le faire en deux traits, descendant chacune des deux branches de l'U successivement (fig. 124);

3° De le faire encore en deux traits, mais partant de la courbe ou point infime et remontant chacune des deux branches l'une après l'autre (fig. 125).

Lorsque le lambeau est dessiné, circonscrit, mobilisé, c'est-à-dire lorsque la peau est incisée et spontanément rétractée, grâce à la section de toutes les brides qui en retenaient le bord, il faut songer à diviser les chairs qu'il est devenu facile de tailler plus courtes et plus étroites que les téguments. On y arrive facilement :

1° Par transfixion représentée (p. 180, fig. 119);

2° Par entaille (fig. 126, p. 186);

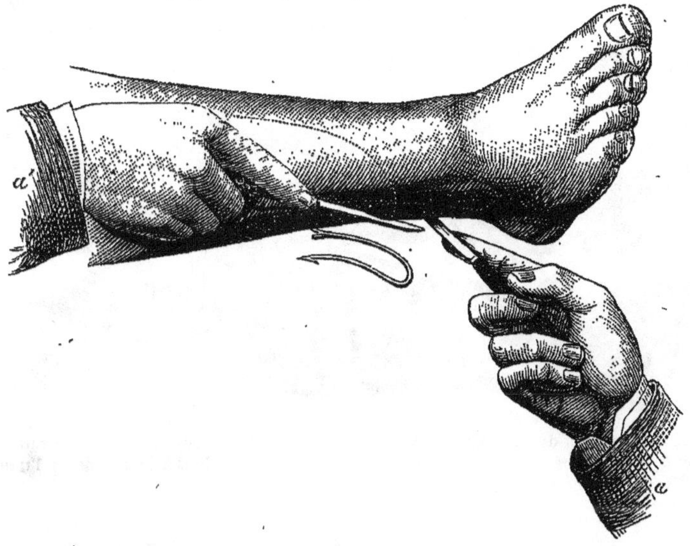

Fig. 122. — Taille du contour d'un lambeau postérieur en un temps La main droite est représentée dans deux positions successives, *a* et *a'*.

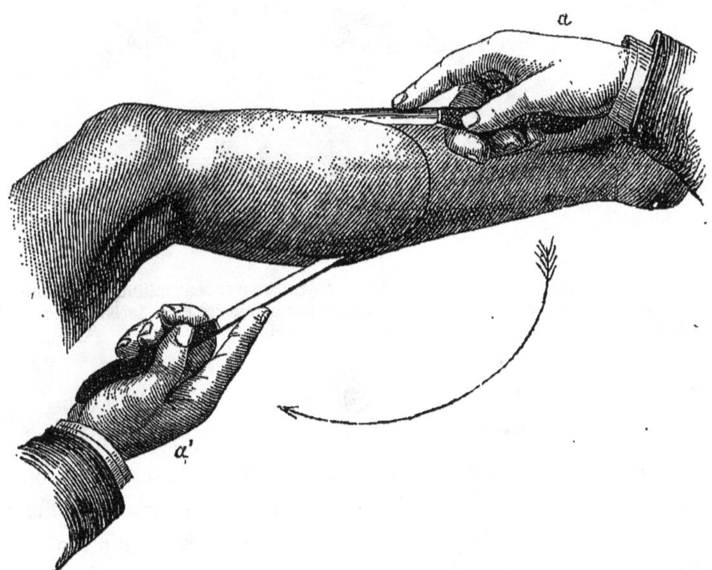

Fig. 123. — Taille du contour d'un lambeau latéral d'un seul trait ; main droite représentée en deux attitudes successives, *a a'*. Mouvemen indiqué par la flèche.

3° Par dissection ou désossement (fig. 127, p. 186).

La transfixion a l'inconvénient de diviser les vaisseaux au hasard et de découper les chairs obliquement, quelquefois en véritables languettes sans vitalité.

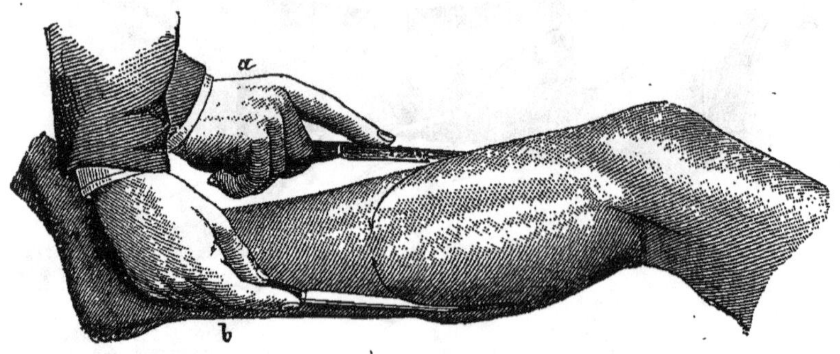

Fig. 124. — Incision du contour d'un lambeau en deux temps. Deux attitudes différentes, *a* et *b*, de la même main droite, pour abaisser les deux incisions à la rencontre l'une de l'autre et l'une après l'autre.

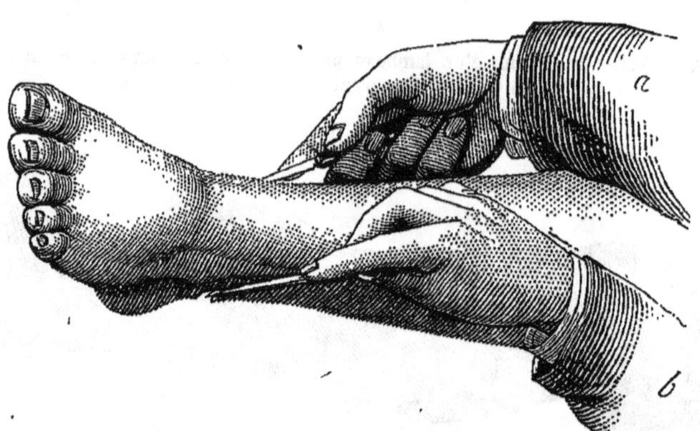

Fig. 125. — Incision du contour d'un lambeau en deux temps. Deux attitudes différentes et successives, *a* et *b*, de la même main droite, pour tirer les deux incisions en remontant, à partir du même point, le milieu de la courbe.

L'entaille sans précaution mérite les mêmes reproches.

Rien ne me paraît valoir la dissection attentive (désossement à la manière de Ravaton), qui n'a que le seul tort d'exiger quelques connaissances anatomiques; car elle nous donne des moignons étoffés, des muscles bien nourris par des artères conservées jusqu'à l'extrémité des lambeaux, toujours faciles à lier, à mesure qu'on les rencontre si l'on veut.

Parmi les chirurgiens éminents qui se sont efforcés de vulgariser cette excellente manière de faire, véritablement précieuse pour

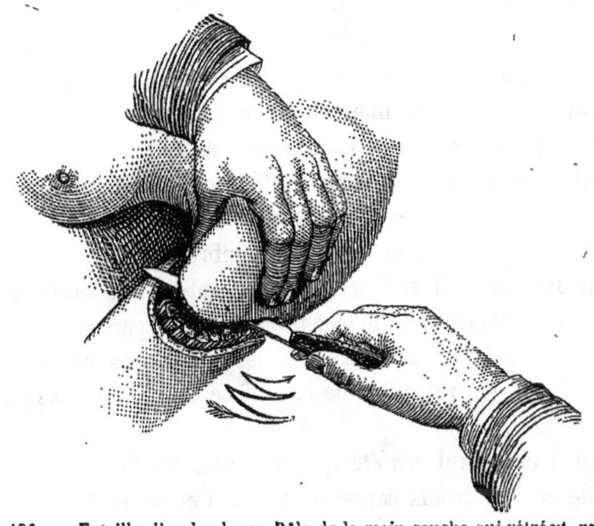

Fig. 126. — Entaille d'un lambeau. Rôle de la main gauche qui rétrécit, refoule et raffermit. La flèche en zigzag indique l'arpège du couteau.

certaines amputations, il faut citer avant tous Marcellin Duval qui a fait, au XIXe siècle, de si nombreux élèves dans nos écoles de médecine navale, les disciples de Teale en Angleterre, et les professeurs Verneuil, Guyon, Duplay, etc. (de Paris).

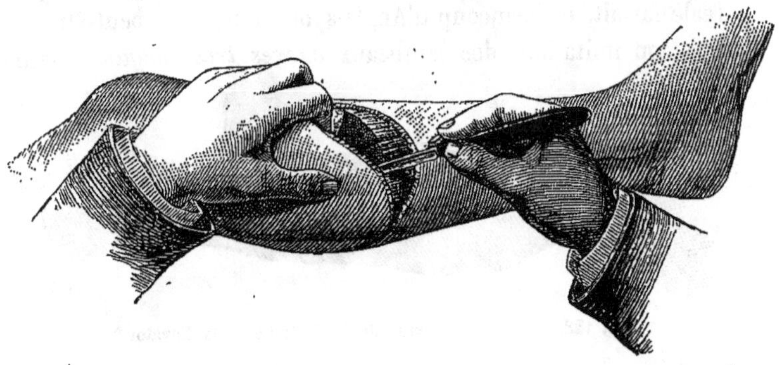

Fig. 127. — Taille des chairs d'un lambeau par dissection ou désossement. Collaboration des deux mains.

Après que les incisions cutanées réglementaires seront accompliés, on devra donc, dans un grand nombre de cas, tailler les chairs de dehors en dedans. A cet effet, les doigts gauches s'emploieront à soulever et à écarter les muscles pendant que le petit couteau les divisera, les désinsérera ou, couché en long, les décollera des os sous-jacents, avec la précaution essentielle de conserver dans les lambeaux, pour le moment du moins, tous les nerfs et vaisseaux. L'opérateur, s'il est anatomiste, a l'avantage de reconnaître les parties qu'il divise. Pourvu qu'il sache raser et dépouiller les os, séparer les parties molles des parties dures, c'est assez.

De cette façon, on extirpe un membre comme on enlève une tumeur bénigne. Et si l'on consent à garder un lambeau périostique sans le détacher de la face profonde de la peau ou des muscles qui s'y insèrent, on se met dans les meilleures conditions pour obtenir l'adhésion primitive de la surface de section osseuse.

Jusqu'à présent il n'a été question que des lambeaux arrondis. La taille des lambeaux carrés de Ravaton et de Teale est beaucoup plus facile.

Ravaton, après avoir fait une incision circulaire profonde jusqu'à l'os, fendait les chairs en long sur deux points diamétralement opposés; il relevait ensuite ses deux lambeaux *carrés et égaux*, en les détachant des os.

Teale faisait, et beaucoup d'Anglais ont fait, font peut-être encore à son imitation, des lambeaux *carrés très inégaux*, taillés

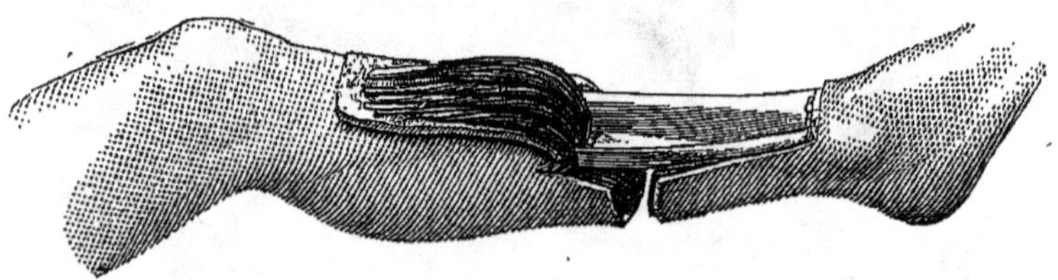

Fig. 128. — Deux lambeaux de Teale taillés à la Ravaton.

de dehors en dedans à la Ravaton (fig. 128). Le grand lambeau, d'après l'auteur de la méthode, sera pris sur le côté du membre où ne sont pas les principaux vaisseaux : devant la jambe, derrière l'avant-bras, etc. Il aura en longueur au moins la moitié de la circonférence du membre, presque deux diamètres, de manière à pouvoir se replier sur lui-même, avant d'être réuni au petit lambeau auquel on donnera une longueur quatre fois moindre, environ un demi-diamètre (fig. 128).

On a fait ainsi en Angleterre un grand nombre d'excellents moignons (fig. 129). C'est très bien quand on a de la chair à volonté

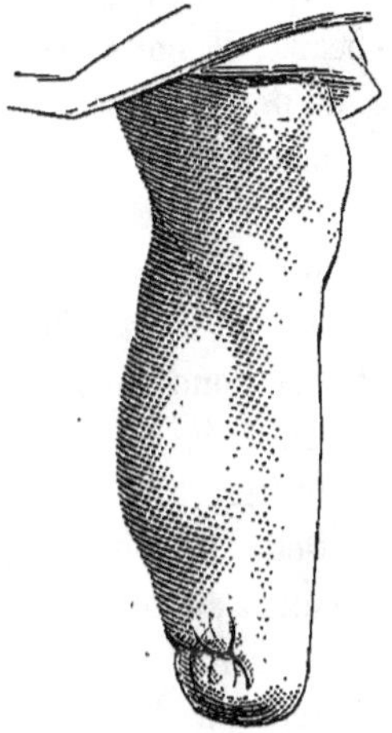

Fig. 129. — Bon moignon de jambe obtenu par le procédé de Teale.

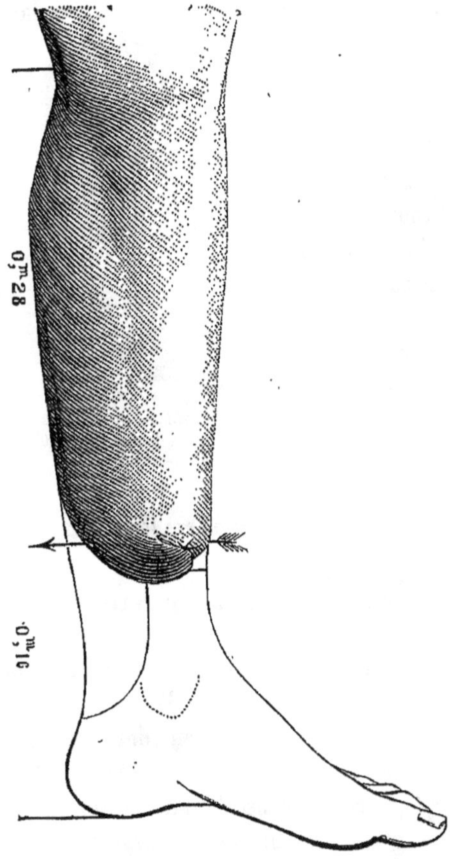

Fig. 130. — Moignon de jambe : deux lambeaux, le postérieur très long. C'est le contraire du procédé de Teale qui eût fait des chairs antérieures le plus long lambeau. Nerf réséqué, marche bonne.

et qu'on ne craint pas de scier les os plus haut qu'on le pourrait faire en se montrant plus économe. C'est très bien aussi quand le traumatisme commande.

Pour imiter Teale, il faut pratiquer d'abord deux longues incisions cutanées longitudinales, latérales et diamétralement opposées; puis, réunir leurs extrémités inférieures par une incision transversale. Le couteau divise alors les parties charnues, suivant le même trajet, en long et en large. Ensuite, ce grand lambeau est détaché et relevé avec soin, de manière à dépouiller absolument les os (fig. 128).

Enfin, à l'aide d'une incision transversale faite à la hauteur convenable sur la moitié du membre jusqu'alors respectée, le deuxième ou petit lambeau est formé, disséqué et relevé à son tour. La section des os est on ne peut plus facile.

Après ce que nous venons de dire sur l'art de tailler les lambeaux, il nous est facile de comprendre que deux lambeaux *très inégaux* donnent à peu près le même résultat qu'un lambeau *unique*, c'est-à-dire une cicatrice arquée, *latérale*, qui embrasse environ la moitié de la périphérie du moignon. Celui-ci est donc puissant par la plus grande partie de sa circonférence et par son extrémité (fig. 130).

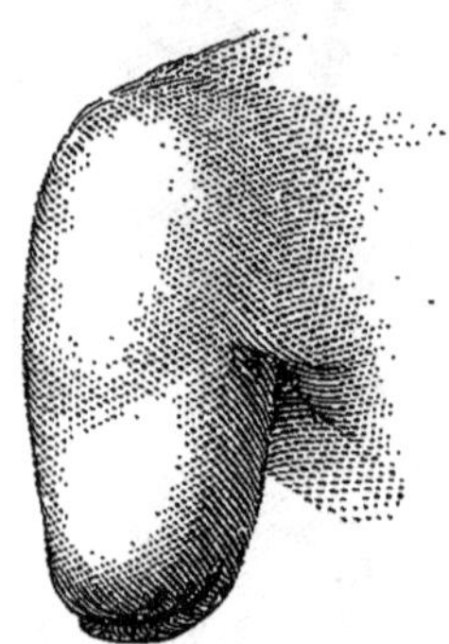

Fig. 131. — Moignon de bras : deux lambeaux, antérieur et postérieur.

Deux lambeaux, *sensiblement égaux*, donnent au contraire une plaie bivalve et, finalement, une cicatrice terminale en forme de fente quelquefois prolongée très loin sur les côtés et méritant le nom de *termino-bilatérale*. Le moignon est puissant par deux de ses faces (fig. 131).

Lambeaux cutanés et Méthode mixte.

De même que l'on est obligé quelquefois de pratiquer l'amputation circulaire en ne gardant que la peau que l'on retrousse en manchette, de même on se contente assez souvent des téguments pour tailler des lambeaux (Brünninghausen, 1818, Liston, etc.). Cela se comprend pour les régions où les os n'ont d'autre enveloppe que la peau. Cependant un grand nombre de chirurgiens d'Allemagne, de Russie, etc., ne craignent pas de généraliser cette manière de faire (Esmarch, *Chir. de guerre*, 1878 ; Victor Bruns : *Zirkelschnitt mit vorderem Hautlappen*. Tübingen, 1879 ; d'autres plus modernes que je n'ose pas citer).

Que les lambeaux cutanés doivent être carrés ou arrondis, il faut toujours les circonscrire avec la pointe du couteau et les relever en disséquant leur face profonde. Quand il existe sous les téguments quelque couche musculaire, on la coupe en travers, avec les tendons, nerfs et vaisseaux, après le relèvement les lambeaux.

Plusieurs auteurs français, Baudens dès 1830 (voy. *Gaz. des hôpitaux*, 1848), ont aussi proposé, même pour la cuisse et le bras où tant de muscles environnent les os, de se contenter de lambeaux simplement cutanés ou doublés seulement d'une très mince couche musculaire. De tels lambeaux sont facilement taillés par transfixion chez les sujets maigres; les muscles qui n'en font pas partie sont ensuite coupés circulairement et, par leur rétraction, permettent de creuser le moignon, ce qui rend suffisants des lambeaux cutanés d'une faible longueur. La minceur de ces lambeaux, quand on les faisait longs, les prédisposait à la gangrène.

Sédillot recommande de combiner ainsi la méthode à lambeaux avec la méthode circulaire, pour en faire ce qu'il appelle un *procédé mixte* applicable et appliqué par lui à la cuisse, au bras et à l'avant-bras, avec succès.

Tout cela est renouvelé de Kirkland, qui l'a décrit et figuré en 1786. Pour moi, je le répète, les lambeaux cutanés sont aujourd'hui, un pis-aller, une besogne facilitée pour les inhabiles; et chaque fois que cela est possible, je tiens pour des moignons étoffés, beaux et utilisables.

C. — De la méthode elliptique.

La méthode *elliptique*, *oblique elliptique*, *mixte*, *circulaire oblique* ou *méthode de Soupart* (1847), se rapproche de la méthode circulaire comme exécution, et des méthodes à lambeaux comme résultat.

Remarquons d'abord qu'après l'incision elliptique, la réunion se fait suivant le petit axe de l'ellipse ; c'est-à-dire que le point infime de la peau étant relevé et réuni au point culminant, la cicatrice est toujours rejetée sur le côté, mais plus ou moins, suivant que l'obliquité de l'ellipse est plus ou moins grande.

Il faut donc absolument distinguer, au point de vue du résultat définitif, l'*incision elliptique peu oblique* (fig. 132 et 133) qui donne une cicatrice, non pas médiane, il est vrai, mais terminale, de l'*incision elliptique très oblique* (fig. 134 et 135) qui, en somme, crée un lambeau unique dont la cicatrice est purement latérale.

Il est bien vrai que Soupart, le premier, a publié, en 1847, à Bruxelles, un mémoire sur l'amputation elliptique ; mais il est vrai aussi que le chirurgien belge a plus souvent proposé des procédés à lambeau unique, cutané et arrondi, ce qu'il appelle la *coupe*

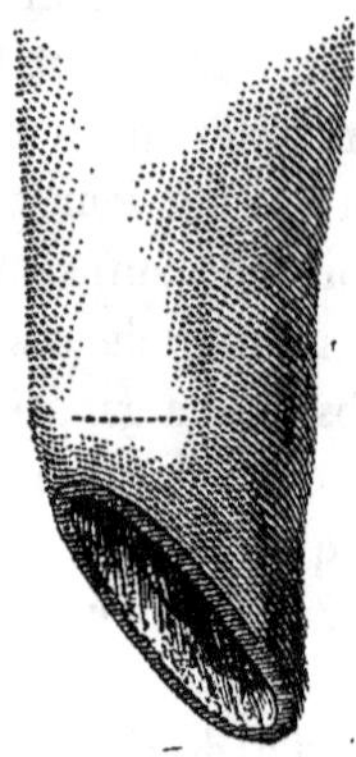

Fig. 132. — Incision elliptique peu oblique.

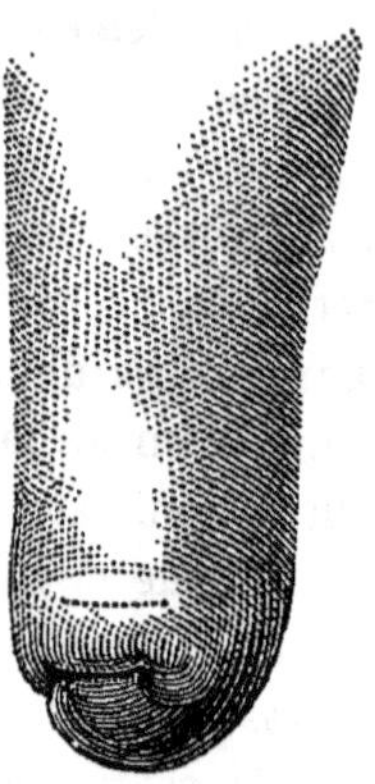

Fig. 133. — Résultat de l'incision elliptique peu oblique.

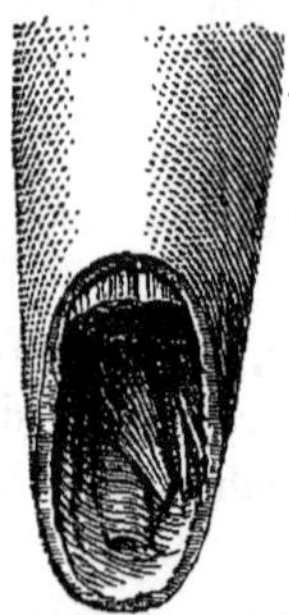

Fig. 134. — Incision elliptique très oblique.

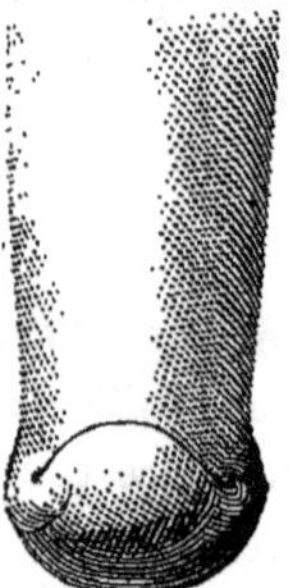

Fig. 135. — Résultat de l'incision elliptique très oblique.

oblique coudée, que de véritables incisions elliptiques, ou *coupes obliques droites* (fig. 136).

De sorte que, si nous ne nous trompons, il faut attribuer à Marcellin Duval une forte part du mérite réel qu'il y eut à vulgariser la méthode elliptique telle qu'elle se pratique actuellement.

Autour du membre, une ellipse est tracée, plus ou moins oblique, suivant la région. Le couteau engagé sous le membre coupe en tirant, suivant le tracé, et fait une reprise par-dessus comme pour l'incision circulaire. — La peau, garnie de sa doublure, est mobilisée, disséquée, relevée en manchette au besoin. — Les chairs sont attaquées à plein tranchant, de dehors en dedans, tout autour

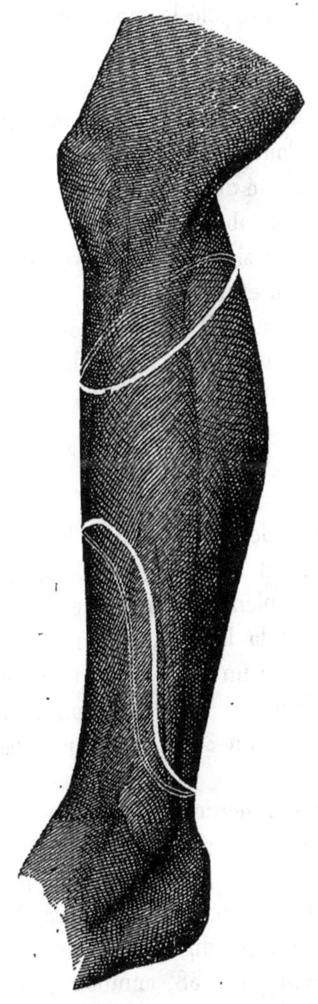

FIG. 136. — Près du genou; coupe elliptique droite; tous les points de la courbe sont dans le même plan. — Plus bas : coupe elliptique coudée.

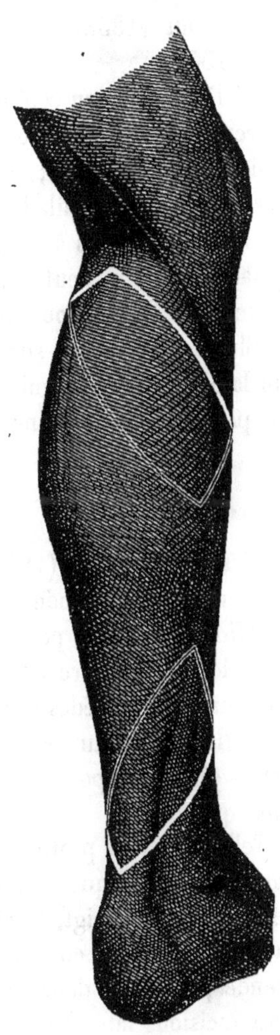

FIG. 137. — Près du genou; incision losangique à lambeau antérieur. — Plus bas : incision losangique à lambeau postérieur.

des os, ou bien, au contraire, sont taillées par transfixion du côté qui formera lambeau, ou encore, et c'est le meilleur, soigneusement détachées des os, de ce même côté.

En définitive, on obtient un lambeau arrondi et convexe reçu, après flexion, dans la partie concave de l'incision.

A côté de l'incision elliptique, il faut placer l'*incision oblique* de Blasius (1838), ce que Soupart a appelé le *mode losangique* (fig. 157).

Si l'on fait, d'un côté du membre, en deux coups de couteau, un V renversé (Λ) ; du côté opposé et continuant les premières incisions, un (V) droit ; ou bien, si l'on coupe obliquement et successivement en estafilade, de chaque côté du membre, ayant soin de réunir les incisions à angles égaux, on obtient un lambeau triangulaire que l'on peut replier dans un sinus dont l'ouverture est juste ce qu'il faut pour une adaptation exacte.

Chaque fois que la surface de section qu'il s'agit de couvrir avec un lambeau est triangulaire, le lambeau doit être triangulaire aussi, et, par conséquent, l'ensemble de la plaie losangique.

D. — De la méthode ovalaire.

C'est à Scoutetten (1827) que nous devons le nom et la généralisation de la méthode *ovalaire*. Avant lui, Langenbeck le vieux (*Bibliothek*, 1807) pour les métacarpiens, Guthrie (1815) pour l'épaule, et peut-être Abernethy pour la hanche, avaient décrit et appliqué des procédés qui donnaient, en fin de compte, une coupe ayant la forme d'un triangle isocèle arrondi à la base, d'un ovale à petite extrémité pointue ressemblant à un δελτα, Δ, à une poire sans queue.

Telle qu'on la pratiquait autrefois, l'incision ovalaire se faisait dans un plan unique, oblique relativement au membre. Ainsi, pour désarticuler un doigt, le bistouri, porté sur le dos de la tête métacarpienne, incisait en ligne droite, de chaque côté de la base de la grande phalange, dans la direction du pli digito-palmaire où les deux incisions latérales se réunissaient (fig. 138, annulaire). L'articulation largement découverte se laissait traverser facilement; mais il *n'y avait pas de lambeaux latéraux* pour couvrir la tête métacarpienne.

Pour remédier à ce grave défaut, Malgaigne, en 1837, établit, comme règle générale, qu'il fallait faire l'incision beaucoup moins oblique, tenir la petite extrémité de l'ovale au-dessous de l'articulation, mais la prolonger sous forme de fente longitudinale *sans perte de substance*, qui donnerait toute la commodité nécessaire à la désarticulation : il la fallait facile pour qu'elle fût rapide avant l'anesthésie. Avec cette modification, l'ensemble de l'incision ressemblait à une poire ayant queue, à une *raquette* à jouer à la paume ou au volant, d'où le nom d'*incision en raquette* (fig. 138, mé-

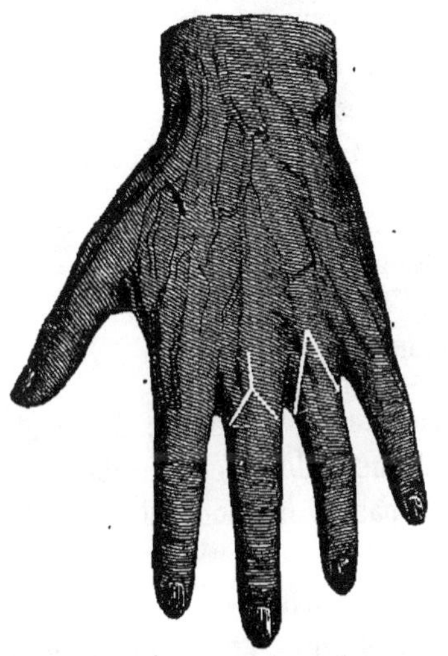

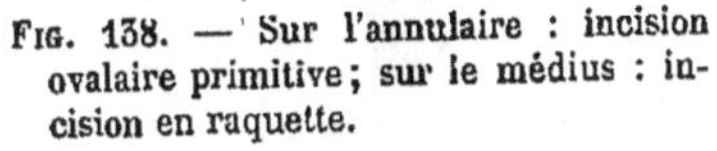

Fig. 138. — Sur l'annulaire : incision ovalaire primitive ; sur le médius : incision en raquette.

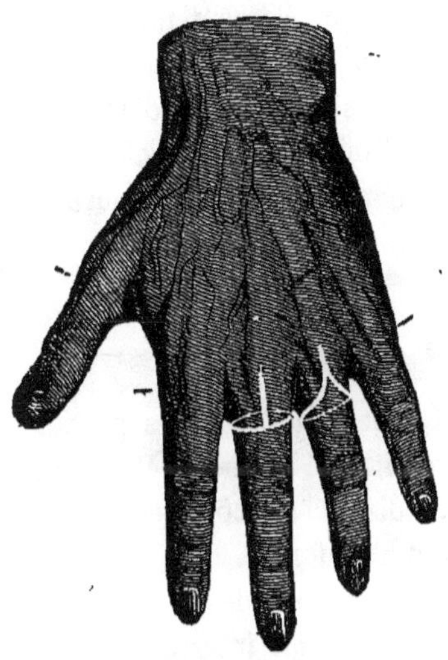

Fig. 139. — Sur l'annulaire : incision en croupière ; sur le médius : incision en ⊥.

dius). Quelques auteurs, ne considérant qu'une partie de l'incision, l'ont nommée en Y renversé; on pourrait l'appeler également *lambdoïde* (λ).

Pour moi, je dis maintenant toujours incision *en croupière* ; car, pour obtenir un beau résultat, je conseille de *courber* les branches latérales de l'incision, afin qu'elles embrassent la racine du membre comme celles d'une croupière embrassent la queue d'un cheval (fig. 139, annulaire).

Ainsi *améliorée*, la méthode ovalaire ou en raquette n'est qu'une combinaison de deux lambeaux arrondis à demi taillés, avec une demi-incision circulaire.

De même, ce que Soupart a appelé le mode en T renversé (⊥), et qui appartient à Ravaton, n'est qu'une incision circulaire avec fente longitudinale, qui donne, d'un côté, deux demi-lambeaux carrés (fig. 139, médius).

Remarques comparatives sur les différentes méthodes.

S'il est évident que l'étendue de la plaie et le volume des chairs des lambeaux destinés à ressentir les effets du traumatisme constituent un élément important au point de vue de la cure des amputés, il devient intéressant de comparer sous ces deux rapports les diverses méthodes d'amputation. Voici les résultats de mes calculs. Toutes choses égales d'ailleurs, la *surface saignante* d'un moignon est, sur un membre de $0^m,10$ de diamètre, de :

110	centim. carrés	par la méthode	circulaire infundibuliforme.
110	—	—	à deux lambeaux égaux arrondis.
125	—	—	à lambeau unique arrondi.
203	—	—	circulaire à manchette.

Quant au *volume* des parties sous-jacentes à la section, des os, il serait de 174 centimètres cubes par la méthode à deux lambeaux arrondis et de 266 centimètres cubes par la méthode circulaire infundibuliforme.

La longueur de l'incision cutanée d'où partait ordinairement l'érysipèle était intéressante à connaître. Minima après l'incision circulaire, elle a $0^m,31$ pour un diamètre de $0^m,10$, c'est le chiffre π, 3,14159... ; elle arrive à $0^m,37$ si l'on fait deux lambeaux demi-lunaires, et à $0^m,40$ si l'on n'en fait qu'un. Ces chiffres n'offrent pas un écart suffisant pour nous influencer, au point de vue de la léthalité probable, en faveur d'une méthode quelconque.

La méthode à deux lambeaux exige juste la même longueur de parties molles saines que la circulaire; elle s'impose dans certains traumatismes par perforation. La plaie est égale à celle de la circulaire infundibuliforme; mais le volume des chairs conservées est moins considérable, la coupe de la peau seule est plus longue.

La méthode à lambeau unique exige une longueur double de chairs utilisables; elle est indiquée par certaines blessures, par la configuration de quelques segments de membre, par l'usage ultérieur du moignon, etc.

Les amputations à lambeaux nous semblent devoir être préférées dans plus de la moitié des cas pour deux raisons générales :

1° En taillant des lambeaux, on arrive toujours à scier l'os assez haut pour éviter la conicité d'emblée, tandis que ce n'est pas toujours possible avec l'incision circulaire, spécialement quand on opère près de la racine du membre;

2° Les lambeaux sont plus faciles à mettre en contact que les parties opposites de l'entonnoir charnu de l'amputation circulaire.

Celle-ci n'est donc pas très favorable à l'obtention de la réunion immédiate qui doit être l'idéal de l'opérateur.

ARTICLE IV

DES INSTRUMENTS EMPLOYÉS DANS UNE AMPUTATION; TRAVAIL DES MAINS DE L'OPÉRATEUR ET DE CELLES DES AIDES

Les instruments et autres objets nécessaires pour pratiquer une amputation sont destinés : 1° à diviser les parties molles; 2° à les protéger pendant la section ou la séparation des os; 3° à saisir les os, soit pour les fixer quand on les scie, soit pour les mobiliser quand on désarticule; 4° à diviser les os; 5° à oblitérer les vaisseaux, parer le moignon et fermer la plaie.

1° Instruments destinés à diviser les parties molles; différentes manières de s'en servir.

Ces instruments sont les *couteaux* à amputation. Je ne parlerai pas des moyens de dièrèse exceptionnellement employés, comme l'anse et le couteau galvano-caustiques, le fer rouge, le thermocautère, l'écraseur linéaire, le lien de caoutchouc, les caustiques, etc. Car, au lieu d'écrire un livre de singularités, je cherche à n'enseigner que ce qui se fait et doit se faire. C'est donc exclusivement du couteau et de la manière de s'en servir qu'il sera question ici.

Les couteaux à amputation sont droits; ils ont une longueur et une largeur variables. Les plus grands servent à diviser les masses charnues considérables; les plus étroits sont commodes pour traverser les articulations et les espaces interosseux ; les plus courts, faciles à manier, agissent avec force et précision et sont utiles pour disséquer les lambeaux épais et adhérents à des os irréguliers qu'il faut contourner en les rasant de près Les bistouris de trousse articulés qui, par la forme de leur lame, pourraient remplacer les petits couteaux manquent de solidité.

Petits ou grands, les couteaux à amputation doivent être construits d'après les principes suivants aujourd'hui généralement acceptés grâce à la collaboration de Collin.

La lame doit être fixée dans le manche. Les manches métalliques creux soudés à la lame supportent la chaleur stérilisante de l'étuve.

Le *manche*, quelles que soient les dimensions du tranchant, sera toujours *long* de 11 ou 12 centimètres, *gros* et *prismatique* pour remplir la main et n'y pas tourner. Sa longueur étant faite pour la main, ne doit pas varier comme la longueur de la lame; son épaisseur seule peut être diminuée dans les petits couteaux, mais seulement lorsque la lame est sans force, mince et étroite. Mettre à la lame trapue, courte et solide d'un petit couteau, un manche court et grêle, comme cela se fait quelquefois encore, c'est rendre inutile, par la brièveté et la gracilité de ce manche, la force donnée au tranchant; c'est contraindre l'opérateur à prendre en main, avec le manche trop court, la moitié de la lame, au risque de se couper et de masquer à ses yeux le travail de l'instrument.

La *lame* des couteaux à amputation ne doit avoir qu'un seul tranchant, même au voisinage de la pointe. L'ancien couteau à deux tranchants (un pour l'opéré, l'autre pour l'opérateur), déjà condamné par J.-L. Petit en termes un peu vifs pour ceux de ses contemporains qui en faisaient usage, a pu rendre quelques petits services, alors qu'il fallait opérer vite à tout prix. Je ne lui reconnais plus aucune espèce d'utilité; néanmoins il paraissait employé encore à l'étranger à la fin du XIXe siècle (Gurlt). Ce qu'en dit Bichat en le repoussant au nom de Desault est l'expression d'un véritable axiome chirurgical : « C'est encore perfectionner un procédé que d'en retrancher un instrument. » (II, p. 563.)

La lame n'aura donc qu'un tranchant; son dos sera épais, biseauté en dos d'âne, sa largeur peu considérable, ses faces à peu près planes, afin que le tranchant solide ne s'ébrèche pas, comme le ferait celui d'un rasoir trop aminci par l'excavation de ses deux flancs.

Un *talon* arrondi et mousse, saillant de plusieurs millimètres, est utile, ne serait-ce que pour empêcher le pouce d'empiéter malencontreusement sur le tranchant. Quelques fabricants faisaient le talon carré; c'était le rendre dangereux; c'était aussi le rendre embarrassant, car il pouvait accrocher les chairs lorsqu'on retirait le couteau engagé jusqu'à la garde (fig. 140 *f*).

La lame du couteau doit conserver la même largeur jusque très près de la *pointe* et celle-ci résulter de la rencontre du dos et du tranchant *dans l'axe* de la lame, en formant un angle à côtés convexes de 50 degrés environ. Ainsi construite, la pointe peut remplir les deux rôles : *piquer* sans se rompre et *tracer* sur la

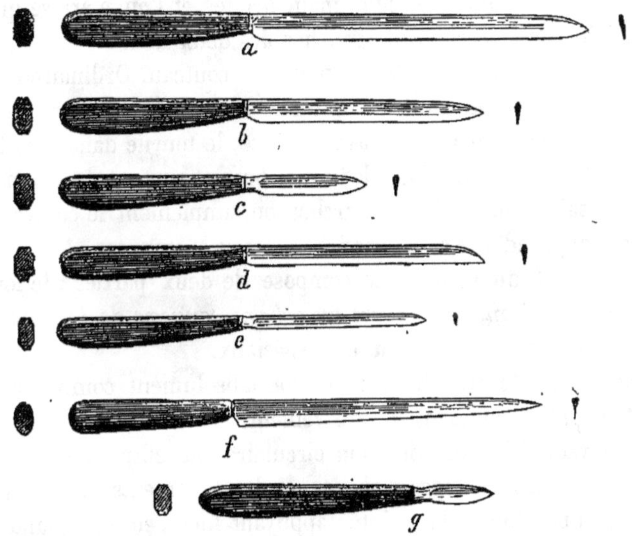

Fig 140. — *a*, *b*, *c*, *d*, *e*, bons couteaux. — *f*, couteau ayant tous les défauts, moins celui d'être à deux tranchants : manche petit, rond et lisse ; talon carré ; dos épais ; pointe beaucoup trop effilée et fragile comme le taillant dont les flancs sont évidés.

a, lame de 0m,20 à 0m,25 pour incision circulaire ou transfixion d'un gros membre (cuisse). — *b*, lame de 0m,15 pour bras, jambe, etc. — *c*, lame de 0m,06 pour désarticulations sous-astragalienne et tibio-tarsienne. — *d*, lame de 0m,15, couteau de Lisfranc. — *e*, lame dite à phalanges, 0m,10.

g, petit couteau à résection pour désarticuler un petit os à main posée, long manche tenu comme une plume, lame de 0m,04.

Quand j'ai réformé les couteaux, la veille de l'Exposition de 1878, les manches se faisaient encore en bois noir comme on les voit ci-dessus

peau des incisions curvilignes ; car elle est forte, car son tranchant est convexe dans l'étendue de 1, 2 ou 3 centimètres suivant largeur[1].

Avec un tel couteau, l'on peut tout faire ; c'est donc avec lui que nous allons apprendre à tout faire

1. Pour l'usage du couteau à pointe rabattue (*d*, fig. 140), voy. Amputation de Lisfranc.

Le couteau se tient toujours de la même main, de la main la plus habile, qui est, dans l'immense majorité des cas, la main droite. On peut paraître ambidextre, on ne le devient pas réellement passé l'âge de vingt ans. Dupuytren et Lisfranc ont essayé et n'ont pas réussi; est-ce assez dire? En voulant exercer la main gauche autrement que pour son rôle propre, qui est déjà de grande importance, on perd un temps précieux qui serait mieux employé à perfectionner l'éducation de la main droite, et l'on n'arrive qu'à mériter l'épithète classique de gaucher des deux mains.

Donc, c'est la *main droite* qui manie le couteau. Ordinairement elle le tient comme un couteau de table, l'index allongé sur le dos de la lame; elle le manœuvre avec aisance, le tourne dans tous les sens à l'aide des articulations de l'avant-bras et surtout du poignet. Celui qui sait manier l'épée, l'archet ou simplement le couteau à découper, apprend vite à se servir du couteau à amputer.

Le tranchant du couteau se compose de deux parties : le long *tranchant rectiligne* et le court *tranchant convexe de la pointe*. L'un et l'autre servent à des usages spéciaux.

On agit avec le tranchant rectiligne absolument comme avec l'archet, tirant et poussant successivement.

Si l'on veut faire une incision circulaire ou elliptique autour d'un membre et ne couper d'abord que les téguments, on attaque *en tirant* du talon à la pointe, appuyant fort peu et, quand le couteau n'est pas très bon, tirant et poussant alternativement pour scier la peau et sa graisse, jusqu'à ce que ses lèvres s'écartent, ce que la main qui tient le couteau doit arriver à sentir avec de l'exercice. Lorsque, après avoir incisé sous le membre, on ramène le couteau par-dessus pour compléter la section circulaire, c'est encore avec le talon, et *en tirant*, que l'on commence cette reprise.

Il est plus facile de couper circulairement les muscles que la peau; il n'y a pas à craindre d'aller trop profondément. Ici encore, il faut appuyer légèrement et scier au besoin, plutôt que de vouloir couper par pression, ce qui expose à ébrécher le couteau sur les os.

Pour diviser les parties molles avec un tranchant trop court pour imiter le jeu de l'archet, il ne suffit pas d'appuyer, il faut d'abord les fixer, ensuite imprimer au couteau de très petits mouvements de va-et-vient, une véritable *trépidation* qui facilite considérablement la pénétration de la lame.

Au contraire, lorsque des parties résistantes, telles que des tendons, ne peuvent pas être *fixées* dans le sens transversal, si le tranchant qui les attaque se borne à trembler dessus avec des mouvements de va-et-vient peu étendus, ces parties mobiles vont et viennent comme l'instrument; elles ne subissent donc que son insuffisante et simple pression. Il faut les mordre avec le talon, puis tirer longuement le couteau : on les voit alors se déplacer sous la traction de l'instrument, se tendre, s'arrêter et se laisser couper.

Cependant l'on peut être obligé de les fixer avec les doigts de la main gauche, ou bien de glisser la lame dessous pour les soulever sur le tranchant redressé que rien n'empêche plus alors de les diviser facilement[1].

Il est quelquefois utile, pour inciser à fond ou pour dépouiller un os, de repasser le couteau plusieurs fois dans la même voie. Dans la même voie! C'est un point capital, car il ne faut pas que le couteau fasse des échappades dans les chairs du moignon et s'en aille provoquer la gangrène en déchiquetant les muscles et les tendons, ou préparer l'hémorrhagie en scarifiant les artères au-dessus du niveau où elles seront liées.

On ne fait point que des incisions circulaires avec le plein de la lame du couteau. En effet, lorsqu'on veut tailler des lambeaux par transfixion, c'est avec le tranchant rectiligne que, une fois la ponction faite, on accomplit la section des chairs. C'est encore en sciant, et non en pressant, qu'il faut agir. En finissant de couper les muscles et la peau, de la profondeur vers la superficie, le couteau, violonant toujours, doit se dégager de la plaie sans le moindre soubresaut, comme s'il n'avait éprouvé aucune résistance.

Les choses les plus difficiles en médecine opératoire, les *incisions courbes*, se font avec la partie du tranchant qui avoisine la *pointe*. C'est pour cela qu'il faut toujours la ménager et ne s'en servir que lorsque le tranchant rectiligne est véritablement insuffisant.

Seule la pointe peut exécuter les incisions longitudinales, paral-

1. Sur le vivant, les parties molles sont fermes et bien plus faciles à couper que sur le cadavre.

Nous avons de véritables difficultés dans les amphithéâtres, parce que l'économie nous y impose la nécessité de superposer le plus grand nombre possible d'opérations sur le même membre et, par conséquent, de recouper plusieurs fois, à des hauteurs différentes, un même nerf, un même tendon, etc., qui ont perdu toute fixité depuis leur première section.

lèles ou à peu près à l'axe du membre. Pour ce faire, il ne suffit pas toujours de traîner le bout du couteau sur la peau, comme on traîne un pinceau sur une feuille de papier; il faut, quand elle est dure, exécuter cette trémulation rapide qui scie véritablement, en enfonçant et retirant la pointe alternativement pour la faire avancer.

Cette manœuvre, que j'appelle *secouer la main*, est indispensable à la plante du pied, ferme comme un saucisson sec; et souvent aussi pour couper ailleurs là peau flasque et mobile du cadavre. Elle est extrêmement utile lorsqu'on cherche à détacher un lambeau en insinuant la lame *à plat*, entre ce lambeau et l'os plus ou moins irrégulier auquel il est adhérent et dont il faut le décoller.

C'est en effet un privilège de la pointe du couteau de pouvoir pénétrer dans les infractuosités et les gouttières osseuses. C'est pour ne pas savoir l'utiliser que tant de chirurgiens massacrent les lambeaux des amputations sous-astragaliennes, tibio-tarsiennes, etc. La pointe, dans ces opérations, est insinuée à plat entre les chairs et les os; elle marche *à petits pas*, agitée par les secousses de la main qui semble vouloir l'aiguiser sur la surface dure dont elle suit toutes les ondulations.

C'est encore avec l'extrémité du couteau que l'on complète l'incision circulaire des muscles dans les gouttières interosseuses de la jambe et de l'avant-bras, c'est-à-dire que l'on exécute le difficile du classique « 8 de *chiffre* » (ex. : Amputation de l'avant-bras).

Le rôle de la pointe dans les désarticulations est considérable, tant pour couper les ligaments extérieurs et intérieurs facilement accessibles, que pour pénétrer dans d'étroits interstices et diviser de très courts et très profonds ligaments interosseux. Dans ces divers cas, l'on agit spécialement par pression. Comme il faut quelquefois de la force, il est très souvent indiqué de limiter la pénétration de la lame, en la saisissant avec les doigts à une distance calculée de son extrémité (ex. : Désarticulation des métacarpiens).

Tous les élèves, aussitôt un interligne articulaire trouvé, essayent, s'il est serré, d'y introduire le bistouri et de l'ouvrir comme on ouvre une noix avec le bec d'un couteau. C'est un mouvement instinctif sans doute, qui fait abstraction de la résistance des moyens d'union et ne peut aboutir qu'à briser l'instrument.

Quelques petites désarticulations sont faites avantageusement avec le *bistouri droit à résection*, à lame très courte, dont la racine excavée ou crénelée sur les flancs se laisse tenir solidement comme un porte-plume par les doigts, même souillés de sang.

La main armée ainsi d'une solide lame de 2 ou 3 centimètres de long peut agir avec *force* et *précision*, car la faible longueur de la lame permet aux derniers doigts de prendre un point d'appui sur la partie malade elle-même. La manœuvre de ce petit couteau à long manche est, on le voit, absolument celle d'une plume à écrire ou d'un crayon; elle permet d'extirper les os de la main et du pied sans emporter la plus petite parcelle des muscles environnants, sans atteindre le moindre de leurs vaisseaux.

La *main gauche de l'opérateur* intervient fréquemment pour faciliter le travail du couteau, soit en écartant les lèvres de la plaie, soit surtout en tendant et fixant les chairs à diviser. Ainsi, c'est avec la collaboration de cette main que s'accomplit la reprise qui termine la recoupe des muscles dans la méthode circulaire infundibuliforme (voy. fig. 117, p. 175).

Mais le rôle de la main gauche prend une importance extrême chaque fois que l'on veut dessiner ou tailler des lambeaux de dehors en dedans : c'est elle qui fixe les téguments pour qu'ils ne fuient pas devant le tranchant; c'est elle qui ensuite, lorsque l'aponévrose a été divisée, soulève les muscles isolément ou en masse pour les offrir au couteau (ex. : DÉSARTICULATION DE L'ÉPAULE).

Sans son concours, il serait impossible de désosser un moignon suivant les préceptes de Ravaton, Teale et Marcellin Duval. S'agit-il, par exemple, de tailler devant la jambe un grand lambeau carré comprenant absolument toutes les parties molles? Deux longues incisions longitudinales pénétrant jusqu'à l'os viennent rejoindre en bas une incision transversale également profonde : alors la main gauche, soulevant le bord droit du lambeau et cherchant à le décoller, permet à la lame, par une série d'incisions longitudinales, de s'insinuer à plat et *en long* entre l'os et les chairs, d'évider absolument la gouttière interosseuse. De même pour un lambeau externe (fig. 127, p. 186).

Lorsque l'on croit bon de garder, à la face profonde d'un lambeau charnu, une doublure périostique, il faut, après avoir incisé le périoste suivant un dessin convenable, le détacher de la surface osseuse à laquelle il adhère d'une façon très variable. Tantôt il suffit de pincer le bord du petit lambeau pour le décoller par traction ; tantôt, au contraire, il est indispensable de recourir à l'action du *grattoir*, ou, tout au moins, de l'arête dorsale du couteau.

2° Objets et instruments destinés à écarter et à protéger les parties molles.

Ce sont les *mains d'un aide* que l'on emploie pour fixer les téguments au-dessus du lieu de l'amputation, pour les rétracter quand ils sont coupés, pour fixer de même et rétracter les muscles, à leur tour. Le temps du *bandage circulaire* est passé ; mais les mains de l'aide doivent, tout en rétractant, s'appliquer à imiter l'action de ce bandage qui affermissait le membre *sans le déformer* et tendait, au contraire, à lui maintenir ou à lui donner la forme cylindrique.

L'aide rétracteur ayant embrassé le membre, le plus souvent dans un cercle formé des commissures du pouce et de l'index de ses deux mains, évitera donc d'y faire des cannelures en enfonçant maladroitement le bout de ses doigts dans les parties molles. Il tiendra d'abord les téguments immobiles et les chairs fermes. Pendant la destruction des adhérences de la peau ou la section des muscles, au lieu de s'efforcer en vain de rétracter également sur toute la périphérie, l'aide se bornera à *agir du côté où travaille le couteau*, s'il veut se rendre véritablement utile et voir son action suivie d'effet.

Il n'est plus d'usage de changer plusieurs fois l'attitude du membre amputé, dans l'intention de couper tous les muscles pendant leur extension ou tous pendant leur relâchement.

Ce sont donc les mains d'un aide que l'on charge de rétracter les parties molles. A mesure que l'opération avance, on peut armer cet aide de *crochets mousses* et d'*érignes pointues*. Je n'aime pas qu'on se serve de pinces à pression écrasante.

Lorsqu'il ne reste plus que les os à diviser, certains instruments métalliques peuvent servir pour relever les parties molles et les protéger contre l'action de la scie. Dans les amputations à lambeau, sur le mort, les mains de l'aide sont suffisantes pour cet usage. Mais sur le vif, comme la sciure d'os ne peut jouer dans une plaie que le rôle de corps étranger, il est d'usage d'envelopper les chairs du moignon dans une compresse aseptique qui sert également à les relever pendant qu'on scie les os. Toutefois l'emploi d'un simple linge peut être insuffisant; aussi se sert-on quelquefois de crochets mousses, de lames résistantes de bois ou de métal flexible, etc. Mais ces divers objets et instruments sont bien plus utiles pour exécuter les résections ; nous aurons à en reparler.

La *compresse* aseptique dont on enveloppe les chairs du moignon doit être en linge *solide*. On la divise par un bout, en *deux chefs* s'il n'y a qu'un os à scier, comme au bras et à la cuisse ; en *trois chefs*, dont le médian très étroit, s'il y a deux os, comme à la jambe et à l'avant-bras.

Lorsque le membre amputé n'a qu'un os, on prend donc la compresse fendue, on la jette à cheval dessus ou dessous, peu importe ; on en croise les chefs de manière à étrangler l'os et l'on ramène le tout sur les parties molles que l'on relève autant qu'il est nécessaire pour scier le plus haut possible (voy. fig. 144, p. 208).

Si le membre amputé a deux os, la compresse à trois chefs est préférable. Le petit chef médian doit avoir la largeur de l'espace interosseux ; on l'introduira d'arrière en avant avec une pince ou avec le doigt, à travers l'ouverture faite au ligament interosseux ; on croisera les chefs latéraux sur le devant du membre, puis par-dessus, on relèvera le chef médian qu'il est toujours bon de pouvoir faire tirer. Le tout, embrassé dans le cercle des deux mains de l'aide, sera rétracté avec intelligence.

Si l'on avait à amputer le métarcape ou le métatarse dans la continuité, une petite compresse divisée en cinq chefs pour la main, en six pour le pied, pourrait être appliquée, comme on applique la compresse à trois chefs à la jambe et à l'avant-bras; mais au pied et à la main, le linge n'est guère utile que pour écarter la sciure d'os

Quand on a à scier séparément l'un des os du métacarpe ou du métatarse, s'il s'agit d'un chef de file, il suffit de passer dessous ma *sonde* coudée remplaçant celle de Blandin, une attelle protectrice ou un simple ruban (voy. AMPUTATION DU PREMIER MÉTATARSIEN) ; s'il s'agit d'un os enclavé, on est obligé de recourir à la cisaille, à la scie à chaîne ou au fil hélicoïdal sciant de Gigly, et de protéger les parties molles comme on peut.

3° Manières de fixer les os que l'on veut scier.

Il n'est pas difficile de fixer un os qui n'est point cassé, et il ne faut point d'instruments pour cela. L'aide rétracteur tient ferme à travers les chairs, pendant que l'assistant chargé de soutenir le membre qui va tomber, et la gauche de l'opérateur lui-même, fixent l'extrémité inférieure de l'os qu'il s'agit de scier. Il n'est pas difficile non plus de saisir à la main un grand os intact pour le mouvoir afin de le désarticuler.

Mais lorsqu'on ampute ou que l'on désarticule un membre cassé, celui-ci se détache, ou à peu près, aussitôt qu'on a fini la section des chairs. Alors il reste à scier ou à désarticuler un bout d'os que l'on ne peut, le plus souvent, à cause de sa brièveté, saisir avec la main.

D'autre part, il se pratique des amputations mixtes, des désarticulations avec ablation consécutive des surfaces articulaires des os conservés. Ainsi, après la désarticulation du pied, on scie les malléoles et même une petite portion des os de la jambe; après la désarticulation du genou, on extirpe fréquemment la rotule et même les condyles. Ces différentes sections osseuses ne sont commodes et ne se font bien que si l'opérateur, armé d'un davier, saisit et fixe de la main gauche le bout libre de l'os qu'il scie de la main droite, pendant que l'aide qui rétracte les chairs dans la compresse s'efforce de son côté d'immobiliser la racine du membre.

Les os malades se laissent écraser par le davier quand on serre trop, mais en revanche les os malades sont généralement tendres à la scie et l'on fait des daviers à longues dents félines.

Quand il s'agit de saisir un bout d'os fracturé dans la diaphyse, un *davier droit* ordinaire est excellent si l'on introduit un de ses mors dans le canal médullaire (fig. 141). Au contraire, on ne peut saisir une épiphyse volumineuse qu'avec mon *davier à double articulation*, aujourd'hui répandu partout (fig. 142). Dans tous les cas, il faut tenir le davier dans l'axe de l'os et placer les mors de manière à bien résister au va-et-vient de la scie. C'est pour cela qu'il convient de saisir l'os ou par les côtés, ou, au contraire, mors dessus, mors dessous, suivant que la scie doit être manœuvrée horizontalement ou verticalement.

Un os flexible, comme le péroné, est aussi difficile à scier qu'une baguette de bois vert. On n'en vient à bout qu'en l'empêchant avec

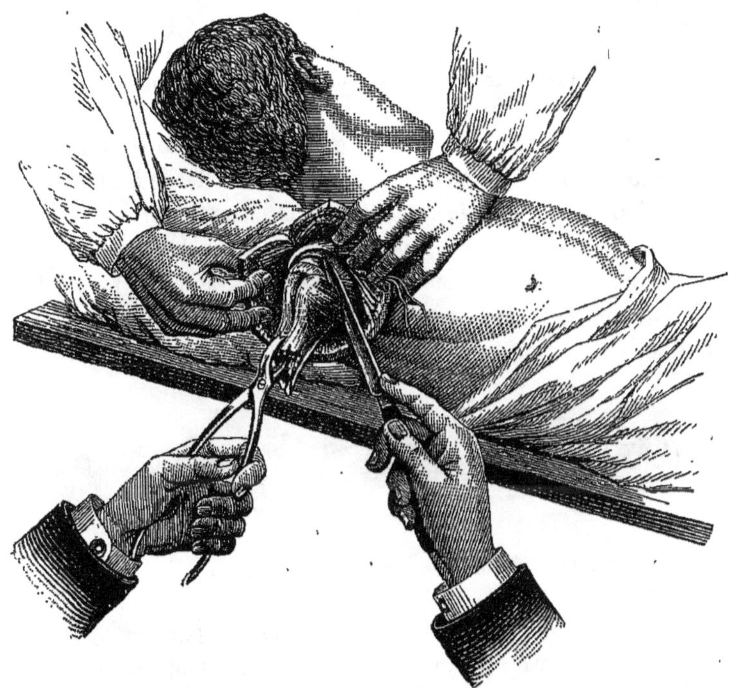

Fig. 141. — Usage du davier droit ordinaire pour fixer un os cassé.

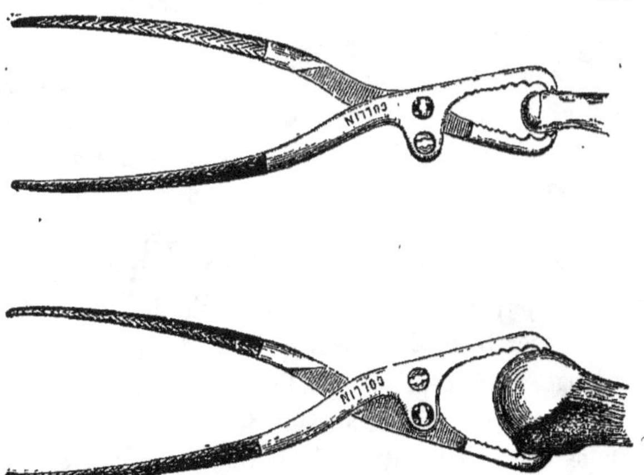

Fig. 142. — Mon davier pouvant saisir aussi bien un gros os qu'un petit, moyennant un simple changement d'articulation.

les doigts de se rapprocher du tibia. De la sorte, retenu par le ligament interosseux et repoussé par les doigts, le péroné, ne pouvant plus osciller se laisse scier facilement.

4° Instruments qui servent à diviser les os.

Il n'est guère de mode en France de se servir de la large *scie à dos mobile* (fig. 143), si docile, si solide et si facile à manier; on lui préfère la *scie à arbre*, surtout pour chantourner.

Il est vrai que l'on peut adapter à la scie à arbre des lames étroites, minces et à dents très fines : c'est là son avantage (V. ma scie, fig. 145, p. 210). Mais ces lames se brisent quelquefois, aussi ne doit-on pas commencer une opération sans avoir au moins une

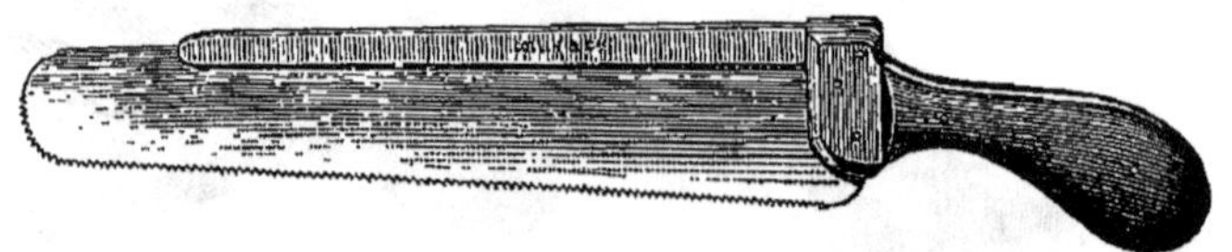

Fig. 143. — Scie à dos mobile (vieux manche en bois armé).

lame de *rechange*. L'histoire nous apprend que Fabrice de Hilden, opérant à la campagne, ayant rompu sa scie, fut obligé d'envoyer, à plusieurs lieues, en chercher une autre. Dans un cas pareil, à Paris même, X... s'est procuré une scie fine chez un artisan voisin.

Il faut savoir qu'une lame récemment affûtée et vierge ne vaut pas celle qui a déjà été essayée, ne serait-ce qu'à scier un morceau de bois. Celle-ci glisse mieux, car un premier travail adoucit les morsures de la lime et ramène dans le rang les dents trop écartées.

Avant d'attaquer un os avec la scie à arbre, il faut tendre la lame, sans quoi elle vacillerait et ferait facilement une section courbe ou inclinée. L'arbre ou arc est parfaitement élastique s'il est d'acier bien trempé; mais si l'on n'a pas soin de le détendre dans l'intervalle des opérations, il se peut qu'il perde son ressort ou que la lame s'allonge. Cette négligence oblige, pour utiliser encore l'instrument, à faire raccourcir les anciens feuillets.

Les petits os longs du pied et de la main seront sciés avec une *lame fine*, montée ou non sur un arbre. Cela est bien préférable à l'emploi des pinces incisives de Liston, car celles-ci, agissant par pression, font trop souvent éclater l'os sur une grande partie de sa longueur.

Comment faut-il s'y prendre pour manœuvrer la scie? Nous voyons ici encore les deux mains du chirurgien s'entr'aider. C'est la droite qui tient la scie comme elle tenait le couteau; c'est la gauche qui éclaire le chemin et fixe la voie, tout en contribuant, quelquefois très utilement, à immobiliser le membre scié.

Lorsque les chairs sont coupées, enveloppées et rétractées, l'os exposé et fixé par les aides, le périoste divisé ou non, le chirurgien

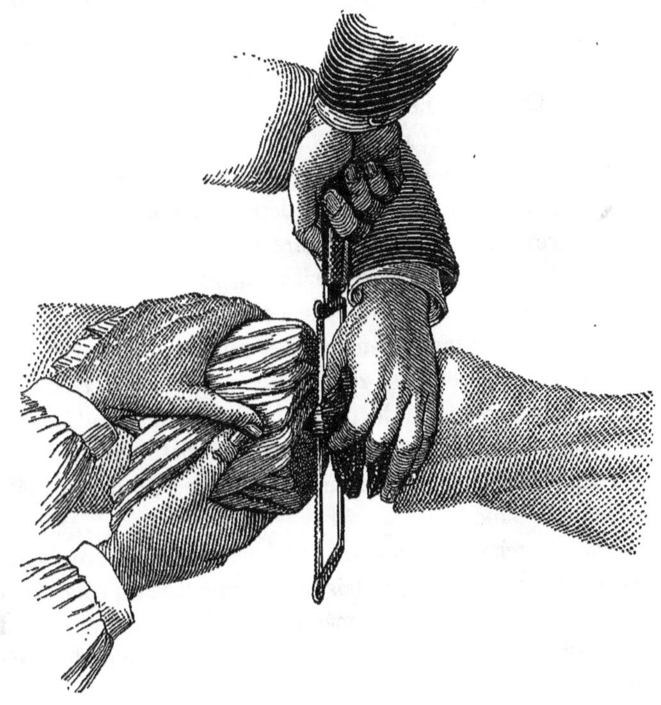

Fig. 144. — Manière de scier. Rôle de l'aide rétracteur. Travail des deux mains de l'opérateur vu de dos, placé en dehors de la cuisse droite, côté difficile pour la main gauche. Toutes les attitudes sont commodes quand on s'y est exercé.

porte la main gauche dans la plaie, empaume les chairs sacrifiées (fig. 144) pour les refouler vers l'extrémité périphérique du membre, saisit l'os entre le pouce et l'index pour assurer son immobilité, allonge le pouce sur l'os jusque très près de la compresse qui enveloppe les chairs, fléchit la phalange unguéale et, avec l'ongle, guide la lame de la scie et la force à tracer une voie unique et bien située. L'ongle du pouce sera tenu appuyé perpendiculairement à l'os afin que la scie ne puisse monter dessus ni le mordre. Et, même si l'on emploie une lame très large, ce sera l'articulation phalangienne qui la guidera plutôt que l'ongle lui-même.

Que la section doive être transversale ou qu'elle doive être oblique, il faut toujours, en commençant, appliquer la scie comme si la section devait être perpendiculaire à la surface attaquée. Aussitôt que la voie est tracée, que la scie a creusé un léger sillon suffisant pour l'empêcher de dérailler, mais trop peu profond pour s'opposer à l'inclinaison de la lame, on peut mettre le pouce gauche à son aise et hors d'atteinte, l'écarter quelque peu et scier à volonté en inclinant la lame si c'est nécessaire.

Si l'on prétendait scier obliquement d'emblée, les dents de la scie mordraient le pouce guide et, déraillant sans cesse, n'arriveraient que très difficilement à prendre voie.

Lorsque le pouce gauche est bien en place, c'est le talon de la scie qu'il convient d'appliquer sur l'os. On commence alors, *en tirant* et poussant alternativement, des mouvements de va-et-vient assez lents et très étendus, *d'un bout de la scie à l'autre;* on n'exerce aucune pression : le poids de l'instrument suffit pour le faire mordre. Une fois la voie tracée, on peut mettre *un peu* plus de force et aller un peu plus vite, mais toujours en utilisant toute la longueur de la lame.

Pour ne pas scier la compresse et les chairs qu'elle enveloppe, il faut la surveiller avec soin, la faire tirer davantage du côté menacé, placer au besoin des crochets métalliques, faire tout, en un mot, pour couper les os très haut et néanmoins respecter les parties molles du moignon.

Au moment où la scie est près de terminer son ouvrage, on revient à la légèreté de main du commencement, afin de ne pas faire éclater la mince portion d'os qu'il reste encore à diviser. Les aides qui fixent le membre doivent à ce moment redoubler d'attention. Celui qui soutient la partie enlevée vient-il à la relever, il serre la scie et en arrête les mouvements : abandonne-t-il le membre à la pesanteur, l'os aux trois quarts scié se brise irrégulièrement.

Lorsqu'il y a deux os dans le membre amputé, il faut faire la voie sur le plus gros, puis, sans la quitter, toujours sciant, abaisser progressivement la denture au contact du plus mince et continuer comme s'il n'y en avait qu'un. On appuie d'abord également sur les deux, puis inégalement, de manière que le moins résistant et le moins solidement articulé se trouve scié le premier. On peut aussi sans inconvénient, et même quelquefois avec avantage, scier les deux os successivement, mais en commençant par le plus faible, car resté seul il casserait sous le poids du membre.

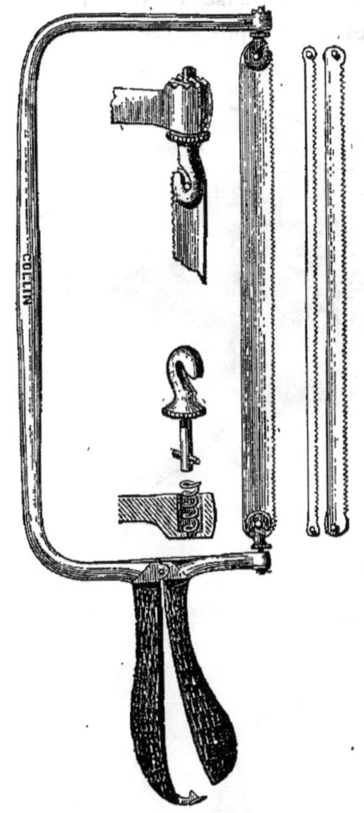

Fig. 145. — Ma scie à tout faire : sections planes et sections courbes. C'est le feuillet le plus étroit qui fait celles-ci en chantournant. Inclinaison des lames variable à volonté, mais fixe.

La scie à arbre, armée d'un feuillet étroit, permet de *chantourner*, même les os les plus durs. Cette pratique exige un peu d'exercice. Je n'hésite pas à la recommander chaque fois qu'il paraît bon d'arrondir les os pour éviter la perforation des lambeaux, faciliter leur affrontement, etc. Par exemple, dans l'amputation de jambe, après avoir divisé le péroné un peu haut, obliquement en bas et en dedans, on attaque la crête tibiale très haut, on l'entaille en dirigeant d'abord en bas et en arrière le trait de la *scie à chantourner*; puis, redressant peu à peu le plan de la scie, on divise transversalement la moelle, la face et l'angle externes, et l'on termine par l'angle interne que l'on arrondit en dirigeant la fin du trait en dedans et en haut.

Les *cisailles* tranchantes de Liston sont utiles pour enlever la pointe que la scie laisse quelquefois, surtout lorsque l'aide qui tient le membre l'abandonne et fait maladroitement éclater l'os bien avant que la section en soit terminée. Les cisailles à mors croisés, comme ceux des ciseaux, ou les pinces incisives à mors simplement rapprochés, comme ceux des tricoises, peuvent servir. Pour rogner une saillie osseuse, l'un des mors correspond aux chairs et l'autre au bout de l'os sur lequel il doit s'appliquer par son côté plat afin de raser l'esquille par le pied. Comme les cisailles ont de la tendance à ressauter par-dessus la pointe osseuse, il est bon, pendant que la main droite serre, de les tenir appuyées avec le pouce

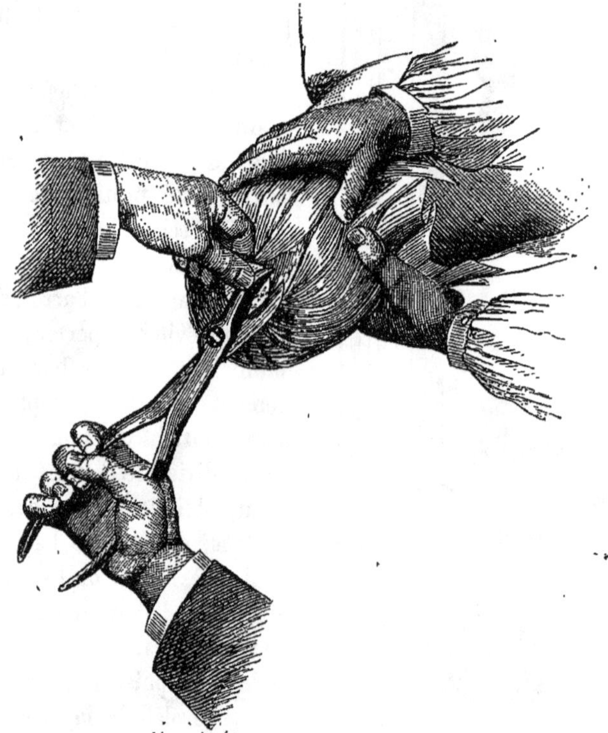

Fig, 146. — Manière de rogner aux cisailles la pointe que peut avoir laissée la scie. Le pouce gauche indispensable empêche le ressaut.

gauche (fig. 146), et aussi de fermer les yeux pour ne pas y recevoir d'éclats.

Les cisailles peuvent trancher de petits os tendres sans l'aide de la scie. Mais je ne conseille à personne d'essayer de couper des pièces résistantes avec ces énormes instruments dont les branches sont rapprochées par une vis puissante. C'est un moyen dangereux : maintes fois l'instrument a volé en éclats.

Les os spongieux, ceux des enfants, des vieillards, ceux qui avoisinent les tumeurs blanches, sont faciles à diviser et quelquefois si tendres qu'ils cèdent à quelques traits de scie. La mâchoire inférieure est au contraire extrêmement dure.

5° Instruments et objets destinés à l'hémostase définitive, au parage et au pansement.

Je ne ferai que les énumérer. Pour lier ou tordre les vaisseaux, l'opérateur doit avoir à sa disposition des *pinces*, un *ténaculum* et des *fils* absorbables de *catgut* ou non absorbables de crin de Florence, de soie, de chanvre ou de lin parfaitement aseptiques. En général, on se dispense de recourir aux ingénieux *ligateurs* de Bigelow, de Cintrat, etc.

La toilette, le parage du moignon exige des *pinces à griffes* et des *ciseaux* pour réséquer les nerfs, les tendons flottants, les chairs exubérantes ou déchiquetées dont la vitalité paraît mal assurée, pour extirper les culs-de-sac fongueux. A la suite de certaines désarticulations qui sont vouées à la suppuration, un grattoir est nécessaire pour enlever le cartilage.

Si l'on recherche la réunion rapide, il faut établir le contact des lambeaux à l'aide des sutures à simple, double ou triple étage. Des *aiguilles* de forme et de dimensions variées sont alors indispensables, ainsi que des fils végétaux, animaux ou métalliques. Je n'ai pas à parler ici des objets de pansement proprement dits.

ARTICLE V

HÉMOSTASE PENDANT L'OPÉRATION

Les chirurgiens des premiers âges ne pratiquaient pour ainsi dire jamais d'amputations : ils se bornaient, dans les cas de gangrène d'un membre, à imiter les procédés de la nature en retranchant la partie mortifiée, sans verser une goutte de sang. C'est que, pour eux, les hémorrhagies immédiates qui résultent de la section des grosses artères constituaient un obstacle insurmontable.

Quel que soit le lieu d'une amputation, il y a deux conditions à remplir : 1° empêcher l'hémorrhagie; 2° conserver des parties molles en quantité suffisante pour bien recouvrir le bout du squelette. Tant qu'on ne sut pas se rendre maître du sang, pendant et après l'opération, personne ne s'appliqua au perfectionnement du manuel opératoire.

A. Paré, on peut le dire sans trop errer, imagina : 1° de suspendre le cours du sang dans l'artère principale du membre en faisant la constriction circulaire assez énergique pour « prohiber l'hémorrhagie » ; et 2° de substituer à la cautérisation de la surface vive du moignon la ligature des bouts artériels coupés.

C'est ici le lieu de traiter d'une manière générale des moyens dont nous disposons pour assurer l'hémostase *pendant* l'opération, ou, si l'on veut, pour épargner le plus possible le sang de l'amputé. Car non seulement l'hémorrhagie qui suit la section des artères est très gênante pour l'opérateur ; non seulement elle peut être assez abondante pour ôter subitement la vie à l'opéré ; mais encore, quoique modérée, elle affaiblit presque toujours inopportunément le blessé.

Des moyens de suspendre le cours du sang, le plus radical, employé assez souvent à la fin du XVIIIe siècle, consiste à faire la ligature préventive et définitive du tronc artériel principal au niveau de la racine du membre qui va être amputé. Il est des cas où cette manière de faire s'impose.

Lorsqu'on ampute un membre à petits coups avec le bistouri, il est possible de lier ou de pincer les artères à mesure qu'on les découvre, avant de les couper, et, par ce moyen, de ne faire perdre au malade que du sang veineux. Ainsi firent quelquefois Desault, Chopart, Larrey, Scharp et *tutti quanti;* ainsi faisaient volontiers Marcellin Duval, Verneuil et d'autres sans doute depuis la publication des travaux inspirés par ces derniers. (Pillet, th. Paris, 1875.)

Cette manière de faire rend l'opération plus longue et plus difficile pour qui ne sait pas l'anatomie, mais elle offre quelquefois de tels avantages, qu'il n'y a pas à hésiter à l'employer.

Mon savant, bon et honnête maître Verneuil s'était fait le champion de cette pratique après avoir observé quelques cas de phlébite d'origine locale causée, croyait-il, par la compression digitale, ordinairement bien innocente. Mais, à tort et à raison, il trouva peu d'imitateurs : à tort, lorsqu'il s'agit d'amputer près de la racine d'un membre et de couper une artère énorme, difficile à comprimer ; à raison, lorsque, et c'est l'ordinaire, la compression possible est assurée par la collaboration et la présence de plusieurs aides expérimentés ou par l'action d'un appareil fidèle. C'est ce qu'il fut le premier à reconnaître, après la vulgarisation de la bande d'Esmarch.

La compression des artères primitives des membres peut se faire de plusieurs manières : 1° par un lien circulaire très serré, inextensible ou mieux élastique; 2° par l'application d'un compresseur ou tourniquet à pelote, automatique ou surveillé et maintenu par un aide : on en invente encore tous les jours; 3° enfin par les doigts d'un assistant exercé.

1° Lien circulaire.

Méthode d'Esmarch — L'application d'un lien circulaire autour de la racine du membre à amputer date de bien longtemps. Morel (siège de Besançon, 1674) paraît être le premier qui perfectionna ce mode de constriction en le transformant en garrot, précieux appareil de fortune. Aujourd'hui, c'est d'après la méthode d'Esmarch que se fait l'application du lien circulaire.

Cette méthode permet ce que l'on n'avait pu obtenir avant l'emploi du caoutchouc[1], à savoir, la conservation du sang contenu dans le membre amputé par l'expression préalable de ce membre

Voici en quoi elle consiste : le malade étant anesthésié, une longue bande de caoutchouc ou de tissu de caoutchouc est enroulée autour du membre malade depuis l'extrémité jusqu'à la racine. La bande doit être assez longue pour décrire un grand nombre de tours, et assez serrée pour que tout le sang soit refoulé dans le corps du malade, ce qui n'est ni long, ni difficile. L'*expression préalable* étant réalisée, il faut, avant d'ôter la bande pour découvrir la partie à amputer, empêcher le retour du sang et par conséquent appliquer autour de la racine du membre un lien circulaire assez serré. On arrive à ce but à l'aide d'une lanière ou d'un fort tube de caoutchouc qui décrit un nombre de tours suffisants et dont on réunit solidement les extrémités. Le membre débarrassé de la bande compressive reste exsangue aussi longtemps que le lien circulaire qui l'étrangle reste appliqué. On peut donc amputer à sec,

1. Voyez l'historique de cette question. *Bulletin de la Soc. de chir.*, 1875.

en conservant les deux tiers du sang tout à l'heure contenu dans la partie enlevée : soit environ 200 grammes pour le membre inférieur tout entier.

Cet excellent procédé, qui économise d'abord un peu de sang et rend l'opération très facile, ne convient évidemment pas à tous les cas, et ne saurait autoriser l'absence d'un aide capable de faire la compression digitale. En effet, il est difficile d'appliquer le lien constricteur quand on ampute les membres très près de leur racine, car cela empêche la rétraction des muscles; il ne paraît ni facile ni prudent de refouler les liquides plus ou moins septiques d'un membre broyé ou phlegmoneux, etc. Enfin, l'amputation terminée, il faut rétablir la circulation pour découvrir les artérioles innominées ou anormales et par conséquent enlever le lien constricteur. Un aide capable de faire la compression digitale, si les artérioles à lier sont nombreuses ou difficiles à saisir, ce que l'on ne peut prévoir, sera donc toujours utile sinon indispensable.

Le principal inconvénient de la bande d'Esmarch, celui qui en a restreint considérablement l'usage, c'est l'*hémorrhagie en nappe abondante et prolongée* qui inonde la plaie après l'enlèvement du lien circulaire.

J'ai vu F. Guyon appliquer la bande et le lien élastique *au-dessous* du lieu de l'amputation. On épargne ainsi le sang de la partie sacrifiée, il n'y a pas de pluie hémorrhagique post-opératoire; bien entendu, il fait comprimer l'artère à la racine du membre.

2° Compresseur.

Les compresseurs à pelote construits depuis J.-L. Petit diffèrent du lien circulaire en ce que leur compression s'exerce principalement ou exclusivement sur la région de l'artère. On en trouvera la description et le mode d'application dans les traités de petite chirurgie. Il est bon, utile, indispensable même de faire surveiller le compresseur appliqué, afin de l'empêcher de se déplacer par les mouvements qu'on est toujours obligé de faire subir au membre amputé. Quant au lieu où il convient d'appliquer la pelote, c'est là même où la compression digitale doit être faite et nous allons l'indiquer.

3° Compression digitale.

Un certain nombre d'artères, sans parler des artérioles de la face et du crâne, peuvent être comprimées efficacement avec les doigts ou des appareils : telles sont la sous-clavière, l'humérale à partir de son origine, l'aorte abdominale, la fémorale au pli de l'aine, etc. Bien que la compression de plusieurs autres artères ne soit pas applicable aux amputations, je crois néanmoins devoir en parler d'abord brièvement.

La tibiale postérieure a été bien souvent ouverte involontairement par les ténotomistes : sa compression dans la gouttière rétro-malléolaire interne a, je crois, toujours été efficace en la rendant permanente par la substitution aux doigts d'un tampon ferme et d'un bandage.

Les artères radiale et cubitale peuvent être comprimées près du poignet, soit avec les doigts pendant une opération sur la main, soit avec un appareil, pour remédier à une perte de sang consécutive à une blessure de ces vaisseaux. J'ai réussi de la façon suivante à arrêter une hémorrhagie de la paume de la main. Un bouchon de liège mouillé et souple ayant été fendu, les deux demi-cylindres furent appliqués par la face convexe dans les gouttières qui répondent au trajet des artères. Par-dessus les demi-bouchons et en travers de l'avant-bras fut placée une petite attelle de 0m,15. Une attelle pareille, mais bien rembourrée, ayant été disposée dans le même sens derrière le membre, les deux furent rapprochées par deux anneaux de caoutchouc placés l'un à chaque bout. L'avant-bras était saisi comme entre les branches d'un casse-noix

On peut avoir besoin de comprimer la *carotide* pour un anévrysme ou pour une plaie de la région cervicale. On cherchera avec le bout des doigts à aplatir cette artère devant les apophyses transverses des vertèbres cervicales. Mais on réussira difficilement, soit à cause du volume du corps thyroïde, soit plus souvent à cause de la douleur, malgré la précaution recommandée de changer de temps en temps le lieu de la pression.

Sur quelques sujets maigres on arrive, entre les doigts enfoncés dans la fossette sus-sternale ou plus haut très près du larynx, et le pouce placé en dehors du sterno-mastoïdien, à pincer à la fois les vaisseaux et le muscle et à suspendre la circulation sans comprimer les nerfs pneumogastrique et autres sur les vertèbres (Rouge, de Lausanne) (fig. 147).

Pour faire ainsi la compression, les bouts des doigts s'appliquent sur le bord antérieur du sterno-mastoïdien, refoulent la peau en dedans et s'enfoncent le plus près possible des voies respiratoires, jusqu'à la colonne, qu'il faut sentir. Si cela est bien fait, le paquet *vasculo-nerveux* tout entier est refoulé en dehors avec le muscle :

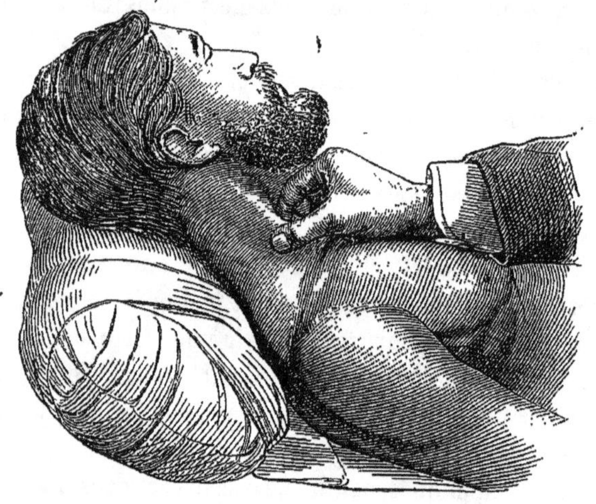

Fig. 147. — Compression de l'artère carotide primitive par pincement.

il n'y a plus qu'à rapprocher le pouce des doigts pour pincer le muscle et les vaisseaux.

Un malade persévérant et ingénieux du docteur Cazin (*Soc. de chir.* 1878) est arrivé à se guérir d'un anévrysme artério-veineux intracranien en se comprimant lui-même la carotide, pendant des heures et des journées, à l'aide d'un long cachet terminé par une vulgaire balle creuse de caoutchouc.

Règles générales pour comprimer avec les doigts. — Il en est quelques-unes indispensables à connaître et peu ou point indiquées par les auteurs. On dit généralement : efforcez-vous de ne comprimer que l'artère. Précepte sage, mais vain, car il est presque impossible à mettre en pratique. Pourtant, il convient de s'appliquer à porter le doigt ou l'agent compresseur directement sur l'artère. Il faut donc commencer par déterminer le trajet de celle-ci à l'aide des points de repère extérieurs (voy. Ligatures) et à l'aide du palper digital.

Les doigts de celui qui comprime doivent avoir les *ongles courts*, et, je le dirai dès à présent, pour éviter d'excorier la peau ou de contondre les parties profondes, il est souvent utile de comprimer à travers un morceau de peau souple ou de tissu doux, mais assez mince pour ne pas nuire à la sensibilité tactile du bout des doigts. Car « moins il y a d'intermédiaire entre la main de l'opérateur et la partie sur laquelle il opère, et plus l'opération est sûrement pratiquée. » (Desault.)

On peut comprimer avec la pulpe du pouce et des doigts, on peut aussi se servir de leur face dorsale : c'est même un bon moyen pour la fémorale et l'aorte.

On arrive toujours et l'on doit arriver à sentir les battements du vaisseau à travers les téguments. Mais quand on met le doigt sur le trajet présumé d'une artère recouverte de téguments un peu épais, il faut savoir attendre quelques secondes pendant lesquelles le doigt fait son trou dans les parties molles dépressibles. C'est, en effet, après un certain temps de compression très légère qu'on arrive à bien sentir les battements artériels. En continuant cette compression modérée avec patience et à la même place, on sent bientôt un frémissement ou frottement qui se produit, déterminé par le rétrécissement du vaisseau aplati, puis le frémissement disparaît : les parois artérielles sont au contact et l'ondée sanguine vient à chaque pulsation buter contre le doigt qui comprime. Autant que possible il faut que le doigt compresseur conserve sa sensibilité, afin de percevoir ces battements pendant toute la durée de l'opération ; il convient donc de comprimer légèrement pour éviter la fatigue et l'engourdissement. « La force la moins considérable suffit pour arrêter le cours du sang dans les plus grosses artères, si l'on agit immédiatement sur elles et sur une direction perpendiculaire à la surface qui doit servir de point d'appui. » (Sabatier, Dupuytren.)

Une fois l'artère aplatie sur l'os sous-jacent, il est aussi inutile d'augmenter la pression que de continuer à frapper sur un clou qui a rencontré un obstacle invincible. Donc, n'appuyez d'abord que juste assez pour bien sentir les battements et bien disposer vos doigts afin qu'ensuite, à partir du moment opportun, vous n'ayez qu'à augmenter légèrement votre pression pour arrêter le cours du sang. Alors ne remuez plus, ne forcez pas, ne songez qu'à percevoir d'une façon continue le choc qui vient périodiquement frapper et s'anéantir sur votre doigt.

Ne pas remuer est facile si le malade ne remue pas lui-même; mais ne pas mettre de la force est plus difficile, surtout quand l'opération dure quelque temps.

Un aide peu expérimenté ne manque pas de redoubler d'efforts lorsque, dès les premiers coups de couteau, il voit le sang veineux du membre sacrifié, couler en abondance. Cet écoulement est inévitable; que tout à l'heure il n'y ait pas de jets artériels, c'est tout ce que l'opérateur demande.

Celui qui comprime a besoin d'avoir vue sur le champ opératoire, sans quoi, n'étant pas sûr de faire assez, il s'épuise en efforts superflus.

La seule manière de ne pas se fatiguer trop vite en comprimant une artère est de *bien se placer*, pour agir passivement de son propre poids et non pas à l'aide des muscles de l'avant-bras tendu. C'est pour cela que l'aide comprimant se tiendra debout, montera sur une chaise ou même à genoux sur le lit de l'opéré (comme me le fit faire un jour Voillemier), afin d'être obligé de se pencher, de se laisser tomber les bras pendants et raides pour appuyer passiment, de tout son poids s'il le faut, sur le trajet de l'artère.

(a). — L'artère ***sous-clavière***, ainsi que l'a montré Camper, peut être comprimée chez presque tous les sujets au-dessus de la clavicule, sur la première côte, avec un cachet ou avec le pouce de n'importe quelle main. Le malade étant supposé couché sur un lit garni de deux oreillers au plus, le chirurgien chargé de la compression se placera du côté à comprimer, assez loin derrière la tête: il se tiendra debout, monté sur un tabouret, le bras tendu, le poing fermé, le pouce ou le cachet sur l'artère et le corps assez incliné pour se laisser tomber, former arc-boutant et transmettre au vaisseau une partie de son poids.

Pour rendre cette compression possible et efficace, le moignon de l'épaule doit être *abaissé* et *rester abaissé* pendant toute la durée de l'opération; il faut aussi détourner la face du malade, infléchir le cou, pour relâcher le muscle cléido-occipito-mastoïdien.

C'est en effet très près et en dehors du bord externe de ce muscle; un peu en dedans du milieu claviculaire, à 0m,06 de l'articulation sternale, qu'il faut appliquer le doigt (fig. 148).

Grâce à la position indiquée, la compression se fait perpendiculairement à la face supérieure de la première côte. Si l'on se sert du pouce et si l'aponévrose omo-claviculaire n'est pas exceptionnellement résistante, le bout du doigt pénètre et sent qu'il pénètre

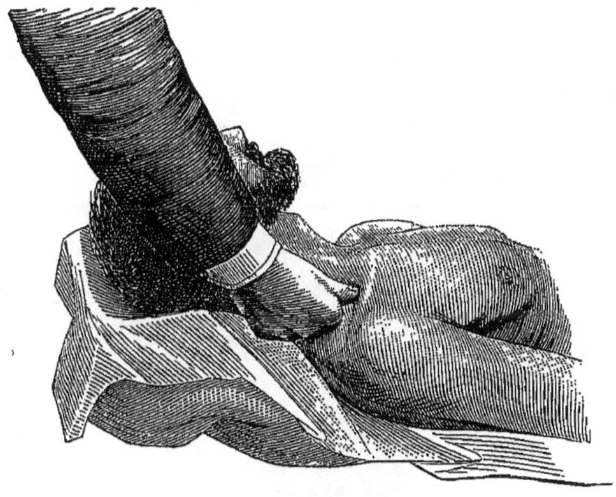

Fig. 148. — Compression de l'artère sous-clavière sur la première côte.

dans l'intervalle des muscles scalènes ; le tubercule costal est même assez souvent perçu.

Bien que la compression de cette artère soit difficile, quelquefois irréalisable et souvent infidèle, il faut cependant s'exercer à la pratiquer, car, dans certains cas urgents, elle peut être, elle a été la seule ressource du chirurgien et la sauvegarde de l'opéré.

(b). — *L'artère brachiale* est très facilement comprimée sur la partie supérieure de la face interne de l'humérus; mais comme on ne peut pas agir en s'appuyant passivement sur le membre, c'est bien l'artère la plus fatigante à comprimer longtemps. Il faut, en effet, pincer le bras entre le pouce placé en dehors et les doigts placés en dedans sur l'artère et, par conséquent, comprimer avec les muscles fléchisseurs des doigts. En général, on se sert des deux mains empoignant le bras, l'une en avant, l'autre en arrière, et se renforçant mutuellement. De cette manière, l'artère ne peut guère échapper à la compression en glissant, ce qu'elle fait très bien quand on n'emploie qu'une seule main et que l'opérateur fait tourner l'humérus. Si le bras pouvait reposer immobile sur un plan résistant, on aurait plus de facilité et moins de peine à comprimer l'artère

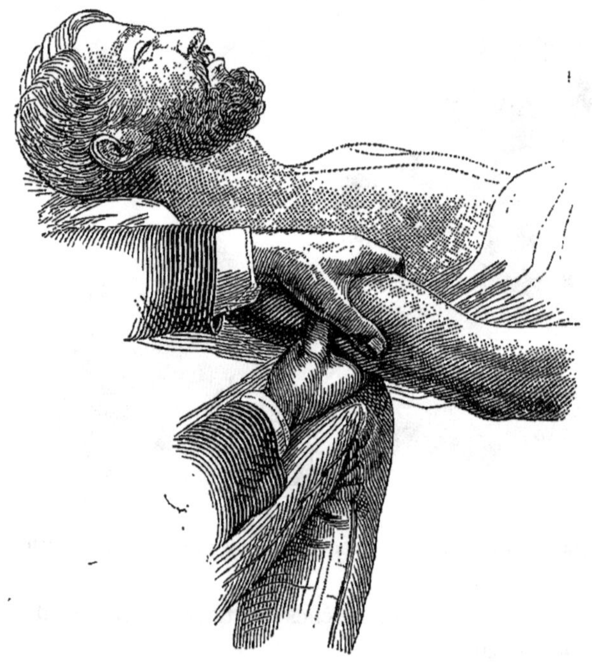

Fig. 149. — Compression de l'artère humérale à deux mains appuyées avec le bras sur le genou.

brachiale. Aussi, toutes les fois que cela sera possible, l'aide compresseur mettra le pied sur un tabouret ou sur la barre du lit, et sur le genou ainsi fléchi et suffisamment élevé il appuiera le bras du malade (fig. 149).

(c). — Pour comprimer l'*aorte abdominale*, suprême ressource en certains cas, même en dehors des hémorrhagies puerpérales, on peut se servir d'un cachet ou du poing appuyant par la face dorsale des grandes phalanges. C'est ici surtout qu'il est nécessaire de se mettre à genoux sur le lit du malade et de se laisser tomber de tout son poids sur l'artère. On appliquera le cachet, le poing ou simplement le bout des doigts immédiatement au-dessous de l'ombilic. La paroi antérieure de l'abdomen sera relâchée par une flexion légère du tronc, car l'efficacité de la compression dépend beaucoup de la dépressibilité de cette paroi. Un grand nombre de compresseurs ont été inventés pour l'aorte abdominale par Pancoast, Nélaton, Lister, Esmarch, Brandis, etc.

(d). — L'*artère fémorale* est certainement très facile à comprimer sur le pubis et l'éminence ilio-pectinée, juste dans le pli de

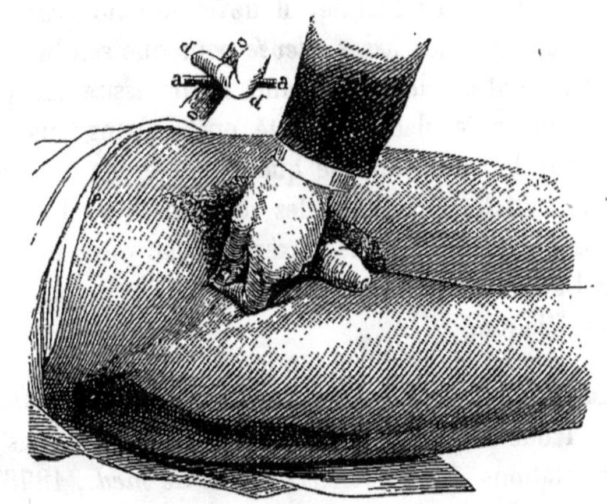

Fig. 150. — Compression de l'artère fémorale sur le pubis.
Ici l'amputation devant être faite haut et à droite, l'aide, pour laisser le champ libre, s'est placé de l'autre côté et comprime de la main gauche.
d d, le doigt index croisant l'artère *a a* et l'os pubis *o o*.

l'aine. On est cependant gêné quelquefois par les ganglions lymphatiques. La compression se fait *le plus haut possible*.

Ordinairement on se sert des extrémités des quatre doigts, échelonnées sur l'artère ; mais le doigt placé le plus haut fait seul toute la besogne et les trois autres se fatiguent inutilement à ne rien faire. Je comprimais volontiers cette artère avec le dos des deux dernières phalanges de l'index appliquées de manière à croiser à angle aigu à la fois la direction de l'artère et celle du pubis sur lequel je les mettais à cheval. Le poids du corps est transmis à cette espèce de pelote sensible par la première phalange du même doigt, et surtout par le pouce qui vient s'appuyer sur la pulpe terminale (fig. 150). Lorsque la main est fatiguée, elle reste en place néanmoins, mais pourtant se repose, car les doigts de l'autre main viennent exercer la compression en prenant la place du pouce sur les phalanges de l'index. Par ce procédé qui épargne les forces, le doigt compresseur ne change pas de place, par conséquent il ne froisse pas la peau du malade ; il n'abandonne pas non plus l'artère, car il la croise, faisant avec elle et le pubis une étoile à six branches.

Quelques-uns compriment avec la pulpe des pouces des deux mains pouce sur pouce.

Quelle que soit la manière dont l'aide compresseur se serve de ses doigts pour aplatir la fémorale, il devra se tenir *très près* du malade et dans une position assez *élevée* pour que son bras tombe presque verticalement sur le pli de l'aine. La nécessité fait que l'on ne peut pas toujours se placer du côté opéré. Dans tous les cas, montez plutôt sur le lit du malade que d'essayer de comprimer à bras tendu horizontalement. Rappelez-vous aussi qu'il faut comprimer sur l'os et non au-dessous ; exercez donc votre pression un peu comme s'il s'agissait de refouler une hernie de bas en haut, du côté de la fosse iliaque.

Nous savons que l'on peut arriver à suspendre la circulation dans les membres à l'aide de positions forcées, mais cela n'est pas applicable aux amputations. (Fischer. *Arch. gén. de méd.*, 1876).

Quelque sûr que le chirurgien soit de ses aides, il ne s'embarque plus aujourd'hui dans une opération sans avoir à sa disposition une grande quantité de pinces à pression continue, *pinces hémostatiques*, dont il use pour la *forcipressure* si le moindre vaisseau jette du sang. Autrefois, privés de ces instruments si simples et si précieux, l'opérateur en présence d'une compression mal faite devait s'interrompre pour lier les artérioles à mesure qu'il les coupait.

ARTICLE VI

ANESTHÉSIE

La nature de ce livre m'oblige à être bref en cet article, que j'aurais supprimé si quelques lignes au moins ne pouvaient servir pendant la fréquentation de l'amphithéâtre.

Il suffit d'avoir été admis dans les salles d'opérations de plusieurs chirurgiens de Paris pour avoir vu employer, vanter ou critiquer les divers agents d'anesthésie générale, régionale ou locale : Chloroforme, Éther, Éthyle, Cocaïne, Stovaïne, etc. Nous ne manquons certes pas de livres récents très étendus sur tous ces sujets.

Enchaîné par le craintif respect que j'ai du liquide céphalo-rachidien qui baigne à nu toutes les surfaces de nos centres nerveux, je me borne à rappeler, pour la *rachi-ponction*, que la quatrième apophyse épineuse lombaire se trouve à peu près au niveau des points culminants des crêtes iliaques tangibles. On peut ponctionner au-dessus de cette apophyse, au-dessous et même plus bas encore entre la cinquième et le sacrum. Sur le cadavre couché sur le côté, en chien, les lombes bombées, vous ferez bien d'explorer la courte série de ces trois intervalles apophysaires, d'arrêter la pulpe de votre index gauche dans l'un d'eux, appliquée à l'apophyse sous-jacente, et d'enfoncer obliquement un trocart ou un simple poinçon couché sur l'ongle même de votre doigt, à 5 centimètres de profondeur, tantôt moins, tantôt plus, sur la ligne médiane ou à son voisinage. Vous vous rendrez compte ainsi, en piquant à plusieurs reprises, en des endroits différents du même espace, dans les trois ou quatre espaces permis, de la résistance éprouvée en traversant le ligament jaune (peau de tambour) et de la meilleure inclination à donner à l'aiguille.

L'anesthésie locale à la *cocaïne* ou à la *stovaïne*, avec ses effets immédiats visibles seulement sur la peau vivante, s'apprend chez quelque disciple de Reclus ou chez lui-même qui, pour la cocaïne, ne manquait pas de faire manger ses malades avant de les opérer couchés et de leur donner du café après.

L'*Éther* ne tue pas brusquement dès les premières inspirations, comme quelquefois le chloroforme. Son action est lente, mais elle peut être prolongée longtemps. Il est si volatil qu'il faut couvrir son excipient d'un imperméable. Sa vapeur s'enflamme facilement. Elle irrite l'appareil broncho-pulmonaire, gravement s'il n'est pas absolument sain.

Le *Chloroforme* « pur et bien administré » ne tue jamais, a-t-on dit et répété souvent depuis Sédillot. Personne ne l'a jamais cru tout à fait et ne doit le croire.

Il n'est ni facile de reconnaître ni possible de garantir la pureté absolue d'un chloroforme quelle que soit sa provenance.

Quant à la manière de l'administrer, de l'avis de tout le monde, elle a une importance considérable. La plupart des alertes graves ou légères sont dues à des fautes du chloroformisateur. Cependant il ne faut pas méconnaître que la susceptibilité excessive de certains individus, toujours difficile à deviner, joue aussi un grand rôle et excuse bien des morts. Même seule, l'appréhension, la peur, a suffi pour tuer subitement quelques malades.

La sidération brusque, initiale, dès la première bouffée, peut-être par réflexe d'origine naso-laryngée, n'est pas l'un des accidents ordinaires.

La longue persistance de la sensibilité, l'agitation prolongée des nerveux et des alcooliques, la loquacité, la sputation, les vomissements, les mouvements désordonnés, sont monnaie courante et demandent des mouchoirs, des aides vigoureux et surtout de la patience, du calme et du silence.

Les vrais accidents sont : d'abord l'asphyxie progressive, le ralentissement et l'arrêt de la respiration ; ensuite l'affaiblissement et l'arrêt du pouls. Généralement, presque toujours, la circulation ne se trouble qu'après la respiration. C'est celle-ci qu'il faut particulièrement surveiller. Et c'est par la respiration artificielle prolongée que l'on réussit le mieux, pourvu que les plèvres soient vides, les poumons sains et bien perméables, à rétablir les mouvements du cœur.

Pour *bien* chloroformer, il faut avoir appris.

C'est assez facile avec les appareils mélangeurs régulateurs, construits récemment, car ils permettent d'éviter de commencer brutalement, faute réputée dangereuse par-dessus toutes. Ce n'est pas comme pour l'éther qui se donne d'emblée à dose massive.

Avec ces appareils, l'on débute, en effet, par quelques inspirations d'air pur auquel on ajoute bientôt la vapeur de 2, puis 4, puis 6, 8 et 10 centigrammes de chloroforme par litre d'air pour, une fois l'anesthésie ainsi graduellement obtenue, revenir aux faibles doses du début. Celles-ci suffisent à entretenir longtemps, sans danger, le calme et l'insensibilité, moyennant que le conducteur de l'appareil, aussi vigilant que le chloroformiste à la compresse, sache les faire osciller suivant les indications fournies par l'attentive surveillance de la *respiration* (l'épigastre découvert, seul découvert ou peu couvert, la poitrine et la gorge craignant le froid, doit se soulever et s'enfoncer amplement et régulièrement, le bruit respiratoire guetté doit s'entendre) ; de la *coloration faciale* (si la face et les lèvres se congestionnent et bleuissent excessivement, l'asphyxie menace ; si elles blémissent, c'est la syncope) ; de la *pupille* (elle doit rester contractée : vient-elle à se dilater brusquement avec retour du réflexe cornéen, et hoquets, préparez-vous aux vomissements mais ne supprimez pas le chloroforme ; redilatée sans retour du réflexe oculaire, c'est un des signes du danger syncopal) ; du *pouls* (son affaiblissement est un présage de syncope, mais c'est d'abord la dilatation pupillaire et surtout la décoloration faciale qui doivent la faire craindre et prévenir par la suppression de l'anesthésique, etc.).

Il faut quelques minutes de plus qu'avec la compresse pour obtenir l'anesthésie ; mais on économise le chloroforme d'où cette conséquence heureuse de diminuer le degré d'intoxication et d'abréger la période d'élimination post-opératoire quelquefois si longue et si désagréable.

L'emploi de la compresse ou du mouchoir, à cheval sur le nez, malgré ses inconvénients, conserve l'avantage de la simplicité. La vapeur du chloroforme que n'aiment pas les yeux, plus lourde que l'air, tombe naturellement sur la bouche et les narines.

Tout anesthésique, général ou local, doit être donné dans le *décubitus horizontal* dorsal, dorso-latéral ou latéro-ventral, car l'arrêt du cœur, la syncope, est le grand danger.

« Si vous briguez, écrivit avec humour le chirurgien anglais Druitt, l'honneur de comparaître devant la justice (pour homicide), chloroformez assise une grosse femme d'âge moyen, étouffée dans son corset et ses jupons, émue, essoufflée et tout en nage, qui vient d'accourir pour se faire arracher une dent. »

Ce dernier mot m'invite à recommander tout de suite de ne jamais endormir personne avant d'avoir visité la bouche, et enlevé toute pièce artificielle qui peut s'y trouver.

L'état général du chloroformé doit aussi préoccuper le chloroformiste et le chirurgien responsable. Le malade est-il faible, le blessé stupéfié, infecté, exsangue, ayez du sérum revivifiant et un injecteur ; est-il pleurétique, bronchitique, cardio-pulmonaire, soyez prudent et économe plus encore que d'habitude et n'oubliez pas l'oxygène qui désasphyxie, remédie aux vomissements post-opératoires et accélère le réveil; est-il nerveux, timoré, n'excitez pas son anxiété et son insomnie en le prévenant longtemps d'avance; donnez-lui, d'abord de loin, l'odeur et la saveur du chloroforme, en la partageant avec lui, demandez son bon vouloir, sa collaboration, rassurez-le, suggestionnez-le afin qu'il commence volontairement à respirer posément, régulièrement, profondément par la bouche plutôt que par le nez. Des injections préalables et subreptices de stupéfiants divers, morphine, atropine, stopolamine, etc., dont l'action malheureusement persiste longtemps, facilitent le début de l'anesthésie, l'acceptation du chloroforme.

Donc, vous ne donnerez le chloroforme qu'à un malade couché, n'ayant rien dans la vessie ni dans l'estomac, dussiez-vous, à défaut de jeûne, recourir au sondage aspirateur. Vous vous assurerez qu'une fenêtre de la chambre peut s'ouvrir facilement et reste abordable, que l'oreiller qui soulève légèrement la tête peut être enlevé instantanément. Vous aurez de l'eau froide pour le réveil par flagellation si vous la croyez utile, et, ce qui importe davantage, du sérum, de l'oxygène, etc.

Attendez-vous à voir la respiration entravée, soit par des mucosités pharyngiennes, soit par la chute de la base de la langue sur l'orifice supérieur du larynx, malgré la prépulsion de la mâchoire provoquée et maintenue par un aide ou par le chloroformiste lui-même, agissant du bout des doigts derrière les angles de la mandibule. Ayez donc des tampons absorbants montés sur des pinces pour écouvillonner le gosier et une autre pince à crans ou à griffes pour saisir, non pas le petit bout qui déchirerait, mais $0^{m},03$ de la pleine chair de la langue (vous y passeriez au besoin une anse de gros fil); car il faut l'amener et la faire tenir au dehors, sans brutalité. Ayez donc toujours de quoi ouvrir la bouche, latte ou manche de cuillère et un bouchon de liège à placer entre les molaires écartées, à défaut du si commode ouvre-bouche à demeure.

Dans les cas ordinaires où les tâtonnements et l'extrême lenteur du début sont inutiles et même contre-indiqués, car ils augmentent la consommation, il faut néanmoins ne donner, suivant une progression régulière, que juste la quantité de chloroforme nécessaire pour arriver à l'anesthésie sans courir ni lanterner. Combien dépense-t-on d'anesthésique? Céla dépend de la durée de l'opération, et cela varie énormément suivant les malades. Aussi, quoique 30 grammes doivent suffire très souvent pour une heure, est-ce une indispensable précaution que d'en avoir 100 et plus à sa disposition, en plusieurs flacons ou ampoules. Je vise l'emploi de la compresse qui perd les deux tiers de ce qu'elle reçoit, car, avec les appareils où toute la vapeur est inspirée, on dépense trois ou quatre fois moins de chloroforme, soit de 6 à 30 grammes pour une opération de longue durée. La densité du chloroforme avoisinant 1,50, 6 grammes c'est 4 centimètres cubes, et 30 grammes c'en est 20. Ne vous embarquez donc jamais sans avoir 120 grammes de chloroforme, 80 centimètres cubes. Une bouteille casse. Tel malade est rebelle.

Il faut un flacon spécial ou à bouchon rainuré maniable d'une seule main pour verser goutte à goutte sur la compresse que l'on arrose et retourne. Le compte-gouttes pharmaceutique réglé à 3 millimètres de diamètre extérieur fait, paraît-il, d'un gramme de chloroforme (2/3 de centimètre cube) 56 gouttes. Nos flacons stilli-gouttes donnent des gouttes plus grosses et plus lourdes.

Quoique l'attention et le tact, avec une expérience suffisante, vaillent mieux que toute précision en cette matière où le patient est si divers, vous ferez bien de connaître approximativement le poids de chaque goutte que verse votre flacon et, à chaque épandage, de compter à peu près le nombre des gouttes. L'on commence par quelques-unes, 2, 3, 4 (j'en sais de plus hardis) pour tâter le sujet; l'on augmente la dose d'une goutte à chaque versée suivante jusqu'à la quatrième; par exemple : 1re début, trois gouttes; 2e quatre; 3e cinq; 4e six, et l'on s'en tient là pour la suite, en augmentant ou diminuant les intervalles suivant les indications fournies par la marche de l'anesthésie.

En commençant, l'on peut régler la durée des intervalles sans montre à secondes, en comptant ses propres mouvements respiratoires ou ceux du patient, s'ils sont réguliers. Six inspirations = 20″; neuf = 30″, sont des intervalles recommandés pour la période pré-anesthésique. Avec cette parcimonie, l'on ne dépense guère qu'un demi-gramme de chloroforme en 60″, 7 gr. 50 dans les quinze minutes que demande à peu près la production de l'anesthésie. Une fois l'insensibilité obtenue, les versées peuvent être espacées d'une minute et l'on n'use presque pas plus de chloroforme dans le reste de l'heure que dans son premier quart. Mieux vaut les rapprocher que de les rendre massives en forçant le nombre des gouttes.

L'on n'aime plus, en général, interrompre l'aspiration des vapeurs chloroformiques par une ou deux bouffées d'air pur : il convient donc, pour verser sur la compresse ou dans le cornet, de saisir le moment où le malade vient d'inspirer et de profiter du temps de l'expiration pour arriver avant le début de l'inspiration suivante.

C'est en voyant faire un expert que l'on apprend à chloroformer. Il suit la marche de l'anesthésie et répartit son agent en conséquence. Lorsque est venue la fin de l'agitation, de la loquacité, des crachottements, que la respiration s'est calmée et régularisée, que la face a repris et garde sa bonne roseur normale, sans congestion notable, que la pupille s'est définitivement rétrécie, insensible à la lumière, que le pouls temporal ou radial est devenu satisfaisant, il fait un signe, car il doit rester muet, aveugle et sourd pour tout ce qui n'est pas son affaire. Sur ce signe ou sur un simple mot, le chirurgien, avant de commencer, recherche ou fait rechercher si l'insensibilité et la flaccidité musculaire sont complètes, et même si les réflexes tégumentaires, crémastérien ou vulvaire ou oculaire, sont abolis. Il se garde d'agacer le malade trop tôt, ce qui le réveillerait avant qu'il ne fût endormi.

L'anesthésie étant obtenue, il n'y a qu'à la maintenir avec de faibles doses de chloroforme distribuées régulièrement en surveillant toujours, pour remédier à l'excès ou à l'insuffisance de ces doses, la respiration ample, régulière, entendue, la face normalement colorée, la pupille contractée, le pouls bien frappé. La contraction pupillaire résulte de l'anesthésie : tant qu'elle persiste, l'on doit économiser le chloroforme, mais quand on la voit diminuer, non brusquement comme dans la menace de vomissement ou de syncope, mais peu à peu, c'est un indice de réveil, une invitation à augmenter le nombre des gouttes versées sur la compresse.

L'opération terminée, on laisse le malade se réveiller tout seul à son aise et lentement, à moins que la respiration ne soit stertoreuse et la coloration faciale inquiétante. Alors on l'interpelle, on lui fouette le visage avec un linge mouillé d'eau froide, on lui donne de l'air frais, même de l'oxygène, bon remède contre les vomissements post-opératoires ; enfin on l'accompagne dans son lit pour ne le quitter qu'après un délai raisonnable.

Le remède, le grand remède, puisqu'il est très souvent efficace, aux accidents asphyxiques et syncopaux consécutifs à l'intoxication par le chloroforme, est la respiration artificielle prolongée avec obstination, pendant des heures, en s'aidant, si l'on peut, de l'oxygène, sans ou avec trachéotomie, à la fin, quand le malade commence à respirer spontanément.

Apprenez donc à pratiquer cette **respiration artificielle** pour être en état d'y jouer le rôle principal et de diriger votre aide ou vos aides, car il est ordinairement impossible de réussir tout seul.

En effet, la chose primordiale, c'est d'assurer la béance des voies respiratoires, nettoyer le gosier et tenir la langue prépulsée, soit avec les pouces chassant les angles massétérins en avant, soit de préférence en tenant la langue hors de la bouche avec un fil ou une pince qui ne glisse ni ne déchire.

Ce n'est point du temps perdu que de s'exercer à faire respirer artificiellement un cadavre, en imitant du mieux possible ce qu'il convient de faire sur le vivant. Le corps est tiré au bout de la table, de manière que la tête soit en déflexion, légère pour ne pas distendre outre mesure et risquer d'aplatir la trachée sur une convexité vertébrale exagérée. — La bouche est ouverte, la langue pincée confiée à la main attentive et prudente d'un aide qui, le bras allongé par dessus le ventre et le thorax, se tient près des hanches de manière à ne pas gêner les mouvements qui vont être imposés aux membres supérieurs du patient par l'acteur principal. — Celui-ci, le ventre à la tête du malade, se penche en avant, saisit de chaque main un avant-bras près du coude et le met en supination, pouce en dehors; se redressant alors et reculant une jambe d'un petit pas, il porte les membres supérieurs dans l'abduction et l'élévation forcée vers les oreilles, sans détruire la rotation externe, de manière à tenir le tendon du grand pectoral enroulé autour de l'humérus et à distendre surtout la paroi antérieure de l'aisselle. C'est le temps inspiratoire : tous les muscles qui des côtes montent au squelette de l'épaule (humérus, coracoïdes et clavicules) sont distendus; ils soulèvent et remontent les parois antéro-latérales du thorax, d'où aspiration d'air. — Cela fait, l'acteur, défaisant son petit pas de recul, se rapproche de la tête, et ramène aux côtés de la poitrine les avant-bras et les coudes dont il presse les hypochondres pour achever de faire sortir l'air introduit dont l'élasticité thoraco-pulmonaire a commencé passivement l'expulsion.

L'œil, par ce qu'il voit, l'oreille par ce qu'elle entend, le visage, par le souffle quelquefois odorant qu'il peut sentir, rendent compte du plus ou moins d'efficacité de cette manœuvre.

Quand, à la fin du temps expiratoire, on a bien comprimé la cage thoracique, c'est encore par l'action de l'élasticité thoracique que débute l'inspiration suivante qu'une nouvelle élévation des bras continue et complète; et ainsi de suite.

Je trouve commode de rythmer d'abord ces mouvements sur ma propre respiration que je ralentis à dessein, faisant inspirer quand j'inspire, expirer quand j'expire, de manière à provoquer à la minute une douzaine au plus de respirations aussi amples que possible.

A l'aide d'une plaque plâtrée moulée et collée sur le ventre, munie d'un bouton ventral, j'ai pu pomper le diaphragme et faire souffler la trachée.

Notre ingénieux et courageux Laborde nous a donné la méthode des tractions rythmées de la langue, qui, si elle n'est point efficace dans l'asphyxie chloroformique, intoxication qui supprime les réflexes, a déjà rendu la vie à de nombreux noyés. On doit tirer et refouler alternativement.

La langue est glissante, même sur le cadavre, rendez-vous-en compte. On saisit son tiers antérieur avec une pince crénelée ou à son défaut avec les doigts à travers un chiffon ou un gant. Elle se laisse facilement tirer en totalité (base comprise, il le faut) pendant la mort apparente et ne commence à résister qu'au moment où la vie reparaît, peu de temps avant les essais de déglutition et la grande aspiration qualifiée hoquet inspirateur revivifiant.

L'on doit rythmer, avec calme et modération, les tractions linguales comme la respiration artificielle et, dans l'une et l'autre méthode, ne pas désespérer trop tôt; le succès peut se faire attendre une heure et demie et plus

ARTICLE VII

LE CHIRURGIEN ET SES AIDES, L'OPÉRÉ ET L'OPÉRATION

J'ai dû remanier considérablement cet article qui datait de 20 ans. J'aurais pu le placer au commencement du livre, car il vise toutes les opérations et non pas seulement les amputations. J'en ai même balancé la suppression parce qu'il n'importe pas à la pratique des opérations cadavériques. Il n'a été conservé comme le précédent que pour essayer de donner aux tout jeunes débutants en chirurgie, mes lecteurs nés, à ceux que n'a pas encore formés une longue fréquentation hospitalière, un premier aperçu des mœurs qu'ils doivent connaître le plus tôt possible pour s'efforcer de les acquérir. J'ai voulu qu'ils entendissent parler tout de suite de ce qui leur demandera plus tard de longs mois d'exercices cliniques. On ne saurait être éclairé trop tôt, ni recevoir trop tôt de bons conseils incitant à de bonnes habitudes.

Il y a peu d'années nous manquions de l'idéal petit code ou traité élémentaire d'éducation chirurgicale, et maintenant encore nous voyons les chirurgiens prudents ne pas accepter le concours immédiat de leurs aides qu'ils tiennent à distance et obligent à ne toucher à rien qu'avec de longues pinces dont ils sont sûrs.

Mon jeune ami, pour oser entreprendre une grande opération, votre éducation *anatomique* et *chirurgicale* doit être suffisante.

Sans connaissances anatomiques, a dit A. Cooper, vous ne faites point votre *devoir* à l'égard de la société et vous manquez de base pour votre avancement et vos succès. Vous seriez coupable aussi d'oser porter la main sur le vivant avant de l'avoir éduquée sur le mort.

D'autre part, c'est la clinique seule qui peut vous apprendre à reconnaître la gravité d'une maladie, d'une tumeur ou d'une blessure, à poser l'indication d'une amputation. On conserve aujourd'hui la plupart des membres que naguère encore on aurait amputés.

Quand, en présence d'un blessé ou d'un malade, l'idée de l'opportunité d'une intervention sanglante vous viendra, gardez-vous de prononcer hâtivement le moindre mot. Recueillez-vous sur place ; rentrez au besoin dans votre cabinet y consulter quelque livre : rien ne vous force à opérer, personne ne connaît encore votre pensée ; réalisez votre libre arbitre maximum pour vous déterminer. On voit des chirurgiens rendre les malades victimes de leur premier mouvement, de leur parti trop tôt pris et de leur prétention à l'infaillibilité de prime saut. On voit aussi des patients se refuser à une opération et guérir, à la barbe du chirurgien qui avait délibéré trop vite. Soyez donc circonspects ; mais une fois votre déterminaison prise, et prise en temps utile, une fois l'indication d'opérer reconnue et la confiance du malade gagnée, ne songez plus qu'à l'opération elle-même et à ses préparatifs.

Quelle que soit l'urgence, broiement absolu d'un membre, obstruction uréthrale ou intestinale, etc., vous devez toujours ordonner et surtout prendre vous-même des précautions d'antisepsie et d'asepsie qui demandent un temps relativement long pendant lequel vous pouvez vous ménager quelques minutes pour mûrir votre projet, l'amender au besoin, avant de l'adopter définitivement.

Parmi les procédés qui se présenteront à votre esprit, ou que vous trouverez dans vos livres, choisissez le meilleur pour le patient. Pourtant, songez aussi à vous-même qui pouvez défaillir, plutôt peut-être dans ce procédé que dans un autre plus facile ou mieux connu de vous. Gardez-vous du prurit d'innover, mais n'hésitez pas à improviser au besoin, car, dit A. Paré, « c'est lascheté trop reprochable de s'arrester à l'invention des premiers.... »

Mais, quoi que vous décidiez, quels que soient vos projets, tâchez que leur irréussite même soit suivie de quelque avantage ou tout au moins ne cause aucun dommage.

Ce serait s'exposer à bien des embarras et des dangers que d'entreprendre une grande opération dans une pièce sombre et mal aérée, étroite ou encombrée de meubles. Le chirurgien, en effet, a besoin de lumière et d'espace pour lui et pour ses aides; le malade anesthésié peut avoir soudainement besoin d'air.

Voici quelle sera votre conduite partout où (ville ou campagne) les commodités des salles d'opération modernes vous feront défaut.

Autant que possible vous opérerez dans une chambre à cheminée, vaste, calme, bien aérée et éclairée par une ou plusieurs fenêtres s'ouvrant sur le dehors.

Les lumières artificielles, quand l'urgence absolue les rend indispensables, doivent être toujours multiples, distantes, orientées en tous sens et haut placées, afin de supprimer les ombres noires. Surtout quand elles sont nues, elles interdisent l'emploi de l'éther dont elles peuvent enflammer la vapeur et passent pour rendre plus toxique celle de chloroforme.

Pas plus à la ville qu'à la campagne, vous ne trouverez, pour opérer, une chambre d'une propreté certaine. Vous devrez toujours l'inspecter minutieusement, faire enlever ce qui est inutile, portatif et encombrant, ne garder que les sièges et les tables ou guéridons indispensables que vous recouvrirez de linge blanc de lessive, pour en faire des *servantes* sur lesquelles vous placerez les vases aseptisés où vous déposerez votre matériel aseptique.

Il est des porte-plateaux imités des supports étagers et tournants des chimistes, aussi solidement assis et aussi transportables que les trépieds des photographes.

Il vous faut de la place. Cependant, ne faites pas trop de remue-ménage et gardez-vous de secouer dans l'air les poussières des meubles, des murs, du plafond, du plancher. Faites laver celui-ci au linge mouillé de liquide antiseptique, ne fût-ce que de la précieuse et commune eau de Javel; ou bien couvrez-le de nappes, de draps de lit qui en soient imbibés.

Si, malgré ces précautions, vous craignez encore le contact de quelque paroi douteuse, entourez-vous d'une tenture-paravent, distante et formée de draps aseptisés par un liquide antiseptique; tendez s'il le faut au-dessus de votre tête, en *velum* horizontal, un de ces grands draps; étalez-en sous vos pieds un autre pareil.

Dans un tel sanctuaire nul ne doit pénétrer sans montrer patte blanche; nul objet n'y sera apporté s'il n'est absolument pur.

Il ne suffit pas à un chirurgien, pour être irréprochable, de préparer son milieu, son malade, son matériel et sa personne. Il est responsable de ses aides comme un général de ses lieutenants; c'est à lui de les bien choisir et, quand ils lui sont imposés par les circonstances, d'exiger d'eux qu'ils prennent sous ses yeux les mêmes soins de propreté du vêtement et des mains qu'il prend lui-même. Nulle main douteuse ne doit être admise à toucher un instrument ni une compresse... ni un point quelconque de la surface opératoire, ni même son pourtour.

Autant que possible l'opérateur met seul les doigts, gantés ou non, dans la plaie. Il les y met seulement quand c'est utile, mais ne se prive pas bigotement de leur précieux concours.

Je connais des chirurgiens personnellement estimables à tous les points de vue auxquels cependant j'hésiterais à me confier pour une opération collabòrée, parce que je les crois insuffisamment pourvus de cette intraitable fermeté, de cette inlassable vigilance, qu'il faut toujours exercer à l'égard des aides, quand on veut être sûr de réaliser une opération véritablement aseptique.

Vous serez obligé trop souvent de vous contenter de la chambre à coucher du malade mais jamais de son lit. Où que ce soit vous aurez donc à dresser une table-lit d'opération si vous n'avez pu en apporter une. Il en est de pliantes, commodes, à hauteur et inclinaison variables, solides quoique légères, assez simples pour ne pas coûter très cher, assez légères et peu encombrantes pour être facilement transportées en voiture.

Cette mécanique peut être suppléée par quelques planches assemblées à la ficelle, mieux encore, par une solide porte d'appartement, démontée, lessivée et placée sur deux tréteaux propres et élevés, avec un étroit et dur matelas protégé si l'on peut d'un tissu imperméable, ne fût-ce que de papier goudronné ou métallisé, couvert de linge double immaculé.

La table-lit, placée en face de la fenêtre ou au centre du luminaire, doit être étroite et placée au milieu de la pièce afin que l'on puisse facilement circuler et aborder le malade dans tous les sens. Sa hauteur importe beaucoup. Quelle que soit l'intervention, si elle doit être un peu longue, mettez-vous toujours, assis ou debout, en *position aisée* ; craignez la fatigue, la transpiration, les douleurs lombaires, etc., causes de maladresse et de malpropreté.

La chambre où l'on opère presque aussi nu que le malade, pantalon excepté, sera chauffée d'avance; les portes et fenêtres tenues closes dès le début de l'intervention pendant laquelle il ne faut point conserver, dans les cheminées, de flammes vives, aveuglantes, rayonnantes, dangereuses. Vous songerez au lit, peut-être froid, où sera reporté l'opéré ; dans la crainte d'une syncope par refroidissement, vous commanderez de le bassiner et d'en garnir tout de suite les pieds d'un corps chaud bien enveloppé.

Vous connaissez les blouses d'hôpital qui enveloppent l'homme et les vêtements qu'il a gardés. Pris au dépourvu, l'on trouve dans les armoires de tous les villages des chemises de femme à bras courts, que l'on peut revêtir comme un fourreau, après avoir quitté son habit, retroussé et épinglé ses manches au-dessus du coude, afin d'opérer les bras nus.

Dans la maison ou chez les voisins, il y a généralement du linge blanc, des ustensiles de ménage en métal ou en porcelaine et quelques produits utiles couramment employés : draps et nappes pour alèzes, serviettes et mouchoirs, usagés mais récemment et bien lessivés — bassines et chaudières émaillées ou étamées, propres à faire bouillir de l'eau en grande quantité — assiettes, plats, saladiers, cuvettes, pouvant être ébouillantés ou flambés — sel de cuisine, carbonate de soude de blanchisseuse, eau de Javel, savon, eau-de-vie à défaut d'alcool pour flamber et dégraisser, etc.

Avant toute autre action, il faut allumer le feu ou les feux et mettre dessus plusieurs grands récipients remplis d'eau. Dans l'un vous ferez bien de dresser, avant que l'eau n'y soit chaude, une demi-douzaine de bouteilles qui bouilliront au bain-marie. Ce sont ces bouteilles qui, après trente minutes d'ébullition vraie, seront bouchées par des tampons d'ouate, à la Pasteur, tirées par le col et déposées sur du linge ou du bois pour fournir, facile à verser, après refroidissement suffisant, l'eau bouillie aseptisée dont on a besoin pour les instruments, les doigts, etc., au cours de l'opération.

Pour faire bien bouillir les bouteilles, il convient de saler fortement le bain-marie dont le point d'ébullition se trouve ainsi surélevé. Il est vrai que, pour le cas ici visé, une très haute température du bain-marie bouillant est inutile ; mais il est bon de se rappeler qu'avec 400 grammes de chlorure de sodium par litre, l'eau ne bout qu'à 108°. Si les microbes des hautes altitudes ont la même résistance que ceux du niveau de la mer, il doit y être difficile de les détruire par l'ébullition d'eau simple, puisque cette eau bout vers 98° à Lausanne et à Madrid, vers 95° à Briançon et 90° à Quito. Même dans nos pays de plaine, il est sage, au risque d'attaquer un peu les métaux, de chlorurer ou de carbonater l'eau, c'est-à-dire d'élever de quelques degrés au-dessus de 100 la température du bain où l'on veut, par l'ébouillantage, stériliser les instruments, les ustensiles et les objets de pansement. Mais il faut se rappeler que la vapeur d'eau qui s'échappe librement, quelle que soit la hauteur de la température du liquide complexe qui l'engendre, ne dépasse jamais 100°. Par conséquent il vaut mieux plonger les objets dans le bain que dans la vapeur, à moins que celle-ci ne soit retenue, comprimée et surchauffée dans un autoclave.

Il est bien évident que l'eau filtrée, pour quelque usage que ce soit, est toujours préférable, mais il ne faut jamais s'y fier avant de l'avoir fait longtemps bouillir comme l'eau ordinaire.

Dans une des bassines seront échaudés à l'eau bouillante carbonatée, 10 pour 100, pendant une demi-heure, les plats, les cuvettes, etc.

Ces vases destinés à recevoir les instruments, les objets de pansement, l'eau stérilisée, les liquides antiseptiques, doivent être portés à deux mains placées dessous : il est défendu d'y laisser mettre les pouces. On n'en a jamais trop, car il faut prévoir qu'on aura sans doute besoin, au cours de l'opération, de laver quelques instruments et ses doigts plusieurs fois, chaque fois dans un liquide pur renouvelé.

Une grande cuvette pour les débris et les tampons maculés, un grand seau pour les videments, sont indispensables.

L'eau qui bout sur le feu ne sert que pour stériliser les vases et l'eau de lavage embouteillée, ou devant être puisée à la cuillère.

Une bassine d'eau carbonatée doit être réservée aux instruments que l'on n'y plonge pas quand elle est encore froide, mais seulement au moment où commence l'ébullition, pour les y laisser toujours au moins une demi-heure.

Une autre d'eau salée au chlorure, également à 10 pour 100 et plus, ébouillante pendant le même temps les compresses, les tampons, les plaques de gaze chiffonnée ou d'ouate hydrophile empaquetés, ensachés séparément, pour permettre de retirer chaque paquet d'une seule prise de la longue pince aseptisée qui les égoutte d'abord et les dépose ensuite dans les plats préparés, pour y être déballés seulement au moment du besoin.

Les bourdonnets économiques d'ouate hydrophile manquent de cohésion et, surtout au contact des rugueuses sections osseuses, risquent de laisser dans la plaie une partie de leur substance retenue par le frottement : il est bon de les envelopper de gaze.

Personne ne doit avoir confiance dans les gazes ni dans les ouates commerciales prétendues aseptiques. Il faut donc les stériliser à nouveau, car si bien qu'elles l'aient été primitivement rien ne prouve qu'elles demeurent telles pendant longtemps dans leur enveloppe.

La verrerie, canules et bocks de lavage ; le bon caoutchouc, tubes, drains perforés de Chassaignac, gants ; les brosses... tout peut et doit être soumis à l'ébullition prolongée.

Cependant, l'on peut essayer autrement de purifier tout ce matériel : par le flambage, par les bains froids antiseptiques.

Le flambage se fait à l'alcool assez riche pour brûler ; on l'applique à ce que la grande chaleur ne peut ni casser, ni fondre, ni enflammer, notamment aux ustensiles et aux instruments préhen seurs. Il risque de détremper les pointes et les tranchants délicats.

Les bains d'immersion froids antiseptiques les plus usités sont phéniqués 5/100 ou mercuriels 1/1000. Ils ne conviennent guère, surtout les derniers, aux instruments dont ils attaquent le métal.

Chaque fois qu'il n'est pas surpris par l'urgence, l'opérateur se munit d'une petite quantité de solutions mères d'acide phénique, dans la glycérine linifiante ou dans l'alcool, et de sublimé corrosif dans l'alcool, auxquelles il ajoute sur place de l'eau stérilisée pour les rendre maniables : eau phéniquée forte 5 pour 100, faible 2 1/2 pour 100 ; liqueur mercurielle au millième de sublimé additionnée d'alcool ou d'acide tartrique pour favoriser la dissolution. Beaucoup de praticiens de campagne ont dans leur poche, précieuse ressource, une boîte de paquets de sage-femme colorés en bleu indigo avec lesquels ils peuvent fabriquer instantanément de l'eau mercurielle dans des vases de porcelaine, cela a pu suffire quelquefois en cas d'extrême urgence, à pratiquer avec succès, dans les pires conditions, les plus graves opérations.

En effet, les sels de mercure peuvent stériliser les vases, la peau, les linges, les fils, les tubes et... les instruments même en opérant rapidement. La solution forte d'acide phénique le peut aussi, avec moins de danger pour les métaux mais peut-être avec moins de sécurité.

Il est bon d'avoir de la gaze iodoformée, excellent antiseptique sec, dont on entoure les drains des cavités septiques et dont on couvre souvent les plaies vives suturées ou non. La gaze phéniquée non éventée et les autres pièces du pansement de Lister ont fait leurs preuves comme élément du pansement sec.

Les chirurgiens d'aujourd'hui tendent à ne commencer aucune opération grave, sans avoir provision de sérum artificiel, chloruré sodique dit chirurgical, eau salée à 10/1000 filtrée et bouillie, avec un appareil injecteur pour en glisser sous la peau en un, deux ou trois points, plusieurs centaines de grammes, un demi-litre, plus au besoin, s'ils ont à soutenir un opéré défaillant.

Il est bien entendu qu'autant que possible vous apporterez avec vous tout votre matériel stérilisé à 120° dans l'autoclave à votre domicile, enfermé en boîtes. Vous n'y toucherez chez le malade qu'après avoir fait vos préparatifs et purifié vos mains.

Vous aurez toujours des pointes et des lames bien affilées, des pinces solides et nombreuses, des fils appropriés, achetés dans une maison de confiance et conservés en vases clos que l'on ouvre ou que l'on brise au moment d'en utiliser le contenu. En cas d'urgence et loin de chez vous, des aiguilles et des fils de couturière stérilisés par l'eau bouillante ou même par un liquide antiseptique peuvent vous servir.

Je voudrais donner du cœur aux plus modestes médecins de village en leur disant : osez en cas d'urgence, osez, si vous avez pratiqué l'anatomie, s'il vous en reste quelques notions, car *il dépend de vous d'être très propre et très soigneux.*

Comment faut-il préparer, purifier le malade ou le blessé?

Ma sœur! Madame! Un bon bain à ce malade, disaient mes premiers maîtres, la veille d'une opération.

Plus que jamais, le précepte subsiste de faire baigner ou laver d'avance et coucher dans du linge blanc les opérés du lendemain.

Mais la purification absolue de l'opéré et des opérateurs remplit véritablement le premier temps de l'intervention et s'exécute après la préparation de la salle, avant ou pendant l'anesthésie, alors que toutes les bouilloires sont depuis longtemps entrées en activité et peuvent déjà fournir de l'eau, des vases, des brosses et des linges stérilisés.

Tout le monde s'est déjà lavé les mains, curé, rogné les ongles une première fois. Tout le monde recommence et cette fois-ci plus sérieusement encore, à fond, définitivement. Eau stérilisée refroidie mais encore assez chaude pour bien dissoudre le savon, carbonatée si l'on veut, versée dans un vase bouilli ou flambé avec des brosses et des serviettes pures; solution désinfectante de permanganate de potasse dans un vase, solution décolorante de bisulfite de soude dans un autre, l'une et l'autre en eau stérilisée; il n'en faut pas moins pour bien faire. On ne le peut pas toujours en cas d'extrême urgence et trop souvent l'on est obligé de se contenter d'un double ou triple savonnage à la brosse, et d'un rinçage à l'eau antiseptique mercurielle ou phéniquée ou même à l'eau de javel.

Un quart d'heure employé à la toilette des mains et des avant-bras n'est pas du temps perdu. Il faut bien savonner et bien brosser, surtout le pourtour des ongles et les plis de flexion des doigts et de la main, se faire des ongles nets, courts et polis, plonger jusqu'au coude dans le permanganate à 1 ou 2 pour 100 et s'il reste des taches incolorées, les dégraisser à l'alcool concentré; décolorer dans le bisulfite à 10 pour 100; enfin, dernière précaution avant de s'essuyer, ou de laisser sécher, baigner les mains dans une solution antiseptique mercurielle ou autre et les y frotter l'une contre l'autre ou avec une compresse pendant 2 minutes. Le péritoine même ne craint rien de mains ainsi préparées.

A partir de ce moment, aucun contact impur n'est permis au chirurgien ni à ses aides. Les fourreaux protecteurs ont été revêtus avant la purification des mains. Le chloroformisateur même doit être propre; *à fortiori* l'aide immédiat qui, avant de nettoyer le territoire de l'opération s'il en a été jugé capable, s'est lavé le premier et se relave ensuite.

Ce territoire doit être glabre et pur, c'est-à-dire rasé, d'abord lavé, ensuite dégraissé, aseptisé, finalement couvert jusqu'au début de l'opération.

Ses limites seront étendues plus qu'il ne faut en apparence. Quand on peut le raser et le nettoyer la veille ou quelques heures avant l'opération, on le maintient propre en le couvrant largement d'un linge plusieurs fois double imbibé d'antiseptique conservé humide par un imperméable. L'épiderme ramolli et les orifices pileux et glandulaires se laissent mieux nettoyer à fond au moment de la préparation définitive.

Celle-ci est analogue à celle des mains : savonnage à la brosse et à l'eau stérilisée pendant 5 minutes au moins, en insistant sur les enfoncements et les plis; dégraissage parfait à l'éther et à l'alcool; enfin, imbibition par un liquide antiseptique.

Les tumeurs ulcérées, les plaies purulentes et les fistules sont désinfectées et asséchées.

Au milieu du vaste territoire ainsi préparé est le champ opératoire proprement dit qu'il faut entourer comme une citadelle d'une enceinte, d'un polygone de compresses aseptiques ou antiseptiques assemblées avec des pinces à arrêt et que l'on peut changer si l'une d'elles vient à être souillée Il est sage d'étendre, le plus largement possible, la surface protégée par des linges dont le contact voulu ou accidentel ne puisse réinfecter vos mains ni vos instruments.

Maintenant que tout est pur, vous, vos aides, votre malade, votre matériel d'opération, de lavage, de suture, de pansement, ayez encore de l'eau bouillie à discrétion et quelque liquide antiseptique, pour y plonger et laver vos mains, vos instruments, au moindre soupçon de contamination. Et si vos doigts ont, par inadvertance ou par nécessité, touché les parois d'une cavité infectée telle que la bouche, le rectum, le vagin, le foyer d'un abcès, l'intérieur d'une fistule, mettez un doigt, si cela peut suffire, ou un gant de caoutchouc aseptique pour plus de sécurité. Quand vous ne serez pas sûr d'avoir désinfecté vos mains suffisamment, car je ne crois pas qu'on les débarrasse jamais tout à fait des spores, gantez-vous dès le début de l'opération, mais ayez des gants de rechange, car ils peuvent être coupés ou déchirés, ceux de coton, aseptiques ou imbibés de liquide antiseptique, comme les autres : ils deviennent alors perméables au danger, sans cesser de gêner les sensations.

Dans les pansements consécutifs aseptiques secs (plaies vierges) ou humides antiseptiques (plaies purulentes), les mêmes soins de propreté sont de rigueur. Toujours la première couche d'ouate ou de gaze antiseptique ou simplement aseptique doit être capable d'absorber, hydrophile.

Tous les aides doivent être propres, mais s'il en est un qui puisse être appelé, chose scabreuse, à pousser une aiguille, à nouer un fil, voire à mettre les doigts dans la plaie pour terminer l'opération, si le chirurgien faillit, il doit être aussi sûr de sa pureté que l'opérateur lui-même. Que d'anecdotes je pourrais conter dont le dénouement néfaste fut causé par la faute d'un aide impur trop empressé à servir un maître trop peu sévère.

Enfin, vous êtes tous prêts, le malade est endormi (j'en ai parlé antérieurement) ; l'hémostase est assurée, s'il y a lieu, par un appareil ou par un aide ; vos instruments sont rangés en ordre de service sur des plateaux à votre portée, de manière que vous puissiez les prendre vous-même sans chercher ni même regarder. Ne les montrez pas au malade. Notre Louis XIII qui ne manquait ni de courage, ni de patience, ni de résignation, s'enfuit pourtant à la vue de l'appareil de la circoncision qui devait nous donner Louis XIV.

Dans le champ opératoire, vous avez déterminé les repères de votre incision : vous les marquerez d'un point de teinture d'iode si vous craignez de ne pas les garder dans les yeux. Un opérateur célèbre ne se déconsidère pas plus qu'un grand capitaine, en prenant toutes les précautions susceptibles d'assurer le succès.

Heureux le jeune chirurgien qui fait ses premières armes avec l'assistance d'un praticien bienveillant et habitué aux opérations ! Il trouve dans l'expérience de son aide une égide pour sa responsabilité et une garantie contre ses défaillances. Sa main en est plus ferme, son regard plus assuré, son esprit plus lucide.

Parmi les *aides*, il en est d'utiles et d'indispensables. Les premiers peuvent, à la rigueur, être étrangers à l'art de guérir : il suffit qu'ils soient propres au physique et bien trempés au moral ; les seconds, au contraire, doivent être déjà loin de leurs premières études. A moins de l'urgence la plus absolue, un chirurgien instruit ne sera jamais assez imprudent pour s'engager volontairement dans une grande opération sans être assisté de deux confrères au moins, l'un pour *donner le chloroforme*, l'autre pour *assurer l'hémostase*, soit en comprimant l'artère, soit en surveillant simplement l'action du compresseur mécanique, soit en jetant des pinces sur les vaisseaux du champ opéré. Je suppose, bien entendu, en exigeant ces deux aides, que le chloroforme ou l'éther ou quelque autre anesthésique doit être donné, c'est-à-dire que l'anesthésie locale ou régionale est irréalisable, que l'opération sera longue, douloureuse, que l'examen des poumons, du cœur et de l'état général du malade n'a révélé aucune contre-indication des anesthésiques, enfin que le malade est à jeun et calme, au physique et au moral.

Pour les amputations, les aides simplement utiles doivent être au nombre de trois : un pour écarter ou rétracter les chairs[1], un autre pour soutenir l'extrémité du membre et concourir ensuite aux ligatures, un troisième enfin pour *présenter* et *recevoir* les instruments ou les plateaux, s'ils ne sont pas tous à portée de la main de l'opérateur. Comme on le devine, le rôle de ces aides est bien moins important que celui des deux premiers. Il suffit, à la rigueur, qu'ils aient de la propreté, de la fermeté et un peu d'adresse.

Aussitôt que le malade est endormi et l'hémostase provisoire assurée, le moment est venu pour l'opérateur d'entrer en scène

1. Cet aide est le seul dont on ne puisse se passer dans les amphithéâtres. Son assistance est d'une utilité dont les débutants ne se doutent pas. Que de mauvaises notes ont été données dans les examens et les concours à des opérateurs qui manquaient leur épreuve uniquement parce qu'ils ne savaient pas se faire aider ! Il faut absolument être deux pour faire de la médecine opératoire cadavérique. L'aide apprend tout autant que l'opérateur, et celui-ci bien assisté, voit sa tâche singulièrement facilitée et toujours mieux exécutée.

personnellement. Je n'écris pas pour des praticiens consommés, on m'excusera donc quand je dirai : le moment de l'émotion est venu.

La vraie épreuve de courage
N'est que dans le danger que l'on touche du doigt.

Oubliez vos aides qui vous observent, la famille qui attend à côté et dont quelque membre peut-être vous assiste, ne songez même pas à l'avenir du malade ni aux suites de votre intervention; absorbez-vous dans l'opération elle-même. Beaucoup de chirurgiens, à l'exemple de Dupuytren, parlent, décrivent, en opérant. D'autres se taisent, comme Roux. Ce sont deux manières : nulle n'importe à l'opéré; mais la première est un devoir devant des élèves.

Tâchez d'avoir un courage froid, sans fougue et sans faiblesse, comme dit Pariset. Si vous n'avez pas la fermeté de tempérament, travaillez à acquérir la fermeté de réflexion ; car la tête doit toujours diriger la main. Que de chirurgiens, avec les dehors de l'émotion, tremblement des mains, sueur du visage, impatience et criailleries, conservent néanmoins leur courage d'esprit, leur libre arbitre, leur clairvoyance, jusque dans le danger! Que d'autres, au contraire, sans que cela s'aperçoive d'abord, perdent la tête dès le début ou dès le milieu de l'opération! Ces derniers sont les pires. J'en ai vu de toute taille, quitter la partie sans pouvoir terminer eux-mêmes une simple amputation.

Que la vue du sang ne vous épouvante pas. Sachez que vous devez en être économe, mais qu'il en faut une perte considérable pour entraîner un danger immédiat. Commandez vos aides avec douceur et précision : *on est aidé comme on le mérite*. Sans perte de temps et pourtant sans précipitation, exécutez successivement toutes les parties de votre opération, y compris l'hémostase définitive. Lorsque Roux visita l'Angleterre (1814), les chirurgiens de Londres, contrairement à ceux de Paris, opéraient déjà avec une sage lenteur. Aujourd'hui, grâce à la suppression de la douleur, tout le monde doit prendre son temps. Donc, faire bien, avant tout faire bien, vite tant que l'on peut, mais faire bien, telle est la règle ; et j'ai travaillé, lutté longtemps pour l'établir.

S'il s'agit d'un membre et qu'on l'ait desséché à l'aide de la bande élastique d'Esmarch, on arrive à la fin de l'opération sans perdre une goutte de sang : on a donc pu opérer et lier les vaisseaux visibles avec facilité. Il est vrai qu'après la levée du lien circulaire, la plaie donne une abondante rosée de sang que l'on étanche difficilement. Quand on se contente de la compression, souvent imparfaite, on peut être gêné pendant la section des chairs par le jet de quelques artérioles, comme lorsqu'on opère sur le tronc; il est bon de s'en débarrasser provisoirement en jetant sur l'embouchure de chaque petit vaisseau une pince à pression continue d'un modèle quelconque.

Dans les amputations, lorsque la section du membre est terminée, on recherche les artères avec les pinces, soit pour les lier, soit pour les tordre, en commençant par la plus grosse.

A-t-on amputé au voisinage d'une lésion organique ou d'un phlegmon de longue date, il faut s'attendre à lier une multitude d'artérioles dont les parois semblent dans l'impossibilité de se rétracter, fixées qu'elles sont aux tissus lardacés ambiants. C'est dans ces cas, où se trouvent empêchées la torsion et la ligature ordinaire, que le ténaculum ou l'aiguille courbe rend des services, en permettant de faire la ligature médiate de l'artériole au milieu d'une grande épaisseur de parties charnues. Je trouverai plus loin l'occasion d'indiquer les difficultés inhérentes à chaque segment de membre en particulier.

J'ai dit ailleurs quelle forme convenait le mieux aux mors des pinces à ligature et quelle à ceux des pinces à torsion.

Les fils les plus employés sont d'origine animale : crin de Florence et soie, catgut (littéralement boyau de chat, en réalité de mouton); végétale : lin et chanvre des couturières; minérale : argent, bronze d'aluminium, etc.

Le catgut seul est résorbable : qualité pour les sutures profondes peu fatiguées, défaut pour celles qui ont besoin de force pendant plus de huit jours. On le vend aujourd'hui bien stérilisé; ses nœuds, toujours glissants, doivent être droits, bien serrés et doubles. C'est une précaution bonne aussi pour les autres fils lorsqu'ils ont à exercer une traction notable. Les chefs des fils métalliques rigides doivent être tordus tous les deux en tire-bouchon, comme fait le treillageur et le cordier, et non un seul autour de l'autre comme la plante volubile autour de son tuteur. Ils ne sont pas toujours faciles à retirer du fond du vagin et j'en ai vu un qui fut ramené tardivement par l'intervention du pénis d'un notaire.

Les fils non résorbables des sutures profondes perdues ne peuvent être enlevés : ils demeurent enkystés et inoffensifs s'ils sont aseptiques.

J'ai autrefois désiré voir les élèves de l'École pratique parer, drainer et suturer leurs moignons cadavériques. Ma voix s'est à peu près perdue dans des oreilles de sourd. Aujourd'hui que presque partout et toujours l'on recherche et l'on obtient la réunion immédiate, je devrais être plus facilement écouté.

La torsion des artères à la suite des amputations n'a pas prévalu contre les ligatures aseptiques, absorbables ou non. Tordre des artères accessibles et libres dans leur gaine est chose facile, efficace et bientôt faite : je ne puis pas en dire autant des artérioles, si souvent insaisissables au milieu des tissus sains ou lardacés. Quand on a tordu trois ou quatre fois sans succès les environs de la *place* qui saigne, on est bien obligé d'y enfoncer le ténaculum ou l'aiguille courbe et de faire une ligature médiate; c'est ce à quoi les partisans de la torsion ont la sagesse de se résoudre : cela se faisait en 1830, cela se fait encore de nos jours.

A peine l'hémostase est-elle terminée qu'il convient de *parer le moignon*, d'en faire la *toilette*. Le chirurgien, armé d'une pince à griffes et de ciseaux, enlève les tendons flottants, les bribes charnues exubérantes ou déchiquetées, tout ce qui lui paraît dans de mauvaises conditions de vitalité. Dans un grand nombre de cas, il recherche les nerfs et les excise.

Les ciseaux ont déjà servi à rogner les fils des ligatures. Cependant, lorsque ceux-ci n'étaient ni absorbables, ni très fins, ni surtout aseptiques, il fallait conduire au dehors l'un de leurs chefs, soit isolé, soit réuni en faisceau avec les fils voisins conservés. Que tout ceci est déjà loin de nous ! C'est pourtant ce qu'on m'a enseigné, ce que j'ai vu faire, c'est de l'histoire d'avant-hier. Bouisson, pour obtenir la réunion immédiate et éviter l'interposition de tout corps étranger entre les surfaces saignantes, conseillait d'armer chaque fil d'une *aiguille droite* et de le faire sortir, isolément et directement, à travers les lambeaux, au niveau même du point où la ligature avait été posée. Si les fils à ligature non coupés n'étaient point passés à travers les chairs, on les conservait dans la plaie et on les amenait à l'extérieur. Ils jouaient malheureusement le rôle de corps étrangers et, interposés entre les lambeaux, empêchaient la réunion immédiate d'autant plus sûrement qu'ils étaient plus nombreux et réunis en un plus gros faisceau. La règle était de les conduire au dehors, autant que possible par le plus court chemin, de les éloigner du bout de l'os, car c'est là surtout que la réunion est désirable et difficile. Une fois en place, les fils pendants étaient rognés à une faible distance des lèvres de la plaie, suivant le précepte de Larrey, afin qu'ils ne se confondissent pas avec le pansement et ne fussent pas assez longs pour être arrachés par le malade dans un moment de douleur extrême.

Ces fils, mieux placés dans les angles que dans le centre de la plaie, nuisaient encore ; mais c'était quelque chose de les écarter des points dont on désirait à tout prix la cicatrisation rapide. Ils favorisaient l'écoulement de la lymphe, du sang ou du pus, en attendant d'être retirés.

Une anse de tube à drainage, dont le milieu repose sur l'os, empêche l'adhésion immédiate de celui-ci avec les chairs.

Hâtons-nous de rappeler qu'il est réputé dangereux de fermer toutes les plaies hermétiquement et d'emblée ; qu'il faut entretenir provisoirement une voie béante pour les produits liquides du moignon ; mais ajoutons que ce n'est point avec les fils à ligature qu'il faut le tenter. Mieux vaut mettre un ou plusieurs gros tubes de caoutchouc et les laisser le temps nécessaire, ayant soin que leur ouverture profonde draine le voisinage de l'os, mais ayant soin surtout de ne rien interposer entre l'os et les chairs.

Toutes les fois qu'à la suite d'une amputation on ne croirait pas devoir tenter la réunion immédiate, même partielle, le pansement sans doute très important à divers points de vue n'exigerait point une intervention manuelle délicate : aussi me bornerai-je à rappeler quelques vieux aphorismes généraux.

Faire suppurer un moignon dans toute son étendue, c'est augmenter les chances de la rétraction secondaire, de l'adhérence de la cicatrice, de la nécrose de l'os, de l'ostéomyélite, de la septicémie.

C'est par la compression douce et l'immobilisation que l'on prévient et que l'on combat mécaniquement la rétraction secondaire.

C'est par l'occlusion aseptique ou antiseptique et la rareté des pansements, ou au contraire par la béance et les topiques antiseptiques, que l'on évite le mieux la septicémie.

Le pansement ouaté d'A. Guérin, dans les régions où il est applicable, réalise l'immobilisation, fait capital, — la compression uniforme et douce, s'il est bien fait, — l'indolence si précieuse pour le repos et l'alimentation des blessés, — la permanence d'une température élevée, — l'occlusion absolue : c'est le pansement rare par excellence. Il aurait eu toutes les vertus, en cas d'asepsie parfaite, si une hémorrhagie mortelle ne pouvait se faire dessous sans qu'on s'en aperçoive, s'il ne déterminait pas trop souvent la gangrène des téguments et des lambeaux qui reposent sur des saillies osseuses.

Lister, disciple de Pasteur, fut le saint Paul de la religion antiseptique. On a fait mieux encore, mais plus difficile avec l'asepsie.

Je crois le pansement phéniqué ouvert et humide avec enveloppe imperméable excellent, tous les pansements antiseptiques rationnels et salutaires. La cautérisation elle-même, quoique bien dangereuse pour la vitalité des minces lambeaux, a rendu des services contre la septicémie alors qu'on n'avait rien de mieux.

Mieux vaut cent fois panser un moignon à plaie béante que de tenter la réunion immédiate dans de mauvaises conditions générales et locales, c'est-à-dire si, au point de vue physique, le moignon est mal taillé, mal paré, mal étanché. Mal taillé, le contact absolu et total est impossible; mal paré, des loques de chair se gangrènent; mal étanché, le sang détruit la juxtaposition des parties et fait un clapier qu'enferme la rapide cicatrisation cutanée.

Mais lorsque le chirurgien croit pouvoir espérer la réunion immédiate, et c'est le cas ordinaire aujourd'hui, qu'a-t-il à faire?

Après avoir paré le moignon avec le plus grand soin, en se servant, s'il doute de son asepsie, d'un liquide antiseptique non fatal à la vitalité des éléments anatomiques; après avoir dispersé les fils à ligature çà et là, s'il n'a pu employer le catgut ni la torsion, ni les fils aseptiques très fins coupés ras, ni même la méthode de Bouisson; après avoir placé provisoirement un ou deux tubes de décharge, il rapproche la surface des chairs et des os, et les lèvres de la peau; puis, à l'aide de sutures ou de bandelettes, collées au vernis ou au collodion, il établit un contact permanent et une occlusion absolue, sauf dans les points occupés par les drains. Les bandelettes, quelles qu'elles soient, sont regardées comme ordinairement insuffisantes. C'est aux sutures qu'il faut avoir recours le plus souvent. La suture, entortillée en plusieurs 8 sur épingle, est la plus solide et celle qui, bien faite, établit le mieux le contact profond et superficiel des lèvres cutanées; la suture métallique entrecoupée est la plus simple.

Il ne suffit pas de réunir les lèvres de la peau; je dirai plus, il importe bien moins d'affronter les téguments que d'anéantir absolument la cavité du moignon par le contact parfait de ses parois profondes. On peut espérer ce dernier résultat en employant comme agents de compression extérieure, à la manière d'autrefois, des éponges, des boulettes d'ouate, de gaze ou de charpie, des lames de liège ou de carton artistement disposées, des attelles plâtrées, le tout parfaitement aseptique. Mais le meilleur moyen est la suture profonde enchevillée, dont l'emploi à ce cas particulier a été réinventé par plusieurs chirurgiens successivement. Des fils métalliques ou autres, passés à travers toute l'épaisseur des parties molles d'un moignon, peuvent y séjourner quelques jours sans inconvénient. On a ainsi deux sutures superposées. L'une met en contact aussi parfait que possible les lèvres de la peau; elle a de nombreux points, jusqu'à cinquante, que l'on supprime, pas tous à la fois, vers la fin de la première semaine. L'autre rapproche et la peau et les muscles : ses fils sont peu nombreux; on les relâche au besoin et on les enlève suivant les indications, mais assez tôt. Plusieurs chirurgiens, que j'approuve, réunissent les tendons et les muscles antagonistes par des points de suture perdus.

Dans la réunion par les sutures, on se voit obligé de mettre à nu l'extrémité, mais l'extrémité seule du moignon, pour la visiter fréquemment. Rien n'empêche donc de réaliser l'immobilisation si rassurante pour le malade, si précieuse pour éviter les spasmes musculaires et la conicité, en entourant la racine et la périphérie du moignon d'un appareil qui le protège et le fixe au segment supérieur du membre ou au tronc.

Les drains de caoutchouc, véritables soupapes de sûreté, seront raccourcis tous les jours et retirés dès que l'écoulement aura cessé.

Je ne puis décrire ici le pansement phéniqué de Lister, qui a chassé des plus mauvais hôpitaux de l'Europe entière la septicémie et l'infection purulente, rendant la réunion immédiate possible dans tous les milieux. L'acide phénique a des succédanés efficaces.

Le chirurgien honnête homme est *aseptique* et *antiseptique* : aseptique d'abord et toujours, pour ne pas introduire lui-même dans la plaie, avec les doigts, les instruments, le linge, l'eau, etc., l'agent, le contage septique; antiseptique par surcroît de prudence pour détruire à l'aide de substances chimiques ce contage, comme si, malgré toutes les précautions, les plaies avaient été contaminées et pouvaient l'être par toutes les voies, même par la voie aérienne.

La chirurgie d'aujourd'hui ne ressemble plus à celle d'il y a trente ans : c'est une admirable et durable révolution.

Malgré la puissance indiscutable de cette méthode, il ne vous sera jamais permis de négliger les préceptes de l'hygiène physique et morale de votre opéré, lavé, purifié, désinfecté dès avant l'opération. Si vous le pouvez, placez-le seul, proprement couché, dans une vaste chambre ensoleillée, largement aérée et bien chauffée. Défiez-vous des courants d'air, des changements brusques de température. Il est encore des tétanos de surprise, quoique le sérum antitétanique de Marmoreck soit aujourd'hui d'un emploi généralisé surtout en chirurgie vétérinaire. Entourez votre malade de parents et de serviteurs dévoués, gagnez sa confiance à force de soins et de tendres sourires, ne permettez pas qu'on lui parle de danger ni de mort, versez-lui à plein bord le baume de l'espérance. Un grand blessé désespéré, ou simplement triste, ou entouré d'indifférents, dort mal, ne mange pas et perd le ressort dont il a tant besoin.

Au grand amputé : air pur et nourriture réparatrice.

Dans ma jeunesse, sous le prétexte inventé par les chirurgiens français que la chair française est d'une fragilité irrémédiable, on se résignait à laisser mourir les amputés des hôpitaux de Paris, milieu infecté dans lequel ils étaient médiocrement alimentés et toujours mal pansés. Et pourtant, on voyait de temps en temps des séries heureuses qui fondaient des réputations et qui s'obtenaient à force de soins de propreté, d'aération, de côtelettes et de bon vin. On savait donc déjà que les soins consécutifs ont une influence considérable sur le résultat des opérations; il ne faut jamais les négliger. Pour achever d'en convaincre mes lecteurs et leur montrer ce que peut la volonté d'un chirurgien dont le zèle et l'humanité ne se démentent pas au milieu des circonstances les plus difficiles, je regrette de ne pouvoir citer *in extenso* dix pages, entre autres, des *Mémoires* de D. Larrey (III, 160 à 170).

DEUXIÈME PARTIE

DES AMPUTATIONS EN PARTICULIER

Dans les chapitres qui vont suivre, j'indiquerai les mesures, comme je l'ai fait précédemment, tantôt en centimètres et en millimètres, que tout le monde n'a pas dans l'œil, tantôt en *travers de doigt* que chacun porte sur soi. Les fig. 151 et 152 sont d'une main moyenne, grandeur nature.

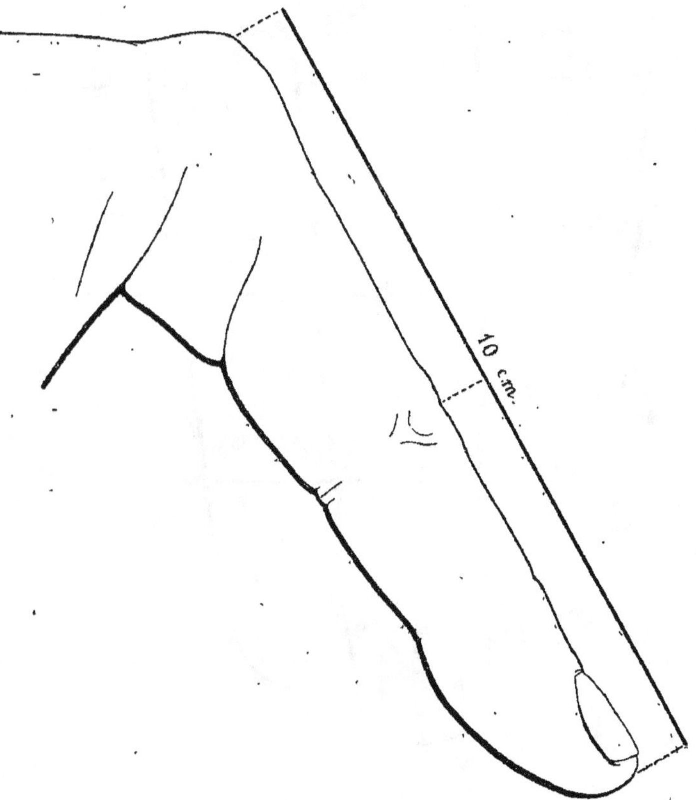

Fig. 151. — Mesurez l'index de votre main gauche dans cette attitude et voyez s'il a beaucoup plus ou beaucoup moins de 0 m. 10 du dessus de la tête métacarpienne à l'extrémité. Cet index-ci est moyen : c'est un décimètre dont le milieu correspond sensiblement à l'articulation phalango-phalanginienne et à son pli de flexion.

Je conseille, aux candidats qui subissent une épreuve d'examen ou de concours, de n'exagérer ni de restreindre la longueur des incisions et des lambeaux. Ceux-ci paraissent trop longs sur le mort dont les chairs ne se rétractent pas ; mais nous n'apprenons la médecine opératoire que pour opérer des vivants. Mes indications, établies pour ceux-ci, me paraissent suffisantes. Toutefois, bien déraisonnable serait le chirurgien qui, se trouvant gêné pour opérer dans la profondeur, hésiterait à prolonger de quelques centimètres l'ouverture faite aux téguments.

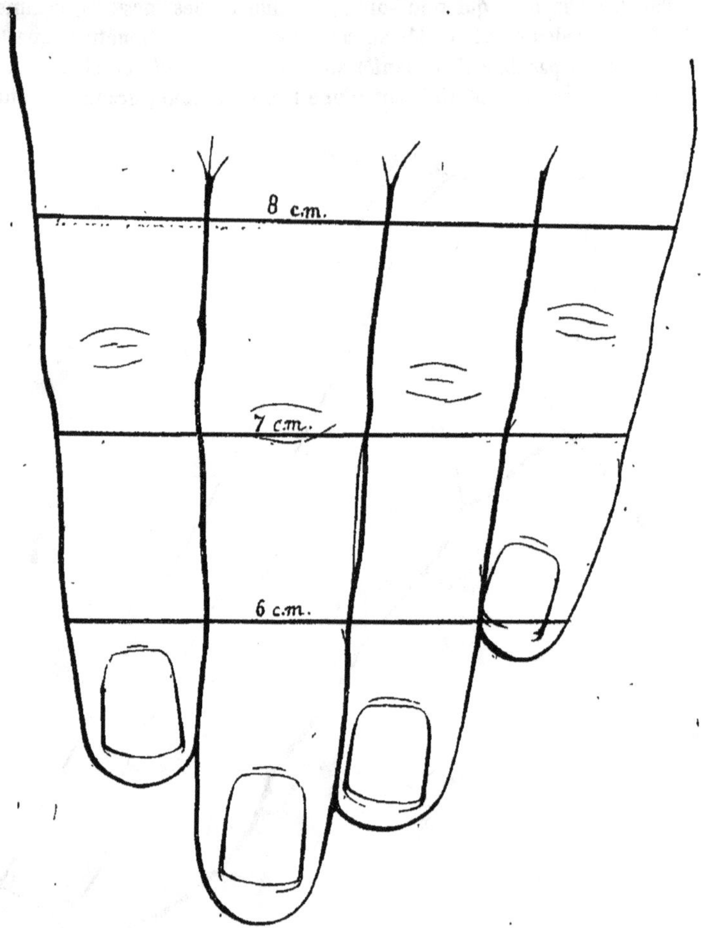

Fig. 152. — Mesurez comparativement avec cette figure, grandeur naturelle d'une main moyenne, vos travers de doigts gauches afin de savoir si vous les avez beaucoup plus larges ou beaucoup plus étroits qu'ils sont cotés ici. Pour moi, un petit doigt c'est 15 mm, un grand doigt, c'en est 20.

CHAPITRE PREMIER

AMPUTATIONS ET DÉSARTICULATIONS DU MEMBRE SUPÉRIEUR

ARTICLE PREMIER

AMPUTATIONS PARTIELLES DES DOIGTS

Indications. — On ampute les doigts broyés, gangrenés, profondément altérés par la suppuration, par un néoplasme, ou encore fortement déviés par des brides inodulaires inextensibles.

En raison de la disposition : 1° des gaines des tendons fléchisseurs qui, pour quelques-uns (pouce, auriculaire), remontent sans interruption complète jusque dans l'avant-bras ; 2° du tissu sous-cutané lâche et perméable de la face dorsale, qui se prolonge à travers les espaces interosseux jusque dans la paume de la main : les amputations des doigts sont plus graves qu'on ne le croirait, car elles ont été fréquemment suivies de synovite purulente en fusée et de suppuration diffuse de la main. C'est pourquoi le chirurgien, qui ne peut mettre son blessé dans des conditions hygiéniques excellentes et antiseptiques, ne saurait être trop circonspect quand il rencontre un doigt coupé, broyé, ou même partiellement gangrené. Très fréquemment il devra se borner à l'expectation, se réservant d'intervenir non pas huit jours après la blessure, mais bien plus tard, pour régulariser le moignon ou plutôt pour raccourcir les os saillants et extraire les séquestres. Cette temporisation sage ne saurait convenir à tous les cas : le jeune âge, le violent désir du malade d'avoir un moignon régulier et bientôt guéri, la crainte d'avoir une surface cicatricielle douloureuse, militent en faveur de l'amputation réglée immédiate.

Ajoutons toutefois qu'avec les divers procédés de la méthode antiseptique, ces amputations ont perdu beaucoup de leur ancienne gravité.

Usages du moignon. — Dans tous les cas, *il faut retrancher le moins possible*. Sans doute la conservation de la grande phalange en totalité ou en partie, spécialement de celle de l'indicateur et de l'auriculaire, peut être plus nuisible qu'utile à certains ouvriers ; cependant il faudra toujours balancer avant d'en faire le sacrifice, car l'amputation totale d'un doigt est plus grave que l'amputation partielle. En outre, un moignon de doigt, si court qu'il soit, conserve en général tous ses mouvements ; il suffit pour cela que les suites de l'opération soient simples et, principalement, que les articulations conservées ne s'ankylosent pas.

C'est parce que Lisfranc ignorait l'action des lombricaux et des interosseux sur la grande phalange, qu'il s'est évertué inutilement à réaliser l'adhérence des tendons fléchisseurs avec cette phalange, lorsqu'elle est seule conservée.

Il faut qu'un moignon de doigt puisse agir par sa face palmaire et subir les chocs par son extrémité. La cicatrice ne sera donc jamais palmaire ; elle ne pourra être terminale que si le moignon est court et toujours protégé par les doigts voisins.

Choix des procédés. — La nécessité, la forme du doigt, la facilité opératoire, la qualité des téguments, sont ici d'accord pour indiquer au chirurgien que l'amputation partielle d'un doigt doit être faite par un procédé donnant une cicatrice latérale, et que le côté sur lequel doit être rejetée la cicatrice est le *côté dorsal.* Cela étant, c'est le procédé à lambeau palmaire qui est le procédé d'élection : lambeau palmaire ordinaire ou lambeau palmaire résultant d'une incision elliptique très oblique (fig. 153, pouce). Toutefois, la cicatrice n'ayant pas besoin d'être absolument dor-

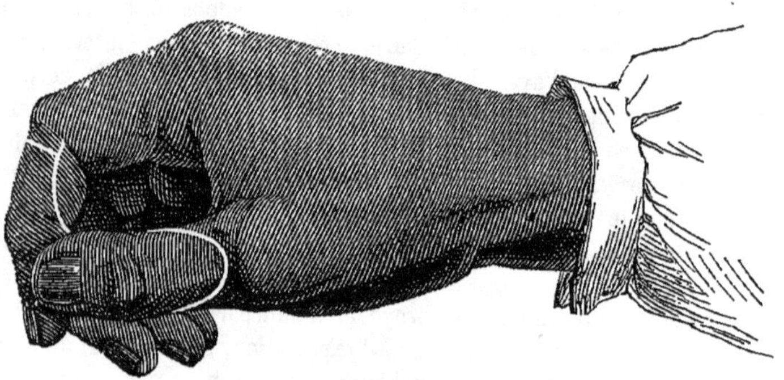

Fig. 153. — Amputation partielle des doigts. — Sur le pouce, incision elliptique. — Sur l'index, deux lambeaux très inégaux.

sale, on peut se contenter de l'excellent résultat que donnent deux lambeaux inégaux, un palmaire très long et un dorsal très court (fig. 153, index). Ce procédé, possible lorsque les téguments sont conservés sur toute la périphérie du doigt, est plus économique que le lambeau unique ; il est commode surtout lorsqu'on ampute dans la continuité, car il permet de scier assez haut pour éviter la conicité d'emblée.

Taille des parties molles. — Il faut tailler les chairs suivant les préceptes généraux, c'est-à-dire : si le doigt supposé revenu à l'état sain a 16 millimètres d'épaisseur, garder un lambeau de 24 millimètres *au moins* ; je dis au moins, car les doigts ont relativement un gros squelette.

Si l'on fait deux lambeaux inégaux, le palmaire aura, par exemple, 18 millimètres et le dorsal 6 (en tout 24, comme dans le premier cas).

La peau du dos des doigts, surabondante sur les nœuds articulaires, très mobile à l'état sain et sur le cadavre, ne peut pas ordinairement être rétractée sur le vivant, car le tissu sous-cutané est fréquemment infiltré et endurci. Cette altération empêche souvent l'opérateur de pouvoir fléchir le doigt et ne permet pas toujours de découvrir suffisamment l'os pour scier ou désarticuler commodément. C'est pourquoi je pense que le procédé à deux lambeaux très inégaux, un grand palmaire arrondi et un petit dorsal carré, étant bon et le plus commode, devra être le plus souvent employé.

Des interlignes articulaires. — Ici comme dans toutes les amputations, le premier temps consiste à marquer le point où, en raison de l'état local, le squelette sera divisé. Si ce point correspond à peu près à une articulation, on pourra se borner à séparer les os. Ce n'est pas l'avis de Véroudart, élève de Guermonprez (th. Paris, 1887), qui rejette les désarticulations.

Avant de prendre le bistouri pour désarticuler, voici ce qu'il est indispensable de savoir et de faire pour chercher l'interligne articulaire :

1° Quand on a fléchi les articulations d'un doigt, c'est la trochlée de la phalange supérieure qui forme seule le sommet de l'angle arrondi ; c'est donc à une certaine distance de ce sommet, *du côté de l'ongle*, que se trouve l'articulation (fig. 154). Cette distance *augmente avec la flexion* et peut atteindre, pour l'articulation de la grande et de la moyenne phalange, un demi-centimètre, presque la largeur de la lame employée. Pour l'articulation de la moyenne phalange et de la petite, la distance est moindre.

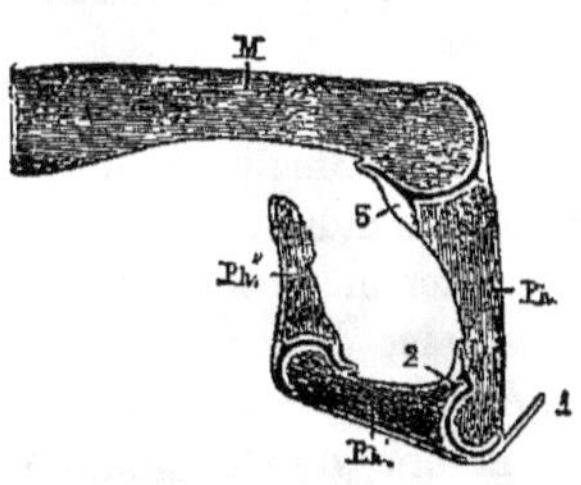

Fig. 154. — Coupe longitudinale d'un doigt fléchi. — M, métacarpien ; Ph, grande phalange ; Ph', moyenne phalange ; Ph", phalange petite ou unguéale. — 1, tendon extenseur ; 2, bec coronoïdien palmaire ; 3, ligament glénoïdien.

2° Si l'on explore, entre les bouts ongulés du pouce et de l'index, les côtés de chaque articulation phalangienne, le *nœud articulaire*, on sent, entre les deux tubercules qui sont de chaque côté, une dépression qui est l'interligne articulaire. Il suffit de bien sentir les limites supérieure et inférieure du nœud ; l'interligne est au milieu : c'en est l'*équateur*.

3° L'articulation de la grande phalange et de la moyenne correspond à peu près au pli cutané palmaire ; celle de la moyenne phalange et de la petite se trouve au contraire notablement (3 à 6 millimètres) au-dessous du pli palmaire correspondant (fig. 155, index).

On se guide donc principalement à l'aide des saillies osseuses : c'est toujours facile sur le cadavre et souvent possible sur le vivant. Mais lorsque le doigt est gonflé et fixé dans l'extension, j'engage l'opérateur, au lieu de s'exposer à tâtonner longtemps pour trouver le joint, à user de l'artifice suivant : sur la main saine, il détermine le siège de l'articulation qu'il veut ouvrir sur la main malade ; il mesure exactement la distance qui sépare cette articulation du bout de l'ongle et reporte cette distance sur

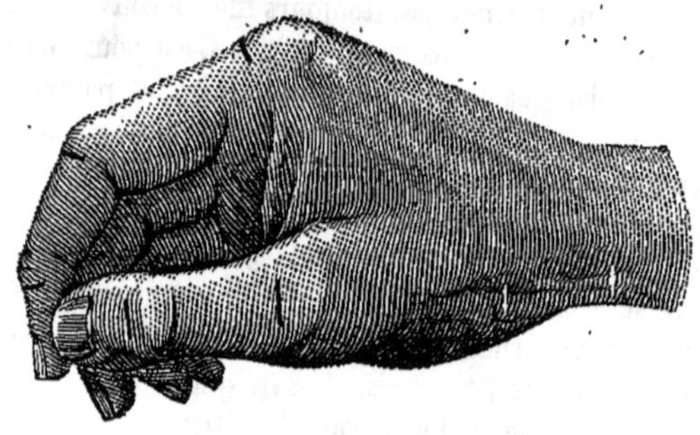

Fig. 155. — Marques des principaux interlignes articulaires.

le doigt à amputer. Lorsqu'on enlève un doigt broyé, l'ongle repère inférieur fait défaut ; mais on peut encore prendre un repère sur le doigt voisin.

En tout cas, j'insiste sur la nécessité de bien savoir d'avance et au juste où est l'articulation qu'on veut traverser. C'est indispensable pour couper les téguments en bon lieu et ensuite pour ouvrir la jointure.

Dans les désarticulations des phalanges, l'erreur commune n'est pas de chercher l'articulation au-dessous, mais bien au-dessus de son lieu réel ; cette faute, commise par tous les élèves, l'a été sous mes yeux par un chirurgien habile qui, voulant se presser, perdit une grande minute à dénuder la tête et le col de la phalange supérieure, qu'il ne fallait même pas découvrir. Je sais bien qu'une fois la peau incisée, l'index gauche de l'opérateur peut et doit chercher l'interligne articulaire. Je n'en répète pas moins : ne prenez pas le bistouri avant d'avoir cherché, trouvé et marqué l'interligne, surtout si vous opérez sans chloroforme, ce qui est permis, avec l'anesthésie locale, en raison de la très faible durée de l'opération et du pansement.

Il ne suffit pas de savoir trouver l'articulation des phalanges, on doit connaître encore les obstacles que le couteau, porté à la bonne place, rencontrera sur son passage. Le principal, sinon l'unique, qu'il faut tourner et non trancher, qui se trouve justement sur le point d'attaque, c'est le bec de la phalange que l'on extirpe et qui donne à la partie dorsale de l'interligne la forme d'un accent circonflexe. C'est surtout vrai pour la phalange unguéale. Sans cette petite saillie osseuse, dont l'analogue palmaire est bien moins gênante, le couteau pourrait toujours entrer à plein tranchant dans l'articulation ; à cause d'elle, il faut couper d'abord avec la pointe les ligaments latéraux et dorsal (tendon extenseur). Alors seulement, la main gauche, tirant sur le bout du doigt, peut écarter les surfaces engrenées des phalanges, et rendre possible l'introduction du plein tranchant pour couper le ligament palmaire glénoïdien.

Désarticulation de la petite ou de la moyenne phalange, lambeau palmaire unique.

Ces opérations, excellentes pour donner du sens aux doigts gauches du jeune opérateur et de l'adresse à sa main droite, consistent à : 1° couper transversalement ou à peu près la peau dorsale au niveau de l'interligne ; 2° ouvrir l'articulation ; 3° glisser le couteau entre la

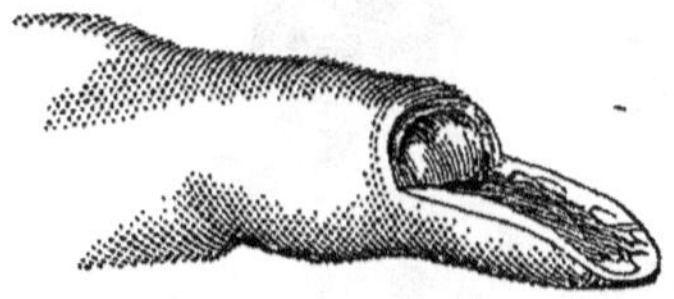

Fig. 156. — Désarticulation partielle d'un doigt; lambeau unique palmaire.

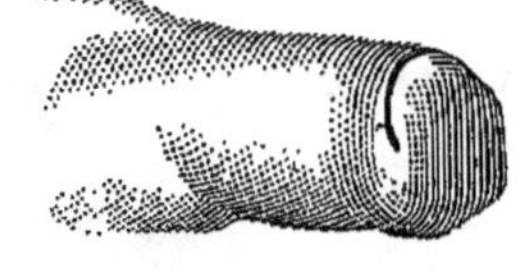

Fig. 157. — Moignon de doigt ; désarticulation partielle, lambeau palmaire.

phalange désarticulée et les téguments palmaires; 4° couper ces téguments en rond lorsqu'on en a formé un lambeau un peu plus long que le doigt n'est épais (voy. **Notes (a)**, p. 258).

La main malade est tenue en pronation dans les mains d'un aide qui s'emploie au besoin à fléchir et protéger les doigts sains en laissant libre le doigt malade.

1° Entre le pouce et l'index de la main gauche en supination, saisissez l'articulation que vous voulez ouvrir, fléchissez-la légèrement et cherchez à placer les ongles dans le creux de l'interligne préalablement déterminé et marqué (fig. 158). — Appliquez la pointe d'un couteau étroit et long, tenu le manche en l'air, sur le côté gauche de l'articulation (**b**), mordez la peau et, abaissant le manche du couteau (fig. 158), coupez-la jusque sur le côté droit, de l'un de vos ongles à l'autre (**c**). Ni en commençant ni en finissant, n'entamez le tégument de la demi-circonférence palmaire, base de votre lambeau. Repassez la pointe du couteau dans l'incision pour ouvrir la partie dorsale de l'articulation, si ce n'est déjà fait ; au besoin, explorez la plaie avec l'un ou l'autre des ongles de votre main gauche.

2° Portez maintenant la pointe du couteau, tenu vertical, successivement *sur* chacun des ligaments latéraux de l'articulation, en

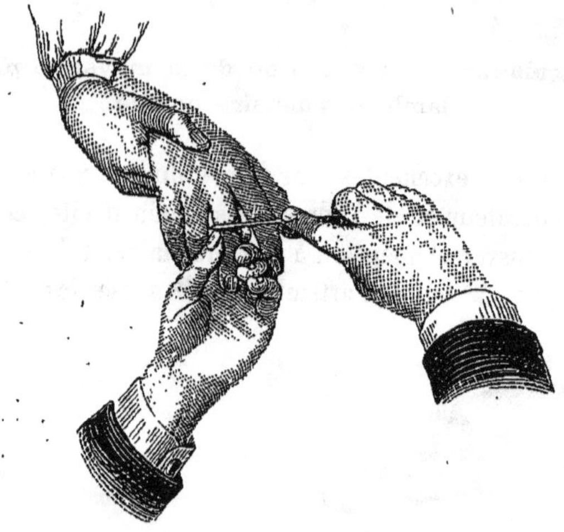

Fig. 158. — Désarticulation partielle d'un doigt; lambeau unique palmaire. Premier temps : coupe des téguments dorsaux. Le bout de l'ongle du pouce gauche et le côté de l'ongle de l'index sont sur l'interligne qu'ils sentent.

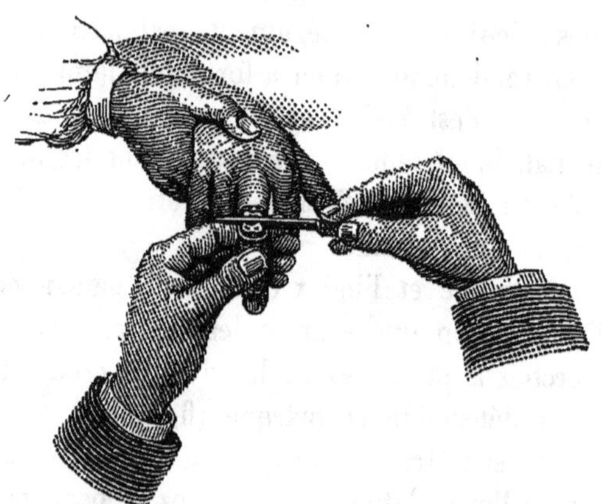

Fig. 159. — Désarticulation partielle d'un doigt; engagement du plein tranchant pour couper le lambeau unique palmaire.

commençant par le gauche : coupez-les avec précaution en secouant la main légèrement ; et méfiez-vous encore, surtout en divisant à la fin le ligament du côté droit, d'entamer la base du futur lambeau.

3° Quand les deux ligaments latéraux seront coupés, la partie désarticulée sera devenue très mobile. Elle sera fléchie fortement par le pouce (fig. 159), pendant que l'index, placé sous la face palmaire de l'extrémité supérieure de la phalange séparée, refoulera cette extrémité vers l'opérateur, de manière à ouvrir largement la plaie et à offrir le ligament palmaire ou glénoïdien au couteau. — La partie étant dans cette position, portez le milieu du tranchant sur les attaches inférieures du ligament glénoïdien (fig. 159) et, en sciant, engagez-le entre les chairs et la face palmaire de la phalange que vous raserez (**d**).

4° Lorsque le couteau sera bien engagé et que, exécutant facilement les mouvements de scie qui le font avancer à petits pas, il aura taillé la majeure partie du lambeau, le bout du doigt opéré, jusque-là pendant, sera redressé, réarticulé et maintenu horizontal entre le pouce et l'index toujours placés l'un dessus, l'autre dessous, au niveau de l'extrémité supérieure de la phalange désarticulée. Dans cette position, le couteau, par ses mouvements de va-et-vient, piquerait la main gauche de l'opérateur, si cette main n'avait la précaution, en pivotant sur sa prise, *de s'effacer* derrière le couteau, c'est-à-dire de se porter vers la racine du membre malade.

Le couteau, qui n'a pas été dégagé un seul instant, mais seulement tiré pour permettre à la main gauche d'évoluer, est toujours à plat et horizontal; recommencez les mouvements de va-et-vient et, quand vous croirez avoir détaché assez de tégument (**e**), inclinez progressivement le tranchant vers le sol, de manière à arrondir le bord libre du lambeau sans l'amincir ni le festonner (**f**).

Notes. — (a) On peut arriver au même but en opérant dans l'ordre inverse. Il faut alors : 1° tailler le lambeau palmaire par transfixion; 2° traverser l'articulation d'avant en arrière et couper en même temps la peau dorsale. Par ce procédé, on fait plus vite et mieux le lambeau palmaire; mais on est moins sûr de bien faire le reste.

Ces deux manières sont attribuées à Lisfranc qui a seulement réglé les procédés ndiqués par Lamotte et Tixier. L'ensemble de l'incision de Lisfranc, dont la partie dorsale était toujours concave, se rapprochait de l'incision elliptique. Andral neveu a proposé ce dernier mode pour arriver à bien couvrir l'os sur les côtés (Voy. DÉSARTICULATION DU POUCE).

(b) C'est-à-dire qui est à votre gauche. Je dirai de même : côté droit, pour dire côté qui répond à la droite de l'opérateur.

(c) Il faut se méfier de couper la peau au-dessus de l'interligne, surtout sur les côtés, car les condyles de la phalange seraient mal recouverts. A ce point de vue, il est incontestable qu'il vaut mieux, comme Lisfranc, faire cette incision en voûte concave du côté de l'ongle. Si la clef de la voûte est au-dessus de l'interligne, il faut un lambeau palmaire plus long; si elle est au niveau, c'est bon, mais les piliers cachent les ligaments latéraux et rendent leur section un peu plus difficile.

(d) Engager ainsi le couteau n'est pas toujours commode; il est préférable de préparer la voie de l'instrument d'un coup de pointe qui, de l'extrémité droite de l'incision transversale, descend en longeant le côté droit de la phalange dans l'étendue de 0m,01. On peut faire aussi sur le côté gauche une semblable *incision d'engagement*.

(e) On a conseillé (Delpech, Langenbeck) d'interrompre l'opération à ce moment pour mesurer le lambeau en le repliant sur la trochlée de l'os; il faut manquer absolument de coup d'œil pour avoir besoin de recourir à ce moyen.

(f) L'amincissement entraîne la gangrène; les festons donnent une vilaine cicatrice irrégulière.

Quand on désarticule la phalange unguéale, on termine facilement le lambeau : il n'y a qu'à aller tout droit jusqu'au bout du doigt sans incliner sensiblement le tranchant vers le sol. Au contraire, si l'on enlève la phalange moyenne, le lambeau doit se terminer dans le pli palmaire inférieur; on ne l'arrondira bien sur un doigt non gonflé qu'avec une certaine habileté. On pourrait le terminer, avec la pointe du bistouri, après avoir retourné le doigt ou en agissant comme on fait quelquefois dans l'amputation médiotarsienne.

Amputation dans la continuité des phalanges. Deux lambeaux inégaux.

Cette opération consiste : 1° à tailler par transfixion un lambeau palmaire arrondi, au moins aussi long que le doigt est épais; 2° à couper en travers la peau dorsale de manière à en garder un très petit lambeau carré que l'on relève comme le premier; 3° à scier la phalange (a).

La main du malade d'abord en supination est confiée à un aide qui écarte ou fléchit les doigts sains pour rendre abordable le doigt malade.

L'opérateur ayant examiné l'état des téguments et sachant que le lambeau palmaire doit être environ trois fois long comme le dorsal, marque le lieu où il sciera la phalange. A ce niveau, il enfonce son couteau de droite à gauche dans les chairs, en passant le plus possible à ras de la face palmaire de la phalange entre cette face et les tendons qui sur le vivant se retirent aussitôt coupés; puis, en sciant, il taille et termine un lambeau qu'il arrondit en éloignant progressivement le tranchant de la surface de l'os. — Le lambeau palmaire étant relevé et la main malade mise en pronation, le chirurgien coupe en travers les téguments dorsaux qu'il a sous les yeux, un peu au-dessous de la base du lambeau palmaire, plus ou moins, suivant que ce lambeau palmaire paraît trop court ou trop long. — Le petit lambeau dorsal carré, arrondi si l'on veut, est relevé aussi haut que le palmaire, juste au niveau du point où l'os doit et va être scié. — L'aide fixe la racine du doigt et rétracte les lambeaux avec des griffes ou par un moyen quelconque. La

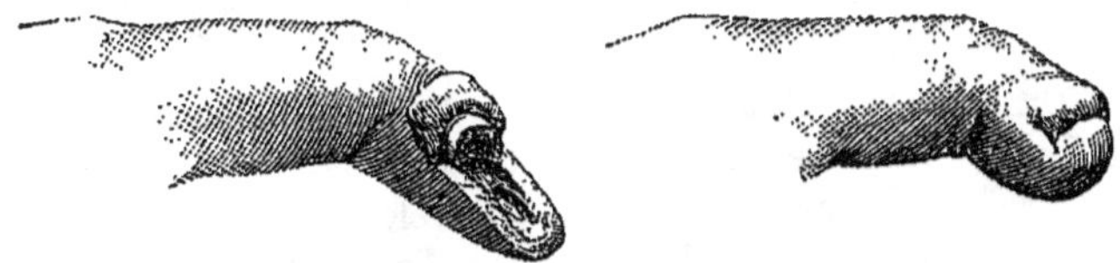

Fig. 160. — Amputation partielle d'un doigt dans la continuité : deux lambeaux très inégaux.

Fig. 161. — Moignon résultant d'une amputation partielle de doigt à deux lambeaux très inégaux.

main gauche de l'opérateur, nue ou armée d'un davier, saisit et immobilise la phalange à enlever ; sa main droite manœuvre une scie étroite à fine denture (**b**).

Notes. — (a) Ce procédé est applicable, sans modification, à la désarticulation des deux dernières phalanges. Il est même excessivement commode ; mais, dans ce cas, on peut aussi arriver au même but autrement :

1° A partir et au-dessous de l'interligne qu'on veut ouvrir, on fait de chaque côté du doigt une incision longitudinale de 15 millimètres, puis on coupe la peau dorsale en travers un peu au-dessous de l'articulation, et l'on relève le petit lambeau carré ; enfin on désarticule et l'on termine le lambeau palmaire en l'arrondissant.

2° Par une incision dorsale convexe en bas (Loder) et allant d'un côté à l'autre de l'articulation, on taille un petit lambeau que l'on relève ; alors, on ouvre l'articulation et l'on engage le couteau pour tailler le lambeau palmaire comme dans le procédé à lambeau palmaire pur.

(b) Appliquée sur le milieu d'une phalange d'adulte et de vieillard, la cisaille fait presque toujours éclater l'os : c'est pourquoi je conseille l'emploi d'une scie très fine. Cependant, si l'on doit diviser la phalange près de son extrémité, ou si l'opéré est jeune, on peut couper l'os avec la cisaille, même sans faire rétracter les lambeaux : on embrasse la phalange, mors dessus, mors dessous, dans le sens de son aplatissement ; on ne serre pas tout d'abord, mais, avec le plat des mâchoires de l'instrument, on refoule les chairs le plus haut possible ; alors seulement on tranche l'os en serrant brusquement la main et fermant les yeux : j'ai connu deux éborgnés.

Autres procédés.

C'est par les deux procédés que je viens de décrire avec détails que l'on pratiquera les amputations partielles des doigts, dans la majeure partie des cas. Ce sont ces procédés qu'il faut répéter sur le cadavre, le premier surtout, qui habitue la main gauche à chercher et trouver des repères, et la droite à travailler délicatement avec la pointe d'un assez long couteau.

Mais s'il n'y a pas d'autres manières d'ouvrir les articulations et de scier les os que celles que j'ai indiquées, si la quantité de téguments à garder ne peut varier, il n'en faut pas moins signaler ici une multitude de procédés qui ne sont, après tout, que des pis-aller, mais que la lésion peut recommander, sinon imposer.

1° *Procédés donnant une cicatrice terminale transversale.*

α. On obtient une cicatrice terminale transversale par l'amputation circulaire, ou mieux, par le procédé à deux lambeaux carrés, l'un dorsal, l'autre palmaire, car il est impossible de relever la peau sans l'inciser en long de chaque côté (Héliodore, Ravaton, Garengeot).

β. On réalise un moignon analogue, mais plus régulier, par le procédé à deux lambeaux égaux et arrondis, le dorsal taillé de dehors en dedans, le palmaire de dedans en dehors (Richerand, Gouraud). Ces lambeaux donnent un beau résultat et un bon moignon de riche. C'est ainsi qu'il faut amputer lorsque le moignon doit être court, protégé par les doigts voisins, et lorsqu'un long lambeau palmaire est impraticable.

Ces procédés, donnant une cicatrice terminale transversale, peuvent être employés sans inconvénient lorsqu'on ampute la grande phalange du médius et de l'annulaire en son milieu, pour ne pas courir les risques de la désarticulation.

2° *Procédés donnant une cicatrice terminale antéro-postérieure.*

Avec un seul (Le Dran) ou deux lambeaux latéraux (Maingault), on aurait une cicatrice antéro-postérieure, latérale ou terminale, dont l'extrémité palmaire serait gênante. J'ai pu m'en assurer en interrogeant un ouvrier amputé par ce procédé, de la moitié du pouce, et qui ne peut serrer les corps durs.

3° *Procédés donnant une cicatrice palmaire.*

Malgré tout ce que j'ai dit et qu'il faut retenir, on ne saurait amputer un doigt maintenu dans la flexion forcée par des brides inodulaires, autrement qu'en gardant un lambeau dorsal (Laroche, Walther, Teale), qui donnera, il est vrai, une cicatrice palmaire, une infirmité, mais une infirmité inévitable et moins grande que celle qui a déterminé l'opération.

Parage et pansement. — Quel que soit le procédé employé, il est rare qu'on soit obligé de lier et même de tordre les artères collatérales, la compression légère du pansement suffit ordinairement à empêcher une hémorrhagie qui ne saurait être bien grave.

Dans la plaie des amputations partielles des doigts, sur le cadavre, on voit souvent un tendon flottant que l'on s'exerce à réséquer au niveau de la base des lambeaux. Il ne faut pas tirer sur le tendon, sous prétexte d'en enlever un plus long bout, et il est bon de faire une section de dessous en dessus, nette et légèrement biseautée aux dépens de la face superficielle.

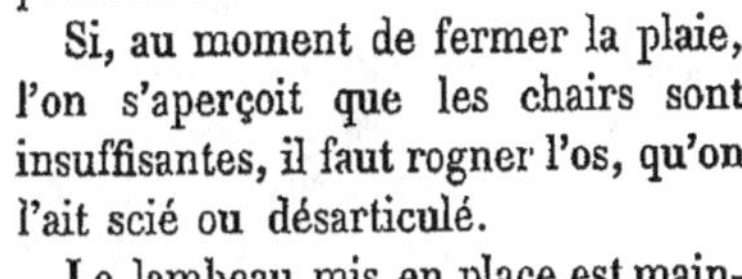

Fig. 162. — Tracés des procédés d'exception pour amputations partielles des doigts. — Index, deux lambeaux latéraux arrondis; médius, deux lambeaux carrés dorsal et palmaire; annulaire, deux lambeaux arrondis dorsal et palmaire; petit doigt, lambeau dorsal unique.

Si, au moment de fermer la plaie, l'on s'aperçoit que les chairs sont insuffisantes, il faut rogner l'os, qu'on l'ait scié ou désarticulé.

Le lambeau mis en place est maintenu par quelques bandelettes étroites ou quelques points de suture; on obtient facilement une réunion primitive partielle. Jusqu'en ces derniers temps, il était dangereux de la chercher totale et de fermer complètement la plaie; la moindre crainte dit encore de drainer bilatéralement et finement, pour un jour ou deux.

Tous les doigts, la main et l'avant-bras sont mollement comprimés et absolument immobilisés. Et voici des conseils d'antan : quand le malade souffre, le moignon est visité et mis à l'aise s'il y a rétention de pus, fusée ou étranglement. Si la suppuration envahit les gaines ou le tissu cellulaire, le chirurgien incise hardiment et sans tarder.

Pendant la cicatrisation, il faut surveiller et réprimer les bourgeons charnus s'il s'en est formé, comprimer les parties saillantes avec des bandelettes, en un mot, *modeler le moignon*.

ARTICLE II

AMPUTATION TOTALE OU DÉSARTICULATION D'UN DOIGT

Usages du moignon et choix des procédés. — Quel que soit le doigt amputé, le moignon agira par sa face palmaire. Donc, pas de cicatrice palmaire, à moins qu'on ne puisse l'obtenir très enfoncée, absolument linéaire et assez peu étendue pour qu'elle n'atteigne pas la face antérieure de la tête du métacarpien qui pressera les objets saisis dans la main.

D'autre part, si les moignons des doigts du milieu, annulaire et médius, n'ont pas à craindre les chocs de côté, il n'en est pas de même de ceux des doigts chefs de file, index et auriculaire. C'est pourquoi la cicatrice du moignon de l'index doit être rejetée en dedans, vers la racine du médius, et celle du moignon du petit doigt en dehors, vers l'annulaire.

Interligne articulaire. — L'articulation métacarpo-phalangienne d'un doigt quelconque est très facile à trouver. Lorsque les doigts sont fléchis, c'est la tête du métacarpien qui forme seule le sommet arrondi de l'angle : à un bon centimètre au-dessous, *de chaque côté* du relief du tendon

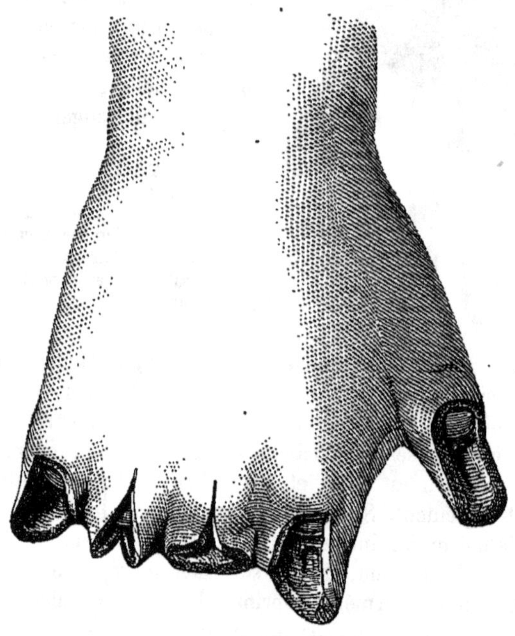

Fig. 163. — Procédés d'élection pour les amputations totales du pouce et des doigts. — Pouce, elliptique coudée à lambeau palmaire; index, lambeau externe et palmaire; médius, circulaire à fente dorsale; annulaire, deux lambeaux latéraux arrondis; petit doigt, lambeau interne et palmaire.

extenseur, on sent très facilement sur soi-même l'interligne articulaire, surtout dans la flexion modérée. Lorsque le doigt est étendu, il suffit de tirer dessus pour voir la peau s'enfoncer, souvent avec bruit, dans l'intervalle que laissent les deux os en s'écartant l'un de l'autre.

On remarquera que l'interligne des quatre doigts est loin de correspondre à leur pli digito-palmaire situé à 12 ou 15 millimètres plus bas; de sorte que, si l'on emploie la méthode circulaire, on a, en incisant dans ce pli, une quantité de peau à peu près suffisante pour recouvrir la tête du métacarpien.

Quand le doigt est très gonflé, on ne sent rien; mais « les jointures des autres doigts peuvent me régler, dit Le Dran, parce qu'elles sont presque parallèles ». Il veut dire au même niveau.

Le couteau traverse les articulations métacarpo-phalangiennes sans rencontrer d'obstacle ; il tranche facilement les tendons des interosseux et lombricaux, les ligaments latéraux et le tendon extenseur, pourvu que celui-ci soit retenu en place par le pouce de la main gauche. Le ligament palmaire ou glénoïdien se coupe très près de la phalange : on le désinsère, afin de conserver et d'éviter les os sésamoïdes, s'il y en a. Les tendons fléchisseurs doivent être coupés le plus tôt possible, avant de désarticuler, car leur section rend la traction plus efficace pour séparer les surfaces articulaires et permettre au couteau de traverser l'articulation facilement sans entamer les cartilages.

On l'a vu, l'articulation métacarpo-phalangienne est facile à reconnaître et à aborder par le côté dorsal qui séra aussi le côté passif du moignon. C'est tout le contraire pour la face palmaire : l'articulation située, comme je l'ai dit, à 12 ou 15 millimètres au-dessus du pli digito-palmaire, est masquée par le tégument matelassé de la paume de la main.

Taille des parties molles. — Toute incision palmaire qui remonterait au-dessus du niveau de l'articulation, découvrirait la tête du métacarpien et donnerait une cicatrice correspondant à la face palmaire de cette tête, très exposée par conséquent à des compressions douloureuses. Si l'opérateur croit devoir inciser la paume de la main, son incision ne remontera pas à plus de 12 millimètres au-dessus du pli, quelque tenté qu'il soit de se mettre à l'aise pour désarticuler et quelle que soit sa foi dans l'utilité problématique d'une telle incision pour le drainage.

Le chirurgien se méfiera des écarts de son bistouri pendant la section du ligament glénoïdien, afin de ne pas blesser les artères collatérales. Il se rappellera que les gaines séreuses des tendons fléchisseurs de l'index, du médius et de l'annulaire sont heureusement interrompues à peu près au niveau de la tête du métacarpien. Quant à la portion palmaire des gaines, dépendance du double canal séreux radio-carpien, il faudrait le vouloir pour l'atteindre à la hauteur où elle est placée.

En raison des principes conservateurs que nous avons acceptés pour les mutilations de la main, les amputations des doigts se font presque toujours dans des tissus altérés. Par conséquent, il faut considérer que la peau ne pourra jamais être rétractée sur le malade comme on le fait sur le cadavre ; mais que, néanmoins, après dégorgement, elle se retirera peut-être beaucoup, car le gonflement des doigts emprunte la peau du dos de la main, de même que le gonflement de la verge emprunte celle du pubis. Sur le cadavre, il faut faire comme sur le doigt malade, supposer la peau infiltrée et immobile, et s'habituer à en garder la quantité nécessaire, c'est-à-dire beaucoup.

Je vais décrire avec de grands détails les deux principales manières d'amputer les doigts (incision circulaire avec fente dorsale — deux lambeaux latéraux), parce que les jeunes chirurgiens ont intérêt à répéter fréquemment ces opérations sur le cadavre. La mobilité et le peu de volume de la partie, le concours nécessaire de l'aide qu'il faut commander, les changements fréquents d'attitude, la collaboration active et coordonnée des deux mains, tout cela fait de ces opérations un *exercice* intellectuel et manuel des plus utiles.

On va voir quel grand rôle joue la main gauche fixant, arrachant et tordant le doigt malade ; on l'arme d'un davier, dans le cas de rupture du squelette, pour saisir la grande phalange qui seule a besoin d'être fixée, arrachée et tordue.

A. — Désarticulation d'un doigt du milieu.

Incision circulaire avec fente dorsale (a).

(Cicatrice termino-dorsale.)

Temps de l'opération : 1° incision circulaire au niveau du pli digito-palmaire ; 2° incision longitudinale dorsale abaissée du niveau de l'articulation sur l'incision circulaire ; 3° dissection des lambeaux angulaires ; 4° ouverture de l'articulation par section des ligaments latéraux et dorsal ; 5° torsion du doigt et désinsertion du ligament glénoïdien.

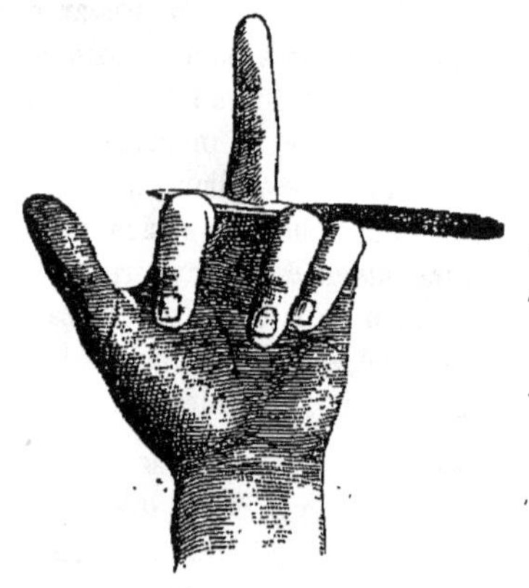

Fig. 164. — Désarticulation totale d'un doigt du milieu. Attaque à plein tranchant du pli digito-palmaire.

Un aide tient la main malade en pronation ; il efface et fléchit les doigts sains et présente le doigt malade dont vous cherchez et marquez l'articulation.

1° Vous saisissez ce doigt par le bout, entre le pouce gauche pour un moment placé dessous et l'index placé dessus ; vous le relevez verticalement, et l'aide suit le mouvement (attitude de figure 169, p. 272). Vous avez alors *devant* les yeux la face palmaire du doigt à amputer, abordable grâce à la flexion maintenue des doigts voisins (fig. 164). Portez le milieu du tranchant en travers sur la racine du doigt, *dans le pli digito-palmaire*, et coupez *jusqu'à l'os* par des mouvements de va-et-vient, empiétant le plus possible sur les côtés et ne retirant le couteau qu'après avoir senti que le tendon fléchisseur complètement divisé, vous laissait relever le doigt complètement, — ce doigt et la main étant alors rabattus dans la position horizontale, y resteront jusqu'à la fin de l'opération. Vous avez maintenant *sous* les yeux la face dorsale, votre pouce est venu dessus. Inclinez le doigt vers votre droite pour apercevoir l'extrémité gauche de l'incision palmaire : mettez-y le talon du bistouri, la pointe en bas; en tirant, attaquez doucement les téguments dorsaux en travers, seulement les téguments; continuez en reportant le doigt vers votre gauche pour découvrir l'extrémité droite de l'incision palmaire, que vous allez rejoindre en abaissant le manche de l'instrument (**b**).

2° Le doigt est légèrement fléchi par votre main gauche; portez la pointe du couteau à un demi-centimètre au-dessus de l'articulation marquée d'avance et explorée de nouveau au besoin; abaissez une incision médiane perpendiculaire à l'incision circulaire, avec laquelle elle forme deux lambeaux ou angles droits.

3° Confiez le doigt à l'aide, qui l'écarte d'abord à droite pendant que vous saisissez le lambeau gauche avec les ongles ou avec des griffes et le disséquez jusqu'à l'articulation, laissant à la peau sa graisse et à l'os les parties fibreuses. Faites incliner ensuite le doigt à gauche et disséquez de même le lambeau droit sans toucher au tégument palmaire (**c**).

4° A ce moment, l'articulation est abordable par sa face dorsale et par ses faces latérales (fig. 165). Reprenez le doigt à pleine main gauche, le pouce dessus près de l'incision, prêt à chercher l'interligne, prêt à pousser le tendon extenseur du côté du tranchant. Tirez sur le doigt, afin de séparer les surfaces articulaires, de rendre l'interligne plus sensible et de faire place au couteau. — D'autre part, élevez le coude droit et, de la main droite pendant en pronation forcée, tenez le couteau vertical, la pointe en bas et le tranchant dirigé en avant. Engagez un centimètre de pointe entre la phalange et le lambeau gauche que l'aide écarte en faisant glisser la peau, et que le plat de la lame ne saurait blesser (fig. 165); avancez jusqu'à l'interligne où semble tomber le couteau après avoir contourné le tubercule phalangien. Vous arriverez par l'exercice et l'attention à tout sentir avec votre lame. Tournez alors le tranchant à droite sur le premier ligament latéral; coupez en appuyant latéralement et secouant prudemment le couteau toujours vertical (fig. 165); traversez la jointure pendant que votre main gauche tire sur le doigt et que, du bout du pouce, elle luxe à gauche le tendon extenseur qu'elle empêche ainsi d'échapper à l'instrument. Pour sortir de l'articulation et ne pas blesser le lambeau droit que l'aide écarte à son tour, ramenez le tranchant vers vous (fig. 165) et coupez le deuxième ligament latéral en abaissant à moitié le manche du couteau, sans dégager la pointe.

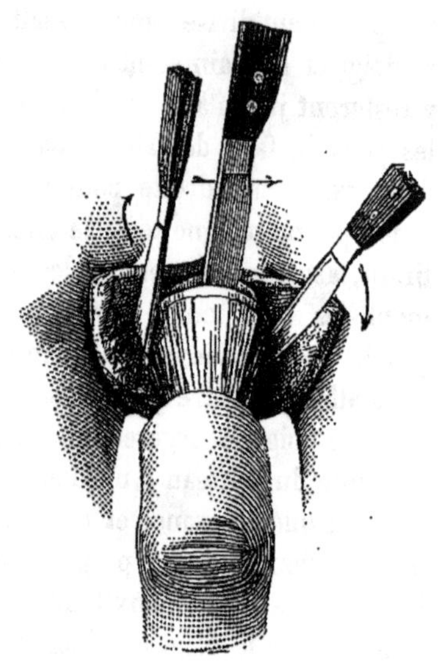

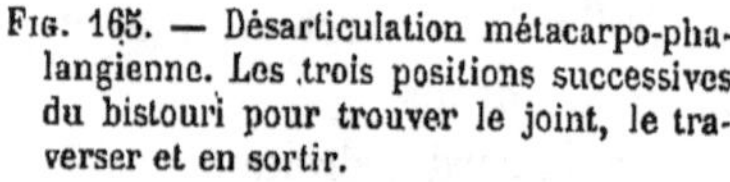

Fig. 165. — Désarticulation métacarpo-phalangienne. Les trois positions successives du bistouri pour trouver le joint, le traverser et en sortir.

5° Laissez la pointe du couteau où elle est...; commandez à l'aide de mieux écarter le lambeau droit avec un crochet ou une érigne et, de votre main gauche, tordez à gauche le doigt légèrement *fléchi*. Commencez alors à détacher de la face palmaire de la phalange le ligament glénoïdien et la coulisse tendineuse, à petits coups de pointe; rasez l'os, tirez et tordez *toujours dans le même sens*, à gauche, sans défaire la flexion, jusqu'à ce que le doigt vous reste dans la main (d).

Notes. — (a) Je choisis ce procédé que Günther attribue à Luppi, parce qu'il est *très simple, très sûr et très bon*. Vidal l'a figuré sans insister; Sédillot le recommande en l'appelant d'un autre nom : incision ovalaire modifiée. Il a, sur l'incision circulaire pure conseillée par Cornuau et Chassaignac, l'avantage d'être possible. Je ne recommande pas l'incision en raquette ordinaire, parce qu'elle sacrifie trop de peau (voy. plus loin, Incision en raquette améliorée), et je rejette l'incision ovalaire qui laisse absolument à nu la tête du métacarpien.

(b) Il n'est pas toujours facile de faire ainsi l'incision circulaire ; mais cela importe peu, pourvu qu'elle soit faite où il convient, dût-on faire autant de reprises que le doigt présente de faces. Il faut couper entièrement les tendons fléchisseurs. Au contraire, il vaut mieux, à moins qu'on ne veuille faire une désarticulation intra-capsulaire, épargner d'abord la coiffe fibreuse que forment les tendons réunis lombricaux, interosseux et long extenseur, pour ne la couper qu'en traversant l'articulation.

La *désarticulation intra-capsulaire* ou *sous-périostée* consiste à faire l'incision circulaire et la fente dorsale jusqu'à l'os, par conséquent à inciser le périoste et la capsule. On énuclée ensuite la phalange à l'aide du grattoir qui en décolle laborieusement et la capsule et le périoste, excellente doublure adhérente aux lambeaux.

(c) On peut faire écarter les lambeaux par l'aide, mais il vaut mieux le faire soi-même, dans tous les cas, il ne faut pas les saisir avec des pinces ordinaires qui les meurtrissent et les gangrènent, et auxquelles ils échappent facilement par glissement.

Si, en disséquant les lambeaux, on prévoit que, vu leur rigidité et leur fixité, l'espace manquera pour désarticuler; on peut allonger la fente médiane sur la tête du métacarpien. Cette partie de la plaie, sans perte de substance, se réunira linéairement.

(d) En tordant à gauche, il faut tirer et abaisser le doigt, c'est-à-dire fléchir; il ne faut pas tordre plus vite qu'on ne coupe, mais seulement à mesure que la pointe avance dans son travail.

Il est plus facile de désarticuler à main posée qu'à main levée. Il vaut donc mieux, dans la pratique, saisir le petit couteau par la lame et près de la pointe, comme un porte-plume, et prendre sur le malade un point d'appui avec les derniers doigts, comme lorsqu'on écrit. On évite ainsi le tremblement et les échappades; on a de la précision. Sur le cadavre, il faut opérer comme je l'ai indiqué, à main levée, tenant le couteau comme un couteau; il faut s'exercer à faire le plus pour être sûr de pouvoir le moins.

Par conséquent sur le cadavre, devant des juges, il ne serait pas bon de désarticuler d'un coup de ciseaux, comme on peut le faire sans adresse et en toute sécurité sur le vivant, ainsi que je l'indique plus loin.

Variantes du procédé à cicatrice termino-dorsale.

Les derniers temps du procédé que je viens de décrire, à savoir : la dissection des lambeaux, l'ouverture de l'articulation et la section du ligament palmaire, se pratiquent toujours de la même façon, quelle que soit la forme de l'incision cutanée, toutes les fois que cette incision respecte le tégument de la paume de la main. Je n'ai donc plus qu'à indiquer les différentes manières d'inciser la peau pour en avoir fini avec les *procédés à cicatrice termino-dorsale*. Commençons par le meilleur :

Incision en raquette améliorée ou **croupière** (fig. 166, annulaire).

La main malade est en pronation et horizontale, un aide tient les doigts sains, il les écartera au commandement du chirurgien et fera suivre à la main les mouvements de rotation que celui-ci imprimera au doigt.

L'opérateur a sous les yeux la face dorsale du doigt à amputer ; il le saisit, le fléchit si c'est possible, et commence, non pas sur le dos ni même sur le point culminant de la tête métacarpienne, mais simplement sur le bout, à un demi-centimètre au-dessus de l'articulation, une incision longitudinale qui descend médiane dans l'étendue d'un petit travers de doigt ; qui s'incline ensuite faiblement à droite en s'arrondissant, jusqu'au niveau du pli digito-palmaire, vers lequel elle se dirige alors et dans lequel elle s'engage transversalement. Si l'aide sait écarter le doigt voisin, et si le chirurgien, en tordant le doigt du malade vers la gauche, en a rendu visible et accessible la face palmaire, le couteau peut mordre profondément le pli digito-palmaire et trancher les tendons fléchisseurs. Alors, ne pouvant aller plus loin vers la gauche sans blesser les doigts voisins, bien que fortement étendus, l'opérateur retire son instrument. — Il ramène le doigt dans sa position première et le tord ensuite vers la droite, afin de découvrir son flanc gauche et l'extrémité de l'incision, ou tout au moins celle du pli digito-palmaire où le couteau ramené par-dessus la main malade et tenu la pointe en bas engage son talon. L'incision ainsi reprise, puis terminée avec la pointe, est d'abord transversale, ensuite ascendante et arrondie sur le modèle de celle du côté opposé, qu'elle rejoint juste au moment où celle-ci quittait la ligne médiane pour s'incliner et gagner, presque par le chemin le plus long, le pli digito-

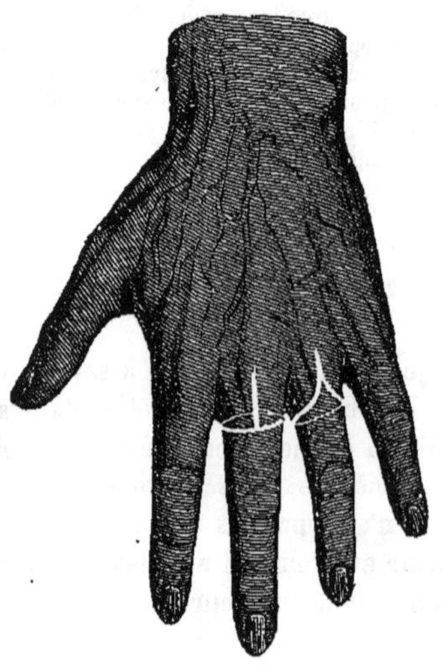

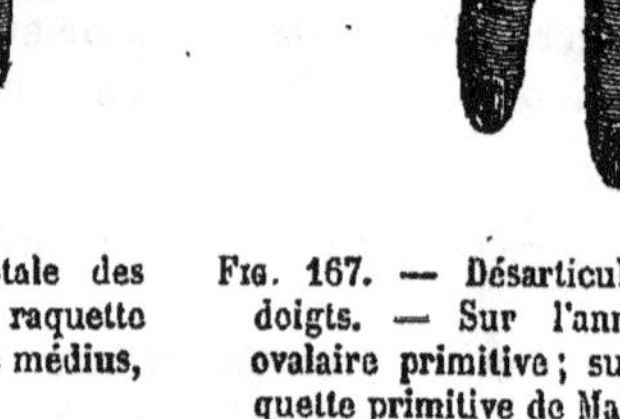

Fig. 166. — Désarticulation totale des doigts. — Sur l'annulaire, raquette améliorée en croupière ; sur le médius, circulaire à fente dorsale, 1.

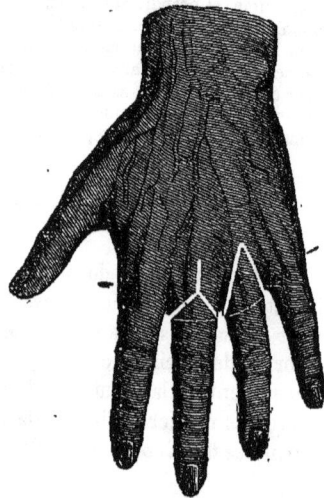

Fig. 167. — Désarticulation totale des doigts. — Sur l'annulaire, méthode ovalaire primitive ; sur le médius, raquette primitive de Malgaigne.

palmaire (fig. 166, annulaire). On dissèque la peau de chaque côté et l'on désarticule comme ci-dessus (fig. 165, p. 267).

Remarques. — Cette incision donne, sur le dos de la racine du doigt, deux lambeaux arrondis un peu moins étendus que les deux lambeaux angulaires du procédé précédent ; mais s'il n'y a que les sommets des angles en moins, l'étoffe est encore suffisante et le résultat plus beau.

Chassaignac, préoccupé à juste titre de se débarrasser le plus tôt possible des tendons fléchisseurs, commençait par couper dans le pli digito-palmaire, comme nous l'avons fait pour l'incision circulaire. Il faisait ensuite deux reprises pour prolonger les extrémités de sa première incision sur les côtés du doigt et les réunir ensemble sur la ligne médiane dorsale au voisinage de l'articulation. On peut l'imiter sans crainte ; la seule chose qui importe, c'est de garder la peau qui revêt les côtés de la racine du doigt.

Si, après avoir fait l'incision longitudinale médiane dorsale par laquelle j'ai indiqué de commencer, l'opérateur se porte brusquement et en ligne droite dans le pli digito-palmaire, il fait l'*incision en raquette* (fig. 167, médius) telle qu'elle est encore décrite et figurée dans des livres d'hier ; il ne garde pas assez de peau pour couvrir la tête du métacarpien.

L'*incision ovalaire pure* (fig. 167, annulaire) qui commence sur le dos de la tête du métarpien pour gagner de chaque côté, par le plus court chemin, le pli digito-palmaire, découvre absolument le métacarpien. Elle doit être rejetée, à moins qu'on ne veuille *réséquer la tête de l'os* à la manière de Dupuytren pour faciliter ultérieurement le rapprochement des doigts voisins. Cette pratique avait conservé des partisans à l'étranger ; en France, on en proclamait volontiers, sinon le danger, du moins l'inutilité. Mais quelques faits de Guermonprez et d'autres tendraient à faire admettre qu'il vaut mieux toujours réséquer la tête et le col du métacarpien, quel que soit le doigt amputé.

Deux lambeaux latéraux[1].

(Cicatrice terminale, dorso-palmaire.)

Ce procédé consiste : 1° à tracer et disséquer, de chaque côté, un lambeau arrondi dont la base réponde à l'interligne articulaire et dont le sommet descende, sur le côté du doigt, *au moins* jusqu'au niveau du pli digito-palmaire ; 2° à traverser l'articulation de droite à gauche avec le talon du couteau.

Le doigt malade vous est présenté étendu horizontalement par l'aide, qui tient écartés les doigts voisins et s'apprête à suivre vos mouvements ; vous avez sous les yeux le dos du doigt et son articulation, marquée ; de la main gauche, pouce dessous, index dessus, vous en tenez l'extrémité unguéale ou le milieu (fig. 168).

1. On peut mettre ici, après le nom de J.-L. Petit, ceux de Le Dran, Gouraud, Walther, Boyer, Lisfranc, sans parler des contemporains qui ont tous plus ou moins altéré ou amélioré le procédé primitif.

Si vous lisez ce livre dans votre cabinet, sans avoir la main d'un complaisant pour y simuler les opérations avec un simple crayon, prêtez un doigt de votre main droite aux manœuvres commandées à votre main gauche, puis réciproquement et alternativement un doigt de celle-ci à la feinte du crayon tenu par celle-là. Familiarisez-vous avec toutes les attitudes des figures que je vous donne.

Pour le *premier lambeau* ou *lambeau droit :* portez la pointe du couteau sur le bout de la tête du métacarpien, à un demi-centimètre au-dessus de l'interligne; descendez en coupant la peau sur la ligne médiane, dans l'étendue d'un travers de doigt (15 mm. au moins); inclinez alors progressivement votre incision sur le flanc droit, de manière à descendre, en arrondissant, à quelques millimètres au-dessous du niveau du pli digito-palmaire que vous apercevrez en tordant le doigt à gauche et le relevant peu à peu....

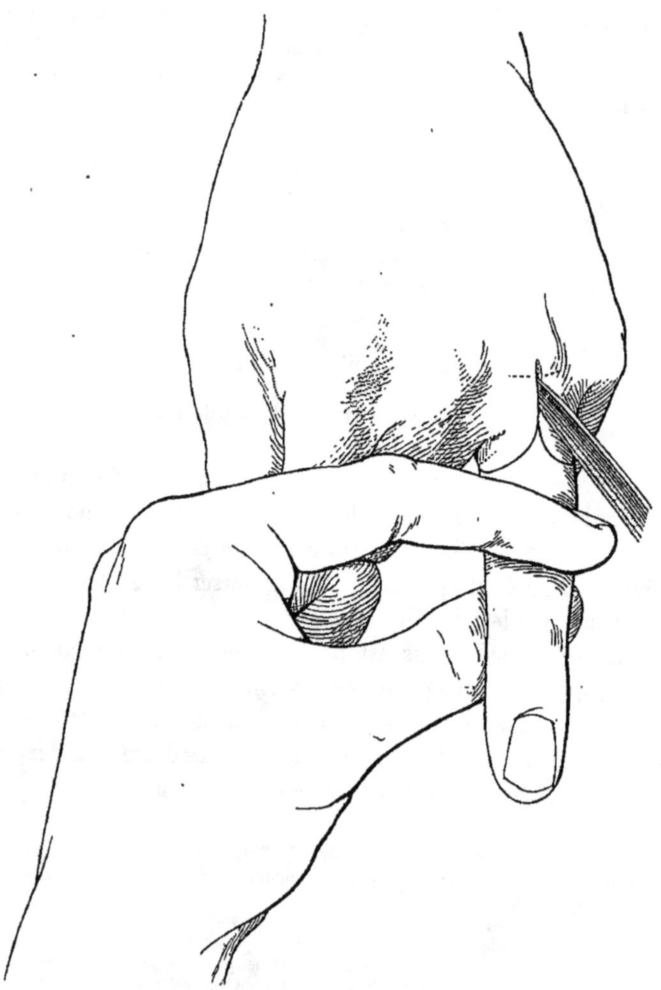

FIG. 168. — Le doigt est tenu pouce dessous, index dessus. Le couteau descend l'incision dorsale et va tourner à droite.

Ayant croisé obliquement ce pli et, avec la pointe du couteau, entamé le tégument de la paume de la main, vous descendrez (le doigt étant relevé) suivant le prolongement de l'axe du doigt et vous arrêterez à 12 ou 15 millimètres du pli, avant d'atteindre le niveau de l'articulation; car il ne faut pas de cicatrice sur la face palmaire de la tête du métacarpien. Refaites prestement votre voyage avec le couteau afin de couper toute l'épaisseur de la graisse sous-cutanée qui doit rester comme doublure du tégument (fig. 168 et 169).

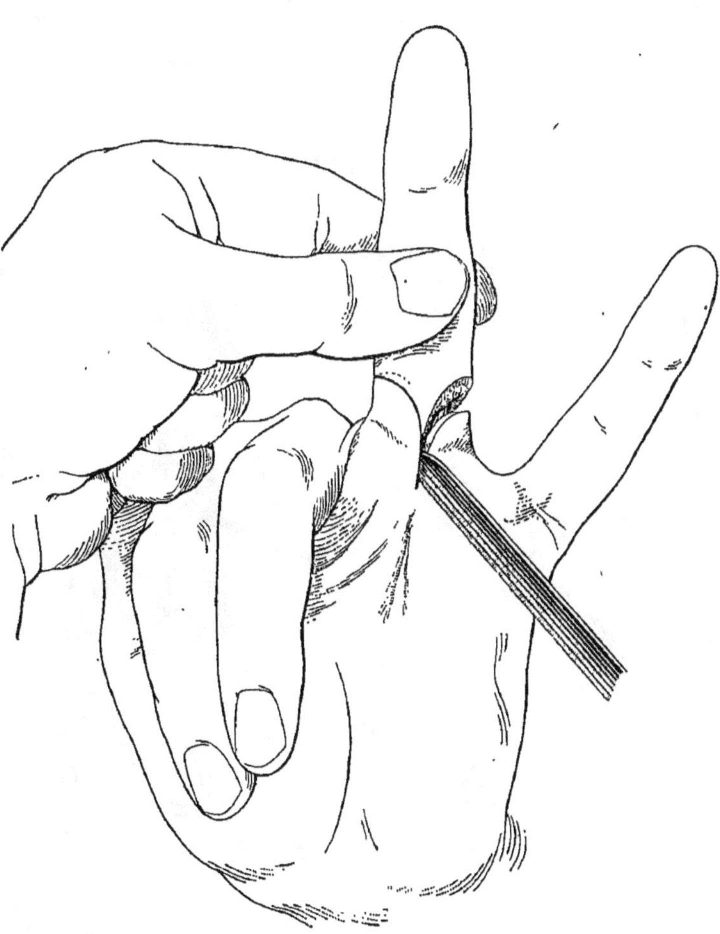

FIG. 169. — La main gauche sans changer sa prise a relevé le doigt et le couteau finit d'inciser le contour du lambeau droit.

Sans changer la position dressée du doigt malade, ni l'attitude de votre main gauche, ni sa prise (fig. 170), faites écarter le lambeau et décollez-en la face profonde avec l'extrémité convexe du tranchant, jusqu'au delà du tubercule phalangien, jusqu'à l'articulation.

Gardez-vous, dans ce travail, de pousser la dissection trop loin, de dépouiller les joues du métacarpien et surtout de fouiller avec votre pointe l'espace interosseux où se trouve le tronc artériel des collatérales. Cela arrive à ceux qui ne savent pas aider à l'écartement du lambeau à droite, en penchant le doigt à gauche.

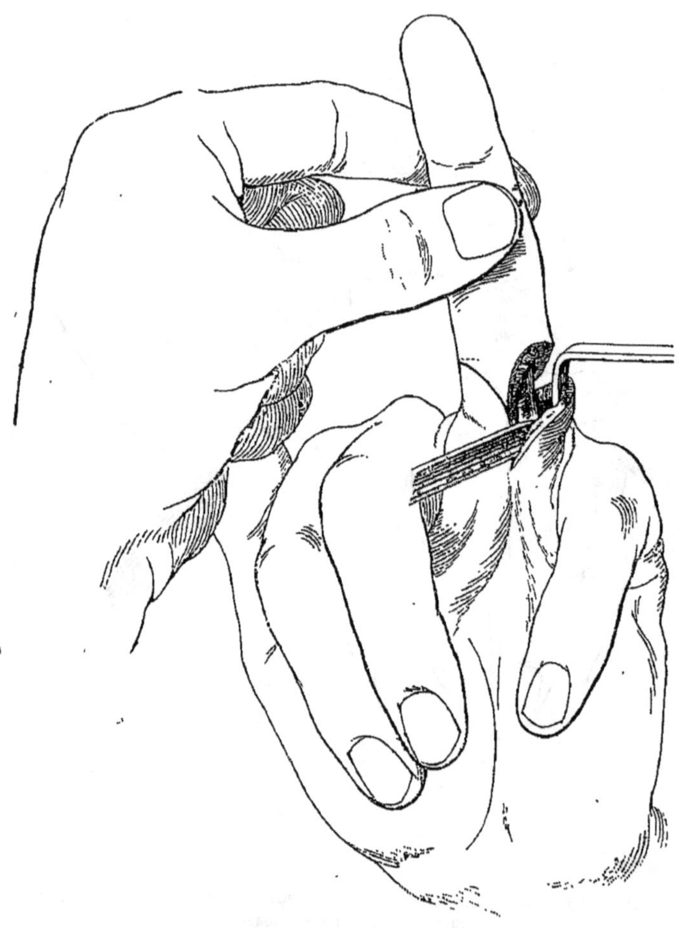

Fig. 170. — L'écarteur de l'aide, suivant la pointe où elle travaille, permet de décoller le lambeau en serrant les parties ostéo-fibreuses au plus près.

Pour le *second lambeau* ou *lambeau gauche* : au-dessus de la main malade redevenue horizontale, relevez le coude et l'avant-bras gauches pour, de la main gauche pendante, tenir encore le doigt à amputer (fig. 171). Vous aurez sous les yeux, par-dessous votre poignet gauche, le commencement de votre première incision. Portez-y le couteau et, du point où elle commence à s'incliner vers la droite, faites partir une deuxième incision symétrique, qui s'arrondisse sur le flanc gauche du doigt, descende un peu au-dessous

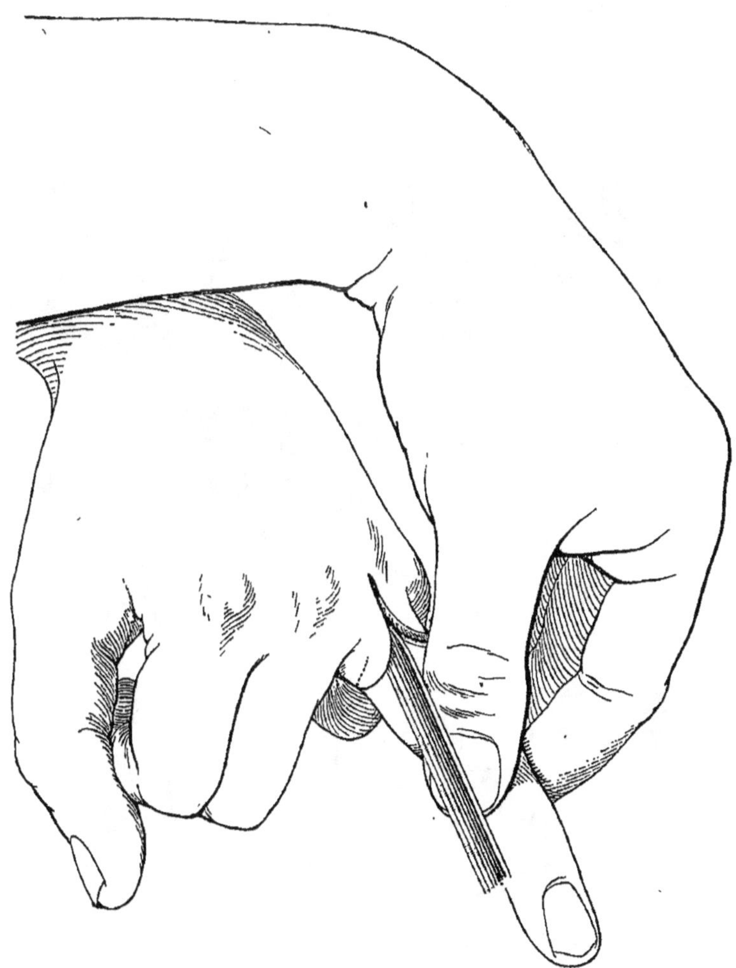

Fig. 171. — Taille du deuxième lambeau, le gauche. Observez l'attitude et la prise de votre main qui offre bien le doigt opéré et va le relever facilement, cf. fig. 172.

du niveau du pli palmaire et se recourbe pour s'abaisser (le doigt étant de nouveau relevé verticalement) et rejoindre la première au début de sa partie longitudinale palmaire (fig. 172). — Pendant l'incision des contours des lambeaux, surtout sur le cadavre où la peau dorsale non infiltrée est si mobile, commandez à votre aide qui, dans ses doigts, tient les doigts et a ses pouces dans les espaces intermétacarpiens dorsaux, justement sur les téguments

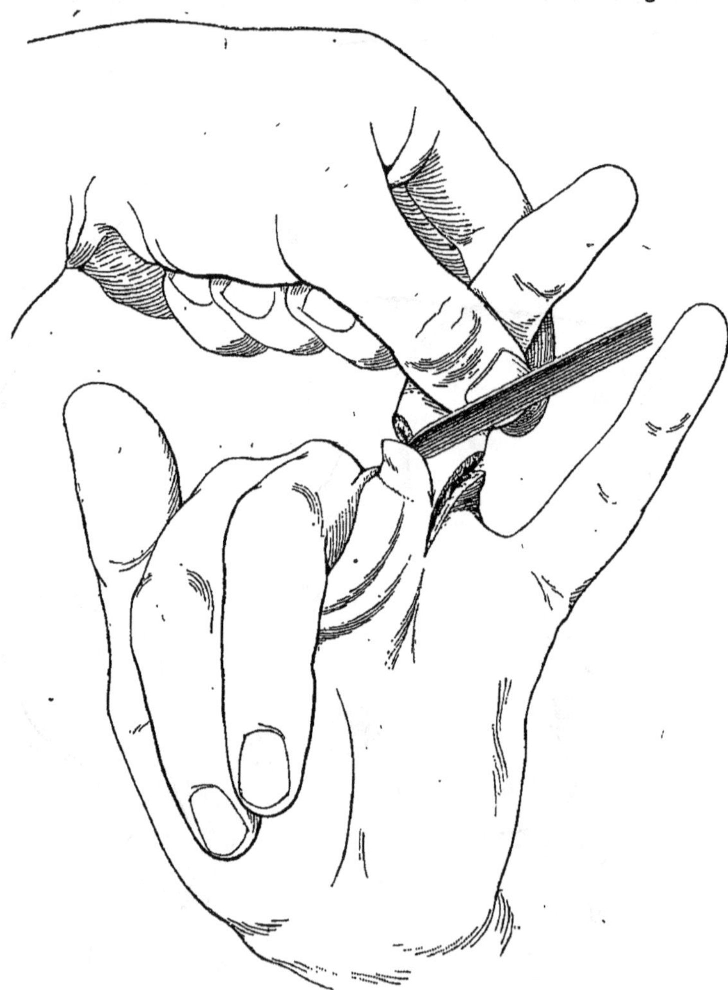

Fig. 172. — La gauche de l'opérateur, toujours avec la même prise, a redressé le doigt et l'incline à droite : le couteau suit la flèche et rejoint la première incision.

qui manquent de fixité, de vous les tendre avec intelligence.

Sans changer la position de la main opérée, confiez le doigt dressé à l'aide (*a*) qui l'incline à droite ; de la main gauche armée ou nue, écartez vous-même le lambeau (fig. 173) et décollez-le

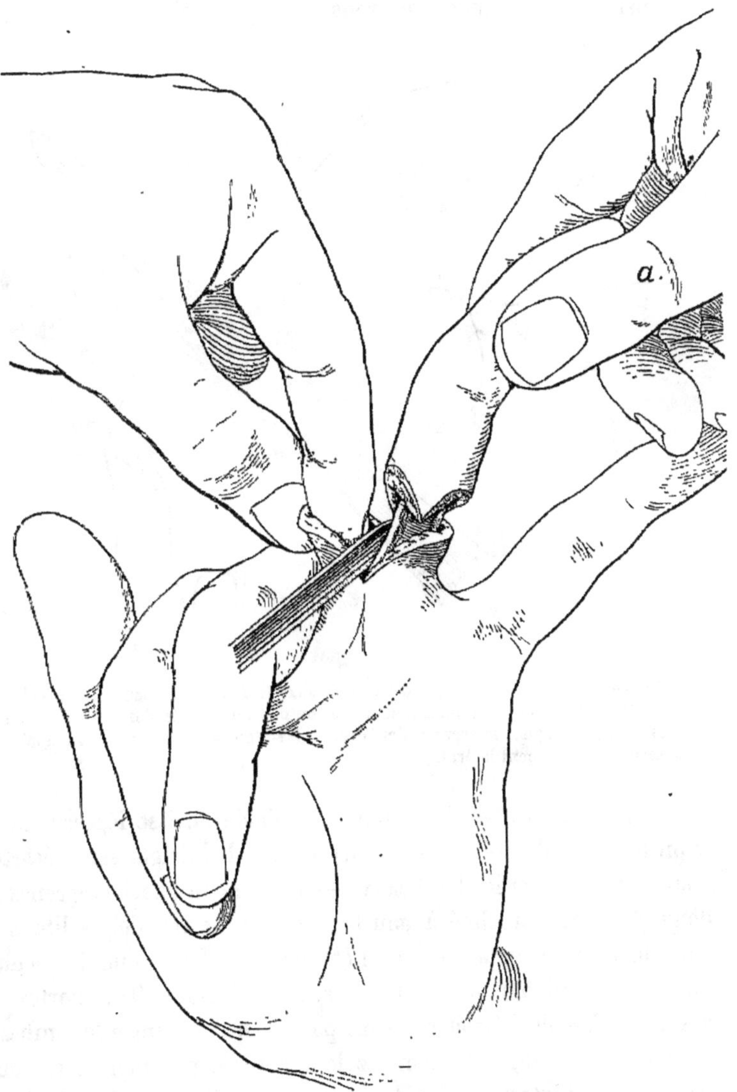

FIG. 173. — C'est l'aide (*a*) qui, de sa droite, dresse et incline le doigt pendant que votre gauche écarte le lambeau que détache le couteau, entre l'ongle et le squelette. Un écarteur adroitement manié peut remplacer l'index suspect.

comme le premier, laissant à la peau sa graisse et à l'os les tissus fibreux. — Reprenez le doigt dressé et donnez du couteau en travers sur les tendons fléchisseurs engainés, en sciant à fond, jusqu'à l'os; vous devez les sentir craquer, céder brusquement, par l'hyperextension des phalanges que vous provoquez (**a**).

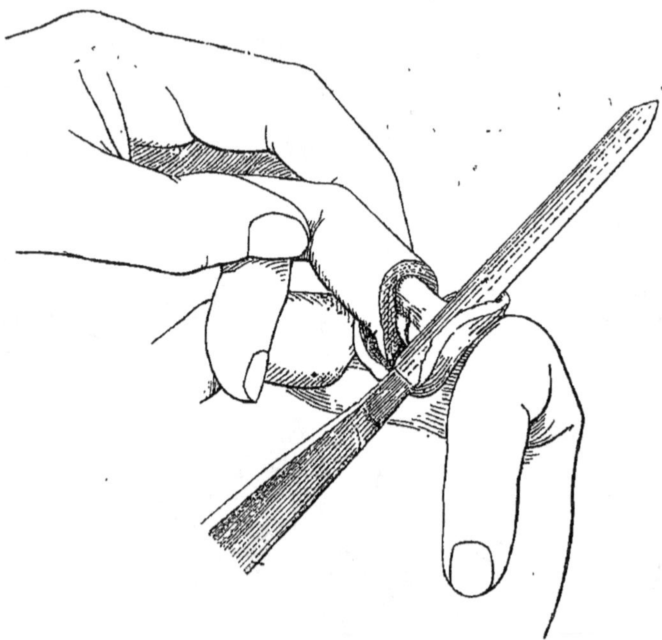

Fig. 174. — Après la dissection des deux lambeaux, le dos du couteau refoule celui de droite jusqu'à ce que le tranchant sente de son plat l'intervalle des tubercules métacarpien et phalangien, le creux articulaire, où il se tournera pour ouvrir l'articulation en divisant le ligament latéral.

Désarticulation. — A ce moment, l'aide abaisse légèrement la main qui était dressée; il concourt à tenir les doigts sains écartes pour écarter aussi les lambeaux. — De la main gauche reprenez le doigt et tenez-le incliné à gauche, employant vos doigts libres à tenir le voisin à distance (fig. 174) de telle façon que l'articulation soit abordable et visible dessus et dessous (**b**). Portez le *dos du talon* de l'étroit couteau, pointe en l'air, entre le lambeau droit et la phalange, franchissez le tubercule phalangien, et vous sentirez, par l'intermédiaire de l'instrument, l'interligne articulaire dont la traction sur le doigt exagère la profondeur et la largeur. Tournez alors votre tranchant vers l'articulation, c'est-à-dire à gauche, le dos du couteau refoulant à droite le lambeau, et entrez dans la jointure en coupant le ligament latéral (fig. 175 *a'*, 1, 2 et *a*). En ce moment, le talon du couteau, c'est-à-dire le premier centimètre du tranchant, est dans l'articulation; ne le faites pas

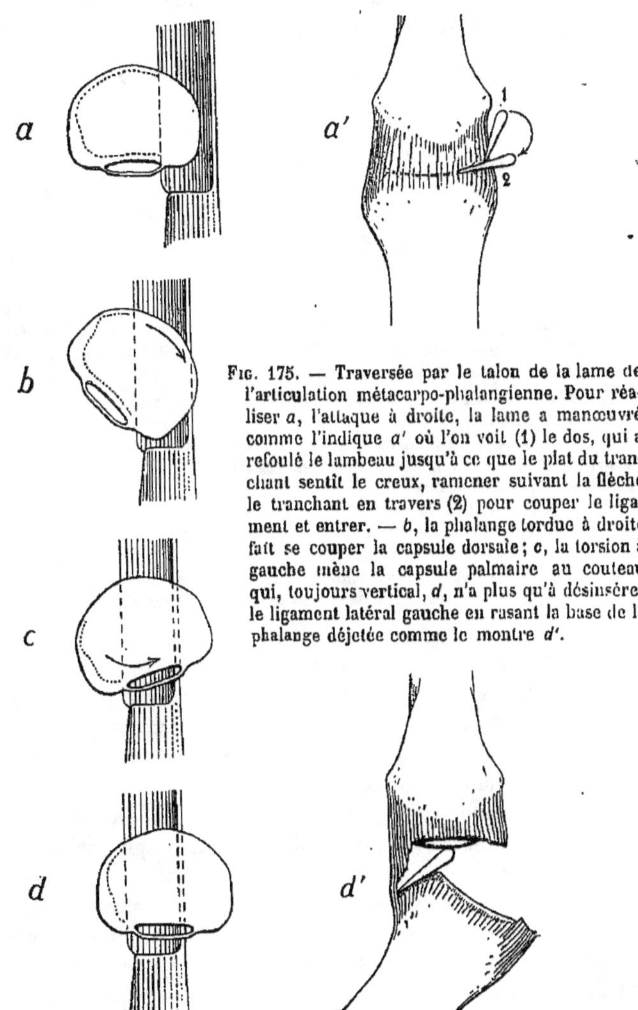

Fig. 175. — Traversée par le talon de la lame de l'articulation métacarpo-phalangienne. Pour réaliser *a*, l'attaque à droite, la lame a manœuvré comme l'indique *a'* où l'on voit (1) le dos, qui a refoulé le lambeau jusqu'à ce que le plat du tranchant sentît le creux, ramener suivant la flèche le tranchant en travers (2) pour couper le ligament et entrer. — *b*, la phalange tordue à droite fait se couper la capsule dorsale; *c*, la torsion à gauche mène la capsule palmaire au couteau qui, toujours vertical, *d*, n'a plus qu'à désinsérer le ligament latéral gauche en rasant la base de la phalange déjetée comme le montre *d'*.

avancer imprudemment, car il entaillerait votre lambeau gauche. Tordez plutôt et luxez le doigt vers la droite, le tendon dorsal ira se faire couper par le tranchant (fig. *b*); tordez ensuite à gauche tout en luxant encore à droite (fig. *c*), le ligament glénoïdien s'offrira au couteau, sans danger pour le lambeau gauche dont le bord palmaire ne peut rencontrer, du reste, que la partie encore mousse de la lame (**c**). Au moment de sortir de l'articulation en coupant le dernier ligament latéral, luxez toujours la phalange à votre droite, tout en l'inclinant à gauche, et ramenez vers vous le tranchant (fig. *d*, *d'*) afin qu'il sorte entre l'os et le lambeau gauche, le plat tourné vers la peau, le taillant rasant le côté phalangien.

Notes. — (a) La brusque et facile hyperextension des phalanges permet de sentir que la section des deux tendons fléchisseurs est complète. En coupant les tendons fléchisseurs à ce niveau, c'est-à-dire au-dessous de l'articulation, on ne risque pas d'ouvrir la partie palmaire de la gaine. En outre, ils se retirent bien assez pour qu'on n'ait pas à les recouper en faisant la désarticulation, qui est ainsi rendue beaucoup plus facile.

(b) La main gauche va manœuvrer et tirer le doigt malade ; mais il faut qu'elle ait de la prise sur la première phalange, ce qui n'a plus lieu lorsque le doigt est fracturé ou tronqué par une opération préalable. Dans les deux cas, il faut user d'un davier droit qui saisisse et meuve la phalange ou le tronçon de phalange à désarticuler.

(c) Il n'en serait pas de même si l'opérateur engageait le milieu du tranchant, et il n'en est pas de même du côté dorsal ; mais ici le tendon est facile à couper, la peau, plus mobile, peut être mieux écartée, et d'autant mieux que l'incision médiane qui sépare les lambeaux remonte toujours au-dessus de l'articulation, au contraire de ce qui a lieu sur la face palmaire.

Est-il besoin de dire qu'on peut désarticuler avec la pointe, à main levée ou à main posée, comme on le fait en exécutant les procédés qui respectent la paume de la main? C'est affaire de goût et d'habitude. Il est bon de varier les exercices quand on le peut ; ce n'est point du temps perdu pour l'éducation de la main. Si je pensais autrement croyez-vous que je serais entré dans tous ces détails de texte et de figures?

Remarques opératoires. — Les deux valves du moignon qui résulte de l'opération que je viens de décrire sont symétriques et égales. Leur commissure dorsale est incisée et peut être incisée plus loin que leur commissure palmaire. Celle-ci ne doit jamais laisser voir la tête du métacarpien quand on regarde la paume de la main avant de rapprocher des lambeaux. En la fendant profondément comme on le faisait autrefois, la désarticulation devient un jeu ; il vaut mieux que ce soit une œuvre d'art, facile du reste, que de faire courir au malade les risques d'une cicatrice tendre et douloureuse, ne le fût-elle que pendant six mois. Les cicatrices de la main, exposées aux pressions, ne sont pas toutes douloureuses ; mais il en est qui ne cessent de l'être qu'en raison d'une attitude instinctive bientôt permanente, qui condamne la région mutilée au repos, et par conséquent fait perdre au malade une partie de sa force.

Je ne conseillerai à personne de tailler les lambeaux par transfixion comme Rossi ; ni même, après avoir tracé et disséqué le premier, d'entrer dans l'articulation et de tailler le second en sortant, comme Boyer, Lisfranc et Chassaignac (celui-ci faisant le second lambeau plus long que le premier) (fig. 176). C'est le vieux jeu qui a fait des chirurgiens de la première moitié du XIXe siècle de si habiles découpeurs, mais qui n'est plus de mise, depuis qu'avec l'anesthésie générale ou locale, l'habileté consiste à faire très bien plutôt que très vite.

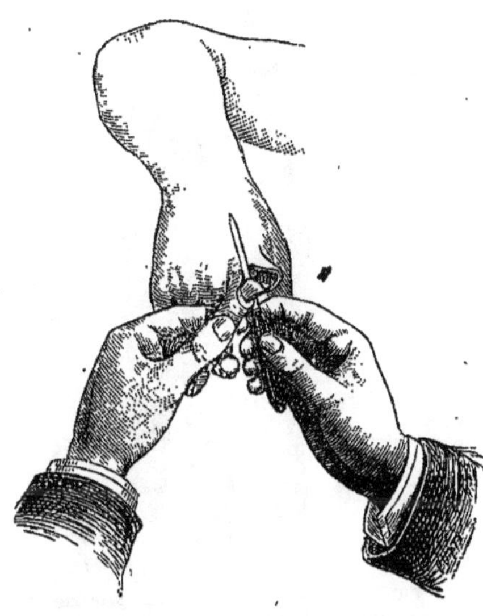

Baudens faisait chaque lambeau latéral angulaire à l'aide de deux vifs coups de bistouri se rencontrant à angle obtus.

Garengeot et Sharp ont recommandé, dans leur temps, de faire deux lambeaux carrés, l'un dorsal et l'autre palmaire plus ou moins long.

Fig. 176. — Ancienne manière de désarticuler un doigt, méthode à deux lambeaux latéraux. — Le lambeau droit a été seul disséqué ; le talon du couteau, tenu vertical, s'engage dans l'articulation, la traverse et termine le lambeau gauche en sortant.

La nécessité peut forcer quelquefois à ne garder qu'un seul lambeau latéral, dorsal ou palmaire. Décrire la manière de faire chacun de ces lambeaux serait, après ce qui précède, supposer le lecteur absolument dépourvu de coup d'œil et d'initiative.

Pour terminer cet article, voici un *moyen à la portée de tout le monde* d'amputer convenablement un doigt par la méthode à deux lambeaux latéraux carrés taillés d'après les principes de Ravaton. On fait une incision circulaire allant jusqu'à l'os, dans le pli digito-palmaire, divisant bien les tendons fléchisseurs, puis une longue fente dorsale et une courte fente palmaire. On dissèque les lambeaux, ensuite on tire sur le doigt pour séparer les surfaces articulaires et, *avec de forts ciseaux* courbes à pointes mousses, on tranche d'un coup ou de plusieurs la capsule et les ligaments.

B. — Désarticulation d'un doigt chef de file.

(Index et petit doigt.)

1° *Adaptation des procédés précédents.* — L'index et le petit doigt peuvent être désarticulés par l'un des procédés décrits ci-dessus, mais avec certaines modifications tendant à rejeter la cicatrice au pied du doigt voisin pour qu'elle y soit protégée.

Par exemple, pour amputer l'*index* par l'incision circulaire avec fente dorsale ou par l'incision en raquette, la fente dorsale, au lieu d'être médiane, sera rejetée à 1 centimètre du côté du médius (fig. 177). En outre, l'incision circulaire ne suivra pas simplement le pli digito-palmaire, mais,

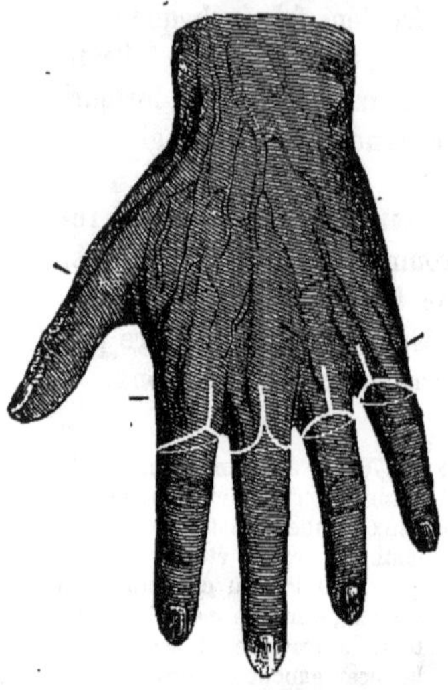

FIG. 177. — Adaptation de l'incision en raquette à la désarticulation des différents doigts. Index : incision dorsale rejetée vers le médius, circulaire oblique descendant plus bas en dehors. — Petit doigt : disposition analogue mais inverse. — Médius, annulaire : croupière ou T, au choix.

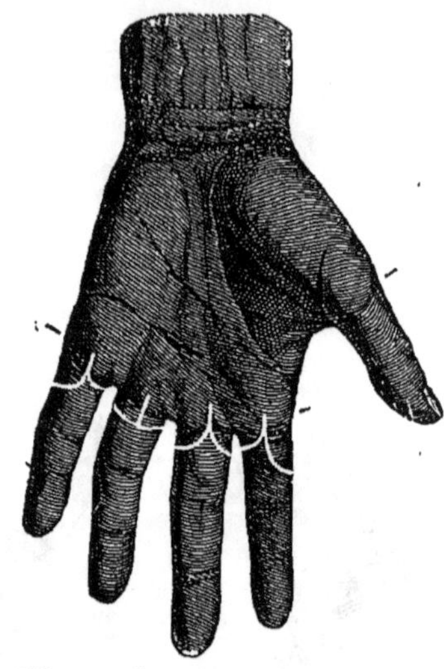

FIG. 178. — Adaptation du procédé à deux lambeaux latéraux à la désarticulation des différents doigts. Index : lambeau externe plus long que l'interne. — Petit doigt : lambeau interne plus long. — Annulaire et médius : lambeaux égaux carrés ou mieux arrondis, au choix.

du côté du pouce, passera à près d'un centimètre au-dessous de ce pli, afin d'avoir en dehors plus de peau qu'en dedans (fig. 177). Avec cette utile modification, la désarticulation devient assez difficile. — Veut-on employer la méthode à deux lambeaux, on fait aussi le lambeau externe plus long que l'interne. Du côté du pouce, le lambeau descendra donc à $0^{m},01$ au-dessous du niveau du pli digito-palmaire, tandis que du côté du médius il n'atteindra qu'à peine le niveau de ce pli (fig. 178).

On devine les modifications analogues applicables à l'amputation du *petit doigt,* afin de rejeter la cicatrice au pied de l'annulaire : fente dorsale de la raquette rapprochée de la commissure (fig. 177), incision circulaire descendant plus bas en dedans, et surtout *ne suivant pas le pli qui est oblique dans le sens contraire à celui que doit suivre l'incision.* — Ou bien, lambeau interne long et lambeau externe (côté de l'annulaire) presque nul (fig. 178).

2° *Procédé d'élection.* — Je vais décrire maintenant le procédé qui convient le mieux à la désarticulation des doigts chef de file.

Il donne des moignons excellents, le plus beau résultat possible, une grande facilité pour désarticuler. La seule partie délicate est celle qui se fait à loisir, le pinceau ou la plume à la main : le dessin du lambeau. Car c'est un procédé à lambeau unique, arrondi, de longueur suffisante, de largeur égale à la demi-circonférence du membre formée par les deux faces exposées aux chocs et aux pressions, c'est-à-dire la face palmaire et l'externe pour l'index, la face palmaire et l'interne pour le petit doigt.

Je me dispenserai d'indiquer la manœuvre opératoire, car c'est absolument celle du procédé à deux lambeaux ci-dessus décrit, avec cette différence insignifiante qu'il faut toujours commencer par l'incision qui dessine le lambeau, tantôt à la *droite*, tantôt à la *gauche* de l'opérateur. Je suppose donc que mon lecteur a suffisamment appris dans l'article précédent ; qu'il sait parfaitement tailler et un *lambeau droit* et un *lambeau gauche*, celui-ci par-dessous son poignet gauche (fig. 171, p. 274), et je me borne à préciser le trajet des incisions.

Désarticulation de l'index.
Lambeau externe et palmaire.

Pour l'index gauche (fig. 179), c'est un *lambeau gauche* à tailler par-dessous votre poignet gauche (relisez p. 274).

De l'interligne articulaire, en dehors du tendon extenseur, sur

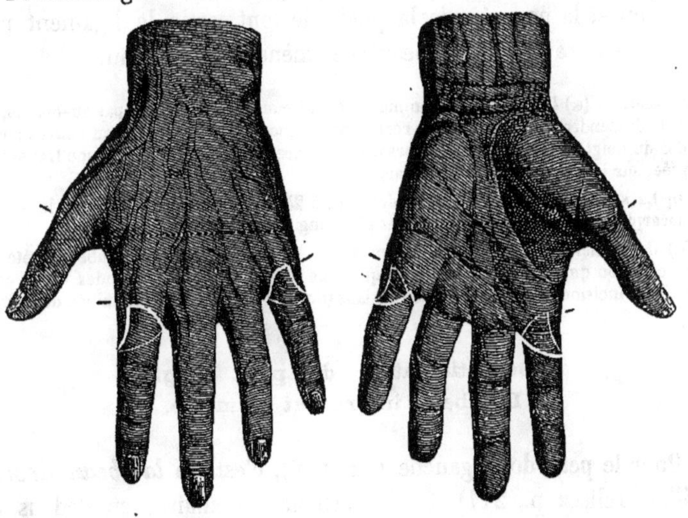

FIG. 179. — Index : lambeau à la fois externe et palmaire (*gauche*, relativement à l'opérateur). — Auriculaire : lambeau interne et palmaire (*droit*, relativement à l'opérateur).

FIG. 180. — Même procédé. Les gros tracés blancs indiquent la quantité de téguments palmaires qu'il faut garder dans le lambeau au-dessous des plis digito-palmaires.

la limite des faces dorsale et externe, descend une incision longitudinale qui suit cette limite dans l'étendue de 15 millimètres (niveau du pli palmaire) (a). L'incision entame alors peu à peu la face externe, s'arrondissant et descendant toujours (fig. 179). Au moment où elle gagne la face palmaire, elle doit passer à 0m,01 au-dessous du pli digito-palmaire (b). Elle coupe ensuite obliquement la face palmaire du doigt et, convexe, va se terminer dans l'extrémité interne de ce pli (du côté du médius), attaquant quelque peu la paume de la main.

Avant de disséquer le lambeau, une seconde incision traverse les faces dorsale et interne du doigt, unissant les extrémités de la première par le plus court chemin. Transversale sur l'interligne dorsal, ou mieux à 2 millimètres au-dessous, elle descend ensuite, non point au milieu de la commissure, mais à l'union de la commissure et de l'index, c'est-à-dire qu'elle tend à passer sur l'index plutôt que dans la commissure (c).

La dissection du lambeau et la section des tendons fléchisseurs accomplies, l'articulation, exposée absolument du côté interne et du côté dorsal, sera traversée avec la plus grande facilité. La torsion du doigt et la poussée de la phalange font sortir le ligament palmaire de la cavité du lambeau et l'amènent au couteau.

Notes. — (a) L'incision qui commence au niveau de l'interligne, pas au-dessus, au lieu de descendre longitudinale et rectiligne, gagne à être quelque peu convexe vers le dos du doigt, car c'est ce bord dorsal du lambeau qui s'unira à la coupe transverse arquée, sur la tête convexe du métacarpien.

(b) Le sommet du lambeau descendra donc à 25 millimètres au-dessous de la tête du métacarpien. C'est le minimum : taillez plus long si vous avez de l'étoffe.

(c) On garderait encore plus de peau si l'on s'apercevait que le lambeau a été fait trop court ou qu'il s'est rétracté plus qu'on ne s'y attendait. Pour l'index droit, cette deuxième incision est commencée en dedans (du côté du médius) et terminée dessus.

Désarticulation du petit doigt. Lambeau interne et palmaire.

Pour le petit doigt gauche (fig. 179), c'est un *lambeau droit* à tailler (relisez p. 271). De l'interligne articulaire, en dedans du tendon extenseur, sur la limite des faces dorsale et interne, descend une incision longitudinale qui suit cette limite dans l'étendue de 10 millimètres. L'incision entame alors peu à peu la face interne, s'arrondissant et descendant toujours. Au moment où elle gagne la face palmaire, elle doit être à un bon centimètre au-dessous du pli digito-palmaire (**a**). Elle coupe la face palmaire obliquement et, convexe, se termine dans l'extrémité externe de ce pli (du côté de l'annulaire), attaquant quelque peu la paume de la main.

Avant de disséquer le lambeau, une seconde incision traverse les faces dorsale et externe du doigt, unissant les deux extrémités de la première par le plus court chemin. Transversale sur l'interligne dorsal ou mieux à 2 millimètres au-dessous, elle descend ensuite, non pas au milieu de la commissure, mais à l'union de cette commissure avec le petit doigt, c'est-à-dire qu'elle tend à passer sur le petit doigt plutôt que dans la commissure (**b**).

La dissection du lambeau et la section des tendons fléchisseurs accomplies, l'articulation, exposée absolument du côté externe et du côté dorsal, sera traversée avec la plus grande facilité ; la torsion du doigt serait pratiquée au besoin pour désinsérer le ligament palmaire.

Notes. — (**a**) Le sommet du lambeau se trouvera à 2 centimètres au-dessous de la tête du métacarpien, comme si l'on faisait un lambeau simplement interne.

Je répète que l'incision qui commence au niveau ou très près au-dessous de l'interligne, au lieu d'être longitudinale rectiligne, gagne à avoir un peu de convexité vers le dos du doigt ; ce bord dorsal du lambeau ne s'en réunira que mieux à la coupe transverse de la coiffe de l'articulation.

(**b**) Pour le petit doigt gauche, cette deuxième incision commence en dehors (du côté de l'annulaire), et se termine dessus. C'est le contraire pour le côté droit.

On gardera un peu plus de peau si l'on s'aperçoit que le lambeau a été taillé court ou s'est déjà beaucoup rétracté.

C. — Amputations du pouce.

Amputations partielles. — Le pouce représente à lui seul l'un des mors de la pince que forme la main. Son importance est donc égale à celle des quatre autres doigts réunis. C'est à propos de lui qu'il est surtout vrai de dire qu'il faut en enlever le moins possible, dût-on scier la phalangette unguéale ou l'autre phalange à 5 millimètres de leur articulation supérieure[1].

Un moignon court et vilain est toujours de service, même s'il est dépourvu de squelette ; mais un moignon douloureux est un véritable sup-

1. Chez deux amputés du pouce, Huguier, après avoir incisé la commissure et le muscle adducteur, et réuni de chaque côté par première intention, a pu libérer le premier métacarpien dans l'étendue de 0m,025. Il leur a ainsi permis de saisir, entre le moignon et le métacarpien de l'index, des corps d'un petit volume (*Arch. gén. de méd.*, 1874, I, 78). Guermonprez, de Lille, s'est beaucoup occupé des mutilations de la main (*Sur quelques résections et restaurations du pouce*, 63 fig. Paris, 1887, Asselin),

plice. Il faut donc s'efforcer de placer la cicatrice en bon lieu et de garder beaucoup de peau, je dirais volontiers toute la peau disponible, quelque étendue que soit l'ablation du squelette. Il faut aussi n'amputer que si l'on ne peut faire autrement, et non pas imiter ceux qui voient dans tous les traumatismes l'occasion fructueuse de pratiquer une opération, de faire ce que les Anglais appellent *a good job*, une bonne affaire.

Les amputations partielles du pouce se font comme celles des doigts; je n'ai donc rien à dire, sinon qu'il y a souvent un os sésamoïde dans le ligament antérieur de l'articulation phalangienne.

Amputation totale, usages du moignon. — Supposez que vous avez dans la main le manche d'un marteau, d'une truelle, que vous soulevez une poutre, un moellon, et vous verrez que si le pouce vous manquait, votre moignon agirait *toujours* par sa face palmaire et quelquefois par sa face externe, plus rarement par sa face interne.

Un lambeau large de toute la demi-circonférence du pouce et comprenant la face palmaire entière et l'externe en majeure partie, long de $0^m,025$, et par conséquent analogue à celui que j'ai décrit pour les autres doigts chefs de file, un tel *lambeau palmaire et externe*, vivace et bien matelassé, donne un bel et bon résultat et peut être appliqué à la désar-

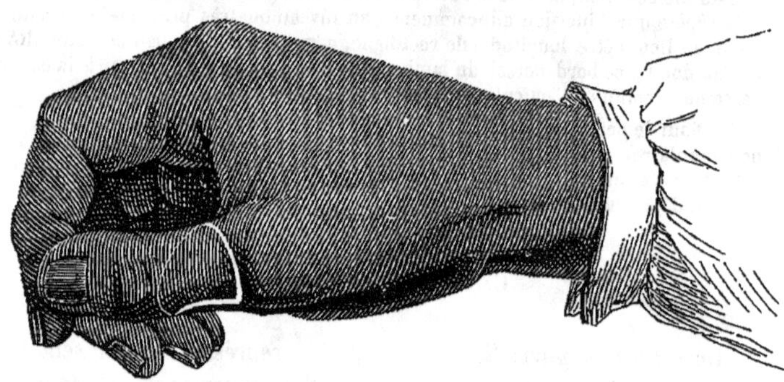

Fig. 181. — Tracé du contour d'un lambeau externe et palmaire pouvant convenir à la désarticulation totale du pouce. Ce lambeau paraît court parce que la coupe dorsale est, comme il convient, un peu au-dessous de l'interligne. Résultat excellent.

ticulation du pouce. Ce sera notre procédé de choix pour le gros orteil. Je n'en donne ici que le tracé (fig. 181).

Dubreuil a proposé un *lambeau externe* d'une largeur extrême, puisqu'il comprend la majeure partie des faces dorsale et palmaire.

D'autres recommandent : l'*incision circulaire avec fente dorsale*, la *raquette améliorée* et même quelque étroit *lambeau unique*.

Il est déraisonnable de placer la cicatrice du côté palmaire, même si elle doit être linéaire ; il est sage de l'éloigner de l'extrémité du moignon, et il faut tout faire pour qu'elle ne soit ni large ni adhérente.

Interligne articulaire. — Le fait anatomique particulier au pouce et que les élèves oublient toujours, c'est que l'articulation n'est pas cachée dans la profondeur de l'éminence thénar comme celle des doigts l'est dans la paume de la main. L'interligne répond en effet au pli de flexion du pouce, juste au niveau de la racine de l'organe. Le pli de flexion est transversal et, du côté de l'index seulement, se rapproche du pli d'opposition qui est oblique et se porte en dehors et en arrière.

L'articulation métacarpo-phalangienne du pouce a des os sésamoïdes qu'il faut conserver et auxquels s'attachent les muscles qui, après la désarticulation, continuent à mouvoir le métacarpien dans tous les sens.

Déjà j'ai parlé, à propos des désarticulations des phalanges moyenne et petite des doigts, du procédé à lambeau palmaire par incision elliptique coudée et très oblique; je vais le décrire ici, car il convient bien au pouce auquel Malgaigne l'a appliqué (fig. 182 et suiv.).

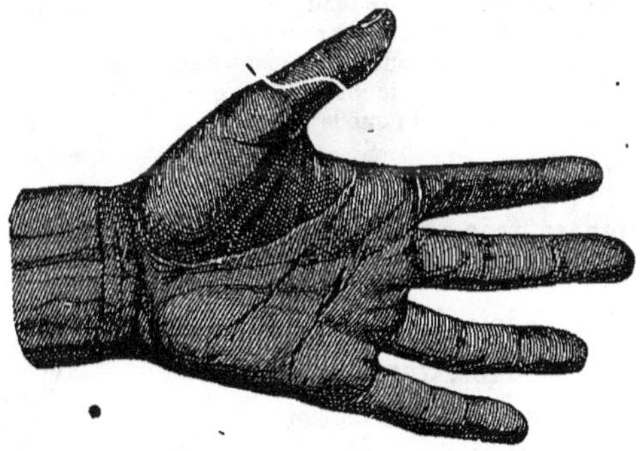

Fig. 182. — Tracé de l'incision elliptique coudée (procédé d'élection) pour la désarticulation totale du pouce. — Le trait noir indique le siège de l'interligne à deux millimètres au-dessus de l'incision.

Incision elliptique coudée donnant un lambeau palmaire.

L'aide tient la main en position moyenne : il se bornera à fixer le premier métacarpien et à tirer la peau lors de la désarticulation. Toute erreur sur le siège de l'articulation aurait ici des conséquences graves ; cherchez donc et marquez votre interligne articulaire par les moyens indiqués : flexion, palpation, mensuration.

De la main gauche saisissez le pouce comme l'indique la figure 183 ; faites sur son dos, de votre gauche à votre droite, par conséquent en commençant sur le bord gauche de la phalange, une incision en ∩ à concavité tournée du côté de l'ongle, dont le point culminant reste à 2 millimètres au-dessous de l'interligne et dont les piliers droits suivent les bords latéraux de l'organe.

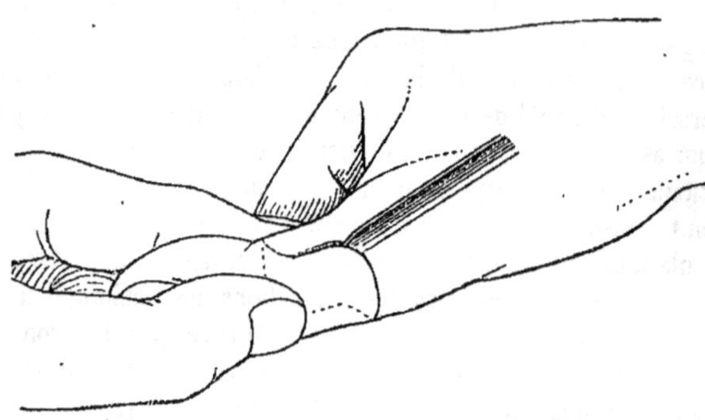

Fig. 183. — Désarticulation du pouce tenu par la gauche de l'opérateur, tordu à droite pour montrer son côté gauche. Commencée sur le bord gauche de la phalange, l'incision en ∩ dorsale qui se coude pour monter sur le dos du pouce se coudera de nouveau pour redescendre sur le bord droit, quand le pouce aura été détordu de droite à gauche par votre main qui le tient

Relevez le pouce (fig. 184) afin de bien voir sa face palmaire et d'abord son bord gauche, où vous reprenez la partie initiale de l'incision pour la prolonger, traverser la face palmaire, en la faisant passer convexe à 5 millimètres ou plus près encore, du pli interphalangien, pour enfin gagner le bord droit et y rejoindre symétriquement la fin de la première incision (a). — Disséquez ce lambeau. A cet effet, donnez le pouce à l'aide, qui continue à le tenir dressé; disséquez en gardant la graisse jusque près de l'articulation; tranchez le tendon fléchisseur vers le milieu de la phalange. — Reprenez le pouce de la main gauche; rabattez-le dans la position horizontale. Faites fixer le méta-

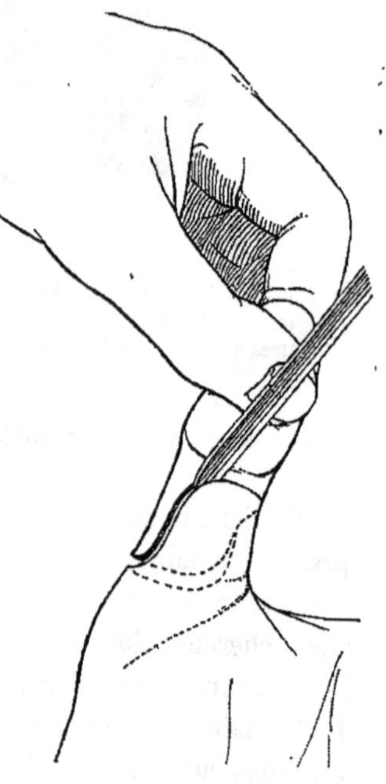

Fig. 184. — Fin de l'incision elliptique coudée par le tracé d'un ∩ coudé palmaire.

L'opérateur manœuvre le pouce amputé de manière à s'amener progressivement sous les yeux le tracé que va suivre le tranchant de la pointe.

carpien et rétracter la peau ; vous-même tirez sur le pouce comme pour l'arracher. Avec la pointe du bistouri tenu le manche en l'air, traversez l'articulation de gauche à droite, ne ménageant que le ligament palmaire protecteur du lambeau. Alors, fléchissez fort la phalange et, dans l'articulation béante,

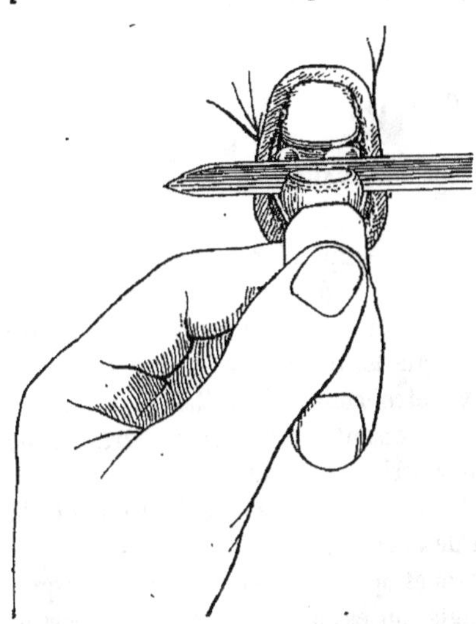

FIG. 185. — Fin de la désarticulation à pleine lame. Le lambeau disséqué pend ; le pouce, fortement fléchi, est tenu vertical ; le métacarpien reste horizontal et montre sa tête ; le couteau est engagé derrière la face palmaire de la base phalangienne basculée par l'index de l'opérateur, entre cette base et les os sésamoïdes ; il a tôt fait de diviser les ligaments phalango-sésamoïdiens.

mettez le milieu de votre lame (fig. 185) sur les insertions phalangiennes du ligament glénoïdien afin de les couper en sciant, à ras de la face palmaire de l'os, qui bientôt se détache complètement (b).

Notes. — (a) Pour faciliter ce tracé palmaire, votre main gauche tord et détord le pouce comme elle l'a fait pour le tracé dorsal. Un lambeau plus long serait meilleur mais on est bien heureux de trouver mon minimum en bon état sur le vivant. On peut faire presque toute cette opération à main posée avec une courte lame tenue comme une plume.

(b) Il faut raser le bord articulaire de la phalange, couper entre cet os et les sésamoïdes. La section du tendon fléchisseur, au lieu d'être préalable, pourrait être réservée pour la fin, car ici l'articulation est facilement accessible.

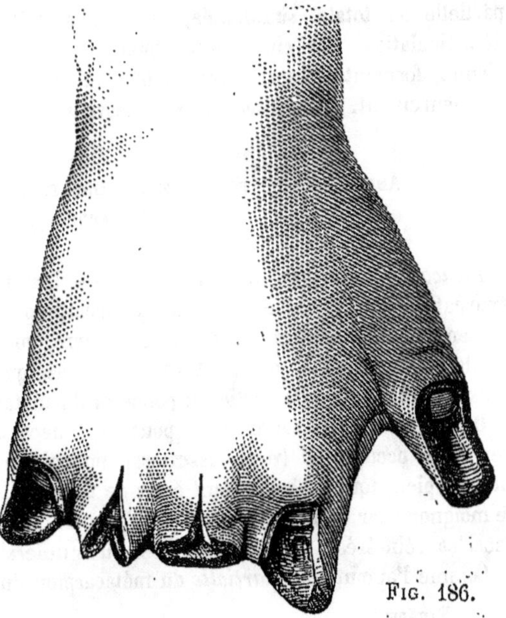

FIG. 186.

Comme résumé général des procédés les plus recommandés pour désarticuler le pouce, les doigts chefs de file et les doigts du milieu, j'ai reproduit ci-contre, bas de page 288, une image déjà vue (fig. 186).

ARTICLE III

AMPUTATIONS DES MÉTACARPIENS

Il est évident que le mot *amputation* employé seul ne convient pas très bien ici : *amputer* veut dire enlever à la fois les parties dures et les parties molles coupées un peu plus bas. On ampute le pouce ou un doigt ; mais on *extirpe* un métacarpien, puisque toutes les chairs qui entourent cet os, sur toute sa longueur, doivent être conservées. Mais il n'est que de s'entendre, et plusieurs personnes disent *amputation partielle* ou *totale* d'un métacarpien ou d'un métatarsien, comme on dit *amputation de jambe* ou *de bras*, ne cherchant à indiquer ainsi que le segment du membre où le squelette est scié ou désarticulé.

Le même procédé et le même manuel opératoire conviennent lorsque, avec le pouce ou l'un des quatre doigts, on est obligé d'enlever une partie, plus ou moins longue, ou la totalité du métacarpien correspondant. Et c'est encore à peu près de la même manière qu'on enlève deux doigts voisins avec leurs métacarpiens.

Mais l'amputation totale simultanée, des quatre doigts, l'amputation partielle ou totale, simultanée, des quatre métacarpiens des doigts, la désarticulation des cinq métacarpiens, la désarticulation médio-carpienne, forment un autre groupe naturel et seront brièvement décrites ultérieurement. (Voy. Amputations transversales de la main.)

A. — Amputation du pouce avec extirpation partielle ou totale de son métacarpien.

Indications cliniques et opératoires. — L'amputation du pouce avec extirpation partielle ou totale de son métacarpien est pratiquée, fort heureusement, bien plus souvent sur le cadavre que sur le vivant. A l'aide d'ablations partielles, on peut espérer, dans quelques ostéo-arthrites, conserver à la fois une partie du pouce et du métacarpien.

Dans les cas où le sacrifice du pouce est nécessaire, cas qui seuls doivent nous occuper ici (voy. Résections), on enlèvera le moins possible de métacarpien, tout en conservant assez de téguments pour bien matelasser le moignon ; car ce moignon, mû par l'opposant et peut-être par les autres muscles réinsérés à son extrémité, sera très utile *s'il est indolent.*

Comme l'amputation *partielle* du métacarpien du pouce n'embarrassera jamais un chirurgien exercé à faire l'amputation *totale*, je m'occuperai exclusivement de celle-ci avec détails.

Pour le malade, les deux cas sont pourtant bien différents. L'amputation partielle donne un moignon saillant qui doit pouvoir agir : il faut donc tailler la peau en conséquence, écarter à tout prix la cicatrice de la région exposée. Dans l'amputation totale, au contraire, on n'a qu'une préoccupation : garder assez de peau pour envelopper la masse charnue thénarienne, afin d'obtenir une cicatrication rapide et régulière.

Données anatomiques. — Le métacarpien du pouce est accessible par sa face dorsale qui est sous la peau et regarde un peu en arrière et beaucoup en dehors. L'interligne articulaire trapézo-métacarpien est dirigé en dedans et en bas, vers la tête du cinquième métacarpien ; il est légèrement concave et sa concavité regarde l'ongle. La capsule est lâche, plus forte en dedans. Le seul ligament un peu résistant est le tendon du muscle long abducteur placé en dehors. La synoviale ne communique pas avec la synoviale générale des articulations carpiennes. Il faut néanmoins que le couteau de l'opérateur serre de près l'extrémité supérieure de l'os pour ne pas faire d'échappade du côté interne. Là sont en effet deux parties à ménager : l'une est l'articulation du métacarpien de l'index avec le trapèze, dépendance de la grande et anfractueuse cavité séreuse du carpe ;

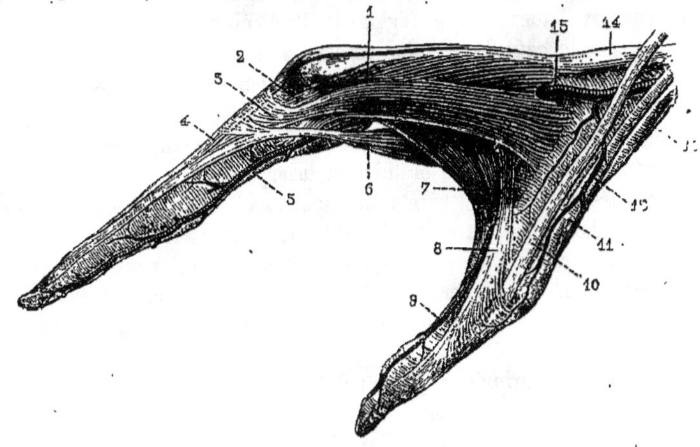

Fig. 187. — Le pouce et l'index droits : rapports de leurs métacarpiens avec l'artère radiale, etc. — 1, m. premier interosseux dorsal; 2, son insertion phalangienne; 3, son expansion dorsale qui s'unit à 4, le tendon extenseur; 5, l'artère collatérale externe de l'index; 6, m. lombrical; 7, adducteur du pouce; 8, son expansion dorsale; 9, artère collatérale interne du pouce; 10, tendon long extenseur; 11, tendon court extenseur; 12, artère dorsale du pouce; 13, tendon long abducteur; 14, tendon premier radial; 15, artère radiale perforant le premier m. interosseux dorsal.

l'autre est l'artère radiale qui descend accolée à la face dorsale du trapèze et plonge immédiatement dans l'espace interosseux, entre les métacarpiens du pouce et de l'index, pour aller à la paume de la main former l'arcade palmaire profonde (fig. 187, 15).

On contourne sans danger la partie interne de la base du métacarpien si, utilisant la laxité de la capsule, la main gauche qui tient l'os transporte cette base fortement en dehors pendant le travail du couteau.

Le corps du métacarpien donne attache, par son flanc palmaire externe, au muscle opposant ; par la partie supérieure de son bord interne, au premier interosseux dorsal. Il faut désinsérer ces muscles et non les couper à distance, parce que le moignon ne sera jamais trop rembourré. D'autre part, le meilleur moyen de ne pas ouvrir les vaisseaux des environs, grand danger des amputations partielles de la main et du pied, n'est-il pas toujours de raser les os ?

Recherche de l'articulation. — Pour déterminer la situation de l'interligne trapézo-métacarpien, on peut suivre de bas en haut les deux bords latéraux du métacarpien saisi entre le pouce et l'index, jusqu'à ce qu'on sente deux petits tubercules au-dessus desquels est l'articulation. Ce moyen excellent devient impraticable lorsqu'il y a du gonflement. Voici comment on peut faire autrement.

Le chirurgien coiffant de sa paume gauche le radius du malade, allonge le pouce et l'index sur la région de l'articulation cherchée, un de ces doigts dans le haut du premier espace interosseux dorsal, l'autre au côté de la racine de l'éminence thénar ; en même temps, de son autre main, il a saisi le pouce étendu et le balance alternativement de l'abduction dans l'adduction et *vice versa.* Lorsque le pouce est rapproché de l'index, l'extrémité supérieure du premier métacarpien, à demi luxée en dehors, devient très saillante et révèle facilement aux doigts explorateurs le siège de l'articulation qui est au-dessus. Quand, au contraire, le pouce est dans l'abduction, comme aussi dans l'opposition forcée, c'est le trapèze qui devient saillant sur la face dorsale externe : au-dessous est l'articulation cherchée. Tâtez sur vous-même en exécutant des mouvements de latéralité volontaires.

La rotation imprimée au pouce pendant la palpation de la région signale aussi le siège de l'interligne.

Que le bout du doigt sente l'extrémité supérieure du premier espace interosseux, c'est assez pour indiquer par cela même le niveau de l'interligne qui est situé à 25 ou 30 mm. de la pointe du radius lorsque la main n'est déviée ni d'un côté ni de l'autre. Et l'on peut toujours reporter les mesures de la main saine sur la main gonflée.

Procédé d'élection. — C'est l'incision ovalaire modifiée, c'est-à-dire l'incision en raquette, ma *croupière.* L'incision longitudinale dorsale sera courte ; elle commencera au-dessus de l'interligne, dans la tabatière très près des tendons réunis court extenseur et long abducteur, pour fuir l'artère radiale. L'ovale de la raquette entourera obliquement, non pas la racine du pouce, ce serait laid, mais la tête du métacarpien, passant, du côté externe, à cinq millimètres au-dessous du pli d'opposition, suivant, de l'autre côté, un trajet tout à fait symétrique (fig. 188 et suiv.).

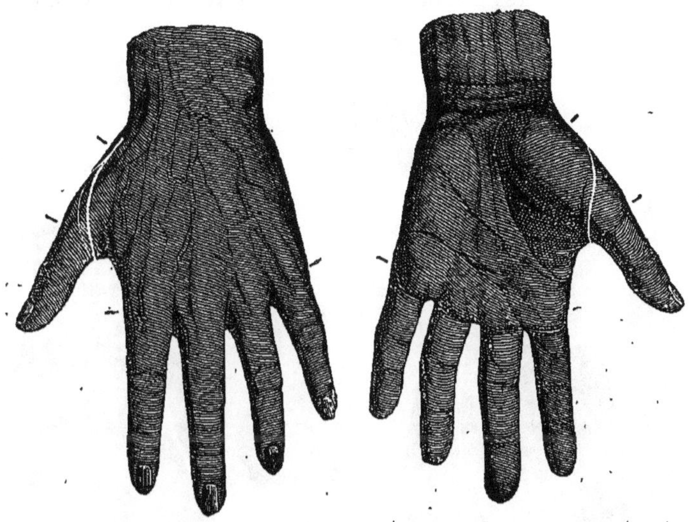

Fig. 188. — Tracé de la raquette améliorée ou croupière pour la désarticulation du premier métacarpien. La queue a seulement 2 centimètres.

Fig. 189. — Même tracé du côté palmaire, parallèle et *sous-jacent* au pli d'opposition. Les tirets indiquent les interlignes.

Repère cutané. — Le pli d'opposition est le sillon qui se creuse, profond et oblique, sur les faces palmaire et externe de la tête et du col du premier métacarpien, si vous portez le bout du pouce à la rencontre du bout du petit doigt. On retrouve sa trace, quelle que soit la position du pouce ; par conséquent, on le côtoie facilement avec le couteau. Mais, pour faire sur les faces interne et dorsale une incision symétrique, il est bon de l'avoir tracée d'avance avec une teinture colorée quelconque.

Amputation totale du pouce et de son métacarpien. Incision en raquette améliorée, croupière.

Les temps de cette brillante opération qu'il n'est pas permis de mal faire, sont : 1° incision et mobilisation des téguments ; 2° section des muscles et dénudation du métacarpien ; 3° désarticulation.

La main du malade repose horizontale et en position moyenne dans les mains d'un aide qui va prendre et écarter les doigts afin de vous présenter le bout du pouce (a).

1° Après avoir fait les explorations et les tracés nécessaires, vous saisissez le pouce, de la main gauche, et le tenez bas pour en avoir la face dorsale sous les yeux. Sachant ce que vous avez à faire, vous le simulerez d'abord pour ne pas broncher en l'exécutant.

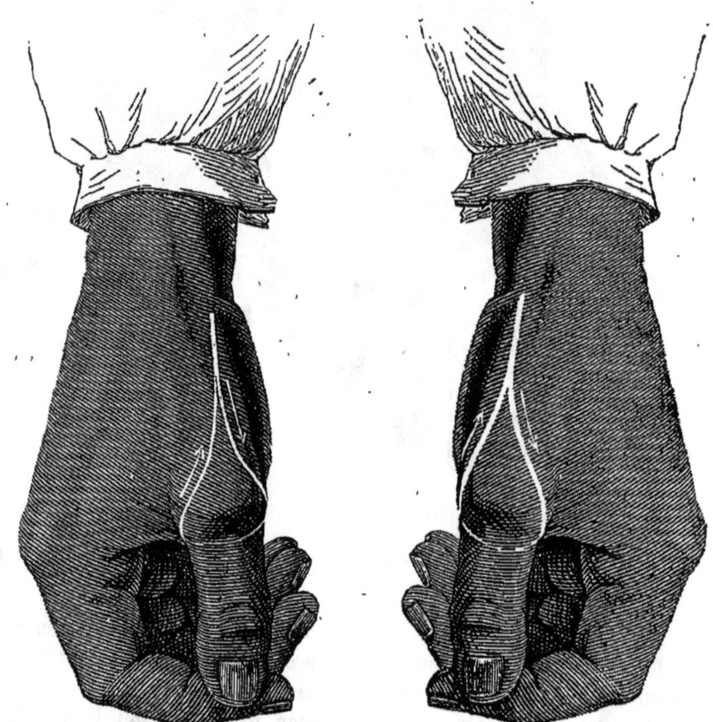

Fig. 190 et 191. — Amputation du pouce avec extirpation totale de son métacarpien. Méthode ovalaire modifiée, *croupière*. Les flèches indiquent la marche du bistouri de l'un et l'autre côté : regardez-la bien et tracez-la sur vos mains. Descendez l'incision qui est à votre droite jusque sous la racine du pouce ; faites une reprise par-dessus et remontez suivant le tracé situé à votre gauche.

2° Portez la pointe du couteau à un doigt au-dessous de l'apophyse styloïde radiale, c'est-à-dire à 0m,01 au-dessus de l'article, sur les tendons qui limitent la tabatière en dehors (**b**) ; tirez une incision appuyée, profonde et longitudinale, de 0m,02 au moins, qui, après avoir croisé l'articulation, se trouve sur la face dorsale du premier métacarpien près de son bord externe. Inclinez alors peu à peu votre incision à droite et, dans ce mouvement, le couteau étant couché et sciant au besoin, coupez obliquement les tendons extenseurs si vous les rencontrez (pouce gauche) ; suivez ensuite soit la parallèle sous-jacente au pli d'opposition (main droite), soit le tracé symétrique (main gauche), ne coupant maintenant que la peau et la graisse, aussi bien sur les côtés que sur la face palmaire. — Quoique vous ayez tordu le pouce à gauche pour aller le plus loin possible sous la paume, vous serez bientôt forcé de reporter le couteau par-dessus le membre, de détordre le pouce à droite, pour *reprendre* votre incision à gauche et remonter sur le dos du métacarpien, au point où l'incision longitudinale commençait à s'incliner vers la droite (c). Comme la section des tendons extenseurs rencontrés soit au début (pouce gauche), soit à la reprise (pouce droit), peut être incomplète et la graisse insuffisamment divisée, repassez le couteau dans toute l'étendue de la plaie. — Alors de la main gauche *relevez le pouce*, et de quelques coups de pointe mobilisez soigneusement la peau que vous avez devant les yeux, jusqu'à ce

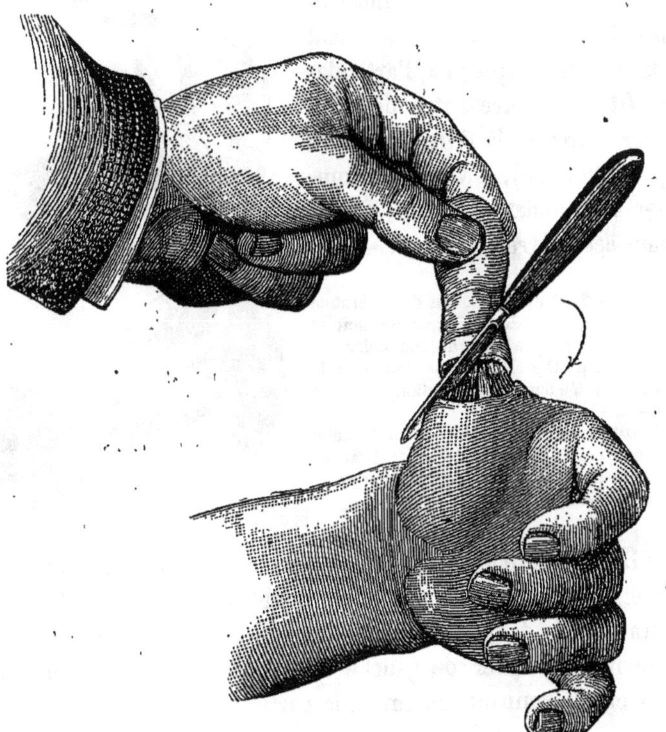

Fig. 192. — Désarticulation du métacarpien. — Commencement du second temps, de la section creusante des muscles thénariens autour du col de l'os.

que, rétractée par l'aide, elle laisse parfaitement découverts les côtés et le dessous des os sésamoïdes et des insertions de leurs muscles. Le pouce étant toujours dressé par vous (fig. 192), coupez la gorge au métacarpien à plein tranchant, à gauche en remontant, en face transversalement, et à droite en descendant, près de la peau rétractée, en creusant, pour diviser obliquement tous les muscles phalangiens à ras du métacarpien. — Il ne vous reste plus alors qu'à détacher de la base métacarpienne les muscles opposant et interosseux avant de désarticuler. Ayant rabattu le doigt malade sous et dans la main gauche (fig. 193), votre pouce et votre index supposés purs s'avancent dans la plaie, chacun de son côté, entre l'os et la chair L'un de ces doigts écarte donc ce que l'on peut appeler la lèvre droite; décollez cette lèvre du périoste, avec la pointe du bistouri appliquée sur l'os qu'elle sent, jusqu'au niveau de l'interligne articulaire; chemin faisant, inclinez votre instrument de manière à dégager le flanc palmaire du métarcarpien en le rasant de très près et jusqu'à l'articulation (**d**). — Votre autre doigt va écarter à présent la lèvre gauche de la plaie (fig. 193), et vous allez compléter la dénudation de l'os en décollant cette lèvre à son tour.

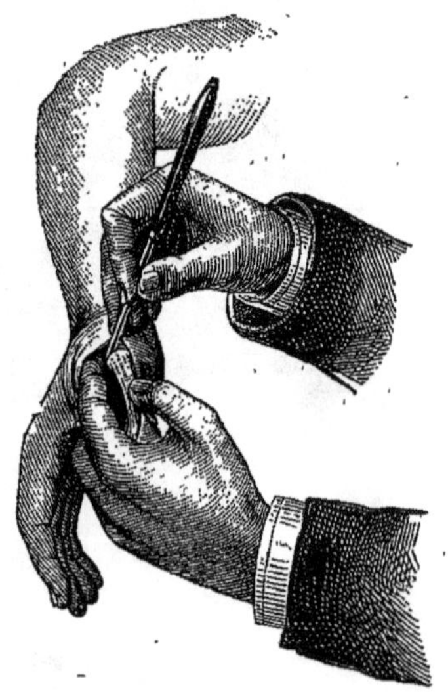

Fig. 193. — 3e et dernier temps de l'opération sur le côté droit. La main gauche tient et écarte le pouce; le bout de son index repousse et protège l'artère pendant que la pointe, limitée dans sa pénétration, ouvre et traverse l'interligne.
L'attitude ici représentée est aussi celle qui convenait tout à l'heure pour détacher la lèvre gauche des chairs, l'index les écartant, le bistouri rasant l'os.

3° Lorsque la pointe du couteau suivant et sentant les sinuosités du métacarpien bien décharné, aura doublé le tubercule métacarpien et sera tombée dans l'interligne (fig. 193), vous la tournerez brusquement pour entrer de gauche à droite dans l'articulation et la traverser, en coupant seulement la partie dorsale de la capsule et le tendon du long abducteur. Au moment de sortir de la jointure, vous ramènerez le tranchant vers vous, ne risquant pas le moindre écart (e). — Vous pourriez facilement compléter la désarticulation par torsion et arrachement. Il vaut mieux cependant user du couteau, la main gauche se bornant à tirer, abaisser et tordre pour en faciliter l'action. Vous tordez donc le pouce quel qu'il soit, *en dehors*, de manière à commencer par dégager le côté du métacarpien qui répond à l'artère radiale ; et, tout en tordant, vous abaissez la tête de l'os afin de faire surgir, de luxer sa base et d'élargir le puits où travaille la pointe du bistouri.

Notes. — (a) *Position moyenne* veut dire : attitude intermédiaire à la supination et à la pronation (fig. 190, 191).

(b) C'est en réalité entre les deux tendons accolés du long abducteur et du court extenseur qu'il faut porter la pointe du couteau. C'est facile et il faut s'habituer à le faire, car il importe beaucoup de ne pas couper l'artère radiale dans la tabatière, et l'on a d'autant plus de chances de commettre cette faute qu'on s'approche davantage du tendon isolé long extenseur et que l'on commence l'incision plus haut.

(c) Sur la main droite, les tendons extenseurs, épargnés d'abord par le couteau qui ne les a pas croisés, ne se font couper qu'en terminant l'incision. D'un côté comme de l'autre, s'ils ont été incomplètement divisés par le premier trait, un nouveau coup de tranchant en a bientôt achevé la section, avec le concours fixateur d'un doigt de la main gauche et de la flexion du pouce. Les maladroits sont obligés de les diviser en les chargeant sur le couteau, en les prenant par dessous ; ce n'est pas du reste à blâmer.

(d) Si l'on n'est pas habile de la main gauche, on fait tenir et manœuvrer le pouce par un aide, pendant que l'on pince entre le pouce et l'index et que l'on écarte chacune des lèvres de la plaie successivement. Mais la règle est toujours là : le bistouri chemine entre le métacarpien qu'il rase à plat, et l'un des doigts gauches insoupçonnables de l'opérateur, profondément introduit dans la plaie pour écarter les chairs, les décoller, les protéger tout au moins, et préparer la voie à l'instrument.

(e) Cela semble écrit surtout pour l'amputation du premier métacarpien gauche, dans laquelle le bistouri, allant toujours de gauche à droite, relativement à l'opérateur, traverse l'articulation de dehors en dedans, c'est-à-dire en se dirigeant vers le danger J'ai déjà dit qu'en luxant la base du métacarpien en dehors, on l'éloigne de l'artère.

Anciens procédés.

Au temps, déjà bien éloigné de nous, où les procédés rapides étaient encore de nécessité, on s'exerçait dans les amphithéâtres à désarticuler le premier métacarpien, par le procédé dit *à lambeau externe* (fig. 194).

Les uns, tenant le pouce, le gauche en pronation, le droit en supination, divisaient à plein tranchant la commissure, fendant à la fois la paume et le dos de la main, à ras du bord interne du premier métacarpien jusqu'au trapèze. Arrêté par cet os, l'étroit couteau traversait alors l'articulation de dedans en dehors, pendant que la main gauche luxait l'os et pinçait les parties molles externes pour les attirer en dehors et permettre au plein tranchant de revenir, entre elles et le bord externe du métacarpien, terminer le lambeau vers le milieu de la première phalange,

Les autres, ponctionnant la partie externe de l'éminence thénar, formaient d'abord le lambeau par transfixion; puis, retournant à l'articulation, ils la traversaient de dehors en dedans, menaçant l'artère, et revenaient à la racine du pouce, en séparant du métacarpien les chairs de la commissure. Ce sont des exercices permis quand on a trop de mains à sa disposition.

Aujourd'hui, si nous devions recourir au lambeau externe, nous le dessinerions d'abord, pour l'avoir suffisant et régulier, et nous le détacherions par dissection, véritable désossement. Nous séparerions de même les chairs de la commissure. La désarticulation ainsi rendue très facile serait le dernier temps de l'opération.

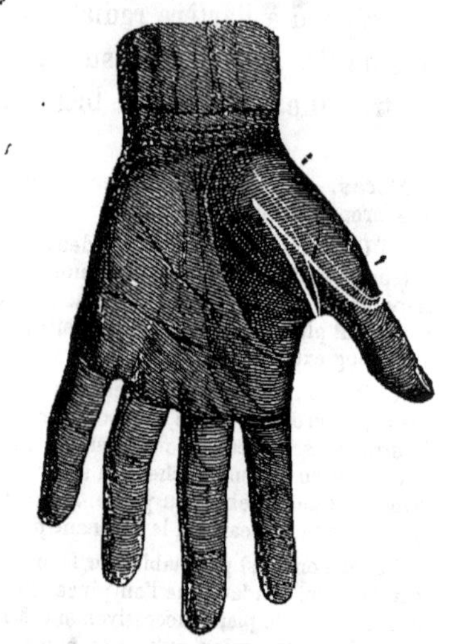

Fig. 194. — Tracé d'un lambeau externe pour la désarticulation du premier métacarpien. Les incisions palmaires (gros traits), après s'être réunies, remontent *moins haut* que les incisions dorsales. Les tirets indiquent les interlignes.

Ce procédé serait acceptable, moyennant une précaution : ne pas faire remonter l'incision palmaire aussi haut que l'incision dorsale, la terminer à un doigt au-dessous de l'articulation, comme le montre la figure 194.

B. — Amputation de l'un des doigts avec extirpation partielle ou totale de son métacarpien.

L'amputation d'un doigt et d'*une partie* de son métacarpien est une opération *facile*, bénigne, souvent utile à la suite des traumatismes et des affections inflammatoires ou néoplasiques des os et des articulations. L'amputation d'un doigt avec extirpation *totale* du métacarpien correspondant est *difficile* et rarement indiquée. Autrefois, les complications graves étaient fréquentes, sauf pourtant pour le petit doigt et le cinquième métacarpien dont l'articulation carpienne est relativement isolée et le corps facile à énucléer sans blesser de nombreuses artérioles.

Il est possible, à un opérateur exercé, d'isoler et de désarticuler un métacarpien quelconque, *sans hacher* les chairs interosseuses et palmaires, sans blesser l'arcade palmaire profonde. Il lui est impossible de ne pas ouvrir la grande synoviale articulaire carpienne, lorsqu'il extirpe les deuxième, troisième ou quatrième os du métacarpe. On doit préférer la section de ces os, si près que ce soit de leur extrémité supérieure, à la désarticulation; l'opération est rendue ainsi et moins grave et plus facile.

Dans les deux cas, on découvre l'os par une longue incision dorsale qui, arrivée à la racine du doigt, en fait le tour et prend la forme de *raquette*.

Extirpations partielles. — L'incision dorsale et la dénudation des os remontent moins haut si l'ablation doit être partielle; voilà toute la différence pour les parties molles.

Quant aux métacarpiens, il faut les scier ou les couper.

On scie le deuxième et le cinquième, après avoir passé dessous ma sonde cannelée coudée ou un écarteur, un ruban, une lamelle quelconque qui protège les chairs. On les scie un peu *obliquement*, de manière à émousser le plus possible l'angle saillant du moignon.

Guermonprez n'a pas trouvé difficile de diviser les troisième et quatrième métacarpiens avec la scie à chaîne; le fil de Gigli passe encore plus facilement. D'autres préféreraient les couper en travers avec une bonne cisaille à mors solides, quoique suffisamment pointus pour s'engager assez profondément dans les espaces interosseux. La cisaille coupe bien les épiphyses et les os ramollis, mais elle fait trop souvent éclater la diaphyse. C'est un accident que l'on raréfie en entretenant avec soin les tranchants, et en coupant le plus loin possible du milieu du corps de l'os. Il est bon d'incliner un peu l'instrument d'un côté ou de l'autre, afin que l'un des tranchants des mors s'appuie sur une face, pendant que l'autre pénètre dans le bord opposé. Malgré ces précautions, la cisaille peut faire des esquilles, et l'opérateur se trouver dans la nécessité de les extraire ou de régulariser la coupe.

Il n'oubliera pas que l'arcade artérielle palmaire profonde croise les métacarpiens et passe à un centimètre de l'articulation carpo-métacarpienne.

La pince rogne-du-bout ou dent de castor rend des services et permet de ne laisser en place que la base même du métacarpien. Cela n'est point indifférent, car la conservation de cette base diminue un peu les dangers et beaucoup les difficultés de l'opération.

Je ne reviendrai plus sur les amputations partielles des métacarpiens.

Extirpations totales ou Désarticulations. — Pour elles, je dois être long. Il faut savoir les exécuter pour bien faire les amputations partielles que pratique plus souvent le chirurgien. C'est pour cela que ces désarticulations sont, à bon droit, des opérations d'examen et de concours. « Je ne connais pas, a dit Paulet, de meilleur exercice pour rompre les commençants à toutes les difficultés de la pratique opératoire. » (*Anat.*, p. 823.) Faire parcourir au couteau la sinueuse articulation carpo-métacarpienne, trancher les liens de la base d'un métacarpien quelconque, c'est un jeu pour celui qui sait bien l'anatomie; pour celui qui l'ignore, c'est une impossibilité absolue.

Les articulations métacarpiennes, dans l'ensemble comme dans le particulier, seront toujours découvertes et attaquées par le côté dorsal. Les tendons et ligaments dorsaux seront donc toujours faciles à diviser, si on le veut faire, pourvu que la pointe du couteau suive l'interligne. Quant aux liens interosseux et palmaires des métacarpiens, ils ne peuvent être coupés que par des manœuvres spéciales. C'est pourquoi il faut savoir, pour chaque métacarpien, où sont ses ligaments et comment on peut les atteindre. Étudions donc successivement l'*interligne dorsal*, les *ligaments interosseux* et les *ligaments palmaires*.

Étude de l'interligne. — Si, sur la figure 195, aussi exacte que je l'ai pu faire, on parcourt l'interligne articulaire avec une pointe quelconque, en commençant du côté du petit doigt, on voit qu'il faut se porter en dehors et un peu en bas, puis tout à fait en dehors, et que l'on ne ren-

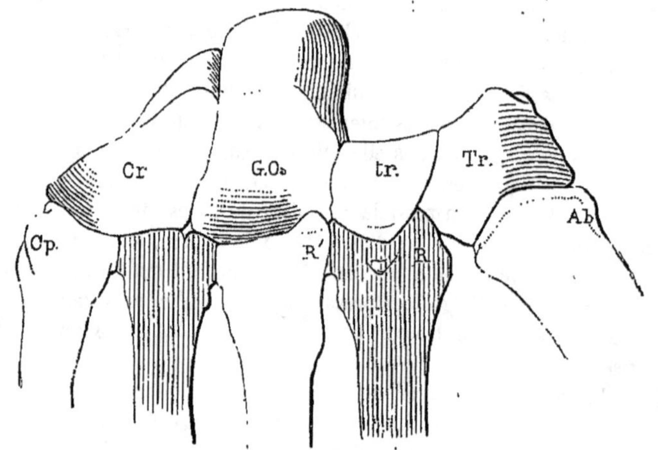

Fig. 195. — Interligne carpo-métacarpien dorsal, main droite. — Tr, trapèze. — tr, trapézoïde. — G.Os, grand os. — Cr, os crochu. — Cp, insertion du tendon cubital postérieur. — R', insertion du deuxième radial. — R, insertion du premier radial. — Ab, insertion du long abducteur du pouce.

contre d'obstacle sérieux qu'au sortir de l'articulation du troisième métacarpien avec le grand os. Là, en effet, se trouve l'apophyse styloïde couverte à l'état frais par le tendon du deuxième radial qui s'attache à sa base R'. Après avoir franchi cette saillie, on tombe dans la fourche du deuxième métacarpien qui reçoit le coin du trapézoïde et qui s'enclave elle-même entre le grand os et le trapèze.

Cet interligne articulaire dorsal du deuxième métacarpien doit être, sur la même figure 195, parcouru dans le sens contraire. Supposons donc la pointe du couteau appliquée en dehors de la base de cet os, prête à ouvrir son articulation trapézienne : elle pénètre en haut et en dedans, bute contre le trapézoïde, contourne un angle droit pour descendre en bas et en dedans au fond de la fourche qui l'arrête, remonte en haut et en dedans, touche le grand os, tournant un nouvel angle droit, elle redescendrait finalement en bas et en dedans, si elle n'était tout de suite arrêtée par la styloïde du troisième métacarpien. La vue postérieure de la base du deuxième métacarpien ressemble, voyez-le, à deux accents circonflexes juxtaposés. Suivez le trait de la figure avec votre crayon ; allez et venez d'un côté à l'autre : c'est ainsi qu'on apprend.

Lors même que l'interligne carpo-métacarpien dorsal est ouvert, que tous les ligaments et tendons dorsaux sont coupés, l'articulation reste étroite et close, les métacarpiens immobiles, sachez-le bien.

Il y a quelque chose de plus important à connaître que l'interligne : ce sont les ligaments *intermétacarpiens*, soit interosseux, soit palmaires, et les ligaments *carpo-métacarpiens* palmaires.

Étude des ligaments. — Un coup d'œil jeté sur la figure 196 montrera la situation des solides et courtes fibres qui unissent les faces latérales des

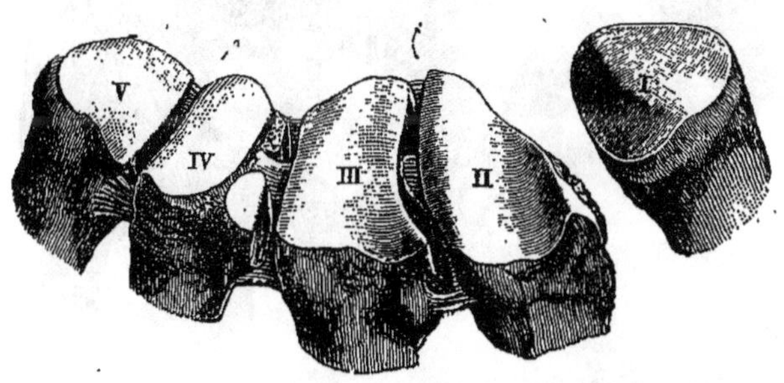

Fig. 196. — Vue d'ensemble des bases des métacarpiens, légèrement écartées pour montrer les ligaments interosseux supposés extensibles, main droite. — Entre II et III l'interligne est curviligne comme l'indique la flèche.

bases des quatre métacarpiens des doigts, et fera comprendre comment on ne peut diviser ces fibres qu'en insinuant la pointe du couteau, de champ, entre les os qui s'écartent à peine assez pour faire place à la minceur de l'instrument.

Si l'on remarque la forme curviligne de l'articulation des deuxième et troisième métacarpiens, on devinera que la lame rectiligne du bistouri ne pourra s'y engager à fond, d'emblée. Mais en faisant pénétrer la pointe du côté dorsal, d'abord à 10 millimètres de profondeur seulement, elle coupera les premières fibres accessibles ; puis, grâce à l'écartement léger que l'on obtiendra ainsi, elle s'engagera davantage, à 15 millimètres environ, et achèvera la section du ligament interosseux.

Il existe aussi, à la face palmaire, des ligaments intermétacarpiens et carpo-métacarpiens. Les premiers (fig. 197, 2, 2, 2) se coupent par la même manœuvre qui sert à trancher les ligaments interosseux, en enfonçant le couteau un peu plus profondément. On le fait sans grand danger, car on opère à quelques millimètres au-dessus de l'arcade artérielle palmaire profonde; il faut cependant que la pointe joue serré.

Quant aux ligaments carpo-métacarpiens palmaires, l'examen de la figure 197 suffira à montrer leur disposition générale. Ceux qui sont forts semblent partir exclusivement des carpiens extrêmes pour aller, à la rencontre l'un de l'autre, s'insérer devant la base du troisième métacarpien, tout en laissant des fibres aux métacarpiens croisés en route.

En réalité, le troisième métacarpien, aussitôt qu'on l'a séparé des deuxième et quatrième, n'est plus retenu du côté palmaire, car il n'est

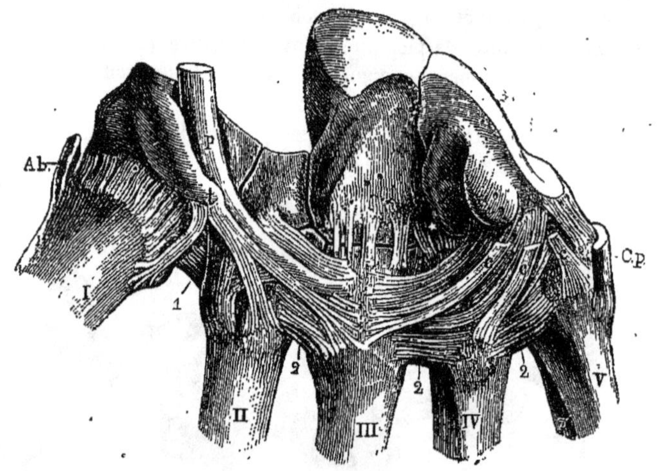

Fig. 197. — Ligaments antérieurs carpo-métacarpiens et intermétacarpiens, main droite. — *Ab*, insertion du tendon long abducteur du pouce. — *C.p*, insertion du cubital post. — *c,c,c*, insertions du muscle cubital ant. recouvrant les fibres qui unissent l'os crochu aux trois derniers métacarpiens. — *t*, crête du trapèze d'où partent des faisceaux pour les trois premiers métacarpiens. — P, tendon du grand palmaire et sa bifurcation palmée recouvrant partiellement des faisceaux profonds qui vont du trapézoïde au troisième métacarpien, et du trapèze au deuxième métacarpien. — 1, ces faisceaux trapézo-deuxième métacarpien. — 2,2,2, lig. intermétacarpiens palmaires. — * Lig. vertical cloisonnant du quatrième métacarpien.

rattaché au grand os que par des fibres insignifiantes. Les quatrième et cinquième sont plus solidement unis et à l'os crochu et au tendon du cubital antérieur par ses prolongements pisi-métacarpiens. Mais ils le sont assez lâchement pour que, une fois les fibres interosseuses, c'est-à-dire intermétacarpiennes, coupées, on ne soit pas embarrassé pour les extirper, soit par arrachement, soit par section des ligaments palmaires devenus accessibles à l'extrême pointe.

On a exagéré la résistance du ligament vertical interarticulaire qui, de l'intervalle des os grand et crochu, descend aux troisième et quatrième métacarpiens. Il n'a d'autre importance que celle qui résulte du cloisonnement qu'il opère lorsqu'il est complet, c'est-à-dire le plus souvent; car alors, il permet d'enlever le cinquième métacarpien sans ouvrir la grande synoviale du carpe. Comme ce ligament s'insère sur la base du quatrième métacarpien et partage cette base en deux surfaces cartilagineuses dont l'une, externe et petite, articulée avec le grand os, est virtuellement tapissée par la grande synoviale carpienne, l'ablation du quatrième métacarpien ouvre fatalement cette cavité.

Il me reste à parler des ligaments palmaires du deuxième métacarpien, c'est-à-dire du tendon du muscle grand palmaire et des fibres trapéziennes profondes (fig. 197, P et 1). Celles-ci (1) constituent un ligament oblique, palmaire et externe, que la pointe du couteau, introduite du dos de la main vers la paume, atteint facilement, pourvu que le manche se rabatte un peu sur le pouce. La section de ces fibres permet de faire bâiller la partie externe de l'articulation, de tordre le deuxième métacarpien le dos en dedans, et d'amener ainsi le tendon grand palmaire que l'on coupe par la même manœuvre.

Pour la section de tous les ligaments dont il vient d'être question, la main gauche de l'opérateur, manœuvrant le métacarpien quelconque qu'il s'agit de libérer, joue le rôle prépondérant : elle ne le peut jouer que si l'extrémité digitale de l'os, la tête, a été, au préalable, libérée elle-même de ses adhérences au ligament transverse qui enchaîne entre elles les quatre têtes des métacarpiens des doigts.

Recherche de l'interligne. — Il n'est point indispensable de connaître au juste le niveau de l'interligne qui sépare du carpe le métacarpien que l'on va enlever. On se rappellera seulement que l'interligne carpo-métacarpien est, dans son ensemble, à peu près transversal ; qu'il suffit, par conséquent, d'en connaître les extrémités. Déjà nous avons appris à déterminer le

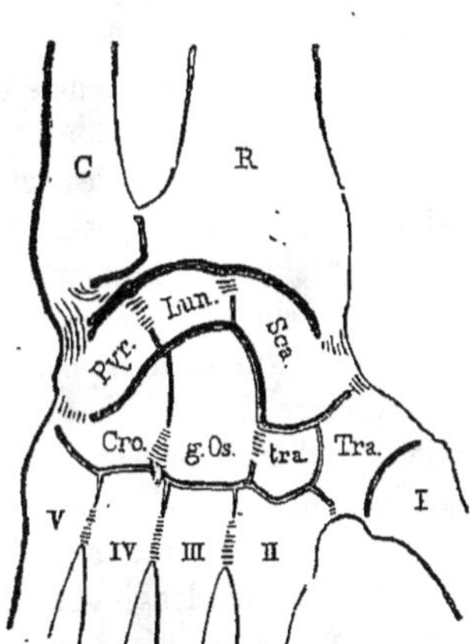

Fig. 198. — Les cinq synoviales du poignet : 1° radio-cubitale au-dessus du ménisque ligament triangulaire ; 2° radio-carpienne au-dessus de la première partie du carpe ; 3° intercarpienne et carpo-métacarpienne moyenne entre les deux rangées, entre les os de chaque rangée et entre ceux de la seconde et des métacarpiens II, III, IV qui s'articulent avec elle ; 4° carpo-métacarpienne interne entre l'os crochu et les métacarpiens V et IV ; 5° carpo-métacarpienne externe entre le trapèze et le métacarpien du pouce.

siège de l'articulation du trapèze avec le métacarpien du pouce (p. 291). Celle de l'os crochu avec le métacarpien du petit doigt se trouve immédiatement au-dessus du tubercule de ce dernier os, tubercule facile à sentir, au moins du côté sain, en explorant avec l'ongle le bord interne de la main, à 3 bons centimètres de l'extrémité du cubitus, la main n'étant inclinée d'aucun côté.

On peut retenir que la longueur du cinquième métacarpien est égale à la somme des longueurs des grande et moyenne phalanges du petit doigt.

Entre la base du cinquième métacarpien et la pointe du cubitus, une saillie dorsale existe; un léger degré d'abduction l'exagère; on prendra garde de la confondre avec le tubercule du métacarpien. Elle ne dépend pas de l'os crochu, comme on le dit généralement, mais du pyramidal.

Où doit être la cicatrice? — Dorsale, d'après les préceptes déjà exposés plusieurs fois. Et, pour qu'elle soit linéaire, on gardera assez de peau pour éviter la production d'une surface inodulaire qui, par sa rétractilité invincible, immobiliserait et dévierait le doigt voisin. Cela s'est vu, et c'est surtout à craindre après les amputations des chefs de file, le petit doigt et l'index. Le nouveau chef de file, s'il est entraîné par une mauvaise cicatrice, s'écarte comme un doigt de poulet.

Je vais maintenant décrire successivement l'amputation totale de chaque métacarpien digital en particulier.

1° ABLATION DU PETIT DOIGT ET DE LA TOTALITÉ DE SON MÉTACARPIEN.

Choix du procédé. — L'incision en raquette pure, la queue suivant le bord interne du métacarpien, permet de pratiquer cette opération, mais avec quelque difficulté pour la désarticulation. Cela ne nous arrêterait pas, ici plus qu'au pied, si la cicatrice qui résulte de ce procédé ne devait pas occuper le bord interne de la main mutilée, bord si souvent heurté et comprimé.

Après l'extirpation totale du petit doigt et de son métacarpien, les deux points extrêmes du champ opératoire seront principalement exposés aux chocs et aux pressions : le nœud articulaire de la racine de l'annulaire et l'os crochu. Je pense donc qu'il faut : 1° conserver à celui-ci ses téguments naturels sans les inciser; 2° bien couvrir l'articulation métacarpo-phalangienne de l'annulaire en rejetant l'inévitable cicatrice du côté dorsal et gardant assez de peau pour que la cicatrice soit absolument linéaire.

Tracé de l'incision cutanée. — J'accepte comme procédé d'élection une modification de l'incision en *raquette dorsale*. Pour ne pas avoir de plaie sur l'os crochu, il suffit de ne pas prolonger l'incision longitudinale, le manche de la raquette, sur cet os. Mais, avec cette seule dérogation à la règle générale, l'articulation reste difficilement accessible. C'est pourquoi il est indiqué de recourber l'extrémité supérieure de l'incision, en dedans *sur* la base du métacarpien, jusqu'au tubercule de cet os (fig. 199 et 200). La lèvre interne de la plaie devient alors une vraie *valve* que l'on peut écarter, pour exposer et dénuder, avec une facilité égale, toute la longueur du métacarpien; et l'os crochu garde ses téguments.

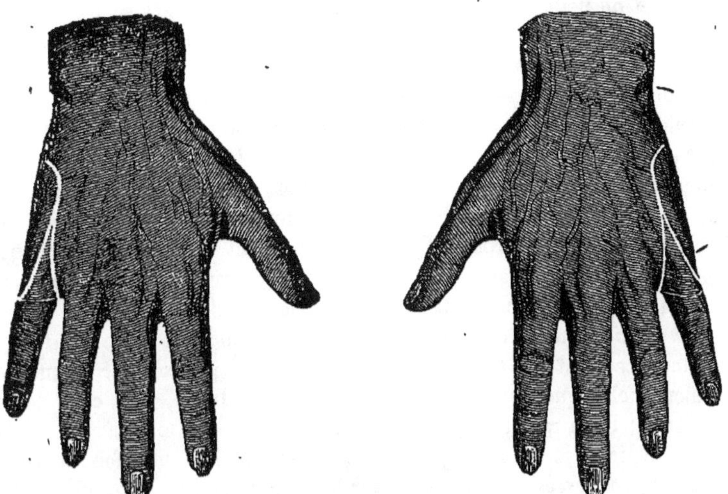

Fig. 109 et 200. — Tracés, sur la face dorsale de la main droite et de la main gauche, de l'incision propre à l'amputation du petit doigt avec extirpation totale de son métacarpien.

D'autre part, si l'on veut avoir assez de peau pour couvrir la face interne de la racine de l'annulaire, il faut, en incisant autour de la base du petit doigt, ne pas suivre le pli digito-palmaire. C'est le point délicat et la raison d'être des fig. 201 et 202. En partant de la commissure de l'an-

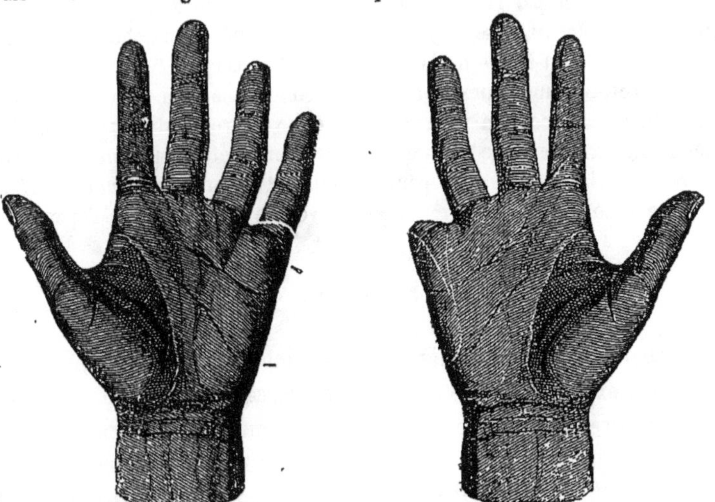

Fig. 201 et 202. — Montrent comment il faut entamer la face palmaire de la racine du petit doigt, pour conserver de quoi bien couvrir le côté de l'articulation métacarpo-phalangienne de l'annulaire.

nulaire et du petit doigt, le pli digito-palmaire de celui-ci se porte obliquement en dedans et en haut, vers le poignet. (Regardez votre main gauche et tracez dessus l'incision.) Partie de la même commissure, l'incision suivra, en traversant la face palmaire de la première phalange, une direction oblique contraire à celle du pli, c'est-à-dire s'éloignera du poignet en se portant en dedans (fig. 201). Sur la limite interne de la face palmaire, l'incision passera à 0m,01 au-dessous du pli; alors brusquement elle se recourbera et, par le plus court chemin, gagnera le milieu du bord dorsal du métacarpien. C'est donc en avant de la racine du petit doigt plutôt qu'en dedans qu'il faut prendre la peau qui s'appliquera au côté interne de l'article métacarpo-phalangien de l'annulaire.

Dénudation du métacarpien. — Bien tracer l'incision est le point important : ce n'est pas tout. En effet, il est difficile de séparer un métacarpien quelconque des chairs qui l'environnent. Il y a, pour cela, deux manières : l'une rapide et périlleuse, l'autre plus lente mais sûre.

La première, je ne veux que l'indiquer ici, consiste, une fois la peau coupée et ses lèvres écartées, à passer la lame du couteau tout autour de l'os en l'y appliquant parallèlement et le plus étroitement possible. A défaut d'autre nom, appelons cette manœuvre *coup de Liston*, pour être agréable aux Anglais. Le premier temps en est représenté par la figure 212, page 313, et le second par la figure 208, page 310. Cette manœuvre, très utile pour dégager les extrémités inférieures des métacarpiens du milieu, sera décrite plus loin à propos de l'ablation du troisième.

Dans la seconde manière, on dissèque successivement chaque lèvre de l'incision écartée par la main gauche : la lame du bistouri, tenue comme une plume à écrire, rase les os, suit leurs contours et marche toujours de bas en haut, c'est-à-dire de la phalange vers le carpe.

C'est cette dernière pratique, déjà recommandée pour le pouce, que je conseille encore pour le petit doigt et qui va être étudiée avec tous les détails nécessaires. Elle permet d'enlever un métacarpien *net*, de conserver le *volume entier* des parties molles et de n'ouvrir *aucune artère* capable d'ennuyer le chirurgien le jour ou le lendemain de l'opération.

Raquette à manche recourbé (valve interne).

Reconnaissez le tubercule supérieur interne du cinquième métacarpien ; explorez avec le doigt la face dorsale de cet os et *marquez* à la teinture ou à l'encre l'interligne unci-métacarpien. Pendant vos premières études sur le mort et toujours sur le vivant, tracez complètement l'incision (voy. plus haut). L'opération vous sera facile si vous vous conformez à mes indications; autrement, non.

Quel que soit le côté opéré, le coude est fléchi, appuyé sur la table, la main tenue par l'aide à peu près verticalement dressée (attitude des figures suivantes), mais pas trop haute (voy note **a**, p. 309).

1° Vous vous placez pour avoir devant les yeux le bord cubital de la partie malade dressée. De la main gauche saisissez le petit doigt à enlever comme la fileuse la pointe de son fuseau, tordez-le pour voir sa face palmaire comme vous pouvez la voir sur vos propres mains. Appliquez le tranchant de la pointe du couteau à la racine du doigt pour attaquer du côté de l'annulaire, dans le pli digito-palmaire, et abandonner tout de suite ce pli afin d'atteindre le bord interne de la face palmaire à 1 centimètre plus près de l'ongle. Après avoir incisé ces téguments palmaires, tournez vite et dirigez-vous, par le plus court chemin, vers le milieu du corps du métacarpien et de sa face dorsale; continuez à inciser sur cette face, le long, mais en dedans de l'espace interosseux jusqu'au voisinage de la base métacarpienne. Alors recourbez votre incision en dedans, sur cette base, parallèlement à l'interligne, mais à 2 millimètres au-dessous, pour aboutir, sans entamer la paume, sur le tubercule, non sur l'os crochu (**b**).

Tordez maintenant le petit doigt et par suite la main de manière à en amener la face dorsale devant vos yeux. Ayant remis le couteau entre le petit doigt et l'annulaire dans le commencement de votre première incision, coupez les téguments sur le côté de la phalange plutôt que dans la commissure, et gagnez en ligne droite la partie longitudinale et dorsale de l'incision déjà faite que vous rejoindrez tard, à angle très aigu, sans découvrir le muscle interosseux dorsal.

Vous avez pu et dû couper les tendons extenseurs dans ce premier passage du couteau, comme aussi diviser d'emblée et à fond le tissu sous-cutané dans toute l'étendue de la plaie; sinon, faites-le en repassant le couteau.

2° Donnez maintenant le petit doigt toujours dressé à l'un de vos aides qui le tordra et l'inclinera suivant les besoins pendant que vous isolerez le métacarpien, de chaque côté successivement, en commençant de préférence par décoller les chairs de la valve interne et palmaire (**c**). Voyez comme vous devez saisir celle-ci entre le pouce et l'index sur les figures 203 (côté droit) et 204 (côté gauche). — Pour séparer les parties molles, tenez le bistouri comme une plume, et par plusieurs traits superposés dans la même voie, rasez à plat la base de la phalange, l'articulation, la tête, puis le flanc du métacarpien sur toute sa longueur. Dans toutes vos reprises, serrez de près les saillies osseuses. — Pendant que vous décollez la valve interne, il faut que votre pouce ou votre index gauche s'enfonce toujours dans la plaie pour faire la voie du bistouri (fig. 203 et 204). A un moment donné, vous

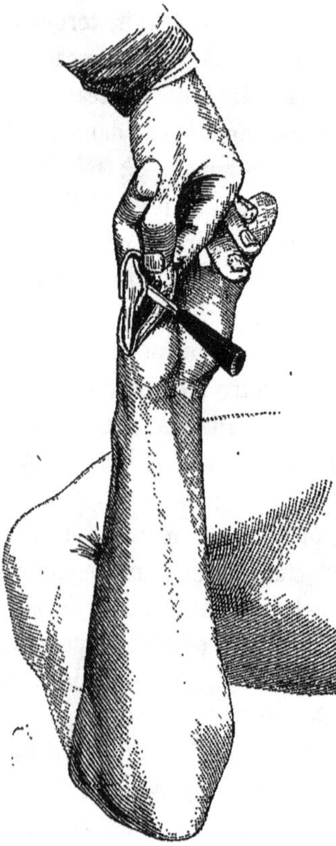

Fig. 203. — Désarticulation du cinquième métacarpien *droit*. — Attitude dressée de l'avant-bras en pronation forcée. Travail de la main gauche et du couteau pour achever le détachement de la valve interne et palmaire.

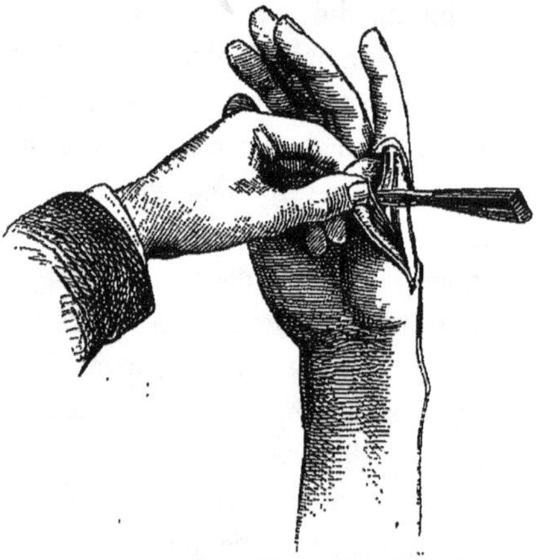

Fig. 204. — Désarticulation du cinquième métacarpien *gauche*. Dissection de la valve interne et palmaire. Le bistouri va se tourner sur les tendons fléchisseurs et les couper. L'avant-bras est toujours dressé et, pour le moment, en pronation forcée. Sur cette figure comme sur la précédente, l'on voudra bien se figurer les mains de l'aide qui doivent tenir l'avant-bras et le bout du petit doigt pour faire tourner celui-ci comme un fuseau et présenter à l'opérateur la face où il a à travailler.

serez sur la face palmaire, et le tranchant pourra se tourner sur les tendons fléchisseurs, les couper immédiatement au-dessus de la tête du métacarpien et dénuder ensuite toute la face antérieure de l'os, d'un bout à l'autre.

Maintenant il vous faut détacher les chairs de l'espace interosseux : vous pouvez reprendre vous-même le petit doigt (attitude des fig. 205 et 206). J'aime mieux le laisser à l'aide et consacrer ma gauche à la dissection. — Bientôt, si vous avez su incliner votre lame suivant le besoin,

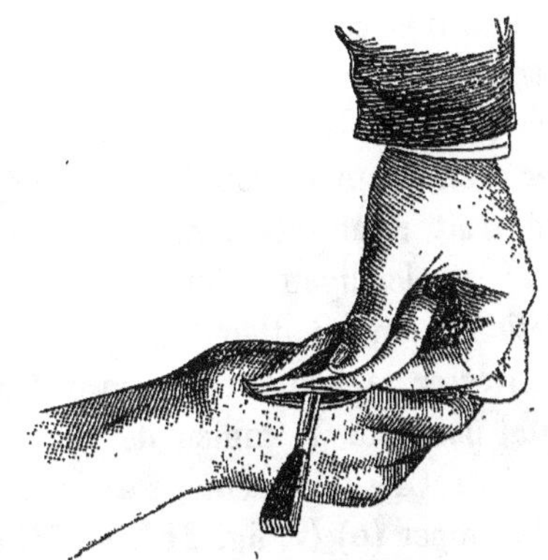

Fig. 205. — Désarticulation du cinquième métacarpien *gauche*. La main gauche de l'opérateur attire en dedans le petit doigt et refoule l'annulaire en dehors, pendant que le bistouri achève de dénuder le flanc externe du métacarpien. Pour désarticuler, l'instrument sera redressé et incliné afin que la pointe en soit dirigée vers le devant de l'apophyse styloïde radiale comme le représente la figure suivante.

l'isolement du squelette sera complet. Assurez-vous du bout du doigt que la tête métacarpienne, notamment, n'est plus reliée à la tête voisine par quelque reste du ligament transverse (**d**).

Après cette dénudation, il ne reste plus qu'à désarticuler.

5° L'aide, armé d'un crochet mousse, écarte la peau et découvre la région de l'interligne (fig. 206). — La main gauche de l'opérateur

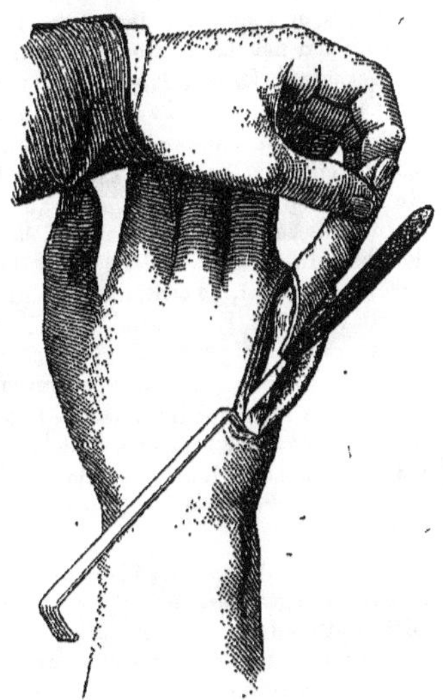

Fig. 206. — Désarticulation proprement dite du cinquième métacarpien de la main *droite* toujours dressée. — Travail de la gauche de l'opérateur qui, de ses derniers doigts fléchis, retenant l'annulaire, tend à luxer le petit doigt pendant que le bistouri plonge entre les bases métacarpiennes, dirigé vers le *devant de l'apophyse styloïde radiale*. N'oubliez pas cette direction indiquée sur la figure, par le bistouri et par l'écarteur.

a saisi le petit doigt si elle ne le tenait déjà (fig. 205 et 206) ; le bistouri, tenu comme une plume et très court, est porté de champ dans l'intervalle des bases du quatrième et du cinquième métacarpien. Il n'y a rien à faire du côté dorsal. Au contraire, la pointe enfoncée obliquement, comme pour aller sortir *devant l'apophyse styloïde du radius* (fig. 206), mais seulement à $0^m,01$ de profondeur, travaille efficacement du côté palmaire. La main gauche retient ou repousse l'annulaire (fig. 205 et 206), luxe le petit doigt en dedans et l'articulation intermétacarpienne s'entr'ouvrant, le couteau y entre à l'aise. Le tranchant de sa pointe, arrêté par l'os crochu, est alors dégagé mais pas complètement pour se porter obliquement en dedans et couper d'un premier trait la partie dorsale de la capsule. D'un second trait refaisant le même chemin dans la profondeur, l'instrument divise les ligaments palmaires que la béance provoquée de l'articulation permet d'atteindre.

Dès lors, votre gauche peut renverser le métacarpien en dedans et coucher le tendon du m. cubital post. sur le milieu de la lame qui, son dos ayant refoulé et protégeant les téguments, s'est orientée d'avance pour le recevoir et le couper (e) (v. fig. 214, p. 315).

Notes. — (a) Cette attitude (fig. 203 à 206) est excessivement commode. Pourtant, si, pour sacrifier à l'habitude, l'opérateur préférait laisser le membre dans la position horizontale, il devrait, afin d'avoir toujours le doigt malade à portée de la main gauche, se placer diversement : en dehors pour opérer sur le côté gauche ; en dedans, au contraire, pour opérer par-dessus la main du côté droit. Si l'avant-bras est horizontal, la dénudation des faces interne et palmaire du cinquième métacarpien exige : 1° que la pronation soit forcée; 2° que, pour y voir, le chirurgien baisse la tête s'il opère à droite, et s'accroupisse à demi s'il opère à gauche.

(b) On peut, en se plaçant d'abord au bout du membre, et avant de le dresser, faire cette incision à l'envers, c'est-à-dire faire du commencement la fin et réciproquement. Je le conseillerais même à ceux qui, ne voulant pas marquer l'interligne, craindraient de ne plus savoir où s'arrêter et d'être obligés de suspendre l'incision pour rechercher le tubercule du métacarpien ; mais je crains qu'agissant ainsi, on sacrifie quelquefois, involontairement, ce centimètre de peau palmaire interne sans lequel il n'y a pas de bon résultat et dont il me semble prudent d'assurer d'emblée la conservation. Ce que j'ai trouvé commode pour moi et pour les autres, je le conseille sans prétendre l'imposer, sachant trop bien que chaque opérateur a ses attitudes préférées.

(c) L'opérateur, pour disséquer la lèvre de la plaie qui n'est pas à portée de sa main gauche, peut tenir lui-même le doigt malade et confier à l'aide l'écartement des chairs ; mais il perd ainsi tous les précieux renseignements que lui fournirait son propre doigt, seul capable d'éclairer véritablement la route du bistouri de sentir le dur, d'en écarter le mou.

(d) Reste-t-il quelques fibres du ligament transverse antérieur des articulations métacarpo-phalangiennes, ce dont vous vous assurez du bout du doigt ; et sont-elles trop difficiles à atteindre, vous pouvez passer au bout du membre momentanément abaissé et contourner la tête métacarpienne avec le couteau, à la manière de Liston pour retourner ensuite à votre position première.

(e) On peut entrer dans l'articulation de dedans en dehors, en commençant par couper le tendon du cubital immédiatement au-dessus du tubercule et dirigeant le couteau vers le milieu du deuxième métacarpien. Cette manière de faire peut conduire à séparer involontairement de l'os crochu et le cinquième et le quatrième métacarpien. Elle ne rend pas plus facile la section du ligament interosseux intermétacarpien qu'il vaut mieux trancher d'abord, car, cela fait, le métacarpien se laisse renverser en dedans, sans qu'on ait touché aux liens unci-métacarpiens dorsaux et palmaires qui s'arrachent facilement, non sans crier pourtant, d'une manière désagréable... et dangereuse dans un concours.

Autre manière d'obtenir le même résultat.

Ceux qui, insuffisamment exercés, trouveront difficile d'opérer comme je l'ai indiqué, soit pour inciser les téguments, soit pour dénuder les os,

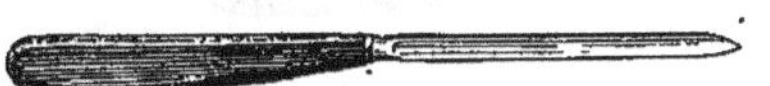

FIG. 207. — Couteau à phalanges et à poignet.

pourront agir de la manière suivante en se servant d'une lame de $0^m,10$, très étroite (fig. 207).

L'avant-bras et la main malade, quelle qu'elle soit, reposeront allongés dans les mains de l'aide et en pronation permanente. Le chirurgien placé au bout des doigts, ayant la face dorsale sous les yeux, commencera son incision sur l'os crochu s'il la fait droite, sur le tubercule métacarpien s'il la fait courbée; puis il viendra contourner la racine du petit doigt, suivant le tracé indiqué, etc. Les tendons dorsaux seront divisés et la peau bien mobilisée sur tout le pourtour de la tête métacarpienne. Continuant comme Liston, l'opérateur ne changera pas l'attitude et dénudera d'abord les flancs du métacarpien, par de longs coups de pointe tirés de haut en bas dans une voie unique de chaque côté. Ensuite, ayant appliqué le plat du tranchant au flanc droit de l'os (fig. 212, p. 313), il le glissera dessous, dégagera la pointe accolée au flanc gauche (fig. 208) et, en termi-

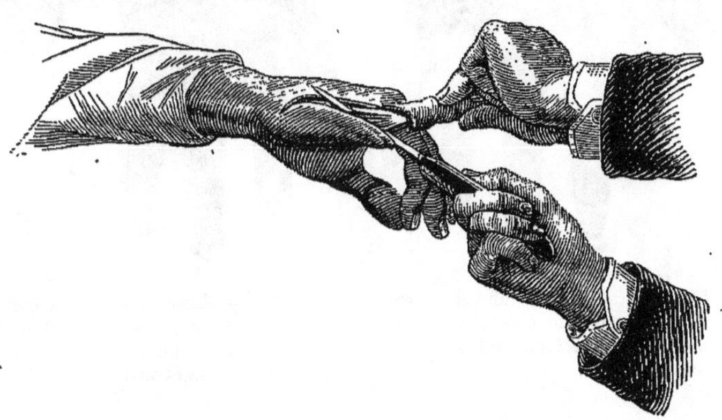

FIG. 208. — Fin du coup dit de Liston. Le couteau, dit à phalanges, ayant été engagé en long, à droite du métacarpien, en a contourné la face palmaire; il a dégagé sa pointe entre le flanc gauche de l'os et les muscles adjacents qu'il va couper en terminant. V. fig. 212, p. 313, le commencement de la manœuvre pour le troisième métacarpien.

nant, achèvera l'isolement de la diaphyse et de la tête métacarpienne.

Pour désarticuler, le chirurgien, tenant toujours le petit doigt dans sa gauche, fera un pas à droite, placera un crochet mousse pour découvrir l'extrémité postérieure de l'espace interosseux et attaquera le ligament intermétacarpien en engageant un centimètre de pointe dirigée vers le devant de l'*apophyse styloïde radiale,* etc.

Anciens procédés.

On n'a pas toujours amputé le cinquième métacarpien par un procédé dérivé de la méthode ovalaire, comme ceux qui, incontestablement les meilleurs, viennent d'être indiqués. La rapidité, nécessaire avant la découverte de l'anesthésie chirurgicale, était réalisée par le procédé *à lambeau interne* qui, depuis Lisfranc, se trouve décrit et figuré dans tous les livres. C'est le pendant du lambeau externe représenté et indiqué pour le pouce.

Je réédite très brièvement ces vieilleries et bien d'autres, parce que

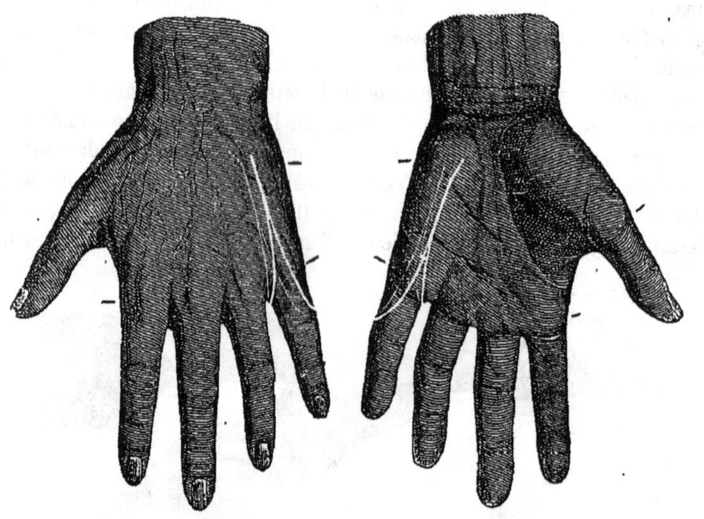

Fig. 209. — Tracé d'un lambeau interne pour désarticuler le cinquième métacarpien. Les tirets indiquent les interlignes.

Fig. 210. — Même opération. L'incision palmaire, en approchant du talon de la main, s'incline un peu vers le radius pour faciliter la désarticulation.

ce livre n'est pas un manuel, un abrégé à la mode, systématiquement ignorant et bon marché, mais un *livre d'éducation*; parce que, si quelqu'un de mes lecteurs se trouve avoir des sujets à discrétion, il pourra exécuter ces procédés qui demandent de l'habileté... et qui la donnent.

On taillait donc un lambeau à base supérieure, avec les chairs du bord interne de la main, en cherchant à lui donner, comme largeur de base, tous les téguments situés en dedans du dernier espace interosseux. Ce lambeau se rétrécissait nécessairement en s'approchant de la racine du petit doigt et, très rétractile, devait descendre au moins jusqu'au milieu de la première phalange.

Lorsqu'on voulait faire de l'exécution du lambeau le premier temps de l'opération, on le taillait, soit par transfixion, soit en le dessinant d'abord comme on le ferait aujourd'hui. Venait ensuite la désarticulation et enfin la dénudation du côté opposé.

Dans la manière inverse, on fendait d'abord à plein tranchant la commissure, l'espace intermétacarpien et le ligament interbasilaire. Cela permettait de luxer, de traverser l'articulation, de contourner et de libérer le point d'attache du muscle cubital postérieur, enfin de séparer le lambeau en revenant, toujours à plein tranchant, entre le bord interne du cinquième métacarpien et les chairs correspondantes.

2° AMPUTATION DE L'ANNULAIRE AVEC EXTIRPATION TOTALE DE SON MÉTACARPIEN.

Cette opération est absolument analogue à celle qui se pratique pour le médius. Comme nous savons déjà plonger le couteau vers l'apophyse styloïde radiale pour couper les ligaments qui unissent le quatrième métacarpien au cinquième et que nous allons, dans l'article suivant, apprendre à diviser ceux qui l'unissent au troisième, nous n'en dirons pas plus.

3° AMPUTATION DU MÉDIUS AVEC EXTIRPATION TOTALE DE SON MÉTACARPIEN.

Raquette à long manche.

Incision, — séparation des chairs, — désarticulation, — tels sont les trois temps. La désarticulation est assurée et peut être regardée comme terminée, lorsque les ligaments intermétacarpiens, c'est-à-dire interbasilaires interosseux et palmaires, sont coupés.

Après avoir déterminé et marqué la situation de l'interligne général carpo-métacarpien, explorez le bord dorsal du troisième métacarpien que doit suivre votre incision.

L'aide tient, sans raideur, le poignet en pronation et vous présente le bout des doigts. Saisissez le médius de la main gauche pour le tourner comme vous voudrez.

1° Commencez l'incision sur le carpe, sur le grand os, à $0^m,01$ au-dessus de l'interligne ; suivez le milieu de la face dorsale du métacarpien jusque près de sa tête où vous inclinez l'incision à droite, coupant, non dans la commissure, mais sur le côté du médius jusqu'au pli digito-palmaire que vous entamez en travers et à fond, le plus loin possible. — Ramenez le couteau par-dessus le doigt ; reprenez votre incision dans sa partie palmaire, assez vigoureusement pour trancher les tendons fléchisseurs pendant qu'ils sont tendus par l'extension des phalanges, et remontant sur le côté gauche, faites-la symétrique à ce qu'elle est à droite jusqu'à ce que vous ayez rejoint la partie dorsale longitudinale.

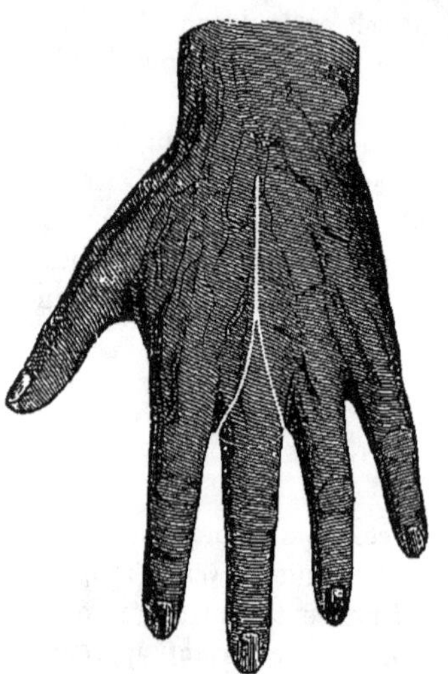

Fig. 211. — Tracé de l'incision en raquette pour la désarticulation du troisième métacarpien.

2° S'ils ont échappé, sectionnez obliquement les tendons extenseurs, et, pour ce faire, tendez-les par la flexion du doigt. Donnez maintenant quelques grands coups de couteau le long et de chaque côté du métacarpien, en le rasant pour détacher les chairs de ses flancs

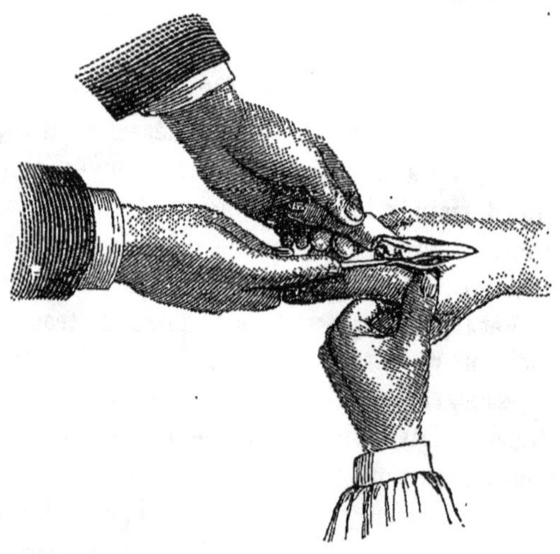

Fig. 212. — Coup dit de Liston. Engagement de la lame en long *au contact* du flanc droit du métacarpien. Pour faire place au couteau, l'aide écarte la peau et la gauche de l'opérateur éloigne le doigt. La figure 208, p. 310, représente la fin de la manœuvre.

et de ceux de l'articulation métacarpo-phalangienne. Veillez à ce que le tissu cellulaire sous-cutané soit complètement incisé et la peau décollée tout autour de la racine du médius, notamment du côté palmaire, ce qui doit être puisque vous avez tranché les tendons fléchisseurs.

Cela fait, exécutez la manœuvre dite de Liston pour couper le ligament transverse qui enchaîne la tête du métacarpien à ses voisines. Donc, inclinez le doigt à gauche pour que le couteau, parallèle au corps de l'os, puisse s'engager de champ et à droite (fig. 212). Relevez légèrement le doigt (c'est facile car les tendons fléchisseurs sont coupés) afin qu'il ne vous gêne pas pour conduire la lame, toujours à peu près parallèle au métacarpien, entre la tête de l'os et les chairs palmaires. Inclinez à la fin le doigt à droite et faites ressortir à gauche, la pointe d'abord au ras de l'os (rev. fig. 208, p. 310) puis toute la lame qui termine ainsi l'isolement désiré.

Dans cette manœuvre, la pointe a dû s'avancer à peine jusqu'au milieu du corps métacarpien, et marcher constamment appliquée à plat au contact de l'os à droite, au-dessous, à gauche.

Les tendons fléchisseurs déjà coupés et rétractés ont été ainsi dégagés de leur gaine, sous la tête métacarpienne (**a**). L'arcade palmaire profonde n'a pas pu être atteinte.

3° Faites un pas de la jambe droite et placez-vous sur le côté de la main (fig. 213) afin que, tenant le médius dans et sous la paume de la main gauche, votre pouce et votre index puissent s'engager successivement, comme des coins, entre la tête du troisième métacarpien et ses voisines, et entr'ouvrir ainsi les articulations (fig. 213).

Pour désarticuler, tenez le bistouri comme une plume, à 15 millimètres de l'extrémité de la pointe; engagez celle-ci de champ d'abord là où c'est facile, entre la base du troisième métacarpien et celle du quatrième (fig. 213) ; coupez dans la profondeur, du côté de la paume, les fibres interosseuses, avec l'extrême pointe, à petits coups, en rabattant le dos du manche vers les ongles du malade. Votre doigt gauche, qui fait coin entre les têtes, pénètre de mieux en mieux, à mesure que le bistouri travaille ; il permet bientôt à l'instrument de s'engager librement jusqu'au grand os, ce à quoi vous reconnaissez qu'il n'y a plus rien à faire de ce côté.

Ouvrez de même l'articulation du troisième et deuxième métacarpien. Mais souvenez-vous que celui-ci, convexe, est reçu par celui-là, concave, dans une espèce de gouttière (voy. fig. 196, p. 300) et que le bistouri doit s'y reprendre à deux fois pour y pénétrer. Donc n'agissez d'abord qu'avec un centimètre de pointe et contentez-vous, pour l'instant, de sectionner les quelques fibres interosseuses que vous pourrez atteindre ainsi. Puis, grâce au faible écartement obtenu par l'action

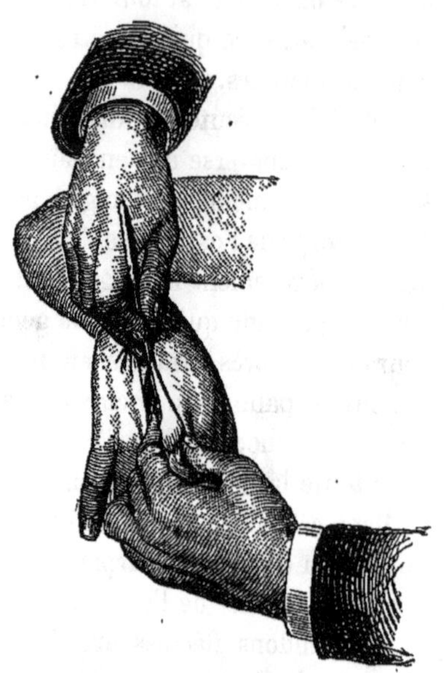

Fig. 213. — Section des ligaments intermétacarpiens. L'index gauche fait coin ; dans l'autre espace interosseux, ce sera le pouce. La main droite va renverser le dos du couteau vers les doigts malades pour mordre, avec la pointe limitée, les fibres transversales *interosseuses* et *palmaires*.

du doigt-coin ou du pouce-coin de la main gauche, faites pénétrer davantage l'instrument ; rabattez le manche vers les doigts pour conduire la pointe sur les fibres profondes palmaires et les diviser à petits coups répétés, jusqu'à ce que le troisième métacarpien, devenu mobile, branlant, semble pouvoir être facilement redressé (**b**)

A ce moment, s'il reste quelques fibres musculaires ou ligamen-

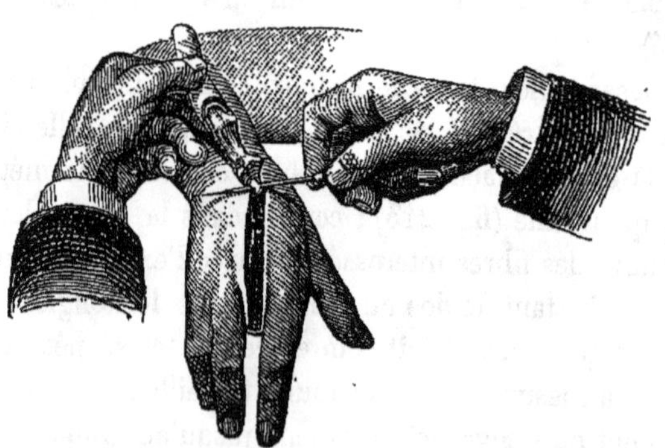

Fig. 214. — Le médius et son métacarpien ayant été redressés et renversés par la main gauche, le tendon second radial s'est replié sur le tranchant qui l'attendait pour le recevoir et le diviser comme une serpette divise une touffe d'herbe renversée sur elle.

teuses, adhérentes à la face palmaire du corps et de la base de cet os, détachez-les avec précaution; je le fais en enfonçant l'index gauche comme une sonde, en long sous le métacarpien, pour séparer, avec le bout de l'ongle, les chairs et l'artère qui tiennent encore à la face palmaire de l'os.

Enfin, renversez tout à fait le médius et son métacarpien sur le dos du poignet où le couteau, placé d'avance, attend, reçoit et coupe le tendon du muscle second radial externe (fig. 214).

Notes. — (a) Sur le cadavre, les tendons fléchisseurs coupés dans le pli digito-palmaire, comme il convient sur le vivant, ne se rétractent pas et sont assez difficiles à déloger de leur gaine. Plusieurs opérateurs d'amphithéâtre ne les coupent qu'en faisant le coup de Liston ; c'est le rendre plus difficile et partant plus périlleux, aussi bien pour les vaisseaux que pour les gaines synoviales de la paume de la main. Il est permis d'être artificieux au moment d'attaquer les tendons et de les attirer dans le doigt par l'extension de celui-ci combinée à la flexion du poignet.

(b) Lisfranc, pour séparer les métacarpiens, employait le coup de maître que nous avons conservé pour la section du grand ligament cunéo-métatarsien (voy. Amputation du métatarse). Quelques opérateurs l'imitent encore sans se servir d'un couteau à pointe rabattue; c'est bien imprudent. Si l'on veut se décider à engager une lame entre deux métacarpiens, sans en limiter d'avance la pénétration par la position des doigts, il faut : ou bien ne faire mordre la pointe que sous la poussée du pouce gauche agissant sur le dos du couteau ; ou bien abaisser le manche de l'instrument pour relever le bout de la lame en faisant pesée sur ce même pouce gauche.

Autres manières d'extirper les métacarpiens.

Il est d'autres manières d'extirper les os du métacarpe. J'en signalerai une ici, car elle est assez souvent appliquée, dans les écoles, à l'extirpation du troisième métacarpien.

Aussitôt que l'os est découvert, on le coupe en travers. On enlève d'abord, avec le doigt qu'elle supporte, la moitié inférieure du métacarpien : pour la détacher des parties molles, on la fait basculer, soit en la saisissant avec un davier, soit en l'accrochant avec le bout de l'index.

Ensuite, l'extrémité supérieure est saisie par le davier, mors dessus mors dessous, et désarticulée.

A cette manière de faire, on peut objecter : 1° que la section du métacarpien est trop souvent un simple écrasement esquilleux et que le davier broie quelquefois la base métacarpienne, au lieu de l'extraire d'un seul morceau; 2° que, dans tous les cas où le métacarpien malade a conservé sa solidité, il est inutile de le couper, puisque la main gauche de l'opérateur joue très bien le rôle du davier pour faciliter tous les temps de la désarticulation.

Néanmoins, il est bon de s'exercer à tout sur le cadavre, afin de ne jamais être pris au dépourvu sur le vivant.

Des chirurgiens frais émoulus de l'amphithéâtre peuvent être tentés de suivre encore un autre procédé de désarticulation, praticable et élégant, mais singulièrement difficile pour les métacarpiens du milieu. Il consiste, une fois l'incision des téguments faite, à ouvrir les articulations carpo-métacarpiennes et intermétacarpiennes pour, après avoir soulevé, énucléé, extrait la base du métacarpien de sa fosse profonde et étroite, dépouiller cet os de haut en bas. C'est l'*extirpation rétrograde*, que je vais décrire pour le métacarpien de l'index auquel elle est à la rigueur applicable.

4° AMPUTATION DE L'INDEX AVEC EXTIRPATION TOTALE DE SON MÉTACARPIEN.

L'interligne articulaire dorsal a été décrit et comparé à deux accents circonflexes réunis. Il ne faut pas s'en préoccuper outre mesure, car on ne l'ouvre qu'après l'avoir desserré en coupant d'abord le ligament interosseux qui unit le deuxième au troisième métacarpien et ensuite les liens palmaires externes trapézo-métacarpiens.

Une incision en raquette, à queue dorsale, convient à l'index comme au médius. Seulement, il faut songer que l'index, comme le petit doigt, est un chef de file, et, par conséquent, garder en dehors (du côté du pouce), beaucoup de peau, afin d'éviter une surface inodulaire qui pourrait entraîner le médius sur le côté.

Je conseille formellement d'extirper le métacarpien de l'index en manœuvrant comme pour celui du médius. Néanmoins, je vais décrire une manière de faire qu'il est utile de connaître et qui constitue un bon exercice d'amphithéâtre.

Amputation de l'index avec extirpation rétrograde de son métacarpien.

Après avoir pratiqué l'incision des téguments comme l'indique la figure 215, l'opérateur placé au bout du membre fera, pour désarticuler, un petit pas à droite en se rapprochant du coude (a).

Au début, tenant de la main gauche l'index malade, il trace l'incision divisant la peau, le tissu cellulaire, les tendons ; par quelques longs coups de bistouri donnés du doigt vers le poignet ou inversement, il dénude de chaque côté le flanc de l'articulation métacarpo-phalangienne et du métacarpien, le plus haut possible. Pour faciliter cette besogne et la suivante, les pouces de l'aide, appliqués sur les téguments, les font glisser en les attirant pour découvrir successivement le premier et le deuxième espace interosseux où se passent les faits principaux de la désarticulation.

Après l'incision et la dénudation des flancs, l'opérateur fait un pas à sa droite et commence par la section, avec la pointe limitée et en deux temps, du ligament interbasilaire qui unit le deuxième au troisième métacarpien (attitude de fig. 213, p. 315). — Cela fait, le bistouri est amené dans l'extrémité supérieure du premier espace interosseux, au contact de l'os, le manche incliné du côté du pouce porte la lame dans le sens con-

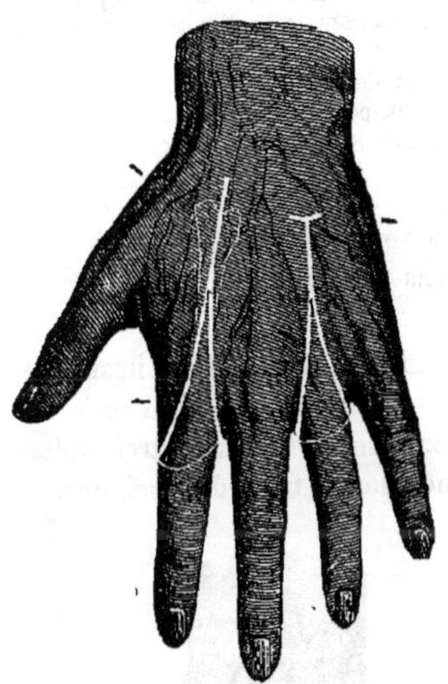

Fig. 215. — Désarticulation de l'index et de son métacarpien ; queue de la raquette prolongée au delà de l'interligne ; branche externe descendant plus bas que l'interne. La queue de la raquette, au lieu d'être prolongée, peut être coupée en T sur l'interligne, comme elle est représentée sur le métacarpien de l'annulaire.

traire. Celle-ci, appliquée à la face externe de la base du métacarpien de l'index, heurte bientôt le trapèze ; elle entre dans l'interligne en se *dirigeant vers l'article radio-cubital inférieur* et, une fois dans cet interligne, agit dans la profondeur, à la face palmaire : sa pointe y coupe les fibres trapézo-métacarpiennes et le tendon du grand palmaire figurés page 301. Le bistouri, fortement dégagé, presque sorti de la jointure, finit de couper le tendon du premier radial et parcourt avec l'extrême pointe le sinueux interstice dorsal considérablement desserré, surtout si la main gauche cherche à l'entre-bâiller en faisant basculer le métacarpien (**b**).

C'est le moment pour l'opérateur de revenir au bout du membre, de saisir avec un davier droit ordinaire ou simplement avec les doigts, le corps de l'os et d'en extirper peu à peu la base, retenue peut-être encore par quelques fibres profondes qui se rompent ou se présentent au tranchant. Le métacarpien redressé, la base en l'air, tordu et incliné alternativement dans les deux sens, permet la dénudation parfaite de sa face palmaire et de celle de l'articulation de l'index.

Notes. — (a) Il peut aussi, avec des avantages égaux, redresser la main momentanément pour dénuder et désarticuler le deuxième métacarpien comme nous l'avons appris pour le cinquième.

(b) Cet interligne est brisé presque à angles droits. Quand on cherche à y entrer en dehors, la pointe, appliquée au côté de la base métacarpienne qu'elle rase, heurte d'abord le trapèze : faites-lui faire un quart de tour en dedans : en pénétrant dans la direction de l'articulation radio-cubitale inférieure, elle heurtera le trapézoïde ; un nouveau quart de tour l'amènera au fond du V après avoir tranché le tendon du premier radial ; un autre l'en fera sortir ; un dernier la conduira hors de l'articulation, entre les deux métacarpiens (voy. fig. 195, p. 299).

Je conseille au lecteur de s'armer d'un crayon et de simuler sur sa propre main gauche tous les mouvements à imprimer au couteau pour délier la base du second métacarpien comme je lui ai conseillé de suivre le trait de la figure précitée.

C. — AMPUTATION DE QUELQUES DOIGTS VOISINS, AVEC EXTIRPATION PARTIELLE OU TOTALE DE LEURS MÉTACARPIENS.

Nous venons d'apprendre à ouvrir l'articulation, à couper les ligaments à dénuder le corps de chaque métacarpien en particulier. C'est d'après les préceptes ci-dessus posés qu'il faut enlever ensemble deux ou trois métacarpiens voisins. Je me bornerai donc à indiquer le tracé des incisions.

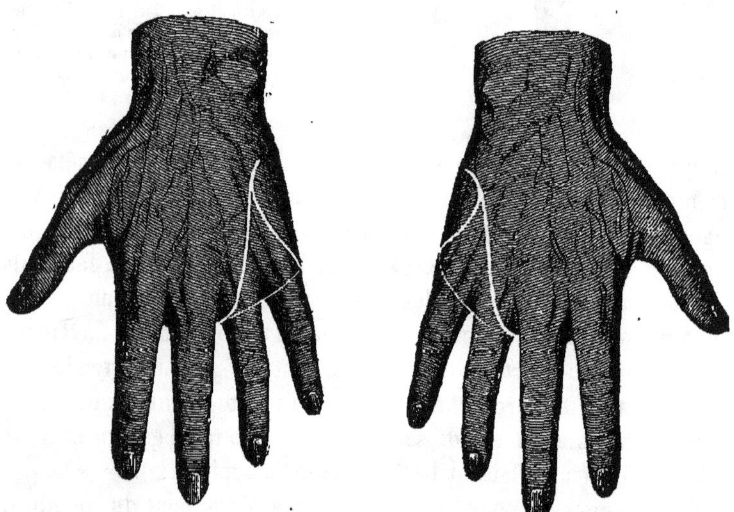

Fig. 216 et 217. — Tracé de l'incision pour enlever à la fois les deux derniers doigts et leurs métacarpiens.

1° Veut-on enlever ensemble les deux derniers doigts avec leurs métacarpiens ?

Sur la main gauche (fig. 216), l'incision commencée sur le tubercule du cinquième métacarpien marche obliquement en bas et en dehors, vers la partie dorsale et supérieure du dernier espace interosseux ; là elle s'arrondit pour revenir en dedans du petit doigt, gagner l'extrémité interne du pli digito-palmaire et le suivre jusqu'au bord externe de l'annulaire. Reprise en ce point, elle monte d'abord transversalement sur le dos de la racine de l'annulaire, s'y recourbe et, droite, va rejoindre la première courbure qu'elle aborde comme une tangente.

Sur la main droite (fig. 217), la même incision partie du même tubercule, se conduit d'emblée vers le dessus de la racine de l'annulaire, en contourne la face externe, gagne le pli digito-palmaire et le suit, etc., sans désemparer.

Avec une incision imitant la figure 218, le résultat est aussi fort beau.

2° Est-on obligé d'extirper à la fois les trois derniers métacarpiens?

La peau palmaire est *intacte* ou elle est *détruite.*

Dans le premier cas (fig. 218), une incision dorsale parallèle à l'inter-

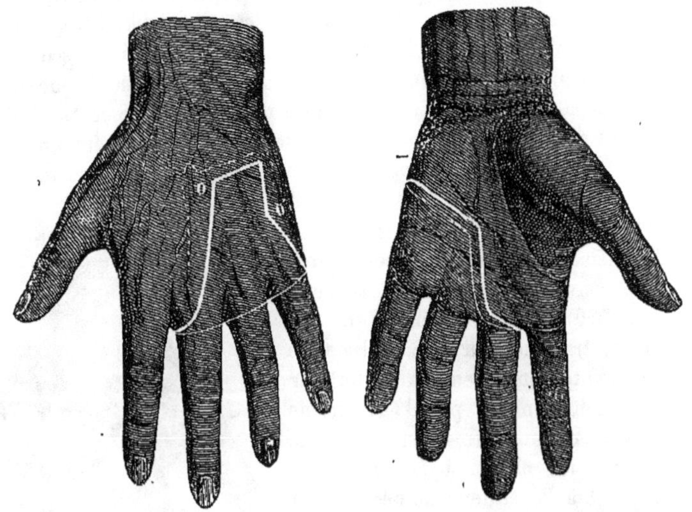

Fig. 218. — Tracé de l'incision pour enlever à la fois les trois derniers doigts et leurs métacarpiens. Conservation de tous les téguments palmaires.

Fig. 219. — Indication du minimum de peau pour exécuter la même opération sur le cadavre. Ce minimum est insuffisant sur le vivant.

ligne carpo-métacarpien et située à quelques millimètres au-dessous, commence sur la base du cinquième métacarpien pour s'arrêter en atteignant la base du troisième, au point O. Une seconde incision, longue comme la première, part de l'extrémité initiale de celle-ci et longe la face dorsale du métacarpien du petit doigt, jusqu'au point O'. A partir de là, le bistouri se porte brusquement en dedans pour gagner le pli digito-palmaire, le suivre jusqu'au delà du médius, remonter en dehors sur le dos de la racine de ce doigt, et aboutir au point O, dans l'extrémité terminale de la première incision. — Un crochet mousse, placé en ce point et agissant sur les téguments dorsaux, est indispensable pour faciliter la section des ligaments qui unissent le troisième au deuxième métacarpien. — Après l'extirpation des os, O' est mené dans O : les lèvres de la plaie s'affrontent bien. Le drainage est facile, le résultat immédiat beau et plein de promesses pour l'avenir d'une main ainsi traitée.

Pour le cas où les téguments palmaires ne seraient pas complètement intacts, je signale le tracé de la figure 219 qui représente le minimum de peau nécessaire, minimum sur le cadavre, *a fortiori* sur le vivant. Une incision entame perpendiculairement le bord cubital de la main, à un grand travers de doigt au-dessous du tubercule du cinquième métacarpien; sur le dos de la main et dans la paume, l'incision se prolonge en dehors et en bas, le long du grand pli palmaire transverse, sinon au-dessous, jusqu'au niveau de l'intervalle des quatrième et troisième métacarpiens. A partir de là, les incisions dorsale et palmaire descendent longitudinales jusqu'à la racine du médius qu'elles contournent pour se réunir.

La peau devra être libérée, disséquée même dans une certaine étendue, surtout du côté de la paume, afin que les chairs, coupées un peu plus haut, puissent être enveloppées facilement après la désarticulation.

3° A l'ablation *totale* et simultanée des métacarpiens de l'index et du médius convient l'incision en raquette (fig. 220) dont l'extrémité de la queue, traversée par une incision de commodité sous-jacente à l'interligne carpo-métacarpien, prend la forme d'un **T**, ce qui permet aux écarteurs d'ouvrir un champ opératoire assez large et à l'opérateur de désarticuler aisément.

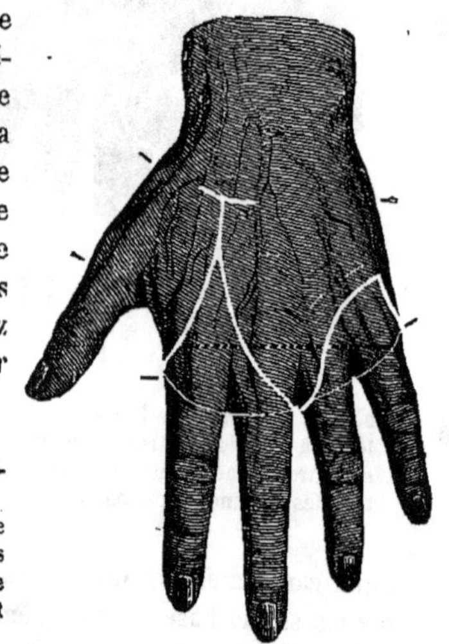

Fig. 220. — Incision pour l'ablation simultanée et totale des 2e et 3e métacarpiens. Incision pour l'ablation simultanée partielle des deux derniers métacarpiens : deux tirets blancs indiquent le niveau où il convient de scier ces os pour qu'ils soient suffisamment recouverts par le lambeau palmaire.

L'extirpation *partielle* des deux mêmes métacarpiens de l'index et du médius peut être exécutée comme celle des deux derniers dont on voit le tracé (fig. 220), en gardant un lambeau palmaire dont le bord convexe relevé viendrait s'unir à l'incision dorsale, oblique comme le plan de section des deux os.

ARTICLE IV

AMPUTATIONS TRANSVERSALES DE LA MAIN

A. — Amputation totale et simultanée des quatre doigts.

Le hasard des traumatismes peut rendre nécessaires de telles opérations. Lorsque les commissures sont intactes, on peut enlever isolément plusieurs doigts, même voisins.

L'ablation des quatre doigts ensemble se fait nécessairement par le procédé à deux lambeaux, dorsal et palmaire. Celui-ci n'a d'autres limites que le pli digito-palmaire ; celui-là, qui se rétractera énormément, doit être aussi long ; par conséquent, il comprendra la peau qui couvre le tiers supérieur des phalanges et celle des commissures dont il n'y a pour ainsi dire rien de sacrifié (fig. 221 et 222).

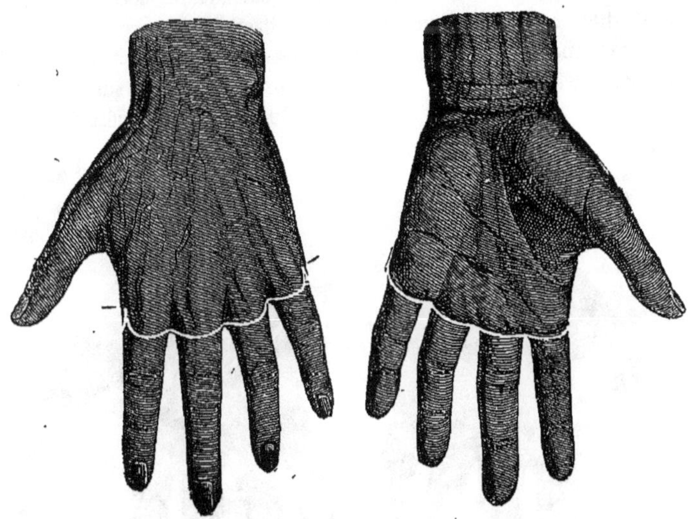

Fig. 221. — Amputation totale et simultanée des quatre doigts, incision dorsale, près du bord libre des commissures.

Fig. 222. — Même opération. Du côté de la paume, l'incision passe dans les plis digito-palmaires.

Quand les incisions sont faites, on dissèque le lambeau dorsal pour le relever et bien découvrir les articulations métacarpo-phalangiennes. On désarticule chaque doigt successivement en commençant à gauche — ou tous à la fois avec le plein tranchant — ou mieux encore, on opère comme pour enlever tous les orteils d'une seule pièce, opération qui, plus souvent pratiquée et très élégante, sera décrite avec détails.

B. — Amputation d'ensemble des quatre doigts avec extirpation partielle ou totale de leurs métacarpiens.

Quand on enlève non seulement tous les doigts, mais que l'on attaque en outre les métacarpiens : ou bien tous ces os doivent être coupés au même niveau en travers, ou bien quelques-uns d'entre eux peuvent être conservés plus longs que les autres, quelquefois même en totalité. Les amputations du métacarpe sont donc ou transversales ou obliques, et obliques tantôt dans un sens, tantôt dans l'autre.

Dans toutes ces amputations, on fait un lambeau palmaire et un lambeau dorsal ; chacun d'eux doit être au moins aussi long que la main est épaisse et disséqué à ras des os. Sur le vivant, je crois qu'il serait téméraire d'entreprendre une opération de ce genre sans avoir à sa disposition presque toute la longueur des téguments palmaires (voy. Maisonneuve, *Gaz. des hôp.*, 1842 et 1850 ; et Michon, *Gaz. hebdom.*, 1864).

On scie les os en travers ou en biais, suivant les besoins. Une scie fine est utile ; on attaque successivement chaque métacarpien après avoir coupé avec une lame étroite les chairs des espaces interosseux.

Les figures 223 et 224 indiquent comment il faut, sur le cadavre, inciser la peau pour ne laisser que le pouce. Et pour désarticuler les

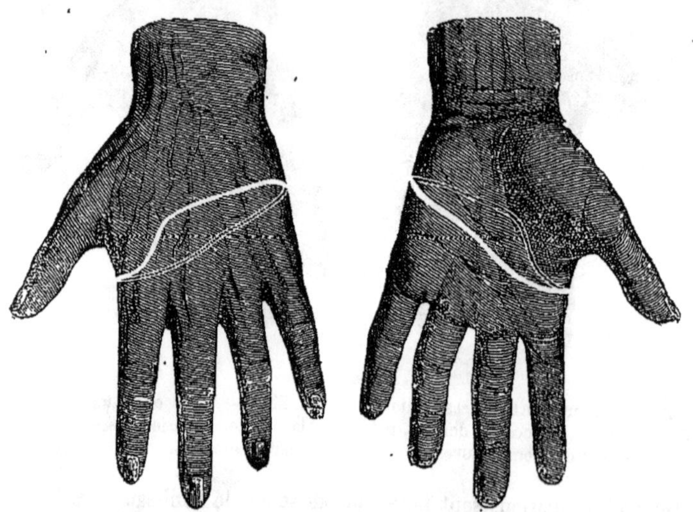

Fig. 223 et 224. — Ablation totale et simultanée des quatre derniers métacarpiens. L'incision est une ellipse peu oblique qui, dans la paume, suit à peu près le grand pli transverse de flexion et donne un large lambeau palmaire, plus long en dehors qu'en dedans. — Irrégulière, sur le dos, on la voit croiser presque perpendiculairement les trois derniers métacarpiens, puis s'abaisser vers la tête du second et se recourber en travers du col de cet os pour aller rejoindre la partie palmaire de l'incision.

quatre métacarpiens à la fois, l'anatomie nous a appris que les ligaments carpo-métacarpiens principaux sont aux extrémités de l'interligne.

Aussi, quand la face dorsale de l'articulation est découverte, ainsi que ses deux bouts, il faut attaquer d'abord l'extrémité qui est à gauche, et ce faisant, aller en dessous, avec la pointe, couper le plus possible de fibres ligamenteuses antérieures. Cela permet une légère béance, grâce à laquelle on peut parcourir l'interligne dorsal et même, en plongeant la pointe, couper les fibres antérieures, profondes, à mesure que l'on avance.

Si l'on tente d'ouvrir l'articulation, du côté dorsal, sur toute sa longueur, dans l'espoir d'y engager ensuite le couteau à plein tranchant, on perd beaucoup de temps à trouver l'interligne très serré et à le suivre avec la pointe du bistouri. Et quand cela est fait, rien d'utile n'est fait, la jointure reste aussi serrée qu'auparavant. Il faut en venir, en définitive, à attaquer l'articulation par un bout, comme nous l'avons dit et comme la connaissance de l'anatomie devait le faire supposer.

C. — Désarticulations carpo-métacarpienne et médio-carpienne.

La désarticulation des cinq métacarpiens, ou opération de Troccon (*Mém. lu à l'Institut* 1816, *rapporté* 1817, *publié* 1826, Bourg et Paris), serait facile pour un chirurgien exercé aux opérations déjà décrites. Je crois le petit moignon carpien, ainsi conservé, capable de servir. Mais je n'en dirai pas autant de celui qui résulterait de la conservation de la première rangée du carpe. Cette désarticulation médio-carpienne ne serait pourtant pas bien difficile. La tête du grand os, qui fait une saillie dorsale dans la flexion forcée et se dérobe dans l'extension, de manière à laisser un creux à sa place, serait facilement mise à nu et servirait de point de repère au couteau qui, marchant ensuite en bas, à droite et à gauche, ouvrirait facilement l'articulation médio-carpienne dont la synoviale est très étendue en hauteur sur le dos du poignet.

ARTICLE V

AMPUTATION DE LA MAIN EN TOTALITÉ, DÉSARTICULATION DU POIGNET

Indications. — Cette opération est assez fréquemment indiquée, spécialement dans les cas de traumatisme et de néoplasme.

Même avec les anciens pansements, sa gravité n'était pas considérable ; le cartilage ne s'exfoliait pas souvent, les gaines ne suppuraient pas toujours. Elle pouvait déjà guérir en une ou deux semaines (Pitha), pourvu qu'on eût gardé assez de peau. Dans le cas contraire, il fallait quatre mois et plus pour constituer un mauvais moignon. Boyer l'a dit et je l'ai vu.

Il vaut mieux désarticuler simplement que de scier les apophyses styloïdes (*British med. Journ.*, 1872, I; W. Fergusson). La désarticulation simple l'emporte sur l'amputation de l'avant-bras par de moindres chances de mortalité et de nécrose; par la persistance des mouvements de rotation; par la conservation de l'attache inférieure du long supinateur, puissant muscle fléchisseur de l'avant-bras; enfin, par la longueur et la forme du moignon facile à utiliser pour l'application d'un appareil prothétique (*British med. Journ.*, 1871, I; Jolly).

Données anatomiques. — La première rangée du carpe forme une saillie convexe, oblongue dans le sens transversal, reçue dans une cavité antibrachiale peu profonde, de forme appropriée. L'interligne articulaire est donc arciforme. On compte un ligament interne et un externe (?), un palmaire très fort (fig. 225) et un dorsal mince et complaisant. Celui-ci, par sa laxité, permet de fléchir fortement la main et d'amener le condyle en demi-luxation postérieure. C'est en coupant ce ligament tendu sur le condyle carpien ainsi à demi luxé par la flexion forcée, que l'on arrive le plus facilement et le plus sûrement à ouvrir l'articulation.

La synoviale radio-carpienne est, d'habitude, isolée de la radio-cubitale inférieure (fig. 198, p. 302) ; de sorte que la désarticulation du poignet n'ouvre pas nécessairement cette petite cavité dont l'intégrité est fort utile à la conservation des mouvements de rotation. On devra donc s'appliquer, en opérant, à respecter le ligament triangulaire radio-cubital.

Les deux apophyses styloïdes sont les piliers de l'arc formé par l'interligne. Celle du radius descend plus bas, de sorte qu'elle se trouve juste au niveau de la partie culminante de l'articulation médio-carpienne.

Si donc on incisait en travers sur le dos du poignet non fléchi, juste au niveau de la pointe du radius, le couteau pénétrerait dans l'articulation du grand os et du semi-lunaire, faute bien souvent commise.

Lorsque l'articulation est dépouillée de toutes parts, le petit couteau droit peut la traverser facilement et à plein tranchant, non pas dans le sens antéro-postérieur (comme on le représente trop souvent), à cause de la forme arquée de l'interligne, mais d'un côté à l'autre. Il suffit pour cela d'engager l'étroite lame au-dessous d'une malléole, en choisissant l'externe de préférence, et, pour ne pas heurter le condyle, de se souvenir de la légère concavité de l'arc radio-cubital.

Les *parties molles* qui environnent l'articulation du poignet sont importantes à étudier. Sur la face dorsale, sans parler de vaisseaux et nerfs insignifiants : rien que des tendons la plupart isolés, et la peau. Du côté palmaire, au contraire : deux artères, deux gros nerfs, des origines musculaires et un énorme paquet de tendons. Le canal ostéo-fibreux qui loge et contient ces derniers est formé par les deux rangées carpiennes, appareillées en forme de croissant dont les cornes ou saillies sont reliées d'un côté à l'autre par un large pont fibreux, le ligament transverse du carpe

(8, fig. 225). La paroi antérieure de ce canal radio-carpien, osseuse sur les côtés, fibreuse au milieu, est adhérente aux téguments. Cette adhérence rend difficile et périlleuse la dissection de la peau.

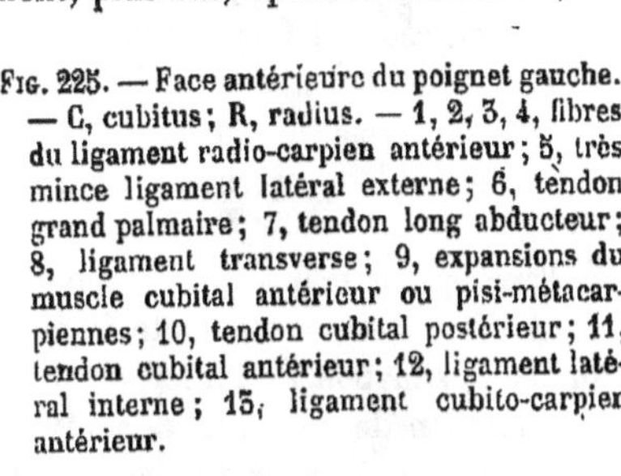

Fig. 225. — Face antérieure du poignet gauche. — C, cubitus; R, radius. — 1, 2, 3, 4, fibres du ligament radio-carpien antérieur; 5, très mince ligament latéral externe; 6, tendon grand palmaire; 7, tendon long abducteur; 8, ligament transverse; 9, expansions du muscle cubital antérieur ou pisi-métacarpiennes; 10, tendon cubital postérieur; 11, tendon cubital antérieur; 12, ligament latéral interne; 13, ligament cubito-carpien antérieur.

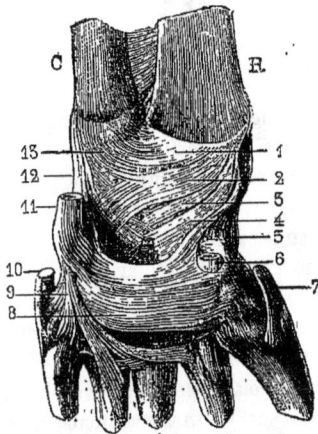

Les téguments de la face antérieure du poignet fort minces sur l'avant-bras, au niveau des plis de flexion, deviennent, plus bas, épais et matelassés; ils se rétractent assez peu. Ceux du dos du poignet, minces, maigres et mobiles, se *rétractent énormément*, surtout ceux qui recouvrent le radius et son apophyse styloïde.

Ainsi donc, la malléole radiale, par son volume, sa longueur et sa mobilité dans les mouvements de rotation, par la rétractilité considérable de ses téguments, est la partie du squelette qu'il est à la fois le plus important et le plus difficile de bien recouvrir. Il faut, dans tous les procédés, garder 3 centimètres (deux doigts) de peau, sur le bord radial du poignet; il n'est permis de rester en deçà que dans les cas rares où le traumatisme, en coupant les téguments, a déjà permis à la rétractilité de se satisfaire.

Exploration, recherche de l'interligne. — Après avoir étudié le poignet le scalpel à la main, apprenons à l'explorer à travers la peau saine ou malade et à déterminer ainsi les repères de l'interligne articulaire, c'est-à-dire les apophyses styloïdes. Rien n'est plus facile en l'absence de gonflement. Mettez le bout du doigt dans la tabatière anatomique, la main ayant un peu d'abduction; tournez l'ongle vers le radius et montez à la rencontre de son extrémité : votre ongle la reconnaîtra facilement. Aucune autre saillie ne peut vous tromper.

Du côté interne, l'exploration est un peu plus délicate. On arrive à sentir l'extrémité du cubitus, soit en suivant l'os de haut en bas, soit en remontant avec l'ongle sur le bord du poignet. Il faut savoir que la rotation de la main modifie la situation relative de l'apophyse styloïde cubitale. Palpez l'une de vos mains: dans la supination, la pointe du cubitus est en arrière près du radius; dans la pronation (attitude de la désarticulation), elle revient en avant, presque au-dessus du pisiforme.

On trouve encore l'extrémité interne de l'interligne, en palpant le bord interne du poignet dans la pince du pouce et de l'index. On perçoit ainsi une partie de beaucoup la plus épaisse qui répond au pisiforme et au pyramidal; au-dessus de ces os, au-dessous de l'extrémité du cubitus, un véritable vide loge les extrémités des doigts explorateurs ; c'est justement l'articulation: cherchez sur vous-même.

Si l'on trace une ligne droite unissant les deux points que l'exploration indique comme apophyses styloïdes, elle doit être oblique et montrer la pointe du radius à 6 ou 8 mm. plus bas que celle du cubitus.

Le gonflement n'entrave jamais que l'exploration superficielle du poignet; une fois les incisions tégumentaires accomplies, le doigt, au fond de la plaie, reconnaît facilement toutes ces particularités du squelette.

Pour les cas tout à fait exceptionnels, ceux dans lesquels le poignet et la main auraient perdu toute forme normale, comment pourrait-on déterminer la situation de l'interligne afin de bien placer les incisions ? Par la mensuration du membre sain et le report sur le membre malade, en mesurant soit à partir du coude, soit à partir du bout des doigts.

Je ne dis rien des plis de flexion considérés comme repères. Un seul est important, non pas pour déterminer un interligne quelconque, car il se déplace énormément suivant l'attitude de la main, mais pour servir de point de départ à l'appréciation de la longueur à donner à un lambeau palmaire. Ce pli, le premier que produise la flexion, devient très visible et seul bien visible lorsque la main commence à se fléchir; voyez sur vous; il établit la limite entre les téguments fins de l'avant-bras et ceux plus épais des talons de la main. Il correspond au pisiforme, tâtez.

Usages du moignon, choix des procédés. — Le moignon qui résulte de la désarticulation du poignet doit être capable de supporter une main artificielle plus ou moins parfaite, et de lui communiquer les mouvements de *rotation* sans lesquels la difformité ne serait que très imparfaitement masquée. Négligeant les points d'attache supérieurs, disons que l'appareil prothétique embrassera au moyen d'un *bracelet* ou gaine de cuir les extrémités des os de l'avant-bras.

Il est donc désirable que la cicatrice ne soit périphérique sur aucun point, moins encore vers les apophyses styloïdes que partout ailleurs.

Une courte cicatrice terminale transverse, telle qu'elle résulte de la *méthode circulaire*, s'enfonce et se cache dans la cavité articulaire des os de l'avant-bras, cavité oblongue dont les bords et les extrémités sont alors recouverts par des téguments naturels. Le moignon peut soulever un fardeau sur le côté radial, il peut appuyer et frapper par le côté cubital, par ses deux faces et même par son extrémité.

Mais l'état des téguments ne permet pas toujours de réaliser un tel moignon et l'on doit souvent se contenter d'une cicatrice rejetée plus ou moins vers la face dorsale de l'avant-bras, telle que la donne l'amputation à *lambeau antérieur*.

Pourvu que le moignon n'ait pas de cicatrice sur la face antérieure, ni sur les apophyses styloïdes, il peut manœuvrer un appareil avec adresse et déployer une force considérable.

En certains cas de nécessité, on peut être amené à placer la cicatrice n'importe où, en prenant des lambeaux où il y a de la peau ; on s'expose ainsi à ne faire qu'un moignon de riche et pas toujours un bon.

Nous décrirons trois manières excellentes de tailler les téguments : l'incision *circulaire*, simple et facile ; l'*elliptique* (lambeau antérieur), plus élégante dans son exécution et dans son résultat, mais aussi plus difficile à exécuter ; enfin le *lambeau palmaire* ou lambeau antérieur proprement dit. Il n'y a qu'une seule manière de désarticuler : je l'ai réglée avec soin.

Méthode circulaire à manchette.

Couper la peau à 0m,03 au-dessous de l'articulation (**a**) ; — la disséquer sur les côtés et en arrière, et la faire rétracter pour exposer l'articulation ; — ouvrir l'articulation ; — enfin, contourner les cornes du croissant carpien pour détacher les parties molles palmaires, entrer dans le canal, déloger et couper les tendons : tels sont les quatre temps de l'opération. Couteau fig. 207, p. 310.

Un aide tient l'avant-bras horizontal à deux mains, doigts dessous, pouces dessus, prêt à rétracter la peau des côtés et du dos quand elle sera disséquée. A la rigueur, il pourrait se charger en même temps de

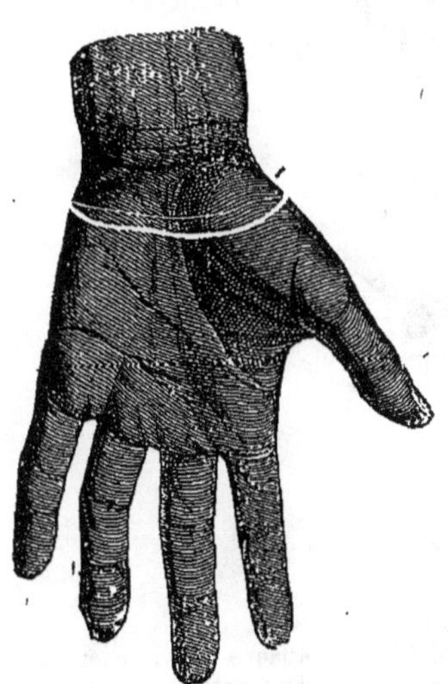

Fig. 226. — L'incision circulaire pour désarticulation du poignet passe : en dedans sur l'artic. unci-métacarpienne notablement au-dessous du pisiforme ; en dehors, plus bas encore, à 0m,01 au-dessous de l'artic. trapézo-métacarpienne indiquée par un tiret.

comprimer les artères radiale et cubitale ; mais, en raison du mouvement de rotation que l'opérateur va imposer à la main, il vaut mieux faire agir un appareil ou un autre assistant sur l'artère brachiale (**b**).

1° Placez-vous au bout et un peu sur le côté du membre, de manière à tenir de votre main gauche la main malade. Tordez cette main vers votre droite, car c'est en la détordant que vous allez faire passer toute sa circonférence sous le tranchant. *Par-dessus* le poignet appliquez le talon du couteau à lame étroite et longue sur le tracé de l'incision, pointe basse, afin de mordre jusque dessous le côté attaqué; coupez en tirant et aussi par de légers mouvements d'archet toute l'épaisseur de la graisse, de manière à bien mobiliser la peau. Progressivement détordez la main pour amener sous le couteau la face du poignet primitivement tournée vers le sol, et terminer ainsi, doucement, sous vos yeux, sans retirer le couteau de la plaie, une incision circulaire complète de la peau et de toute l'épaisseur du tissu cellulaire, dût l'aponévrose elle-même être intéressée.

2° Confiez la main malade à un assistant. — Du bout des doigts, pincez le *bord dorsal* de la manchette et détachez-la soigneusement, dessus et *sur les côtés*, avec la pointe du couteau. N'arrêtez cette dissection qu'après vous être assuré que, la main étant fortement fléchie, le tégument rétracté par les pouces de l'aide laisse à découvert les pointes styloïdiennes et tout l'interligne dorsal, c'est-à-dire que l'articulation est exposée, abordable (c)

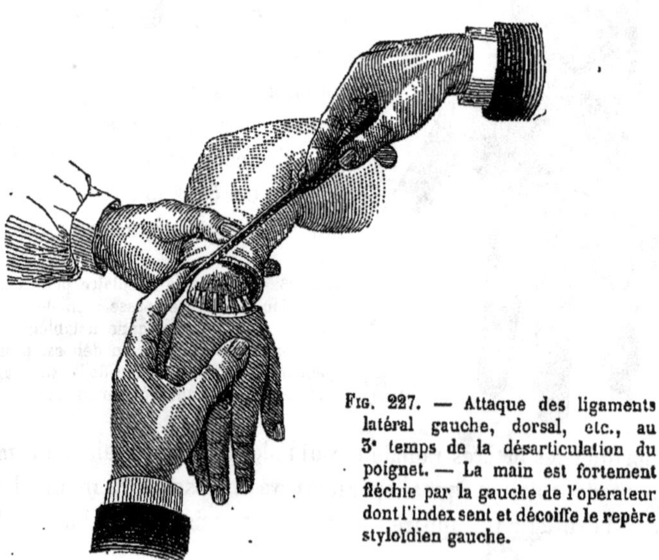

Fig. 227. — Attaque des ligaments latéral gauche, dorsal, etc., au 3e temps de la désarticulation du poignet. — La main est fortement fléchie par la gauche de l'opérateur dont l'index sent et décoiffe le repère styloïdien gauche.

3° Mettez vous-même la main malade en *flexion forcée* (fig. 227) et, au-dessous de votre index gauche placé sur l'apophyse styloïde gauche qu'il sent et qu'il décoiffe en remontant, attaquez avec la pointe basse et secouée le ligament latéral gauche de l'articulation (fig. 227). Sans désemparer, mais en secouant toujours le couteau, abaissez le manche et par suite le tranchant comme s'il s'agissait de fendre l'épaisseur de la main, et coupez à pic, sur le condyle carpien à demi luxé par la flexion, les tendons dorsaux, le ligament dorsal et en dernier lieu le ligament latéral droit (**d**). — Alors, au fond de l'articulation, béante sous l'action de la main gauche, voyez les fortes fibres radio-lunaires antérieures. Divisez-les d'un coup de pointe, en manœuvrant comme si vous vouliez engainer le couteau dans le canal séreux carpien, entre les tendons et les os.

Reste à séparer les parties latérales antérieures de la manchette, des saillies osseuses (pisiforme et crochu, scaphoïde et trapèze).

4° Tenez toujours la main pendante (fig. 228), *fortement fléchie*, c'est indispensable. Tordez d'abord à gauche pour voir à droite, y porter la pointe haute (fig. 228) et abaisser successivement plusieurs incisions dans la même voie, entre les chairs qu'un aide

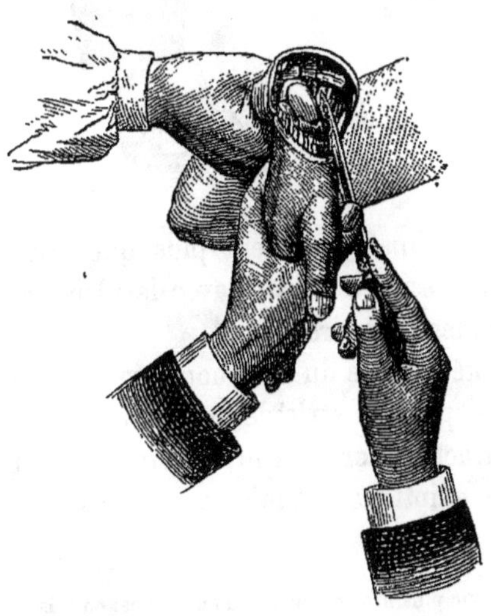

Fig. 228. — Désarticulation du poignet, première moitié du 4e temps. — La gauche de l'opérateur tord à gauche la main malade étalée par l'écartement du pouce, parfaitement fléchie, pendante, mais remontée plutôt qu'abaissée, pour la séparation de la partie droite du lambeau antérieur, le contournement des saillies osseuses correspondantes, l'ouverture du canal carpien et le dégagement des tendons fléchisseurs. Le couteau travaille parallèle aux métacarpiens.

peut écarter et les saillies osseuses qu'il faut serrer de près. Bientôt, grâce à la torsion que vous exagérez à mesure, le couteau aura contourné les os et tombera dans le canal carpien où vous entrerez à fond en détruisant de ce côté tout ce qui peut enchaîner les parties molles.

Passez à l'autre côté (fig. 229).

Maintenez la main pendante *fortement fléchie*, tordez à droite pour voir à gauche, et avec plusieurs traits de la pointe basse agissant cette fois de bas en haut, mais toujours s'insinuant peu à peu, entre les téguments et les saillies osseuses, contournez celles-ci jusqu'à ce que vous tombiez de nouveau dans le canal carpien.

Aucune fibre du ligament

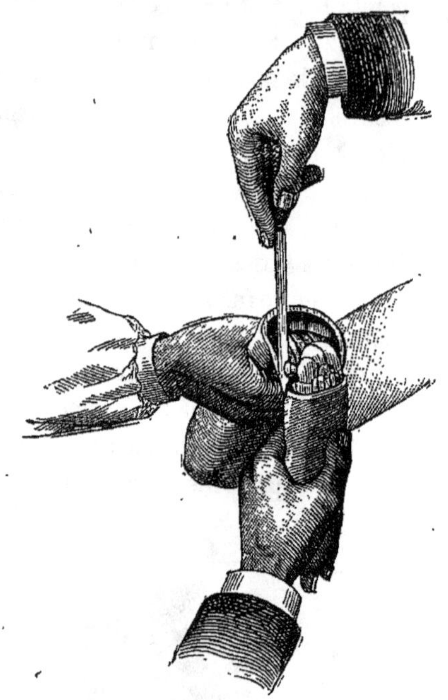

Fig. 229. — Désarticulation du poignet, fin du 4e temps. — La gauche de l'opérateur tord à droite la main malade complètement fléchie et pendante, mais soutenue en l'air et non tirée, pour la séparation de la partie gauche du lambeau antérieur, le contournement des saillies osseuses correspondantes, l'ouverture du canal carpien et le dégagement des tendons fléchisseurs. Le couteau est toujours parallèle aux métacarpiens; il a déjà doublé le pisiforme; il va falloir que la pointe avance davantage pour doubler bientôt l'apophyse unciforme à son tour.

antérieur ne doit subsister. La main ne tient plus que par le paquet tendineux. Sans tirer dessus, divisez-le avec le plein tranchant, à ras de la section cutanée palmaire (e).

Liez l'artère cubitale au côté externe du nerf homonyme, devant le cubitus; la radiale devant l'apophyse styloïde du radius.

La peau dorsale s'étant rétractée énormément, l'opération semble avoir été faite par la méthode elliptique. Réunissez la manchette en fente transversale.

Notes. — (a) L'incision passera donc plus bas en dehors qu'en dedans, en raison de la différence de niveau des apophyses styloïdes et de la plus grande rétractilité des téguments externes. En dedans, il suffit d'inciser immédiatement au-dessus du tubercule du cinquième métacarpien; mais, en dehors, il faut passer sur le premier, à plusieurs millimètres, un centimètre même, au-dessous du trapèze.

(b) Pour rétracter aisément, il faut que l'aide appuie le coude du malade sur son propre corps, ou bien qu'il tienne l'avant-bras étendu sur le bras, afin que celui-ci fournisse un point d'appui emprunté à l'épaule.

(c) J'ai définitivement renoncé à faire disséquer la manchette tout autour du poignet pour traverser ensuite l'articulation à plein tranchant de dehors en dedans, le couteau suivant l'interligne arqué, comme une scie à découper.

La dissection de la partie antérieure de la manchette est longue et très difficile sur la plupart des sujets. Le résultat est un tégument mince à la base, aminci encore ou entaillé par le couteau, quelquefois même fenêtré. Les vaisseaux, la graisse, le tissu cellulaire et fibreux, les racines musculaires, ne sont pas conservés pour nourrir et matelasser la partie la plus précieuse de la manchette.

Cependant, je dois avouer que la dissection de la manchette conserve la faveur des chirurgiens peu exercés et de ceux qu'effraye encore la présence d'un peu de tissu fibreux à la face profonde d'un lambeau. Par conséquent, je veux encore reproduire ici mon vieux texte relatif à la dissection de la manchette et à la traversée de l'articulation.

1° L'incision circulaire est faite.

2° Confiez la main malade à un assistant. — Du bout des doigts, pincez le bord de la manchette et décollez-le soigneusement avec la pointe du couteau insinuée presque à plat, d'abord dans une faible étendue, puis sur toute la périphérie du membre que vous faites tourner et retourner pour être à l'aise. — Retroussez la manchette et continuez à la disséquer avec de grandes précautions du côté des saillies osseuses de la paume, jusqu'à ce que les sommets des apophyses styloïdes soient découverts.

3° Relevée suffisamment, la manchette est confiée à l'aide qui la fixe et la rétracte. — Vous reprenez vous-même la main malade placée de champ en position moyenne, le radius en dessus; vous cherchez du doigt la pointe de cet os et, au-dessous, vous engagez le plein du tranchant qui, obéissant à la courbure de l'interligne rendu béant par la traction de votre gauche, tranche, en sciant et marchant vers le bord cubital tourné vers le sol, tous les tendons et tous les ligaments.

(d) Cette flexion forcée qui met le métacarpe à angle droit sur l'avant-bras, luxe à demi le condyle carpien en arrière, tend et expose les tendons et le ligament dorsal. On doit diriger le tranchant comme pour fendre la main et la dédoubler dans le sens de l'épaisseur. Si la main fortement fléchie est verticale comme il convient, le couteau coupe à pic sur le condyle articulaire. Cette attitude de la main malade, cette position du couteau, rendent impossible une erreur d'interligne, pourvu que l'on attaque sur le côté à ras de l'apophyse styloïde gauche. Autrement, sur le dos du poignet, on pourrait confondre la saillie de la tête du grand os avec celle de la première rangée.

Que d'élèves ont fait verser à l'articulation du grand os une larme de synovie!

D'autre part, comme l'ouverture de l'articulation doit se faire progressivement de gauche à droite, l'opérateur voit le condyle carpien paraître dans la plaie et dirige le couteau suivant l'arc, de manière à rester sur le condyle sans monter sur l'apophyse styloïde droite au-dessous de laquelle il faut terminer.

(e) A l'amphithéâtre, les amputations préalables des doigts ayant déjà coupé les tendons, il faut pour recouper ceux-ci, les piéger entre l'index et le médius.

Méthode elliptique.

L'incision **elliptique** appliquée au poignet ne donne de bons résultats que si elle est dirigée de manière à employer les téguments palmaires, c'est-à-dire à faire un *lambeau antérieur*.

La forme aplatie et irrégulière du poignet, l'inégale rétractilité des différents points de sa gaine tégumentaire, font prévoir tout de suite les difficultés que nous allons rencontrer pour que, l'opération terminée, les parties molles s'adaptent facilement, sans excès ni défaut.

Le point culminant de l'ellipse sera placé derrière le poignet, en dedans du milieu, au droit de l'articulation radio-cubitale, à 0m,01 au-dessous de l'interligne (note **a**, p. 336). Le point infime situé dans la paume, sur le prolongement de l'axe de l'avant-bras ordinairement marqué par un sillon cutané longitudinal dirigé vers le médius, sera placé à 0m,05 (trois doigts) au-dessous du précédent situé lui-même au niveau de la pointe tangible du radius. Le lambeau ainsi taillé paraît même trop long; pour faire beau, sur le cadavre, je ne lui donne que deux doigts au lieu de trois.

Si l'on se bornait à faire l'incision elliptique pure, en réunissant ces deux points culminant et infime, à peu près par le plus court chemin, on découvrirait beaucoup trop les apophyses styloïdes, surtout celle du radius.

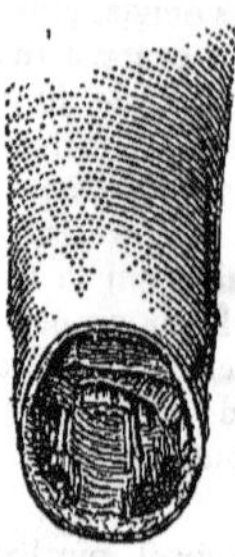

Fig. 250. — Désarticulation du poignet. Méthode elliptique à lambeau antérieur. Moignon béant.

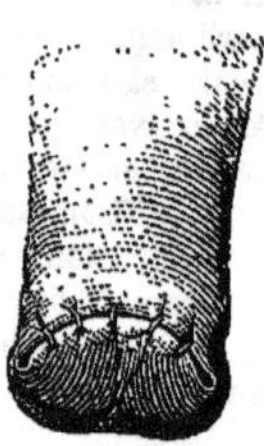

Fig. 251. — Moignon fermé de désarticulation du poignet par la méthode elliptique à lambeau antérieur.

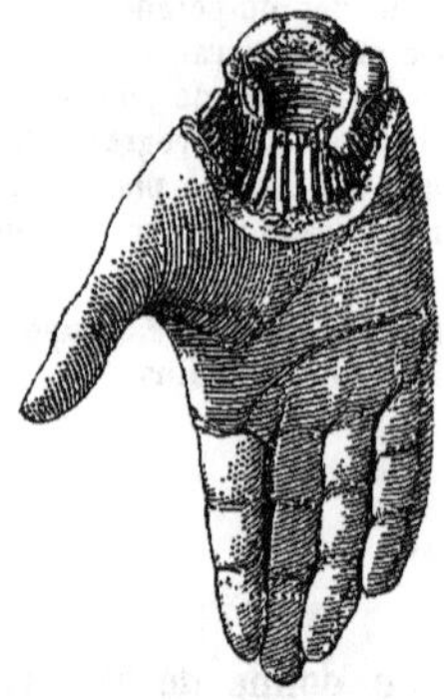

Fig. 252. — Main droite désarticulée par la méthode elliptique. — Forme de la partie antérieure de l'incision. On voit les saillies osseuses dénudées, les muscles entamés et le canal carpien évidé.

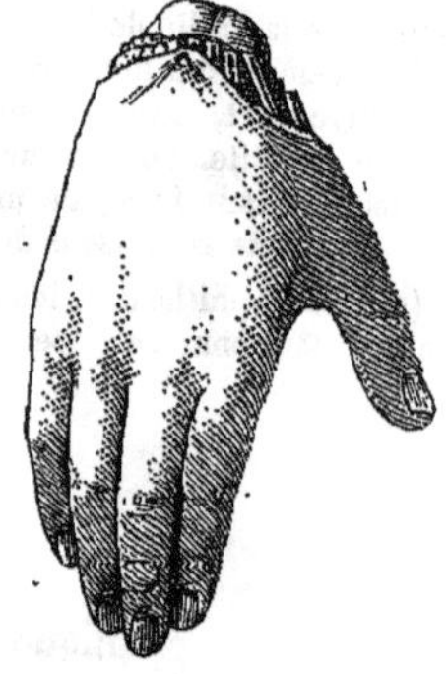

Fig. 253. — Même main après la même opération. — Forme de la partie dorsale de l'incision, maintenue par un clou, pour en montrer le point culminant, près du semi lunaire, et le point déclive, en dehors.

Le lambeau trop large envelopperait, il est vrai, l'extrémité de cette apophyse; mais la cicatrice se trouverait rejetée sur sa face externe, sur la partie la plus exposée au contact de l'appareil prothétique. Le résultat serait laid et médiocre.

Il ne faut pas unir les extrémités de l'ellipse par le plus court chemin, il faut : en arrière faire une incision très concave, ogivale (fig. 253) ;

couper les bords du poignet en travers, au voisinage des articulations carpo-métacarpiennes ; dans la paume, enfin, tracer un lambeau très convexe, pas plus large que l'extrémité de l'avant-bras (fig. 232). C'est, en deux mots, une *ellipse coudée.*

Précisons ce qu'il y a de capital. Où faut-il passer sur les côtés du poignet, en dedans et en dehors?

En dedans, juste au-dessous du pisiforme, entre cet os et le tubercule du cinquième métacarpien (fig. 232) ; en dehors, sur l'articulation trapézo-métacarpienne et même *plus bas,* sur le métacarpien (fig. 232), si l'on néglige de faire rétracter la peau, ce que je conseille pour l'instant.

Donc, il faut explorer avec soin le poignet, les apophyses styloïdes, les extrémités des métacarpiens et la masse épaisse que forment ensemble le pyramidal et le pisiforme.

L'hémostase étant assurée par la compression digitale ou mécanique de l'artère humérale, ou simplement confiée à l'aide qui va tenir l'avant-bras, placez-vous au bout du membre et tenez vous-même la main malade en supination, le pouce écarté des doigts, la *paume étalée* sous vos yeux par les doigts de votre main gauche agissant élégamment, comme le montrent mes figures 234 et 235.

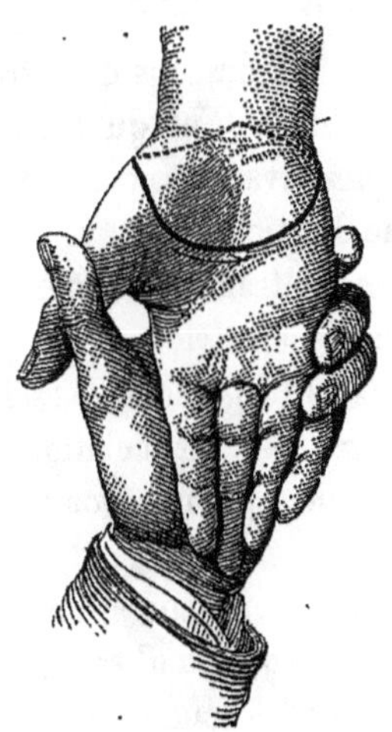

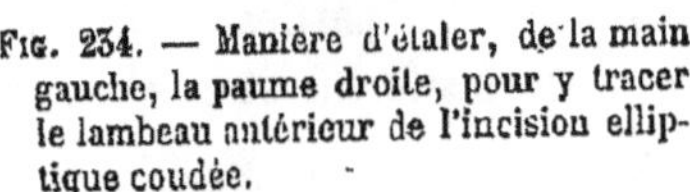

Fig. 234. — Manière d'étaler, de la main gauche, la paume droite, pour y tracer le lambeau antérieur de l'incision elliptique coudée.

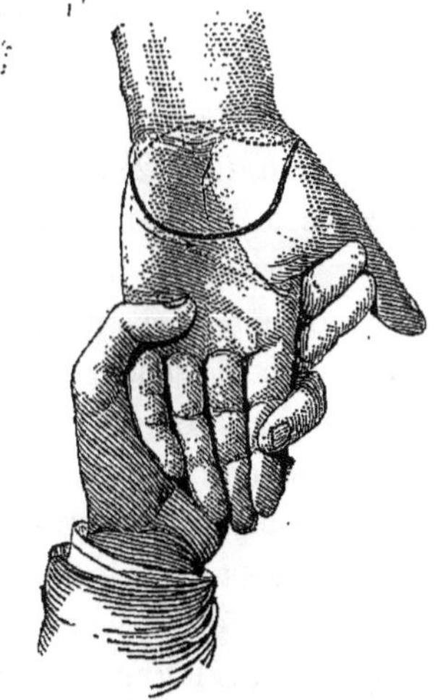

Fig. 235. — Manière d'étaler, de la main gauche, la paume gauche pour y tracer le lambeau antérieur de l'incision elliptique coudée.

1° Attaquez à *plein tranchant* le bord gauche du poignet, en bon lieu et, tirant le couteau, tracez le lambeau avec la pointe sans trop craindre d'entamer les parties sous-jacentes. Descendez d'abord suivant le prolongement du bord gauche de l'avant-bras; puis, arrondissant, allez passer au point infime marqué d'avance, pour remonter ensuite sur le prolongement supposé du bord droit de l'avant-bras, et vous jeter finalement sur le bord droit du poignet au point marqué. Repassez la pointe dans l'incision, pour donner la liberté au contour de votre lambeau et creuser votre incision, à gauche et à droite, jusqu'aux os, au milieu jusqu'aux tendons exclusivement, à travers muscles et aponévrose, car vous êtes sûr de l'aide qui fait l'hémostase.

Tournez alors la main malade en pronation et, voyant sur les bords du poignet les deux extrémités béantes de la profonde incision palmaire, unissez-les de gauche à droite avec légèreté, en remontant au point culminant et songeant toujours qu'il faut beaucoup de peau pour couvrir l'extrémité du radius. — Alors l'aide rétracte, spécialement *sur les côtés* où vous donnez quelques utiles coups de pointe. Les apophyses styloïdes se découvrent : touchez-les du doigt pour vous assurer que l'articulation est abordable (**b**).

2° Comme vous l'avez fait dans la méthode circulaire, mettez la main malade dans la *flexion forcée* et, au-dessous de votre index gauche placé sur la malléole gauche qu'il sent et qu'il décoiffe en remontant (fig. 227, p. 329), attaquez avec la pointe basse et secouée le ligament latéral gauche de l'articulation; sans désemparer abaissez le manche et par suite le tranchant pour couper, toujours en secouant ou violonant, sur le condyle carpien à demi luxé par la flexion, les tendons dorsaux, le ligament dorsal et, en dernier lieu, le ligament latéral droit (**c**). — L'articulation s'ouvre sous l'action basculante de la main gauche et laisse voir les fortes fibres radio-lunaires antérieures.

Attaquez avec la pointe leurs insertions inférieures, en manœuvrant, pour éviter tout danger, comme si vous vouliez engainer le couteau dans le canal séreux carpien entre les tendons et les os.

3° Occupez-vous maintenant de séparer les parties molles palmaires des saillies osseuses sous-jacentes (pisiforme et crochu, scaphoïde et trapèze).

Pour le faire vite et bien, je le répète, tenez toujours la main pendante et verticale, *fortement fléchie;* c'est indispensable. Tordez-la d'abord à gauche pour voir le côté droit de l'incision palmaire, y porter le tranchant, la pointe haute (rev. fig. 228, p. 330), et abaisser successivement, dans la même voie, plusieurs incisions qui détacheront les chairs qu'un aide peut écarter, en rasant les os et les serrant de près avec le couteau tenu vertical, parallèle aux métacarpiens. Bientôt, grâce à la torsion que vous exagérez à mesure sans défléchir la main, le tranchant, je ne dis pas l'extrême pointe, aura contourné les os et tombera dans le canal carpien où il entrera à fond en détruisant tout ce qui peut encore retenir le bord du lambeau.

Pour l'autre côté, maintenez toujours la main pendante, verticale et fortement fléchie; mais tordez-la à droite pour voir le côté gauche de l'incision et, avec plusieurs traits de la pointe basse agissant cette fois de bas en haut (fig. 229, p. 331), mais toujours s'insinuant peu à peu entre les chairs et les saillies osseuses, contournez celles-ci jusqu'à ce que vous entriez de nouveau dans le canal (d).

S'il reste en ce moment, par négligence, quelques fibres du ligament antérieur, achevez-en la section, et la main ne tiendra plus que par le paquet des tendons fléchisseurs.

Attaquez ceux-ci avec le plein du tranchant, sans tirer dessus; coupez-les en sciant, à 3 centimètres au-dessous du radius. A mesure qu'ils sont divisés, les tendons rentrent dans leur gaine, et bientôt, la main malade étant relevée, le couteau sort en finissant de détacher le lambeau sous l'œil de l'opérateur (e).

Cherchez les artères radiale et cubitale ponr en faire la ligature. S'il existe dans la cavité du moignon quelque partie ligamenteuse flottante, réséquez-la; réséquez de même par précaution les troncs des nerfs cubital et médian.

Notes. — (a) Il faut marquer ce point pendant que le poignet est dans la rectitude, car la flexion déplace les téguments dorsaux de l'avant-bras et les attire sur la main. Je ne recommande pas de faire tirer la peau avant de l'inciser, cela étant ordinairement sans résultat sur le malade, et les effets de la traction devant varier beaucoup suivant l'habileté de l'aide.

(b) Quelques opérateurs commencent par l'incision dorsale, tournent la main pour tracer le lambeau palmaire, puis la retournent pour revenir attaquer l'articulation comme je l'indique. Pourvu qu'on fasse bien, cela m'est égal. Cependant, je n'aime pas les changements d'attitude inutiles, et je crois qu'il est sage de s'occuper d'abord du principal, du contour du lambeau et de ses dimensions qui, reconnues trop petites, peuvent encore être compensées quand l'incision dorsale n'a pas été faite en premier temps.

(c) Le couteau, tenu comme pour fendre la main et la dédoubler dans le sens de l'épaisseur, marche lentement pour que l'œil, voyant l'articulation s'ouvrir, guide le tranchant et l'empêche, soit de monter sur les os de l'avant-bras, soit, ce qui est plus fréquent, de descendre sur le carpe; ceci arrive surtout quand la main n'est pas fortement fléchie. Les tendons ont pu être coupés d'avance, en même temps que la peau, sur le vivant.

(d) Il est indifférent de commencer à droite ou à gauche. Je conseillerais plutôt d'attaquer d'abord le côté radial, où les saillies carpiennes du scaphoïde et du trapèze sont plus faciles à contourner. Cela donne ensuite de la commodité pour circonscrire le pisiforme. Je ne vois pas pourquoi un opérateur quelque peu embarrassé n'armerait pas un de ses aides d'une érigne (un écarteur mousse glisserait) pour éloigner les chairs pendant que le couteau cherche à contourner les saillies osseuses.

En fait, le pisiforme seul est difficile à contourner pour deux raisons : mobilité, proéminence. Quelques-uns se trouvent bien de le maintenir et de le sentir du bout de leur index gauche resté devant le poignet, pendant le travail du couteau. C'est un petit malheur (quand on n'est pas devant des juges) de laisser provisoirement le pisiforme. Le laisser définitivement est même un procédé!

Le contournement de cet os est facile et sûr, mais aux conditions indiquées plus haut : la main opérée doit être *pendante, fortement fléchie* et *tordue*, mais non tirée par la gauche de l'opérateur qui s'efforcera, pour ainsi dire, d'extraire, de faire surgir les cornes du croissant carpien hors des parties molles, afin que le couteau, toujours *parallèle aux métacarpiens*, puisse s'insinuer *en long*, jamais obliquement, encore moins en travers, jusque dans le canal carpien.

Il est bon de dire qu'après avoir franchi le pisiforme, la pointe du couteau, pour entrer dans le canal carpien, sans heurter l'apophyse du crochu, doit se porter plus profondément, vers l'axe de la main : la figure 232 le montre.

(e) Si, après avoir dégagé les tendons du canal radio-carpien, en coupant les deux bouts du pont fibreux appelé *ligament transverse*, on pince du bout des doigts de la main armée, l'extrémité du lambeau palmaire, on réussit facilement à le décoller des tendons par arrachement, et ceux-ci se présentent seuls au couteau qui les divise purement et simplement en travers après que, sur le cadavre, la main gauche les a fixés entre l'index et le médius fléchis en pince crochue. Ce décollement préalable du lambeau est élégant : pour ne pas le manquer, il est bon de redonner prestement un coup de couteau en travers sous le faisceau tendineux, même quand on se croit sûr d'avoir coupé à fond l'aponévrose palmaire dès le début.

Lambeau antérieur.

Cette opération ne diffère de la précédente qu'en ce que l'incision dorsale se rencontre à angles presque droits avec les extrémités des branches de l'U qui circonscrit le lambeau. J'ai conseillé, tout à l'heure, de commencer la section des téguments par la face palmaire pour ne tourner qu'une fois l'avant-bras sur lequel se fait souvent la compression des artères, et aussi pour être plus sûr de bien limiter le lambeau. Comme plusieurs opérateurs commencent par l'incision dorsale, je consens volontiers à indiquer leur manière de faire à propos de la désarticulation à lambeau antérieur. Mais je ne puis accepter leurs points de repère, ne voulant à aucun prix dépouiller les apophyses styloïdes, ni faire un lambeau pédiculé comme un battoir, trop étroit à la base, trop large au bout.

Explorez : d'une part l'articulation trapézo-métacarpienne et la saillie des tendons qui limitent en dehors la tabatière anatomique ; d'autre part, la masse osseuse du pyramidal et du pisiforme placés celui-ci devant celui-là.

Après avoir tout disposé, tournez la main malade en pronation et recevez-la dans la paume de votre gauche. Entre le pouce et l'index placés sur les points de repère, tenez les bords du poignet et faites à la peau une incision dorsale un peu plus oblique que l'interligne, se terminant : bas en dehors dans la partie inférieure de la tabatière, immédiatement au-dessus du métacarpien du pouce; moins bas en dedans sur l'articulation pisi-pyramidale, à un doigt de l'extrémité du cubitus (fig. 236). Cette incision coupe oblique-

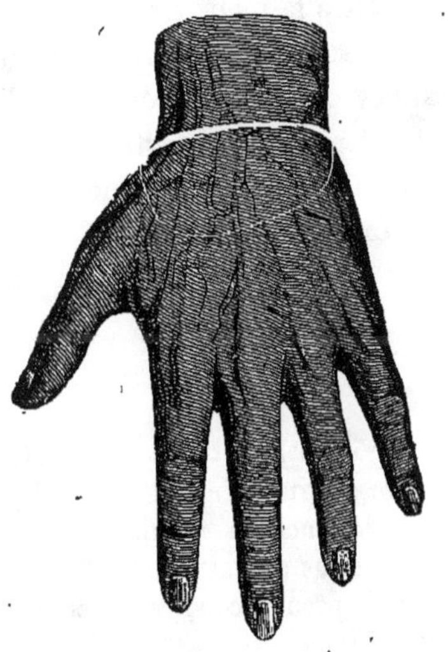

Fig. 236. — Désarticulation du poignet, incision dorsale légèrement oblique et à peine concave, descendant plus bas du côté radial que du côté cubital.

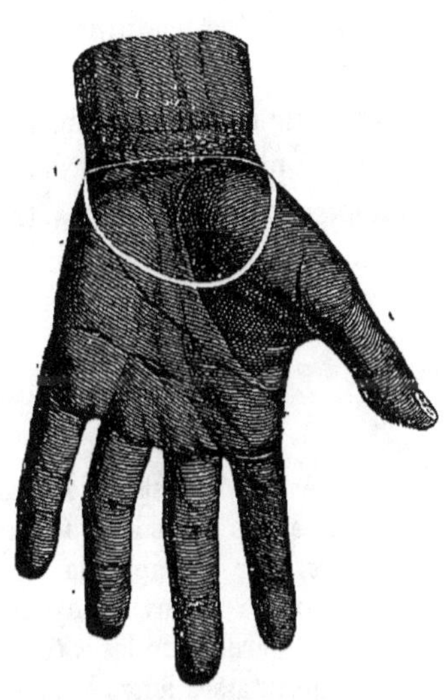

Fig. 237. — Même opération, forme du lambeau antérieur boitant bien, c'est-à-dire descendant plus bas en dehors qu'en dedans; comme l'incision dorsale.

ment juste la demi-circonférence du poignet; il faut se garder, surtout en dehors, de la faire empiéter sur la paume ni même sur la peau que soulèvent les tendons réunis du long abducteur et du court extenseur du pouce.

Le lambeau doit avoir une longueur moyenne de deux doigts au-dessous du niveau de l'incision dorsale, un peu plus en dehors, un peu moins en dedans (fig. 237). Les branches du large U boiteux qui le circonscrit doivent, sur la paume étalée, se diriger d'abord en ligne droite : l'interne vers la commissure du petit doigt et de l'annulaire, l'externe vers celle de l'index et du médius.

Pour le tailler, après que l'incision dorsale est faite, tournez la main en supination, étalez-en bien la paume (revoyez fig. 234 et 235, p. 334) et mettez la pointe dans l'extrémité gauche de la plaie dorsale. De là faites descendre une incision courte longitudinale qui s'arrondisse et s'incline peu à peu à droite, traverse la paume obliquement, s'arrondisse de nouveau et, redevenue longitudinale, remonte à l'extrémité droite de la section dorsale.

Deux partis sont à prendre en ce moment : ou bien disséquer le lambeau, avec ou sans les parties sous-cutanées (je ne puis admettre cette dernière pratique) ; ou bien remettre la main en pronation et flexion forcée, faire rétracter la peau, découvrir et ouvrir l'articulation pour contourner ensuite les saillies carpiennes, comme je l'ai indiqué plus haut déjà deux fois. C'est ce dernier parti qu'il faut adopter si l'on n'est pas trop maladroit de sa main gauche pour manœuvrer convenablement la main malade.

Autres procédés.

La nécessité (destruction partielle du tégument) peut forcer l'opérateur à modifier les procédés qui viennent d'être décrits ou bien à en employer d'autres. Par exemple, la partie dorsale de l'incision elliptique pourrait remonter, en sa partie moyenne, jusqu'au-dessus de l'articulation. Pourvu qu'on ait gardé, sur les côtés, la quantité de peau nécessaire, et en avant un lambeau assez long, le résultat serait passable.

Bien d'autres manières d'opérer ont été proposées, notamment : l'amputation à deux lambeaux (fig. 238 et 239) et même à quatre ; le lambeau unique, ou dorsal boitant en dehors comme le lambeau palmaire (fig. 240 et 241), ou externe, etc. Ces trois derniers sont des procédés de nécessité qui doivent donner un moignon de riche suffisant.

Le procédé à *deux lambeaux arrondis*, fréquemment employé autrefois, n'a pour moi qu'une excuse : la facilité qu'il donne à l'opérateur pour désarticuler. Son résultat est celui de la méthode circulaire avec un grand inconvénient en plus, la mise à découvert des apophyses styloïdes et leur couverture par du tissu cicatriciel.

Les figures 238 et 239 représentent des tracés acceptables de deux lambeaux antérieur et postérieur de la désarticulation du poignet. Chaque lambeau a tout au plus 3 centimètres de longueur à partir des apophyses styloïdes. Il est presque carré afin d'éviter le plus possible de sacrifier de la peau sur les côtés. Les incisions latérales très courtes ne remontent pas jusqu'aux apophyses styloïdes ; elles s'arrêtent *au-dessous*, sur les bords du carpe. Après l'opération, quel que soit le mode de pansement, il faut rechercher, par la suture, l'union immédiate linéaire et non adhérente des bords latéraux des lambeaux pour couvrir les extrémités osseuses.

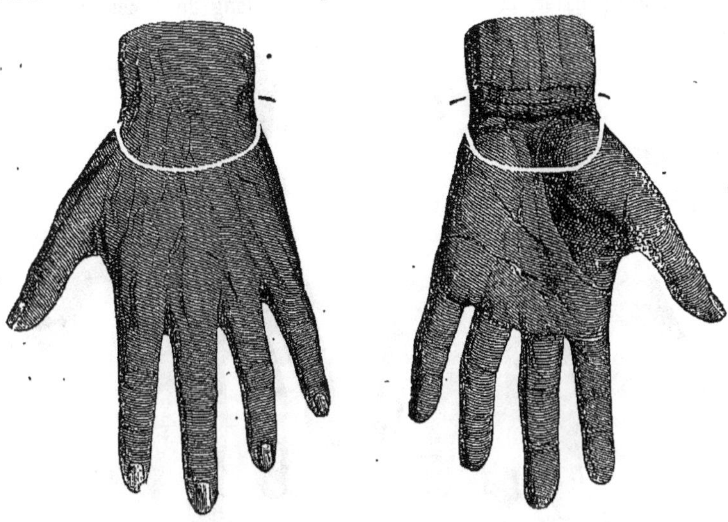

Fig. 238 et 239. — Désarticulation du poignet, deux lambeaux égaux ant. et post.

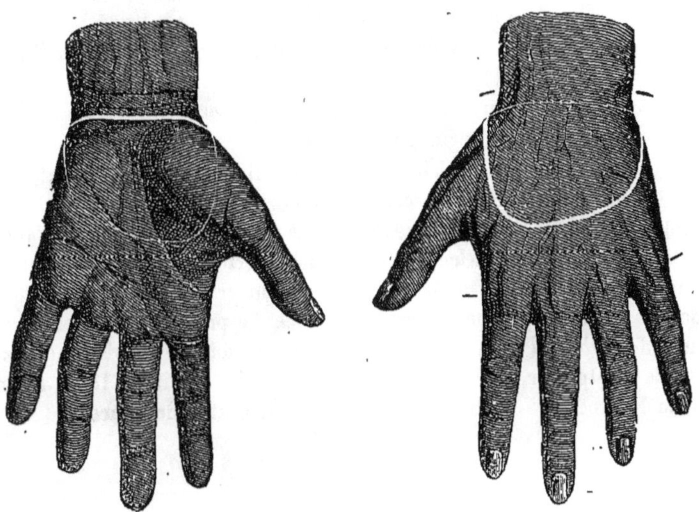

Fig. 240 et 241. — Désarticulation du poignet, lambeau unique dorsal.

Pour enlever la main en ne gardant qu'un *lambeau dorsal* excessivement rétractile, les téguments seraient coupés en avant dans le pli de flexion principale, oblique comme l'interligne, juste au-dessus du pisiforme (fig. 240). En arrière, le lambeau, large comme la demi-circonférence du poignet, carré à angles arrondis, long de 5 centimètres en

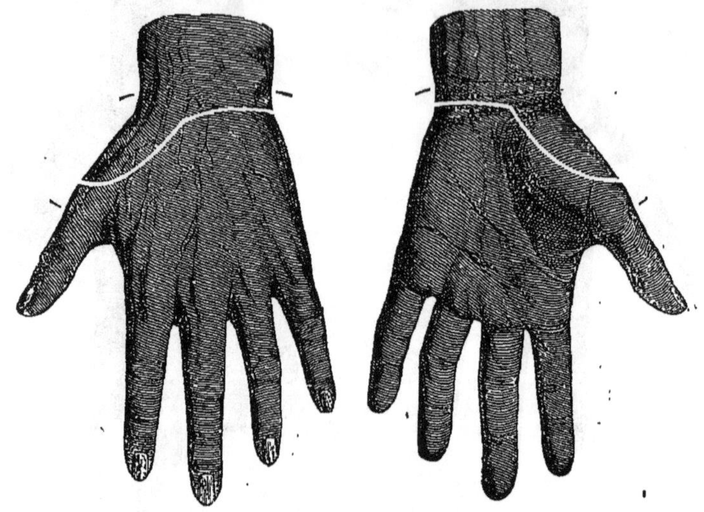

Fig. 242 et 243. — Désarticulation du poignet, lambeau externe.

dehors, un peu moins en dedans, descendrait jusque vers le *milieu* des métacarpiens (fig. 241).

Enfin dans la désarticulation à *lambeau externe* (fig. 242 et 243), celui-ci est formé des téguments de tout le tiers externe du poignet et de quelques faisceaux musculaires thénariens. Il commence à 1 centimètre au-dessous de l'article et descend au moins jusqu'au milieu du premier métacarpien. Son bord postérieur longe, à $0^m,01$ de distance en dedans, le côté interne du tendon long extenseur ; l'antérieur commence dans le pli de flexion du poignet, sur la saillie du tendon grand palmaire, et marche dans la direction du bord externe du pouce. Ce procédé est connu sous le nom de *Dubrueil* ; il a été employé plusieurs fois sur le vivant (Queste, th. de Montpellier, 1879) ; Soupart l'avait déjà décrit en 1847, comme aussi le procédé à lambeau interne, qu'il est inutile de figurer.

ARTICLE VI

AMPUTATIONS PARTIELLES DE L'AVANT-BRAS

A l'avant-bras, comme le conseillait déjà A. Paré, « faut oster le moins que l'on pourra de la partie saine. » On ne s'arrêtera donc pas aux dangers de l'amputation près du poignet, signalés autrefois par J.-L. Petit,

D. Larrey, A. Cooper, Sédillot, etc., non plus qu'à ceux de l'amputation près du coude que redoutaient Zang, Richerand et Volpi.

Anatomie. — L'avant-bras est légèrement aplati d'avant en arrière. Cet aplatissement disparaît, dans la partie charnue du membre, lorsqu'il est tourné en pronation, même chez les sujets maigres et musclés.

La masse musculaire située devant le plan ostéo-fibreux formé par le squelette anti-brachial est bien plus considérable que la masse musculaire située derrière, de sorte que, si l'on taillait deux lambeaux, l'un antérieur, l'autre postérieur, en rasant les os, le premier serait de beaucoup le plus épais et le plus large. Près du poignet, il n'y a que les vaisseaux, les nerfs, les tendons, les os et la peau. Plus haut, au contraire, tout le squelette, sauf la crête du cubitus, est entouré par des muscles.

Donc, en raison de la forme aplatie du membre, le moignon devra être taillé pour donner une cicatrice transversale. En raison de l'absence de muscles près du poignet, l'amputation circulaire à manchette sera préférée pour cette région. En raison de sa situation superficielle, le cubitus tendra à faire saillie (et le radius en certains points). En raison du nombre des gaines musculaires et tendineuses, il fallait craindre les fusées purulentes ; et l'on doit toujours penser à la compression et à l'immobilisation. Comme presque tous les muscles s'attachent près du coude, l'opérateur laisse, quand il ampute très haut, trop peu de longueur à leurs fibres pour rendre la circulaire pure praticable à ce niveau, ces fibres écourtées ne se pouvant rétracter suffisamment pour permettre de scier assez haut.

Les artères de l'avant-bras sont nombreuses : radiale, cubitale, interosseuses postérieure et antérieure, artère du nerf médian et autres collatérales assez volumineuses quelquefois pour exiger exceptionnellement jusqu'à onze ligatures (Klein, d'après Chélius).

Usages du moignon. — Un amputé de l'avant-bras demande à son moignon d'être indolent pour supporter un membre artificiel, et puissant pour le fléchir. Or un moignon d'avant-bras a besoin d'une assez grande longueur pour manœuvrer un appareil avec force.

Certes, un court tronçon antibrachial semble de prime abord utile, par l'olécrâne, à la fixation d'un membre artificiel ; mais il est bien peu capable de mobiliser l'appareil prothétique, malgré la conservation des attaches des muscles fléchisseurs et extenseurs.

Le moignon d'avant-bras n'a rien à faire par ses parties latérales ; il travaillera un peu en arrière pour étendre l'appareil et beaucoup en avant pour le fléchir. De ce que les deux os, après l'amputation, se rapprochent et prennent souvent l'attitude moyenne, celle de la demi-pronation, il résulte que c'est l'extrémité radiale, placée en avant, qui agit sur l'appareil pour le fléchir ; pour la même raison, l'extrémité cubitale placée en arrière sert à l'extension.

Choix des procédés. — La méthode circulaire, quand elle est possible, est évidemment indiquée.

Lorsqu'on fait un lambeau antérieur d'après la règle, le bout du radius correspond au bord externe du lambeau et tendrait à sortir de la plaie si le moignon devait rester dans la supination (fig. 244). Mais il n'en est rien, puisque naturellement et aussi du fait du chirurgien qui fait le

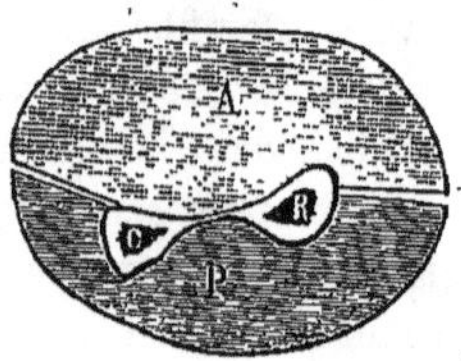

Fig. 244. — Coupe d'un moignon à deux lambeaux antérieur A et postérieur P de l'avant-bras opéré et encore maintenu en supination.

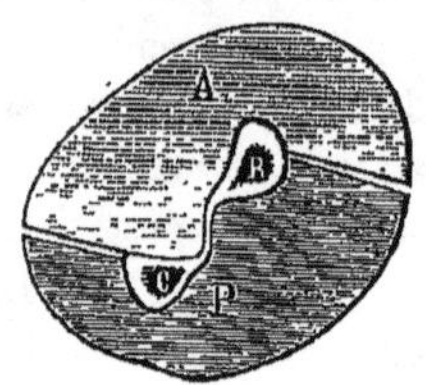

Fig. 245. — Coupe du même moignon après que le radius R porté en pronation est venu se cacher sous le milieu du lambeau antérieur A.

pansement, le radius se porte devant le cubitus. Dans ce mouvement de translation qu'elle subit, l'extrémité du radius va se cacher sous le lambeau antérieur ; car ce lambeau ne la suit pas dans son déplacement (fig. 245).

On comprend que le muscle grand pronateur, quand l'amputation a respecté ses attaches, détermine la pronation et le rapprochement des deux extrémités osseuses. Mais lorsque l'avant-bras a été coupé au-dessus du milieu, les deux muscles supinateurs (le biceps et le court supinateur) n'ont plus d'antagonistes. Vraisemblablement, ils tiennent le tronçon du radius tourné en dehors ; mais cet os se porte, dit-on, néanmoins devant le cubitus.

Ainsi donc, le radius est enveloppé, en fin de compte, par le tiers externe du lambeau antérieur. Le cubitus, de son côté, est couvert par le tiers interne du lambeau postérieur, dès avant la mise en pronation, puisque ce lambeau, pour être assez large, doit venir en dedans jusque devant cet os. Du reste, je recommande de ne pas oublier, dans la taille des lambeaux, de faire le premier directement antérieur, de manière qu'il déborde en dehors le radius, et le second directement postérieur, afin que son bord interne soit, non pas simplement en dedans, mais un peu en avant du cubitus. Comparez les deux coupes représentées figures 244 et 245 pour vous rendre compte de ce qu'il faut faire et de ce que cela donne.

A. — Amputation de l'avant-bras dans son tiers inférieur.

Méthode circulaire à manchette.

Un assistant ou un appareil comprime l'artère humérale. Un aide tient l'avant-bras et rétractera les téguments ; un autre soutient le bout des doigts de la main malade.

Estimez généreusement le diamètre antéro-postérieur de l'avant-bras au niveau du point où vous scierez les os, pour calculer en conséquence la quantité de téguments à garder et déterminer le niveau de l'incision circulaire. Songez que la peau une fois disséquée aura perdu un bon tiers de sa longueur, et que, n'ayant guère que des os à envelopper, elle doit être surabondante (**a**).

Placez-vous sur le côté du membre de manière à voir la main malade à votre droite, c'est-à-dire à pouvoir relever la manchette de votre main gauche.

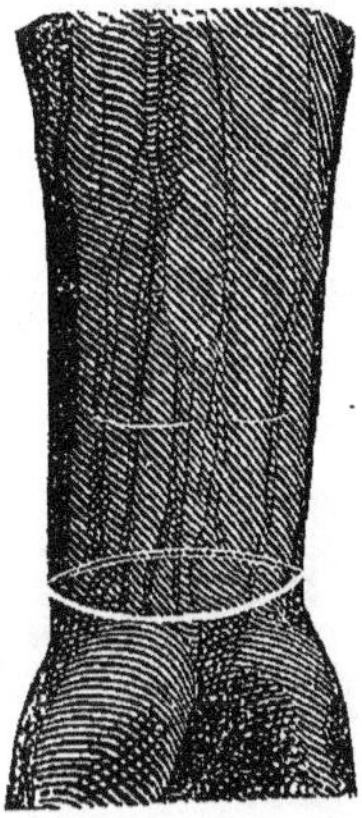

Fig. 246. — Amputation circulaire de l'avant-bras dans son tiers inférieur. Distance qui doit séparer la section cutanée circulaire des traits de scie.

1° Suivant la règle générale de la méthode circulaire, coupez la peau en sciant, d'abord sous le membre, puis dessus par une

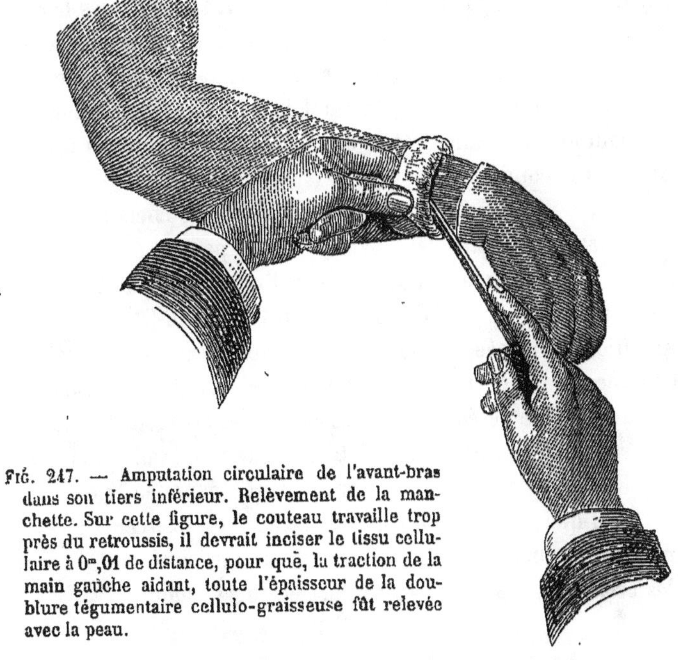

Fig. 247. — Amputation circulaire de l'avant-bras dans son tiers inférieur. Relèvement de la manchette. Sur cette figure, le couteau travaille trop près du retroussis, il devrait inciser le tissu cellulaire à $0^m,01$ de distance, pour que, la traction de la main gauche aidant, toute l'épaisseur de la doublure tégumentaire cellulo-graisseuse fût relevée avec la peau.

reprise (**b**). Repassez le couteau pour détruire toutes les adhérences celluleuses. — Pincez le bord du tégument entre le pouce et l'index gauches et décollez-le tout autour du membre que les aides *tournent et retournent* pour amener sous vos yeux toute la périphérie de l'avant-bras. Retroussez enfin la manchette et continuez, s'il le faut, à la décoller et la retrousser jusqu'à ce que vous soyez arrivé au niveau de la future section osseuse.

2° L'avant-bras étant alors en supination, insinuez le couteau, après fente d'engagement, à plat le plus haut possible sous les tendons et les muscles longitudinaux qui sont devant les os, vaisseaux et nerfs inclus; ayant tourné le tranchant en l'air, sortez à travers ces parties molles qui, taillées en forme de lambeau très court et carré, se rétractent aussitôt (c) — Faites de même pour les tendons et muscles postérieurs relâchés par l'extension du poignet, en passant le couteau à plat entre eux et les os et tournant ensuite le tranchant vers le sol, si vous avez laissé le membre en supination.

Explorez avec les doigts gauches, le pourtour du squelette et, s'il reste quelques chairs dans l'espace interosseux ou autour des os, coupez-les de deux coups de couteau donnés en travers, très haut et au même niveau, l'un en avant qui, suivant la hauteur, intéressera ou non le carré pronateur, l'autre en arrière. Percez avec la pointe le ligament interosseux et, mettant le bout de l'index gauche dans cette boutonnière transversale, éraillez-la en refoulant sa lèvre supérieure vers le coude.

3° Vous placez alors une compresse solide à trois chefs qui sert à envelopper et à rétracter les chairs, et vous permet de scier les os, ou bien tous les deux à la fois, ou bien l'un après l'autre, mais au même niveau, le radius d'abord, le cubitus ensuite (d).

L'amputation terminée, il faut lier les artères radiale, cubitale, souvent l'interosseuse postérieure et quelquefois d'autres artérioles. On ne manque pas de réséquer les nerfs si on les aperçoit. La manchette est rabattue et aplatie d'avant en arrière. L'avant-bras est pansé, mollement comprimé et immobilisé dans la position moyenne, ainsi que le coude. Il est peut-être bon d'exercer à l'aide de compresses graduées une pression antéro-postérieure, afin d'empêcher les os de se rapprocher au contact et de se souder.

Notes. — (a) Je ne puis que renvoyer aux généralités, quand il s'agit d'estimer la longueur d'un lambeau ou d'une manchette. Pour le cas particulier actuel, il convient de faire l'incision circulaire à une épaisseur d'avant-bras au-dessous de la future section osseuse.

(b) Faites, si vous voulez, comme pour la désarticulation du poignet : ayant la main à votre gauche, tordez-la d'abord à droite, pour la détordre ensuite à mesure que les téguments viendront se couper sous le tranchant.

(c) Cette pratique bien simple paraît dater d'Hervez de Chégoin (1819).

Pour introduire facilement le couteau sous les tendons et les bien couper, l'opérateur fait de chaque côté sur l'os correspondant une *incision d'engagement* longitudinale. Puis, il insinue le couteau le plus haut possible en refoulant la manchette avec le dos, poussant sa lame comme un bateau qui traverse deux vagues, de manière à raser la face antérieure des os et du ligament interosseux qui ensemble forment une gouttière, et à charger tout ce qu'il veut couper. Pour que la pointe ressorte sans blesser le tégument, la main gauche va le refouler. On opère de même la section des muscles et tendons postérieurs.

(d) On recommande de scier les os pendant que l'avant-bras est dans la position moyenne. Je crois cela peu important. Il est commode de tourner l'avant-bras n'importe comment, pourvu que la scie puisse attaquer facilement les deux os à la fois et terminer la section du radius avant celle du cubitus plus solidement fixé à l'humérus.

Le procédé de Teale à *long lambeau postérieur carré* a été très recommandé pour l'amputation de l'avant-bras dans sa moitié inférieure (fig. 248). Les avantages de ce procédé sont de garder absolument toutes les chairs rétro-squelettiques, puisque le lambeau est découpé et détaché à la manière de Ravaton, et de ne pas avoir dans le moignon un seul nerf capable de former un névrome douloureux. L'expérience a prouvé qu'il n'en est pas de même à ce dernier point de vue, quand on ampute l'avant-bras, haut ou bas, en taillant un lambeau antérieur.

B. — Amputation de l'avant-bras dans les deux tiers supérieurs.

Ici, nous avons des masses charnues pour former des lambeaux. L'amputation circulaire avec dissection des téguments est encore possible, mais à la condition que l'on fende la peau au besoin, pour la relever assez haut. Quant à l'amputation circulaire infundibuliforme, elle est irréalisable, comme on le sait, sur les segments du membre à deux os ; si on l'y essaye, elle donne un moignon conique d'emblée qui semble avoir été taillé à la guillotine. Je saisis l'occasion de décrire, comme procédé de choix, l'amputation de la partie charnue de l'avant-bras à deux lambeaux (fig. 249). Ce n'est pas exclure, je le répète, la manchette circulaire, encore moins (voy. plus loin, p. 354) la manchette elliptique avec entaille des muscles enseignée par Marcellin Duval.

Deux lambeaux égaux antérieur et postérieur.

Mesurez la circonférence du membre au niveau du point où vous scierez les os. Pliez en deux votre mesure et appliquez-la en travers, sur la face antérieure de l'avant-bras en supination, à partir du bord radial, pour déterminer la largeur de votre premier lambeau qui, avec cette précaution, sera certainement égale à celle du second. — Estimez le diamètre de l'avant-bras : s'il a, 80 mm.,

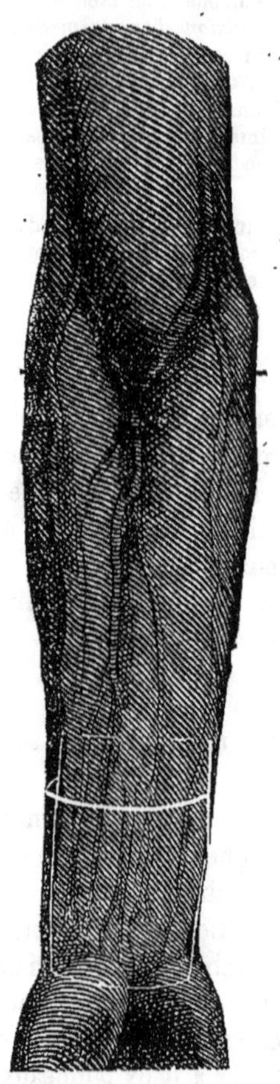

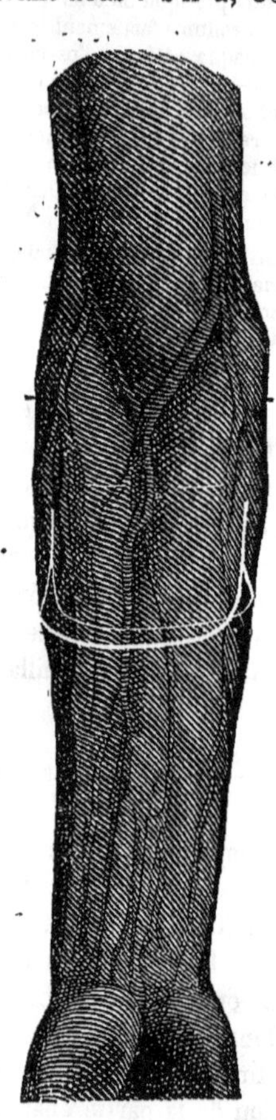

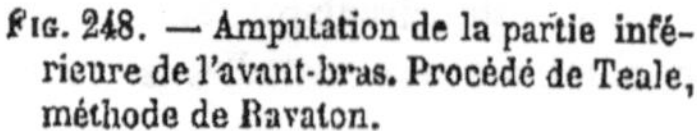

Fig. 248. — Amputation de la partie inférieure de l'avant-bras. Procédé de Teale, méthode de Ravaton.

Fig. 249. — Amputation de l'avant-bras dans son tiers supérieur. Deux lambeaux égaux, antérieur et postérieur.

chaque lambeau devra conserver *au moins* la longueur du demi-diamètre, 40 mm., c'est-à-dire en avoir primitivement au *moins* 60.

Tracez vos lambeaux en U et non en demi-lune, car il ne faut pas sacrifier de peau sur les côtés, au droit des os (a). Votre lambeau antérieur va, comme largeur, du bord radial à la partie antérieure du cubitus et non pas en dedans de cet os. (Revoyez les fig. 121, 120 et 119 page 183 et précédentes : taille des lambeaux en général).

Placez-vous au bout du membre que, entre les doigts dessus et le pouce dessous, vous tenez d'abord en supination, et que vous tordrez instinctivement à droite ou à gauche, quand le besoin s'en fera sentir.

1° Portant la pointe à l'endroit jalonné par le petit doigt ou marqué à la teinture, sur le côté gauche de l'avant-bras, un peu au-dessous de la future section osseuse, fendez les téguments, d'abord longitudinalement (branche descendante de l'U); traversez

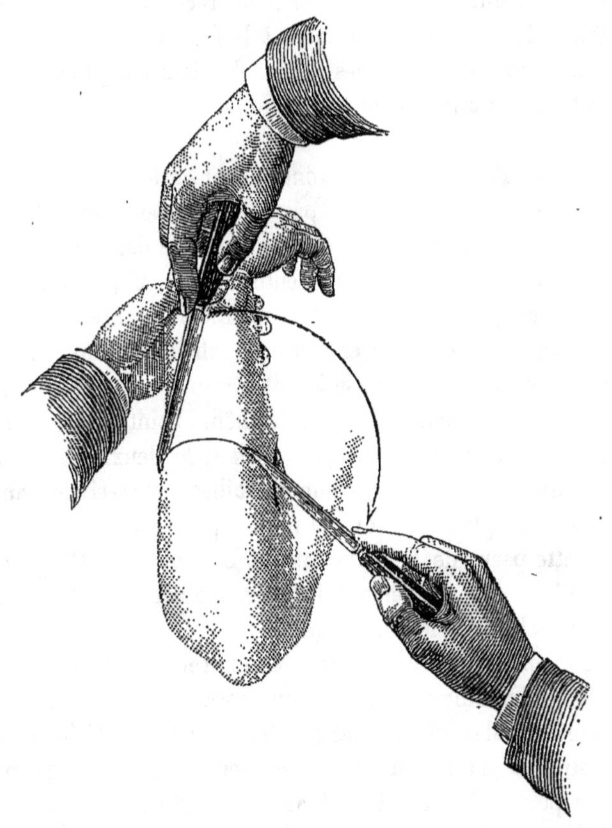

Fig. 250. — Amputation partielle de l'avant-bras; méthode à deux lambeaux. Tracé en un trait du lambeau postérieur : la main gauche qui n'a pas varié sa prise tient l'avant-bras redressé ; la droite, dont le mouvement est indiqué par la flèche, est représentée dans les deux attitudes de départ et d'arrivée.

la face antérieure de l'avant-bras en arrondissant (courbe de l'U), et remontez sur le bord droit du membre (branche ascendante de l'U). Comme le tissu cellulaire n'est probablement pas coupé partout dans toute son épaisseur, repassez le tranchant sur les brides qui retiennent le contour du lambeau.

Fléchissez alors l'avant-bras et le tenez verticalement : vous aurez devant les yeux la face dorsale du membre (fig. 250). Vous n'avez qu'à y faire l'incision courbe figurée réunissant les deux branches de l'U antérieur, branches que vous pouvez apercevoir de chaque côté.

Le tissu cellulaire ayant été incisé dans toute son épaisseur, la peau des lambeaux est déjà notablement raccourcie ; il faut maintenant tailler les muscles. Apprenons à le faire par transfixion pure sans même nous permettre les commodes incisions d'engagement qu'en pratique on aurait bien tort d'oublier.

2° Remettez l'avant-bras horizontal, tout en le maintenant dans une flexion légère, et faites un pas à droite pour que la main malade soit à votre gauche (**b**). Portez la pointe dans la partie culminante de l'incision, qui se présente à vous ; piquez et, si vous heurtez l'os, ce qui doit arriver du côté radial, pensez au bateau qui a deux vagues à franchir en travers : abaissez le manche pour que la pointe se soulève et passe à plat devant l'obstacle ; puis, relevez le manche et poussez afin que la même pointe charge dans le fond de la gouttière interosseuse et devant le deuxième os toutes les chairs antérieures de l'avant-bras. Taillez celles-ci de haut en bas, en lambeau plus court que la peau : pour y réussir, pincez et rétractez cette peau, de la main gauche (comme fig. 119, p. 180). pendant qu'un aide, renversant la main malade dans l'extension. attire les muscles vers le poignet (**c**).

Ayant ramené la pointe dans sa position première, faites-la passer derrière les os comme vous l'avez fait passer devant et, une fois la lame engagée, taillez les muscles postérieurs : l'aide fléchit la main malade, afin de les attirer et de les tendre. Pour engager ou dégager la pointe derrière le cubitus caché par le lambeau postérieur, il faut que la main gauche aille saisir le bord interne de ce lambeau et le refoule fortement en arrière (manœuvre de la fig. 120, p. 181).

Si la longueur des lambeaux vous paraît suffisante, inutile de chercher à dénuder davantage le squelette.

Mais il reste quelques faisceaux musculaires accolés au squelette ostéo-fibreux, surtout en dedans du cubitus. Il faut les couper en travers le plus haut possible, en donnant, pendant que l'avant-bras est en supination : 1° un coup de couteau en avant (trait noir), (fig. 258 et 259, p. 352); 2° un autre en arrière juste au même niveau que le premier dont on a la trace sous les yeux.

Ayez patience, car je ne vais épargner ni texte ni figures pour vous apprendre la manière d'exécuter *cito, tuto et jucunde*, vivement, sûrement et gracieusement, cette utile manœuvre du *chiffre* 8, si pénible à voir ânonner par un maladroit.

A cet effet, l'aide tient les lambeaux relevés. Vous êtes sur le côté du membre; le poignet malade en supination est tenu dans votre gauche prête à s'avancer dans la plaie si cela est nécessaire.

1° Passez le couteau la pointe basse, par-dessus le membre : avec le talon, attaquez la face latérale de l'os éloigné et coupez en tirant

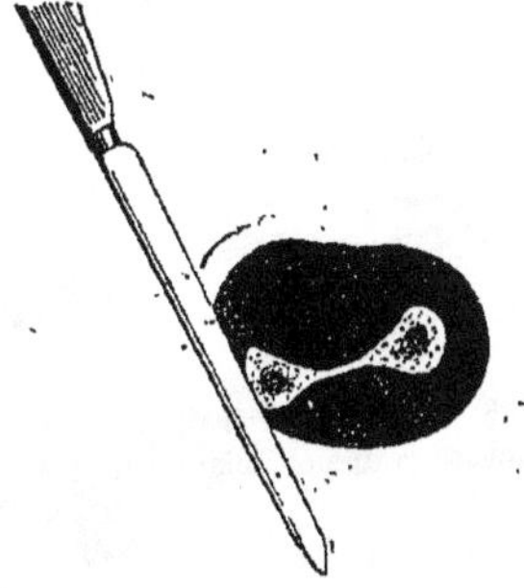

Fig. 251. — Attaque sous le bord éloigné pour commencer le trait antérieur.

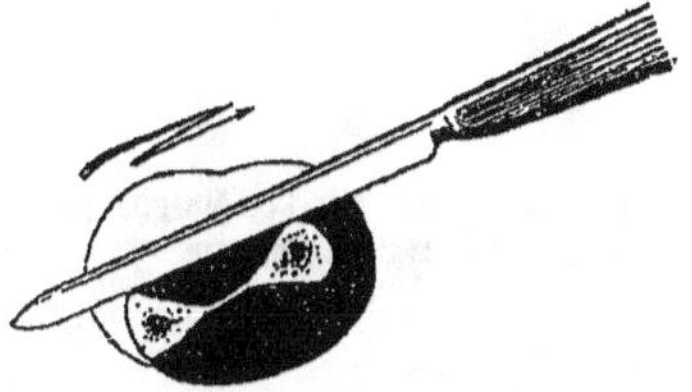

Fig. 252. — Suite du trait antérieur : le tranchant coupe en sciant devant les os.

le couteau et abaissant le manche (fig. 251 et 252); tirez toujours et amenez la pointe sur le bord et la face antérieure du même os (fig. 253), sur la face antérieure de la cloison interosseuse, sur la face antérieure de l'os rapproché, sur son bord antérieur, et enfin (en abaissant le manche davantage) (fig. 254) sur sa face latérale où se termine votre incision par une échappade vers le sol (d).

2° Passez le couteau, la pointe haute par-dessous le membre : avec le talon, attaquez une deuxième fois la face latérale de l'os éloigné, juste dans la première incision (fig. 255); tirez le couteau en sciant (fig. 256); avec la pointe haute, coupez derrière l'os éloigné comme vous l'avez fait devant; en passant sur la cloison

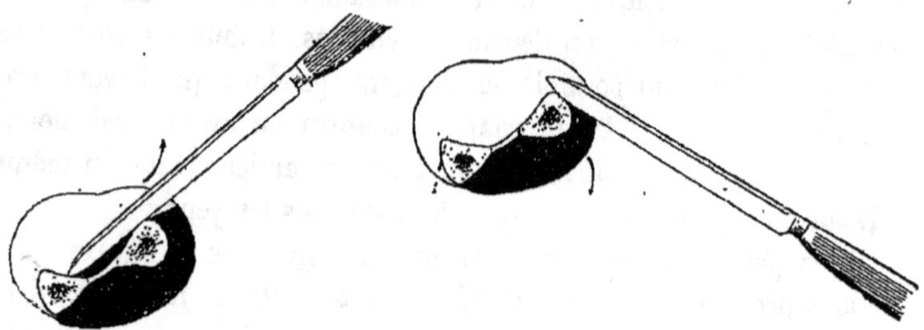

Fig. 253. — 2e suite du trait antérieur; la pointe, le manche se relevant, incise dans la gouttière interosseuse.

Fig. 254. — Fin du trait antérieur par abaissement du manche, coupe sur l'os rapproché et échappade en bas.

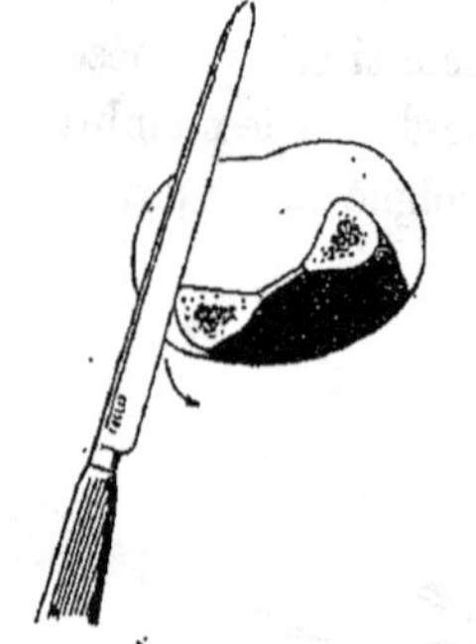

Fig. 255. — Reprise sur l'os éloigné pour commencer le trait postérieur.

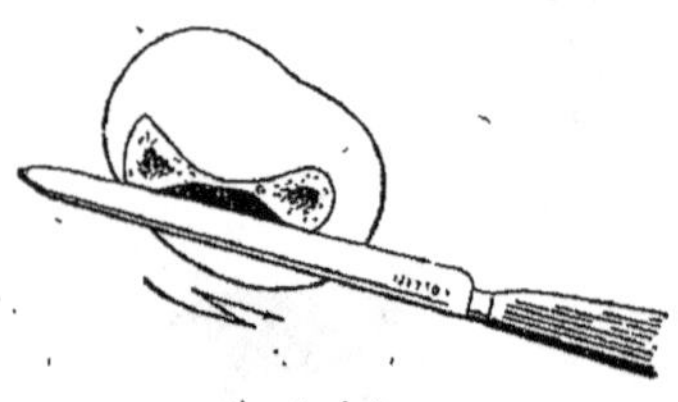

Fig. 256. — Suite du trait postérieur, le tranchant coupe en sciant sous les os.

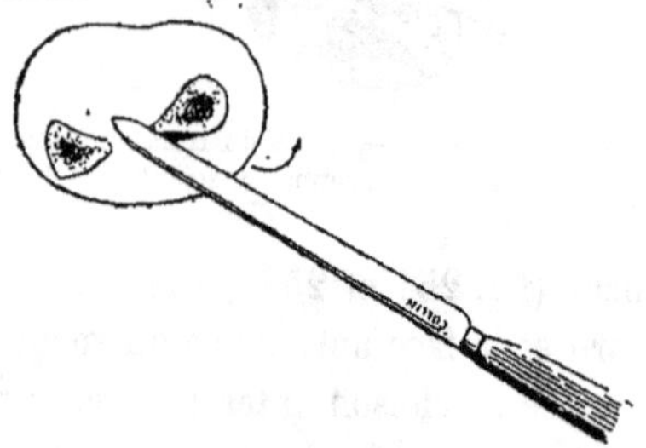

Fig. 257. — Fin du trait postérieur, perforation du ligament interosseux suivie d'une échappade en l'air.

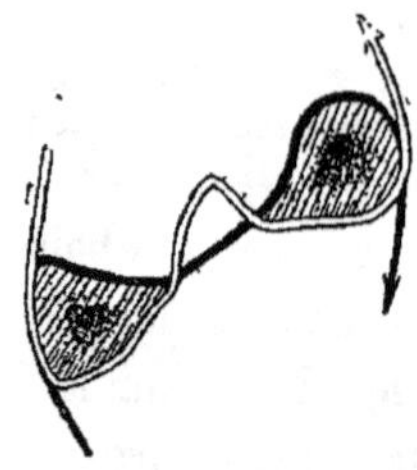

Fig. 258. — Résumé du travail de la pointe : trajet antérieur noir, trajet postérieur blanc.

interosseuse, percez-la simplement (fig. 257) et coupez derrière l'os rapproché, puis sur sa face latérale en relevant le manche et faisant une échappade en l'air (e).

Éraillez du bout du doigt la lèvre supérieure de la boutonnière ainsi faite. Placez la compresse à trois chefs. Sciez à la fois les deux os en position moyenne, en prenant voie sur l'os solidement articulé, le cubitus, qu'il faut entamer le premier et finir le dernier.

Liez ensuite les artères radiale et cubitale, dans le lambeau antérieur, et les deux interosseuses que vous trouverez non loin de la coupe du ligament homonyme, etc. Réséquez plusieurs centimètres des nerfs du lambeau antérieur.

La ligne d'union des lambeaux rapprochés est transversale; elle croise à angle aigu la ligne qui unirait le cubitus au radius, quand même celui-ci ne se mettrait que dans une pronation très modérée.

Notes. — (a) Pour obtenir ce résultat, Lenoir et Jobert faisaient d'abord deux incisions longitudinales latérales, diamétralement opposées. Ils achevaient ensuite, par transfixion, la taille de ces lambeaux à bords rectilignes dont l'extrémité seule était arrondie.

(b) Ainsi l'on se trouve en dehors du bras gauche, c'est parfait, et en dedans du bras droit. Je donnerais volontiers le conseil de se mettre toujours en dehors du membre, afin, sur le droit comme sur le gauche, de piquer du radius vers le cubitus, ce qui expose bien moins à s'égarer dans l'espace interosseux, à pointer le ligament, que si l'on pique dans le sens contraire.

(c) On prend ainsi presque tous les muscles antérieurs, de sorte que le lambeau musculaire est, du côté du cubitus, plus large que le cutané; mais, vu la rétraction des muscles et leur brièveté, cela n'a pas d'inconvénients.

(d) Il est quelquefois nécessaire de s'arrêter pour diviser, par des mouvements de va-et-vient, des parties telles qu'un tendon, par exemple, qui résistent au passage de la pointe. Ces mouvements de scie ne sont efficaces que s'ils sont amples et si les doigts gauches sont venus pincer et fixer la partie résistante.

(e) C'est ainsi que doit être pratiquée aujourd'hui la manœuvre autrefois connue sous le nom de 8 *de chiffre*, manœuvre périlleuse pour les artères, qui exigeait un couteau à deux tranchants et qu'il n'était pas donné à tout le monde d'exécuter régulièrement.

Les figures 251 à 257 montrent le travail du couteau, sur l'avant-bras gauche, dans les phases successives du « 8 de chiffre » spécialement lorsqu'on emploie une méthode qui laisse toutes ou presque toutes les chairs à couper.

Les quatre premières figures représentent la marche et l'action du couteau exécutant le *trait antérieur*. Le blanc est coupé, le noir à couper.

Les trois figures venant ensuite démontrent la manière de terminer le 8 par le *trait postérieur*.

Voici une autre figure qui résume le « 8 » sur l'avant-bras droit, opérateur en dehors. Le premier trait qui coupe en avant est noir, le second blanc.

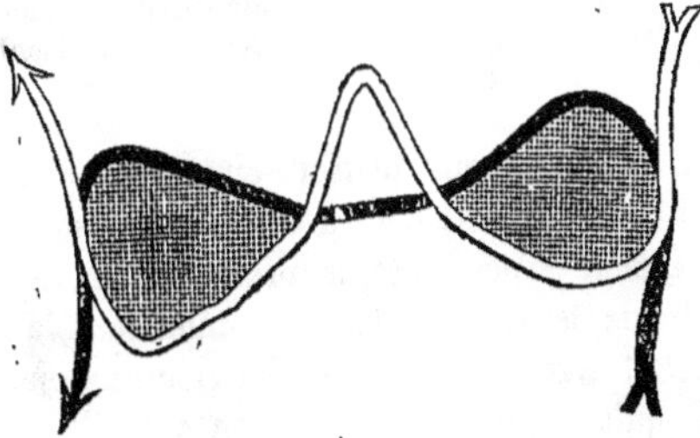

Fig. 259. — Incision en 8 de chiffre autour des os de l'avant-bras droit, opérateur en dehors. La marche du couteau pour l'incision antérieure est figurée par la flèche noire. La flèche blanche indique le trajet de la pointe pour l'incision postérieure.

Autres procédés.

Méthode mixte (fig. 260). — A l'imitation de Baudens (*Mém. de méd. milit.*, t. XXXIX, 1836), Sédillot a souvent taillé deux très courts et très

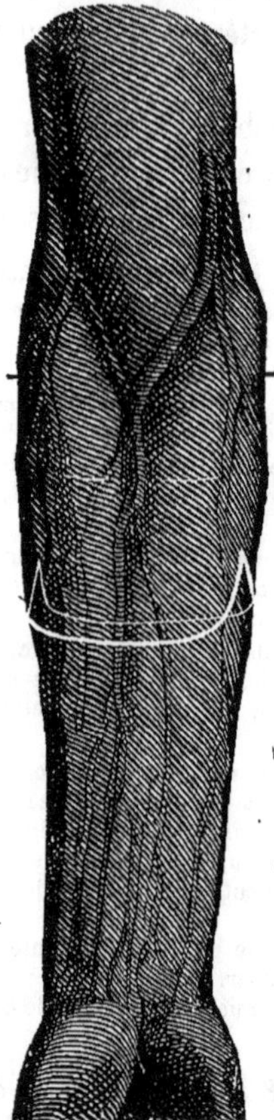

Fig. 260. — Amputation de l'avant-bras dans sa moitié supérieure; méthode mixte, excellente.

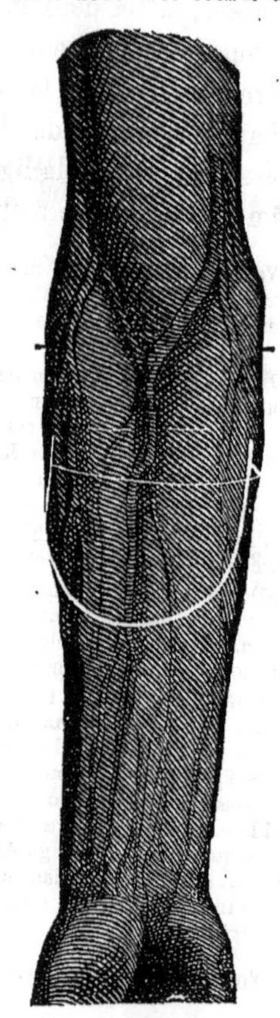

Fig. 261. — Amputation de l'avant-bras dans sa moitié supérieure. Lambeau antérieur.

minces lambeaux qu'il faisait relever pour diviser circulairement les chairs profondes très haut et obliquement, c'est-à-dire en creusant, suivant les préceptes d'Alanson. C'était à peu près la pratique d'A. Richet.

Ces modifications de la méthode à deux lambeaux combinée à la méthode circulaire nous démontrent bien que, depuis longtemps déjà, les chirurgiens ont remarqué : 1° qu'avec deux lambeaux, on court le risque de voir saillir les deux os dans les angles de la plaie, pour peu qu'on ait fait dans ces angles le moindre sacrifice de téguments ; 2° que par l'incision circulaire pure on n'arrive pas à dénuder les os assez haut. De ceci j'ai eu la preuve sous les yeux, et le malheureux colonel qui me l'a fournie, atteint de conicité d'emblée, est mort après avoir suppuré des mois.

L'amputation de l'avant-bras peut être faite par nécessité à *lambeau unique antérieur* (Graefe) (fig. 261), conformé, situé et large comme le lambeau antérieur du procédé à deux lambeaux, mais une fois plus long (un diamètre et demi). Je recommande formellement de réséquer très haut les extrémités des nerfs, car Günther, entre autres, signale la névralgie comme un des inconvénients de l'amputation à lambeau antérieur, amputation dont le résultat primitif est assez flatteur.

En outre, pour scier facilement les os à bonne hauteur et les bien envelopper, je crois bon de couper la peau en arrière un peu au-dessous de la base du lambeau, c'est-à-dire de faire une espèce de très court lambeau postérieur carré, comme je l'ai figuré.

Remarque opératoire. — J'ai indiqué la taille classique des muscles par transfixion et j'engage les élèves à faire ainsi, devant des juges routiniers, s'il en reste, mais je trouve qu'il vaudrait mieux toujours, après les incisions cutanées, *entailler* les chairs de la superficie vers la profondeur et les séparer attentivement des os. L'opération ainsi faite devient moins rapide et par conséquent moins brillante; mais on dénude les os absolument; on coupe les vaisseaux à l'extrémité même du lambeau et non à sa base; on n'a pas besoin de faire de section transversale autour des os ; le moignon est mieux rempli, etc.

J'approuve donc complètement la manière de tailler les muscles recommandée par Marcellin Duval (Guézennec, thèse de Paris, 1882), et j'engage l'opérateur libre à l'adopter.

Après avoir découpé et mobilisé les lambeaux cutanés, l'un antérieur, antéro-externe, antéro-radial, l'autre postérieur, postéro-interne, postéro-cubital, il faut disséquer le bord interne de celui-ci jusqu'à la crête du cubitus. On descend alors de chaque côté de celle-ci une longue fente qui isole le cubitus : en arrière, des muscles postérieurs, en dedans, des muscles cubital antérieur et fléchisseur profond commun.

De l'autre côté du membre, vers le radius, le couteau incise également en long et à fond, derrière les muscles radiaux. Grâce à ces trois incisions longitudinales (deux cubitales et une radiale), il devient possible aux doigts gauches de soulever successivement et d'offrir au couteau, soit pour la transfixion, soit pour l'entaille, d'abord les muscles préosseux, ensuite le petit groupe des postérieurs. Je ne renonce pas, pour tailler et relever les lambeaux, au précieux concours des doigts. Doutez-vous de leur asepsie, gantez-les ou armez-les de compresses qui préservent de leur contact, la surface saignante et ses alentours.

ARTICLE VII

DÉSARTICULATION DU COUDE

Indications. — Les traumatismes, la gangrène primitive ou consécutive, les inflammations chroniques des os, les productions malignes, etc., peuvent forcer le chirurgien à sacrifier l'avant-bras en totalité. Il en était et il en serait de même de la pourriture d'hôpital, [de l'ostéomyélite, de la conicité, de la névralgie, etc., des moignons qui résultent de l'amputation de l'avant-bras.

Lorsque l'indication de sacrifier l'avant-bras existe, il faut autant que possible ne sacrifier que l'avant-bras. L'étude attentive de la question m'a de longue date convaincu qu'il n'y avait à craindre après la désarticulation du coude aucune complication locale, aucun retard dans la cicatrisation, aucune défectuosité du moignon pouvant justifier le rejet de cette opération. Certes l'amputation du bras est plus facile, mais je la crois plus grave. A gravité égale, il n'y aurait encore pas à hésiter, tant le moignon de la désarticulation l'emporte, au point de vue des services qu'il peut rendre, sur celui de l'amputation.

Certes, la désarticulation ne mettait à l'abri ni du tétanos, ni de la névralgie, ni de la septicémie, ni des hémorrhagies secondaires; mais c'est à tort qu'on a reproché à cette opération le grand nombre des artères à lier, l'exfoliation du cartilage et la quantité considérable des téguments qu'il faut garder.

Le plus grand nombre d'artères qu'il ait fallu lier est, à ma connaissance, de cinq, et c'est une exception; le plus souvent, une, deux ou trois ligatures sont suffisantes.

Si la réunion immédiate totale ou partielle réussit, les chairs qui couvrent les surfaces articulaires restent souvent mobiles ou faiblement adhérentes. Sur un moignon de neuf ans, le cartilage existait encore, mais le plus souvent il se résorbe. J'ai toujours pensé qu'il ne valait pas la peine de ruginer l'extrémité articulaire, par crainte de l'exfoliation du cartilage. Celle-ci, qui s'est produite du reste assez fréquemment avec les anciens pansements, n'a jamais eu d'inconvénients sérieux.

Quant à la quantité de peau nécessaire pour couvrir l'extrémité large et irrégulière de l'os, elle est considérable. Mais cette peau existe ou n'existe pas : si elle n'existe pas, coupez le bras, c'est entendu. Si elle existe, pourquoi dédaigner de l'employer, pourquoi amputer au-dessus du coude et sacrifier justement cette épiphyse élargie qui dans le moignon fournira un si bon point d'attache au membre artificiel? Notez qu'après la désarticulation, vous avez, en cas d'insuffisance reconnue des parties molles, la ressource de raccourcir l'humérus. Et si, comme l'a fait Humbert, vous pouvez vous contenter d'abraser l'extrémité articulaire en respectant l'épitrochlée, vous n'altérez pas la prise de l'appareil prothétique.

Anatomie. — L'articulation du coude est une charnière et ne possède que deux ligaments importants, les ligaments latéraux, interne et externe. La séreuse articulaire, quoique très développée en avant et en arrière, et capable de fournir dans les premiers jours une quantité considérable de synovie, ne présente pas de prolongements assez anfractueux pour engager l'opérateur à les extirper après la désarticulation.

Relativement à l'axe de l'humérus, l'interligne articulaire regardé en face est un peu oblique en dedans et en bas. Je repète cela par acquit de conscience, mais j'engage le lecteur à l'oublier s'il ne veut pas user la pointe du couteau sur l'apophyse coronoïde en coupant trop bas (fig. 262).

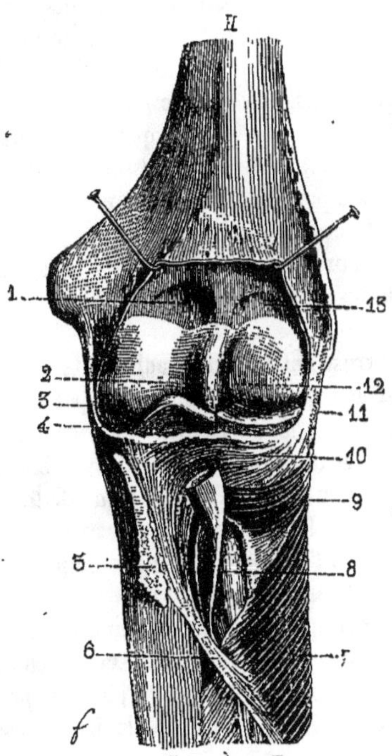

Fig. 262. — L'articulation du coude gauche disséquée et ouverte en avant. — H. humérus; C, cubitus; R, radius. — 1, cavité coronoïdienne; 2, trochlée; 3, ligament latéral interne (fibres coronoïdiennes); 4, ap. coronoïde; 5, insertion du m. brachial antérieur; 6, ligament de Weitbrecht; 7, portion inférieure du m. court supinateur; 8, tendon du biceps et sa bourse muqueuse; 9, portion supérieure du m. court supinateur; 10, faisceau antérieur du ligament latéral externe couvrant l'annulaire; 11, ligament latéral externe; 12, sillon radial et condyle; 13, cavité sus-condylienne.

Il est au contraire important de se souvenir que cet interligne, toujours regardé en face, a la forme d'un tiret (—) dans sa partie externe huméro-radiale et d'un accent circonflexe (^) dans sa portion interne huméro-cubitale.

Le ligament latéral externe ou huméro-cubital externe, descend de l'épicondyle, se bifurque, et par le ligament annulaire qu'il couvre et contribue à former, en y adhérant, va au cubitus, devant et derrière la petite cavité sigmoïde; le couteau le tranche facilement en pénétrant à pleine lame entre le condyle huméral et la cupule radiale, pendant que l'avant-bras est déjeté en dedans pour faire bâiller l'articulation.

Le ligament interne ou huméro-cubital interne aboutit à toute la longueur du bord interne du crochet sigmoïdien, car il a des fibres conoroïdiennes et des fibres olécrâniennes, qu'un anatomiste peut diviser en donnant deux coups de scalpel, l'un sous la lèvre interne de la trochlée, l'autre derrière. L'opérateur avec son long couteau réussira mieux en n'attaquant ce ligament qu'en dernier lieu, alors que, grâce à la division des ligaments externe et antérieur, l'avant-bras commence à se laisser renverser par l'extension forcée. En effet, celle-ci entr'ouvre l'interligne et permet à la pointe d'y entrer en coupant d'abord les belles et fortes fibres coronoïdiennes, puis, l'articulation devenant largement béante, d'atteindre en remontant, les fibres olécrâniennes. Ne quittez pas ces dix lignes sans les avoir bien comprises.

L'étude des *extrémités musculaires* qui servent de ligaments actifs à l'articulation du coude sera faite avec de grands détails lorsque je m'occuperai de la résection. Pour le moment, il me suffit de rappeler :

1° Que le muscle triceps ne s'insère pas au bec de l'olécrâne, mais à une crête transversale située à 0m,01 en arrière et capable d'arrêter le couteau. Ce muscle, détaché de l'olécrâne, reste encore assez adhérent aux bords latéraux de l'extrémité humérale pour que sa longue portion, désormais la seule active, puisse trouver là une solide insertion ;

2° Que le muscle brachial antérieur couvre l'articulation en avant et descend s'insérer jusqu'à 0m,03 au-dessous du bec coronoïdien auquel il ne s'attache nullement ;

3° Que le biceps envoie à l'aponévrose antibrachiale adhérente aux muscles épitrochléens, une solide expansion qui, lorsqu'elle n'est pas divisée, ce qui est le cas après la désarticulation à lambeau antérieur, continue à fournir un point d'attache au muscle. Cette circonstance est favorable dans un moignon cicatrisé, mais singulièrement embarrassante immédiatement après l'opération, par le retrait qu'elle fait subir au lambeau et par les tiraillements qu'elle exerce, si le bras et l'épaule ne sont pas emprisonnés dans un appareil compressif et immobilisés.

Les trois muscles dont il vient d'être question, se terminant sensiblement au niveau de l'articulation, ne peuvent aucunement servir à couvrir l'extrémité humérale. Ils doivent être néanmoins coupés le plus bas possible, désinsérés, afin qu'après leur retrait il n'y ait pas de clapier trop profond sous la peau du bras.

Au contraire, les muscles antibrachiaux descendus des bords de l'extrémité humérale semblent faits pour servir à matelasser le moignon.

La chair ne manque donc pas en avant. Et même, les muscles épicondyliens entourent le radius d'une couche épaisse dont on peut former un lambeau externe.

On le voit, un lambeau antérieur très large, comprenant dans l'épaisseur de sa base les gros nerfs et les gros vaisseaux, peut être facilement taillé en mettant à contribution à la fois les muscles épicondyliens et épitrochléens. Mais ce lambeau est rétractile, rebelle et assez difficile à utiliser, quelque précaution qu'on ait prise de l'amincir pour lui donner de la souplesse.

En dedans du cubitus pas plus qu'en arrière, il n'y a de muscles pour l'opérateur; la peau seule peut être gardée pour couvrir l'humérus, quel que soit le procédé employé.

Tout le monde connaît les nombreuses anastomoses des *artères* qui entourent l'articulation du coude et sait que l'humérale, quelquefois divisée prématurément, se bifurque ordinairement à 0m,03 (mensurations de Marc. Duval) au-dessous de l'interligne articulaire, en artères radiale et cubitale, celle-ci fournissant presque aussitôt le tronc commun des interosseuses dont la grosse branche, la postérieure, perfore la cloison fibreuse cubito-radiale pour gagner la région postérieure de l'avant-bras. Or, lorsque l'on taille le lambeau antérieur par transfixion, le couteau pénètre à moins de 0m,03 au-dessous de l'interligne et rase de très près les faces antérieures des os : il s'engage donc sous l'humérale avant sa bifurcation ; en descendant, il tranche bientôt l'interosseuse, et plus tard, en sortant des chairs, la cubitale et la radiale. Aussi ne faut-il se borner à deux ligatures qu'après exploration attentive de la face profonde du lambeau.

Doit-on raccourcir les *nerfs* qui se montrent à la surface d'amputation ? Oui, sans doute, car les névromes des moignons du coude ont, en raison de leurs rapports avec le dur squelette, tourmenté bien des opérés et exigé quelques réamputations [1].

Les *téguments* qui environnent le coude ont une apparence et une rétractilité bien différentes en avant et en arrière.

Derrière l'olécrâne, la peau sus-jacente à la bourse muqueuse est mince, par défaut de graisse, et pourtant très vivace, chagrinée, plissée, surabondante. Libérée par l'opération, elle ne se rétracte presque pas, et la moindre traction permet d'en coiffer l'extrémité entière de l'humérus

Au contraire, la peau du pli du coude, malgré sa bonne constitution apparente et sa doublure cellulo-graisseuse, est par elle-même très mince et s'est quelquefois gangrenée; elle est excessivement rétractile et perd trois et quatre travers de doigt de longueur, surtout au niveau du muscle long supinateur, c'est-à-dire en avant et en dehors.

De sorte que si l'on voulait faire une désarticulation qui, l'opération terminée, ressemblât encore à une amputation circulaire bien transversale, il faudrait couper à trois ou quatre doigts plus bas en avant qu'en arrière. L'incision circulaire telle qu'on l'enseigne vulgairement donne, en définitive, un lambeau postérieur, espèce de scrotum, avec lequel on enveloppe l'extrémité humérale totalement découverte en avant par le retrait des téguments antérieurs. Je dois dire que ce retrait immédiat est presque complètement indépendant de l'action des muscles sous-jacents,

1. Voy. *Catalogue of the Surgical Section of the United States army medical museum*, p. 145, et surtout : Uhde. *Die Abnahme des Vorderarmes in dem Gelenke.* Braunschweig, 1865. Monographie très importante à consulter

biceps et long supinateur, et se produit, sur le cadavre comme sur le vivant, toutes les fois que la peau a conservé sa souplesse et sa mobilité normales.

Au point de vue de la facilité opératoire, la rétractilité de la peau antérieure a du bon ; elle permet à l'aide de découvrir l'articulation et à l'opérateur d'attaquer celle-ci en avant. Dans le cas où l'induration aurait anéanti la mobilité de la peau, ce qui s'est vu, l'on serait fort empêché d'achever l'opération circulaire sans fendre les téguments pour les relever ensuite assez haut.

Recherche de l'interligne. — L'exploration extérieure du coude permet au chirurgien de déterminer facilement le siège de l'interligne articulaire.

L'olécrâne et l'épitrochlée sont faciles à pincer entre le pouce et l'index.

Entre l'interligne et l'épitrochlée, il y a l'épaisseur d'un doigt.

Pendant que l'avant-bras est étendu, une distance de deux doigts sépare le niveau de l'articulation du sommet de l'olécrâne.

C'est tout ce qu'il faut savoir pour la section des parties molles.

Lorsqu'il s'agira plus tard de désarticuler, il faudra, après une exploration brève exécutée par les doigts de la main gauche, entrer d'emblée dans l'intervalle huméro-radial. C'est pourquoi il faut habituer la main gauche à sentir, sur un bras intact, à quelque distance en dehors de l'olécrâne, dans la fossette, la tête du radius qui peut recevoir, de la main droite agissant sur le poignet, des mouvements de rotation ou de flexion. On arrive facilement sur un bras sain et flasque, sur soi-même à travers ses habits, en descendant le long du bord externe de l'humérus, à mettre le doigt au niveau de l'interligne, dans l'enfoncement très sensible qui sépare la face postéro-externe du condyle huméral du pourtour saillant de la tête du radius.

Usages du moignon. — Un blessé qui a perdu l'avant-bras se sert de son moignon nu ou armé d'un appareil.

Le moignon nu pousse du bout, frappe à revers, concourt à embrasser. Écarté du corps à angle droit par le deltoïde, il supporte un fardeau, une échelle, un panier, un seau.

L'appareil prothétique doit pouvoir être fixé par un bracelet au-dessus des éminences latérales de l'humérus, et c'est en partie pour améliorer cette prise que plusieurs chirurgiens ont conservé l'olécrâne à la manière de Dupuytren. Ainsi fut amputé par Huguier le ténor Roger que j'ai vu, de sa main artificielle, manier la hache dans l'opéra *Haydée*.

Un moignon à cicatrice rejetée en arrière dans la cavité olécrânienne et dépourvu de névromes, paraît *a priori* l'idéal. Mais cet idéal n'a, que je sache, jamais été atteint. Ordinairement, avec n'importe lequel des procédés en usage, et surtout avec le plus usité, le circulaire, la cicatrice vient se placer en travers, devant l'humérus au-dessus de la trochlée et du condyle ; le moignon est néanmoins excellent s'il n'y a pas de névromes et si la cicatrice, linéaire, est suffisamment éloignée des éminences latérales soumises à la pression du bracelet de l'appareil.

Choix des procédés. — En raison de la rétractilité de la peau antéro-externe, c'est le condyle qui est le plus difficile à envelopper. Si l'on ne le recouvre pas facilement d'emblée avec des téguments suffisants, on le verra saillir, perdre son cartilage et se revêtir, après des mois, d'une cicatrice large et adhérente. Mieux vaudrait l'avoir scié. Quel que soit le procédé employé, il faut, pour bien couvrir les éminences articulaires

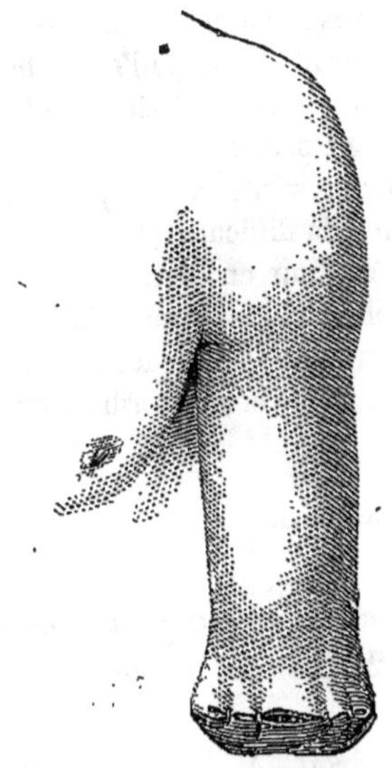

Fig. 263. — Moignon frais de désarticulation du coude par la méthode circulaire bien exécutée, d'après le tracé des figures 265 et 266.

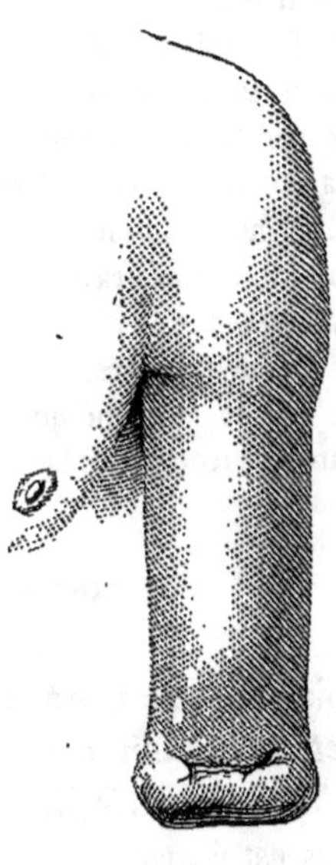

Fig. 264. — Moignon cicatrisé; même opération. Le point blanc au-dessus et en dedans de la cicatrice indique la place d'un névrome.

latérales, garder sans la fendre la peau des côtés de l'avant-bras : *deux doigts* en dedans, *trois larges doigts* en dehors, à partir de l'interligne.

Il est bien rare que l'opérateur puisse choisir son procédé quand il se trouve obligé d'extirper l'avant-bras. Le plus souvent la méthode circulaire s'impose. Heureusement, elle donne lieu à un bon résultat (fig. 264).

Pour n'employer qu'un seul lambeau, externe ou antérieur, qui, pour être suffisant, descende jusqu'*au milieu* de l'avant-bras, le chirurgien devrait avoir la rare fortune de rencontrer un traumatisme complaisant ou une simple lésion organique du squelette. Salleron me paraît avoir gagné le procès de la méthode circulaire, facile à exécuter et commode pour le pansement. De sorte que pour moi, les autres procédés que j'indiquerai, que j'ai même travaillés, car ils peuvent être commandés par l'état local des chairs, ne sont préférés dans les amphithéâtres que parce qu'ils rentrent dans la routine des concours et des examens.

Ne pouvant consentir à enseigner ce qui se fait avant ce qui doit se faire, je décrirai en premier lieu et comme procédé d'élection la désarticulation du coude par l'incision appelée circulaire, improprement, puisque l'on est obligé de la faire passer plus bas en avant qu'en arrière, afin de modérer l'obliquité dans le sens contraire, qu'elle ne manquera pas de prendre finalement.

Il ne faut pas redouter le clapier facile à drainer qui résulte de l'extirpation de l'olécrâne. Salleron nous avait appris à l'ouvrir, en incisant crucialement le tégument olécrânien. Legouest avait même pu l'empêcher de suppurer par la simple compression, à l'aide d'une boulette de coton. Il n'y a pas lieu de garder l'olécrâne spécialement pour combler cette cavité; mais cette modification, utile à l'adaptation solide d'un appareil, ne paraît pas avoir une gravité spéciale. Quant à la difficulté que l'on trouve ordinairement, après l'incision circulaire, à réunir en fente transversale, non pas les deux extrémités, mais le milieu de la plaie, c'est pour y remédier que je vais indiquer de faire l'incision elliptique, c'est-à-dire descendant beaucoup plus bas en avant qu'on ne le conseille ordinairement.

Méthode dite circulaire.

En voici les trois temps : 1° *section circulaire oblique, mobilisation et rétraction* des téguments; 2° *entaille ascendante* des muscles antérieurs; 3° *désarticulation.*

Le bras est écarté du corps à angle droit. A défaut d'appareil, un aide placé en dehors comprime l'artère humérale; un second, placé en dedans, rétractera les parties molles; un troisième soutient l'extrémité du membre, etc.

L'opérateur se place sur le côté de l'avant-bras, ayant le coude à sa droite et la main à sa gauche, car c'est lui qui va manœuvrer l'avant-bras. Il explore le terrain de l'opération, touche en arrière l'articulation huméro-radiale, couche un doigt en travers sous l'épitrochlée; en un mot, il cherche l'interligne qui, du reste, est situé à un doigt au-dessous du pli de flexion du coude. S'il fait bien, le chirurgien marque à la teinture le niveau de la jointure en avant et en arrière, pour tracer ensuite de la même manière et facilement la ligne d'incision d'après les règles suivantes. En avant et en dehors, sur le relief du long supinateur, vous couperez à *quatre doigts* du niveau de l'interligne (a); en arrière et en dedans, sur la crête cubitale, à quatre doigts du sommet de l'olécrâne, c'est-à-dire à *deux doigts* seulement au-dessous de l'articulation

1° Faites donc, aux téguments, cette *incision circulaire oblique*, en commençant sous le membre et reprenant par-dessus.

Dénudez avec soin l'aponévrose sans craindre de l'entamer. Car

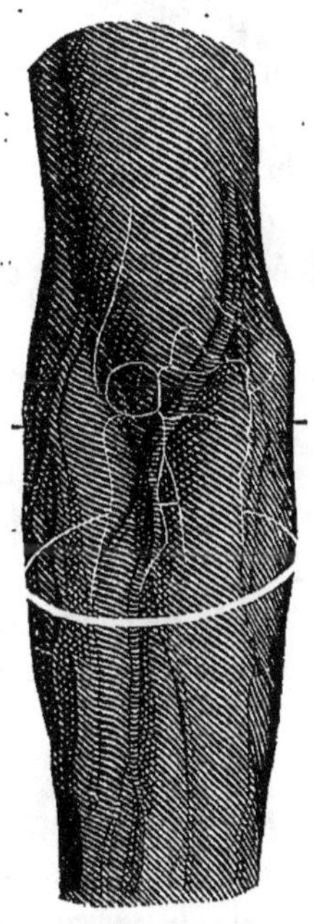

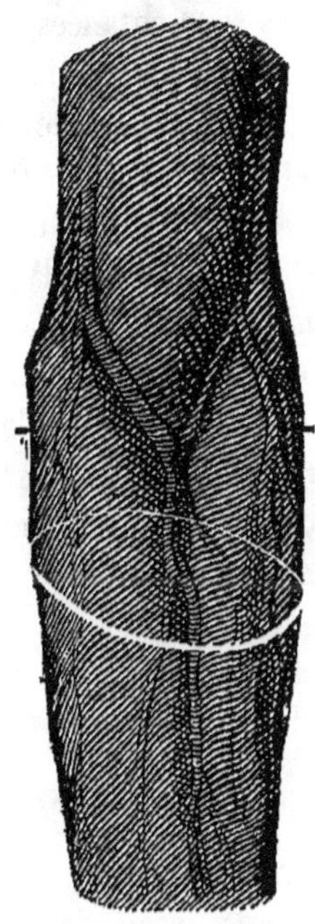

Fig. 265 et 266. — Désarticulation du coude, côté droit et côté gauche, méthode circulaire. L'incision passe, en avant et en dehors, à quatre doigts ; en arrière et en dedans, à deux doigts de l'interligne marqué par deux tirets.

il faut conserver à la peau sa doublure et les organes inclus, et la détacher de tout le pourtour du membre, mais surtout *en arrière* (pendant que l'avant-bras sera momentanément fléchi et dressé), et *sur les côtés*, comme s'il s'agissait de retrousser une manchette que la grande rétractilité des téguments antérieurs rend généralement inutile (**b**). — Commandez alors à votre aide d'embrasser chaque côté du futur moignon, dans les commissures du pouce devant et de l'index derrière, et de rétracter, en serrant et en remontant, jusqu'à ce que ces doigts aient glissé au-dessus des éminences latérales, où ils s'arrêteront à l'abri du couteau prêts à faire plus tout à l'heure.

2° *Entaille ascendante.* Appliquez le milieu du tranchant sur les muscles antérieurs, au niveau de la peau rétractée, coupez-les en creusant, c'est-à-dire d'autant plus haut que votre couteau s'enfonce plus profondément. Interrompez, s'il le faut, la section de ces muscles, pour trancher sans désemparer et de chaque côté les brides sous-cutanées, si vous en apercevez qui résistent aux efforts de l'aide rétracteur. Enfin, que votre couteau arrivé aux os se couche *à plat,* remonte devant l'avant-bras étendu, coupe le brachial antérieur et, fatalement, heurte du tranchant la trochlée humérale très saillante devant le cubitus *étendu* (**c**).

N'allez pas au delà de cette saillie trochléenne : cherchez au-dessous l'interligne de la façon suivante.

Vous tenez à pleine main gauche l'avant-bras malade, le pouce en dessus, dans la plaie, les doigts en dessous. Le pouce remonte à la recherche de l'*interligne huméro-radial* que les doigts contribuent à rendre sensible par les mouvements de flexion imposés au radius. Laissez le bout du pouce sur l'interligne trouvé; assurez-vous que la peau est suffisamment rétractée de chaque côté et en arrière, qu'elle n'a rien à craindre du couteau qui va désarticuler.

3° *Désarticulation.* — Donnez d'abord sur toute la largeur du ligament antérieur un trait de pointe : transversal comme un tiret (—) au niveau de l'interligne huméro-radial, brisé comme un accent circonflexe (/\) au-dessus du bec coronoïdien. — Mettez alors le plein du couteau en travers sur le ligament latéral externe et la racine des muscles postérieurs, coupez hardiment et entrez, jusqu'à l'olécrâne, dans l'articulation que votre main gauche rend béante en inclinant l'avant-bras en dedans. Dégagez le couteau. — De la main gauche, forcez l'avant-bras dans l'extension pour écarter l'apophyse coronoïde, de la trochlée. Dans la partie interne de cet intervalle, engagez le tranchant de la pointe sur les fibres huméro-coronoïdiennes du ligament interne; puis, sciant largement et verticalement, divisez le nerf cubital et tout ce qui, en dedans de l'extrémité cubitale, avait pu échapper au couteau. La béance de l'articulation étant devenue de plus en plus grande, la pointe s'engagera alors derrière la lèvre interne de la trochlée et coupera, en remontant, les fibres huméro-olécrâniennes.

Il ne reste plus que le tendon du triceps à diviser : l'avant-bras luxé, de son propre poids et surtout du fait de la traction et de la bascule opérée par votre main gauche, entraîne l'olécrâne hors de sa cavité. Promenez le milieu du couteau sur le contour de cette apophyse en exécutant avec toute la longueur du tranchant une espèce d'arpège pour détacher le triceps, franchir sa crête d'insertion et terminer la séparation de la poche olécrânienne intacte, sans emporter la moindre partie molle avec l'extrémité du cubitus (fig. 267).

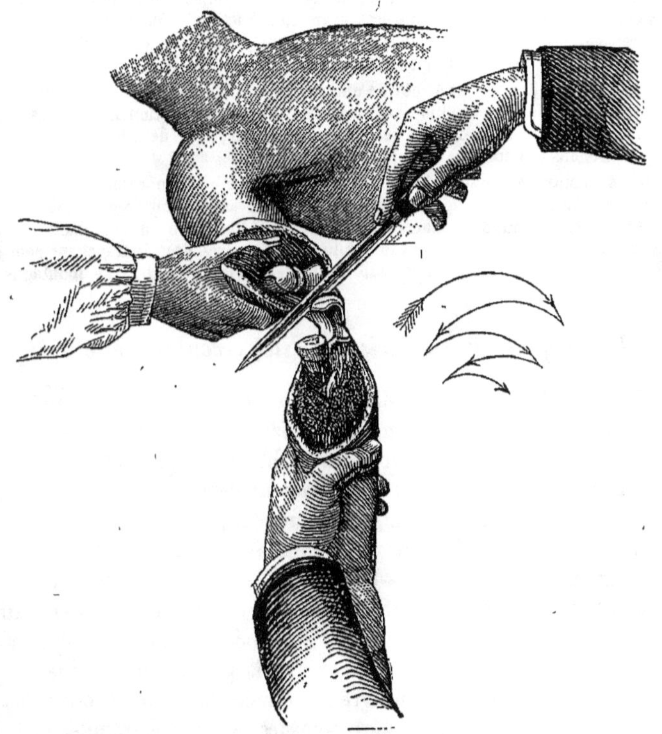

Fig. 267. — Désarticulation du coude, désinsertion du tendon du triceps. La flèche indique les mouvements d'arpège imposés au couteau par la droite pendant que la gauche tourne et détourne l'avant-bras sans cesse pour amener sous les yeux la partie attaquée par le tranchant.

C'est le moment de lier l'artère ou les artères, de retrancher les bribes charnues s'il en existe. Je crois bon de saisir les nerfs antérieurs apparents et d'en réséquer le plus long bout possible.

Enfin, une précaution autrefois indispensable, d'après Salleron, bonne encore pour le drainage, est d'ouvrir la poche olécrânienne et de ne pas faire l'incision trop en dedans, car la lèvre interne de la trochlée pourrait s'y engager.

Les téguments postérieurs sont, comme je l'ai déjà dit, ramenés sur la surface articulaire devant laquelle on les unit aux téguments antérieurs, à moins qu'on ne préfère réunir d'un côté à l'autre. D'une manière ou de l'autre, il est bon d'assurer l'écoulement de la grande quantité de synovie qui peut se produire.

Notes. — (a) Il est des cas où l'opérateur peut couper circulairement à deux doigts de l'article, c'est lorsque, l'avant-bras ayant subi l'action d'une scie circulaire ou d'un engrenage, les téguments antérieurs, totalement divisés, ont pu satisfaire leur rétractilité dont il n'y a plus lieu de se préoccuper.

(b) Il ne faut pas hésiter à relever une courte manchette si la peau, malgré les efforts de l'aide, reste encore à plus d'un doigt au-dessous de l'articulation; il est plus que permis de fléchir l'avant-bras et de le dresser en l'air, pour détacher commodément les téguments olécrâniens.

(c) Au contraire, lorsque le cubitus est fléchi, le couteau rasant sa face antérieure dépasse le but, saute par-dessus la trochlée. Les élèves tombent fréquemment dans cette faute qui les conduit à s'acharner sur l'épiphyse humérale en cherchant le joint au-dessus, où il n'est pas. En rasant le cubitus à plat de trop près, le tranchant peut heurter le bec coronoïdien petite et basse colline au pied de la haute et large montagne trochléenne.

Remarques sur les incisions dites circulaire et elliptique.

Telle qu'elle vient d'être décrite, l'incision circulaire oblique est imitée de l'incision dite ovalaire, mais en réalité elliptique, proposée par Baudens, à laquelle elle ressemble par l'obliquité légère et la situation des points, infime devant le radius, culminant derrière le cubitus.

Mais la véritable méthode elliptique doit, en définitive, produire un lambeau placé du côté du point infime de l'incision. Pour obtenir ce résultat, il suffit de donner à l'incision une obliquité calculée sur la rétractilité et qui subsiste encore en grande partie quand celle-ci est satisfaite

Nous allons apprendre à exécuter sur le coude l'incision elliptique suffisamment oblique pour ouvrir en arrière la poche olécrânienne et garder en avant un lambeau qui, malgré sa rétractilité, reste encore suffisant.

Il n'y a aucun danger de faire pointues les deux extrémités de l'ellipse, parce qu'elles s'arrondissent spontanément. En supposant même que, l'incision ayant été volontairement losangique (Blasius, Textor), les deux extrémités soient restées anguleuses, l'angle saillant se replierait, on ne peut mieux, dans l'angle ouvert.

Incision elliptique.

L'opération telle que je vais la décrire donne en définitive un lambeau antérieur. Elle convient à ces cas d'écrasement, où le traumatisme a détruit les téguments postérieurs tout le long de la crête du cubitus. Le point culminant de l'ellipse est la pointe du coude, la saillie olécrânienne; le point infime, diamétralement opposé, est sur le relief du long supinateur, au moins à un travers

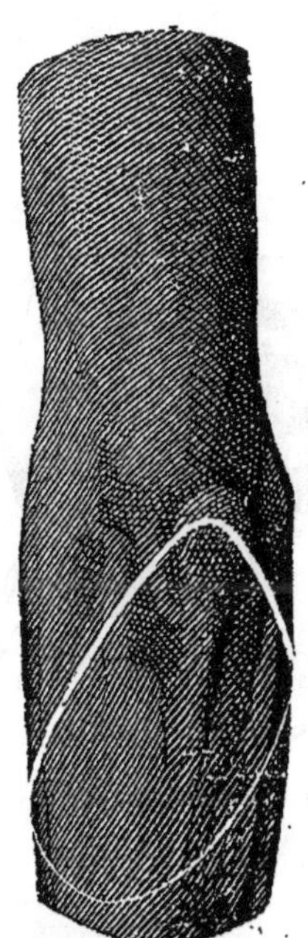
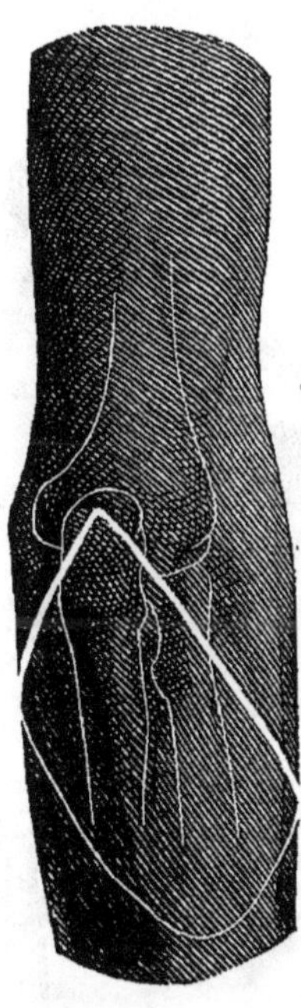

Fig. 268 et 269. — Face postérieure du coude. Tracé de l'incision elliptique. Sur le coude droit, on voit les contours des os et l'incision est presque losangique.

d'avant-bras au-dessous du pli du coude, à peu près au milieu de l'avant-bras.

1° *Incision tégumentaire.* — Tout étant disposé comme pour l'amputation circulaire, les deux extrémités de l'ellipse étant marquées, saisissez le poignet malade, de la main gauche, le pouce en dessous, les doigts en dessus, tordant l'avant-bras à droite tout en le fléchissant (fig. 270, I). Vous découvrez ainsi le bord gauche de l'avant-bras et la saillie de l'olécrâne que vous attaquez en travers, avec le talon du couteau, pour vous diriger ensuite, par le plus court chemin, vers le point infime jalonné par le bout de votre petit doigt gauche. Incisez la peau en tirant le couteau, sciant au besoin, et à mesure que vous avancez, détordez et étendez l'avant-bras pour mettre au jour sa face antérieure (fig. 270, II). Arrivé devant le radius, usant de la pointe, recourbez presque brusquement votre incision et, sans vous interrompre, remontez à votre point de départ, en incisant de nouveau avec le plein tranchant

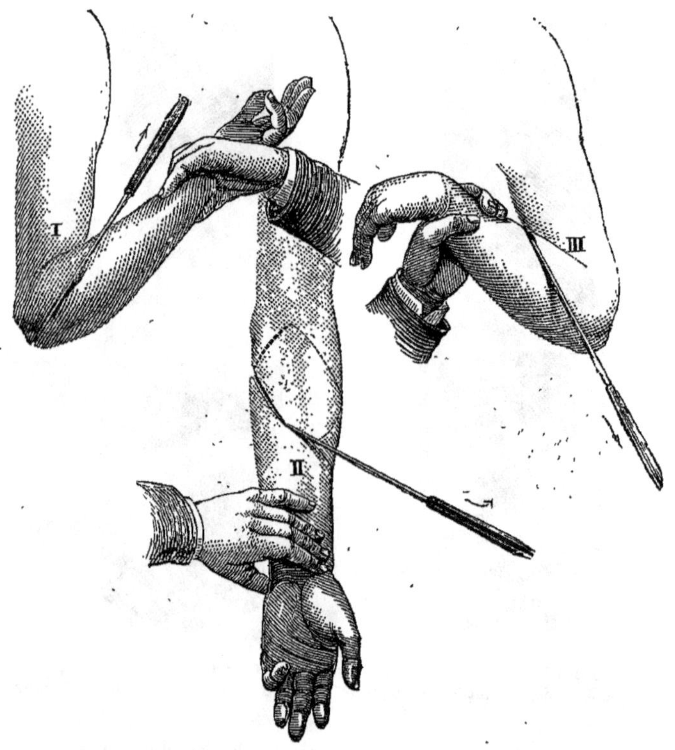

Fig. 270. — Désarticulation du coude, méthode elliptique. — Les trois attitudes I, II, III que la main gauche donne successivement à l'avant-bras pour permettre au couteau de faire l'incision d'un trait. — Imitez plusieurs fois cette élégante manœuvre avant d'opérer pour de bon.

obliquement, sur le bord droit de l'avant-bras que votre main gauche tord à gauche, fléchit et relève (fig. 270, III) pour vous amener le champ opératoire sous les yeux (**a**). — Coupez soigneusement le tissu cellulaire aux environs de l'olécrâne et vous y verrez l'incision s'arrondir.

Ramenez l'avant-bras dans l'extension et la supination : détruisez, sur les côtés et surtout en avant, sans craindre de scarifier l'aponévrose, toutes les brides celluleuses qui paraissent encore entraver la rétraction de la peau, rétraction qui doit raccourcir le lambeau de deux travers de doigt.

2° *Ponction des chairs antérieures.* — Pour diviser les chairs antérieures, l'avant-bras légèrement fléchi est confié à un aide.

De la main gauche, vous pincez en travers la peau du lambeau pour la *rétrécir* et la *refouler* en haut (fig. 271), l'aide rétracteur

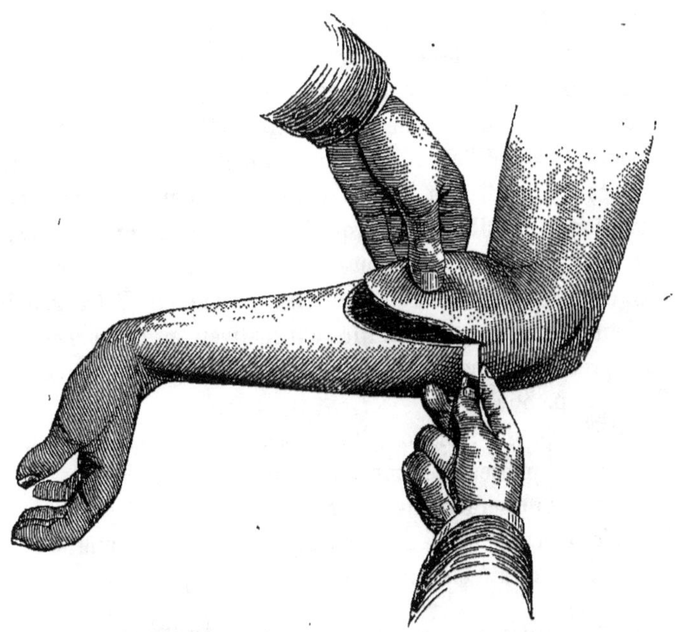

Fig. 271. — Désarticulation du coude. — Après l'incision elliptique, il faut, pour couper les chairs antérieures, opérer comme le montre cette figure, quoiqu'elle ait été faite pour indiquer la manière de tailler un vrai lambeau antérieur.

collaborant avec vous spécialement pour découvrir les côtés de l'articulation. — Enfoncez le couteau devant les os, sous les muscles antérieurs, le plus haut possible (fig. 271); dites à l'aide qui tient la main, si elle existe encore, de la renverser en arrière pour attirer les muscles vers le poignet, et taillez de haut en bas, en sciant, un lambeau charnu qui s'amincisse, se rétrécisse et se termine le plus vite possible afin d'être flexible, étroit et court.

3° *Désarticulation.* — L'aide rétracteur ayant reçu et relevé ce lambeau devant le biceps (fig. 267, p. 364), emploie au besoin ses deux mains et cherche à découvrir l'articulation qu'il vous reste à approcher, explorer et traiter comme dans la méthode circulaire. Vous avez repris l'avant-bras et l'étendez.

Mettez le plein tranchant *à plat* devant les os de l'avant-bras *étendu* et remontez jusqu'à ce que vous heurtiez la saillie trochléenne. A ce moment le couteau, remis de champ et tiré, coupe avec la pointe le ligament antérieur : un tiret (—) sur l'interligne huméro-radial, cherché au besoin avec le pouce gauche; accent circonflexe (^) au-dessus du bec coronoïdien, ou dans l'ordre inverse. L'interligne étant ouvert et par suite visible en avant, entrez sur le côté à pleine lame entre la tête radiale et le condyle huméral jusqu'à l'olécrâne. Coupez de même le ligament interne huméro-coronoïdien et le nerf cubital, puis avec la pointe et grâce à la béance, les fibres huméro-olécrâniennes ou remontantes.

L'avant-bras, toujours tenu de la main gauche et renversé, tombe à ce moment suspendu au seul tendon tricipital. Votre gauche qui le tient par le haut va le tordre alternativement à droite et à gauche pour présenter l'insertion tendineuse à l'arpège du couteau (revoy. fig. 267, p. 364).

Le parage du moignon, les résections de nerfs, les ligatures d'artères s'imposent comme dans tous les procédés.

Le lambeau sera replié et réuni à la concavité postérieure (b). La voie d'écoulement sera naturellement maintenue au niveau même de la cavité olécrânienne.

Notes. — (a) On peut opérer d'une autre manière moins élégante, en coupant la peau d'abord en avant sous forme de lambeau, et ensuite, après avoir retourné ou relevé le bras, en arrière, sous forme de voûte ogivale.

(b) L'excès de peau que ce procédé donne de chaque côté, précieux pour bien envelopper les saillies trochléenne et condylienne, celle-ci toujours prête à sortir, cet excès, dis-je, est justement ce qui me paraît devoir faire préférer l'incision elliptique delle que je l'ai décrite dès 1871, au lambeau antérieur ordinaire, même pratiqué, comme je vais l'indiquer, avec toutes les précautions recommandées de nos jours. Que tirais-je donc du lambeau antérieur taillé suivant les procédés de Vacquier, Dupuytren et tant de modernes?

Lambeau antérieur.

On coupe les téguments postérieurs un peu plus haut qu'en exécutant la méthode circulaire, mais on doit conserver la poche olécrânienne, sous peine, dans le cas d'échec de la réunion immédiate, de voir le lambeau antérieur se retirer peu à peu et l'extrémité humérale se montrer à nu.

Ici, le lambeau doit avoir une base *plus large* que la demi-circonférence du membre, ce qui l'amène à ressembler au lambeau de la méthode elliptique.

Sa longueur pourra varier suivant l'état des parties molles, mais alors la quantité de peau conservée en arrière variera aussi en raison inverse.

La manière de faire que je vais indiquer, bien que n'étant plus celle de Dupuytren, est acceptée volontiers dans les concours et les examens.

Tout étant disposé comme à l'habitude, et l'interligne articulaire marqué, tracez un très large lambeau en U dont la branche interne reste à un doigt au-dessous de l'article, l'externe à *deux* et la partie infime ou antérieure à quatre *au moins* (fig. 272).

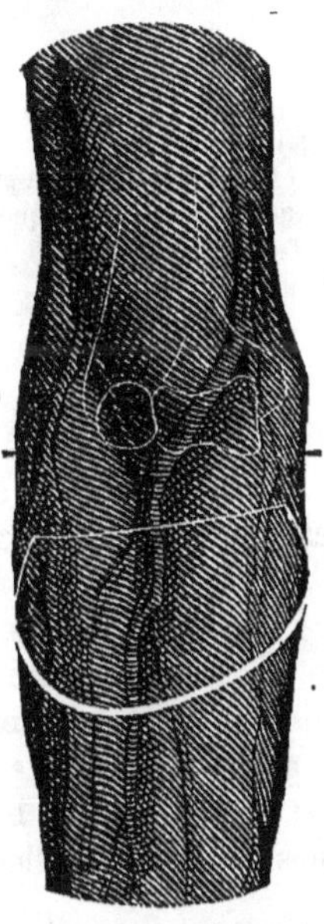

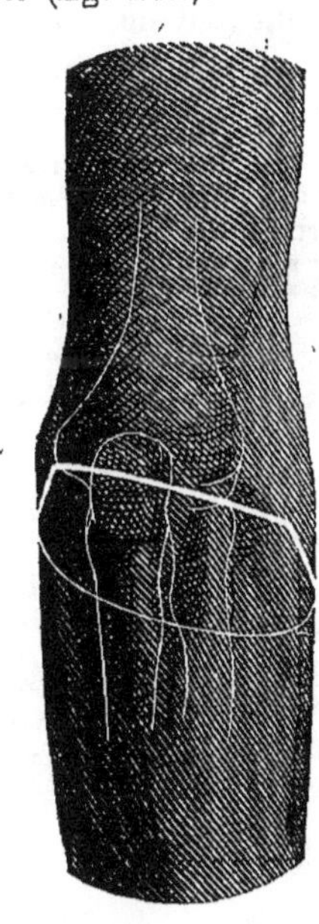

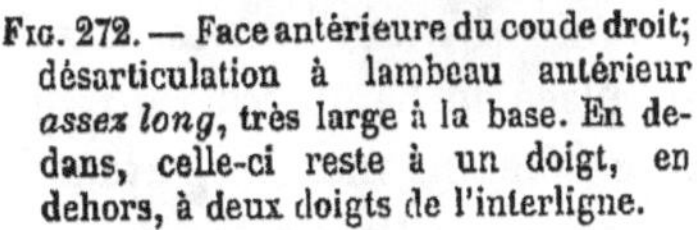

Fig. 272. — Face antérieure du coude droit; désarticulation à lambeau antérieur *assez long*, très large à la base. En dedans, celle-ci reste à un doigt, en dehors, à deux doigts de l'interligne.

Fig. 273. — Face postérieure du coude droit; tracé du lambeau antérieur *trop court*, autrefois proposé par Brasdor. Les téguments postérieurs étaient coupés au niveau de la jointure!

1° Donc, saisissez le poignet de la main gauche et portez la pointe du couteau à un doigt *derrière* le bord gauche de l'avant-bras à la distance voulue de l'interligne. Faites une incision qui descende, s'arrondisse, traverse, s'arrondisse de nouveau, remonte enfin sur, puis à un doigt *derrière* le bord droit du membre, jusqu'au point préalablement marqué. Délivrez le bord du lambeau de toutes les adhérences celluleuses et aponévrotiques qui entravent sa rétraction. — Passez le couteau par-dessous le membre, la pointe haute, et unissez, en tirant une incision légèrement oblique, les deux extrémités inégalement élevées de l'U qui circonscrit le lambeau (**a**).

La peau doit alors obéir facilement aux tractions de l'aide rétracteur. Assurez-vous qu'il en est ainsi.

2° Coupez ensuite par transfixion les muscles du lambeau, comme dans la méthode elliptique ; ou bien entaillez les chairs de bas en haut (entaille ascendante).

3° Désarticulez comme à l'ordinaire.

Note. — (**a**) Si l'on s'aperçoit à temps que l'on a fait un trop court lambeau antérieur, ou que les incisions latérales remontent trop haut, on garde en arrière un petit lambeau cutané, carré ou arrondi, de 1, 2 ou 3 centimètres, que l'on peut disséquer facilement après avoir relevé l'avant-bras dans la flexion.

Lambeau externe.

L'avant-bras perforé d'avant en arrière par un coup de feu, etc., serait avantageusement désarticulé en gardant les parties molles des bords de l'avant-bras, comme l'a fait, dit Uhde, Jobert en 1848, et comme l'enseignait A. Guérin.

En dedans, il n'est possible de garder qu'un simple lambeau de peau ; mais le lambeau externe peut être charnu et fini par transfixion. C'est à celui-ci que l'on donne volontiers le plus grand développement ; il faut craindre de le faire trop large, trop court et trop pointu. Le résultat n'est pas laid sur de petits membres peu musclés et grassouillets.

Les aides sont à leur place ordinaire. — L'avant-bras est étendu en position intermédiaire, c'est-à-dire placé de champ, le bord radial en haut. L'opérateur se tient sur le côté du membre, ayant le coude à sa droite et la main à sa gauche. — Un cercle coloré est tracé au niveau de l'interligne.

Le lambeau n'aura en largeur qu'*un tiers* de la circonférence du membre ; en longueur il descendra à 0m,10 de l'articulation, très près du milieu de l'avant-bras.

En ce point, presque au milieu du bord radial, la peau étant fixée par vos doigts gauches, commencez en travers une incision cutanée que vous ferez remonter sur la face dorsale de l'avant-bras, en vous approchant de plus en plus du cubitus, pour finir au côté externe de l'olécrâne, au niveau même de l'interligne ou un peu au-dessous. Revenez dans votre point de départ et faites devant le radius une deuxième incision ascendante, qui longe le bord interne du relief du long supinateur et, plus courte que la première, s'arrête à *deux doigts* de l'articulation (a).

Toute l'épaisseur du tissu cellulaire étant coupée, passez le cou-

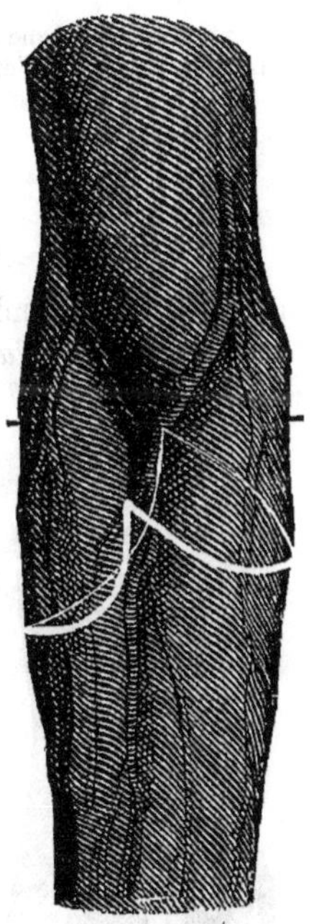

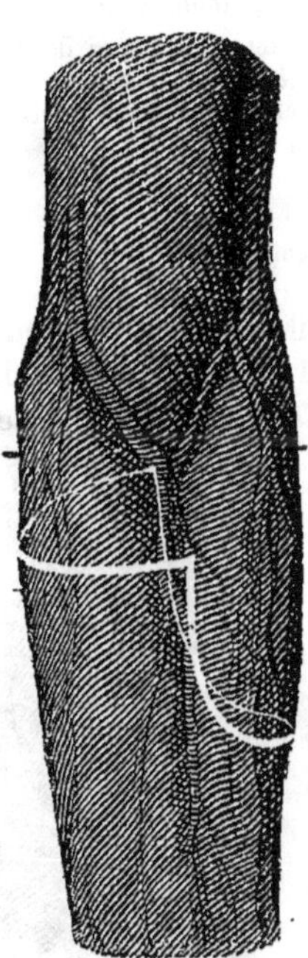

Fig. 274 et 275. — Face antérieure de l'avant-bras droit et de l'avant-bras gauche. Tracé du lambeau externe pour la désarticulation du coude. La branche antérieure de l'U remonte bien moins haut que la postérieure, attention !

teau sous le membre, la pointe haute, et unissez obliquement, par le plus court chemin, les deux têtes inégalement hautes de l'U, coupant la peau et sa doublure celluleuse.

Déjà la rétraction a considérablement écarté en avant les lèvres de la plaie (b). Vous pouvez entailler les muscles ou les diviser par transfixion, en ponctionnant à peu près au niveau de l'articulation.

Vous confierez ensuite ce lambeau à l'aide rétracteur, vous couperez le reste des chairs circulairement, vous chercherez l'articulation pour l'approcher et l'ouvrir comme d'habitude, en avant et en dehors, etc., etc.

Notes. — (a) Je conseille cette manière d'opérer parce que, dès le début, la longueur du lambeau est assurée. Cela est commode pour le bras droit en dedans duquel l'opérateur doit se placer dès le début, s'il veut continuer et terminer l'opération sans gêne. Du côté gauche, il est élégant de tracer l'U d'un seul coup de couteau en commençant en avant à deux doigts au-dessous de l'article. Mais on est toujours tenté de commencer trop haut et surtout de tourner trop tôt pour remonter. Le mieux, je le dirai cent fois, est de tracer les lambeaux à la teinture, au crayon, à l'encre ; on opère ensuite n'importe comment, en toute sécurité.

(b) La tête antérieure de l'U remonte maintenant aussi haut que la postérieure, l'obliquité de l'incision interne a disparu et la rétraction antérieure s'exagérera encore après l'achèvement de l'opération.

Autres procédés.

Est-il besoin de dire qu'à défaut d'une longueur de lambeau équivalente à $0^m,10$ on doit garder à l'opposite, sous forme de *lambeau compensateur,* carré ou arrondi, quelques centimètres de peau?

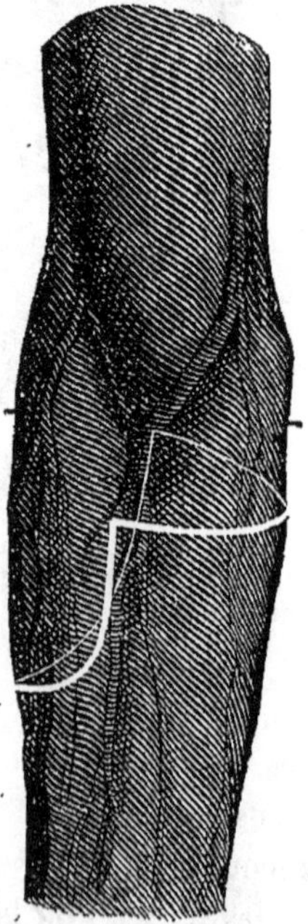

Fig. 276. — Face antérieure du coude droit. Lambeaux latéraux pour la désarticulation. L'externe, plus rétractile, est plus long; la commissure antérieure remonte moins que la postérieure.

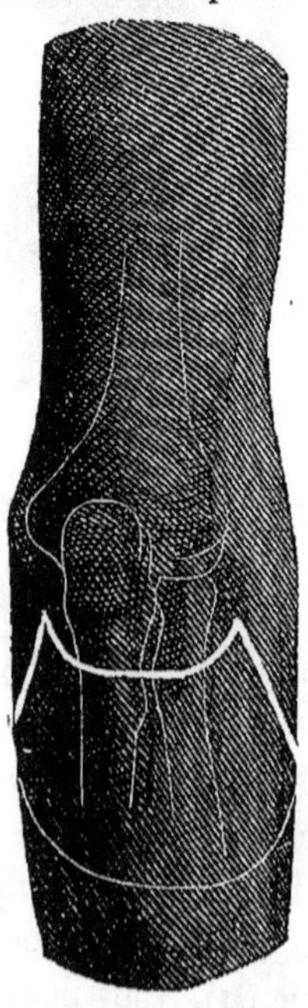

Fig. 277. — Face postérieure du coude droit. Tracé des incisions de Sédillot : petit lambeau postérieur convexe ; large et long lambeau antérieur, taillé en dernier lieu, après la désarticulation.

Avec un lambeau externe unique, excessivement rétractile dans sa chair et dans sa peau, on court de gros risques si l'on manque la réunion immédiate.

Lorsque l'emploi des chairs latérales est de nécessité, deux *lambeaux latéraux* valent sans doute mieux qu'un (fig. 276). Le résultat immédiat n'est pas rationnel, puisque l'on réunit d'un côté à l'autre les téguments d'un moignon dont le squelette est excessivement aplati dans le sens contraire. Cependant, si l'on a des lambeaux suffisants, chacun d'eux enveloppe convenablement l'éminence latérale correspondante et le résultat définitif est bon. La cicatrice, longitudinale, vient se former devant la palette humérale.

Chacun, sachant bien ce qui a été dit jusqu'à présent, sera en état d'improviser la désarticulation à deux *lambeaux antérieur et postérieur*, égaux ou inégaux, mise en pratique par Textor, Pirogoff, etc.

Sédillot (fig. 277), désirant désarticuler facilement et avancer le plus possible l'opération avant de diviser les gros vaisseaux, écrivit qu'il faut successivement : découper derrière l'olécrâne un petit lambeau convexe, le disséquer, ouvrir l'articulation, passer le couteau devant les os et tailler

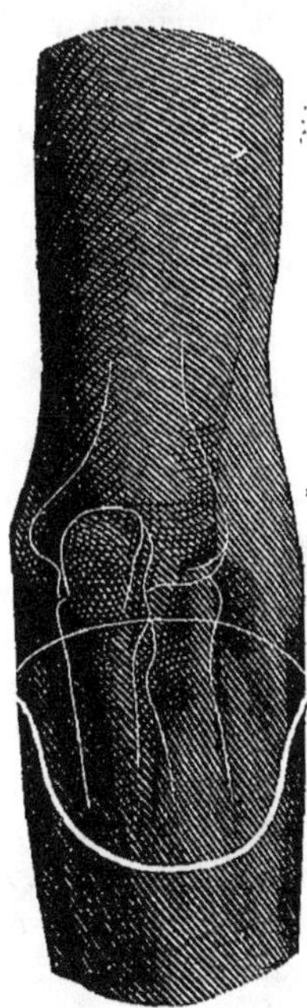

Fig. 278. — Face postérieure du coude droit. Incision elliptique de Soupart. En définitive, lambeau postérieur.

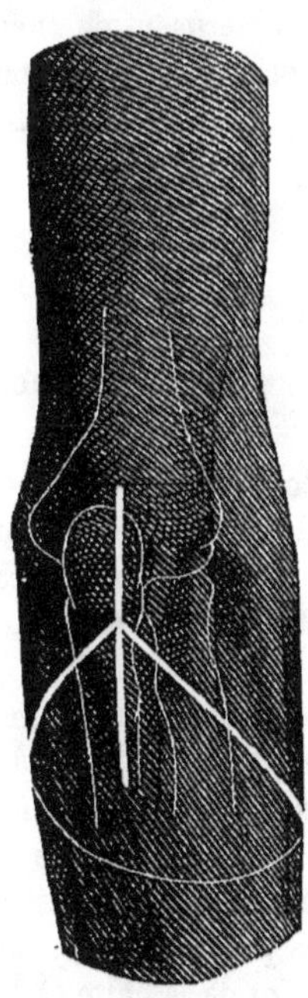

Fig. 279. — Face postérieure du coude droit. Raquette de Neudorfer pour la désarticulation.

en sortant un très large lambeau antérieur musculo-cutané comprenant les deux tiers de la circonférence du membre.

Pour les cas où le traumatisme aurait altéré les parties molles antérieures, on pourrait couper celles-ci en travers, à un doigt de l'interligne, et garder en arrière un lambeau, soit en traçant une incision elliptique, comme Soupart (fig. 278), soit en faisant un simple *lambeau postérieur*, dût ce lambeau être triangulaire, ainsi que Pfrenger l'a fait avec succès.

Déjà Textor avait préconisé la véritable *méthode ovalaire* à point culminant olécrânien, dans l'intention d'attaquer l'articulation par derrière et de ne couper les chairs antérieures qu'en dernier lieu.

Neudorfer a fait plus et non sans bonnes raisons; il recommande : 1° de faire une incision longitudinale postérieure pour arriver à un isolement sous-capsulo-périosté du squelette, comme dans la résection; 2° de couper les chairs en *raquette*, après avoir désarticulé et fait pincer les artères dans la base de l'espèce de lambeau antérieur ainsi formé (fig. 279); 3° de rogner les éminences latérales de l'humérus.

Enfin, Szymanowski pense qu'il n'est pas déraisonnable de scier l'extrémité de l'humérus et de chercher à y souder un fragment d'olécrâne! Ce serait imiter, sans d'aussi bonnes raisons, ce qu'a fait Pirogoff dans son amputation *ostéoplastique* tibio-calcanéenne. Tout est possible à l'asepsie.

ARTICLE VIII

AMPUTATIONS PARTIELLES DU BRAS

Il faut couper le bras le plus bas possible; il y va probablement de la vie du malade et certainement de la puissance du moignon.

Celui-ci rend des services, même après l'amputation intradeltoïdienne, qui, à ce point de vue, l'emporte sur la désarticulation. Je crois que D. Larrey (*Clinique*, 1829, t. III, p. 560) a exagéré la fréquence de l'immobilité du petit moignon, immobilité qui le rend peu utile s'il reste dans l'adduction permanente, et douloureux par tiraillements des nerfs axillaires, lorsqu'il est fixé dans l'abduction ou érection, par l'action du muscle sus-épineux. Je pense que Percy (Rapport à l'Institut, voy. *Archives*, II, 1823) a bien jugé que la saillie de la tête humérale conservée fournit un précieux point d'appui à l'appareil prothétique et surtout aux bretelles du pantalon et de la hotte, à la bricole du portefaix, etc.

Il me semble qu'en France cette opération passait pour plus grave que l'extirpation complète du membre. Mais ce n'était pas l'avis de Pirogoff qui, au dire de Günther, n'a perdu aucun des dix blessés amputés au col chirurgical ou même au-dessus, car il n'a pas craint de porter la scie jusque près du col anatomique, tandis qu'il a perdu quatre désarticulés sur neuf. Évidemment le chirurgien russe avait été exceptionnellement heureux dans ses amputations et exceptionnellement malheureux dans ses désarticulations.

Anatomie. — A part le biceps, qui est libre sur toute sa longueur et tend à se raccourcir d'autant plus qu'on le coupe plus près de ses attaches inférieures, les muscles du bras forment une espèce de fourreau adhérent à presque toute la surface de l'os. Néanmoins, comme les fibres les plus superficielles de ces muscles restent aussi les plus longues, elles se rétractent notablement plus que les profondes, après la première section transversale. C'est pourquoi un cône musculaire, d'une faible saillie il est vrai, se forme toujours dans la moitié inférieure du bras et se laisse facilement recouper à la base.

Il n'en est pas de même lorsqu'on ampute notablement au-dessus du milieu. A ce niveau, le biceps, le long triceps et le vaste externe, le coraco-brachial, se rétractent proportionnellement à la longueur qu'on leur a laissée et continuent à le faire alors qu'il ne le faudrait plus. Mais la principale masse charnue de la région, le deltoïde, reste pour ainsi dire sur place et pour deux raisons : la première, c'est qu'il faut couper très haut pour le désinsérer tout à fait ; la seconde, c'est que l'abduction dans laquelle on a placé le membre pour opérer a satisfait presque complètement la rétractilité du muscle (Louis, *Mém. Acad. de chir.*, II).

Quand on est forcé d'amputer au niveau du col chirurgical, c'est-à-dire au-dessus des insertions des muscles adducteurs (grand pectoral, grand dorsal et grand rond), le membre est, pendant l'opération, fortement écarté du tronc et devient parallèle à ces muscles qu'il entraîne avec lui. Dans cette attitude, on pourrait commettre la faute de sacrifier plusieurs centimètres de l'extrémité humérale du muscle grand pectoral et des deux autres, alors qu'il convient de les désinsérer pour diminuer autant que possible la profondeur des clapiers axillaires qui résultent de leur retrait.

Si l'on détache le grand pectoral en raclant avec soin la lèvre antérieure de la coulisse bicipitale, le tendon reste généralement inséré encore au col chirurgical par une petite bandelette ascendante, quelquefois très développée, qui permet au muscle de conserver son rôle d'adducteur et de contre-balancer l'action élévatrice du muscle sus-épineux. Il est aussi une raison qui doit engager l'opérateur à couper le tendon bicipital assez bas et à le relever avec les tendons adducteurs en serrant de très près et les lèvres et le fond de la coulisse bicipitale : c'est la crainte d'ouvrir le prolongement synovial que la séreuse articulaire fournit au tendon du biceps, prolongement d'autant plus long, c'est-à-dire tiré d'autant plus bas, que le bras est plus écarté du corps.

Un gros nerf, le radial, est quelquefois si bien caché dans la partie externe de son sillon osseux qu'il échappe au couteau et n'est coupé que par les dents de la scie, ce qu'il faut tâcher d'éviter.

Les *vaisseaux* à lier sont en nombre variable, en raison des fréquentes anomalies de l'artère humérale, de la hauteur de l'amputation et de l'état des parties molles. Dans la partie inférieure, il faut s'attendre à lier : 1° en dedans, l'artère humérale, sous le nerf médian, et une autre plus superficielle, en cas de bifurcation anticipée ; 2° une branche de la collatérale interne ou de l'artère du vaste interne, près du nerf cubital ; 3° en dehors, l'artère humérale profonde près du nerf radial. Chacune de ces artères devra être séparée avec soin du nerf satellite, qui ne doit pas être compris dans la ligature.

Dans le tiers moyen et au-dessus, la *peau* de la partie interne du bras est mince et rétractile ; celle de la partie externe adhère au deltoïde, surtout au niveau des attaches inférieures de ce muscle. La plus grande rétractilité des téguments de la face interne du bras serait une raison pour faire l'incision circulaire oblique, s'il y avait un avantage réel à avoir une cicatrice absolument terminale.

Choix des procédés. — De ce que nous venons de rappeler et de ce que nous avons laissé sous-entendu, il résulte les conclusions suivantes : 1° Dans la moitié inférieure du bras amputé circulairement, la grande rétractilité du biceps rendra les téguments antérieurs un peu plus courts que les postérieurs si on les coupe au même niveau, fait peu important.

2° La méthode circulaire n'est praticable, dans de bonnes conditions, que lorsqu'on ampute au-dessous du milieu du bras. Au-dessus, à moins de maigreur et de flaccidité exceptionnelles, les chairs ne se retirent pas assez également sur toute la périphérie du membre pour permettre de scier l'os assez haut, d'éviter ainsi la conicité primitive, c'est-à-dire la nécrose et la cicatrisation lente, défectueuse et périlleuse.

Donc, au-dessus du milieu, c'est-à-dire au niveau des insertions du deltoïde et du coraco-brachial, il faut tailler un ou deux lambeaux, ou tout au moins fendre longitudinalement du côté externe les chairs du moignon coupées d'abord circulairement.

Plus haut encore, alors qu'il faut détacher les insertions des muscles adducteurs, grand pectoral et grand dorsal, bien que l'on coupe dans la portion non adhérente du deltoïde, c'est encore, ainsi que Leblanc l'enseignait au XVIIIe siècle, à la méthode à lambeau qu'il faut avoir recours.

Usages du moignon. — Le service que fera le moignon de bras, s'il n'est pas armé, consistera à serrer contre la poitrine un portefeuille, un parapluie, le manche d'une faux, etc. Emprisonné dans la coquille d'un appareil rattaché au tronc par des courroies, le moignon agira par sa circonférence ; mais, comme celle-ci ne présente aucune saillie osseuse, il importe peu que la cicatrice soit tout à fait terminale ou termino-latérale, pourvu qu'elle soit linéaire et que ses lèvres soient épaisses et mobiles. Les névromes douloureux des nerfs brachial cutané, médian, cubital, sont fort à redouter. Leur adhérence à l'extrémité osseuse entrave singulièrement les mouvements d'abduction du moignon.

Hémostase provisoire. — Quand on ampute au-dessous du milieu, l'artère peut être comprimée sur la face interne de l'humérus au-dessous de l'aisselle ; autrement, il faut essayer de comprimer au-dessus de la clavicule ou, mieux encore, lier l'artère avant de la couper.

Si l'opérateur prend soin de ne pas agiter à chaque instant le moignon de l'épaule et la clavicule qui en fait partie, l'aide, armé ou non, parvient à comprimer la sous-clavière sur la grande majorité des sujets. Dans un cas célèbre de Brünninghausen (1806), un amputé atteint de pourriture d'hôpital et d'hémorrhagie secondaire fut sauvé par la compression de la sous-clavière continuée sans interruption pendant trois jours et deux nuits.

Les vieux auteurs nous disent que l'opérateur peut comprimer l'artère humérale de la main gauche pendant qu'il ampute de la main droite. Nécessité, mère d'industrie, ne manquerait pas de suggérer au chirurgien le plus dépourvu un moyen préférable d'assurer l'hémostase.

Je vais décrire successivement : l'amputation du bras près du coude par la *méthode circulaire*, l'amputation du milieu du bras à *deux lambeaux*, et l'amputation intradeltoïdienne à *lambeau unique*. J'aurai soin d'indiquer quelques autres procédés.

Position des aides et du chirurgien. — Dans toutes ces opérations, le malade est couché au bord du lit, le bras horizontal, écarté du corps à angle droit; l'aide rétracteur se place en dedans, l'aide compresseur en dehors, rapproché le plus possible de la tête pour laisser place à l'opérateur, qui se tiendra ordinairement en dehors. Cependant, s'il manque d'un bon aide rétracteur, il doit se placer en dedans pour l'amputation circulaire du bras gauche, afin de relever les chairs de sa main gauche.

Un assistant quelconque soutient l'extrémité du membre à amputer.

A. — Amputation de la partie inférieure du bras.

Méthode circulaire infundibuliforme.

Vous êtes en dehors pour le bras droit et rétractez vous-même ; vous pouvez rétracter aussi sur le bras gauche en vous mettant en dedans.

1° *Incision des téguments.* — Fixez la peau, de la main gauche ;

passez le couteau sous le membre (je vous suppose en dehors), la pointe haute, pour attaquer les téguments internes, en premier lieu, avec délicatesse et sous vos yeux, car dessous est l'artère qu'il faut respecter. Coupez ensuite en tirant le couteau plus hardiment, derrière le bras, puis en dehors, sans craindre d'intéresser l'aponévrose. Cessez de poursuivre dans cette direction; reprenez par-dessus le membre votre point de départ et, traversant la face antérieure du bras de dedans en dehors, complétez l'incision circulaire déjà aux trois quarts accomplie (**a**).

2° *Mobilisation des téguments.* — Rétractez ou dites à l'aide de rétracter la peau, et détruisez toutes les brides celluleuses qui la retiennent, spécialement de chaque côté, au niveau des cloisons intermusculaires. Agissez encore avec prudence dans la région de l'artère, avec hardiesse partout ailleurs, et, sans retrousser la manchette, ne cessez de mobiliser la lèvre supérieure de la peau que lorsqu'elle sera remontée à deux doigts de la lèvre inférieure.

3° *Coupe des muscles.* — Si ce n'est pas votre gauche, l'aide s'applique maintenant à retirer les téguments également sur toute la périphérie du membre. Coupez toutes les chairs jusqu'à l'os à ras de la peau, en passant d'abord le couteau sous le membre et faisant ensuite une reprise par-dessus, comme pour les téguments (**b**).

4° *Recoupe des muscles.* — L'aide ou vous-même continuant à rétracter, sans déformer le cylindre brachial, un cône charnu saillant s'est formé; il faut le recouper à sa base à ras de la peau et en creusant. Repassez donc encore une fois le couteau sous le membre et, la pointe haute, appliquez le tranchant sur la face interne de la base du cône; entrez profondément et sans cesser de sentir l'os au contact du taillant que vous animez de la trépidation nécessaire, traversez les parties postérieure et externe du cône charnu en tirant et relevant le couteau. — Pour couper devant l'os ce qui reste de la base du cône charnu que votre main gauche rendue libre vient saisir et fixer entre le pouce et l'index, faites avec le couteau une reprise par-dessus le membre comme ci-devant (revoy. fig. 117, page 175).

5° *Sciage.* — Pendant que vos doigts gauches sont encore dans la plaie, explorez le pourtour de l'os, assurez-vous qu'aucune partie molle, qu'aucun nerf surtout n'a échappé au couteau. Si vous jugez la dénudation suffisante, disposez la compresse fendue afin que l'aide rétracteur puisse envelopper et relever les chairs tandis que vous scierez à peu près horizontalement. Appliquez la lame le plus haut possible, guidez-la dans ses premiers traits avec la dernière phalange de votre pouce fortement fléchie et appuyée sur l'os, suivant la règle (fig. 144, p. 208) (e).

Le sciage terminé, cherchez d'abord la grosse artère, puis les petites. Évitez de lier les nerfs et, s'ils sont apparents, raccourcissez-les d'un coup de ciseaux.

Pour fermer le moignon, aplatissez-le d'avant en arrière ou obliquement d'avant en arrière et de dehors en dedans.

Notes. — (a) Si l'on voulait obtenir, en définitive, une amputation circulaire pure et une cicatrice terminale axile, il serait bon de faire l'incision tégumentaire oblique, elliptique, descendant plus bas en avant et en dedans qu'en arrière et en dehors.

(b) On peut se borner à couper d'abord le biceps seul, qui se rétracte beaucoup. Alors, la section des autres muscles se fait à un niveau supérieur et l'on se dispense de les recouper.

(c) Plusieurs auteurs conseillent, après la section des muscles profonds, de refouler le périoste avec un grattoir de manière à conserver une courte manchette de cette membrane. Cette pratique me paraît mériter l'attention, les lambeaux périostiques étant défavorables à l'adhésion des bouts nerveux à l'extrémité osseuse, et cette adhésion étant un des inconvénients ordinaires des amputations du bras.

Je pense que ce serait agir sagement, après avoir coupé une première fois les muscles, de ne pas recouper le cône de rétraction, mais plutôt de le fendre de chaque côté, comme Marc Sée, afin d'en former deux courts lambeaux à la face profonde desquels on garderait avantageusement le périoste.

B. — Amputation du milieu du bras.

Deux lambeaux, antérieur et postérieur.

Commencez par chercher et par marquer le trajet de l'artère qui doit correspondre à l'intervalle interne des lambeaux. A défaut de coup d'œil, mesurez la circonférence de la région à amputer avec une bandelette de papier; l'ayant pliée en deux, appliquez-la en travers devant le bras, à partir du bord interne du biceps jusqu'en un point situé en dehors et que vous marquerez. Ainsi, l'égalité de largeur de vos lambeaux se trouve assurée. Leur longueur correspondrait à la moitié de leur largeur, si vous les faisiez égaux. Mais de préférence, l'antérieur sera plus long, un travers de bras, et le postérieur un demi-travers seulement.

L'aide compresseur doit rester en dehors du membre; il n'est point indispensable qu'il comprime pendant le tracé des lambeaux pourvu que le chirurgien ait la main assez légère pour épargner les deux grosses veines qui saignent bien plus quand l'artère continue à leur amener du sang.

L'opérateur est convenablement placé en dehors du bras gauche et en dedans du bras droit. Il a besoin d'espace pour évoluer; l'aide rétracteur, qui n'est utile qu'à la fin de l'opération, doit donc se tenir à distance.

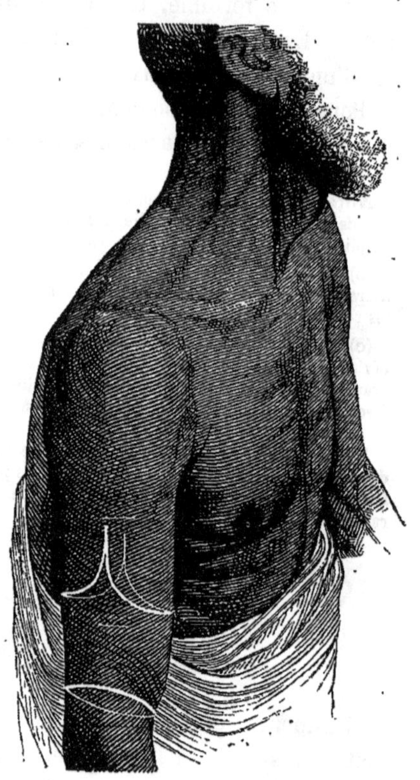

1° *Incision cutanée des lambeaux.* — De la main gauche tenez le coude, tordez le bras à droite pour rendre le bord gauche accessible et visible, commencez-y à un doigt au-dessous de la future section osseuse une incision longitudinale descendante qui s'incline à droite, s'arrondisse et remonte sur le bord droit

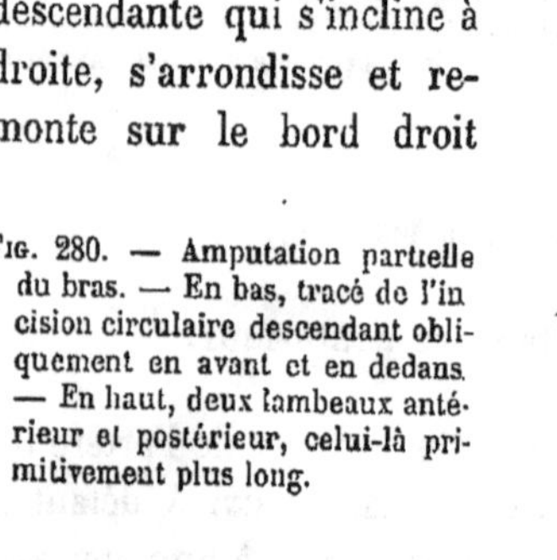

Fig. 280. — Amputation partielle du bras. — En bas, tracé de l'incision circulaire descendant obliquement en avant et en dedans. — En haut, deux lambeaux antérieur et postérieur, celui-là primitivement plus long.

du membre (a). Pour accomplir facilement cette dernière partie, détordez à gauche le bras primitivement tordu à droite, et faites un petit pas qui vous rapproche de la racine du membre. Repassez le couteau pour détacher les adhérences celluleuses du bord de votre lambeau. — Tracez le second derrière le bras. Comme il n'y a guère que la courbe de l'U à inciser, habituez-vous à le faire sous le membre, sans regarder; ne faites relever le bras pour y voir (fig. 250, p. 348) que si vous doutez de votre habileté.

2° *Ponction des muscles.* — On coupe les muscles par transfixion, en laissant l'artère humérale dans le lambeau postérieur.

Enfoncez la pointe à plat dans la partie culminante de l'incision latérale rapprochée (b), heurtez délicatement l'humérus; tout en poussant le couteau, abaissez le manche pour soulever la pointe devant l'os; relevez le manche pour abaisser la pointe et la dégager, avec l'aide de la main gauche, dans la partie culminante de l'incision latérale éloignée. Avec le pouce et l'index gauches, pincez et refoulez les téguments du lambeau antérieur (fig. 271, p. 368) pendant que le couteau, agité de mouvements de va-et-vient, coupe les muscles plus courts que la peau. Ce lambeau est confié à l'aide, qui le relève. — Remettez la pointe où primitivement vous l'avez engagée dans les muscles; de son plat refoulez en arrière les chairs du bord rapproché du lambeau postérieur : passez derrière l'humérus et, à l'aide de la main gauche qui récline les chairs, faites

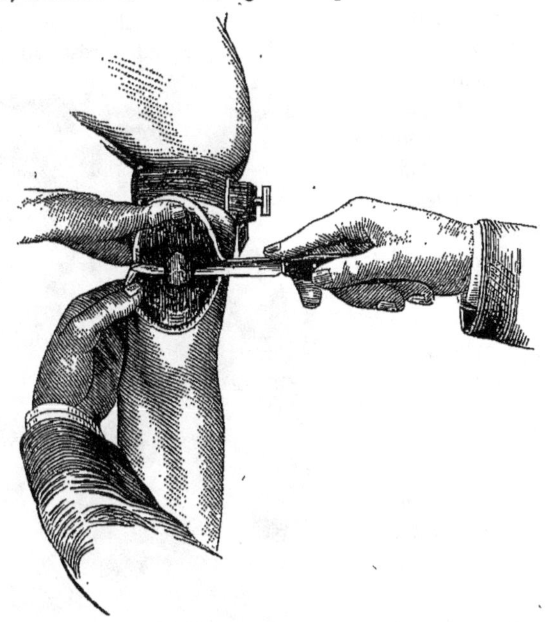

FIG. 281. — Manière d'aller avec la main gauche récliner les chairs pour permettre le dégagement de la pointe du couteau qui va tailler le lambeau postérieur.

sortir le couteau, toujours à plat, devant le bord éloigné du même lambeau (fig. 281). Par quelques mouvements de va-et-vient, taillez, comme en avant, un lambeau de muscles plus courts que la peau et partout adhérents à la peau. — L'aide saisit et relève le deuxième lambeau comme le premier.

3° *Sciage.* — Cernez l'os avec le tranchant, assurez-vous que toutes les parties molles sont coupées, placez la compresse, sciez, etc.

Notes. — (a) La branche interne de l'U remontera avantageusement un peu moins haut que la branche externe, en raison de la rétractilité de la peau qui, ultérieurement, rétablira la symétrie.

(b) Rapprochée de l'opérateur, par opposition à éloignée de l'opérateur. Celui-ci est-il placé en dehors du membre, c'est l'incision externe qui est rapprochée et l'interne éloignée, et *vice versa*. Je m'exprime souvent ainsi, ne pouvant parler clair autrement.

Remarques sur d'autres procédés à lambeaux.

La nécessité peut contraindre le chirurgien à garder des lambeaux antérieur et postérieur, égaux ou très inégaux. Cela ne change rien à la manière de faire.

Je ne puis pas féliciter ceux qui, après avoir disséqué deux lambeaux cutanés, se contentent ici et ailleurs de couper tout le reste au même niveau, circulairement. C'est très simple et à la portée du premier venu; je ne m'étonne pas que cela se fasse dans les pays d'impéritie où les exercices opératoires sont négligés et par conséquent méprisés. Une main chirurgicale digne de ce nom fait meilleur et mieux avec la même facilité et plus de plaisir. Un peu de science et de métier, à défaut d'art, y suffit.

Quelques chirurgiens français et étrangers amputent le bras en taillant des *lambeaux latéraux* (fig. 282).

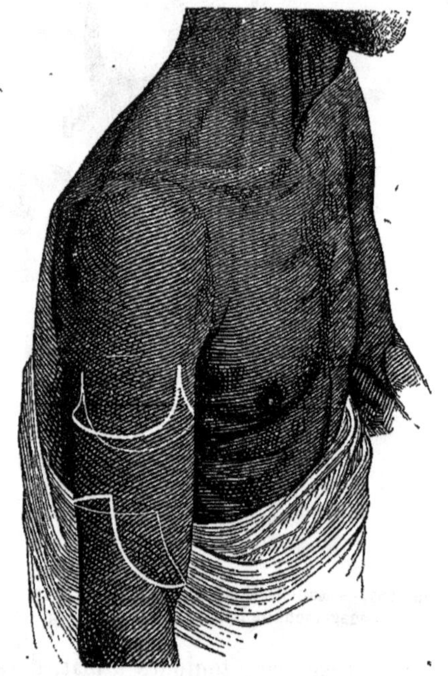

Fig. 282. — Amputations partielles du bras. — En haut, lambeaux latéraux, l'interne primitivement plus long. — En bas, lambeau unique antérieur.

Parmi eux, les uns exécutent la transfixion d'emblée, c'est-à-dire coupent à la fois et d'un coup la peau et les muscles. Avec l'anesthésie, c'est un procédé de maladroit pressé, car il laisse saillir les muscles, même sur le vivant, même en des mains habiles : je l'ai vu.

Les autres, plus sages, dessinent d'abord des lambeaux de peau avec la pointe du couteau et, lorsque les téguments sont rétractés, coupent les muscles, par transfixion ou par entaille.

Si l'on veut faire deux lambeaux latéraux égaux, il faut, en raison de l'inégale rétractilité des parties molles, que primitivement l'interne soit plus long d'un doigt et que l'incision antérieure remonte un doigt moins haut que la postérieure.

La forme aplatie de l'extrémité inférieure de l'humérus contre-indique l'emploi des lambeaux latéraux quand on ampute près du coude. Mais au milieu et plus haut, je ne sais pas ce que l'on peut reprocher de grave aux lambeaux latéraux charnus et bien nourris, pourvu que l'on raccourcisse les nerfs avec soin.

Malgaigne a conseillé, « procédé ne durant pas une minute », un *lambeau unique* arrondi, de préférence antérieur, ne comprenant pas les vaisseaux, long d'un travers de bras et taillé d'un coup par transfixion (fig. 282).

Le Fort n'a pas hésité à prendre par nécessité, « sur la face externe et un peu postérieure », un lambeau unique taillé au bistouri.

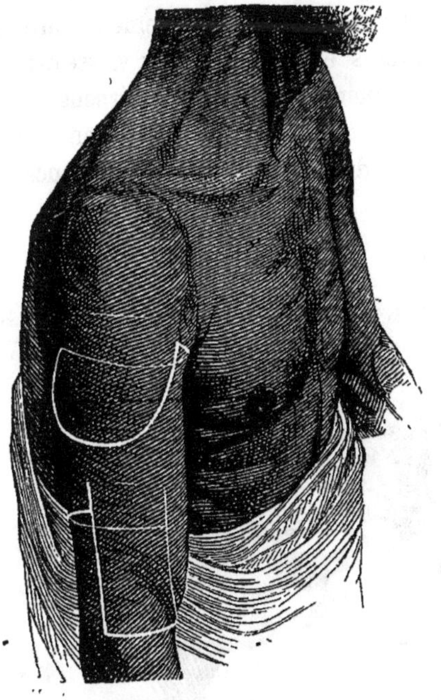

Teale, pour l'application de sa méthode au bras, recommande de faire *antéro-externe* le grand lambeau, afin de n'y point avoir de gros vaisseaux. L'incision antérieure qui le limite doit donc, longeant le bord interne du biceps, respecter l'artère qu'il faut laisser, avec les nerfs médian et cubital, dans le court lambeau *postéro-interne* (fig. 283).

Fig. 283. — Amputations partielles du bras. — En bas, procédé de Teale. — En haut, lambeau externe pour amputation intradeltoïdienne : un trait blanc fin indique le niveau de la section osseuse (col chirurgical) bien audessus de la base du lambeau.

Je rappellerai que les lambeaux de Teale sont taillés à la Ravaton, ce que j'aime fort, c'est-à-dire attentivement détachés de l'os comme s'il s'agissait d'une résection juxtapériostée.

C. — Amputation intradeltoïdienne.

Lambeau externe.

La scie divisera l'humérus au niveau du col chirurgical. C'est à deux bons centimètres au-dessous que devra se trouver le commencement du tracé du lambeau ; celui-ci aura en largeur la demi-circonférence externe du membre, en longueur un travers de bras au moins.

1° *Incisions cutanées.* — Le chirurgien, placé en dehors du membre, fixant lui-même le tégument deltoïdien s'il opère à droite, le faisant fixer s'il opère à gauche, découpe donc *d'avant en arrière* un lambeau cutané externe arrondi en U, en commençant à peu près à deux doigts au-dessous de la future section osseuse. Après avoir incisé la peau, il la mobilise sur tout le contour. — Il coupe alors les téguments internes ou axillaires. Comme ils sont très rétractiles et tendus par l'abduction du bras, il faut les diviser non absolument en travers, mais suivant une courbe légèrement convexe en bas ; et comme ils sont minces et appliqués aux vaisseaux et nerfs, l'attention, la légèreté de main et l'œil sont indispensables.

2° *Entaille ascendante du deltoïde.* — Le moment étant venu de sectionner le deltoïde, la chair du lambeau, l'opérateur pince et

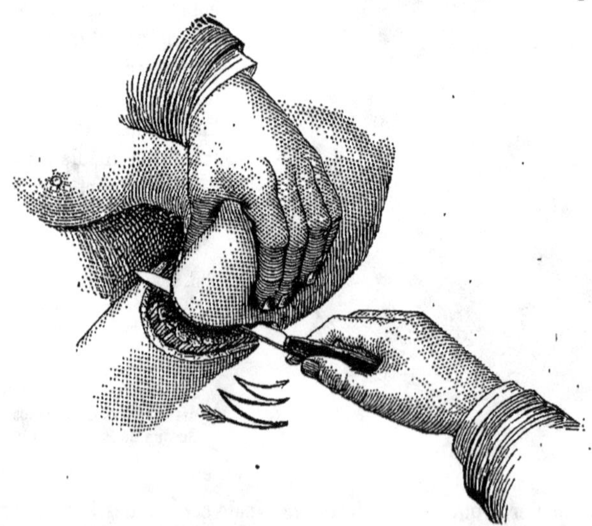

Fig. 284. — Amputation intradeltoïdienne. Manière d'entailler le deltoïde après les incisions cutanées, pour en faire un lambeau charnu arrondi, épais et très large. Les brisures de la flèche indiquent les mouvements d'arpège du couteau.

rétracte la base de celui-ci entre le pouce et les doigts de la main gauche (fig. 284) ; en même temps, il entaille le muscle de bas en haut, jusqu'à ce que soit découverte la région où l'os doit être scié.

3° *Section des chairs axillaires et ligature.* — Les chairs internes, le paquet vasculo-nerveux, vont être maintenant divisés, *après ligature* de l'artère axillaire, mais avec des précautions spéciales, pour désinsérer au plus près les tendons adducteurs, et surtout pour détacher de l'os celui du grand pectoral, dont il est bon de conserver quelques adhérences supérieures. — Le grand pectoral, soulevé par le doigt, sera donc d'abord désinséré avec soin et de bas en haut, le couteau ou le grattoir rasant la lèvre antérieure de la coulisse bicipitale. Puis, le faisceau coraco-bicipital, également soulevé du bout d'un doigt gauche introduit par une fente du côté interne de sa gaine, sera tranché pour découvrir le paquet vasculo-nerveux. L'artère ayant été mise à nu, dénudée, liée, coupée et refoulée, le couteau divisera les nerfs *très haut*, enfin tout le reste, long chef du triceps, tendons du grand dorsal et du grand rond. ceux-ci très près de l'os et pas toujours en totalité.

ARTICLE IX

DÉSARTICULATION DE L'ÉPAULE

Indications. — Le sacrifice complet du bras est le plus souvent commandé par des traumatismes, blessures de guerre, accidents de chasse, brûlures, etc., etc., qui atteignent l'extrémité supérieure de l'humérus, l'artère axillaire et les gros nerfs du plexus brachial, ou bien qui, n'intéressant que le bras ou même l'avant-bras, sont suivis d'inflammation, de gangrène ascendante, d'anévrysmes, d'hémorrhagies, etc.

Lorsqu'une balle, une charge de plomb a brisé l'extrémité supérieure de l'humérus et même traversé l'articulation, il ne faut pas d'emblée se résoudre à désarticuler l'épaule ; il faut songer d'abord à conserver le membre en faisant un sacrifice partiel, une résection. C'est l'état des parties molles, et spécialement celui des vaisseaux et des nerfs, qui devra guider le chirurgien.

Il est probable qu'une résection traumatique faite dans des conditions locales médiocres ou mauvaises est plus dangereuse que la désarticulation. Mais si le chirurgien se croit en droit d'espérer que le membre conservé sera solide et agissant, il lui est peut-être permis de faire courir au blessé, avec son assentiment, quelques chances de mort de plus.

Lorsqu'un chirurgien est appelé auprès d'un blessé, immédiatement après l'accident, il doit se décider et agir le plus tôt possible. Il peut bien reconnaître ordinairement l'état des nerfs et des vaisseaux ; mais relativement à l'os et aux chairs proprement dites, qui n'ont pas encore réagi, il est obligé, s'il n'a pas la radioscopie à sa disposition, de deviner l'état de ces parties profondes par ce qu'il aperçoit à la surface. Or il est bien fréquent de rencontrer sous des parties molles, en apparence et en réalité assez peu intéressées, un humérus broyé ou fendu sur une très grande longueur.

Il est possible de réséquer avec succès la moitié de cet os et même plus. C'est pour cela que, dans le cas où il y a la moindre cause d'hésitation, la première incision doit être exploratrice et conservatrice, convenir à la fois à la résection et, s'il le faut, à l'amputation, afin que l'opérateur, après avoir constaté *de visu* l'état des parties profondes, puisse librement pratiquer l'une ou l'autre de ces opérations.

Les affections organiques exigent aussi quelquefois l'amputation du bras en totalité. Lorsque l'on se trouve en présence d'une énorme tumeur de l'humérus, on doit savoir que la peau attirée sur le membre se retirera considérablement en retournant à sa place sur le thorax et le cou. Il faut s'attendre en outre à des difficultés pour atteindre la capsule.

L'ankylose partielle de l'articulation, les végétations de l'arthrite sèche, sont extrêmement embarrassantes pour l'opérateur qui, ne pouvant faire tourner l'humérus, doit insinuer un petit couteau solide ou une rugine courbe pour couper la capsule çà et là, tantôt de dehors en dedans, tantôt de dedans en dehors.

Anatomie. — L'articulation scapulo-humérale est formée d'une grosse tête sphéroïdale en partie seulement reçue dans une petite concavité appropriée. Une capsule en forme de manchon s'attache par l'une de ses extrémités au pourtour de la cavité glénoïde, et par l'autre, la plus large, au delà du sillon appelé col anatomique, qui sépare la tête cartilagineuse des deux tubérosités. Celles-ci ne sont pas contenues, même partiellement, dans la cavité articulaire, et, pour couper la capsule, c'est en dedans du col anatomique, sur la tête cartilagineuse, qu'il faut porter le couteau.

Cela serait facile si la voûte osseuse acromio-coracoïdienne n'existait pas. Mais elle existe ; et pour rendre la *capsule accessible au tranchant*, en avant, en haut et en arrière, il faut ne jamais oublier les faits physiologiques suivants : 1° lorsque le coude est rapproché du flanc, et seulement alors, les insertions supérieures de la capsule débordent en dehors le sommet de l'acromion. Si l'on écarte le coude du tronc, ces insertions se cachent sous la voûte et deviennent inaccessibles; 2° le coude étant toujours rapproché du flanc, si le bras n'est tordu ni en dehors ni en dedans, les parties antérieure et postérieure de la capsule sont protégées, la première par le bec coracoïdien, la seconde par l'angle acromial; 3° si l'on tord le bras en dehors, les insertions antérieures se découvrent complètement pendant que les postérieures se cachent davantage (fig. 285); 4° si l'on tord le bras en dedans, c'est la partie postérieure de la capsule qui s'expose et l'antérieure qui se dérobe à son tour (fig. 286).

Les tendons des muscles, sous-scapulaire en avant, petit rond et sous-épineux en arrière, sus-épineux et biceps en haut, ainsi que le ligament coraco-huméral, font, pour l'opérateur, partie de la capsule qu'ils épaississent au point que le couteau, pour la diviser sûrement dans toute son épaisseur, devra violoner ou s'agiter de ces petits mouvements de trépidation imperceptibles qui décuplent la puissance de son tranchant.

La cavité glénoïde est si peu profonde que l'emboîtement des surfaces articulaires est presque nul. L'on peut facilement pousser d'estoc une

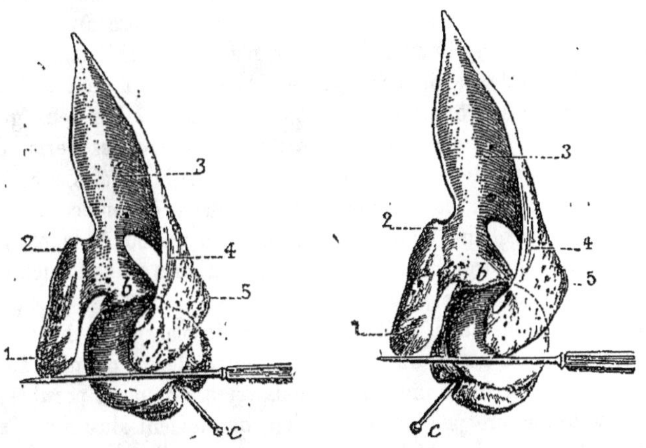

Fig. 285. Fig. 286.

Le squelette de l'épaule *gauche*, moins la clavicule, vu à pic; l'humérus collé au tronc expose au couteau le dessus de sa tête. — 1, sommet de l'ap. coracoïde; 5, angle de l'acromion; C, épingle plantée dans la coulisse bicipitale.

Sur la figure 285, la tête humérale est en rotation externe : on voit que, dans cette attitude, le couteau ne peut couper la capsule que devant et dessus. S'il s'abaissait en arrière, il tomberait sur la grosse tubérosité

Sur la figure 286, la rotation est interne : la partie antérieure de la capsule n'est plus accessible au tranchant; au contraire, la postérieure l'est devenue et se laissera couper si l'on abaisse le manche du couteau.

lame étroite à travers l'articulation, soit d'avant en arrière au-dessous des piliers de la voûte, soit de bas en haut, comme Lisfranc, en faisant ressortir la pointe dans l'intervalle de l'apophyse coracoïde et de l'acromion.

La capsule articulaire est assez longue pour, une fois que l'air y a son libre accès, permettre un écartement de plusieurs centimètres si les muscles ont été paralysés par le chloroforme, moyennant que le bras soit à demi-écarté du tronc.

Il semble donc qu'il doive être facile de désarticuler le bras n'importe comment. Il n'en est rien. La voûte acromio-coracoïdienne protège l'articulation en haut; les vaisseaux et nerfs axillaires interdisent de l'attaquer par en bas; enfin, la nécessité de garder des chairs en avant et en arrière donne de la profondeur à la plaie et embarrasse le chirurgien.

La désarticulation de l'épaule se pratique au voisinage de *gros vaisseaux* qu'il faut respecter dans les premiers temps de l'opération, et dont, à mon avis, il faut assurer l'occlusion avant de les couper.

L'air peut en effet pénétrer en quantité mortelle dans la veine axillaire, mais c'est l'accident le moins à craindre, à cause de sa rareté.

La compression de l'artère sous-clavière est possible; malheureusement elle est infidèle, et souvent le blessé n'a plus les moyens de perdre du sang. La désarticulation de l'épaule serait peu de chose sans la nécessité d'assurer l'hémostase immédiate. Si l'on n'a pas *un aide absolument sûr* à qui confier cette partie principale de l'opération, il faut s'en occuper soi-même et prendre ses mesures en conséquence. Les deux gros vaisseaux axillaires sont placés dans l'aisselle, au milieu des nerfs, derrière les muscles coracoïdiens, petit pectoral et coraco-brachial. Les artères profondes du moignon de l'épaule sont les deux circonflexes, dernières branches de l'axillaire, qui s'en détachent au niveau de la partie supérieure du col chirurgical. La circonflexe postérieure ou deltoïdienne est de beaucoup la plus grosse.

Si, par une opération préalable, on pouvait placer une ligature sur le tronc artériel, au-dessus de l'origine des circonflexes, on n'aurait plus à redouter d'hémorrhagie immédiate. Nous verrons qu'il est possible de pratiquer cette ligature pendant l'opération, qui devient ainsi d'une sécurité absolue et d'une grande élégance, pourvu que l'opérateur ait conservé les notions d'anatomie que voici.

Au-dessous de la clavicule et devant les vaisseaux et les nerfs axillaires, il y a deux plans musculaires. Tant qu'ils ne sont pas coupés tous les deux, l'artère est cachée et difficile à atteindre. Le premier est le plan du grand pectoral et du deltoïde; le second est celui du petit pectoral et du coraco-brachial uni au chef interne du biceps. Si dans un premier temps on coupe à la racine du bras : 1° le tendon du grand pectoral et le bord antérieur du deltoïde, 2° le faisceau musculaire commun au biceps et au coraco-brachial, ce qui peut se faire sans intéresser une seule artère, les racines de ces muscles se rétractent et se laissent refouler tant qu'on veut en haut et en dedans. On découvre alors et l'on sent, à la place qu'occupait le coraco-brachial, un gros nerf blanc, tendu, cylindrique, qui, écarté en dedans, laisse voir l'artère et l'origine de ses collatérales circonflexes. Un fil placé au-dessous de celles-ci, à bonne distance, pare au plus grand danger, celui d'une hémorrhagie pouvant être rapidement mortelle. Placé au-dessus de la circonflexe postérieure ou simultanément sur cette artère et sur le tronc axillaire, le fil, en ischémiant le deltoïde, permet en outre de terminer à sec l'opération. Il est bien commode, en écartant quelques veinules pour ne pas voir de sang, de ne mettre qu'une ligature sur l'axillaire, au-dessus des circonflexes; il faut seulement que l'intervalle qui sépare celles-ci de l'énorme collatérale sus-jacente, la scapulaire inférieure, soit suffisant.

Donc il est acquis que la ligature de l'axillaire au-dessus des circonflexes réalise d'un coup l'hémostase définitive, tandis que la ligature au-dessous des circonflexes suffit seulement à garantir la vie de l'opéré. Ceci est le principal, mais ne permet pas de terminer l'opération à sec, puisque les rameaux deltoïdiens saignent et doivent être liés à la fin de l'opération.

Si l'on ne voulait se contenter du bien, je conseillerais volontiers le mieux qui serait de lier séparément et l'extrémité inférieure de l'artère axillaire, l'origine de la brachiale, et la circonflexe postérieure, chose facile pour tout le monde, l'œil et le doigt pouvant marcher ensemble à la recherche de ces vaisseaux. N'entendez plus ceux qui disaient : « Si vous liez au-dessus de la circonflexe postérieure, vous aurez de la gangrène du deltoïde. » Est-ce que c'est arrivé? Est-ce que le lambeau externe, l'épaulette dite de Dupuytren, d'un emploi encore si fréquent, a coutume de se gangrener? La taille de ce lambeau implique pourtant section immédiate des artères circonflexes!

La veine axillaire est en dedans de l'artère, on la peut lier aussi; il ne faut pas la déchirer en isolant l'artère, à cause du danger de l'entrée de l'air, et de l'hémorrhagie qui pourrait continuer malgré la ligature du principal tronc artériel. Il est plus difficile d'épargner le petit canal veineux collatéral. Il est évident que des pinces hémostatiques peuvent remplacer momentanément les ligatures.

Le chirurgien n'a pas besoin de se rappeler le nom ni la place de chacun des *nerfs* du plexus brachial. Qu'il sache seulement que le nerf deltoïdien passe avec l'artère circonflexe postérieure derrière le col chirurgical de l'humérus, et continue son trajet d'arrière en avant à la face profonde du muscle deltoïde; il en conclura qu'en fendant longitudinalement et profondément le moignon de l'épaule en deux parties, égales ou inégales, la partie deltoïdienne antérieure à l'incision sera toujours paralysée, inerte et peut-être froide, tandis que l'autre restera sensible et contractile. J'insisterai davantage à propos de la résection de l'épaule, qui, pour donner un bon résultat, a besoin de la conservation des fonctions du deltoïde.

Il y a peu de chose à dire des *muscles* que nous ne sachions déjà. Le deltoïde coupé pendant que le bras est écarté du tronc se rétracte peu; mais, en revanche, sa face profonde est heureusement très facile à détacher des tubérosités de l'humérus. Le grand pectoral se rétracte beaucoup et tend à former un clapier en se retirant, c'est pourquoi il faut le garder en entier, le désinsérer. La même remarque est applicable aux muscles grand dorsal et grand rond.

La désarticulation de l'épaule ouvre largement la *cavité axillaire* pleine de tissu cellulaire dont la suppuration se propagerait facilement, surtout dans les points déclives, le long de la paroi thoracique externe. De là peut naître l'indication du drainage par perforation.

Les *téguments* qui couvrent le deltoïde sont adhérents. Ceux qui revêtent le grand pectoral sont, principalement sur les sujets jeunes et maigres, très rétractiles, comme ce muscle. Ceux de l'aisselle et de la partie interne du bras, surtout lorsqu'ils sont coupés pendant l'abduction du membre, se rétractent également beaucoup, mais cela importe peu, car on n'en fait un lambeau que dans les cas de force majeure.

Recherche de l'articulation. — L'exploration du moignon de l'épaule en l'absence de gonflement est facile. En le prenant d'avant en arrière, à pleine main entre le pouce et les doigts, on sent : en arrière, l'épine du scapulum et son dessous; en avant, le creux sous-claviculaire en dehors duquel l'*apophyse coracoïde* se révèle au doigt. En ramenant en dehors le doigt ou le pouce qui longe le dessous du bord de l'épine, on franchit l'*angle* de l'acromion, très sensible, puis son bord externe qui se relève en avant et se termine en formant un promontoire, le *sommet*, un peu fruste à cause de l'épaisseur du deltoïde (voy. fig. 287). Entre le sommet de l'acromion et le bec coracoïdien, devant l'extrémité externe de la clavicule, le doigt peut déprimer légèrement les téguments et sentir la tête humérale à travers la partie fibreuse de la voûte : c'est la région dite *triangle acromio-coracoïdien*.

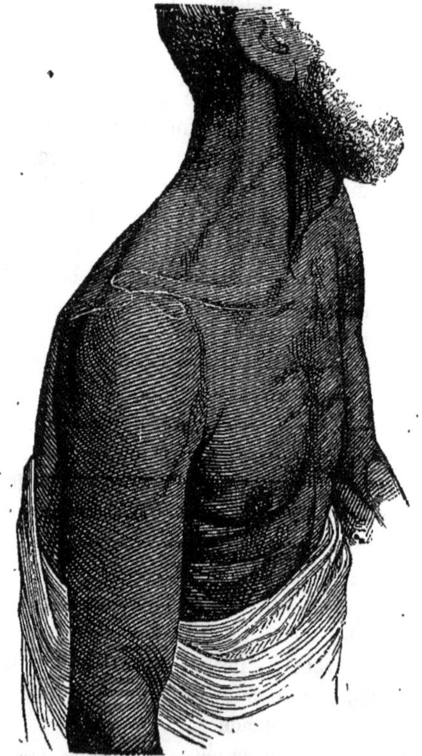

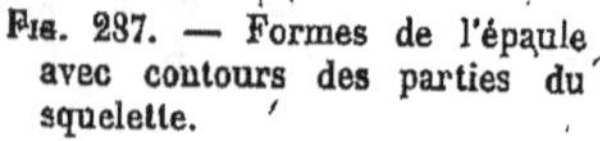

Fig. 287. — Formes de l'épaule avec contours des parties du squelette.

En somme, pour arriver par le palper à déterminer la place du sommet de l'acromion, il faut toucher l'épine de l'omoplate, l'angle et le bord externe de l'acromion; toucher le creux sous-claviculaire; le bec de l'apophyse coracoïde, et mettre le doigt dans l'intervalle acromio-coracoïdien. Pendant l'exploration, il est bon d'agiter un peu l'humérus, en évitant de mouvoir en même temps l'omoplate, dont l'immobilité relative doit révéler les contours.

Pour déterminer le sommet de l'acromion sur une épaule gonflée, il faut se servir de mesures prises sur l'épaule saine, à partir de l'articulation sterno-claviculaire, facile à sentir avec l'ongle.

Du moignon et du choix des procédés. — L'extirpation du bras ne laisse pour ainsi dire pas de moignon. Néanmoins l'acromion, que sciaient Faure et Bonnet, que Lisfranc voulait trancher chez les enfants, mais qu'il faut conserver aussi souvent qu'on le peut, pour la symétrie des épaules et le soutien du membre artificiel, l'acromion, dis-je, forme une saillie exposée et ne doit avoir aucun rapport avec la cicatrice. Celle-ci est le mieux placée au niveau de la cavité glénoïde, dans un creux que surplombe la voûte et que protègent, en avant et en arrière, les deux anciens bords de l'aisselle. Moins la cicatrice est large, moins les renflements terminaux des nerfs sont superficiels et adhérents, tant à la cicatrice qu'à la mobile cavité glénoïde, mieux cela vaut. La réunion immédiate donne une cicatrice linéaire, mobile et non déprimée.

Les procédés opératoires qui donnent une cicatrice verticale sont les meilleurs pour le drainage et la rapidité de la guérison. Mais, à la racine des membres surtout, on obéit souvent à la nécessité. Quand les téguments sont intacts sur toute la périphérie du membre, on doit employer de préférence un procédé qui, en définitive, donne un lambeau en avant et un autre en arrière, une réunion verticale. Les incisions elliptique, ovalaire, en raquette, ont ce résultat, en raison du retrait des téguments axillaires, presque aussi bien que la méthode à deux lambeaux.

Plusieurs chirurgiens étrangers emploient, quand ils ont le choix, le facile et rapide procédé à lambeau externe deltoïdien. Je le décrirai pour le cas où cette région du moignon de l'épaule aurait été seule épargnée. De même, j'indiquerai, pour des circonstances analogues, les procédés à lambeau unique, antérieur, postérieur et même inférieur.

C'est la crainte de l'hémorrhagie qui rendit si imparfaite l'opération de Ledran père; et la ligature de l'artère devint pour ses successeurs, en Angleterre et en France, le premier temps de la désarticulation. Vers la fin du XVIIIe siècle, Boyer, instruit par Bertrandi, instruit lui-même peut-être par Pojet, écrivit sur l'art d'assurer l'hémostase en coupant l'artère en dernier lieu, après que l'aide l'a saisie entre le pouce introduit dans la plaie et les doigts enfoncés dans l'aisselle. C'est vite fait et très bien; il faut seulement un aide habile. Cette dernière nécessité devait déterminer, aujourd'hui que l'opérateur, avec l'anesthésie, n'a plus besoin de se presser, une réaction en faveur du premier procédé. Car « le précepte donné par Desault, que dans les opérations en général on doit lier avant tout, s'il est possible, tous les vaisseaux un peu considérables, est une des meilleures maximes que l'on puisse suivre ». (S. Cooper.)

Quelques opérateurs recommandent de couper les nerfs le plus haut possible, ou à des hauteurs inégales, pour éviter un névrome en bloc adhérent à la cicatrice. Je crois cela bon. D'autres, à l'exemple de Bromfield opérant, je crois, pour une scapulalgie, recommandent de gratter le cartilage glénoïdien. Si l'on bourrait encore la plaie, le cartilage devant presque certainement s'exfolier, mieux vaudrait l'enlever d'avance; mais aujourd'hui, à quoi bon, s'il est sain et si l'on est aseptique?

Le procédé de mon choix, que je vais décrire en premier lieu, appartient à D. Larrey pour la forme de l'incision cutanée (raquette), à Marcellin Duval pour la coupe des muscles. Verneuil l'a fréquemment employé et recommande de lier l'artère aussitôt que possible. Avec un simple bistouri, l'opérateur arrive d'abord sûrement et facilement sur l'artère axillaire, précieux avantage, surtout en l'absence d'un aide exercé et propre; il découvre ensuite largement la tête humérale et fait ainsi de la désarticulation proprement dite un véritable jeu, autre avantage que personne ne voudra dédaigner.

Je donnerai deux variantes de ce procédé : la première, un peu plus facile, est applicable aux cas traumatiques dans lesquels on hésite entre la simple résection et la désarticulation; la seconde, plus élégante, demande qu'il n'y ait aucun doute sur la nécessité de l'ablation totale du membre.

C'est celle-ci qui a la vogue dans les examens et les concours.

Coupe oblique partant du milieu de la fente de D. Larrey.

L'usage d'un anesthésique exige absolument que le malade soit couché, tout au plus demi-assis et non assis, comme on le plaçait autrefois. Qu'il soit donc presque couché, avec un simple coussin dur et épais sous la région dorso-cervicale, l'épaule *au bord et près de la tête du lit,* saillante et abordable en arrière comme en avant.

Outre le chloroformisateur, il faut, pour opérer avec sécurité, un aide très exercé qui sache rétracter les chairs, saisir l'artère axillaire et, au besoin, jeter instantanément le pouce sur la sous-clavière. Si l'on voulait faire comprimer cette artère pendant toute la durée de l'opération, un aide spécial serait nécessaire. Quant au membre malade, il peut être confié à un assistant quelconque ou appuyé sur une petite table servante approchée à dessein.

Le chloroformisateur se tient du côté sain et laisse autour de la tête et de l'épaule malade de l'espace libre pour l'aide de confiance.

L'opérateur se place en dehors du membre. Celui-ci est écarté du tronc de 45° environ, si cela est possible.

1° *Incisions extérieures.* — De la main gauche, empaumez et

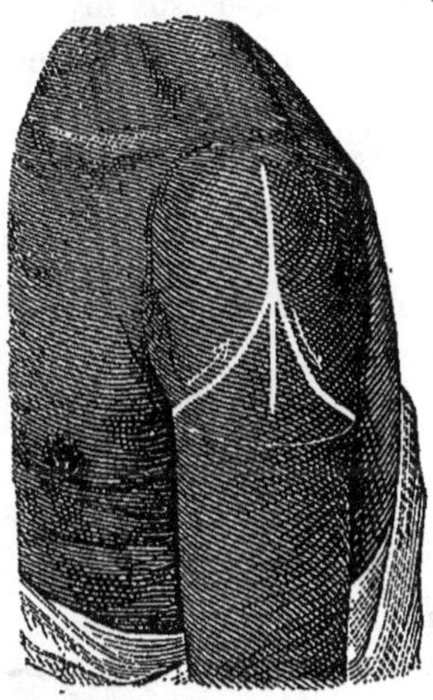

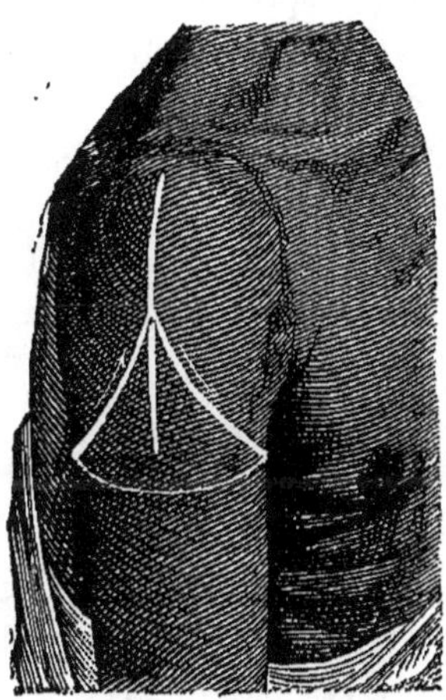

Fig. 288 et 289. — Tracé de la raquette avec grande fente d'exploration préalable. Les flèches indiquent la marche du couteau, qui descend devant l'épaule droite, derrière l'épaule gauche, et, après une reprise, remonte derrière l'épaule droite, devant l'épaule gauche. Ce sont les mêmes mouvements pour les deux épaules ; faites-en le simulacre.

serrez les chairs de la partie interne et postérieure de la racine du bras, pour tendre, sur le cadavre, la peau deltoïdienne. Alors que la main droite a déjà saisi le couteau, touchez de son index, une fois encore, le sommet de l'acromion (**a**). *Au-dessous* et en avant, enfoncez la pointe et abaissez sur la partie externe du moignon de l'épaule une profonde incision longitudinale de $0^m,10$. Repassez le couteau une seconde fois, s'il est nécessaire, pour bien mettre à nu l'articulation et l'humérus, car peut-être voulez-vous explorer avant d'aller plus loin (**b**).

Décidé pour la désarticulation, étudiez les figures 288 et 289.

Mettez la pointe sur le milieu de la lèvre droite de l'incision longitudinale et, à partir de là, descendez vers votre droite une incision cutanée oblique qui se recourbe convexe, pour aller transversale, au niveau même de l'extrémité inférieure de l'incision longitudinale, expirer derrière le bras. Cette incision oblique convexe faite à votre droite ne doit intéresser que la peau, non seulement si elle a croisé les vaisseaux axillaires (bras droit), mais même si elle n'a fait que découvrir le deltoïde (bras gauche). Il en sera de même pour la seconde, que vous ferez absolument symétrique à la première, après avoir ramené le couteau par-dessus le membre et repris la partie terminale de celle-ci, votre main gauche tendant les téguments (c).

2° *Section des muscles antérieurs.* — Dans la plaie oblique antérieure, vous apercevez à nu les faisceaux antérieurs du del-

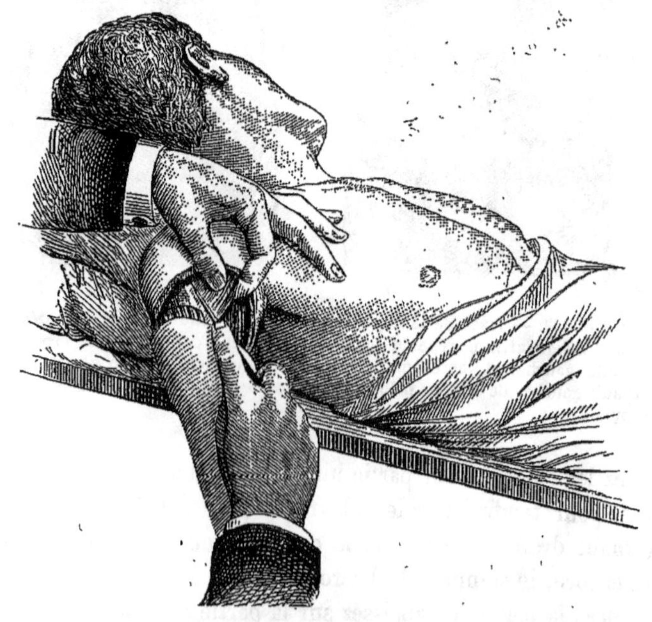

Fig. 290. — Désarticulation de l'épaule. L'incision est elliptique ou autre, peu importe, les faisceaux antérieurs du deltoïde sont coupés. — Les doigts gauches soulèvent le tendon grand pectoral que le couteau divise près de ses insertions.

toïde, à peu près confondus avec le tendon du grand pectoral. Soulevez celui-ci avec le doigt aidé de quelques petites incisions; d'un coup de tranchant divisez les faisceaux deltoïdiens à ras de la peau rétractée et désinsérez le tendon grand pectoral (fig. 290). Alors, refoulant en dedans le lambeau antérieur rendu très mobile, vous apercevez et sentez le faisceau musculaire coraco-bicipital.

3° *Voulez-vous lier l'artère?* — Donnez, suivant le côté interne du coraco-brachial, un long coup de pointe qui fende son aponévrose. Par cette fente, introduisez l'index gauche, en dedans et en arrière de ce muscle ; attirez le faisceau musculaire coraco-bicipital tout entier devant l'humérus pour l'y couper, en travers, sans le moindre danger pour les vaisseaux. Si le lambeau antérieur, maintenant complètement taillé, est bien rétracté par la main de l'aide plaquée sur le tégument, les vaisseaux et nerfs axillaires sont large-

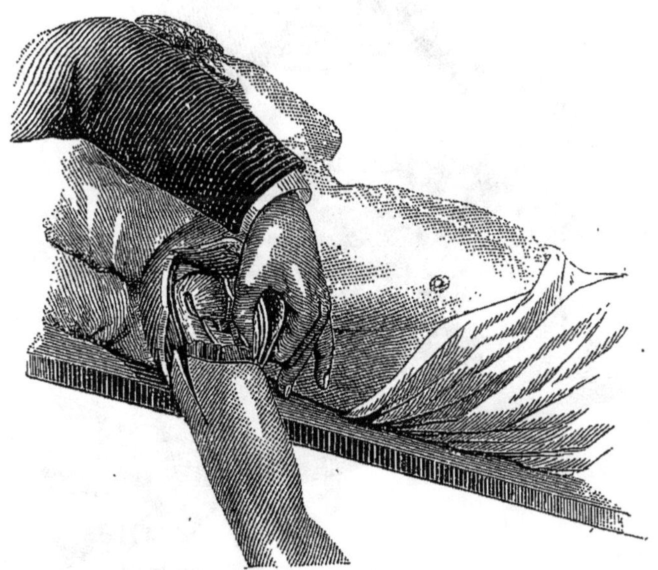

Fig. 291. — Désarticulation de l'épaule. Sont coupés : les faisceaux deltoïdiens antérieurs, le tendon grand pectoral, le faisceau coraco-bicipital. La main gauche écarte les nerfs antéro-internes et la veine en dedans, isole et découvre l'artère qui va être liée.
C'est dans cette attitude qu'après la désarticulation, la main de l'aide plonge le pouce pour saisir tout le paquet vasculaire, quand l'artère n'a pas été liée au préalable.

ment découverts. Au niveau de la tête humérale, écartez en dedans (fig. 291) le premier gros nerf blanc, tendu et cylindrique : vous découvrirez l'artère et les origines des circonflexes dont la principale s'enfonce dans le trou quadrilatère. Rien n'est plus facile alors que d'isoler et lier l'artère, soit au-dessus, soit au-dessous de l'origine des circonflexes (d). Tout danger conjuré, l'opérateur, tranquille, est dans les meilleures conditions pour bien faire le reste de l'opération.

4° *Entaille du deltoïde postérieur.* — Reportez maintenant la couteau dans l'incision courbe oblique postérieure et, à ras de la peau rétractée, entaillez le deltoïde hardiment jusqu'au bord postérieur de l'aisselle. — Faites tordre, ou tordez vous-même le bras en dedans et, dans cette attitude, décollez, à l'aide de quelques coups de couteau, la face profonde du lambeau postérieur que vous

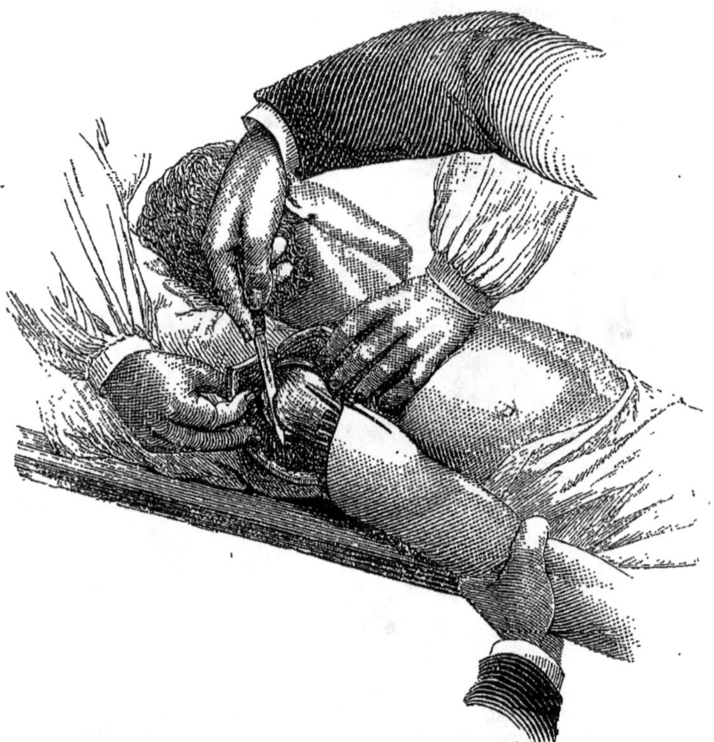

Fig. 292. — Désarticulation de l'épaule droite . section de la capsule. La gauche de l'opérateur, en extension forcée, tient le coude, pas le bras, la palette du *coude*, ayant le bord huméral externe et l'épicondyle dans la commissure du pouce et de l'index, afin d'être maîtresse de faire tourner l'humérus: la droite armée du couteau, ayant coupé derrière, va couper dessus; puis en avant, mais après détorsion.

venez d'achever (e). Confiez-le enfin à l'aide qui déjà, de l'autre main ou d'un autre écarteur, tient éloigné le lambeau antérieur.

Assurez-vous par quelques mouvements de rotation que la tête de l'humérus et la capsule sont largement découvertes et facilement accessibles dans toutes les attitudes (Rev. fig. 285 et 286, p. 388.)

3° *Désarticulation.* — De la main gauche, dans une attitude étudiée (note f), saisissez le membre malade par le coude ; rapprochez-le et tenez-le *constamment rapproché du flanc* (fig. 292) ; tordez-le d'abord à votre droite. — Sur la partie gauche de la capsule ainsi exposée, appliquez le couteau en long relativement à l'hu-

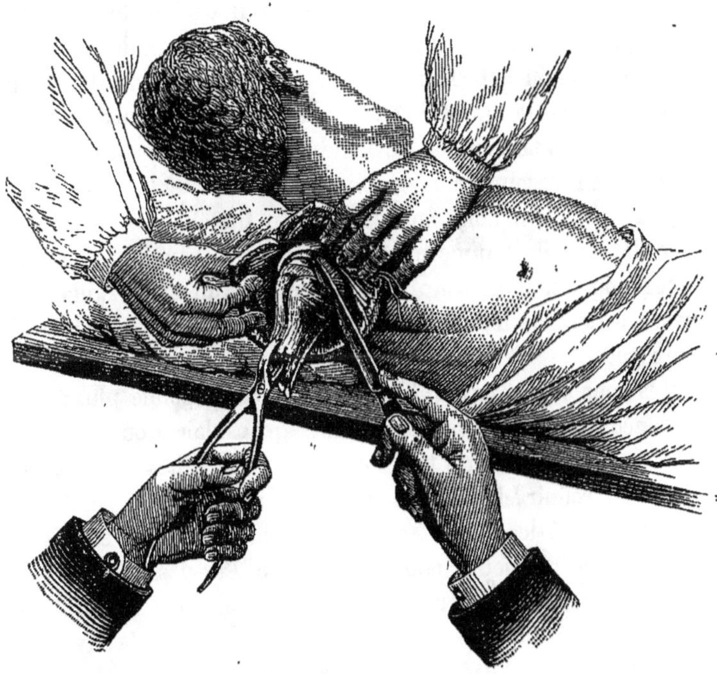

Fig. 293. — L'opérateur, après avoir coupé la partie gauche, puis la partie supérieure de la capsule, tord l'humérus à sa gauche et coupe enfin la partie droite de la capsule (c'est-à-dire la partie antérieure, s'il opère sur le côté droit comme ici, et *vice versa*).

mérus, la pointe tournée vers le coude, le tranchant toujours perpendiculaire à la surface qu'il attaque : coupez à fond, jusqu'à ce que la tête cartilagineuse lisse et brillante apparaisse dans la plaie. Avancez votre incision sur la partie culminante de l'articulation, rasant le sommet de l'acromion. — Alors seulement que la partie supérieure de la capsule sera en grande partie incisée et à mesure que le couteau progressera, détordez le bras, tordez-le même à votre gauche pour dégager et amener sous le talon du tranchant la partie droite de la capsule, dernière partie que vous pourrez inciser pour le moment (g).

La main gauche, remontée lestement le long du bras, jette la tête de l'humérus en dehors. — Avant d'engager le couteau par le milieu en dedans de cette tête, préparez cet engagement d'un coup de pointe sur l'insertion humérale de la lèvre capsulaire antérieure, afin de bien raser le col et de ne menacer ni nerf ni artère. Et si rien n'a été lié, dites à celui qui tient les lambeaux de plonger le pouce de sa main antérieure dans la plaie, les doigts dans l'aisselle (attitude de la figure 291), pour saisir les vaisseaux; dites-lui d'appuyer cette main sur la clavicule afin qu'elle ne glisse pas, et de s'aider au besoin de la seconde qui tenait le lambeau postérieur (h). — Ayant donc engagé le plein tranchant, rasez la face postéro-interne de l'humérus et sortez au niveau de la section cutanée, coupant d'un coup tout le contenu du canal axillaire, la longue portion du triceps et les tendons du grand dorsal et du grand rond.

Après vous être assuré qu'aucune artériole ne donne plus; après avoir réséqué toutes les bribes flottantes, capsulaires ou autres, s'il y en a, raccourci les nerfs trop longs, etc., vous faites le pansement. Voulez-vous réunir? Rapprochez les lèvres antérieure et postérieure de la plaie. Fixez-les en contact, si elles sont suffisantes, en laissant une ouverture inférieure pour le drainage. Par-dessus les moyens d'union, appliquez un tampon qui enfonce mollement les lambeaux dans l'excavation sous-acromiale jusqu'au contact de la cavité glénoïde. Comprimez de même le clapier axillaire.

Notes. — (a) Pendant ce temps, l'aide ayant les mains plaquées l'une devant, l'autre derrière l'épaule, rétracte la peau si elle est mobile; sinon, l'opérateur commence à un travers de doigt plus bas, car il ne faut pas que l'incision découvre ce futur promontoire osseux.

(b) Dans le cas où il y a doute véritable touchant l'opportunité de la résection ou de l'amputation, il faut faire l'incision un peu plus en avant comme Fleury.

Avec de l'adresse et une attitude du bras calculée, on peut inciser du haut en bas, dans la coulisse bicipitale, et désinsérer du coup le grand pectoral. Il faut, pour atteindre ce but, mettre le doigt dans la plaie quand le deltoïde est fendu, provoquer des mouvements alternatifs de rotation, chercher et sentir l'origine de la coulisse entre les deux tubérosités pour y mettre la pointe du couteau et inciser vigoureusement en descendant le plus possible le long du tendon bicipital.

(c) Naguère encore, les opérateurs d'amphithéâtre coupaient à plein tranchant la peau et les muscles du même coup, de chaque côté de la fente longitudinale. Ils avaient donc besoin d'une longue fente permettant d'écarter la lèvre postérieure au moment de l'attaque de l'antérieure, et réciproquement. Avec la manière actuelle d'inciser en deux

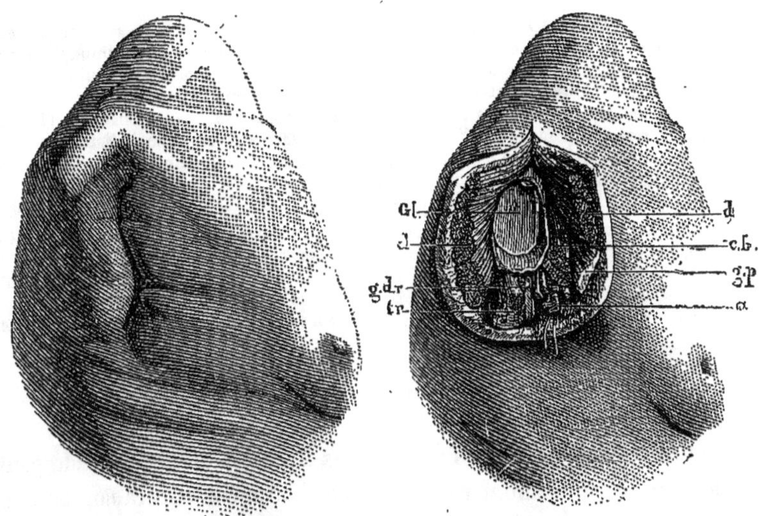

Fig. 294. — Moignon de désarticulation de l'épaule, réunion secondaire.

Fig. 295. — Moignon béant: raquette. Parties désignées par leurs initiales.

temps et avec la pointe, la moitié inférieure de l'incision longitudinale n'est pas indispensable.

(d) Il suffit de lier au-dessous de l'origine des circonflexes pour parer au plus grand danger. Rien n'empêche, du reste, de lier ces artères elles-mêmes, immédiatement. En isolant l'axillaire, on déchire souvent le tronc veineux commun des circonflexes ou ses branches placées devant l'artère. Ces veinules saignent assez abondamment; il ne faut pas s'en effrayer.

(e) Il est d'autant plus utile de bien décoller ce lambeau qu'il a plus de largeur, c'est-à-dire qu'on a fait l'incision plus en avant. C'est le cas de la modification de Floury, qui plaît à beaucoup de chirurgiens. Cela va bien pour commencer, mais quand il s'agit de diviser la partie postérieure de la capsule, il faut que les élèves ne l'oublient pas, la besogne de l'opérateur est rendue plus difficile, parce que celle de l'aide, le relèvement du lambeau postérieur, reste toujours imparfaite.

(f) Il faut saisir le coude, parce que, plat et irrégulier, il offre de la prise et obéit à la main gauche, qui peut ainsi imprimer à l'humérus la rotation voulue. Que de fois j'ai vu élèves et maîtres saisir le bras par le milieu, tordre vainement l'enveloppe charnue et mobile de l'humérus sans parvenir à faire tourner celui-ci! En cas de fracture, le davier intervient (voy. fig. 293, p. 398).

Qu'elle saisisse le coude ou le davier, la main gauche de l'opérateur commence par imposer la rotation à droite, mais elle doit étudier son attitude initiale (extension forcée et prise du bord épicondylien dans la commissure du pouce et de l'index), afin d'exécuter facilement ensuite la rotation à gauche, la détorsion, dans toute l'étendue nécessaire.

(g) Le couteau, pour sectionner la capsule, exécute les mouvements ordinaires de trépidation sur place. Les jeunes opérateurs vont toujours trop vite et passent par-dessus la besogne; ils se contraignent ainsi à revenir plusieurs fois sur leurs pas. Le couteau ne doit avancer que lorsque le cartilage est visible dans l'incision. L'humérus tordu à droite reste immobile pendant la section des parties gauche et supérieure de la capsule. Alors seulement que le couteau a divisé le tendon bicipital, la détorsion de l'humérus commence et ne va pas plus vite que le couteau qui travaille sous les yeux de l'opérateur.

Quand on est devenu habile on peut se permettre de briller.

« Paris, vendredi 1 fructidor an X (19 août 1803).... En sortant de la salle et pendant qu'on appelait un autre concurrent, j'entendis le professeur Dubois dire à Dupuytren, qui m'avait servi d'aide, *ce coup de bistouri est charmant*; il parlait de celui par lequel j'avais coupé les tendons et la capsule de l'articulation, en même temps que je faisais tourner le bras, de sorte que la tête de l'humérus roulait sous le tranchant de l'instrument et sortit au moment où l'incision finit.... » (Laënnec à son oncle de Nantes.)

En lisant cette lettre, je me suis rappelé que Laënnec était d'une famille de dessinateurs, qu'il jouait de la flûte et maniait bien le fleuret.

(h) Si l'artère n'a pas été liée, l'aide, ayant la main dans l'attitude de la figure 291, p. 396, cherche les battements et, quand il tient le vaisseau, dit à l'opérateur : « Allez ! » L'aide agissant des deux mains, une devant, l'autre derrière, est plus sûr de ne pas faillir.

Quand même l'artère aurait été liée d'avance, mais liée seule, il serait bon, par surcroît de précaution, de faire saisir les vaisseaux pour éviter l'entrée de l'air dans les veines. J'ignore pourtant si cet accident est compatible avec le calme respiratoire des anesthésiés.

Raquette améliorée (croupière).

L'opérateur placé au bout du bras écarté et fléchi au coude peut le tenir et le manœuvrer lui-même. L'avant-bras sera soutenu au besoin par un assistant placé en dedans. L'aide de confiance chargé des lambeaux et des vaisseaux se tient près de la tête.

1° *Incisions extérieures.* — De la main gauche, empaumez et serrez les chairs de la partie postéro-interne de la racine du bras,

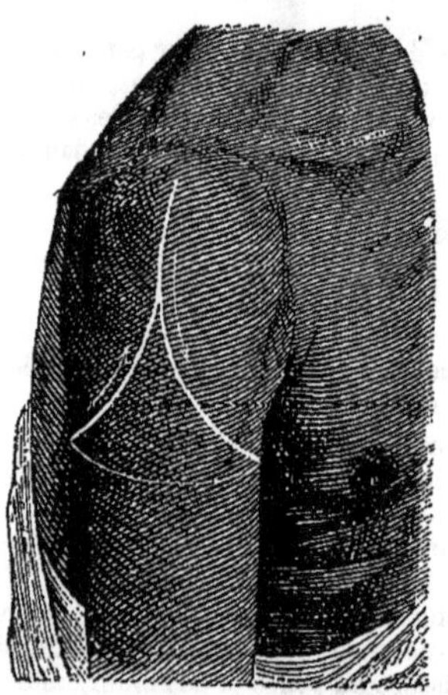
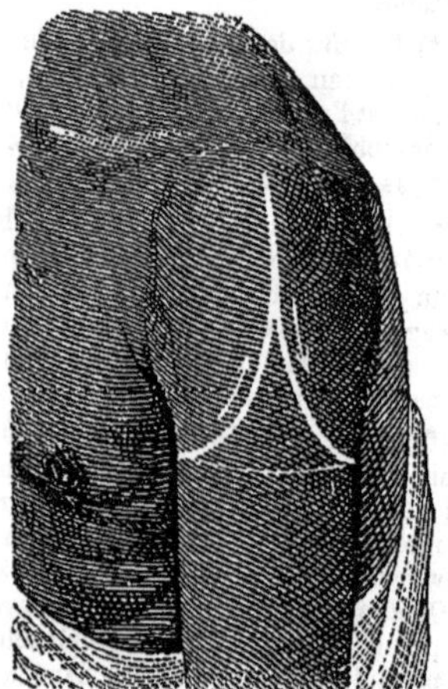

Fig. 296 et 297. — Tracé de la raquette croupière, procédé élégant.

pour tendre la peau deltoïdienne au moment de l'attaque. Alors que la main droite a déjà saisi le couteau, touchez une dernière fois le sommet de l'acromion. Au-dessous, enfoncez la pointe et abaissez sur la partie externe du moignon de l'épaule une incision longitudinale profonde et longue de 0m,05. A partir de ce point, quoique descendant toujours, cessez d'inciser à fond et commencez à tourner à droite. Ne divisez donc maintenant que la peau tendue avec intelligence par votre gauche, soit que vous ayez à croiser les vaisseaux axillaires (bras droit, fig. 296), soit que vous incisiez simplement sur le deltoïde (bras gauche, fig. 297), pour gagner la face postérieure du membre. Arrivé là, vous ne pouvez aller plus loin; vous devez être à 0m,10 au-dessous du niveau de votre point de départ, beaucoup plus ou un peu moins suivant le volume de l'épaule. — Par-dessus le membre, reprenez sur le bord postérieur de l'aisselle la partie terminale de la première incision et la ramenez convexe, ascendante et symétrique dans la terminaison de la partie longitudinale, à 0m,05 du dessous du bec acromial. En commençant cette reprise, que ce soit dans l'aisselle (bras gauche, fig. 297) ou même sur le deltoïde (bras droit, fig. 296), ne coupez que la peau attentivement et sous vos yeux.

2° *Section des muscles antérieurs.* — Dans la plaie courbe antérieure, vous apercevez les faisceaux deltoïdiens antérieurs confondus en bas avec le tendon grand pectoral. Divisez le tout de haut en bas pendant que le membre est dans la rotation externe, ayant soin de longer la coulisse bicipitale. Faites relever le lambeau et, grâce à la *rotation externe*, découvrez bien la partie antérieure de la capsule. — Comme le poids du membre fatigue la gauche de l'opérateur, je lui conseille de le confier au deuxième aide et de mettre la main gauche au lambeau pour diviser les chairs antérieures pectoro-deltoïdiennes, après les avoir pincées et soulevées, et pour refouler ensuite le lambeau vers la clavicule.

3° *Voulez-vous lier l'artère?* — Si oui, découvrez-la en coupant le faisceau coraco-bicipital comme il a été dit plus haut. Si non :

4° *Entaille du deltoïde postérieur.* — Dans la plaie courbe externe et postérieure complétez l'incision musculiare déjà amorcée. Si vous n'employez votre gauche à rétracter la peau, commandez votre aide afin d'entailler de haut en bas, en creusant légèrement. N'allez pas en arrière au delà du bord axillaire : il suffit que le lambeau deltoïdien, disséqué grâce à la *rotation* de l'humérus *en dedans*, découvre bien la partie postérieure de l'articulation.

5° *Désarticulation.* — Comme ci-dessus, p. 398 et suiv.

Remarques sur quelques manières d'inciser les parties molles.

Dans les procédés qui viennent d'être décrits et figurés, à quoi sert l'incision longitudinale? 1° A permettre l'exploration de l'articulation dans les cas douteux; 2° à faciliter singulièrement l'entaille des chairs et la désarticulation.

Mais on peut s'en passer, même de sa moitié supérieure qui forme la queue de la raquette, pourvu que les téguments et les muscles aient assez de flaccidité et se laissent rétracter par glissement. Cela devient alors une *incision ovalaire* à bords convexes dont l'angle culminant est situé à 0m,05 (trois doigts) du sommet de l'acromion. Le résultat est magnifique. Seulement il ne s'obtient pas facilement sur les sujets musclés; je conseille donc d'ajouter une queue longitudinale de 0m,05, c'est-à-dire remontant jusqu'au-dessous du bec de l'acromion (incision de Guthrie).

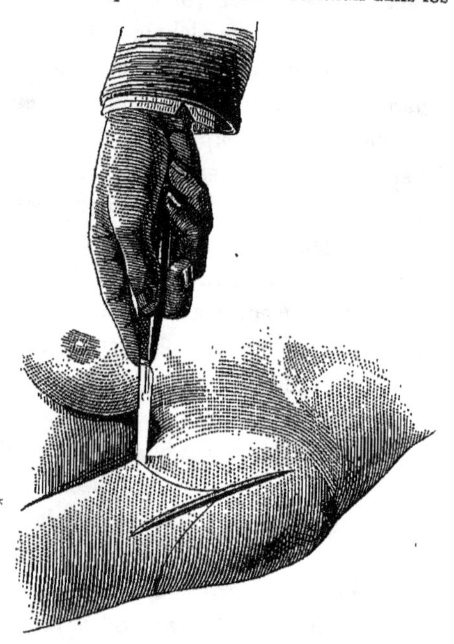

Fig. 298. — Désarticulation de l'épaule *gauche*. — Raquette. L'incision longitudinale de 0m,10 est faite, mais pourrait ne l'être pas : le couteau, ayant coupé attentivement en dedans du bras en tirant, va faire l'incision oblique antérieure.

Quant à la division

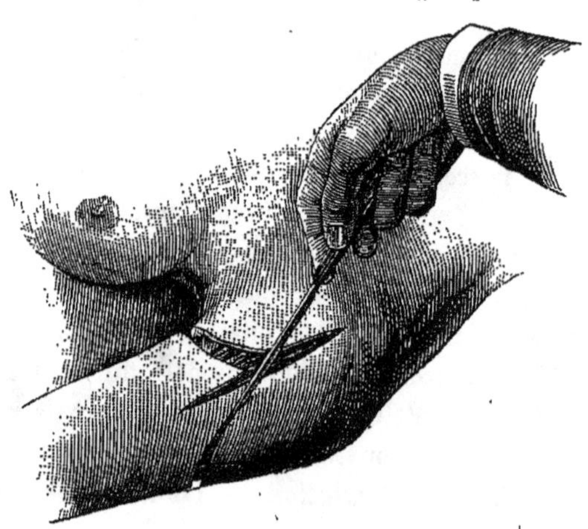

Fig. 299. — Désarticulation de l'épaule *gauche*. — Raquette. Attitude de la main droite de l'opérateur pour pratiquer commodément l'incision oblique postérieure commencée par une reprise derrière le bras.

des téguments, suivant un tracé de raquette améliorée ou croupière, il n'est pas indispensable de descendre l'incision qu'on fait à sa droite et de remonter celle qu'on fait à sa gauche. D'autres manières sont représentées par les figures 298, 299, 300 et 301.

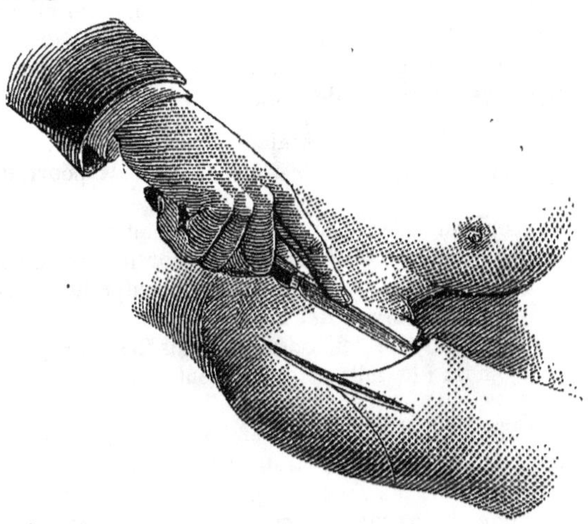

Fig. 300. — Désarticulation de l'épaule *droite*. — L'incision longitudinale de la raquette est faite, mais pourrait ne l'être pas. — Le chirurgien, placé près de la tête, après avoir coupé en-dedans du bras en tirant le couteau, est en train de pratiquer l'incision oblique antérieure.

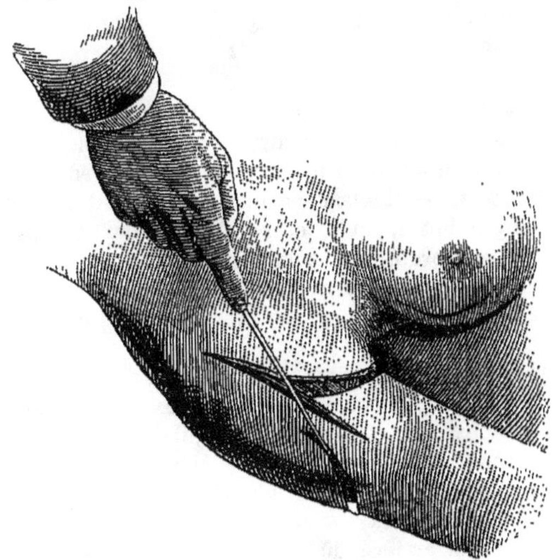

Fig. 301. — Désarticulation de l'épaule *droite*. — Raquette. Le chirurgien, placé vers la tête, fait de la main droite l'incision oblique postérieure qu'il a commencée par une reprise derrière le membre. Elle se peut faire en supination, comme ici ou en pronation comme ci-dessus (fig. 299).

Ceux qui ont des cadavres à discrétion feront bien de s'assouplir le poignet en répétant tous les modes indiqués ici. Ce sont des exercices à faire par celui qui aspire à devenir artiste habile et sûr. Une main exercée, fût-elle abandonnée à elle-même par un opérateur préoccupé, va toute seule et va bien, comme un cheval sous son cavalier endormi. Et n'oubliez jamais que l'homme rompu à cette médecine opératoire éducatrice a pour les opérations improvisées ou atypiques une supériorité considérable.

Les figures 298 et 299 représentent l'épaule gauche. Une grande incision longitudinale exploratrice a été faite, mais pourrait ne l'avoir pas été.

Ensuite le couteau passé par dessus le membre a été appliqué, la pointe basse (fig. 298), perpendiculairement sur les téguments internes de la racine du bras, juste au niveau du bout inférieur de la fente longitudinale. L'incision suivie de l'œil commencée derrière le bras, tirée avec légèreté, croise les vaisseaux sans les atteindre; elle s'arrondira et rejoindra le milieu de la fente longitudinale comme le tracé.

Enfin (fig. 299), la main droite, en pronation, l'index appuyé au talon mousse de l'instrument, tranchant en l'air, reprend sous le bras l'extrémité initiale de l'incision précédente et trace en dehors le deuxième arc de la raquette courbe, convexe et symétrique au premier.

Sur le bras droit (fig. 300 et 301), le contour de la raquette peut se faire d'une manière analogue : incision transversale dans l'aisselle, arquée ascendante par devant (fig. 300); reprise en arrière et trajet symétrique (fig. 301).

Raquette ancien mode. — Tout étant disposé comme je l'ai indiqué, l'opérateur, partant du sommet de l'acromion, incisait à fond, soit en dehors, soit en avant du moignon de l'épaule, sur une longueur de 6 ou 8 centimètres. — Il faisait ensuite partir, du tiers inférieur de cette incision longitudinale, qu'il entre-bâillait pour n'inciser qu'une lèvre à la fois, deux profondes entailles obliques, l'une en avant jusques y compris le bord antérieur de l'aisselle, l'autre en arrière jusques y compris le bord postérieur de la même cavité. Pendant ce temps, les mains de l'aide, appliquées, l'une devant, l'autre derrière le moignon de l'épaule, exerçaient une traction énergique sur les téguments. (La peau qui couvre les vaisseaux devait être ultérieurement incisée.) — Les deux lambeaux triangulaires étant décollés et confiés à l'aide, l'opérateur désarticulait et engageait le milieu de son couteau en dedans de la tête et bientôt du col chirurgical qu'il rasait pour éviter les vaisseaux. — A ce moment, le pouce de l'aide, enfoncé en dehors et en arrière du faisceau musculaire coracobrachial, profondément, sentait l'artère et la saisissait. Le couteau, continuant à marcher vers le coude, arrivait bientôt aux limites inférieures des incisions obliques; son tranchant se tournait alors vers l'aisselle et sortait à travers tout le paquet vasculo-nerveux, les muscles et la peau jusqu'ici épargnés.

Avec la précaution de faire les entailles obliques en deux temps, c'est-à-dire de sectionner d'abord la peau, puis, après sa rétraction, les muscles, ce procédé donne un bon résultat. Cependant les téguments de l'aisselle ne sont pas toujours bien coupés en terminant.

C'est pour cela sans doute que certains opérateurs, après avoir fait la queue de la raquette, essayaient d'en faire tout l'ovale d'un seul coup. Ils passaient à cet effet le couteau sous le membre, la pointe haute, et l'amenaient jusque devant le deltoïde, pour attaquer la lèvre antérieure de l'incision longitudinale, lèvre poussée par la main gauche sous le tranchant. Ils incisaient d'abord à fond la peau, le deltoïde et le grand pectoral; puis superficiellement la peau seule, dans l'aisselle, en croisant les vaisseaux; puis encore à fond, la peau et le deltoïde, en terminant par l'incision oblique postérieure. Le reste de l'opération comme ci-dessus.

Autres procédés.

L'*incision circulaire* pure (fig. 325, p. 417), qui, pour donner assez de peau, devrait être faite au-dessous des tendons des muscles adducteurs, n'est pas à conseiller; car, à moins d'une laxité exceptionnelle des parties molles, la capsule reste inaccessible. Alanson s'en est bien aperçu : il nous en avertit en conseillant de fendre en long la région deltoïdienne que la méthode circulaire a la prétention d'épargner. Ce procédé rentre dans le mode en raquette et plaît aux simplistes : on l'emploie assez souvent.

Le procédé que Félizet avait, quand il m'en parla, employé quatre fois sur le vivant, à son entière satisfaction — *la raquette à queue axillaire* — est, au point de vue du moignon, comparable à la fois à la méthode circulaire oblique en bas et en dehors et au lambeau externe.

Félizet avait à sa disposition le deltoïde et les téguments de tout le pourtour du membre; il s'en est servi de la manière la plus raisonnable, une fois accordé qu'il se trouvait dans des conditions où la désarticulation doit être préférée à l'amputation cervicale.

Sa fente axillaire initiale est à deux fins, toutes deux importantes. D'abord elle permet de lier l'artère dès le début de l'opération : Félizet lie au-dessous des circonflexes afin, tout en assurant suffisamment l'hémostase, de laisser perméable la nourricière du deltoïde. Plus tard il s'applique à ménager le nerf pour conserver au moignon un pédicule vasculo-nerveux intact. Enfin, après dessin et entaille du contour de la raquette, section de l'artère, de la veine liée et des nerfs, la fente axillaire rend possible la désinsertion des muscles adducteurs, le relèvement complet de l'épaulette deltoïdienne et par conséquent la découverte et la section de la capsule.

L'incision elliptique (fig. 327, p. 418), passant, en dedans à 10 centimètres du niveau du sommet acromial, et en dehors à 6 seulement, n'a jamais embarrassé Marcellin Duval ni ses élèves : je le crois volontiers, car le prudent chirurgien disséquait d'abord la peau pour la relever en manchette comme autrefois Velpeau, et coupait ensuite les muscles de la manière que j'ai conseillée d'après lui. Ce procédé évite l'incision longitudinale, c'est quelque chose; mais cela ne facilite pas la désarticulation. L'incision elliptique est fort simple, c'est un avantage; mais les deux lèvres ou lambeaux qu'elle donne en définitive, au moment de la réunion, ne sont pas convexes, et c'est un petit inconvénient. Sans parler des cas rares où la résection est en balance avec la désarticulation, l'opérateur qui aime ses aises ne se privera pas de l'incision longitudinale plus ou moins longue. Il faut être bien malhabile pour la commencer si haut que l'acromion saille ensuite à travers la plaie.

Celui qui, sûr de lui et rompu aux difficultés de la désarticulation, veut le bien purement et simplement, peut pratiquer l'incision elliptique. Le raffiné préférera, je crois, l'incision ovalaire à bords convexes, ou plutôt son dérivé, la raquette à courte queue, la croupière : rien n'est plus beau ni plus facile.

La méthode à *deux lambeaux*, antérieur et postérieur, avait été vulgarisée par Lisfranc (fig. 319, p. 416). Le résultat n'est pas mauvais et se rapproche beaucoup de celui des dérivés de la méthode ovalaire. Aujourd'hui, si l'on voulait exécuter deux lambeaux, on les dessinerait d'abord et on les entaillerait ensuite de la superficie vers la profondeur. Leurs contours seraient les tracés mêmes de l'incision en raquette à bords convexes, un peu plus fortement recourbée du côté de l'aisselle. Le temps n'est plus où la transfixion si prestement exécutée par Lisfranc et ses élèves, de l'aisselle au défaut acromio-coracoïdien, ou inversement, à travers la cavité articulaire, créait de véritables lambeaux.

Cependant, à Lyon, en 1881 et peut-être depuis, la *désarticulation de l'épaule par le procédé de Lisfranc* a été donnée comme opération de concours.

Ce procédé à deux lambeaux (fig. 319, p. 416), que j'ai souvent pratiqué dans les mois d'été, alors qu'on n'a rien de mieux à faire des cadavres, est difficile, mais très rapide. Je ne pense pas que personne soit jamais tenté d'y avoir recours sur le vivant. Je dirai donc : le cadavre est assis sur une chaise, le bras légèrement écarté du tronc de manière à relâcher toutes les chairs postérieures de l'épaule, qu'il s'agit de tailler en lambeau par transfixion. — Le chirurgien, placé derrière, met les doigts sur le défaut acromio-coracoïdien et, du bout du pouce, accroche le bord postérieur de l'aisselle devant lequel s'engage un couteau long et étroit qui, presque parallèle à l'humérus, perce la partie postérieure de la capsule articulaire et sort devant le tendon bicipital, dans le triangle acromio-coracoïdien. Un coup de poignet fait subitement mordre la pointe pour la dégager en dehors du bec acromial ; et le plein du tranchant taille, en sortant, un lambeau arrondi qu'un aide relève immédiatement.

Le couteau, toujours la pointe haute pour le bras gauche, mais la pointe basse pour le bras droit, retourne à l'articulation largement béante, la traverse, contourne la tête humérale, rase le col et forme en sortant, après qu'un aide a saisi l'artère, le lambeau antéro-inférieur.

Parmi les procédés qui ont été fréquemment employés, il en est un qui paraît encore, pour quelques chirurgiens étrangers, le procédé d'élection. Il consiste à tailler avec le deltoïde un grand *lambeau externe* qui retombe comme un rideau sur la plaie qu'il cache, mais ne comble pas, car il flotte à distance de la cavité glénoïde ; comme aussi le lambeau postérieur de la circulaire à fente antérieure de Fleury. D. Larrey a critiqué ce procédé, reprochant au lambeau de mal s'adapter, d'être mal nourri, froid, paralysé, etc. S. Cooper a montré, avec des faits, qu'il ne fallait pas craindre de l'employer chaque fois qu'il était indiqué par la forme de la blessure, lorsqu'une balle, par exemple, a perforé l'épaule d'avant en arrière. Tel qu'on le pratiquait au début du XIXe siècle (Paroisse, 1800 ; Grosbois, 1803 ; Ch. Bell, 1808) et encore au temps de Dupuytren qui n'aimait pas à s'en servir et qui pourtant lui a donné son nom, le procédé à lambeau externe avait un mérite bien peu prisé de nos jours, celui de la rapidité (fig. 313, p. 414).

On pouvait dire de lui ce que Richerand écrivait sur le procédé de Lisfranc : il demande le temps de lever l'aile d'une perdrix.

Lambeau externe.

Pour le pratiquer suivant le mode ancien, vous feriez asseoir le cadavre, le bras tenu horizontalement écarté, à angle droit. Vous auriez ce membre à votre gauche, empoigneriez la masse deltoïdienne pour la soulever, et transperceriez sa base d'arrière en avant (bras gauche) ou d'avant en arrière (bras droit). En rasant la tête, puis le col et le corps de l'humérus, vous tailleriez de toute la longueur du deltoïde un lambeau arrondi relevé à l'instant par votre gauche qui le confierait à l'aide. Saisissant le coude, de cette même main gauche devenue libre, et le rapprochant du tronc, vous désarticuleriez comme d'habitude, passeriez le couteau en dedans de la tête et du col, feriez saisir l'artère et sortiriez enfin à travers l'aisselle.

L'opéré peut être couché et il vaut mieux tailler le lambeau de dehors en dedans en le dessinant d'abord avec la pointe du couteau qui, dans son premier passage, n'intéresse que la peau. On entaille ensuite le muscle et, le tout étant relevé, on coupe attentivement les téguments des bords et du creux de l'aisselle en empiétant sur le bras et fuyant le thorax. La désarticulation vient alors, suivie de la division des muscles, vaisseaux et nerfs axillaires.

Le contour du lambeau et l'incision interne ressemblent à deux anses en U, fixées aux mêmes points, mais tombant, l'une en dedans du bras, l'autre en dehors, celle-ci plus bas que la première. La branche antérieure de l'U qui forme le contour du lambeau commencera *en dedans du bec coracoïdien*; la postérieure, *en dedans de l'angle* postérieur de l'acromion.

Le lambeau externe sera très long (fig. 311, 312 et 313, p. 414), car avec le temps il se raccourcit beaucoup. La largeur de sa base est égale à peu près à tout ce qu'on peut embrasser entre le bout du pouce et les bouts des doigts.

La formation d'un lambeau externe implique la section des vaisseaux et nerfs circonflexes postérieurs. Il est bon de lier ou de pincer l'artère circonflexe, aussitôt qu'elle est coupée, et de tâcher de ne pas l'ouvrir une seconde fois, au moment où le couteau, après avoir désarticulé, descend à ras du col chirurgical de l'os.

J'arrive maintenant, c'est indispensable, aux *procédés de nécessité*.

Sharp, au milieu du XVIIIe siècle, incisa verticalement depuis le défaut de l'épaule acromio-coracoïdien jusque dans l'aisselle, pour chercher et lier l'artère; puis il désarticula et découpa en sortant un grand *lambeau postérieur* (fig. 328, p. 418). Il faudrait, en cas de force majeure, chercher un pareil résultat, mais en découpant le lambeau de dehors en dedans et le gardant le plus large possible.

Le procédé de Delpech est la contre-partie du précédent (fig. 329, p. 418). Il consiste à entrer en arrière, directement dans l'articulation, sans garder de chairs postérieures, et à la traverser pour tailler en sortant un grand *lambeau antéro-axillaire*. En 1837, à Heilbronn, Sicherer fut obligé d'opérer ainsi un blessé dont la partie postérieure du deltoïde était détruite. Malgré la gangrène d'une partie du lambeau et plusieurs abcès consécutifs, la guérison eut lieu.

Le procédé dit à *lambeau axillaire* ou *brachial interne* est celui de

Ledran l'ancien, de Garengeot, de Langenbeck, de Blasius, etc. (fig. 302, 303, 304, 305, p. 412). Commode pour ouvrir l'articulation, qu'on attaque comme l'aile d'un poulet, il donne un tel résultat qu'il n'est pas permis de l'employer, sinon lorsque les téguments qui couvrent le deltoïde sont détruits à la fois en avant, en dehors et en arrière. Dans une telle occurrence, il faudrait, sur le deltoïde, imiter le plus possible l'incision losangique de Blasius et scier l'acromion au besoin. Le lambeau axillaire est peu vivace, difficile à tenir relevé, et tellement favorable à la rétention des liquides et aux abcès consécutifs, jadis fréquents à la suite de la désarticulation de l'épaule, que Sander crut devoir ouvrir préventivement le cul-de-sac qu'il forme avec la paroi thoracique. Ce fut et c'est encore un bon exemple. — Moins le lambeau axillaire est long, mieux il tient et mieux il vit; par conséquent, si l'on pouvait garder en même temps un rudiment de lambeau externe, il n'y faudrait pas manquer.

Il me reste à parler d'une manière d'exécuter la désarticulation proprement dite de l'épaule, qui me paraît recommandable. C'est la même que celle que j'ai osé proposer à la Société de chirurgie pour la désarticulation de la hanche. Ollier, à qui j'eus l'occasion d'en parler, m'a répondu immédiatement : « Pour l'épaule, je le recommande et je l'ai fait. »

Il s'agit tout simplement, une fois la capsule découverte, de la fendre en long, puis de détruire successivement les insertions humérales de chacune de ses lèvres, avec le grattoir, la serpette mousse ou le couteau, absolument comme dans la résection sous-capsulo-périostée.

Le procédé suivant, véritable désossement, **désarticulation sous-capsulo-périostée**, serait à mon avis hémostatique et excellent. Il est, dans sa première partie, imité de Poyet (1757) (fig. 324, p. 417).

1° Par une longue fente latérale ou antérieure, la capsule serait découverte, incisée et détachée; la tête luxée comme dans la résection, mais un peu plus que dans la résection (voy. *Résection de l'épaule*).

2° Une véritable amputation circulaire ou oblique dans le sens que commanderait l'état des parties molles, avec temps successifs pour diviser la peau, les muscles, découvrir et lier les vaisseaux, terminerait l'opération.

Non seulement il est permis d'obéir à l'indication qui peut se présenter d'enlever l'extrémité de la clavicule, l'acromion, la coracoïde et la cavité glénoïde avec le bras, mais les cas déjà très nombreux d'arrachement du membre supérieur en totalité, suivis de guérison, autorisent les chirurgiens à tenter l'amputation interscapulo-thoracique, dans des cas de traumatisme ou de tumeurs malignes.

J'imagine qu'un opérateur habitué aux procédés de désarticulation du bras, de résection de l'omoplate et de la clavicule, ne sera jamais embarrassé pour tracer, en toutes circonstances, un plan d'ablation totale et l'exécuter. Néanmoins, je donnerai plus loin un procédé élaboré avec

P. Berger, procédé type qui doit servir pour les exercices cadavériques et dont il faut se rapprocher le plus possible en opérant sur le vivant.

A l'heure où je revise cette édition, il a fait maintes fois ses preuves pour des cas de toute nature, entre les mains de chirurgiens de différents pays.

Atlas historique.

Quelques mots sur le petit atlas historique des divers procédés de désarticulation de l'épaule, qui va remplir les sept pages suivantes. Cet atlas n'est pas complet, quoique plus que suffisant. Tel quel, il présente au lecteur 28 figures dessinées aussi juste que me l'ont permis les documents authentiques ;

1° Quatre manières d'opérer condamnées par l'expérience et qui consistent essentiellement à attaquer l'épaule en dehors pour garder un lambeau axillaire (p. 412) ;

2° Huit procédés différents, mais réalisant tous un lambeau externe plus ou moins long, plus ou moins avantageux, taillé soit par transfixion, soit par entaille et dissection (p. 413 et 414) ;

3° Six modes à lambeaux antérieur et postérieur, plus la raquette de D. Larrey et un procédé bâtard de Rust (p. 415 et 416) ;

4° Les désarticulations ovalaires de Guthrie et de Scoutetten (p. 417) ;

5° Les procédés circulaires de Pojet et d'Alanson (p. 417) ;

6° Les incisions elliptiques de Sanson et de Duval (p. 418) ;

7° Le lambeau postérieur de Sharp et l'antérieur de Delpech (p. 418).

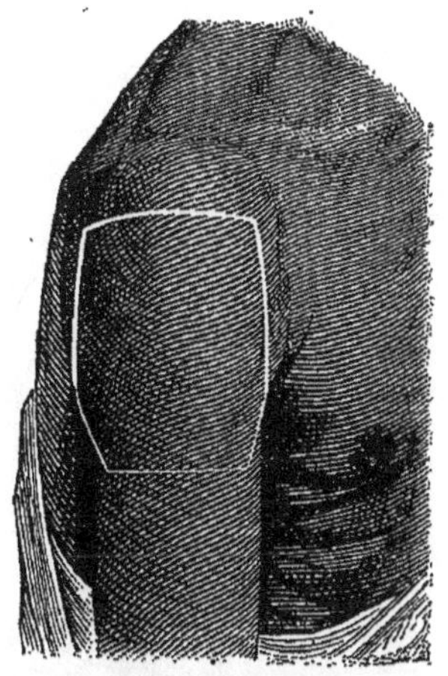

FIG. 302. — Lambeau axillaire. 1re opér. de Ledran père, 1715. – Obs. de chir., n° 45, et *Traité des op.* de Ledran fils

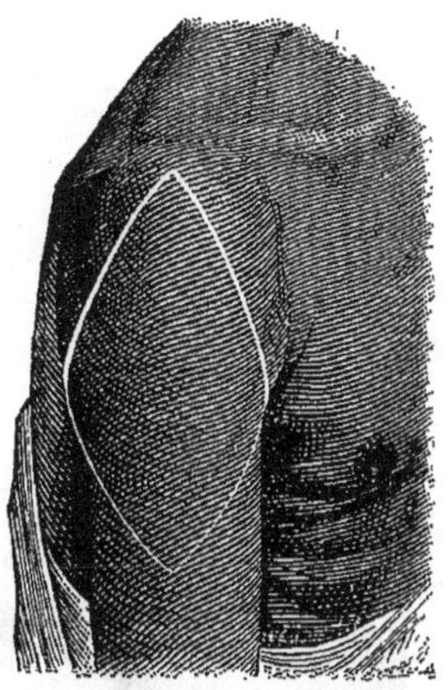

FIG. 303. — Lambeau axillaire de trois doigts de long. Incision losangique de Blasius. (*Der Schrägschnitt*, 1838.)

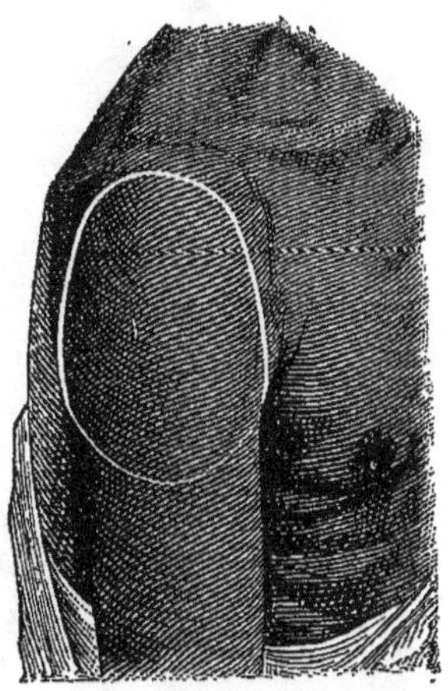

FIG. 304. — Lambeau axillaire. Incision supéro-externe en fer à cheval. Langenbeck. vers 1830, d'après Günther.

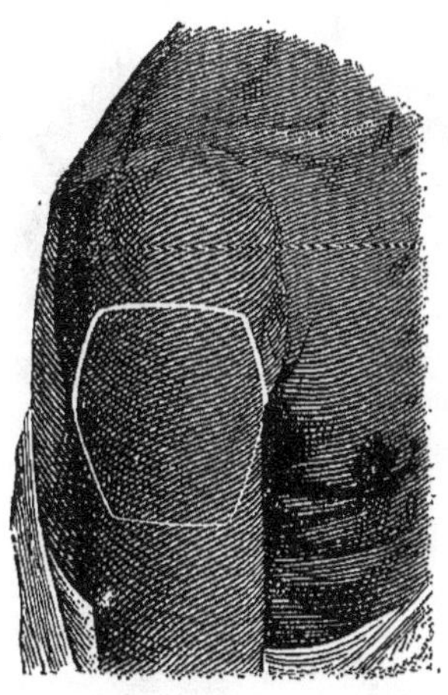

FIG. 305. — Lambeau axillaire J.-L. Petit et Garengeot. L'incision transversale externe est à 3 doigts de l'acromion.

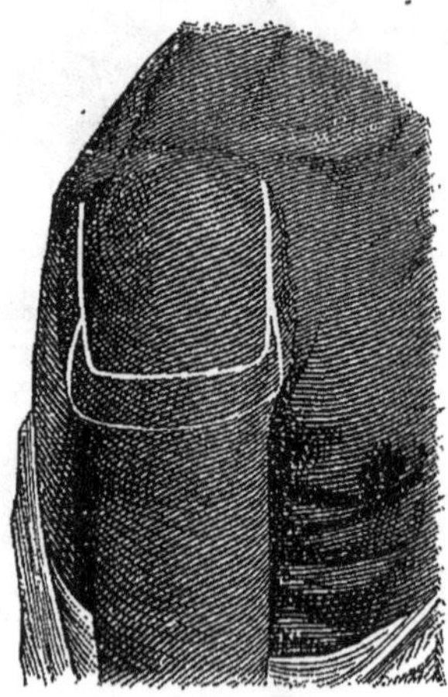

Fig. 306. — Lambeau externe de 3 à 4 doigts et rudiment de lambeau axillaire. Procédé de Lafaye, 1731 à 1741.

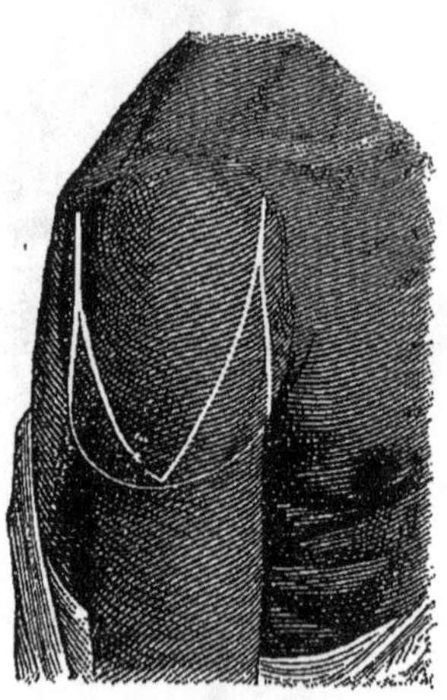

Fig. 307. — Lambeau externe. Dahl, 1760. — Portal recommande un lamb. semblable ; la forme déplaît à Linhart.

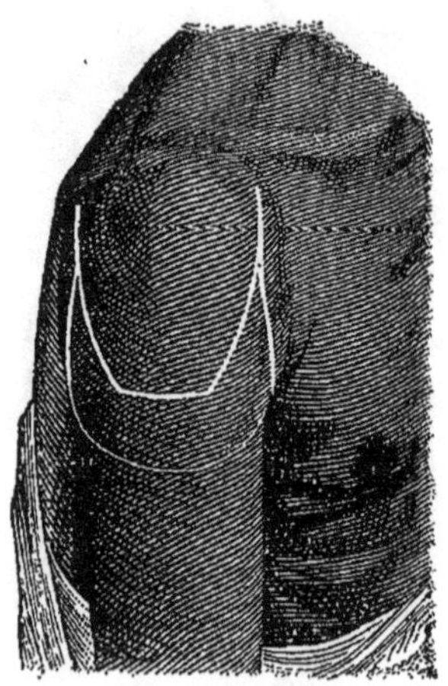

Fig. 308. — Lambeau externe. Procédé attribué à Kloss, date inconnue, figuré par Günther. (*Blüt. Oper.*, 1859.)

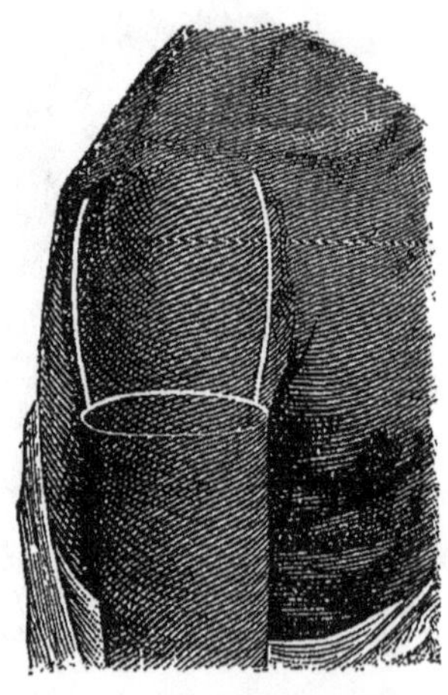

Fig. 309. — Lambeau externe carré (circulaire à double fente). Procédé de B. Bell, 1787, et de Laroche, 1790.

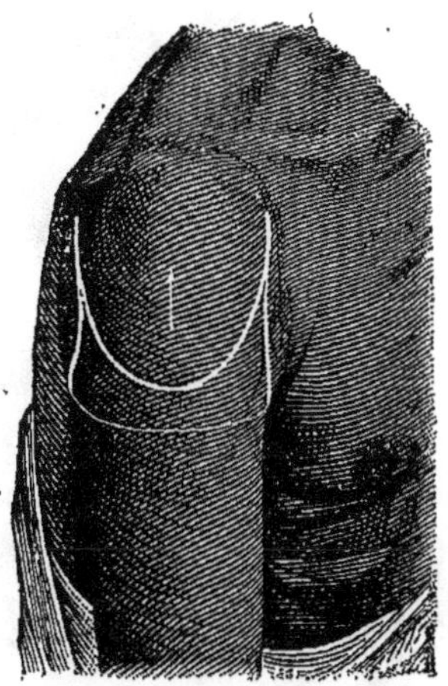

Fig. 310. — Lambeau externe entaillé de bas en haut. van Onsenoort, 1825? (Cline en Angleterre, Chiari en Italie).

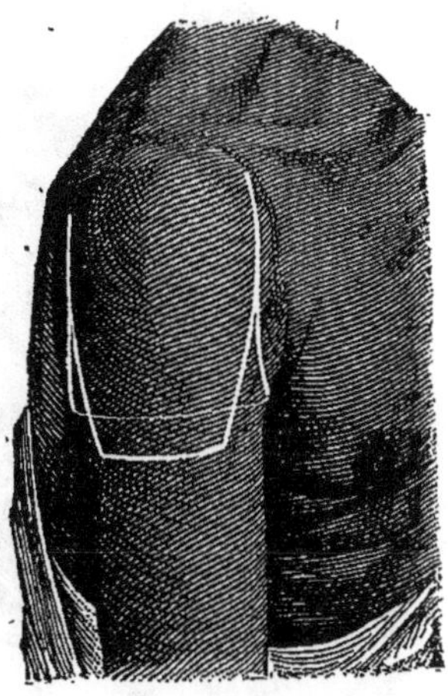

Fig. 311. — Lambeau externe descendant jusqu'aux attaches deltoïdiennes. Procédé de Walther, 1810.

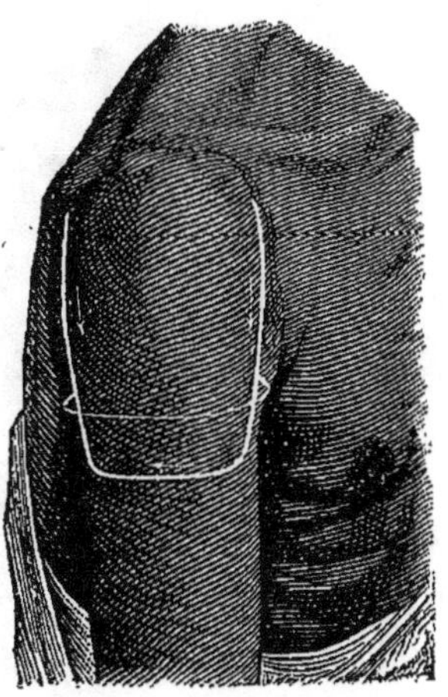

Fig. 312. — Lambeau externe grand, carré, à angles arrondis, disséqué. Procédé de Foullioy : thèse de Hello 1829.

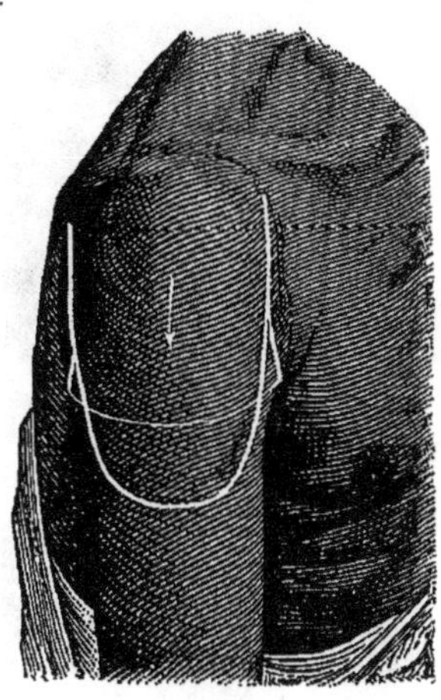

Fig. 313. — Lambeau externe ponctionné. 1er pr. dit de Dupuytren ; Ch. Bell, 1808 ; Grosbois, 1803 ; Paroisse, 1800.

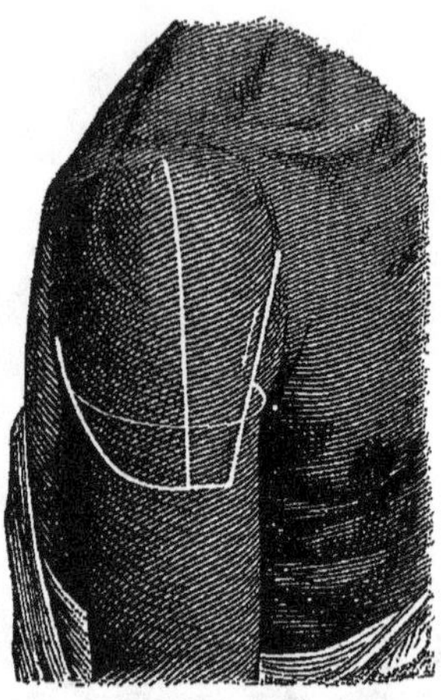

Fig. 314. — Lambeau ext. dédoublé en post. et ant., celui-ci disséqué d'abord pour lier l'artère. Bromfield, 1775.

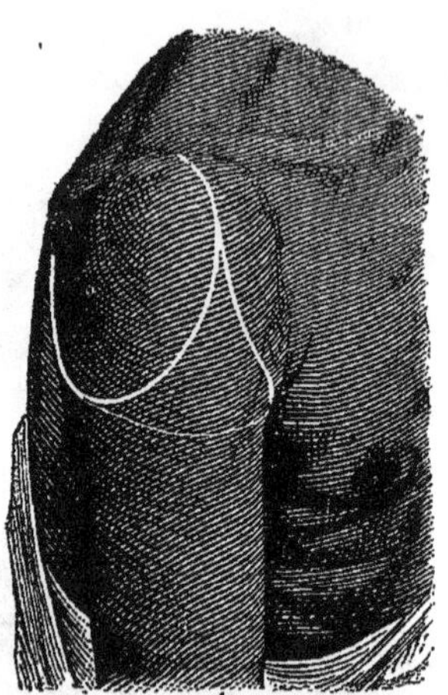

Fig. 315. — Lambeau postéro-externe (2ᵉ pr. Champesme-Lisfranc); transition entre lamb. ext. et 2 lamb. ant. et post.

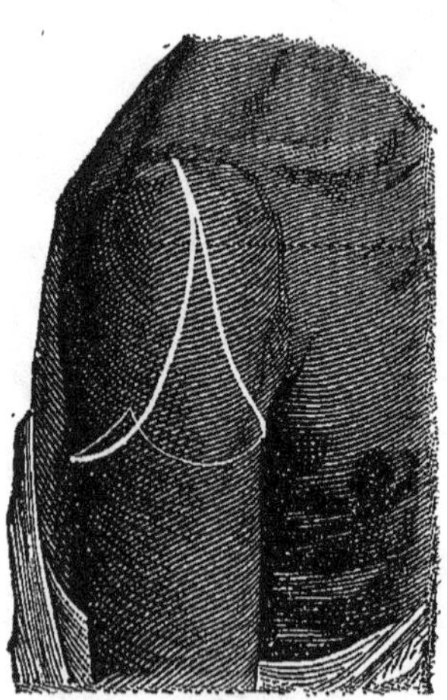

Fig. 316 — Deux lambeaux, ant. et post., perfectionnés. Procédé d'amphithéâtre deult Desa (d'après Boyer, XI, p. 212).

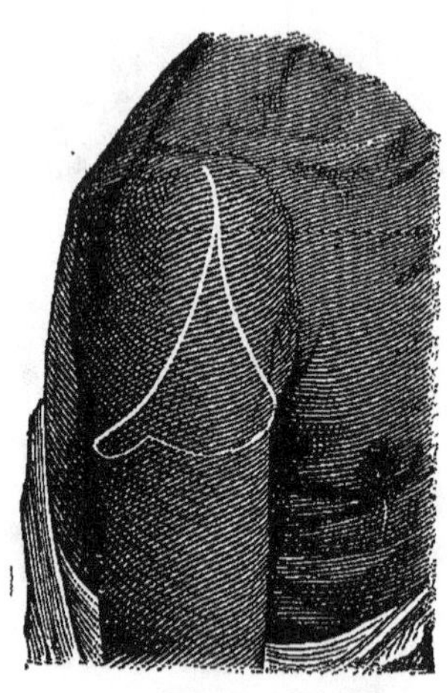

Fig. 317. — Deux lambeaux, ant. et post. celui-ci ponctionné d'abord. Proc. préf. de Dupuytren (son 2ᵉ), Clin. II, p. 349.

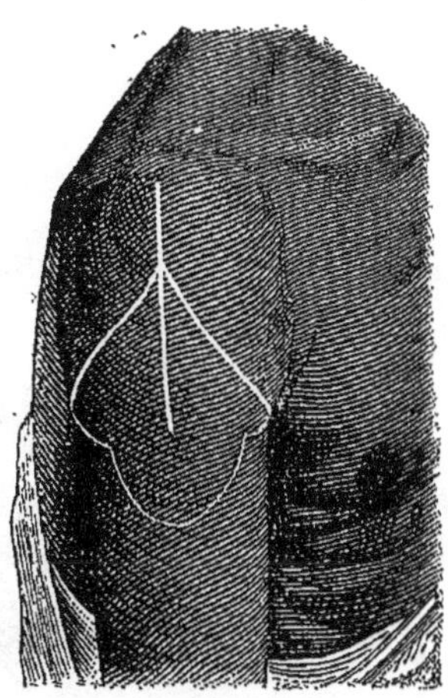

FIG. 318. — Deux lambeaux, ant. et post., incisés et petit lambeau axillaire, 3e pr. de Dupuytren, réclamé par Béclard

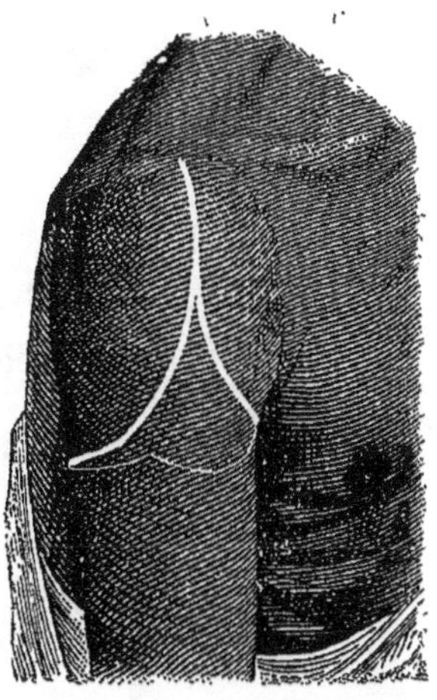

FIG. 319. — Deux lambeaux, ant. et post., celui-ci ponctionné en premier lieu. Procédé d'élection de Lisfranc seul.

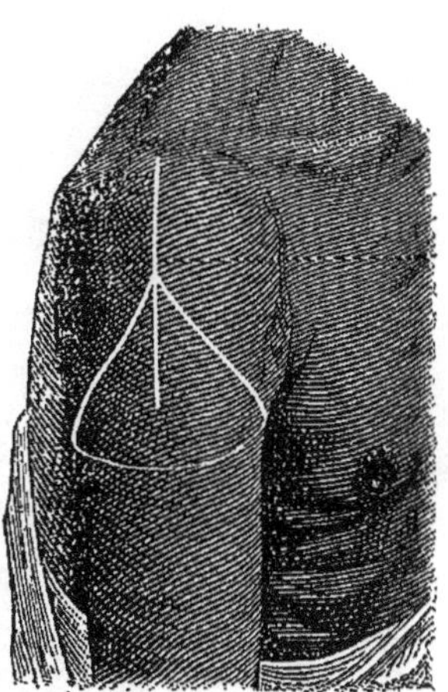

FIG. 320. — Raquette de Dominique Larrey. Grande analogie avec méthode à deux lambeaux, ant. et post.

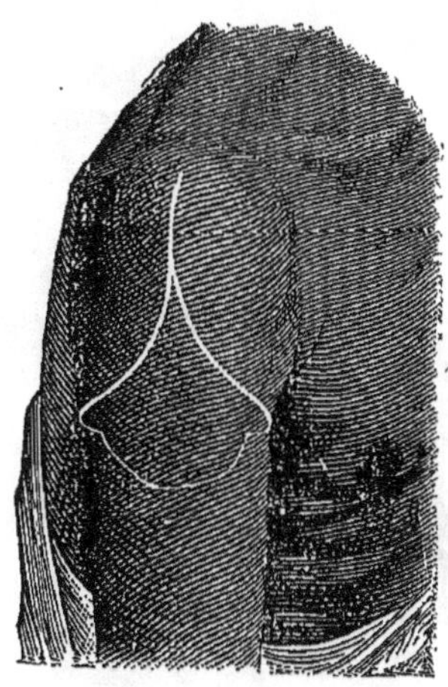

FIG. 321. — Procédé de Rust, d'après Günther. Corruption de la raquette : trois lambeaux, ant., post. et int.

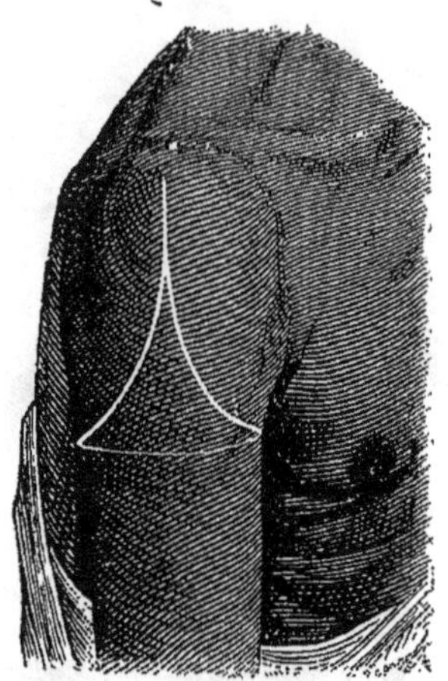

FIG. 322. — Procédé de Guthrie. Commencement du XIXe s. Incisions excellentes et faites en plusieurs temps.

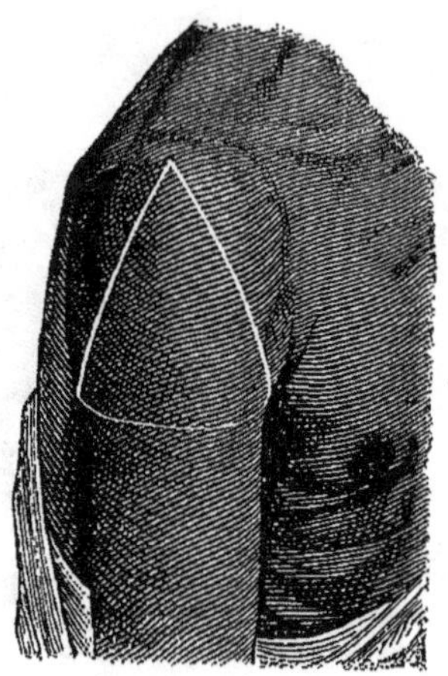

FIG. 323. — Méthode ovalaire de Scoutetten, 1827, bien inférieure à celle de Guthrie, qui est parfaite.

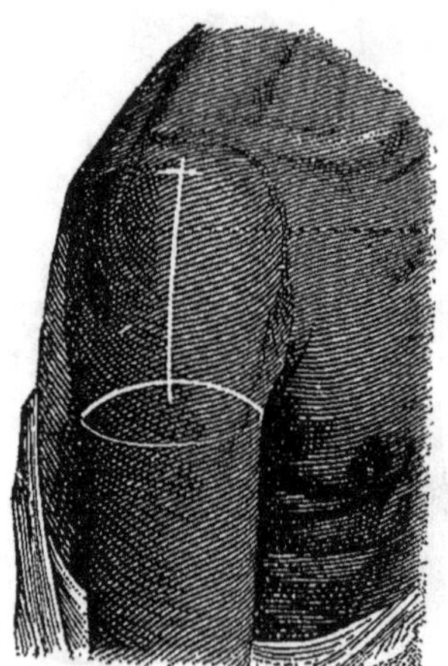

FIG. 324. — Incision circulaire avec fente longitudinale, Pojet, 1757. Imitée par Lacauchie, 1841, et depuis par Fleury.

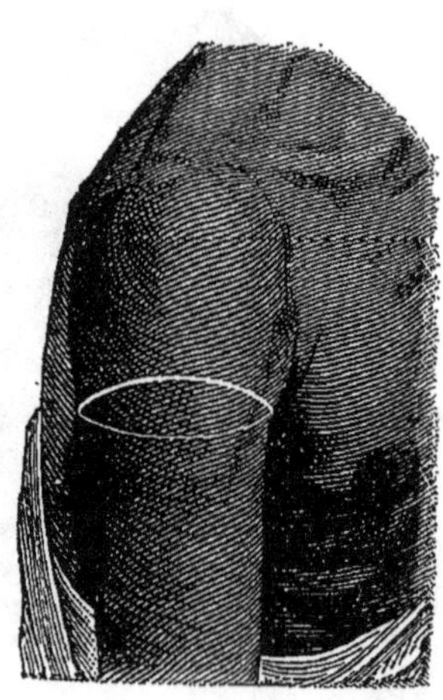

FIG. 325. — Incision circulaire d'Alanson, 1774, Cornuau, etc. Désarticulation impossible sans fente longitudinale.

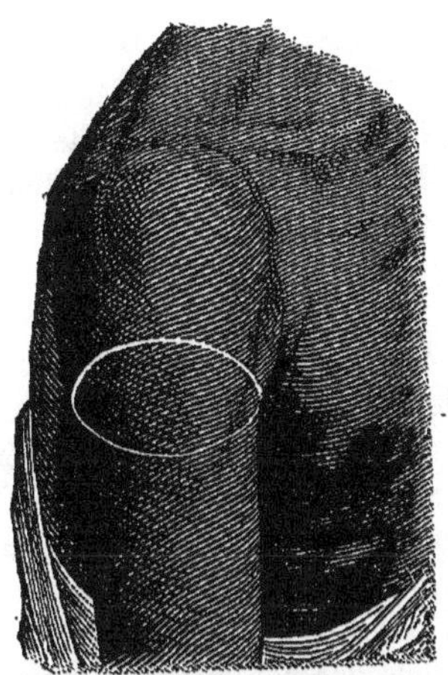

Fig. 326. — Incision très oblique dite circulaire de Sanson, XIXe s. Comparez à pr. Langenbeck moins son lamb. axill.

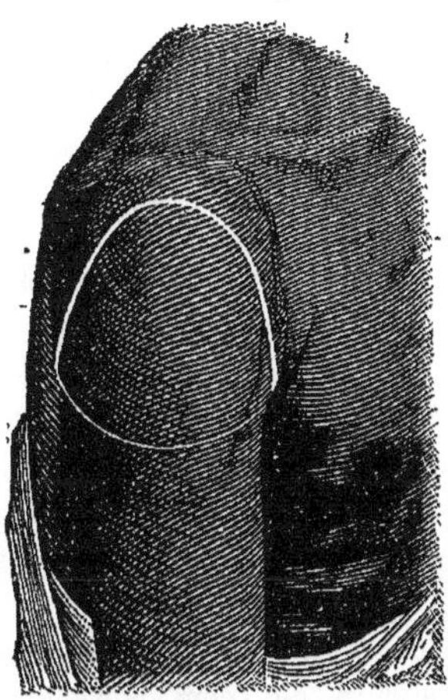

Fig. 327. — Incision elliptique de Marcellin Duval qui disséquait une manchette de peau de 2 travers de doigt.

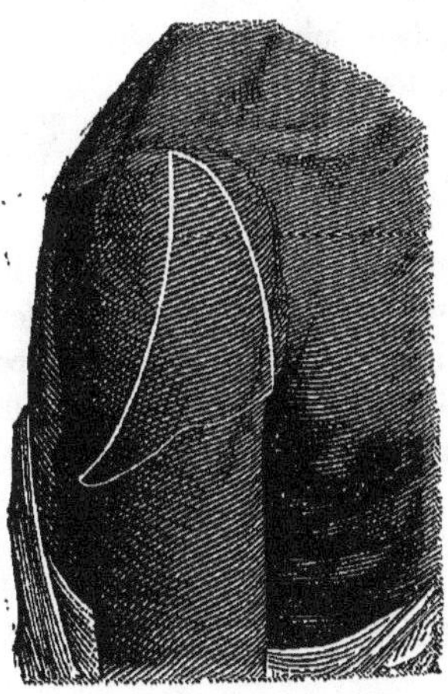

Fig. 328. — Lambeau unique postérieur. Sharp, 1740? L'incision antérieure permet de lier l'artère d'abord.

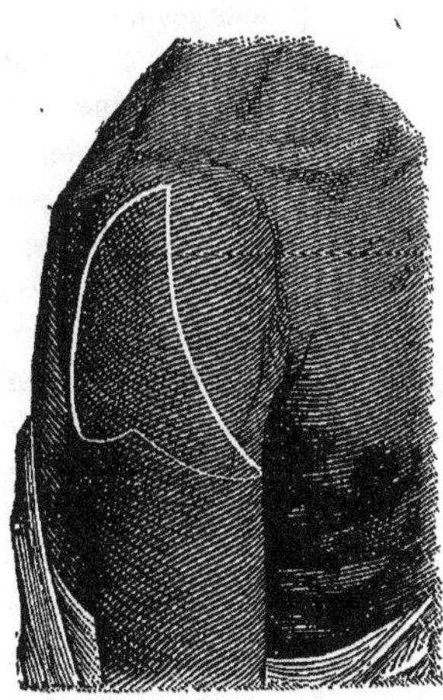

Fig. 329. — Lambeau unique antérieur, proc. de Delpech : attaque d'emblée de l'articul. en arrière, Sicherer, 1837.

ARTICLE X

AMPUTATION INTERSCAPULO-THORACIQUE

Opération d'urgence dans certains traumatismes, de nécessité dans les tumeurs malignes de l'omoplate étendues à l'humérus ou de l'humérus étendues à l'omoplate, etc., l'amputation qui enlève le bras, l'omoplate et les trois quarts, voire la totalité de la clavicule n'a pas la gravité qu'on pourrait supposer.

La mortalité opératoire est en effet tombée au-dessous de 3 pour 100, sans mettre à part ces affreux cas de tumeurs malignes omoplatiennes ayant envahi les muscles thoraco-scapulaires, et développé considérablement les anastomoses vasculaires des confins de la masse extirpée. Pensez à la cervicale transverse profonde, haut née de la sus-clavière et par conséquent inaccessible, qui finit *scapulaire postérieure* en descendant le long du bord interne de l'omoplate où elle dessert les insertions de l'angulaire, du rhomboïde et du grand dentelé que l'on divise nécessairement à la fin de l'opération. Ce n'est rien quand la vascularisation n'est point anormalement développée. Mais quand ces muscles sont malades et qu'il faut en extirper de larges parties, surtout du grand dentelé que pénètrent tant de rameaux perforants des artères intercostales, une grande perte de sang est inévitable; et ce ne fut pas toujours assez de trente ligatures au catgut pour étancher une aussi vaste plaie. Point de caillots sanguins sous les lambeaux! Il n'en faut point, car ne s'évacuant pas par les drains comme l'inévitable et abondant suintement séreux, ils empêchent l'adhésion immédiate par-dessus tout désirable.

Je n'ai qu'à emprunter au beau mémoire de P. Berger[1] la description à peu près textuelle du *procédé type* pour l'élaboration duquel il a bien voulu me consulter.

Certes la nécessité pourra imposer des variantes au tracé des incisions cutanées, mais les actes opératoires à accomplir dans la profondeur sont comptés et inévitables : on peut en intervertir l'ordre, on ne peut pas les éluder. Il faut donc s'exercer à les bien exécuter; aussi pour celui qui serait surpris par l'urgence et dans l'impossibilité de retourner au cadavre, vais-je tâcher d'être suffisant, précis et clair.

Notre procédé de choix est à *deux lambeaux*, l'un antéro-inférieur ou *pectoro-axillaire*, l'autre supéro-postérieur, trapézien, *cervico-rétroscapulaire*.

1. L'amputation du membre supérieur dans la contiguïté du tronc (amputation interscapulo-thoracique), avec figures dans le texte et 2 planches en chromolithographie, d'après mes dessins. Paris, G. Masson, 1887. — V. aussi *Revue de chir.*, 19

Il comporte *deux actes* opératoires successifs qui s'exécutent le premier en *deux* temps, le second en *trois*.

Le PREMIER ACTE a pour but de parer au plus grand danger par l'hémostase préalable : il commence par la section de la clavicule suivie de la résection d'une large partie moyenne de cet os ou de l'extirpation de tout le fragment interne, ce qui découvre largement l'artère et la veine sous-clavières (*premier temps*) — il finit par l'isolement et la section de ces vaisseaux entre double ligature (*second temps*).

Le SECOND ACTE opératoire a comme *premier temps* l'incision du contour et la dissection profonde du lambeau antéro-inférieur ou pectoro-axillaire dont font partie les extrémités des muscles pectoraux grand et petit et même celle du grand dorsal; cette dissection permet de couper le plexus brachial et conduit jusqu'aux profondes insertions scapulaires du grand dentelé — comme *second temps*, l'incision et le relèvement du lambeau supéro-postérieur doublé du seul trapèze, relèvement poursuivi jusqu'aux limites supérieure et interne de l'os — comme *troisième et dernier temps*, la section de la ligne des insertions musculaires marginales, c'est-à-dire, que prennent aux bords supérieur et interne de l'omoplate les muscles grand dentelé, omo-hyoïdien, angulaire et rhomboïde.

Exploration, points de repère, incisions. — L'incision destinée à la découverte, à l'isolement, à la section, à la résection de la clavicule et aux ligatures, doit être longue d'au moins 10 centimètres, 15 au besoin. En dehors, elle aboutit immédiatement derrière l'articulation acromio-claviculaire, sur le sommet dépressible de l'angle ouvert formé par le bord postérieur de la clavicule et la crête scapulaire. En dedans, elle commence ou s'arrête, suivant le côté, soit sur l'articulation sterno-claviculaire, soit à deux travers de doigt en dehors. A peu près droite, elle longe la clavicule, devant plutôt que dessus (fig. 330 et 331), car le peaucier se charge de relever la peau du triangle sus-claviculaire.

Pour tracer le lambeau postérieur, qui se fait le dernier, il suffira, comme on le voit sur les figures, de prolonger l'incision claviculaire derrière l'omoplate, directement vers la face postérieure de l'angle scapulaire inférieur dans la terminaison même du contour du lambeau antéro-axillaire.

Le tracé de celui-ci commence au milieu de l'incision claviculaire, se dirige en dehors et en bas, au delà du bec coracoïdien tangible, empiétant deux travers de doigt sur le deltoïde, se recourbe sur l'union du bord inférieur du tendon grand pectoral avec le bras, traverse la face interne de la racine du membre, gardant la région poilue, et va jusqu'au delà du tendon grand dorsal où elle s'arrondit pour descendre en arrière, suivant le sillon visible et tangible qui sépare du bord axillaire de l'os la masse musculaire du grand rond et du grand dorsal; l'incision s'arrête enfin derrière l'angle scapulaire inférieur où descendra la rejoindre, à angle très aigu, celle du lambeau supéro-postérieur.

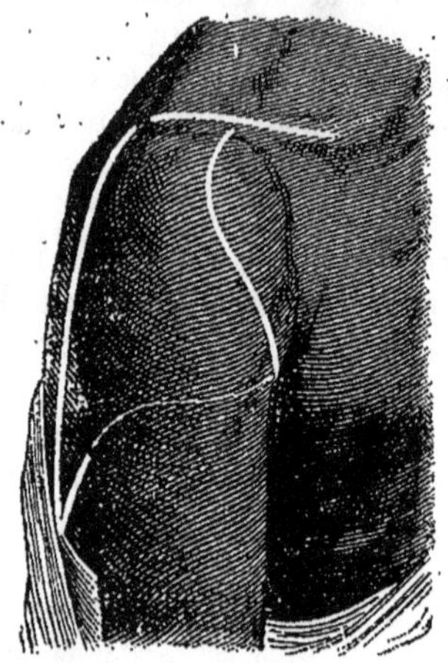
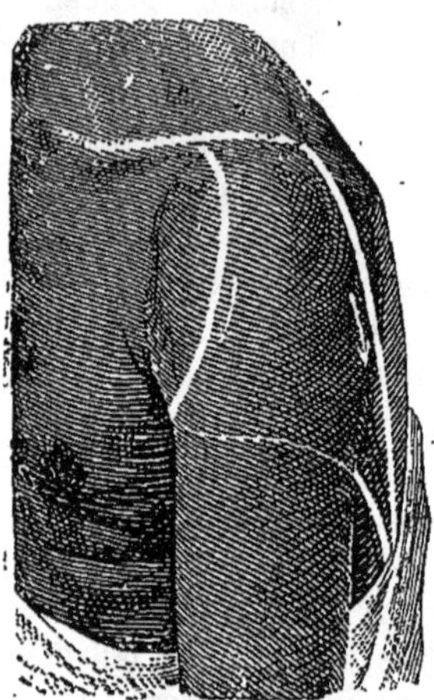

Fig. 330 et 331. — Tracés des trois incisions pour l'amputation interscapulo-thoracique. La claviculaire est droite horizontale; l'antéro-axillaire est contournée et descendante; la postérieure est droite descendante.

Position du malade et de l'opérateur. — Le malade est couché, le dos sur un coussin, au bord du lit.

Pendant l'accomplissement du premier acte (résection de la clavicule, ligatures), le bras repose modérément écarté du corps, car l'opérateur se tient en dehors avec deux aides, l'un à sa gauche, l'autre à sa droite, un troisième aide étant placé en face de lui, au côté opposé du malade. La résection de la clavicule s'accommode d'une certaine propulsion du moignon de l'épaule, qui s'obtient, à défaut d'une tumeur, au moyen d'un tampon placé momentanément derrière, c'est-à-dire sous l'omoplate, ou bien avec la main d'un aide. Les ligatures exigent le contraire, l'effacement du moignon en arrière, qui tend, étale et appuie sur la côte les éléments du paquet vasculo-nerveux.

Avant de commencer le second acte opératoire (entaille du lambeau antérieur, puis du postérieur, puis séparation finale), il faut rapprocher davantage encore le tronc du malade du bord du lit, de manière que la moitié de son dos déborde le coussin *épais* et *ferme* sur lequel il est soulevé. Alors, le bras étant écarté du corps par le premier aide, l'opérateur se place en dedans pour inciser devant l'épaule, traverser la face interne du bras et gagner la région rétro-scapulaire, que l'aide rend accessible en relevant momentanément le membre en haut et en dedans, afin d'amener l'omoplate. — Après l'entaille complète du premier lambeau, y compris la section des nerfs, le bras est rapproché du tronc et l'opérateur se retrouve en dehors, bien placé pour inciser et disséquer le lambeau supéro-postérieur ou trapézien. — Au moment de la section terminale des attaches musculaires marginales, les aides écartent les deux lambeaux : il est bon, sur le cadavre, que l'opérateur tienne lui-même de la main gauche la partie malade qui n'est pas trop lourde, qu'il l'arrache et qu'il tranche de haut en bas (relativement au malade), tenant la pointe basse (bras droit), la pointe haute (bras gauche).

Premier acte ou première partie de l'opération. — *Premier temps : section et résection de la partie moyenne de la clavicule.* — Le bras est donc couché, peu écarté du corps. Le chirurgien, placé en dehors, fait devant la clavicule rendue proéminente une incision aboutissant d'une part un peu en dedans du bord externe du cléido-mastoïdien, de l'autre derrière ou sur l'articulation acromio-claviculaire.

Cette incision divise la peau, le peaucier, le périoste, successivement, afin de reconnaître si elle existe, et de couper entre et après deux ligatures, l'anastomose veineuse de la céphalique et de la jugulaire externe.

Avec la rugine courbe sur le plat, on gratte d'abord dans l'incision du périoste sur toute la partie convexe de la clavicule; après avoir ainsi amorcé le décollement périostique, on le continue avec beaucoup de précaution, d'abord sur la face supérieure et le bord postérieur de l'os que l'on contourne avec le plat concave de la rugine. On détache ensuite le périoste devant et sous la clavicule; les insertions du grand pectoral y exigent de la patience pour éviter les échappades. La rugine rejoint finalement le décollement commencé par-dessus l'os et charge celui-ci dans sa concavité. Alors, agité de mouvements latéraux, l'instrument, agissant par ses bords, complète l'isolement de l'os sur une longueur suffisante. Si l'on veut employer la scie cultellaire ou l'étroit feuillet passe-partout rectiligne agissant de dessous en dessus, l'on passe une sonde à résection ou bien un simple écarteur que l'on tourne ensuite de champ et que l'on tient par l'un de ses crochets pendant le travail de la scie. A ce moment, non seulement la clavicule doit être maintenue proéminente par l'action de l'aide ou du tampon rétro-scapulaire, mais encore il faut en faire immobiliser le milieu par un grand davier tenu solidement à deux mains.

On divise l'os au ras des insertions du vrai cléido-mastoïdien, que l'on peut même entamer en dirigeant le trait en bas, en dehors et en arrière.

La scie à chaîne, le fil de Gigli, peuvent avantageusement servir. — Maintenant on soulève le fragment externe avec le davier; on poursuit sa dénudation périostique assez loin; enfin on le recoupe, soit avec la scie, soit avec de très fortes cisailles, au niveau du tubercule d'insertion du muscle deltoïde. Il est évident que l'on peut procéder dans l'ordre inverse : scier d'abord en dehors puis relever dans la mesure du possible le fragment interne pour le dénuder; le rescier ou même l'extirper en totalité.

Ainsi se trouve réséquée, enlevée, toute la partie moyenne de l'os sans péril pour les vaisseaux protégés par le muscle sous-clavier. Berger ayant eu à se plaindre de l'érection du fragment claviculaire interne conservé, aime mieux aujourd'hui l'extirper. Il le fait avec toute l'attention nécessaire pour n'ouvrir ni le confluent jugulaire, ni la plèvre, ni le tissu cellulaire médiastinal. Peut-être suffirait-il de désinsérer le muscle cléido-mastoïdien, et de ne garder qu'un bout très court de clavicule. J'en serais heureux, car il y a des éperons claviculaires terriblement rétro-saillants et puissamment ligamentés! A droite, surtout sur les poitrines plates, la base de la clavicule, par son éperon, embrasse à moitié et frôle le tronc veineux brachio-céphalique.

Deuxième temps : ligature et section des vaisseaux. — Le muscle sous-clavier se montre dans la plaie : on le soulève sur la sonde cannelée; on le coupe avec des ciseaux près de son insertion costale; puis, l'ayant saisi avec des pinces, on en résèque toute la partie découverte.

A la place du sous-clavier, le bout de l'index gauche se porte et, remontant vers le cou devant les nerfs, accroche facilement le bord tranchant de l'aponévrose moyenne omo-claviculaire qui vient d'être détachée de la clavicule, bord où sont les vaisseaux sus-scapulaires que l'on charge en masse sur un double fil, après les avoir reconnus et sans y comprendre le muscle omo-hyoïdien placé plus haut dans le même plan; on coupe ces vaisseaux après les avoir liés en dedans et en dehors du point où ils doivent être divisés et écartés (v. fig. 332 ci-après).

Assez souvent on peut voir dès lors : en dedans et en bas, la veine; en dehors, les nerfs du plexus brachial; au milieu, l'artère. Si le tissu cellulaire masque celle-ci, le doigt monté au tubercule de Lisfranc, accroche en descendant, d'abord la lèvre inférieure de la gaine du sous-clavier, que l'on débride en dehors, ensuite le nerf du grand pectoral qui surcroise l'artère (v. ligature de l'axillaire, p. 57). Il faut procéder avec précaution à la dénudation parfaite et totale de la veine immédiatement au-dessous du niveau de la partie réséquée de la clavicule. C'est donc sous la terminaison de la veine axillaire et non pas en haut, sous la sous-clavière, près du muscle scalène antérieur, qu'on passe les deux fils qui ne seront distancés et serrés qu'après la ligature artérielle, afin de ne pas emprisonner dans le membre du sang qui serait perdu. L'artère cherchée et dénudée au-dessus du nerf du grand pectoral est aussi chargée sur deux fils que l'on éloigne d'un travers de doigt avant de les serrer, et entre lesquels on divise ensuite le vaisseau. Finalement, les ligatures de la veine sont distancées, serrées et séparées par la section de la partie intermédiaire. A partir de ce moment, ces gros vaisseaux, rétractés d'eux-mêmes (fig. 332), ne gênent plus l'opérateur. Le sang n'arrive plus dans aucune branche de l'artère axillaire autrement que par récurrence, du fait de leurs anastomoses terminales.

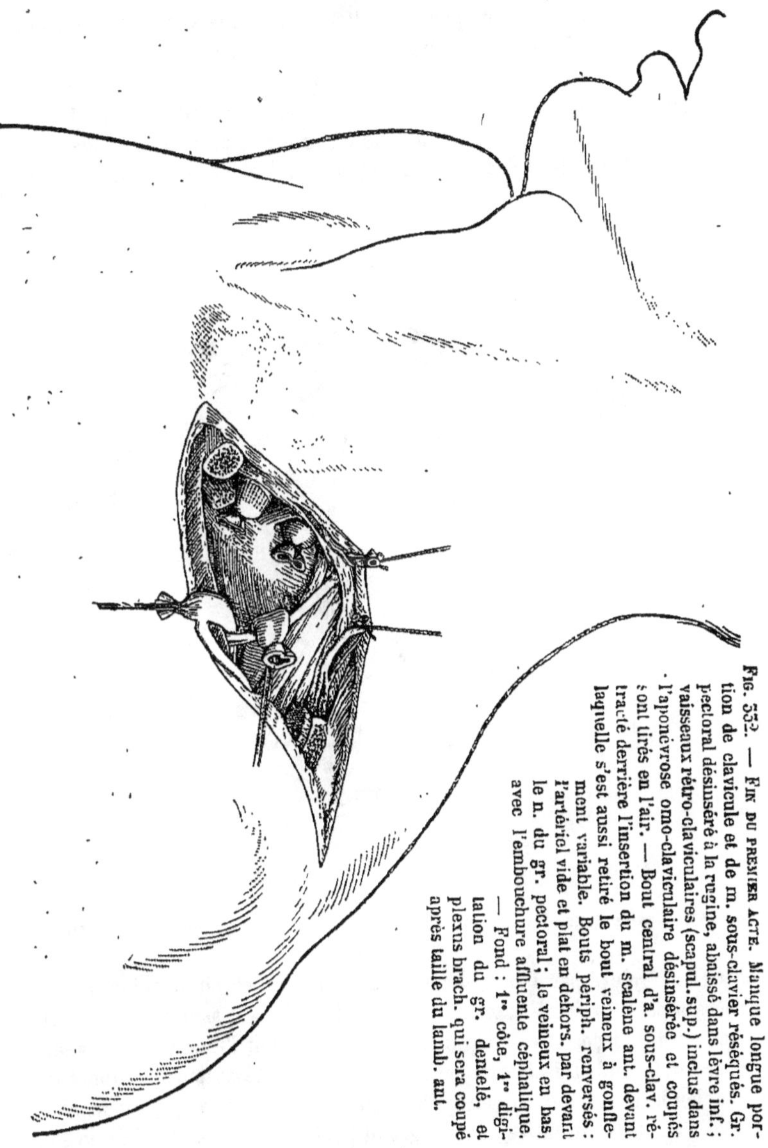

Fig. 552. — Fin du premier acte. Manque longue portion de clavicule et de m. sous-clavier réséqués. Gr. pectoral désinséré à la rugine, abaissé dans lèvre inf. ; vaisseaux rétro-claviculaires (scapul. sup.) inclus dans l'aponévrose omo-claviculaire désinsérée et coupés sont tirés en l'air. — Bout central d'a. sous-clav. rétracté derrière l'insertion du m. scalène ant. devant laquelle s'est aussi retiré le bout veineux à gonflement variable. Bouts périph. renversés : l'artériel vide et plat en dehors, par devant le n. du gr. pectoral ; le veineux en bas, avec l'embouchure affluente céphalique. — Fond : 1re côte, 1re digitation du gr. dentelé, et plexus brach. qui sera coupé après taille du lamb. ant.

Deuxième acte ou deuxième partie de l'opération. — *Premier temps : incision et dissection du lambeau antéro-inférieur, pectoro-axillaire.* — Le bras étant écarté du corps et l'opérateur placé en dedans, une incision ne comprenant que la peau et le tissu cellulaire sous-cutané part du milieu de l'incision claviculaire et se porte en bas et en dehors, au delà du bec coracoïdien et de l'interstice pectoro-deltoïdien, le long et en dehors duquel elle descend, empiétant un ou deux travers de doigt sur le muscle deltoïde. Arrivée au niveau de la jonction de la paroi antérieure de l'aisselle et du bras, l'incision croise le bord inférieur du grand pectoral et coupe transversalement la peau de la face interne ou axillaire du membre, jusqu'au delà du bord inférieur des tendons grand dorsal et grand rond. Alors le

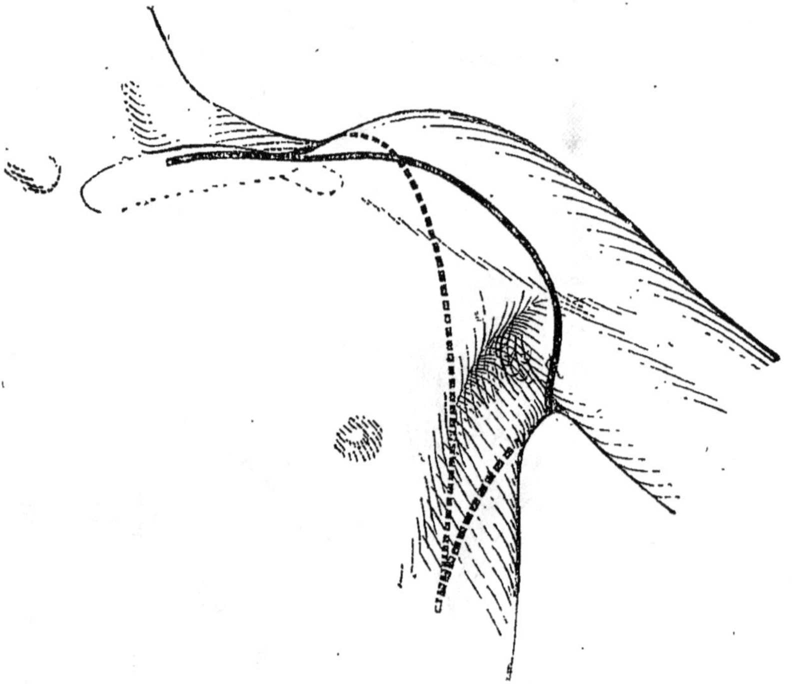

Fig. 333. — Amputation interscapulo-thoracique, contours des lambeaux, côté gauche.

bras étant relevé par l'aide, l'opérateur sent et aperçoit le sillon qui en arrière sépare le bord externe de l'omoplate de la masse charnue commune au grand dorsal et au grand rond; il y conduit l'incision pour la terminer sur le milieu de la face postérieure de l'angle scapulaire inférieur.

Le lambeau pectoro-axillaire étant ainsi délimité et son contour bien libéré, l'on divise attentivement le grand pectoral près de l'origine de son tendon, et l'on coupe le petit pectoral près de son insertion à l'apophyse coracoïde après l'avoir chargé sur le doigt. Un léger écartement se produit. Quelques coups de tranchant prudemment ménagés et donnés dans l'intervalle des ligatures supérieures et inférieures permettent de bien voir le plexus brachial et d'engager l'index dessous pour en couper les éléments assez haut, sans les tirailler et sans menacer le bout central de l'artère.

L'épaule se laisse maintenant décoller, attirer en dehors avec les bouts périphériques des nerfs et des vaisseaux. Le couteau facilite ce décollement en se promenant de haut en bas, en dehors de la face externe du muscle grand dentelé qu'il dépouille le moins possible. Les vaisseaux thoraciques et mammaires externes sont aperçus : on les peut lier ou forcipresser avant de les couper si l'on craint de les voir saigner par récur-

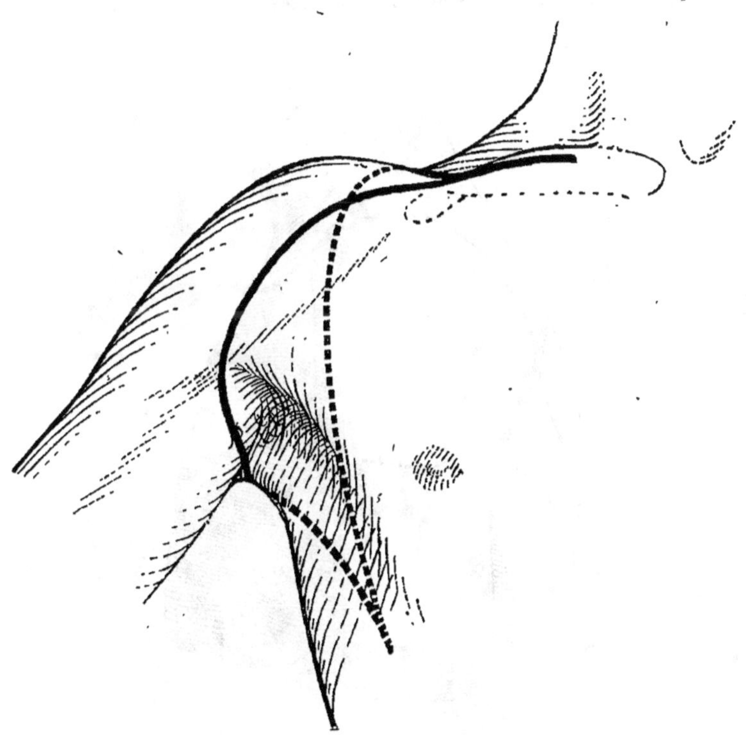

Fig. 334. — Amputation interscapulo-thoracique, contours des lambeaux, côté droit.

rence. Enfin l'on parvient au fond de l'espace sous-scapulaire ou mieux *interscapulo-thoracique*, et l'on termine en saisissant le grand dorsal de la main gauche, pour le diviser et le rejeter en avant dans le lambeau. Cela découvre l'angle scapulaire inférieur garni de ses muscles, grand rond qui sera emporté et grand dentelé dont la section est réservée pour la fin.

Deuxième temps : incision et dissection du lambeau supéro-postérieur, cervico-retroscapulaire. — Le bras étant remis à côté du corps, l'épaule soulevée, le chirurgien, passé en dehors, reprend sur l'articulation acromio-claviculaire l'extrémité externe de l'incision initiale, pour la conduire, par le plus court chemin, derrière l'angle inférieur de l'omoplate, où elle tombe dans l'extrémité inférieure de l'incision qui circonscrit le lambeau antérieur. Par une dissection rapide, on libère le bord de cette incision cutanée, on relève les téguments seuls dans toute l'étendue de la fosse sous-épineuse ; mais on désinsère le trapèze de la clavicule et de l'épine pour le décoller de la fosse sus-épineuse et le confier à un aide qui va le tenir écarté dans le lambeau supéro-postérieur dont il fait partie. Ce relèvement, en cas de tumeur énorme, peut nécessiter un débridement.

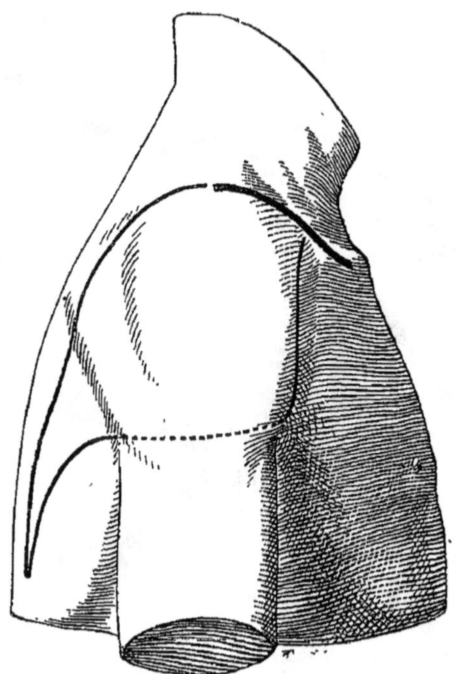

Fig. 335. — Tracé des incisions sur l'un de mes plâtres de l'École pratique.

Troisième temps : section des attaches musculaires marginales. — Il s'agit des muscles grand dentelé, omo-hyoïdien, angulaire et rhomboïde. L'opérateur (il en a la force et la possibilité sur le cadavre) saisit de la main gauche la racine du bras ; il commande aux aides d'écarter les lambeaux et de tâcher de comprimer dans le haut du postérieur les vaisseaux scapulaires postérieurs ; il reste en dehors du bras gauche et se remet en dedans du bras droit, si cela lui va mieux ; il tire sur le membre comme pour l'arracher avec l'omoplate dont cette traction dégage le bord supérieur et le bord spinal. Aussitôt le milieu du couteau, rasant ces bords, divise, en un instant, par de rapides mouvements de va-et-vient, le double feuillet musculaire qui s'y attache (angulaire rhomboïde et grand dentelé).

On cherche alors dans le cou, en dehors du plexus brachial, près de la section du muscle angulaire, l'endroit où l'artère scapulaire postérieure (cervicale transverse) a été coupée, pour la saisir et la lier.

Les lambeaux ainsi dessinés sont à peu près égaux comme surface et comme contour. Quand on les adapte, on a une ligne de réunion oblique en bas, en dehors et en arrière dont la section de la clavicule, des vais-

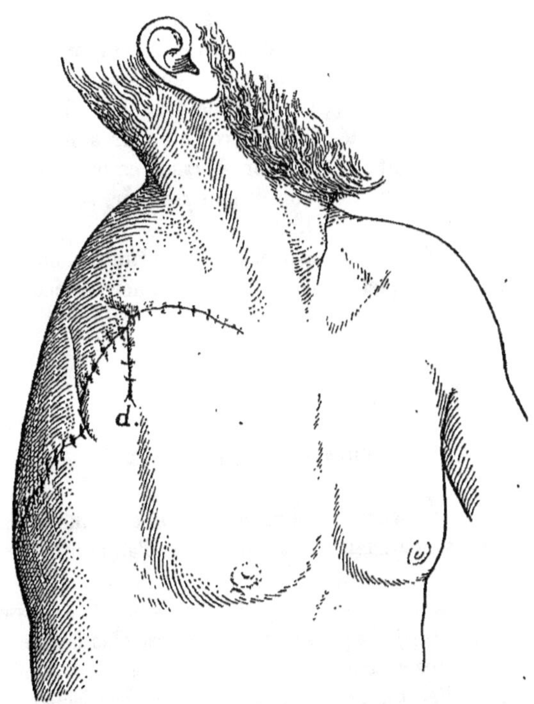

Fig. 336. — Résultat immédiat; *d* fente post-opératoire de drainage.

seaux et des nerfs occupe l'extrémité antéro-supérieure. Son extrémité inférieure correspond au point déclive. Pourtant, lorsque le sujet est couché sur le dos, la ligne de section des muscles qui s'inséraient au bord spinal de l'os, est au fond d'une gouttière assez profonde qui nécessite un drainage soigneusement institué. P. Berger attribue ses derniers succès si rapides (guérisons complètes en 10 et 12 jours) au drainage parfait obtenu par des débridements aux ciseaux (fig. 336, *d*) et des perforations capables de recevoir des drains *gros comme le pouce* allant jusqu'au fond de *tous* les culs-de-sac sous-musculaires. — Il s'écoule d'abord assez de liquide pour obliger de changer le pansement tous les jours.

CHAPITRE II

AMPUTATIONS ET DÉSARTICULATIONS DU MEMBRE INFÉRIEUR

Les amputations du membre inférieur pourraient prêter à des considérations générales, tant sur la vitalité des parties molles souvent affaiblie, que sur les usages et les qualités des moignons.

Mais ces considérations seraient difficilement comprises et par conséquent dénuées d'utilité, si je les présentais en bloc, avant d'avoir exposé les amputations en particulier. Je me borne donc ici à l'indispensable.

Riche ou pauvre, l'amputé du membre inférieur a besoin d'un point d'appui solide et indolent pour marcher. Lorsque ce point d'appui ne peut être fourni par le *bout du moignon*, il faut recourir, soit au *genou* maintenu dans la flexion, soit à l'*ischion*.

L'amputé riche désirera en outre masquer sa mutilation à l'aide d'un appareil prothétique auquel le moignon devra donner les mouvements d'un membre naturel.

ARTICLE PREMIER

AMPUTATIONS DES ORTEILS

Traumatisme, congélation, ostéites, néoplasme et même déviation (ordinairement du troisième), telles sont les raisons d'amputer les orteils.

Données anatomiques. — Les quatre petits orteils se ressemblent et nous occuperont d'abord. La première phalange est plus longue à elle seule que les deux dernières ensemble ; son corps est très mince et plus ou moins aplati d'un côté à l'autre, ce qui permet de le couper facilement en travers avec la cisaille de Liston.

Les articulations phalangiennes des petits orteils, et leurs articulations métatarsiennes, sont construites sur le modèle de celles des doigts. Mais la première phalange se tenant ici ordinairement redressée, dans la flexion dorsale, c'est au fond d'un angle rentrant qu'il faut chercher l'articulation sur le dos du pied ; conséquemment la tête métatarsienne fait saillie du côté de la plante.

On arrive toujours facilement à sentir l'interligne articulaire, lorsqu'on explore la région entre le pouce et l'index gauches, celui-ci appliqué sur la peau ou dans la plaie, pendant que l'autre main remue l'orteil.

La mensuration peut aussi venir en aide : le milieu de la longueur de l'orteil correspond à l'articulation de la deuxième phalange avec la première dont la poulie forme le point culminant; les têtes métatarsiennes restent à un doigt *au moins* en arrière du bord libre des commissures.

Autres données précieuses: la première articulation métatarso-phalangienne est facile à sentir sur le versant dorsal interne du gros orteil; la deuxième est à 2 millimètres en avant; la troisième à 2 millimètres en arrière de la seconde, par conséquent sur la même ligne transversale que la première; la quatrième recule également de quelques millimètres derrière la troisième; la cinquième, enfin, est à 1 centimètre environ derrière la quatrième.

Tout cela n'est qu'approximatif, en raison des variations individuelles. Pratiquement, il suffit de retenir que les trois premières têtes métatarsiennes sont à peu près sur la même ligne transversale, que la quatrième est de plusieurs millimètres en retrait sur la troisième, et la cinquième de 1 centimètre sur la quatrième; ou bien encore, que la tête la plus reculée, la cinquième, est à 15 ou 18 millimètres, un doigt, derrière la plus avancée, qui est ordinairement la deuxième et exceptionnellement la troisième (voy. fig. 360, p. 464).

Les orteils ont des tendons comme les doigts. Leurs fléchisseurs sont pourvus, comme ceux des doigts, de coulisses synoviales; mais depuis Maslieurat, nous savons qu'aucune, pas même celle du gros orteil, ne se continue avec les synoviales tarsiennes des mêmes tendons, situées plus en arrière, dans la profondeur de la plante du pied.

Néanmoins, les fusées purulentes étaient jadis fréquentes après l'ablation des orteils; il est vrai qu'au point de vue de la propagation de la suppuration, le tissu cellulaire lâche, les séreuses ébauchées, sont à peu près aussi favorables que les coulisses véritables. Maintes fois des accidents redoutables ont suivi la désarticulation totale d'un orteil, parce qu'il en était résulté une suppuration du pied et de la jambe. C'est pour cela que l'amputation dans la continuité de la première phalange semble préférable à la désarticulation totale, et que A. Richet préconisait la méthode à lambeaux latéraux, qui assure un drainage facile.

Des moignons et des indications opératoires. — Les téguments des orteils sont comparables à ceux des doigts: ils invitent l'opérateur à faire de préférence des lambeaux plantaires. Cependant, comme les quatre petits orteils jouent un faible rôle dans la station, et que leur moignon, quand on les ampute isolément, loin de proéminer, est protégé par les orteils voisins, on peut au besoin prendre la couverture où il y a de la peau.

Est-il permis de faire des amputations partielles des petits orteils? La plupart des auteurs répondent affirmativement.

Il me semble qu'il n'y a pas de doute pour l'amputation si facile et, dit-on, si bénigne, dans la continuité de la première phalange. Le petit moignon qui en résulte ne fait aucune saillie; son squelette est très mince et permet aux orteils voisins de se rapprocher.

Il est permis encore d'enlever la phalange unguéale seule, en gardant toute la pulpe de l'orteil pour matelasser le bout du moignon.

Mais que penser de la désarticulation qui enlève les deux dernières phalanges, et laisse seulement la première dont le bout dressé est si large et si mal garni sur les côtés ?

Un tel moignon, déjà critiqué par Lisfranc, ou bien se dévie et souffre du soulier, ou bien, s'il reste dans le rang, entre deux orteils, blesse l'un et l'autre, en se blessant lui-même, car ce moignon n'a plus cette large pulpe qui semble faite pour tenir à distance les parties moyennes des orteils, les nœuds articulaires si mal rembourrés et si intolérants pour la compression continue. Cependant, Dupuytren en était venu à préférer cette opération à la désarticulation totale, dont il avait appris à connaître la gravité. Il n'y a plus à hésiter à amputer de préférence à travers le mince corps de la première phalange facile à scier ou à trancher.

Les cicatrices qui résultent de l'ablation totale ou presque totale des orteils du milieu (deuxième, troisième et quatrième) ne sont pas exposées à la pression de la chaussure. Pourvu qu'elles ne se prolongent pas sous la plante jusqu'à la saillie de la tête métatarsienne, tout est bien.

Le cinquième orteil, chef de file, attirera plus loin notre attention.

Je ne veux pas décrire la désarticulation de la phalange unguéale des petits orteils. Ce que j'ai dit pour la partie correspondante des doigts, et ce que je dirai plus loin à propos du gros orteil, sera plus que suffisant. Garder beaucoup de peau, telle est la règle, sans exception.

Quant à l'amputation dans la continuité de la première phalange, c'est une opération facile que je vais indiquer en quelques mots, avant de parler plus longuement de l'ablation totale ou désarticulation des orteils du milieu, qui constitue un utile exercice d'amphithéâtre.

A. — Amputation des orteils du milieu.

1° Amputation partielle, dans la continuité de la grande phalange.

Méthode circulaire.

Coupez circulairement jusqu'à l'os, téguments et tendons au niveau du pli digitoplantaire. Si les téguments dorsaux ne se retirent pas assez, fendez-les sur une longueur de 1 centimètre.

Voulez-vous scier avec une lame étroite finement dentée ? Dites à l'aide de tenir la peau rebroussée avec une pince à cheval sur la phalange.

Voulez-vous trancher l'os ? Saisissez entre les extrémités pointues de la cisaille les faces latérales du corps de la phalange, dans sa partie dénudée; ne coupez pas à ce niveau, mais seulement après avoir refoulé suffisamment les téguments avec le plat des mors.

2° Amputation totale ou désarticulation d'un orteil du milieu.

Méthode ovalaire (a).

L'aide, écartant de chaque main l'un des orteils voisins de l'orteil à enlever, se tient sur le côté de la jambe, tourne le dos au malade et la face à l'opérateur placé au bout du pied.

De la main gauche, saisissez le bout de l'orteil malade et, du bout de l'index, cherchez l'articulation au fond de l'angle produit par la flexion dorsale.

Au-dessus de l'articulation, à 1 centimètre si vous voulez (b), commencez avec la pointe et tirez une incision longitudinale qui, arrivée au milieu de la phalange, sera continuée sur le flanc droit de l'orteil jusque dans le pli digito-plantaire qu'elle mordra profondément.

Ne pouvant aller plus loin en ce sens, retirez le bistouri et, le mettant la pointe basse, reportez-le par-dessus l'orteil dans le même pli digito-plantaire où vous reprenez votre incision, pour la faire remonter sur le flanc gauche de l'orteil, jusqu'à l'incision dorsale longitudinale, symétriquement à l'incision du flanc droit (c). Redressez fortement l'orteil et coupez ses tendons fléchisseurs (d).

Quelques coups de pointe sont donnés pour faire de la place de chaque côté et mobiliser la peau que l'aide, agissant par les orteils voisins, écartera à droite ou à gauche, suivant les besoins de la désarticulation qu'il vous reste à exécuter.

Pour *désarticuler*, votre index gauche ayant cherché et trouvé l'interligne dans l'angle rentrant que produit le redressement de la phalange, allongez fortement l'orteil: avec la pointe basse, attaquez le ligament latéral gauche et ouvrez l'articulation qui bâille aussitôt et laisse passer le couteau à travers le tendon extenseur et le ligament latéral droit (rev. fig. 165, p. 267).

Continuez à tirer sur l'orteil comme pour l'arracher et, vous aidant au besoin de la torsion, moins utile ici que la traction, coupez avec l'extrême pointe, à petits coups et très près de la base de la phalange, la seule chose qui résiste encore, le ligament glénoïdien ou plantaire.

Notes. — (a) Quel que soit le procédé choisi, la manœuvre est la même que pour désarticuler un doigt. Ici, la méthode ovalaire pure est applicable, parce que la tête métatarsienne très profondément cachée et très mince, permet aux orteils de se rapprocher; mais ce n'est pas pécher, tant s'en faut, que de donner à l'incision la forme d'une croupière, c'est-à-dire de garder la peau des côtés de la racine de l'orteil.

(b) Cela est très commode et sans inconvénient, car la chaussure ne comprimera pas, sur la petite tête métatarsienne enfouie, la cicatrice consécutive.

(c) On peut exécuter les incisions cutanées autrement : en commençant, par exemple, sous l'orteil, pour marcher vers le dos de la tête métatarsienne. Chacun agira suivant son habitude et aussi suivant la conformation et la complaisance des orteils.

(d) Sur le cadavre, les tendons fléchisseurs ne se rétractant pas, font une saillie déplaisante si, après libération de la peau, on n'a pas su les couper le plus haut possible, c'est-à-dire pendant que l'orteil est allongé et redressé au maximum.

B. — Désarticulation du petit orteil.

Le cinquième orteil, en sa qualité de chef de file, laisse, après son ablation, un véritable moignon exposé à la compression de l'empeigne en dessus et en dehors. Donc la cicatrice, pour être bien placée, doit être rejetée en dedans, près du quatrième orteil qui la protège. Elle doit être linéaire, afin que sa rétraction n'entraîne pas ce même quatrième orteil dans l'atti-

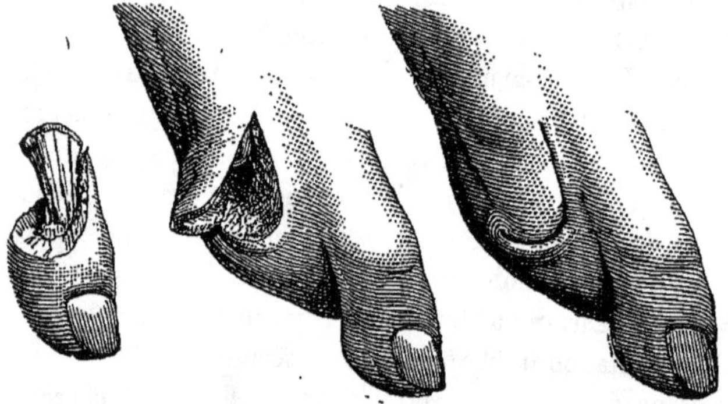

Fig. 337. Fig. 338. Fig. 339.

Désarticulation du petit ou cinquième orteil droit. Lambeau dorsal et externe.

Fig. 337. — Le petit orteil droit amputé.
Fig. 338. — Le lambeau et la plaie béante.
Fig. 339. — Le lambeau fermant la plaie.

tude fort gênante d'un véritable ergot. En conséquence, il convient de garder beaucoup de peau, quel que soit le procédé, imposé ou choisi.

Un lambeau purement externe serait nécessairement étroit et donnerait une cicatrice en partie dorsale. Le mieux est de garder à la fois les téguments dorsaux et externes : je les taille en large lambeau ayant pour contour un U à branches inégales (U), l'une courte inféro-externe, l'autre longue supéro-interne (fig. 337, 338 et 339).

Lambeau dorsal externe.

Après avoir cherché et trouvé l'articulation, du côté dorsal, vous portez la pointe du bistouri à quelques millimètres au-dessous, en dedans du relief du tendon extenseur (**a**). Vous tirez une incision qui suit, près du quatrième orteil, le bord interne de ce tendon, dans toute la longueur de la première phalange, pour s'incliner ensuite en dehors, croiser, couper même, le tendon qu'elle côtoyait, s'arrondir sur la face externe de l'orteil, et gagner enfin, après un court trajet rétrograde, l'extrémité du pli digito-plantaire. — Alors, les deux têtes des branches inégales de l'U ainsi tracé (U pied droit, U pied gauche) sont unies par une deuxième incision qui divise les tendons fléchisseurs dans le pli digito-plantaire et, suivant le plus court chemin, passe, comme toujours, plutôt sur la face interne de l'orteil enlevé que dans la commissure.

Après la dissection du lambeau et son relèvement, les tendons étant totalement coupés, la désarticulation est facile et se fait à l'ordinaire, la main gauche tirant puis tordant l'orteil, pendant que la pointe basse du bistouri traverse la jointure de gauche à droite et détache ensuite les adhérences plantaires.

Le lambeau adapte son court bord inféro-externe à la coupe du pli digito-plantaire, sa courbe et son long bord supéro-interne à la peau conservée de la commissure (**b**).

Notes. — (a) On peut être tenté de commencer un peu plus haut ; mais, comme on est alors obligé de rejeter l'incision encore plus en dedans pour ne pas découvrir la tête métatarsienne, on ne gagne pas grand'chose du côté de la facilité. En dedans du tendon extenseur veut dire du côté du quatrième orteil. La taille du lambeau sur le pied droit se fait par-dessous la main gauche qui, pendante, tient le bout de l'orteil,

(b) Si j'étais forcé d'amputer le petit orteil par l'incision dite en *raquette*, avec la longue queue ordinaire, je n'oserais tracer cette queue ni sur la face externe, comme plusieurs l'ont conseillé, ni sur le milieu de la face dorsale. Conformément aux préceptes traditionnels, je rejetterais l'incision longitudinale entre la tête du cinquième et celle du quatrième métatarsien ; en circonscrivant la racine de l'orteil, je garderais plus de peau en dehors qu'en dedans, afin de reporter la cicatrice en ce dernier sens et d'obtenir un résultat aussi rapproché que possible de celui que donne le lambeau dorsal externe.

C. — Amputations du gros orteil.

1° Amputations partielles.

Il peut être avantageux de désarticuler la phalange unguéale, et aussi d'amputer dans la continuité de la grande phalange, pour ménager l'importante articulation de celle-ci avec le premier métatarsien, ce précieux talon antérieur du pied.

L'articulation interphalangienne du gros orteil est une charnière trochléenne semblable à celle du pouce. Deux forts ligaments latéraux tiennent les os en rapport. L'éperon dorsal de la phalangette est peu développé et s'avance à peine sur la trochlée phalangienne. Le couteau rencontre souvent, du côté plantaire, un obstacle plus gênant, un os sésamoïde étroitement rattaché à la phalangette.

Quand on fléchit fortement le bout d'un gros orteil sain, l'articulation interphalangienne se laisse voir et sentir facilement, surtout sur la moitié interne de la face dorsale. A 8 millimètres environ au-dessous du point culminant de l'angle produit par la flexion, on peut, en effet, apercevoir un creux transversal et y mettre le doigt. Cela est dû, en partie, à ce que la face dorsale de la grande phalange forme un angle presque aigu en se continuant avec la surface cartilagineuse de la trochlée.

L'articulation est superficielle et facilement abordable par sa face dorsale et ses parties latérales; les téguments plantaires sont épais et vivaces; le moignon ne doit avoir de cicatrice ni sur le bout ni sur la plante : le procédé à lambeau plantaire s'impose donc pour toutes ces raisons.

Deux lambeaux inégaux, le plantaire très long.

Si vous voulez amputer partiellement le gros orteil, placez-vous au bout du membre qui déborde le lit et qu'un aide peut manœuvrer, dans son tout ou dans ses parties (orteils), suivant les besoins. De la main gauche tenez le bout de l'orteil étendu.

Faites sur chacun de ses bords une incision longitudinale de 2 centimètres environ, qui, en arrière, commence au niveau du point où le squelette sera scié ou désarticulé. — A un 1/2 centimètre au-dessous de ce point, incisez à fond et en travers la demicirconférence dorsale de l'orteil. Mobilisez et faites rétracter le petit lambeau carré ainsi formé.

Pour *désarticuler*, coupez avec l'extrême pointe et successivement, le ligament gauche, le dorsal, puis le droit; fléchissez fortement et, grâce à la béance obtenue, engagez le tranchant sur les insertions phalangettiennes du ligament plantaire, rasez la phalangette

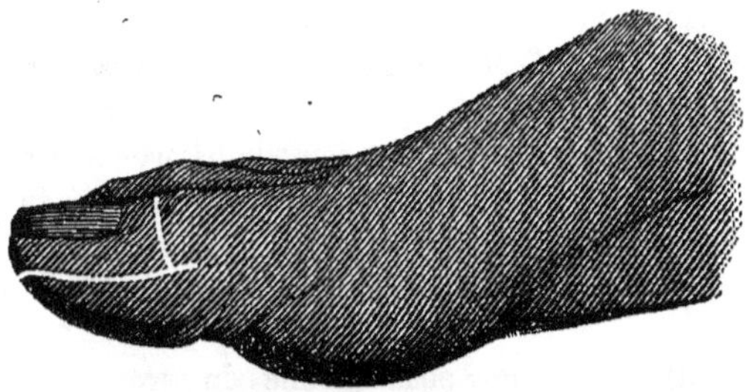

Fig. 340. — Désarticulation de la phalange unguéale du gros orteil. — Des lambeaux analogues conviennent à l'amputation dans la continuité de la grande phalange.

et sortez au bout de l'orteil, en gardant toute la pulpe si vous pouvez (fig. 340).

Si vous voulez *scier*, une fois l'incision dorsale transverse accomplie, vous taillez par transfixion, facile grâce aux incisions latérales, l'épais lambeau plantaire arrondi que l'aide rétracte aussitôt. Vous cernez la phalange avec le tranchant et vous sciez (a)

Note. — (a) On peut tailler autrement : ellipse coudée, etc. Si le lambeau unique ou tout au moins le principal lambeau est plantaire, large, épais et long ; si l'on a gardé quelques millimètres de peau dorsale sans rendre la désarticulation ou le sciage trop difficile, le procédé et le manuel sont acceptables, car le résultat est bon.

2° Amputation totale ou désarticulation du gros orteil

Pas plus que les amputations partielles, la désarticulation du gros orteil n'atteint le pied sérieusement comme organe de sustentation, puisque le point d'appui antérieur que fournissent les os sésamoïdes placés sous la tête métatarsienne persiste encore.

Il n'en est plus de même lorsque, avec l'orteil, on enlève la tête ou la totalité du premier métatarsien. Lisfranc et Mallé ont vu marcher facilement plusieurs opérés de Dupuytren qui avaient subi cette opération ; je puis témoigner dans le même sens. Je ne crois donc pas que la perte du point d'appui antéro-interne du pied amène nécessairement le renversement de la plante en valgus et une gêne considérable de la marche. Cependant, à moins d'ignorer les faits qu'a cités Blandin, il n'est pas permis, quand on peut conserver la tête du premier métatarsien et *la bien couvrir*, de la sacrifier, comme on l'a fait souvent, sous le futile prétexte de la beauté.

Lorsque, voulant désarticuler simplement le gros orteil, l'opérateur a mal déterminé le siège de l'articulation et taillé les téguments trop courts, il n'a pas d'autre ressource que de réséquer l'énorme tête métatarsienne. Il vaut encore mieux faire payer au malade, par une mutilation, les frais d'une bévue pourtant facile à éviter, que de lui laisser un moignon impotent et douloureux.

Concluons, en partie par anticipation : la désarticulation simple du gros orteil est préférable à l'amputation dans la continuité du premier métatarsien, recommandée par Ledran; et celle-ci vaut mieux que l'ablation du gros orteil avec extirpation totale et simultanée de son métatarsien.

L'*articulation* métatarso-phalangienne du gros orteil est construite comme son homologue du pouce. Mais la synoviale est plus grande; et les os sésamoïdes, beaucoup plus volumineux, donnent la prédominance au diamètre vertical du squelette (25 à 30 mm.) sur le diamètre transverse.

Les ligaments phalango-sésamoïdiens sont assez longs pour se laisser, quoique très solides, facilement diviser par le couteau, dans l'intervalle qui sépare les osselets de la base de la phalange.

L'articulation n'est défendue par des obstacles épais que du côté plantaire; sur les trois autres faces elle est facile à aborder et à traverser.

Recherche de l'interligne. — Moyennant une flexion légère du gros orteil, le doigt, promené sur la moitié interne de la face dorsale, trouve aisément la jointure. L'explorateur sent, en effet, un creux entre deux saillies dont l'une, postérieure, forte, appartient au rebord dorsal de la tête métatarsienne, et l'autre antérieure, plus faible, à la phalange. C'est presque immédiatement derrière celle-ci qu'est l'interligne. Pendant que l'orteil est étendu, les deux saillies se rapprochent, mais pas au point de se toucher : elles restent distantes de plusieurs millimètres et le petit fossé intermédiaire est encore sensible en l'absence de gonflement. Il va sans dire que, pendant la flexion de l'orteil, c'est la tête métatarsienne seule qui forme la saillie dorsale en avant de laquelle il faut chercher l'articulation. Celle-ci se trouve à un travers de doigt en arrière du pli digito-plantaire, c'est-à-dire immédiatement en avant de la dureté plantaire des os sésamoïdes. Cette dureté saillante arrête brusquement le bout du doigt, lorsque, ayant pincé la racine du gros orteil dans le sens de l'épaisseur, on glisse les doigts d'avant en arrière, vers le talon. Ce procédé de recherche est excellent; les deux doigts explorateurs agitant l'orteil sentent, chacun de son côté, les repères de l'interligne et l'interligne lui-même.

L'exploration ainsi faite donne une idée juste des dimensions du bloc plus épais que large qu'il va falloir recouvrir; elle nous montre qu'un lambeau plantaire serait trop court s'il n'empiétait pas un bon centimètre sur le bourrelet ou durillon sous-phalango-phalangettien, et qu'un lambeau interne, quoique moins long, doit se prolonger jusque sur les limites de ce bourrelet. Encore faudra-t-il, dans les deux cas, ménager une petite longueur de peau complémentaire sur les faces dorsale et externe.

Usages du moignon, choix des procédés. — L'ablation du gros orteil laisse un véritable moignon qui appuie sur le sol par sa face plantaire et dont la partie proéminente est pressée par l'empeigne ou heurtée par les obstacles du chemin.

Donc : ni cicatrice plantaire, ni cicatrice interne, ni cicatrice dorsale. Cela veut dire : pas de cicatrice au voisinage des sésamoïdes, pas de cicatrice sur le rebord interne ni sur le rebord dorsal du cartilage articulaire. Mais cela n'exclut pas les procédés qui placent la cicatrice sur le bout du métatarsien, plus ou moins près de ces crêtes ou saillies osseuses.

On peut considérer l'intégrité du travers de doigt de téguments plantaires situés devant la saillie sésamoïdienne, comme toujours indispensable, quelle que soit la manière d'opérer.

Le procédé aujourd'hui éprouvé, qui donne sans contredit le plus beau résultat, consiste à tailler un lambeau à la fois interne et plantaire. Sous le rapport du fonctionnement du drainage, de la vitalité des téguments, de la régularité et de la situation de la cicatrice, de la facilité de la désarticulation, il ne laisse rien à désirer (voy. fig. 341 à 344, p. suiv.).

En raison du silence des auteurs, je croyais que personne n'avait jamais rien fait de pareil; mais j'ai trouvé qu'en 1843 (*Gaz. des hôp.*) deux jeunes chirurgiens, l'un Melchior Robert, l'autre du nom de Boyer, s'étant avisés de perfectionner le faire de Lisfranc, avaient créé un nouveau procédé insuffisamment décrit, qui ne ressemble pas au mien comme exécution, mais qui donnerait à peu près le même résultat définitif.

Lambeau interne et plantaire.

Vous considérez les quatre faces de l'orteil, externe, dorsale, interne et plantaire, comme égales en largeur, et vous cherchez de l'œil à en établir les limites. Comme à l'ordinaire, le lambeau unique aura une largeur égale à la demi-circonférence du membre, et une longueur en rapport avec le volume de la tête métatarsienne. Il devra se prolonger jusqu'à devenir tangent au durillon sous-phalango-phalangettien (fig. 341, 342, 343 et 344).

Vous placez votre malade et votre aide comme pour les opérations précédentes. Vous vous mettez au bout et en dedans du pied, afin d'avoir sous les yeux les faces interne et plantaire du gros orteil dont vous tenez l'extrémité, du bout des doigts gauches.

La situation de l'interligne est connue et marquée.

1° A 2 millimètres au-dessous de l'interligne, sur les limites des faces dorsale et interne, commencez une incision longitudinale un

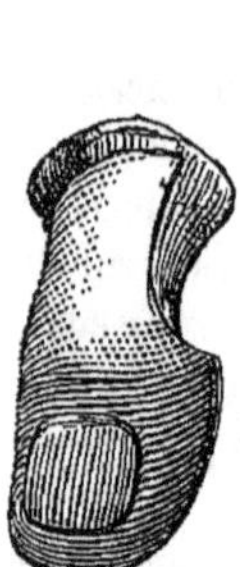

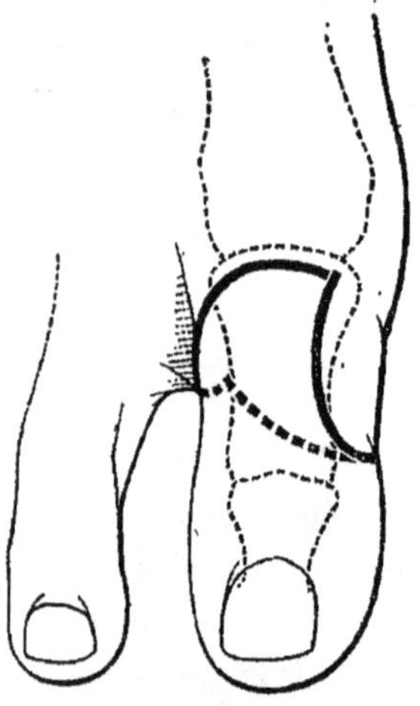

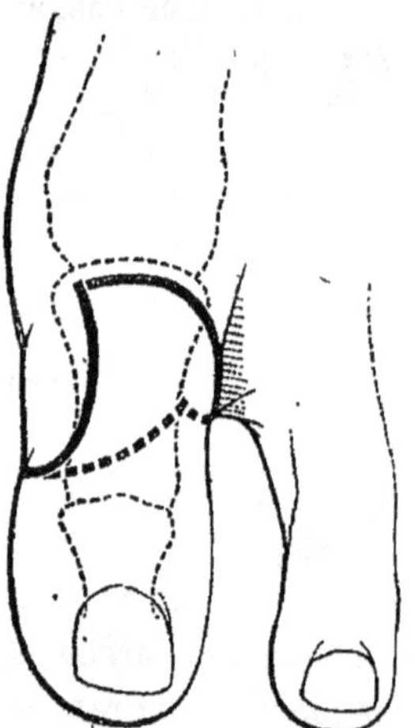

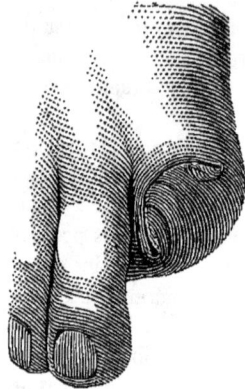

Fig. 341. Fig. 342.
Désarticulation du gros orteil. Lambeau interne et plantaire.
Fig. 341. — Gros orteil droit désarticulé.
Fig. 342. — Lambeau appliqué sur la plaie.

Fig. 343 et 344. — Tracé du lambeau interne et plantaire.
L'incision dorsale, absolument transverse, fait *angle droit* avec le bord correspondant du lambeau, bord convexe et non rectiligne.

peu convexe en dehors, qui côtoie à distance le tendon extenseur, dans l'étendue de 2 centimètres (**a**). Alors seulement, attaquez, en arrondissant, la face interne de l'orteil sur les limites du durillon, limites que vous suivrez d'abord sur la face inférieure, pour joindre ensuite obliquement l'extrémité externe du pli digito-plantaire. — Incisez maintenant les téguments des faces externe et dorsale ainsi que les tendons extenseurs, en réunissant les deux extrémités de votre première incision et passant : en dehors, obliquement sur l'orteil plutôt que dans la commissure ; en dessus, transversalement et à 2 millimètres devant l'interligne (b).

Disséquez le lambeau et, ce faisant, coupez le tendon fléchisseur.

2° L'aide tient le lambeau écarté avec un crochet mousse ou pointu ; il attire aussi en arrière les téguments du premier espace interdigital. Vous avez sous les yeux la face dorsale du pied. — Saisissez l'orteil à pleine main gauche, comme pour l'arracher ; retrouvez votre interligne dans la plaie et, avec la pointe basse et attaquant en dessous, ouvrez le côté gauche de l'articulation, traversez-la grâce à l'écartement que produit la traction de votre main et, au moment de sortir, ramenez vers vous le tranchant toujours vertical pour ne pas blesser les téguments voisins (c). — Il ne reste à couper que les attaches phalangiennes des os sésamoïdes. Continuez à tirer sur l'orteil *fléchi* et *tordu* vers votre gauche ou votre droite, de plus en plus et toujours dans le même sens, à mesure que la pointe rase et libère la base de la phalange.

Notes. — (a) Gardez-vous d'amener l'incision trop tôt sur la face interne, c'est la faute à ne pas commettre ; envahissez plutôt la face dorsale en faisant convexe ce qui sera le bord supérieur du lambeau. Sur le pied gauche, la taille du lambeau se fait par-dessous la main gauche qui, pendante, tient le bout de l'orteil.

(b) Si l'on craint d'avoir fait un lambeau trop court ou si l'on a été forcé de le faire, on garde un peu plus de peau en dehors, et l'on rejoint l'incision dorsale, non pas dans son commencement très près de l'interligne, mais à quelques millimètres plus bas. C'est même toujours une bonne précaution, car il faut éloigner la cicatrice du rebord dorsal de la tête métatarsienne et la rejeter de préférence en avant.

(c) Il faut alors n'avoir engagé que 15 millimètres de pointe et agir absolument comme pour désarticuler un doigt. (Revoy. fig. 165, p. 267.)

Remarques comparatives et autres procédés.

L'incision en *raquette asymétrique*, qui garde plus de peau en dedans qu'en dehors, donne un résultat analogue à celui du procédé d'élection, mais beaucoup moins beau. En outre, la raquette, à moins d'en prolonger la queue très loin sur le dos du métatarsien qui sera plus tard comprimé par l'empeigne, ne donne pas assez de largeur pour la désarticulation.

Au lieu de faire le lambeau à la fois interne et plantaire, on peut tailler un simple *lambeau interne* et exécuter l'opération absolument de la même manière, mais avec un peu plus de peine. Car si l'on donne au lambeau interne une bonne largeur et si l'on évite de prolonger trop loin en arrière

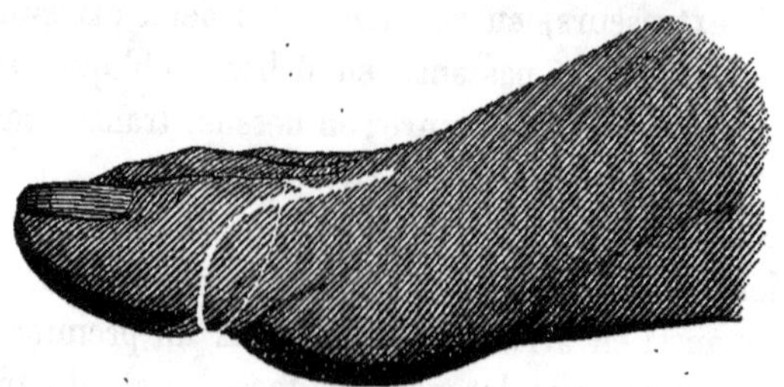

Fig. 345. — Tracé de la raquette asymétrique pour la désarticulation du gros orteil.

les incisions dorsale et surtout plantaire, la désarticulation proprement dite devient laborieuse.

Elle était très facile, au contraire, mais d'un résultat aléatoire, lorsque Chassaignac, sans incisions cutanées préalables, entrait à plein tranchant dans la commissure, en dehors du gros orteil, pour traverser ensuite l'articulation, toujours à plein tranchant, et tailler en sortant un lambeau interne étroit et long, aux dépens des téguments de la face interne de la phalange (procédé dit de la tabatière).

Lisfranc a fait abandonner l'amputation du gros orteil à *deux lambeaux latéraux*, parce que de son temps on les prolongeait beaucoup en arrière, pour découvrir l'articulation largement et la traverser d'un coup de couteau. Il en résultait une longue bande cicatricielle au-dessus, au bout et au-dessous de la tête métatarsienne. Actuellement, pour désarticuler en conservant deux lambeaux latéraux, quelle que soit leur longueur relative, il n'est plus permis d'entamer la plante du pied ni même le tégument dorsal du métatarsien. Dans ces conditions, il est vrai, la désarticulation devient difficile.

Le procédé de Lisfranc consiste à tailler un *lambeau plantaire*, on ne

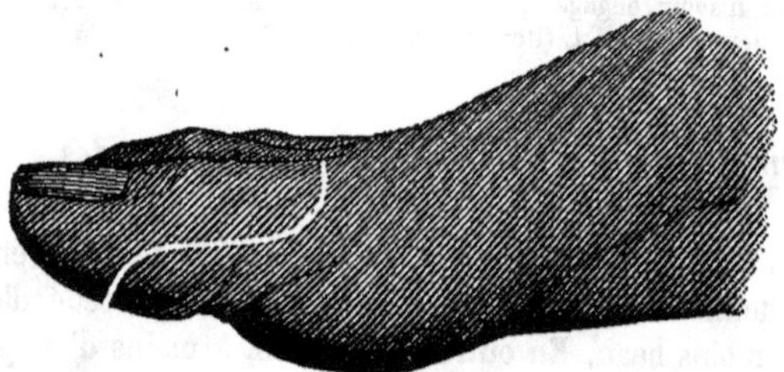

Fig. 346. — Tracé du lambeau plantaire pour la désarticulation du gros orteil.

peut pas dire unique, car l'habile chirurgien ne négligeait pas de garder quelques lignes de peau dorsale. Le lambeau plantaire, bien taillé, a l'avantage d'être vivace, épais, large et très favorable à l'exécution de la désarticulation. On doit le dessiner (fig. 346) sur le modèle du lambeau palmaire pour la désarticulation du pouce (incision elliptique coudée). Ses inconvénients sont : la nécessité de le garder très long et de prendre une partie du durillon sous-phalango-phalangettien ; l'irrégularité primitive du moignon ; la résistance qu'oppose le lambeau endurci par l'inflammation, aux liens qui le coudent et le tiennent en place ; la situation de la partie interne de la cicatrice ; la rétention de l'exsudat, etc.

ARTICLE II

AMPUTATION D'UN ORTEIL AVEC ABLATION PARTIELLE DU MÉTATARSIEN CORRESPONDANT

Lorsqu'un orteil doit être sacrifié en totalité et que la tête et le col du métatarsien correspondant sont altérés, mais dans ce cas seulement, il faut les enlever en même temps, quoique l'opération devienne alors plus grave et plus pénible.

A. — Amputation d'un orteil du milieu avec partie de son métatarsien.

Le point étroit et faible des métatarsiens est situé entre le tiers antérieur et le tiers moyen de ces os. A ce niveau, la scie à chaîne ou le fil de Gigli passe facilement, les mors pointus de la cisaille peuvent s'engager à une profondeur suffisante. En arrière la section osseuse devient difficile et même impossible, car les métatarsiens s'élargissent et se rapprochent avant de se toucher complètement. De sorte que, pour ne laisser en place que la base d'un métatarsien du milieu, il faut couper cet os par nécessité au lieu d'élection ou à courte distance en arrière ; et ensuite, avec un davier tranchant, une dent de castor agissant dans le sens de l'épaisseur du pied, ronger et raccourcir peu à peu le fragment postérieur.

Je ne saurais trop souvent répéter qu'afin d'éviter les *hémorragies* et les fusées, ce genre d'opération doit être conduit avec la plus grande prudence. Pour que le bistouri rase les os, l'opérateur est obligé d'en incliner le manche de manière que la pointe en soit toujours appliquée *à plat* sur la surface dure, comme s'il s'agissait de l'y émoudre. Bref, avec les os extirpés il ne doit venir que le périoste, et encore (?). Pas une échappade, si minime soit-elle, n'est permise dans les parties molles.

Raquette.

L'incision en raquette à longue queue dorsale est évidemment indiquée. Chaque lèvre de la plaie est d'abord disséquée et les flancs du métatarsien prudemment dépouillés des parties molles jusqu'au point où l'on veut pratiquer la section osseuse. A ce moment, les os ne sont pas encore séparés des chairs de la plante ; le ligament transverse métatarsien antérieur (intercéphalique) n'est point encore coupé. Deux partis sont à prendre : ou bien, avant de diviser l'os avec la cisaille ou la scie, insinuer la lame du couteau le long du flanc droit de l'os, la faire passer dessous et la faire ressortir le long du flanc gauche, afin de détacher complètement les chairs (coup de Liston) ; ou bien, au contraire, couper d'abord le métatarsien d'un coup de cisaille ou de quelques traits de scie flexible, saisir avec un petit davier l'extrémité du fragment antérieur, l'attirer en haut en la redressant pour permettre à la pointe de détruire, d'arrière en avant, les adhérences plantaires, à mesure que l'extraction progressive les rend accessibles.

B. — Amputation du petit orteil, chef de file externe, avec partie de son métatarsien.

L'amputation dans la continuité des métatarsiens chefs de file (premier et cinquième) exige certaines précautions particulières relatives à la situation de la cicatrice, ainsi qu'à la forme de la saillie qui résultera de la section osseuse et sera exposée à la pression du sol et de la chaussure.

Le cinquième métatarsien, aplati de haut en bas, demande à être saisi en ce sens par la cisaille de Liston. Il est bon de le couper obliquement d'arrière en avant et de dehors en dedans, pour émousser la saillie du moignon qui, malgré le petit volume du corps de l'os et l'épaisseur des téguments, serait peut-être à la fois difforme et douloureux.

Une incision longitudinale, commencée au niveau de la future section osseuse, suivra d'arrière en avant le bord externe du pied et viendra former raquette en contournant le dessus et le dessous de la racine du petit orteil. (Voy. plus loin : Ablation totale du cinquième métatarsien.)

C. — Amputation du gros orteil avec partie de son métatarsien, amputation partielle du premier métatarsien.

L'amputation dans la continuité du premier métatarsien est une de celles que, dans les examens, l'on devrait faire exécuter le plus souvent, puisque c'est par cette opération que l'on remédie aux fréquentes altérations pathologiques de l'articulation métatarso-phalangienne du gros orteil.

Ledran, le promoteur de cette opération, sacrifiait les téguments dorsaux, mais gardait ceux du bord interne et de la plante sans inciser celle-ci. L'os, largement découvert, était facile à scier sur une lame protectrice passée dessous; mais la plaie restait béante par insuffisance de téguments.

Une incision en raquette, à queue droite interne ou dorsale, dont le cercle entoure la racine de l'orteil, permet d'amputer le premier métatar-

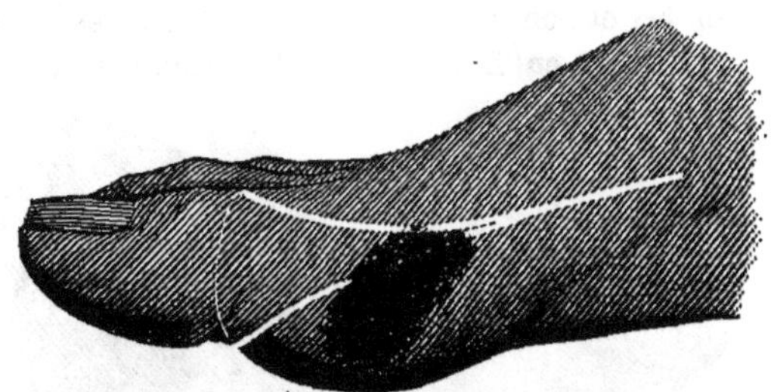

Fig. 347. — Ablation du gros orteil avec partie de son métatarsien. Raquette à longue queue droite et interne.

sien, à la condition que l'incision débute à un doigt au moins au delà de la future section osseuse (fig. 347).

Mieux vaut recourir aux variantes de cette raquette obtenues en recourbant, en dedans ou en dehors, la racine de la queue, afin d'avoir une incision transversale qui découvre l'endroit où la scie attaquera le métatarsien. Cette inflexion, anguleuse ou arrondie, de la queue de la raquette, crée un véritable lambeau, ou plutôt une valve, dorsale ou interne, qui s'abaisse ou se relève et s'applique commodément.

Quant au cercle de la raquette, il entoure nécessairement la racine de l'orteil. Doit-il passer dans la partie terminale interne et fruste du pli digito-plantaire, ou plus en avant, près de l'articulation phalango-phalangettienne? Cela dépend de l'*état des téguments*.

En général, ceux de la face interne de l'orteil sont altérés par les fis-

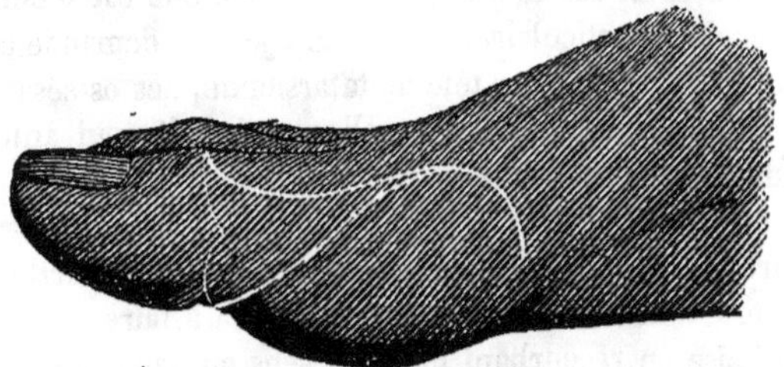

Fig. 348. — Ablation du gros orteil avec partie de son métatarsien. Tracé pour le cas où, les téguments internes de la racine de l'orteil étant altérés, il faut garder la peau dorsale pour compenser le défaut que présentera la valve interne dans sa partie antérieure.

tules des ostéo-arthrites; c'est quelquefois une raison pour les sacrifier. Mais comme, en le faisant, la valve interne de la plaie devient trop courte pour aller, vers la base du deuxième orteil, s'unir à la peau de la commissure et du dos du pied, on pare à cet inconvénient en gardant une partie notable des téguments dorsaux externes de l'orteil enlevé (fig. 348).

Quand les téguments de la face interne du gros orteil sont en bon état, on obtient un bel et bon résultat en opérant d'après le tracé de la figure 349, c'est-à-dire en faisant passer l'incision qui cerne l'orteil à un

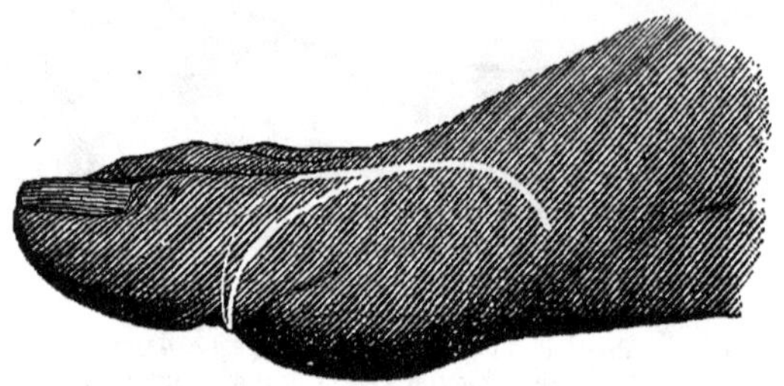

FIG 349. — Ablation du gros orteil avec partie de son métatarsien. Tracé de la *valve interne*. Très beau résultat.

doigt au moins en avant de la terminaison interne du pli digito-plantaire.

Quelle que soit la forme de l'incision des parties molles, il faut ensuite énucléer, dénuder les os, en les rasant de très près, car c'est la meilleure manière d'*éviter les blessures des vaisseaux* et la dévastation des parties molles. Pour ce faire il est commode d'inciser de l'orteil vers le talon, de gauche à droite comme toujours; c'est pourquoi le chirurgien est mieux placé au bout et en dedans du pied droit, au bout et en dehors du pied gauche renversé sur son bord externe, et par-dessus lequel il opère.

Tenez compte de ces indications relatives aux attitudes.

Depuis Richerand, on scie le premier métatarsien obliquement d'arrière en avant et de dedans en dehors.

Faut-il conserver les os sésamoïdes? L'habitude est d'enlever d'un bloc tout le squelette articulaire. Cependant je me demande si, dans les cas où le mal ne dépasse pas la tête métatarsienne, des os sésamoïdes *sains* ne pourraient pas reconstituer un excellent point d'appui antéro-interne, en rétrogradant, par l'influence de leurs muscles, jusque sous l'extrémité antérieure du fragment osseux conservé.

Le chirurgien qui prend le bistouri pour une ostéo-arthrite, ne connaît pas toujours l'étendue du sacrifice qu'il aura à faire. S'il a résolu de se mettre à l'aise en recourbant dans un sens ou dans l'autre la queue de la raquette, il doit, en premier lieu, faire une incision en raquette à queue droite et courte, pour se rendre compte de l'état du squelette. Cette exploration permet de déterminer le lieu où devra être appliquée la scie, de prolonger et de recourber l'incision en conséquence. Guersant fils se louait d'avoir suivi cette prudente méthode plusieurs fois sur le vivant.

En résumé, dans l'ablation du gros orteil avec partie de son métatarsien, c'est l'état des téguments de la partie interne de l'articulation qui détermine le choix entre les tracés de l'incision qui cerne l'orteil, représentés figures 348 et 349. C'est le chirurgien qui, après avoir estimé la longueur d'os à enlever, décide de recourber la queue de sa raquette, pour être à l'aise, ou bien de se contenter de la prolonger rectiligne.

S'il opte pour cette dernière incision et s'il veut scier bien et commodément, il la fera longer le bord interne de l'os et suivre, autour de la racine de l'orteil, le tracé de la figure 347. C'est presque l'incision ovalaire de Béclard : on va le voir par la description suivante.

A. — Raquette à queue droite et interne.

L'aide, inutile d'abord, est placé au côté gauche du chirurgien. Celui-ci, au bout du pied, en a le bord interne sous les yeux et saisit le gros orteil pour le manœuvrer lui-même.

1° *Incision tégumentaire.* — A un doigt au delà du point où la scie devra être appliquée, sur la face interne du métatarsien, très près de son bord interne, commence une incision qui, d'abord longitudinale, marche d'arrière en avant, s'incline ensuite à droite pour contourner l'orteil en passant : pied droit, dans le pli digito-plantaire ; pied gauche, sur le dos de l'orteil, en avant du niveau de ce pli (**a**). Le couteau, ramené par-dessus l'orteil, reprend et termine suivant le tracé de la figure 347. Le tendon long extenseur a pu être coupé en même temps que la peau. Il doit l'être maintenant et la peau libérée. La section du tendon fléchisseur est faite ou différée, différée sur le cadavre.

2° *Dissection des chairs.* — L'opérateur, se plaçant de côté, de manière à avoir les orteils à sa gauche et le genou à sa droite, confie le gros orteil à son aide qui le tient allongé ; il fait renverser le pied sur le bord externe, saisit du bout des doigts gauches la valve inféro-interne de la plaie et commence à la décoller en rasant les os de gauche à droite, de l'orteil vers le talon (**b**). Il continue dans le même sens, sous la face inférieure de la phalange, sous le premier osselet en arrière duquel il tranche tout de suite et ses muscles et le tendon long fléchisseur pour atteindre et raser la face plantaire du métatarsien. Il termine en repassant de même, mais plus profondément, de manière à libérer toute la largeur de la phalange et enfin le deuxième osselet dont il traite les muscles comme il a traité ceux du premier.

Alors il saisit la lèvre supéro-externe de la plaie, peau et tendons, et la détache de la face dorsale, puis de la face externe des os, avec le même soin et en coupant toujours des orteils vers le talon. Le bout de l'index gauche, cherchant à faire le tour de la tête métatarsienne, indique à l'opérateur si les os sont complètement isolés et, spécialement, si le ligament transverse intercéphalique des métatarsiens est coupé. Il doit l'avoir été ainsi que les insertions musculaires sésamoïdiennes externes; mais s'il en reste quelque chose, la pointe, contournant le débordant sésamoïde externe, en a vite raison et peut alors faire le tour du squelette sans rencontrer de résistance. — La dénudation du métatarsien sera faite en prévision du trajet oblique que suivra la scie.

3° *Sciage.* — Un ruban métallique flexible, un écarteur engagé par le milieu, ou ma sonde cannelée à résection, sera passé sous le métatarsien, pour écarter et protéger les deux lèvres de l'incision. Une anse élastique, tirée ou nouée derrière le talon (voy. au verso, fig. 350), créera l'obliquité nécessaire au sciage. L'opérateur saisira et fixera, de la main gauche, le gros orteil et la tête du métatarsien. De la main droite armée de la scie il attaquera le bord interne de cet os et fera marcher la lame dans un plan perpendiculaire à la plante du pied, mais oblique à 45 degrés d'arrière en avant et en dehors.

La plaie est véritablement fermée par deux valves, l'une inféro-interne, l'autre supéro-externe. L'hémostase n'est facile que si l'on a rasé les os de très près.

Notes. — (a) Les téguments dorsaux se rétractent beaucoup; c'est pour cela que le parcours de l'incision sur le dos et sur la face externe de l'orteil doit être plutôt antérieur que postérieur relativement au parcours sous-jacent qui suit le pli digito-plantaire.

(b) L'opérateur est placé en dedans du pied droit, en dehors du pied gauche tenu renversé sur son bord externe et *par-dessus lequel* il opère on ne peut plus commodément.

B. — Valve interne.

C'est une raquette à queue courte et recourbée en dedans avec conservation des téguments de la face interne de la racine de l'orteil.

1° A partir du point où l'on suppose devoir scier le métatarsien, sur sa face interne-supérieure, très près de son bord supérieur, c'est-à-dire de l'espace interosseux, au contact du tendon extenseur, on commence à tirer une incision longitudinale jusque sur l'interligne métatarso-phalangien. L'opérateur la conduit alors à sa droite — en dedans pied droit, en dehors pied gauche — pour contourner la phalange jusque sous la face plantaire. A l'aide d'une reprise pardessus l'orteil, l'incision est ramenée à la queue longitudinale initiale, sur l'interligne métatarso-phalangien. Elle coupe transversalement les téguments plantaires, tangente au coussinet sous-phalango-phalangettien et entame de même les bords de l'orteil, perpendiculairement, afin de dessiner une croupière fortement coudée comme celle de la figure 349, page 445.

Cela fait, l'étendue de la lésion osseuse est appréciée et la queue de la raquette, prolongée s'il le faut, est recourbée en dedans dans l'étendue d'un bon travers de doigt (a).

2° Le squelette est mis à nu avec le même soin que dans le procédé précédent (b).

3° Section osseuse. Sous l'os bien découvert dans le sens transversal, l'instrument protecteur des chairs est facilement placé; mais il faut en plus, par un artifice quelconque, rétracter fortement le tégument dorsal laissé intact sur la face interne-supérieure du corps du métatarsien, afin que la peau, une fois l'opération terminée, revienne former un petit capuchon au contour de la coupe de l'os.

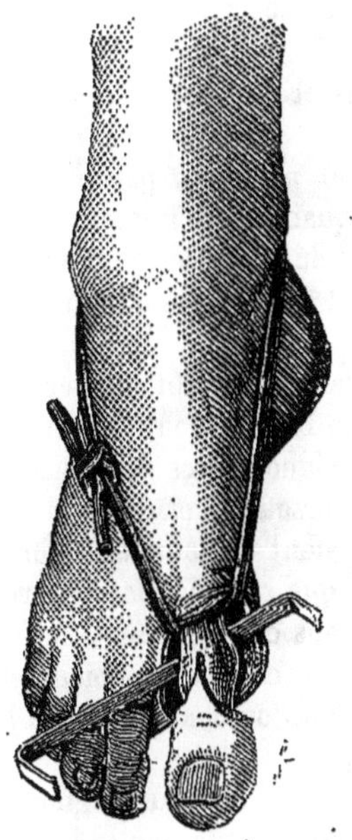

Fig. 350. — Ablation du gros orteil avec partie du premier métatarsien. Manière d'écarter les chairs et de rétracter le tégument dorsal pour permettre de scier obliquement.

L'emploi du tube de caoutchouc représenté figure 350 est commode et suffisant.

Notes. — (a) On peut exécuter autrement ces incisions en suivant une marche inverse, en commençant sous l'orteil; c'est très commode pour le pied droit. On peut aussi, spécialement sur le pied gauche, en se plaçant en dedans, débuter en arrière par l'extrémité de la partie recourbée de l'incision, et marcher ensuite sur la face interne et inférieure de l'orteil; une reprise sur la face dorsale puis externe achèverait l'incision

(b) Néanmoins, sur le pied gauche, le chirurgien est tenté de se placer en dedans et de décoller les chairs d'arrière en avant : cela va très bien en commençant, mais c'est le moyen d'ébrécher son couteau sur les os sésamoïdes et de les séparer du métatarsien; je préfère me mettre en dehors de ce pied couché sur son bord externe et opérer par-dessus, en détachant les chairs toujours des orteils vers le talon. Il faut un tranchant court, solide, bien aiguisé et tenu ferme par le plat du talon de la lame.

Remarque. — Je devrais, considérant la coupe des parties molles, parler maintenant des amputations totales de chaque métatarsien en particulier. Mais comme, au point de vue de la séparation des os, ces opérations exigent une connaissance parfaite de tous les détails de l'articulation tarso-métatarsienne, je ne les décrirai que plus tard et j'en ferai les préliminaires de la désarticulation totale du métatarse dite de Lisfranc.

ARTICLE II

AMPUTATIONS TRANSVERSALES DU BOUT DU PIED

La désarticulation des cinq orteils à la fois et l'amputation à travers le métatarse vont être traitées dans cet article.

Ces deux opérations donnent un excellent moignon, pourvu que des téguments plantaires aient été ménagés en quantité suffisante.

Le pied, qu'on ne l'oublie jamais, travaille du bout, lorsque vers la fin du pas il s'étend sur la jambe et presse le sol avant de le quitter, afin de chasser le corps en avant.

Pour qu'un amputé des orteils se tienne debout, il suffit que la cicatrice ne soit pas sous la plante; pour qu'il marche bien, il faut encore qu'elle ne soit ni sous la plante ni sur le bout du moignon, près de la plante.

La cicatrice arrive-t-elle à toucher le sol, lorsque le pied s'étend, dans la marche à grands pas ou la course, elle devient douloureuse. Alors, instinctivement, le pied, ne voulant marcher que sur le talon, tourne sa pointe en dehors, pour éviter les surprises. Dans ces conditions, la jambe et le pied vont tout d'une pièce en fauchant, comme s'ils étaient ankylosés, emprisonnés dans un appareil inamovible ou chaussés d'une botte inflexible.

En raison de la forme aplatie de l'avant-pied, du rôle du moignon dans la marche et de l'épaisseur des parties molles de la plante, toutes les amputations transversales antérieures exigent qu'on recouvre les os principalement avec un grand lambeau plantaire et accessoirement avec un petit lambeau dorsal.

A. — Désarticulation simultanée des cinq orteils.

Dans la désarticulation de tous les orteils à la fois, même en coupant rigoureusement dans le pli digito-plantaire, le lambeau inférieur serait très insuffisant ; aussi est-on obligé, pour compenser sa trop faible longueur, de garder le plus possible de téguments dorsaux. Ce plus possible s'obtient en faisant passer l'incision dorsale juste au niveau de l'incision plantaire, par conséquent, en conduisant la pointe au fond de chaque rainure rendue

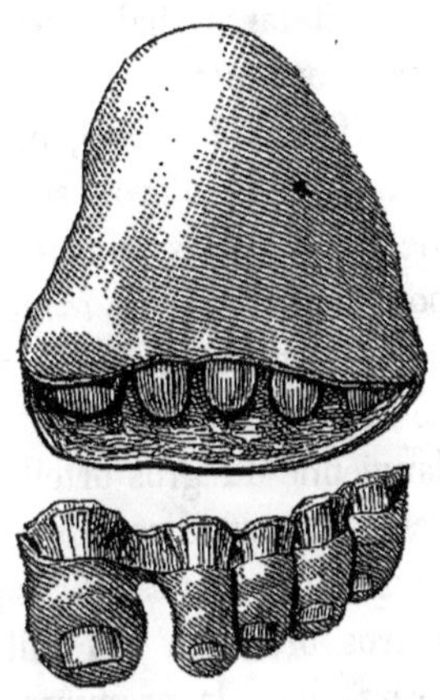

Fig. 351. — Désarticulation simultanée des cinq orteils. Moignon béant encapuchonné ; au-dessous, partie enlevée.

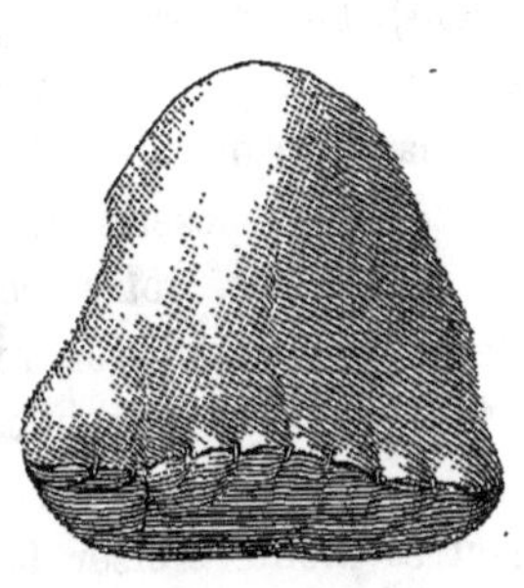

Fig. 352. — Désarticulation simultanée des cinq orteils. Moignon fermé par la suture des lambeaux.

béante par les doigts de la main gauche de l'opérateur (fig. 353), pour y couper la peau très près du bord libre de la commissure, comme on le voit fait sur les orteils de la figure 351.

Cette précaution, qui consiste à garder un capuchon cutané dorsal, est suffisante pour les quatre dernières têtes métatarsiennes. Elle ne l'est pas pour la première, la plus grosse, la plus laborieuse et la plus exposée. C'est pourquoi l'incision qui circonscrit le lambeau inférieur et passe dans le pli digito-plantaire des quatre petits orteils, doit, sous le gros orteil, ne pas suivre ce pli qui fuit obliquement en arrière, mais se porter transversalement en dedans.

L'incision devrait même raser le bourrelet sous-phalango-phalangettien et former, comme Dubreuil nous a appris à le faire, un véritable lambeau inféro-interne pour remplacer, sur la tête du premier métatarsien, le capuchon dorsal que l'altération des téguments par le traumatisme ou la gangrène peut rendre impraticable.

Avant de prendre le couteau, l'opérateur devra chercher et marquer les articulations métatarso-phalangiennes extrêmes, c'est-à-dire la première et la cinquième, au niveau desquelles doivent se rencontrer les incisions qui circonscrivent les deux lambeaux. Revoyez les pages 429, 430 et 437, si vous avez oublié l'inégale proéminence des têtes métatarsiennes et la manière de trouver l'interligne du gros orteil.

Deux lambeaux égaux, dorsal et plantaire.

Déterminez, comme vous avez appris à le faire, la situation des première et cinquième articulations métatarso-phalangiennes, celle-ci par le simple redressement dorsal; souvenez-vous de l'inégale proéminence des têtes métatarsiennes (fig. 359 et 360, p. 462 et 464). Faites tordre la jambe à votre droite afin d'avoir sous les yeux le bord gauche du pied, sur lequel vous portez la pointe du tranchant, au niveau de l'articulation, pour de là tracer le *lambeau dorsal*. Je supposerai que vous opérez sur le pied gauche et que, par conséquent, votre couteau attaque le tégument sur le côté interne de l'articulation métatarso-phalangienne du gros orteil (**a**).

1° De là tirez une incision qui marche d'abord directement en avant dans l'étendue d'un travers de doigt, s'arrondisse brusquement et monte croiser la phalange du gros orteil en son milieu. Alors pour inciser facilement et en travers, dans la première rainure interdigitale, vous tenez le premier orteil entre le pouce

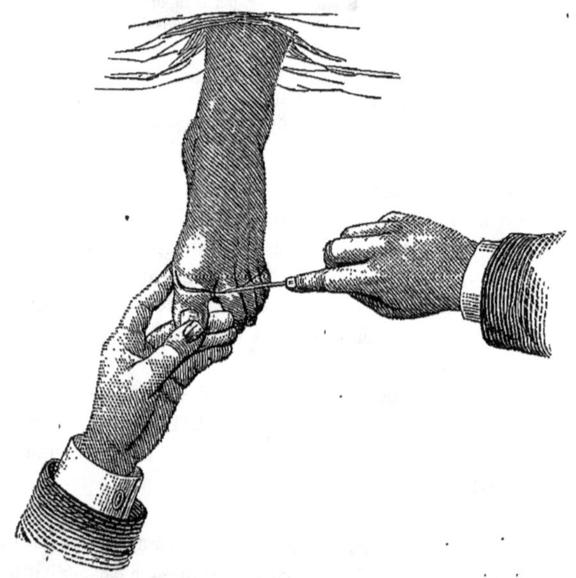

Fig. 353. — Amputation des orteils en masse, désarticulation simultanée des cinq orteils. — *Incision dorsale*. La gauche de l'opérateur fléchit légèrement, fixe et écarte les deux orteils sur lesquels et entre lesquels incise la pointe du couteau. Remarquez bien que la peau est coupée notablement au-dessous de la saillie dorsale de la tête du premier métatarsien, en travers du *milieu* de la grande phalange.

gauche placé dessus et l'index dessous, d'une part; d'autre part, vous écartez le deuxième orteil avec les ongles des doigts inoccupés de la même main gauche, afin de tendre et d'exposer la commissure (fig. 353). Apprenez à bien exécuter cette manœuvre qui va se répéter pour tous les orteils. Le tranchant, ayant terminé dans la première rainure, coupe sur le deuxième orteil; il descend dans la deuxième rainure aussitôt que la main gauche a saisi et écarté, comme ci-dessus, les deuxième et troisième orteils. La pointe, marchant ainsi par monts et par vaux, suit une direction générale parallèle au front des têtes métatarsiennes et, après avoir franchi le dernier orteil, se porte en arrière directement, pour s'arrêter au niveau de l'articulation. Le lambeau dorsal doit être long : en dedans, de 15 millimètres au moins; en dehors, de 10 millimètres à peine (**b**).

Pour disséquer le lambeau dorsal dont vous venez d'inciser le contour, pincez-en, du bout des doigts, l'extrémité gauche; engagez dessous 1 centimètre de pointe *à plat* et *en long;* faites marcher le bistouri toujours parallèle à l'axe des orteils, vers la droite, en décollant les téguments par de petits mouvements de va-et-vient plongeant. Afin de rendre facile et rapide ce temps de l'opération, les mains de l'aide, *agissant en dessous* et précédant la marche du bistouri, fixent successivement les orteils que vous dépouillez et entr'ouvrent les rainures dont vous décollez le tégument.

2° *Lambeau plantaire.* — Entre la face palmaire du pouce gauche placée dessous en travers, et les doigts placés dessus (fig. 354), saisissez tous les orteils et relevez-les pour voir la plante du pied et, à gauche, le commencement de votre incision dorsale. Dans le point où celle-ci cesse d'être longitudinale pour monter sur le dos de l'orteil, à un grand doigt en avant de l'articulation, attaquez avec la pointe le tégument plantaire. Arrondissez brusquement et passez en travers sous le gros orteil. Cette direction vous conduira, au droit de la première commissure, dans le pli digito-plantaire que vous inciserez ensuite jusqu'à ce que vous rejoigniez, sur le côté externe du petit orteil, l'incision dorsale, à 1 centimètre de sa terminaison.

Confiez les orteils aux doigts ou au bord cubital de la main d'un aide et dites-lui de les tenir *modérément* redressés (**c**).

Du bout des ongles gauches, abaissez le bord du lambeau plantaire, à mesure que vous promènerez le tranchant de gauche à droite, pour séparer la graisse des parties fibreuses sous-phalan-

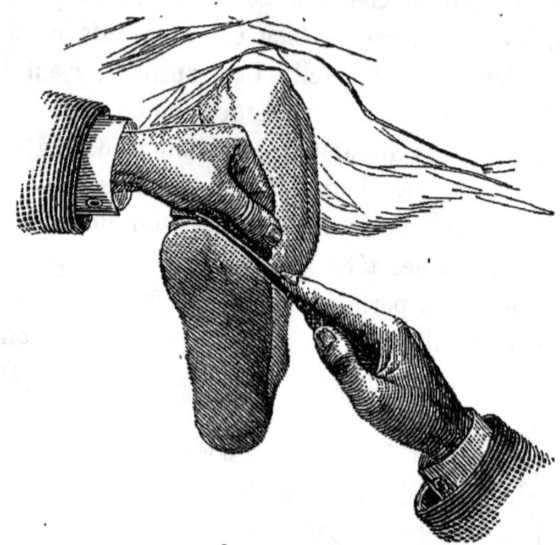

Fig. 354. — Désarticulation simultanée des cinq orteils. — *Incision plantaire.* La main gauche tient les orteils relevés et fixés pour découvrir le pli digito-plantaire que suit le couteau, excepté sous la partie interne du gros orteil où l'incision a été faite un peu en avant, remarquez-le, près du durillon sous-phalangien.

giennes jusqu'aux reliefs des têtes métatarsiennes ou des sésamoïdes, mais pas au delà (d).

2° *Désarticulation.* — Après vous être assuré que la dissection de vos lambeaux a dépouillé les faces dorsale et plantaire de toutes les phalanges jusqu'aux articulations; après avoir chargé une main de l'aide de rétracter le lambeau dorsal par glissement, et l'autre armée d'un crochet d'abaisser le plantaire, saisissez le premier orteil, cherchez son articulation, ouvrez-la d'un coup de pointe en travers sur le tendon extenseur et traversez-la, entre-bâillée par la traction, sans risque d'entamer le cartilage. Vous couperez facilement, de dessous en dessus, le ligament glénoïdien et le tendon fléchisseur, si l'aide vous suit bien avec son crochet rétracteur (e).

Le premier orteil désarticulé flotte rattaché au second par le seul bord libre de la commissure; logez-le dans le creux de votre main gauche, et du pouce et de l'index saisissez l'orteil suivant; cherchez-en l'articulation et traitez-la comme la première; logez ce deuxième orteil désarticulé, dans le creux de la main avec le premier; attaquez le troisième et ainsi de suite (f).

Parez le moignon, liez les artères du gros orteil, rapprochez les lambeaux : même l'énorme tête du premier métatarsien doit être cachée grâce à son capuchon dorsal (fig. 351 et 352, p. 450).

Notes. — (a) Sur le pied droit la manœuvre s'accomplit absolument de la même manière; seulement, l'incision marche du petit vers le gros orteil, et commence par conséquent sur le côté de la cinquième articulation métatarso-phalangienne.

(b) Ce lambeau est tout d'abord godronné, mais il se régularise par la suite. Ceux qui recommandent de le faire plus long sur les orteils n'ont pas songé que les vraies amputations se font sur des pieds blessés ou gelés dont les téguments sont détruits. Il est bon d'apprendre sur le cadavre à se contenter du minimum nécessaire.

(c) L'aide doit tenir les orteils simplement allongés; s'il les renverse vers le dos du pied, la dissection du lambeau étroitement appliqué par cette manœuvre aux articulations métatarso-phalangiennes, devient très difficile : le tranchant de la pointe entame, hache la face inférieure des tendons fléchisseurs.

(d) Il ne faut pas essayer de détacher ce lambeau à pleine lame et en travers, à cause de l'inégale proéminence des têtes métatarsiennes. On se rappellera que la tête du cinquième métatarsien est en fort retrait sur celle du quatrième, que celle du second est la plus proéminente, etc.

(e) Si l'aide joue mal son rôle, une fois l'articulation traversée vous insinuerez la pointe le tranchant en l'air sous le tendon fléchisseur et, l'orteil étant par vous allongé, tiré horizontalement, vous couperez ce tendon de bas en haut, c'est-à-dire de dessous en dessus.

(f) Il n'y a pas grand avantage à enlever les cinq orteils en *masse*, en *queue de cerf-volant*, en *chapelet*, c'est-à-dire tenant encore ensemble par le bord des commissures. C'est seulement plus élégant que lorsqu'on extirpe chaque orteil isolément.

Cette opération est très brillante, c'est-à-dire apte à développer l'habileté opératoire en raison de la multiplicité et de la variété des manœuvres; son résultat est excellent et très beau, car si le lambeau dorsal est légèrement ondulé, godronné, il n'est nullement festonné comme le font les malavisés qui gardent trop de peau sur les orteils, pas assez dans les intervalles commissuraux.

Les auteurs de la première moitié du XIXe siècle, nécessairement pressés, ne recommandaient pas de garder un lambeau dorsal. Comme ils fléchissaient fortement les orteils pendant qu'ils coupaient les téguments, ceux-ci se rétractaient énormément et découvraient les têtes et les nuques.

D'autres, plus modernes, ne voyant que le cadavre avec ses téguments intacts, sont tombés dans l'excès contraire. A quoi bon apprendre à l'élève à faire sur le pied sain du mort ce qu'il ne pourra jamais faire sur le pied gelé ou mutilé du vivant?

L'habile Lisfranc, qui ne taillait qu'un lambeau plantaire, arrivait à recouvrir à peu près bien les quatre dernières têtes métatarsiennes; la première seule était insuffisamment enveloppée. De là est venue la modification de Dubrueil, qui prescrit de garder un petit lambeau spécial sur la face interne du gros orteil. Vous exécuterez son procédé dans ce qu'il a d'essentiel, et vous pourrez le comparer au précédent si vous opérez de la manière suivante.

Procédé Dubrueil.

Sur les articulations métatarso-phalangiennes, un peu en avant si vous pouvez, faites une incision dorsale qui commence sur le côté externe de la cinquième articulation et finisse sur l'axe dorsal du gros orteil (pied droit); inversement (pied gauche). — Aux dépens des téguments de la demi-circonférence interne du gros orteil, découpez un lambeau par une incision en U dont la branche supérieure, la plus longue, suive l'axe dorsal de l'orteil, dont la courbe s'avance jusqu'au niveau de l'articulation des deux phalanges, et dont la branche inférieure, la plus courte, rétrograde sur l'axe plantaire de l'orteil jusqu'au pli de flexion où elle s'arrêtera (fig. 355). — Suivez enfin le sillon digito-plantaire pour compléter votre incision cutanée et former le lambeau inférieur. — Il n'y a pas de lambeau dorsal; disséquez le lambeau interne d'abord, le plantaire ensuite (a).

Désarticulez successivement tous les orteils à la manière ordinaire, en queue de cerf-volant, pour vous faire les mains.

Note. — (a) Dubrueil conseille de garder au besoin sur le côté externe du cinquième orteil un petit lambeau semblable à celui qu'il taille sur le premier.

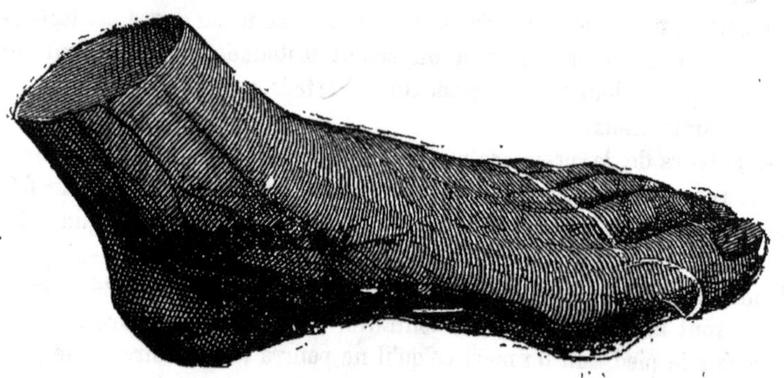

FIG. 355. — Désarticulation simultanée des cinq orteils. Procédé Dubreuil. Lambeau interne pour assurer l'enveloppement de l'énorme tête du premier métatarsien.

B. — AMPUTATION DANS LA CONTINUITÉ DE TOUS LES MÉTATARSIENS A LA FOIS.

Plus d'un siècle s'est écoulé depuis qu'on a adopté les amputations partielles et totales du pied.

Celle qui consiste à scier les os du métatarse a été pratiquée une des premières. Fabrice de Hilden écrit qu'elle fut connue des anciens, et Sharp, avant 1741, qu'elle fut exécutée une fois sous ses yeux. Néanmoins, d'après Hancock, cette opération aurait été faite méthodiquement et pour la première fois en Angleterre, d'après les conseils de Aikin, par Turner *junior* de Yarmouth, en 1787. Depuis cette époque, l'amputation dans la continuité des métatarsiens a été faite sans doute dans un grand nombre de cas dont Günther ne connaissait qu'une faible partie, 18 cas, en 1859. Je crois qu'en France les chirurgiens anatomistes n'ont pas toujours résisté au plaisir de pratiquer, de préférence à cette facile opération, même quand la lésion le conseillait, la brillante désarticulation tarso-métatarsienne de Lisfranc, que pourtant je trouve qualifiée trop sévèrement de fantaisie, de jonglerie anatomique, par divers praticiens auxquels je dis :

« Mais tournez-vous de grâce, et l'on vous répondra. »

Je les soupçonne en effet d'impéritie.

C'est ordinairement à la suite d'un écrasement, d'une gelure, d'un enchondrome, etc., que cette opération est indiquée.

La règle générale est ici applicable de sacrifier le moins possible, mais cependant et avant tout, de garder une suffisante quantité de parties molles plantaires pour que le mutilé puisse marcher sans douleur. Or cette suffisante quantité de peau, c'est celle de *toute la plante du pied*, quand on scie les os dans leur moitié antérieure, car il ne faut guère compter sur l'appoint des téguments dorsaux, minces, rétractiles, peu vivaces et ordinairement fort maltraités par le traumatisme ou la gangrène.

C'est donc évidemment sur la face plantaire qu'il faut chercher la matière du lambeau. Toutefois, comme un lambeau plantaire unique se cicatriserait ordinairement sur le tranchant dorsal des sections osseuses formant une ligne saillante exposée à la pression de l'empeigne et aux chocs, il est bon de garder un doigt de peau sur le dos du pied, afin de permettre à la cicatrice de s'établir sur le bout du moignon, où la protégera l'épais bourrelet formé par le lambeau plantaire. On arrive à ce résultat par la simple rétraction des téguments dorsaux lorsqu'ils ont conservé de la mobilité; dans le cas contraire, il faut les tailler et les disséquer, en former un très court lambeau.

En raison de l'épaisseur plus grande du bord interne du pied, tous les lambeaux plantaires devront être plus longs en dedans qu'en dehors; c'est une règle générale.

C'en est une aussi que de donner à ces lambeaux plantaires une base aussi large que possible, comprenant la plus grande partie des téguments des deux bords du pied.

Il est admis qu'il faut scier les métatarsiens dans une direction générale oblique comme l'articulation de Lisfranc, de manière que le bord interne du pied mutilé reste plus long que son bord externe. Legouest (*Mém. de méd. et ph. milit.*, 1856, 2e série, t. XVII) recommande aussi de douter de la vitalité des bases métatarsiennes à la suite des gelures.

Si l'on porte la scie obliquement et à la fois sur tous les os, les quatre derniers sont bien coupés ; au contraire, le premier l'est fort mal, et il convient de rogner la saillie anguleuse que forme le prolongement de son bord interne.

Du reste, comme la plupart des auteurs, je conseillerai de scier successivement chaque métatarsien séparément. La meilleure cisaille est incapable de trancher net des métatarsiens d'adulte de consistance normale.

L'exécution de cette amputation est un exercice utile : d'abord parce qu'elle est bonne et assez souvent indiquée sur le vivant, ensuite parce qu'elle sert d'exercice préparatoire à la difficile opération de Lisfranc. Je vais supposer que les téguments ont perdu leur souplesse et leur rétractilité, et que par suite la méthode à deux lambeaux s'impose.

Grand lambeau plantaire, petit dorsal.

Examinez attentivement l'état des parties molles du dos et surtout de la plante du pied ; décidez de l'endroit où vous scierez le premier et le cinquième métatarsien, celui-ci à un doigt en arrière de celui-là. Comptant sur la réunion immédiate, il vous faut néanmoins sur la plante un lambeau au moins aussi long que la partie sus-jacente du pied est épaisse. Le petit lambeau dorsal compensera la rétraction du premier.

Ces mesures étant prises, la jambe, qui dépasse entièrement le bout du lit, est confiée aux mains d'un aide.

1° Vous taillez le *lambeau plantaire*. Placé au bout du membre, le coude gauche en l'air et la main pendante, saisissez les orteils et renversez le pied sur son bord droit, de manière à en apercevoir le bord gauche par-dessous votre poignet. Sur ce bord, sur l'os et non sur les muscles plantaires, au niveau de la future section osseuse, appliquez la pointe du couteau ; tirez une incision longitudinale qui, arrivée au niveau du pli digito-plantaire, s'arrondisse et se recourbe à droite pour le suivre, se recourber de nouveau et rétrograder enfin sur le métatarsien qui occupe le bord droit du pied jusqu'au niveau de la future section osseuse (fig. 357). — Vous couperez les épais téguments plantaires, en tenant votre lame perpendiculaire à leur surface et en communiquant à l'instrument de petits et rapides mouvements alternatifs de pénétration et de dégagement. Pour bien diriger l'incision, votre gauche, qui d'abord avait porté la pointe du pied à droite, la redressera puis l'inclinera à gauche, afin d'amener successivement sous vos yeux tous les points de la route que doit suivre le couteau.

Le contour du lambeau ayant été incisé, cédez les orteils à l'aide et commandez-lui de les tenir tous à la fois, *modérément* redressés. Du bout des doigts gauches, accrochez et abaissez le

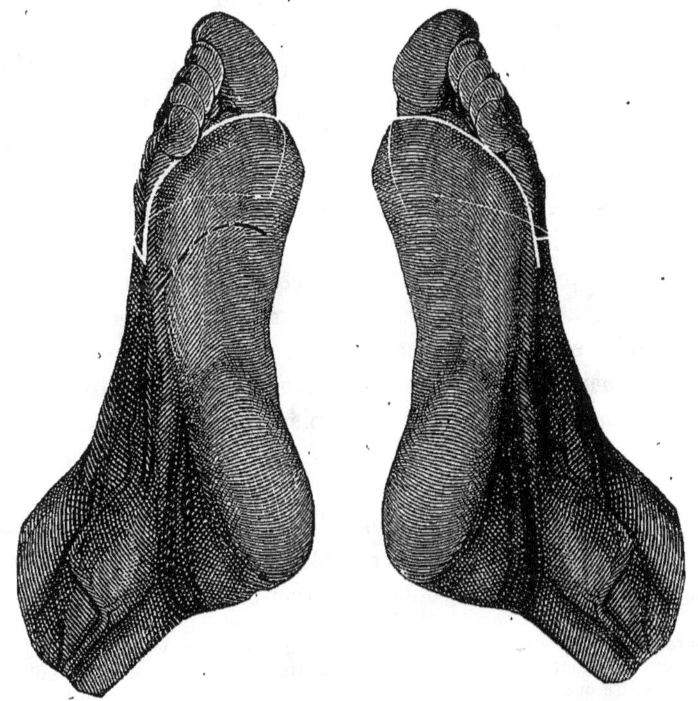

Fig. 356 et 357. — Amputation à travers le métatarse. Sur le pied droit, les tirets noirs indiquent que les os seront sciés notablement en arrière de la coupe dorsale des téguments et de la base du lambeau plantaire qui n'a pas été prolongé plus loin en arrière (contrairement à ce qu'on voit sur le pied gauche) parce que les parties molles sont supposées souples et rétractiles.

bord libre du lambeau et donnez, de gauche à droite, des coups de lame qui séparent la graisse des parties fibreuses sous-jacentes aux têtes métatarsiennes. Au delà de ces têtes, par conséquent au delà des sésamoïdes, entaillez à plein tranchant dirigé, relevé vers les os, tous les tendons et muscles plantaires; séparez bien les *bords* du lambeau des métacarpiens correspondants; allez ensuite, avec la pointe, détacher de l'excavation sous-métatarsienne toutes les parties molles que vous pourrez conserver dans la base du lambeau sans les hacher.

2° Reprenez le bout du pied; abaissez-le (**a**) et coupez à plein tranchant, à fond, les *téguments dorsaux*, les *tendons*, etc., de gauche à droite, à un doigt en avant de la base du lambeau plantaire (fig. 357), suivant une ligne très légèrement convexe en avant, oblique en dehors et en arrière. Disséquez ce petit lambeau carré en dépouillant complètement les os (**b**).

3° Les lambeaux sont rétractés par l'aide. A 5 millimètres au-dessous du lieu où passera la scie, introduisez la pointe d'un couteau étroit successivement dans les quatre espaces interosseux pour y *couper les muscles* en travers (**c**); enveloppez et protégez les chairs dans une compresse à deux ou à six chefs (**d**).

4° Inclinez le pied sur son bord externe; placez-vous de manière à tenir commodément et solidement la base du gros orteil dans votre gauche pour *scier* son métatarsien carrément. La scie à lame étroite et fine est manœuvrée, la main basse pour le pied droit, la main haute pour le pied gauche (**e**). Vous fixerez les métatarsiens suivants comme le premier, mais vous les scierez de manière que l'ensemble présente un front oblique comme le front naturel des têtes métatarsiennes.

Vous aurez à lier ordinairement la première artère interosseuse ou dorsale du gros orteil, et probablement quelques autres artérioles, principalement du côté du lambeau plantaire.

Notes. — (a) On a conseillé de fléchir fortement les orteils pour attirer les tendons extenseurs et les couper très haut. C'est un artifice contre-indiqué sur le vivant, qui n'a sa raison d'être que sur le cadavre.

(b) On s'efforcera de garder à la surface profonde du derme : tissu cellulaire, lames aponévrotiques, tendons, faisceaux musculaires pédieux, nerfs et vaisseaux y compris, afin de réduire au minimum les chances de gangrène du petit lambeau et d'y garder de l'épaisseur.

(c) Cela est utile sur le vivant; mais sur le cadavre on peut se contenter de diviser les muscles interosseux au niveau même de la section osseuse.

(d) Le plein de la compresse à six chefs enveloppe le lambeau plantaire. Les quatre chefs du milieu sont étroits : passés dans les espaces interosseux, ils se rabattent sur le dos du pied. Les deux chefs extrêmes, plus larges, embrassent les chairs des bords du pied et se croisent sur la face dorsale par-dessus les chefs interosseux.

La simple compresse fendue embrasse dans sa fourchette le cinquième métatarsien. Chacun des chefs retient et protège un lambeau. Tous deux viennent se croiser sur le premier métatarsien. Le tout, embrassé dans les mains de l'aide et rétracté, permet au chirurgien de terminer rapidement son opération.

(e) On peut scier, tenant la main haute ou basse, à volonté, en commençant par le

cinquième ou le premier métatarsien, suivant le côté opéré. Je conseille de commencer toujours par le premier métatarsien, afin qu'avant tout il soit scié convenablement et en bon lieu.

Il est possible de tailler l'enveloppe du moignon de plusieurs manières différentes. Quelques-unes méritent d'être signalées.

D'abord, il est évident qu'on peut faire l'incision dorsale aussitôt après avoir dessiné le lambeau plantaire ou même avant, pourvu qu'on prenne bien garde de ne pas entamer les bords de la plante du pied.

On peut aussi se voir obligé de faire un lambeau supérieur aussi long que l'inférieur, sinon sur toute sa largeur, du moins au droit des pertes de substance du tégument plantaire.

Un lambeau dorsal semi-lunaire a l'inconvénient de sacrifier, sur les bords du pied, un angle de peau qu'il vaut toujours mieux ne pas enlever.

Chaque fois que les téguments ont conservé leur mobilité et que, par suite, la dénudation des os est facile, il est même préférable d'opérer de la manière suivante (fig. 356) : Couper sur le dos du pied, à un doigt en avant de la future section des os; faire aboutir les deux branches de l'incision qui circonscrit le lambeau plantaire dans les extrémites de l'incision dorsale, et ne pas les prolonger plus loin en arrière. Le lambeau étant disséqué, il faut en outre dépouiller les os de toutes parts, sur une longueur d'un bon centimètre, en faisant rétracter les parties molles comme dans la méthode circulaire. On évite ainsi, de chaque côté, un petit bout d'incision, assez mal placé au voisinage des os chefs de file exposés à la compression du soulier.

ARTICLE IV

DÉSARTICULATIONS DES MÉTATARSIENS EN PARTICULIER

Ces opérations présentent la plus grande analogie avec les désarticulations des métacarpiens. Au pied, comme à la main, les os dont il s'agit sont aussi étroitement unis entre eux qu'avec les pièces de la dernière rangée du tarse. Les différences qui existent résultent des dispositions anatomiques dont l'étude indispensable va nous fournir les moyens de reconnaître les jointures, d'attaquer leurs principaux ligaments et de choisir, d'une manière avantageuse pour l'opéré et l'opérateur, la forme et la situation à donner aux incisions des parties molles. Il n'est besoin « d'adresse ni de génie », comme le croyait Garengeot, « pour conduire un bistouri entre les os du métatarse » ; mais *il faut* des connaissances anatomiques précises.

Anatomie. — Les extrémités postérieures des métatarsiens sont appareillées comme les os de la deuxième rangée du tarse, pour former une arcade transversale. Celles des métatarsiens du milieu sont taillées en coin comme les pierres d'une voûte. L'extrémité postérieure du deuxième métatarsien surtout est nettement cunéiforme, sa face dorsale étant beaucoup plus large que sa face plantaire. Le deuxième métatarsien s'articule avec le premier cunéiforme, mais, sauf exceptions assez rares, nullement avec le premier métatarsien, dont il est cependant très rapproché.

Lorsque la plante d'un pied normalement arqué repose sur le sol, l'extrémité postérieure du cinquième métatarsien, pilier externe de la voûte transversale oblique, n'est pas loin de toucher le point d'appui; le pilier interne, l'extrémité postérieure du premier métatarsien, reste en l'air. Les joints des diverses pièces de cette voûte transversale, c'est-à-dire les

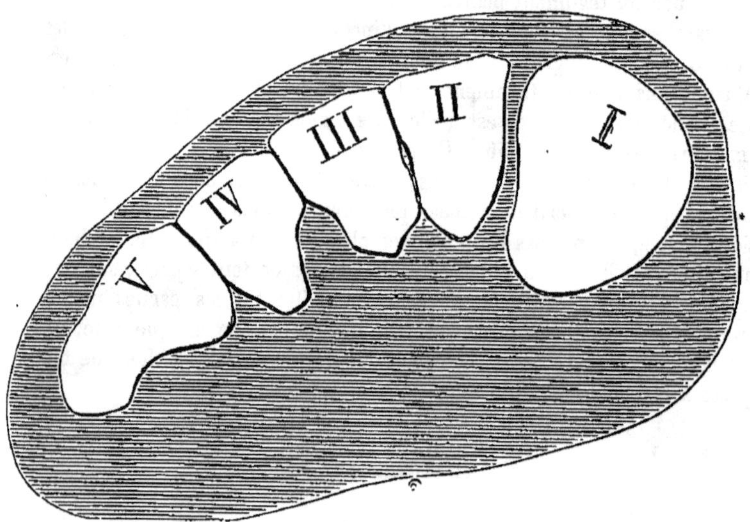

Fig. 358. — Coupe oblique au pied à travers les bases des cinq métatarsiens, pour montrer l'appareil en voûte et l'inclinaison progressive des jointures en allant du premier (I) au cinquième (V).

articulations des métatarsiens entre eux, rayonnent vers le centre de courbure. Dans l'attitude de la station debout, vient-on à introduire la lame d'un scalpel entre le flanc interne de la base du deuxième métatarsien et les os voisins (premier métatarsien et premier cunéiforme), l'instrument reste à peu près vertical. Introduit de force dans l'intervalle des bases des quatrième et cinquième métatarsiens, un deuxième scalpel se tient incliné à 45 degrés environ. (Voy. la fig. 358.)

Comme l'obliquité des articulations intermétatarsiennes marche progressivement de dedans en dehors, ces deux chiffres extrêmes, 90 et 45 degrés, suffisent à éclairer l'opérateur sur l'inclinaison qu'il devra donner à son couteau pour couper facilement les ligaments interosseux.

Quelques particularités des deux métatarsiens extrêmes doivent être mises en relief. L'extrémité postérieure du cinquième, aplatie de haut en bas, est plus large qu'elle n'est épaisse, plus large surtout que la facette articulaire que lui offre le cuboïde. Aussi présente-t-elle une *tubérosité* saillante en dehors et en arrière, qui déborde le cuboïde (fig. 359, 16 et 360), supporte la pression de l'empeigne et qu'il faut doubler avec la pointe du couteau si l'on veut pénétrer, d'arrière en avant, dans l'articulation cuboïdo-métatarsienne.

La base du premier métatarsien, très grosse, ressemble à un chapiteau à trois cornes (fig. 359 à 361). La corne péronière qui fait suite au bord externe est la plus développée : c'est la *tubérosité* d'attache du long péronier. Elle se prolonge assez pour devenir sous-jacente au deuxième métatarsien, ce qui oblige à incliner le manche du couteau en dedans lorsqu'on a besoin d'en introduire la pointe profondément entre les deux premiers os du métatarse.

La corne dorsale ne mérite pas de nous arrêter.

Quant à l'interne, quoique moins considérable que l'externe, elle doit retenir davantage notre attention : c'est *le tubercule* (fig. 359, 20).

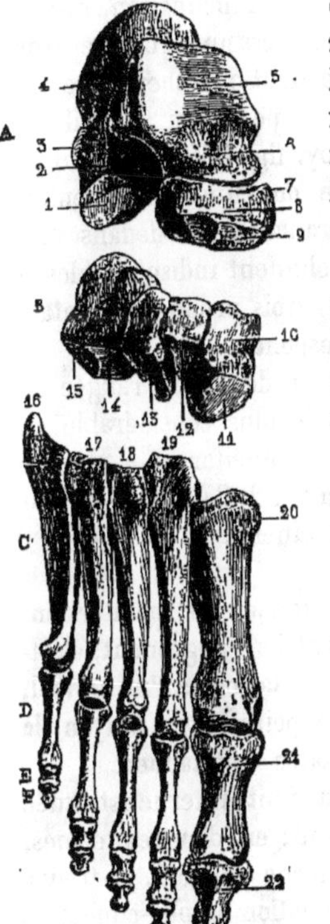

FIG. 359. — Squelette du pied droit, face dorsale.

A. Première rangée du tarse : 1, 2, 3, 4, calcanéum ; 5, 6, astragale ; 7, 8, 9, scaphoïde.

B. Seconde rangée : 10, 11, premier cunéiforme ; 12, le second ; 13, le troisième ; 14, 15, les deux facettes métatarsiennes du cuboïde.

C. Métatarsiens : 16, base et tubérosité du cinquième ; 17, le quatrième ; 18, le troisième ; 19, le second qui s'enclave ; 20, le premier, le tubercule de son cercle.

D. Phalanges : quatre grêles, une grosse, celle du gros orteil, 21.

E. Phalangines : quatre très courtes.

F. Phalangettes, unguéales, cinq : celle du gros orteil, 22, volumineuse.

A vrai dire, il existe un cercle rugueux et saillant tout autour de l'extrémité postérieure du premier métatarsien, au niveau du plan où s'est faite l'union de la diaphyse avec le plateau épiphysaire. Mais ce cercle n'est bien marqué que sur le prolongement du bord interne de l'os. Cette saillie facile à saisir entre la pulpe et l'ongle du bout du doigt glissé d'avant en arrière, le long du bord inféro-interne de l'os, s'appelle, ai-je dit, le tubercule ; à quelques millimètres en arrière est l'articulation cunéo-métatarsienne.

Continuant sur le squelette du pied l'étude de l'articulation des métatarsiens avec les os du tarse, nous devons examiner maintenant la voûte formée par les trois cunéiformes et le cuboïde. Il n'y a ici que trois articulations : deux intercunéennes et une cunéo-cuboïdienne. Il est exceptionnel de voir le premier cunéiforme complètement divisé en deux, superposés. L'on m'en a montré des cas et j'en ai trouvé (voy. fig. 399, p. 501).

Les articulations de la seconde rangée tarsienne rayonnent dans le sens de l'épaisseur du pied et convergent vers la plante comme les trois premières articulations intermétatarsiennes représentées (fig. 358). Mais leur direction antéro-postérieure, au lieu d'être parallèle à l'axe du pied, est oblique d'avant en arrière et en dedans (regardez au verso).

Essayons de fendre, à pleine lame introduite avec l'inclinaison nécessaire, l'un ou l'autre des trois premiers espaces interosseux. Pour séparer les deux métatarsiens voisins totalement, le tranchant marchera directement d'avant en arrière ; il s'inclinera même un peu vers la malléole péronière, mais sera arrêté par l'os tarsien (voy. fig. 360) ; et, pour le faire pénétrer dans l'articulation intercunéenne ou cunéo-cuboïdienne, nous devrons changer de direction, tourner le tranchant en dedans vers la malléole tibiale. Toutes ces notions sont absolument indispensables à qui veut enlever ou ne pas enlever, avec l'un des trois premiers métatarsiens ou avec les deux derniers, l'os tarsien correspondant.

J'ajouterai, pour en finir avec le squelette de la deuxième rangée du tarse, que l'épaisseur de cette rangée est une fois plus considérable en dedans qu'en dehors, puisque le front du grand cunéiforme a plus de 3 centimètres, tandis que celui du cuboïde n'en a pas 2. Cela est à retenir pour donner aux lambeaux une longueur proportionnelle.

Connaissant la construction de chacun des arcs tarsien et métatarsien, il nous reste à étudier la manière compliquée dont ils s'engrènent, c'est-à-dire à suivre, sur le dos du squelette du pied avec la pointe d'un scalpel, ou sur la figure 360 qui le représente, avec la pointe d'un crayon, la direction générale et les brisures de l'interligne tarso-métatarsien.

La direction générale est oblique, parce que l'extrémité interne est située à plus de 2 centimètres devant l'extrémité externe ; en d'autres termes, parce que l'entrée de l'interligne sur le bord externe du pied, se trouve au même niveau transversal que l'entrée de l'articulation scapho-cunéenne sur le bord interne ; de sorte que le diamètre antéro-postérieur du premier cunéiforme représente la différence de niveau entre les deux bouts de l'interligne tarso-métatarsien.

Ce qui nous frappe tout d'abord en examinant la ligne articulaire sur le dos du pied, c'est que, sans la pénétration du deuxième métatarsien dans le tarse, cette ligne serait une courbe presque régulière, légèrement convexe en avant, comme le front des têtes métatarsiennes. En effet, en la suivant de dedans en dehors, voyez-la se porter d'abord un peu en avant, dans la direction du *milieu du cinquième métatarsien*, puis se recourber en dehors au moment de rencontrer la base enclavée du deuxième métatarsien. Si maintenant vous suivez cette courbe articulaire brisée, de dehors en dedans, vous la trouvez, dans sa première partie (cinquième métatarsien), très oblique en avant, dirigée devant le *milieu du premier métatarsien*, moins oblique dans sa deuxième partie, et dans

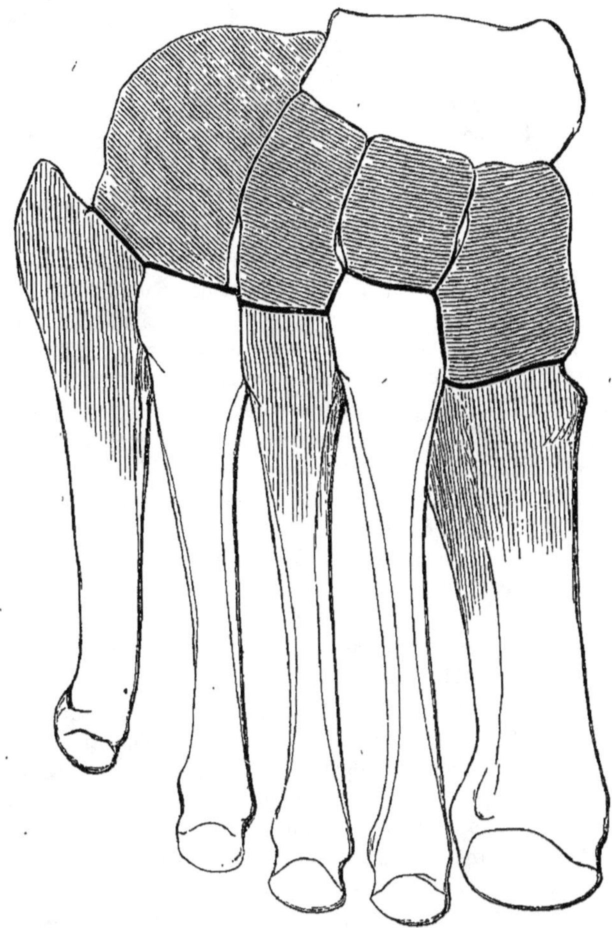

Fig. 360. — Interligne articulaire tarso-métatarsien, pied droit, face dorsale. Parcourez-le, dans les deux sens, avec la plume sèche ou le crayon.

sa troisième moins oblique encore, presque transversale. Ces deux parties interne et externe de l'interligne marchent à la rencontre l'une de l'autre. Sur certains pieds, elles se rejoindraient presque bout à bout, si on les prolongeait, par la pensée, par-dessus la base du métatarsien enclavé.

En pénétrant dans l'intervalle des premier et troisième cunéiformes, le deuxième métatarsien se rétrécit à mesure, surtout aux dépens de son flanc externe. Il en résulte que son articulation avec le troisième cunéiforme prend nettement la direction oblique vers la malléole tibiale des articulations intercunéennes, au lieu de conserver, comme son articulation avec le premier cunéiforme, la direction antéro-postérieure légèrement oblique vers la malléole péronière des articulations intermétatarsiennes.

Quelle est la profondeur de cette mortaise? Elle varie énormément d'un sujet à l'autre. Sur un pied adulte et de bonne taille, on peut dire que le deuxième cunéiforme est de 8, 9 ou 10 millimètres en retraite sur le premier et de 4 à peine sur le troisième. La mortaise est plus d'une fois plus profonde en dedans qu'en dehors.

Regardez encore la figure 360, car il est une autre petite irrégularité de la ligne articulaire. Des quatre os de la deuxième rangée du tarse, deux sont en retraite : le deuxième cunéiforme et le cuboïde ; deux sont en saillie : le premier et le troisième cunéiforme. Celui-ci s'enclave en effet dans l'intervalle des deuxième et quatrième métatarsiens, mais à une faible profondeur, puisqu'il saille à peine devant le cuboïde, et de 4 millimètres seulement devant le second cunéiforme.

Quand on a affaire à un pied robuste, il faut connaître tous ces détails que je résumerai ainsi : les quatre os de la deuxième rangée du tarse et les quatre premiers métatarsiens s'emboîtent alternativement, à une profondeur qui décroît en allant de dedans en dehors, comme la progression géométrique décroissante 8, 4, 2, 1.

Connaissant les différentes pièces du squelette et leur agencement, voyons-en les moyens d'union.

Les quatre derniers métatarsiens sont unis entre eux par des *ligaments transverses*, dorsaux, interosseux et plantaires. Ceux-ci sont pour ainsi dire confondus, tissés, avec les insertions des muscles court fléchisseur et abducteur oblique du gros orteil, avec les expansions du tendon jambier postérieur, avec les fibres profondes et superficielles venues du ligament calcanéo-cuboïdien inférieur, etc. Aussi, l'extirpation totale d'un de ces os est-elle très difficile. On arrive bien, avec la lame introduite de champ de chaque côté de la base d'un métatarsien, à couper les fibres intermétatarsiennes, mais on a de la peine à diviser les fibres plantaires tarso-métatarsiennes au fond d'une mortaise qui peut à peine s'entr'ouvrir. On le fait cependant sur le cadavre. Il faut, de plus et ensuite, détacher la face plantaire de l'os des insertions tendineuses ou musculaires.

Les os de la deuxième rangée tarsienne ont des moyens d'union analogues aux liens transversaux des métatarsiens.

Mais les ligaments qui nous intéressent le plus sont ceux qui unissent le tarse et le métatarse, les *ligaments tarso-métatarsiens*.

Outre les expansions plantaires du jambier postérieur, et le tendon dorsal péronier antérieur, trois tendons concourent à cette union : 1° le court péronier latéral, qui s'attache à la tubérosité du cinquième métatarsien ; 2° la partie du tendon du jambier antérieur qui se fixe au tubercule du premier métatarsien et joue en dedans le rôle de ligament interne, comme le court péronier joue en dehors celui de ligament externe ; 3° le tendon du long péronier latéral qui, réfléchi devant la tubérosité sous-cuboïdienne passe obliquement sous l'articulation et sous les métatarsiens troisième et deuxième, pour venir s'insérer à la tubérosité du premier et accessoirement à la base du gros cunéiforme. En désarticulant le premier métatarsien, je crois qu'on ouvre toujours la synoviale tendineuse

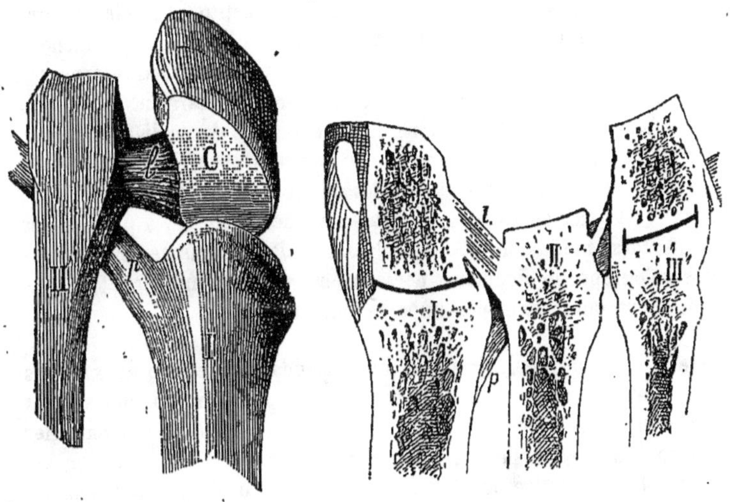

Fig. 361. Fig. 362.

Fig. 361. — Partie interne de l'articulation tarso-métatarsienne *droite* disloquée. — C, premier cunéiforme ; I, premier métatarsien ; II, deuxième métatarsien : *p*, tendon du long péronier attaché à la tubérosité du premier métatarsien ; *l*, ligament de Lisfranc, semblant allongé par l'écartement des os. — Le dos de la pointe du couteau doit s'appuyer sur *p* pour que le tranchant morde les fibres *l*.

Fig. 362. — Sciage horizontal de la même articulation du côté opposé, le *gauche*. Les lettres et les chiffres ont la même signification. Voyez *l* le ligament de Lisfranc ne donner que quelques fibres, sans intérêt pour le chirurgien, au premier métatarsien ; et, plus en dehors, se détacher des flancs du troisième cunéiforme des faisceaux qui s'avancent au métatarsien III sans négliger son voisin II ni son voisin IV non figuré. Ces faisceaux sont quelquefois assez forts pour exiger un coup de couteau.

péronière ; c'est donc comme si elle communiquait avec la séreuse articulaire.

Si l'on introduit de haut en bas la lame d'un scalpel, le tranchant vers la jambe, entre les bases adjacentes des deux premiers métatarsiens (revoy. fig. 360), en inclinant le manche en dedans pour éviter la tubérosité, la pointe heurte néanmoins cette tubérosité ou rencontre le dur tendon long péronier qui l'empêche de pénétrer plus avant. Mais si, tout en l'inclinant en dedans, on tient le manche abaissé sur le gros orteil, la pointe se trouve dirigée vers le talon et pénètre facilement, derrière le tendon long péronier, à une assez grande profondeur. Elle est alors fixée comme dans un étau, le dos appuyé sur le tendon, les flancs serrés entre les os; on la croirait dans une impasse, elle est dans le défaut de la cuirasse. Car son tranchant regarde en arrière, prêt à s'engager entre le premier cunéiforme et le deuxième métatarsien. Il s'y engage en effet, si vous relevez le manche du scalpel, et tranche les fibres cunéo-métatarsiennes nombreuses et profondes qui unissent ces deux os et constituent la clef de l'articulation de Lisfranc (fig. 361 et 362, *l*). De ces fibres, toutes attachées à la face externe du grand cunéiforme, les unes vont à la face interne, les autres à la face plantaire de la base du deuxième métatarsien.

C'est à Lisfranc que nous devons la connaissance de ce ligament et la manœuvre que je viens d'indiquer, le *coup de maître* qu'il faut faire pour le diviser, quand on l'attaque par le dos du pied, comme c'est l'habitude.

Écrivant pour les opérateurs, je dirais volontiers qu'il n'y a pas d'autres ligaments tarso-métatarsiens. Cependant il existe de minces bandelettes nacrées qu'on appelle ligaments dorsaux : en suivant l'interligne, le couteau les divise sans peine, peu importe leur nombre.

Outre le ligament de Lisfranc, il faut cependant connaître deux autres ligaments interosseux à fibres longitudinales ou peu obliques, qui sortent des intervalles des pièces de la voûte tarsienne et pénètrent dans les intervalles intermétatarsiens correspondants (fig. 362). Le premier est celui dont il vient d'être question; très épais, né de la face externe du grand cunéiforme, il fournit quelques fibres au premier métatarsien et donne toutes les autres obliques en dehors, à la face interne du second métatarsien, pour constituer le véritable ligament de Lisfranc, deux fois figuré ci-contre, à droite et à gauche.

Les autres ligaments interosseux tarso-métatarsiens longitudinaux sont, réduits à leurs seules forces, trop faibles pour résister à la main cherchant à abaisser l'avant-pied. Du reste, quand l'articulation est entr'ouverte, on les voit nés des flancs du troisième cunéiforme, se diriger vers les intervalles qui séparent la base du troisième métatarsien des bases voisines (fig. 362) : la pointe en a vite raison.

Enfin, il existe de solides ligaments tarso-métatarsiens plantaires : des fibres cuboïdo-métatarsiennes et cunéo-métatarsiennes; des expansions du ligament calcanéo-cuboïdien, de la gaine du long péronier, du tendon jambier postérieur, des insertions du muscle abducteur oblique, etc. Dans la désarticulation totale du métatarse, on désinsère tout cela facilement au fond de l'articulation rendue béante par l'abaissement de l'avant-pied, après la destruction des autres ligaments préalablement rencontrés. Le tendon du long péronier seul est dur au couteau.

Il y a généralement trois cavités *synoviales* isolées dans l'articulation de Lisfranc : une pour l'articulation du premier métatarsien ; une pour celle des deux derniers avec le cuboïde, car le troisième ligament interosseux longitudinal peut former une cloison complète ; une autre pour les articulations intermédiaires. Celle-ci communique fréquemment, par les intervalles des cunéiformes, avec la synoviale de l'articulation de ces os et du

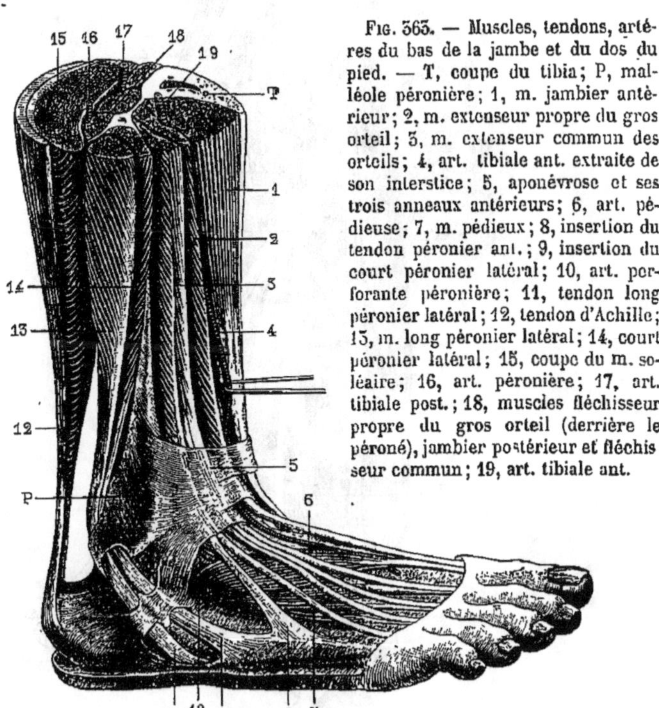

Fig. 363. — Muscles, tendons, artères du bas de la jambe et du dos du pied. — T, coupe du tibia; P, malléole péronière; 1, m. jambier antérieur; 2, m. extenseur propre du gros orteil; 3, m. extenseur commun des orteils; 4, art. tibiale ant. extraite de son interstice; 5, aponévrose et ses trois anneaux antérieurs; 6, art. pédieuse; 7, m. pédieux; 8, insertion du tendon péronier ant.; 9, insertion du court péronier latéral; 10, art. perforante péronière; 11, tendon long péronier latéral; 12, tendon d'Achille; 13, m. long péronier latéral; 14, court péronier latéral; 15, coupe du m. soléaire; 16, art. péronière; 17, art. tibiale post.; 18, muscles fléchisseur propre du gros orteil (derrière le péroné), jambier postérieur et fléchisseur commun; 19, art. tibiale ant.

scaphoïde. Je crois qu'elle n'est pas non plus toujours séparée de la synoviale cuboïdo-métatarsienne.

Les *parties molles* qui environnent les métatarsiens et leur articulation postérieure ne nous arrêteront pas longtemps. Sur le dos du pied, il y a des tendons et les faisceaux du pédieux ; dans les espaces interosseux dont la moitié postérieure est excessivement étroite, sont les muscles interosseux ; du côté de la plante, enfin, existe une semelle épaisse, complexe mais précieuse, qu'il est inutile d'analyser.

Une assez grosse artère, la pédieuse, s'enfonce dans l'extrémité postérieure du premier espace interosseux pour gagner la plante ; on est très exposé à l'ouvrir quand on extirpe le premier ou le deuxième métatarsien. Du côté de la plante, nous trouvons, accolée à la face profonde des métatarsiens, l'arcade formée par la plantaire externe qu'il est facile de blesser quand on ampute, en partie ou en totalité, un des derniers métatarsiens.

Cette artère croise obliquement l'articulation des cinquième et quatrième

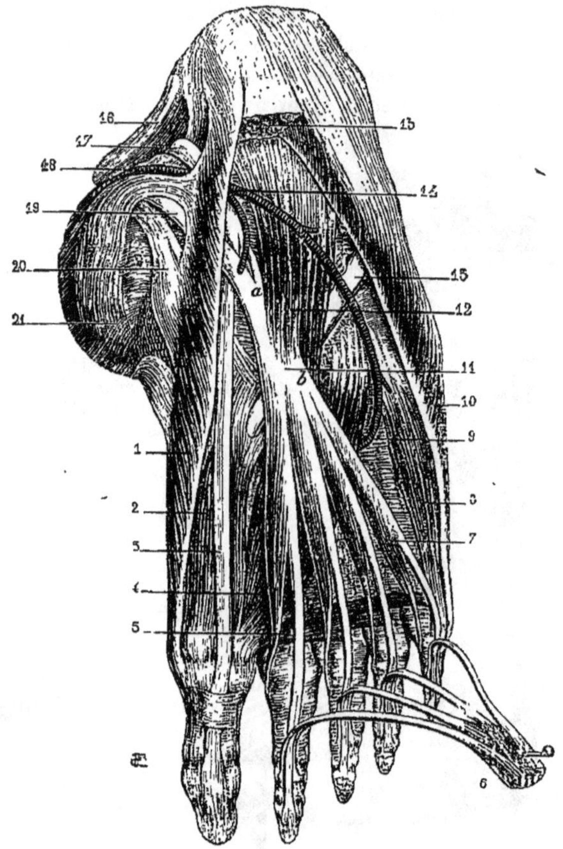

Fig. 364. — Les muscles, les tendons et les troncs artériels de la plante du pied.

1, m. adducteur; 2, m. court fléchisseur; 3, tendon long fléchisseur; 4, m. abducteur oblique; 5, m. abducteur transverse du gros orteil; 6, m. fléchisseur commun coupé et rabattu; 7, m. quatrième lombrical; 8, court fléchisseur du petit orteil; 9, origine de l'arcade artérielle plantaire; 10, m. abducteur du petit orteil; 11, tendon long fléchisseur commun recevant en *a* l'expansion du fléchisseur propre; 12, m. accessoire du long fléchisseur s'insérant dessous en *a* et dessus en *b*; 13, tendon long péronier latéral; 14, origine des artères plantaires externe et interne; 15, coupe du m. court fléchisseur commun; 16, tendon d'Achille; 17, tendon long fléchisseur propre du gros orteil; 18, art. tibiale postérieure; 19, tendon long fléchisseur commun des orteils; 20, insertion scaphoïdienne du m. jambier post.; 21, malléole tibiale.

métatarsiens (fig. 364, 9); à mesure qu'elle se porte en dedans, elle devient un peu plus antérieure et s'éloigne par conséquent de l'extrémité postérieure des os pour se rapprocher de leur milieu.

Les *téguments* de l'avant-pied sont maigres, minces et mobiles sur la face dorsale. Sur la plante, ils sont beaucoup plus épais, endurcis par l'épiderme, matelassés et fixés à l'aponévrose et aux muscles sous-jacents.

Les chairs du membre inférieur se gangrènent facilement ; il faut donc se méfier des lambeaux étroits et des incisions de commodité qui affaiblissent toujours la vitalité des téguments, etc.

Exploration. — Il nous reste à apprendre comment, sur un pied intact de mort ou de vivant, on arrive par l'exploration à déterminer le siège des articulations du premier et du cinquième métatarsien, qui servent ensuite de repères pour tracer l'ensemble et les détails de l'interligne.

Voici d'abord une donnée bien simple et suffisamment juste : *au milieu* du bord interne du pied comme *au milieu* de son bord externe, aboutit l'interligne de Lisfranc. Pour utiliser cette donnée, il faut mesurer, avec un fil ou un ruban ou le bord d'un tablier, la distance qui sépare soit le bout du gros orteil, soit celui du petit, du profil postérieur du talon, et plier en deux pour avoir le milieu.

L'exploration par le doigt, qui n'est presque jamais impossible, donne des résultats plus précis.

Facilement, en effet, le doigt promené le long du bord externe du pied, trouve la tubérosité du cinquième métatarsien dont on connaît les rapports avec l'extrémité externe de l'articulation (fig. 360). Une ligne transversale, menée à deux petits travers de doigt en avant de cette tubérosité, vient tomber en dedans sur le tubercule du premier métatarsien.

Ce *tubercule*, on le sent toujours sur un pied sain ou modérément gonflé pourvu qu'on le cherche bien : le bout du pouce, fortement fléchi, se place *sous* le bord interne du métatarsien, derrière l'articulation phalangienne, et marche en arrière ; l'ongle raclant *sous* le bord interne de l'os, rencontre le tubercule, le dépasse et tombe dans le fossé articulaire : le tubercule est alors senti entre la pulpe et l'ongle. — Si le pouce continue sa marche en arrière, et il le faut, il franchit une vague éminence (la base du premier cunéiforme) de plus de 2 centimètres d'étendue, avant de tomber dans le fossé de l'articulation scapho-cunéenne, saute ensuite la saillie du scaphoïde, et finalement s'enfonce dans le creux de l'articulation astragalo-scaphoïdienne, creux que remplit la tête astragalienne décoiffée dans l'attitude ordinaire, *a fortiori* dans celle du valgus, mais qui devient vide et profond lorsqu'on donne au pied l'attitude du varus ; alors il n'y a plus place que pour le bout du pouce entre le scaphoïde et la malléole tibiale. C'est donc dans cette attitude, dans l'adduction avec torsion légère, qu'il faut toujours tenir le pied pendant l'exploration, pour éviter de prendre le change que pourrait donner la tête de l'astragale rendue saillante par l'attitude inverse.

Il y a donc sur le bord interne du pied trois saillies osseuses : le petit tubercule du métatarsien et les deux larges éminences du cunéiforme et du scaphoïde. C'est derrière la première saillie, le *petit* tubercule, qu'est l'articulation du premier métatarsien avec le grand cunéiforme.

Usages des moignons. — A la suite des amputations totales d'un ou de plusieurs métatarsiens, qu'on ait enlevé ou conservé les petits os tarsiens correspondants, le pied mutilé peut garder à peu près sa forme et sa direction normales ; il peut aussi se contourner et devenir impotent.

La section de certains tendons, la destruction de quelques ligaments articulaires, la *suppression d'un point d'appui*, la *rétraction du tissu cicatriciel*, la direction donnée au moignon pendant la cure et lors des premiers pas, telles sont vraisemblablement les causes de la déformation. Comme les observateurs n'ont pas pris soin de nous édifier sur l'intervention occasionnelle de ces causes, on s'étonne quelquefois de lire qu'à la suite d'une même opération, tel malade marche très bien avec un pied mutilé resté ou établi en bonne direction, tandis que tel autre fauche disgracieusement avec un membre dévié, contourné et douloureux.

L'ablation d'un ou de deux métatarsiens du milieu n'altère pas notablement la forme du pied et n'entrave pas la marche. Celle du cinquième paraît également innocente, malgré la suppression fâcheuse de la tubérosité. La cicatrice qui résulte de cette opération sollicite bien le quatrième orteil en dehors, mais elle est sans influence sur l'ensemble du bout du pied, qu'étaye solidement le quatrième métatarsien appuyé sur le cuboïde.

L'extirpation du premier métatarsien peut avoir deux conséquences bien différentes au point de vue de la marche : la tendance au varus, qui est bonne, et la tendance au valgus, qui est fâcheuse. Dans certains cas (Robert, W. Fergusson, p. 149, etc.), sans doute la cicatrice aidant, le deuxième orteil devenu chef de file, s'incline en dedans ; le bout du pied tout entier le suit dans ce mouvement et se tord en varus peu prononcé ; les malades marchent bien. Dans d'autres cas, le pied, peut-être parce qu'il est incapable de fournir un bon point d'appui en avant, se dévie en dehors et entraîne la jambe et la cuisse dans sa rotation. En même temps, il se tord en valgus et son bord interne seul appuie sur le sol, comme si le jambier antérieur n'existait plus : les malades fauchent péniblement.

Une déformation analogue se produit quelquefois après l'ablation des quatre, trois ou même deux derniers métatarsiens. La cicatrice attire en dehors les métatarsiens conservés ; l'avant-pied forme avec le tarse un angle saillant en dedans au niveau du premier cunéiforme. Jusque-là il n'y a pas grand mal ; mais l'exercice de la marche peut exagérer encore cette déviation, et le pied, renversé sur son bord interne, finir par se fixer dans l'abduction, probablement pour éviter de travailler avec sa partie métatarsienne incapable. On sait qu'une jambe dont la pointe du pied est tournée en dehors ne vaut guère mieux pour la marche qu'un membre ankylosé à la fois au genou et au cou-de-pied.

Cependant, aux faits rapportés par Legouest, Salleron, etc., on peut opposer quelques succès. Hancock en rapporte trois, et ne dit rien de l'opéré de Key, dont le moignon est représenté dans le manuel de Bryant[1].

Remarques et indications opératoires. — De tout cela se dégagent les préceptes suivants. Dans les ablations des métatarsiens des bords du pied, respecter les liens des articulations voisines; garder beaucoup de téguments pour avoir une cicatrisation rapide et linéaire ; veiller à l'attitude du membre pendant la cure et diriger ses premiers exercices; surveiller la contractilité des muscles de la jambe, etc.

Tout compte fait, je pense que, même dans les cas traumatiques, il vaut mieux supprimer tout l'avant-pied, ce qui donne un moignon excellent, que d'enlever plus de deux métatarsiens. Je ne parle ici qu'au point de vue des qualités du moignon, car il n'y a plus lieu de discuter la mortalité comparée de ces diverses opérations.

Je l'ai déjà répété d'après la majorité des chirurgiens et surtout d'après Verneuil: au pied, il ne faut pas être trop conservateur. Dans les cas pathologiques principalement, une première amputation ou résection insuffisante nécessite plus tard une mutilation complémentaire, quelquefois deux, quelquefois quatre, au détriment de la santé et du temps du malade, qu'une seule opération radicale eût plus tôt guéri. Hyrtl (*Topographischen Anatomie*) fut, au début de sa carrière, acteur et témoin dans un cas de cette nature; il raconte avec son *humour* habituel, car il en avait, quoique allemand, que depuis cette déconvenue il n'a jamais tenu un bistouri.

Le souvenir précis des notions anatomiques qui précèdent et de la description déjà faite des amputations partielles des métatarsiens, va nous permettre de décrire rapidement l'extirpation totale de chacun de ces os en particulier. En quelques mots, nous indiquerons ensuite comment on peut enlever ensemble un certain nombre de métatarsiens voisins.

Malgré la valeur douteuse ou négative de la plupart de ces extirpations de métatarsiens, elles constituent un si bon exercice d'amphithéâtre, que j'engage fortement les élèves à se familiariser avec leur exécution, *avant* d'aborder la désarticulation totale du métatarse, l'opération de Lisfranc réputée impossible pour quiconque a oublié ou n'a jamais su l'ostéologie et l'arthrologie du pied.

Voici deux tracés différents pour désarticuler le premier métatarsien.

1. Voy. Robert, *loc. cit.*; Legouest, *loc. cit.*; Bénéchi, th. Paris, 1869. — Hancock. *On the operative Surgery of the foot and ankle-joint*; Chauvel, rapport sur Nimier, *Bull. Soc. de chir.*, 1888, p. 225. Il y a des figures dans presque tous les ouvrages anglais. — Voyez aussi Duchenne de Boulogne, *Physiologie des mouvements*.

Les légendes vont vous expliquer dans quel cas l'un ou l'autre convient.

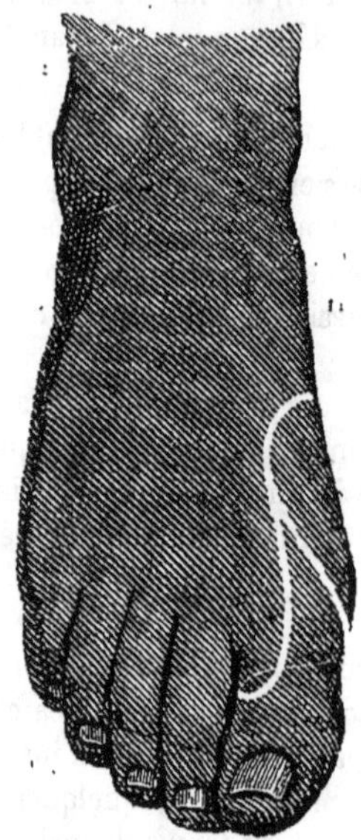
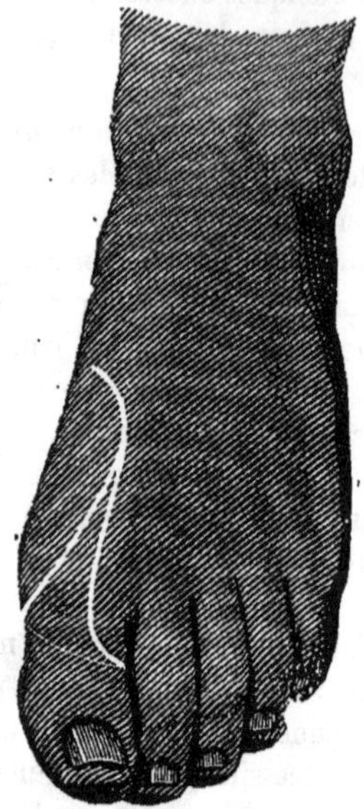

Fig. 365 et 366. — Désarticulation du premier métatarsien. Tracé pour les cas où les téguments internes de la racine du gros orteil sont détruits.

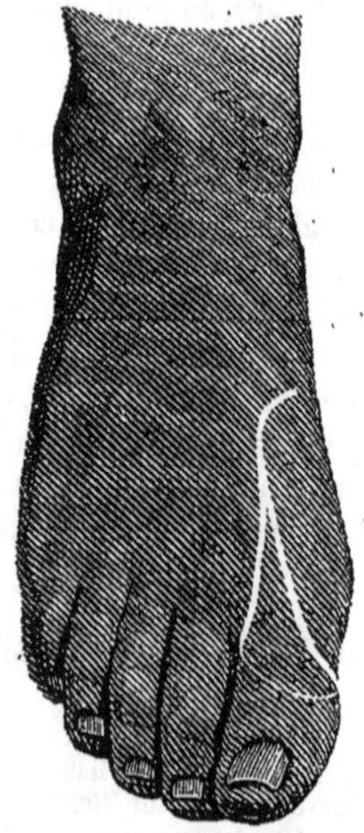
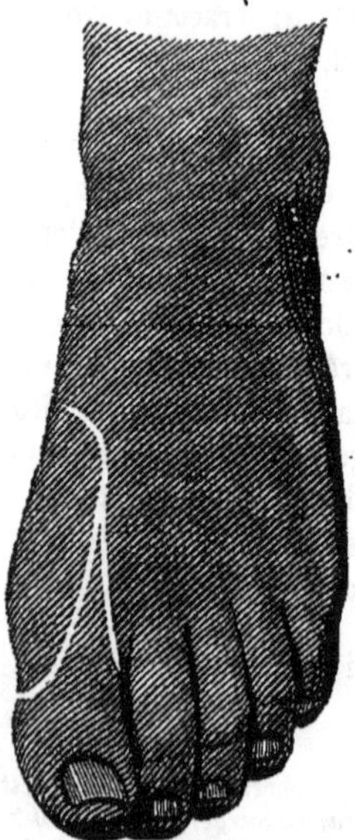

Fig. 367 et 368. — Même opération. Tracé pour les cas où les téguments internes de la racine du gros orteil sont intacts et utilisables. Valve interne.

A. — Amputation du gros orteil et de la totalité de son métatarsien.

Raquette à queue recourbée.

Les incisions convenables, suivant l'état des téguments, sont celles de l'amputation partielle (relisez p. 443) prolongées en arrière afin de permettre la désarticulation (fig. 365 à 368).

Tout étant disposé comme pour l'amputation partielle, le pied dépassant le bout du lit, la pointe renversée en dehors, est fixé par les mains d'un aide. Ménagez-vous de l'espace afin de pouvoir évoluer autour du membre.

Faites marcher l'ongle du pouce gauche d'avant en arrière *sous* le bord interne du premier métatarsien, jusqu'à ce que vous ayez franchi le tubercule et senti la dépression articulaire.

Je suppose que vous opérez d'abord sur le *pied droit*. Vous êtes placé au bout, un peu en dehors pour commencer, et tenez l'orteil de la main gauche par-dessus laquelle vous attaquez.

1° *Incision des téguments.* — Mettez la pointe du couteau sur le tubercule (a) ; tirez de là une incision qui, d'abord oblique comme l'interligne, monte sur la face interne du métatarsien, se recourbe ensuite avant d'atteindre tout à fait le bord dorsal de l'os et côtoie ce bord, pour redescendre enfin sur les faces interne et inférieure de la racine de l'orteil, suivant le trajet que vous avez choisi. Vous n'avez coupé que les téguments. — Vous étiez au bout du pied (c'est le droit, fig. 365 et 367), mettez-vous *en dedans* pour y rester définitivement. — Sous l'orteil et par-dessus, reprenez la fin de votre incision pour la ramener, toujours suivant le tracé choisi, dans la partie longitudinale dorsale. — Coupez obliquement les tendons extenseurs avec le tranchant couché sur le métatarsien.

2° *Dénudation du squelette.* — Votre aide s'empare de l'orteil et le tient simplement allongé.

Accrochez, du bout des doigts gauches, la valve interne de la plaie et détachez-la de la face interne des os, puis de la face plantaire, le pied étant bien renversé sur son bord externe. Donnez tous vos coups de bistouri de gauche à droite et marchez, dans votre dissection, de l'orteil vers le talon. D'abord, dépouillez en dessous la face inférieure de la gaine du tendon fléchisseur, puis, sous l'articulation, la face inférieure des sésamoïdes et les attaches des muscles courts du pied. Alors coupez tous ces muscles et le

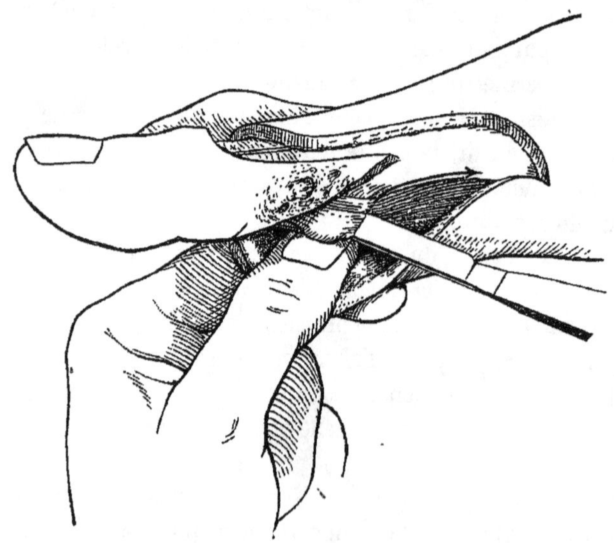

Fig. 369. — Dénudation de la face inférieure du métatarsien dont la face interne a été dépouillée par la formation de la valve. Le pouce gauche (ce pourrait être l'index) prépare la voie au couteau qui déjà a dégagé l'os sésamoïde interne et s'est tourné en l'air pour trancher les muscles afférents que, suivant la flèche il va séparer jusqu'en arrière. Engagée assez profondément, la lame divise le tendon fléchisseur que l'aide, (non figuré) tend, en s'opposant à la flexion de l'orteil.

tendon qui passe au milieu (fig. 369). Pour cela, tenez ferme votre tranchant relevé vers la face plantaire du métatarsien et faites-le mordre jusqu'à ce qu'il rencontre cette face, que vous raserez ensuite d'avant en arrière jusqu'au tubercule. Le plus souvent, il faut s'y reprendre à deux fois pour désinsérer d'abord les muscles sésamoïdiens internes et diviser ensuite, dans la profondeur, le dur tendon fléchisseur avec une partie des muscles sésamoïdiens externes. Le pouce ou l'index de votre main gauche, enfoncé dans la plaie, éclaire la marche du bistouri. Lorsque la valve interne est bien séparée des faces interne et plantaire du squelette parfaitement net, il vous reste à dénuder la face externe du métatarsien, à couper le ligament transverse antérieur et les insertions des muscles abducteurs oblique et transverse qui, de dehors en dedans, viennent s'attacher à l'os sésamoïde externe. A cet effet, saisissez le gros orteil de la main gauche, attirez-le à vous pour rabattre la pointe du pied en dedans et mettre sous vos yeux la lèvre externe de l'incision dorsale, que votre aide attire en dehors avec le deuxième orteil, tandis que de l'autre main armée d'un crochet, il écarte et

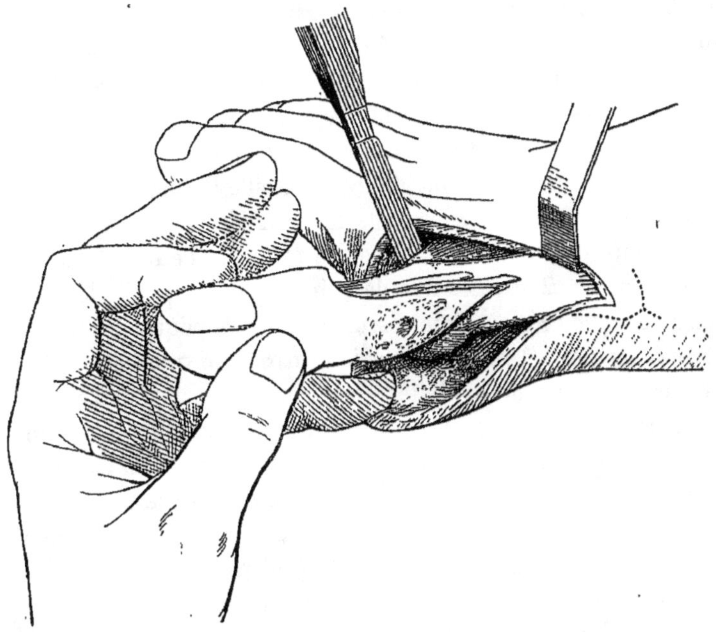

Fig. 370. — Les deux faces, interne et inférieure de l'os ayant été décharnées sur toute leur longueur, la main gauche travaillant bien, un écarteur placé attendant le moment où il devra agir, le couteau contourne le débordant sésamoïde externe ; il mordra ensuite ses muscles pour venir raser la face externe du métatarsien jusqu'à sa base que l'écarteur, alors entré en action, lui découvrira.

abaisse toute la valve interne déjà disséquée. Ou bien faites tout cela vous-même comme je le fais sur la fig. 370 car votre gauche a cinq doigts et quatre suffiraient. — Le long et en dehors du nœud articulaire et de la face externe du métatarsien, passez le bistouri à plusieurs reprises, de gauche à droite, chaque fois à une profondeur plus grande et avec une inclinaison un peu différente de l'instrument. Car il faut serrer les os de très près pour épargner l'artère pédieuse, ne pas hacher le muscle interosseux et rejoindre au plus tôt le décollement plantaire. Infailliblement, votre tranchant heurtera la saillie du sésamoïde externe : c'est en dehors, presque sous le deuxième métatarsien, que l'extrême pointe ira contourner le sésamoïde (fig. 370), couper laborieusement le ligament et les muscles qui s'attachent à cet osselet et empêchent encore votre main d'éloigner notablement le premier orteil du second (b).

3° *Désarticulation.* — Votre index gauche ayant fait le tour du nœud articulaire et s'étant assuré qu'il était libre comme le corps du métatarsien, vous n'avez plus qu'à désarticuler. — Le même index gauche est maintenant dans l'espace interosseux; le pouce, sous le métatarsien, vient de toucher le tubercule, et l'aide, armé d'un crochet mousse appuyant du bec, décoiffe l'articulation. Pendant que votre gauche s'efforce de luxer en dedans et en bas le métatarsien, votre droite tenant courte et ferme l'étroite lame du bistouri, engage 2 centimètres de pointe dans la partie la plus reculée du premier espace interosseux. La lame appliquée à plat sur la face externe du premier métatarsien, marche le tranchant dirigé en arrière. Doucement conduite, elle ne tarde pas à s'arrêter, ne pouvant plus avancer (c). A ce moment, inclinez le tranchant sur l'articulation que vous voulez ouvrir; vous sentirez qu'un ligament se coupe et que le métatarsien obéit à la main qui le luxe en dedans. La pointe engagée pourra traverser l'article et diviser, chemin faisant, les fibres ligamenteuses dorsales, internes, et avec celles-ci l'expansion tendineuse du jambier antérieur. — Continuez à porter l'orteil en bas et en dedans et commencez à le tordre peu à peu dans ce dernier sens : la tubérosité externe, c'est-à-dire l'insertion du long péronier, se dégagera; l'extrême pointe aura raison successivement et du tendon et du ligament plantaire.

Notes. — (a) Sur le tubercule et pas sur les articulations, afin de garder un demi-centimètre de peau qui fasse sur le prèmier cunéiforme un capuchon, bien trop court pour entraver la désarticulation, mais utile plus tard pour couvrir le bord de l'os.

(b) Vous pourriez encore opérer cette section à la manière connue de Liston, c'est-à dire engager votre lame dans l'espace interosseux par-dessous le métatarsien et couper ensuite d'arrière en avant, entre les orteils, comme avec une serpette.

(c) La lame engagée entre les deux premiers métatarsiens heurte le premier cunéiforme étroitement accolé au second métatarsien. Le tranchant agité de faibles mouvements de scie a facilement raison des fibres que l'on veut couper et n'entame pas le puissant ligament de Lisfranc. Je ne veux pas conseiller, pour la désarticulation du premier métatarsien, la manœuvre dite coup de maître, non plus que les poussées du pouce gauche sur le dos de la pointe pour en faire mordre le taillant.

La torsion du métatarsien en dedans et son renversement s'obtiennent facilement si la main qui l'opère a pris la précaution de redresser l'orteil à angle droit sur son métatarsien et de l'empoigner à pleine main comme un chandelier pour faire la torsion dudit métatarsien, comme le montre la fig. 371.

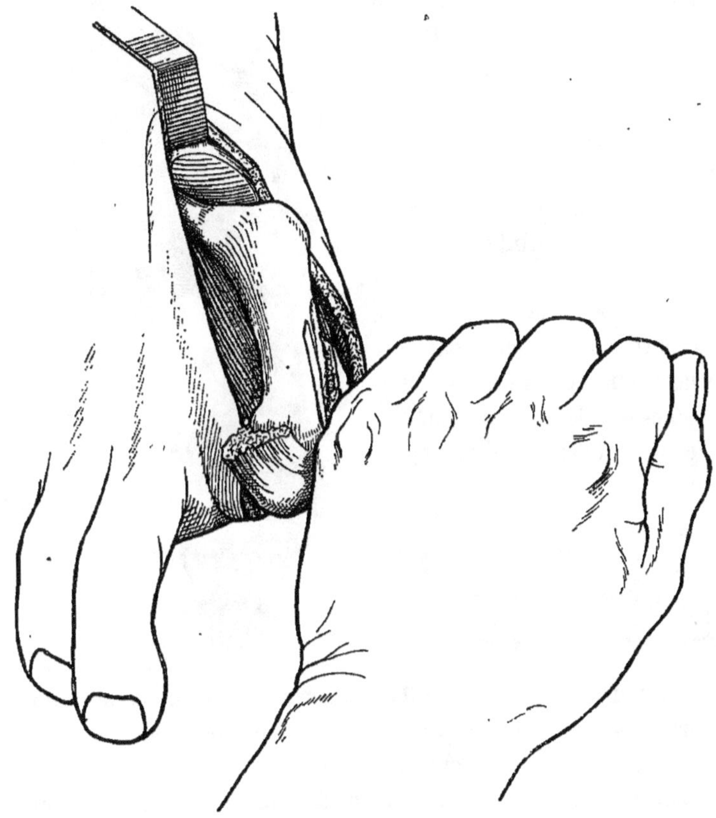

Fig. 371. — Le métatarsien a été parfaitement dénudé et désarticulé ; il ne tient plus que par le tendon long péronier exposé maintenant au couteau par l'écarteur et surtout par la torsion imposée par la gauche qui a empoigné l'orteil redressé et le renverse en dedans.

Voici en quelques mots l'opération sur le *pied gauche* (fig. 372, 373 et 374) avec une manière autre et appropriée d'attaquer l'articulation. Jetez les yeux sur les figures citées et leurs légendes.

1° *Incision des téguments.* — Placé d'abord au bout du membre, commencez l'incision sur le tubercule, montez vers le bord dorsal sans l'atteindre tout à fait, venez en avant le long et en dedans de ce bord avant d'aller en dehors de l'orteil, jusqu'au pli digito-plantaire. Le bistouri reporté par-dessus et sous l'orteil, reprend la fin de l'incision première et l'amène, en remontant en dedans et en arrière, rejoindre à angle aigu la fente longitudinale qui longe le bord dorsal du métatarsien (fig. 372).

2° *Dénudation du squelette.* — Un petit pas à droite vous place en dehors du pied, que vous faites tenir *renversé sur son bord externe*, afin que, opérant par-dessus, vous puissiez abaisser le lambeau interne de la main gauche, pouce dans la plaie, et le séparer des faces interne et plantaire du squelette par une série de coups de bistouri toujours donnés des orteils vers le talon, etc. — Vous dénudez ensuite, après

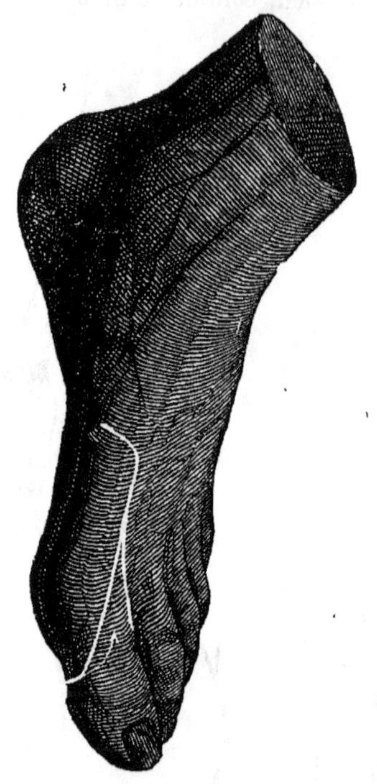

Fig. 372. — Désarticulation du premier métatarsien. — Valve interne. — Remarquez bien qu'aussitôt après avoir mordu le côté interne de l'orteil, sur les limites du coussinet sous-phalango-phalangettien, l'incision rétrograde, au lieu de suivre le trajet indiqué par la flèche et qui donnerait un excès de peau.

avoir fait redresser le pied, le flanc externe de l'articulation et du métatarsien, autour duquel vous passez le doigt pour vous assurer qu'il n'y a plus qu'à désarticuler.

3° *Désarticulation.* — Le pied étant de nouveau renversé sur son bord externe, attitude de la figure 372, vous tenez le métatarsien de la main gauche et, pour le moment, vous ne cherchez à le luxer en aucun sens ; l'aide, avec son crochet, relève la peau qui coiffe l'articulation et votre index sent le tubercule.

Au tubercule et en dessous, vous appliquez le plat de la pointe, son taillant dirigé en arrière et en dehors (fig. 373) : la lame glisse d'avant en arrière sur la pente métatarsienne du fossé articulaire, et le tranchant, arrêté par le versant cunéen, tombe forcément dans l'interligne. Sans retirer le bistouri, vous tenez bas le manche pour couper d'abord le ligament plantaire, puis, le redressant, vous divisez successivement le ligament interne (tendon jambier ant.) et le supérieur. Mais au moment où votre lame engagée dans l'article s'apprête à diviser le mince ligament externe, vous revenez au bout du pied; vous tirez et tordez le métatarsien en dedans, afin de faire place à l'instrument qui, ramené vers l'orteil, doit éviter de blesser l'artère pédieuse.

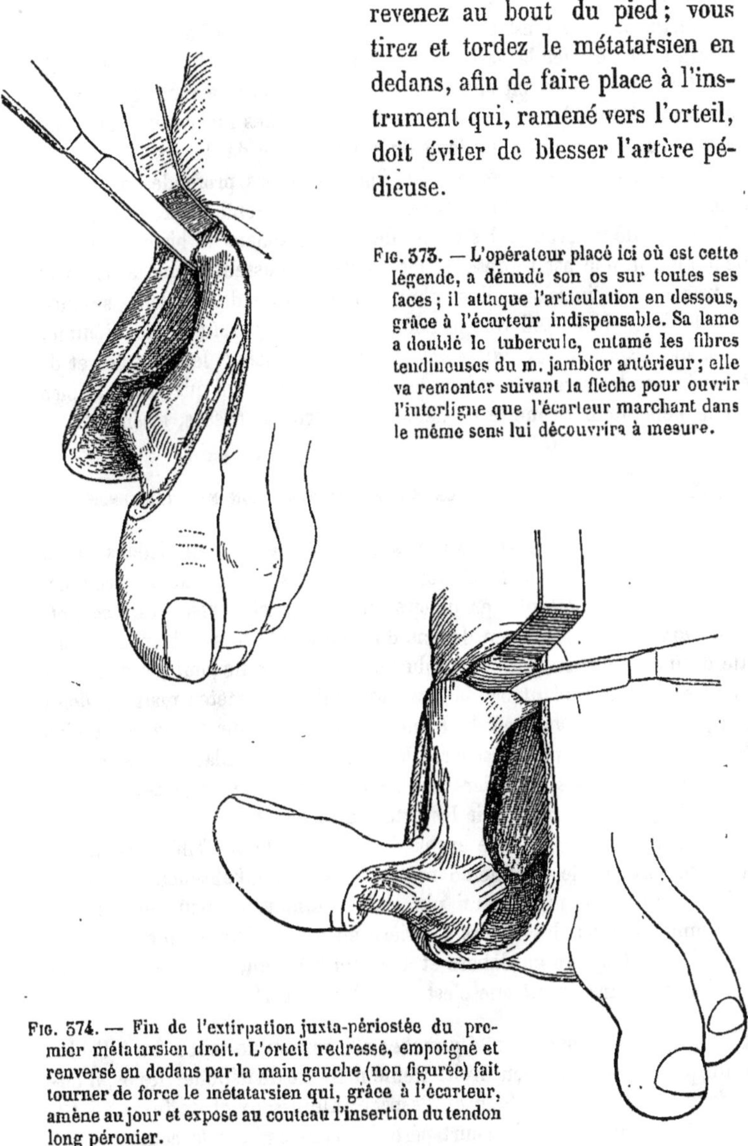

Fig. 373. — L'opérateur placé ici où est cette légende, a dénudé son os sur toutes ses faces; il attaque l'articulation en dessous, grâce à l'écarteur indispensable. Sa lame a doublé le tubercule, entamé les fibres tendineuses du m. jambier antérieur; elle va remonter suivant la flèche pour ouvrir l'interligne que l'écarteur marchant dans le même sens lui découvrira à mesure.

Fig. 374. — Fin de l'extirpation juxta-périostée du premier métatarsien droit. L'orteil redressé, empoigné et renversé en dedans par la main gauche (non figurée) fait tourner de force le métatarsien qui, grâce à l'écarteur, amène au jour et expose au couteau l'insertion du tendon long péronier.

Continuant, à l'aide de l'orteil redressé (fig. 374) et empoigné, à renverser le métatarsien en dedans et à l'abaisser, vous faites apparaître l'insertion du long péronier que vous coupez avec l'extrême pointe, au fond de la plaie.

Remarques. — Il n'est point indispensable de recourber la queue de la raquette pour dégager la base du premier métatarsien. On vient à bout de l'opération en prolongeant simplement l'incision dorsale rectiligne sur le cunéiforme, à $0^m,02$ en arrière de l'articulation. Les malavisés qui placent la queue de la raquette le long du bord interne de l'os, se créent de grandes difficultés pour atteindre les fibres rendues profondes du mince ligament externe et le tendon long péronier plus profond encore et plus dur.

J'ai conseillé de séparer les chairs des os, en tenant le bistouri comme une plume (je n'ai pas représenté les doigts qui eussent caché la lame) et par une série d'incisions allant d'un bout à l'autre de la plaie, se dirigeant toujours de l'orteil vers le talon. C'est le moyen sûr de bien dénuder les os, *de respecter les vaisseaux*, de ne pas hacher les muscles et de ne pas laisser les sésamoïdes dans les chairs. Cela exige que, pour le pied gauche, l'opérateur se mette en dehors et opère par dessus, aisément.

B. — Ablation du petit orteil et de tout son métatarsien.

Quoique le pied ne se renverse pas aussi facilement en dedans qu'en dehors, on peut dénuder le cinquième métatarsien comme le premier, c'est-à-dire en se mettant : en dehors du pied gauche, cela va de soi ; et, *ad libitum*, en dehors ou en dedans du pied droit. Je sais bien que dans cette dernière position (en dedans du pied droit), on ne peut pas voir facilement sous la face plantaire de l'os sans baisser la tête ; mais le doigt ou le pouce gauche, au fond de la plaie, voit clair pour les yeux et plus clair, car il ne s'agit pas de séparer le rouge d'avec le blanc, mais *le mou d'avec le dur*. Je fais volontiers une règle générale de se placer toujours sur le côté, de manière à avoir les orteils à sa gauche.

Cependant pour ne pas être exclusif, en raison de la faible excavation que laisse après lui le cinquième métatarsien et de l'absence d'os sésamoïdes volumineux, j'indiquerai plus loin comment on peut, avec moins d'économie, séparer les chairs d'arrière en avant. Cela permet d'opérer en se plaçant toujours en dehors et avec un véritable couteau étroit et long. Quelques-uns diront que c'est plus chirurgical !

L'opération est facile du *côté gauche* ; elle ressemble tout à fait à l'ablation du premier métatarsien droit. Même manière de dénuder les os, d'entrer dans l'articulation au fond de l'espace interosseux et de luxer. — On coupe à la fin, le tendon du court péronier renversé sur le couteau.

Du *côté droit*, après avoir divisé les téguments, si, placé en dehors (ou en dedans du pied pour opérer par-dessus), on incise toujours de l'orteil vers le talon, l'opération, désarticulation y comprise, s'exécute de la même manière, un peu moins commodément.

Je décrirai tout à l'heure, pour ce pied droit, le manuel préféré des opérateurs qui veulent se tenir au bout et en dehors du membre.

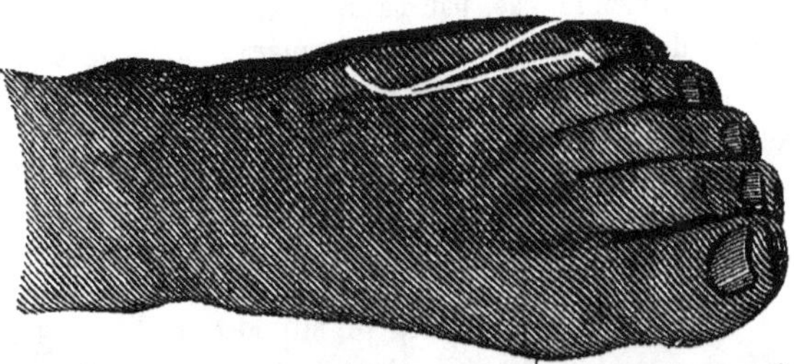

Fig. 375. — Ablation du cinquième métatarsien gauche, raquette à queue dorsale recourbée. Pied placé tel qu'il doit être, non pour les incisions cutanées, mais pour dénuder ensuite le métatarsien en incisant toujours des orteils vers le talon, et pour désarticuler.

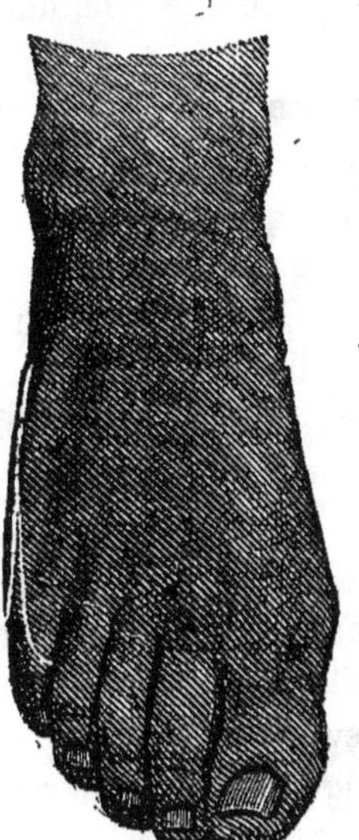

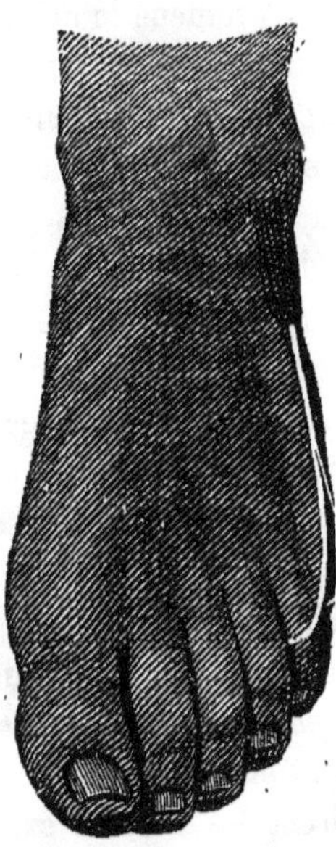

Fig. 376 et 377. — Ablation du cinquième métatarsien, raquette à queue droite longeant le bord externe de l'os. Le tégument dorsal de la première phalange est conservé.

L'incision en raquette à queue dorsale recourbée parallèlement à l'interligne, peut être employée : elle est plus commode, mais donne un moins beau résultat que la raquette simple dont la queue suit le bord externe du pied, jusque sur le cuboïde. Je recommande cette dernière incision.

Il en résulte une plaie à deux valves : l'une dorsale, mince et rétractile ; l'autre plantaire, épaisse et immobile. Pour qu'elles s'adaptent bien en avant, il faut donner plus d'étoffe à la première qu'à la seconde, c'est-à-dire épargner sur le dos de l'orteil et sacrifier sous la plante.

Pourquoi cette précaution de tant garder de téguments? C'est afin qu'une large cicatrice ne vienne pas, par sa rétractilité, contribuer à entraîner l'avant-pied en dehors. L'ablation des derniers métatarsiens pourrait produire, d'après Legouest, la même torsion avec renversement sur le bord interne qui résulte quelquefois de l'ablation des premiers.

Raquette à queue droite externe.

Comme je vous en ai averti, je suppose qu'il s'agit du *pied droit*, que vous voulez opérer à grands traits tirés d'arrière en avant, ne pas mettre les doigts dans la plaie.

Le pied est renversé autant que possible sur son bord interne. Vous avez promené le doigt le long du bord externe du cinquième métatarsien et senti la tubérosité.

1° *Incision des téguments*, d'un seul trait. — Tenez le petit orteil de la main gauche. A 1 centimètre derrière la tubérosité, commencez une incision longitudinale qui va suivre non le bord charnu du pied, mais le bord sensible de l'os (**a**), se relever très légèrement sur le côté de l'articulation métatarso-phalangienne, et s'avancer jusqu'au niveau du bord libre de la commissure du quatrième orteil, avant de traverser la face dorsale, puis la face interne du cinquième, pour tomber dans le pli digito-plantaire. Sans vous reprendre, mais en faisant un pas à gauche, continuez l'incision en suivant d'abord ce pli; n'épargnez pas trop la plante et rejoignez, à angle très aigu, le premier trait du bistouri, à peu près vers le milieu du cinquième métatarsien.

2° *Séparation des chairs.* — Revenu au bout du pied, donnez hardiment et d'arrière en avant quelques longs coups de tranchant qui divisent les tendons extenseurs et, avec la collaboration de la main gauche, détachent les téguments et en partie les chairs, d'abord des deux faces dorsale et interne, et même ensuite du bord externe et de la face plantaire du métatarsien. L'articulation métatarso-phalangienne, en particulier, étant bien dépouillée, libérée, couchez la lame de champ dans l'espace interosseux, le tranchant vers la plante, et, pour achever l'isolement de l'os, faites-la passer à plat sous l'orteil et ressortir en dehors (coup de la cuiller ou de Liston, fig. 212, p. 313, et 208, p. 310) (**b**),

3° *Désarticulation.* — Votre aide, placé en dedans du pied et armé d'un *crochet* mousse, découvre le dessus de l'articulation. Faites un pas à votre gauche pour vous rapprocher du genou du malade et lui tourner le dos (**c**). Arrondissez le bras gauche et, pendant que sa main appuyée sur l'avant-pied refoule, écarte du bout des doigts, le cinquième orteil (**d**), engagez 1 centimètre de pointe dans la partie reculée du dernier espace interosseux, le tranchant dirigé vers vous, c'est-à-dire vers le talon. Obéissez à l'*inclinaison* favorable et aux sinuosités des surfaces osseuses (**e**). Le couteau, ayant désuni les deux bases métatarsiennes, heurte le cuboïde; il se dégage presque complètement, afin de pouvoir pivoter en dehors et couper le ligament dorsal cuboïdo-métatarsien, en suivant la direction très oblique bien connue. La main gauche, éloignant toujours l'orteil, l'abaissant et le tordant en dehors, ouvre largement l'articulation, afin que la pointe y redouble sa manœuvre première et, dans ce dernier passage, coupe toutes les fibres plantaires, intermétatarsiennes et cubo-métatarsiennes. Aussitôt l'orteil se laisse renverser vers le talon, le métatarsien ne tenant plus que par le tendon court péronier qu'est venu attendre le milieu du tranchant pour le couper d'arrière en avant.

Notes. — (**a**) Quand on suit le bord externe de la plante et non le bord sensible de l'os qui est parallèle, mais situé plus haut, on tombe sur le muscle abducteur du petit orteil qui embarrasse l'opérateur et se montre à découvert. Cela est fort laid.

(**b**) Quelques opérateurs négligent ce temps de l'opération; ils passent tout de suite à la désarticulation, soulèvent la base du métatarsien avec le davier, engagent dessous le plein du tranchant et d'arrière en avant, rasant la face inférieure de l'os, la débarrassent de ses dernières adhérences (*extirpation rétrograde*). C'est se priver bien à tort du concours si efficace de la main gauche, après que le métatarsien a été détaché de ses liens, notamment du ligament transverse antérieur du métatarse. Ce mode opératoire exige, défaut de plus, l'emploi de l'incision en raquette à queue recourbée.

(**c**) Au lieu de vous porter vers la jambe, vous pouvez rester au bout du pied, plonger la pointe dans l'articulation intermétatarsienne, la pousser d'avant en arrière, de préférence avec le bout du pouce gauche, jusqu'au cuboïde, etc. C'est incommode et cela peut devenir dangereux pour la plante du pied. — Chaque fois que l'on coupe avec la pointe, l'attitude doit être telle que la pression qui en fait mordre le tranchant tende également à dégager l'instrument plutôt qu'à l'enfoncer davantage.

(**d**) La main gauche rejette en dehors le cinquième orteil, afin d'écarter autant que possible le cinquième métatarsien du quatrième. C'est la manœuvre déjà appliquée à la désarticulation du petit doigt de la main droite (Revoyez fig. 206, p. 308).

(**e**) La main qui tient le manche du couteau doit, comme dans toutes les désarticulations délicates, se laisser diriger par la pointe obligée de serpenter, pour ainsi dire, entre les obstacles. Il faut marcher lentement, tâtonner, sonder le terrain, doubler les écueils. La main qui dirige l'instrument sent bien si la passe est libre, ou au contraire si une saillie osseuse qu'il faille tourner arrête le tranchant. Elle rejette la pointe d'un côté en inclinant le manche de l'autre; par de légères intentions rotatrices, elle fait que le tranchant tâte constamment la voie où entrer.

C. — Ablation simultanée des deux derniers métatarsiens, etc.

L'incision en raquette à queue droite externe, prolongée à un doigt derrière la tubérosité, est encore ici ce qui donne le meilleur résultat.

On s'exercera d'abord à opérer sur le *pied gauche* et l'on imitera de tous points la dénudation et la désarticulation du premier métatarsien droit (p. 475). C'est dire qu'on opérera à main posée avec le petit couteau tenu ferme comme une plume, marchant toujours des orteils vers le talon.

Sur le *pied droit*, l'on pourra imiter la désarticulation du cinquième métatarsien qui vient d'être décrite. J'aime mieux qu'aussitôt la raquette tracée, l'on se mette en dehors pour désosser, grâce à la main gauche pendante et collaboratrice, par des traits dirigés d'avant en arrière.

L'énucléation de ces deux métatarsiens au fond d'une plaie rectiligne, pourrait *a priori* paraître difficile. Il n'en est rien, en raison de la mobilité des téguments dorsaux, de l'obliquité favorable des interlignes et du peu d'inconvénients qu'il y a à prolonger l'incision assez loin en arrière, pourvu qu'elle n'intéresse que la peau et la graisse.

Pour ce qui est du tracé de l'incision au voisinage des orteils, la figure 378 montre que, pour avoir une adaptation exacte, il faut encore garder plus de peau en dessus des orteils qu'en dessous où l'on coupe simplement dans le pli digito-plantaire.

Mais j'ai si peu de parti pris absolu contre les incisions commodes que fait le chirurgien, pour lui plutôt que pour son malade, que je donne (fig. 379) le tracé de l'incision en raquette à queue recourbée applicable, avec une légère modification, à la désarticulation des derniers métatarsiens.

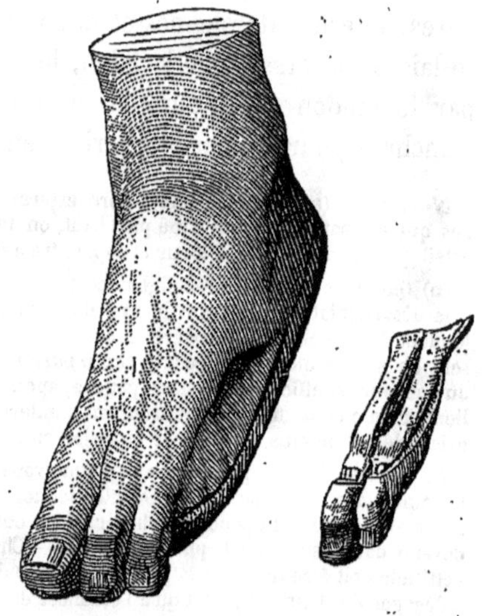

Fig. 378. — Ablation simultanée des deux derniers métatarsiens, raquette à queue rectiligne externe. Quoique la peau dorsale ait été gardée jusqu'au milieu des orteils, elle est loin d'être exubérante.

Des notions anatomiques détaillées ayant été données sur les surfaces et les ligaments articulaires, je me dispense de décrire la désarticulation simultanée des trois ou quatre derniers métatarsiens, non plus que celle des deux premiers. Je vais expliquer seulement les figures 379 et 380.

Sur la figure 379, pour le *cinquième métatarsien*, l'extrémité courbée de la raquette est sur la base même de l'os, aussi longue que cette base est large, oblique comme l'interligne et à quelques millimètres au-devant. La branche externe gagne le pli digito-plantaire ; l'interne vient dans l'axe de l'orteil, jusque près de la trochlée phalangienne avant de se recourber.

Dans l'extirpation d'un *métatarsien du milieu* (même fig. 379), la queue de la raquette peut se fendre en V, pour découvrir les articulations latérales et former un petit lambeau-capuchon au rebord du cunéiforme.

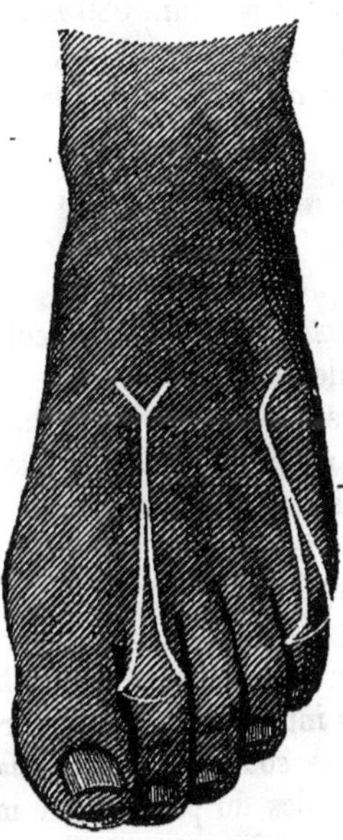

Fig. 379. — Tracés applicables aux désarticulations du cinquième et du deuxième métatarsien.

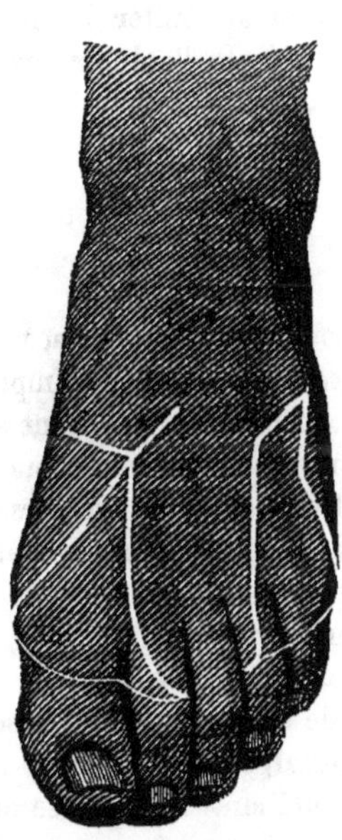

Fig. 380. — Tracés commodes pour désarticuler les deux derniers et les deux premiers métatarsiens

L'incision représentée (fig. 380) pour la désarticulation simultanée des *deux derniers métatarsiens* va, parallèle à l'interligne et à quelques millimètres au-devant, depuis la tubérosité du cinquième métatarsien jusqu'à la base du quatrième, descend sur le dos de celui-ci, dans l'axe de l'orteil correspondant, jusque près de la trochlée phalangienne, se recourbe en dedans pour gagner et suivre en dehors le pli digito-plantaire, remonte obliquement sur le dos du cinquième métatarsien, et de là, se coudant à angle obtus, rétrograde au point de départ, sur la tubérosité. Si ce n'était toujours un défaut de sacrifier des téguments, je recommanderais cette incision pour enlever les deux ou trois derniers métatarsiens, car elle est commode et donne, sur le cadavre, de *très beaux* résultats.

Quand on voudra enlever ensemble les *deux premiers métatarsiens* sans laisser en place la base enclavée du deuxième, on pourra user des incisions indiquées par la figure 380 et qui ont pour aboutissant commun l'extrémité postérieure du premier espace intermétatarsien. De ce point, l'incision, ovalaire, se dirige dans la partie interne du pli digito-plantaire et remonte en dehors du deuxième orteil, gardant beaucoup de peau externe et dorsale. Du même point de départ (extrémité postérieure du premier espace), deux autres incisions de deux bons centimètres gagnent : l'une en dedans, le tubercule du premier métatarsien, l'autre en dehors et en arrière, l'angle externe de la base du second.

On pourrait imiter les incisions indiquées par la figure 380 si l'on se croyait obligé d'enlever avec les métatarsiens correspondants, soit le cuboïde, soit un ou plusieurs cunéiformes, soit même le scaphoïde.

D. — Ablation d'un orteil du milieu et de la totalité de son métatarsien.

Dépouiller toutes lés faces d'un métatarsien du milieu, désarticuler et extraire sa base par une simple incision dorsale n'est pas chose commode. C'est cependant ce qu'il faut apprendre à faire.

Rien n'est plus simple que de découvrir l'os à l'aide d'une incision en raquette à longue queue dorsale; puis, d'en isoler les flancs à longs traits et ensuite la face plantaire dans sa moitié antérieure par la manœuvre que j'ai appelée et que j'appelle de Liston, avec Chassaignac et Guérin, ne sachant comment la désigner autrement.

On arrive encore assez facilement à détruire de chaque côté de la base, enclavée ou non dans le tarse, les ligaments interosseux et à ouvrir, du côté dorsal, l'interligne tarso-métatarsien. On se souvient qu'un métacarpien traité ainsi se renverse docilement sur le dos du poignet. Un métatarsien a des adhérences et des ligaments plantaires autrement solides, qu'il faut nécessairement couper. Comment le peut-on faire?

En abaissant fortement l'extrémité antérieure de l'os vers la plante, on entr'ouvre légèrement le côté dorsal de son articulation tarsienne au fond de laquelle la pointe, avec un peu de peine, atteint le ligament plantaire.

Certes, l'articulation s'ouvrirait mieux si le métatarsien pouvait baisser la tête davantage. Nous allons voir comment on le raccourcit d'abord, pour n'avoir plus au fond de la mortaise qu'un petit prisme basilaire de 2 centimètres qu'il est possible alors de renverser base en l'air comme une futaille, de redresser sur son bout antérieur.

Raquette simple.

Faites, sur le dos du métatarsien et autour de la racine de l'orteil, une incision en raquette à longue queue commençant à un large doigt derrière l'articulation dont le siège vous est connu, à peu de chose près, si vous avez tracé l'interligne de Lisfranc à l'aide des repères saillants des bords du pied. — Coupez les tendons qui se présentent et dénudez les faces latérales du métatarsien. — Si l'os est brisé, relevez le fragment antérieur, du bout du doigt ou avec un davier, et détachez-le, d'arrière en avant, de ses adhérences plantaires ; finalement, enlevez-le avec l'orteil. S'il est solide, couchez la lame du couteau sur son flanc droit, rasez la face plantaire et ressortez du côté gauche. Par ce *dégagé* d'escrime ou « coup de Liston », la moitié antérieure de l'os se trouve libérée et les tendons fléchisseurs divisés.

Puisque votre os est solide, ne le coupez pas encore, vous seriez obligé, comme lorsqu'il est rompu, de saisir avec un davier le fragment supérieur et vous seriez moins à l'aise pour détruire de chaque côté les ligaments intermétatarsiens. Cherchez son articulation tarsienne et ouvrez-la, afin de ne pas vous exposer tout à l'heure à la dépasser et à pénétrer jusque dans les intervalles des os du tarse (a). — Pour trancher les ligaments latéraux interbasilaires, vous êtes placé maintenant, suivant la règle générale, ayant à votre gauche le bout du pied et tenant les côtés de l'orteil malade entre le pouce et l'index. Celui-ci d'abord fait coin et tâche d'élargir l'espace interosseux correspondant dans l'extrémité postérieure duquel vous engagez 18 mm. de pointe, pour couper d'avant en arrière, en cherchant votre voie, les ligaments intermétatarsiens, jusqu'au niveau de l'articulation tarsienne. L'index coin apprécie les résultats du travail du couteau : s'il peut s'enfoncer en long entre les têtes, jusque dans le milieu de l'espace interosseux, c'est assez. Avec le concours du pouce, agissant à son tour de son côté, vous faites ensuite dans l'autre espace interosseux ce que vous venez de faire dans le premier. Cela rappelle l'extraction du 3e métacarpien (fig. 213, p. 315).

Le métatarsien est alors mobile latéralement et ne tient plus que par la face plantaire de sa base ; coupez-le avec la cisaille le plus haut possible. — Reste à extraire le fragment supérieur, besogne déjà bien préparée par la section des ligaments intermétatarsiens. Une forte pince à griffe ou un fin davier saisit le court fragment basilaire de bout en bout et cherche à le renverser sous son bout antérieur. Cela ouvre l'articulation tarso-métatarsienne : la pointe coupe au fond, en toute sécurité, ligament, expansions tendineuses et autres adhérences plantaires, à mesure que la pince opère la bascule, le redressement et finalement l'extraction.

Note. — (a) Si vous n'avez pas réussi après deux ou trois coups donnés en travers, et même auparavant, vous avez à votre disposition deux stratagèmes. — 1° Notablement au delà, en arrière de l'interligne cherché, sur l'os tarsien, portez l'extrême pointe en tenant le manche très relevé et amenez vers vous un trait modérément appuyé. Ce trait longitudinal croisera forcément l'interligne que la pointe sentira en y tombant, moyennant que votre gauche l'entre-bâille en appuyant du pouce sur la tête du métatarsien.— 2° Lorsque la région où se trouve sûrement l'interligne est bien découverte, visible, couchez-y à plat l'extrémité du couteau et frottez comme pour le repasser en faisant avancer son tranchant : ainsi vous décollerez périoste et ligaments et rendrez visibles les os colorés et les deux lignes cartilagineuses *blanches* qui sont les lèvres de l'interligne articulaire.

ARTICLE V

DÉSARTICULATION TARSO-MÉTATARSIENNE

(Hey, Lisfranc [1]).

Je veux dire un mot de l'*histoire* de cette amputation. Lisfranc, d'une part, ses ennemis, de l'autre, se sont chargés de nous édifier sur ce sujet. Plusieurs désarticulations du métatarse avaient été faites à la fin du XVIII° siècle en France et à l'étranger. Hey (de Leeds), quoi qu'en ait dit Boyer (XI, p. 222), était même arrivé, à sa troisième opération, en 1799, à se poser des règles excellentes pour la taille des lambeaux et à confectionner un moignon parfait, représenté dans son ouvrage et que j'aurais pu reproduire comme modèle. Le chirurgien anglais ne trouva d'abord que de rares imitateurs, car n'ayant pas de données précises pour désarticuler facilement, il ne put les communiquer à ses élèves.

C'est avec la plus grande injustice que certains auteurs anglais, assez rares du reste, omettent de citer le nom de Lisfranc quand ils traitent de la désarticulation de l'avant-pied.

Ce sont les recherches anatomiques de notre compatriote qui ont rendu praticable « *Hey's operation* ». C'est son enseignement qui l'a vulgarisée et répandue dans toute l'Europe. Tous les auteurs allemands que j'ai lus en conviennent. Et certainement, je fais preuve de courtoisie et de justice en associant le nom de Hey à celui de Lisfranc.

Indications. — Le mal perforant, l'ostéite, l'enchondrome, le cancer des téguments, la gangrène spontanée, la congélation, le traumatisme, telles sont les causes ordinaires de l'amputation qui nous occupe. L'état des téguments, on le devine d'après cette énumération, varie énormément.

Si l'on ne devait faire la désarticulation tarso-métatarsienne que dans les cas où la plante est intacte dans toute sa longueur, on ne la ferait pas

1. Hey. *Practical observations in Surgery illustrated by cases*, 2° édit. London, 1818. — Lisfranc, Mémoire lu à l'Institut, 1815, etc. ; *Méd. op.*, II, p 269.

souvent, et ce serait dommage, car cette opération, faite dans d'autres conditions, donne encore un moignon excellent. C'est donc un abus que d'apprendre à des élèves, ainsi que plusieurs maîtres le font encore, à opérer sur le cadavre comme jamais ils ne pourront le faire sur le vivant.

Moignon, choix des procédés. — Certes, un lambeau plantaire de très grande longueur, relevé devant les cunéiformes et cicatrisé sur le dos du pied, peut donner un excellent résultat. Mais le moignon garde quelquefois, je l'ai vu, un volume excessif et semble fait pour chausser un de ces souliers à larges bouts et à crevés qu'on portait du temps du roi Louis XII.

La cicatrice établie sur le dos du pied est bien placée, pourvu qu'elle soit à une certaine distance du rebord anguleux des os du tarse. Elle est

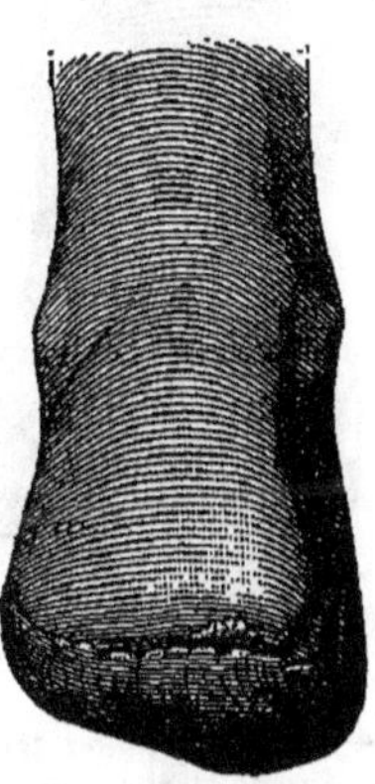

FIG. 381. — Moignon imparfait. La surface cicatricielle antérieure est le résultat de la gangrène ; l'interne (noire), d'une incision de commodité.

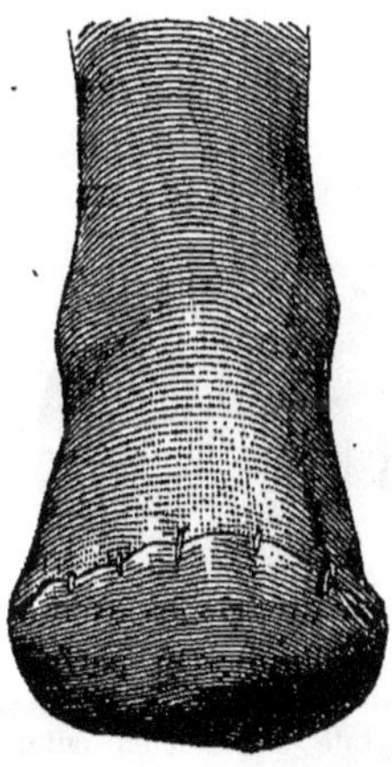

FIG. 382. — Moignon d'une désarticulation tarso-métatarsienne suturé. Adaptation régulière du lambeau plantaire au petit capuchon dorsal.

bien placée sur l'extrémité, sur le front du moignon, à une faible distance du même rebord osseux dorsal, afin d'être à l'abri de la pression du sol, lorsque le pied s'étend et travaille du bout, à la fin du pas.

Pour espérer une cicatrice franchement dorsale, il faut avoir à sa disposition toute la plante du pied, chose rare. Pour obtenir une cicatrice terminale suffisamment éloignée de la plante, il faut garder un capuchon de téguments dorsaux de 20 mm. Cela suffit à compenser une perte de substance presque double qu'a pu subir l'extrémité de la semelle plantaire.

La crainte de ne pouvoir ouvrir l'articulation a porté quelques chirurgiens à scier purement et simplement, au hasard, à travers les jointures et les os. Sur un pied non ankylosé, il n'est pas permis d'agir ainsi et de s'exposer à laisser dans la plaie de courts fragments osseux peut-être insuffisamment vascularisés et menacés de la nécrose.

Est-il donc si difficile de désarticuler ?

Celui qui possède un souvenir précis des données anatomiques dont l'exposé a été fait (p. 460 et suiv., fig. 358 et suiv.), et qui, d'après ces données, a déjà pu s'exercer à désarticuler chaque métatarsien en particulier, celui-là seul peut essayer la désarticulation simultanée de tous les métatarsiens; mais il n'a pas à douter du succès. Ne prenez pas le couteau sans avoir relu et retenu les pages ci-dessus indiquées.

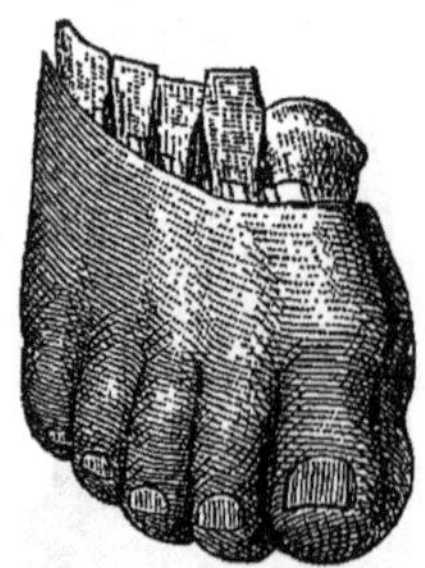

Fig. 383. — Métatarse désarticulé. L'incision dorsale a été bien faite, à un travers de pouce en avant de la partie interne de l'interligne.

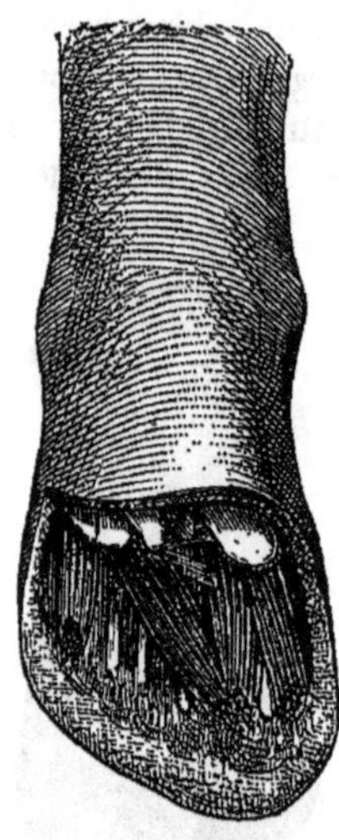

Fig. 384. — Désarticulation tarso-métatarsienne. Forme et dimensions du lambeau plantaire. La peau dorsale encapuchonne les cunéiformes.

Grand lambeau plantaire, petit dorsal

Vous placez votre malade de manière que la jambe presque entière dépasse le bout du lit. Un aide soutient d'une main la région sus-malléolaire; de l'autre, d'abord nue, puis armée d'un crochet mousse, il rétractera les téguments.

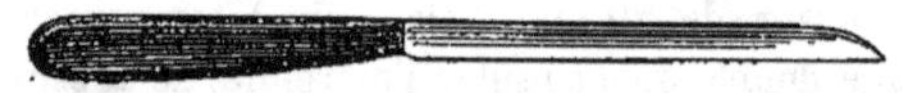

Fig. 385. — Couteau de Lisfranc. Lame de 0 m. 15.

Vous employez le couteau à pointe rabattue de Lisfranc (fig. 385), et vous avez à votre portée une scie qui vous servira dans les cas exceptionnels d'ankylose (fig. 399, p. 501) ou de saillie trop considérable de l'angle antéro-supérieur du premier cunéiforme.

Pour déterminer la situation de l'interligne, vous avez pu mesurer les bords du pied, reporter du côté mutilé les mesures prises sur le côté sain, etc. En général, sur le vivant comme sur le cadavre, vous pourrez vous contenter de l'exploration digitale.

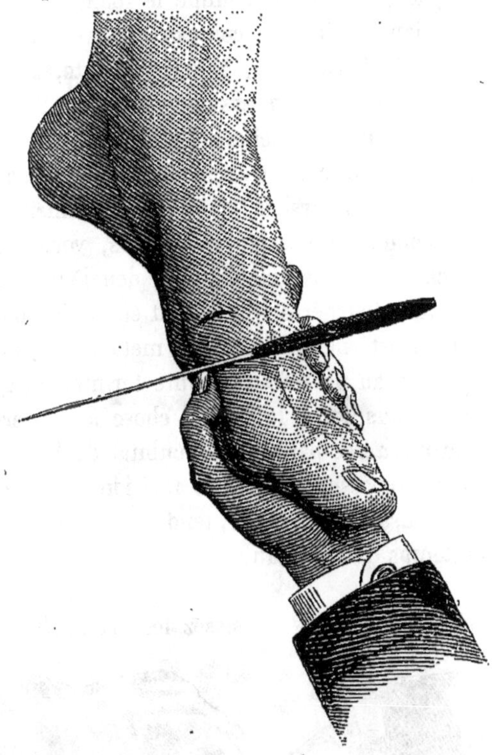

Fig. 386. — Désarticulation de Lisfranc : attaque du bord gauche pour l'incision dorsale. — Le pouce gauche refoule les chairs de la plante sous le métatarsien. Le trait noir marque l'interligne. Là-bas l'index est sur la tubérosité du 5ᵉ métatarsien. Le couteau mord à 0ᵐ,02 devant l'interligne sans atteindre les chairs plantaires que le pouce peut et doit *refouler et mettre à l'abri* sous l'os.

De la main gauche en supination, embrassez la plante du pied, le pouce et l'index appliqués *sous* le milieu des métatarsiens extrêmes. Poussez en arrière jusqu'aux premiers tubercules. Voyez si, en les unissant, vous obtenez une ligne *très oblique*, et si les extrémités de cette ligne correspondent au milieu de chacun des bords du pied comme il convient. Si cela est, retirez un peu, vers les orteils, vos doigts explorateurs, l'interne une fois plus (0 m. 02) que l'externe (0 m. 01) ; avec ces doigts, refoulez la peau des bords plantaires sous les métatarsiens, afin de la mettre à l'abri du couteau qui va, d'un bord à l'autre, couper les téguments dorsaux du pied (fig. 386).

1° *Incision dorsale.* — Attaquez le bord gauche du métatarse à plein tranchant, la pointe basse comme le montre la figure 386, sans entamer la plante; tirez le couteau et traversez le dos du pied pour finir sur le bord droit, la pointe haute, ayant gardé : en dedans et sur les deux premiers métatarsiens, 2 centimètres de peau dorsale au moins, en dehors 1 centimètre au plus. C'est donc, pour le pied gauche, à un travers de pouce en avant du tubercule du premier métatarsien que vous commencerez votre incision; vous la conduirez ensuite en travers, vous rapprochant même quelque peu des orteils jusque sur le deuxième métatarsien. Alors seulement, vous tournerez légèrement en arrière pour gagner obliquement le bord externe du cinquième métatarsien, sur la tubérosité, à 1 centimètre au plus de sa pointe terminale (**a**, p. 501). Sur le pied droit, vous ferez la même chose à l'envers. — Au niveau de la peau *rétractée* par le bord cubital de la main ou par les pouces de l'aide, repassez dans votre incision et divisez tout ce qui couvre les os : vaisseaux, muscles, tendons. Sur le vivant, on les coupe en même temps que la peau.

2° *Contour du lambeau.* — Saisissez les orteils (fig. 387), ou

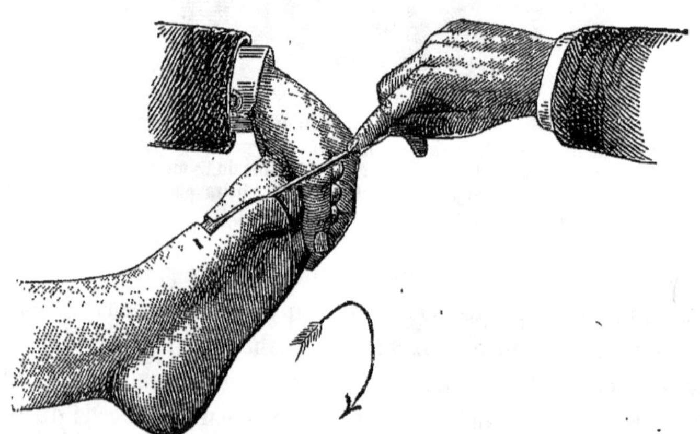

Fig. 387. — Désarticulation de Lisfranc. Incision du contour du lambeau plantaire. La flèche indique le mouvement de la main droite et du couteau exécuté pendant que la main gauche ramènera le pied en sens contraire

ce qui en reste, entre le pouce *gauche* placé dessous et les doigts placés dessus; relevez le bout du pied pour voir la plante, poussez-le à droite en élevant le coude pour apercevoir, sur le bórd gauche du métatarse, le commencement de votre incision dorsale (fig. 387). — Dans ce commencement, mettez la pointe; d'arrière en avant, *sur* le métatarsien (**b**), tirez jusqu'à la tête de l'os une incision longitudinale qui se recourbe alors, divise le tégument plantaire suivant la courbe oblique et au droit des articulations métatarso-phalangiennes, qui finalement rétrograde, *sur* le métatarsien du bord droit du pied, jusque dans la terminaison de l'incision dorsale que votre main gauche, manœuvrant le pied par les orteils, vous a amenée sous les yeux.

Le contour du lambeau plantaire étant parfaitement et complètement incisé, notamment sur les côtés, confiez les orteils à l'aide qui va les tenir simplement allongés et non renversés (fig. 388).

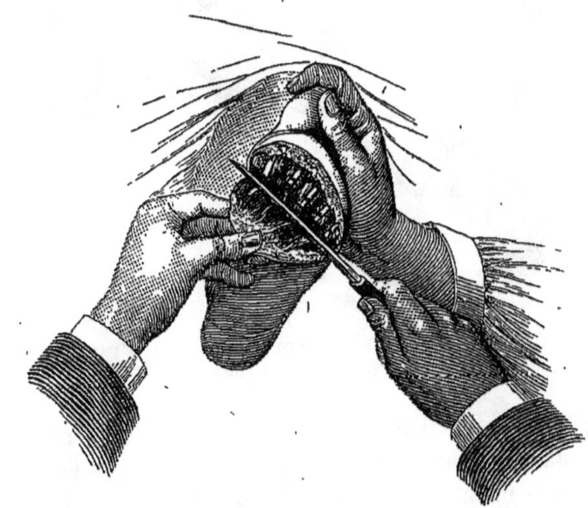

Fig. 388. — Désarticulation tarso-métatarsienne. Après dissection du bord du lambeau, entaille au delà des têtes métatarsiennes pour garder toute l'épaisseur des chairs.

Du bout des doigts gauches, accrochez le bord terminal du lambeau : séparez-le avec le couteau des parties fibreuses sous-articulaires. Assurez-vous, par le toucher, que les bords du lambeau sont bien libres jusqu'à l'articulation, et que votre dissection a dépassé : en dedans les os sésamoïdes, en dehors la tête du cinquième métatarsien. Vous ne ferez jamais moins; je vous conseille de faire plus. Appliquez donc le plein du tranchant en arrière de ces saillies et, le dirigeant d'abord vers la face inférieure du métatarse, puis vers le talon, entaillez lestement les parties charnues et tendineuses jusqu'aux os (fig. 388); sans aller tout à fait jusqu'à l'articulation, ayez soin, en poussant le couteau sous le métatarsien du bord gauche, en le tirant ensuite sous le métatarsien du bord droit, de bien libérer les *côtés* du lambeau (**c**).

3° *Mobilisation des téguments dorsaux.* — Le métatarse et les orteils abandonnés par l'aide retombent alors : vous devez, sur le

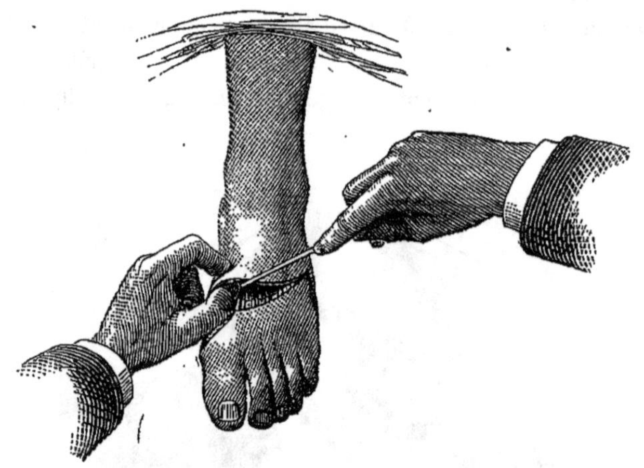

Fig. 389. — Désarticulation de Lisfranc. L'opérateur mobilise la peau dorsale, surtout en dedans, mais aussi en dehors, pour rendre l'interligne facilement accessible.

dos du pied et sur les bords, assurer par quelques coups de pointe le retrait des téguments. N'hésitez pas à mettre à nu la *tubérosité* du cinquième métatarsien et surtout le *tubercule* du premier, en saisissant du bout des doigts le tégument pour le refouler en arrière (fig. 389) pendant que la pointe en détruit les adhérences ainsi que celles des *bords du lambeau.* — Quand les deux repères sont bien découverts et que les doigts, dans la plaie, les ont *facilement sentis,* car ils sont *à nu,* l'articulation est accessible. L'aide n'a qu'à attirer vers la jambe les téguments dorsaux avec le bord cubital de la main ou mieux avec les pouces; dans les cas exceptionnels (œdème, infiltration, induration), il aura besoin d'un crochet mousse pour les rétracter (d). Mettez-vous à l'aise; ne songez jamais à la désarticulation avant d'avoir bien découvert, reconnu, exposé, l'interligne.

4° *Désarticuler*, c'est : α. ouvrir l'articulation du premier métatarsien; β. celle des trois derniers; γ. celle du second, et δ. faire le coup de maître. — β peut précéder α (pied droit).

α. Pour ouvrir l'*articulation du premier métatarsien*, vous en saisissez le tubercule entre la pulpe et l'ongle du pouce gauche

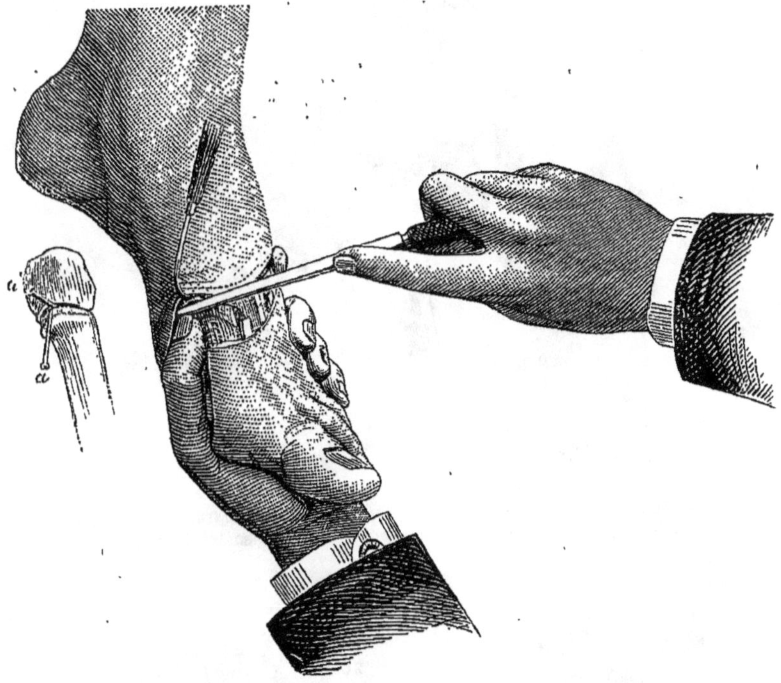

Fig. 390. — Désarticulation de Lisfranc. Ouverture de la partie interne de l'interligne avec la pointe (pied gauche). — Le crochet rétracteur est généralement inutile. L'épingle *a*, image du tranchant, dirigée obliquement, a heurté le cunéiforme et s'étant redressée, *a'*, a pénétré dans l'interligne.

(fig. 390 et 391); vous appliquez sur l'ongle le plat de la pointe (pied gauche, fig. 390) ou du talon du couteau (pied droit, fig. 391) que vous faites mordre en dehors et en arrière; vous heurtez infailliblement la berge postérieure du fossé, le premier cunéiforme. Tournez aussitôt votre tranchant directement en dehors, sur l'expansion tendineuse du jambier; il ouvrira l'articulation; abaissez-en alors l'extrémité qui est en l'air, vers le milieu du 5e métatarsien :

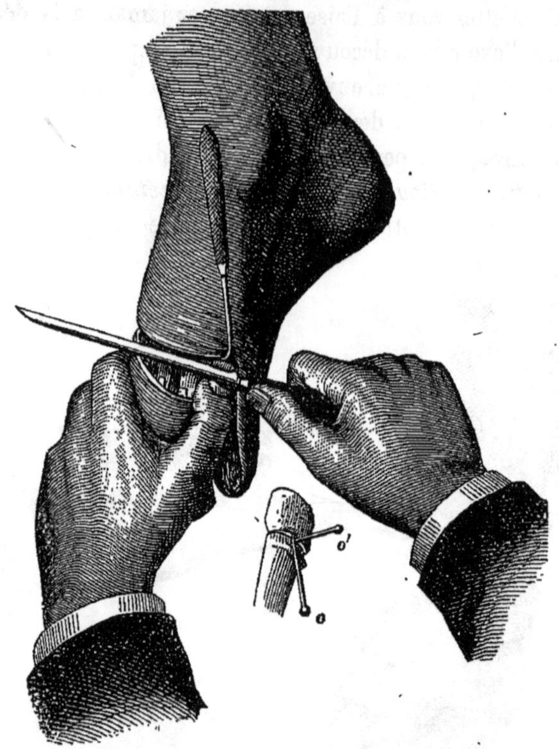

Fig. 391. — Comme dans la figure précédente, l'épingle *o*, image du tranchant, dirigée obliquement, a heurté le cunéiforme et, s'étant redressée, *o'*, a pénétré dans l'interligne

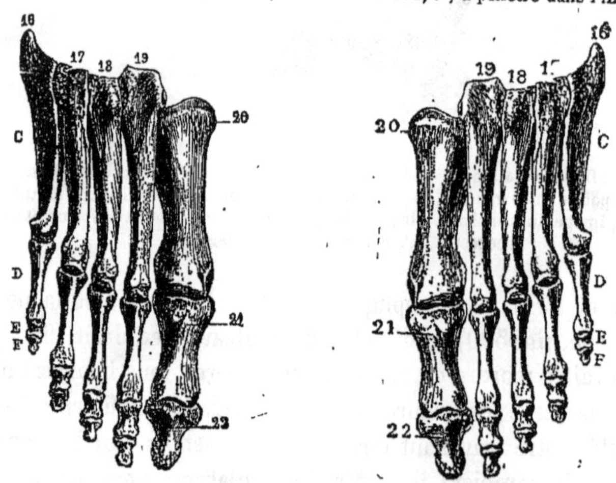

Fig. 392 et 393. — Squelette du métatarsien pour rappeler la direction et les sinuosités de l'interligne. — 19, le 2e métatarsien qu s'enclave dans le tarse.

la partie active de la lame s'engagera dans la partie dorsale de la jointure en divisant sa capsule.

La pointe agit à gauche (fig. 390); le talon, à droite (fig. 391).

β. Pour ouvrir les *trois dernières articulations*, le plus sûr est de commencer toujours par la cinquième dans laquelle on pénètre, après avoir doublé la tubérosité, avec la pointe qui seule opère de ce côté (e). Tenez donc le couteau le manche en l'air, perpendiculairement au plan du dos du pied *fortement abaissé* (f); appli-

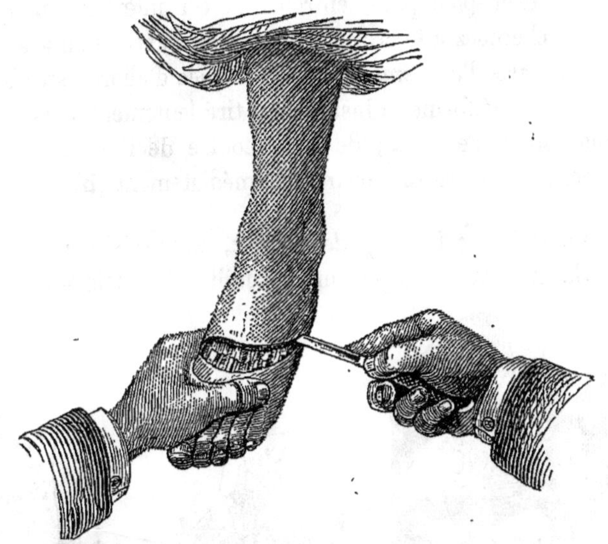

Fig. 394. — Désarticulation de Lisfranc, côté gauche. Le pied pend, *fortement abaissé*, la pointe du couteau a doublé la tubérosité du cinquième métatarsien et revient en avant, puis en dedans, enfin presque en travers. C'est facile sur le pied droit, difficile sur le pied gauche représenté ici, s'il n'est pas fortement abaissé.

quez d'abord le plat de la pointe au côté de la tubérosité et faites marcher le tranchant en arrière en secouant la main légèrement. Bientôt l'appui osseux se dérobe sous le couteau que vous sentez avoir dépassé la tubérosité : tournez le tranchant en dedans et, au lieu de sauter par-dessus, divisez le tendon court péronier, en secouant toujours la main, jusqu'à ce que le cuboïde arrête l'instrument. Ramenez alors le tranchant en avant et, tout en le dirigeant intentionnellement vers le milieu du premier métatarsien, laissez la pointe s'engager d'elle-même dans l'articulation et couper les ligaments dorsaux en suivant l'interligne que votre gauche s'efforce d'entrebâiller par l'abaissement des derniers métatarsiens. Souvenez-vous de la saillie légère du troisième cunéiforme et ne vous arrêtez qu'au heurt du deuxième métatarsien enclavé (**g**).

γ. Vous trouverez le deuxième interligne tarso-métatarsien, en donnant un, deux ou trois coups de pointe en travers et presque à plat, à 8, 10, 12 mm (la largeur de l'ongle du petit doigt), en arrière de celui du premier. Voici un expédient (rev. note **a**, p. 489) : abaissant l'avant-pied pour entrebâiller cet interligne malgré les ligaments, cherchez à le croiser en incisant d'arrière en avant, couteau dressé, avec l'*extrême pointe* appliquée d'abord assez loin sur le deuxième cunéiforme ; l'instrument tiré lentement vous avertira, par une espèce de chute, de la rencontre de l'interligne qu'une petite incision transversale ouvrira immédiatement (**h**).

δ. Pour exécuter le *coup de maître*, vous saisissez de la main gauche le métatarse largement dépouillé, les doigts dessous, le

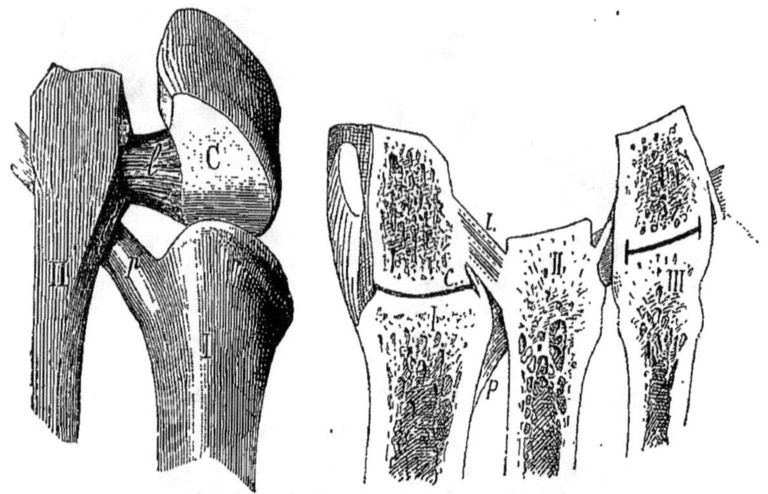

Fig. 395 et 396. — Le premier cunéiforme C du pied droit, écarté et reculé. — *p*, tendon long péronier ; *l*, ligament à couper par le *coup de maître*.
I, II et III, premier, deuxième et troisième métatarsiens gauches coupés horizontalement.

pouce dessus, attirant la peau du premier espace interosseux où (fig. 397) il cherche à s'enfoncer pour écarter l'un de l'autre les deux premiers métatarsiens (**i**). Vous tenez le couteau comme un trocart, le manche *très incliné* sur le gros orteil ; vous engagez la pointe de champ, le tranchant en l'air, dans le milieu de l'espace interosseux, et la dirigez à travers le pied vers le talon, le plat de la lame bien appliqué à la face externe du premier métatarsien (fig. 397).

Vous poussez doucement et, pour insinuer la pointe en dehors de la tubérosité, vous portez en dedans le manche de l'instrument. Bientôt la lame cesse de pénétrer ; vous devez la sentir enclavée.

Prenez alors le manche du couteau à pleine main, comme un poi-

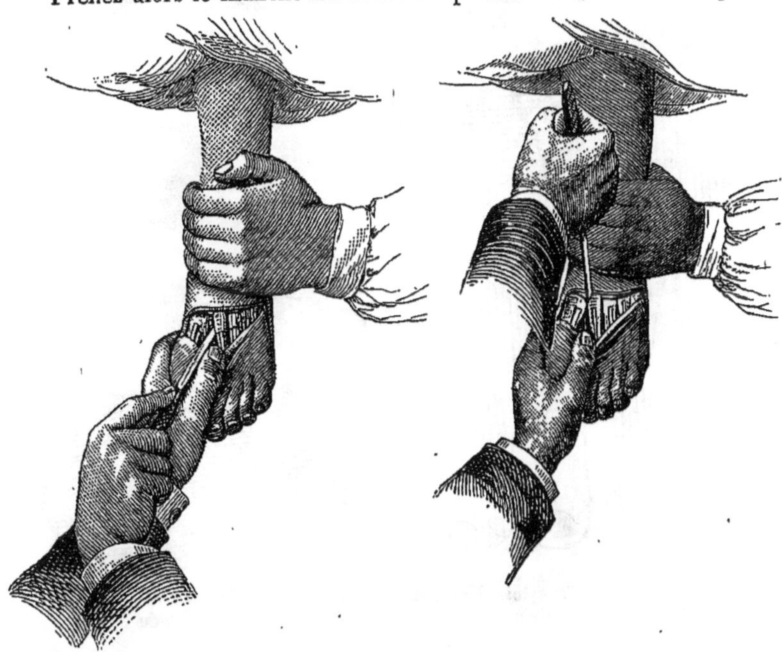

Fig. 397. — Désarticulation de Lisfranc. Engagement du couteau pour le coup de maître. Pouce gauche coin. Couteau couché, manche incliné en dedans.

Fig. 398. — Redressement du couteau vers la malléole externe, coup de maître. Le bord cubital de la droite talonne le dos de la lame pour faire mordre la pointe

gnard, et le relevant, dirigez le tranchant vers la malléole péronière, pour engager la lame entre le grand cunéiforme et le deuxième métatarsien (fig. 398). Ne laissez pas reculer la pointe qui travaille dans la profondeur, excitez-la à mordre le ligament interosseux, par des pressions répétées, des chocs du *bord cubital* du talon hypothénar de votre main droite sur le dos de la lame. Quand le couteau sera devenu perpendiculaire au dos du pied, que son tranchant aura atteint le front du deuxième cunéiforme, sans que la pointe ait reculé, abaissez l'avant-pied d'un petit coup sec de la main gauche, le coup de maître sera terminé (**j**).

Dans l'articulation béante, coupez, s'ils ont résisté, les deux autres ligaments interosseux tarso-métatarsiens. Abaissez l'avant-pied davantage, luxez vers vous les bases métatarsiennes et désinsérez, décollez les ligaments plantaires et le tendon long péronier, en rasant la face plantaire des métatarsiens de gauche à droite avec la pointe basse du couteau tenu vertical, c'est-à-dire parallèle aux

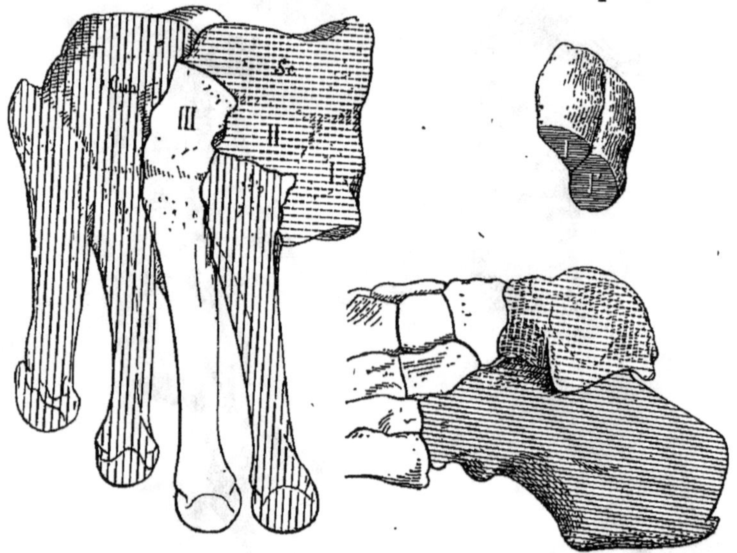

FIG. 399. — Variété d'ankylose tarso-métatarsienne. — A droite en haut : premier cunéiforme en deux pièces I et I'; en bas, fusion du calcanéum et du cuboïde.

métatarsiens. Alors, si vous n'avez pas disséqué votre lambeau jusqu'à la racine, engagez la lame par le milieu sous les bases des os du métatarse ; relevez les orteils pour voir sous l'avant-pied, faites avancer le couteau et terminez au mieux, en sortant, la taille des chairs de votre lambeau (**k**).

Toilette du moignon, sutures tendineuses si vous voulez, etc.

Notes. — (**a**) Arrivée là, l'incision se recourbe avantageusement en arrière, suivant le bord du pied, jusqu'à l'extrémité la plus reculée du métatarsien. Cela est sans inconvénient et facilite beaucoup la désarticulation, car les téguments dorsaux ont en ce point fort peu de mobilité.

(**b**) Je dis *sur* le métatarsien parce que, du côté interne surtout, on se laisse facilement aller à inciser dessous, ce qui diminue la largeur de la peau du lambeau et laisse à découvert le muscle sésamoïdien interne du gros orteil.

Les deux têtes de l'incision qui limite le lambeau peuvent dépasser en arrière les extrémités de l'incision dossière. Cela crée un petit lambeau dorsal carré, et c'est fort avantageux pour la commodité de la désarticulation.

(c) Dans un concours ou dans un examen, à Paris, il n'y a plus guère lieu de s'informer de l'opinion des juges sur l'étendue à donner à la dissection du lambeau. Sur le vivant, je conseille, après l'avoir fait et vu faire, de le disséquer le plus loin possible, et en cela je suis d'accord avec Hey, Liston, M. Duval, etc., etc. Ce sont des autorités, je pense! Devant un jury, l'on peut s'arrêter immédiatement derrière les os sésamoïdes et les têtes métatarsiennes, mais il faut aller jusqu'au delà de ces saillies, sous peine de terminer difficilement et de festonner un mauvais lambeau. Il est très important également, pour faciliter le retrait du capuchon dorsal, retrait qui doit découvrir l'interligne, de couper toutes les adhérences celluleuses qui unissent aux métatarsiens les *bords de la base* du lambeau.

(d) Comme on opère la désarticulation pendant que le pied est étendu sur la jambe, la peau du cou-de-pied, quand elle n'est pas malade, se retire beaucoup.

(e) Sur le pied droit, c'est facile; sur le gauche, c'est plus difficile : en abaissant le pied et faisant fléchir le genou de manière que la jambe pende verticale, on y arrive néanmoins assez bien. Un concurrent avisé qui a le choix, prend toujours le pied droit. Sur le pied gauche, quelques opérateurs ne sachant pas contourner la tubérosité de leur droite vers leur gauche, s'en remettent, pour trouver les trois jointures externes, au hasard ordinairement heureux de quelques glissades obliques dorsales bien dirigées.

(f) Pour tenir le pied suffisamment abaissé et le présenter commodément à l'opérateur, l'aide passe un avant-bras sous le jarret pour le soulever et tenir la jambe *pendante*; de l'autre main appliquée au pied également pendant et étendu, il rétracte la peau.

(g) En se servant de l'extrême pointe, il est rarement difficile de passer de l'articulation du troisième métatarsien dans celle du second, située à quelques millimètres en arrière. Il faut s'y exercer sur le pied facile, le droit.

(h) Quelque procédé qu'on adopte, je recommande d'ouvrir le côté dorsal de cette articulation avant d'exécuter le coup de maître. Ce n'est vraiment pas difficile et c'est avantageux, car l'interligne béant indique ensuite à l'opérateur qui coupe le ligament interosseux, clef de l'articulation, à quel niveau il doit arrêter son couteau pour ne pas entrer dans la jointure des deux premiers cunéiformes, à la fin du coup de maître.

(i) J'ai lu dans Robert qu'une manœuvre analogue a déjà été conseillée par Pirogoff, cela vaut bien mieux que de serrer les métatarsiens l'un contre l'autre, comme le font quelques inconscients.

(j) Quand on fait le coup de maître sans avoir ouvert au préalable l'articulation du deuxième cunéiforme avec le métatarsien correspondant, il faut relever le couteau avec précaution vers la malléole externe, pour ne pas enfiler la jointure des deux premiers cunéiformes. Lorsque, agissant ainsi, l'on est arrivé à heurter le deuxième cunéiforme, il faut abaisser fortement l'avant-pied et tourner le tranchant en dehors pour tâcher d'ouvrir ladite articulation cunéo-métatarsienne. Si la main gauche est de force à arracher le ligament dorsal, ou bien si l'emboîtement est assez peu prononcé pour laisser tourner le couteau, cela va bien, autrement non.

N'admirez jamais un opérateur avant d'avoir examiné l'état du sujet. La désarticulation de Lisfranc est facile sur un pied jeune, féminin, modérément développé et en bon état. J'ai visé, dans ma description, un grand pied de marcheur adulte ou vieux ou déformé, solide et serré.

(k) Quelques chirurgiens, habitués dans leur jeunesse à ouvrir l'articulation le plus tôt possible, aiment encore que l'on s'escrime à le faire avant de dessiner le lambeau plantaire. Dans le dessein unique de permettre aux candidats d'être agréables à quelques-uns de leurs juges, j'ai fait et fait faire de nombreux essais.

La *désarticulation anticipée* est possible : 1° quand on ne garde pas une quantité de peau dorsale suffisante, ou 2° quand on taille, dissèque et relève un véritable lambeau dorsal. Le premier cas est un grave délit; le second, aux yeux d'un jury, pourrait être une légère contravention.

La désarticulation anticipée est d'une difficulté inouïe lorsque l'on divise les téguments dorsaux en *bon lieu*, par une simple incision transversale oblique. Le retrait du capuchon dorsal ou plutôt de ses côtés qui masquent les extrémités de l'interligne est singulièrement facilité par le dessin et la mobilisation préalable du contour du lambeau plantaire. Cela « réduit de beaucoup les difficultés de la désarticulation ». (Malgaigne, Le Fort, etc.)

En général, je suis opposé aux désarticulations anticipées : c'est donner l'assaut avant d'avoir fait sauter les défenses extérieures ; c'est chercher au jugé un interligne qui tout à l'heure, dépouillé, exposé, sera beaucoup plus accessible à l'œil et au doigt, par conséquent au couteau.

Autres procédés.

Je doute que tout le monde opère comme je viens de l'indiquer. Il existe peut-être encore quelque part des fanfarons d'amphithéâtre qui coupent sur le dos du pied très près, trop près de l'articulation, désarticulent, font de chaque côté une incision d'engagement, abaissent complètement l'avant-pied, engagent le milieu de la lame d'arrière en avant sous les métatarsiens qu'ils rasent, pour tailler un lambeau en sortant le plus près possible des orteils. Mais, chemin faisant, ils rencontrent et heurtent les os sésamoïdes et finissent péniblement un lambeau aminci, irrégulier et déchiqueté. Quelquefois, pour avoir un lambeau plus régulier, ils divisent la peau, de dehors en dedans, comme je l'ai indiqué ; ils la dissèquent même sur une étendue de quelques millimètres, pour faciliter la sortie du couteau ; mais pour rien au monde ils ne voudraient entailler ni disséquer les parties charnues de la plante avant d'avoir désarticulé.

Avec ce procédé, le rebord osseux dorsal, notamment au niveau du premier cunéiforme, reste découvert. Il est vrai que si le lambeau est assez long et se fixe par première intention sur le dos du pied, le résultat quoique laid peut être bon : dans les conditions opposées, un tissu cicatriciel large et fragile recouvre l'énorme saillie du premier cunéiforme.

C'est pour envelopper cette saillie du premier cunéiforme que je conseille de garder 2 ou 3 centimètres de peau dorsale, à l'imitation des nombreux et sages chirurgiens qui ont recommandé de tailler un petit lambeau dorsal toutes les fois que cela est possible. Ce lambeau dorsal, on le fait arrondi ou carré. Arrondi, il sacrifie sur les côtés un angle de peau pourtant bien utile, surtout en dedans ; arrondi ou carré, sa vitalité est affaiblie par la prolongation en arrière des incisions latérales, prolongation tout à fait de commodité et sans utilité réelle. Le moignon représenté page 490, figure 381, est la preuve de ce que je viens d'avancer.

Marcellin Duval (*Atlas d'anat. et de méd. op.*, 1858, et th. de Guyot, Paris, 1874) formait un très grand lambeau avec les parties molles de la plante et le disséquait jusqu'au delà de l'articulation, qui se trouve ainsi rendue parfaitement accessible *en dessous*. Il décollait ensuite un lambeau dorsal de plusieurs centimètres de long, en gardant à la face profonde des téguments les faisceaux musculaires, les nerfs et les vaisseaux. Les deux lambeaux étant relevés, l'articulation devient accessible en dessus, en dessous et par les côtés[1].

M. Duval attaquait en dessous le tendon long péronier et la clef de l'articulation qu'il divisait d'un coup de pointe, à ciel ouvert; le coup de maître est ainsi supprimé ou, si l'on veut, mis à la portée du premier venu... anatomiste. Pour trouver l'articulation du premier métatarsien, le même chirurgien conseille de saisir cet os d'une main, de le faire jouer sur le premier cunéiforme pendant que l'autre main explore la région articulaire.

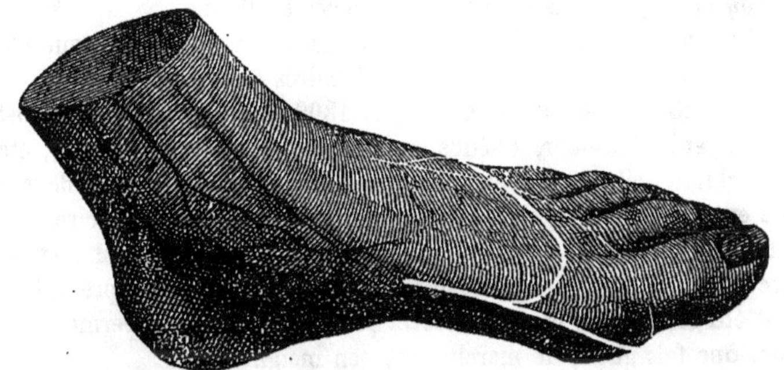

Fig. 400. — Désarticulation tarso-métatarsienne. Deux lambeaux de Marcellin Duval, excellent procédé.

Évidemment, ce procédé savamment combiné ne peut donner qu'un bon résultat et il a pour lui la sanction de l'expérience. Les défauts que je lui reconnais sont minimes; les chirurgiens qui trouveront la désarticulation ainsi faite plus facile pourront sans crainte y recourir sur le vivant, car deux lambeaux valent mieux qu'un.

Ce ne sont pas seulement ces procédés rationnels qui ont été indiqués pour désarticuler le métatarse. Baudens, Soupart, d'autres encore, ont cru possible de réaliser un moignon utile avec des lambeaux empruntés au dos ou aux bords du pied. En 1865, à Leeds, un homonyme de Hey dit avoir obtenu un bon résultat, sous tous les rapports, avec deux lambeaux latéraux (Hancock, *loc. cit.*). Chez un adulte, je n'oserais pas chercher ailleurs qu'à la plante du pied le principal lambeau.

Je ne crois pas recommandable de scier pour la laisser en place la partie enclavée du deuxième métatarsien; mais je ne vois aucun inconvénient à retrancher l'angle antéro-supérieur du grand cunéiforme, toutes les fois qu'il n'est pas bien recouvert. Un trait de scie oblique respecte à la fois les deux tendons, jambier antérieur et long péronier, qui adhèrent encore, le premier surtout, à la base de l'os après une opération bien faite.

1. En opérant ainsi, l'on est toujours tenté de traverser l'articulation d'un côté à l'autre avec le milieu d'une lame assez étroite pour séparer le métatarse à la manière d'une scie à découper qui suit un dessin tracé sur la planche. Beaucoup l'ont essayé, depuis Hey jusqu'à moi-même : cela ne réussit que sur des pieds d'enfant.

ARTICLE VI

DÉSARTICULATION MÉDIO-TARSIENNE OU DE CHOPART[1]

Lisfranc a montré qu'il était juste de conserver à cette opération le nom de Chopart (de son vrai nom Turlure), qui, le premier, l'a pratiquée d'une façon régulière en 1787 ou 1791. Lafiteau la décrivit dans le *Journal de Fourcroy* (1792), sur les pressantes instances de Boyer.

L'opération de Chopart n'est devenue vulgaire en Angleterre, que plusieurs années après le voyage de Roux à Londres (1814).

Elle fut pratiquée en Allemagne, depuis 1809, par Walther, Gräfe, Rust, Zang, Langenbeck senior, Chélius et la plupart des modernes, etc., etc.

Aujourd'hui, elle a été exécutée un grand nombre de fois dans le monde entier, et malgré cela cette opération reste encore aléatoire.

Je ferais une pitoyable besogne si je décrivais purement et simplement le procédé opératoire, sans prévenir le lecteur des nombreuses précautions qui ont été conseillées par d'autres et par moi-même pour permettre au malade, une fois guéri, de marcher sur son moignon.

L'amputation de Chopart consiste à ne conserver du squelette du pied que les deux plus gros os, l'astragale et le calcanéum, et à garder, pour recouvrir leurs extrémités antérieures, toute l'épaisseur, toute la largeur et la plus grande partie de la longueur de la plante du pied. On obtient ainsi un moignon primitivement magnifique, reposant sur le sol par la face plantaire du talon et présentant sa cicatrice très haut placée en avant.

Renversement du moignon. — Quelquefois, je ne suis pas sûr que ce soit dans la moitié ni même dans le tiers des cas, le moignon reste en bonne attitude ; le malade marche très bien sur le bord externe de la face inférieure du calcanéum, devenue horizontale. Quelquefois aussi, et cela jusqu'à présent a été trop fréquent, le moignon se renverse dans l'extension forcée; le talon semble entraîné derrière la jambe par le tendon d'Achille. Ce n'est plus la face inférieure du calcanéum qui touche le sol, mais la grande apophyse de cet os et, en de certains cas, la tête de l'astragale. Dans ces conditions, même lorsque la cicatrice est exempte de toute pression, de tout tiraillement, au bout de plusieurs mois ou de plusieurs années, la marche devient difficile et douloureuse ; les téguments peuvent même s'ulcérer, et les os percer la peau. Il n'y a de ressource certaine que dans une nouvelle amputation.

1. Voy. Lisfranc, *Méd. op.*, t. II, p. 307. — Hancock, *On the operative Surgery of the foot ankle-joint*, p. 350. — Wenzel von Linhart, *loc. cit.*, p. 363. — Günther, *loc. cit.*, in-4. — Sédillot, *Contribution à la chir.*, II, 16. — Jousset, *Bull. de thérap.*, 1876. — Verneuil, etc., *Bull. de la Soc. de chir.*, passim et notamment 1856-1860. — Duchamp, thèse de Lyon, 1879. — Larger, *Soc. de chir.*, 1880. — Lapointe, *deRev.* 01. *chir.*, 19

Ces cas malheureux sont loin d'être rares; c'est pourquoi j'ai écrit: si, par l'amélioration du procédé, du pansement, de l'appareil prothétique ou par tout autre moyen, on n'arrive pas bientôt à empêcher le renversement du talon, l'opération de Chopart devra être abandonnée.

Elle donnait avant l'antisepsie, d'après la statistique importante de M. Schede (*Sammlung klin. Vortræge* et *Revue des sc. méd.*, 1874), plus de morts (13 0/0) que la désarticulation tibio-tarsienne de Syme (11 0/0)

Son infériorité, surtout si l'on défalque les *nombreux cas d'amputation antéscaphoïdienne ou tarsienne antérieure* confondus avec les véritables

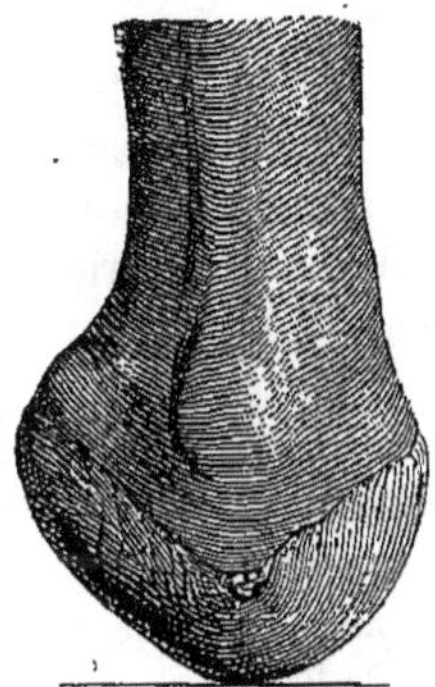

Fig. 401. — Moignon d'une amputation médio-tarsienne. — Côté droit, face externe. — Renversement.

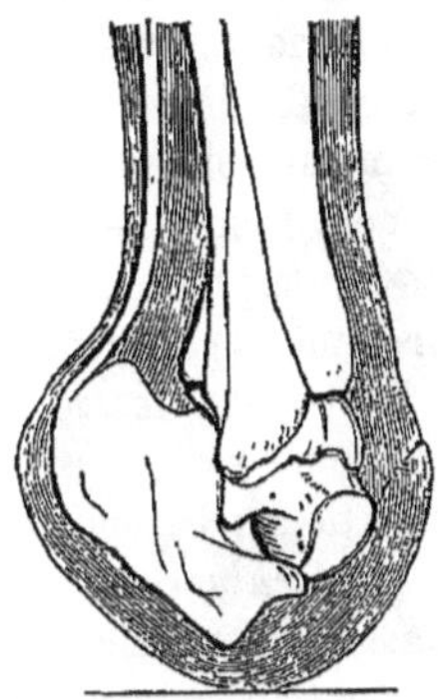

Fig. 402. — Squelette du même moignon. — C'est le bec du calcanéum qui appuie sur le sol.

amputations de Chopart, est bien plus grande sous le rapport du fonctionnement du membre.

On dit qu'avec certaines précautions on peut éviter le renversement du moignon.

Boyer, Blandin le proclamaient déjà; A. Guérin le répète volontiers. Blandin, cependant, au dire de Guérin qui fut son interne, avait des résultats déplorables; et pourtant il déclare l'amputation de Chopart préférable à celle de Lisfranc! Que l'on croie si l'on veut, avec Max Schede, que, sur 168 cas *ressemblant plus ou moins* à l'opération de Chopart, on n'a vu en Allemagne que 3 renversements. Mais que l'on n'oublie pas qu'en France, au commencement du XIXe siècle, 15 invalides amputés ainsi ont dû être réamputés! Si les chirurgiens des armées de Napoléon manquaient d'agents antiseptiques pour assurer la réunion rapide, les Allemands cités par Max Schede n'en avaient pas non plus.

Je vais chercher, à l'aide de ce que j'ai lu et de ce que j'ai vu, à mettre toutes les chances du côté de l'opérateur. L'étude des causes présumées du renversement du moignon est seule capable de nous guider dans la recherche des améliorations à apporter à l'opération de Chopart: faisons d'abord cette étude.

Sur un pied bien conformé et entier, le calcanéum, fortement relevé en avant, ne touche le sol que par ses tubérosités postérieures. Après la désarticulation de Chopart, l'extrémité antérieure du calcanéum, n'ayant plus de soutien en avant, s'abaisse au contact du sol, *s'accommode*.

Si le *pied* était *plat*, l'abaissement est minime: l'appui du tibia sur l'astragale est à peine modifié ; les téguments sous-calcanéens antérieurs, habitués à la pression de longue date, souffrent peu de la faible augmentation de cette pression.

Si le *pied* était *creux*, bien arqué d'avant en arrière, l'abaissement de l'apophyse antérieure du calcanéum est considérable. Ces mêmes téguments sous-calcanéo-cuboïdiens, qui avaient jusqu'ici échappé à toute pression, supportent maintenant une grande partie du poids du corps. Les surfaces qui soutiennent l'astragale s'inclinent en avant, et cet os, chassé dans le même sens par la pression qu'exerce le tibia sur la partie postérieure de la poulie, glisserait rapidement s'il n'était retenu par des ligaments très puissants. L'astragale, chassé par le poids du corps, ne tend pas seulement à glisser en avant, mais aussi à pencher en dedans, car la tête de l'os repose en partie sur l'apophyse interne ou petite du calcanéum, véritable tablette *sustentaculum* qui elle-même ne repose sur rien.

Le calcanéum peut obéir ou résister à cette impulsion latérale. S'il obéit, le renversement du moignon s'exagère, et la tête de l'astragale, au lieu de rester supendue, arrive à toucher le sol; s'il résiste, le moignon, au lieu de tomber sur sa partie antéro-interne, la tient relevée et n'appuie sur le sol que par son bord externe. Cette dernière attitude est très favorable, parce que le corps de l'astragale et sa tête trouvent un point d'appui large et d'aplomb sur le corps et sur la grosse apophyse de l'os du talon.

Sédillot a pensé que le *poids du corps* venant tomber très près ou en avant de l'extrémité antérieure du calcanéum des pieds creux, suffisait d'abord pour abaisser cette extrémité, ensuite pour faire basculer le talon en arrière et en haut. La première de ces assertions est vraie. La seconde est douteuse : si elle était vraie, il faudrait réserver exclusivement aux pieds plats la désarticulation médio-tarsienne et ne jamais la pratiquer sur un pied creux.

Mais il est bien d'autres causes probables du renversement du moignon.

D'abord, un renversement modéré est l'*attitude de repos* de l'articulation tibio-tarsienne. Condamnez un pied à l'inaction, et vous le verrez toujours se fixer et s'enraidir dans un certain degré d'équinisme. Tous ceux qui, ayant eu à soigner une fracture du membre inférieur, n'ont pas tenu le pied à angle droit sur la jambe, savent combien de temps il a fallu ensuite pour rétablir la flexion normale. A. Nélaton a, depuis longtemps, fait remarquer que l'immobilité prolongée due à une tumeur blanche de l'avant-pied avait des conséquences pareilles.

Il est certain que cette tendance qu'a le pied à se mettre en extension modérée, tient en partie à la *conformation des surfaces articulaires* tibio-astragaliennes et aux ligaments qui les maintiennent en rapport. A cela nous ne pouvons rien.

Il est plus que probable, en outre, que la *prédominance des muscles postérieurs* de la jambe n'est pas sans influence,

Après l'opération de Chopart, les muscles antérieurs, ceux qui pouvaient s'opposer au renversement, sont tous sacrifiés, jambier antérieur, extenseur propre et commun, péronier antérieur. Quelquefois, mais c'était l'exception peut-être, leurs tendons contractent d'heureuses et solides adhérences avec la cicatrice profonde et retiennent le moignon dans une attitude favorable à la marche. Ce résultat doit être cherché par tous les moyens.

Des tendons postérieurs, l'un n'est pas même touché, le tendon d'Achille; la plupart des autres sont coupés assez longs pour qu'ils puissent se réunir solidement à la base du lambeau et solliciter constamment le moignon à se renverser. Quelquefois, l'inflammation envahit leurs gaines ainsi que le tissu cellulaire rétro-tibial et sus-calcanéen, et engendre là une *gangue rétractile* qui rapproche énergiquement la face supérieure du calcanéum de la face postérieure du tibia.

On a beaucoup incriminé les muscles gastro-cnémiens, et certainement avec raison; cependant on a trouvé le tendon d'Achille flasque et relâché; il ne prend donc pas toujours part à l'ascension du talon. On l'a souvent coupé, soit pour prévenir, soit pour réprimer le renversement du moignon et, la section faite, le talon s'est laissé généralement abaisser; pas toujours cependant, ce qui semble bien prouver que les muscles profonds jouent un rôle important. La section du tendon d'Achille n'est qu'une suspension *momentanée* de l'action élévatrice du triceps sural : l'amputé marche assez bien tant que ce muscle n'a pas recouvré sa puissance. La déformation du moignon n'est donc pas une simple question d'aplomb, une conséquence inévitable de la forme des os du pied. Après la tétonomie, si la raideur articulaire n'a pas fixé le moignon dans la bonne attitude, le renversement se produit de nouveau. De même, a dit Bouvier, vous pouvez momentanément redresser, en coupant le tendon d'Achille, un pied bot équin causé par la paralysie des muscles antérieurs, mais si vous ne parvenez pas à redonner la contractilité aux muscles paralysés, le tendon d'Achille cicatrisé, ne trouvant pas d'antagonistes, reproduira la déformation première.

De ces longues, mais indispensables considérations, nous pouvous tirer quelques *indications opératoires*. Le renversement du moignon est incontestablement dû, à la fois, à la conformation du squelette du talon, à l'action des muscles postérieurs ou des tissus rétractiles, à l'insuffisance des muscles antérieurs. J'y vais revenir.

Quant à l'issue des os à travers la peau, qui tend à se produire après le renversement, elle ne peut qu'être favorisée par la minceur du lambeau et la forme anguleuse de la grosse apophyse du calcanéum. Il faudra donc toujours donner à la base du lambeau la plus grande épaisseur possible.

Faut-il abattre le bec calcanéen, l'angle ou rebord inférieur externe de la grosse apophyse? Je l'avais pensé après Malgaigne, mais je ne le conseille plus; la tête de l'astragale elle-même a pu percer la peau; et j'ai appris que le bec calcanéen avait été réséqué six fois en Angleterre par Moore et à son instigation, avec un nombre égal de succès et d'insuccès.

Imitant l'amputation *talo-calcanea*, c'est-à-dire astragalo-calcanéenne de Kern, Jager, Blasius, Velpeau et Mayor, Fergusson n'a pas craint, un jour qu'il avait fait des lambeaux trop courts, de scier à la fois le col de l'astragale et la grande apophyse calcanéenne. Roux l'avait déjà fait; mais comme il avait ouvert l'articulation tibio-tarsienne, son opéré mourut.

Au lieu de raccourcir le calcanéum, il vaudrait bien mieux l'allonger. On le peut quelquefois en conservant une partie du cuboïde, comme on peut quelquefois aussi allonger l'astragale en gardant le scaphoïde en partie ou en totalité. Mais cette modification, conseillée par Hayward, Hancock et tant d'autres, toute recommandable qu'elle est, n'est plus le désarticulation médio-tarsienne.

Après celle-ci, il n'y a qu'un moyen d'allonger les os en avant, c'est de provoquer dans la base du lambeau la formation d'un bourrelet fibreux et dur, fixé aux extrémités osseuses et formant comme une espèce d'avant-pied. Visant ce but, il faut, en opérant, garder un lambeau très long pour qu'il puisse se doubler lui-même, et raser avec soin la face inférieure des os cuboïde et scaphoïde, afin de ne sacrifier aucune des fibres du puissant ligament calcanéo-cuboïdo-scaphoïdien inférieur ni des expansions du jambier postérieur, etc. Quelqu'un avait proposé de faire suppurer longtemps l'intérieur du moignon, afin d'y obtenir une masse sarcomateuse qui englobe et allonge les extrémités osseuses. Je ne cite ce fait que pour convaincre mon lecteur de l'utilité, reconnue par tout le monde, d'avoir un lambeau très épais à la base.

C'est tout ce que nous pouvons faire pour combattre la mauvaise conformation du squelette du moignon. Peut-être serons-nous plus puissants pour rétablir l'action des muscles antérieurs et affaiblir celle des muscles postérieurs.

Pour conserver l'action des muscles antérieurs, on a proposé sagement et j'ordonne de garder de longs bouts de leurs tendons et de chercher à les faire adhérer au lambeau inférieur, par la *suture* (Delagarde, Ollier, etc.) et autres moyens adjuvants.

Pour détruire l'action défavorable des muscles profonds et postérieurs, on a conseillé de réséquer leurs tendons pour qu'ils ne puissent s'unir aux chairs de la plante du pied. Est-ce utile? Je ne crois pas bon d'agir ainsi à l'égard du tendon jambier postérieur qui peut et doit conserver des adhérences au ligament calcanéo-scaphoïdien, capables de contribuer avec ce ligament à soutenir la tête de l'astragale dans une mentonnière et à lutter contre le renversement du moignon sur son bord interne.

Faut-il couper le tendon d'Achille par mesure préventive, bien qu'il doive plus tard recouvrer sa puissance? Non, si l'on croit par là se mettre sûrement à l'abri du renversement ultérieur. Oui, si l'on ne peut favoriser autrement la réunion des tendons antérieurs au lambeau plantaire, ni obtenir la cicatrisation dans une attitude favorable. Oui encore, si l'on croit pouvoir ankyloser l'articulation, car la section sous-cutanée du tendon n'a aucune gravité.

Ce serait peut-être un moyen de mettre les muscles postérieurs de la jambe dans l'impossibilité de nuire, que de réséquer la nerf sciatique poplité interne. Tout en ayant réfléchi aux inconvénients de l'anesthésie de la face inférieure du moignon, je m'étonne qu'on n'ait jamais songé à mettre cette idée en pratique, dans les cas malheureux qui ont exigé une seconde amputation.

Bien des conseils judicieux ont été donnés pour diriger la cicatrisation après la désarticulation médio-tarsienne: coucher la jambe demi-fléchie, pour relâcher les jumeaux; sur sa face externe, pour faciliter l'assèchement du foyer; comprimer le membre dans du coton; tenir le moignon immobile et fortement fléchi, etc. Aussitôt l'amputation faite, je crois qu'il est bon d'appliquer, pour des semaines, une attelle-gouttière postérieure en feutre plastique, en plâtre ou en gutta-percha, le moignon étant, bien entendu, fixé dans la flexion forcée et légèrement tordu en dedans, pour le préparer à marcher sur le bord externe.

On obtiendrait ainsi une certaine raideur articulaire dans une attitude favorable, et si, à l'aide d'une guêtre *moulée* et suffisamment rigide, on continuait à maintenir le moignon pendant plusieurs mois, on arriverait peut-être à une ankylose (l'arthrodèse tibio-astragalienne la donnerait plus sûrement) suffisante pour mettre à l'abri de tout renversement ultérieur. Ce ne serait pas l'idéal, le mieux, mais ce serait le bien. En tout cas, l'immobilisation du moignon jusqu'à ce que la cicatrice soit absolument solide dans la profondeur, est une condition *sine qua non* de la bonne réinsertion des tendons antérieurs, de même que l'électrisation des muscles correspondants peut être assez tôt indiquée pour en combattre l'atrophie.

On a conseillé pour empêcher, non seulement le renversement, mais le simple abaissement de l'extrémité antérieure du calcanéum au contact du sol (c'est trop demander!), de faire soutenir cette extrémité par un coussin cunéiforme introduit dans la chaussure.

Lorsque le renversement reste modéré, la marche est généralement possible. Il peut être indiqué alors de donner comme appui à la face inférieure du calcanéum un plan incliné en avant, et d'empêcher le moignon de glisser sur cette pente à l'aide d'une courroie qui, fixée au quartier ou talon de la chaussure, viendrait se boucler devant le cou-de-pied au-dessus de la cicatrice.

Quelle que soit l'attitude du moignon, je pense qu'il faut souvent le chausser étroitement, d'un appareil *moulé* et rigide qui l'immobilise presque complètement sur la jambe, et soit pourtant assez mince pour se loger dans un soulier quelconque. C'est l'enraidissement artificiel.

Les *indications* de l'amputation médio-tarsienne sont les mêmes que celles des autres amputations partielles étudiées jusqu'ici. Comme celles-ci, elle donne de mauvais résultats au point de vue de la guérison définitive. à la suite des tumeurs blanches de longue date. Elle exige que le traumatisme ait respecté presque toute la plante du pied.

L'amputation de Chopart ressemble singulièrement à celle de Lisfranc sous le rapport de la coupe des parties molles ; mais elle en diffère naturellement tout à fait au point de vue de la désarticulation proprement dite. Celle-ci a passé longtemps pour difficile, elle l'est encore pour quelques-uns, si j'en crois Maunder (*Operative Surgery*).

L'*étude anatomo-physiologique* que nous allons faire, mettra l'opérateur le plus novice en mesure d'ouvrir sûrement et rapidement l'articulation médio-tarsienne.

Je n'insiste pas sur les surfaces osseuses : celle de l'astragale et du scaphoïde forment, dit-on, une enarthrose; celles du calcanéum et du cuboïde, un emboîtement réciproque peu prononcé. Les synoviales articulaires ne communiquent pas ensemble. Après la désarticulation, on aperçoit la surface cartilagineuse de l'astragale au-dessus et en dedans de celle du calcanéum. Toutes deux semblent avoir fait partie d'une même articulation en charnière, dont l'axe serait oblique en bas et en dehors. C'est pour cela que Sédillot a proposé son procédé à lambeau interne et plantaire dont l'adaptation est véritablement facile et rationnelle et qui, bien exécuté, peut être employé dans certains cas de traumatisme.

L'interligne articulaire médio-tarsien est transversal. Cependant les deux os du talon ne s'avancent pas chez tous les individus au même niveau et, dans l'extension-adduction, qui est l'attitude donnée au pied lors de la désarticulation, le calcanéum saille presque toujours de plusieurs millimètres au-devant de l'astragale.

Ces variations n'ont, on le verra plus loin, qu'une importance médiocre au point de vue de l'ouverture de l'articulation, si l'on opère comme je l'indiquerai. La partie astragalo-scaphoïdienne de l'interligne est concave en arrière, la partie calcanéo-cuboïdienne est concave en avant. On le voit bien quand l'articulation est entr'ouverte; et pour l'entr'ouvrir il suffit, je le répète, de savoir que l'interligne médio-tarsien est transversal.

Sur le bord externe du pied, rien n'indique le siège de l'articulation : elle est à un petit travers de doigt derrière la tubérosité du cinquième métatarsien. Du côté interne, l'énorme tubercule du scaphoïde signalé comme repère par Richerand, et que nous avons appris à trouver (voy. p. 470), sert de guide. Mais il faut savoir qu'une ligne droite passant sur le dos du pied au niveau de la double articulation médio-tarsienne tombe sur ce tubercule et non pas derrière, surtout dans les cas assez fréquents où il se prolonge en arrière plus loin que de coutume.

Quand on cherche le *tubercule scaphoïdien* d'arrière en avant, en partant de la malléole interne, il faut se défier de la saillie que fait, sur certains sujets, la tête de l'astragale doublée du tendon jambier postérieur, lorsque le pied est dans une attitude normale. Dans cette attitude, on peut mettre deux doigts entre la malléole et la saillie du scaphoïde et l'on sent plus ou moins la tête de l'astragale. Si, au contraire, le pied a été porté dans

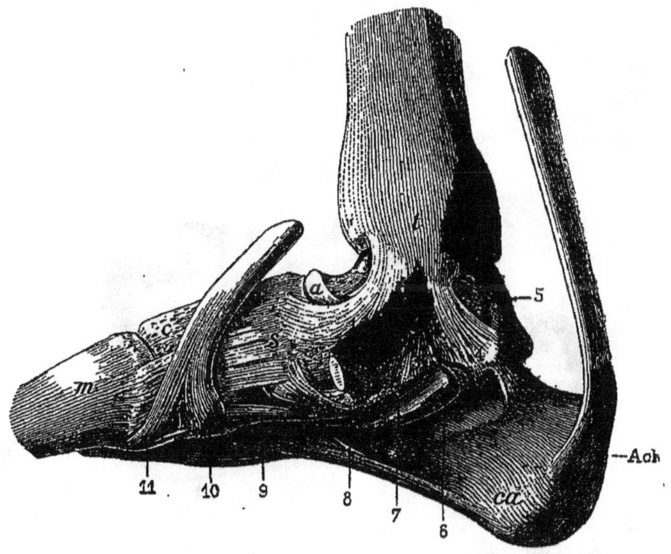

Fig. 403. — Articulations du cou-de-pied, côté droit, face interne. *a*, tête astragalienne; *s*, scaphoïde; 8, tendon jambier post.; 10 et 11 jambier ant.

l'extension et l'adduction, tordu en varus, le scaphoïde n'est plus qu'à un doigt de la malléole : il a coiffé en dedans la tête de l'astragale et la rend tout à fait insensible.

En raison de la minceur relative et surtout de l'accessibilité de son unique *ligament* dorsal, on peut presque dire que l'astragale n'a pas de ligaments qui le rattachent à l'avant-pied; il n'en est pas de même du calcanéum. De la face inférieure de cet os et du bord antérieur de la petite apophyse on voit se détacher un énorme plan fibreux qui se rend, d'une part, sous le cuboïde et plus en avant; d'autre part, au bord inférieur de la face concave du scaphoïde où il fait cavité glénoïde pour la tête de l'astragale, avec des fibres venues du tibia et le tendon jambier postérieur épaissi d'un noyau cartilagineux.

Ce n'est pas tout : il existe un ligament interosseux qui n est pas autre qu'une cloison longitudinale placée de champ entre les articulations astragalo-scaphoïdienne et calcanéo-cuboïdienne. Le bord supérieur de cette cloison est très solide, grâce à de nombreuses fibres ligamenteuses qui s'insèrent ensemble, principalement en dedans de la grosse apophyse calcanéenne, et viennent en avant se distribuer, partie au cuboïde et partie

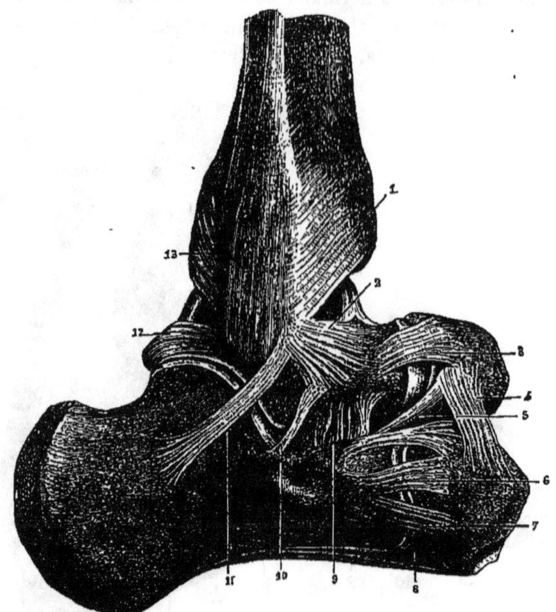

Fig. 404. — Articulation du cou-de-pied, côté droit, face externe.
5, ligament en Y, sa branche scaphoïdienne, et d'ici se voit sa branche cuboïdienne 3 et 6, ligaments dorsaux faciles à couper.

au scaphoïde, en formant ce qu'on appelle le *ligament en Y* (fig. 404, 5). Je ne saurais trop répéter que ce ligament interosseux, cette clef de l'articulation de Chopart, est une *cloison* à deux lames placée de champ, que le couteau devra diviser dans toute sa hauteur, c'est-à-dire depuis le bord supérieur très fort, nettement dédoublé et très accessible, jusqu'au bord inférieur profondément situé et adhérent au ligament plantaire.

Le tendon jambier postérieur (fig. 403, 8), attaché au tubercule du scaphoïde, au ligament calcanéo-scaphoïdien et plus en avant au premier cunéiforme, au troisième, etc., constitue un véritable ligament interne pour l'articulation qui nous occupe. Jusqu'à un certain point, les tendons péroniers jouent le rôle analogue de ligament externe.

Ces divers moyens d'union ne sont pas faciles à diviser; le ligament en Y est assez souvent ossifié et le tendon du jambier postérieur épaissi, endurci, calcifié. C'est pourquoi la scie ne doit jamais être loin de l'opérateur, d'autant plus que les os, notamment l'extrémité externe du scaphoïde et le calcanéum, peuvent être complètement soudés l'un à l'autre. Les

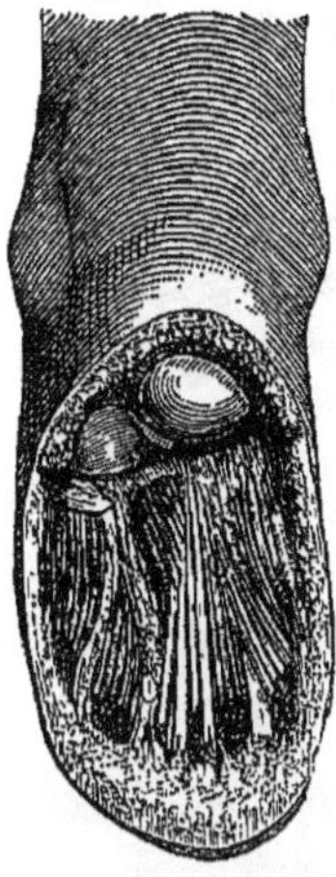

Fig. 405. — Désarticulation médio-tarsienne, procédé classique. — Forme et dimensions du lambeau plantaire.

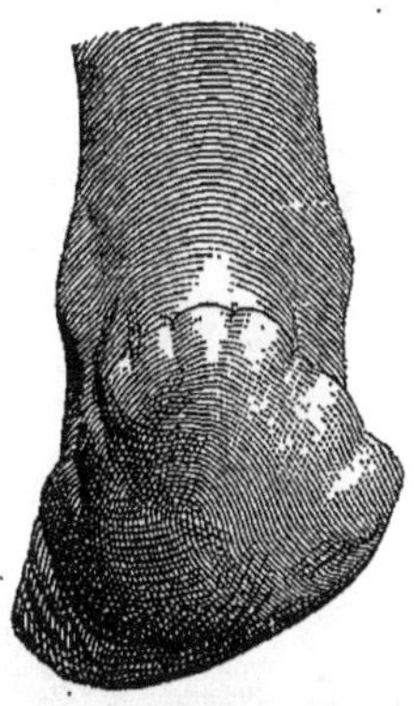

Fig. 406. — Désarticulation médio-tarsienne, côté droit, le grand lambeau plantaire relevé et suturé.

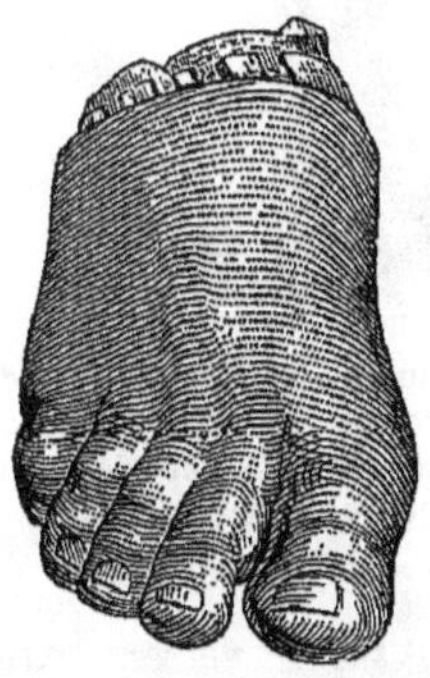

Fig. 407. — Désarticulation médio-tarsienne, procédé classique. — Direction et place de l'incision dorsale.

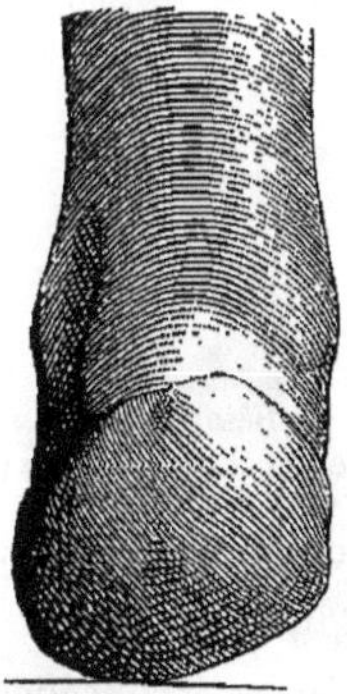

Fig. 408. — Moignon résultant d'une désarticulation médio-tarsienne, côté droit, vu de face (Trélat).

pieds d'adultes et surtout ceux de vieillards, ainsi que les pieds difformes, présentent donc des difficultés spéciales.

Il me reste à indiquer le *moyen sûr et facile d'ouvrir l'articulation*, moyen qui résulte des remarques de Dupuytren et de Marcellin Duval, et qui avait été méconnu, inutilisé.

Si vous saisissez l'avant-pied et le tordez en varus, en le portant dans l'extension et l'adduction (fig. 409), vous ferez saillir fortement la tête de l'astragale au-dessus de l'extrémité externe du scaphoïde et l'extrémité antérieure du calcanéum au-dessus du cuboïde. Sur un pied maigre et sain, l'on peut voir, toucher et sentir à travers les téguments. Dans tous les cas, une fois que les os sont dépouillés, le doigt ou le couteau marchant

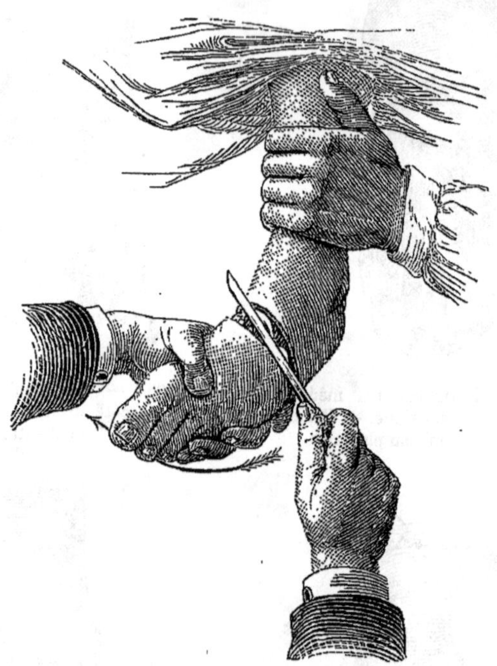

Fig. 409. — Désarticulation médio-tarsienne. — La main gauche abaisse et tord le pied comme la flèche l'indique (extension, adduction et rotation interne : le couteau, appliqué *à plat sur le versant externe* du pied, heurte les têtes blanches de l'astragale et du calcanéum rendues saillantes par l'attitude. Manœuvre précieuse et sûre.

d'avant en arrière, couché en travers et à plat sur le versant externe de la face dorsale du pied, ne manque jamais de heurter la saillie du calcanéum presque aussi bien que celle plus considérable de l'astragale.

Je vais décrire d'abord le *procédé classique*, modifié seulement dans son mode d'exécution (fig. 405 à 408). A mon avis, ce procédé, fixé et amélioré, au point de vue vitesse, par Richerand, est de beaucoup inférieur au procédé primitif (deux lambeaux), si l'on a le soin, que ne prenait pas Chopart, de garder dans le petit lambeau dorsal une certaine longueur des tendons antérieurs et de les suturer attentivement, afin de favoriser leur soudure à la cicatrice profonde du moignon.

Lambeau plantaire unique.

Vous placez votre malade de manière que sa jambe entière dépasse le bout du lit et se laisse fléchir facilement. L'aide embrasse d'une main le dessous de la région sus-malléolaire pour soutenir et manœuvrer le pied ; du bord cubital de l'autre main, il rétractera les téguments antérieurs au moment de la désarticulation.

Vous déterminez approximativement le siège de l'interligne et le marquez d'un trait de teinture transversal, passant à un petit

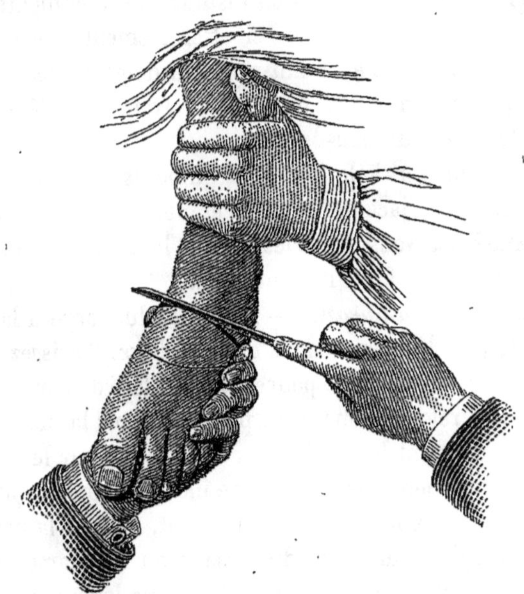

Fig. 410. — Désarticulation de Chopart, position de la main gauche pendant la section dorsale à distance devant la tête de l'astragale. Le trait noir oblique, marqué sur le dos du pied, rappelle l'incision de la désarticulation de Lisfranc.

doigt derrière la tubérosité du cinquième métatarsien et aboutissant sur le tubercule du scaphoïde, pas derrière. Placé au bout du pied, vous avez à la main le couteau de Lisfranc et à votre portée une scie dans la crainte d'ankylose ou d'ossification des ligaments.

De la main gauche en supination, embrassez la plante du pied étendu, mettant le pouce et l'index, l'un derrière la tubérosité du cinquième métatarsien, l'autre sur le tubercule scaphoïdien (fig. 410). Du bout de ces doigts que vous ramenez un peu vers les orteils, refoulez sous la plante les téguments de chacun des bords du pied, pour les mettre, comme vos doigts, à l'abri du couteau qui va traverser la face dorsale (**a**).

1° *Incision dorsale.* — Attaquez le bord gauche du tarse à plein tranchant, la pointe basse, tirez le couteau sur la face dorsale en abaissant le manche, et finissez sur le bord droit, la pointe haute. Que votre incision aboutisse : en dedans, *sur* le tubercule scaphoïdien, plutôt devant, jamais derrière, dessus, pas dessous ; en dehors, à un petit travers de doigt derrière la tubérosité du cinquième métatarsien, sur la ligne de démarcation distincte des téguments dorsaux et des téguments plantaires, ceux-ci attentivement ménagés. Qu'elle présente une convexité en avant ayant un doigt de flèche, afin que son point proéminent soit à un doigt en avant de la tête de l'astragale, sur le milieu du cou-de-pied.

Vous devez inciser à la fois les téguments dorsaux et toutes les parties molles sous-jacentes, tendons et muscles, en tirant le couteau. En le repoussant, vous pourriez ouvrir la jointure ; mais ce sera plus facile et mieux fait ultérieurement.

2° *Contour du lambeau.* — Faites-le plus large à la base qu'à l'extrémité, plus long en dedans qu'en dehors. Saisissez les orteils ou ce qui en reste, entre le pouce *gauche* placé dessous et les doigts placés dessus ; relevez le bout du pied pour voir la plante, poussez-le à droite en élevant le coude pour apercevoir, sur le bord gauche du tarse, le commencement de votre incision dorsale (attitude fig. 387, p. 493). — Dans ce commencement, mettez la pointe : d'arrière en avant tirez sur les os du tarse et du métatarse une incision d'abord longitudinale pour ne pas découvrir les muscles trop tôt. Qu'elle s'incline ensuite obliquement et s'arrondisse pour diviser le tégument plantaire au niveau ou en avant des articulations métatarso-phalangiennes ; finalement, qu'elle rétrograde sur le métatarsien du bord droit du pied jusque dans la terminaison de l'incision dorsale que votre main gauche, manœuvrant le pied par les orteils, vous a amenée sous les yeux (**b**). — Confiez les orteils à l'aide qui va les tenir simplement allongés. Du bout des doigts gauches, accrochez le bord terminal du lambeau et, avec le tranchant, séparez-le des parties fibreuses sous-articulaires. Après vous être assuré, par le toucher, que votre dissection a dépassé, en dedans les os sésamoïdes, en dehors la tête du cinquième métatarsien, appliquez le plein du tranchant en arrière de ces saillies et, le dirigeant d'abord vers la face inférieure du métatarse, puis vers le talon, entaillez jusqu'aux os les parties charnues et tendineuses de la plante du pied (fig. 388, p. 494). Ne poussez pas plus loin ; mais avant d'en venir à la désarticulation, précieux avis, mobilisez bien les bords cutanés du lambeau, jusque derrière le scaphoïde, jusque derrière la tubérosité du cinquième métatarsien.

3° *Désarticulation.* — L'avant-pied, abandonné par l'aide, retombe sous l'action de la pesanteur, et vous pouvez, sur la face dorsale, assurer par quelques coups de pointe le retrait des téguments, retrait qui va découvrir suffisamment la jointure et que l'aide sollicite en agissant avec le bord cubital de la main (fig. 409). — Votre gauche en supination a réempoigné la plante du pied comme primitivement ; elle le porte dans l'extension et l'adduction, le tordant en varus. Votre droite place le couteau en travers et à plat sur le versant oblique externe du pied, rasant la face dorsale des os antérieurs du tarse ; elle pousse vers la jambe le tranchant qui, heurtant bientôt la tête de l'astragale et celle du calcanéum entr'ouvre successivement ou simultanément les deux articulations (fig. 409). Quelques coups de pointe donnés suivant la courbe particulière de chaque interligne divisent complètement et facilement les minces ligaments supérieurs et font voir le ligament en Y, c'est-à-dire le double bord supérieur et accessible de la cloison interosseuse. — Attaquez-la en travers et à pic, avec la pointe ; abaissez en même temps l'avant-pied : l'articulation s'ouvrira à mesure que le couteau divisera sous vos yeux les fibres de plus en plus profondes de ce ligament interosseux.

Forcez alors l'abaissement de l'avant-pied et, tenant le *couteau vertical*, pointe basse, coupez au côté externe de l'articulation béante, le tendon du court péronier ; au côté interne, celui du jambier postérieur que vous *désinsérerez* soigneusement, en contournant et *serrant de près* le tubercule du scaphoïde. — Au fond de la jointure largement béante, le puissant ligament plantaire sera devenu accessible à la pointe du couteau toujours vertical qui, pour le détacher et le faire partie intégrante du lambeau, doit raser à plusieurs reprises et de gauche à droite les faces inférieures du scaphoïde et du cuboïde, des cunéiformes et des bases métatarsiennes, jusqu'à ce que le milieu de la lame puisse très facilement s'engager sous ces os absolument dénudés. — Quand le couteau est ainsi engagé en travers et par le milieu, l'avant-pied est relevé par les orteils, réarticulé; la lame marche d'arrière en avant, plus haute en dedans qu'en dehors, en raison de l'inégale élévation des bords du pied et afin de séparer des os, en dedans comme en dehors, toutes les chairs de la plante. En un instant, le tranchant vient sortir dans l'entaille préparatoire qui a divisé l'extrémité du lambeau (c).

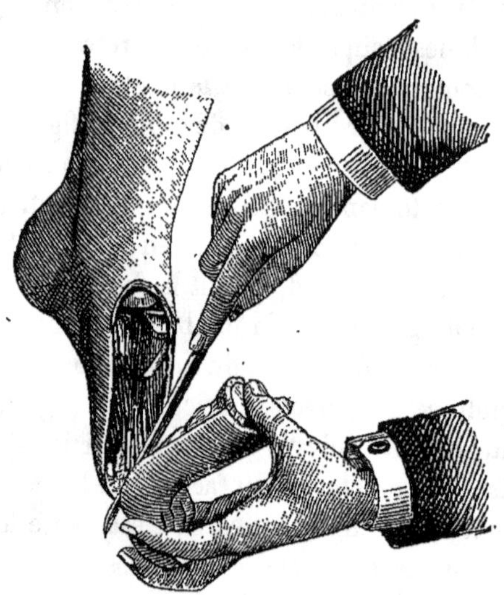

Fig. 411. — Désarticulation médio-tarsienne. Manière de terminer péniblement le lambeau plantaire quand on ne l'a pas entaillé au préalable.

L'opération terminée, liez les artères ; excisez les tendons flottants et les nerfs, si vous en voyez. Relevez le lambeau, attachez-y tous les tendons antérieurs, drainez, cousez la peau (fig. 406).

Notes. — (a) Quelques opérateurs préfèrent empaumer le dessus de l'avant-pied au lieu de la plante. Peu importe, pourvu que leur main gauche s'efforce de refouler sous les os qui bordent le pied les téguments correspondants, afin de ménager au lambeau une base très large non entamée par les extrémités de l'incision dorsale.

(b) Cette manœuvre est celle qui a été décrite et figurée pour la désarticulation de Lisfranc, p. 493, fig. 387.

Je recommande formellement d'inciser le contour du lambeau *de gauche à droite*, et non de droite à gauche, car cette dernière manière oblige l'opérateur à se déplacer vers sa gauche pour terminer péniblement.

(c) Lorsque cette entaille n'a pas été faite, c'est-à-dire, lorsque après avoir incisé le contour du lambeau on a négligé d'en disséquer l'extrémité jusqu'au delà des têtes métatarsiennes et d'entailler en ce point les parties charnues, il faut opérer péniblement comme le représente la figure 411.

Remarques. — Comme je l'ai fait pour l'opération de Lisfranc, je conseille, pour celle de Chopart, de circonscrire le lambeau, d'en bien mobiliser les bords et même d'en entailler l'extrémité avant de désarticuler. J'en ai déjà donné les raisons : régularité du lambeau, facilité de la désarticulation, facilité, même avec conservation d'une *suffisante quantité de peau dorsale.*

Pour paraître habile opérateur d'amphithéâtre, voulez-vous couper la peau dorsale d'un *aller* du couteau vers la droite et ouvrir l'articulation d'un *retour* vers la gauche ? En choisissant un pied complaisant et avec de l'exercice, c'est possible, mais c'est mal et insuffisant. Mal, parce que vous vous êtes permis de couper la peau trop près de la jointure pour atteindre celle-ci ; insuffisant, car l'articulation n'est qu'entr'ouverte quand elle n'est pas manquée, ce qui arrive toujours aux novices et aux rouillés.

Pour l'opération de Lisfranc, il n'y a pas à discuter : la pointe la plus présomptueuse ne peut espérer ouvrir ainsi utilement l'interligne. Si seulement on le découvre en coupant près ou dessus, le grand cunéiforme reste à moitié découvert, sinon plus.

Mais c'est de la désarticulation de Chopart qu'il s'agit. Certes il n'est pas difficile, après avoir coupé la peau dorsale en bon lieu et l'avoir fait rétracter, d'entr'ouvrir la jointure et même de diviser la cloison λ jusque dans la profondeur. Quant aux parties latérales, elles sont encore inaccessibles, et là est la *partie délicate et importante* de l'opération. Elles sont inaccessibles, parce que l'incision dorsale, qui doit être *courte*, s'arrête à distance des bords du pied, afin que le lambeau ait des *ridelles* de chaque côté de sa base.

C'est seulement après la circonscription du lambeau et la mobilisation de ses bords que la peau peut s'écarter et laisser la pointe contourner le tubercule scaphoïdien sans fouiller le canal calcanéen, et contourner de même la tubérosité du cinquième métatarsien et le cuboïde.

J'estime que le tendon jambier postérieur doit être non coupé, mais désinséré en languette prolongée jusqu'aux bases métatarsiennes, afin de conserver intégralement tout ce qui, du tendon et du ligament calcanéo-scaphoïdien y adhérant, devra, mentonnière, soutenir la tête astragalienne. Je recommande instamment de décoller aussi de la face inférieure du cuboïde le plan fibreux épais calcanéo-cuboïdien, qui s'interposera utilement entre le bec calcanéen, futur point d'appui, et les chairs du lambeau ; par conséquent le tendon long péronier, autre coussin, sera coupé non dans l'angle de la plaie, mais sous la plante, près de ses attaches.

L'opération terminée, la base du lambeau est *épaisse, large*, à bords *saillants* pour bien envelopper, à fond *blanc*, c'est-à-dire garni de tissu fibreux, non haché d'incisions transversales ; le muscle abducteur oblique cache encore les tendons fléchisseurs qui sont coupés seulement au voisinage de l'extrémité du lambeau.

Examinons maintenant le travail d'un opérateur qui ne sait pas son métier et qui peut-être vient de briller. Nous n'apercevons pas de ces grosses fautes comme la saillie de l'astragale, la perforation du lambeau, etc. Mais voici un tendon jambier postérieur coupé haut qui ne soutiendra pas la tête de l'astragale et ne s'unira certes pas aux tendons élévateurs ; peut-être la pointe qui l'a coupé à l'aveuglette a-t-elle fouillé la région de l'artère ? Voilà la place que devrait occuper le plan fibreux, calcanéo-cuboïdien et le muscle abducteur oblique : c'est l'accessoire qui se montre à nu ; il est même coupé avec les tendons longs fléchisseurs dont la gaine béante invite le doigt ou la sonde à pénétrer jusque derrière la jambe ! En résumé, mince lambeau, sutures tendineuses compromises, ligatures difficiles, fusée préparée ; bords cutanés insuffisants : les muscles font hernie de chaque côté quand on ferme la plaie, et maintiennent ouvertes les voies par où sortiront les fongosités si le moignon est pathologique ou s'il le devient à la suite de fatigue prématurée....

Deux lambeaux inégaux.

L'opération ne diffère du premier procédé que par le petit lambeau dorsal que l'on garde pour compenser la perte de substance qu'a pu subir la partie antérieure de la plante, couvrir sûrement la tête de l'astragale et faciliter l'union des tendons antérieurs avec les parties profondes du lambeau plantaire. La plupart des chirurgiens, surtout de l'étranger, ont adopté ce procédé. Parmi ses partisans, je citerai entre autres : Chopart, Walther et Günther, Blandin, Chélius, M. Duval, Chauvel, etc. Chélius dit formellement : « L'expérience m'a plusieurs fois prouvé que, en formant un lambeau supérieur qui contient la peau et les tendons, ces derniers et surtout celui du tibial antérieur contractent des adhérences qui contre-balancent jusqu'à un certain point l'action des muscles du mollet et empêchent que le moignon ne soit renversé en arrière.... »

Je conseille d'exécuter cet excellent procédé, le meilleur de tous, de la manière suivante :

D'abord, circonscrire le lambeau inférieur dans une incision en U dont les branches latérales suivent les bords du pied pour aboutir, en dedans sur le tubercule scaphoïdien, en dehors à un doigt derrière la tubérosité du cinquième métatarsien. Ce lambeau doit avoir une longueur au moins égale à quatre travers de doigt. On en dissèque le bord libre et même on entaille les chairs correspondantes si le lambeau atteint les os sésamoïdes (**a**).

Ensuite, faire à travers le dos du pied une incision profonde, convexe en avant, qui limite avec les incisions latérales déjà faites un lambeau dont les bords aient 2 centimètres et la partie moyenne 4. Ce lambeau, auquel on peut donner aussi la forme arrondie d'une guêtre, doit être disséqué, relevé, et comprendre les tendons, le muscle pédieux, les nerfs et les vaisseaux (**b**).

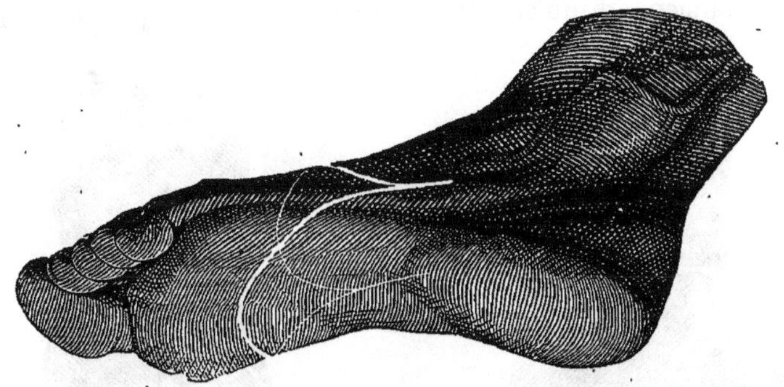

Fig. 412. — Procédé de Chopart, deux lambeaux, dorsal et plantaire, celui-ci le plus long.

L'articulation ainsi mise au jour est ouverte avec les précautions ordinaires; et le tranchant, engagé d'arrière en avant sous les os du tarse après que la pointe a bien préparé sa voie, en rasant au plus près le dessous de la deuxième rangée du tarse et les bases métatarsiennes, termine, en sortant, la séparation du lambeau.

Notes. — (**a**) Je ne puis pas recommander de disséquer dans le premier temps le lambeau inférieur jusqu'au delà de l'articulation, car je ne reconnais aucun avantage à attaquer celle-ci par-dessous et je pense qu'il est bien plus facile, en opérant suivant la méthode classique, mais avec soin, de serrer de près la face inférieure des os et de conserver, à la surface saignante de la base du lambeau, le plan fibreux calcanéo-cuboïdo-scaphoïdien que je n'ai jamais pardonné à mes élèves de hachurer.

(**b**) Il est bien évident qu'on intervertirait sans le moindre inconvénient l'ordre de la taille des lambeaux. En commençant par le lambeau dorsal, on peut, comme Chopart, lier immédiatement l'artère pédieuse; et si l'on se borne à dessiner le lambeau plantaire, sans entailler profondément les chairs, on n'ouvre plus aucun vaisseau notable avant la fin de l'opération.

Lambeau interne et plantaire (Sédillot).

Un lambeau inféro-interne se replie on ne peut mieux sur les surfaces osseuses qu'il s'agit de recouvrir; il est praticable lorsque le bout du pied a été complètement broyé ou gangrené, pourvu que les téguments soient sains, en dedans jusqu'au milieu du premier métatarsien, en dehors jusqu'à la base du cinquième. Toute la longueur du tendon du jambier antérieur peut être conservée.

Voici comment il faut tailler les parties molles. La première incision, qui est dorsale transverse, part du bord externe du pied, entre l'articulation calcanéo-cuboïdienne et la tubérosité du cinquième métatarsien, monte parallèle et antérieure à l'interligne médio-tarsien, jusqu'auprès du relief du tendon jambier anté-

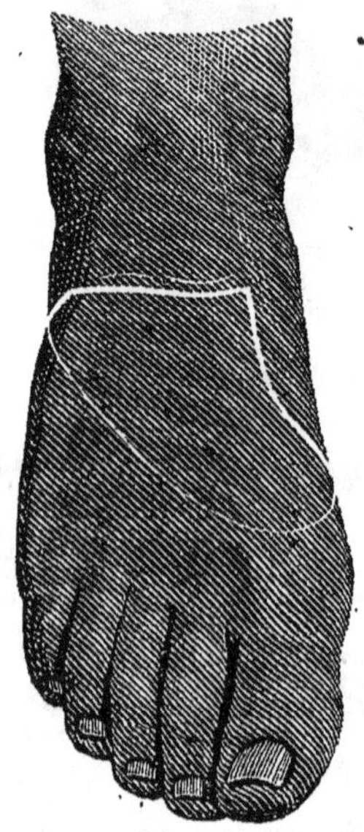

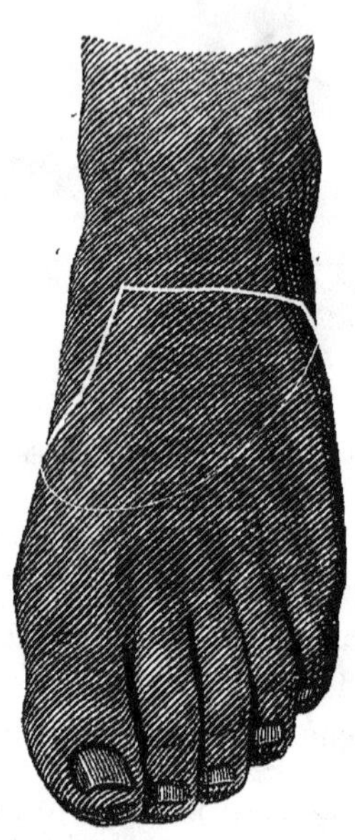

Fig. 413 et 414. — Désarticulation médio-tarsienne, lambeau interne et plantaire de Sédillot.

rieur. De ce point, la seconde incision, celle qui cerne le lambeau, se porte en avant, puis en bas, se recourbe sous le milieu du premier métatarsien et, suivant un trajet légèrement convexe en avant, rejoint derrière la tubérosité du cinquième métatarsien le commencement de l'incision dorsale (fig. 413 et 414).

Ce lambeau est entaillé jusqu'aux os et disséqué sur le bord interne du pied, assez loin pour découvrir le scaphoïde.

On attaque l'articulation par la face dorsale et l'on termine comme d'habitude.

Autres procédés.

D'autres procédés, *lambeau dorsal* (Baudens), deux *lambeaux latéraux*

(Poullain, *Gaz. des hôp.*, 1844), *trois lambeaux* (Günther), *incision ovalaire* (Scoutetten), *incision losangique* (Blasius), etc., ont été proposés ou pratiqués. Ce n'est pas la peine de recourir à ces procédés médiocres ou mauvais pour compromettre davantage l'opération de Chopart.

Sous le nom d'**amputations médio-tarsiennes** et **tarsiennes**, on peut exécuter, comme cela a été fait souvent, volontairement ou accidentellement, depuis D. Larrey (*Clinique méd.*, III, 671) un certain nombre d'opérations sur le type de celles de Lisfranc et de Chopart.

On peut scier à la fois les trois cunéiformes et le cuboïde; — on peut désarticuler les trois cunéiformes et scier le cuboïde au niveau du front du scaphoïde; — ou bien, conserver avec le scaphoïde toute la longueur du cuboïde; — ou encore, scier à travers ces deux os; — ou enfin enlever l'un et laisser l'autre en totalité ou en partie, etc. Inversement, on a porté la scie sur le col astragalien et la grande apophyse calcanéenne.

Toutes choses égales d'ailleurs, la meilleure amputation tarsienne paraît être celle qui conserve au moignon la plus grande saillie en avant des os de la jambe.

Tripier, de Lyon (Duchamp, th. Lyon 1879), a fait sur le cadavre (quelques-uns l'ont imité sur le vivant) des tentatives pour remplacer la désarticulation médio-tarsienne par une amputation intra-calcanéenne obtenue à l'aide d'un trait de scie *horizontal* passant immédiatement au-dessous de la petite apophyse du calcanéum. Mais ce n'est plus l'amputation de Chopart, ni comme procédé, ni comme résultat. Cela se rapproche bien plus de la désarticulation sous-astragalienne. C'est en effet la même coupe des parties molles. Seulement, il faut de toute nécessité détacher le lambeau, c'est-à-dire décortiquer le calcanéum en dehors, en arrière, en dessous, en dedans, jusqu'à ce que la scie puisse être appliquée horizontalement sous la petite apophyse. Il est avantageux de se débarrasser de l'avant-pied par la désarticulation médio-tarsienne avant de scier.

ARTICLE VII

DÉSARTICULATION SOUS-ASTRAGALIENNE[1]

Voici une opération relativement moderne. Proposée par de Lignerolles à Velpeau (*Méd. op.*, 2e édit., 1839), exécutée en Allemagne par Textor père en 1841, etc., en France par Malgaigne en 1845, en Angleterre par Simon en 1848, la désarticulation sous-astragalienne a dû sa vulgarisation

1. Vacquez. *Mémoire sur l'amputation de M. Malgaigne*, etc., thèse de Paris, 1859. — Chauvel, *Valeur relative des amputations sous-astragalienne, tibio-tarsienne et sus-malléolaire* (*Mém. Soc. de chir.*, t. VII, 1873. — Hancock, *loc. cit.* — Wenzel von Linhart, *loc. cit.* — M. Perrin, *Bulletin thérap.*, 1875, p. 237, et *Bulletin de l'Acad. de méd.*, 1875.

au Mémoire publié par Malgaigne en 1846, à la pratique de Nélaton et à l'enseignement technique de Verneuil prosecteur.

Je n'ai pas besoin de revenir sur les *indications* et *contre-indications* des amputations du pied. Quant à la fréquence des fusées purulentes jambières et à l'inflammation de l'articulation tibio-tarsienne, c'est de l'histoire ancienne. Ces amputations donnent souvent de mauvais moignons, spécialement lorsqu'on les pratique pour des ostéo-arthrites chroniques ou encore lorsqu'on garde des lambeaux mal situés, trop minces ou trop courts. L'exercice de la marche, surtout lorsqu'il est prématuré, fatigue beaucoup les os et les téguments de la face plantaire du moignon qui, pour supporter tout le poids du corps, doit être *large, matelassée* et *exempte de cicatrice.*

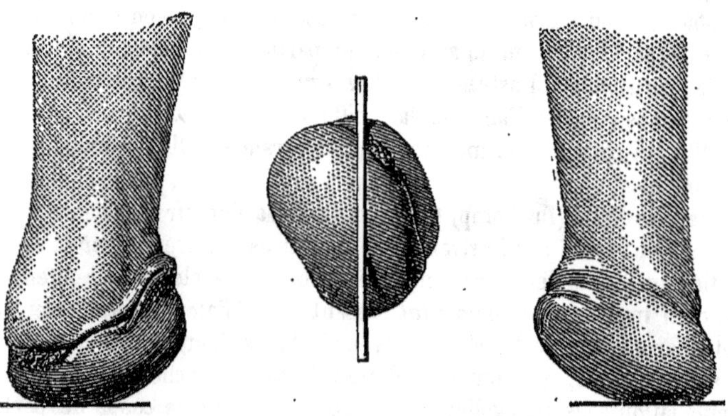

Moignon d'amputation sous-astragalienne, pied gauche, procédé ordinaire avec conservation totale de la coque talonnière maintenant exubérante, plissée, remontée derrière les os de la jambe et ne supportant pas le poids du corps.

Fig. 415. — Face externe, montre que le lambeau plantaire n'a pas été assez long pour fournir en avant une cicatrice linéaire.

Fig. 416. — Le dessous du moignon avec une règle et son ombre portée indiquant que la surface d'appui ne s'étend pas jusqu'en arrière.

Fig. 417. — Face interne; on y voit que le lambeau est à la fois entraîné en haut et déjeté en dedans.

La propagation de la suppuration le long des vaisseaux et nerf tibiaux postérieurs, dans la région jambière postérieure et profonde, était jadis très fréquente. On a longtemps dit : fusées dans les gaines tendineuses. Dolbeau disait : angioleucite profonde. Ce qui nous intéresse, c'est de savoir que le pus, quand il s'en forme, n'est pas seulement à l'intérieur, mais aussi à l'extérieur des gaines; qu'il remonte quelquefois bien au delà des limites des coulisses séreuses; qu'il est sous l'aponévrose profonde ordinairement et que, pour lui donner issue, c'est le tissu cellulaire sous-aponévrotique profond qu'il faut inciser ou drainer.

L'opération consiste, une fois les parties molles divisées, à ouvrir les articulations astragalo-scaphoïdienné que l'on attaque par la *face dorsale*, et astragalo-calcanéenne dont le ligament interosseux dit vertical (la clef) ne peut être divisé qu'en introduisant la pointe du couteau *en dehors*, dans la partie large de la rainure sous-astragalienne où il est caché. On enlève d'un bloc tout le squelette du pied, excepté l'astragale qui reste enclavé dans la mortaise tibio-péronière. Cet os, après la guérison du moignon, appuiera sur le sol par sa face inférieure si, mobile ou ankylosé, il reste dans son attitude normale. Si, au contraire, l'astragale se renverse avec le lambeau sollicité incontestablement par le tendon d'Achille et les autres muscles postérieurs ou quelque gangue rétractile, ce sera la tête abaissée qui seule reposera sur le sol et transmettra le poids du corps (H. Larrey, *Bull. Soc. de chir.*, VII, p. 352. — Hancock, *loc. cit.*, p. 202. — Linhart, *loc. cit.* — Maisonneuve, *Gaz. hôp.*, 1849 et 1853, p. 22).

Ce renversement fréquent a le mince avantage de diminuer le raccourcissement du membre et l'inconvénient quelquefois grave de rétrécir la surface d'appui et de faire supporter le poids du corps à la partie primitivement antérieure du moignon sur laquelle doit se trouver nécessairement la cicatrice.

Hancock, en 1864, scia la tête de l'astragale afin de ne garder de cet os que la partie enclavée.

Baudens (*Gaz. des hôp.*, 1848, p. 90), dans une opération qui devint finalement une désarticulation totale du pied, avait d'abord porté la scie au-dessous de la pointe des malléoles et donné ainsi à la partie conservée de l'astragale une face inférieure large et plane. Nous verrons plus loin que l'opération, dite de Hancock, consisterait justement à souder à la face inférieure de l'astragale aplanie et avivée par un trait de scie, un fragment de calcanéum conservé à la Pirogoff.

Après la désarticulation sous-astragalienne pure et simple, il est probable que le moignon n'a rien à craindre des faibles anfractuosités de la face inférieure de l'astragale. On peut donc ne pas imiter Baudens, à moins qu'il n'y ait ankylose calcanéo-astragalienne. Si l'on enlève une partie de l'astragale, il faut s'appliquer à le faire sans ouvrir l'articulation du cou-de-pied.

Quant à la tête, si proéminente chez certains sujets, il vaut mieux la réséquer que de la mal couvrir, ce à quoi on est exposé lorsque, par nécessité ou par inattention, des téguments suffisants n'ont pas été conservés. Pour réséquer la tête de l'astragale, on la saisit avec mon davier à résection, du bout des dents et, appliquant sur le col la scie à chantourner, on dirige le trait en bas, puis en arrière, en arrondissant. Si l'on veut simplement enlever le cartilage, la même scie peut encore faire la majeure partie de la besogne. Mais un grattoir manié avec patience n'a pas l'inconvénient d'ouvrir le tissu spongieux de l'os. Dolbeau m'a dit : « J'ai fait six fois cette opération; cinq fois, n'ayant pas touché aux cartilages, j'ai vu une suppuration interminable; une fois, les ayant grattés, j'ai obtenu la réunion par première intention. » Aujourd'hui, avec les nouveaux pansements, l'ablation des cartilages n'a plus la même importance.

Anatomie. — La première articulation qu'il faut ouvrir est facile à trouver pour celui qui sait tordre le pied en varus et faire saillir la tête de l'astragale au-dessus et en dehors du scaphoïde (fig. 409, p. 515). La seconde, l'astragalo-calcanéenne, que je suppose connue dans ses parties essentielles (fig. 418), présente pour le chirurgien trois ligaments :

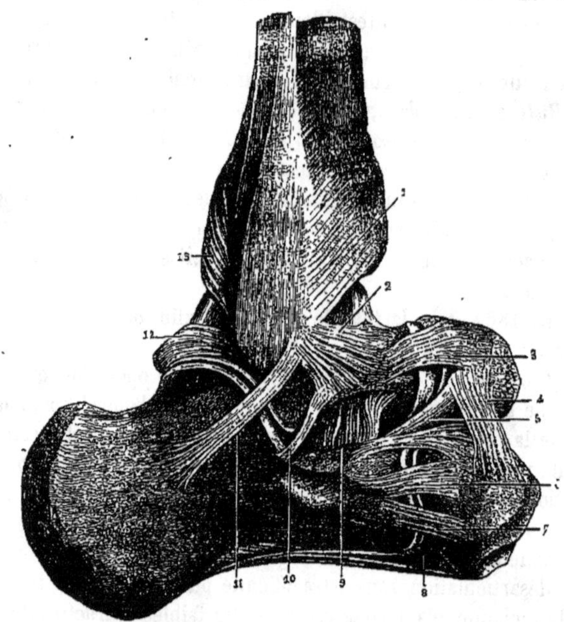

Fig. 418. — Articulation du cou-de-pied, côté droit, face externe.
5, branche scaphoïdienne du lig. en Y ; 3, lig. dorsal astragalo-scaphoïdien ;
9 et 10, haies ligamenteuses interosseuses calcanéo-astragaliennes.

deux latéraux et un interosseux dressé dans le tunnel astragalo-calcanéen. A vrai dire, les deux premiers ne sont que des ligaments latéraux de l'articulation tibio-tarsienne : en dehors, le ligament restiforme péronéo-calcanéen (fig. 418, 11) ; en dedans, tout l'éventail long, épais et large du ligament qui, du tibia, descend au-dessous de l'astragale, pour s'attacher à la petite apophyse calcanéenne, au ligament glénoïdien et au scaphoïde (fig. 403, 1, 2 et 3, p. 512). Il est évident qu'on ne peut séparer le calcanéum de l'astragale sans diviser ces deux ligaments transastragaliens qui rattachent le calcanéum aux malléoles.

Le ligament interosseux est impossible à atteindre par le côté interne de la jointure où il est court et étroitement logé. Du côté externe, au contraire, est le *défaut* de l'articulation : l'entrée du tunnel calcanéo-astragalien y est assez évasée pour accepter le bout du doigt qui la cherche et la pointe du couteau qui, introduite à plat, arrive à diviser le ligament dans toute sa profondeur.

En examinant attentivement la figure 418, on peut constater que le ligament dit vertical interosseux calcanéo-astragalien est en réalité double; une haie de trousseaux fibreux s'élève d'un os à l'autre immédiatement devant l'articulation postérieure (fig. 418, 10) et une autre plus serrée et plus résistante, immédiatement derrière l'articulation antérieure (fig. 418, 9). En dedans, ces deux cloisons fibreuses se rapprochent, se touchent et se confondent; en dehors, elles restent écartées et distinctes. La pointe du couteau, pour les couper d'un seul coup, ne devra pas être enfoncée dans leur intervalle, mais bien insinuée à plat, entre les surfaces de l'articulation qui est à la gauche de l'opérateur, pour marcher ensuite jusque dans l'articulation qui est à sa droite. Enfoncée un peu au hasard, mais à plat et horizontalement, entre le calcanéum et l'astragale, la lame divise toujours assez de fibres interosseuses pour rendre possible un écartement des os qui permet de se reprendre pour couper le reste facilement.

Les *parties molles* qu'il faut employer pour former le lambeau destiné à s'appliquer sous l'astragale sont évidemment celles de la face interne du talon où sont les vaisseaux, et celles de la plante du pied conformée pour supporter le poids du corps. Le lambeau n'est jamais trop épais. Les vaisseaux sont profonds et, à peu de chose près, en contact avec la paroi osseuse du canal calcanéen: ces deux raisons obligent l'opérateur à dépouiller soigneusement les faces inférieure, postérieure et interne du calcanéum par crainte de la gangrène. Il ne faut, en effet, diviser les vaisseaux que sur les limites extrêmes du lambeau. Encore n'est-ce pas une garantie absolue.

Les chairs de la plante du pied, en arrière comme en avant, sont nourries par des artérioles détachées des artères plantaires et surtout de l'externe, la plus grosse. Ces artérioles fournissent également au calcanéum. Un grand nombre d'entre elles sont intéressées par la dissection du lambeau et saignent ensuite abondamment et longtemps. Sans doute des veinules prennent aussi part à l'hémorrhagie. Mais certainement, beaucoup d'artérioles sont capables de jeter et d'embarrasser fort le chirurgien qui n'en peut saisir facilement l'extrémité rétractée dans les parties molles. Le lambeau contient dans son épaisseur le gros *nerf tibial postérieur qu'il faut réséquer*, les tendons des muscles fléchisseurs des orteils, tendons à raccourcir ultérieurement, mais que l'on ménage pendant la dissection, pour être plus sûr encore de ménager aussi les artères qu'ils protègent. Les extrémités postérieures des muscles plantaires font partie du lambeau: en les séparant du calcanéum, on doit raser les ligaments et le périoste, mais décoller ce dernier serait bien difficile et peut-être fâcheux.

Choix du procédé. — Les premiers opérateurs couvrirent l'astragale: avec deux lambeaux latéraux; avec le grand lambeau dorsal de Baudens;

avec le lambeau postérieur de Syme ; avec un lambeau de moyenne grandeur, externe ou interne. Aujourd'hui, en France, les dérivés du procédé de J. Roux sont les plus employés. On conserve un lambeau plantaire à base interne et postérieure (fig. 434, p. 543, et 436, p. 545). On aborde le calcanéum par sa face externe ; mais il faut ensuite énucléer l'extrémité postérieure de cet os, sa face plantaire, sa face interne : c'est très difficile, car la coque talonnière est dure, inextensible. L'expansion fibreuse que le tendon d'Achille donne comme doublure profonde au pannicule graisseux, est la cause principale de cette inextensibilité qui nous intéressera davantage lorsque nous étudierons la désarticulation totale du pied avec lambeau talonnier de Syme.

Je vais, en premier lieu, décrire un procédé facile que l'on appréciera certainement après l'avoir exécuté. Il consiste à tailler un lambeau *interne* et plantaire dont la vitalité soit garantie par une *très large base* ; dont la forme soit absolument modelée sur celle de la surface à recouvrir (fig. 419

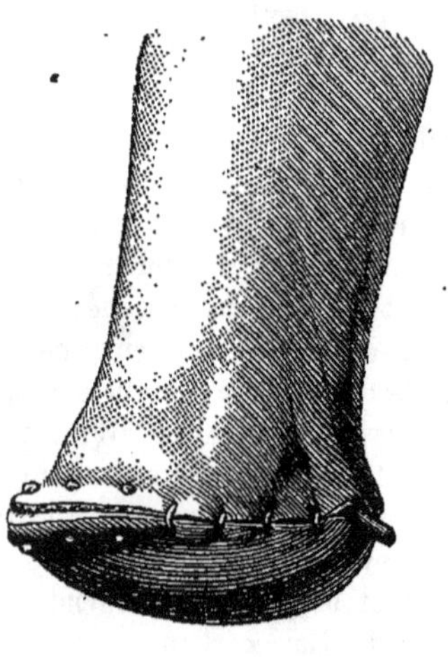

Fig. 419. — Désarticulation sous-astragalienne après la suture du lambeau (face externe, pied gauche).

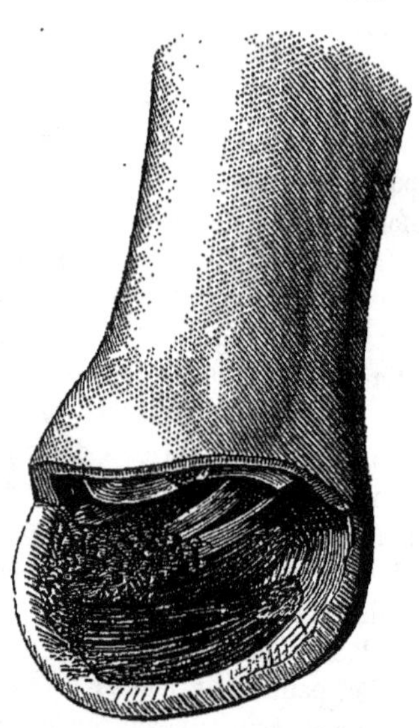

Fig. 420. — Désarticulation sous-astragalienne (face externe, pied gauche), lambeau d'élection flottant.

et 420). C'est le lambeau de J. Roux considérablement allongé en avant et privé, en arrière et en dehors, d'une certaine quantité de téguments inutiles dont le sacrifice facilite beaucoup et l'opération et l'écoulement du liquide. Je me suis arrêté à ce procédé dès mes premières études opératoires, et l'ai fait adopter à plusieurs jeunes chirurgiens mes camarades qui n'ont pas craint de l'exécuter dans les concours et n'ont pas eu à le regretter. Aujourd'hui, plusieurs malades ont été ainsi opérés avec succès (fig. 421, 422 et 423). J'ai voulu (en 1871), tout en diminuant la difficulté, augmenter les dimensions du lambeau plantaire en le prolongeant en avant beaucoup plus qu'on ne le faisait à cette époque.

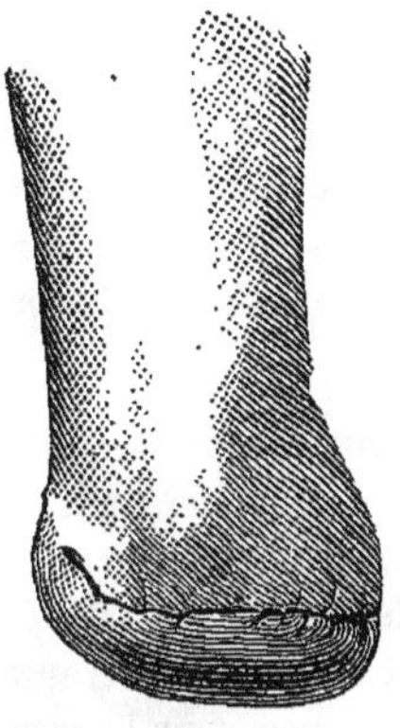
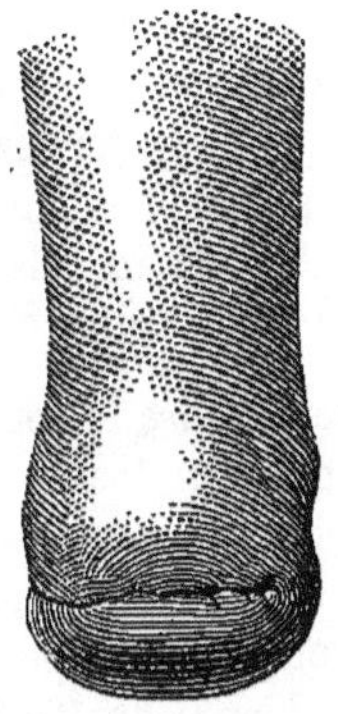
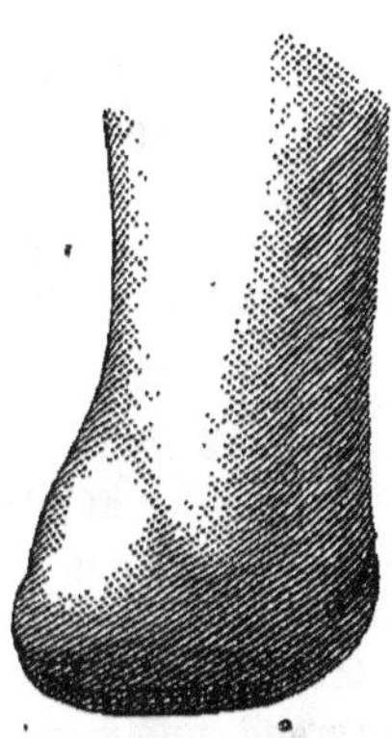

Moignon d'amputation sous-astragalienne, pied droit, procédé d'élection, mon grand lambeau postéro-interne, avec sacrifice de la paroi externe de la coque calcanéenne, *ad nat.*

Fig. 421. — Face externe : le tendon d'Achille a légèrement relevé l'extrémité postérieure de la cicatrice.

Fig. 422. — Face antérieure : la cicatrice est linéaire, éloignée de la plante ; ses deux lèvres dorsale et plantaire ont été suffisantes et concourent également à l'enveloppement de la tête astragalienne.

Fig. 423. — Face interne.

La saillie considérable de la tête de l'astragale pourrait être couverte et enveloppée par une guêtre de téguments dorsaux, s'ils étaient de nature à supporter le poids du corps dans les cas fréquents où la rétraction consécutive du tendon d'Achille détermine le renversement de l'astragale déjà signalé. En raison de la possibilité de ce renversement, l'opérateur a le devoir de chercher, en *allongeant en avant le lambeau plantaire*, à rejeter le plus haut possible la partie antérieure de la cicatrice. L'idéal, en effet, serait d'envelopper toute la surface articulaire de la tête astragalienne avec les chairs de la plante du pied.

La rétention du liquide dans la coque talonnière a été accusée autrefois, par tous les chirurgiens, de favoriser les fusées purulentes. C'est donc un avantage sérieux pour un procédé, que de ne pas conserver entier ce véritable *réservoir*. Le sacrifice partiel que je fais volontiers de la partie externe du tégument calcanéen, est sans inconvénient pour la base de sustentation. La semelle sous-calcanéenne est conservée entière (voy. fig. 428 et 431, p. 534 et 539). C'est sur la partie antérieure de la face plantaire du moignon que marche le malade ; ce n'est pas sur la partie reculée de l'ancien talon, car, plus ou moins remontée en arrière, *elle ne porte ordinairement plus sur le sol.*

Ce procédé a de plus le mérite de la facilité relative. N'est-ce pas à la face profonde du lambeau que sont les plus gros vaisseaux et que naissent par conséquent les principaux rameaux tégumentaires? Si vous scarifiez cette face profonde, vous aurez une hémorrhagie considérable, une pluie de sang et, après une hémostase longue et difficile, peut-être la gangrène. Or, plus vous serez à l'aise pour séparer les chairs du calcanéum, moins vous hacherez le lambeau, moins il saignera, mieux il sera nourri. Je soupçonne les contempteurs de la désarticulation sous-astragalienne d'avoir eu des malheurs mérités par leurs fautes opératoires.

Exploration. — Avant de prendre le couteau, il faut, de toute nécessité, regarder et palper le pied sur toutes ses faces, toucher le point où s'insère le tendon d'Achille derrière le calcanéum ; la malléole externe et la tubérosité du cinquième métatarsien ; toucher de même la malléole interne, la tubérosité du scaphoïde, celle plus vague et quelquefois creuse du grand cunéiforme, afin de bien connaître la situation, non pour l'ouvrir mais pour couper la peau dessus, de l'articulation *scapho-cunéenne*. Celle-ci, du reste, se trouve sur la même ligne transversale que la tubérosité du cinquième métatarsien, située elle-même au milieu du bord externe du pied. Ce n'est pas tout, il faut encore déterminer le trajet du tendon *extenseur propre* du gros orteil, soit en explorant son relief de l'œil et du doigt, soit, en cas de gonflement, en tirant une ligne droite du milieu de l'orteil au milieu de l'espace inter-malléolaire.

Tracé de l'incision. — Il s'agit de faire un lambeau interne (rev. fig. 420) dont la base, très large, comprenne au moins la moitié de la circonférence du membre, c'est dire les téguments de la face postérieure du tendon d'Achille et de toute la face interne du cou-de-pied jusqu'au tendon extenseur propre du gros orteil.

Donc, les téguments externes de la région seront divisés dans toute l'étendue comprise entre le tendon extenseur propre et le tendon d'Achille. Leur incision passera, parallèle au bord externe du pied, à un grand doigt au-dessous de la pointe de la malléole péronière (fig. 424), s'avancera jusqu'au niveau commun à la tubérosité du cinquième métatarsien et à l'interligne scapho-cunéen, se recourbera presque brusquement en dedans, plutôt en avant qu'en arrière de cet interligne, surtout si la peau ne peut être rétractée, et s'arrêtera sur le relief du tendon extenseur propre. La demi-guêtre presque anguleuse ainsi obtenue a pour but de satisfaire à la grande rétractilité des téguments du cou-de-pied et de recouvrir la face supérieure du col et de la tête de l'astragale. En arrière, cette incision qui, je le répète, passe *horizontalement* à un grand doigt au-dessous de la malléole péronière, devra néanmoins s'abaisser un peu pour aboutir sur l'insertion du tendon d'Achille. (Étudiez les figures 424 et 425).

L'incision qui cernera le lambeau reprendra la première, la dorsale externe, sur le relief du tendon extenseur propre. Mais, pour descendre sur le bord interne du pied, elle se fera convexe en avant, afin de passer

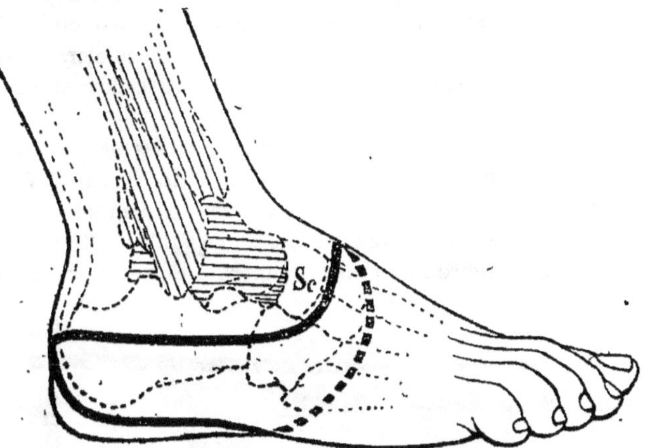

Fig. 424. — Incisions pour la désarticulation sous-astragalienne, pied droit. La guêtre s'avance devant le scaphoïde Sc.

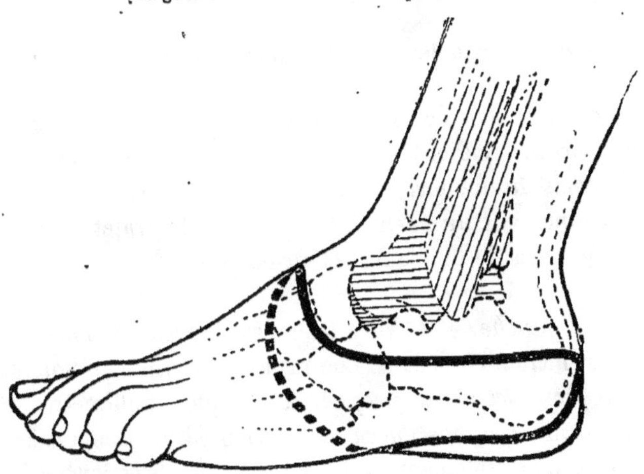

Fig. 425. — Incisions pour la désarticulation sous-astragalienne, pied gauche.

juste *sous le milieu de ce bord* et d'attaquer la moitié interne de la plante, en travers, à ce même niveau. Arrivé au milieu de la plante, pas plus tôt, le couteau commencera à rétrograder en arrondissant; il atteindra le bord externe du pied près de la tubérosité du cinquième métatarsien et suivra ce bord jusqu'à la tubérosité postérieure externe du calcanéum pour remonter enfin derrière le talon, rejoindre l'extrémité de la première incision. De cette manière, les inutiles téguments de la face externe du calcanéum sont en grande partie sacrifiés. Les deux incisions se rencontrent derrière le calcanéum à angle presque droit si l'on s'arrête au bord externe du tendon d'Achille pour garder celui-ci adhérent au lambeau. Au contraire, elles se joignent à angle aigu si on les prolonge jusqu'au bord interne du même tendon, qu'on tranche alors sans plus de façon. Cela donne beaucoup de facilité pour la dissection et l'adaptation du lambeau.

Quand on s'est exercé à plusieurs reprises, sur des pieds de morts ou de vivants, à marquer les points de repère et à *dessiner à la teinture* le trajet des incisions, quand on a simulé sur chaque pied une ou deux fois l'opération pour s'habituer aux *attitudes* de l'opérateur et de l'opéré, on peut hardiment prendre mon couteau (fig. 426) et exécuter facilement le procédé suivant.

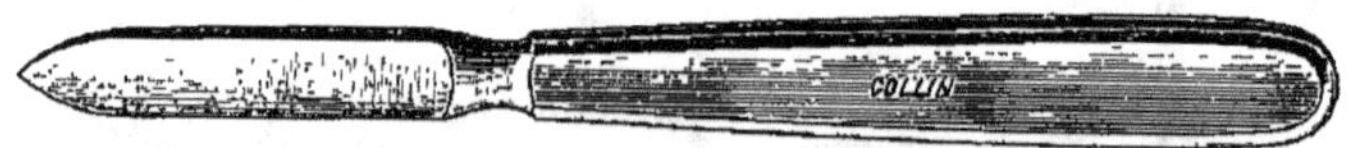

Fig. 426. — Forte lame de $0^{m},06$, solidement emmanchée, pour amputations sous-astragalienne et tibio-tarsienne.

Long et large lambeau postéro-interne et plantaire.

Le tiers inférieur de la jambe malade dépasse le bout du lit. L'aide chargé de relever les téguments, de supporter, quand il le faut, tout le poids du membre, etc., se tient de préférence en dehors.

Déterminez attentivement les repères et le trajet des incisions comme je viens de l'indiquer, et armez-vous du petit couteau.

A. *Pied gauche.* — 1° Vous tenez l'avant-pied de la main gauche, abaissé et incliné en dedans. Commencez l'*incision dorsale-externe* sur le tendon *extenseur propre*, à quelques millimètres *devant l'articulation scapho-cunéenne* (**a**, page 542). Coupez à fond et marchez transversalement en dehors, dans la direction de la tubérosité du cinquième métatarsien; mais, après un parcours de 5 centimètres, dirigez-vous en arrière, parallèlement au bord plantaire, pour passer à un large doigt au-dessous de la malléole péronière, et gagner enfin, en abaissant un peu l'incision, l'insertion du bord externe du tendon d'Achille (**b**).

La jambe est soulevée par l'aide pour vous montrer la plante et vous permettre d'inciser le *contour du lambeau*. Votre main gauche repousse maintenant l'avant-pied en dehors, à votre droite. Votre coude et votre avant-bras gauches sont fortement relevés, afin

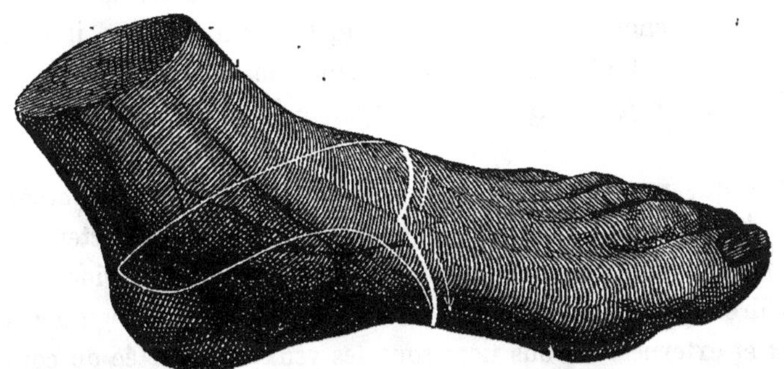

Fig. 427. — Tracés pour la désarticulation sous-astragalienne. On voit, sur le relief du tendon extenseur propre, le départ de l'incision dorsale-externe. — Une reprise sera faite au même point pour le contour du lambeau.

que, par-dessous, vous aperceviez le bord interne du pied et le départ de l'incision dorsale. Remettez-y le bistouri, conduisez-le vers la plante suivant un trajet légèrement convexe en avant, qui l'amène *sous la première articulation cunéo-métatarsienne.* — A ce niveau, entamez la plante transversalement jusqu'en son milieu ; au delà, commencez à rétrograder tout en gagnant vite *le bord externe du pied*, que vous suivrez pour atteindre le dessous de la tubérosité postérieure externe du calcanéum et remonter enfin (après avoir fait élever le pied), derrière le talon au côté externe du tendon d'Achille dans la terminaison de l'incision pre-

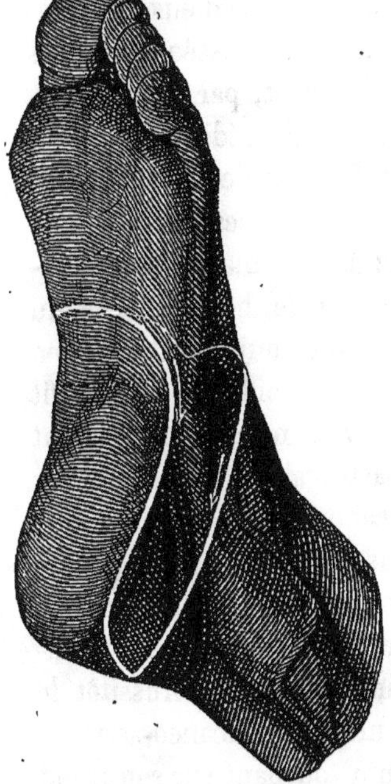

Fig. 428. — Vue plantaire externe du pied gauche : attitude pour terminer le contour du lambeau. — On voit aussi la partie externe, terminale, de l'incision première dorsale-externe.

mière. La figure 428 indique bien l'attitude du pied gauche pour finir le contour du lambeau. Dans ce long trajet, vous devrez secouer la main afin que la pointe, agitée de mouvements de va-et-vient, réussisse à couper dans son premier passage toute l'épaisseur des parties molles. — Dussiez-vous ramener le couteau plusieurs fois dans le même chemin en vous aidant de la main gauche, il faut qu'à ce moment toutes les chairs du lambeau, tendons compris, soient coupées *à fond* sur toute la longueur de l'incision.

2° Afin que vous *désarticuliez facilement*, l'aide fléchit la jambe à angle droit sur la cuisse : d'une main, il renverse complètement le genou en dedans et pèse dessus ; de l'autre, il fixe la région sus-malléolaire appuyée sur le bord du lit, et rétracte les téguments dorsaux et externes. Il vous tient sous les yeux et à portée du couteau, la face externe du pied parfaitement horizontale et regardant en haut, orteils à votre gauche, talon à votre droite (**c**). Ne négligez pas cette attitude (fig. 429) qu'il est dangereux d'ignorer.

Repassez le couteau de gauche à droite dans l'incision dorsale-externe, pour diviser, s'ils ont été jusqu'ici épargnés, les tendons antérieurs y compris celui du jambier, le muscle pédieux, les tendons péroniers et le ligament péronéo-calcanéen. Disséquez le très court lambeau dorsal-externe en rasant les os et, par conséquent, en conservant l'extrémité calcanéenne du muscle pédieux.

Alors la tête de l'astragale, même en dedans, et l'embouchure du tunnel astragalo-calcanéen doivent être devenues accessibles.

Chaque coup de bistouri que vous allez donner maintenant commencera à l'extrême gauche de l'incision, sur le bord interne du tarse, et finira à l'extrême droite, y entamant toujours de plus en plus les insertions du tendon d'Achille. — Le poids du pied suffit à faire saillir la tête de l'astragale ; touchez-la néanmoins du bout du doigt, ainsi que l'excavation calcanéo-astragalienne. Ouvrez, par sa face dorsale l'articulation astragalo-scaphoïdienne ; sans retirer la pointe, engagez-la à plat sous la tête astragalienne, le tranchant en arrière, et divisez le ligament interosseux, *la clef*. La simple pression du bout des doigts gauches sur la face externe du calcanéum tournée en l'air, vous aidera singulièrement. Aussitôt le ligament interosseux tranché, les articulations calcanéo-astragaliennes s'ouvriront largement : le calcanéum tournant sur son grand axe vous présentera sa face supérieure ; votre couteau marchant en arrière, au sortir de la grande articulation calcanéo-astragalienne, détachera facilement le tissu adipeux suscalcanéen et s'engagera enfin entre l'os et le tendon d'Achille, pour commencer et avancer la désinsertion de celui-ci, dussiez-vous insister à reprises.

Reportez le tranchant à l'extrême gauche de l'incision et parcourez-la de nouveau jusqu'à l'extrême droite, pour couper, chemin faisant, tout ce qui s'oppose encore au complet écartement des surfaces articulaires et achever de désinsérer le tendon d'Achille (**d**). Prenez bien garde de faire avec la pointe des échappades dans la base de votre lambeau qu'il s'agit maintenant de séparer de la surface irrégulière que présentent la tubérosité du scaphoïde, la petite apophyse et l'excavation interne du calcanéum.

3° Souvenez-vous de la direction du *canal calcanéen* oblique en bas et en avant ; il va falloir y conduire la lame, non pour couper, mais pour décoller les nerfs, vaisseaux et tendons qui y passent. — De la main gauche en supination, les doigts sous la plante, le pouce sur la grosse apophyse calcanéenne (fig. 429), exagérez la béance de la plaie, en renversant de plus en plus le pied directement en dedans. Ménagez vos forces et gardez-vous toujours d'abaisser l'avant-pied : vous vous rendriez la partie postérieure du calcanéum inaccessible. Dans cette attitude, attaquez avec l'extrême pointe l'insertion du jambier postérieur au scaphoïde, puis, d'avant en arrière, entamez les fibres du ligament latéral interne qui s'insèrent au même os, au ligament glénoïdien et à la petite apophyse calcanéenne. Repassez à plusieurs reprises l'extrême pointe, afin de couper toute l'épaisseur du ligament sans intéresser les chairs du lambeau. Cela fait, tenez le couteau très oblique (fig. 429), ainsi qu'est le trajet des vaisseaux plantaires, et le mettant dans l'extrême gauche de la plaie, le tranchant appliqué contre les os, comme pour l'y émoudre, incisez et décollez d'avant en arrière, *jusque derrière le calcanéum*. Dans ce trajet, tenez toujours le plat de la pointe du couteau appliqué aux os, afin que le taillant suive les accidents de la surface du canal calcanéen, comme s'il s'agissait d'en décoller le périoste sans le trouer. Contournez de la même manière, avec les mêmes précautions, la tubérosité interne et la face postérieure du calcanéum. — Faites reprendre au couteau plusieurs fois le même chemin : chaque fois, au moment de dépasser la petite apophyse calcanéenne, songez à la profondeur du canal sous-jacent que vous devez évider de tous les tendons nerfs et vaisseaux, en les touchant, mais sans les blesser. Enfin, continuez à promener le couteau de gauche à droite, en détachant du calcanéum les muscles plan-

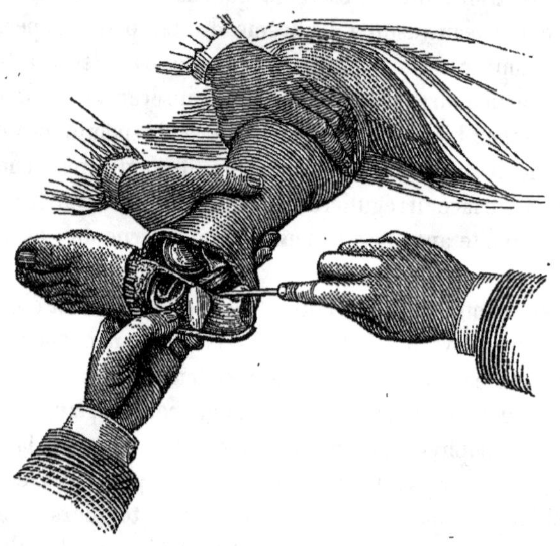

Fig. 429. — Désarticulation sous-astragalienne, pied gauche, dissection du lambeau de l'intérieur vers l'extérieur. L'aide tient la jambe fléchie au genou, couchée sur sa face interne. La gauche de l'opérateur tord le pied de plus en plus en dedans, faisant saillir le calcanéum. La droite passe et repasse le couteau toujours tenu parallèle à l'axe du canal calcanéen.

taires, jusqu'à ce que le pied, de plus en plus renversé par la main gauche dont le pouce a fini par accrocher la petite apophyse, soit complètement séparé du lambeau.

A la surface saignante du lambeau, extirpez, si vous l'avez gardé, le bout deux fois coupé du tendon long péronier latéral; excisez les tendons flottants des muscles fléchisseurs commun et propre.

Cherchez le nerf tibial près de l'extrémité des tendons excisés, très haut par conséquent, saisissez-le avec une pince et, l'ayant dénudé de haut en bas avec grandes précautions, enlevez-en 2 centimètres d'un coup de ciseaux ou de couteau-serpette. — Liez le plus d'artérioles que vous pourrez, afin de bien dessécher la plaie.

Essayez votre lambeau : s'il n'est pas trop court, si vous avez pu tailler comme j'ai dit, conservez l'astragale en totalité. Dépouillez cet os de ses cartilages, si vous n'avez pu être aseptique ni antiseptique, c'est-à-dire exceptionnellement.

Je crois bon de suturer les tendons antérieurs au lambeau *ramené en avant* comme pour refaire l'avant-pied ; de ménager une ouverture en arrière, d'immobiliser le lambeau, de comprimer mollement la jambe fléchie et couchée sur sa face externe.

B. *Pied droit.* — 1° De la main gauche saisissez l'avant-pied pour l'abaisser et le porter à votre droite afin de voir l'insertion du bord externe du tendon d'Achille ; commencez-y l'*incision externe* hardie et profonde qui d'abord monte un peu, puis bientôt marche directement en avant, pour passer horizontalement à un large doigt au-dessous du sommet de la malléole péronière, atteindre le niveau de l'articulation scapho-cunéenne et se recourber en dedans, à quelques millimètres devant cette articulation, jusque sur le tendon extenseur propre du gros orteil.

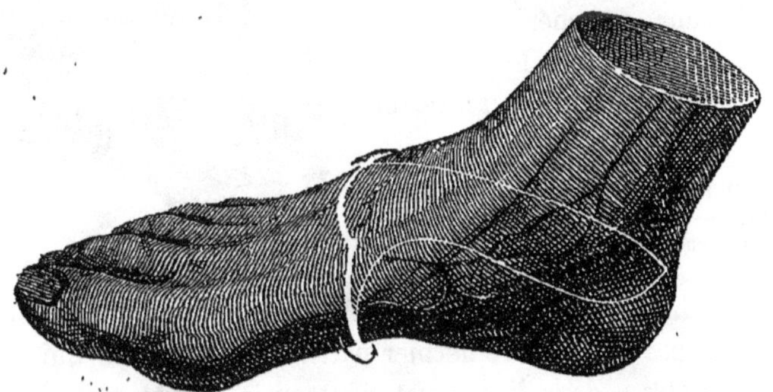

Fig. 430. — On voit l'incision externe devenir dorsale et aboutir sur le tendon extenseur propre d'où elle repartira ensuite pour le contour du lambeau.

A ce moment et sans désemparer, vous portez le bout du pied à votre gauche, pour en amener sous vos yeux le bord interne. Continuant l'incision dorsale, faites descendre le *contour du lambeau*, légèrement convexe en avant, sous le milieu du bord interne du pied. Toujours sans désemparer, mais après avoir relevé le métatarse, aidé par l'assistant qui soulève la jambe, conduisez l'incision à travers la plante jusqu'en son milieu. Au delà seulement, recourbez-la en arrière, faites-la toucher et mordre le bord externe du pied sous le cuboïde, et rétrogradez ensuite le long de ce bord, jusque sous la tubérosité postérieure externe du calcanéum. Enfin, après avoir commandé à l'aide d'élever de plus en plus la jambe en l'air (fig. 431), conduisez votre incision derrière le talon, sur l'insertion du bord externe du tendon d'Achille, rejoignant à peu près à angle droit le départ de l'incision première. — Repassez le couteau plusieurs fois, afin de couper toutes les parties molles *jusqu'aux os* spécialement sous et derrière le talon.

2° Vous avez alors à choisir entre deux partis : disséquer le lambeau avant de désarticuler (je vous le conseille, c'est plus facile, voy. fig. 433, p. 541), ou désarticuler d'abord pour détacher ensuite le lambeau en renversant le pied droit comme vous avez appris à renverser le pied gauche. Un ambidextre, tenant le couteau de la main gauche, n'hésiterait pas à choisir ce dernier parti. Tout opérateur qui a un peu de souplesse dans le poignet peut en faire autant de la main droite (fig. 432). Voici comment :

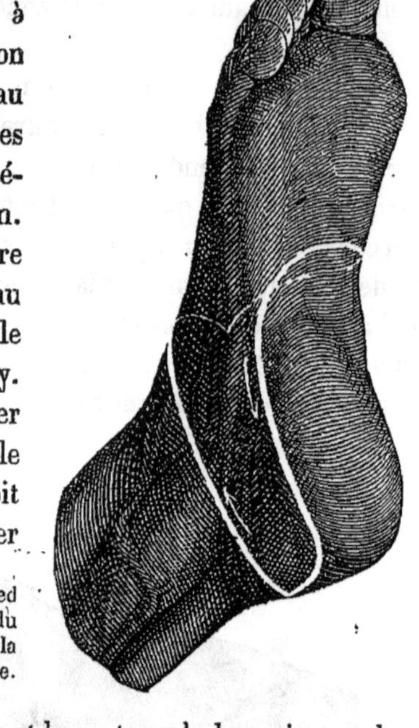

Fig. 431. — Vue plantaire externe du pied droit. Attitude pour terminer le contour du lambeau. — On voit aussi le départ et la partie externe de l'incision externe-dorsale.

Afin que vous *désarticuliez facilement*, l'aide fléchit la jambe à angle droit sur la cuisse; d'une main il renverse énergiquement le genou en dedans et pèse dessus; de l'autre, il fixe la région sus-malléolaire appuyée sur le bord du lit et rétracte les téguments dorsaux externes. Il vous tient sous les yeux et à portée du couteau la face externe du pied parfaitement horizontale et tournée en haut, orteils à votre droite, talon à votre gauche. Vous repassez le couteau dans l'incision externe et dorsale : aucun tendon, pas même celui du jambier antérieur, ne doit être épargné. Vous disséquez suffisamment le petit lambeau correspondant, en rasant les os, pour détacher complètement le muscle pédieux et rendre tangibles et visibles le défaut ou creux astragalo-calcanéen et la saillie de la tête astragalienne, que vous mettez à nu d'un coup de pointe.

Celle-ci s'engage facilement dans l'articulation astragalo-calcanéenne postérieure et, d'arrière en avant, coupe les premiers, puis les seconds faisceaux du ligament interosseux, aidée par la main gauche qui appuie légèrement sur le calcanéum pour l'abaisser et l'écarter de l'astragale. S'il est nécessaire, un coup de pointe donné plus profondément dans le tunnel, achève la section du ligament afin que l'articulation s'ouvre largement.

3° Il faut maintenant exécuter, comme pour le pied gauche, une série d'incisions superposées dans la même voie, de l'extrême gauche à l'extrême droite de la plaie, c'est-à-dire, sur ce pied droit, du talon où vous attaquerez le tendon d'Achille en entrant, jusqu'au scaphoïde, dont vous séparerez le jambier postérieur en sortant. Chemin faisant, il faudra d'abord détacher le tissu adipeux

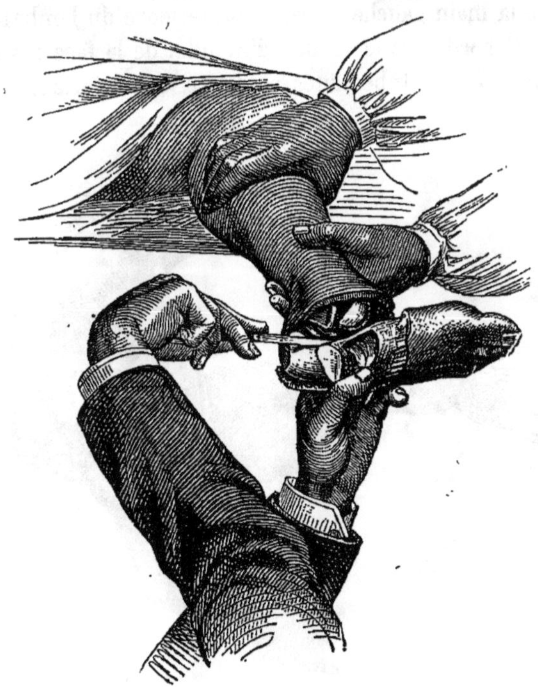

Fig. 432. — Désarticulation sous-astragalienne, pied droit, dissection du lambeau de l'intérieur vers l'extérieur. Jambe toujours fléchie à angle droit et couchée sur sa face interne. La droite de l'opérateur est obligée de se jeter en dehors de la gauche pour diriger la lame dans l'axe du canal calcanéen : c'est de la belle escrime !

sus-calcanéen et couper le ligament interne. Vous devrez ensuite évider le canal calcanéen, en tenant, bien entendu, le couteau dans sa direction, comme pour le sonder. Par conséquent, la main droite armée du couteau, fléchie et en pronation forcée, devra croiser la main gauche comme le représente la figure 432 (e).

Si, au contraire, vous voulez opérer autrement et *disséquer le lambeau* avant de désarticuler, vous le pouvez grâce au sacrifice que vous avez fait des téguments de la face externe du talon. A cet effet, aussitôt le contour du lambeau incisé, sans plier la jambe sur la cuisse, vous le détacherez en dessous et en avant, dans l'étendue de quelques centimètres; vous disséquerez également, comme à l'ordinaire, la lèvre supérieure de l'incision dorsale-externe. — Puis, faisant renverser fortement l'avant-pied en dehors pour rendre le talon visible et accessible (fig. 433), vous accrocherez du bout des doigts de la main gauche la partie postérieure du lambeau et la détacherez d'abord avec le tendon d'Achille, de la face postérieure du calcanéum, de ses tubérosités et de sa face inférieure. Vous relè-

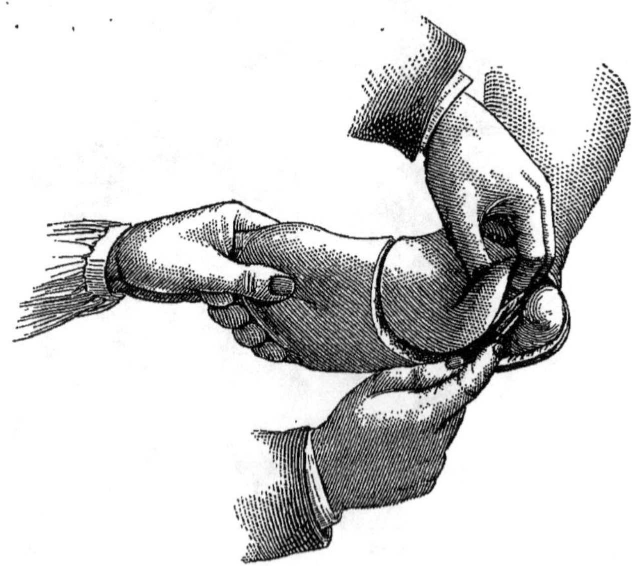

Fig. 433. — Désarticulation sous-astragalienne, dissection du lambeau du pied droit; action fléchissante de l'aide sur le pied, la jambe restant étendue. La gauche de l'opérateur s'efforce de décoller le lambeau pour faire place au couteau qui évide le canal calcanéen et que la droite tient parallèle à l'axe de ce canal.

verez de plus en plus la partie talonnière du lambeau vers la malléole tibiale, à mesure que le couteau parallèle aux tendons évidera le canal calcanéen (f). — Lorsque le lambeau sera suffisamment disséqué et le calcanéum dénudé sur toutes ses faces, postérieure, inférieure, interne et supérieure, vous irez attaquer l'articulation par son côté externe, après avoir placé la jambe fléchie et le pied dans l'attitude si commode de la figure 432.

Notes. — (a) C'est à l'opérateur, avant de couper sur le dos du pied, à apprécier la proéminence de l'astragale, la mobilité et l'élasticité des téguments, toutes choses variables. Le pied est-il long, la peau mobile et tendue, il vaut mieux garder plus que moins et inciser, non à quelques millimètres, mais à un travers de doigt en avant de l'articulation scapho-cunéenne.

(b) Cette insertion se fait sur une crête horizontale qui divise en deux étages à peu près égaux la face postérieure du calcanéum. Les avis sont partagés sur la conservation des adhérences tégumentaires du tendon d'Achille à la partie postérieure du lambeau.

En prolongeant l'incision externe jusqu'au bord interne du tendon, que l'on divise en travers juste au-dessus de son insertion, *le résultat est plus beau, plus facilement obtenu et primitivement meilleur* : l'adaptation des lèvres de la partie postérieure de la plaie se fait mieux; le tendon d'Achille ne peut plus empêcher de maintenir en avant la masse du lambeau pour y faire une espèce d'avant-pied; les contractions des muscles du mollet sont sans action sur la cicatrisation, etc. Reste à savoir si le tendon d'Achille recouvre plus tard des adhérences suffisantes pour agir utilement sur le coussinet du moignon, et si l'entamure pratiquée à la partie postérieure de la base du lambeau n'augmente pas un peu les chances de gangrène (?).

(c) L'attitude conseillée ici facilite considérablement la désarticulation. Si le malade est couché ou simplement incliné sur le côté sain, la besogne de l'aide, relative à la flexion de la jambe et au renversement du genou en dedans, est un jeu. L'opérateur, qui était au bout du lit, a fait un pas à droite et se tient maintenant sur le côté du lit.

(d) Aussitôt qu'on le peut, il faut se débarrasser des insertions tendineuses facilement accessibles. Ainsi, le tendon jambier antérieur si souvent oublié par les élèves, a dû être coupé depuis longtemps; et le tendon d'Achille complètement détaché, avant que la pointe attaque le ligament interne de l'articulation. Tout est plus facile lorsque, dès le début de l'opération, on a prolongé la partie reculée de l'incision externe suffisamment en dedans pour trancher complètement le tendon d'Achille. Je conseille donc aux débutants de faire ainsi leurs premières opérations.

(e) Après que l'articulation est ouverte, on arrive encore autrement à séparer le pied droit du lambeau. Mais il faut le concours d'un deuxième aide, chargé de tenir l'avant-pied pendant que l'opérateur placé en dehors et s'aidant de sa main gauche détache d'abord d'avant en arrière la graisse sus-calcanéenne et le tendon d'Achille. Une fois celui-ci complètement désinséré, l'opérateur coupe les insertions du ligament interne au *sustentaculum*, au glénoïdien et au scaphoïde; il se remet alors au bout du pied, le reprend, le tord obliquement et l'abaisse un peu, pour entailler *d'avant en arrière*, la partie antérieure du lambeau et le décoller en engageant la lame dans le canal calcanéen oblique, qu'elle évide avec facilité. Le deuxième aide, d'une main pure ou armée d'écarteurs, intervient utilement pour soulever le lambeau à mesure que l'opérateur le détache.

(f) On arrive, avec beaucoup plus de peine, à disséquer d'une manière analogue le lambeau du pied gauche. Pendant cette dissection, un aide tient la jambe allongée, élevée et fortement tordue vers la droite de l'opérateur accroupi en dedans de la plante. Cette torsion, ce renversement de l'avant-pied gauche en dehors, expose le talon que l'opérateur peut décortiquer de dessous en dessus en tenant le couteau en pronation forcée, pour commencer tous les traits derrière le talon et les conduire peu à peu et parallèlement dans le canal calcanéen.

Remarques. — En laissant pendre le lambeau qui vient d'être décrit, on voit que la surface saignante totale ressemble à un cœur symétrique, à base antérieure à peine échancrée. Le lambeau, en effet (revoy. fig. 420, p. 529), reproduit en grand la forme semi-cordée de la surface à recouvrir; la partie la plus étoffée, celle qui supportera le poids du corps, est l'antérieure. Après l'application, la béance utile de la plaie, en arrière et en dehors, existe naturellement.

La valeur clinique de ce procédé est certainement supérieure à celle du trop petit et trop étroit lambeau interne, qui pourtant a donné de bons résultats (Malgaigne, Volkmann, etc., etc.) ; j'engage les élèves à le pratiquer sur le cadavre jusqu'à ce qu'ils soient sûrs de pouvoir désarticuler et évider le canal calcanéen sans blesser les vaisseaux. Alors seulement, ils pourront s'exercer à l'exécution du procédé en raquette, dérivé des procédés de J. Roux et Verneuil et qui ne diffère essentiellement de celui qui vient d'être décrit que par le trajet de l'incision plantaire et l'extrême difficulté que l'on rencontre pour énucléer le calcanéum (voy. plus loin).

Le procédé de J. Roux (*Gaz. des hôp.*, 1848), avait été inventé pour pratiquer la désarticulation tibio-tarsienne, en 1846. Ce fut A. Nélaton qui l'appliqua à l'amputation sous-astragalienne.

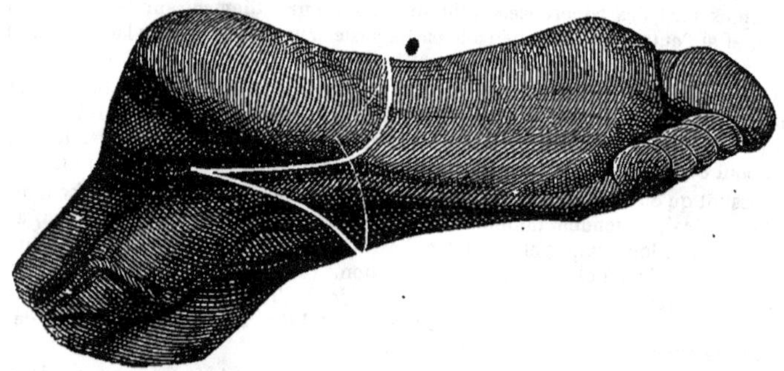

Fig. 434. — Désarticulation sous-astragalienne, incision de A. Nélaton.

S'il m'en souvient bien, Nélaton opérait ainsi : de l'extrémité postérieure de la face externe du calcanéum, une incision vient en avant, passe à un doigt au-dessous de la malléole péronière, se recourbe en dedans sur le dos du scaphoïde, rétrograde vers le tubercule de cet os et de là, revenant en avant, forme une encoche obtuse, descend légèrement convexe, couper la plante en travers, au niveau de la tubérosité du cinquième métatarsien et jusqu'à cette tubérosité, pour atteindre enfin le bord externe du pied et remonter obliquement au point de départ.

La première opération de Nélaton avait été précédée des recherches cadavériques de Verneuil sur l'adaptation du procédé J. Roux à l'amputation sous-astragalienne.

Verneuil, armé d'un couteau à lame courte et solide, faisait partir l'incision du tubercule externe du calcanéum (à 2 ou 3 centimètres au-dessous de la malléole péronière), l'amenait en avant jusqu'à 2 centimètres en arrière et en dedans de la tubérosité du cinquième métatarsien et la

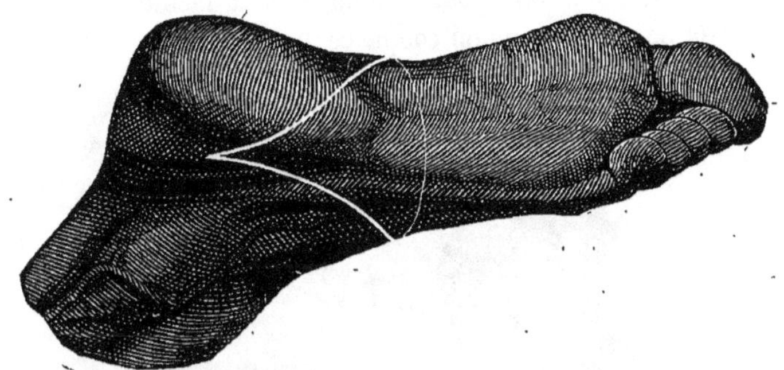

Fig. 435. — Désarticulation sous-astragalienne, procédé J. Roux, Verneuil.

recourbait en guêtre sur le dos du pied pour la conduire sur le milieu du premier cunéiforme, puis sous la plante du pied, en se dirigeant, malheureusement très obliquement, vers le point de départ.

Raquette.

Enfin j'arrive à un dérivé qui fut en vogue à l'École du Val-de-Grâce (Perrin et Chauvel), et qui a perdu son nom de procédé à lambeau pour s'appeler procédé en raquette. Comme moi, Perrin se proposait de « donner assez d'ampleur au lambeau pour que la tête de l'astragale soit facilement recouverte en avant, non plus par les parties molles de la région dorsale, mais bien par la peau de la plante du pied.... Le procédé est ainsi modifié de celui qui a été décrit par M. Verneuil par les dimensions en quelque sorte exagérées qu'il donne au lambeau plantaire de façon à obtenir, comme résultat opératoire, un véritable pied d'éléphant. »

A partir du côté externe de l'insertion du tendon d'Achille, l'incision de Perrin marche en avant, passe à 0 m. 03 de la pointe péronière, atteint l'extrémité postérieure du cinquième métatarsien, se recourbe en dedans sur le dos du pied (a), croise le bord interne au niveau de l'articulation cunéo-métatarsienne et traverse la plante pour rejoindre l'incision externe, à 0 m.02 en arrière du cinquième métatarsien (fig. 436 et 437).

En fait, j'ai vu Perrin prolonger son incision en arrière jusque sur le bord interne du tendon d'Achille qu'il a coupé en travers sous mes yeux, dans l'espoir, m'a-t-il dit, de supprimer pour le présent et l'avenir l'action du triceps sural sur le coussinet plantaire... et aussi peut-être pour se donner de la facilité.

Chauvel ne veut pas qu'on coupe ce tendon d'abord, et par con-

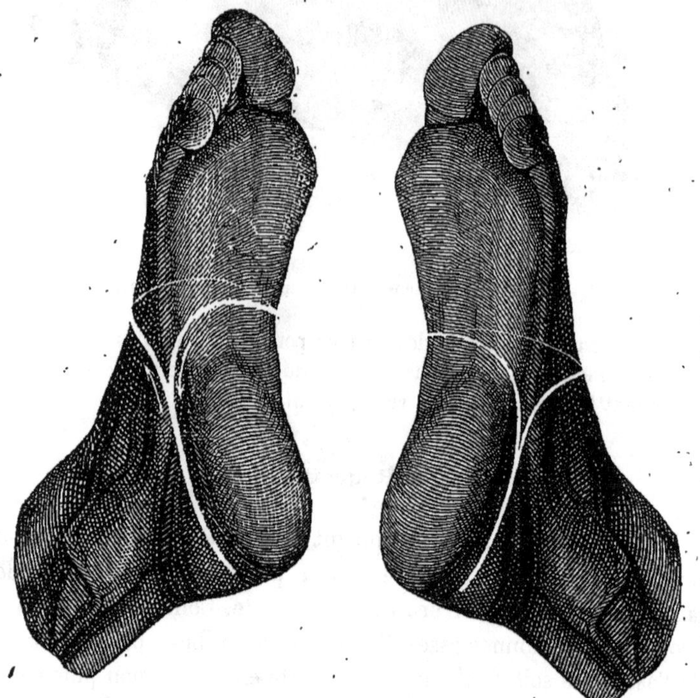

Fig. 436 et 437. — Désarticulation sous-astragalienne, incision en raquette (Maurice Perrin).

séquent défend de prolonger la queue de la raquette au delà du « bord externe du talon ».

En tenant l'incision externe près du bord plantaire et en la prolongeant assez loin derrière le talon pour couper le tendon d'Achille facilement et tout de suite, à son insertion, on ne rencontre pas de grandes difficultés. Il faut alors à mon avis, bien détacher la lèvre inférieure de la queue de la raquette, c'est-à-dire le bord du lambeau plantaire, afin de dépouiller le dessous du cuboïde, du calcanéum et surtout de la tubérosité postérieure externe de cet os..., puis libérer de même tout le cercle de la raquette et sa lèvre dorsale externe, afin qu'il ne reste plus à séparer des os que les parties internes, inabordables sans danger avant la désarticulation.

Celle-ci s'exécute à l'ordinaire, et le reste aussi, sur le pied gauche.

Sur le pied droit, après avoir disséqué dans la mesure du possible, en premier lieu la lèvre inféro-externe et le lambeau plantaire, en second lieu le lambeau supéro-externe, l'articulation sera ouverte. Pour évider le canal calcanéen sans péril, il faut, ici le concours d'un aide armé d'un grand écarteur qui attire en dedans la partie interne du cercle de la raquette pendant que le chirurgien abaisse le pied, le tord en dedans et jette le tarse en dehors, afin de faire place au couteau qui, par une succession de traits de dessus en dessous, va pénétrer d'avant en arrière, au delà du scaphoïde et de la petite apophyse calcanéenne. Quand il ne reste plus à dégager que la tubérosité interne du calcanéum, l'intervention de l'aide qui écarte les chairs est encore précieuse et même indispensable pendant que la gauche de l'opérateur exagère la torsion et l'abaissement ou plutôt le renversement total du pied (**b**).

Notes. — (a) Chauvel la fait empiéter un tiers de la longueur du troisième métatarsien : c'est exiger beaucoup des traumatismes et aller contre ce que j'ai cité de Perrin.

(b) La force que la main gauche est obligée de développer dans ces opérations n'est pas sans danger. Il y a des téguments fort peu souples qui résistent ou qui déchirent, à la base du lambeau, plutôt que de céder. Je l'ai vu sur le cadavre et sur le vivant.

Je veux bien que dans les cas rares où le chirurgien a des parties molles à discrétion il fasse pour le pied des moignons très étoffés ; je le lui conseille même formellement, et je n'ai pas agrandi considérablement le lambeau de Roux-Verneuil-Nélaton, pour un autre motif. Mais je recommande aussi d'apprendre à se contenter du strict nécessaire.

Quel est ce strict nécessaire auquel on ne devra se borner qu'en cas de nécessité absolue et qu'il faut néanmoins essayer sur le cadavre?

C'est un lambeau interne bien plus petit que celui que j'ai décrit, assez long pour comprendre plus de la moitié interne de la plante du pied, assez large pour que sa base s'étende depuis le bord interne du tendon d'Achille jusqu'à l'articulation du premier métatarsien (fig. 438 et 439). Si l'on a pu réussir avec moins, je crois que l'on risquait beaucoup et que mieux eût valu désarticuler le pied en totalité.

En se contentant d'un petit lambeau, on peut *très facilement* le disséquer de dehors en dedans; et pour peu que la tête de l'astragale soit à l'étroit dans son enveloppe, on l'exciserait avec la scie à chantourner. Ce serait, je pense, un bon parti à prendre dans tous ces cas.

Malgaigne restait en deçà de l'indispensable, lorsqu'il opérait d'après le tracé de la figure 440. Après avoir tranché le tendon d'Achille et coupé

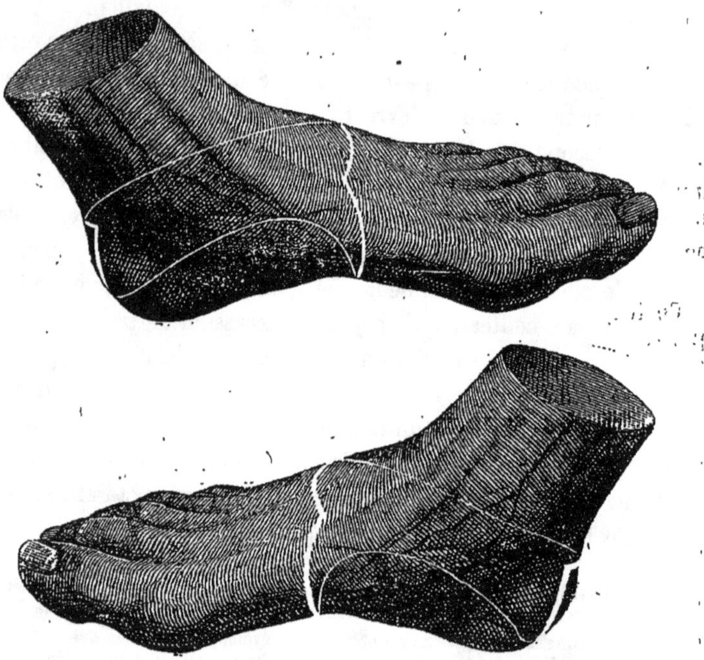

Fig. 438 et 439. — Désarticulation sous-astragalienne, pied gauche et pied droit, lambeau réduit au strict nécessaire (procédé de nécessité).

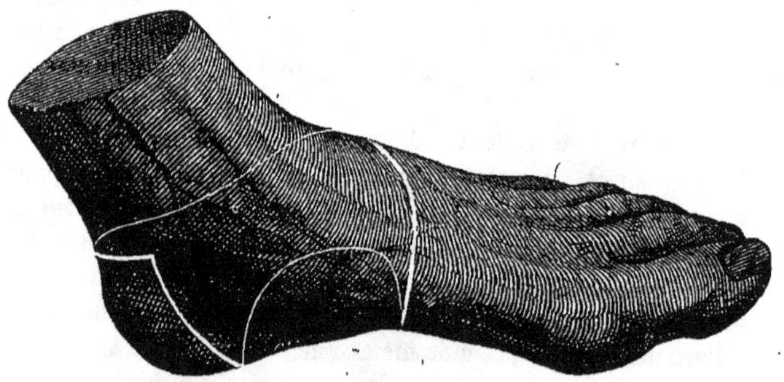

Fig. 440. — Désarticulation sous-astragalienne, lambeau interne insuffisant (Malgaigne).

les téguments postérieurs, externes et dorsaux (ceux-ci à 3 centimètres devant l'articulation astragalo-scaphoïdienne). Malgaigne entaillait au même niveau le bord interne et la plante du pied, au moins jusqu'au milieu. Puis, remettant le couteau dans le commencement de l'incision postérieure, derrière la malléole interne, il descendait obliquement vers la plante du pied, sous un angle d'environ 45 degrés (?), et rejoignait la fin de la première incision, en découpant ainsi un lambeau arrondi, large de 8 à 10 centimètres à la base et de 4 à 6 au sommet.

On a aussi, spécialement en Angleterre, gardé maintes fois un simple lambeau postérieur, la cupule calcanéenne de Syme, pour couvrir la face inférieure de l'astragale. C'est un très mauvais procédé qui place la cicatrice justement sur le point du moignon qui fatigue le plus, sous la tête de l'astragale.

En 1888 Chaput a imité Tripier, mais avec une importante modification. Il a commencé par se débarrasser du tendon d'Achille en le désinsérant. Puis il a fait deux coupes calcanéennes : l'une verticale destinée à raccourcir, à retrancher la portion rétro-astragalienne du calcanéum; l'autre horizontale comme celle de Tripier. Le résultat fut la conservation d'un plateau calcanéen à peu près de même longueur que l'astragale, adhérent à cet os, offrant au coussinet plantaire une surface d'appui unie et parfaitement horizontale, privant enfin le tendon d'Achille du bras de levier dont il se sert pour renverser le calcanéum.

Les incisions propres à la désarticulation sous-astragalienne simple et à l'opération de Pasquier-Le Fort conviendraient parfaitement ici, moyennant qu'on les prolonge assez en arrière pour découvrir facilement le tendon d'Achille et l'arrière-calcanéum.

ARTICLE VIII

AMPUTATION TOTALE DU PIED, DÉSARTICULATION TIBIO-TARSIENNE[1]

La désarticulation totale du pied, pratiquée plusieurs fois à de grands intervalles, était abandonnée et méprisée de la plupart des chirurgiens lorsque Baudens fit sa première opération de 1839. Imbu de cette idée que les lambeaux antérieurs doivent toujours être préférés parce que, dans le décubitus dorsal, ils s'adaptent d'eux-mêmes sous l'action de la pesanteur et ne forment pas clapier, Baudens choisit un mauvais procédé. C'est pourquoi notre compatriote a dû partager l'honneur d'avoir réhabilité la

1. Baudens, *Gaz. des hôp.*, 1841, 1848, 1849. — Syme, cinq mémoires reproduits en substance in *Contributions to the Pathology and Practice of Surgery*. London, 1848, analysé in *British and foreign med.-chir. Review*, 1848, II. — J. Roux, *Annales de thérap.*, 1846, et *Gaz. des hôp.*, 1848. — Sédillot, *Contributions*, II. — Gross, *loc. cit.* — Chauvel, *loc. cit.* — Hancock, *loc. cit.* — Linhart, *loc. cit.* — Flamain, *Études sur les procédés opératoires applicables à l'amputation tibio-tarsienne*, thèse de Paris, 1871. — J. Bell, *Manuel of operations of Surgery*, Edinburgh, 1874.

désarticulation tibio-tarsienne avec Syme d'Édimbourg. Celui-ci, à partir de 1842, fit en Angleterre un très grand nombre de désarticulations du pied, réussit à donner son nom à l'opération, et trouva l'occasion d'enseigner son procédé à Chélius fils et, par lui, à toute l'Allemagne (1846). Il faut pourtant rendre justice à Baudens et ne pas oublier non plus que l'invention du procédé J. Roux a eu l'influence la plus heureuse sur la vulgarisation en France des amputations tibio-tarsienne et sous-astragalienne. Cela dit, je dois ajouter que le procédé de Syme fut beaucoup trop négligé chez nous, puisqu'il peut donner, avec bien moins d'étoffe, des résultats aussi bons, sinon meilleurs, que ceux du procédé de J. Roux.

Les *indications* de cette opération sont les mêmes que celles des autres amputations partielles du pied. C'est dire que l'état des parties molles ne permettra pas toujours au chirurgien de choisir son procédé. Dans les circonstances d'ailleurs favorables, mais où les meilleurs téguments, ceux du talon et de la face interne du cou-de-pied, sont détruits, faut-il désarticuler au lieu d'amputer dans la région sus-malléolaire? Non.

Le grand avantage de la désarticulation, c'est de permettre la marche sur le bout du moignon. Il n'y faut plus compter si l'état des téguments ne permet pas de confectionner des lambeaux bien étoffés qui rejettent la cicatrice en bon lieu: car le désarticulé se trouverait alors dans les conditions d'un homme amputé au-dessus des malléoles par un procédé médiocre; il devrait porter un appareil de riche prenant son point d'appui sous l'ischion. Je crois que pour la station et la marche, une amputation intra ou même sus-malléolaire qui, avec un lambeau long, large et épais, permet au mutilé de s'appuyer directement sur le bout du moignon, vaut mieux que la désarticulation du pied faite par un procédé de nécessité. S'il y avait entre les deux opérations une différence de gravité *notable*, il faudrait, c'est évident, opter pour la moins grave. Et encore, je ne compris jamais la sensiblerie de quelques chirurgiens militaires qui voulaient, avant tout et quand même, donner à leur amputé toutes les chances de survivre, même au prix d'une grave infirmité. Car tout moignon de jambe, ou mauvais ou médiocre, réduit le salaire du mutilé qui garde le lit de temps en temps, court des risques de phlegmon, d'ostéite, d'érysipèle, de résection ou d'amputation secondaire; bref, un tel moignon empoisonne et abrège la vie.

L'amputation sus-malléolaire est, dit-on, plus grave que la désarticulation du pied. Je ne conteste pas la préférence à donner toujours à la désarticulation, quand on a à sa disposition des téguments de choix. Je discute seulement les cas où le chirurgien hésite entre une désarticulation par un procédé de nécessité et une amputation sus-malléolaire par un procédé d'élection. La statistique ne nous a rien appris sur la valeur relative de ces deux opérations faites *dans ces conditions*. L'écart est déjà si faible entre la mortalité des désarticulations tibio-tarsiennes prises en bloc et celle des amputations sus-malléolaires, que je soupçonne fort qu'un malade, dont le pied serait assez altéré pour imposer au chirurgien un procédé de désarticulation médiocre, ne perdrait aucune chance de survivre en se faisant amputer au-dessus des malléoles par un procédé de choix.

Je dis tout cela pour arriver une fois de plus à répéter : si vous amputez dans le pied ou dans le bas de la jambe, faites un moignon sur lequel le mutilé puisse marcher.

Choix des procédés. — Un tel moignon, après la désarticulation qui nous occupe, doit avoir pour coussinet les téguments de la plante du pied habitués à supporter le poids du corps; la cicatrice doit être rejetée sur la périphérie, au-dessus de la surface d'appui. C'est donc par un lambeau que nous couvrirons l'extrémité du squelette de la jambe. Ce lambeau, nous ne le prendrons ni en avant, parce qu'il doit comprendre une partie de la semelle plantaire, ni en dehors, parce qu'il doit contenir les vaisseaux dans son épaisseur; mais plutôt en arrière, ou en dedans, ou à la fois en dedans et en arrière (fig. 441 à 444).

Autant que possible nous garderons un *large* lambeau et chercherons à lui conserver sa mobilité sur le bout des os, par une réunion rapide et par la conservation ou la reproduction des adhérences tendineuses. Car il me semble démontré que la marche est plus facile lorsque le coussinet charnu se meut et s'immobilise à la volonté de l'amputé.

Avant de décrire l'amputation sous-astragalienne, j'ai dit le nécessaire sur les téguments du talon et les vaisseaux qui les nourrissent. Je rappellerai seulement ici que la coque talonnière est très épaisse et très résistante en bas, très mince au contraire en haut, sur les côtés du tendon d'Achille. Nous retrouverons une minceur pareille au niveau des malléoles où le fascia pellucida est à l'état de séreuse ébauchée.

L'articulation tibio-tarsienne est facile à trouver et facile à ouvrir. Mais, après la désarticulation, la mortaise tibio-péronière avec ses deux malléoles inégales, est évidemment fort mal disposée pour fournir un bon moignon : il faut l'aplanir, soit avec la scie, soit avec les cisailles. Quelques chirurgiens recommandent de scier franchement à 1 centimètre au-dessus de l'interligne; d'autres d'enlever seulement avec les malléoles les bords antérieur et postérieur (celui-ci plus saillant) de la surface articulaire du tibia; d'autres de couper simplement les deux malléoles ou seulement l'externe. On peut même ne rien enlever du tout et réussir; mais c'est une mauvaise pratique, surtout chez l'adulte, quand on veut, ce qui est l'ordinaire, faire marcher l'amputé sur le bout du moignon[1].

1. Blandin ne croyait pas qu'il fût possible d'obtenir un pareil résultat, la marche sur le bout du moignon. En conséquence, il ne touchait pas aux malléoles qu'il couvrait avec deux lambeaux latéraux. Ainsi avait été opérée la jolie modiste pour laquelle F. Martin fit pourtant sa première jambe artificielle. Le jour du mardi gras, étant masquée, elle trompa l'interne qui l'avait soignée, le lutina, dansa avec lui une partie de la nuit : « Ce ne fut qu'à la sortie du bal..., lorsque le masque dut se déchausser... que le jeune homme la reconnut. » (*Gaz. des hôp.*, 1846, p. 562.) Mais, plus tard, elle fut trouvée chez elle avec un simple pilon sous le genou, et avoua que sa jambe articulée la gênait beaucoup. Note de Sédillot (1868), *Contributions à la chir.*, II, 161.

La maladie des surfaces articulaires peut forcer le chirurgien à enlever, successivement et par tranches, 2 ou 3 centimètres des os de la jambe.

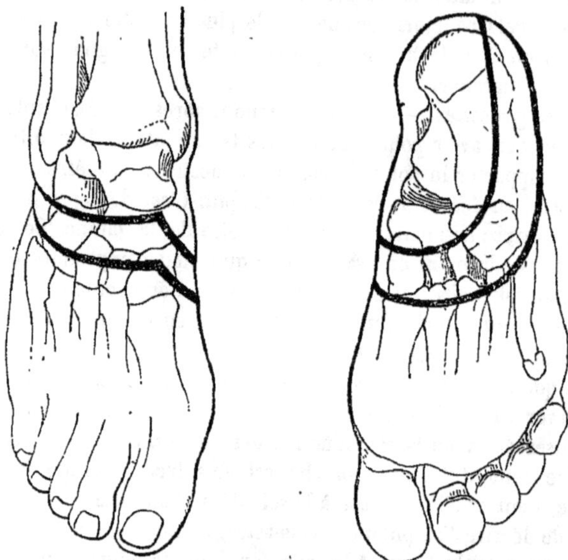

Fig. 441 et 442. — Tracés comparatifs pour l'amputation sous-astragalienne et la désarticulation tibio-tarsienne, par le procédé à lambeau interne amélioré.

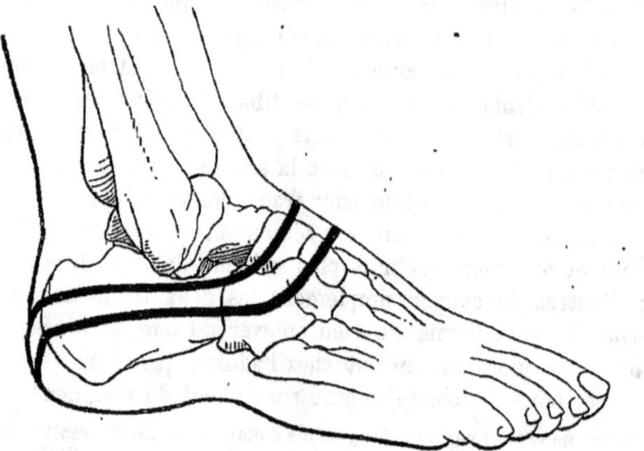

Fig. 443. — Désarticulations sous-astragalienne et tibio-tarsienne, lambeau interne amélioré, tracés comparatifs de l'incision dorsale-externe.

Lorsque l'articulation est saine, il suffit de scier les deux malléoles isolément et obliquement pour donner à la surface terminale du squelette des bords latéraux légèrement obtus. Et je crois que si l'on doute d'une parfaite asepsie, une minute employée à gratter le cartilage sans perforer la lame compacte sous-jacente contribuera à assurer la guérison rapide. Sans cette précaution, le cartilage s'exfolie rarement, mais il s'exfolie quelquefois, quand la réunion profonde tarde un peu.

Quatre procédés pourraient être donnés comme acceptables, et décrits longuement les uns et les autres : le lambeau interne pur (fig. 445), le lambeau interne amélioré comprenant le tendon d'Achille (fig. 441 à 444), le lambeau interne et postérieur de J. Roux (fig. 451), enfin, le lambeau postérieur de Syme (fig. 454 à 456). Les deux premiers ne comprennent pas la coque talonnière; ils se ressemblent comme exécution et ne sont que la reproduction, en plus petit, du lambeau du procédé facile et bon décrit par moi pour l'amputation sous-astragalienne.

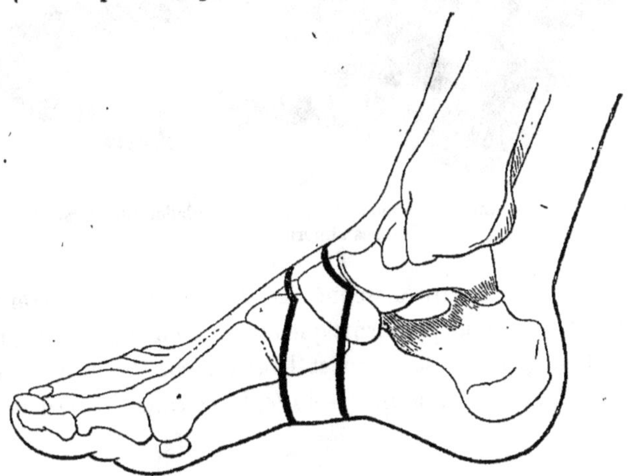

Fig. 444. — Désarticulations sous-astragalienne et tibio-tarsienne, lambeau interne amélioré, tracés comparatifs.

Je m'attacherai à bien exposer la manière d'exécuter le procédé de Syme d'après les ouvrages anglais, spécialement d'après le manuel de J. Bell d'Édimbourg et aussi d'après mes propres remarques. Je le ferai en dernier lieu, parce que les premiers procédés ressemblent à ceux de l'amputation sous-astragalienne qui vient d'être décrite.

Lambeau interne (Soupart, Sédillot, A. Guérin, etc.).

Ce procédé est, de tous ceux qu'il est permis d'appliquer sur le vivant, le plus facile à exécuter. Il a l'inconvénient de détruire tout à fait les adhérences du tendon d'Achille au futur coussinet du moignon, adhérences qui peuvent, il est vrai, se rétablir. On a réussi, sur le vivant, à faire un bon moignon, avec une très petite quantité de parties molles, mais je ne me permettrais pas de rester en deçà du minimum suivant : lambeau étendu en largeur depuis le bord interne du tendon d'Achille jusque sur le scaphoïde, et en longueur, jusqu'au milieu de la plante du pied ; section des téguments externes au niveau de la pointe du péroné

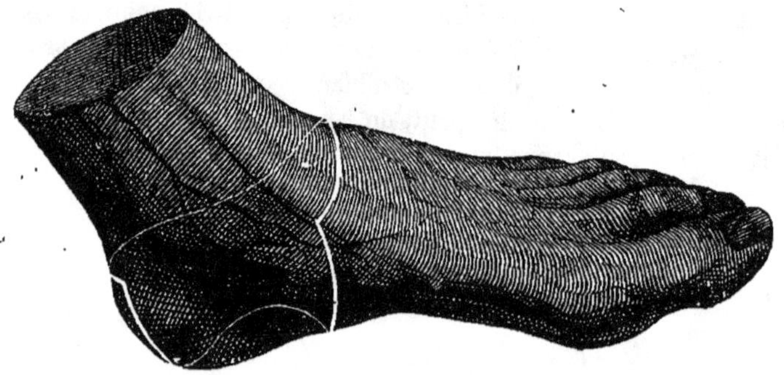

Fig. 445. — Amputation totale du pied, désarticulation tibio-tarsienne. Lambeau interne primitif.

Le lambeau peut être disséqué facilement avant la désarticulation. C'est un avantage énorme que nous retrouvons dans le procédé suivant. Cela permet, sur l'un et l'autre pied, de faire, si l'on s'y croit obligé, l'amputation *intra-malléolaire sans désarticuler.*

Lambeau interne amélioré.

Ce procédé se recommande par les arguments que j'ai donnés à propos de l'amputation sous-astragalienne (p. 529 et suiv.). Ce n'est, en effet, que le procédé facile que j'ai conseillé pour cette opération, avec environ un doigt de peau en moins dans tous les sens (fig. 441 à 444). Le lambeau est étoffé, épais, bien vascularisé, adhérent au tendon d'Achille, et beaucoup plus facile à séparer du calcanéum que les lambeaux de J. Roux et de Syme. Il fournit aux os de la jambe une semelle aussi large que l'on veut. Dans ma description, je vais supposer, comme d'habitude, que l'état des parties molles ne laisse disponible que le minimum indispensable. C'est dire que sur le vivant on devra tailler plus large et plus long toutes les fois qu'on le pourra.

Pour la coupe des parties molles, je n'ai qu'à reproduire mot à mot la description de l'amputation sous-astragalienne. Néanmoins, cette reproduction me paraît nécessaire, car on ne me comprendrait pas à demi-mot.

Il est difficile, comme dit Paré, « de mettre clairement et entièrement par escrit la Chirurgie manuelle! » Les **notes b, c, d, e, f** de l'amputation sous-astragalienne (p. 542) sont applicables à la désarticulation du pied.

Opération. — Le tiers inférieur de la jambe malade dépasse le bout du lit. L'aide chargé de relever les téguments et de supporter, quand il le faut, tout le poids du membre, etc., se tient en dehors. Il est bon qu'il sache comprimer les artères pédieuse et tibiale postérieure au moins pendant l'hémostase de la plaie.

Vous avez examiné le pied attentivement, vous savez notamment où passent les tendons extenseur propre du gros orteil et jambier antérieur, où se trouve l'articulation astragalo-scaphoïdienne, etc.

A. *Pied gauche.* — 1° Abaissant d'abord l'avant-pied de la main gauche qui tout à l'heure l'inclinera en dedans, commencez l'*inci-*

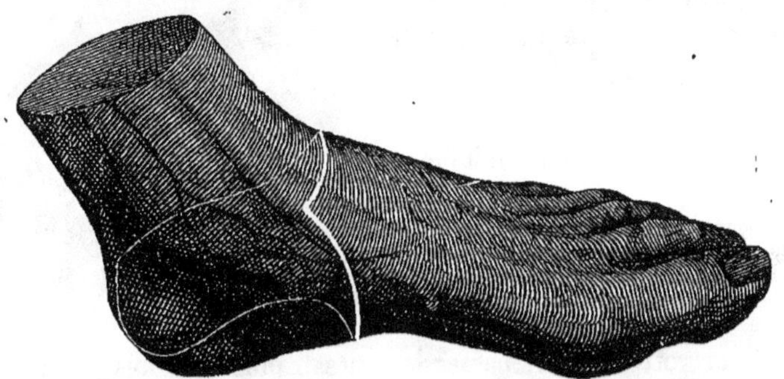

Fig. 446. — Tracés pour la désarticulation tibio-tarsienne, pied gauche. Lambeau interne amélioré. On voit, en dedans du relief du tendon extenseur propre, près de celui du jambier, le départ de l'incision dorsale-externe. — Une reprise sera faite au même point pour le contour du lambeau.

sion dorsale-externe en dedans du tendon *extenseur propre*, entre ce tendon et celui du jambier, à quelques millimètres *devant l'articulation astragalo-scaphoïdienne*; coupez à fond, marchez transversalement en dehors et, après un trajet de 4 à 5 centimètres, tournez et rétrogradez parallèlement au bord externe du pied, vers la pointe de la malléole péronière que vous raserez, pour viser ensuite et atteindre le bord externe du tendon d'Achille au voisinage de son insertion.

Pour inciser le *contour du lambeau*, votre main gauche redresse l'avant-pied et le repousse en dehors, c'est-à-dire à votre droite.

Votre coude et votre avant-bras gauches sont fortement relevés; par-dessous vous apercevez le bord interne du pied et le départ de l'incision dorsale. Remettez-y le bistouri, conduisez-le vers la plante suivant un trajet légèrement convexe en avant, qui l'amène *sous l'articulation scapho-cunéenne*. A ce niveau, entamez hardiment et en travers le tiers interne de la plante. Alors seulement, arrondissez l'incision et menez-la arciforme et tangente à la ligne médiane plantaire, c'est le minimum, la figure 447 dit plus; menez-la, dis-je, convexe en dehors, sous la partie interne ou moyenne de la pointe du talon, puis derrière, puis en dehors vers la terminaison de l'incision externe que vous rejoignez, après avoir fait élever

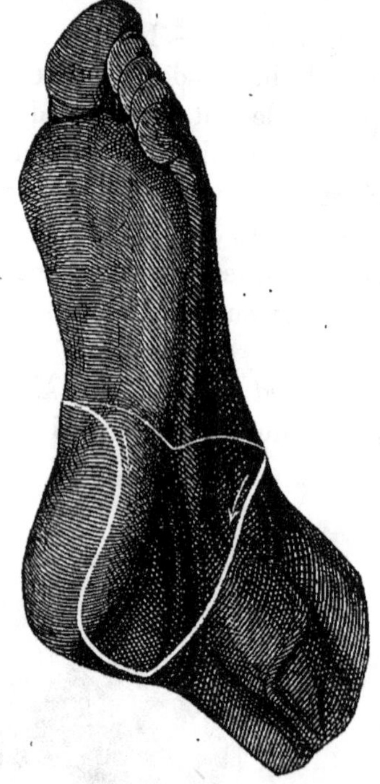

Fig. 447. — Vue plantaire externe du pied gauche : attitude pour terminer le contour du lambeau. On voit aussi la partie finale de l'incision première dorsale-externe.

le pied par votre aide. Repassez le couteau plusieurs fois jusqu'à ce que toutes les parties molles du lambeau, y compris les tendons profonds, soient coupées à fond et un peu en biseau.

2° Afin que vous *désarticuliez facilement* (ne négligez pas mon conseil), l'aide fléchit la jambe à angle droit sur la cuisse. D'une main (la droite) il renverse complètement le genou en dedans et pèse dessus; de l'autre (la gauche) il fixe la région sus-malléolaire appuyée sur le bord du lit et rétracte les téguments dorsaux et externes; il vous tient sous les yeux et à portée du couteau, la face externe du cou-de-pied parfaitement horizontale et regardant en haut, orteils à votre gauche, talon à votre droite (fig. 429, p. 537).

Repassez le couteau de gauche à droite dans l'incision dorsale-externe où quelque tendon pourrait avoir résisté, et mobilisez suffisamment la lèvre supérieure des téguments, en avant et sur le côté, pour rendre la malléole péronière visible et l'articulation accessible. — Touchez la pointe malléolaire; au-dessous, entrez à plein tranchant en insinuant la lame à plat entre la malléole et la face latérale de l'astragale. Vous aurez divisé ainsi les trois ligaments péroniers, et la simple pesanteur aidée d'une pression légère des doigts de la main gauche commencera le renversement du pied en dedans; l'articulation s'entr'ouvrira et votre pointe coupera, en avant et en arrière, les faibles ligaments tibiaux antérieur et postérieur; elle dégagera, sans le blesser, le tendon long fléchisseur propre de sa coulisse rétro-astragalienne, détachera ensuite la graisse sus-calcanéenne et, toujours rasant l'os, désinsérera le tendon d'Achille en s'y reprenant à plusieurs fois, s'insinuant chaque fois plus profondément, à plat entre l'os et le tendon.

Le pied se renversera alors davantage sous l'action modérée de la main gauche agissant sur le calcanéum (voy. fig. 429, relative à la désarticulation sous-astragalienne, p. 537). — Portez la pointe tranchante dans la gauche de l'incision : attaquez-y le tendon jambier postérieur et, en arrière, les divers plans des ligaments latéraux internes; repassez prudemment le couteau plusieurs fois sur ces tissus fibreux, dans la même voie. Puis, tenant le couteau oblique comme les tendons, c'est-à-dire comme le canal calcanéen, rasez successivement de l'extrême gauche à l'extrême droite de la plaie, la face inférieure du tubercule scaphoïdien, de la petite apophyse, de l'excavation, de la tubérosité interne et de l'extrémité postérieure du calcanéum. Au moment de dépasser la petite apophyse calcanéenne, songez à la profonde gouttière sous-jacente et faites tourner la lame sur son axe pour qu'elle s'y engage et en déloge, sans l'entailler, le tendon du fléchisseur propre (attitude de fig. 429, p. 537). Dans toute la longueur de la plaie, vous repassez donc le couteau plusieurs fois dans la même voie, la lame bien inclinée et secouée, glissant à plat sur la surface dure dont elle suit les irrégularités, afin que jamais le tranchant ni la pointe ne s'écartent du périoste.

Bientôt le pied, de plus en plus déroulé par la main gauche dont le pouce s'est avancé jusque dans la gouttière calcanéenne, se trouve complètement séparé. Le calcanéum présente une surface absolument nue, la face profonde du lambeau n'a pas reçu le moindre coup d'estoc ni de taille.

3° Dès à présent, on peut lier les vaisseaux et ensuite exciser les deux tendons flottants pour apercevoir *le nerf* dont il faut toujours détruire la continuité, près de la base du lambeau, sur une longueur de 2 centimètres.

Il faut maintenant réséquer les malléoles et d'abord les dépouiller. Dans ce dessein, vous ramènerez la jambe dans la rectitude. De la main gauche, vous saisirez le bord des téguments pour le soulever et, avec la pointe introduite en long et à plat entre la graisse et les os, vous contournerez successivement chaque malléole (fig. 448), en faisant marcher le taillant d'avant en arrière où vous devez, de chaque côté, fendre les gaines des tendons, pour que ceux-ci puissent être relevés hors de la portée des dents de la scie, ou de la cisaille.

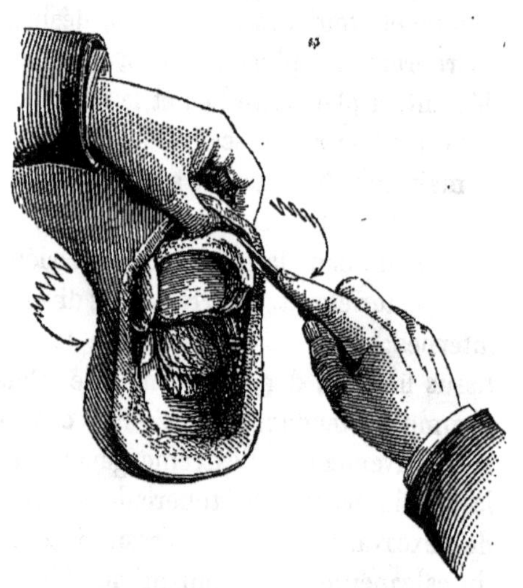

Fig. 448. — Après la désarticulation du pied, dénudation et toilette des malléoles qu'il va falloir scier. Le lambeau ici représenté est celui de Syme et non le lambeau interne amélioré : cela ne change rien à la manœuvre actuelle. Les flèches indiquent la marche du couteau et ses mouvements de piston, de va-et-vient.

Si vous êtes obligé d'enlever, avec ces malléoles, un plateau tibial de $0^{m},01$, par exemple, vous dépouillerez les faces antérieure et postérieure du squelette comme les malléoles. Le trait de scie devant être perpendiculaire aux os, il faudra dénuder un peu plus haut en arrière qu'en avant, parce que le bord postérieur de la mortaise descend plus bas que l'antérieur.

Quand, par suite d'altération manifeste des surfaces articulaires, on est contraint de substituer une amputation intra-malléolaire à la désarticulation, il faut envelopper les chairs dans une compresse à deux chefs et en confier la rétraction à l'aide qui tient le tout solidement embrassé à deux mains. — Le chirurgien, placé en dehors (il s'agit toujours du pied gauche), saisit la malléole la plus solide avec un davier et manœuvre la scie de la main droite.

Dans les cas ordinaires, il est expéditif et élégant d'enlever d'un seul trait les deux malléoles, en effleurant le bord antérieur et en intéressant un peu davantage le bord postérieur de la mortaise dont la partie cave est ensuite à volonté décortiquée.

On peut se borner à supprimer isolément et obliquement chaque saillie malléolaire.

B. *Pied droit.* — De la main gauche, saisissez l'avant-pied pour l'abaisser et le porter à votre droite. A partir du bord externe du tendon d'Achille, près de son insertion, tirez une incision qui, d'abord très légèrement ascendante, marche ensuite hardie et profonde parallèlement au bord externe du pied, au ras du sommet de la malléole péronière, jusqu'au niveau de l'articulation de Chopart; qui se recourbe ensuite en dedans pour traverser le dos du pied, à quelques millimètres *devant* cette articulation, et s'arrêter sur le relief du tendon *extenseur propre* du gros orteil, ou même un peu en dedans (fig. 449).

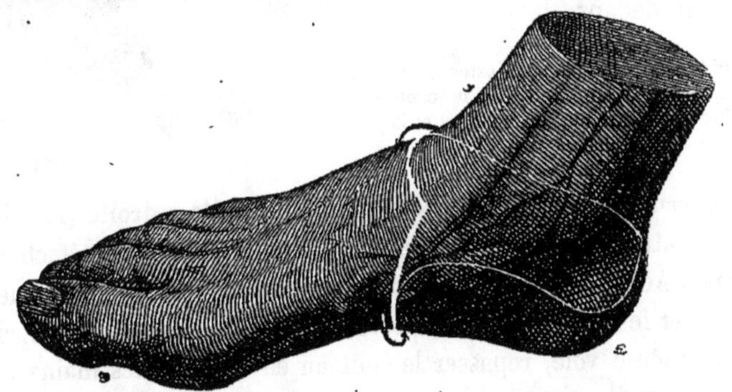

Fig. 449. — On voit l'incision externe devenir dorsale et aboutir en dedans du relief du tendon extenseur propre d'où elle repart ensuite pour le contour du lambeau.

A ce moment, vous rejetez le bout du pied à votre gauche et vous avez sous les yeux le bord interne du tarse et la fin de votre incision dorsale où vous avez laissé la pointe. — Incisez le bord interne du pied suivant un trajet légèrement convexe en avant qui vous conduise *sous l'articulation scapho-cunéenne*. Entamez transversalement le tiers interne de la plante. Alors seulement, arrondissez et rétrogradez suivant une courbe arciforme tangente à la ligne médiane plantaire, c'est le minimum. Cette courbe convexe en dehors vous ramènera sous la partie interne ou moyenne de la pointe du talon d'où, après avoir fait élever le membre (fig. 450), vous rejoindrez en arrière et en dehors le point de départ de l'incision externe. Repassez le couteau une ou plusieurs fois dans la même voie, jusqu'à ce que toutes les parties molles du lambeau, tendons y compris, soient coupées à fond un peu en biseau.

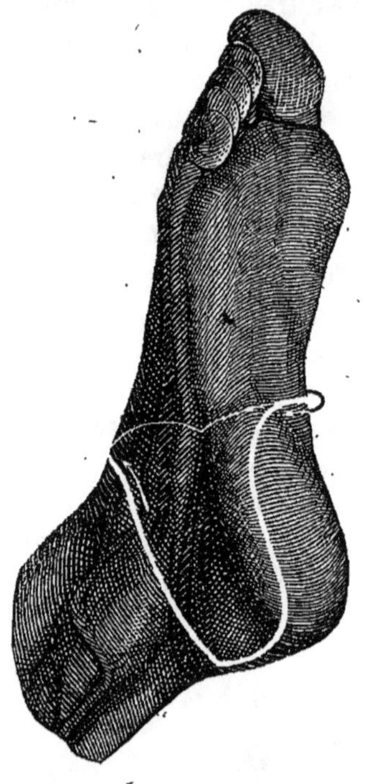

FIG. 450. — Vue plantaire externe du pied droit. Attitude pour terminer le contour du lambeau. — On voit aussi le départ et la partie externe de l'incision externe-dorsale.

De même que pour la désarticulation sous-astragalienne, vous avez à choisir entre deux manières de terminer l'opération.

Ou bien, faisant tenir la jambe fléchie à angle droit, le genou renversé en dedans, le pied offrant sa face externe horizontale, talon à gauche, orteils à droite (fig. 432, p. 540), attaquer l'articulation en dehors et l'ouvrir, détacher le tendon d'Achille et la graisse suscalcanéenne, couper les ligaments internes et le tendon jambier postérieur; puis, à plusieurs reprises dans la même voie, repasser le couteau en croisant les mains pour évider le canal calcanéen, etc., comme le représente la figure 432.

Ou mieux, disséquer le lambeau avant de désarticuler (fig. 433, p. 541). Dans ce dessein, laisser la jambe étendue, couchée sur sa face externe, le bout du pied fortement renversé en dehors par un aide, tordu en varus pour exposer et relâcher les chairs de la face interne de l'arrière-pied. Alors, accrocher du bout des doigts gauches la partie talonnière de votre lambeau et, avec la pointe du couteau coupant exceptionnellement de droite à gauche, désinsérer le tendon d'Achille, décortiquer l'extrémité postérieure du calcanéum, détacher les muscles insérés à la tubérosité interne et postérieure, enfin évider le canal calcanéen. Que les doigts de votre main gauche, qui relèveront le lambeau sur la malléole tibiale, ne craignent pas de précéder toujours le couteau dans le fond de la plaie opposant les ongles au tranchant pour se garer de toute blessure et protéger efficacement l'artère et les tendons. C'est très facile.

Quand vous aurez disséqué votre lambeau sur toute sa largeur, jusqu'à la pointe du tibia que vous pourrez sentir, vous ferez ramener le bout du pied en dedans, ou mieux encore fléchir la jambe et renverser le genou en dedans (attitude de la désarticulation, fig. 432) pour attaquer l'articulation en dehors... et traiter les malléoles, le cartilage, les tendons, le nerf, etc., comme du côté gauche.

En disséquant le lambeau d'avance, vous pouvez aussi vous dispenser de désarticuler. Pourvu que la dissection des parties molles ait été prolongée assez haut et suivie de la section du tendon jambier postérieur, le squelette de la jambe est facile à dénuder sur toute sa périphérie, et à scier, soit au niveau de l'interligne, soit au-dessus (5, 10, 15, 20 millimètres).

Dans ce dernier cas, on fait une *amputation intra-malléolaire* qui peut être précédée ou non de la désarticulation.

Le *lambeau interne amélioré* a donné à M. Félizet, entre autres, un excellent résultat : on ne peut rien voir de plus beau ni de mieux conformé pour la marche.

Lambeau interne et postérieur ou raquette (J. Roux).

Voici d'abord le tracé de l'incision des parties molles, d'après le texte un peu vague de J. Roux :

« Du bord externe du tendon d'Achille, ou si on l'aime mieux de « l'extrémité postérieure de la face externe du calcanéum, part une « incision qui passe au-dessous de la malléole externe, à 1 centimètre « au-devant de l'articulation tibio-tarsienne, et aboutit à quelques milli- « mètres au-devant de la malléole interne; de ce point elle descend « transversalement au-dessous du pied, parvient à la face externe du « calcanéum et remonte obliquement jusqu'au point de départ. Cette « incision ovalaire, ou en raquette, doit partout diviser les parties « molles jusqu'aux os.... »

Le procédé, décrit par quelques auteurs sous le nom de Morel, ressemble tellement au précédent, que la question de priorité a été posée devant les Sociétés savantes en 1849. Tous les documents témoignent en faveur de J. Roux.

Très souvent, en raison de la tendance à exagérer les dimensions des lambeaux, et de l'habitude prise sur le cadavre de tailler en plein drap,

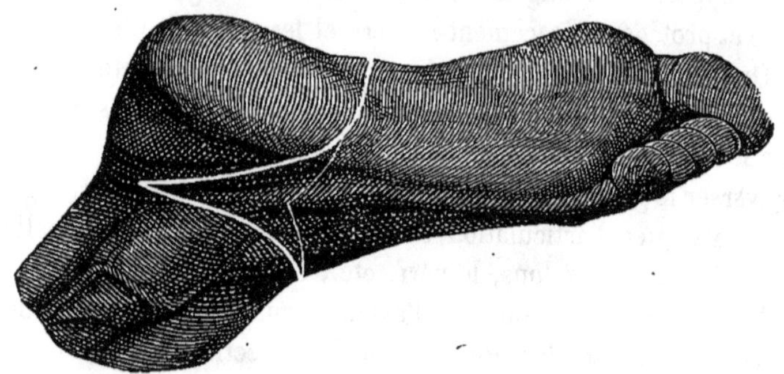

Fig. 451. — Désarticulation tibio-tarsienne, procédé de J. Roux, mais avec plus d'ampleur donnée au lambeau et, par suite, une encoche interne un peu plus marquée.

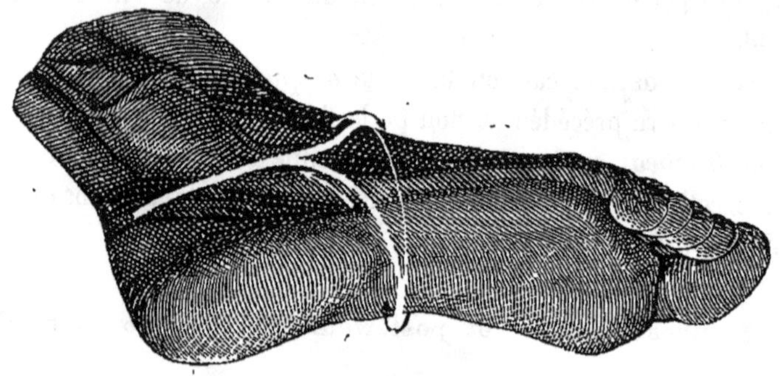

Fig. 452. — Raquette pure, sans encoche, taillée d'un seul trait exécutant successivement les parties externe, dorsale et plantaire de l'incision, pied droit.

Le « père Dupré », jadis célèbre au quartier latin, enseignait un faire plus simple encore : longue incision externe, du tendon d'Achille aux orteils; après exploration et parti pris, coupe circulaire autour du pied, en bon lieu; bref, le mode en ⊣, pour toutes les amputations de l'arrière-pied.

on pratique le procédé de Roux en suivant plutôt le tracé de la figure 452 que le tracé primitif.

L'incision part d'un point reculé de la face externe du calcanéum, vient passer sur le scaphoïde et même plus en avant, traverse le bord interne et la plante du pied. Elle remonte ensuite derrière la tubérosité du cinquième métatarsien, en rétrogradant à peine, et ferme le cercle de la raquette en rejoignant la queue.

Quel que soit le tracé primitif ou modifié que l'on adopte, le procédé de J. Roux s'exécute de la même manière qui est la suivante.

Opération. — L'incision en raquette, commencée en arrière, est faite d'un seul coup de couteau, sans reprise, ou au contraire en deux temps, comme pour le lambeau interne. Chaque opérateur choisit l'attitude qui lui convient, peu importe. J. Roux faisait d'abord l'incision externe et dorsale, puis descendait sous le bord interne et la plante du pied. Morel, au contraire, conduisait l'incision externe sous la plante d'abord et remontait ensuite sur le bord interne et le dos du pied. La main gauche qui tient le métatarse manœuvre de manière à amener successivement sous les yeux de l'opérateur les diverses régions que doit traverser le couteau.

Lorsque l'incision des parties molles a été faite et parfaite, il faut en saisir les lèvres successivement et les disséquer : la supérieure en dedans, en dessus et en dehors jusqu'à l'articulation, l'inférieure en dessous et en dehors le plus loin possible. Pour détacher la semelle plantaire des faces inférieure et externe du calcanéum, il faut se servir vigoureusement du pouce, l'enfoncer profondément afin de faire la voie au couteau en arrachant et protégeant les chairs.

Il ne faut pas espérer décoller complètement le lambeau de dehors en dedans. Quand on a fait le possible, sans chercher imprudemment à évider le canal calcanéen dès maintenant, on attaque l'articulation en avant et en dehors, et l'on renverse le tarse en le déroulant en dedans. A ce moment, le concours d'un aide spécial armé de deux crochets mousses destinés à écarter les chairs, devient presque indispensable pour permettre à l'opérateur : d'abord de désinsérer le tendon d'Achille en contournant et serrant de près la face postérieure du calcanéum encore enfouie dans la coque talonnière; ensuite pour couper les ligaments internes et déloger les

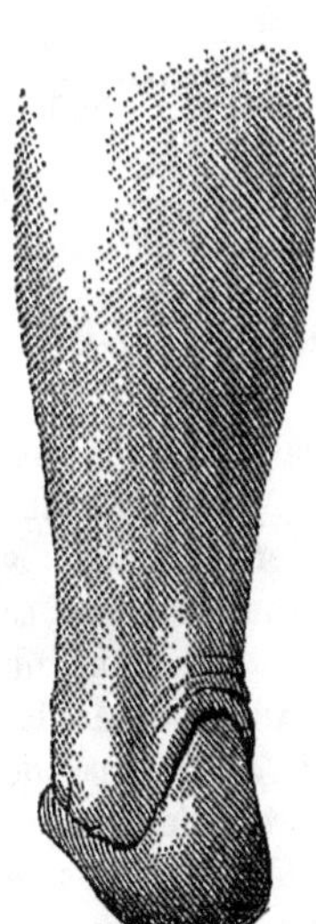

Fig. 453. — Moignon de désarticulation totale du pied gauche, procédé de J. Roux, vu en arrière. Ce dessin montre l'action du tendon d'Achille qui fronce et invagine les téguments. Dans ce cas les malléoles n'avaient pas été sciées, par oubli je pense. Le malade marchait bien.

tendons et les vaisseaux de la profonde gouttière osseuse où ils sont contenus. Si le chirurgien préfère écarter les parties molles lui même avec les doigts de sa main gauche, il est obligé de confier le pied à un aide qui le renverse, le tord, l'abaisse, l'incline, etc., suivant les besoins.

Dans la pratique, si l'on rencontrait quelque difficulté à couper le tendon d'Achille avec le couteau, on n'hésiterait pas à se servir de ciseaux comme Foucher (*Gaz. des hôp.*, 1860, p. 215).

Lambeau talonnier (Syme).

Le procédé primitif de Syme (fig. 454 et 455) n'a subi que des modifications insignifiantes entre ses mains ou celles de ses élèves.

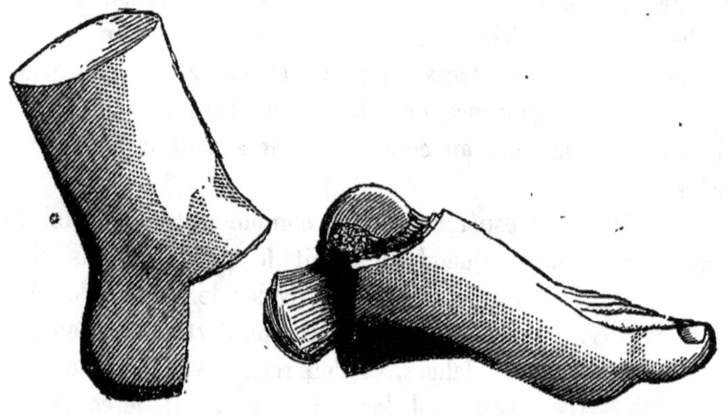

Fig. 454 et 455. — Désarticulation tibio-tarsienne, procédé de Syme, profil interne du lambeau talonnier. — Incisions : sous-pied et courte guêtre.

D'autres chirurgiens l'ont véritablement altéré en proposant : les uns, d'allonger le lambeau en avant, aux dépens de la plante, pour avoir une plus longue base de sustentation ; les autres, de débrider en dehors la coque talonnière pour faciliter l'opération, etc. Le lambeau de Syme se gangrène s'il est trop long, si au lieu d'une large base on lui donne un étroit pédicule, si sa face profonde a été tailladée. Il y aurait en Angleterre, disent les Anglais, des chirurgiens habitués à voir le lambeau de Syme se gangrener entre leurs mains. Est-ce maladresse ? N'est-ce pas plutôt qu'en voulant garder trop d'étoffe, ils exagèrent les difficultés de l'opération et maltraitent le lambeau ? Ces chirurgiens seuls peuvent être tentés de tailler, à tout événement, une guêtre longue, un lambeau dorsal complémentaire que l'on peut accuser de favoriser la descente de la cicatrice sur la surface d'appui. Or, pour qu'un amputé des deux pieds, par le procédé d'Édimbourg, puisse danser, courir et sauter sans chaussures, sur le pavé, comme cela s'est vu, il faut que la cicatrice reste en avant, à une certaine hauteur.

Opération. — L'incision en sous-pied commence au-dessous de la malléole externe, dans l'axe de cette malléole; elle descend en ligne droite, en bas et même un peu en arrière, parallèle au profil du talon, traverse la plante et remonte *symétriquement* vers la malléole interne, *à un doigt* de laquelle elle s'arrête. La deuxième incision bride le cou-de-pied et réunit les deux extrémités de la première par le plus court chemin. Avec ce tracé, l'artère postérieure est coupée à un doigt environ au-dessous de sa bifurcation. Sa branche plantaire externe a donc pu déjà fournir la plupart des

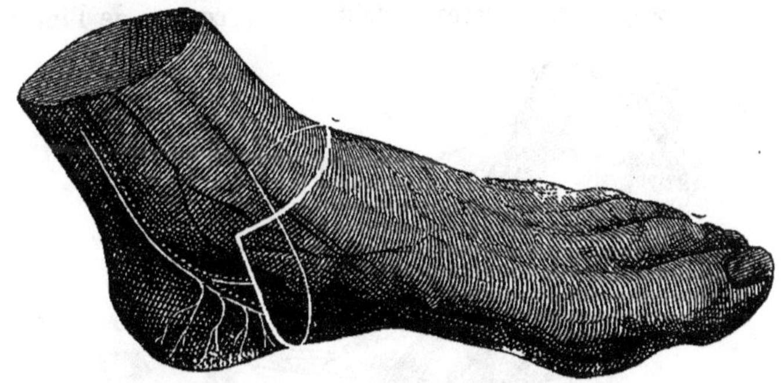

Fig. 456. — Désarticulation totale du pied, tracé des incisions de Syme. On peut juger du lieu où seront coupées les artères plantaires et de l'importance du rôle des rameaux de l'externe dans la nutrition du lambeau.

rameaux presque récurrents qu'elle donne aux parties molles du talon et que montre la figure 456.

1° L'aide tient d'une main le bas de la jambe, de l'autre le bout du pied qu'il relève de manière à vous présenter la plante à une certaine hauteur, si vous n'êtes pas assis. Empaumez le derrière du talon de la main gauche, pour sentir avec le pouce la malléole qui est à gauche, et avec l'index celle qui est à droite. Incisez en sous-pied et à fond, de gauche à droite, suivant le trait décrit et figuré (a).

Du bout du pouce, accrochez fortement le bord du lambeau talonnier et, les autres doigts prenant un point d'appui derrière le talon, agissez comme pour décortiquer le calcanéum : l'ongle doit arriver au contact de l'os et accompagner constamment la pointe du bistouri qui travaille à désinsérer les muscles attachés aux tubérosités calcanéennes (b). — Ne cherchez pas à voir ce que vous faites, et ne vous obstinez pas à vouloir détacher le lambeau complètement d'avant en arrière (c). Décollez ses bords dans la mesure du possible et partout assurez-vous que les tendons, même les plus profonds, sont coupés.

Cela fait, prenez l'avant-pied de la main gauche, abaissez-le et faites, de gauche à droite et à fond, l'incision dorsale qui passe sur ou devant la tête de l'astragale.

2° Ouvrez la partie antérieure de l'articulation, puis introduisez la pointe, le tranchant en bas, successivement entre chaque malléole et la face astragalienne correspondante, pour couper de l'intérieur

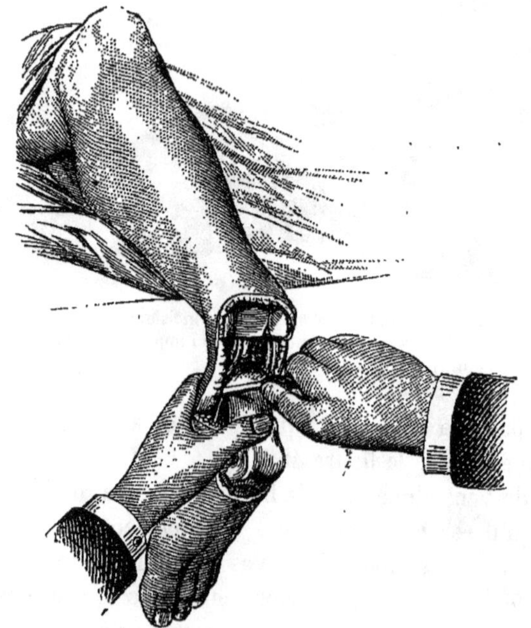

Fig. 457. — Désarticulation tibio-tarsienne, décortication de l'extrémité postérieure du calcanéum.

vers l'extérieur chacun des ligaments latéraux. L'articulation s'ouvrira largement par l'abaissement et la traction du pied : vous diviserez le ligament postérieur et commencerez à séparer, de la face supérieure du calcanéum et de ses limites latérales, le tissu graisseux, les tendons et les vaisseaux. La main gauche, à ce moment de l'opération, *tire* sur le pied en même temps qu'elle le renverse fortement en arrière, se méfiant de déchirer les bords du lambeau; de plus, elle le tord à droite quand le couteau travaille sur le flanc gauche de l'os du talon (fig. 457); elle le tord à gauche quand le couteau travaille sur le flanc droit. Et pendant chaque torsion, n'omettez pas de faire écarter vigoureusement et profondément toute l'épaisseur du bord latéral du lambeau par un aide armé d'un crochet mousse large et solide.

Bientôt le pied sera presque replié derrière la jambe; l'insertion du tendon d'Achille ainsi exposée, pourra être détruite assez facilement. Ici encore, pour terminer l'opération, il faut que vous fassiez surgir l'arrière-calcanéum comme si vous désiriez le prendre avec les dents et que la pointe, basse, contourne de gauche à droite la face postérieure de l'os, frottant à plat sur le périoste, agitée de petits mouvements de va-et-vient comme on le fait si souvent.

3° Le pied détaché, l'on dénude les malléoles (fig. 448, p. 557), le bord postérieur du tibia, et l'on scie à quelques millimètres au-dessus de l'articulation. Les tendons sont trop courts pour qu'il faille les exciser. Il est bon de réséquer le nerf, comme d'habitude.

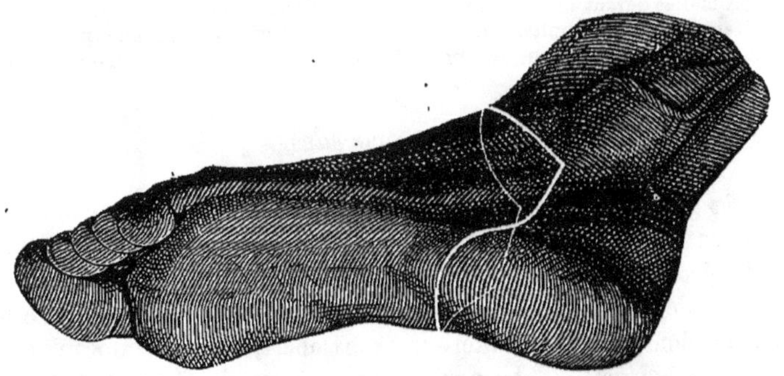

Fig. 458. — Désarticulation tibio-tarsienne, modification de l'incision plantaire de Syme (Hancock, Ollier, Panas).

Après avoir lié tous les vaisseaux (il y en a quelquefois douze), Syme faisait en arrière, à la coque talonnière, une ouverture dans laquelle il engageait les fils. On pourrait l'imiter pour le drainage.

Il est important de ne pas mettre le lambeau en place avant

d'avoir arrêté complètement l'hémorragie. On peut être obligé, par précaution, d'attendre plusieurs heures avant de fermer définitivement la plaie. Dans cette occurrence, il faut passer les fils de la suture pendant que le sommeil artificiel dure encore, mais ne pas les nouer. Au bout d'un certain temps, on évacue les caillots qui se sont formés et l'on ferme la plaie dans laquelle on peut laisser encore un drain pendant quelques jours. En pratiquant la suture, il faut y comprendre les tendons du jambier antérieur et des extenseurs des orteils (**d**).

Notes. — (**a**) Plusieurs chirurgiens recommandent de commencer par l'incision dorsale. Cela paraît, *a priori*, indifférent, mais songez combien serait compromise la vitalité de votre lambeau si, par malheur, cette première incision se prolongeait trop en arrière au-dessous de la malléole interne.

(**b**) Il est plus facile de ne pas comprendre les muscles dans le lambeau dont la face profonde présente alors la toile fibreuse qui vient du tendon d'Achille et qui, avec la peau, fait un véritable matelas dont le pannicule graisseux représente la laine. En incisant cette toile fibreuse en long, lorsque l'opération est terminée, la coque talonnière s'étale plus facilement et s'adapte mieux au bout des os. Je recommande de garder les muscles et de ne rien inciser, l'ennemi à craindre étant la gangrène.

Ollier m'a dit qu'il gardait même le périoste et qu'il avait eu de bons résultats. Beaucoup d'autres depuis se sont loués de l'avoir imité. La rugine doit alors remplacer le couteau : il faut l'avoir bonne et savoir la manier.

(**c**) Je voudrais bien voir certains élèves de Syme, s'il en reste, décortiquer le calcanéum en disséquant le lambeau par-dessous, d'avant en arrière jusque derrière le talon ! Cette décortication est impraticable dans l'immense majorité des cas, si l'on tient à l'intégrité du lambeau.

(**d**) C'est pour faciliter cette suture que je ne conseille pas de couper en deux temps es parties molles devant le cou-de-pied. Sur le cadavre, quelques opérateurs divisent successivement et non simultanément la peau et les tendons. C'est plus propre, mais c'est une habitude qui, pouvant être préjudiciable au vivant, n'est pas bonne à prendre.

Autres procédés.

Un très grand nombre de procédés, dont l'énumération serait longue et certainement incomplète, ont été imaginés et conseillés pour désarticuler le pied : incision circulaire et manchette (Brasdor, Sabatier, Velpeau, Günther) ; deux lambeaux latéraux (Rossi, Blandin) ; lambeau antérieur (Kluge, Baudens) ; lambeau antéro-interne (Jobert, Leroy) ; lambeau externe (Baudens et Soupart). — Aucune de ces manières d'opérer n'est bonne à moins qu'il ne s'agisse de quelque gangrène sèche et qu'on ne puisse espérer voir l'amputé faire usage de son moignon ; toutes pourraient à la rigueur être employées comme procédé de nécessité (O. Samter, 1902, *Archiv. für klin. Chir.*, Bd. 68, Heft 2).

Rien à dire de la *circulaire* ; pour les lambeaux, voici d'après Baudens.

Lambeau antérieur. — Un immense lambeau dorsal comprenant le muscle pédieux, etc., dans son épaisseur, est dessiné, disséqué et relevé ;

— la scie traverse l'articulation d'avant en arrière ; — le pied est abaissé et les parties molles postérieures coupées avec le tendon d'Achille.

Lambeau externe. — Il s'étendait en largeur de la tubérosité du cinquième métatarsien à la pointe du talon, en longueur jusqu'au bord interne du pied — l'opérateur s'était proposé de scier l'astragale juste au-dessous des malléoles, voilà pourquoi il a tant gardé de peau.

Baudens, chirurgien militaire, si souvent cité dans ce livre et que ses contemporains civils ne me paraissent pas avoir justement apprécié, avait indiqué également le procédé à *lambeau interne*.

ARTICLE IX

AMPUTATIONS OSTÉOPLASTIQUES INTRA-CALCANÉENNES

(Pirogoff, Pasquier-Le Fort, Hancock, etc.[1].)

Depuis que Pirogoff a fait publier (congrès de Tubingue, 1853) l'idée de conserver la partie postérieure du calcanéum dans le lambeau de Syme, pour en obtenir la soudure rapide ou tardive, à l'extrémité des os de la jambe avivés par un trait de scie, le procédé primitif, grandement amélioré par Sédillot, a engendré plusieurs dérivés, notamment ceux de Hancock et de Pasquier-Le Fort.

Je ne crois pas devoir insister sur l'*opération de Hancock*, que mes essais cadavériques me font juger impraticable. Elle consisterait, après avoir décapité l'astragale, à le scier horizontalement au-dessous des malléoles et à ramener, sous cet os avivé, la surface de section à peu près verticale du calcanéum. Une telle adaptation est rendue impossible par le tendon d'Achille et les téguments postérieurs qui refusent de s'allonger pour s'enrouler jusque sous le moignon. Quand même on viendrait à la réaliser par la force, comment pourrait-on la maintenir? Par de solides sutures profondes? Je vois d'ici, dans un grand nombre de cas, les boutons les mieux agencés perforer les téguments, les os même, si la suture les intéressait, et le fragment calcanéen remonter derrière la jambe. Ceci n'arrive encore que trop souvent lorsqu'on opère comme Pirogoff, c'est-à-dire lorsque l'on raccourcit le squelette des 3 ou 4 centimètres que prétend conserver Hancock.

Dans l'observation que rapporte le chirurgien anglais (*Operative Surgery*

1. Voy. Pasquier, *Mém. de méd. chir. et pharm. militaires*, 1875, XXXI, p. 107. *Sur l'amputation tibio-tarsienne par le procédé de Pirogoff*, historique, bibliographie, tableaux, etc.

On peut lire la traduction du mémoire de Pirogoff dans Sédillot, *Contributions à la chirurgie*, II, p. 194. Il faut être prévenu qu'à plusieurs reprises le traducteur y dit *tête*, au lieu de *poulie* de l'astragale.

on the foot and ankle-joint, 1873, p. 289), il n'est nullement question d'une adaptation du calcanéum sous l'astragale. Très vraisemblablement, cet os-ci reposait devant cet os-là, sur la grande semelle plantaire que Hancock avait heureusement conservée.

Quant au procédé Pasquier-Le Fort, je le décrirai avec autant de soin que celui de Pirogoff, car, quoique difficile, il est possible, et j'en ai vu de bons, d'excellents résultats, aujourd'hui nombreux.

J'associe avec intention les noms de Pasquier et de Le Fort, comme j'associerais volontiers ceux de Lignerolles et de Malgaigne pour la désarticulation sous-astragalienne. Pasquier le premier (thèse 1871) a décrit et figuré la section horizontale du calcanéum. Le Fort, qui affirme avoir poursuivi de son côté la même idée pendant des années, a pratiqué l'opération le premier en 1873; il en a bien montré les avantages, en faisant ressortir (comme Sédillot, II, 193) que les mutilés marcheraient sur la surface d'appui naturelle du talon, etc., etc., et qu'au moment de l'opération, ils seraient exempts de l'abondante hémorragie veineuse et artérielle qui suit l'énucléation partielle ou totale du calcanéum.

De quelque manière que soit faite la section calcanéenne, les os de la ambe sont allongés de toute l'épaisseur de l'os conservé. Malgré le titre de son mémoire et malgré l'opinion classique, Pirogoff n'attachait qu'une importance secondaire à cet *allongement ostéoplastique*. Il voulait éviter les inconvénients du lambeau de Syme, difficile à décortiquer, mince à la base, peu vivace et mal conformé pour l'évacuation des liquides.

Quoi qu'en ait dit Weber de Bonn et quoi qu'on ait pu voir exceptionnellement, les amputations ostéoplastiques tibio-calcanéennes exigent que les os conservés soient absolument sains. Elles ne conviennent donc pas dans les ostéo-arthrites fongueuses, bien que l'extrémité postérieure du calcanéum y paraisse souvent en bon état.

Procédé de Pirogoff.

Au début, le chirurgien russe sciait les os et le calcanéum à peu près perpendiculairement à leur axe. De là une certaine difficulté dans l'affrontement, difficulté qui porta Michaelis, Sédillot, Günther, etc., à pratiquer ou à recommander les sections obliques aux dépens de la face postérieure du tibia et de la face supérieure du calcanéum. Ce que je vais décrire, avec ces améliorations, n'en reste pas moins le procédé de Pirogoff. Il donne un raccourcissement de 3 à 4 centimètres, juste ce qu'il faut pour permettre de loger un coussinet dans la chaussure. Les moignons réussis sont les plus beaux qu'on puisse voir, disent les Anglais, grands partisans de cette amélioration de l'opération nationale de Syme. On cite cependant quelques échecs par névralgie, renversement, gangrène, nécrose et surtout par ostéite. Je ne me lasse pas de répéter que le moindre doute sur l'intégrité des os est une contre-indication aux opérations ostéoplastiques.

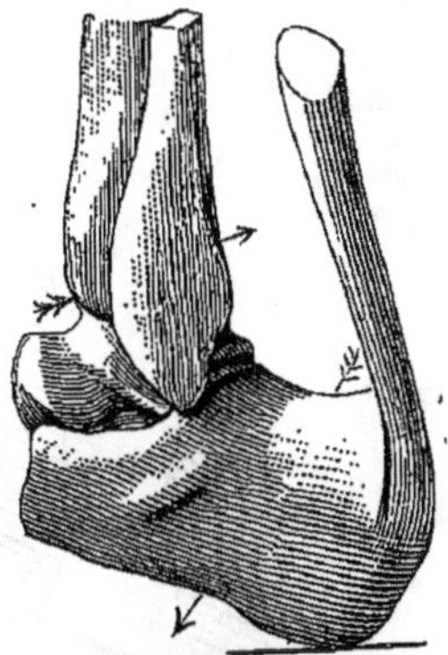

Fig. 459. — Squelette du talon dans l'attitude normale. Les flèches indiquent des sections osseuses presque perpendiculaires aux axes des os.

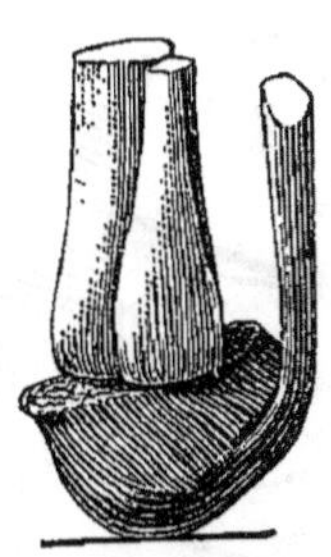

Fig. 460. — Le squelette du moignon après l'amputation ostéoplastique tibio-calcanéenne de Pirogoff, sans obliquité considérable des traits de scie.

Quelle qu'en soit la direction, les sections osseuses ne s'adaptent jamais bien, car celle du calcanéum est beaucoup plus étroite dans le sens transversal et beaucoup plus longue d'avant en arrière que celle des os de la jambe (V. fig. 460).

Quant au renversement et à l'ascension redoutables du fragment calcanéen, c'est par la fixation, l'immobilisation absolue, qu'il faut les prévenir. Cela est si important qu'on est allé jusqu'à clouer aseptiquement le fragment calcanéen sous le bout du tibia.

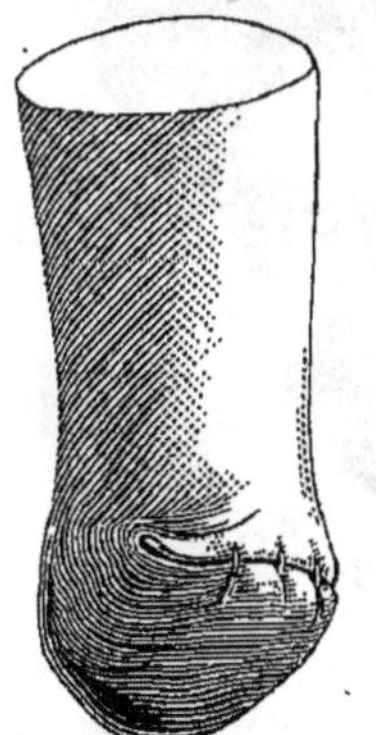

Aujourd'hui, la réunion se fait rapide et solide, moyennant quelques semaines, j'allais dire quelques jours, d'immobilisation. Aussi je ne pense pas qu'il y ait lieu de rejeter plus longtemps les sections très obliques si recommandables à tous les autres points de vue, par l'unique raison qu'elles favorisent l'action nocive du tendon d'Achille. Je ne ferai donc que citer l'opinion de Legouest qui, voulant s'en tenir aux sections perpendiculaires de Pirogoff, préconisait la ténotomie immédiate afin de rendre possible l'adaptation.

Fig. 461. — Opération de Pirogoff, moignon suturé. Grâce à l'obliquité pourtant peu considérable des sections osseuses, la marche ne se fera pas sur le mince tégument rétro-calcanéen. — Les oreilles latérales, très saillantes immédiatement après l'opération, disparaissent dans la suite.

Avec les sections obliques (du calcanéum et des os de la jambe), la marche a lieu non pas sur les minces téguments postérieurs du talon, comme dans le procédé primitif, mais sur la partie postérieure de l'excellent coussinet sous-jacent au calcanéum. Pourquoi donc dédaigner ce procédé aussi bon que facile? J'ai dessiné les figures 462 et 463 conformes à la nature, pour vous convaincre par les yeux.

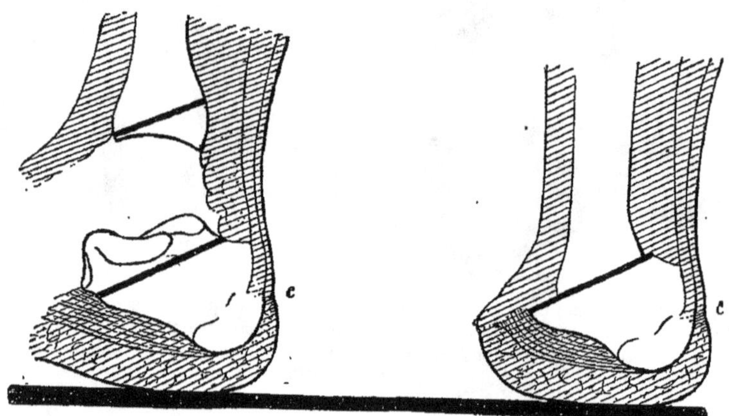

Fig. 462 et 463. — Sections de Sédillot, rendues suffisamment obliques pour arriver au parallélisme et par conséquent à l'adaptation sans le moindre changement de la surface d'appui. — Le tégument (c) mince et fragile qui couvre l'insertion du tendon d'Achille reste aussi loin du sol que sur un pied intact.

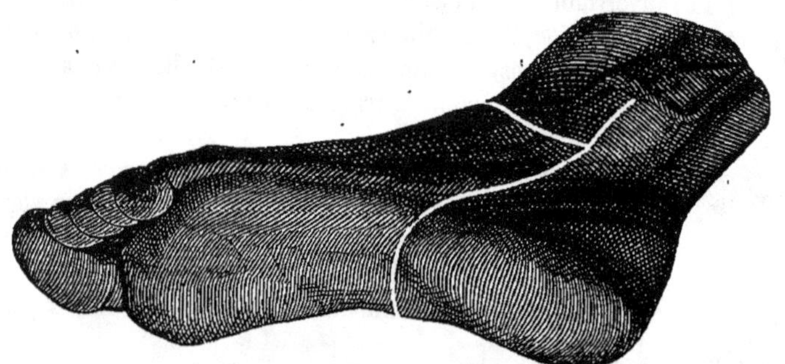

Fig. 464. — Incisions d'après Sédillot pour l'amputation ostéoplastique tibio-calcanéenne à coupes obliques parallèles.

Opération. — 1° Le pied dépassant le bout du lit, faites d'abord à la manière de Syme : incision en sous-pied et incision en bride sur le cou-de-pied (rev. fig. 456 p. 564), divisant tout jusqu'aux os; ou mieux imitez Sédillot en vous avançant davantage sous la plante (fig. 464) (a).

2° Les téguments antérieurs, les tendons, etc., étant bien rétractés, tâtez l'articulation et ouvrez-la en avant, d'un trait transversal. Alors divisez, de l'intérieur vers l'extérieur et de haut en bas, les ligaments latéraux, en insinuant la pointe successivement entre chaque malléole et la face astragalienne correspondante. — En manœuvrant le couteau de la même manière, décollez la naissance de chaque bord latéral du lambeau écarté par le crochet large et *bien enfoncé* d'un aide. Que votre gauche attire et abaisse le pied, tout en le tordant légèrement quand il le faut, pour faire place au tranchant de la pointe qui travaille sur les côtés d'abord, et ensuite en arrière de l'astragale, sur le dessus de l'os du talon.

3° Quand les flancs du squelette tarsien sont libérés, dans une étendue décroissante de haut en bas, et que la partie rétro-astragalienne de la face supérieure du calcanéum est bien visible, attaquez cette face avec la scie (fig. 465), à un travers de doigt derrière

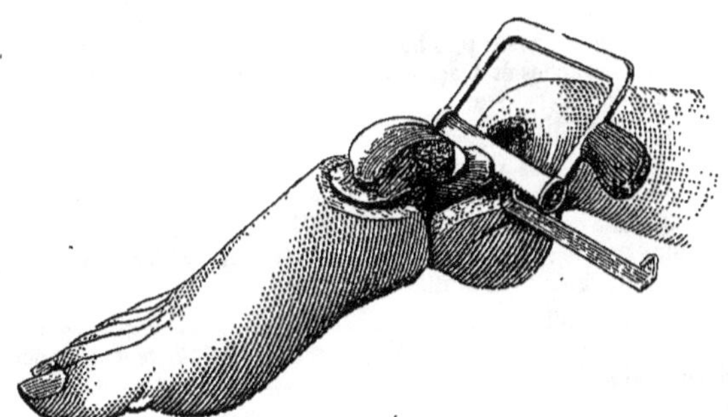

Fig. 465. — Opération de Pirogoff. Section du calcanéum. La gauche de l'opérateur devrait être représentée luxant le pied et le projetant hors de la plaie. Deux crochets. l'un en dedans, seul visible, l'autre en dehors, réclinent le haut des bords du lambeau. La scie entame très en arrière et va marcher obliquement en bas et en avant, précédée par les écarteurs, car il est désirable que, l'opération terminée, la coupe du calcanéum n'affleure pas tout à fait celle de la peau.

l'astragale, afin d'entamer l'os obliquement de haut en bas et d'arrière en avant (b). — La réussite dépend et de votre main gauche qui doit abaisser et attirer fortement le pied en le tenant ferme, et de l'aide qui, armé de deux larges et solides crochets, de mes deux écarteurs, les pouces appuyés derrière le talon, rétracte les bords latéraux du lambeau, en précédant la scie dans son travail.

Lorsque le calcanéum est scié et par suite le pied détaché, vous dénudez les malléoles, vous délogez les tendons postérieurs de leurs gaines et, la jambe étant élevée, vous dépouillez la face postérieure de ses os dans l'étendue de 2 centimètres.

L'aide chargé du membre ayant ramené la jambe dans la situation horizontale et tenant le lambeau, arrière-calcanéum y compris, enveloppé et fortement relevé vers le mollet, vous saisissez l'une des malléoles dans le davier tenu de la main gauche; la scie commence en avant, très près de l'articulation, et finit en arrière, à un grand travers de doigt plus haut (**c**).

Adaptez les surfaces de section en poussant en avant le fragment calcanéen; suturez-le au tibia, etc.

Notes. — (a) Sédillot, voulant se mettre à l'aise et donner une grande obliquité à la section calcanéenne, a dû modifier le sous-pied de Syme. Il en fait remonter les branches jusqu'à la base des malléoles au lieu de s'arrêter à la hauteur de la pointe péronière. Il conduit ensuite le sous-pied obliquement en avant de manière à le faire passer sous l'articulation médio-tarsienne. Je conseille de s'avancer un peu davantage et d'arrondir l'incision plantaire. Sur le cou-de-pied, l'incision faite à la hauteur ordinaire donne un lambeau carré de 2 ou 3 centimètres de long (fig. 464).

Je dois ajouter que dans les pays où l'amputation ostéo-plastique tibio-calcanéenne est couramment pratiquée, les chirurgiens ne se sont point gênés pour modifier les incisions, les uns en prolongeant très haut les têtes du sous-pied, les autres en détruisant la symétrie des branches et plaçant l'interne devant la malléole tibiale, l'externe derrière la malléole péronière, etc.

(b) Il faut employer une lame assez large (0m,02) afin d'être sûr de faire une *section plane*. La scie cultellaire à dos mobile convient bien, de même la scie à arbre, pourvu que la lame de celle-ci puisse être inclinée, sans quoi l'arbre serait gêné par le bout de la jambe. — Bruns a essayé de chantourner et le calcanéum et les os de la jambe, pour donner à celui-là une surface concave, à ceux-ci une surface convexe. Un habile seul peut réaliser cette difficile et inutile congruence.

(c) Primitivement Pirogoff divisait le calcanéum avec la scie à chaîne. Pour es os de la jambe il usait d'une scie ordinaire. — Il est arrivé assez souvent que, pour réussir à rapprocher les os mal sciés, on a dû enlever successivement plusieurs tranches du squelette jambier.

Remarques opératoires. — Pirogoff a indiqué lui-même qu'il était possible de *scier le calcanéum de bas en haut*, sans désarticuler. Pour le bien faire, c'est-à-dire pour scier le calcanéum obliquement, il est nécessaire de disséquer d'abord les bords latéraux du lambeau et ensuite de les faire rétracter. A cet effet, l'aide, ne l'oubliez pas, tient de chaque main un crochet et s'appuie du bout des pouces derrière le talon qu'il tend à expulser hors de sa coque tégumentaire.

Après la section du calcanéum, le squelette jambier est facilement dépouillé, cerné et divisé.

Dans cette variante l'articulation n'est pas ouverte.

Il en est de même lorsqu'on imite Pélikan et que l'on scie d'abord les os de la jambe, puis le calcanéum de haut en bas, derrière l'astragale, à la première manière de Pirogoff. Cette modification exige que l'on découvre bien le squelette jambier, que l'on déloge les tendons postérieurs, et qu'entre eux et les os on passe une sonde ou une lamelle protectrice. Tout cela ne se peut faire avec l'incision de Syme et demande la prolongation des branches latérales du sous-pied à plusieurs centimètres au-dessus de l'incision antérieure qui bride le cou-de-pied. Cela crée un lambeau carré préosseux.

Chevrier (*Gaz. des hôpitaux*, 1905) a développé ce dernier alinéa, donné des figures, approuvé Pélikan et recommandé des incisions qui m'ont paru semblables à celles de ma figure 464, p. 571.

Procédé Pasquier-Le Fort.

Je décris ce procédé, beaucoup moins d'après les textes et les dessins publiés, que d'après mes essais d'amphithéâtre complémentaires des indications primitives de Le Fort qui voulut bien opérer devant moi.

L'opération ressemble à la désarticulation sous-astragalienne avec les incisions J. Roux-Nélaton. Mais l'incision externe doit être prolongée en arrière jusqu'à l'insertion du tendon d'Achille, de manière que le pied, étant désarticulé, puisse être tordu en dedans et luxé en dehors en totalité.

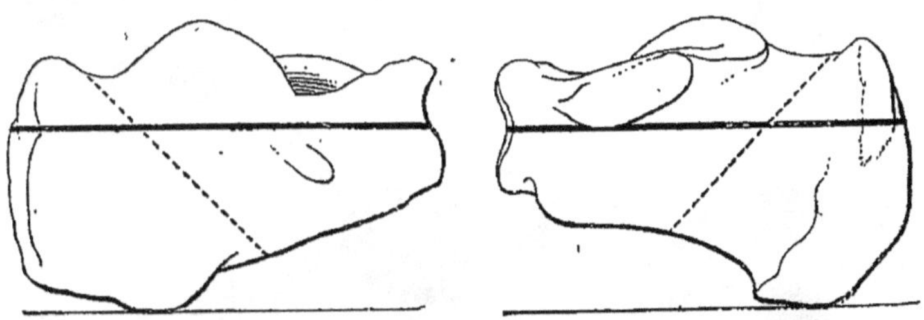

Fig. 466. Fig. 467.

Faces externe (fig. 466) et interne (fig. 467) du calcanéum droit, attitude normale. Tracés comparatifs des sections osseuses que l'on doit se proposer de réaliser dans les opérations de Pirogoff (lignes pointillées), et de Pasquier-Le Fort (lignes pleines).

Il faut en effet que le feuillet de la scie morde la face interne du calcanéum et divise cet os horizontalement juste au-dessous de la petite apophyse (voy. fig. 471, p. 578).

Il n'est pas facile de scier horizontalement parce que la partie postérieure du calcanéum luxé reste peu accessible. Heureusement, une section légèrement oblique est sans inconvénient sur le vivant. Pour bien faire, vous le voyez sur les figures 466 et 467, le trait de scie doit passer : en avant, très près et au-dessous de la petite apophyse; en arrière, immédiatement au-dessus de l'insertion tendineuse qu'il faut conserver, c'est-à-dire dans le sinus inférieur de la petite cavité séreuse rétro-calcanéenne.

Les os de la jambe sont ensuite divisés transversalement et leur surface

de section n'a qu'à descendre s'appliquer à celle du calcanéum, comme après les coupes obliques de Sédillot, sans que cet os ait à subir la moindre modification dans son attitude normale.

La surface calcanéenne, créée par la scie, est une fois plus étendue d'avant en arrière que la section tibio-péronière. Aussi je ne me ferais aucun scrupule de rogner la grande apophyse, si le lambeau plantaire manquait d'ampleur.

Sanfirescu et Solomovici (*Revue de Chir.*, 1897) ont proposé de ne garder que la partie postérieure du calcanéum avivée en-dessus et de l'enclaver simplement entre les malléoles dans la mortaise intacte.

Voici d'abord le tracé des incisions.

La guêtre dorsale et la semelle plantaire s'avancent au même niveau, l'une sur et l'autre sous l'*articulation scapho-cunéenne*, qu'il faut tout d'abord déterminer et marquer. En dedans, les incisions dorsale et plantaire, toutes deux convexes, se rencontrent sur le tubercule scaphoïdien (fig. 468).

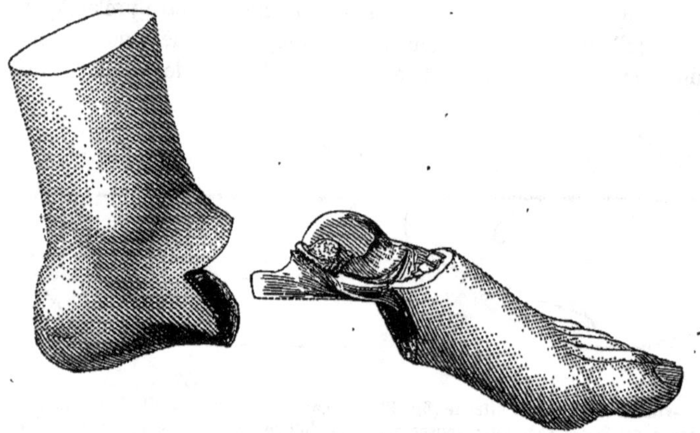

Fig. 468. — Amputation ostéoplastique tibio-calcanéenne à section horizontale, face interne, pied gauche.

En dehors, elles se rejoignent en un point à peu près symétrique au précédent, pour devenir une incision unique horizontale qui passe à 1 centimètre au-dessous de la pointe péronière et rétrograde jusque sur l'insertion même du bord externe du tendon d'Achille (fig. 469).

Si l'on négligeait l'échancrure interne, on reproduirait la raquette à queue externe autrefois recommandée à l'école du Val-de-Grâce pour la désarticulation totale du pied.

Il importe de bien placer l'incision externe, la queue de la raquette. Elle doit être à quelques millimètres à peine au-dessus du plan de la future section osseuse; car, lorsque le pied étant désarticulé, tordu en dedans et luxé en dehors, la scie aura mordu la face interne du calcanéum, c'est au niveau même de la lèvre inférieure de la queue de la raquette que le feuillet denté devra se dégager en frôlant cette lèvre (regardez fig. 469).

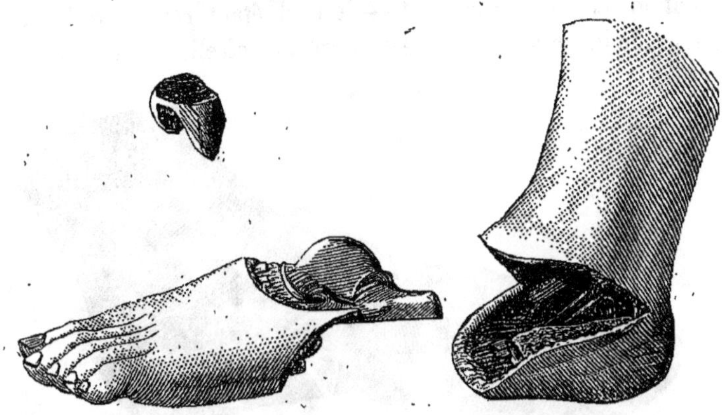

Fig. 469. — Amputation ostéoplastique tibio-calcanéenne à section horizontale; face externe, pied gauche. — Au-dessus de l'avant-pied est représentée l'extrémité du squelette jambier qui a été excisée.

Quelle que soit la scie qu'on emploie, mon davier à double articulation rend les plus grands services. Aussitôt que la désarticulation est accomplie et la luxation opérée, ce davier est appliqué sur les flancs de l'astragale comme l'étaient les malléoles, mais plus profondément. Il est ensuite renversé et tenu ferme par la main gauche, dans la position horizontale. Après cette manœuvre, le bord externe du pied regarde en bas, et la face interne du calcanéum en haut (voyez et comprenez, fig. 471, p. 578). Il suffit à la main gauche de tirer sur le davier pour faire saillir, en dehors du bout de la jambe et du bord externe du tendon d'Achille, non seulement l'astragale en totalité, mais encore le plateau supérieur du calcanéum sur toute sa longueur; par conséquent, pour permettre à la scie agissant verticalement, perpendiculairement au corps du davier, de s'engager sous la petite apophyse et d'enlever en arrière presque toute l'épaisseur de l'os située au-dessus de l'insertion du tendon d'Achille.

Opération. — Le bas de la jambe, solidement fixé dans les mains d'un aide, dépasse le bout du lit. Vous avez à votre disposition un petit couteau à lame courte et trapue, mon davier à double articulation et une scie. Vous avez marqué l'interligne scapho-cunéen.

1° *Incisions.* — A. *Pied droit :* votre main gauche abaisse l'avant-pied et l'incline en dedans pour vous montrer le côté externe de la face postérieure du talon où vous mettez le couteau. Commencez là une incision qui, parallèle au bord externe du pied, passe à 1 centimètre au-dessous de la malléole péronière, forme guêtre sur l'articulation scapho-cunéenne et — le pied étant rejeté en dehors — rétrograde jusqu'au tubercule du scaphoïde où elle s'arrête (fig. 470).

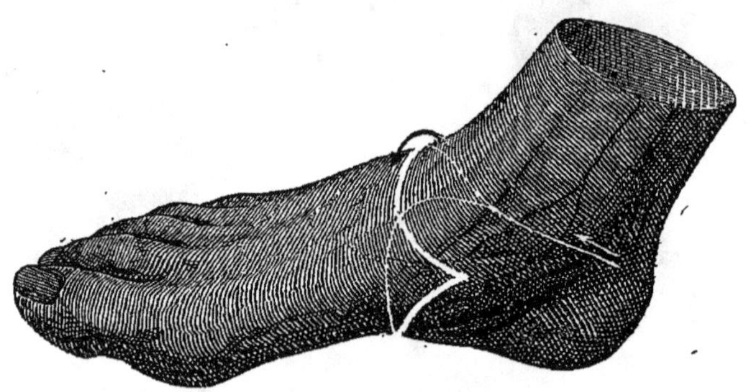

FIG. 470. — Incisions sur le pied droit. Les flèches indiquent la marche du couteau pour l'incision initiale, externe-dorsale.

Ayant relevé l'avant-pied, pour en voir la plante, faites dessous une incision profonde convexe en avant, correspondant au niveau de l'articulation scapho-cunéenne, partant de la première en dehors, à une très faible distance au-dessus et en arrière de la tubérosité du cinquième métatarsien et la rejoignant en dedans, sur le tubercule scaphoïdien.

B. *Pied gauche* (fig. 468 et 469) : vous commenceriez sur le tubercule scaphoïdien pour venir devant cet os et retourner en arrière, à $0^m,01$ au-dessous de la malléole péronière, jusqu'au bord externe de l'insertion du tendon d'Achille. Puis, ayant relevé le pied, vous inciseriez semblablement la plante et raseriez en dehors la tubérosité du cinquième métatarsien avant de rétrograder pour rejoindre l'incision externe.

Sur l'un et l'autre pied il faut, les incisions terminées, repasser le couteau pour diviser tout, muscles, tendons, etc., jusqu'aux os; il faut disséquer la lèvre supérieure de l'incision externe et la guêtre jusqu'à l'articulation tibio-tarsienne; il faut détacher, très peu profondément, mais sur toute sa longueur, la lèvre inférieure de l'incision externe et la partie proéminente ou convexe de la semelle plantaire, jusqu'à ce que l'articulation calcanéo-cuboïdienne soit accessible.

2° *Désarticulation.* — Tout cela fait avec soin, l'articulation du cou-de-pied est attaquée en dehors. Le couteau y pénètre de bas en haut, entre la malléole péronière et l'astragale. Bientôt, la main gauche aidant, la pointe a coupé les ligaments tibiaux antérieur et postérieur, détaché la graisse sus-calcanéenne; elle attaque ensuite et désinsère le tendon jambier postérieur et le ligament interne. Alors la petite apophyse est devenue libre et les os du tarse semblent ne plus tenir à la jambe que par le tendon d'Achille. De ce côté-ci, travaillez un instant, afin d'ouvrir la petite séreuse et de bien libérer l'étage supérieur de la face postérieure du calcanéum que tout à l'heure il faudra faire saillir hors de la plaie (a).

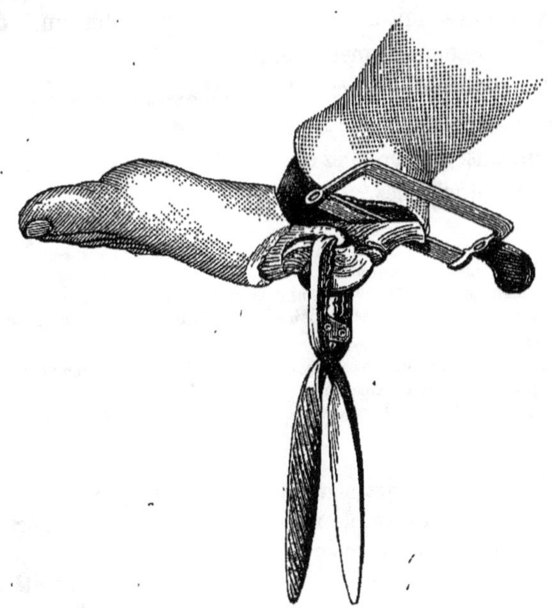

Fig. 471. — **Amputation ostéoplastique tibio-calcanéenne à section horizontale. Le pied, c'est le gauche, est renversé horizontalement sur son bord externe et tenu ferme par le davier. La scie attaque en dedans et en arrière, dans un plan vertical comme est devenu celui de la plante du pied.**

3° *Sciage.* — Maintenant, enfourchez à pleins mors du davier les deux faces latérales de l'astragale et renversez en dehors, jusqu'à ce que le davier soit horizontal. Tirez sur l'instrument afin que tout le plateau supérieur du calcanéum, *en arrière comme en avant*, saille hors de la plaie. Débridez au besoin en arrière, le long du bord externe du tendon d'Achille, ou contentez-vous d'y placer un écarteur (b). — Que le tarse soit tenu comme si le calcanéum était couché horizontalement sur sa face externe. Cela étant, portez la scie, manœuvrée dans un plan vertical, sur la face interne de l'os, pour en enlever un doigt d'épaisseur en arrière et raser en avant le dessous de la petite apophyse. Un aide essaye de tenir la plante du talon pendant le sciage, mais c'est le davier, et par conséquent votre main gauche, qui fixe sérieusement. Comme, en réalité, vous sciez de dedans en dehors et d'arrière en avant, méfiez-vous en approchant du cuboïde : la grosse apophyse du calcanéum casse souvent avant d'être complètement dédoublée. Pour détacher le pied, si vous ne l'avez fait d'avance, vous n'avez plus qu'à diviser les fibres calcanéo-cuboïdiennes latérales et inférieures.

Dénudez les malléoles et sciez le squelette jambier en travers juste au-dessus du cartilage de la mortaise.

Après l'hémostase, rapprochez et fixez les surfaces osseuses ; drainez, suturez et immobilisez.

Notes. — (a) A ce moment, il est commode de se débarrasser de l'avant-pied en exécutant la désarticulation médio-tarsienne ou de Chopart. Le reste de l'opération en est beaucoup facilité. Mais peut-être trouverait-on cela mauvais dans les concours, où l'on est en droit de demander aux candidats de faire preuve d'une adresse supérieure à celle qui suffit dans la pratique.

(b) Ce débridement a des avantages de commodité et peu d'inconvénients ; il a été figuré et par Pasquier et par le dessinateur de Le Fort (Malgaigne, 8e éd., 1875). On le pratiquerait en incisant le long du bord externe du tendon d'Achille dans une étendue de quelques centimètres.

Plusieurs chirurgiens se sont ingénié, quelques-uns peu heureusement dont je ne parlerai pas, à créer de nouveaux procédés économiques d'amputation tibio-tarsienne plus ou moins ostéoplastique.

La cure des moignons est devenue si facile, avec de la propreté et des soins attentifs, les cartilages s'exfolient si rarement, que l'on peut être tenté de conserver quelque mobilité au noyau osseux du lambeau talonnier.

Pour imiter Ricard, l'on garde le calcanéum presque tout entier. A peine en abrase-t-on la petite apophyse, le *sustentaculum*, pour rétrécir l'os et pouvoir l'enclaver convenablement entre les malléoles, à la place antérieurement occupée par l'astragale dans la chape tibio-péronière. L'on ne rogne la grande apophyse que si les téguments plantaires font défaut pour l'envelopper. Avec du temps et moyennant la réussite des sutures réinsérantes de tous les tendons antérieurs, une néarthrose calcanéo-jambière se constitue solide, mobile, utile, avec une plante talonnière horizontale s'appuyant bien sur le sol.

J.-L. Faure cherche à conserver l'articulation sous-astragalienne et par conséquent les mouvements complexes du calcanéum, c'est-à-dire du moignon dont il est l'âme. Il scie l'astragale horizontalement de queue à front : il enlève donc la poulie et manœuvre comme je l'ai indiqué pour scier horizontalement le calcanéum dans le Pasquier-Le Fort. Un sciage intra-malléolaire bas crée une deuxième surface osseuse vive qui s'applique et se soude à la première, c'est une arthrodèse astragalo-jambière. Si la face plantaire du calcanéum doit s'accommoder tôt ou tard, c'est-à-dire d'ascendante en avant qu'elle est, surtout sur les pieds cambrés, devenir horizontale comme le sol, pourquoi ne scierait-on pas l'astragale parallèlement à l'obliquité de cette face plantaire ? L'astragale ne perdrait que sa poulie, garderait sa tête ; et sa surface vive, devenant horizontale en même temps que le calcanéum accommodé, recevrait bien la coupe transversale des os jambiers.

Il est bien évident que dans ces deux procédés relativement faciles, l'incision horizontale latérale externe ne doit pas être aussi bas située que celle du Pasquier-Le Fort et qu'elle n'a pas besoin de commencer aussi loin en arrière puisque l'un n'enlève rien à l'épaisseur du calcanéum et que l'autre laisse même un plateau de l'astragale.

Il y a longtemps déjà, Tauber de Varsovie, qui m'a fait l'honneur de traduire cet ouvrage en langue russe, a imaginé un procédé tout autre d'amputation ostéoplastique tibio-calcanéenne.

Il forme un lambeau postéro-interne analogue à celui que j'ai décrit comme procédé facile pour la désarticulation tibio-tarsienne, mais il y conserve la moitié interne du calcanéum, qu'il fend par un trait de scie vertical et à peu près antéro-postérieur. Voici la plus grande partie de la note ajoutée à l'édition russe de mon livre. Cette note, traduite par l'assistant de Tauber, m'a été rapportée de Varsovie par Lejars.

[Au premier Congrès de médecins russes, en décembre 1885, à Saint-Pétersbourg (voy. *Arch.* de Langenbeck, XXXIV, 2), j'ai proposé une nouvelle méthode de l'amputation ostéoplastique du pied, méthode que j'enseignais à mes élèves depuis quelques années. Aussi je crois bon de faire ici une brève description de cette opération.

1er *temps.* — Me mettant du côté externe du membre, je commence mon incision cutanée sur le côté externe de l'insertion du tendon d'Achille, et je la conduis d'abord directement d'arrière en avant, sur la face externe du talon, en la faisant passer immédiatement au-dessous de la malléole. Arrivé à l'interligne de Chopart, je tourne mon couteau sur le dos du pied, transversalement, puis je l'abaisse en ligne directe sur le bord interne : je continue dans la plante jusqu'en son milieu et je finis par un dernier trait perpendiculaire au précédent, qui suit le milieu de la plante, d'avant en arrière, jusqu'au point où j'ai commencé, c'est-à-dire jusqu'à l'insertion du tendon d'Achille.

Dans ce premier temps, je coupe toutes les parties molles jusqu'aux os.

2e *temps.* — Il consiste à ouvrir l'articulation tibio-tarsienne suivant les règles ordinaires ; je tranche donc les ligaments externes péronéo-astragalien et péronéo-calcanéen, puis le ligament capsulaire astragalo-scaphoïdien, enfin, par des coups rapides du couteau, je sectionne le fort ligament deltoïde qui s'étend de la face interne du calcanéum à la malléole du tibia.

3e *temps.* — L'interligne tibio-tarsien une fois ouvert, je saisis l'astragale avec le davier de Farabeuf, et je le désarticule pour l'enlever. Ceci fait, je désarticule l'avant-pied dans l'interligne de Chopart et je l'enlève à son tour : dans le lambeau reste seul le calcanéum, les parties molles sont intactes à son côté interne.

Je le saisis avec un davier, je le renverse en dehors, de sorte que sa surface cartilagineuse soit tournée vers moi ; je confie le davier à un aide qui fixe l'os en l'appuyant sur la table. Quant à moi, je place la scie perpendiculaire, dans la direction de l'axe antéro-postérieur du calcanéum, ou un peu obliquement, c'est-à-dire en me tenant plus près du bord interne de l'os en avant, et plus près du bord externe en arrière. J'enlève ainsi avec ma scie toute la moitié externe du calcanéum, en faisant passer mon trait sur la limite de la coupe plantaire des parties molles.

Ce qui caractérise cette coupe, c'est qu'elle contient un large fragment quadrangulaire du calcanéum, et l'artère tibiale postérieure intacte.

4e *temps.* — Ce dernier temps consiste dans la section horizontale, supra-malléolaire, du bout des os de la jambe.

Après les ligatures des artères, l'adaptation du lambeau juxtapose la coupe du calcanéum à celle des os de la jambe.]

ARTICLE X

AMPUTATIONS PARTIELLES DE LA JAMBE

Avec les progrès qu'a faits l'art de la prothèse d'une part, et la technique opératoire d'autre part, je suis tenté d'écrire que de la jambe comme du bras il faut ôter le moins possible. Jusque dans la première moitié du XIXe siècle, un malade amputé près des chevilles devait presque nécessairement marcher le genou plié appuyé sur un pilon ; il était en peine, disait autrefois Paré, « de porter trois jambes au lieu de deux ». Cette gêne poussait quelques malheureux à demander la réamputation. Aujourd'hui, nous savons faire, avec des précautions minutieuses, il est vrai, d'excellents moignons de jambe, ordinairement capables de porter tout ou partie du poids du corps et, dans les plus mauvais cas, de mouvoir un membre artificiel articulé, à point d'appui ischiatique. Mais les pauvres gens obligés à se tenir longtemps sur leurs jambes, en place ou en marche, préfèrent souvent le pilon, sur lequel s'appuie le genou fléchi, et par conséquent l'amputation haute.

Il est admis que plus on coupe la jambe près du pied, moins l'opération est grave. Le danger de l'amputation sus-malléolaire, qu'on ne l'oublie jamais, c'est la *conicité*, la conicité secondaire, précoce ou tardive; fort heureusement, il dépend de l'opérateur de l'éviter.

Nous aurons donc à apprendre, dans la suite de cet article, à couper la jambe à une hauteur quelconque, depuis les malléoles jusque près de la tubérosité tibiale antérieure. Ravaton se demandait déjà pourquoi l'on rendait la jambe entière victime des maladies du pied. Et Chassaignac, tout en reconnaissant dans le lieu d'*élection* des anciens un lieu de *nécessité*, allait néanmoins, sans doute pour faire un mot, jusqu'à l'appeler lieu d'*exclusion*. Je me demande ce qu'il eût répondu à cet amputé qui me dit un jour : « Je n'avais plus les 300 francs par an nécessaires à l'entretien de mon appareil... c'est pourquoi je marche maintenant à genou sur un pilon malgré la longueur embarrassante de mon moignon.

Anatomie. — Les téguments de la jambe ont une telle *prédisposition à la gangrène* qu'il n'est pas permis de faire des lambeaux cutanés un peu longs, encore moins de les comprimer, si peu que ce soit, sur les os sous-jacents.

Les muscles des régions antérieure et externe, emprisonnés et isolés dans une gaine ostéo-fibreuse, se rétractent assez peu, et dans leur rétraction n'entraînent pas les téguments. Il est impossible de comprendre toute l'épaisseur de ces muscles dans un lambeau taillé par transfixion.

Au contraire, les muscles superficiels de la région postérieure de la jambe, les jumeaux surtout, se rétractent énormément, et attirent avec eux la cicatrice et les téguments, surtout lorsque l'amputation a lieu dans la région du tendon d'Achille.

La jambe n'a qu'un gros nerf, le tibial postérieur ; chaque fois qu'il sera compris dans un lambeau, il faudra le réséquer.

Les artères de la jambe ont toujours passé pour difficiles à lier. Certes, quand on ampute très haut, il n'est pas facile, après avoir saisi, soit la tibiale antérieure, soit le tronc tibio-péronier, à cheval sur le ligament interosseux, de les faire saillir notablement, car ces artères sont retenues par l'orifice fibreux du ligament et par leurs collatérales qui desservent le pourtour et l'intérieur du genou. En outre, lorsque la scie a porté sur l'ancien lieu d'élection, l'artère nourricière du tibia peut jeter du sang et se dérober, soit dans la gouttière qui précède le trou, soit dans le canal même qui parcourt plusieurs centimètres dans le tissu compact. On pourrait introduire et tasser, dans cet étroit orifice, un petit fragment de catgut stérile ou de tissu fibreux emprunté au moignon lui-même. Dans un cas de friabilité exceptionnelle, Verneuil fut obligé de fendre la partie interne du mollet pour lier la poplitée (*Gaz. des hôp.*, 1859, p. 352).

Usage des moignons. — Les anciens chirurgiens, qui amputaient toujours au lieu dit d'élection, cinq doigts au-dessous de l'articulation, se proposaient de faire marcher le malade sur le genou fléchi, sur face la antérieure du chapiteau tibial, le ligament rotulien, la rotule et les condyles. Le moignon proprement dit ne servait absolument à rien. Pourvu qu'il fût indolent, c'était bien; pourvu qu'il fût court, c'était commode et beau. La cicatrice pouvait donc être terminale ou latérale, suivant la préférence de l'opérateur pour tel ou tel procédé, ou suivant les exigences du traumatisme.

Aujourd'hui, pour peu que le moignon ait au moins $0^m,10$ de longueur, on doit désirer qu'il puisse communiquer à une jambe articulée les mouvements normaux de flexion et d'extension. Ce serait trop demander que d'exiger de son bout qu'il soit en outre et toujours capable de supporter tout le poids du corps. Nous en reparlerons. Donc, jusqu'ici nous avons cherché et nous chercherons, pour le moment, en amputant à la partie supérieure de la jambe, à chasser la cicatrice des faces antérieure et postérieure, à conserver une enveloppe large et bien matelassée, et nous ne craindrons pas trop les cicatrices terminales.

Quand le moignon est plus long, il a plus de facilité à mouvoir la jambe artificielle et l'on est tenté de lui faire supporter, sinon la totalité, du moins une notable partie du poids du corps. Il en est généralement capable lorsque la cicatrice est bien placée pour échapper à la pression du coussinet qui remplit la molletière creuse de la jambe artificielle.

Abstraction faite pour un instant de l'usage ultérieur du moignon, ce que nous savons de la faible vitalité des téguments de la jambe nous fait hésiter à recommander l'emploi des lambeaux cutanés, et même celui de la méthode circulaire pure, qui donne, en avant et en dedans, une longue manchette cutanée peu vivace et fatiguée par l'os sous-jacent. D'autre part, la situation des masses charnues, en dehors et surtout en arrière, semble nous inviter à prendre là des lambeaux, ou tout au moins à diriger dans ce sens la partie basse des incisions elliptiques.

L'expérience a démontré qu'il n'était plus permis, à moins d'avoir la main forcée, d'ampûter une jambe dans la région sus-malléolaire autrement que par un procédé donnant en définitive un lambeau postérieur.

A. — Amputation sus-malléolaire.

Dans la partie inférieure de la jambe, le tibia arrondi a perdu sa crête : les deux os se sont rapprochés en reprenant du volume, l'espace interosseux n'existe plus. Autour des os : la peau, les vaisseaux, les nerfs et de nombreux tendons dont quelques-uns seulement, celui du long fléchisseur propre du gros orteil en particulier, sont encore garnis d'une quantité notable de fibres musculaires.

Le tendon d'Achille, très large à son origine et doublé en avant des dernières fibres du soléaire, forme une couche bien distincte, excessivement rétractile, adhérente à l'aponévrose superficielle qui l'engaine et le rattache aux téguments.

L'opérateur doit employer le tendon d'Achille pour garnir le moignon; il doit tout faire pour en obtenir la cicatrisation rapide, la fixation immédiate et définitive sur la surface de la section osseuse. Alanson l'avait déjà compris; et c'est pour empêcher la contraction des muscles du mollet d'entraver cette fixation immédiate, qu'après avoir constaté l'insuffisance des sutures superficielles (opération d'avril 1781), il mit (opération d'octobre de la même année) un point de *suture profonde* (*through the whole substance of the flap*) sur le milieu de son lambeau.

Dans l'amputation sus-malléolaire type, sur un adulte, on scie les os au moins à 3 centimètres ou deux doigts au-dessus de l'articulation.

Toute amputation de jambe faite plus bas doit être dite intra-malléolaire et exécutée par les excellents procédés de la désarticulation tibio-tarsienne, c'est-à-dire avec le lambeau talonnier de Syme ou un lambeau postéro-interne imité de celui de J. Roux.

L'histoire de l'amputation sus-malléolaire est intéressante à établir. Il fallait *concevoir l'opération*, trouver le *procédé convenable* et réaliser un *appareil prothétique* utilisable.

L'opération a été conçue par les Hollandais van Solingen et Verduin, dans la seconde moitié du XVIIe siècle; assez bien exécutée par les Anglais Ch. White et Alanson, dans la seconde moitié du XVIIIe [1]; et enfin perfectionnée par les Français Marcellin Duval et F. Guyon, dans la seconde moitié du XIXe.

Les jambes de Solingen, Brünninghausen, etc., le pilon de Bigg et toutes les bottines modernes qui ne fournissent d'appui réel qu'à l'extrémité du moignon, exigent de celui-ci une conformation parfaite et une tolérance absolue. Ces conditions ne se rencontrent pas toujours, tant s'en faut! Aussi Mille, d'Aix (1835), en faisant remonter son appareil articulé jusqu'à l'ischion, pour y fournir un point d'appui et décharger le bout du moignon, a-t-il rendu un véritable service. L'appareil de Mille, lourd,

1. En 1740, Bromfield, après avoir vu des amputations sus-malléollaires spontanées, par gangrène, projette d'imiter la nature à l'occasion. Mais il ne revient à son idée pour la mettre en pratique qu'en 1754, après avoir appris que Wright a réussi trois fois.

En 1755, O'Halloran conseille l'emploi de la méthode à lambeau. Il est lu par Ch. White. Celui-ci, abandonnant immédiatement la méthode circulaire jusque-là usitée pour cette opération, fait, en 1766, 1768 et 1769, huit amputations sus-malléolaires à lambeau postérieur de trois pouces, entaillé de bas en haut *à partir de l'insertion du tendon d'Achille*. Alanson, en 1780, avant d'en venir à la transfixion pure, taille un lambeau postérieur semblable; toutefois il coupe d'abord la peau; ce n'est qu'après avoir ainsi dessiné le contour du lambeau qu'il sectionne les tendons et les muscles.

dispendieux, fort gênant en été, doit être réservé aux moignons impotents; le simple pilon de Bigg aux moignons parfaits, capables de supporter constamment la totalité du poids du corps. Pour les moignons de valeur moyenne et ordinaire, c'est une jambe imitée de celles de Ravaton, Mori, Salémi, etc., qu'il faut employer. Cette mécanique, étroitement appliquée à la jambe mutilée, recevra le poids du corps, partie par le bout du moignon, partie par les saillies du chapiteau tibial et de la rotule. Elle sera fixée à un cuissard très court, articulé excentriquement avec la jambière, suivant le mode inventé par F. Martin.

C'est à l'excellente méthode de White et d'Alanson (*lambeau postérieur*), trop longtemps dédaignée en France, que se rattachent les procédés elliptiques actuellement en usage et que je décrirai longuement : celui de Duval (*ellipt. peu oblique*) et celui de Guyon (*ellipt. très oblique*).

Je dois commencer par ce dernier procédé, car il permet de scier les os très bas, sans ouvrir les canaux médullaires : on l'a même souvent qualifié *intra-malléolaire*, à tort, il est vrai : puisque l'on doit scier à trois centimètres au-dessus de l'articulation, c'est-à-dire à douze centimètres du sol, sur un grand sujet.

Procédé Guyon (elliptique très oblique).

Ce procédé, décrit par un rédacteur anonyme de la *Gazette des hôpitaux*, 1868, page 514, a subi quelques petites modifications que l'aimable professeur a bien voulu m'enseigner ou accepter.

Le point culminant de l'ellipse est antérieur et répond au niveau même

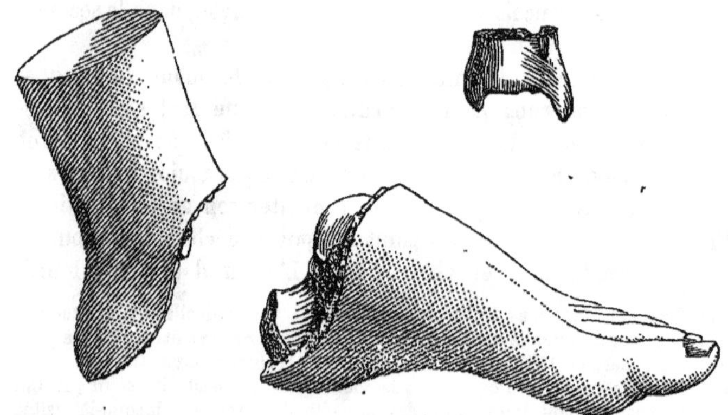

Fig. 472. — Amputation sus-malléolaire, procédé de F. Guyon. — La forme curviligne de l'incision a été conservée au lambeau pour la graver dans la mémoire. Cela n'est pas conforme à la vérité, car le lambeau se rétrécit et les malléoles se découvrent aussitôt que les incisions sont accomplies. — Au-dessus du pied on voit représentée la longueur du squelette jambier qu'il faut enlever.

de l'interligne ou à quelques millimètres au-dessus. Le point infime est situé au sommet de l'arc qui dessine le profil du talon, plutôt dessous que derrière surtout quand on veut garder dans le lambeau un mince macaron de calcanéum comme Pierre Duval m'enjoint de le recommander. Si l'on se borne à unir par le plus court chemin les deux extrémités de l'ellipse, on obtient un mauvais résultat à cause du rétrécissement élastique que subit la base du lambeau ainsi formé. Mieux vaut un lambeau vivace et

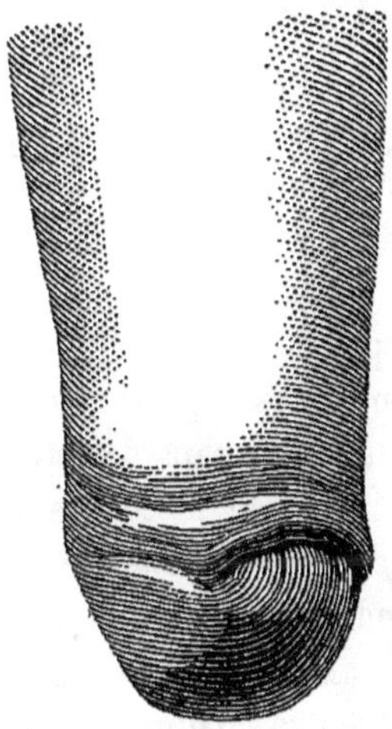

Fig. 473. — Moignon d'amputation sus-malléolaire de F. Guyon, jambe droite vue en dehors.

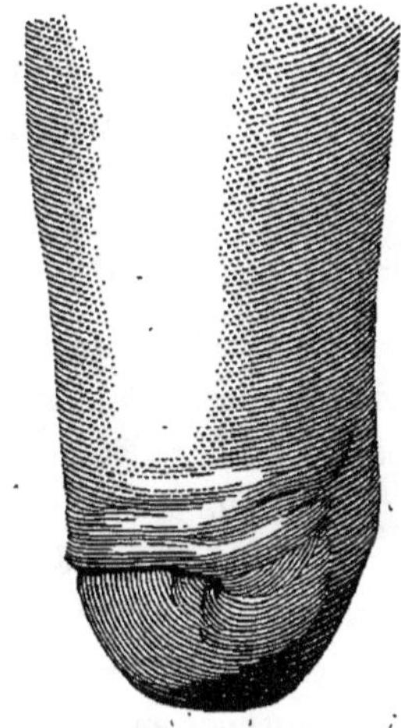

Fig. 474. — Id., face interne; les deux figures montrent la cicatrice bien placée, antérieure, linéaire, protégée.

à large base, qui donne momentanément des oreilles latérales après adaptation, qu'une étroite languette prédisposée à la gangrène et insuffisante pour l'enveloppement des os.

Donc, l'incision que je supposerai partir du point culminant, devant et sur l'articulation, se portera d'abord en arrière et en bas, puis directement en bas, en sous-pied, jusqu'à mi-chemin de la distance qui sépare du sol les pointes malléolaires; puis enfin, en arrière, pour aller former fer à cheval derrière et sous le talon. Ce sera une *ellipse coudée.*

Les parties latérales doivent descendre, pour être symétriques : l'interne, dans l'axe même de la malléole ; l'externe un peu en avant, car le péroné est plus rapproché du tendon d'Achille que le tibia.

Opération. — Le pied du malade déborde le bout du lit. Un aide est placé en dehors de la jambe qu'il devra soulever en l'air à un moment donné.

1° *Incision.* — Tenez-vous au bout du membre et, de la main gauche en pronation, saisissez la pointe du pied; renversez-la fortement à votre droite et en bas, pour rendre visible et abordable la partie gauche et postérieure du talon. Avec une lame courte et forte tenue la pointe basse, attaquez hardiment, derrière et sous le calcanéum, entamant le plus loin possible la face latérale du talon qui regarde le sol. Tirant le couteau, divisez les téguments, suivant le tracé indiqué (**a**); remontez sur le cou-de-pied, la main gauche ramenant les orteils en avant pour les renverser bientôt à gauche, afin que vous puissiez faire redescendre votre incision à son point de départ. Au besoin, repassez le couteau une seconde fois, afin de bien mobiliser la peau (**b**).

2° *Formation du lambeau.* — Vous pouvez choisir entre deux manières : α, celle de Syme que vous connaissez déjà, et β, celle de Guyon qui taille le lambeau en le relevant et scie sans désarticuler.

α. — Comme la partie de l'incision qui bride le cou-de-pied a découvert les bords antérieurs des malléoles et l'articulation tibio-astragalienne, vous pouvez diviser les tendons antérieurs sur l'interligne même qui se trouve ouvert du coup. Ayant ensuite insinué la pointe, tranchant en bas, successivement entre chaque malléole et la facette astragalienne correspondante, pour couper de l'intérieur vers l'extérieur chacun des ligaments latéraux dont les plus forts sont profonds, étant postérieurs, le pied se laisse abaisser et amener par la main gauche. Le couteau, continuant à travailler sur les côtés et en arrière, avec la plus grande attention, permet de voir peu à peu l'astragale et l'arrière-calcanéum s'énucléer, sans emporter la moindre parcelle de graisse, ni de chair, ni de tendon.

Le pied enlevé, il faut isoler le squelette jambier sur une hauteur de $0^m,03$. Quatre incisions longitudinales, en partie sous-cutanées, sont nécessaires : deux pour fendre de chaque côté des tendons antérieurs, devant le tibia et devant le péroné, l'enveloppe aponévrotique qui empêche le relèvement de ces tendons; deux pour fendre aussi et pour la même raison, derrière chaque malléole, l'aponévrose qui applique les tendons postérieurs à la face postérieure des os.

Pour pratiquer deux par deux ces incisions latérales, la main gauche pince le bord de la peau, l'écarte et le relève afin que la pointe insinuée en long sous le tégument, profondément et notablement au-dessus du futur trait de scie, puisse être suivie de l'œil.

Lorsque ces incisions de dégagement ont été commencées assez haut, le pourtour du squelette peut être parfaitement dénudé et offert à la scie à la hauteur nécessaire; le lambeau, surtout à sa base, doit être décollé avec le plus grand soin et garder toute son épaisseur, sans la moindre hachure.

β. — Si, après avoir fait l'incision, vous aimez mieux, comme l'auteur du procédé, disséquer le lambeau et ne pas désarticuler, commencez par le côté externe ou péronier et, de ce côté où ne sont pas les vaisseaux jusqu'ici épargnés, poussez la dissection au point que le tendon d'Achille soit complètement désinséré. — Dans ce dessein, pendant que l'aide tient l'avant-pied fléchi à angle droit et renversé en dedans, pincez et relevez la peau du bout des doigts gauches; avec la pointe du couteau, dénudez la malléole péronière, fendez en long, en commençant très haut, la gaine des tendons péroniers pour les y couper court, d'un trait descendant, et les en dégager; dépouillez la face externe du calcanéum et sa tubérosité correspondante. Que le couteau s'y reprenne à plusieurs fois, toujours de la base du lambeau vers son extrémité, et serre le calcanéum de très près. Vous détacherez ainsi et le tissu graisseux sus-calcanéen et le tendon d'Achille lui-même (**c**).

Cela fait, l'aide, renversant le pied fortement en dehors (fig. 475), vous présente maintenant la partie interne de l'incision. Repassez-y le couteau une ou plusieurs fois pour diviser à fond : muscle, tendons, nerf et vaisseaux. Vous aidant de votre gauche, dépouillez le bord postérieur de la malléole tibiale; incisez en long, très haut, la gaine des tendons pour les y couper court d'un trait descendant, et les en dégager ensuite en décollant toutes les parties molles de l'excavation calcanéenne (**d**), jusqu'à ce que le lambeau soit complètement détaché du talon, car le tendon d'Achille a dû être coupé.

Faites soulever la jambe en l'air. De la main gauche, rabattez le lambeau vers le mollet pour bien dépouiller la face postérieure de l'articulation et des os de la jambe en les rasant, les raclant même pour les dépérioster, dans une étendue de deux travers de doigt.

Le moment est venu de ramener la jambe dans la position du décubitus dorsal pour diviser les tendons antérieurs. A cet effet, ayant relevé le plus possible la peau pour découvrir les bords antérieurs des os, fendez l'aponévrose de très haut en très bas sur ces bords. Puis, entre le pouce et l'index gauches, pincez et soulevez le paquet tendineux, vaisseaux et nerf y compris, pour tout couper en travers, en petit lambeau carré de 2 centimètres, dans lequel vous saisirez facilement l'artère antérieure quand vous voudrez.

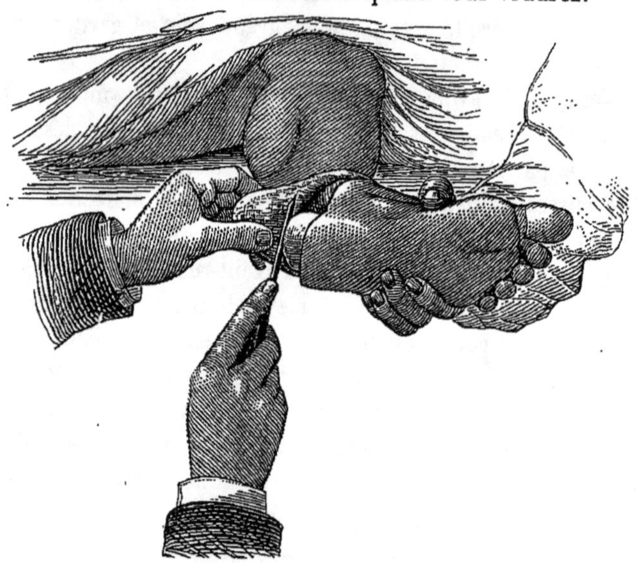

FIG. 475. — Amputation sus-malléolaire. — Dissection du lambeau postérieur talonnier de Guyon. — Attitude de la jambe fléchie et horizontalement couchée sur le côté; action de l'aide sur le pied; travail des deux mains de l'opérateur pour entailler du côté interne et finir la désinsertion du tendon d'Achille, quand on ne peut pas dresser et qu'on ne veut pas soulever la jambe en l'air et quand cette désinsertion n'a pas été accomplie par la voie externe.

3° *Sciage.* — Après vous être assuré que les os sont dénudés à la même hauteur sur toute la périphérie, placez une compresse à deux chefs, le péroné dans la commissure. — Sciez de manière que le bord antérieur de la section tibiale ne soit pas tranchant. Employez la scie à chantourner si vous en avez une bonne; sinon, biseautez-le d'abord, d'un trait oblique. A cet effet, un peu au-dessus du point où vous devez diviser les deux os, faites mordre la scie guidée par l'ongle du pouce, sur le tibia, lentement et à longs traits (e). Aussitôt qu'un léger sillon sera tracé, inclinez l'instrument et entamez le tibia obliquement en bas et en arrière. Arrivé au tiers de l'épaisseur de l'os, dégagez le feuillet et reportez-le à quelques millimètres au-dessous du premier trait pour diviser, cette fois-ci complètement, les deux os en travers.

Liez les vaisseaux; réséquez le nerf tibial postérieur, parez, drainez et suturez le moignon : de prime abord, passez un ou deux fils profonds qui fixent le lambeau aux tendons antérieurs. Les lèvres du moignon suturé doivent primitivement faire en avant une moue très accentuée.

Notes. — (a) Dans ce premier temps, il faut couper toute l'épaisseur des téguments (peau et tissu cellulaire). Cette épaisseur est considérable sous la pointe du talon. Mais ce serait une faute de diviser prématurément, et tout à fait inutilement, les vaisseaux qui passent dans la concavité interne du calcanéum.

(b) On peut maintenant faire soulever immédiatement la jambe en l'air pour détacher le lambeau de la pointe à la base. Cette attitude sera préférée par quelques-uns, bien qu'assez fatigante pour l'aide et l'opérateur.

(c) Il importe beaucoup, pour disséquer facilement ensuite la partie interne du lambeau, que le tendon d'Achille soit d'abord désinséré complètement ou presque complètement. Cela n'est pas difficile quand l'aide tient le pied fortement renversé en dedans et formant angle droit avec la jambe, pourvu que l'extrémité du lambeau ne soit pas retenue par quelques adhérences plantaires oubliées lors du second passage du couteau dans l'incision cutanée elliptique.

(d) A ce moment, le pied, n'étant plus retenu, cède à l'impulsion de l'aide et se porte dans la flexion exagérée. Le calcanéum paraît absolument dénudé, car la racine du muscle adducteur du gros orteil, les tendons, nerf et vaisseaux, le tissu graisseux sus-calcanéen, tout doit faire partie du lambeau. Quelques-uns habiles à manier la rugine gardent même le périoste et d'autres plus encore, un disque osseux, détaché à la scie, au ciseau ou au couteau frappé (rogne-pied du maréchal-ferrant).

(e) Quand on veut scier obliquement, il est indispensable, afin que la scie morde sans échappade ni déraillement, d'attaquer perpendiculairement pour creuser un léger sillon, un rail creux ; mais il faut se garder de donner à ce dernier une profondeur notable, parce qu'il empêcherait ensuite d'incliner l'instrument.

Procédé oblique elliptique (d'après Marcellin Duval, 1849).

Ce procédé convient à l'amputation dans le *tiers inférieur* de la jambe, plus ou moins près des malléoles; c'est pour cela qu'il a été créé (voy. Marcellin Duval, *Atlas général d'anatomie*, etc., pl. A, fig. 17 et 22 et légende générale, p. 9). Je sais que, depuis la publication du procédé de Guyon, M. Duval et ses élèves ont plaidé l'identité des deux procédés. Tous deux appartiennent en effet à la méthode elliptique; mais Guyon, dans l'intention spéciale de diviser les os toujours très près de l'article, a indiqué un procédé que personne n'avait précisé avant lui. Et, pour plaider l'identité, il avait fallu prendre, non le procédé primitif de M. Duval, mais ses plus récents perfectionnements.

L'opérateur n'oubliera jamais l'excessive rétractilité secondaire des chairs postérieures de la jambe. Il en gardera un lambeau *conservant*, après la rétraction immédiate, une longueur au moins *égale au diamètre antéro-postérieur* du membre mesuré au niveau de la future section osseuse. Cela ne serait point une garantie suffisante contre la conicité :

la partie antérieure de la manchette devra rester capable de couvrir la moitié de la surface de la coupe, c'est-à-dire rester égale en longueur au *demi-diamètre* ou rayon du membre.

J'estime qu'il est bon et commode, si l'on opère sur une jambe bien développée, ayant par exemple 8 centimètres de diamètre antéro-postérieur au niveau de la future section osseuse, de couper en arrière à 12 centimètres au-dessous et, en avant, à 6 seulement.

Cette incision recommandée, déjà un peu plus oblique que celle de M. Duval (fig. 477), reste encore inclinée à moins de 45 degrés sur l'horizon. Je n'hésite pas à conseiller de la faire encore plus oblique dans le cas où, en raison de la réplétion des téguments, on prévoirait de la difficulté à relever la manchette.

L'*opération*, en ce qui concerne la taille des parties molles, se divise ainsi : 1° incision, mobilisation et relèvement de la *peau* et du tendon *d'Achille* ; 2° coupe des *muscles antérieurs* et des *muscles profonds postérieurs*, en deux petits lambeaux.

La jambe dépasse le bout du lit, qui ne saurait être trop haut. Un aide se tient prêt à la tourner dans tous les sens et même à la dresser en l'air. L'opérateur se place au bout du membre et garde de l'espace pour évoluer librement.

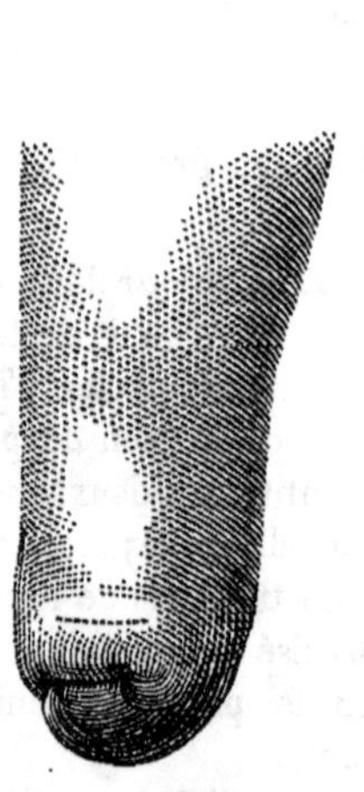

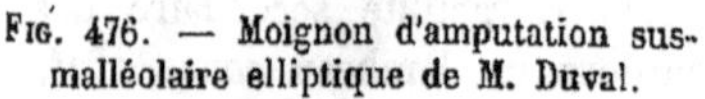

Fig. 476. — Moignon d'amputation sus-malléolaire elliptique de M. Duval.

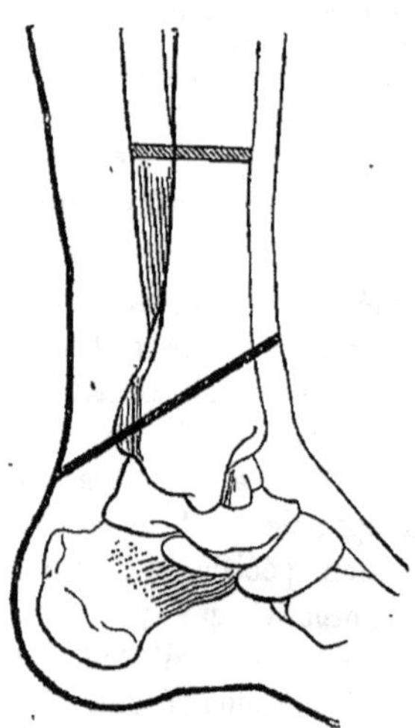

Fig. 477. — Amputation sus-malléollaire elliptique de M. Duval.

1° *Téguments et tendon d'Achille.* — Ayant saisi de la main gauche l'avant-pied, renversez-le à votre droite : par-dessus le membre portez le couteau, la pointe basse, derrière le tendon d'Achille, de manière à attaquer le plus loin possible. Tirez une incision qui remonte sur le côté, oblique à 45 degrés, croise le devant de la jambe et, le pied maintenant renversé à gauche, redescende à son point de départ (**a**). — Mobilisez lestement la peau et confiez le pied à votre aide. — Coupez le tendon d'Achille pincé et soulevé par les doigts gauches : séparez-le de la couche musculaire profonde en détruisant, avec précaution, le tissu cellulaire lâche qui l'y unit. — Appliquez-vous maintenant à bien décoller les téguments des parties latérales (**b**) et antérieure, vous aidant de la main gauche et les relevant en manchette si vous pouvez.

2° α *Muscles antérieurs*. — Du bout d'un doigt gauche glissant de bas en haut devant la crête du tibia, refoulez le bord de la manchette pour, avec la pointe insinuée le plus haut possible sous la peau, fendre de très haut en bas l'aponévrose, le long et en dehors de la crête osseuse. Faites de même devant le bord tangible du péroné. Alors, ayant soulevé entre le pouce et l'index tout le faisceau charnu antérieur, divisez-le en travers au-dessous de vos doigts ; décollez et relevez ce court lambeau, dans lequel vous lierez facilement l'artère antérieure et qui jamais ne débordera la peau.

β *Muscles postérieurs profonds*. — Taillez de même un lambeau musculaire postérieur total plus grand, après avoir fendu en long l'aponévrose derrière le bord interne du tibia et derrière le péroné où sont des fibres musculaires à désinsérer (**c**). Faites élever la jambe en l'air si vous voulez avoir vos aises pour achever de détruire les adhérences de la face profonde du lambeau ; et dépouillez les os en arrière aussi bien, aussi haut, qu'ils l'ont été en avant et même mieux, car le périoste doublerait heureusement le lambeau postérieur.

3° *Sciage*. — Placez la compresse qui doit protéger et relever les parties molles pendant que vous scierez.

Liez les artères. Réséquez le nerf tibial postérieur. Rapprochez les chairs d'arrière en avant ; laissez béants les angles latéraux de la plaie et ne vous inquiétez pas des oreilles saillantes qui disparaîtront dans la suite. Je crois que la suture profonde à travers le tendon d'Achille et ceux des muscles antérieurs est indiquée.

Notes. — (a) Quelques-uns préféreront attaquer le membre en dessous, comme on fait pour l'incision circulaire. Ils devront alors faire une reprise par-dessus pour compléter la section des téguments.

(b) Pour obtenir la mobilité de la peau et rendre possible le retroussement de la manchette, il faut, en s'aidant de la main gauche qui pince le bord cutané et le refoule, travailler avec la pointe du couteau en dehors vers le péroné, comme aussi derrière et sur le bord interne du tibia, où se trouvent de solides adhérences aponévrotiques.

(c) L'opérateur ne rencontre aucune difficulté à séparer les chairs de la face tibiale postérieure à laquelle elles n'adhèrent pas; mais il n'en est pas de même en dehors, du côté du péroné. Pour rendre possible cette partie importante de l'opération, il est bon que l'opérateur soit placé en dehors et que la jambe soit tordue en dedans, ce qui devient facile si le malade étant couché sur le côté sain, le membre opéré est légèrement fléchi à l'aine et au genou.

Deux lambeaux inégaux, le postérieur très long.

L'amputation elliptique pure de la partie inférieure de la jambe n'est pas facile quand les téguments ont perdu leur souplesse et leur mobilité.

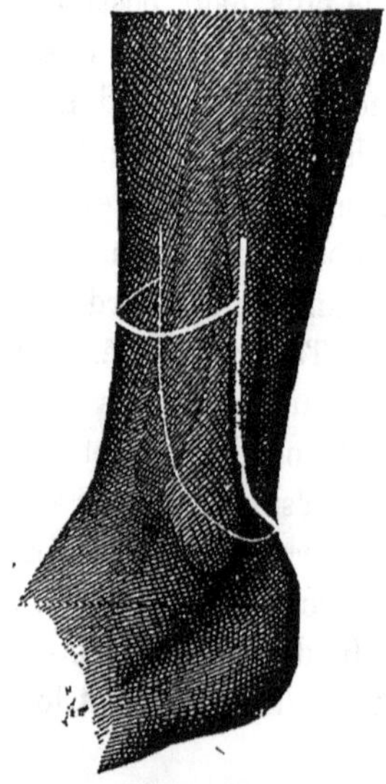

Fig. 478. — Amputation sus-malléolaire. — Tracé des deux lambeaux inégaux, le postérieur très long. Face antéro-externe de la jambe gauche.

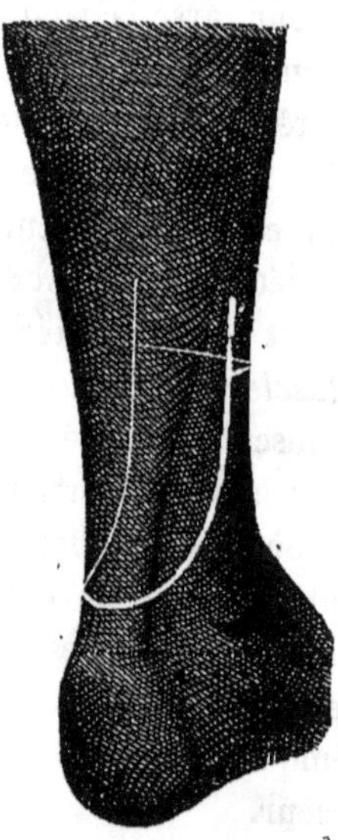

Fig. 479. — Amputation sus-malléolaire. Face postéro-interne de la jambe gauche. Tracé des deux lambeaux inégaux, le postérieur très long.

Dans un cas pareil, il vaut mieux, pour être sûr de diviser le squelette assez haut, fendre la peau de chaque côté ou plutôt pratiquer l'excellent procédé à lambeaux inégaux, postérieur très long, antérieur très court.

En 1840 (*Gaz. méd.*), Tavignot emploie ce procédé et le recommande. En 1843, Jobert fait quelque chose d'analogue et dit : « mon procédé » (*De la réunion en chirurgie*, p. 627). Enfin, Lucien Boyer, en 1848

(*Gaz. des hôp.*, p. 556), opère à peu près de la même manière. Mais Tavignot donnait au lambeau antérieur, cutané, les deux tiers de la longueur du lambeau charnu postérieur, tandis que Jobert et surtout Boyer le faisaient beaucoup plus court. Cette dernière pratique mérite la préférence. Il faut renoncer à la transfixion, quoiqu'elle soit bien séduisante par sa rapidité et sa facilité, je dirai même par la beauté des résultats primitifs... sur des jambes fines peu musclées et grasses.

Le lambeau postérieur, musculo-cutané, légèrement rejeté en dedans, doit être plus large dans ses téguments que la demi-circonférence du membre. Son bord interne descendra devant le bord interne du tibia; l'externe, immédiatement derrière le péroné. Les muscles péroniers seront coupés en travers comme les muscles antérieurs, plutôt que conservés en languette difficile à envelopper. Le lambeau antérieur cutané et carré devant être court (2 ou 3 centimètres), le postérieur sera taillé assez long pour qu'après avoir perdu, par rétraction immédiate, un tiers de sa longueur, il reste encore *au moins* égal au diamètre du membre.

La partie difficile de l'opération est l'incision du contour du lambeau postérieur; car, une fois la peau divisée, la coupe des chairs musculaires, quoique toujours laborieuse, peut se faire absolument comme dans le procédé elliptique précédemment décrit.

L'examen des figures 480 et 481 rappellera comment on peut, en un ou en deux temps à volonté, dessiner un lambeau postérieur avec le couteau.

Quant au résultat, il est représenté fig. 491, p. 601.

Opération. — La jambe est tenue par les mains d'un aide et dépasse entièrement le bout du lit. L'opérateur se tient d'abord à l'extrémité du membre, il évolue ensuite à gauche et se rapproche du genou.

1° *Contour des lambeaux.* — Donc, placé auprès du pied dont vous tenez le bout de la main gauche pendante, vous portez la pointe tranchante sur le côté droit (c'est-à-dire à votre droite), et vous abaissez une incision longitudinale devant le bord interne du tibia ou derrière le péroné. Au moment d'arrondir pour passer sous le tendon d'Achille, vous faites un premier petit déplacement à gauche. Un second pas dans le même sens vous rapproche du genou et vous permet de conduire sans désemparer la deuxième branche de l'U derrière le péroné ou devant le bord interne du tibia jusqu'au niveau de la tête de la première. — Divisez maintenant les téguments antérieurs en travers, à 3 centimètres des têtes de l'U (a). — Partout mobilisez bien la peau.

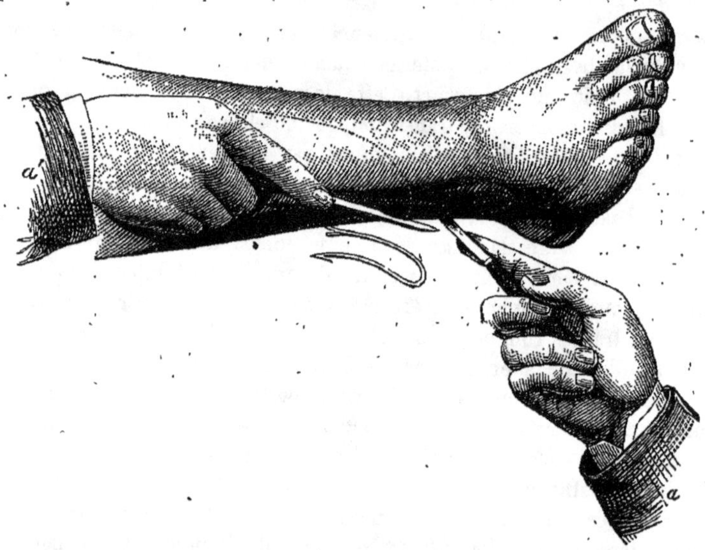

Fig. 480. — Manière de circonscrire d'un trait un lambeau postérieur. L'opérateur, placé d'abord au bout de la jambe droite, a attaqué devant le bord interne du tibia pour descendre, croiser le tendon d'Achille (main *a*). Sans désemparer, mais après être venu en dehors du membre, il remonte le long du péroné (main *a'*). — La gauche de l'opérateur pourrait être représentée pendante et tenant le pied par les orteils.

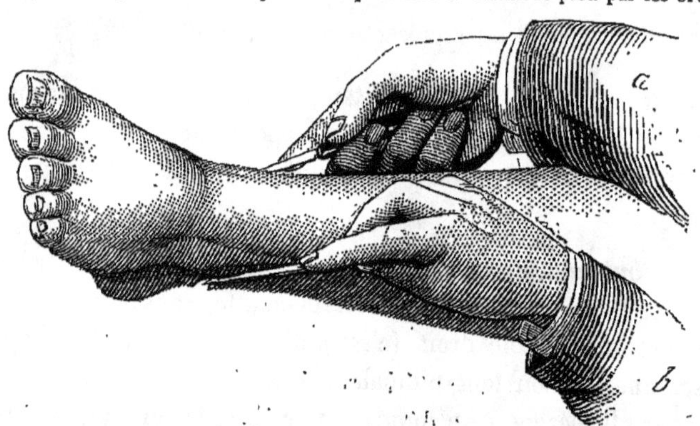

Fig. 481. — Autre manière de circonscrire un lambeau postérieur : en deux temps. L'opérateur, placé en dehors de la jambe gauche d'abord en rotation externe, attaque derrière le tendon d'Achille et remonte devant le bord interne du tibia (main *a*). Ensuite, il provoquera la rotation interne, reprendra son incision derrière le tendon d'Achille et remontera le long du péroné (main *b*).

2° *Entaille des muscles.* — Ayant libéré le tendon d'Achille par deux traits de pointe le long de ses bords pour le pincer et le soulever entre le pouce et l'index gauches, coupez-le à plein tranchant, sans atteindre les vaisseaux tibiaux postérieurs. — De chaque côté, incisez en long l'aponévrose profonde et les insertions musculaires, d'abord derrière l'os le plus rapproché de vous, puis derrière l'os éloigné, ne cherchant pas à garder les péroniers dans le lambeau.

Alors, ayant empaumé et pincé entre le pouce et l'index introduits dans les fentes latérales toute l'épaisseur du lambeau postérieur, aidez-vous du couteau (ou de la rugine) pour dépouiller absolument bien la face postérieure du squelette jambier ; finalement (fig. 482) divisez de dehors en dedans par entaille, ou de dedans en dehors, ces chairs profondes que vous venez de détacher avec tant de soin (**b**).

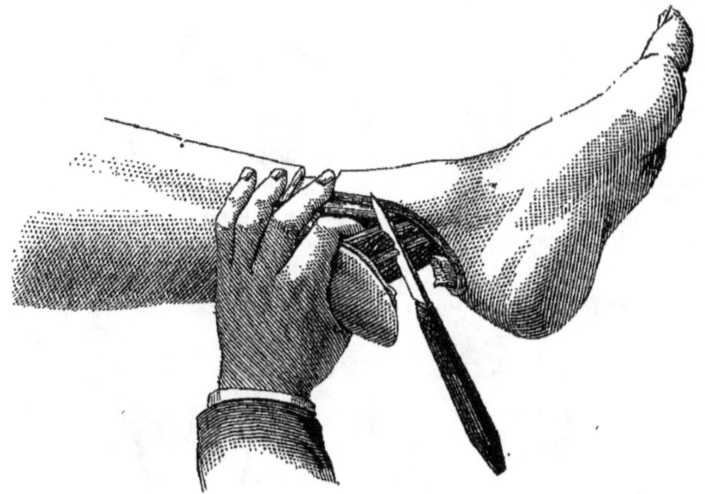

Fig. 482. — Après section et libération du tendon d'Achille, manière de pincer, de soulever et de couper les chairs profondes postérieures décollées de chaque côté.

Au niveau de la peau antérieure rétractée, coupez en travers les muscles antéro-externes ; détachez-les des os après avoir débridé l'aponévrose le long et en dehors de la crête du tibia et relevez-les en court lambeau, artère y comprise.

3° *Sciage*. — Quand le squelette sera également bien dépouillé sur toute sa périphérie et assez haut, vous placerez la compresse et vous scierez en travers.

Le nerf tibial postérieur ayant été réséqué, les sutures profondes des tendons et superficielles des téguments seront convenablement faites, de manière à produire une moue antérieure, un rudiment de pied, qui ne disparaîtra que trop vite par la suite.

Notes. — (a) On a souvent fait le lambeau antérieur très légèrement convexe : je n'aime pas ça. D'autre part, s'il avait plus de trois centimètres, ou simplement s'il les conservait, qu'est-ce qui maintiendrait en avant le large et épais lambeau postérieur qui doit faire coussinet sous le bout des os et permettre l'appui sur le pilon ?

(b) Rien ne s'oppose à ce que l'opérateur fasse dresser le pied en l'air pour détacher des os, sans ou avec le périoste et le plan ligamentaire interosseux, les chairs profondes au lambeau postérieur. Sur le cadavre, les ongles de la main gauche jouent efficacement le double rôle d'écarteur et de grattoir.

Cette opération n'est pas aussi facile qu'elle le serait si l'on pouvait coucher l'opéré sur le ventre. Le résultat immédiat n'est pas beau, car ce long lambeau postérieur pend montrant sa chair, d'autant plus irrégulière qu'elle a été mieux ménagée, et ne cachant pas l'extrémité des os. Après la suture, l'œil n'est pas flatté non plus. Mais après la cicatrisation le moignon est régulier et bon.

Autres procédés.

L'amputation sus-malléolaire peut être pratiquée dans de bonnes conditions de succès, avec un lambeau postérieur unique mais très grand, soit en employant la méthode elliptique très oblique, soit en découpant un très long lambeau postérieur arrondi, par entaille ou même par transfixion, avant de diviser les téguments antérieurs en travers juste au niveau de la base du lambeau.

Lambeau postérieur unique. — C'était le procédé de Ch. White et

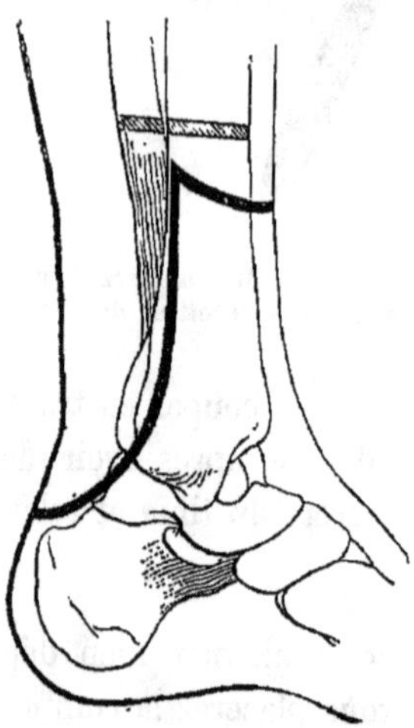

Fig. 483. — Amputation sus-malléolaire, lambeau unique postérieur. — Sa base est au-dessous de la section osseuse.

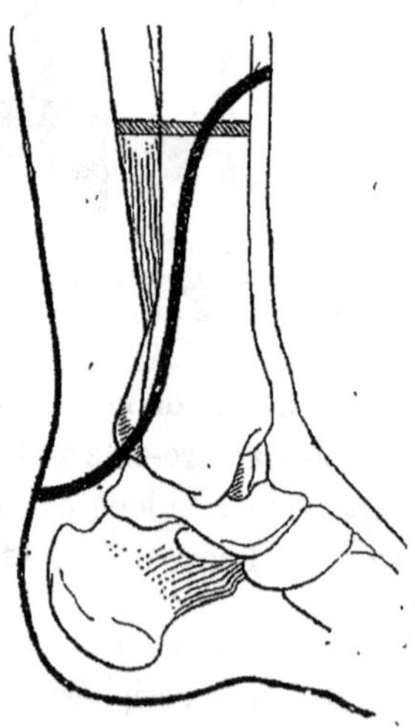

Fig. 484. — Amputation sus-malléolaire, elliptique très oblique remontant au-dessus de la section osseuse.

d'Alansen, dont les modernes ont fait honneur à Voillemier qui faisait la transfixion (son éducation opératoire datait de la période préanesthésique) sans inciser d'abord le contour du lambeau.

Celui-ci aurait une longueur d'un diamètre et demi ; de plus, la section osseuse serait pratiquée notablement au-dessus de sa base. Vous commenceriez par inciser le contour du lambeau et diviseriez ensuite les téguments antérieurs suivant une ligne très légèrement convexe en bas (fig. 483). — La peau ayant été bien mobilisée, vous tailleriez les muscles en arrière et en avant comme il a été dit. — Enfin, vous vous efforceriez, avant de scier, de dépouiller les os en faisant rétracter les chairs le plus haut possible. Le nerf serait réséqué, etc.

Elliptique très oblique. — Après avoir eu sous les yeux un opéré de Laborie dont la cicatrice, primitivement antérieure et haute, s'était abaissée considérablement, j'avais imaginé de recommander une incision très oblique dont le point culminant antérieur surmonterait de plusieurs centimètres la section osseuse (fig. 484). La crête du tibia, devant laquelle je croirais bon de garder le tissu cellulaire sous-cutané, serait couverte, dans ce procédé, par l'extrémité même du grand lambeau.

Le résultat, quand on ampute ainsi dans la région sus-malléolaire, est assez flatteur. Son principal mérite tient à ce que, comme dans tous les procédés précédents, l'opérateur forme un très grand lambeau postérieur composé de toutes les parties molles rétrosquelettiques moins le nerf.

Amputation circulaire. Procédé de Lenoir. — Voici enfin, au dernier rang, le procédé qui fut le plus souvent mis en usage en raison de sa facilité. J'ai dû lutter des années pour faire bannir des amphithéâtres l'amputation circulaire du bas de la jambe, dont les résultats restent déplorables malgré les améliorations considérables dues à Lenoir (*Archives gén. de méd.*, juillet 1840). Ces améliorations avaient surtout pour but d'éviter la fréquente gangrène de la manchette cutanée et les fusées purulentes. Elles ne visaient guère la conformation définitive du moignon, tout en l'améliorant quelque peu.

Pourquoi donc les chirurgiens du commencement du XIXe siècle avaient-ils laissé perdre l'expérience des siècles précédents ? Quelque maître ayant plus d'autorité que de jugement et de savoir, avait sans doute causé ce recul malheureux. Cela ne se voit que trop souvent.

Lenoir faisait à un pouce et demi ($0^{m},04$) au-dessous du passage de la scie une incision circulaire aux téguments. Il fendait la peau le long et en dedans de la crête du tibia (fig. 485), disséquait et relevait les deux angles antérieurs ainsi formés : cela donnait à la plaie la forme ovalaire. D'un coup oblique ascendant, il divisait les chairs superficielles postérieures, le tendon d'Achille. Le tout étant relevé, les chairs profondes étaient coupées circulairement et les os sciés.

J'ai vu procéder autrement : fendre la peau en dehors de la crête du tibia plutôt qu'en dedans (fig. 486), disséquer les deux petits lambeaux

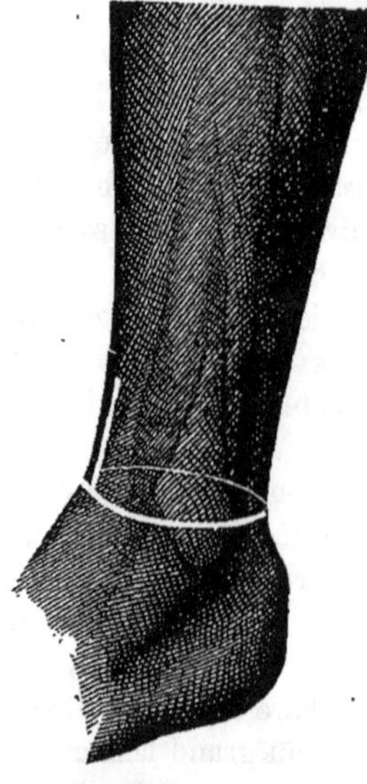

Fig. 485. — Amputation sus-malléolaire, circulaire à fente antéro-interne (Lenoir).

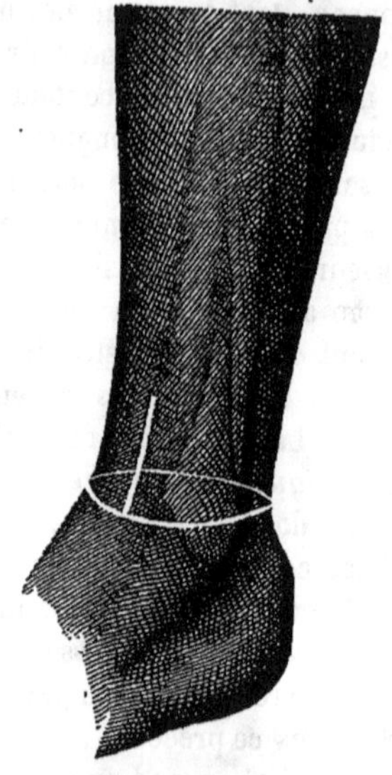

Fig. 486. — Amputation sus-malléolaire circulaire à fente antéro-externe.

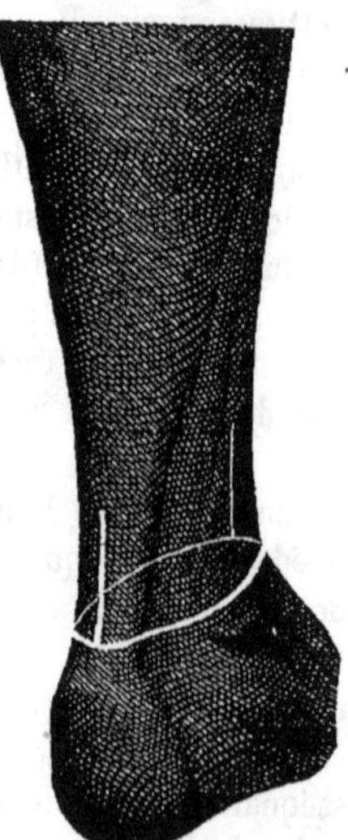

Fig. 487. — Amputation sus-malléolaire, circulaire fendue en avant et en arrière (Dupuytren).

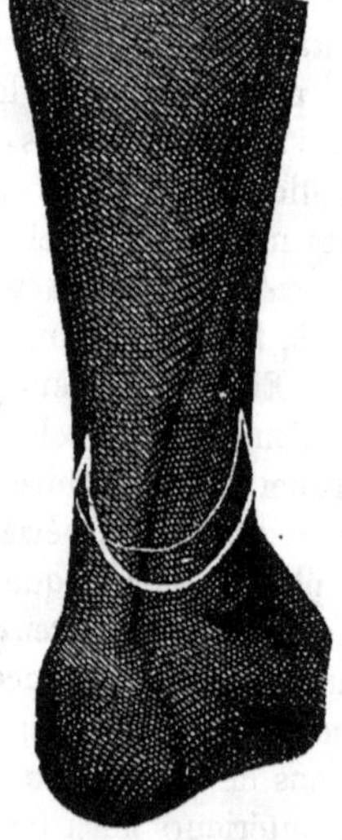

Fig. 488. — Amputation sus-malléolaire, deux lambeaux latéraux égaux (Vermale, Roux).

angulaires antérieurs ainsi formés, et tailler les muscles postérieurs par transfixion.

De quelque manière qu'on s'y prenne pour pratiquer l'opération circulaire du bas de la jambe : que l'on fende la peau en avant — en avant et en arrière, comme Dupuytren (fig. 487), — ou bien encore de chaque côté, comme Ravaton, on a une cicatrice terminale et l'on fait courir au mutilé le risque de ne pas pouvoir s'appuyer du tout sur le bout de son moignon. C'est ce qui arriva au fameux cavalier du régiment de Schomberg opéré par Ravaton, en 1755. — J'ai lu (thèse Mathé, Paris, 1872), qu'un chirurgien préoccupé de loger la cicatrice terminale antéro-postérieure dans un sillon osseux, a eu l'idée de faire un moignon fourchu, en enlevant à la scie un petit coin d'os pris aux dépens de la face externe du tibia.

Je le répète : pour amputer le bas de la jambe, employez le procédé que vous voudrez, pourvu qu'en définitive il vous donne un *grand lambeau postérieur* dont vous *réséquerez le nerf*, à moins que vous ne vouliez imiter les élèves de Teale, qui, avec un énorme lambeau antérieur, obtiennent, dit-on, d'excellents résultats.

Procédé de Teale. — Les lambeaux sont taillés à la Ravaton (voy. GÉNÉRALITÉS, p. 187). Reste à préciser leurs dimensions.

Les fentes latérales partent d'un point situé un peu au-dessus de la future section osseuse; l'externe remonte plus haut que l'interne. Celle-ci

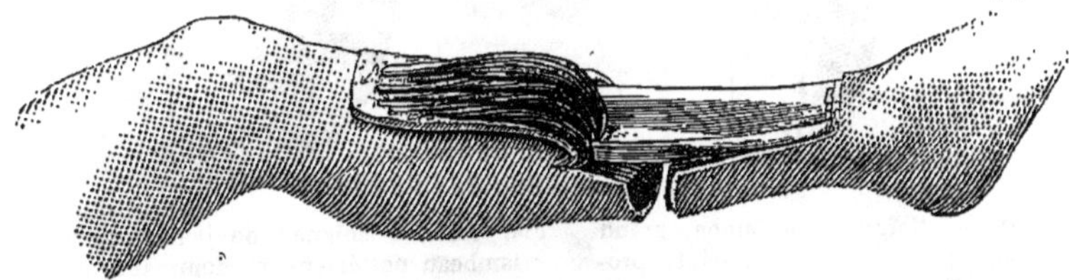

FIG. 489. — Lambeau de Teale pour l'amputation de la moitié inférieure de la jambe.

longe le bord postérieur du tibia; celle-là suit une ligne diamétralement opposée; elles passent sur les malléoles et gagnent le cou-de-pied, où une incision transversale convexe les réunit quand le lambeau est jugé assez long. Or, le lambeau antérieur doit avoir presque deux fois le diamètre du membre, tandis que le postérieur n'a besoin que d'un demi-diamètre à peine.

Prenons une jambe ordinaire, ayant au niveau de la section osseuse projetée, à 10 centimètres au-dessus de l'articulation du cou-de-pied, une circonférence de 24 centimètres. La longueur totale des deux lambeaux devra égaler les deux tiers de cette circonférence, soit 16 centimètres, et se partager de manière que le lambeau antérieur soit quatre fois plus long que le postérieur : celui-ci ayant 32 millimètres, celui-là 128.

Donc, pour scier les os à $0^{m},10$ de l'articulation tibio-tarsienne, le lambeau antérieur de Teale se prolongera jusqu'à l'articulation de Chopart.

Et, pour scier au lieu d'élection de Teale, au-dessous du mollet, à l'union du tiers moyen avec le tiers inférieur de la jambe, le lambeau devra descendre au niveau de la pointe de la malléole tibiale.

Le résultat est analogue à celui du lambeau postérieur prédominant quoique les cicatrices soient diamétralement opposées, ainsi que le montrent les figures 490 et 491.

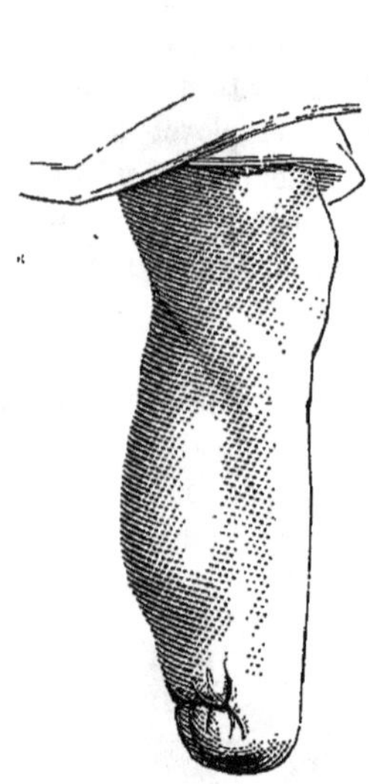

Fig. 490. — Moignon de jambe, grand lambeau antérieur prédominant, procédé de Teale. Cicatrice transversale postérieure.

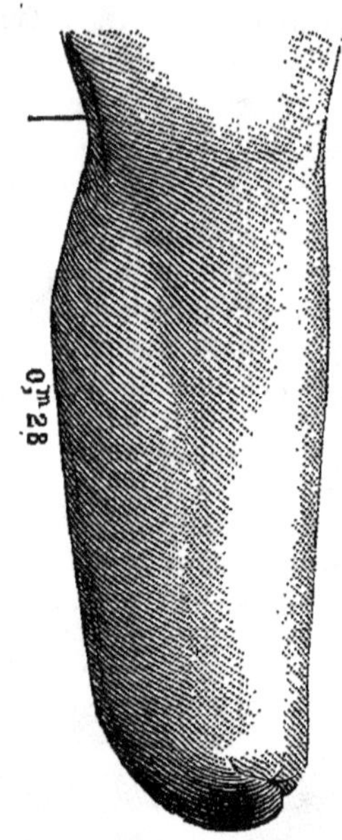

Fig. 491. — Moignon de jambe, grand lambeau postérieur prédominant, procédé de Hey. Cicatrice transversale antéro-inférieure.

B. — Amputation de la jambe en son milieu.

« Tant plus long on laissera le tronc, tant mieux et tant plus ferme on pourra lui appliquer la jambe artificielle. » Cette phrase de Verduin (traduction Vergniol, 1697) est restée longtemps lettre morte, à cause des insuccès de l'amputation sus-malléolaire, compromise par des chirurgiens obstinés à n'employer que de faciles et mauvais procédés à cicatrice terminale. Il est évident que si l'on veut faire marcher l'amputé, le genou fléchi sur un pilon, il est inutile de lui laisser une demi-jambe qui serait fort embarrassante. Mais si le mutilé doit faire usage d'un membre articulé, il marchera d'autant mieux que son moignon sera plus long. Le malade dont la jambe est représentée fig. 491 marchait très bien sur le bout du moignon avec un simple pilon de Bigg. Il se livrait aux plus rudes travaux de l'agriculture.

Il ne faut donc plus, tant s'en faut, rejeter systématiquement l'amputation de la jambe au voisinage de son milieu.

Cela dit, quels procédés convient-il d'appliquer à cette opération qui,

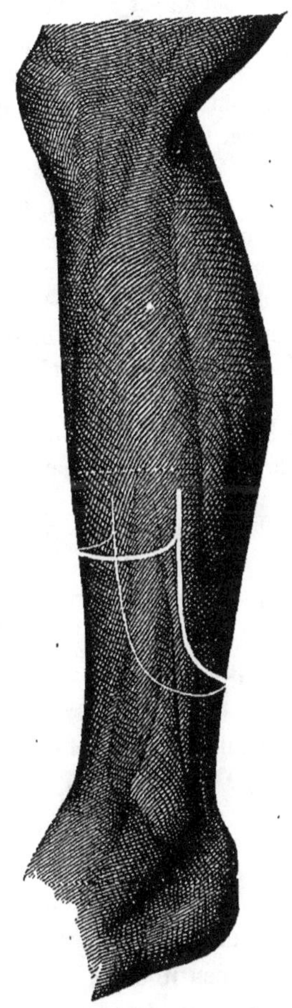

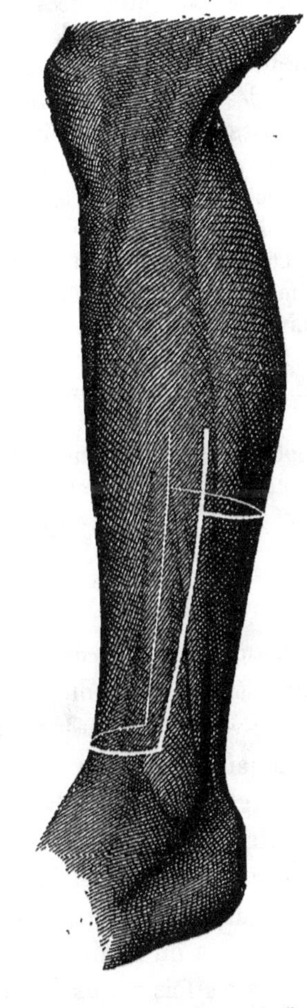

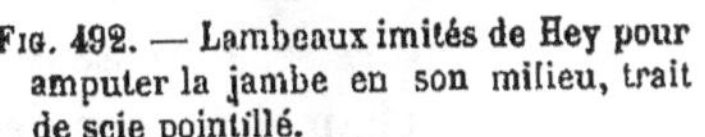

Fig. 492. — Lambeaux imités de Hey pour amputer la jambe en son milieu, trait de scie pointillé.

Fig. 493. — Tracé des lambeaux de Teale pour l'amputation à la partie moyenne de la jambe.

au dire des orthopédistes anglais, donne le moignon le plus facile à chausser?

Hey, qui la pratiquait aussi souvent qu'il le pouvait, taillait un grand lambeau postérieur et un petit antérieur après avoir tracé des lignes et fait des mensurations méthodiques.

Teale, au contraire, a préconisé un énorme lambeau antérieur destiné à se replier jusque derrière les os pour s'unir à un très court lambeau postérieur. Les Anglais rapportent de nombreux succès dus à ce procédé.

Nul doute qu'on ne puisse amputer la jambe dans le tiers moyen à l'aide de tout autre procédé. Mais, qu'on ne l'oublie pas : si l'on compte utiliser le bout du moignon pour supporter tout ou partie du poids du corps, les procédés capables de donner des résultats analogues à ceux des procédés de Hey et de Teale sont seuls recommandables, parce que la cicatrice qui en est la suite n'est pas terminale.

Les deux lambeaux sensiblement égaux ou devant le devenir par la rétraction secondaire, les lambeaux exclusivement cutanés, la méthode circulaire, ne me paraissent pas devoir être employés.

La transfixion des muscles doit être rejetée et remplacée par le désossement à la Ravaton, mieux encore par le désossement sous-périostique, suivi de sutures profondes. C'est la meilleure manière de bien matelasser le bout des os et, en ménageant les vaisseaux, d'éviter la gangrène et les hémorrhagies secondaires.

Si vous prenez parti pour le procédé de Hey, amélioré suivant les préceptes de Marcellin Duval, je vous conseille d'opérer de la manière suivante, avec un petit couteau à pointe large et convexe.

Grand lambeau postérieur, petit antérieur.

Le malade sera couché de telle façon que la jambe et le genou dépassent le bout du lit. Ayant l'un des aides en face de vous, placez-vous de préférence en dehors de la jambe droite et en dedans de la jambe gauche, afin de pouvoir relever vous-même, de votre main gauche, les lambeaux que le couteau détachera des os, à la Ravaton.

Marquez le lieu où passera la scie. Estimez, à ce niveau, le diamètre antéro-postérieur du membre. S'il a dix centimètres, dessinez sur la peau un lambeau postérieur de dix centimètres et un antérieur trois fois moins long. Prenez la précaution de commencer ces lambeaux à un grand doigt au-dessous de la future section osseuse, ce qui les allongera d'autant. Après l'incision et la mobilisation des téguments, vous atteindrez facilement, pour la taille des muscles, le point où les os doivent être sciés, et vous aurez des parties molles assez longues, assez épaisses.

1° *Contour des lambeaux.* — D'abord vous tenez vous-même l'avant-pied de la main gauche pour concourir à suspendre le membre et laisser libre le talon sous lequel va évoluer votre avant-bras droit. — En effet, armée du couteau, votre droite passée sous la jambe tire une incision descendant derrière l'os éloigné, péroné ou tibia (**a**), croisant ensuite la face postérieure de la jambe, enfin, remontant derrière l'os rapproché (fig. 480, p. 595). — Alors, ayant remis le pied à l'aide, afin de reprendre la liberté de votre gauche, vous découpez devant la jambe, d'un trait légèrement convexe en bas, le lambeau antérieur. — Vous mobilisez bien les téguments, en arrière comme en avant; vous disséquez même le bord cutané du lambeau postérieur sans ménager l'aponévrose, afin que plus tard le tégument déborde toujours les muscles que vous allez entailler.

2° *Entaille des muscles.* — Faites plier la jambe sur la cuisse, rejeter le genou en dehors et fléchir le pied (**b**). Après avoir pincé, entre le pouce et l'index gauches, les muscles gastro-cnémiens dont l'enveloppe a été préalablement fendue de chaque côté, tranchez-les au niveau de la peau rétractée (**c**). — Quand ils se seront retirés, incisez en long et de haut en bas, immédiatement derrière le bord interne du tibia et derrière le muscle long péronier (**d**). Dans ces fentes latérales, mettez le bout du pouce et les bouts des doigts pour soulever les chairs profondes postérieures (voy. fig. 482, p. 596): coupez celles-ci en travers, assez haut; enfin, détachez-les des os et du ligament interosseux à l'aide du plat de la pointe du couteau, que vous tenez couché en long derrière le bas de la jambe et le talon. Évidez ainsi la gouttière interosseuse jusqu'au niveau du point où les os seront sciés, en faisant dresser la jambe en l'air si vous voulez (**e**). — S'il ne l'est déjà, taillez de même et décollez un court lambeau antérieur musculo-vasculaire après avoir fendu en long l'aponévrose en dehors de la crête du tibia.

3° *Sciage.* — Vous ferez bien de garder le périoste de la face interne du tibia, et vous le relèverez plus haut devant la crête qu'il faut abattre d'un trait de scie oblique commençant à 2 centimètres au-dessus de la section transversale définitive (fig. 497, p. 608). Pour accomplir cette section-ci, que vous soyez en dedans ou en dehors du membre, il est de règle de prendre voie sur le tibia, puis d'attaquer tôt et de terminer d'abord la section du mince péroné. Vous scierez donc, la main basse si vous êtes placé en dehors de la jambe droite, et la main haute si vous opérez en dedans de la jambe gauche. Dans les deux cas, la jambe sera étendue et vous vous souviendrez que le péroné, flexible comme une baguette de bois vert, doit être fixé par votre main gauche ou par l'aide, le pouce et les doigts faisant coin entre les deux os en avant et en arrière, de manière que le péroné reste immobile, empêché de s'écarter en dehors par le ligament interosseux, et de se rapprocher en dedans, par les doigts.

Les ligatures sont faciles dans les lambeaux. La tibiale antérieure est près du ligament interosseux, à la face profonde du lambeau antérieur, entre le muscle jambier et l'origine de l'extenseur propre. La péronière se voit à la surface même du lambeau postérieur, dans ou devant le fléchisseur propre ; la tibiale postérieure en dedans du nerf, entre le soléaire et les muscles profonds correspondants. Il faut toujours réséquer le nerf tibial postérieur.

Notes. — (a) Les deux branches de l'U doivent être rectilignes et situées, l'une derrière le bord postérieur du tibia, l'autre derrière les muscles péroniers.

(b) Sur la jambe droite, étant placé en dehors, il faudra vous approcher beaucoup du membre par-dessus lequel vous êtes obligé de tailler les chairs du lambeau postérieur.

(c) Le travail des doigts gauches est de première importance, car il permet de diviser les gastro-cnémiens sans blesser les vaisseaux tibiaux postérieurs, mais les doigts ne s'insinuent bien sous les muscles à soulever que si le couteau a fendu l'aponévrose de chaque côté. Il est bon de couper ces muscles, gros à envelopper, pendant que l'aide, par la flexion du pied, attire en bas le tendon d'Achille.

(d) Quand on opère sur la jambe gauche, en dedans de laquelle on est placé, il est avantageux de commencer par le lambeau musculo-vasculaire antérieur. Il n'est pas défendu de faire de même lorsqu'on opère sur la jambe droite. La seule partie un peu difficile est la séparation des muscles péroniers, qui doivent rester dans le court lambeau antérieur. Un long coup de couteau commençant très haut et descendant très bas facilite bien les choses. Pour le donner, il est permis, parce qu'il est bon, de ramener momentanément la jambe dans l'extension et la rotation en dedans.

(e) Aujourd'hui, j'espère que maints opérateurs voudront garder à la face profonde du lambeau postérieur un plan fibreux formé du périoste des deux os et du ligament interosseux ; et que tous feront des sutures profondes.

C. — Amputation de la jambe au lieu dit d'élection.

A cinq doigts au-dessous de l'articulation, c'est là qu'il faut, non pas commencer les incisions, mais scier les os quand on se propose de faire marcher l'amputé, le moignon fléchi, à genou sur un pilon. Il faudra donc se méfier d'une ankylose dans la rectitude ou dans la semi-rectitude. Il faudra craindre aussi la rigidité dans la flexion, car il est des malades qui tiennent à porter une jambe artificielle complète offrant appui à l'ischion. Un petit tronçon de jambe, pourvu qu'il ait au moins $0^m,10$, peut même contribuer à donner quelques mouvements de flexion à l'appareil.

Quand, comme ici ordinairement, l'on ne cherche pas à faire marcher l'amputé sur le bout du moignon, les méthodes à réunion terminale sont permises. En fait, on a souvent appliqué au lieu d'élection de la jambe l'*incision circulaire*, les *deux lambeaux*, antérieur et postérieur, interne et externe, égaux ou inégaux, souvent aussi le *lambeau postérieur* de Verduin et le *lambeau externe* de B. Bell et Sédillot.

Le moignon, fléchi ou non, travaillera par sa face antérieure; il y faut donc des téguments intacts assez étoffés pour rester largement suffisants même après que la rétraction secondaire aura pu entraîner la cicatrice vers le jarret. Or, les téguments antérieurs ne peuvent être taillés en long et mince lambeau sans courir des risques de gangrène fort sérieux.

D. Larrey comprimait le moignon latéralement pour obtenir la soudure du péroné au tibia. Le même chirurgien nous dit que « les artères doivent être comprises autant que possible dans la section des muscles libres ou superficiels, pour qu'elles soient accessibles à

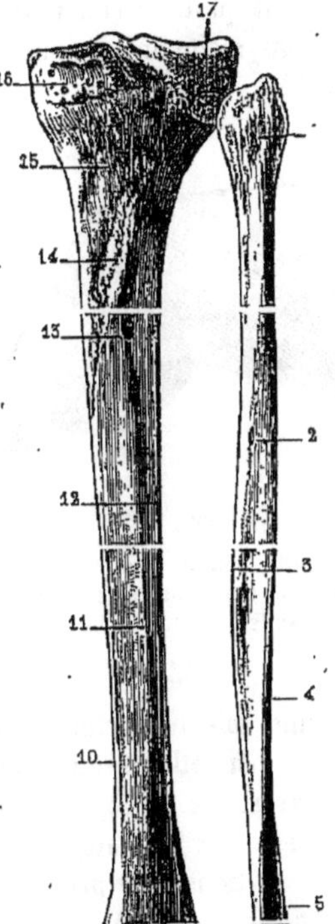

Fig. 494. — Face postérieure du squelette de la jambe droite scié en trois points :

1° Au lieu dit d'élection, entre les chiffres 13 et 14. Le chiffre 13 indique le trou nourricier du tibia.

2° A la partie moyenne, entre les chiffres 11 et 12.

3° A la partie inférieure, à 3 centimètres au-dessus de l'articulation (amputation sus-malléolaire).

la ligature ». Ce précepte général se recommande ici d'une manière particulière; car la difficulté de lier les artères jambières et la fréquence des hémorrhagies secondaires commandent de tailler les chairs avec des précautions spéciales, sans user de l'aveugle transfixion souvent fatale à la vitalité des lambeaux.

Les artérioles musculaires de la région antéro-externe de la jambe, prise comme exemple, sont très nombreuses; mais, de ce qu'elles se détachent perpendiculairement de la tibiale antérieure (fig. 504, p. 614), il résulte qu'un lambeau antéro-externe ponctionné reçoit très peu de sang, parce que le couteau chemine presque fatalement devant le tronc de l'artère tibiale qu'il ébranche. J'y reviendrai plus loin.

L'amputation de jambe au lieu d'élection est très difficile à bien faire, particulièrement sur le mort dont les muscles ne se rétractent pas et manquent de fermeté. Pour éviter la saillie des jumeaux du cadavre, saillie que la rétractilité physiologique ferait disparaître, on prend la mauvaise habitude de couper ces muscles beaucoup plus haut qu'il ne convient de le faire sur le vivant si l'on veut ne pas avoir un moignon conique de forme, comme celui que représente la figure 496.

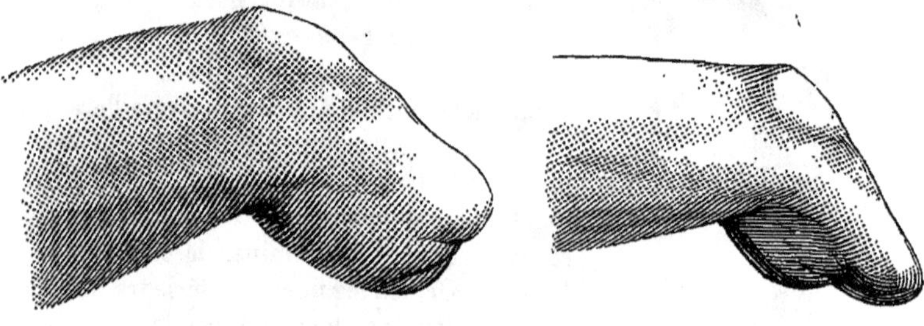

Fig. 495. Fig. 496.

Moignons d'amputation de jambe au lieu d'élection : fig. 495, bon et beau; fig. 496, médiocre et laid, parce que les chairs postérieures, coupées trop haut, se sont rétractées énormément et ont forcé les téguments antérieurs à se tendre sur le bout des os pour les coiffer.

L'opérateur doit s'efforcer de ne couper qu'une fois les artères, de détacher ensuite les chairs profondes de la surface périostique, ou le périoste même, au moins dans l'étendue d'un travers de doigt, afin de faciliter les ligatures, le sciage, l'enveloppement des os et la fixation cicatricielle des muscles aux extrémités du squelette. Je tiens à ce précepte.

Si l'on réunit les parties molles suivant une ligne antéro-postérieure, ce qui est excellent, il faut scier le péroné obliquement et plus haut que le tibia. Quant à celui-ci, qui sera toujours en conflit avec les téguments, l'idéal serait d'en abattre les angles sous-cutanés (pas l'externe) et de couvrir sa coupe d'un lambeau périostique. Ceux qui tiennent pour la réunion en fente transversale doivent abattre l'angle antérieur, petite amélioration que Béclard a vulgarisée (fig. 497); ceux qui préfèrent la fente antéro-postérieure, après avoir scié le péroné haut et obliquement, imitent Sanson et biseautent toute la face interne du tibia (fig. 498).

De quelque côté que se tienne le chirurgien, il sera toujours gêné pour exécuter un ou plusieurs des temps de l'opération. L'ancienne règle voulait que l'opérateur se plaçât toujours en dedans de la jambe, afin de scier, la main haute, les deux os à la fois. Aujourd'hui, la taille des parties molles, que nous avons le temps et qu'il est utile de bien faire, a pris une importance prédominante; on est d'accord pour reconnaître qu'il faut souvent scier les os séparément et que, voulût-on les diviser simultanément et au même niveau, on y arrive facilement, quelle que soit la position du chirurgien.

Je me range donc à l'avis de ceux qui se placent de manière à confier à leur main gauche le relèvement des téguments ou des lambeaux, c'est-à-

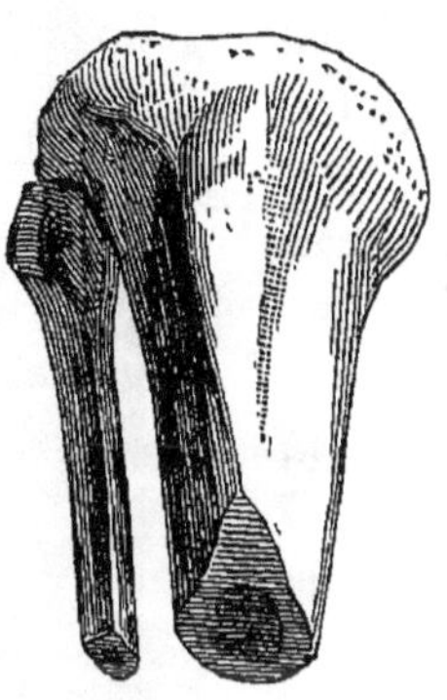

Fig. 497. — Manière de scier le squelette jambier en abattant l'angle tibial antérieur pour la réunion en fente transversale.

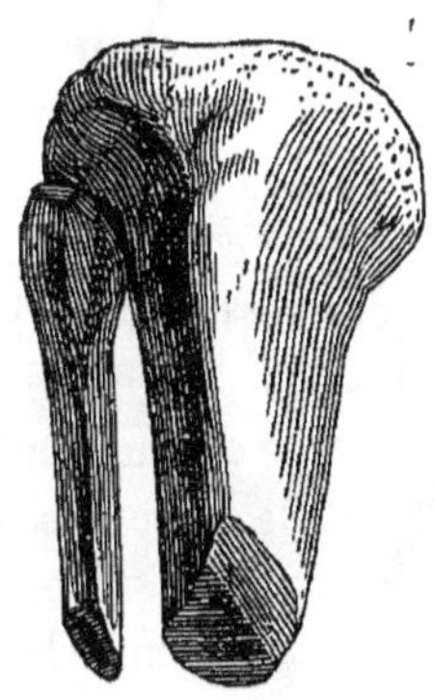

Fig. 498. — Manière de scier en biseautant le tibia en dedans, le péroné en dehors, pour la réunion en fente antéro-postérieure.

dire qui se mettent en dedans de la jambe gauche et en dehors de la jambe droite. Mais cette règle générale pourra sans inconvénient, parfois même avec avantage, souffrir des exceptions que j'aurai soin d'indiquer.

Je vais décrire avec quelques détails deux procédés de choix, l'amputation circulaire et l'amputation à lambeau externe.

Ce que l'on a déjà lu sur le lambeau postérieur me permettra d'être bref sur cet excellent procédé et sur d'autres.

Méthode circulaire.

Le malade sera couché de manière que le bout du lit corresponde au milieu des cuisses. Un assistant écartera le membre sain, qu'il pourra tenir fléchi à l'aine et au genou, le pied ramené à la fesse et appuyé sur le matelas.

Un aide exercé, en face du chirurgien, manœuvre le pied malade.

L'opérateur se tient en dehors de la jambe droite, en dedans de la jambe gauche. Il a à sa disposition, outre les instruments indispensables : pinces, scie, etc., des écarteurs et un grattoir refoulant, par exemple, ma rugine courbe sur le plat à front rectiligne. Il emploie une lame de 12 centimètres ou un simple bistouri à pointe large et obtuse.

Vous allez : 1° diviser la peau tout autour et la retrousser en avant seulement; 2° couper les deux jumeaux, ce qui permettra de rétracter le tégument à la même hauteur, sur toute la périphérie de la jambe; 3° sectionner les chairs adhérentes aux os, puis les en détacher sur une étendue d'un travers de doigt.

Pour couper la peau en bon lieu, marquez d'abord, à cinq doigts environ audessous de l'interligne fémoro-tibial sensible de chaque côté du ligament rotulien, le point où vous scierez les os. Estimez à ce niveau le rayon ou demi-diamètre du mollet. Une manchette, vous le savez, doit conserver, après dissection, une longueur égale au rayon, pour que ses lèvres puissent s'affronter sans traction.

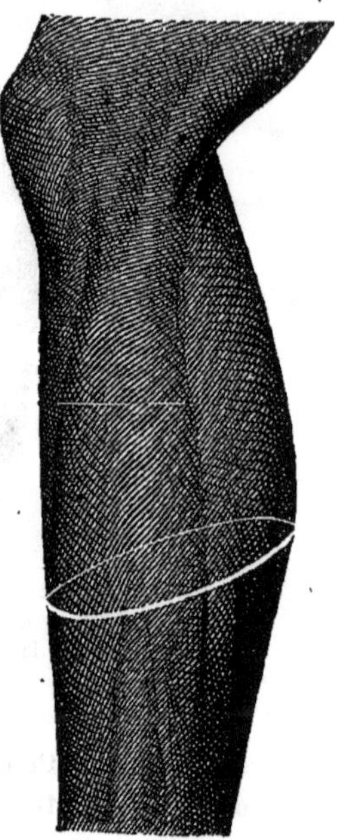

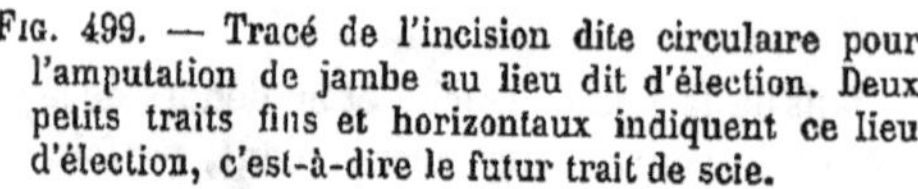

Fig. 499. — Tracé de l'incision dite circulaire pour l'amputation de jambe au lieu dit d'élection. Deux petits traits fins et horizontaux indiquent ce lieu d'élection, c'est-à-dire le futur trait de scie.

Si le rayon est de 6 centimètres, il suffit que vous incisiez la peau à 8 centimètres de la future section osseuse, pour parer à la rétraction qui, à la partie antéro-supérieure de la jambe n'excède guère un travers de doigt.

Mais comme, en coupant tout à fait circulairement, vous pourriez avoir de la peine à rétracter suffisamment les chairs sans fendre la manchette, il vous est permis et conseillé, si le gros du mollet est situé au-dessus de l'incision cutanée, de faire passer celle-ci un peu plus haut en arrière, un peu plus bas en avant (a)

1° *Incision cutanée.* — La jambe étant étendue et votre gauche s'y appuyant, passez le couteau sous le membre et, toujours tirant, sciant au besoin, attaquez-en la face éloignée, la pointe haute, puis la face qui regarde le sol, puis la face rapprochée. Faisant alors une reprise par-dessus le membre, reportez le tranchant, la pointe basse, dans la partie initiale de la première incision dont vous devez unir les extrémités (**b**). — Mobilisez parfaitement le tégument avec l'extrémité du couteau. Coupez donc les brides celluleuses qui, sur tous les points de la périphérie et spécialement sur les côtés, s'opposent à la rétraction sollicitée par votre main gauche. — Pincez maintenant la peau antérieure, détachez-la du tibia et de

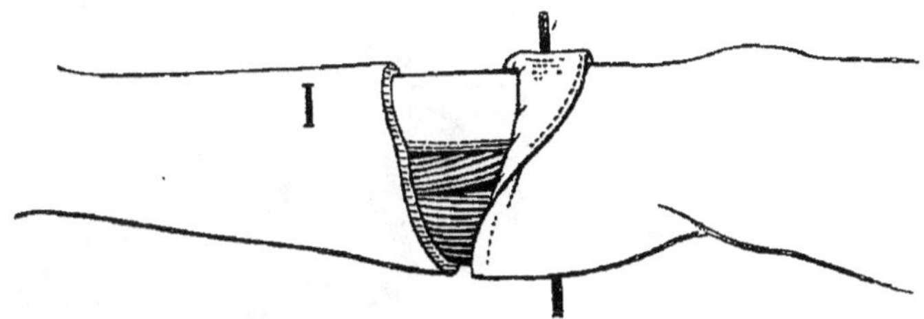

Fig. 500. — Amputation circulaire au lieu d'élection, jambe droite vue en dedans. La peau est retroussée en avant du tibia, mais pas tout à fait à la hauteur du trait de scie indiqué par deux tirets noirs verticaux.

l'aponévrose et faites-en un retroussis de deux doigts, moins considérable sur les côtés et tout à fait nul en arrière (fig. 500).

2° *Sections musculaires*. — A ce moment, faites renverser en dehors et fléchir un peu le genou. Soulevez les deux *jumeaux* (**c**) entre le pouce et l'index gauches pour les détacher de la couche profonde, afin de pouvoir les diviser au niveau de la peau rétractée, sans atteindre les vaisseaux.

La jambe remise dans l'extension, les parties molles obéissent à l'aide, se relèvent également sur tout le pourtour du membre, sans que cependant le niveau de la section osseuse soit encore atteint (fig. 501). Il vous reste à diviser et à détacher les *chairs adhérentes*, d'abord en avant, ensuite en arrière. — *En avant :* commencez par introduire la pointe, de champ, sous la manchette pour inciser, de très haut en bas, la forte aponévrose, le long et en dehors de la crête du tibia. Cela vous permettra de soulever, entre les doigts, tous les muscles antéro-externes et de les couper facilement en travers. Vous les décollerez ensuite de bas en haut avec les nerfs et vaisseaux y compris, dans l'étendue d'un travers de doigt (**d**). — *En arrière :* après avoir passé le couteau sous le membre, divisez d'abord les muscles et les vaisseaux au niveau du trait transversal antérieur. Puis faites tordre la jambe en dehors ou, mieux encore, faites élever le pied pour voir derrière la jambe et décoller facilement les muscles profonds, avec les ongles gauches et le couteau ou le grattoir. Il faut dénuder la face postérieure du squelette ostéo-fibreux, comme l'a été la face antérieure, sur une étendue d'un travers de doigt, c'est-à-dire en arrière comme en avant, jusqu'au niveau du point où la scie va passer (e).

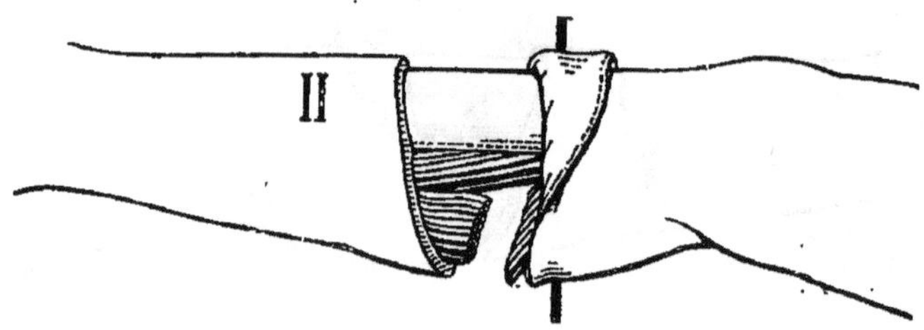

Fig. 501. — Même amputation, même jambe droite et même vue. — La section des jumeaux accomplie, la rétraction des téguments est maintenant égale en arrière où il n'y a pas de retroussis, et en avant. La hauteur du trait de scie n'est pas encore atteinte. Reste à couper les muscles adhérents postérieurs, externes et antérieurs, et à les décoller enfin, sans ou avec périoste, dans l'étendue d'un travers de doigt.

Par ce procédé très recommandable et pratiqué par plusieurs chirurgiens, il n'y a pas, à proprement parler, de chiffre 8 à faire. On perce le ligament interosseux d'un coup de pointe, et, du bout de l'index, on éraille et l'on refoule la lèvre supérieure de la petite boutonnière. — Reste à relever le périoste tibial incisé en travers au même niveau que les muscles profonds, de manière à en former, adhérent à la face profonde du tégument antéro-interne, un lambeau à base oblique, mesurant d'abord un doigt sur la face interne du tibia, mais atteignant deux doigts devant la crête que la scie devra attaquer plus haut, pour la biseauter.

3° *Sciage*. — La compresse à trois chefs est placée; un écarteur contribue à bien découvrir la crête tibiale que la scie mord à un travers de doigt au-dessus du prochain trait transversal. L'instrument attaque d'abord perpendiculairement, prend voie, mais avant qu'elle soit profonde, s'incline pour entamer très obliquement et très profondément le tibia. — Enfin, la scie dégagée et reportée plus bas, au lieu d'élection, prend voie de nouveau sur le tibia, puis sur le péroné et, celui-ci étant maintenu écarté par un aide ou par l'opérateur, divise les deux os en travers en ayant soin de terminer la section du péroné la première, car cet os est le plus fragile et le moins solidement articulé (f).

Cherchez l'artère tibiale antérieure devant le côté interne du péroné, les artères postérieures (tibiale postérieure et péronière ou tronc tibio-péronier) assez loin des coupes osseuses, entre les muscles profonds et le soléaire. Liez aussi les jumelles; obturez la nourricière du tibia si elle saigne et si, engagée dans l'os prématurément, elle est insaisissable. — De quelque manière que vous fassiez le pansement, évitez toute compression des téguments sur le tibia.

Notes. — (a) On voit qu'ici, relativement à la quantité de téguments à garder, nous sommes au-dessous des prescriptions de la règle générale. Avec un rayon de $0^m,06$ il faudrait, en effet, $0^m,09$ de distance entre la section cutanée et la section osseuse. Mais, d'une part, le tégument antérieur se rétracte peu; d'autre part, le volume des chairs du mollet condamnées à l'amaigrissement et à l'atrophie est considérable, relativement au volume des os.

(b) Il est tout aussi bon d'inciser d'abord devant la jambe et de compléter ensuite la circulaire en faisant une reprise sous le mollet. Chacun fera à sa fantaisie ou à son habitude.

(c) Cette section des jumeaux est facilitée, on le sait déjà, par deux incisions aponévrotiques le long de leurs bords; les doigts peuvent alors soulever facilement les muscles que le bistouri divise ensuite avec prudence. Sur le membre droit, l'opérateur agit par-dessus la jambe, facilement. Sur le membre gauche, il faut forcer l'abduction du genou, élever la jambe; encore est-on obligé de se baisser un peu.

(d) Le nerf musculo-cutané caché dans la concavité de la face externe du péroné ne doit pas échapper au couteau, car il est au moins inutile de l'exposer aux dilacérations de la scie.

(e) Si ce n'était pas difficile, je conseillerais, non pas de détacher les chairs profondes du périoste, mais de les détacher avec le périoste, à l'aide de la rugine courbe que j'ai recommandé d'avoir dans l'appareil instrumental. Je me borne à conseiller formellement de conserver le périoste épais qui recouvre la face interne et la crête du tibia. C'est une précieuse doublure pour la peau. Tout le monde semble convenir aujourd'hui qu'il faut garder une manchette ou des lambeaux de périoste quand on le peut (voy. Houzé de l'Aulnoit, *Étude historique et clinique sur les amputations souspériostées*, 1873).

(f) Avec la scie à chantourner, on n'a qu'une voie à prendre sur la crête de l'os, et l'on peut, en terminant, arrondir aussi l'angle interne.

Il est bien entendu que si l'on voulait rapprocher les chairs d'un côté à l'autre, on scierait les os séparément, biseautant le tibia aux dépens de sa face interne et le péroné aux dépens de sa face externe. En terminant par ce dernier os, on arrive à le diviser plus haut que le tibia, sans le briser, sans même ébranler son articulation supérieure, pourvu que le pied et la jambe soient attentivement soutenus.

« Simple modification de la méthode circulaire » : ainsi Le Fort, dans la dernière édition de Malgaigne, qualifie sa manière de faire l'amputation de la jambe au lieu d'élection. C'est en effet une incision circulaire avec fente de commodité sur le milieu de la face interne du tibia. Seulement, au lieu du mode en ⊥, Le Fort, arrondissant les angles, obtient en définitive une raquette dont la queue est perpendiculaire au cercle.

Cette incision permet d'évider la gouttière interosseuse antérieure (voy. plus loin le lambeau externe), de désinsérer de même les muscles rétro-tibiaux. Mais pour les chairs postéro-externes il faut en venir à des sections transversales échelonnées.

Avec une incision longitudinale rétro-péronière symétrique à l'incision tibiale, ce serait la méthode à deux lambeaux, c'est-à-dire un peu plus de cicatrice; mais le sciage du péroné se ferait mieux.

Lambeau externe (B. Bell, Sédillot).

Après avoir vu bon nombre de lambeaux externes se gangrener en totalité ou en partie, j'en suis venu à croire le procédé de B. Bell (t. VI, p. 243, 1796) et de Sédillot, même légèrement amélioré, moins recommandable que la méthode circulaire.

Dans plusieurs cas, après mortification des téguments ou des chairs du lambeau, la plaie ne s'est fermée que grâce au petit lambeau cutané com-

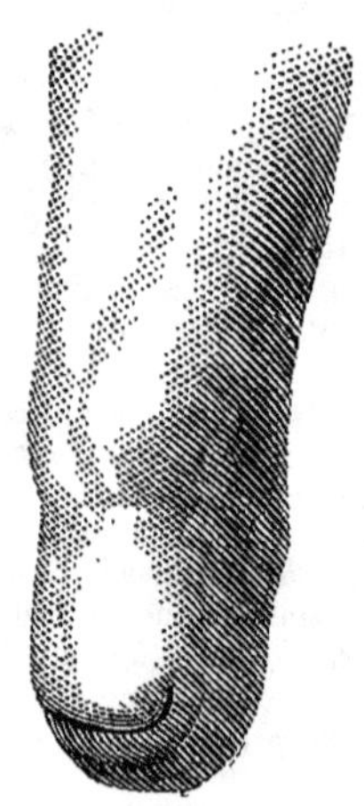

Fig. 502.

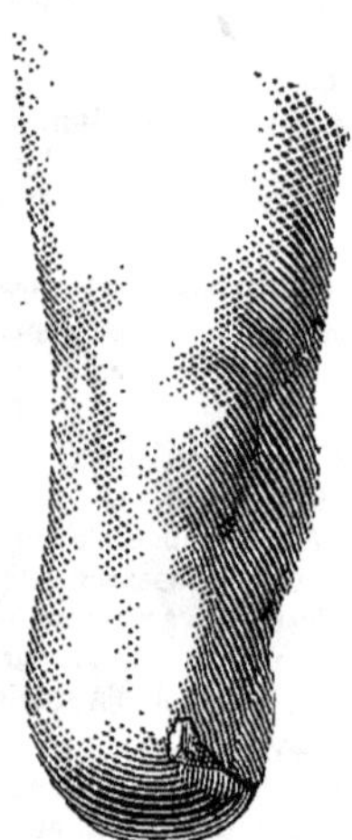

Fig. 503.

Moignons d'amputation de jambe au lieu d'élection, à lambeau externe.

Fig. 502. — Moignon droit; le tégument interne ayant été insuffisant, c'est une surface cicatricielle qui revêt le bout du tibia.

Fig. 503. — Moignon gauche, excellent, cicatrice linéaire, le tégument interne suffisant coiffe le tibia (Peyrot, 1879.)

plémentaire que j'ai toujours conseillé formellement de garder en dedans du tibia, d'accord avec Sédillot et Pingaud.

Je crois la transfixion aussi désastreuse que facile, Guyon, Duplay, Tillaux, et tant d'autres, après M. Duval et Verneuil, semblent avoir renoncé définitivement à tailler ainsi les lambeaux. Voici les raisons anatomiques qui m'ont porté à penser que, toutes choses égales d'ailleurs, les lambeaux désossés, à la Ravaton, doivent se gangrener moins souvent que les lambeaux ponctionnés. Ceux-ci, en effet, ne peuvent jamais comprendre l'artère tibiale antérieure ; par conséquent, ils ne reçoivent que peu ou pas de sang dans les deux tiers antérieurs de leur largeur. On me saura gré de rappeler le résultat des injections que j'ai faites des vaisseaux jambiers.

L'artère tibiale antérieure, profondément couchée au contact du ligament interosseux, ressemble un peu à l'aorte fournissant les intercostales ;

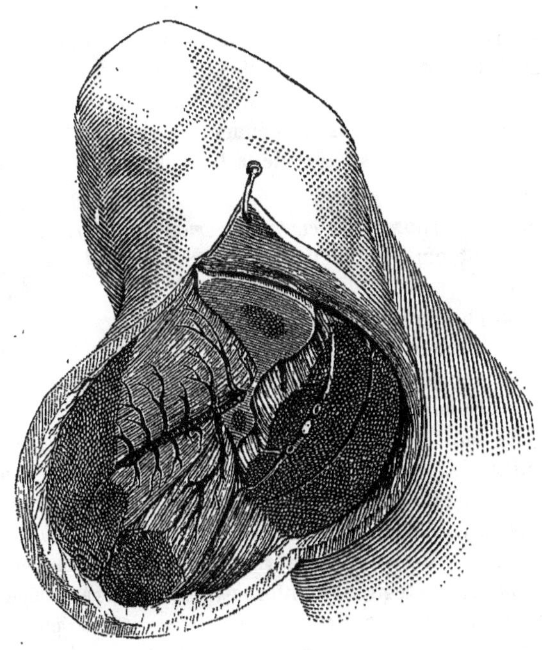

Fig. 504. — Amputation de la jambe droite au lieu d'élection, lambeau externe musculo-cutané, disséqué pour conserver l'artère tibiale dont on voit les branches nombreuses et perpendiculaires, sauf celles des péroniers. Court lambeau interne tégumentaire ou doublé de périoste tibial. Les muscles postérieurs sont représentés coupés à un doigt au-dessous du trait de scie.

elle donne, en effet, deux séries de collatérales séparées par la veine antérieure et qui se portent en avant, l'une en dedans, l'autre en dehors. Il y a, de chaque côté, autant d'artérioles que de centimètres sinon plus. Les rameaux de la série interne se distribuent spécialement au muscle jambier antérieur ; quelques-uns passent entre ce muscle et le tibia pour perforer l'aponévrose et aborder la peau. Les rameaux de la série externe nourrissent les deux muscles extenseurs et la moitié voisine des péroniers.

Ceux-ci reçoivent en outre du sang de l'artère péronière. Les artères que leur envoie la tibiale antérieure sont peu nombreuses, mais volumineuses : on les voit perforer la cloison fibreuse intermusculaire pour contourner le bord antérieur du péroné et se diriger ensuite principalement de haut en bas, direction indispensable pour l'irrigation sanguine d'un lambeau ponctionné. Cette direction n'existe pour aucun des trois muscles de la région antérieure. Car leurs artères sont très nombreuses et *perpendiculaires* au tronc mère (fig. 504), de sorte qu'à un centimètre au-dessous de la section et de la ligature de ce tronc, ces muscles ne reçoivent plus d'autre sang que celui qui peut leur venir par les anastomoses capillaires.

La conclusion logique de ces faits, c'est la nécessité de garder l'artère tibiale antérieure dans le lambeau et, par conséquent, le rejet de la transfixion pour la taille des chairs antérieures. Je dis antérieures, car, pour les muscles péroniers et gastro-cnémiens, l'obliquité descendante de leurs artérioles indique l'admissibilité de la transfixion.

J'ai coupé des jambes par centaines avant de m'arrêter aux détails du procédé suivant qui me paraît actuellement ce qu'il y a de mieux, étant supposé que le procédé dit de Sédillot doive être préféré à la méthode circulaire et au lambeau postérieur.

Inciser le contour du lambeau et le mobiliser — diviser en travers les téguments internes et les mobiliser — fendre l'aponévrose en dehors de la crête tibiale pour évider la gouttière interosseuse en détachant, à la Ravaton, les muscles antérieurs, vaisseaux y compris, et tailler ensuite, par ponction, les chairs postérieures du lambeau — couper enfin les parties molles situées derrière les os et les en détacher sur une faible hauteur : tels sont les principaux actes successifs qui constituent ce procédé. Régularité, largeur, bonne irrigation, brièveté compensée par quelques centimètres de téguments internes, tels sont les avantages du lambeau externe taillé comme je vais l'indiquer. Je ne compte plus les bons moignons que mes élèves m'ont montrés ou dont on m'a parlé. J'ai même reçu la photographie d'un résultat magnifique, envoyée pour me faire plaisir par Maglioni de Buenos-Ayres.

Opération. — Le malade est couché, le siège au bout du lit, afin que le membre à amputer soit libre dans toute sa longueur. Un assistant tient le membre sain fléchi à l'aine et au genou, le pied ramené près de la fesse et appuyé sur l'extrémité du matelas. Un aide exercé se place en face du chirurgien pour manœuvrer le pied du malade.

J'emploie indifféremment une lame de 12 ou de 15 centimètres.

Déterminez et marquez le point où vous scierez les os, le lieu d'élection, à cinq doigts de l'article, et la longueur du lambeau qui doit descendre à un grand diamètre au-dessous.

Comme pour l'incision circulaire, l'opérateur se tient en dehors de la jambe droite et en dedans de la jambe gauche, afin de pouvoir relever les chairs lui-même de la main gauche. Mais, quand il agit sur le membre gauche, il commence par se tenir au bout et en dehors pour inciser le contour du lambeau en manœuvrant comme j'aurai soin de l'indiquer.

1° *Incision du contour du lambeau*, et *des téguments internes*.

A. *Jambe droite*. — Vous êtes en dehors de la jambe prête à subir la rotation en dedans; votre gauche repose devant la partie supérieure pour fixer les téguments. A partir du lieu d'élection, incisez en descendant le long et en dedans de la crête tibiale; recourbez ensuite en dehors le trait de votre couteau; commandez de fléchir un peu la jambe et de la tordre en dedans pour en apercevoir

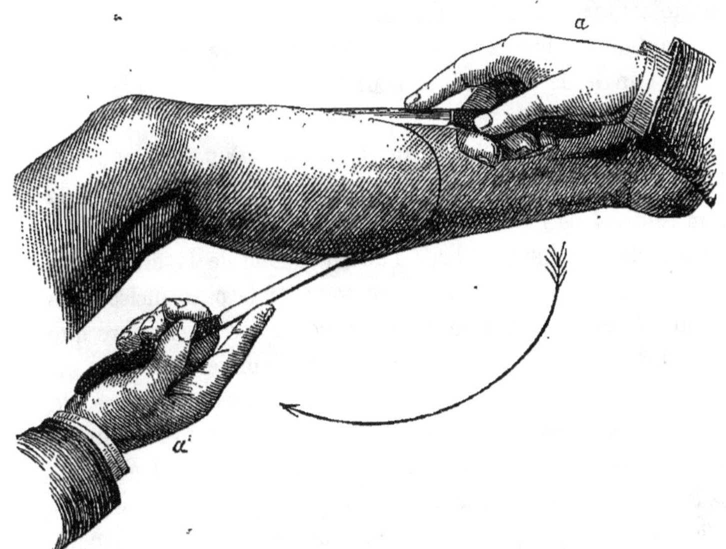

Fig. 505. — Incision du contour du lambeau externe pour amputer la jambe droite au lieu d'élection. Attitude initiale a et terminale a' de la main droite. — C'est ainsi que vous taillerez un lambeau antérieur sur la cuisse du même côté.

la face postérieure, y conduire votre incision (fig. 505) et la faire remonter enfin, diamétralement opposée à ce qu'elle était au départ, sans atteindre tout à fait le niveau de ce départ. Mobilisez les téguments avec soin.

B. *Jambe gauche.* — Placé au bout et en dehors du pied, le tenant de la main gauche, commencez l'incision au lieu d'élection, descendez le long et en dedans de la crête tibiale; dirigez ensuite le couteau en dehors et, à mesure que votre gauche élèvera le membre pour vous en présenter le dessous, gagnez la face postérieure du mollet et faites-y la branche ascendante de l'**U**, diamétralement opposée à l'antérieure, mais un peu moins longue (**a**). Repassez le couteau une seconde fois dans la plaie pour bien mobiliser le tégument. Donnez la jambe à tenir, et, faisant un pas à votre gauche, placez-vous définitivement au côté interne du membre.

Le contour du lambeau étant incisé, vous êtes donc en dehors de la jambe droite ou en dedans de la gauche. Divisez en travers les téguments internes en réunissant la tête postérieure de l'**U** à un point situé à deux doigts au-dessous de la tête antérieure (**b**). Repassez le couteau dans la plaie afin de permettre à ce petit lambeau triangulaire de bien se rétracter. Ne vous laissez jamais tenter de sacrifier l'angle de ce lambeau pour l'arrondir.

2° *Taille des chairs du lambeau* et ensuite *coupe des muscles postérieurs restants.* — Quelle que soit la jambe, insinuez la pointe au sommet de l'incision antérieure, sous la peau, et fendez l'aponévrose de très haut en bas, d'abord le long de la crête, puis obliquement en dehors suivant le contour de la peau incisée que votre main gauche réussit à faire glisser en arrière à mesure que le tranchant divise la toile fibreuse (**c**). — Le jambier antérieur est ainsi exposé et comme hernié; divisez-le de la même manière, de haut en bas et en dehors, d'abord en le décollant du tibia, puis en l'incisant obliquement le long de la peau du lambeau. Ayez soin, dans ce trait descendant, de maintenir la pointe au contact de l'os afin qu'elle ne divise pas prématurément l'artère, lorsque le manche de plus en plus rejeté en dehors fait mordre obliquement la surface du muscle. Continuez cette profonde incision en dehors et en arrière pour sectionner, en travers, l'artère, les muscles extenseurs, et entamer les péroniers (fig. 506). A l'aide des doigts ou du pouce gauches, écartez et soulevez les muscles antéro-externes, pendant que le couteau, couché dans la gouttière interosseuse, les détache du ligament et du péroné en s'appliquant à respecter les vaisseaux. — Quand les chairs antérieures du lambeau, l'artère y comprise, seront bien décollées jusqu'au delà du bord antérieur du péroné et jusqu'à la hauteur du lieu d'élection du sciage, vous pourrez commodément ponctionner d'avant en arrière, en dehors du

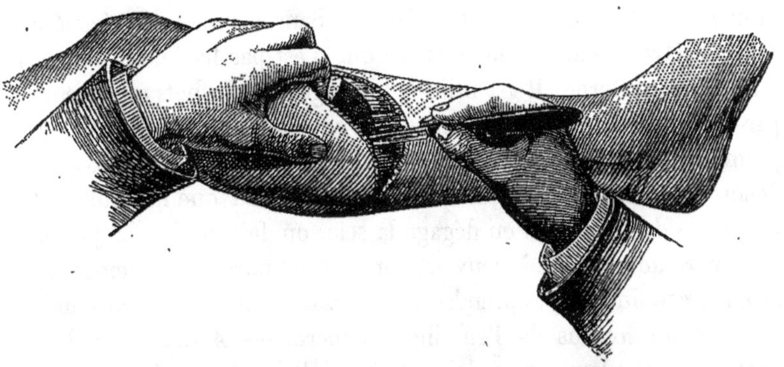

Fig. 506. — Bonne manière d'entailler par dissection les chairs du lambeau externe dans l'amputation de la jambe droite au lieu d'élection. — Sur la jambe gauche, c'est le pouce qui, plongé dans la plaie, refoule les muscles et les vaisseaux qu'ici les doigts attirent.

péroné, le reste des muscles qui doivent garnir la partie postérieure du lambeau. La pointe, ainsi engagée, ressortira le plus haut possible, dans la tête postérieure de l'U que la main gauche relèvera du bout du doigt, tout en attirant en dehors *la masse du mollet* relâché par une *flexion* légère (fig. 507, p. 620).

Le lambeau relevé, jugé assez long, suffisamment détaché des os, est confié à l'aide : il faut maintenant couper les chairs postérieures un peu plus bas (**d**), au niveau de la peau rétractée, c'est-à-dire à un doigt au-dessous du futur siège. Dans ce trait, la pointe perfore prudemment le ligament interosseux et se montre dans la gouttière interosseuse au-dessous de la base coudée du lambeau. Dans ce même trait, le périoste de la face interne du tibia est divisé afin que l'opérateur puisse le garder comme doublure à la peau. — Détachez donc le périoste de la crête, de la face interne et du bord interne du tibia (**e**), jusqu'au-dessus du lieu d'élection, car vous devrez scier obliquement aux dépens de la face interne. Décollez et refoulez de même avec les ongles, le couteau ou la rugine, les muscles profonds postérieurs que votre aide rend abordables en fléchissant la jambe et renversant le genou en dehors.

3° *Sciage.* — Avant de passer le chef médian de la compresse dans la boutonnière du ligament interosseux, la lèvre supérieure sera détachée du tibia et du péroné dans une étendue suffisante, soit par la pointe, soit par la simple pression du doigt.

La réunion devant se faire en fente antéro-postérieure, il faut biseauter la face interne du tibia à la Sanson, scier le péroné à 1 centimètre au-dessus du tibia, ce qui n'est pas facile, en biseautant sa face externe. Il est utile de faire agir des crochets rétracteurs par-dessus la compresse fendue. — *A gauche*, on scie le péroné en premier lieu, la main haute, d'un trait oblique de haut en bas, de dehors en dedans et d'avant en arrière, pendant que la jambe est tordue en dedans. Puis on dégage la scie, on fait tordre la jambe en dehors de manière à pouvoir, après avoir mordu obliquement la face interne du tibia, reprendre transversalement, à quelques millimètres au-dessous de l'entaille première. — *A droite*, si l'on veut scier dans le même ordre, le péroné d'abord, on réussira bien en attaquant ce petit os de dessous en dessus, la scie ayant les dents en l'air. On peut encore, de l'avis de Malgaigne, Verneuil, Le Fort, etc., scier le péroné en dernier lieu, après le tibia (**f**).

Notes. — (**a**) Il est moins commode, mais possible, de tracer le lambeau en se plaçant en dedans dès le début de l'opération. Pour ce faire, vous attaqueriez par-dessus la jambe, derrière le mollet, descendriez croiser la face externe et, sans désemparer, remonteriez devant le tibia, jusqu'au lieu d'élection. Ou bien, après avoir tracé derrière et en dehors la branche postérieure et la courbe de l'U, vous viendriez attaquer au lieu d'élection pour descendre joindre la courbe du J déjà incisé (voy. fig. 124, p. 185).

(**b**) L'incision demi-circulaire interne peut être faite de dessous en dessus ou de dessus en dessous. Dans les deux cas, la main gauche de l'opérateur doit attirer fortement le mollet pour rendre visible l'incision longitudinale postérieure. Il est permis de faire aboutir la coupe demi-circulaire un peu au-dessous de la tête de cette incision. — Je dirai plus : si l'on veut être à l'aise pour scier le péroné plus haut que le tibia, il faut faire remonter la branche postérieure de l'U du lambeau aussi haut que l'antérieure et, conséquemment, conduire la coupe demi-circulaire interne à un ou deux doigts au-dessous de la tête de cette branche. De la sorte, on obtient un vrai lambeau interne court et un peu plus long en avant qu'en arrière.

Lorsque la peau s'annonce rétractile, on est tenté de maintenir les têtes du contour du lambeau externe, à plusieurs centimètres au-dessous du futur trait de scie et de couper là, en travers, les téguments internes. Ce serait bel et bon si le sciage restait facile.

(**c**) Fendre l'aponévrose de très haut en bas, veut dire qu'il faut insinuer la pointe sous la peau jusqu'à 2 centimètres au-dessus de la future section osseuse. Cette fente est destinée à permettre l'écartement du lambeau avant et surtout pendant le sciage. Si elle permet au jambier antérieur de faire hernie, celle-ci ne peut qu'avoir d'heureux effets, en soulevant la peau voisine et l'empêchant d'entrer en conflit avec l'angle du tronçon tibial.

La pointe fendant l'aponévrose longe d'abord la crête du tibia, mais tôt elle doit s'incliner en dehors. Cela n'est possible qu'avec le concours de la main gauche s'appliquant à faire glisser en dehors et en arrière la peau du lambeau. Du reste, à mesure que la pointe divise la toile fibreuse, les téguments se laissent récliner de plus en plus facilement.

(d) Il serait bon, sans doute, de couper d'abord la masse des jumeaux, à cause de leur grande rétractilité; comme d'habitude, après avoir fendu l'aponévrose en dedans (la taille du lambeau l'a fendue en dehors), on pincerait ces muscles entre le pouce et l'index gauches, pour les soulever et les diviser, sans entamer les muscles sous-jacents destinés à être sectionnés un peu plus haut et en même temps que les vaisseaux, après rétraction des jumeaux.

(e) On n'obtient un bon lambeau périostique qu'en agissant ainsi : sur les deux extrémités de l'incision transversale, on fait tomber deux incisions longitudinales situées, l'une sur la face postérieure du tibia le long du bord interne, l'autre sur la face externe le long du bord antérieur. Le grattoir ramène les bords de ce large lambeau périostique vers la face interne avant de dépouiller cette face aussi haut qu'il convient.

(f) A l'amphithéâtre, j'ai souvent, quand les muscles ischio-jambiers me l'ont permis, scié en faisant dresser la jambe en l'air, verticalement. Dans cette attitude, les chairs, obéissant à la pesanteur, s'écartent elles-mêmes de l'instrument.

Autres procédés.

Lambeau externe ponctionné. — A l'amphithéâtre, sur les sujets un peu gras, on obtient un beau résultat en taillant le lambeau externe par transfixion, soit d'emblée, soit après avoir incisé les téguments. Dans les

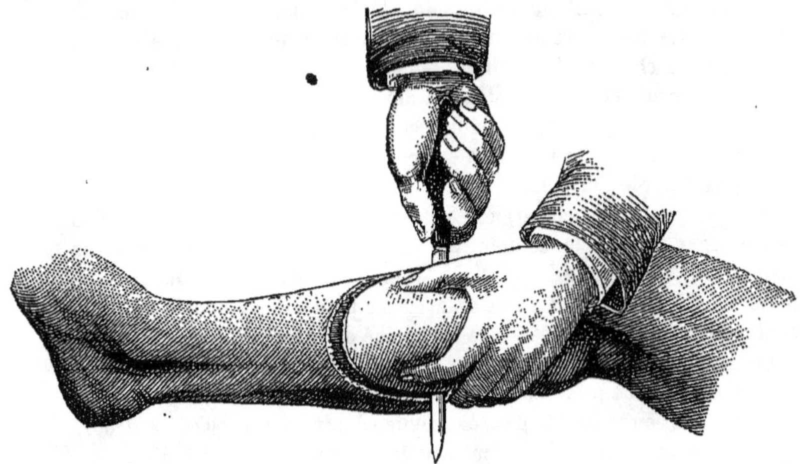

Fig. 507. — Amputation de la jambe gauche, ponction du lambeau externe dont le contour a été préalablement incisé. — L'opérateur est placé en dedans; mais il pourrait être en dehors. Ses derniers doigts gauches amènent en dehors le mollet relâché par la flexion du genou; le pouce et l'index de la même main rétrécissent et rétractent les téguments du lambeau afin que le couteau taille les chairs plus étroites et plus courtes que la peau.

deux cas, il faut craindre de faire un lambeau trop étroit. Cela arrive nécessairement si l'on ponctionne trop près de la crête du tibia ou si l'on oublie, au moment où la pointe va se dégager, d'attirer le mollet en dehors, ce qui n'est possible qu'avec une légère *flexion* de la jambe (fig. 507)

Je supposerai une transfixion d'emblée.

Elle exige : 1° un peu de flexion ; 2° abduction du mollet par la main gauche ; 3° ponction à distance de la crête.

1° La jambe est légèrement fléchie et dans la rotation interne ; la face externe regarde donc en haut ; 2° l'opérateur, placé en dedans, embrasse de la main gauche le haut du mollet qu'il soulève et attire en masse, pendant que son pouce fait glisser en dehors les téguments du tibia ; 3° la ponction est faite à un doigt en dehors de la crête et la contre-ponction en un point diamétralement opposé. Chemin faisant, la pointe heurte puis contourne le péroné. A mesure que la lame descendant fait son office, la main gauche *rétrécit* et *rétracte* les téguments du lambeau afin qu'ultérieurement ils soient *plus larges* et *plus longs* que les muscles.

Une coupe transversale divise alors les téguments internes un peu au-dessous du lieu de la ponction, puis les muscles antérieurs et postérieurs avec les vaisseaux, au niveau même de la ponction (voy. la manière de couper les chairs interosseuses pour l'incision en 8, p. 350 et suiv.).

Quand on ne veut user de la transfixion qu'après avoir incisé et mobilisé le contour du lambeau, ce qui est de beaucoup préférable, l'un de ces deux actes peut devenir difficile si l'exécutant manque de souplesse ou répugne à changer de position.

Du *côté droit*, l'opérateur placé en dehors dessine facilement son lambeau d'un trait (fig. 505, p. 616) ; facilement aussi il fait la ponction d'avant en arrière et la taille des chairs, pourvu qu'il ait fait un pas à sa droite, vers le pied malade.

Du *côté gauche*, le chirurgien est également mieux en dehors qu'en dedans pour inciser le contour du lambeau, mais il serait mieux en dedans pour le reste de l'opération. Cependant, sans bouger, il ponctionnerait facilement d'arrière en avant, mais plus difficilement d'avant en arrière, et seulement après s'être rapproché de la hanche du malade.

En résumé, le chirurgien, pour la ponction d'emblée et d'avant en arrière, se tient de préférence *en dedans* des deux jambes ; pour la ponction avec incision préalable des téguments, il est mieux placé *en dehors* pour commencer l'opération. Tout doit être essayé à l'amphithéâtre.

Lambeau externe par incision elliptique. — Guyon, préoccupé sans doute de garder les vaisseaux du lambeau, a pratiqué sur la jambe l'incision elliptique à point infime externe et à point culminant interne, ce dernier correspondant au lieu d'élection.

La distance entre les deux extrémités de l'ellipse doit être d'un diamètre et demi (fig. 508). La partie antérieure de la courbe descend sur la face interne du tibia, le long et à $0^m,01$ en dedans de la crête. Les muscles sont entaillés et détachés des os avec les précautions nécessaires pour conserver les vaisseaux tibiaux antérieurs.

Deux lambeaux latéraux arrondis (fig. 509). — En même temps qu'un lambeau externe dessiné, puis entaillé, ou simplement ponctionné, on a quelquefois taillé un lambeau interne tégumentaire de forme et de dimensions pareilles.

A l'étranger, les *lambeaux cutanés latéraux* égaux et arrondis sont, à cause de la facilité, très recommandés et fréquemment employés.

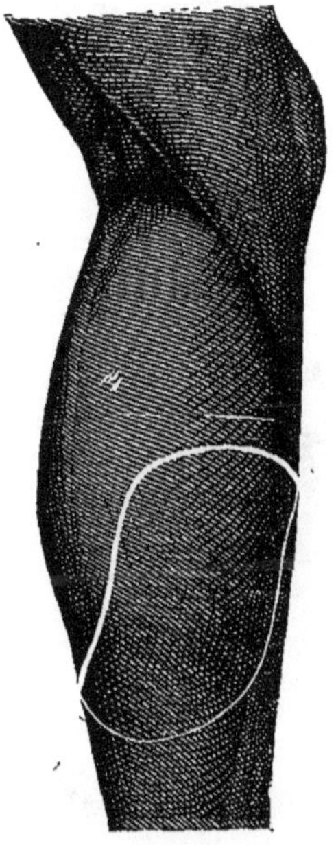

Fig. 508. — Vue postéro-interne de la jambe gauche, tracé de l'incision elliptique pour l'amputation au lieu d'élection. Le résultat définitif est un lambeau externe.

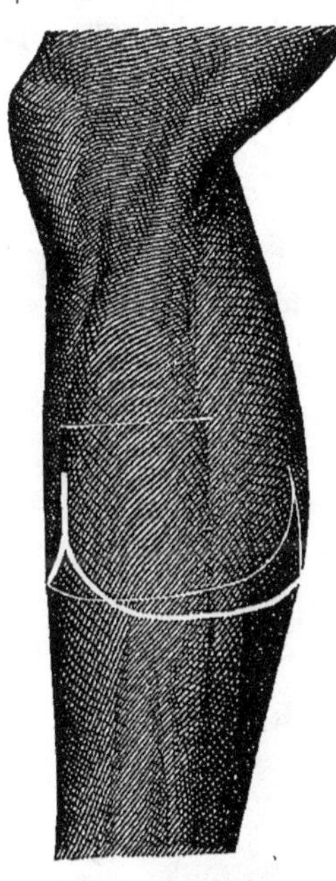

Fig. 509. — Vue antéro-externe de la jambe gauche. Tracé de lambeaux latéraux. Comme sur la figure 508, le trait de scie est indiqué par deux traits fins horizontaux.

Où doit se trouver la commissure antérieure des lambeaux? Sur la crête du tibia? En dedans, ou en dehors?

Je préférerais la placer à 1 centimètre en dehors et je garderais, comme doublure au lambeau interne, l'insertion de l'aponévrose à la crête, le périoste de cette crête et celui de la face interne du tibia.

Avec des lambeaux cutanés semi-lunaires il y a béance des commissures, ce qui est fâcheux, surtout pour l'antérieure par laquelle le tibia tend à sortir. C'est pour cela que les lambeaux en U doivent être préférés. Leur longueur serait telle qu'après leur rétraction d'un tiers ils aient encore au moins un demi-diamètre. Si la jambe a 12 centimètres de diamètre, on taillerait des lambeaux de 9 au moins, afin qu'après rétraction ils conservent 6, au moins. Les lambeaux étant dessinés, disséqués et relevés, il faudrait couper les chairs circulairement avec les précautions indiquées, *notablement au-dessous* du point où les os doivent être sciés.

Deux lambeaux antérieur et postérieur. — J'ai vu un certain nombre de moignons, et pas tous bons, résultant de diverses variantes de cet antique procédé que Verneuil employait volontiers et que Guermonprez recommande (fig. 510 et 511).

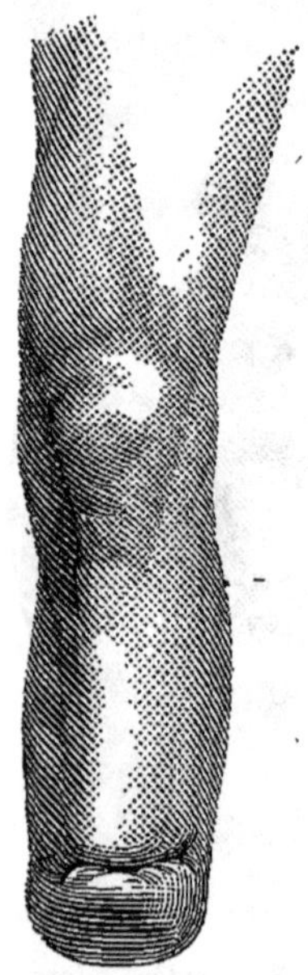

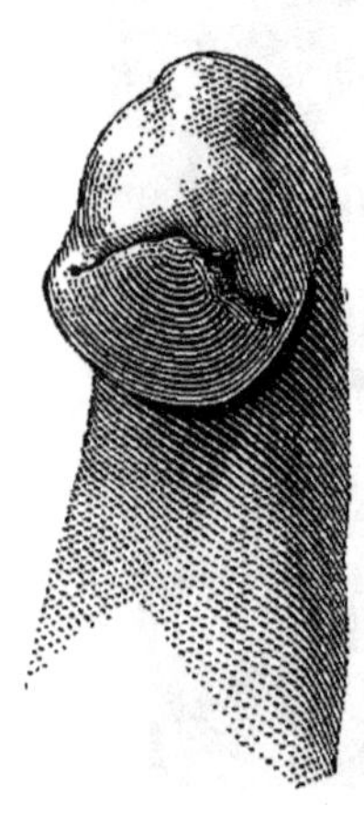

Fig. 510. Fig. 511.

Bons moignons de jambe résultant du procédé à grand lambeau postérieur complété par un court lambeau antérieur. — Fig. 510 : Amputation à la partie moyenne. — Fig. 511 : Amputation au lieu d'élection par un chirurgien anglais, guerre 1871.

Tantôt l'opérateur dessine et dissèque un lambeau antérieur assez court, cutané, semi-lunaire ou carré à angles arrondis, en U : tantôt il double ce lambeau d'une couche musculaire empruntée, par transfixion ou mieux par dissection, à la région antéro-externe de la jambe. Je crois, avec Marcellin Duval, qu'il faut faire bien doublé et vasculaire le lambeau antérieur comme le postérieur. Celui-ci, en raison de sa grande rétractilité, doit être taillé très long, car il est bon qu'il reste débordant.

Donc je regarde comme bon le procédé suivant : lambeau ant. périostéo-musculo-cutané en U court, c'est-à-dire mesurant un demi-diamètre, ayant sa branche interne à un doigt derrière le bord interne du tibia et sa branche externe derrière le péroné, diamétralement opposée; lambeau post. également musculo-cutané en U, mais une fois plus long.

Le chirurgien, placé comme à l'ordinaire en dehors de la jambe droite, en dedans de la gauche, incise facilement d'un trait le contour du lambeau antérieur en commençant derrière le tibia droit, derrière le péroné gauche. Il découvre la face interne du tibia en la dépériostant jusqu'à la crête, en dehors de laquelle il détache de très haut en bas l'aponévrose, séparant du coup le muscle jambier antérieur de la face externe tibiale. Il fend de même derrière le muscle long péronier jusqu'à l'os. Saisissant alors entre le pouce et l'index gauches la masse musculo-vasculaire antéro-externe, il la divise et la relève en dénudant absolument bien la gouttière osseuse et son fond ligamenteux. Cela est très facile au couteau tenu couché devant le bas de la jambe.

Marcellin Duval veut même garder à la face profonde du lambeau, pour la sécurité des vaisseaux, le plan du ligament interosseux désinséré, coupé et facilement détaché du muscle jambier postérieur.

D'une manière analogue, mais avec un peu plus de difficulté si l'on n'a pas soin de faire renverser le bassin du malade sur sa *hanche gauche*, quel que soit le côté opéré, le lambeau postérieur est dessiné long d'un diamètre, puis entaillé dans ses chairs non adhérentes et dans ses chairs adhérentes, celles-ci détachées des os par des incisions longitudinales rétro-tibiales et rétro-péronières.

Ce procédé est de beaucoup le plus favorable au sciage du péroné. Guermonprez (Delattre, th. Paris, 1886) réunit les muscles antérieurs aux postérieurs par suture perdue. Les profils des moignons ainsi suturés sont fort beaux.

Amputation de D. Larrey.

D. Larrey a pratiqué souvent, par nécessité, pendant les campagnes du premier Empire, l'amputation de la jambe à deux doigts de l'interligne, immédiatement au-dessous de l'insertion du ligament rotulien. Pour avoir un moignon plus régulier et plus tolérant, il ne craignait même pas d'extirper la tête du péroné, détruisant ainsi l'attache du muscle biceps fémoral.

A cette époque, l'on coupait la jambe ou la cuisse aux lieux d'élection: aucune opération intermédiaire n'avait cours. Or, c'était pour éviter l'amputation de la cuisse plus souvent mortelle, que D. Larrey amputait la jambe au voisinage du genou. Il n'était pas fâché non plus de diviser l'os tibial dans une région spongieuse et surtout de laisser au mutilé un moignon bien plus utile que celui qui résulte de l'amputation de la cuisse.

D. Larrey fendait la peau en avant au niveau de l'angle tibial pour en éviter, dit-il, la perforation. Il agissait de même quand il opérait plus bas et débridait aussi en arrière pour l'écoulement du pus et le passage des fils.

Il ne faut pas se dissimuler que l'on peut être amené assez fréquemment à amputer près de la tubérosité tibiale antérieure, sous l'insertion du ligament rotulien, c'est-à-dire notablement au-dessus du lieu d'élection. Les téguments bien vascularisés des environs du genou suffiront à couvrir le moignon sans qu'il soit nécessaire d'essayer de conserver des lambeaux charnus. On couperait donc les muscles transversalement, les jumeaux à quelques centimètres au-dessous du trait de scie. On ne devrait pas hésiter à fendre en arrière la manchette cutanée pour permettre à l'aide de rétracter suffisamment les téguments (fig. 512). De cette manière, on imiterait Stéphen Smith (voy. *Désarticulation du genou*, fig. 528, p. 647). — (Voy. aussi : Dor, *De l'amputation intra-condylienne du tibia par la méthode sous-périostée*. Th. Lyon, 1888.)

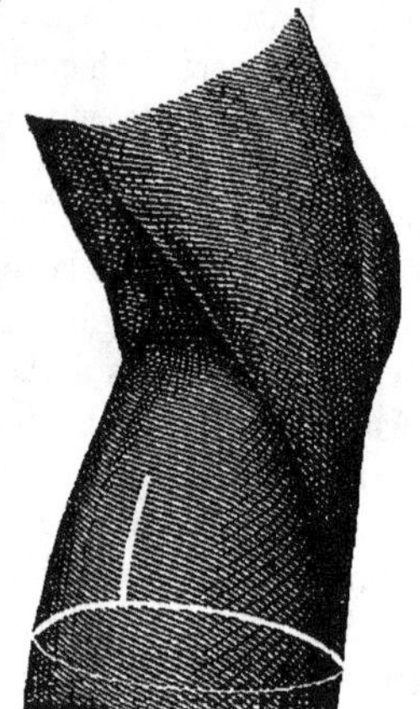

Fig. 512. — Amputation de jambe au-dessus du lieu d'élection. Incision circulaire avec fente postérieure.

Quoique manquant d'enthousiasme vis-à-vis des *amputations ostéoplastiques* de la jambe proprement dite, je dois en dire quelques mots (Voy. Labey, *Chir. du membre inférieur*), ne fut-ce que par égard pour quelques-uns de ceux qui les ont proposées ou acceptées.

Auparavant, je veux répéter qu'avant même l'ère antiseptique, je croyais déjà, en ayant eu la preuve, à la possibilité de faire à la jambe, en bas, au milieu et en haut, un bon *moignon d'appui*, avec un simple lambeau postérieur *énervé*, suffisamment *long* et *large*, composé de *toute l'épaisseur* des chairs rétrosquelettiques bien *suturées en avant*. Plus sûrs encore d'obtenir un bon résultat seront ceux qui, suffisamment exercés à la rugine, prendront le temps de garder, adhérant à la face profonde du lambeau, un plan fibreux formé des périostes postérieurs des deux os et du ligament interosseux, leur trait d'union. Je me demande, en conséquence, s'il est bien utile de conserver avec le périoste, d'un côté ou d'un autre, une lamelle osseuse destinée à semeler les bouts sciés du squelette jambier, non sans *alea* et au prix d'une grande difficulté. Vous jugeriez de celle-ci en lisant Cochemé (*Th.* Paris, 1900).

L'allemand Bier et ensuite notre Delbet qui tous deux ont d'autres titres à l'estime des chirurgiens ont fait cependant quelques prosélytes.

Supposez qu'à l'aide d'une plaquette empruntée à la face antéro-interne sous-cutanée du tibia, nous voulions faire au bout des deux os de la jambe, une commune semelle transversale mince (5 à 8 mm), au moins aussi longue que le squelette jambier est large, mettons 50 mm avec une charnière périostique de 10 mm comme pédicule nourricier ; il nous faudra d'abord, après avoir commencé et avancé la taille des parties molles, scier le tibia et le péroné une première fois à $50 + 10 = 60$ mm du trait de scie définitif. C'est du moins ainsi que j'ai procédé sur le cadavre, pour travailler ensuite sur un tibia *resté solidement fixé* au corps et non sur un bout détaché toujours branlant, quelle que soit la vigueur des mains qui s'emploient à l'immobiliser.

Sur la face interne de ce tibia, au niveau du sciage definitif, à 60 mm du premier trait et, dans la moindre étendue possible au-dessous (10 à 15 mm), avec une rugine mince et étroite, j'ai décollé le périoste et pratiqué dessous un tunnel transversal où j'ai introduit un ruban de gaze destiné à servir de repère et de protecteur.

Ayant repris la scie, la scie cultellaire qui fait une voie large, et l'ayant appliquée au bout du tibia, parallèlement à et près de sa face interne, je le *refendis* jusqu'au niveau du tunnel, ayant préparé ainsi une plaquette compacte, sans moelle, dont il n'y avait plus qu'à trancher la base à 10 mm (longueur de la charnière) au-dessous de la section totale définitive. Vous le pourrez faire avec un fil de Gigli *neuf* introduit soit dans le tunnel sous-périosté pour scier en appuyant, ce qui va bien, soit même dans la refente pour scier en soulevant, sans danger pour la charnière puisque l'anse de gaze la relève et la protège. La fine lame d'une scie d'horloger travaillerait plus sûrement que le fil de Gigli. — Il n'est pas difficile non plus d'engager une lame de scie à arbre dans l'espace interosseux, les dents à l'envers, et de scier toute l'épaisseur du tibia : la grosse partie tombe quand le trait arrive à la refente et la scie achève lentement de diviser la face interne du tibia sans mordre la charnière périostique soulevée par le ruban. La plaquette relevée, il reste à scier définitivement les 60 mm de péroné et les 10 mm de tibia que le dernier trait vient de laisser en trop.

De ce que la plaquette osseuse simplement munie de sa charnière nourricière peut s'enter sur les bouts des os, l'on a conclu que le pédicule périostique suffirait toujours et qu'il était inutile de conserver la peau qui y adhère, peau sans doublure notable et manifestement peu propre à fournir un infatigable moignon d'appui. Les succès récents et incontestés dont j'ai eu connaissance (P. Duval), ont été obtenus à l'aide d'un lambeau postérieur, semelle doublante longue, large et épaisse, ramenée d'arrière en avant par-dessus la mince et dure semelle osseuse couchée obliquement de dedans en dehors et en arrière, et suturée au péroné par son extrémité.

Dans ce procédé à lambeau postérieur étoffé, la face interne du tibia qui a fourni la plaquette a été dépouillée de sa peau mais ne doit pas l'avoir été du tissu conjonctif sous-cutané, utile doublure vasculaire.

En *a parte*, laissez-moi répéter mon antienne : pour avoir à la jambe, n'importe à quelle hauteur, des *moignons d'appui*, d'appui total et constant, comptez surtout sur les lambeaux postérieurs comprenant toutes les parties molles, périoste y compris, privés de nerfs, bien taillés et bien suturés.

ARTICLE XI.

AMPUTATION TOTALE DE LA JAMBE — DÉSARTICULATION DU GENOU[1]

Je crois devoir décrire, dans cet article, et la simple désarticulation, et les amputations intra ou sus-condyliennes, sans ou avec ostéoplastie rotulienne ou tibiale, dans lesquelles on se borne à raccourcir le fémur, après avoir pratiqué la désarticulation par l'un des procédés habituels. Dans la désarticulation comme dans l'amputation sus-condylienne, on peut sacrifier la rotule ou au contraire la garder, soit pour la laisser en place devant l'os, abandonnée aux tractions du triceps, soit pour la souder, après avivement, à la surface de section du fémur. Nous verrons qu'on a même appliqué à celle-ci, un fragment tibial suspendu au ligament rotulien. De là un certain nombre de procédés qu'il convient néanmoins de réunir dans le même article parce qu'ils reposent sur les mêmes données anatomiques et se ressemblent beaucoup, au double point de vue de l'exécution et du résultat définitif.

Quoi qu'en aient dit Hamilton et Stephen Smith[2], je pense qu'il ne saurait être question d'opposer sérieusement l'amputation totale de la jambe aux diverses amputations partielles qui se pratiquent de nos jours, sur ce segment du membre inférieur. Au contraire, il y a lieu de se demander si la désarticulation du genou et l'amputation de l'épiphyse fémorale inférieure sont préférables à la véritable amputation de cuisse et si, par conséquent, elles méritent des études d'amphithéâtre.

Relativement à la mortalité, si grande et si redoutée avant la vulgarisation de la méthode antiseptique, je ne puis rien décider. Voici des chiffres trop vieux et trop discordants : statistique défavorable de Panas (Genou, *Dict. de méd. et chir. pra.*), 33 succès sur 137 cas; statistique favorable de Brinton (*American Journal*, 1876), 111 succès sur 164 cas, dont 117 opérés en Amérique.

Au point de vue de l'utilisation du moignon, deux cas se présentent. Tantôt on veut faire marcher le mutilé sur l'ischion, comme après une amputation ordinaire de la cuisse : la désarticulation du genou conserve un plus long bras de levier pour mouvoir l'appareil, et un muscle puissant (adjuvant du psoas et du tenseur du *fascia lata*), le droit antérieur, pour projeter le tout en avant. C'est un avantage qui persiste même quand on enlève et la rotule et les condyles.

Tantôt on désire que le bout du moignon puisse transmettre directement le poids du corps. Cela n'est jamais possible, que je sache, après

1. Brasdor et Hoin, *Mém. d'Ac. de chir.*, V. — Velpeau, *Archiv. de méd.*, 1830, et *Médecine opératoire*, II, 510. — Baudens, *Bull. de l'Ac. de méd.*, I.
2. Mac Cormac, *Dublin quarterly Journal*, n° XVIII, 1870.

l'amputation dans la diaphyse fémorale. Naguère cela se voyait déjà quelquefois après la désarticulation du genou, particulièrement chez les enfants, mais aussi chez les adultes. Je disais quelquefois (aujourd'hui je dis souvent, ordinairement) parce que les trois premiers moignons que j'ai vus avaient fini tous trois par refuser le service. Ils étaient devenus coniques dans le sens pathologique du mot, sans qu'il y eût atrophie de l'extrémité fémorale, comme cela a déjà été observé.

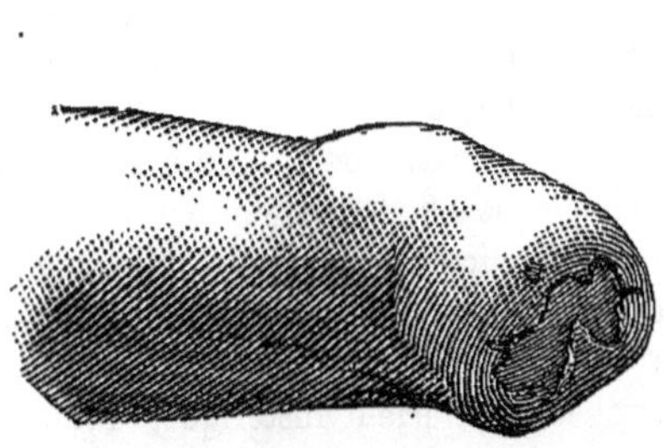

Fig. 513.

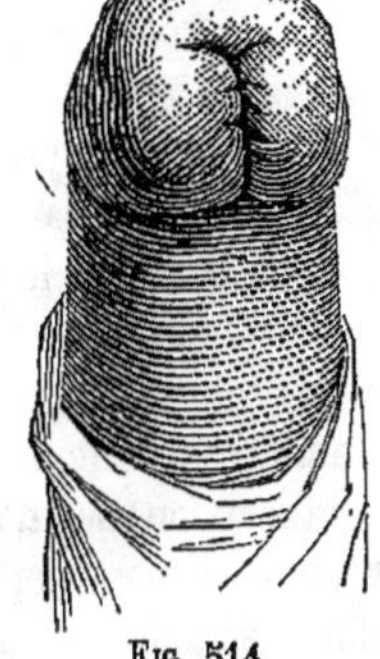

Fig. 514.

Fig. 513. — Désarticulation du genou, moignon conique dans le sens pathologique du mot, impotent, douloureux, ulcéré, ayant nécessité l'admission du malade à Bicêtre.
Fig. 514. — Bon moignon du genou, relevé, vu en dessous, pour montrer la place et la forme de la cicatrice, après l'incision de Stephen Smith (d'après Bryant).

Tout en admettant avec Skey contre Liston (*British and foreign med. chir. Review*, 1851, VII, p. 292) qu'un moignon est d'autant plus utile et plus puissant qu'il est plus long, il faut reconnaître que la conservation totale du fémur a quelques petits inconvénients. La difformité consécutive à l'amputation totale de la jambe est difficile à cacher quand on veut faire marcher le blessé sur le bout du moignon. Car, à défaut de hamac parfait, on est obligé d'adapter à celui-ci un coussin épais qui l'allonge très notablement. Cet allongement, dissimulé dans la station debout, saille désagréablement en avant lorsque la jambe artificielle est fléchie; on la croirait luxée en arrière, pendant la station assise. On peut bien éviter cet inconvénient-ci en abaissant la fausse articulation du genou, mais cela raccourcit la jambe et allonge la cuisse; c'est encore disgracieux lorsque les membres sont pliés.

La désarticulation du genou, au point de vue de la rétractilité secondaire des parties molles du jarret, a les inconvénients des amputations faites à l'extrémité périphérique d'un segment de membre. Aucune adhérence normale ne peut entraver la rétraction des muscles biceps, demi-tendineux, droit interne et couturier. Le muscle demi-membraneux conserve son tendon réfléchi. — Les vastes interne et externe deviennent inutiles. Au contraire, le droit antérieur qui procède du pelvis, reste actif et précieux pour lancer le moignon en avant, de concert avec le psoas et le tenseur du fascia lata; et quand on conserve la rotule, il faut en ménager les ligaments latéraux par l'intermédiaire desquels le muscle agira sur le fémur. De même, quand on enlève cet os, on doit serrer ses bords de près et respecter attentivement les mêmes expansions latérales qui rattachent aux condyles les muscles vastes et le tendon droit lui-même. Autrement, l'ensemble de ces muscles libres se retirerait et pourrait même entraîner la rotule à une grande hauteur devant le fémur (fig. 513). — Il faut noter ici qu'après une désarticulation comme celle du genou, dans laquelle on ne garde ordinairement que des téguments, il ne peut se former au bout de l'os un foyer inodulaire qui soude et fixe solidement les extrémités peu ou pas saillantes des tendons et muscles divisés.

On l'a dit il y a longtemps déjà, les téguments de la partie antérieure du genou, habitués à la fatigue et à la distension, se replient naturellement sous les condyles du fémur après la désarticulation. Je crois que, malgré la réaction actuelle, la majorité aime encore mieux les employer sous forme de lambeau ou de manchette que de tailler, aux dépens du mollet qu'il faut avoir disponible, l'énorme lambeau postérieur historique, difficile à couder, rétractile, exposé à la mort partielle si l'on y garde la tête du soléaire. La face disséquée des téguments antérieurs est presque naturelle, tant sont rares ses relations vasculaires avec les parties sous-jacentes, condition jugée autrefois défavorable à l'infection purulente. La peau qui avoisine le genou est épaisse et vivace; néanmoins, taillée en lambeau trop long ou trop étroit, elle peut se gangrener, surtout si elle a été préalablement altérée par la contusion.

Étant donnés les usages présumés et désirés du futur moignon, on est amené à penser que le procédé d'élection doit donner une cicatrice placée en arrière et, si c'est possible, dans l'échancrure des condyles. C'est indiquer : 1° l'*incision elliptique* à point culminant postérieur (Baudens); 2° le *lambeau antérieur* unique, ou prédominant sur un très court lambeau postérieur complémentaire.

Autrefois, la réunion immédiate n'était pas à tenter. Tout le monde, en prévision d'une vaste et longue suppuration, s'évertuait à ouvrir préventivement ou à extirper les sinus de la synoviale, à enlever les cartilages des condyles et à emporter la rotule elle-même, pour éviter les inconvénients que J.-L. Petit a si bien signalés. Tout en sachant que, malgré l'ablation de la rotule, le contact restait parfois irréalisable, à cause de l'épaisseur du tendon du triceps, je conseillais alors de relever les téguments antérieurs jusqu'au-dessus de la rotule, pour enlever cet os en même temps que la jambe malade. Cela m'avait fait reconnaître les difficultés d'un retroussis suffisamment étendu, spécialement chez les femmes grasses, dont le côté interne du genou est garni d'un épais coussinet adipeux. Je m'étais donc arrêté à tailler un grand lambeau antérieur complété par un petit postérieur, ayant appris, du reste, que cette coupe des parties molles avait été ordinairement employée dans les nombreuses désarticulations du genou pratiquées en Amérique. Aujourd'hui que la conservation de la rotule est possible et conseillée, je préfère l'incision elliptique simple de Baudens (fig. 517), débridée s'il le faut en arrière.

L'*interligne articulaire* du genou est très facile à sentir de chaque côté du ligament rotulien, surtout si l'on imprime, pendant l'exploration, quelques mouvements de rotation à la jambe demi-fléchie. Quand les téguments

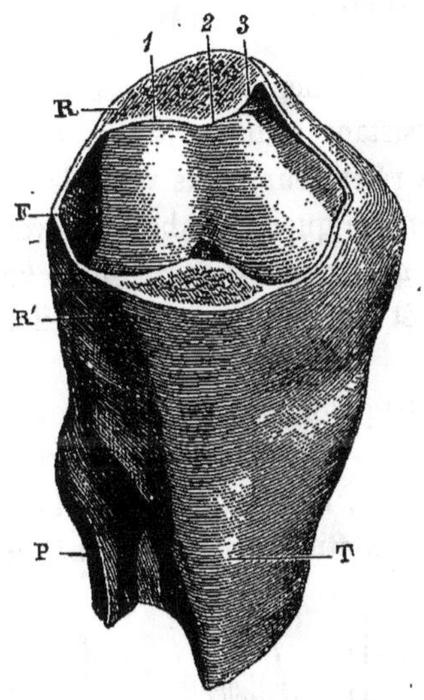

Fig. 515. — Coupe transversale de la rotule et de ses ligaments latéraux. Le genou a été fléchi ensuite. Le fragment supérieur de la rotule resté dans l'extension soulève la capsule par son épais bord interne (3) et forme là un espace tout préparé pour faire un clapier.

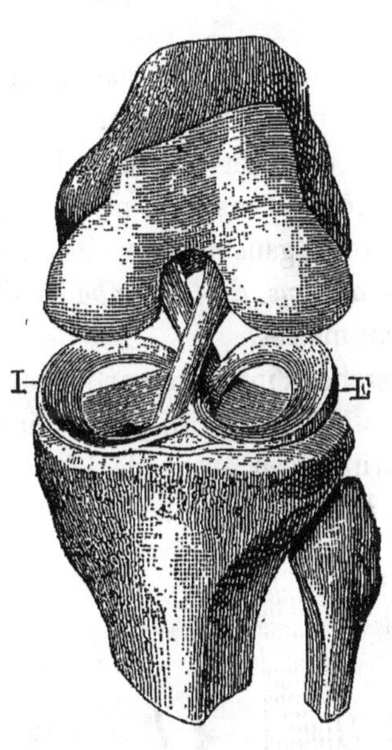

Fig. 516. — Squelette et ligaments intérieurs du genou (préparation sèche de Richelot).

seront relevés, il faudra toucher de nouveau l'interligne, pour l'attaquer en avant, à plein tranchant.

Cette attaque devra se faire, non pas comme pour traverser la jointure, mais comme s'il s'agissait de fendre le fémur de bas en haut. C'est le moyen sûr de passer au-dessus du ligament adipeux et des ménisques, que l'on recommande d'enlever avec le tibia. Aussitôt que le couteau a touché les bords de la trochlée fémorale, il doit se porter successivement et à gauche et à droite, le plus loin possible en arrière, en coupant les ligaments latéraux juste *sur le rebord cartilagineux* condylien, *au-dessous* de leur insertion osseuse, *au-dessus* de leur adhérence aux ménisques.

Le ligament croisé antérieur, rendu accessible par la flexion de la jambe, est coupé bas, au-devant et près de l'épine tibiale. Le ligament croisé postérieur et le ligament postérieur proprement dit sont ensuite désinsérés du tibia, toujours avec la précaution d'enlever les ménisques et de ne pas en laisser des copeaux dans la cavité du moignon.

A. — Simple désarticulation du genou.

Incision elliptique.

Le malade a le siège au bout du lit; le membre sain est fléchi et écarté par un assistant. Un autre assistant soutient le pied et la jambe à amputer. Ayant en face l'aide rétracteur, vous vous placez sur le côté du membre malade, de manière que la jambe à enlever soit à votre gauche. Vous êtes donc *en dehors de la jambe gauche* ou *en dedans de la jambe droite*, prêt à saisir une lame de 12 à 15 centimètres.

Cherchez l'interligne articulaire de chaque côté du ligament rotulien; estimez l'épaisseur ou diamètre antéro-postérieur du jarret, et marquez, en avant de la crête du tibia, le point infime de l'ellipse, à un diamètre au-dessous de l'articulation. Marquez de même

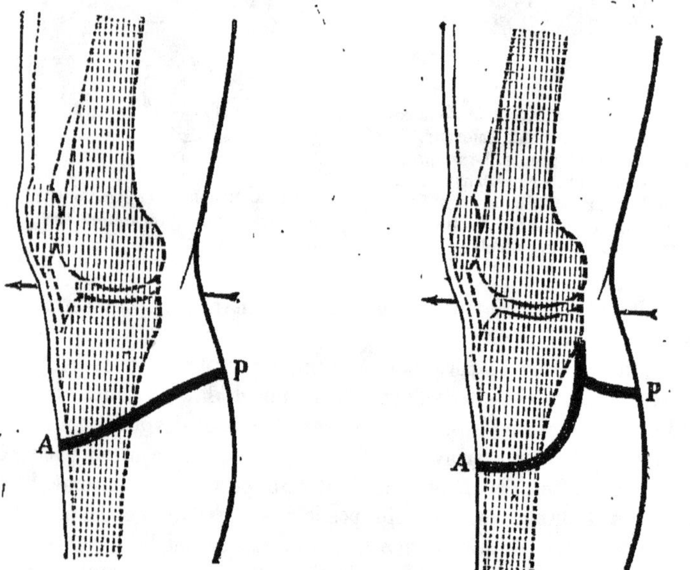

Fig. 517 et 518. — Désarticulation du genou. Tracés de l'incision elliptique et des lambeaux, grand antérieur et petit postérieur. — Dans l'un et l'autre procédé, le point A est à *un diamètre*, le point P à un *demi-diamètre* au-dessous de l'interligne.

le point culminant derrière le mollet, à un demi-diamètre au-dessous de l'interligne, c'est-à-dire à égale distance de cet interligne et du point infime. Enfin, tracez l'ellipse à la teinture (fig. 517) et remarquez bien qu'elle est inclinée à 30 degrés seulement sur le plan supposé d'une coupe circulaire (**a**).

1° *Incision tégumentaire.* — Tenant la jambe à pleine main gauche et la tordant à droite, vous attaquez sa face gauche, c'est-à-dire à votre gauche, avec le milieu du tranchant dirigé, la pointe basse, suivant l'obliquité faible de 30 degrés. Venez au point infime,

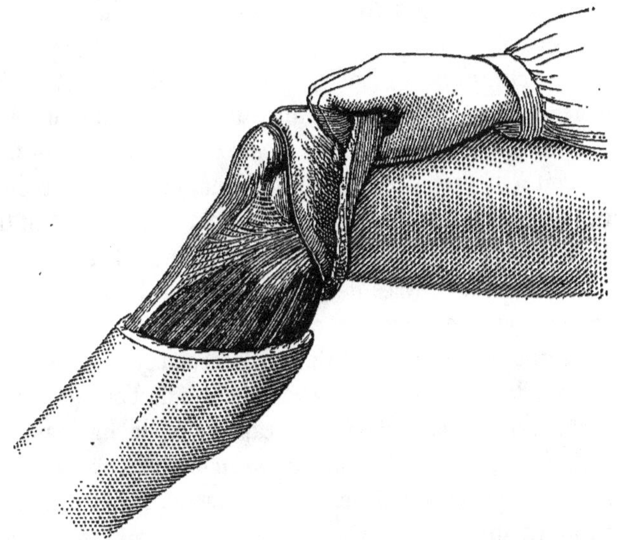

Fig. 519. — Désarticulation du genou. Incision elliptique. Manière, pour l'aide, de relever le lambeau à travers un linge, même jusqu'au-dessus de la rotule, ce qui n'est possible que sur un sujet maigre et ce qui ne doit se faire que dans des cas exceptionnels où l'on veut enlever cet os ou scier les condyles.

devant la crête tibiale, et remontez symétriquement sur la face droite, pendant que la jambe est amenée dans la rotation à gauche. Vous avez fait ainsi, d'un trait, les trois quarts antérieurs de l'ellipse. — Immédiatement, passez le couteau sous le jarret, afin de le remettre dans la partie initiale de la première incision et, tenant toujours l'instrument dans le plan oblique indiqué, complétez, en tirant et sciant au besoin, la section elliptique (**b**).

2° *Dissection et retroussis des téguments.* — Abandonnez complètement la jambe à l'assistant qui la soutient. Occupez-vous de bien couper les adhérences celluleuses des téguments sur toute la périphérie, spécialement en arrière où la peau doit être rétractée par glissement ne pouvant l'être par renversement. Ensuite, retroussez la partie antérieure de la manchette. Saisissez-en donc le bord entre le pouce et les doigts gauches; disséquez-le avec le bout du couteau qui peut mordre l'aponévrose et le périoste, plutôt que de ne pas laisser au tégument toute l'épaisseur de sa doublure celluleuse. Ne vous arrêtez, dans ce retroussis, que lorsque la pointe de la rotule sera accessible. Pour remonter assez haut, ne craignez pas d'entailler les lames fibreuses qui sont de chaque côté et en arrière des condyles (**c**).

3° *Désarticulation.* — Enfin, confiez à l'aide rétracteur la peau relevée devant la rotule. De la main gauche, redevenue libre, reprenez la jambe et tenez-la d'abord *modérément* fléchie. — Détachez l'index droit à la recherche de l'interligne, en dehors du ligament rotulien. Renseigné, attaquez celui-ci à plein tranchant et en travers, près de la pointe rotulienne, en dirigeant le taillant au-dessus de l'interligne, vers les lèvres de la trochlée, qui l'arrêteront bientôt. Sans désemparer, poussez le couteau sur la lèvre gauche et le *rebord cartilagineux* du condyle qui la prolonge en arrière, rebord qui apparaît dans la plaie et que vous suivez de l'œil pour le suivre du tranchant et diviser dessus la capsule et le ligament latéral. Incisez ainsi en poussant le couteau *jusqu'en arrière*, ce que l'augmentation progressive de la flexion rend facile. Puis, ramenez votre lame en avant sur la lèvre trochléenne droite; abaissez le manche en tirant et, manœuvrant de même, sciant et fléchissant progressivement, divisez capsule et ligament latéral droit, *sur le rebord cartilagineux* du condyle, *jusqu'en arrière.* — Un coup de pointe ayant achevé de détacher le ligament adipeux, le ligament croisé antérieur apparaît grâce à la flexion et à la luxation en avant que votre main gauche, lestement remontée derrière le jarret, impose à la partie supérieure de la jambe. Du bout du couteau tombant à pic sur le tibia-billot, coupez ce ligament croisé antérieur : le tibia viendra à vous, montrant ses plateaux encadrés des ménisques, amenant le pied du ligament croisé postérieur que vous désinsérerez. Cela fait, portez avec précaution le plat de la lame au contact du large ligament postérieur, juste au-dessus des ménisques; faites mordre pour raser la face postérieure du tibia et, après que la jambe aura été relevée, pour sortir carrément à travers les jumeaux, dans la partie culminante et postérieure de l'incision elliptique, à quelques centimètres au-dessous des condyles (d).

Là se borne la désarticulation du genou réduite à sa plus grande simplicité. Il n'y a plus qu'à lier les vaisseaux, l'artère poplitée et quelquefois un grand nombre d'artérioles.

Les lèvres de la plaie seront rapprochées d'avant en arrière, de manière à produire une cicatrice transversale postérieure qui se raccourcira singulièrement dans la suite. Un drainage très soigné me paraît indispensable. Peut-être devrait-on passer un tube transversal sous le tendon du triceps, dans le cul-de-sac synovial, sus-rotulien. Je rappelle seulement qu'autrefois on extirpait les parois synoviales, les cartilages, la rotule entière. Avec l'asepsie et les agents antiseptiques, ces précautions ne sont plus nécessaires.

Au contraire, je pense qu'au genou comme ailleurs, quel que soit le pansement, si l'on veut obtenir une réunion rapide et la fixation sur place des parties profondes, il faut immobiliser le moignon extérieurement et intérieurement ; on y arrive par une compression modérée mais générale, d'un bout à l'autre de la cuisse, qui mate les muscles en entravant leurs contractions.

Notes. — (a) Si vous n'osez pas employer la teinture devant les juges d'un concours, tenez le bout du pouce gauche sur le point le plus bas de l'ellipse et, en attaquant avec le tranchant sur le côté éloigné du membre, souvenez-vous de l'inclinaison à 30 degrés, pas davantage, que doit avoir l'ellipse. La tendance générale des débutants est de donner trop d'obliquité à l'incision, ce qui les conduit ensuite beaucoup trop haut dans le creux du jarret.

En disant que la partie basse de l'ellipse doit être à un diamètre au-dessous de l'interligne, je parle en général, pour les sujets de tout âge et de toute taille. Sur un adulte ordinaire, un diamètre équivaut à environ cinq travers de doigt. La pointe rotulienne se trouve à un doigt au-dessus de l'interligne et la tubérosité antérieure du tibia à un doigt au-dessous. C'est donc à six doigts de la rotule, à cinq de l'interligne et à quatre de la tubérosité antérieure qu'il faut couper la peau devant la crête tibiale, sur un sujet moyen.

(b) Quelques-uns préféreront renverser l'ordre des deux temps de l'incision tégumentaire et commencer sous le membre, comme on le fait ordinairement dans la méthode circulaire. Peu importe, pourvu que le couteau soit tenu dans l'obliquité convenable. Trop d'obliquité amène défaut de peau en arrière ; trop peu, difficulté extrême pour atteindre l'interligne.

(c) On peut notamment détacher avec la peau antéro-interne les lames de la patte d'oie, surtout la superficielle, celle du couturier.

Il ne faudrait pas hésiter à fendre la peau en arrière, si l'on ne pouvait obtenir autrement une rétraction suffisante de la manchette, ce qui arrive chez les *femmes grasses*. Le plus souvent la lèvre postérieure se trouve suffisamment refoulée par la flexion même dans laquelle on place la jambe pour désarticuler. — Si l'épaisseur de la graisse fait prévoir de grandes difficultés pour relever la manchette, il faut abandonner l'incision elliptique et employer le procédé à deux lambeaux décrit ci-après.

(d) Après que le couteau est engagé, il est possible de faire comprimer immédiatement les vaisseaux poplités par un aide qui saisit, entre le pouce et les doigts, toute l'épaisseur du petit lambeau musculaire taillé avec la chair des jumeaux.

L'incision elliptique, chez les sujets gras à jarretière étranglée, ne permet malheureusement pas de relever les téguments d'une manière suffisante pour atteindre l'interligne. Sans débridement postérieur, la désarticulation sus-rotulienne et l'abrasion des condyles deviennent plus que difficiles.

Dans ces cas, la raquette à queue postérieure de Stephen Smith (p. 647, fig. 528) et les deux lambeaux sont avantageusement employés.

Grand lambeau antérieur, petit postérieur.

Des deux lambeaux, le principal, le plus long et le plus large, est l'antérieur, cutané par nécessité, arrondi, large et long comme le lambeau fourni par l'incision elliptique, c'est-à-dire descendant à *un diamètre* au-dessous de l'interligne; l'accessoire, le plus court et le plus étroit, est le postérieur, musculo-cutané, à peu près carré, ayant sa limite inférieure, comme le point culminant de l'ellipse, située à un *demi-diamètre* de l'articulation (fig. 518, p. 631).

En raison du glissement que subira la peau après les incisions, il est inutile, il est mauvais, de commencer les têtes du contour du lambeau antérieur à la hauteur de l'interligne. On les tiendra à un travers de doigt au-dessous de ce niveau : les lambeaux **n'en** seront plus courts qu'en apparence; ils en seront mieux nourris et plus enveloppants en réalité. La largeur du lambeau antérieur doit dépasser, d'un doigt de chaque côté, la demi-circonférence antérieure du membre et atteindre, en dehors et en dedans, une ligne tombant à plomb du *bord postérieur* du condyle correspondant. Cela place le bord interne du lambeau à un grand travers de pouce derrière le corps du tibia et le bord externe sur le péroné.

Le lambeau postérieur se taille en deux temps : sa peau est divisée d'abord suivant une ligne transversale ou légèrement convexe en bas. Ce n'est qu'en sortant, après la désarticulation, que le couteau divise les muscles, nerfs et vaisseaux.

Opération. — On se place et l'on opère comme pour l'incision elliptique : en dedans de la jambe droite, en dehors de la gauche. Un aide soutient la cuisse; un autre le pied, s'il existe encore. L'exploration est faite, les repères sont marqués.

1° Tenant à pleine main gauche la jambe à peu près étendue, et la tordant à droite pour découvrir le côté gauche du genou, attaquez à un doigt au-dessous de l'interligne, derrière la tubérosité interne du tibia (jambe gauche); derrière la tête du péroné (jambe droite); descendez longitudinalement, à distance le long du corps du tibia (jambe gauche), sur le péroné (jambe droite). Ne recourbez pas votre incision avant d'être descendu presque au niveau de la limite inférieure assignée au lambeau. Alors, à mesure que vous et vos aides ramenez le membre en rotation à gauche, traversez devant la jambe et remontez du côté opposé, symétriquement, à la hauteur de votre point de départ. Ce contour doit être bien incisé. — Tout de suite passez le couteau sous le jarret et coupez à bonne hauteur, les téguments et toute la graisse à peu près en travers.

2° Disséquez et relevez le lambeau antérieur aussi bien doublé que possible; veillez à ce que rien n'entrave la rétraction du lambeau cutané postérieur. Bientôt l'interligne sera accessible; vous pourriez même remonter plus haut, si quelque imprévu vous faisait désirer de découvrir la rotule : il suffirait de prolonger les fentes latérales.

3° La désarticulation comme ci-dessus, page 633.

B. — Désarticulation du genou avec ablation des condyles, etc.

En supposant qu'on ne puisse ou qu'on ne veuille employer le mollet pour en former un très long lambeau postérieur, le procédé qui vient d'être décrit en dernier lieu s'impose ici.

L'opération consiste donc à tailler un grand lambeau antérieur cutané, arrondi, destiné à se replier sous la surface de section du fémur et à s'unir en arrière, avec un lambeau postérieur complémentaire, charnu, court et à peu près carré. Les deux courtes fentes latérales qui séparent les lambeaux sont destinées à permettre de relever suffisamment les téguments antérieurs pour enlever la rotule en désarticulant, et à faciliter le sciage de l'épiphyse fémorale. C'est le procédé de Carden (1846, *On amputation by single flap*), dans ce qu'il a d'essentiel : section du fémur sans ouverture du canal médullaire, ablation de la rotule et conservation des téguments antérieurs pour servir d'appui.

Les adhérences aux faces latérales des condyles que conservaient la rotule et le tendon tricipital après la simple désarticulation vont être sacrifiées, et par conséquent les dangers de la rétraction primitive et secondaire du droit antérieur vont augmenter. J'estime qu'il faut garder un doigt de peau en plus pour parer à cet accroissement de rétractilité.

Donc, au lieu de ne donner au lambeau antérieur qu'un diamètre de longueur à partir de la section osseuse, nous y ajouterons un travers de doigt. Nous avons vu que, sur un sujet moyen, le diamètre en question était d'environ cinq travers de doigt, près de 10 centimètres. En conséquence, le contour de notre lambeau antérieur croisera la crête tibiale, à un diamètre plus un doigt, soit six doigts au-dessous de la future section osseuse, 10 à 12 centimètres : le tégument postérieur sera divisé en travers, à mi-distance de cette même section. Telle sera la longueur *réelle* des lambeaux. Leur longueur *apparente* pourra varier singulièrement selon que les fentes latérales remonteront plus ou moins haut. Comme, à mon avis, elles ne doivent guère excéder le niveau de l'interligne situé à deux doigts du trait de scie, il arrivera que les lambeaux seront réduits *en apparence*, l'antérieur à quatre doigts, le postérieur à un seul, sans avoir rien perdu de leur longueur utile et réelle. L'antérieur n'en sera que moins exposé à la gangrène, surtout si l'opérateur lui a donné une largeur prédominante, comme il convient. — En ne faisant pas remonter les fentes latérales sensiblement au-dessus de l'interligne, le sciage est un peu moins facile, mais l'enveloppement des angles latéraux de la section osseuse est bien mieux assuré.

Je rappelle que le lambeau antérieur doit s'étendre en largeur jusque *derrière* les condyles, c'est dire que les fentes latérales doivent descendre : l'externe sur le péroné ; l'interne, comme pour venir longer à distance, à 2 grands centimètres en arrière, le bord interne du corps du tibia. Ces deux fentes quoique symétriques ne sont donc pas diamétralement opposées : chacune d'elles est à un travers de doigt en arrière des extrémités de la demi-circonférence antérieure du membre, extrémités qu'il est bon de marquer après les avoir déterminées à l'aide d'un ruban.

Voici les divers temps de l'opération, dans l'ordre où ils se succèdent : 1° Incision du contour du large lambeau antérieur ; section transversale des téguments du jarret ; dissection et relèvement du lambeau antérieur. 2° Désarticulation par-dessus la rotule et, en sortant en arrière, section des muscles jumeaux et des vaisseaux. 3° Toilette de l'épiphyse fémorale et sciage. — L'on sait que l'ablation de la rotule n'est plus obligatoire.

Si c'est un aide qui comprime la fémorale, on lie les vaisseaux avant de scier le fémur.

Grand lambeau antérieur, petit postérieur.

Le malade, les aides, le chirurgien, se placent comme pour la désarticulation simple.

Tenez-vous donc sur le côté, de manière que la jambe malade soit à votre gauche. Explorez l'articulation, les bords postérieurs des condyles, l'interligne articulaire. A deux doigts plus haut passera la scie ; mesurez le diamètre antéro-postérieur et marquez l'extrémité du lambeau devant la crête tibiale, à un diamètre plus un doigt de la future section osseuse, c'est-à-dire, sur un adulte ordinaire, à quatre travers de doigt de l'interligne.

Vous êtes placé en dedans du membre droit ou en dehors du membre gauche, armé d'une lame de 12 ou 15 centimètres. Un aide soutient la cuisse, un autre le pied; ils suivront les mouvements que vous imprimerez à la jambe.

1° *Formation des lambeaux.* — Tenant la jambe à peu près étendue, à pleine main gauche, et la tordant à droite pour découvrir le côté gauche du genou, attaquez derrière le condyle, à peine au-dessus de l'interligne. Descendez longitudinalement, presque jusqu'au niveau de la limite du lambeau. Recourbez votre incision à mesure que votre gauche, aidée de l'assistant qui soutient le pied, substitue à la rotation droite la rotation gauche qui vous permet de remonter derrière le condyle droit, à la hauteur voulue. — Immédiatement, passez le couteau sous le jarret et coupez les téguments en travers, à mi-distance entre le futur trait de scie et l'extrémité du lambeau antérieur (a).

Abandonnez complètement la jambe à l'assistant qui déjà la soutient; après avoir soigneusement détruit les adhérences cellulo-fibreuses des téguments, dans toute la longueur des incisions, occupez-vous de disséquer et de relever le lambeau antérieur. Saisissez-en donc le bord du bout des doigts gauches, en y comprenant, si vous pouvez, les lames de la patte d'oie; décollez avec la pointe tranchante la face profonde du lambeau des parties ostéo-fibreuses sous-jacentes, afin de découvrir complètement la rotule. Avant d'y parvenir, vous apercevrez sans doute que sur les côtés et en arrière, dans les

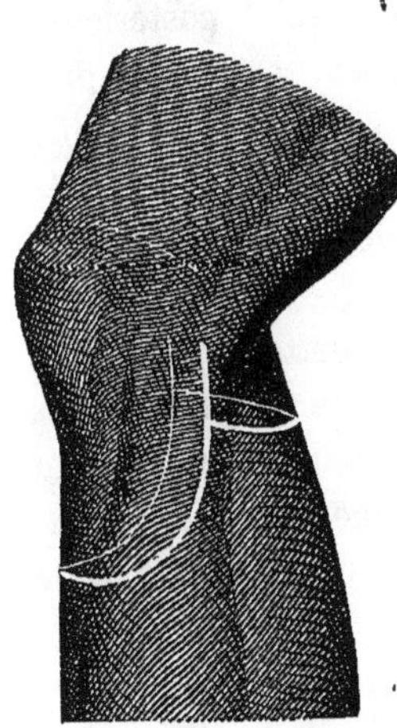

Fig. 520. — Désarticulation du genou suivie de l'ablation des condyles. Tracé d'un grand lambeau antérieur complété par un petit postérieur. Un trait pointillé et fin indique le niveau de la section osseuse.

fentes latérales, quelques brides fibreuses retiennent encore la peau prérotulienne; vous devrez trancher ces obstacles hardiment, gardant le plus possible de la genouillère aponévrotique comme doublure à la peau. Pour amener la rotule au jour, vous confierez le lambeau à l'aide rétracteur dont l'autre main retire par glissement les téguments du jarret. Vous fléchirez vous-même la jambe, et, après quelques coups de pointe, la désarticulation sus-rotulienne sera rendue possible (fig. 519, p. 632).

2° *Désarticulation.* — Vous tenez donc la jambe *fléchie et pendante* pour amener la rotule et rendre accessibles les arrière-condyles; vous pouvez, d'un trait unique, saccadé, trépidant, mais non interrompu, ouvrir l'articulation sur les côtés et en avant, en passant par-dessus la rotule (**b**). Attaquez la capsule à gauche, le plus en arrière possible, juste *sur le rebord cartilagineux* du condyle, c'est-à-dire au-dessus du ménisque et, tout en secouant la main et marchant à mesure que vous apercevez le cartilage dans la plaie, venez en avant vers le bord latéral correspondant de la rotule; rasez ce bord et libérez-le en remontant pour aller attaquer et trancher le tendon tricipital, en secouant le couteau avec vigueur. Sans désemparer et coupant toujours à fond, descendez à droite de la rotule *sur le rebord du condyle* droit et incisez la capsule dessus jusqu'en arrière (**c**).

Terminez la désarticulation à l'ordinaire, divisant le ligament adipeux, le croisé antérieur à pic devant l'épine tibiale; puis, après propulsion de l'extrémité supérieure du tibia, le croisé postérieur; enfin, engagez le plein tranchant entre le ligament postérieur proprement dit et le tibia, pour raser un instant cet os et sortir enfin carrément à travers les jumeaux, au niveau de la section cutanée postérieure. — Si le mode hémostatique employé ne vous inspire pas une confiance absolue, liez les vaisseaux.

3° *Toilette et sciage.* — Procédez alors à la toilette de l'épiphyse fémorale. Sur les côtés seulement existent encore des adhérences fibreuses très solides qui relient au fémur le muscle triceps. Au lieu de les couper haut et de provoquer ainsi une rétraction excessive, détachez-les des faces latérales des condyles en serrant l'os de près (**d**).

Si vous êtes obligé de scier un tant soit peu au-dessus des condyles, il vous faudra dresser la cuisse et prendre le grattoir pour décoller, dans l'étendue nécessaire, les insertions supérieures du ligament postérieur (**e**).

Où et comment faut-il scier le fémur? Chez les jeunes sujets,

autant que possible au-dessous du cartilage de conjugaison et par conséquent dans les condyles. Il convenait jadis d'abraser ensuite les becs tranchants que forment en arrière ces éminences restées saillantes de chaque côté de l'échancrure, et même de racler le cartilage du bord supérieur épargné de la trochlée.

Chez les adultes, je crois que le mieux est de scier à quelques millimètres au-dessus des condyles.

Tout étant prêt, les lambeaux enveloppés, relevés et solidement embrassés dans les mains de l'aide qui doivent aussi fixer le corps du fémur horizontal, vous saisirez l'un des condyles dans les mors du davier à double articulation, tenu de la main gauche. Alors, vous attaquerez la face antérieure de l'os, notablement au-dessus de la trochlée, à la hauteur nécessaire pour que le trait, mené perpendiculairement au fémur dans le sens antéro-postérieur, mais parallèlement à l'interligne dans le sens transversal, vienne aboutir près et au-dessus des condyles (**f**).

A plusieurs points de vue, il est avantageux de chantourner. Si donc vous avez à votre disposition une bonne lame étroite, vous pourrez la faire mordre juste au-dessus de la trochlée, entamer l'os obliquement en bas, puis recourber le trait en arrière et en haut, afin de sortir sur les limites des condyles, après avoir créé une surface de section cylindroïde faiblement convexe en bas et dont la génératrice dentée soit, dans son mouvement, toujours restée parallèle à l'interligne. Cette manière de scier me paraîtrait surtout recommandable, sur les jeunes sujets, si l'on voulait à la fois ménager le cartilage épiphysaire de croissance et abraser à la scie le cartilage d'encroûtement.

Même pansement que pour la désarticulation du genou : immobilisation, compression, drainage. Les fusées dans la cuisse étaient autrefois redoutables par leur fréquence et leur étendue.

Notes. — (a) Quand le lambeau antérieur a été commencé au niveau de l'interligne, le lambeau postérieur n'a qu'un doigt de longueur apparente. Plusieurs opérateurs seront tentés de le supprimer tout à fait; d'autres, tout en conservant ses angles latéraux, d'en faire le bord terminal légèrement convexe. Cela n'est pas indiqué si l'on veut faire marcher le mutilé sur le moignon, car, dans ce cas, il faut tout faire pour que la cicatrice soit maintenue en arrière du bord du fémur.

(b) L'incision des ligaments et de la capsule prend la forme schématisée par un oméga majuscule Ω, c'est-à-dire qu'elle se compose de deux longs tirets latéraux réunis en avant par un arc saillant en haut qui embrasse la rotule dans sa concavité.

(c) Il est moins élégant mais plus facile d'opérer autrement, savoir : trancher d'abord le tendon du triceps d'une entaille transversale, saisir la rotule de la main gauche, et, à mesure qu'on la rabat devant le tibia, diviser à gauche et à droite les ligaments latéraux. Ce qui importe, c'est de couper ceux-ci sans hésiter, entre leurs insertions fémorales et leurs adhérences aux ménisques, sur le rebord condylien ou dans la gouttière sus-jacente qui offre un moins bon appui au couteau.

(d) En prenant la précaution de garder ainsi de longs bouts des tendons, lames tendineuses et aponévroses qui environnent le genou, on rend possible leur réinsertion à l'extrémité de l'os scié. Si cette fixation se produit solide et rapide, c'est, entre autres avantages, une garantie sérieuse contre la conicité secondaire si fréquente et si redoutable.

(e) A aucun prix vous ne devez trouer ce ligament qui sépare si heureusement le vaste espace poplité du foyer opératoire. Le même instrument, le grattoir, la rugine, est sans doute ce qu'il y a de mieux pour traiter les parties fibreuses des faces latérales des condyles.

(f) On pourrait scier encore plus haut sans ouvrir le canal médullaire. On resterait, par conséquent, dans le tissu spongieux, renommé pour s'exfolier plus rarement et se modeler plus vite. La surface d'appui serait encore assez large.

Amputations ostéoplastiques fémoro-rotulienne et fémoro-tibiale.

Je dois dire quelques mots des *amputations ostéoplastiques* de Gritti et de Sabanejeff.

Le chirurgien de Milan s'est proposé de conserver la rotule dans le lambeau, et, après l'avoir dédoublée à la scie, dans le sens de l'épaisseur,

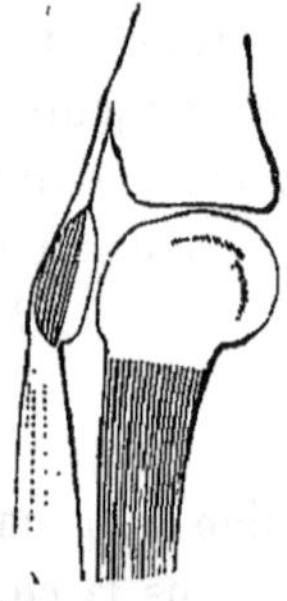

Fig. 521.

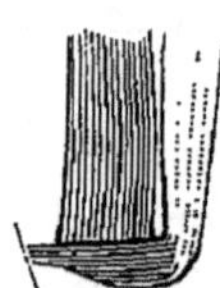

Fig. 522.

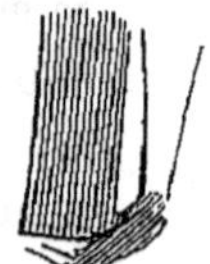

Fig. 523.

Amputation ostéoplastique fémoro-rotulienne de Gritti.

Fig. 521. — Indique quelles parties (blanches) du fémur et de la rotule on enlève.
Fig. 522. — Montre comment doit être appliqué le fragment rotulien sous le fémur.
Fig. 523. — Montre ce que j'ai vu une fois, c'est-à-dire la rotule soudée obliquement et, par la saillie de son bec, rendant le moignon intolérant.

pour enlever le cartilage et aviver l'os, de la souder à la surface de section du fémur. La partie sous-périostique de la rotule ainsi conservée n'a perdu aucun vaisseau ; elle est donc dans de meilleures conditions de vitalité que le fragment calcanéen de Pirogoff. Pour la souder au fémur, il faut d'abord la mettre, puis la maintenir en contact avec la surface du trait de scie, c'est-à-dire lutter contre l'action continue du triceps.

Pour établir le contact, c'est-à-dire pour replier la rotule sous le fémur, il faut avoir scié environ *six centimètres* de cet os. Le maintien de cette adaptation sera d'autant plus difficile que le triceps sera plus distendu et plus libre de se rétracter. Les précautions les plus méticuleuses pour immobiliser le moignon, neutraliser les contractions du muscle et éviter l'amaigrissement, ne sont pas à dédaigner malgré l'assurance que nous avons maintenant d'obtenir une fusion solide et rapide des chairs et des os immuablement adaptés.

Les Anglais et les Allemands ont pratiqué un assez grand nombre d'opérations de Gritti, et les avis restent partagés.

Je continue à croire que la face cutanée de la rotule avec ses bourses muqueuses et sa sensibilité bien connue est peu capable de porter, alternativement avec l'autre jambe, *tout* le poids du corps pendant une marche de quelques heures renouvelée chaque jour. J'appréhende la nécessité d'avoir quand même à sa disposition un appareil d'appui sous-ischiatique pour laisser de temps en temps reposer la surface rotulienne endolorie des amputés véritablement actifs. Cependant, l'on bâte un âne sans lui écorcher l'échine et le crochet du bourrelier sait creuser le collier au droit de la saillie de l'épaule des chevaux maigres. Donc, il est relativement facile de construire et d'entretenir un coussin déprimé ou annulaire sur lequel s'appuie la partie périphérique du moignon et de la rotule tandis que le centre peu tolérant de cet os reste dans le vide.

Le Fort doutait aussi que, même la réussite opératoire étant parfaite, les mutilés pussent ordinairement marcher longtemps sur la rotule. Le moignon (schéma fig. 523) ne prouve rien à cet égard, puisque la rotule, au lieu de se souder horizontalement au fémur, comme on l'obtient maintenant avec de la propreté, des coupes planes et des sutures postérieures et latérales bien faites, s'était fixée obliquement et de sa pointe formait une saillie intolérante. L'opération avait été faite, en 1871, à Nancy, par un chirurgien allemand, sur un soldat français. Le moignon était beau, la cicatrice complètement postérieure, mais la saillie du sommet rotulien s'était toujours refusée à servir d'appui. Il m'a paru que le fémur n'avait perdu que ses condyles et, par conséquent, n'avait pas été assez raccourci, faute lourde.

Si l'on croyait devoir pratiquer cette opération ostéoplastique d'où résulte un bon moignon, au moins pour l'appareil ordinaire donnant appui à l'ischion, on taillerait de préférence les téguments comme dans l'amputation sus-condylienne, mais on aurait soin de garder dans le lambeau antérieur, avec la rotule, un bout du *ligament rotulien tibial* et les *toiles fibreuses latérales*.

La désarticulation terminée, on dédoublerait la rotule de la manière suivante. Après l'avoir renversée devant la cuisse, le cartilage en l'air, on embrasserait ses angles latéraux dans les mors de mon grand davier couché à plat et suffisamment appuyé dans les parties molles préfémorales pour laisser excéder le plateau cartilagineux que la scie pourrait abraser, à plat, sans rencontrer le fer de l'instrument fixateur.

Pour adapter commodément la rotule avivée au bout du fémur et l'y maintenir sûrement, il faut, ai-je dit, raccourcir cet os-ci d'environ $0^{m},06$. Il en faudrait sacrifier moins si la rotule était située plus bas, par exemple à la hauteur de la tubérosité tibiale antérieure où s'attache l'extrémité inférieure de son ligament.

Sabanejeff crée cette rotule inférieure, plus large mais malheureusement triangulaire aussi, par un trait de scie transtibial descendant qui laisse adhérer au ligament rotulien et aux parties molles rétro-situées, une épaisseur d'os assez considérable dont la forme et l'étendue correspondent à toute la surface triangulaire qui se voit devant le chapiteau du tibia. Son lambeau antérieur destiné à se replier et s'appliquer sous les condyles à demi abrasés est donc ostéo-cutané. Un lambeau postérieur, musculo-vasculaire un peu plus court et carré est taillé pour découvrir l'articulation qu'il faut, si l'on veut imiter le chirurgien russe, attaquer par derrière et ouvrir largement pour exécuter la menuiserie osseuse.

Il m'a semblé que, pour couder facilement le lambeau et appliquer l'une à l'autre, sans résistance des muscles extenseurs, les deux surfaces osseuses vives, même en faisant mince la plaque tibiale, il fallait scier le fémur franchement au-dessus des condyles. Le sciage sus-condylien offre

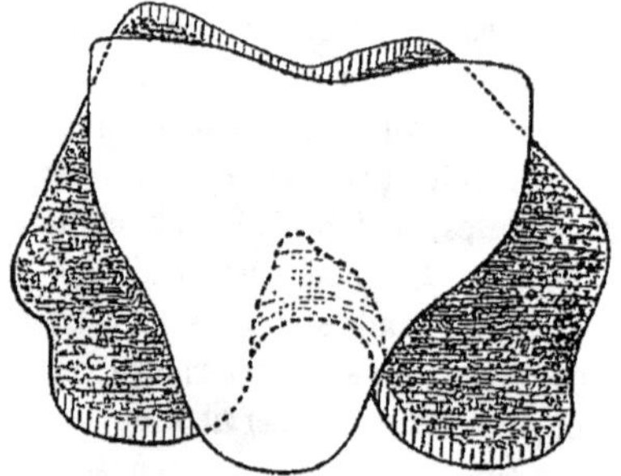

Fig. 524. — Montre combien s'applique mal le morceau triangulaire prétibial à une coupe fémorale transcondylienne, genou droit. — L'inventif Chevrier propose de tourner le fragment tibial en travers après avoir luxé la rotule en dehors (*Rev. de Chir.*, 1906).

au fragment tibial une surface bien suffisante; celle du sciage transcondylien est plutôt excessive (fig. 524).

Avant de recevoir quelques avis au point de vue opératoire, veuillez étudier mes figures 525 à 527 et lire leurs légendes.

La figure 525 vous montre le dessus du chapiteau tibial garni de ses ménisques et des racines des ligaments croisés.

Les amoureux d'anatomie liront la légende de la figure 526. Les opérateurs retiendront la situation, la direction et le trajet des traits de scie pour le Gritti, **it** et **it'** et pour le Sabanejeff **S** et **S'**. Faites bien attention à ce qu'emprunte au tibia, etc., le trait oblique ascendant **S**. Je dis ascendant, car j'ai tendance à le faire ainsi, contrairement à Sabanejeff et ses imitateurs qui craignent sans doute de diviser des parties fibreuses à la scie. Puisque l'os scié et mastiqué de sa propre sciure adhère bien par première intention, pourquoi n'en serait-il pas de même des autres tissus?

Je trouve, en effet, simple et commode, après avoir dessiné au couteau et suffisamment mobilisé, disséqué, le lambeau antérieur ordinaire, de

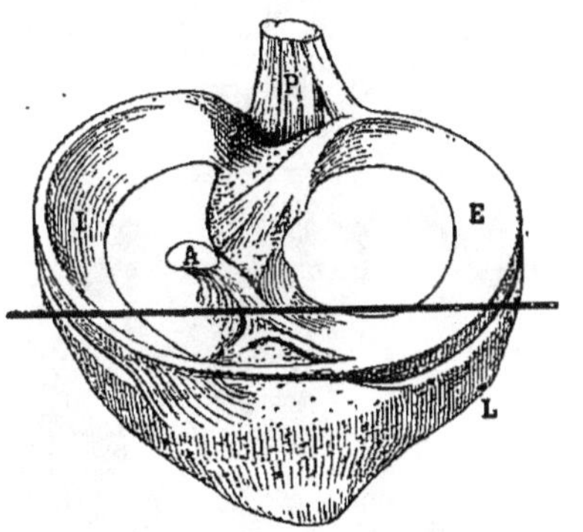

Fig. 525. — Vue à pic du chapiteau tibial et de l'appareil méniscal du genou gauche. — **I**, ménisque interne; **E**, l'externe fournissant deux expansions ascendantes aux lig. croisés; **A**, l'antérieur coupé et ramené en avant; **P**, le postérieur redressé en arrière.

On voit le ligament transverse interméniscal d'où s'élevait une ébauche de plan fibreux capsulaire tendant à séparer la graisse en masse intraarticulaire (ligament adipeux) et masse extraarticulaire située immédiatement derrière le ligament rotulien (fig. 526). — **L**, tubercule d'insertion du *fascia lata*.

La barre noire indique le trait de scie pour enlever en plaquette la face triangulaire antérieure du chapiteau tibial.

laisser la jambe étendue, de la coucher même sur une table servante et de manier la scie presque à plat et horizontalement, en attaquant sous la tubérosité tibiale pour ne m'arrêter qu'au fémur sans craindre d'attaquer les condyles puisqu'ils vont être sacrifiés.

Après le sciage sus-condylien, si l'on étale le lambeau ainsi créé, en prenant soin de maintenir la rotule à moitié visible, dans sa position normale d'extension, de l'empêcher de remonter et de se cacher tout à fait sous l'action du triceps, maintenant sans liens contre-extenseurs, on a l'aspect de fig. 527, p. 646. Au-dessus de la plaque tibiale triangulaire on voit les coupes des extrémités antérieures des ménisques et plus haut la masse adipeuse intracapsulaire dont la pointe ligamenteuse est tranchée. Cette masse cache la face postérieure du ligament rotulien et vous pouvez juger d'après la figure 526 quel bon, épais et doux coussin cet ensemble fait sous la plaquette tibiale, et deviner combien il est déraisonnable de garder de l'épaisseur à la tubérosité dont les laveuses et les parquetteurs connaissent l'intolérance.

Pour scier comme je l'indique, presque à plat, la jambe étendue, il faut embrasser la base du lambeau entre le pouce et l'index gauches pour la rétrécir et découvrir : en dehors le tubercule du *fascia lata* (Gerdy), en dedans la saillie y faisant pendant, afin de diriger le trait, comme on le voit en long et en large sur fig. 526 et 525. Une broche, une

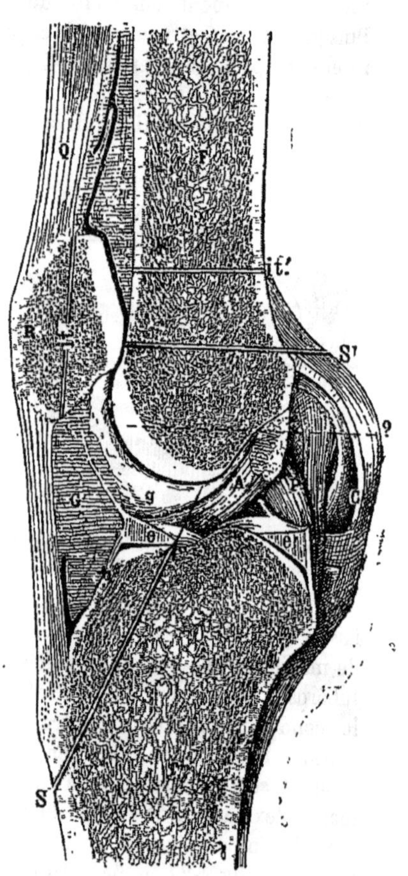

Fig. 526. — Coupe sagittale du genou gauche passant en dehors de son milieu. F, fémur; R, rotule; T, tibia. Le condyle externe est emporté : on voit la coupe du lig. croisé ant. A qui venait s'y insérer; le ménisque externe emporté également, n'a laissé que ses deux racines e et e' qui donnent chacune une expansion ascendante e au croisé ant. A, e' au croisé post. P. De celui-ci se sépare un faisceau qui ne croise pas et monte directement à la face intérieure rendue visible du condyle interne C dont la coque est ouverte et laisse voir la partie post. du ménisque interne. Q, tendon du quadriceps; de R à S, lig. rotulien et la cavité séreuse voisine de son insertion tibiale; G, la graisse située entre ce ligament et le plan capsulaire monté du lig. interméniscal; g, l'incomplète cloison médiastine intraarticulaire dite ligament adipeux.

it, it', traits de scie pour l'opération italienne (Gritti).

S, S', traits pour l'opération de Sabanejeff; S ne prend qu'une mince lame de tubérosité tibiale et S' est sus-condylienne; ?, trait intracondylien pour la même opération, déconseillé parce qu'il donne une surface incongruente et trop bas située pour l'application facile de la plaquette tibiale.

longue aiguille droite enfoncée en travers sous la base du lambeau au devant et au contact du chapiteau tibial tout près de l'interligne, au point marqué d'une croix + (fig. 526), permet au plus maladroit de bien diriger la scie après qu'elle a mordu juste sous l'insertion du ligament rotulien, de manière à exciser une plaquette triangulaire à base supérieure d'une épaisseur égale en dedans et en dehors (10 à 15 mm au plus), à sommet inférieur plus mince encore. De la tubérosité tibiale il ne faut pour ainsi dire garder que l'écorce, afin que l'appui sur le coussin de l'appareil soit donné non par cette tubérosité maladroitement conservée épaisse, mais par la face triangulaire, spongieuse, plane et large qui la surmonte et que matelasse si bien la graisse et le ligament rotulien.

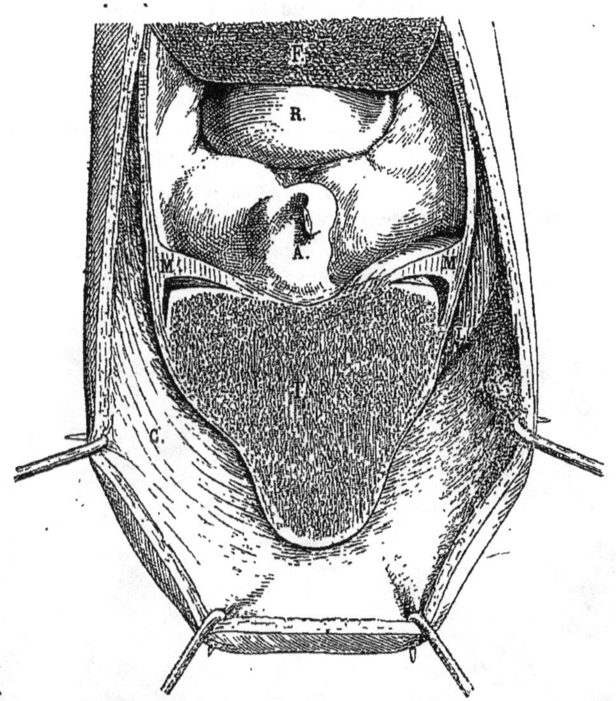

Fig. 527. — Paroi antérieure de l'articulation du genou droit vue d'arrière, préparée pour l'opération de Sabanejeff. — F, section fémorale sus-condylienne. Au-dessous, la moitié inférieure visible de la rotule R. Au-dessous, A, le lig. adipeux dont la pointe a été coupée et masses adipeuses boursouflant la synoviale, le tout empêchant de voir le ligament rotulien; M, racine antér. du ménisque externe; M' celle de l'interne; T, surface sciée de la plaque prétibiale. Les téguments distendus par quatre crochets sont doublés en dedans par les fibres tendineuses étalées du couturier C et en dehors par le *fascia lata* L.

Autres procédés de désarticulation du genou.

Les procédés de choix, longuement décrits plus haut, sont incontestablement les meilleurs quand on veut faire marcher le blessé sur le bout du moignon. Mais la forme extérieure et l'étendue du traumatisme peuvent contraindre l'opérateur à recourir à d'autres manières de tailler les parties molles. Comme la plupart de ces procédés de nécessité donnent une cicatrice terminale, ils exigent ensuite ordinairement l'emploi d'un cuissard à point d'appui sous-ischiatique.

Velpeau, qui fit beaucoup pour réhabiliter la désarticulation du genou, préconisait l'*incision circulaire* à trois ou quatre doigts au-dessous de la rotule. Cornuau et Blasius recommandaient la même méthode, mais celui-ci conseillait de réunir en fente antéro-postérieure pour placer la cicatrice entre les condyles comme avec deux lambeaux latéraux.

La difficulté d'atteindre et d'ouvrir l'articulation, après l'incision circulaire, a porté plusieurs chirurgiens à *fendre la manchette*, soit en dehors (Lacauchie), soit de chaque côté (Günther), soit même en arrière et en avant. Lorsque cette espèce de débridement est double, c'est la méthode à deux lambeaux égaux et carrés ; quand il est simple, le résultat est celui de la raquette primitive : cicatrice termino-unilatérale. Je pense que si un débridement longitudinal est jugé utile, il faut le faire en arrière, où la cicatrice peut se prolonger sans inconvénient.

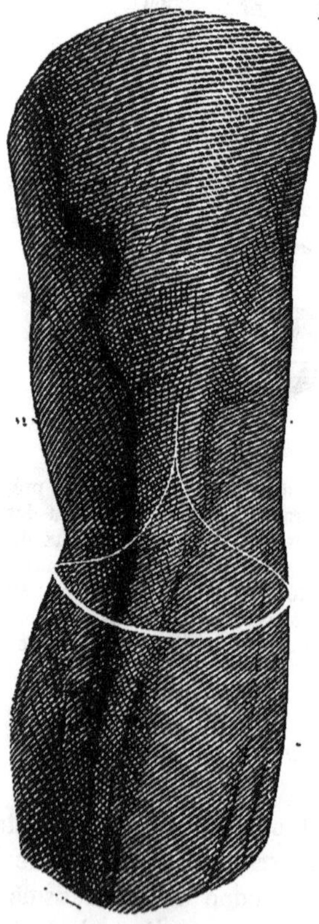

Fig. 528. — Tracé de l'incision de Stephen Smith pour la désarticulation du genou. Vue antérieure. C'est une raquette à queue postérieure qui remonte jusqu'au niveau de l'interligne.

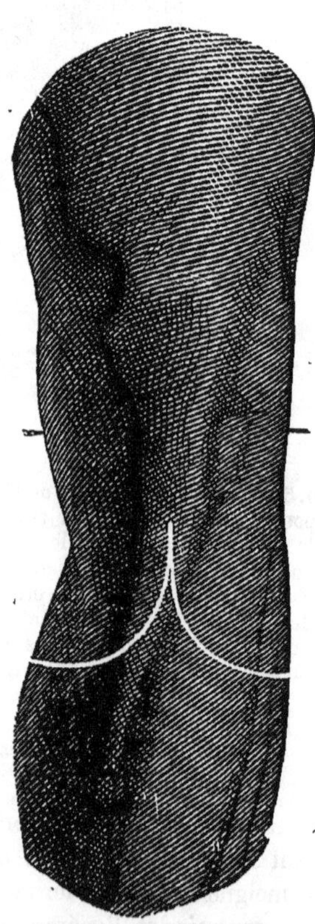

Fig. 529. — Tracé des deux lambeaux latéraux arrondis pour la désarticulation du genou. Vue antérieure du genou gauche. Les deux tirets noirs indiquent le niveau de l'interligne.

Stephen Smith (*Amer. Journal of med. sc.*, janvier 1870) est également de cet avis, car pour le genou, comme pour la jambe et pour la cuisse, il conseille une espèce de raquette améliorée, c'est-à-dire à branches convexes et arrondies, dont la queue remonte sur la ligne médiane postérieure. Ce procédé, dont se loue Bryant, et qui, exécuté dans les règles ordinaires, me paraîtrait recommandable, donne, en arrière, deux lambeaux latéraux cutanés et une manchette en avant (fig. 528).

A côté de la méthode circulaire il faut, considérant le résultat définitif, placer le procédé à *deux lambeaux* sensiblement égaux.

Faire ces lambeaux antérieur et postérieur, c'est chercher une cicatrice transversale et terminale, probablement la pire de toutes. Il est vrai que le lambeau postérieur pourra être entraîné et l'antérieur allongé par la rétraction, ou plutôt que la cicatrice primitivement placée au bout du moignon se trouvera consécutivement attirée en arrière. Mais, pour que cette déformation favorable se produise, il faut que le lambeau antérieur ait et conserve une longueur suffisante.

Faire deux *lambeaux* égaux, mais *latéraux* (Rossi, Turin, 1806), est beaucoup moins déraisonnable quand il s'agit de la désarticulation simple. Il paraît même que plusieurs blessés ainsi opérés ont pu marcher sur leur moignon, la cicatrice dirigée d'avant en arrière se trouvant cachée dans la trochlée et l'échancrure condylienne, comme la commissure d'un pied fourchu. Il ne faut pas oublier toutefois que les condyles du fémur peuvent s'atrophier et une telle cicatrice devenir comprimée.

Si le traumatisme avait détruit, fendu la peau en avant de la crête du tibia, la méthode à lambeaux latéraux s'indiquerait. On devrait les tailler courts, non pas en négligeant de les faire descendre assez bas, mais en tenant leurs commissures au-dessous du niveau de l'interligne et comptant sur la possibilité de faire glisser les téguments pour atteindre l'articulation. On pourrait commencer les deux anses latérales ou contours des lambeaux sur la tubérosité tibiale antérieure, et remonter en arrière au même niveau, après être descendu à trois ou quatre doigts plus bas.

L'amputation dans le genou, par ce procédé, est incommode, car l'attitude qui convient pour inciser les téguments ne convient plus pour la désarticulation. Si l'opérateur ne craint pas de changer de place, il se mettra, pour tailler les lambeaux, en dehors de la jambe droite, en dedans de la jambe gauche ; il se placera de l'autre côté du membre pour désarticuler. Je pense qu'il vaut mieux d'emblée prendre cette dernière attitude, qui met la jambe à la gauche et dans la main gauche de l'opérateur. Cela étant, le dessin du contour des lambeaux reste pénible; néanmoins, on parvient à bien faire en commandant à l'aide d'imprimer au genou et à la jambe des mouvements de flexion et de rotation ou d'élévation. La dissection des lambeaux cutanés doit être soignée; il est bon de leur conserver une doublure épaisse, peut-être même d'y comprendre tous les plans fibreux de la patte d'oie. Aussitôt que les lambeaux relevés sont dans les mains de l'aide rétracteur et que l'interligne est accessible, le chirurgien saisit et fléchit la jambe pour désarticuler à l'ordinaire.

Le plus souvent, le genou a été, avec raison, désarticulé par la méthode à cicatrice non terminale rejetée vers le côté postérieur, à l'aide d'un lambeau antérieur unique ou simplement prédominant. Tantôt les opérateurs dessinèrent un véritable lambeau, tantôt ils atteignirent le même but par l'incision elliptique, plane ou coudée. Mais, pendant longtemps, la méthode à *lambeau postérieur* (ou son équivalent, l'incision elliptique ou ovalaire, à point infime postérieur) a trouvé des partisans : Hoin, Brasdor, Blandin, Syme, et récemment plusieurs autres. Tel traumatisme peut la commander.

Supposant que la peau antérieure ait été détruite ou doive être forcément coupée à peu près au niveau de l'interligne ou de la section osseuse, je crois que le lambeau postérieur devrait descendre à deux diamètres plus bas, et sa largeur s'étendre de chaque côté, à plusieurs centimètres en avant des bords latéraux des jumeaux. Quand la peau serait incisée et rétractée en long et en large, il conviendrait de couper les jumeaux au-dessus de leur fusion avec le soléaire et de les décoller de la face postérieure de ce muscle. Ce serait après la désarticulation et la désinsertion des ligaments postérieurs que l'on descendrait à plein tranchant, entre le tibia et la face antérieure du muscle poplité, couper ce muscle et les vaisseaux et nerfs au moment où ils s'engagent dans l'anneau du soléaire.

On comprend l'importance que doivent avoir l'immobilisation, la suture et le drainage après une telle opération.

Montaz, 1894, réalise un lambeau postérieur long seulement d'un diamètre et demi à l'aide d'une incision elliptique coudée dont le culmen est à la hauteur de l'interligne, entre la pointe rotulienne et la tubérosité antérieure du tibia. Après avoir bien mobilisé et fait rétracter les téguments, il attaque l'articulation en avant à l'ordinaire, divise les ligaments, libère les ménisques en arrière et, prenant la rugine, *dépérioste* de haut en bas la face postérieure du chapiteau et de la surface poplitée du tibia jusqu'au ligament interosseux, c'est-à-dire jusqu'au delà de l'artère perforante tibiale qu'il coupe et lie, avant d'aller plus loin et de terminer à l'ordinaire avec le couteau. Personne ne doute qu'un lambeau postérieur épais, bien nourri, énervé, ne puisse fournir une excellente semelle au fémur désarticulé ou scié au travers ou au-dessus de ses condyles.

Au pays des résections *sous-capsulo-périostées*, Pollosson fut amené à proposer, après avoir dessiné au couteau les deux lambeaux, grand antérieur, petit postérieur, d'atteindre toute la périphérie du squelette avec une légère obliquité ascendante, à travers les muscles antérieurs et postérieurs, d'inciser alors le périoste et de le relever à la rugine tout autour du chapiteau tibial jusqu'au-dessous des ménisques que l'on désinsérerait ensuite (ainsi que les croisés) du dessus de ce chapiteau en burinant les surfaces où ils s'implantent devant et derrière l'épine. Ainsi, le ligament rotulien et toute la graisse extra et intracapsulaire sont conservés : on ne voit que deux trous, les ouvertures méniscales dont l'occlusion est réalisée par quelques points sous-jacents de suture au catgut. Réunion des lambeaux par-dessus à la manière ordinaire.

ARTICLE XII

AMPUTATIONS PARTIELLES DE LA CUISSE

L'occasion de couper la cuisse se présente souvent dans la pratique civile, pour des traumatismes, des néoplasmes, des arthrites fongueuses du genou, etc.

On ne marche pas sur le bout d'un moignon de cuisse autre que celui qui peut résulter de l'amputation sus-condylienne déjà décrite. Mais un long moignon, bien mobile dans tous les sens et non immobilisé par des haubans inextensibles, est utile pour mouvoir la jambe artificielle. En outre, la mortalité est d'autant moindre qu'on ampute plus près du genou.

L'os unique est entouré complètement par des masses musculaires. Celles-ci sont formées de muscles superficiels longs et libres qui se rétractent beaucoup, et de muscles profonds adhérents qui se rétractent peu. C'est pour remédier à la conicité des moignons de cuisse que tant de mémoires ont été écrits sur l'amputation circulaire (voy. p. 168 et suiv.).

L'inégale rétraction, tant primitive que secondaire, des chairs et par suite des téguments, tend à porter *la cicatrice en arrière et en dedans.*

Si donc on ampute circulairement et que l'on prétende obtenir une cicatrice terminale à peu près centrale, il faut, à l'exemple de Sédillot, Ph. Boyer, M. Duval, etc., couper les téguments et les chairs très obliquement; faire passer l'incision beaucoup plus bas en arrière et en dedans qu'en dehors et en avant. De même, dans les amputations à lambeaux, il faut compter fort peu sur l'effet utile définitif des lambeaux postérieurs ou postéro-internes, à moins qu'ils n'aient été taillés d'une longueur primitivement excessive. Il est à peine besoin de dire que les muscles les plus rétractiles sont ceux qui, s'insérant aux os de la jambe, deviennent complètement libres après la section : le demi-membraneux, le demi-tendineux, le droit interne, etc.

La forme conique de la partie supérieure de la cuisse rend difficile et peu étendu le retrait de la gaine tégumentaire à la suite des incisions circulaires faites au-dessus du tiers inférieur, chaque fois que le sujet est gras ou bien musclé, c'est-à-dire chaque fois qu'il a des chairs plein la peau. A cette hauteur, la rétraction des muscles, coupés courts, est nécessairement fort peu marquée. C'est pourquoi je déconseille l'emploi de la méthode circulaire, pourtant si naturelle, comme disait St. Laugier, quand

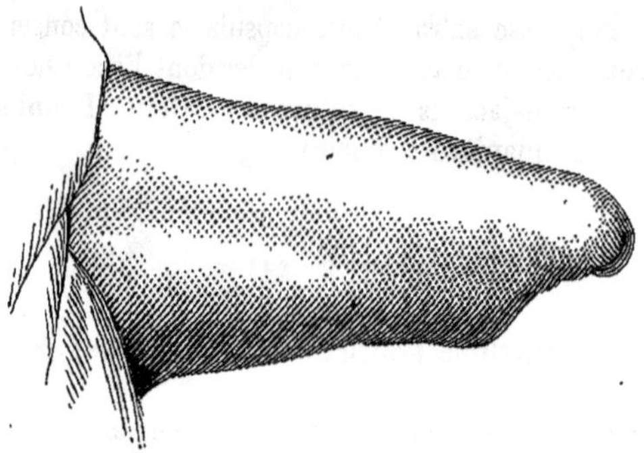

Fig. 530. — Face interne d'un moignon de cuisse gauche amputée par la méthode circulaire non améliorée, c'est-à-dire sans qu'on ait gardé plus de parties molles en arrière qu'en avant.

le fémur doit être scié au-dessus de son milieu. Car, avant tout, il faut éviter la conicité d'emblée, conicité si fréquente dans les amputations rapprochées de la racine des membres.

Au contraire, quand ils sont divisés près du genou, la peau et les muscles, dont presque toute la longueur est conservée, se retirent facilement et beaucoup, tant primitivement que consécutivement. De là un danger de conicité secondaire. De là, aussi, comme une invitation à employer la méthode circulaire qui est commode, même avec l'énorme quantité de parties molles qu'il faut garder.

Je conclurai à peu près comme pour le bras : les procédés à lambeaux sont applicables à toute hauteur; mais ils ne sont indispensables que lorsqu'on scie l'os au-dessus du milieu; la méthode circulaire ne convient qu'à la partie inférieure du membre, à moins qu'on ne la transforme par des fentes longitudinales ou qu'on n'ait affaire à une cuisse exceptionnellement flasque et amaigrie.

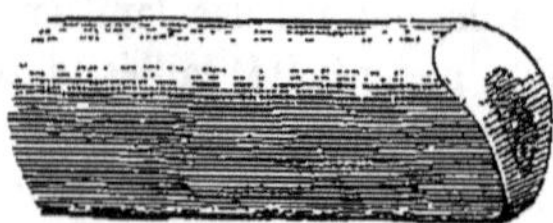

Fig. 531. — Le fémur chantourné aux dépens de sa face antérieure et de son âpre bord postérieur.

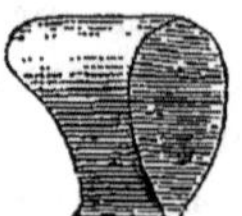

Fig. 532. — Morceau de fémur scié carrément d'un côté; et de l'autre détaché avec la scie à chantourner.

Comment faut-il traiter le fémur? Doit-on le dépouiller de son périoste, le scier carrément, etc.? Je regarde comme un excellent précepte celui de désinsérer les muscles qui s'attachent à la ligne âpre, même au delà du passage de la scie, afin d'être sûr de diviser le fémur assez haut. C'est donc une occasion presque unique d'appliquer opportunément le précepte de Bell. En outre, n'oubliant pas que maintes fois le fémur a percé même toute l'épaisseur d'un lambeau antérieur charnu, je suis d'avis d'écouter Assalini, Gensoul, Sédillot, Malgaigne, etc., et de scier l'os obliquement ou mieux de le chantourner en se servant d'une lame étroite de la scie représentée (fig. 145, p. 210). La conservation d'un lambeau ou d'une manchette de périoste adhérent aux muscles est aussi une bonne précaution.

Si l'on ampute un enfant, on se souviendra que la simple rétraction de l'aide peut décoller trop haut et très haut la membrane nourricière de l'os.

Méthode circulaire.

Cette opération a servi de type à la description générale de l'amputation circulaire infundibuliforme (p. 168 et suiv.). Je vous prie de relire ce chapitre et d'en examiner les figures.

Elle n'est applicable que dans la partie inférieure de la cuisse.

Après avoir décidé que vous scierez le fémur à telle hauteur, vous calculez immédiatement la quantité de parties molles à garder. Refaites donc mentalement le raisonnement suivant : après rétraction complète, il faut que chaque lèvre conserve une longueur minima égale au rayon ou demi-diamètre du membre. Or, nous savons que la rétraction enlève aux chairs, en moyenne, le tiers de leur longueur primitive ; c'est donc à un rayon et demi au-dessous du futur trait de scie qu'il faut couper la peau. Pratiquement, un rayon et demi, c'est le quart de la circonférence, puisque celle-ci vaut six rayons ; $\pi = 3$; circonférence $= 3 \pi R = 6 R$.

C'est pourquoi, en présence de la cuisse à amputer, vous en mesurerez la circonférence avec un fil ou un ruban que vous plierez en quatre pour avoir la longueur des parties molles, c'est-à-dire la distance entre la section osseuse et la section tégumentaire. Cette distance sera presque toujours supérieure à 10 centimètres. Vous devrez, en outre, l'augmenter de près de moitié en arrière et en dedans, pour parer à l'excès de rétraction qui se produit en ce sens.

Si la cuisse appartient à un sujet petit et grêle, elle peut n'avoir que 36 centimètres de circonférence, c'est-à-dire un diamètre de 12, un rayon de 6, ce qui donne pour le rayon et demi, 9, le quart de la circonférence. Sur cette cuisse, que j'ai supposée petite pour avoir des chiffres favorables au calcul mental, il faudrait donc garder 9 centimètres, cinq travers de doigt de peau en avant, et sept doigts en arrière et en dedans.

Mettez-vous, par ces précautions, en garde contre la conicité du moignon, et sachez bien que la quantité de parties molles que je vous conseille de garder est au-dessous de celle qu'exigent d'éminents chirurgiens,

Dè toutes les amputations dans la moitié inférieure de la cuisse que j'ai vu pratiquer autrefois dans les hôpitaux de Paris, par diverses méthodes, bien peu avaient des parties molles suffisantes : le plus souvent la cicatrisation fut très lente et suivie de larges bandes inodulaires ; enfin, j'ai vu rescier le fémur plusieurs fois à quelques jours d'intervalle et, plusieurs fois aussi, le chirurgien attendre le raccourcissement de l'os par nécrose.

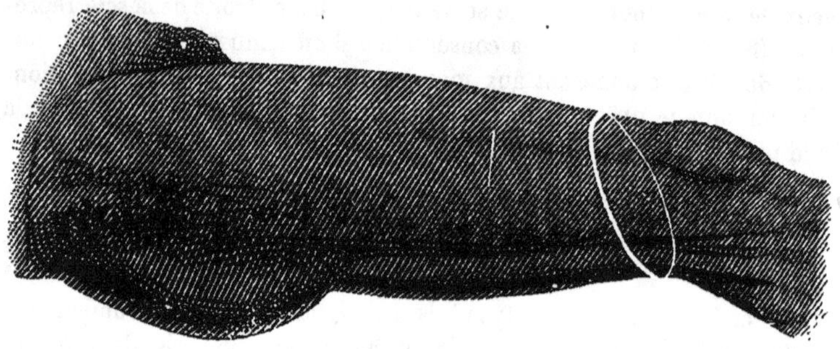

FIG. 533. — Amputation de la cuisse, partie inférieure. Tracé oblique de l'incision dite circulaire, plus haute en avant et en dehors, plus basse en arrière et en dedans. Un trait fin indique le niveau de la section osseuse.

Opération. — Le malade étant couché le siège au bout du lit, la jambe saine repliée, l'hémostase assurée, la jambe malade soutenue par un assistant..., le chirurgien, armé d'un long couteau, se place en dehors de la cuisse. Rien ne doit gêner son coude gauche. L'aide rétracteur ne devient utile qu'au moment de la coupe des muscles : il se tient en dehors du membre, à la droite de l'opérateur pour la cuisse gauche, en dedans du membre, en face de l'opérateur, pour la cuisse droite.

1° *Incision tégumentaire.* — Tout étant calculé et ordonné, votre main gauche s'appuyant sur le devant du membre pour fixer la peau, passez le grand couteau sous le jarret et, en tirant et sciant, divisez successivement les téguments internes, inférieurs et externes. — Pour compléter cette incision circulaire *oblique*, dès lors aux trois quarts accomplie, faites, par-dessus le membre, une *reprise* qui divise les téguments antérieurs (**a**).

2° *Mobilisation des téguments.* — A ce moment, l'aide peut commencer à rétracter la peau. Vous-même y contribuez de la main gauche, pendant que l'extrémité de votre taillant détruit les adhérences cellulo-fibreuses, de manière à libérer le tégument bien et également sur toute la périphérie, et à permettre, entre les lèvres de l'incision, un écartement de trois travers de doigt au moins, dussiez-vous faire un retroussis (**b**).

3° *Coupe des muscles.* — L'aide, s'appliquant à former de ses mains un cercle parfait, rétracte fortement, sans détruire l'obliquité de la lèvre cutanée. A ras de cette lèvre, après avoir engagé de nouveau le couteau sous le jarret, divisez les chairs jusqu'à l'os, et faites une *reprise* pour couper devant le fémur (**c**).

4° *Recoupe des muscles.* — La besogne de l'aide qui rétracte devient difficile et importante. Il doit vous faciliter la recoupe des muscles profonds plus ou moins saillants autour de l'os (**d**). Par dessous, attaquez cette espèce de cône le plus haut possible, pour creuser le moignon régulièrement. En secouant vivement le couteau, incisez dans l'ordre ordinaire, en dedans, en dessous et en dehors, l'aide rétracteur concentrant ses efforts successivement sur chaque région, pour que les effets de son action précèdent le tranchant dans sa marche. Pour couper devant le fémur, faites l'ordinaire *reprise* du couteau en fixant vous-même, entre le pouce et l'index, ce qui reste du cône charnu (fig. 117, p. 175).

Pendant que vos doigts gauches sont encore dans la plaie, explorez le pourtour de l'os pour vous assurer qu'il est absolument à nu; et pincez entre le pouce et l'index les insertions qui se font à la *ligne âpre*, pour les diviser par pression et sur une certaine hauteur avec la pointe ou le talon de la lame. Si vous voulez garder un manchon périostique, usez du grattoir pour le refouler prudemment après une incision nette. Gardez-vous, en tout cas, de dépouiller l'os plus haut que vous ne pourrez le scier.

Appliquez la compresse fendue ou quelque rétracteur métallique.

5° *Sciage.* — Guidée par l'ongle du pouce gauche, que la forte scie à dos mobile morde la face antérieure du fémur le plus haut possible, qu'elle marche à longs traits, le manche assez élevé pour terminer sur la face externe et non sur la ligne âpre, qui éclaterait facilement en pointe. Ou mieux, que la fine et étroite lame d'une scie à chantourner entame obliquement et très haut la face antérieure du fémur, que son trait devienne bientôt transversal, enfin ascendant pour terminer en arrondissant la ligne âpre.

L'artère fémorale sera liée après avoir été bien isolée des nerfs satellites. Le sciatique sera raccourci afin que son extrémité se cicatrise loin du bout de l'os et de la masse inodulaire.

Les avis sont partagés sur la forme immédiate à donner au moignon. Souvent j'ai vu réunir en fente transversale. Mais on peut aussi rapprocher les chairs d'un côté à l'autre ou encore diriger la cicatrice obliquement d'avant en arrière et de dehors en dedans, suivant le plus grand diamètre du membre. Pour les moignons de cuisse, plus encore que pour les autres, je regarde, avec Houzé de l'Aulnoit, l'immobilisation comme précieuse.

Notes. — (a) Si je recommande de faire oblique l'incision circulaire, c'est dans l'espoir d'obtenir une cicatrice à peu près terminale. Mais, à vrai dire, ce n'est pas un grand mal de voir la cicatrice se porter en arrière pourvu que les téguments soient suffisants. Si donc vous ne voulez pas ou ne pouvez pas garder deux doigts de peau en plus du côté postérieur, vous sacrifierez un doigt en ce sens mais l'ajouterez en avant. Vous ne serez pas étonné d'avoir ensuite un moignon en gueule de requin.

(b) Le retrait de la peau, simple retrait ou retroussis, doit être égal sur tous les points, afin de conserver l'obliquité de la première incision. C'est, en effet, dans le même plan oblique, c'est-à-dire plus bas en arrière et en dedans qu'en avant et en dehors qu'il faut entailler les muscles. J'attache une telle importance à la mobilisation des téguments que j'en fais un temps spécial de l'opération.

(c) Je dis d'inciser jusqu'à l'os, parce que beaucoup de débutants, surtout ceux à qui l'on a enseigné de tâcher d'épargner l'artère, entament simplement les chairs sans même diviser complètement les muscles libres superficiels, ce qui est une faute grave. Pourtant il ne faut pas s'attacher à émousser le tranchant sur l'os pour être plus sûr de bien atteindre celui-ci, puisqu'il va falloir recouper plus haut les muscles profonds adhérents.

Il est plus anatomique de diviser les muscles un à un, en commençant par les plus rétractiles, c'est-à-dire par les postéro-internes non adhérents. C'est le seul moyen d'éviter sûrement de couper l'artère lors de la première coupe musculaire, et même de la lier avant de terminer l'opération.

(d) J'ai déjà dit qu'au lieu de recouper ce cône, M. Sée le fendait de chaque côté pour en faire deux lambeaux garnis de périoste à leur face profonde.

Quand on voit la coupe béante de l'artère, on la fait relever pour attaquer au-dessous. Il n'est pas dangereux de recouper les vaisseaux, mais cela n'est pas utile.

Grand lambeau antérieur, petit postérieur.

Lorsqu'on est obligé de scier le fémur en son milieu, il est prudent de recourir à la méthode à lambeau pour être sûr d'éviter la conicité. Dans le temps où les plaies d'amputation s'enflammaient et suppuraient presque nécessairement, j'ai vu de très mauvais résultats de cette méthode. Mais les opérateurs y étaient pour beaucoup. Ils avaient conservé un lambeau antérieur insuffisant et unique, double faute.

Car si le lambeau antérieur est unique, comptez qu'il devra rester assez long pour se replier derrière le fémur, à la manière des lambeaux de Teale, en raison du retrait considérable immédiat et consécutif des chairs postérieures.

Pour que le lambeau antérieur n'ait autre chose à faire qu'à se couder à angle droit, son extrémité doit rencontrer, pour s'y réunir, un court lambeau postérieur, court au moment où la cicatrice se produit, mais d'une longueur primitive égale au demi-diamètre du membre.

Quelle longueur faut-il donner au lambeau antérieur? La réponse est facile, sachant que ce lambeau devra couvrir le diamètre entier, toute l'épaisseur du membre, et que sa rétractilité le raccourcira d'un tiers.

C'est en effet à un diamètre et demi (une demi-circonférence) du futur trait de scie que doit se trouver l'extrémité du tracé du lambeau. Donc, si vous voulez scier le fémur, juste au milieu, que votre lambeau descende

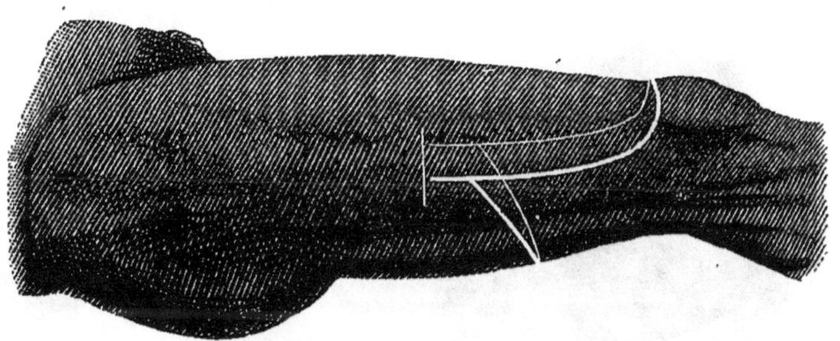

Fig. 534. — Amputation de cuisse. Tracé du grand lambeau antérieur et du petit postérieur complémentaire, à partir du niveau du trait de scie. Procédé recommandé pour les sujets gras et très musclés. Le sciage est toujours facile à la bonne hauteur.

jusqu'à toucher la rotule (fig. 534 et 535). Si cela vous paraît excessif sur le cadavre, songez que vous devez opérer pour le vivant, comme sur le vivant, et ne négligez pas le petit lambeau postérieur complémentaire. A plus forte raison, si vous avez à amputer au-dessous du milieu, devez-vous faire descendre le lambeau antérieur jusque sur la rotule.

Mais, tout en descendant aussi bas, le lambeau antérieur peut être plus court, *en apparence*, le lambeau postérieur manquer, *en apparence*, et le résultat se montrer excellent, pourvu que, dans ces conditions, après avoir taillé le lambeau et coupé les chairs postérieures, on dépouille l'os des parties molles environnantes afin d'arriver à le scier à bonne hauteur, à *plusieurs travers de doigt au-dessus* de la base du lambeau qui autrement serait trop court (fig. 535). Cette manière de faire rentre dans ce qu'on appelle la méthode mixte et peut être recommandée, surtout lorsque les chairs flasques paraissent devoir obéir aux mains de l'aide rétracteur. Il est évident que les deux tracés 534 et 535 se valent au point de vue du résultat.

L'artère doit-elle être comprise dans le lambeau? Non, si l'on ampute très bas; oui, si l'on scie l'os dans le tiers supérieur. Pour le milieu, il suffit de rejeter le lambeau un peu en dehors, afin d'éviter d'y comprendre l'artère.

Le grand lambeau pouvant être ou directement antérieur (Hennen) ou légèrement rejeté en dehors (Chassaignac); nous sommes libres d'en placer le bord interne en dehors ou en dedans du trajet du vaisseau, à volonté.

Dans tous les cas, il faut mesurer la circonférence du membre avec un ruban que l'on applique ensuite, plié en deux, devant la cuisse, pour marquer la largeur de *la base* du lambeau, largeur qui devra excéder d'un grand travers de pouce et de chaque côté la demi-circonférence ainsi déterminée. Enfin, il est beau que la branche interne de l'U remonte primitivement un peu moins haut que l'externe.

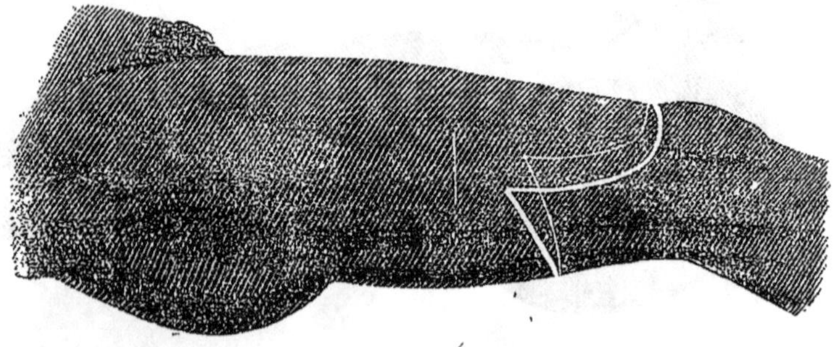

FIG. 535. — Amputation de cuisse. Tracé du court lambeau antérieur et de l'incision demi-circulaire postérieure, dans la méthode mixte. Un trait blanc indique le niveau de la section osseuse, à demi-diamètre environ au-dessus de la base du lambeau. Procédé très beau dans son résultat, applicable à presque tous les sujets, impraticable seulement lorsque la graisse et les muscles ont un développement excessif.

Opération. — Placez-vous de préférence en dehors du membre quel qu'il soit, pour tracer d'un coup le lambeau, en commençant toujours par la branche interne de l'U.

Votre aide rétracteur se tiendra en face de vous.

Marquez devant la cuisse : 1° le niveau du futur trait de scie (a); 2° le point extrême du lambeau, à un diamètre et demi plus bas; 3° les bords latéraux diamétralement opposés de la cuisse; 4° le niveau de la section des téguments postérieurs, à un demi-diamètre de la section osseuse.

1° *Incisions tégumentaires*. — Cela fait, prenez le couteau et, pendant que la cuisse est primitivement tordue en dehors, attaquez-en le flanc interne devenu antérieur pour descendre, traverser et remonter sur le flanc externe, après que la cuisse a été tordue en dedans (fig. 536). Faites que le lambeau soit arrondi plutôt que carré du bout et que les têtes de l'U, surtout l'interne, n'atteignent pas le niveau du point où l'os sera divisé (b).

Après avoir mobilisé le contour du lambeau, passez le couteau sous le membre pour inciser les téguments postérieurs, un peu au-

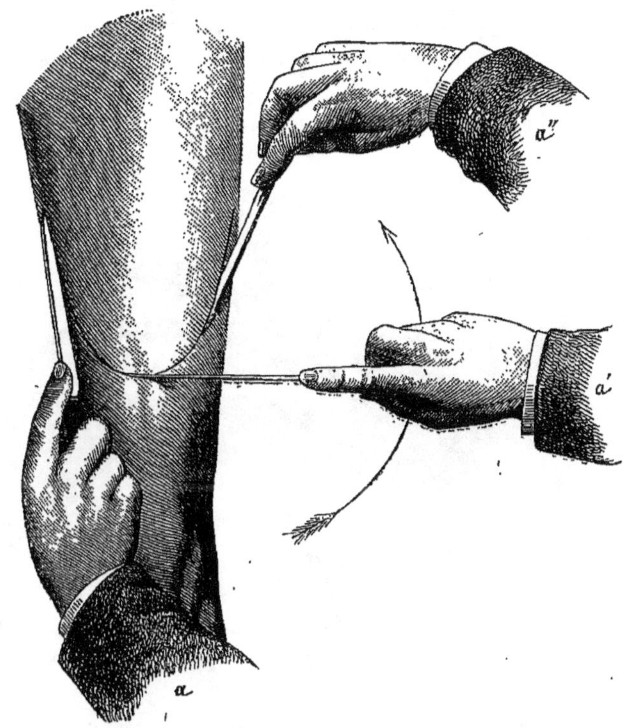

Fig. 536. — Amputation de la cuisse *gauche*. Incision du contour d'un lambeau antérieur, d'un trait. La main droite de l'opérateur est représentée dans ses trois attitudes successives *a*, *a'*, *a''*.

Sur la cuisse *droite*, la main droite agirait comme pour tailler le lambeau externe de la jambe du même côté (voy. fig. 505, p. 616).

dessous des têtes de l'U et en demi-lune (fig. 537), de manière que la peau soit coupée, en arrière du demi-membraneux, à un demi-diamètre de la section osseuse.

Divisez soigneusement toutes les adhérences qui peuvent retenir la peau avant de songer à entamer les chairs.

2° *Sections musculaires.* — Usez à volonté de l'entaille ou de la transfixion pour diviser les chairs du lambeau antérieur, mais rasez la face antérieure du fémur, ne pourfendez pas l'artère et faites que la masse musculaire soit plus courte que la peau (c). Je conseille, pour l'élégance et la commodité, la transfixion de la cuisse gauche et l'entaille de la cuisse droite. Lisez la note (**d**).

Aussitôt que le lambeau aura été relevé, passez le couteau sous la cuisse et entaillez à plein tranchant les muscles de la demi-circonférence postérieure, à peu près en travers, mais en creusant, c'est-à-dire en dirigeant le taillant vers la racine du membre.

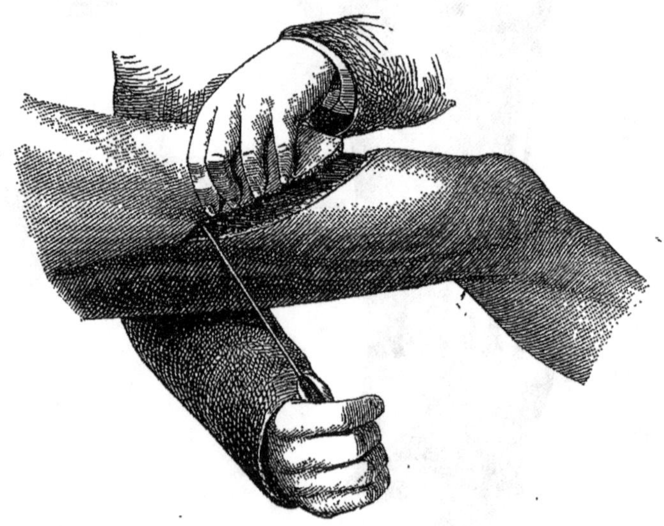

Fig. 537. — Amputation de la cuisse gauche, vue interne, opérateur en dehors comme toujours. Le lambeau antérieur ayant été circonscrit, la main gauche en rétrécit les téguments pour permettre au couteau engagé sous le membre d'y inciser la peau sans encocher les bords du lambeau.

3° *Toilette de l'os et sciage.* — Dénudez le fémur. Comme vous êtes obligé de redonner un coup d'entaille sous la base du lambeau antérieur, vous pouvez découper un petit lambeau périostique adhérent à sa face profonde. Vous délivrerez ensuite la ligne âpre des attaches des adducteurs, du vaste externe, etc., après les avoir pincées entre le pouce et l'index gauches.

Que l'on garde ou non un lambeau périostique, je n'hésite pas à recommander de chantourner le fémur en attaquant sa face antérieure à 1 centimètre au-dessus de la partie transversale du trait et finalement en remontant aux dépens du bord postérieur (**e**).

L'artère, le nerf sciatique, doivent être traités comme dans la méthode circulaire. Drainage bilatéral, compression, immobilisation.

Notes. — (a) A mesure que les parties tégumentaires et musculaires seront divisées, ce point marqué sur la peau se déplacera en remontant. Par conséquent, c'est au niveau de sa position première qu'il faut scier, à quelques centimètres au-dessous de sa situation acquise du fait de la rétraction.

(b) Sur une cuisse ordinaire, la tête interne de l'**U** peut se tenir hardiment à quatre centimètres du trait de scie et l'externe à deux. Cela n'empêche pas d'atteindre l'os assez haut et facilement.

(c) Si l'on divise les muscles par transfixion, on peut n'en donner aux lambeaux qu'une mince couche : il en reste alors, notamment de chaque côté de l'os, une certaine quantité à sectionner circulairement. C'est la méthode mixte. L'artère, dans cette manière de faire, n'est jamais comprise dans le lambeau ; on la coupe en travers avec les adducteurs.

(d) Dans une épreuve de concours, sous mes yeux, les candidats ont presque tous manqué la ponction ou l'entaille. Je voudrais vous épargner pareille mésaventure.

Pour réussir la *ponction* des muscles, en passant le couteau en travers devant le fémur, malgré la grande largeur du lambeau cutané incisé au préalable, il faut que ce lambeau soit pincé par la main gauche, *rétréci*, et il ne peut l'être que si l'opérateur en *a bien mobilisé les bords* ; il faut que les muscles, au lieu d'être tendus par la flexion plus qu'inopportune de la jambe, soient relâchés par une légère flexion du bassin sur la cuisse ; il est bon que l'aide rétracteur soulève les chairs et les amène devant le fémur ; il est indispensable que l'opérateur qui ponctionne de dehors en dedans ne pique pas trop en arrière, car l'aponévrose fascia lata, à moins d'avoir été d'abord longuement *fendue*, précaution recommandée, s'opposerait absolument au relèvement du manche, relèvement sans lequel la pointe perfore le lambeau au lieu d'aller se dégager derrière son bord interne.

Quand à l'*entaille*, très avantageuse lorsqu'on ampute la cuisse droite, c'est en vain qu'on prétendrait la bien faire en dirigeant le taillant qui est rectiligne en travers devant le cylindre fémoral. Lorsque le tégument est incisé et le lambeau empaumé dans la main gauche et soulevé, le couteau fend les chairs en dedans, le long du bord interne du lambeau, devant l'artère, cela va de soi ; coupant les muscles à fond, il descend sur la face interne de l'os, traverse la face antérieure, remonte enfin sur la face externe, toujours suivant le contour du lambeau. Il ne reste plus qu'à décoller, avec la lame *couchée* en long, les faisceaux adhérents à la face fémorale antérieure et à ses bords. Aux approches de la future section osseuse, un court lambeau périostique, circonscrit de dedans en bas, en dehors et en haut, peut être gardé adhérent à la face profonde des muscles.

(e) Le sciage du fémur est bien plus facile lorsque les chairs ont été taillées en lambeaux que lorsqu'on les a coupées circulairement. Cependant le lambeau antérieur ne se laisse pas toujours renverser : c'est ce qui arrive quand il est induré ou bien quand on a voulu le faire court et creuser ensuite le moignon. Avec la scie à chantourner, sans relever le lambeau, on engage l'étroit et mince feuillet dessous où on le fait travailler : l'aide qui se borne à agir sur le lambeau postérieur enveloppé d'une compresse, met un doigt ou un crochet de chaque côté dans les têtes de l'**U** et les attire assez haut pour le libre jeu de l'instrument.

Deux lambeaux égaux, antérieur et postérieur.

Pour que ces lambeaux deviennent et restent sensiblement égaux, le postérieur doit être primitivement plus long de deux travers de doigt ; il doit égaler le diamètre entier, l'antérieur les trois quarts.

Supposons une cuisse mesurant, au niveau du trait de scie, 16 centimètres d'épaisseur, c'est-à-dire de diamètre : le lambeau postérieur mesurera primitivement 16 centimètres et l'antérieur

12 seulement (fig. 538). Tous deux auront largeur égale, la demi-circonférence du membre, et la forme d'un U.

L'opérateur, toujours placé en dehors, attaque par-dessus la cuisse le côté interne du membre tordu en dehors. Sa droite agit comme le montre la figure 505, p. 616, pour le côté droit, et la figure 536, p. 658, pour le côté gauche. L'incision tégumentaire descend d'abord longitudinale, elle se recourbe en dehors et la cuisse étant tordue en dedans, redevient longitudinale en remontant sur la face externe. D'un seul trait hardi, élégant et rapide,

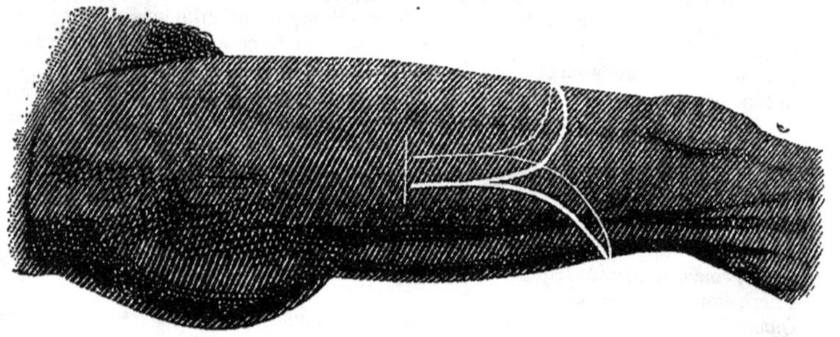

Fig. 538. — Amputation de cuisse. Tracés de deux lambeaux inégaux, antérieur et postérieur, destinés à devenir et à rester égaux. Trait de scie indiqué

l'U antérieur est terminé. Si l'œil est vif, la main sûre, le tranchant éprouvé, la peau et la graisse sont totalement, nettement, incisées; et ce n'est pas un mal si l'aponévrose l'a été aussi. Il ne reste à faire aux téguments que l'incision courbe du lambeau postérieur. On peut l'exécuter en un temps par-dessous le membre, en commençant la pointe haute : c'est le mieux pour le côté droit. Du côté gauche, il est aussi commode de porter d'abord le couteau par-dessus la cuisse, la pointe basse, pour faire de bas en haut la partie interne de la courbe de l'U postérieur. Ensuite, le couteau reprend, en dehors et en dessous, la première partie de cette courbe et la réunit à la branche externe commune aux deux U.

Quand les téguments sont complètement incisés et bien mobilisés, le fascia lata fendu, l'on divise les muscles par ponction ou par entaille comme je l'ai décrit plus haut. Voy. aussi note **d** précédente. Il faut s'appliquer à ne pas pourfendre l'artère; on la comprend nettement dans l'un ou l'autre des lambeaux; un lambeau périostique antérieur peut être gardé. — L'os cerné est scié en travers ou chantourné sur le modèle figuré p. 651.

Autres procédés.

Bien que les chirurgiens emploient de plus en plus rarement le procédé à *lambeaux latéraux* de Vermale, il faut cependant convenir qu'il est indiqué quelquefois par la forme du traumatisme, par exemple lorsqu'un projectile plus ou moins septique a perforé la cuisse d'avant en arrière et aussi lorsque le fémur rachitique est fortement aplati d'un côté à l'autre. Ce procédé, comme tous ceux de la même méthode, permet d'explorer très bien l'étendue des lésions osseuses. De ce que j'ai vu l'os sortir par la commissure antérieure de lambeaux latéraux, je ne conclurai pas au rejet de leur emploi. Il est bien facile, en effet, de ne pas faire remonter cette commissure jusqu'au niveau du trait de scie et surtout de soutenir les chairs par un pansement bien fait et surveillé.

On donne aux lambeaux même largeur et à peu près même longueur, l'interne dépassant primitivement un peu l'externe. Leurs sommets doi-

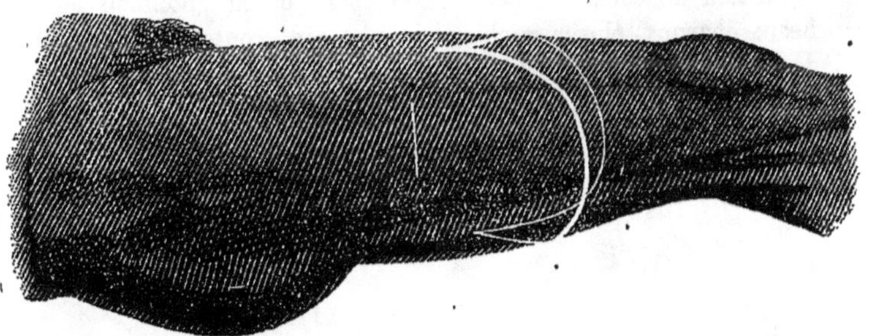

Fig. 539. — Amputation de cuisse. Tracés de deux lambeaux latéraux, courts parce que le moignon doit être creusé suivant la méthode mixte pour atteindre l'os à la hauteur marquée, notablement au-dessus de la base des lambeaux, afin d'éviter l'issue du fémur par la commissure antérieure.

vent descendre à près d'un diamètre de la section osseuse (fig. 539). Pour obtenir un beau résultat, on inciserait les contours des lambeaux avant de ponctionner ou d'entailler les muscles.

Il est facile de dessiner le lambeau externe en commençant devant la cuisse pour descendre, passer en dehors et remonter en arrière pendant que le membre est élevé. Mais pour le lambeau interne ce n'est pas commode, à moins que l'opérateur ne se mette un instant en dedans du membre, pour découper le contour de ce lambeau. Autrement, on incise : cuisse droite d'un trait, d'arrière en avant; cuisse gauche de deux traits successifs et ascendants partis du point infime de la courbe pour remonter le premier en arrière, le second en avant.

Après que les téguments ont été divisés et bien mobilisés, les muscles sont entaillés ou ponctionnés.

L'os cerné est scié en travers, car ce serait une peu utile minutie de le chantourner d'avant en arrière, puisque les chairs doivent être rapprochées d'un côté à l'autre.

On recherchera avec soin la réunion rapide superficielle et profonde de toute la partie antérieure de la plaie; l'on drainera en arrière et l'on soutiendra les chairs pendant fort longtemps, afin d'éviter que le bout du fémur ne rouvre la cicatrice en avant.

Les lambeaux, quelle que soit la position qu'on leur donne, peuvent être taillés à la Ravaton ; ils sont alors carrés et aussi épais au bord libre qu'à la base. L'énorme lambeau antérieur de Teale n'est pas fait autrement.

Parmi les procédés de nécessité, on peut citer ceux qui consistent à garder un lambeau unique, soit en dedans, soit en dehors, soit même en arrière. Syme, on le sait, dans l'amputation sus-condylienne, se servait des chairs du mollet pour couvrir le bout de l'os. Mais un lambeau postérieur unique, lourd, difficile à fixer, rétractile, place mal la cicatrice.

Au lieu de conserver pour envelopper l'os un entonnoir ou des lambeaux charnus, plusieurs chirurgiens se sont contentés et se contentent de garder soit une manchette cutanée, soit des lambeaux cutanés semi-lunaires. Ceux-ci, qu'on appelle souvent lambeaux cutanés de Brünninghausen, paraissent avoir repris une assez grande faveur à l'étranger. Forgue, de Montpellier, se loue « d'émuscler » ses moignons.

ARTICLE XIII

AMPUTATION TOTALE DU MEMBRE INFÉRIEUR, OU DÉSARTICULATION DE LA HANCHE

C'est la plus grave de toutes les amputations. Dans la pratique civile, on est obligé d'y recourir assez souvent, pour des néoplasmes, des affections inflammatoires, des échecs d'amputation sous-trochantérienne, des traumatismes, etc. On la fait généralement trop tard, tant cette opération effraye à juste titre les chirurgiens. La mort en étant la suite ordinaire : très souvent elle arrive peu d'heures après l'action chirurgicale. Cette mort rapide, quelquefois par simple ébranlement nerveux, est aussi fréquemment déterminée, en apparence du moins, par la perte de sang. La plupart des blessés qui subissent cette mutilation ont déjà tant saigné qu'ils n'ont plus les moyens de subir une hémorragie, fût-elle modérée.

Avant les guerres de la République et de l'Empire, le fémur n'avait été désarticulé que cinq ou six fois pour des cas pathologiques, gangrène ou carie articulaire. Cependant cette opération occupait les chirurgiens depuis 1739, date du travail de Puthod et Wohler inspiré par Morand.

L'Académie de chirurgie ayant mis la question au concours en 1751, reçut finalement 34 mémoires sur ce sujet et couronné celui de Barbet en 1759. La même année, Moublet avait publié son grand travail dans le journal de Vandermonde. Lalouette avait donné son procédé en 1748. Quant à Ravaton, il aurait appliqué sa méthode sur le vivant dès 1743, s'il avait pu triompher de l'opposition de ses confrères consultants.

Ce fut D. Larrey qui, par un excellent procédé, pratiqua probablement la première désarticulation traumatique : c'était à l'armée du Rhin en 1793. A. Blandin en fit autant à Nieder-Loustadt le 14 fructidor an III. Dans les années suivantes, d'autres opérateurs civils et militaires, français et étrangers, notamment Baffos à l'hôpital des Enfants de Paris en 1812, exécutèrent la même opération. Les revers restaient en proportion effrayante; cependant, un désarticulé vivant et marchant cessait d'être une rareté.

Lüning nous apprit en 1877, *Ueber die Blutung bei der Exarticulation der Oberschenkels und deren Vermeidung*, Zurich : qu'il ne mourait plus que les deux tiers des opérés, mais aussi que cette amélioration ne tenait pas aux cas traumatiques opérés avant la fièvre, dont la mortalité restait considérable à cause sans doute de la multiplicité des blessures et des hémorragies préopératoires. Une meilleure technique opératoire, l'antisepsie, l'asepsie, le sérum, ont désassombri ce tableau et abaissé la mortalité à moins de 30 pour 100 (Coronat, *th.* Paris, 1896).

La perte de sang a tué et tuerait encore rapidement un grand nombre d'opérés. Telle est la raison impérieuse qui m'a obligé à rechercher et à adopter un procédé hémostatique.

Moignon. — Les mutilés guéris marchent sur l'ischion; c'est dire que la cicatrice doit en être éloignée et qu'il faut garder, pour couvrir largement cette éminence, une partie suffisante des téguments de la partie interne de la racine du membre.

Qu'on n'oublie pas que ces téguments, comme ceux de la partie antérieure voisine, sont excessivement rétractiles.

Par son voisinage de l'ischion, le tronçon du nerf sciatique a pu gêner la marche : il est bon de le raccourcir, mais il faut se méfier de l'hémorragie de son artère.

Anatomie. — Pour former l'articulation enarthrodiale de la hanche, une tête sphérique supportée par un col oblique est enfoncée dans un cotyle au fond duquel elle est rattachée par le ligament rond interarticulaire, gras et vasculaire, long et assez faible, quoique gros. Une capsule en forme de manchon, insérée d'une part à l'extérieur du bord ou sourcil cotyloïdien, se porte en dehors vers la base du col, dont elle atteint les rugosités pour s'y fixer en avant, en dessus et en dessous, mais pas en arrière. Car la capsule, plus courte en ce dernier sens, s'insère sur une anse ou cravate fibreuse, la zone orbiculaire, qui embrasse la face postérieure du col et n'adhère solidement qu'en dessus et en dessous. De sorte qu'en avant, la capsule vient jusqu'à la ligne intertrochantérienne, tandis qu'en arrière elle s'arrête à un doigt du bord postérieur du trochanter et laisse passage au tendon enroulé de l'obturateur externe qui glisse sur le col en venant s'insérer dans la cavité digitale.

Plusieurs autres *muscles* ont des rapports étroits avec l'articulation qu'ils couvrent en venant s'attacher aux trochanters. Ce sont, en arrière : le pyramidal, l'obturateur interne et les jumeaux, insérés au bord supérieur

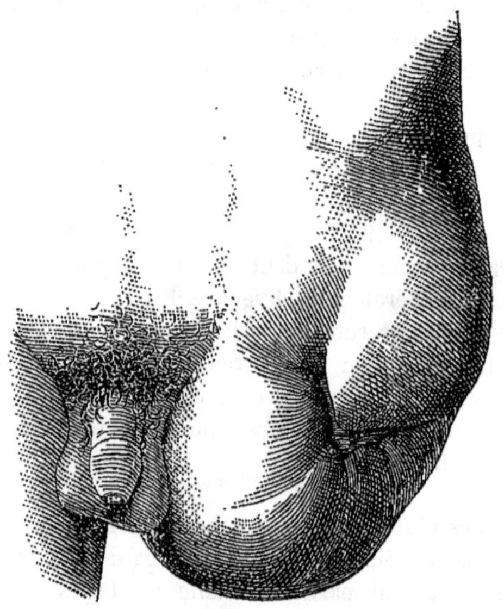

Fig. 540. — Moignon résultant de l'amputation totale du membre inférieur. (Verneuil, méthode ovalaire antérieure, réunion secondaire, pansement phéniqué ouvert.)

du trochanter ; le carré crural et le gr. fessier, insérés au bord postérieur et plus bas ; en dessus : le petit fessier, attaché par un énorme tendon fasciculé devant le gr. trochanter, le moyen fessier dont le tendon plat se fixe à la diagonale de la face externe et principalement à l'angle postéro-supérieur de la même éminence, et le tenseur du fascia lata ; en avant : le psoas-iliaque, étroitement appliqué sur la capsule, jusqu'à son insertion au petit trochanter, le droit antérieur et le couturier ; en dedans et en bas : le pectiné et l'obturateur externe déjà nommé, sans parler des muscles adducteurs ni de ceux qui s'attachent à l'ischion. Le tissu cellulaire qui sépare ces muscles est plus ou moins largement ouvert suivant les procédés employés ; il ne fut que trop souvent ravagé par des fusées purulentes.

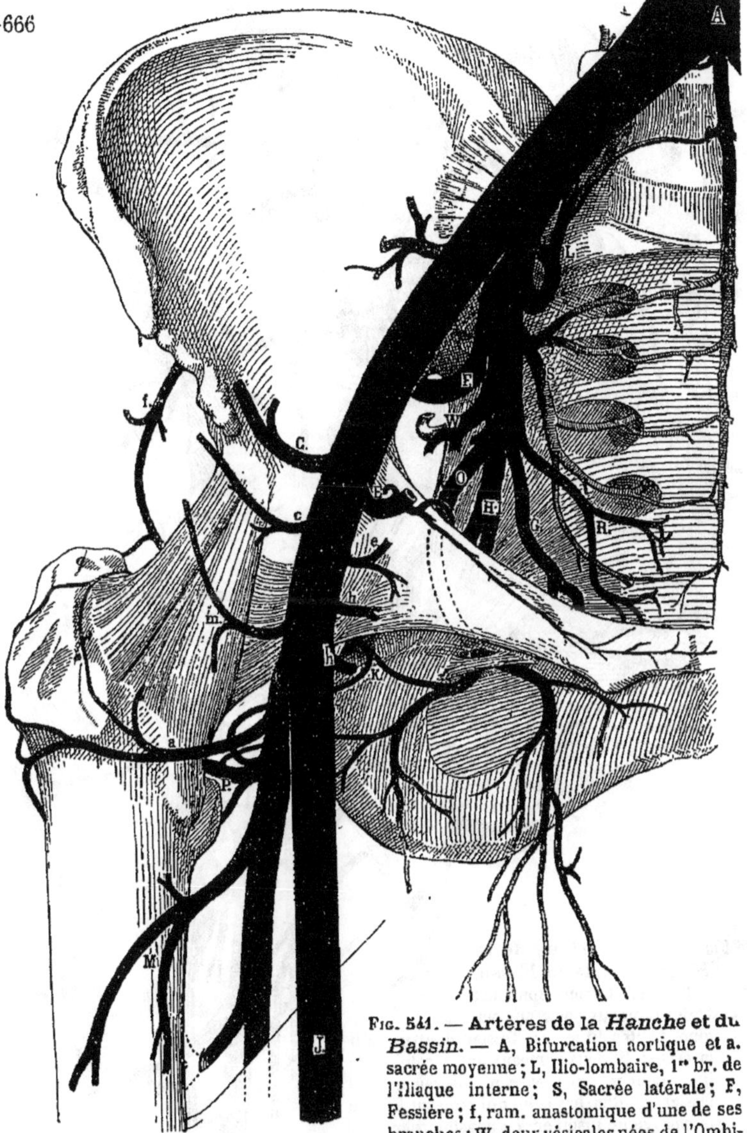

Fig. 541. — **Artères de la *Hanche* et du *Bassin*.** — A, Bifurcation aortique et a. sacrée moyenne ; L, Ilio-lombaire, 1re br. de l'iliaque interne ; S, Sacrée latérale ; F, Fessière ; f, ram. anastomique d'une de ses branches ; W, deux vésicales nées de l'Ombicale ; O, Obturatrice ; H.I, Honteuse et Ischiatique ; G, Génitale (prostato-vésico-vésiculo-déférentielle) ; R, Rectale-hémorroïdale moyenne. — E, Epigastrique et son anastomose sus-pubienne avec l'obturatrice ; e, épigastrique sous-cutanée abd. et rameaux gangl. ; C, Circonflexe iliaque ; c, circonflexe superficielle et ram. gangl. ; h.h, honteuses externes ; m, petite br. musculaire ; a, circonfl. fém. antérieure, ram. capsul. et sus-cervicaux et ram. circonfl. sous-trochantériens ; P, Circonfl. fém. postérieure, départ de ses anastomoses avec la br. externe de l'obturatrice dont l'une va former K, l'a. cotyloïdienne ; M, grande musculaire du triceps née de la fém. profonde qui donne une perforante et disparaît derrière le m. adducteur moyen ; devant ce muscle reste J la fém. superf. principalement destinée à la jambe.

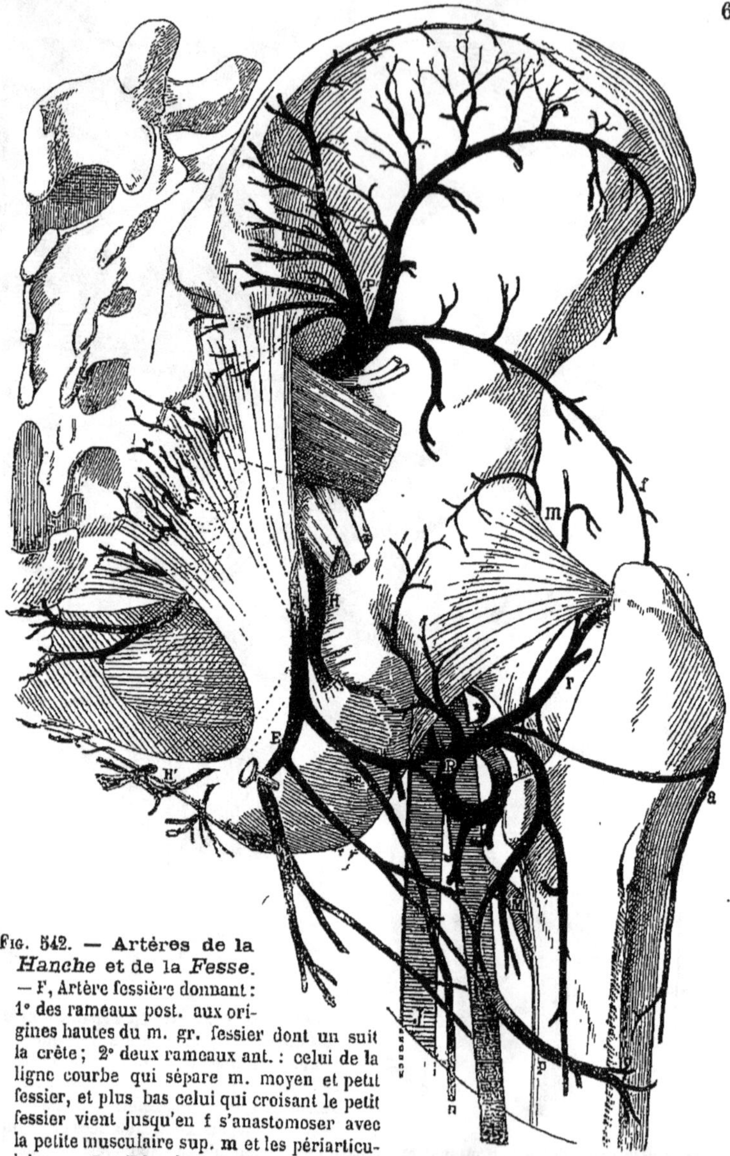

Fig. 542. — **Artères de la** ***Hanche*** **et de la** ***Fesse.*** — F, Artère fessière donnant : 1° des rameaux post. aux origines hautes du m. gr. fessier dont un suit la crête ; 2° deux rameaux ant. : celui de la ligne courbe qui sépare m. moyen et petit fessier, et plus bas celui qui croisant le petit fessier vient jusqu'en f s'anastomoser avec la petite musculaire sup. **m** et les périarticulaires. — I et E les deux br. int. et ext. de l'a. ischiatique : la première I larde de ses rameaux le gr. lig. sacro-sciatique pour atteindre les origines basses du m. gr. fessier, l'un va jusqu'au coccyx ; la seconde E ramenée en dedans par un clou fournit le rameau du nerf **n**, s'anastomose avec P la circonfl. fém. post. et comme celle-ci, distribue ses ram. descendants aux m. ischiatiques et gr. fessier. La Honteuse int. H, que l'on suit H' jusqu'au périnée, donne aussi un ramuscule à l'armature artérielle péricervicale que commande la circonfl. post. P d'où s'élève l'arcade rétro-cervicale **r** ravitaillée par la circonfl. ant. **a**, le rameau fessier *f*, etc. — **M**, gr. musc. du triceps née de fémorale prof. qui plus bas donne la perfor. **p**. — J, la fém. superf. destinée à la jambe.

L'articulation coxo-fémorale est donc profondément située dans l'épaisseur de masses musculaires énormes.

Cela ne serait rien sans les vaisseaux nombreux et volumineux qui semblent en défendre l'approche. J'ai voulu vous représenter les artères (v. fig. 541 et 542 et leurs légendes).

En avant, l'artère fémorale primitive couvre elle-même la partie interne de l'articulation : elle se bifurque à quelques centimètres ou seulement à quelques millimètres au-dessous du ligament de Poupart. Les branches des *artères fémorales primitive*, *superficielle* et *profonde*, s'étendent de chaque côté comme pour rendre l'articulation tout à fait inaccessible par la partie antérieure. Ce sont : 1° en dehors : la *petite musculaire* en haut, la *circonflexe antérieure* plus bas, et plus bas encore la *grande musculaire*; 2° en dedans : les *honteuses externes* et quelques rameaux profonds de la *circonflexe postérieure* qui finalement passe sous le col fémoral, derrière la base duquel elle forme, avec des anastomoses venues de la fessière et de l'ischiatique, une *arcade* que je vous prie de noter.

De cette distribution des branches de la fémorale, il résulte qu'un fil, jeté sur cette artère immédiatement au-dessous de l'arcade crurale, ischémie approximativement toute la partie antérieure de la racine du membre, à une profondeur suffisante pour que l'articulation puisse être découverte sans trop verser de sang.

C'est l'*obturatrice* qui, par sa branche interne ou antérieure, se distribue à la racine des muscles adducteurs; on peut la considérer comme épuisée ou tout au moins réduite en ramuscules insignifiants à 0m,10 au-dessous du périnée.

L'artère *ischiatique* nourrit les muscles profonds situés derrière le col fémoral ainsi que la partie inférieure du grand fessier au-dessous duquel elle n'est plus représentée que par le rameau du nerf sciatique.

La *fessière* enfin n'a de rapports avec l'articulation si ce n'est par le rameau de sa branche profonde, qui descend en avant se distribuer au petit fessier, au voisinage de son insertion trochantérienne.

En résumé, si l'on portait hardiment le couteau en avant, au-dessus et surtout en arrière du gros trochanter, on ouvrirait des artères d'un certain volume appartenant : en avant, à la circonflexe antérieure; au-dessus, à la fessière; en arrière, à l'ischiatique.

Si, au lieu d'encadrer le trochanter aussi largement, on cherche à énucléer cette éminence, après l'avoir abordée à l'aide d'une fente longitudinale externe, on réussit, péniblement il est vrai, à désinsérer tous les muscles sans ouvrir d'autres vaisseaux que ceux qui pénètrent dans l'os.

Une fois encore, que l'on n'oublie pas qu'une *arcade artérielle* rétro-cervicale, avec des veines, contourne le col à la manière du tendon obturateur externe et que, formée principalement par la circonflexe postérieure, elle reçoit des anastomoses : en bas, de l'ischiatique et de la branche postéro-externe de l'obturatrice; en haut, de la fessière.

On le devine, il ne suffit pas de lier l'artère fémorale primitive pour pouvoir attaquer l'articulation en avant sans aucune perte de sang. En effet, pendant la taille des chairs antérieures, un grand nombre de branches de cette artère sont coupées qui ne jettent pas fort, c'est le principal, mais qui peuvent donner chacune un peu de sang, à cause des anastomoses.

Il faut savoir que la veine fémorale primitive, continuation de l'iliaque externe dépourvue ordinairement de valvules suffisantes, saignerait beaucoup par regorgement si l'on osait la couper sans la lier. Les faits cliniques et les expériences cadavériques sont là pour le prouver. Les bouts périphériques des rameaux veineux coupés donnent quelquefois du sang qu'ils reçoivent évidemment des anastomoses des vaisseaux fessiers.

Hémostase. — « Décidément, dans cette amputation, le plus sûr est de commencer par lier l'artère et la veine au niveau du ligament de Poupart. »

Je suis absolument de cet avis, exprimé par la grande majorité des chirurgiens qui se sont occupés de la question. Il faut lier non seulement l'artère, mais aussi la veine fémorale, et ce n'est point encore suffisant pour éviter certaine perte de sang dans la suite de l'opération.

Que se passe-t-il, en effet, après la ligature des deux gros vaisseaux fémoraux primitifs? Je vais le dire *de visu*, car j'ai expérimenté sur le cadavre et pris part à plusieurs désarticulations sur le vivant.

Non seulement la veine, mais encore l'artère reste pleine de sang au-dessous des ligatures, que l'on ait coupé ou non ces vaisseaux entre deux fils. C'est que de nombreuses *voies anastomotiques* unissent l'obturatrice, l'ischiatique et la fessière aux collatérales fémorales sous-jacentes à la ligature (circonflexes, musculaires, etc.).

La ligature préalable des gros troncs, ne fait donc autre chose que parer au plus grand danger. C'est déjà beaucoup. Mais quand tout à l'heure le couteau atteindra forcément les vaisseaux au-dessous de la ligature, le sang coulera, ne formant, il est vrai, que des jets nuls ou très faibles, mais en quantité variable suivant le volume des vaisseaux coupés, la largeur des anastomoses et le temps employé à terminer l'opération. Les voies anastomotiques ne sont pas égales chez tous les sujets, et se développent en certains cas pathologiques.

Les artères qui viennent de l'hypogastrique dans la cuisse suffisent à remplir en peu de temps tout le système vasculaire du membre inférieur. C'est pourquoi la bande d'Esmarch, quand elle est applicable, doit rester en permanence et remonter le plus près possible du champ opératoire. Sans cela, les veines sous-cutanées et profondes saignent lorsqu'on sectionne les téguments d'abord, les muscles ensuite. Jeter des fils ou des pinces sur des bouts périphériques des veines coupées lorsqu'on n'a pas appliqué la bande élastique, c'est s'opposer à l'écoulement du sang, mais ce n'est pas économiser ce liquide d'une façon notable, puisque ce n'est pas l'empêcher de venir s'accumuler dans le membre qui tout à l'heure sera jeté.

Donc, après avoir lié les gros vaisseaux fémoraux primitifs, il faut encore laisser la bande d'Esmarch à demeure, lier ou pincer les veines sous-cutanées qui donnent du sang, et avancer l'opération le plus possible sans toucher de nouveau les gros vaisseaux, ni même leurs branches malheureusement fort exposées dans le champ où manœuvre le bistouri. Je suis sûr, d'après ce que j'ai lu, qu'un bon compresseur aortique, dans les cas où la souplesse du ventre en permettrait l'application, serait souvent d'une grande utilité pour empêcher l'abord du sang dans l'hypogastrique et, par conséquent, la réplétion du système sanguin de la cuisse.

Après la ligature préalable des vaisseaux fémoraux primitifs, on peut, à la manière de Verneuil, couper les deux adducteurs superficiels pour découvrir la branche antéro-interne de l'artère obturatrice et la lier à son tour. Ce n'est pas difficile, d'autant plus que le mieux est d'embrasser avec une aiguille tout le paquet artério-veineux. On ne supprime ainsi qu'une petite voie anastomotique, car il reste toujours celles des artères de la fesse et de la branche postéro-externe de l'obturatrice.

Ce sont les artères de la fesse qu'il faut ménager à tout prix. Par leur multiplicité, elles sont autrement redoutables que la fémorale elle-même, quand elles ont été imprudemment et prématurément coupées en plusieurs points. Avec les anciens procédés rapides, sans ligature préalable, c'était sur elles que le chirurgien, aidé de plusieurs mains nues ou armées de tampons, d'éponges et de pinces, devait se précipiter d'abord avant de songer à l'artère fémorale, confiée à un aide éprouvé.

Désarticulation. — L'articulation coxo-fémorale, quand elle est exposée à nu, n'est pas difficile à ouvrir, surtout en avant et en dedans, pendant la rotation en dehors ; ni même en arrière, pendant la rotation en dedans. Il suffit de donner sur la tête un coup de couteau perpendiculaire au col, parallèle et adjacent au sourcil cotyloïdien, pour que la tête se luxe sous les efforts de l'aide qui fait la rotation en dehors, et présente l'insertion du ligament rond qu'il devient facile de trancher d'un coup de pointe.

Si, pour ouvrir l'articulation, on fend simplement la capsule en avant, suivant sa longueur, et si l'on détruit avec soin les adhérences de chacune des lèvres de la fente à la base du grand trochanter, on peut, après avoir saisi le col avec un davier, tirer la tête de sa boîte comme une molaire, il suffit d'une traction moyenne de 13 kil. On y réussit très bien, à l'imitation de Foullioy, en soulevant, avec le manche d'un scalpel ou la pointe du couteau, la lèvre supérieure de la plaie capsulaire pour entr'ouvrir la porte à l'air qui doit pénétrer dans le cotyle et le fait avec bruit. L'emploi de mon grand davier est précieux dans les cas de fracture cervicale ou sous-trochantérienne qui rend impossible la luxation par rotation, puisque le levier fémoral n'existe plus. S. Cooper dit avoir vu un des premiers anatomistes de Londres, assisté d'un aide vigoureux, rester une demi-heure pour luxer la tête, quoique le fémur fût entier!

L'*exploration* destinée à déterminer la place de l'articulation n'est pas difficile. On reconnaît les attaches osseuses de l'arcade crurale, et l'on trace sur la peau le trajet de l'artère dont on sent les battements immédiatement en dedans du milieu de l'arcade. La tête fémorale est dans l'angle obtus ouvert en dehors que forment le pli de l'aine et les vaisseaux.

Quant au grand trochanter, il faut le saisir, le pincer d'avant en arrière entre le pouce et les doigts, puis remonter jusqu'au-dessus pour en sentir les limites. Si, pendant cette exploration, il est possible d'imprimer au fémur des mouvements de rotation alternatifs, on atteint bien vite son but. Lorsque la région est déformée, on agit sagement en étudiant le côté resté normal, pour y prendre des mesures et les reporter du côté malade.

Pour certains procédés, il faut avoir senti le bord interne du moyen adducteur. C'est un gros cordon que l'abduction de la cuisse rend tangible, sinon visible, et qui forme une espèce d'arête mousse entre la face antérieure et la face interne du membre.

Nous avons dit plus haut que l'articulation n'était pas difficile à détruire quand elle était découverte, exposée, accessible. Mais est-elle rendue également accessible, quel que soit le point d'attaque, quel que soit le procédé de taille des parties molles? Il s'en faut de beaucoup. La levée d'un lambeau antérieur ou antéro-interne donne une facilité extrême. De même, l'incision ovalaire ou raquette antérieure permet de séparer les os très commodément. Au contraire, l'ovalaire ou raquette externe rend la désarticulation laborieuse et pénible si, pour épargner les vaisseaux, on serre de près les surfaces osseuses. Je ne parle que des procédés les plus recommandés à l'heure actuelle.

Sur les procédés rapides. — Ce qui a fait le succès du lambeau antérieur dans les amphithéâtres, c'est que la transfixion en est brillante, rapide et suivie d'un résultat qui flatte l'œil : le lambeau retombé, vrai cache-misère, dissimule entièrement la vaste plaie, mais il n'en comble pas les anfractuosités.

Pour recommander la rapidité, il faut pouvoir assurer que la sécurité y sera jointe : *citissime si tuto.* Mais en ce temps d'anesthésies, puisqu'on ne peut gagner que des secondes, tout au plus des minutes, *sat cito, si sat bene.* A quoi bon lutter de vitesse avec les charcutiers suisses dont parle Mayor? Leurs victimes, les quatre membres bas, criaient encore!

Syme assisté de Liston qui comprimait l'artère, à Édimbourg, en 1825, avait opéré vite, en 10 secondes peut-être, comme il l'avait vu faire à Lisfranc. Il s'attendait à une vascularisation extraordinaire, il avait l'habitude du sang, l'artère fémorale venait d'être liée; cependant il faillit perdre la tête, croyant à première vue qu'il ne pourrait jamais arrêter les forts et nombreux jets de sang artériel qui se croisaient dans tous les sens. Syme en fut quitte pour la peur; mais que d'opérés sont morts de procédés imprudents et dont on n'a pas confié l'histoire au papier!

A côté de ce tableau un peu chargé (il en est de plus sombres encore), en voici un autre bien différent : « Pendant que le membre tombait à terre le lambeau tombait sur la plaie, tellement mes aides (Velpeau et Guersant) furent prompts et habiles pour lier l'artère fémorale. L'opéré ne perdit pas deux cuillerées de sang. » (Vidal, V. 961.) Une observation pareille, si elle n'est pas une gasconnade, est un encouragement dangereux. En général, quand on taille en plein drap, il faut lier 15, 20, 25 artères et artérioles. Vidal faisait, sur un adulte, un étudiant blessé d'une balle, une opération très retardée ; les artères avaient sans doute perdu leur perméabilité, car l'opérateur a divisé certainement de grosses branches de la fémorale profonde, sinon le tronc lui-même, et des rameaux de l'obturatrice, de l'ischiatique et de la fessière. Croyez que les exceptions à la règle relative à la multiplicité des voies hémorragiques sont rares.

Raquette antérieure.

Les deux principaux avantages de ce procédé sont : 1° de parer tout de suite au plus grand danger par la ligature des deux gros vaisseaux fémoraux primitifs ; 2° de conduire directement et facilement sur l'articulation, quel que soit l'état du fémur, brisé ou non, tuméfié ou non.

En outre, l'écoulement des liquides est parfaitement assuré.

Le pansement antiseptique ouvert est possible ; la réunion l'est également avec un drainage facile.

Si l'on veut aplanir le cotyle, son pourtour est largement accessible.

L'ischion est bien enveloppé : les chairs se rapprochent d'un côté à l'autre et la cicatrice se porte en avant.

L'exécution est aussi rapide que celle de n'importe quel autre procédé hémostatique. Elle n'exige pas qu'on soit prestidigitateur. Il suffit que l'opérateur ait quelques connaissances anatomiques. Les premiers venus peuvent lui servir d'aides. Aucun obstacle n'existe donc à ce que l'opération soit faite *hic et nunc* dans les cas traumatiques pressés.

Malheureusement pour sa vulgarisation, ce procédé n'est qu'excellent ; son résultat immédiat n'est pas beau. La plaie reste béante et choque les yeux..., tandis qu'avec un rideau quelconque de peau et de muscles le malade est à peine opéré qu'il semble déjà guéri !

La filiation du procédé qui va être décrit me paraît devoir être établie de la manière suivante.

Dominique Larrey, dans sa clinique en 1829, dit qu'après avoir lié les vaisseaux à l'aide d'une incision longitudinale, il faut diviser la peau tout autour du membre. Il figure sur la face antérieure de la cuisse une véritable raquette. J'ignore s'il opéra jamais ainsi, mais peu importe, car, par le procédé qu'il décrit dans ses *Mémoires* (II, 1812), comme ayant été employé dès 1793, il arrivait au même résultat. La ligature faite au-dessus des vaisseaux fémoraux profonds, il plongeait le couteau dans la partie inférieure de la plaie, taillait de l'intérieur vers l'extérieur (comme pour l'épaule) ce qu'il appelle le lambeau interne, à la surface duquel il faisait immédiatement lier les vaisseaux secondaires. Il désarticulait ensuite et, après avoir écarté la cuisse en dehors, découpait le lambeau externe en sortant. Quelquefois, il entaillait les chairs pour former les lambeaux.

A. Cooper, janvier 1824, traça une raquette, après avoir lié et relié l'artère. Ses incisions furent faites beaucoup trop haut, la queue de la raquette trop courte, si toutefois elle a existé. Bien amélioré est le procédé décrit dans *Principles and practice of Surgery*, III, p. 488, 1836.

En 1856, à Marbourg, Roser dont je me suis inspiré, employa la méthode ovalaire antérieure exécutée avec un long bistouri. Voici les expressions de sa *Chirurgie anatomique* (trad. fr., 1878, p. 765) : « Naturellement, on choisira la méthode selon les particularités du cas donné ; en général, cependant, on donnera la préférence à la *méthode ovalaire antérieure* qui consiste à faire d'abord la ligature de l'artère fémorale au-dessous du ligament de Poupart, avant la naissance de la fémorale profonde, et à ajouter à la section cutanée qui a servi à mettre l'artère à nu une section ovalaire autour de la cuisse. Si l'on prend la précaution, en opérant de cette manière, de ne diviser la capsule articulaire qu'à son insertion inférieure au col du fémur, et de ne couper les muscles rotateurs qu'immédiatement sur l'os, on n'atteindra les vaisseaux plus petits, l'obturatrice, l'ischiatique, etc., qu'à leurs dernières ramifications ; on aura donc une hémorrhagie en somme assez minime et une plaie musculaire et cutanée relativement peu étendue. »

Fr. Kœnig (*Lehrbuch der speciellen Chirurgie*, 1re édition, II, 857) se félicite d'avoir opéré lui-même par la méthode ovalaire antérieure. Pitha l'aurait fait également, etc.

Enfin, le professeur Verneuil a exposé et défendu ce procédé devant l'Académie (*Bull.*, 1877, p. 1152) en y ajoutant des soins particuliers pour lier les artères de second ordre avant de les couper, fidèle à sa méthode d'*extirper les membres comme des tumeurs*.

J'ai entretenu la Société de chirurgie de cette question en 1878 : la *raquette antérieure* un peu améliorée par moi n'a rencontré aucune opposition. Depuis, Chalot (*Chir. et Méd. opératoire*) a écrit que mon procédé semblait être le plus en faveur.

Opération. — Je suppose, bien entendu, que la lésion vous laisse maître de choisir votre procédé. — Muni de tout ce qu'il faut pour lier les artères, vous aurez aussi nombre de pinces hémostatiques et mon davier articulé au trou de béance large.

Si elle est faite, l'expression du membre le sera jusqu'à mi-cuisse par la bande en caoutchouc qui restera à demeure sans lien constricteur. Le compresseur aortique, si vous en avez un, est en place, prêt à agir en cas de nécessité.

Vous disposez des aides que le temps vous a permis de trouver.

Le malade est endormi, couché sur le dos, le siège au bout du lit, la jambe saine repliée et tenue écartée; la jambe malade étendue dans les mains d'un aide ou provisoirement sur une petite table portative.

Vous vous tenez en dehors du membre et cherchez le grand trochanter, le milieu de l'arcade crurale et les battements de l'artère.

1° *Ligatures des vaisseaux.* — Incisez, à partir du milieu du pli de l'aine (**a**), dans une direction intermédiaire à celles du col fémoral et des vaisseaux, c'est-à-dire en bas et un peu en dehors (**b**). Après un trajet rectiligne de quatre doigts au moins, recourbez l'incision en dedans, jusqu'au bord interne du moyen adducteur, à six doigts, 0m,10, au-dessous du pli génito-crural

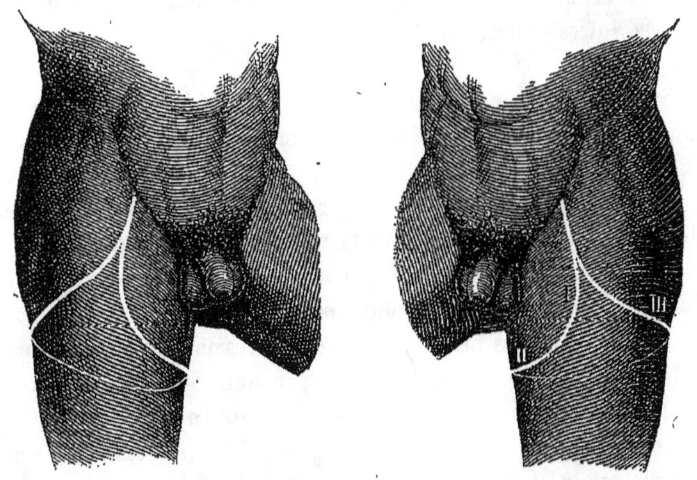

Fig. 543 et 544. — Désarticulation de la hanche. Tracé de la raquette antérieure

(incision I, fig. 544). — Mobilisez la lèvre interne de cette plaie, afin qu'elle perde sa convexité et découvre bientôt la ligne des vaisseaux. — Aidé par des écarteurs (**c**), fendez longuement la gaine vasculaire cribriforme devant l'artère, sur la sonde introduite immédiatement au-dessous de l'arcade crurale, de haut en bas.

Liez l'artère d'abord, puis la veine, attentivement, au-dessus de leur bifurcation (**d**).

2° *Incision tégumentaire autour de la cuisse.* — Complétez maintenant la division des téguments. Passez donc le bistouri sous le membre pour reprendre l'incision sur le bord de l'adducteur moyen, croisez la face interne de la cuisse perpendiculairement (fig. 544, II), jusque derrière d'où vous remonterez obliquement en dehors (fig. 544, III) pour passer en terminant devant le fémur, à trois doigts au-dessous du sommet du trochanter. Vous pouvez regagner ainsi le premier coup de bistouri, à quelques doigts du pli de l'aine; mais pour y arriver avec facilité faites plutôt une reprise devant la cuisse de haut en bas et de dedans en dehors. — Vous devez avoir incisé les téguments, peau et graisse, dans toute leur épaisseur; sinon faites-le, afin que la lèvre supérieure soit déjà notablement rétractée. Commandez de poser lestement, pour y rester jusqu'à la fin de l'opération, des pinces hémostatiques sur toutes les veines qui saignent.

3° *Dénudation du fémur.* — Vous allez à présent entailler le lambeau externe, par sections successives, à ras de la lèvre externe et supérieure de la plaie (fig. 545). Donc, pincez le couturier du bout des doigts gauches et coupez-le; plus en dehors, pincez et divisez de même le tenseur du fascia lata et cette aponévrose elle-même à mesure que le doigt gauche la soulève de plus en plus en dehors; allez ainsi jusqu'à entamer notablement et mieux encore jusqu'à détruire les insertions du grand fessier derrière le fémur. Cela facilite beaucoup la suite de l'opération. — Revenez en avant soulever et couper le muscle droit antérieur (**e**).

Le psoas étant devenu visible (fig. 545, 2), il s'agit de le séparer des vaisseaux et du fémur pour l'attirer dans le lambeau externe.

Placez donc un ou deux larges écarteurs qui attirent les vaisseaux en dedans et les protègent, et commandez la rotation externe de la cuisse afin de pouvoir fendre la gaine du psoas le long de son bord interne, sur le nerf qui sera divisé avec le muscle. — Ajoutez ensuite un peu de flexion à la rotation externe, pour que l'index gauche puisse accrocher le psoas et l'attirer en dehors, pendant que le tranchant va le désinsérer ou le diviser sans danger, devant la base du col fémoral. Rejetez ainsi tout le muscle psoas dans le lambeau externe, de manière à largement découvrir et la capsule et l'insertion prétrochantérienne du petit fessier.

Suivant la direction du col, *fendez la capsule* d'un bout à l'autre, sur le milieu de sa face antérieure. Grâce à la flexion légère qui n'est que l'extension incomplète, accrochez la lèvre cap-

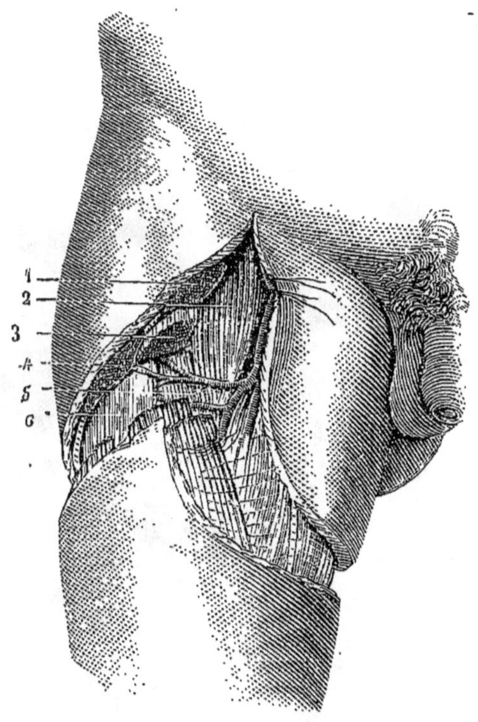

Fig. 545. — Désarticulation de la hanche, raquette antérieure. Deux ligatures ont été posées, l'une sur l'artère, l'autre sur la veine fémorale primitive. Le couturier (1), le tenseur (4) et le fascia lata, le droit antérieur (3) ont été coupés et se sont rétractés, découvrant le psoas (2), les vastes interne (5) et externe (6). — Ici, l'artère circonflexe antérieure croise haut le psoas; on la couperait entre deux pinces.

sulaire externe du bout du doigt ou du crochet de l'écarteur et détruisez complètement ses attaches fémorales (fig. 546). Sans désemparer, accrochez à son tour le tendon du petit fessier (5) et désinsérez-le au plus près. Continuant à raser le trochanter en dehors, grâce à un peu de *rotation interne*, détachez de même le tendon du moyen fessier de la ligne oblique. Aussitôt après, manœuvrant toujours dans la même attidude, et de la même manière, coupez les tendons qui se fixent au bord trochantérien supérieur jusque derrière (f).

En opérant ainsi, aucun vaisseau notable n'a pu être rencontré et la partie lente et pénible de l'opération est terminée. Le reste ne va pas, ne doit pas durer longtemps.

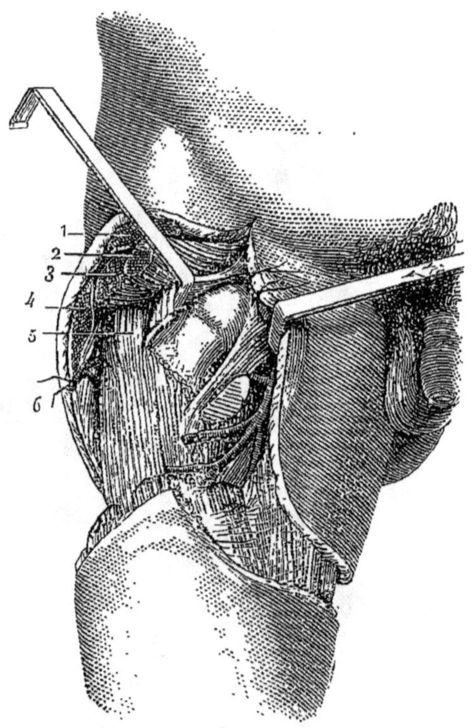

Fig. 546. — Désarticulation de la hanche, raquette antérieure. La capsule a été fendue et sa lèvre externe, soulevée par un crochet, désinsérée. Un autre crochet attire en dedans et protège les vaisseaux. L'attaque du tendon petit fessier (5) va avoir lieu, etc. L'artère circonflexe antérieure (6) étant haut située, a dû être coupée entre deux ligatures pour permettre sans danger la section du tendon du psoas. — 1. Coupe du couturier; 4, du tenseur du fascia lata; 3, du droit antérieur; 2, du psoas.

Conservant encore la flexion légère, ordonnez un peu de *rotation externe* et désinsérez la lèvre interne de la capsule en serrant le fémur de près. C'est l'affaire d'un instant et bien facile avec la collaboration de l'aide rotateur.

4° *Désarticulation.* — Abandonnez maintenant la cuisse à son propre poids dans l'extension et la rotation en dehors. La plaie étant béante grâce aux crochets de vos aides, transformez en T l'extrémité supérieure de la fente capsulaire, le fémur se luxera, surtout si vous faites forcer l'extension et la rotation externe (g).

Du fait de cette rotation, le ligament rond se présente; un coup de pointe, tombant à pic dessus, le divise.

La cuisse pend verticale; l'aide la soulève pour *faire surgir* le fémur que, de la main gauche, vous saisissez par la tête. Rasez attentivement, mais vivement, la face postérieure du col; coupez le tendon de l'obturateur externe dans le fond de la cavité digitale et continuez à dépouiller l'os de haut en bas jusqu'au niveau de l'incision sous-fessière. Si vous n'avez pas quitté le grand couteau (je vous le conseille sur le cadavre pour vous y habituer), sortez alors prestement, mais en surveillant la peau de la fesse, à travers toutes les parties molles jusqu'ici épargnées et qu'un assistant à mains aseptiques, enveloppées ou gantées, a saisies au-dessus de la lame.

Un assez grand nombre d'artérioles peuvent jeter du sang : ce sont, en particulier, des branches ischiatiques voisines du nerf sciatique; d'autres saignent en bavant : telles, malgré la ligature sus-jacente, la fémorale elle-même et ses branches alimentées par les voies anastomotiques. Vos aides, avant la fin de l'opération, ont couru au plus pressé, et vous jetez des pinces lestement sur tout ce qui saigne. Vous poserez ensuite des fils en nombre suffisant pour réaliser une hémostase parfaite.

Il est généralement nécessaire de parer le moignon en réséquant quelques bribes musculaires ou tendineuses qui, du côté de la fesse, peuvent dépasser la peau. On pourrait au besoin enlever aux ciseaux la capsule fibreuse, mais il faudrait être bien attentif pour ne pas ouvrir la porte à de nouvelles hémorrhagies.

Quant au nerf sciatique, il convient d'en réséquer un long bout, après l'avoir bien isolé et exploré pour lier au préalable les vaisseaux qui le pénètrent. Malgré toutes ces précautions, il peut arriver que le nerf coupé saigne. Beaucoup mieux vaut alors en fendre le bout pour y trouver le vaisseau central et le lier, que d'étreindre le nerf dans une ligature.

La plaie a pu être laissée béante et couverte d'un pansement antiseptique. On peut suturer la queue de la raquette seulement devant les vaisseaux fémoraux, ou bien réunir toute la plaie suivant une ligne à peu près antéro-postérieure, en ayant soin de garder une large ouverture déclive et de drainer absolument bien l'intérieur du moignon. J'ai vu guérir lentement un moignon laissé béant et beaucoup plus vite un autre tenu relativement fermé.

Pour rapprocher et accoler les lèvres minces et élastiques de la queue de la raquette, pourtant sans perte de substance, il faut placer un grand nombre de points de suture à cause de la rétractilité extrême de la peau de cette région. Je pense qu'il serait bon d'agir à distance à l'aide de bandelettes agglutinatives ou autrement, pour aider ces sutures à réaliser la permanence du contact parfait, superficiel et profond, des lèvres de la plaie antérieure.

Notes. — (a) Il est inutile d'écouter A. Cooper et de commencer l'incision à deux pouces au-dessus du ligament de Poupart : il suffit de partir du pli de l'aine. C'est assez pour lier les vaisseaux commodément : cette tête de l'incision remonte encore bien trop haut sur le ventre, quand la peau a été coupée tout autour du membre.

(b) Je conseille cette obliquité qui m'a paru commode et rationnelle pour conserver une largeur notable au lambeau interne très rétractile, et pour atteindre facilement le double but : les vaisseaux d'abord, le col du fémur et le grand trochanter ensuite.

(c) Il est bon de faire tirer en haut le commencement de l'incision, pour bien découvrir l'arcade. Le meilleur écarteur pour cela serait un élévateur de la paupière supérieure.

(d) A ce moment, vous pourriez imiter A. Verneuil et couper les vaisseaux, après avoir placé deux secondes ligatures, à distance et au-dessous des premières, mais encore au-dessus de la bifurcation.

(e) Vous avez pu rencontrer l'artère petite musculaire *m*, fig. 541, assez grosse pour vous engager à la pincer. — Maintenant le lambeau externe est suffisamment rétracté pour que l'on aperçoive le psoas, le bord antérieur du trochanter où s'attache le petit fessier, et plus bas, croisant le fémur, les vaisseaux circonflexes antérieurs. On doit couper ceux-ci entre deux ligatures ou entre deux pinces, s'ils sont assez haut placés pour embarrasser le champ opératoire, c'est-à-dire pour masquer le psoas.

(f) Il est un peu plus facile d'opérer cet isolement du grand trochanter sur la cuisse droite que sur la cuisse gauche. Un concurrent qui aurait le choix devrait opérer sur le côté droit. On peut se servir avantageusement d'un petit bistouri à résection, véritable détache-tendon. De forts ciseaux seraient aussi d'un bon emploi.

(g) En cas de fracture, n'oubliez pas d'employer le davier. Vous saisiriez le fémur par le col et sans même inciser en T, vous feriez, en tirant brusquement, sauter la tête fémorale hors du cotyle.

On s'épargne les difficultés de la désarticulation quand on juge bon de décapiter le fémur pour laisser la tête en place dans le dessein de parer à la lenteur quelquefois excessive du remplissage du cotyle.

Raquette externe.

C'est le procédé que Ravaton se proposait d'appliquer en 1743 : fendre en long la face externe de la cuisse, saisir le fragment supérieur du fémur qui était brisé, l'énucléer en décollant le périoste et la capsule, puis terminer par une section circulaire (fig. 569, p. 694).

Veitch, Lacauchie, Esmarch, Volkmann, Pollosson, etc., ont fait ou recommandé quelque chose d'analogue en commençant par une amputation circulaire pour fendre ensuite en dehors, jusqu'au-dessus du trochanter, et extirper l'extrémité de l'os au bistouri ou au grattoir (fig. 570, 694).

Suivant Kocher, l'on peut faire de même à l'envers : d'abord, par une incision de résection, décapsuler et libérer la tête et le col, décharner les trochanters et le haut du fémur; ensuite, ayant placé un tube élastique d'Esmarch en spica de l'aine, couper circulairement les chairs de la cuisse, lier les vaisseaux et, soulevant le périoste de bas en haut, rejoindre bientôt le décollement périosseux préalable; enfin extirper le fémur après l'avoir scié ou sans le scier.

Foullioy de Brest, en 1841, après avoir lié l'artère fémorale au pli de l'aine, dessine une magnifique raquette à queue trochantérienne (fig. 566, p. 693). Malgaigne dit avoir appliqué ce procédé.

Au lieu d'une raquette externe, beaucoup d'opérateurs, Kerr (fig. 563, p. 692), Guthrie (fig. 564, p. 693), Langenbeck, Cornuau, Scoutetten, Velpeau, Günther (fig. 565, p. 693), se sont contentés d'une incision ovalaire ou elliptique dont le sommet se trouvait dans l'intervalle du grand trochanter et de l'épine iliaque antéro-supérieure.

De ce point, deux incisions descendaient obliquement en bas et en dedans, l'une devant, l'autre derrière, pour se joindre à la face interne du membre, à une distance variable au-dessous du pli génito-crural. La cicatrice d'abord en fente oblique transversale, remonte ensuite en avant.

Le grand avantage attribué à la méthode ovalaire externe, c'est de permettre, sans rencontrer de vaisseaux importants, d'atteindre l'articulation et, pendant une adduction forcée de la cuisse, de passer le couteau d'arrière en avant et de dehors en dedans par-dessus la tête fémorale, avant d'avoir coupé les gros vaisseaux, qu'il est possible alors de faire saisir par un aide, au moment où l'opérateur va entamer, de l'intérieur vers l'extérieur, les chairs de la partie antéro-interne. C'est, en un mot, de traiter la hanche comme on traitait l'épaule dans l'ancien procédé en raquette ordinaire.

Mais la hanche n'est pas l'épaule : le long col fémoral enfonce la tête à une grande profondeur, et les artères de la fesse sont là dans le voisinage, dangereuses et nombreuses.

Veut-on raser les os de très près, fournir une plaie juxta-périostée, la besogne est pénible et longue; F. Guyon qui l'a faite, nous l'a dit.

Ose-t-on circonscrire le grand trochanter à distance et hardiment, on divise d'emblée, en avant, en dessus et en arrière, des rameaux importants de la fémorale, de la fessière et de l'ischiatique.

Dans les deux cas, la désarticulation proprement dite est difficile; Dominique Larrey l'avait bien vu.

Plusieurs chirurgiens de notre temps, revenant à Ravaton, semblent préférer l'*amputation préalable* sous-trochantérienne, suivie d'hémostase définitive, et complétée, à l'aide d'une fente externe, par l'extirpation juxta-périostée et intracapsulaire de l'extrémité supérieure du fémur. Vous saurez le bien faire après avoir étudié la *résection* de la hanche.

Pour exécuter la désarticulation de la cuisse par l'*incision ovalaire externe*, il faut tenir le malade couché sur le côté sain; cela interdit et la compression de l'artère fémorale et celle de l'aorte. Il faut donc une main d'aide absolument sûre et pure pour plonger dans la plaie et comprimer les vaisseaux fémoraux avant leur section réservée pour la fin.

Il est vrai qu'avec deux longues et fortes aiguilles rigides fichées en avant et en arrière (Newman, *Glasgow*, 1876), sous les vaisseaux fémoraux et fessiers inférieurs, et deux anneaux élastiques jetés par-dessus, l'on peut réaliser approximativement l'hémostase provisoire par acupressure.

Opération. — Le malade est couché sur le côté sain; la cuisse saine fortement fléchie ou tout à fait étendue. Dans ce dernier cas, un assistant la soutient par l'intermédiaire de la jambe fléchie à angle droit pour faire place au chirurgien qui se place de préférence en face du malade. La cuisse malade allongée repose dans les mains d'un aide qui devra exécuter les mouvements commandés.

A. Procédé rapide (a). — Armé d'une lame de 20 centimètres, faites deux entailles de 15, profondes jusqu'à l'os, qui commencent à deux doigts au-dessus du grand trochanter, descendent obliquement en dedans, l'une en arrière, l'autre en avant, et enserrent cette éminence ainsi chevronnée, dans l'ouverture d'un V renversé Λ.

Commandez à un aide d'exécuter la rotation interne avec adduction et flexion légère, à un autre d'attirer en arrière toute l'épaisseur de la lèvre postérieure de la plaie; et allez vite, votre doigt gauche éclairant la marche du couteau, chercher l'articulation et l'ouvrir : (côté gauche) en dessus, en arrière et en dessous; (côté droit) en dessous, en arrière et en dessus. — Aussitôt la luxation en arrière produite par rotation interne, divisez le ligament rond, franchissez la tête fémorale et engagez le plein du tranchant avec précaution, pendant que la cuisse pend dans l'adduction et la rotation interne forcées. — Avant d'aller plus loin, dites à votre aide de confiance de plonger profondément ses doigts purs ou garnis dans la plaie, en laissant le pouce dehors ou inversement, et de saisir les vaisseaux fémoraux.

Quand il sera sûr de lui et vous aura dit « allez ! », terminez l'opération en divisant toutes les parties molles internes jusqu'ici épargnées, à quelques travers de doigt du pli génito-crural.

B. Procédé lent (b). — Commencez par inciser les téguments en forme d'ovale ou de raquette; disséquez un peu la lèvre supérieure tout autour. Pincez ou liez lestement tout ce qui saigne maintenant et tout ce qui, chemin faisant, pourra saigner notablement. — A partir de deux doigts au-dessus du trochanter, incisez en long l'aponévrose fascia lata; puis débridez-la obliquement : en avant, en incisant son muscle; en arrière, en divisant les trousseaux tendineux du grand fessier.

Désinsérez l'énorme tendon du petit fessier en glissant le bistouri de haut en bas entre ce tendon et le bord antérieur du trochanter. Coupez ensuite la lame tendineuse qui fixe le moyen fessier à la ligne oblique trochantérienne; puis enfin les insertions qui se font au bord supérieur de l'éminence. Alors, la plaie prend une certaine béance, surtout à l'aide d'écarteurs puissants. Coupez le tendon obturateur externe dans la cavité digitale.

Pendant que la cuisse est dans la rotation interne et après avoir désinséré, s'il l'a fallu, le muscle carré du bord trochantérien postérieur, enfoncez le court bistouri jusqu'au sourcil cotyloïdien pour fendre, en tirant, la partie postérieure de la capsule et, si cela n'est fait déjà, diviser en travers le tendon obturateur externe. Aussitôt, posez une pince à demeure sur chacune des lèvres de la plaie, car vous venez de diviser l'arcade vasculaire rétro-cervicale.

Cela fait, désarticulez après avoir débridé, transformé en T, la fente capsulaire près du sourcil cotyloïdien. Saisissez de la main gauche la tête fémorale amenée au dehors par la rotation interne forcée; demandez que l'on vous aide à la faire surgir et continuez l'espèce de résection sous-capsulo-juxtapériostée, jusqu'à ce que vous ayez dépassé le petit trochanter.

A ce moment, vous commandez à un aide sûr de plonger les doigts dans la plaie pour s'assurer de l'artère fémorale; vous engagez une grande lame et vous terminez l'opération par une section rapide des chairs jusqu'alors épargnées.

Notes. — (a) Je dis procedé rapide et procédé lent, ne considérant que l'action du tranchant. Mais les procédés rapides, à ce point de vue, deviennent souvent les plus longs à cause de l'hémostase consécutive dont la durée fait partie du temps consacré à une opération.

(b) Dans l'exécution de ce procédé lent, la main gauche jouant un grand rôle pour attirer et soulever les tendons, etc., qu'il s'agit de couper, l'opérateur fera bien de se mettre, pour la cuisse gauche, en face du malade couché sur l'autre côté, et derrière pour la cuisse droite. Dans ce dernier cas, le membre sain doit être fléchi et replié.

Lambeau antérieur.

On a dit longtemps que Lalouette décrivit, 1748, un procédé à lambeau interne. Cela n'est pas tout à fait juste. Il conseillait d'inciser en arrière, du dessus du trochanter à l'ischion, d'entrer dans l'articulation, de franchir la tête fémorale et de découper en sortant un grand lambeau antéro-interne. Le premier procédé de Lenoir, en 1831, n'était pas autre chose et, à dire vrai, tous les lambeaux antérieurs sont ainsi un peu rejetés en dedans (fig. 559, p. 691).

En 1805, Plantade (fig. 553, p. 690) recommandait de découper à la Ravaton un lambeau antérieur carré, d'attaquer l'articulation d'avant en arrière et de sortir au-dessous de la fesse.

Béclard apprit à tailler par transfixion le lambeau antérieur de son procédé à deux lambeaux (fig. 556, p. 691). A son imitation, Baudens usait de la ponction dès 1826, dit-il, pour lever un grand lambeau unique antérieur dont il indique les limites avec précision (fig. 557, p. 691). Vers la même époque, Manec (fig. 558, p. 691) et Lenoir enseignaient le même procédé, exécuté sensiblement de la même manière.

J. Roux, au dire de Malgaigne, commençait par inciser et disséquer le contour du lambeau antérieur ; il ponctionnait les muscles ensuite, liait les vaisseaux, désarticulait ; mais, avant de découper les chairs postérieures, il en incisait et disséquait un peu les téguments. Plusieurs avaient déjà recommandé d'inciser la peau et même les muscles du pli fessier, de dehors en dedans, pour plus de régularité.

Enfin, Sanson et Bégin, comme Ashmead, disséquaient tout à fait un lambeau antérieur cutané arrondi pour découvrir et lier l'artère (fig. 554 et 555, p. 690).

Nous trouvons dans ce bref historique tous les éléments des deux manières, actuellement en usage, de tailler un lambeau inguinal antérieur, à savoir : la manière rapide, la ponction ; la manière lente, l'entaille, c'est-à-dire la dissection plus ou moins méthodique de dehors en dedans, qui permet de découvrir les vaisseaux et de les lier avant de les couper.

Parmi ceux qui aujourd'hui voudraient recourir à la transfixion, il en est plusieurs qui ne le feraient pas sans avoir dessiné les contours du lambeau comme J. Roux. Quant à ceux qui acceptent l'entaille (Verneuil,

Roser, M. Duval, etc.), je pense qu'ils n'ont qu'à imiter ce que faisait Verneuil avant d'adopter la méthode ovalaire antérieure comme méthode d'élection.

A. Procédé rapide (*exercice cadavérique*). — Il s'agit de tailler un U de 20 centimètres environ, en enfonçant une lame de 25, le plus grand des couteaux, entre le trochanter et l'épine iliaque antéro-supérieure, pour la faire sortir à un doigt derrière le relief du bord interne du muscle moyen adducteur, ou inversement (**a**).

Placez-vous en dedans de la cuisse droite ou en dehors de la cuisse gauche.

Pendant que le membre est légèrement fléchi, empoignez de la main gauche les chairs du futur lambeau pour les rétrécir, les rétracter et les soulever. Plongez le couteau d'abord vers la tête du fémur et ouvrez la capsule sans insister; puis, rapprochant le manche du bassin, dirigez la pointe vers son issue et, à grands traits, détachez un long lambeau qui sera immédiatement relevé par vous et saisi par un aide de confiance (**b**).

Pendant que celui-ci tient le lambeau et les vaisseaux y contenus, incisez la capsule le plus largement possible, à ras du sourcil, en avant et en dedans; ordonnez ou pratiquez vous-même un peu de rotation externe pour, le poids du membre aidant, amener le ligament rond sous la pointe qui le divise et s'engage à l'instant derrière la tête et le col. — A ce moment, la cuisse doit pendre verticale : poussez-en l'extrémité inférieure devant vous pour dégager le grand trochanter, afin que le couteau le franchisse en arrière et bientôt, à plein tranchant, sorte dans le pli fessier suivant une courbe régulière (**c**).

Sans vous occuper encore des vaisseaux antérieurs qui sont en sûreté dans les mains qui tiennent le lambeau, précipitez-vous sur les jets qui sortent de la fesse, si vous avez rempli le système artériel du cadavre, d'un liquide convenable soumis à une pression continue et suffisante.

B. Procédé lent. — Tracez d'abord le lambeau à la teinture : du milieu de la distance qui sépare le grand trochanter de l'épine iliaque antéro-supérieure, descendez longitudinalement; traversez la face antérieure de la cuisse à 20 centimètres du point de départ et remontez sur la face interne, à un doigt derrière le bord interne tangible et visible du muscle moyen adducteur, jusque près du pli périnéo-crural. En arrière, vous unirez les deux têtes de l'U antérieur, ou mieux ses deux branches, un peu au-dessous des têtes, par une incision qui viendra passer à un doigt au-dessous du pli fessier (d).

Opération. — Tenez-vous en dehors du membre légèrement écarté et tordu en dehors. Incisez d'un trait le contour du lambeau, en commençant en dedans de la racine de la cuisse pour descendre, croiser la face antérieure et remonter en dehors. Passez le couteau sous le membre pour le remettre près du départ de la première incision et diviser les téguments postérieurs (e).

Vous devez, sans la disséquer, libérer tout à fait la lèvre supérieure de la plaie, aussi bien en avant qu'en arrière, de manière à produire une rétraction par glissement de plusieurs centimètres. Les veines intéressées doivent être pincées dès à présent.

Sous le bord du lambeau antérieur, en dehors, incisez le fascia lata et l'extrémité de son muscle tenseur; plus en dedans, le couturier soulevé par vos doigts; entre les deux, le droit antérieur; et relevez le tout en décollant, pour découvrir les vaisseaux fémoraux superficiels le plus haut possible. Coupez ceux-ci entre deux ligatures et relevez-en les bouts supérieurs avec le lambeau. Un peu plus haut, traitez de même les vaisseaux fémoraux profonds. Tout de suite après, divisez le muscle moyen adducteur, ce qui vous permettra de jeter un fil sur la branche interne de l'obturatrice.

Entaillez maintenant le psoas pour voir la capsule, l'ouvrir, luxer la tête en avant et inciser le ligament rond comme d'habitude. Cela fait, vous contournerez l'extrémité supérieure du fémur en serrant l'os (f) pour éviter les vaisseaux postérieurs; quand vous serez arrivé au niveau du pli fessier, vous terminerez en divisant le nerf et les muscles. Dans ce dernier temps, il vous arrivera peut-être d'apercevoir des vaisseaux et de pouvoir les pincer avant de les couper.

Notes. — (a) Le couteau doit glisser entre l'artère et la tête du fémur, fuyant l'artère pour ne pas l'atteindre, lui tournant le dos, cherchant l'articulation pour en ouvrir la capsule en passant, à la manière de Baudens. Pour que cela soit possible, il faut opérer pendant que la cuisse est légèrement fléchie, car la flexion éloigne l'artère de la tête fémorale.

La transfixion est impraticable lorsque les chairs sont parsemées d'esquilles ou soulevées par une grosse tumeur

(b) Quelques opérateurs ont recommandé de faire introduire les doigts d'un aide dans la plaie pour aplatir l'artère dans la base du lambeau, peu après que le couteau a fait sa voie, c'est-à-dire avant la section de l'artère fémorale. Le mieux est de faire vite car si le couteau ne divise qu'en dernier lieu les vaisseaux fémoraux superficiels, il est à peine introduit qu'il a déjà ébranché les gros vaisseaux fémoraux profonds.

(c) Il vaut mieux, quand l'articulation est ouverte, passer le couteau sous le membre pour inciser les téguments, sinon les muscles, de dedans en dehors. On revient après contourner l'extrémité fémorale et terminer à la manière ordinaire.

(d) L'incision postérieure devrait même descendre plus bas, si les téguments antérieurs faisaient défaut pour tailler un lambeau suffisamment long. Quand on opère pour quelque énorme ostéosarcome, le ventre a prêté de la peau qu'il reprendra aussitôt que les incisions seront faites. Il faut tailler en conséquence.

(e) On peut remettre à un peu plus tard la section des téguments postérieurs.

(f) La cuisse, avons-nous dit, doit à ce moment pendre *verticale*, plus que soutenue, soulevée même par un aide. *Vertical* aussi sera tenu le couteau, la pointe basse, rasant successivement la face externe du grand trochanter et la face postérieure du col (cuisse droite) ou inversement (cuisse gauche), sans abandonner le contact de l'os, malgré les secousses que la droite du chirurgien imprime nécessairement à l'instrument pour trancher les parties fibreuses.

Remarques. — Quand on ampute par un procédé rapide, le couteau travaille vingt secondes ; les pinces vingt minutes, rarement moins, souvent plus. Un tel procédé n'est évidemment pas plus rapide que tel autre réputé très lent dans lequel l'action du couteau durerait vingt minutes, mais se terminerait en même temps que l'hémostase.

Abstraction faite du danger d'hémorrhagie foudroyante, s'il était prouvé qu'avec la transfixion ou l'entaille hardie la dernière ligature est plus vite posée que dans les autres procédés, il faudrait hésiter à recourir à ces derniers. Il vaut mieux, en effet, perdre 200 grammes de sang, en cinq minutes, par quelques grosses artérioles, que 500 en une heure par une longue série de petites hémorrhagies.

Dans tous les procédés, la lenteur est un défaut si elle n'est pas exigée par la sécurité. Ici, dans la désarticulation de la cuisse, il faut redouter, presque autant que les hémorrhagies de la fémorale, celles qui durent, venant des petites artères ou des capillaires. C'est pourquoi je crois bon non seulement de fuir les artérioles en rasant les os, mais encore de préférer à la raquette externe la raquette antérieure, qui permet d'aller vite et facilement, quel que soit l'état des os.

Quelques chirurgiens, amis du lambeau antérieur, l'ont entaillé après avoir passé une longue et forte aiguille, une broche, en travers sous les vaisseaux fémoraux primitifs, et jeté par-dessus un fil de caoutchouc entortillé plusieurs fois de manière à produire une striction temporaire.

Cette acupressure élastique de Newman, Trendelenburg, Poncet, J. Wyeth, etc., sur *broches boutonnées de liège*, est applicable aux autres lambeaux, à tous les modes opératoires.

Autres procédés.

Comme l'a dit Barbet, il faut souvent choisir un procédé suivant les circonstances, et c'est pour que mon lecteur ne soit jamais pris au dépourvu que j'ai indiqué et figuré ici tant de procédés historiques applicables seulement à des cas exceptionnels.

A plusieurs reprises, on a dû se contenter du *lambeau interne* de Moublet (fig. 550, p. 689), allongé par Delpech (fig. 551, p. 689), transformé par Blasius (fig. 552, p. 690), qui malheureusement s'est quelquefois gangrené.

Le *lambeau postérieur* unique, indiqué par Puthod et Wöhler (fig. 548, p. 689), a servi à Langenbeck, à Bryce et récemment à Morestin (fig. 547).

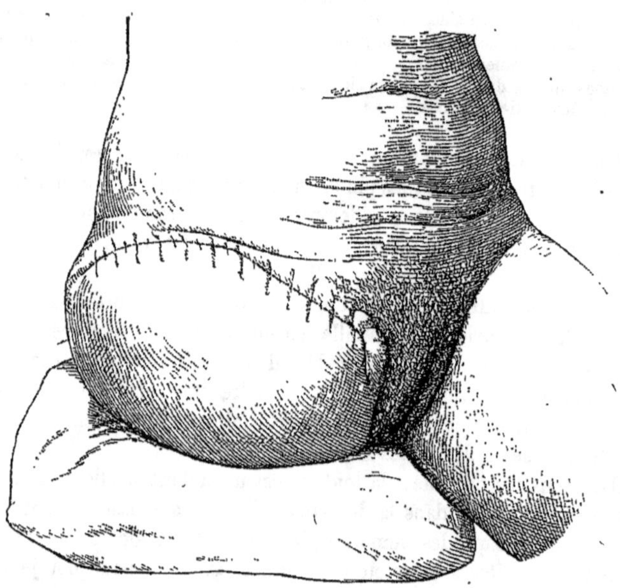

Fig. 547. — Moignon récemment guéri (réunion immédiate) obtenu par Morestin. Lambeau postérieur par nécessité, ligatures des vaisseaux au début de l'opération. Il n'y avait pas plus d'un doigt de peau disponible au-dessous des plis inguinal et génitocrural. Tumeur maligne.

Le *lambeau externe* a plusieurs fois été employé accidentellement, dans des cas où il s'agissait de compléter par l'extirpation de l'extrémité supérieure du fémur une amputation sous-trochantérienne faite par cette méthode (fig. 549, p. 689).

Béclard, Sanson, Bégin et M. Duval coupaient les téguments postérieurs à une certaine distance au-dessous du pli de la fesse, après avoir taillé un lambeau antérieur. C'est donc un procédé à *deux lambeaux antérieur et postérieur*. Mais je ferai remarquer qu'à moins d'entamer la fesse comme Lalouette, on en garde toujours la totalité des parties molles quand on pratique le lambeau antérieur dit unique, un peu à tort, comme on le voit. Les *lambeaux latéraux* paraissent dater de Larrey (fig. 561, p. 692) et d'A. Blandin, mais nous avons vu que le premier faisait à la hanche, comme à l'épaule, quelque chose qui est devenu la raquette, externe ici, antérieure là.

Dupuytren (premier procédé), Lisfranc (fig. 562, p. 692), Kerst, Hammick, Syme, Unger et Walter taillaient de vrais lambeaux latéraux, les uns par transfixion, les autres par entaille, en commençant tantôt en dedans, tantôt en dehors.

Lisfranc ponctionnait d'avant en arrière, en dehors de l'artère et même de l'articulation, qu'il ouvrait ou rasait en passant, pour aller ressortir plus en dedans, sous l'ischion, et tailler de suite le lambeau externe ou plutôt postéro-externe. Faisant tirer en dedans les chairs internes, il ramenait le couteau à l'attitude du départ, passait cette fois en dedans de la tête fémorale et faisait saisir l'artère avant de terminer le lambeau interne, toujours de l'intérieur vers l'extérieur. La désarticulation suivait.

Quant à B. Bell, en conseillant, après avoir coupé circulairement, de fendre en avant et en arrière (fig. 568, p. 694), il a fourni également un procédé à lambeaux latéraux que Roser, entre autres, a employé pour extirper l'extrémité du fémur à la suite d'une amputation préalable.

Alanson, Albernethy, Sanson (fig. 567, p. 693), Cornuau, Græfe, incisaient *circulairement* ou plutôt obliquement comme le pli de l'aine; puis, creusant le moignon de plus en plus, atteignaient l'articulation.

Voici, du reste, comme pour l'épaule, un petit **atlas historique** incomplet sans doute, mais qui cependant représente avec une exactitude approximative et d'après des textes authentiques, les principaux procédés proposés ou employés autrefois. Ceux qui voudront étudier cet atlas y trouveront des modèles pour tous les cas impératifs et verront que beaucoup de modernes n'ont fait qu'imiter leurs anciens.

A l'amputation interscapulo-thoracique correspond la *désarticulation interilio-abdominale* de Jaboulay de Lyon. (V. Pollosson et Bérard, *Congrès de Chir.* 1899, p. 513-536 et Savariaud, *Revue de Chir.* 1902).

Sagement, Jaboulay commence par lier les vaisseaux iliaques primitifs et pour ce faire, décolle le péritoine par la grande porte que lui ouvre l'incision nécessaire qui du pubis suit le dessous du pli de l'aine et le dessous de la crête iliaque jusqu'à l'épine postérieure. Il jette les chairs du triangle de Scarpa. La fesse, généralement, bouche le trou; cependant c'est la lésion, maligne, suppurative, traumatique, qui commande.

Morestin a proposé une opération plus économique : l'*amputation intra-iliaque* (Arch. gén. de méd. 1903, p. 1665-1674).

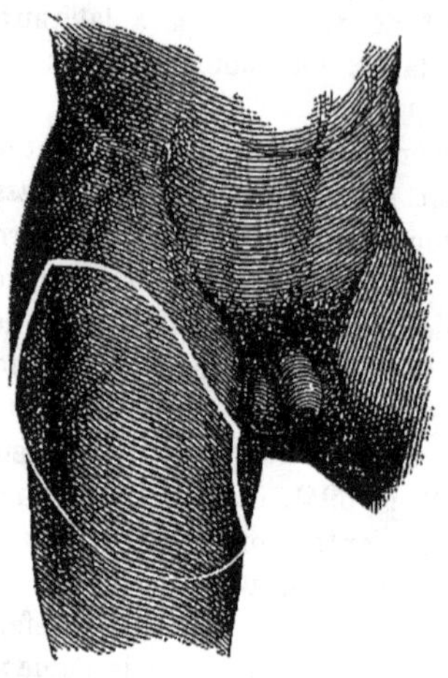

Fig. 548. — Lambeau postérieur indiqué par Puthod et Wöhler (1739), employé par Bryce (1827).

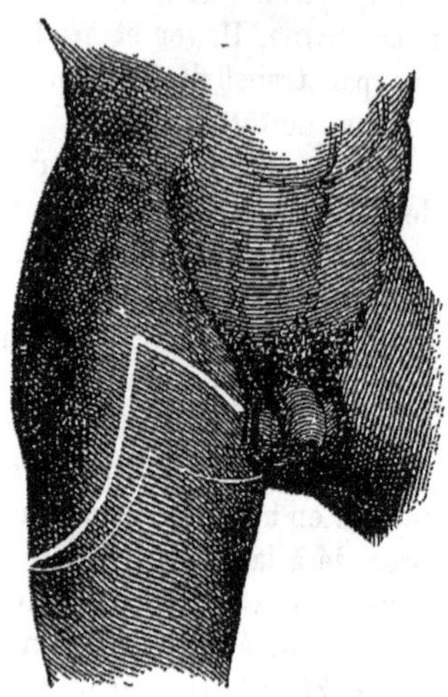

Fig. 549. — Lambeau externe résultant d'une incision dite elliptique coudée de Soupart, en réalité lambeau externe.

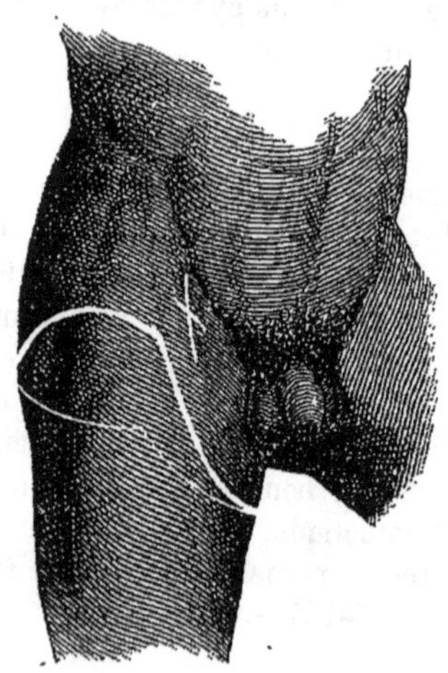

Fig. 550. — Lambeau interne de Moublet (1739), après ligature de l'artère fémorale.

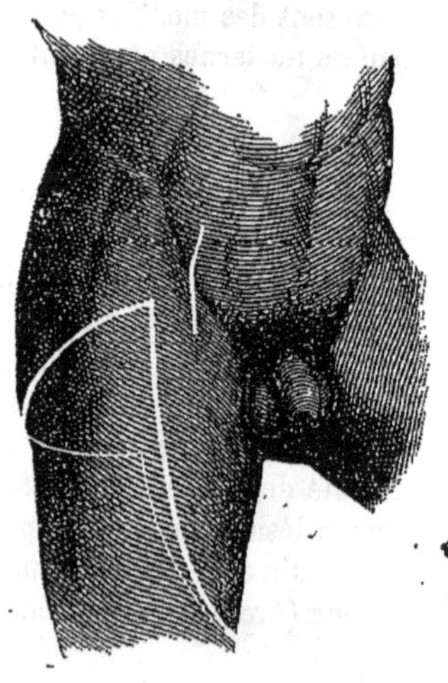

Fig. 551. — Lambeau interne très long de Delpech (1828), après ligature de l'artère fémorale.

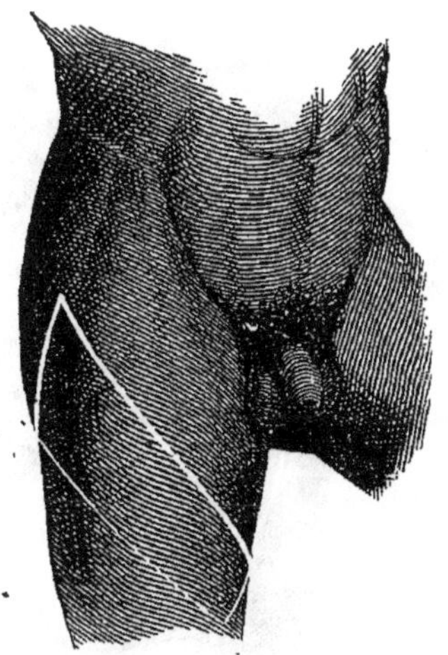

Fig. 552. — Lambeau interne pointu, résultant d'incisions formant losange, Schrägschnitt de Blasius (1839).

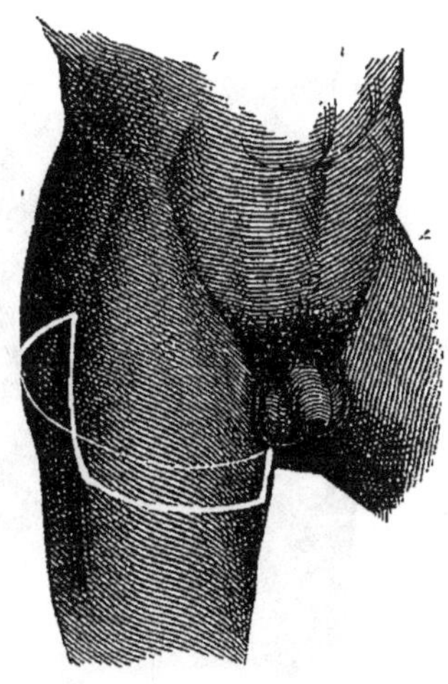

Fig. 553. — Lambeau antérieur carré, musculo-cutané, entaillé à la Ravaton, Plantade (1803).

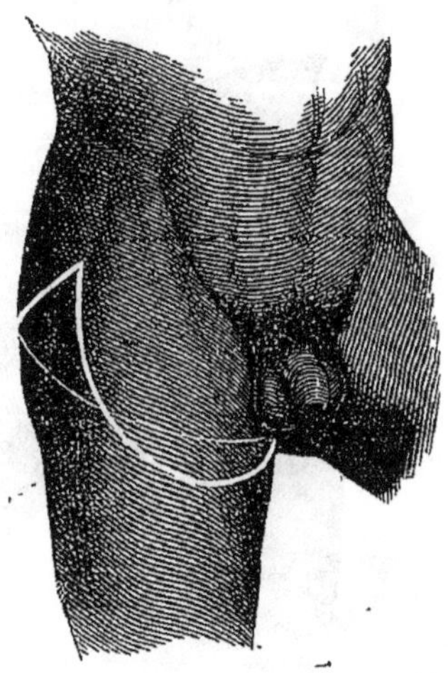

Fig. 554. — Lambeau antérieur arrondi cutané, disséqué pour lier l'artère avant de désarticuler : Ashmead (xix°).

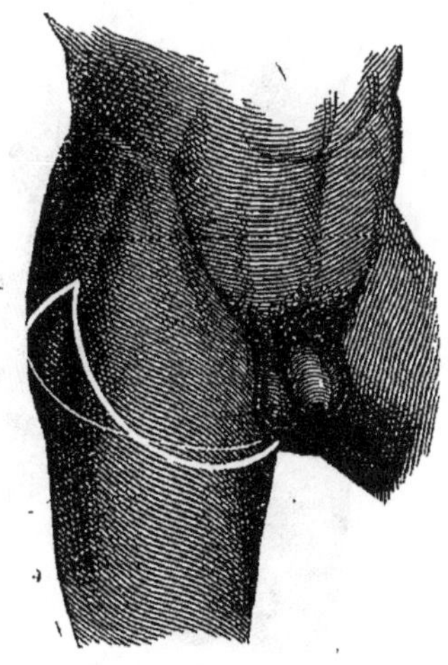

Fig. 555. — Lambeaux arrondis antérieur et postérieur, courts, l'antérieur cutané, disséqué : Sanson et Bégin.

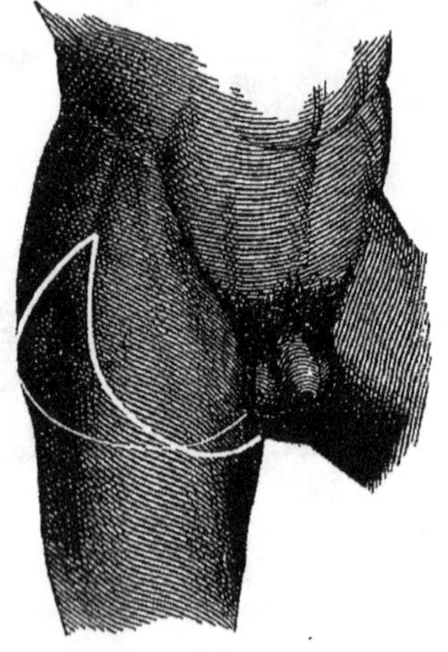

Fig. 556. — Lambeaux arrondis, courts, antérieur et postérieur, l'antérieur ponctionné à la Béclard.

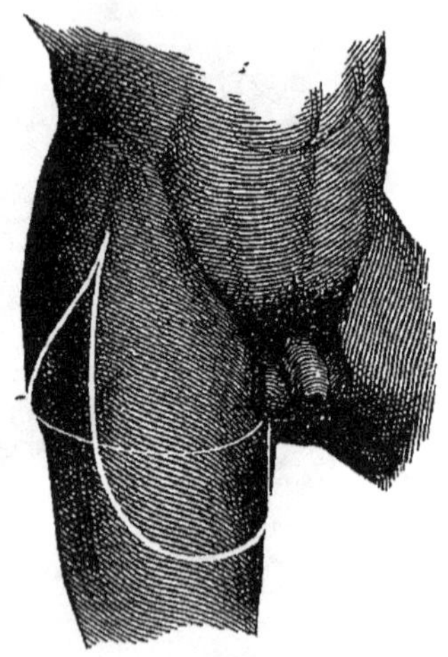

Fig. 557. — Lambeau antérieur prédominant, très long, ponctionné à la Béclard : Baudens (1826?), Lenoir.

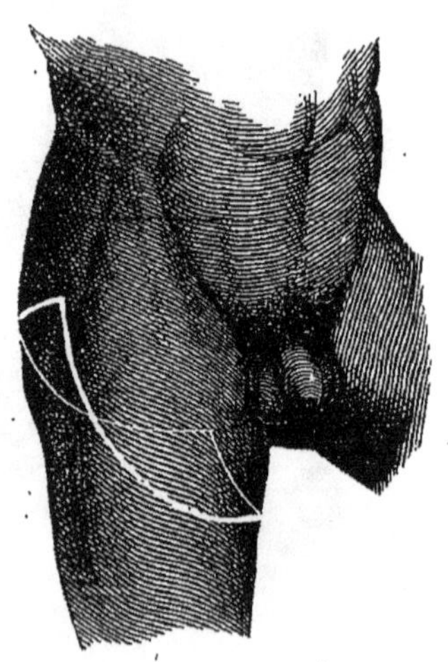

Fig. 558. — Lambeau antérieur un peu interne, ponctionné, l'incision postérieure précède la désarticulation : Manec.

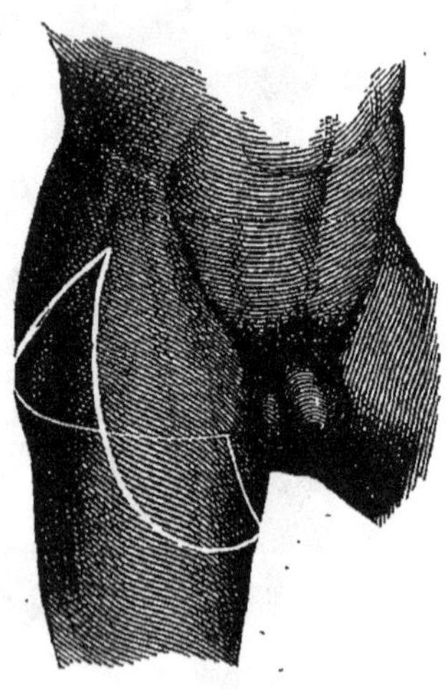

Fig. 559. — Lambeau antéro-interne taillé en sortant, après désarticulation. Lalouette (1748), Lenoir (1831).

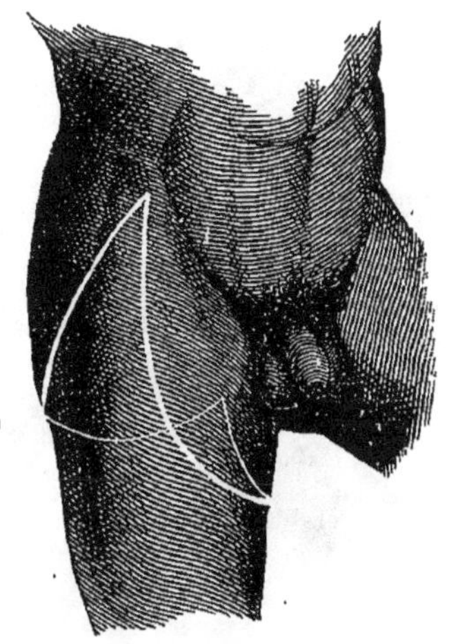

Fig. 560. — Lambeau antéro-interne circonscrit, puis entaillé : 2e procédé ou procédé d'élection de Dupuytren.

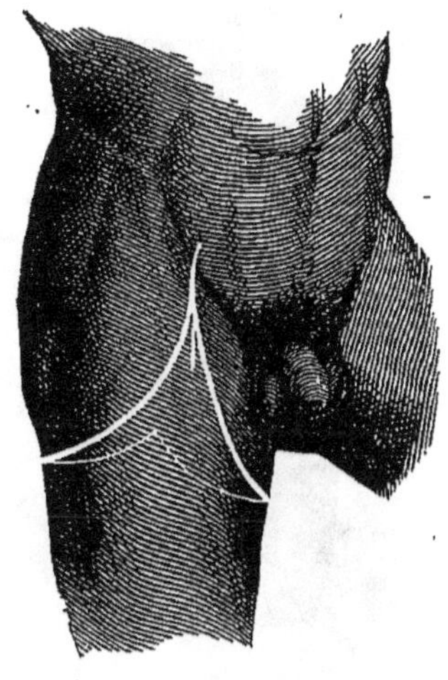

Fig. 561. — Lambeaux interne et externe entaillés (A. Blandin) : ponctionnés (D. Larrey). Ligature préalable.

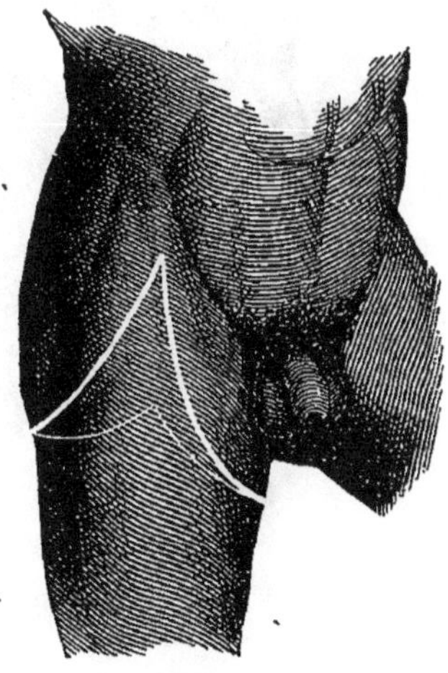

Fig. 562. — Lambeaux int. et ext. ponctionnés (Lisfranc); il commençait par l'ext. et finissait par la désarticulation.

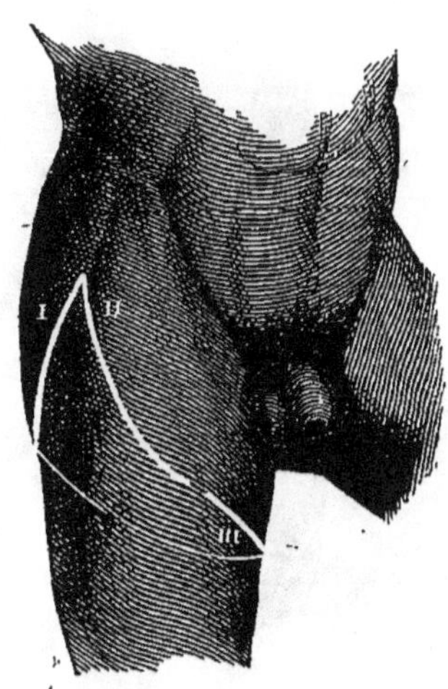

Fig. 563. — Ovalaire (Kerr, de Northampton) avant 1795. Il coupait I et II, désarticulait et divisait III.

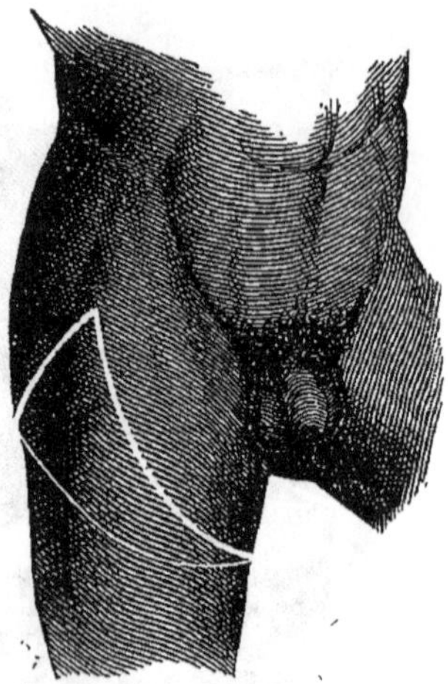

Fig. 564. — Ovalaire, deux courts lambeaux obliques, entaille précédant la désarticulation (Guthrie).

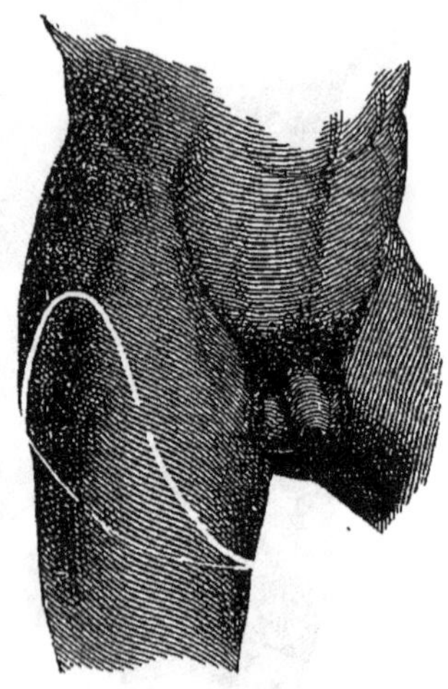

Fig. 565. — Ovalaire ou elliptique à lambeau interne destiné à s'unir à la concavité sus-trochantérienne (Günther).

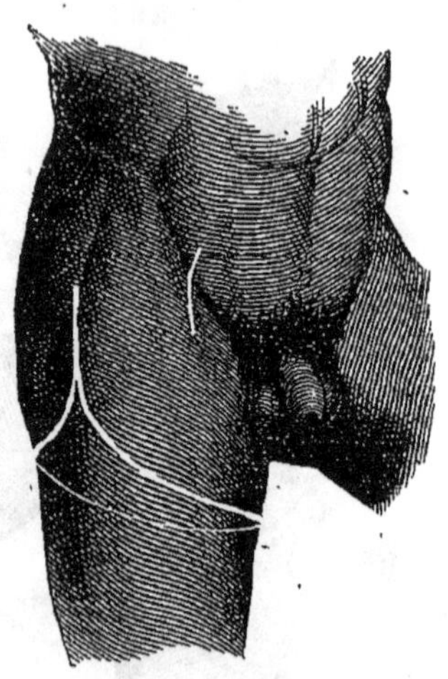

Fig. 566. — Raquette externe de Foullioy (1841), après ligature de l'artère fémorale.

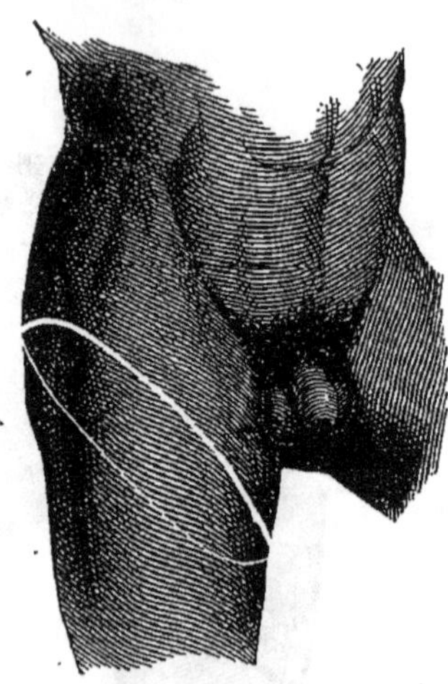

Fig. 567. — Circulaire oblique (Sanson). Cornuau et autres coupaient moins obliquement et moins haut.

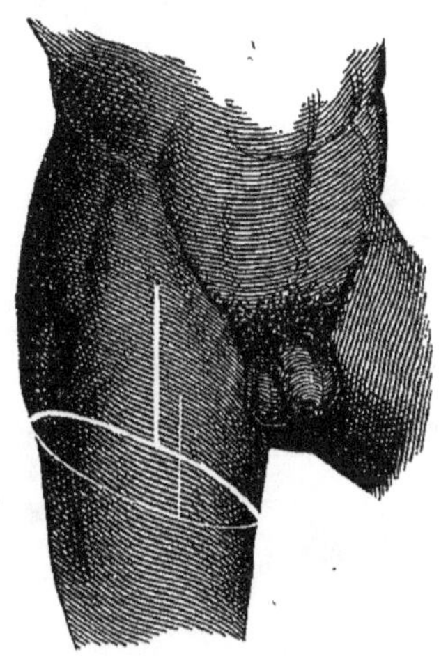

Fig. 568. — Circulaire doublement fendue, en avant et en arrière, donnant deux lambeaux carrés (Benjamin Bell).

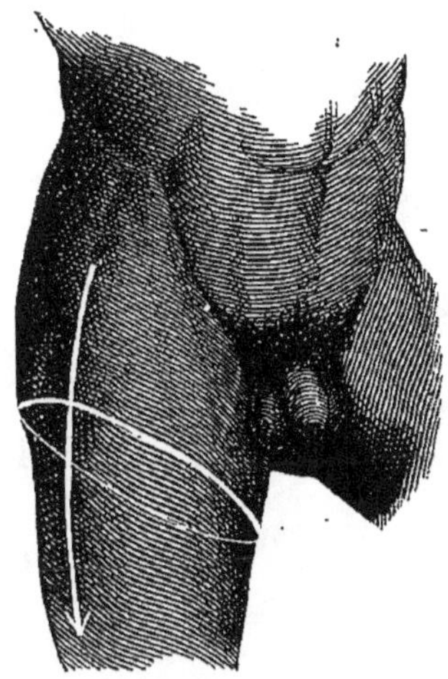

Fig. 569. — Circulaire à grande fente externe préalable, désarticulation sous-périostée (Ravaton).

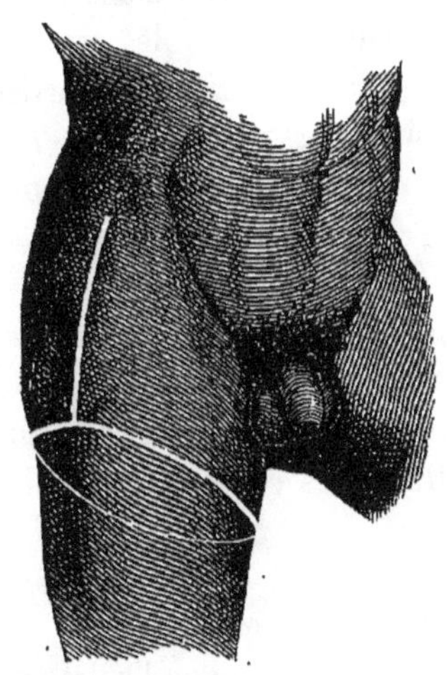

Fig. 570. — Circulaire à fente ext. et consécutive (Veitch, Lacauchie, Esmarch). L'opération peut être juxta-osseuse.

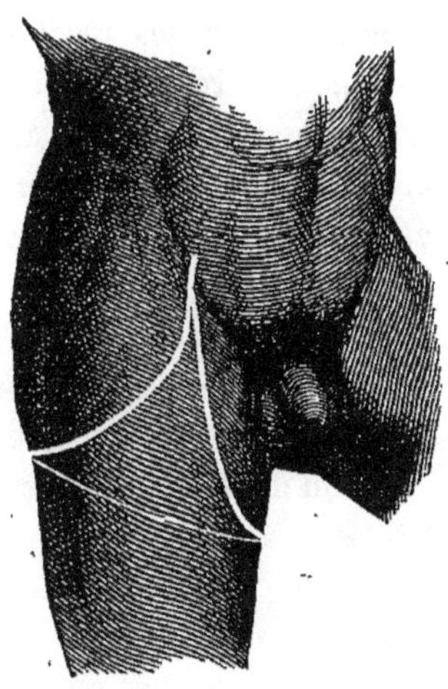

Fig. 571. — Raquette antérieure (A. Cooper, Roser, Verneuil). Ligature au premier temps de l'opération.

III. — RÉSECTIONS

PREMIÈRE PARTIE

GÉNÉRALITÉS

Ma longue pratique d'amphithéâtre m'a beaucoup servi pour édifier cette troisième section de mon ouvrage; mais sans la connaissance des expériences, des publications, des résultats d'Ollier, je n'aurais pas osé écrire sur les résections. L'œuvre du maître lyonnais est unique en cette matière. Le monde chirurgical lui doit de savoir tirer parti des propriétés ostéogéniques du périoste, ménager absolument toutes les parties péri-articulaires, diriger les soins consécutifs..., bref, poursuivre et réaliser la reconstitution d'articulations mobiles et solides sur le type physiologique. (L. Ollier. *Traité des résections et des opérations conservatrices qu'on peut pratiquer sur le système osseux* 3 vol. Paris, G. Masson.)

On appelle *résection* l'extirpation d'une portion du squelette, sans sacrifice notable de parties molles.

Cette définition, quoique imparfaite, indique déjà au chirurgien :

1° Qu'il devra ménager les chairs et les conserver sensibles et actives;

2° Que dans l'immense majorité des cas, il lui faudra préparer et diriger la restauration de la solidité squelettique.

Ordinairement les résections ont pour but unique l'ablation de parties altérées par divers processus morbides ou par le traumatisme. Exemples : résection d'une partie du corps du tibia nécessitée par une ostéo-myélite avec abcès sous-périostique; résection des extrémités articulaires tuberculeuses, de la tête fémorale dans la coxalgie ; résection de la mâchoire inférieure envahie par une tumeur fibreuse; résection du premier métacarpien enflammé; résection de la tête humérale brisée par une balle; résection d'une partie luxée irréductible; résection de l'extrémité d'un fragment osseux qui a perforé les téguments, etc.

Quelquefois le chirurgien divise les os (ostéotomie simple) ou même en excise une partie (résection véritable ordinairement cunéiforme) afin de remédier à une infirmité résultant d'une intolérable ankylose ou d'une courbure anormale. Il le fait tantôt pour établir et entretenir une néarthrose, tantôt pour arriver simplement à une reconsolidation dans une attitude favorable (résection orthopédique).

Quelquefois encore la résection n'est qu'une opération préliminaire, temporaire ou définitive, faite dans le dessein de rendre accessibles les parties profondes sous-jacentes à l'os attaqué. Telle est la résection du maxillaire supérieur pratiquée pour atteindre un polype naso-pharyngien : celle du coccyx pour approcher du rectum cancéreux ou imperforé; telle aussi la trépanation.

A vrai dire, dans l'ostéotomie simple, de même que dans ce que l'on appelle improprement résections temporaires, qui sont plutôt des *luxations temporaires* rendues possibles par une ostéotomie préalable, il n'y a pas résection proprement dite, c'est-à-dire enlèvement d'une portion osseuse. Néanmoins, au point de vue de la technique opératoire et du processus réparateur, etc., toutes ces opérations sont bien de la même famille.

Il est d'usage de diviser les résections en deux catégories.

Les unes, dites *articulaires*, se pratiquent pour remédier aux lésions traumatiques ou spontanées des extrémités osseuses encroûtées de cartilages, en abrasant ces extrémités dans une étendue convenable, après les avoir mises au jour et dénudées. Ce sont les plus difficiles et les plus utiles à répéter sur le cadavre. Je les décrirai avec un soin particulier.

Les autres, appelées encore *extirpations* lorsqu'elles sacrifient un os tout entier, comme le premier métacarpien, l'astragale, ou un groupe d'os comme la mâchoire supérieure, ne sont point limitées aux extrémités articulaires. Celles qui portent sur le corps d'un os long ou sur le bord d'un os plat s'appellent quelquefois *abra-*

sions ou résections latérales, quand elles n'atteignent qu'une partie de l'épaisseur ou de la surface d'un os sans arriver à la fragmentation réelle de cet os. L'*évidement* est une espèce d'abrasion qui, au lieu de se faire à ciel ouvert, débute nécessairement par une perforation de la partie compacte sous-périostique, mais se continue ensuite à l'intérieur de l'os.

Si, contrairement aux amputations, les résections conservent les parties molles et ne sacrifient qu'une minime partie du squelette, elles portent néanmoins ordinairement (je laisse à part les abrasions latérales et les évidements) une grave atteinte à la solidité des membres intéressés. C'est donc, je le répète, presque toujours une nécessité pour l'opérateur que de viser le double but :

1° Ménager les parties molles, leur vitalité, leur sensibilité et leur contractilité;

2° Restaurer ultérieurement la solidité du squelette, qu'il s'agisse d'obtenir la rigidité pure et simple (reproduction osseuse et cal) ou la solidité avec mobilité (néarthrose).

Ménager les chairs, leurs vaisseaux et leurs nerfs n'est point en général difficile. C'est affaire à l'opérateur, et il y a longtemps que l'attention a été appelée sur ce premier *desideratum*, car à quoi bon conserver un membre exposé à la gangrène et la paralysie.

Tout autre chose est de rétablir la solidité squelettique : l'action opératoire et la cure consécutive y ont chacune un rôle d'une importance capitale.

A. Désire-t-on la simple rigidité, deux cas sont à distinguer.

1° Un os long comme le fémur a subi une résection diaphysaire, mais le fragment ou le bloc enlevé était court et les deux bouts de l'os, peu distants, ont été rapprochés et maintenus en contact : il se produit un cal comme dans une fracture ordinaire. Pareillement, après la résection simultanée des condyles fémoraux et du plateau tibial, l'ankylose simple, par fusion osseuse, peut être obtenue;

2° Si, au contraire, un os long quelconque a perdu un trop long bout de sa diaphyse pour qu'il y ait lieu de songer au rapprochement, la consolidation par cal sans longueur, est impossible; il faut qu'il se forme une colonne osseuse intermédiaire aux deux fragments conservés. Or, le seul agent capable de produire cette colonne est le périoste. Il est donc nécessaire, indispensable, chaque fois qu'on extirpe un long bout d'une diaphyse, avec l'espoir de rétablir la rigidité sans amener les fragments en contact, c'est-à-dire sans provoquer un raccourcissement considérable et désastreux, de conserver le périoste adhérent à la face profonde des chairs qui lui fournissent ses vaisseaux, de décortiquer le tissu osseux proprement dit, c'est-à-dire de fendre la gaine périostique et de la décoller, si la maladie ne l'a pas déjà fait. Cela s'appelle une *résection sous-périostée.*

B. S'agit-il d'obtenir, après une résection, et de la solidité et de la mobilité, ce qui serait l'idéal pour toutes les résections articulaires, il faut que les fragments osseux mis en contact s'adaptent, s'accommodent, se façonnent, se modèlent l'un sur l'autre, de manière à reconstituer des surfaces articulaires analogues, quoique imparfaites, à celles qui ont été enlevées; il faut en outre que des liens fibreux solides se reforment, également analogues à ceux qui ont été plus ou moins détruits; il faut encore que les muscles moteurs de l'ancienne articulation n'aient perdu ni leur contractibilité ni leurs attaches pour mouvoir les os constituant la néarthrose. Sans ligaments et sans muscles, une néarthrose de résection n'est pour les membres qu'une pseudarthrose impotente, toujours inférieure à l'ankylose, quelquefois pire qu'un simple moignon. Sans cela, l'on enlèverait les arthrites tuberculeuses largement, comme une tumeur maligne. Mais voyez-vous ce membre en caoutchouc, oscillant au gré de la pesanteur?

Pour assurer la solidité en même temps que la mobilité des néarthroses de résection, c'est-à-dire la conservation des insertions musculaires, des restes ligamenteux, et la reproduction partielle des extrémités articulaires, il faut utiliser la continuité que la capsule articulaire établit entre les manchons périostiques des os articulés, fendre cette capsule et décortiquer les épiphyses au grattoir, avant de les scier, faire une résection *sous-capsulo-périostée.*

Dès à présent, il est bien facile de comprendre en quels cas la conservation du périoste est désirable : reproduction d'un fragment diaphysaire, restauration ostéo-ligamenteuse d'une articulation. Toutes les fois, au contraire, que le but poursuivi sera simplement l'obtention d'un cal ou d'une ankylose articulaire, la conservation du périoste n'aura plus qu'une importance secondaire : l'avivement et la mise en contact (*arthrodèse*) deviennent l'affaire principale.

Ce périoste est-il donc indispensable à la reproduction osseuse? Est-il toujours capable et suffisant?

Quand on sacrifie le périoste des fragments réséqués, les extrémités osseuses bourgeonnent quelque peu. Elles s'unissent; ou au contraire elles se façonnent si des mouvements systématiques imposés travaillent à rétablir un type articulaire; mais il n'y a pas de reproduction notable de la partie enlevée.

Quand on conserve le périoste, la régénération osseuse n'a pas toujours lieu; et si quelquefois elle est exubérante, trop souvent elle reste insuffisante.

Indiquons les circonstances favorables ou défavorables à l'activité du périoste, et les divers états dans lesquels se montre cette membrane dans les différents cas où se pratiquent les résections.

1° Cas traumatiques récents. J'appelle ainsi les cas dans lesquels l'intervention chirurgicale est précoce et antérieure à toute modification inflammatoire de l'état normal. Ce sont, à proprement parler, des cas physiologiques, absolument semblables, d'une part, aux expériences faites sur les animaux, et, d'autre part, aux exercices que l'on répète sur le cadavre dans les amphithéâtres. Eh bien, dans ces circonstances, l'activité périostique sur laquelle l'opérateur peut compter, n'existe réellement que dans le *jeune âge*, comme aussi la possibilité de détacher cette membrane sans la trouer, avec une couche profonde ostéogène fertile. Chez l'adulte, alors que l'accroissement des os est terminé, alors que leurs épiphyses mêmes sont revêtues d'une mince couche arrivée à la dureté du tissu compact, le périoste n'est plus en sève. Très adhérent et en quelques points d'une minceur extrême, il ne se laisse que très difficilement décoller, même avec de bons instruments et de l'adresse. Et surtout, ce périoste, trop souvent éraillé et troué par l'opérateur, ne conserve pas à sa face profonde ce paviment de lamelles osseuses superficielles que la tendreté des os jeunes permet seule de garder, et qui témoignent de l'existence d'une couche ostéogène encore active, apte à la reproduction désirée.

Donc le périoste normal, sain, physiologique, non modifié par plusieurs jours d'inflammation, n'a de puissance ostéogénique patente que chez les jeunes sujets, c'est-à-dire pendant la période d'accroissement en épaisseur. Encore faut-il ajouter que ce pouvoir générateur et régénérateur varie en intensité et en durée suivant l'épaisseur et la précocité des différents os;

2° Cas pathologiques inflammatoires.

Je dois laisser de côté les affections organiques (sarcomes, etc.), dans lesquelles le périoste est envahi par la production morbide, et ne m'occuper que des lésions où l'inflammation joue le principal sinon l'unique rôle.

Voici un os, court ou long, enflammé à la suite d'un choc, d'une fracture ou d'une maladie spontanée : la couche profonde du périoste, chez l'adulte même, quoique moins vite que chez le jeune, s'est tuméfiée activement et a donné à la membrane, en même temps qu'une adhérence moindre, une épaisseur et une capacité ostéogénique plus grandes.

Un tel périoste est dans de bonnes conditions pour produire du tissu osseux, soit autour de l'os ancien quand celui-ci, nécrosé, reste en place, soit dans la cavité du simple étui périostique conservé quand on résèque tout de suite.

Chez l'adulte, le périoste exige un assez long temps pour redevenir ostéogène.

Chez l'enfant, sans préparation ou simplement après quelques jours, comme à la suite d'un abcès sous-périostique aigu qui dépouille rapidement la diaphyse entière d'un os long, le périoste bien dirigé peut reconstruire un os à peu près identique au premier.

Au voisinage des tumeurs blanches, la membrane périosseuse doit subir le retentissement inflammatoire et se montrer faiblement adhérente en raison même de l'épaississement de sa molle couche profonde. Il en est ainsi généralement, circonstance favorable à la facilité opératoire et à la reproduction des surfaces articulaires, je le répète, surtout chez les jeunes. Trop souvent, la capsule et le périoste épiphysaire sont tellement altérés, troués et détruits par les fongosités, qu'on se prendrait à douter, de prime abord, de l'opportunité qu'il peut y avoir à les respecter, à les conserver momentanément, si les extrémités périostiques de ce manchon n'étaient pas utiles et assez souvent saines.

Il ne faut pas oublier que les débris de la membrane capsulo-périostique, s'il en reste quelque chose après purification, concourent à former une bonne néarthrose, ni que la conservation de la capsule pendant l'opération paraît toujours utile, car elle assure une barrière qui limite le foyer opératoire, et le sépare des organes et du tissu cellulaire situés dans le voisinage.

Ce qui vient d'être dit nous mène à conclure au point de vue du manuel opératoire. Sur les malades, dans les cas où la reproduction osseuse est désirable et réalisable, il est souvent possible, facile même, de faire des résections sous-périostées et sous-capsulo-périostées *parfaites*. Mais sur les cadavres, généralement adultes, dont on dispose dans les amphithéâtres, on n'arrive qu'à des résections sous-périostées imparfaites et à des résections sous-capsulo-périostées dans lesquelles les capsules seules sont bien ménagées. C'est déjà beaucoup, car il n'y a pas de comparaison entre le foyer bien limité qu'on obtient ainsi et la plaie anfractueuse et lardée d'échappades qu'on produirait en ne s'astreignant pas à raser les os. Pour tout avouer, je dirai qu'à Paris même, où nous étions fiers de notre habileté, dans les exercices cadavériques, nous nous contentions d'abord de ne pas nous écarter des os, de pratiquer des résections *extra* mais *juxta*-périostées, en séparant simplement *le mou d'avec le dur*.

Il est intéressant de rappeler ici quelles peuvent être les *suites des résections*, la mortalité mise à part.

Les os et les articulations se reconstituent plus ou moins bien. En général, les évidements se comblent après des mois.

Les abrasions ou résections latérales de cause inflammatoire, dans lesquelles un périoste fertile a été conservé, se réparent aussi assez bien, la portion d'os restante servant à la fois de soutien, de moule et de foyer ostéogène.

A la suite de l'ostéotomie ou des résections cunéiformes, la consolidation est la règle; il est même difficile de l'empêcher quand on cherche à produire une pseudarthrose.

Chaque fois qu'on résèque un long bout diaphysaire, même chez l'enfant, même lorsque le périoste est préparé, il faut redouter une reproduction insuffisante. Le nouvel os sera souvent trop grêle pour être solide, trop court pour jouer son rôle avec son acolyte, à la jambe ou à l'avant-bras. Les rares malades qu'on a vus sur deux bonnes jambes promener dans leur poche une diaphyse tibiale entière leur appartenant, sont des exceptions qui, vues par tout le monde, ont pu paraître la règle à quelques-uns. Il est bien plus commun de rencontrer des réséqués qui, adultes et même enfants, ont subi des mutilations diaphysaires importantes que le périoste n'a pas pu réparer.

Lorsque, à la suite d'une *résection articulaire*, la mobilité subsiste, la réparation ostéo-ligamenteuse n'arrive pas toujours à reproduire l'idéal, une véritable néarthrose. Cela dépend beaucoup de l'étendue des portions réséquées et des soins consécutifs.

Le plus *mauvais type* est celui dans lequel les os réséqués sont restés à distance, reliés à peine par quelques tractus fibreux : le membre oscille, ballotte, sans qu'aucun muscle puisse le diriger, sans qu'aucun appareil soit capable de le consolider.

Le *type médiocre* est encore une pseudarthrose ; mais les liens fibreux sont plus courts et plus solides, les os se touchent même quelquefois sans toutefois présenter des surfaces articulaires bien reconstruites, à peu près congruentes : le membre *ballotte* encore en certains sens, quoiqu'il obéisse aussi à certains muscles et puisse recevoir du secours de certains appareils prothétiques.

Enfin, le *type idéal* est la *néarthrose*, reproduction suffisamment parfaite de l'articulation réséquée pour n'en différer qu'au point de vue de l'étendue des mouvements, généralement plus limités. A la suite d'une résection sous-capsulo-périostée du coude, par exemple, on peut voir se former une nouvelle trochlée, un nouveau crochet sigmoïdien, etc., le tout lisse, revêtu d'une membrane d'apparence fibro-cartilagineuse, contenu par des ligaments latéraux de juste longueur et mis en jeu par les muscles restés actifs, triceps, biceps et brachial antérieur. On le conçoit, pour obtenir un pareil résultat, ce n'est point assez de *bien opérer*, il faut encore *diriger la cure* avec un soin extrême, assurer le contact permanent des os, empêcher toute oscillation latérale et provoquer au contraire les mouvements physiologiques dès le moment opportun.

Il ne suffit pas que les muscles, les nerfs et les vaisseaux aient été ménagés dans une résection pour qu'ils ne s'altèrent pas ultérieurement. Les troubles de la vitalité et de la sensibilité des membres réséqués sont communs, dans les mauvais cas.

Les muscles moteurs de l'articulation peuvent se montrer impuissants parce que l'opérateur a détruit leurs insertions, ou bien parce que celles-ci, trop rapprochées maintenant de l'axe de mouvement, ont perdu tous les avantages de leur éloignement primordial qui leur donnait un plus long bras de levier, ou enfin parce que l'atrophie a envahi leurs faisceaux. Rien n'est commun en effet comme de voir, à la suite des résections, signaler l'impotence, non seulement dans les muscles intéressés, mais aussi dans ceux des régions éloignées. C'est ainsi que la perte d'une articulation entraîne quelquefois un anéantissement fonctionnel presque complet de toutes celles qui sont situées au-dessous.

On s'accorde à rechercher la mobilité à la suite des résections du membre supérieur. Au contraire, le membre inférieur a besoin absolument de solidité et de longueur.

Ce dernier mot fait penser aux cartilages dia-épiphysaires, c'est-à-dire aux agents de la croissance longitudinale des os longs. Chez les jeunes sujets, les résections articulaires trouvent une contre-indication puissante si l'on n'est pas sûr de pouvoir restreindre l'étendue des parties enlevées, au point de respecter les précieux cartilages fertiles des os intéressés.

Les *instruments* employés dans les résections diffèrent notablement de ceux dont nous avons étudié l'usage à propos des amputations. Cependant, les principaux se rangent encore assez bien en quatre catégories, selon qu'ils sont destinés à : 1° inciser et détacher les parties molles ; 2° écarter et protéger celles-ci ; 3° saisir les os pour les fixer ou les extraire ; 4° diviser le tissu osseux.

1° Instruments destinés à inciser et à détacher les parties molles : bistouris et rugines ; différentes manières de s'en servir.

Lorsque les os qu'il s'agit d'atteindre ne sont pas situés à une trop grande profondeur, les *bistouris* à lame très courte, dont on ne saurait se passer pour raser les os, doivent être pris en main dès le début de l'opération pour inciser les téguments. Ces bistouris sont destinés à agir avec force et précision, car il s'agit, le plus souvent de trancher des parties dures (tendons et ligaments), toujours de serrer de très près la surface osseuse, quelles qu'en soient les saillies et les anfractuosités.

Or, le chirurgien n'arrive à la force et à la précision qu'en tenant l'instrument comme une plume à écrire, de manière que la pointe du tranchant excède à peine de 2 ou 3 centimètres le bout des doigts. Il est donc inutile de donner une plus grande longueur aux lames des bistouris à résection, lames que les doigts saisissent par le talon dont il est bon, pour assurer la prise, d'excaver ou de taillader les flancs. Ces lames courtes et solides doivent être fixées à des manches longs et légers, car le rôle de ceux-ci est simplement analogue à celui du porte-plume. On les fait en métal pour subir l'autoclave et non plus en bois comme les représentent mes figures.

On se trouve bien d'avoir à sa disposition trois bistouris : l'un avec pointe dans l'axe, bout du tranchant convexe (fig. 572);

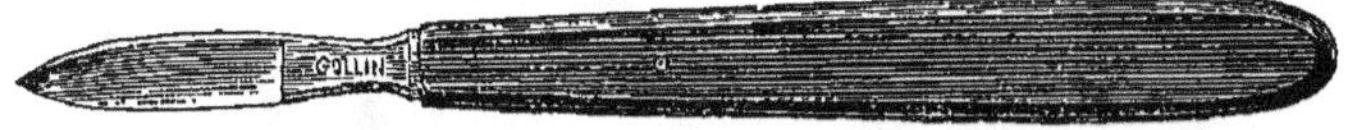

Fig. 572. — Petit bistouri à résection, pointe dans l'axe.

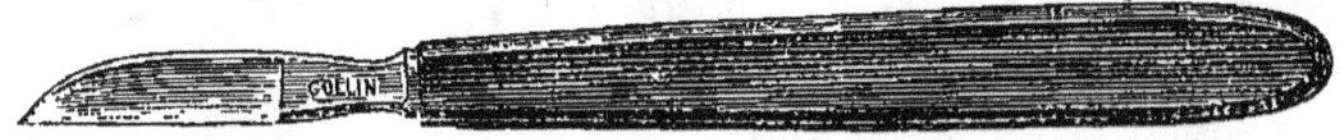

Fig. 573. — Petit bistouri à résection, pointe rabattue et solide.

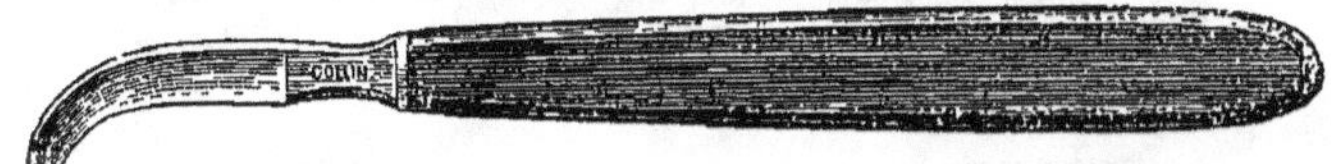

Fig. 574. — Petit bistouri à résection. Serpette à pointe mousse.

l'autre avec pointe rabattue, tranchant rectiligne (fig. 573); le dernier en serpette à pointe mousse ou boutonnée (fig. 574).

Le premier sert à faire toutes les incisions et dissections à ciel ouvert; c'est un fort scalpel. pas autre chose.

Les usages du second et du troisième, pour être plus restreints, n'en sont pas moins précieux. La solide pointe du tranchant rectiligne est très propre à inciser le périoste pour amorcer le travail de la rugine; elle ouvre bien les capsules et, introduite dedans, coupe de l'intérieur à l'extérieur les insertions tendineuses et ligamenteuses, un peu à la manière d'une serpette. Sous ce dernier rapport, le bistouri concave à pointe mousse est ce qu'il y a de mieux; il ne laisse pas échapper, glisser ces parties, comme le ferait le tranchant convexe ordinaire.

Ces petits bistouris, solidement tenus de la main droite, travaillent ordinairement à détacher une lèvre ou une valve molle d'une surface osseuse dure. La collaboration de la main gauche est indispensable pour écarter cette lèvre, soit du bout des ongles, ce qui est l'ordinaire sur le cadavre, soit à l'aide d'une forte érigne de Chassaignac, soit enfin avec une *solide pince à dissection* à mords rainurés ou dentés, qui réussit mieux, en certains cas, à saisir et à écarter les parties fibreuses juxta-osseuses.

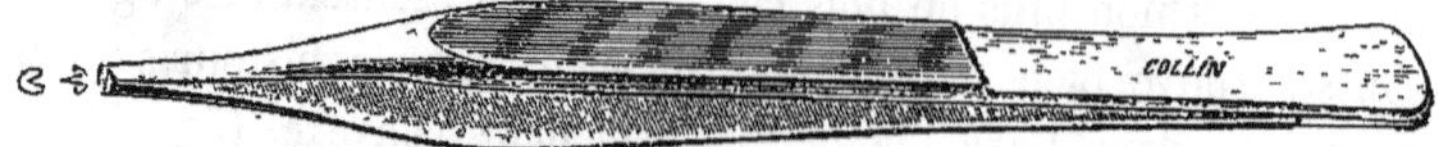

Fig. 575. — Pince à trois griffes fortes.

On peut faire beaucoup, sinon tout, avec deux *rugines* qui servent comme grattoir, détache-tendon ou burin, l'une droite (fig. 576), l'autre courbe sur le plat (fig. 579).

Celles que j'ai demandé à Collin de fabriquer pour l'École pratique de Paris sont très solides, très courtes et très inoffensives

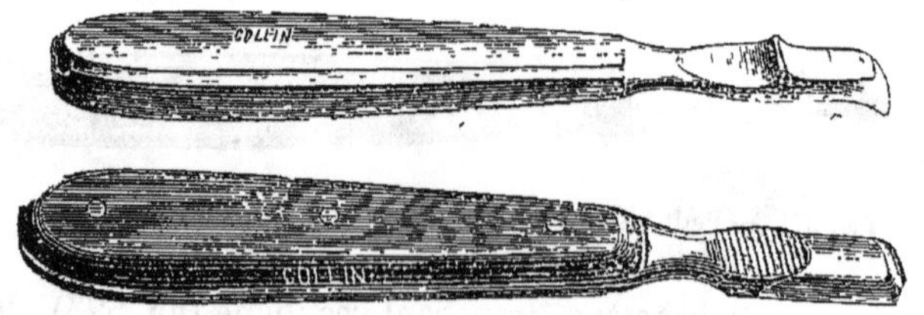

Fig. 576. — Ma rugine droite. Le nouveau modèle tout en métal, n'ayant plus de stries étroites sur le dos est plus facile à entretenir propre.

pour les doigts de l'opérateur, ce qui est précieux pour les exercices cadavériques qui exigent toujours de la force. Elles sont biscautées, c'est-à-dire tranchantes, sur le bout et sur les bords dans l'étendue de 25 millimètres. On peut leur distinguer un *dos* et un ventre ou *plat*, deux *bords* et un *front*. Celui-ci, l'extrémité du tranchant, est rectiligne; les angles qui l'unissent aux bords ou côtés, également rectilignes, sont arrondis.

Pour une résection sous-capsulo-périostée, il faut avoir à sa disposition plusieurs rugines; il les faut *parfaitement affilées*.

Examinons d'abord ce qu'on peut faire avec la rugine droite.

Tenue dans la main comme un canif, le pouce appuyé sur l'os, elle peut mordre de l'un de ses bords tranchants une insertion ligamenteuse ou tendineuse, comme la lame du canif entame par de courts mouvements de scie, le bois dur et tenace d'un crayon qu'il s'agit de tailler.

Tenue de la même manière, mais placée de champ, la rugine droite peut racler par l'un de ses côtés et décoller ainsi à petits pas le périoste. Vienne une dépression, l'angle arrondi y pénètre très bien pour y continuer la décortication. Ainsi, *en amenant*, on peut détacher la lèvre périostique rapprochée de l'opérateur. Pour la lèvre éloignée, il faut *repousser*. Sans changer le mode de préhension, on y réussit assez bien, toujours avec un bord, pourvu que le pouce gauche, appuyé sur le dos de la lame placée de champ, se charge de la refouler fortement, tandis que la main droite se borne à maintenir le contact osseux et à diriger. Je dois dire et je veux dire que le grand maître des résections sous-périostées semblait répudier ces manœuvres du grattage, que ses élèves ne dédaignent pourtant pas. Je crois qu'on ne peut s'en passer, mais je conviens qu'elles sont incapables d'entamer l'os pour en garder, quand c'est possible, de minces lamelles à la face profonde du périoste.

Aussi, je m'empresse d'ajouter que, pour arriver au maximum de puissance, *c'est avec le front de la rugine qu'il faut travailler*. L'instrument est alors tenu tantôt comme un trocart, le manche dans le creux de la main, l'index étant allongé jusqu'au delà du

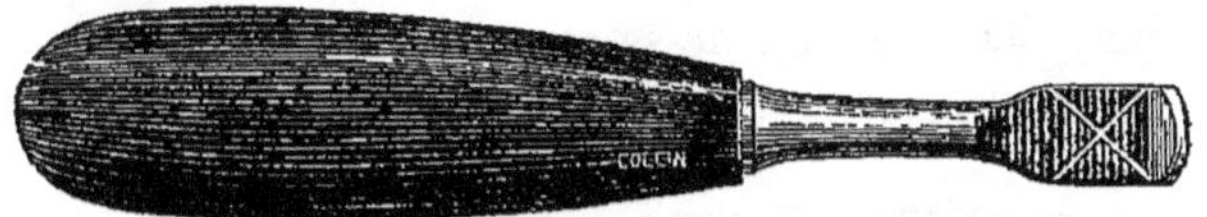

Fig. 577. — Rugine droite d'Ollier à bout tranchant convexe.

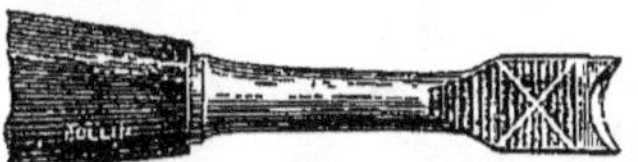

Fig. 578. — Rugine droite d'Ollier à bout tranchant concave.

bout de l'instrument pour refouler les parties molles et refréner les échappades; tantôt comme un burin de graveur, le pouce étant détaché et appuyé sur l'os pour diriger et modérer les coups. Dans les deux cas, le front du grattoir rabotte, *burine* la surface osseuse en la décortiquant. La progression lente et sûre dépend de la droite de l'opérateur, qui doit être animée sans cesse de vifs *mouvements de térébration* extrêmement limités. Je suis allé à l'école à Lyon. J'ai vu Ollier, dont la complaisance égalait le talent, tenir comme un poinçon sa rugine droite ou détache-tendon, dont l'extrémité convexe est seule affilée (fig. 577). A coups de boutoir, je veux dire avec le bout, ce que j'appelle le front de l'instrument, Ollier labourait la couche osseuse sous-périostique, pour être plus sûr de garder à cette membrane toute son épaisseur et d'emporter avec elle quelques écailles de la surface osseuse.

Cette manière exige de la force, et la région intéressée doit être nécessairement immobilisée, appuyée sur un coussin résistant ou tenue dans les mains d'un aide vigoureux; elle est sujette aux échappades, mais l'index allongé jusqu'au bout de l'instrument les rend peu dangereuses. Il faut à la fois pousser et retenir, et, tout en poussant devant soi, imprimer à l'instrument, pour le faire cheminer, le plus souvent des mouvements de térébration vifs et limités, quelquefois des mouvements de levier, d'élévatoire.

Pour ne pas verser, glisser involontairement à droite ou à gauche, ce qu'il est très difficile d'éviter quand l'os n'est plus tendre, c'est-à-dire en dehors du jeune âge, un front rectiligne au grattoir vaut bien mieux que le front convexe habituel. Celui-ci est notoirement incapable de décoiffer les tubérosités sans verser à chaque instant; aussi Ollier était-il obligé de se servir, pour cette besogne spéciale, d'une espèce de pied-de-biche ou grattoir à front concave (fig. 578).

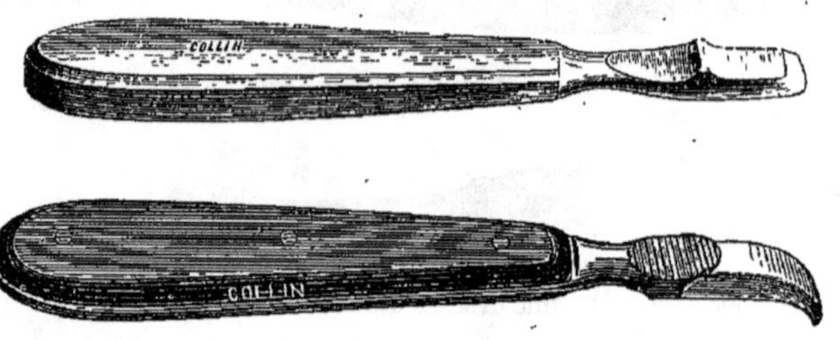

Fig. 579. — Ma rugine courbe sur le plat, nouveau et ancien modèle.

Ma rugine courbe sur le plat (fig. 579) coupe, attire et refoule par ses bords comme ma rugine droite. Mieux que celle-ci, elle va de l'avant autour d'un os rond dans le sens transversal. Elle peut seule racler, gratter en reculant, et remplace très bien dans l'opération du trépan la rugine-raclette ou racloir.

La rugine courbe ou sonde-rugine dont Ollier se servait pour contourner en travers les os longs et libérer leur surface sur toute leur circonférence, est longue, grêle et cannelée sur sa face concave.

Elle sort du manche et varie de longueur à volonté. Cet instrument peut s'engager complètement, charger l'os comme une sonde charge une artère, recevoir dans sa rainure la scie à chaîne et, pendant l'action de celle-ci, protéger les chairs. C'est donc à la fois une rugine, un conducteur et une sonde protectrice. Je l'ai conseillée aux symphyséotomistes.

J'ai vu encore, à Lyon, Tripier employer fréquemment un *détache-tendon*, c'est-à-dire une rugine droite, étroite, assez longue, très tranchante de toutes parts et munie d'un côté, près du bout, d'une espèce de court bec de serpette auquel les tendons et les ligaments, pris en dessous, ne résistent pas plus qu'au bistouri à pointe rabattue et à la serpette décrits plus haut.

Les Allemands ont vanté beaucoup la méthode de Paul Vogt, que j'ai essayée sur le cadavre et que je recommande pour les os sains et durs. Armé d'un ciseau et d'un maillet, comme un sculpteur, on emporte des lamelles et des saillies osseuses avec les tendons et ligaments qui s'y attachent. J'aime des ciseaux très minces, parfaitement affilés et de diverses largeurs.

Je ne suis pas loin de penser qu'avec les bistouris et les rugines de l'École pratique, les uns et les autres un peu grossiers en raison de leur destination, on peut faire bien toutes les résections. Cependant il existe chez les couteliers un grand choix d'instruments tranchants utiles, variés de forme et de dimensions, parmi lesquels ceux d'Ollier en France et de Langenbeck, qui en Allemagne avait suivi l'exemple d'Ollier, se recommandent particulièrement en raison de la compétence toute spéciale de leurs inventeurs.

2° Instruments propres à écarter et à protéger les parties molles.

Au premier rang se placent les crochets mousses et les érignes. Parmi les premiers, il n'en est pas de plus économiques, de plus simples et de plus faciles à tenir solidement sans gêner l'opérateur que mes crochets doubles (fig. 580).

Les vieux écarteurs en S ont été vite abandonnés. Parmi les crochets emmanchés, ceux de Langenbeck, etc., sont excellents. Quant à ceux qui ont plusieurs dents mousses comme celles d'une fourchette de table (fig. 581 et 582), ils fournissent une transition entre les écarteurs proprement dits et les érignes à dents pointues doubles ou triples. Un bon modèle à dent unique et robuste, porte le nom de Chassaignac.

Le dirai-je encore? ce sont les doigts gauches de l'opérateur,

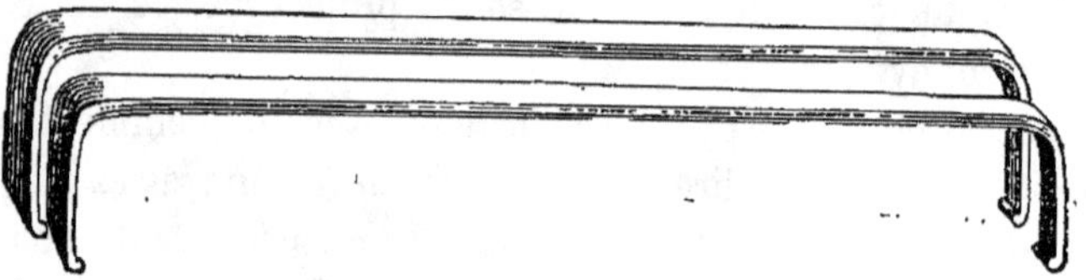

Fig. 580. — Mes doubles crochets écarteurs.

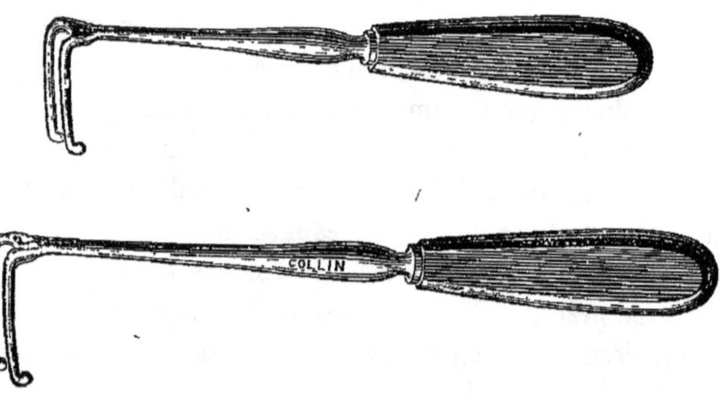

Fig. 581 et et 582. — Crochets à deux dents mousses emmanchés, petit et grand modèle (demi-grandeur).

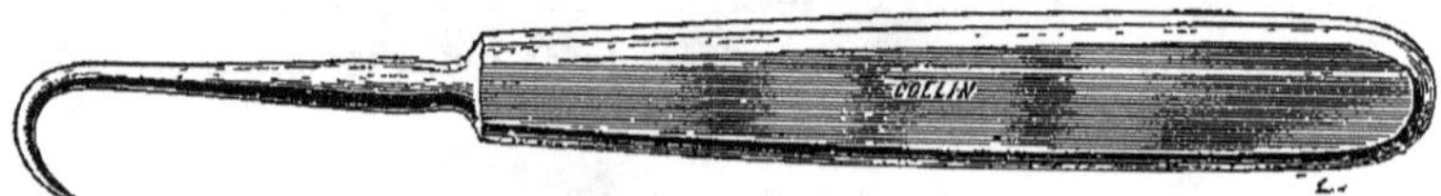

Fig. 583. — Érigne de Chassaignac.

spécialement l'index et le pouce, qui, si courts que soient les ongles, font le plus facilement la principale besogne dans bien des cas.

C'est lorsque le moment du sciage approche qu'interviennent les instruments protecteurs proprement dits. Le plus souvent, ce sont des lames ou des tiges de métal rigides ou flexibles. Mes crochets peuvent servir en maintes circonstances (on le verra), car ils peuvent être engagés sous les chairs ou sous les os comme autrefois la sonde de Blandin et aujourd'hui la sonde-rugine d'Ollier. La sonde de

Blandin est une grande sonde à bec courbé, cannelée sur la convexité, de telle sorte qu'une fois engagée sous un os, la cannelure tournée vers l'os, la scie rectiligne peut faire tomber son trait juste dans la rainure sans menacer les parties molles. Un manche articulé sert à maintenir l'instrument sans que la main risque d'être atteinte par les dents de la scie. Collin, sur ma demande, fabrique des sondes cannelées bicoudées d'un prix modique (fig. 584), qui remplacent

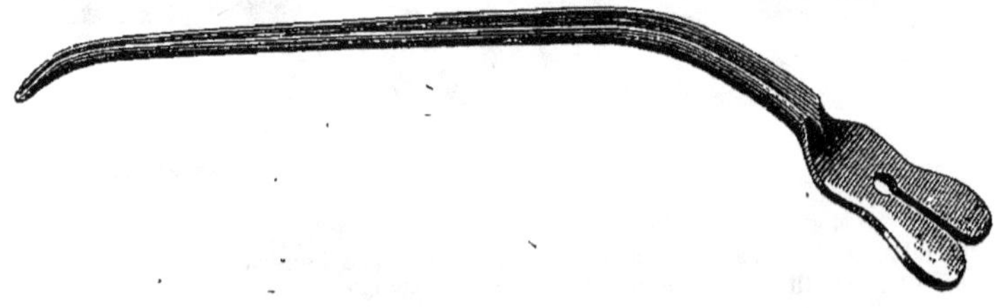

Fig. 584. — Ma sonde cannelée grande et forte courbée aux deux bouts et destinée à être passée sous les os qu'on veut diviser avec la scie rectiligne ordinaire.

l'instrument de Blandin. Tout opérateur peut en improviser une avec une sonde cannelée ordinaire. Dans bien des cas on userait avec avantage de petits rubans de métal flexible (zinc, cuivre, argent), faciles à introduire et ensuite à replier et à tenir. Enfin un tube de caoutchouc sera souvent d'un usage aussi simple qu'efficace.

Ollier avait de grosses sondes cannelées en cuivre rouge, assez flexibles pour s'accommoder aux contours des os et assez creuses pour recevoir la scie à chaîne.

Il est bien entendu que la protection des chairs par enveloppement dans une compresse aseptique, pendant le sciage, est recommandable.

3° Instruments propres à fixer les os pendant qu'on les dépouille ou qu'on les divise.

On n'emploie guère maintenant que les pinces et les daviers. L'usage du tire-fond est réservé pour la rondelle trépanée, quand on trépane au lieu de fraiser.

Donc, de fortes pinces avec et sans griffes et un davier droit ordinaire font partie presque nécessairement de l'arsenal des résections.

Chaque fois qu'il s'agit d'os un peu volumineux, un davier spécial devient nécessaire. Le mien, qui s'articule à petite et à grande béance des mords (fig. 142, p. 206), s'est répandu immédiatement en France et à l'étranger. Je le recommande donc sans hésitation. Bien fait (fig. 585), il saisit et immobilise un os mince par ses

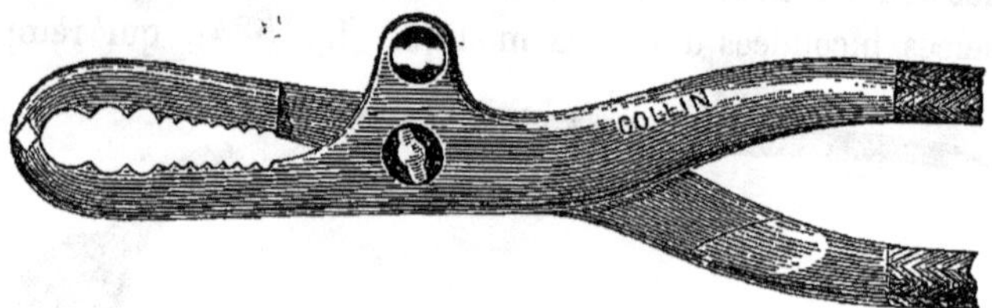

Fig. 585. — Mon davier à double articulation. Cette figure demi-grandeur est dédiée aux fabricants français et étrangers que je prie de s'appliquer à bien copier le modèle produit par Collin après un grand nombre d'essais faits par moi sur nature.

quatre doubles dents terminales; un os plat comme le maxillaire inférieur, en travers à pleines mâchoires qui sont des gouttières à bords dentés. Il tient un petit os rond, métacarpien, cubitus, clavicule, en long ou en travers. Pour les grosses extrémités, du fémur, de l'humérus; pour le calcanéum, l'astragale, le maxillaire supérieur, le davier étant articulé au deuxième trou, sa mise en main est tout aussi facile et sa prise aussi solide.

J'ai fait construire en outre, pour saisir solidement les petits os tels que ceux du carpe, etc., chaque fois qu'ils sont durs, un petit

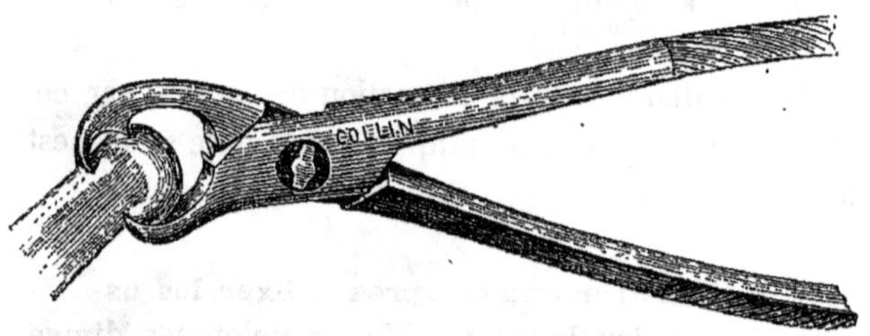

Fig. 586. — Mon davier bec de perroquet denté, porte-à-faux; prise extrêmement solide de tous les petits os glissants.

davier droit ordinaire à bec de perroquet denté (fig. 586). La mandibule longue que l'on engage dans la partie profonde de la plaie porte quatre dents, deux avancées et deux reculées; la courte n'a que deux dents terminales qui, pendant l'écartement et la prise, correspondent à l'intervalle des dents de la mandibule opposée.

Les os du cadavre, qui sont durs, ont besoin, pendant le sciage, d'être bien fixés, comme dans un étau. Il n'en est pas toujours ainsi sur le vivant, car les os ramollis s'écrasent sous la moindre pression.

Aussi, Ollier a-t-il fait construire un arsenal de *daviers-érignes*, dont les dents grêles et longues, félines, pénètrent dans les os tendres comme dans une tumeur charnue. — De tels os se laissent couper et gouger, entamer au ciseau et scier facilement, même au delà des limites du mal irréparable, c'est-à-dire de la partie qu'il est nécessaire de sacrifier.

4° Instruments employés pour diviser le tissu osseux (scies, cisailles, burins, gouges, curettes, etc.).

Ceux qui s'emploient le plus ordinairement dans les amphithéâtres sont les scies. Je ne m'attarderai pas à en décrire toutes les variétés.

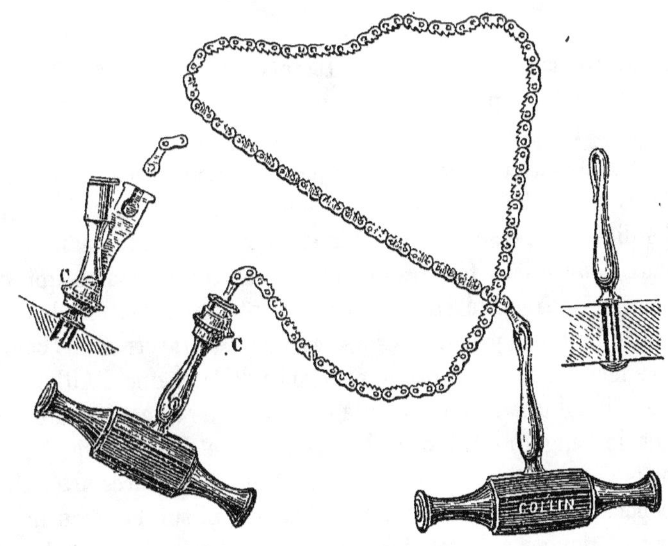

Fig. 587. — Scie à chaîne. La coupe des poignées montre que la scie peut y tourner librement. D'un bout la dernière maille est accrochée ; de l'autre elle est pincée dans un étau que serre le coulant C.

Les plus employées sont la scie *rectiligne* par rigidité ou par tension, et la scie *flexible*, dite à chaîne (fig. 587).

Celle-ci permet de diviser un os au fond d'une plaie dont les berges ne peuvent être qu'insuffisamment abaissées. Pour l'engager, il faut user d'un stylet aiguillé ou mieux d'une aiguille flexible non trempée, émoussée, à laquelle on donne, au moment de s'en servir, une courbure en rapport avec le trajet qu'elle doit parcourir pour contourner l'os en passant dessous. Cette aiguille entraîne un fil qui lui-même entraînera la chaîne dentée. — Gigli de Florence

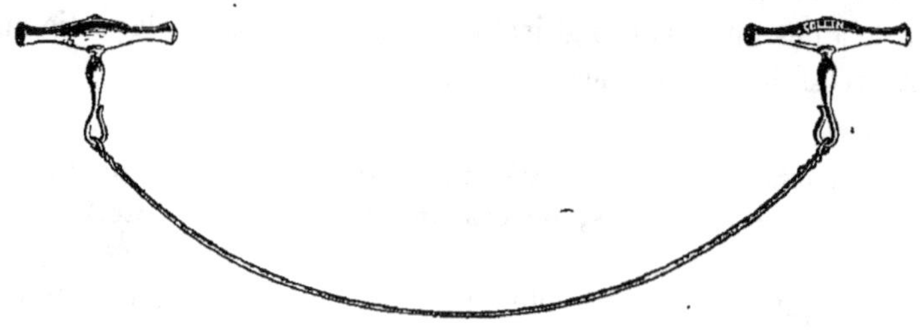

Fig. 588. — Fil-scie de Gigli.

a fait connaître en 1894, sa *Drahtsäge*, fil d'acier taillé en vis, mince, flexible en tous sens et peu coûteuse. J'en ai reçu deux de sa part. La première me servit tout un hiver sur vingt os différents mais pas très durs...; un jour en mon absence, un de mes élèves la chauffa et l'usa; cinq minutes après il cassa la seconde. Moralité : le fil-scie de Gigli, par sa finesse et sa souplesse, est précieux pour les os tendres ou minces, entre des mains qui savent ménager sa fragilité en ne le brutalisant pas et son mordant en ne l'échauffant pas par une vitesse excessive à travers un os compact. Il va lentement et n'a pas la résistance de la chaîne d'Aitken.

Au lieu d'une simple aiguille assez difficile à manier sans pince, dans le sang qui la rend glissante, on se sert quelquefois d'un porte-fil emmanché semblable au porte-fil à ligatures artérielles de Cooper. Les chirurgiens ne sont d'accord ni sur la force ni sur la forme à donner à de tels instruments. Chassaignac avait de solides passe-fils emmanchés : la figure 589 vient de lui. Nicaise, trouvant trop d'inconvénients à la rigidité et à la fixité de la courbure, a fait construire un passe-fil d'acier élastique dont la concavité s'ouvre au besoin pour épouser toutes les formes à contourner sans que le bec-chas, toujours ramené par l'élasticité, abandonne jamais la surface osseuse. La simple *aiguille mousse d'acier non trempé* est si complaisante et si facile à monter sur une pince que je m'en suis toujours contenté.

Le fil qui entraîne la scie en chaîne doit être de la plus grande solidité, car il y a une secousse à donner pour engager l'instrument

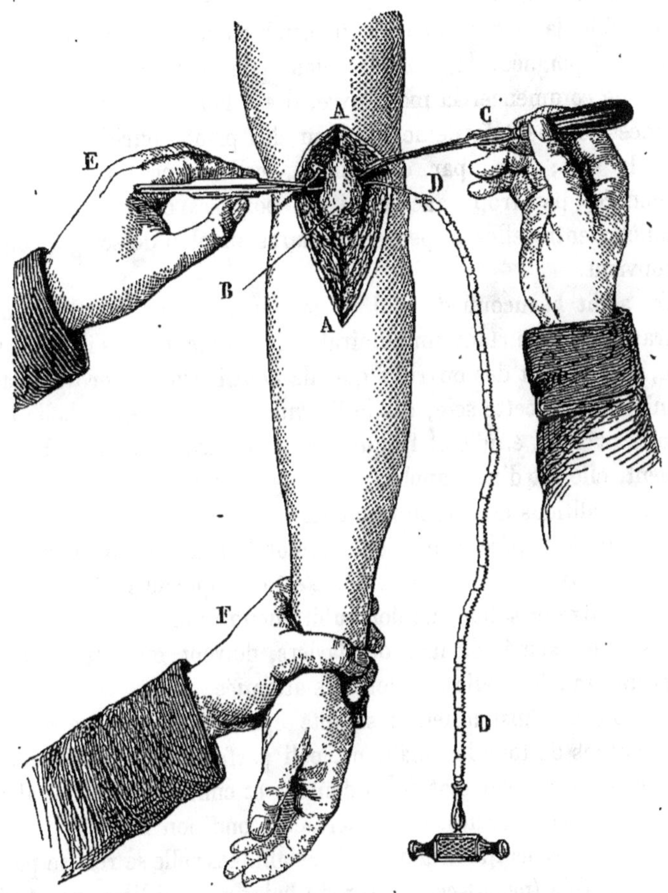

Fig. 589. — Manière d'engager et de dégager le fil tire-chaîne.

de champ, c'est-à-dire dans le sens de sa plus grande épaisseur et de sa flexibilité, en raison du frottement qui résulte de la morsure des premières dents sur l'os. Il arrive trop souvent que l'opérateur, au moment de tirer sur le fil pour engager le premier maillon de la scie, oublie de tourner les dents vers l'os et de maintenir cette direction d'une main pendant que l'autre tire sur le fil. Cette faute, quand elle a eu pour résultat de placer la scie à l'envers, ne peut être réparée que par un dégagement complet suivi d'un réengagement attentif, puisque la chaîne est inflexible sur le plat et coudée dans un fossé, en travers.

Une fois la scie passée, le fil conducteur est remplacé par la deuxième poignée, la première étant pour ainsi dire à demeure. Avant de commencer la manœuvre, il est bon de s'assurer que ces poignées tournent facilement autour des pivots-tourillons qui tiennent la scie; que, par conséquent, celle-ci ne serait pas trop influencée, pas trop gauchie, si ces poignées cessaient de rester parallèles entre elles et perpendiculaires au plan de sciage, comme il convient.

On a dit beaucoup de mal de la scie à chaîne d'Aitken ou de Jeffray. C'est pourtant un admirable instrument, et s'il y a à médire, c'est plutôt des ouvriers que de l'outil. On n'improvise pas le maniement de cette scie, car je l'ai vue ordinairement rebelle à qui n'en avait point étudié et fréquemment renouvelé l'emploi. Heureusement, elle est d'une application obligatoire restreinte.

Les conditions de réussite sont les suivantes.

Du côté de l'opéré : fixation, immobilité absolue de l'os et par conséquent du membre intéressé. C'est dire que le malade, couché sur un lit fixe et solide, ne doit subir aucun mouvement; que l'aide ou les aides, armés ou non de daviers, doivent maintenir *comme dans un étau* la partie squelettique attaquée.

Du côté de l'instrument : solidité éprouvée, flexibilité dans les articulations de tous les maillons, poli parfait, mobilité des tourillons terminaux; bon état de la denture et enfin, alignement absolu de ses rangées latérales. Cette dernière condition n'existe pas toujours sur les scies qui viennent d'être affûtées; elle se réalise par un essai préalable (ne fût-ce que sur du bois dur) qui lisse, use ou fait rentrer dans le rang les dents trop saillantes.

Du côté de l'opérateur : les mains qui ont saisi les poignées doivent les tenir écartées au maximum possible, afin que l'angle formé par les deux chefs de la scie soit toujours obtus, très obtus. Pendant les oscillations la traction sur les poignées doit être permanente, faiblir mais ne jamais tomber tout à fait à zéro du côté de la main qui cède: autrement, il se produit des soubresauts qui enrayent la scie. Lorsque cet accident arrive, il faut, du bout des pouces introduits de chaque côté de l'os dans la plaie, enfoncer la partie de la chaîne enserrée, enrayée, et la dégager presque complètement du trait commencé.

Ce n'est pas tout; il faut encore que l'anse dentée se meuve dans un *plan invariable.* Ainsi donc : mains très écartées, tendant la scie constamment et oscillant dans un plan invariable; déploiement de force constant et maintien de l'attitude adoptée dès le début. On y arrive, les bras accolés au tronc, en exécutant un balancement régulier de tout le corps sur les pieds et les hanches.

Les *scies rectilignes par rigidité*, dont on use le plus souvent, sont très larges ou très étroites. Les premières ou grandes scies fortifiées par un dos mobile (fig. 143, p. 207) sont excellentes pour faire bien *planes* de larges surfaces de section, par exemple à travers les condyles du fémur et du tibia. Les secondes, scies cultellaires, couteaux dentés, appelées encore scies de Larrey ou de Langenbeck, etc., sont formées de simples et solides petites lames rigides, courtes, très étroites et solidement emmanchées (fig. 590). On les

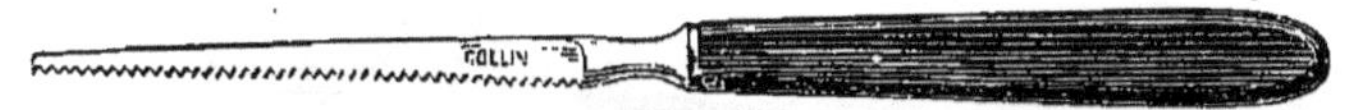

Fig. 590. — Scie cultellaire de Larrey, passe-partout.
Il existe des modèles dont l'extrémité est mousse, dépourvue de dents.

utilise en les faisant agir par un très court va-et-vient, une espèce d'oscillation sur place, dans la profondeur des plaies ou des cavités, là où les longs traits sont impraticables. Elles ont une puissance très médiocre, inférieure à celle de la scie à chaîne qui s'emploie à peu près dans les mêmes circonstances. Leur denture, plus encore que celle de cette dernière, se laisse engorger par la sciure osseuse et exige de fréquents recours à la brosse.

Les *scies rectilignes par tension*, ou scies à arbre convenant aux résections, ont des lames mobiles de diverses largeurs. Ce sont les plus étroites qui rendent le plus de services. Je me suis appliqué avec Collin à réaliser un instrument qui nous donne un montage et un démontage des lames solide, facile et rapide, une *tension réglée*, et enfin la *fixité dans le degré d'inclinaison* imposé au feuillet au début de l'opération (fig. 145, p. 210).

Voilà toutes les scies d'usage ordinaire. Elles sont impuissantes à découper à la surface d'un os quelconque, plat, court ou long, défendu par des organes et des parties molles, une pièce d'un dessin déterminé. Aussi s'est-on évertué à inventer des appareils compliqués, capables d'agir à la surface des os autrement que par des mouvements de va-et-vient.

Le trépan est une scie en couronne, et l'on connaît au moins de nom les ostéotomes de Heine, la scie à molette, etc. Pour donner le mouvement à de petites roues dentées, à des fraises perforatrices ou traçantes, Ollier avait un moteur à volant, d'autres se servent du tour des dentistes plus ou moins perfectionné et actionné par les bras ou par l'électricité.

Cisailles, pinces, ostéotomes. — Elles varient de forme et de dimensions. Les unes ressemblent à d'énormes ciseaux, droits ou courbes sur le champ, dont les lames courtes et fortes, garnies ou non de dents pour empêcher le recul, glissent l'une sur l'autre et croisent leur tranchant. Les autres coupent net, par simple pincement, à la manière des tenailles ou tricoises; tantôt elles ont la forme droite (fig. 591), tantôt elles sont coudées sur le plat (fig. 592),

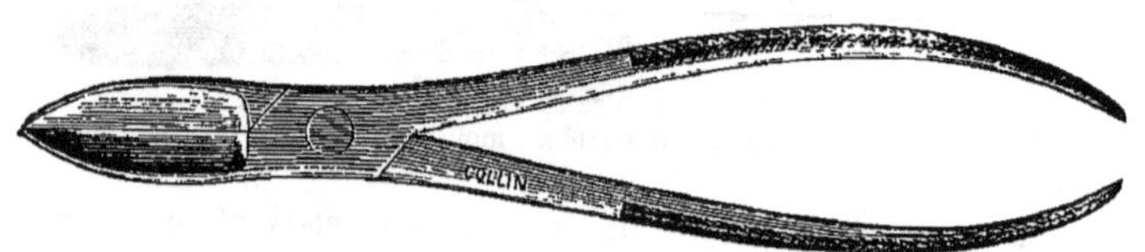

Fig. 591. — Pince coupe-net, ancien modèle.

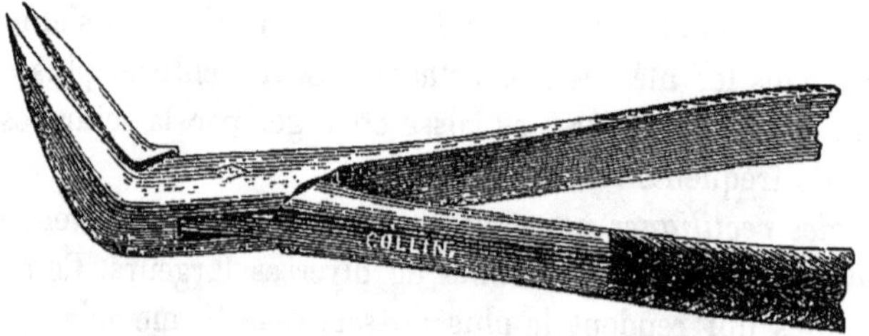

Fig. 592. — Pince incisive fortement coudée sur le plat pour disjonction ptérygo-maxillaire (Mazettini).

tantôt enfin elles ressemblent absolument à des tricoises dont la ligne incisive est ou perpendiculaire ou oblique sur les manches.

Collin a renouvelé tout le matériel des cisailles, des ciseaux, des pinces hémostatiques, etc., en généralisant son mode d'articulation (fig. 593 et 594), qui est très solide, très facile à démonter et

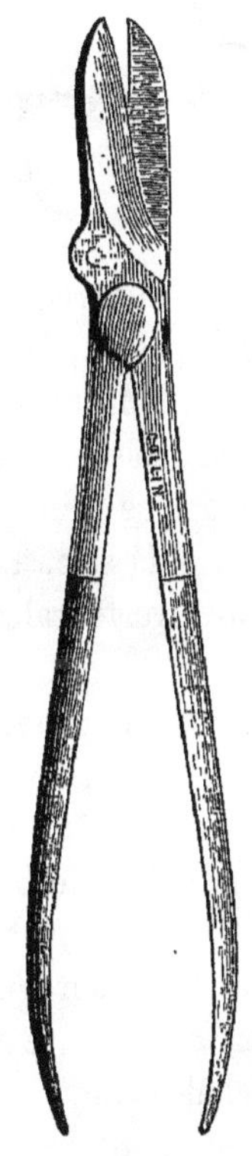

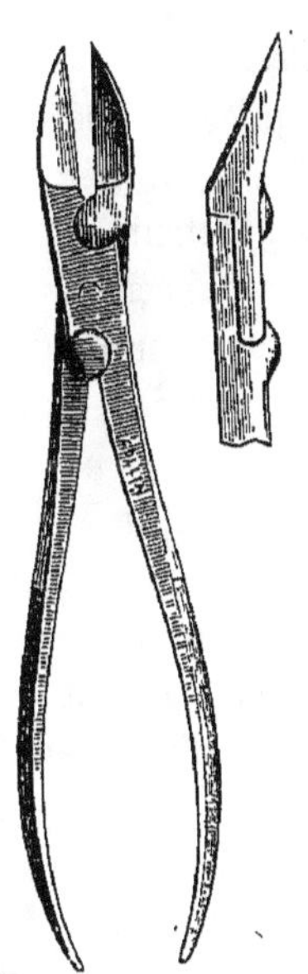

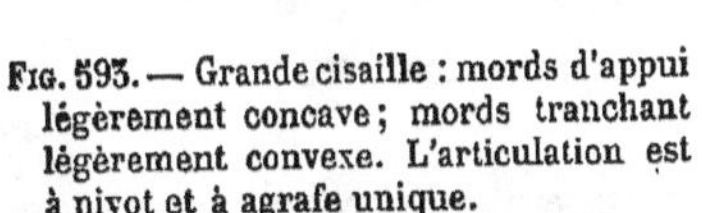

Fig. 593. — Grande cisaille : mords d'appui légèrement concave ; mords tranchant légèrement convexe. L'articulation est à pivot et à agrafe unique.

Fig. 594. — Pince coupe-net légèrement coudée sur le plat. L'articulation à double agrafe est extrêmement précise et solide.

compatible avec la plus minutieuse propreté. C'est encore un progrès sur le tenon Charrière qui fut le plus grand perfectionnement apporté aux instruments articulés.

A côté des pinces coupe-net, il faut ranger la pince-gouge de Roux, qui est une espèce de davier tranchant du bout des mords, avec lequel on peut rogner un petit os, ronger le pourtour d'un orifice pour l'agrandir et fouir dans la profondeur du tissu spongieux. A. Nélaton se servait d'un instrument analogue (fig. 595), dont les mords perforés font l'effet de deux emporte-pièce marchant à la rencontre l'un de l'autre. Et depuis, que de variétés !

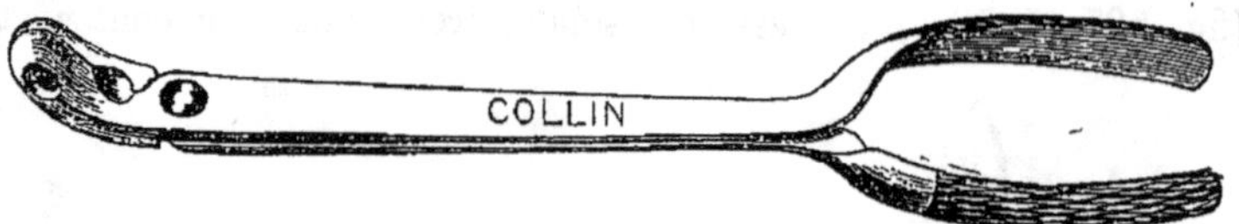

Fig. 595. — Ancienne pince-gouge de Nélaton.

Il en est d'utiles pour la crâniectomie que l'on verra plus loin.

Bien qu'on puisse construire des cisailles capables de diviser le col du fémur et même la mâchoire inférieure (dangereuse aberration), ces instruments, et surtout les variétés coupe-net et pince-gouge, sont spécialement employés à diviser des os minces ou tendres, ou trop profonds pour être accessibles à la scie, comme le sourcil cotyloïdien, la cavité glénoïde, les lames vertébrales.

Les *ciseaux* et *burins*, très employés autrefois, peuvent l'être encore aujourd'hui non seulement pour l'ostéotomie, mais encore pour faire sauter les attaches musculo-ligamenteuses à la manière de Paul Vogt. Il faut frapper dessus avec un maillet de bois ou de métal doux. J'en avais fait construire un de plomb enchâssé dans du bois sur les principes suivants : manche rectangulaire pour qu'il ne tournât pas dans la main; gros de la masse c'est-à-dire centre de gravité comme celui du brochoir du maréchal-ferrant, non dans l'axe du manche mais en dessous afin qu'il tendît à tomber de lui-même d'aplomb sur le ciseau sans le faire chavirer, sans chanceler lui-même.

Quant aux gouges à main, curettes, cuillers tranchantes, gouges à lunette, leur usage est très fréquent dans l'évidement des os. Les unes sont emmanchées (Legouest) (fig. 599).

Les plus simples sont tout d'une pièce (Malgaigne), et l'on peut frapper dessus au besoin.

L'extrémité tranchante varie de forme : le plus souvent elle ressemble à une gouttière. Elle a rarement plus de 10 millimètres de largeur et souvent beaucoup moins. Ces petits instruments, bien tranchants, donnent à un opérateur adroit une puissance suffisante pour térébrer un os long et permettent d'ouvrir des orifices appropriés à l'étendue du mal ou à la forme du séquestre. Trélat en usait volontiers et habilement.

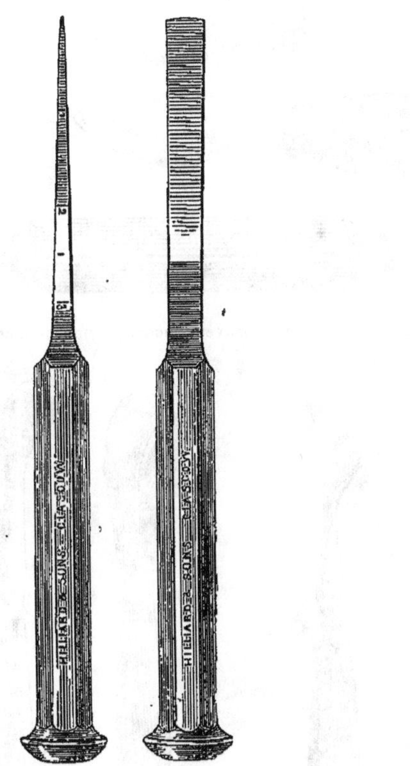

FIG. 596. — Ostéotome de Macewen.

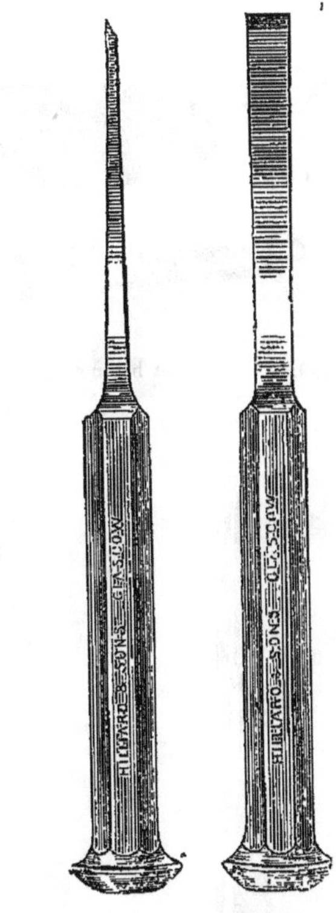

FIG. 597. — Ciseau-burin de Macewen.

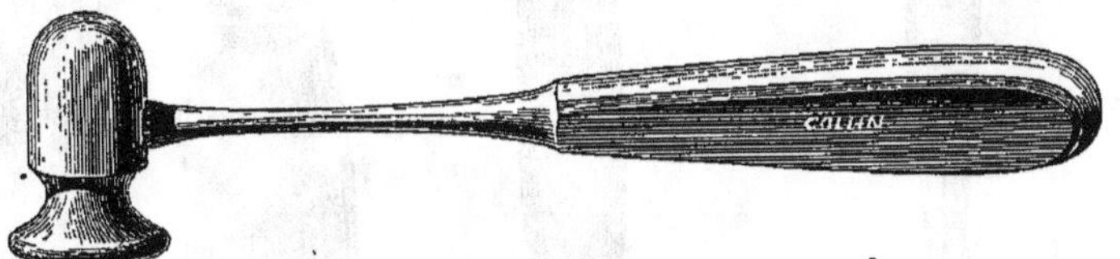

FIG. 598. — Marteau en bronze mou de Collin.

L'évidement des os se pratique à l'aide de cuillers tranchantes et de cuillers ou gouges fenêtrées dites à lunettes.

Enfin, le chirurgien a souvent besoin de recourir aux perforateurs pour attaquer le tissu osseux. Ce sont des vrilles, des tarières, des forets, des fraises, tantôt simples, tantôt montés sur des appareils à manivelle ou sur des vilebrequins. Les perforateurs servent dans les évidements, dans les résections partielles, pour passer la scie à

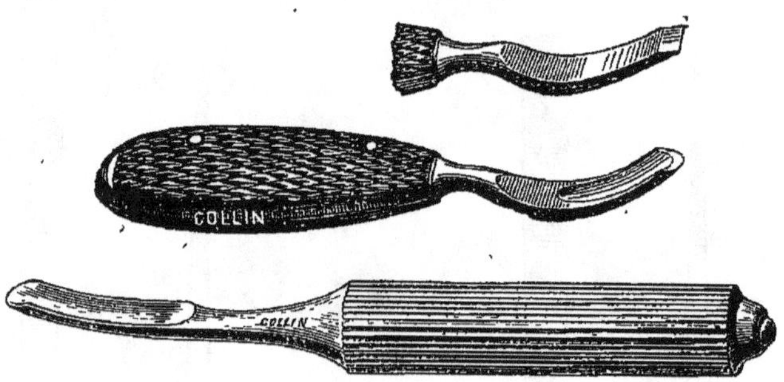

Fig. 599. — Gouge et burin de Legouest. En bas, nouveau modèle à manche métallique

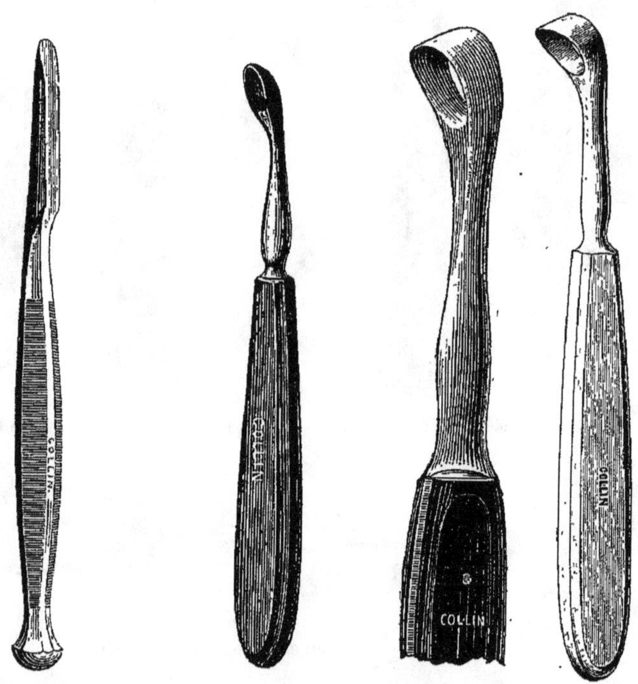

Fig. 600. Gouge asymétrique de Trélat, demi-grandeur.

Fig. 601. Cuiller tranchante. Ancien petit modèle.

Fig. 602. Ma cuiller-capote perforée. Ancien et nouveau modèle.

chaîne ou la fine lame de la scie à arbre; et enfin dans la suture osseuse : on en verra plus loin des images

DEUXIÈME PARTIE

DES RÉSECTIONS EN PARTICULIER

CHAPITRE PREMIER

RÉSECTIONS DU MEMBRE SUPÉRIEUR

ARTICLE PREMIER

RESECTIONS DES PHALANGES ET DES MÉTACARPIENS

A. — Extirpation partielle ou totale de la phalange unguéale.

Le pouce seul, en raison de son importance physiologique, peut bénéficier largement de la conservation totale des parties molles et de l'ongle, lorsque la phalangette broyée ou nécrosée doit être extirpée en partie ou en totalité.

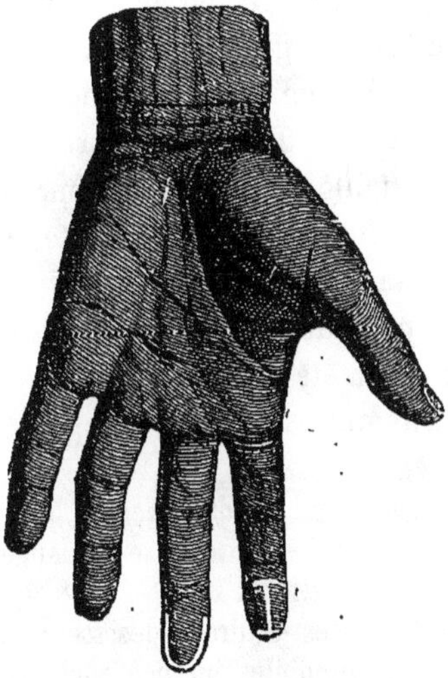

Fig. 603. — Résection de la phalangette : index, incision de Guérin ; médius, incision de Maisonneuve.

Sans prétendre que cette extirpation puisse être ordinairement réglée sur le vivant, je n'en conseille pas moins l'exercice cadavérique suivant. On y verra ménagées avec soin les attaches des tendons, la matrice de l'ongle et l'intégrité du coussinet pulpaire.

Les insertions tendineuses sont destinées à constituer, en place de la phalange, un noyau fibreux dur, mobile à volonté ; l'ongle, véritable squelette extérieur, à maintenir approximativement la forme et la consistance de ce moignon désossé ; la pulpe digitale exempte de cicatrice, à subir les contacts et les pressions.

Pour toutes ces raisons, j'incline à préférer l'incision en fer à cheval dite de Maisonneuve (fig. 603, médius) à l'incision antérieure en I dite de Guérin (fig. 603, index), pour tous les cas où celle-ci n'est pas imposée par la forme et la situation des lésions extérieures.

Ollier, craignant la rétraction du lambeau palmaire que donne l'incision en U, recommande de se contenter de deux incisions latérales qui sont suffisantes sur le vivant.

Opération. — Les deux talons du fer à cheval ou têtes de l'U remonteront à un demi-centimètre au-dessus du niveau articulaire; les branches, côtoyant les bords du pouce à quelques millimètres de distance des bords de l'ongle, viendront se réunir à l'extrémité même de la pulpe digitale.

Le lambeau palmaire ainsi tracé et incisé jusqu'à l'os sera détaché par les côtés et par le bout, de bas en haut. On s'appliquera à raser la phalangette pour désinsérer, sans perte de substance, le tendon long-fléchisseur.

Il est difficile de faire aussi bien quand, après avoir incisé le contour du lambeau, on a recours à la transfixion, en essayant d'engager une lame étroite très haut, entre le tendon et la trochlée de la phalange conservée.

Quant au lambeau dorsal qui supporte l'ongle, on le décollera aussi de l'extrémité vers la base, avec les plus grandes précautions.

Sur le cadavre, quoi qu'on fasse, l'opération est très difficile et la matrice de l'ongle a bien souvent à en souffrir. Il est presque impossible de l'épargner si, après avoir taillé le lambeau palmaire et ouvert l'articulation, on se laisse aller à luxer la phalangette du côté dorsal pour la détacher ensuite de la base vers l'extrémité.

Sur le vivant, la résection se borne presque à une extraction de séquestre, car généralement l'étui fibreux a été décollé par l'inflammation, souvent même détruit, car on temporise toujours trop.

Remarques. — Ce procédé convient également lorsque avec la phalange unguéale on enlève, en partie ou en totalité, la première phalange du pouce. Huguier, dans un mémoire posthume (*Arch. de méd.*, 1874), s'est loué d'avoir pratiqué sept fois l'*exossation*, c'est-à-dire le désossement du pouce. Les moignons étaient raccourcis, immobiles ou peu mobiles, mais suffisamment longs et solides pour contribuer à la préhension d'objets assez lourds. Au point de vue esthétique, ils laissaient sans doute à désirer, car ils n'avaient pas subi ce modelage, ces pansements orthopédiques qu'Ollier recommande pour toutes les résections des doigts et des métacarpiens... et le périoste n'avait pas été conservé.

Chaque fois que vous aurez à diviser une phalange que vous voudrez toujours garder longue et régulièrement terminée, défiez-vous de la meilleure des cisailles et employez une scie, très étroite pour la commodité, très mince et très finement dentée pour la perfection du travail.

B. — Résections des articulations interphalangiennes.

C'est encore le pouce, si précieux, qu'il faut ici avoir en vue. On peut être amené à faire une résection partielle ou totale de l'articulation interphalangienne, à la suite d'une luxation compliquée de plaie ou bien d'une ostéo-arthrite. La situation des fistules ou de la plaie a ses exigences; néanmoins, sur le vivant comme sur le cadavre, il faut éviter de blesser les tendons, et, par conséquent, inciser en long sur les côtés.

On peut se contenter d'une incision; il est plus commode d'en faire deux non diamétralement opposées, plus rapprochées du côté dorsal que du côté palmaire, d'où le nom d'incisions latéro-dorsales.

Avec une *incision unique* que l'on fait très longue relativement à la longueur d'os à enlever, on est obligé, après dénudation sous-capsulo-périostée, de luxer les extrémités articulaires en pliant le doigt sur le côté non incisé. — Si l'on veut enlever d'un bloc le squelette articulaire avec sa capsule, il faut d'un coup de cisaille trancher le col de la phalange supérieure au-dessus de la trochlée, puis saisir au davier la partie à enlever, l'attirer au-dehors et la dénuder jusqu'à ce qu'un second coup de cisaille donné sur la phalange inférieure puisse emporter tout le mal.

Quand on a recours aux *deux incisions* latéro-dorsales (fig. 604), la dénudation est plus facile : après désarticulation on luxe, ou bien, avec la fine et étroite lame passe-partout introduite sous les parties molles dorsales, on scie au droit d'une lamelle protectrice insinuée entre les phalanges et les chairs palmaires.

C. — Résections des articulations métacarpo-phalangiennes.

Chez les enfants, l'ablation des cartilages interdiaphyso-épiphysaires des phalanges et des vrais métacarpiens entraîne un raccourcissement relatif ultérieur considérable. Il est moindre sur le pouce, bien entendu, puisque l'épiphyse d'accroissement de son métacarpien est conservée dans l'extrémité carpienne.

Bien que l'on puisse encore utiliser avec avantage deux incisions latéro-dorsales, on devra, sur le cadavre, s'efforcer d'opérer avec une seule incision dorso-latérale qui sera externe pour le pouce et l'index (fig. 604), interne pour le petit doigt, et l'une ou l'autre, *ad libitum*, pour le médius et l'annulaire. Sur le vivant, la résection totale, c'est-à-dire des deux surfaces articulaires, rend de grands services au pouce.

En ne gardant ni la capsule ni le périoste, en se servant d'une bonne pince à disséquer et d'un petit bistouri fort, en usant de la cisaille hardiment et prématurément, puis du davier, l'opération est bientôt faite.

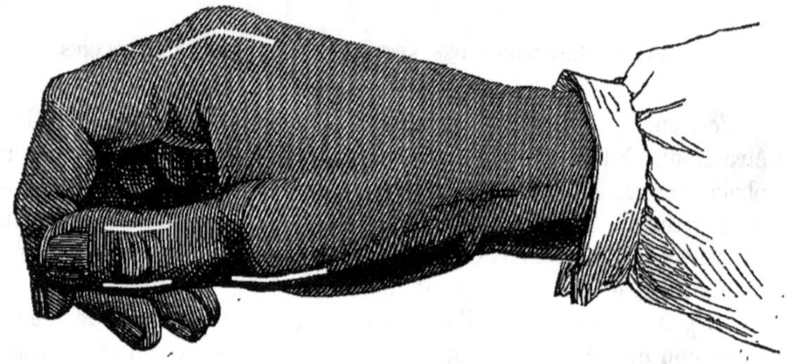

Fig. 604. — Incisions dorso-latérales pour réséquer les articulations interphalangiennes et métacarpo-phalangiennes.

Lorsqu'on pratique comme on le doit l'isolement sous-capsulo-périosté, la désarticulation en est le résultat immédiat, et cette désarticulation permet d'extraire facilement chaque extrémité osseuse séparée d'un coup de cisaille; ou encore de luxer la base phalangienne pour l'exciser d'abord à la scie et la tête du métacarpien ensuite.

Voici un article plus important.

D. — Traitement des luxations métacarpo-phalangiennes par arthrotomie.

Quand une luxation en arrière du pouce ou d'un doigt, ancienne ou récente, se montre irréductible, il est possible, facile même à qui connaît le mécanisme et l'anatomie pathologique, de déterminer la nature et le siège de l'obstacle et de le supprimer par une section sous-cutanée ou mieux encore à ciel ouvert. Au contraire, celui qui n'a pas étudié cette question se livre à des fantaisies opératoires aussi imprévues que déraisonnables et ravage tout pour n'arriver souvent qu'à... réséquer la tête du métacarpien.

Ce qu'on peut me demander ici, c'est de répéter une partie de ce que j'ai déjà dit ou fait dire ailleurs; c'est d'écrire une page d'anatomie pathologique et de mécanisme suivie d'une ligne de technique opératoire.

Lorsque la phalange du pouce se renverse du côté dorsal, la tête du métacarpien bute contre le tendon long fléchisseur infrangible et les deux muscles qui viennent aux os sésamoïdes.

Pour sortir, la tête métacarpienne ne peut percer qu'à côté du tendon : en dehors c'est l'ordinaire; en dedans c'est l'exception.

Quand elle perce en dehors, c'est à travers le muscle sésamoïdien externe ou entre ce muscle et le tendon qu'elle sort : la dossière qui coiffe sa nuque, la boutonnière, est formée par le tendon (côté de l'index), le muscle court fléchisseur (côté externe), et l'os sésamoïdien externe (côté dorsal). C'est la variété fréquente ; je ne sais pas si, prise à temps, elle est jamais irréductible (fig. 605).

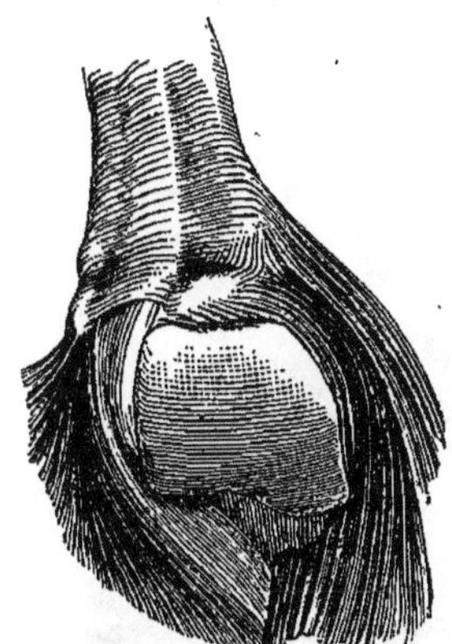

Fig. 605. — Luxation simple complète du pouce droit, variété commune, tendon en dedans. La tête, ayant perforé, paraît mollement étranglée par le tendon et le reste du muscle sésamoïdien externe ; elle montre son front phalangien clair et son sous-menton sésamoïdien ombré. Des deux osselets, l'externe, naviculaire, est la quille en l'air sur la nuque métacarpienne ; l'interne, pisiforme, avec son muscle adducteur et le tendon sont déplacés en dedans ; la base phalangienne elle-même est à demi transportée dans le même sens.

Au contraire, quand la tête (fig. 614, p. 731) sort en dedans du tendon, elle a le col serré entre ledit tendon (côté externe), le muscle adducteur (côté de l'index) et le sésamoïde interne (côté dorsal). C'est la variété rare, la seule que moi j'aie vue devenir irréductible, par conséquent celle qui devra m'occuper ici. — A l'occasion, la première variété se traiterait de même.

Mais je ne crois pas inutile de dire ici comment il faut s'y prendre pour réduire ces luxations en faisant quelques très courts emprunts de texte et de figures à mon premier travail (*Bull. Soc. de chir.*, 1876).

Le renversement du pouce en arrière, s'il est modéré, produit l'attitude de la figure 606 : les sésamoïdes sont simplement amenés de la face palmaire, sur le bout du métacarpien ; et si la ligne de partage entre le territoire sésamoïdien ordinaire et le territoire phalangien est marquée comme sur la figure 605, s'il y a, oserai-je dire, un menton anguleux à cette

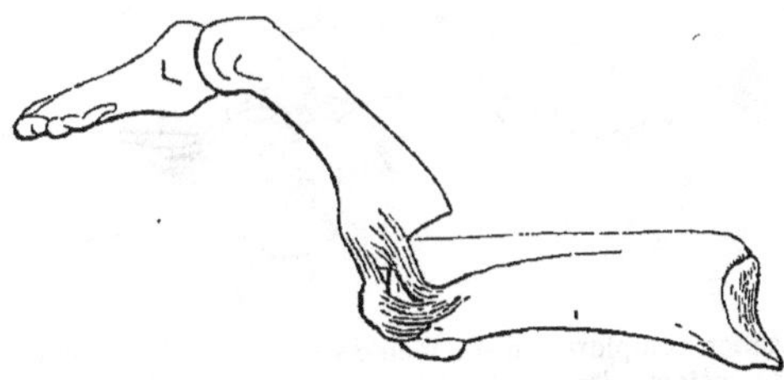

Fig. 606. — Luxation simple incomplète.

tête, la jugulaire gléno-sésamoïdienne, après l'avoir franchi, peut hésiter à retourner en place et ne le faire qu'avec un soubresaut comme il arrive à la jugulaire d'un casque. C'est la *luxation incomplète*, à ressort, celle dont certains collégiens amusent leurs camarades (fig. 606).

Lorsque la violence est plus grande, la phalange monte sur la nuque métacarpienne et y entraîne l'appareil gléno-sésamoïdien, car les osselets lui sont indissolublement unis (fig. 607). Le tendon fléchisseur invincible

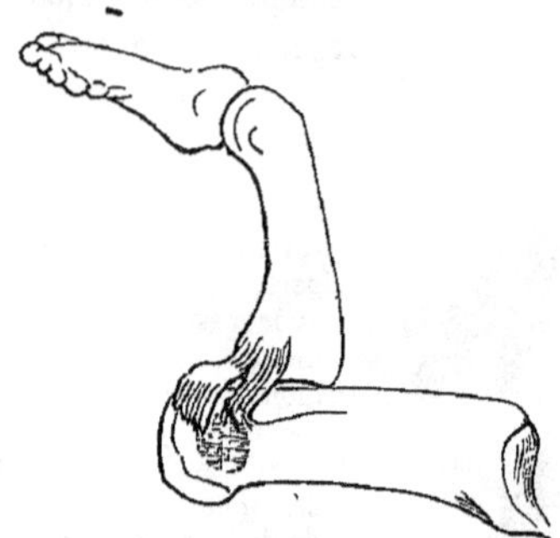

Fig. 607. — Luxation simple complète.

ne permet à la tête du métacarpien de perforer, à la luxation de s'établir, qu'après s'être rejeté sur le côté où la violence l'a incliné : en dedans, dans la luxation fréquente (fig. 605) ; en dehors, dans la luxation rare (fig. 614, p. 731). Cette espèce de *luxation complète*, contrairement à la précédente, a donc *deux variétés* distinguées par la position du tendon ; et il en est de même de la suivante. Leur pronostic différant, il faut les diagnostiquer avec soin, par le palper, la mobilisation et les contractions commandées.

Lorsque la luxation complète est prononcée, que la base de la phalange avec les sésamoïdes en groupe s'est portée non seulement sur la nuque mais sur le dos du métacarpien, si l'on vient à rabattre le pouce, à le tirer pour le remettre, la phalange vient ; mais en venant, comme on retourne une pierre plate avec la main, elle retourne les sésamoïdes que retiennent leurs muscles et leurs ligaments incomplètement déchirés : quand c'est fait, la *luxation complexe*, irréductible, est créée (fig. 608).

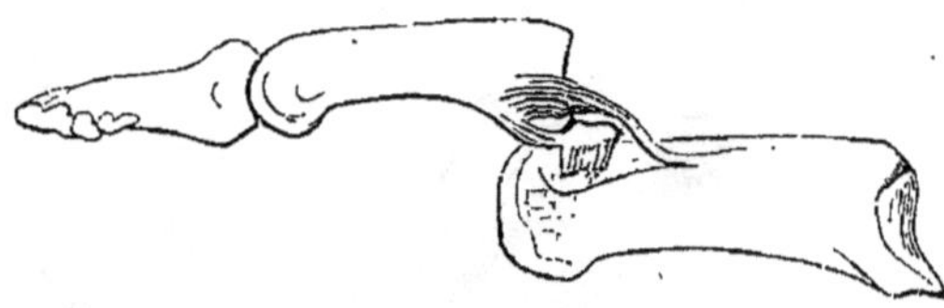

Fig. 608. — Luxation complexe. Le sésamoïde visible, après avoir été entraîné assez loin sur le dos du métacarpien, s'est retourné, sa facette articulaire en l'air : on dit que l'appareil glénoïdien s'est interposé.

En tirant assez fort sur le pouce allongé, on lui rend facilement sa longueur normale, mais les débri ligamenteux inextensibles empêchent d'aller au delà (fig. 609 et 610). Il semble alors qu'il n'y ait qu'à presser pour remettre la phalange au bout du métacarpien. Que de fois on l'a

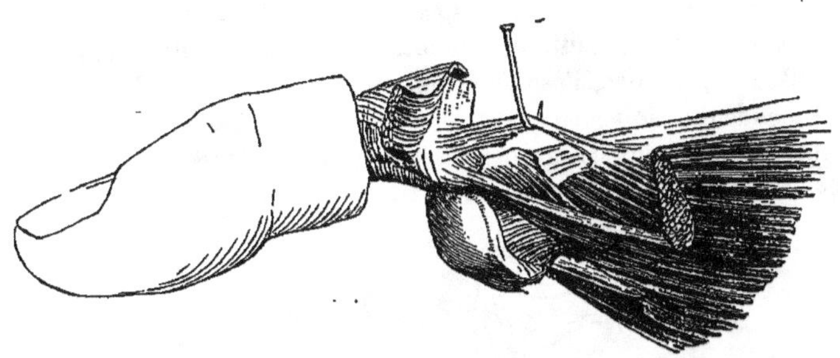

Fig. 609. — Luxation complexe du pouce droit en arrière, *variété interne*, commune, vue du côté externe. Le muscle abducteur a été coupé, excisé, son insertion phalangienne relevée. L'opposant apparaît. Sous les restes du m. sésamoïdien externe en partie déchiré par la perforation, l'on aperçoit le tendon long fléchisseur passé en dedans avec le m. adducteur et le sésamoïde interne invisible. Les restes du m. sésamoïdien externe sont tordus par le retournement de l'osselet : ils sont tendus parce que la pièce a été dessinée dans l'abduction et non dans l'opposition qui les eût relâchés. — L'épingle soulève le débris de ligament inextensible, que l'on peut relâcher, neutraliser, en redressant la phalange.

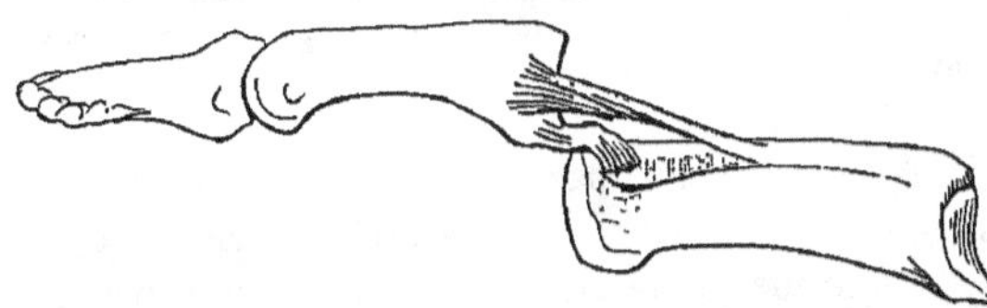

Fig. 610. — Luxation complexe. Le raccourcissement a disparu par la traction, mais le verrou sésamoïdien inflexible rend toute pression inefficace.

tenté en vain ! La sangle sésamoïdienne devenue dossière s'oppose à cette réduction : molle, elle s'interposerait comme elle le fait sur la plupart des doigts, quitte à reprendre sa position vicieuse tout de suite ; armée par

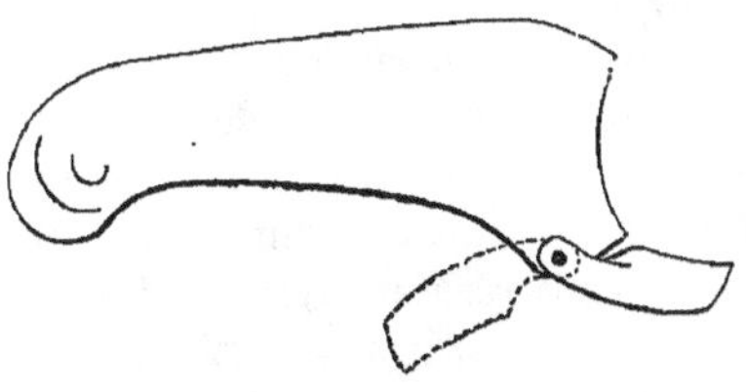

Fig. 611. — Schéma de l'articulation phalango-sésamoïdienne du pouce. Chaque osselet est solidement uni à la phalange et la suit toujours quand elle se luxe. L'appareil gléno-sésamoïdien peut bien subir la flexion, comme un battant de table (profil pointillé); mais une fois relevés dans le plan de la phalange, les osselets butent, comme un battant de table ; rien ne peut les soulever davantage ni par conséquent amener leurs surfaces articulaires au contact de la glène phalangienne. Dans la luxation complexe, après l'élongation maxime (fig. 610) ils restent comme un verrou poussé, invincible, qui résiste à la pression, trop long pour trouver place entre les bouts des os.

les sésamoïdes, elle reste inflexible, la figure 611 le fait comprendre et sa légende l'explique.

Quand une intervention malencontreuse a transformé en luxation complexe avec retournement de l'appareil gléno-sésamoïdien, une luxation complète simple, il faut absolument, si l'on veut réduire, ramener à cette espèce-ci primitive, l'espèce complexe secondaire. Il suffit généralement d'abandonner le pouce à lui-même; on l'aide au besoin à reporter sa base phalangienne en arrière des sésamoïdes remis faces cartilagineuses sur dos du métacarpien (fig. 607 et 612).

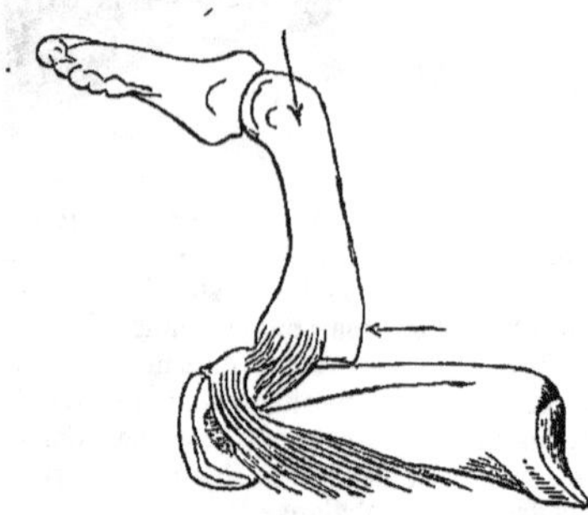

FIG. 612. — Luxation simple complète. Les flèches indiquent comment il faut appuyer et faire glisser la phalange redressée pour râcler la nuque métacarpienne et jeter bas sur la tête, la dossière gléno-sésamoïdienne.

La figure 612 fait comprendre par ses flèches, la manœuvre de réduction : la phalange est redressée, sa base reportée derrière l'appareil glénoïdien est appuyée ferme sur le métacarpien dont elle doit sentir le dur frottement, car il faut qu'elle râcle et chasse le sésamoïde sans passer par-dessus, comme on chasse une pierre avec le pied. Les deux flèches disent : phalange *appuyée* et avancée, toujours *dressée*, jusqu'à ce que l'obstacle soit rejeté sur le bout du métacarpien, ce qui amène la réduction immédiate. Cette figure dit aussi que la phalange unguéale doit rester fléchie pour relâcher le tendon fléchisseur, ce à quoi peut concourir utilement la flexion du poignet; mais elle ne montre pas l'attitude indispensable qu'il faut imposer ou faire imposer au métacarpien, c'est-à-dire l'*opposition forcée* (fig. 613) destinée au relâchement de tous les muscles sésamoïdo-phalangiens qui, dans cette attitude, permettraient de distancer de 0m,01 la phalange du métacarpien, si tous les ligaments étaient coupés.

Quand les manœuvres ont échoué, il faut en venir à l'arthrotomie, qui s'adresse toujours à l'espèce complexe, dût-on la réaliser exprès en faisant tirer sur le pouce rabattu. Peu importe la variété, mais je crois que ce sera presque toujours l'externe, celle où le tendon a versé en dehors comme sur la figure 614, p. 731.

Eh bien, dans cette luxation en arrière *complète*, variété *externe*, c'esta-dire phalange légèrement transportée en dehors comme le veut le tendon fléchisseur, si le traumatisme, ce doit être bi n rare, ou une manœuvre

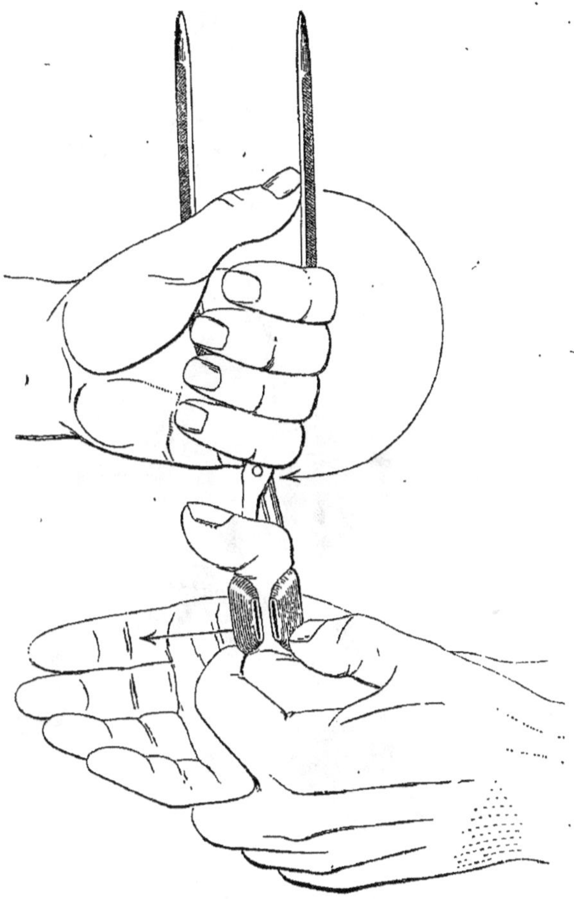

Fig. 613. — Manière dont, à défaut d'adresse ou de force digitale, on doit se servir de ma pince à phalanges qui laisse la phalangette fléchie, appuie, plante la phalange redressée sur le dos métacarpien et chasse l'appareil gléno-sésamoïdien comme l'indiquent les flèches. Simultanément, la main d'un aide (si ce n'en est pas une de l'opérateur) s'emploie dans le même sens, du pouce et de l'index ; mais surtout, elle rapproche le 1er métacarpien du 5e, le maintient attentivement et toujours dans l'opposition, car il faut que les *muscles thénariens soient relâchés* constamment pendant la manœuvre.

malheureuse d'un insconcient, l'a transformée en *complexe*, ou si vous avez provoqué vous-même cette transformation pour opérer, voici l'état des choses disséquées (fig. 614).

Cette figure montre l'intérieur du foyer d'une telle luxation du pouce gauche visible dans tous les détails grâce à une fenêtre pratiquée du côté

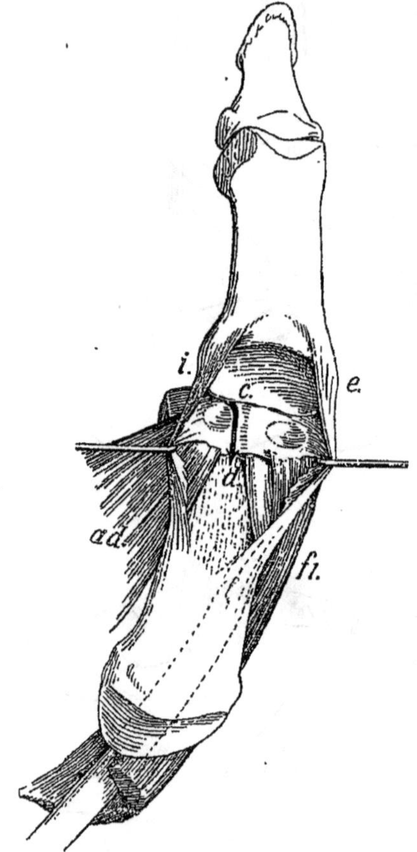

Fig. 614. — Vue dorsale du foyer ouvert et disséqué d'une luxation du pouce gauche en arrière complexe variété externe : *ad*, m. adducteur ou sésamoïdien interne ; *fl*, m. court fléchisseur ou sésamoïdien externe ; *i*, tubercule phalangien interne sous lequel paraît la tête du métacarpien ; *e*, tubercule phalangien externe débordant cette tête que le tendon long fléchisseur étrangle de ce côté ; *c*, glène de la phalange ; *d*, dos du métacarpien ; de *c* en *d*, incision à faire pour trancher le ligament glénoïdien.

Cela a été vu et fait déjà maintes fois sur le vivant, pour le pouce et pour les doigts.

dorsal. Vous voyez l'obstacle : le ligament glénoïdien solide et rigide avec ses deux osselets, à cheval sur la nuque du métacarpien.

De chaque côté, tiré par une érigne, est le reste de l'appareil ligamenteux latéral qui unissait le tubercule phalangien et le sésamoïde au métacarpien dont il s'est décollé autant que nécessaire, mais sans se rompre complètement. Aussi reste-t-il un obstacle à l'écartement des os par traction directe, fût-elle de 100 kilos.

Rendez-vous bien compte qu'avant l'ouverture artificielle, les deux os, phalange et métacarpien, se trouvaient encore unis par une coiffe capsulo-périostée embrassant et la face dorsale et les deux bords du foyer : que pour trancher cet obstacle et obtenir entre la phalange et la tête métacarpienne l'intervalle de 5 millimètres au moins, nécessaire au retour en place de la tablette sésamoïdienne, il faudrait une section transversale singulièrement étendue, c'est-à-dire à la fois dorsale et bilatérale qui compromettrait la reconsolidation par la division de ses éléments.

Il faut laisser tranquilles les muscles et les tendons, puisque moyennant l'*adduction-opposition* du métacarpien ils peuvent permettre entre la tête et la glène deux fois plus d'écartement qu'il n'en est besoin.

Donc ce serait aux débris capsulo-ligamenteux dont je viens de parler qu'il faudrait s'adresser pour faire place à la tablette sésamoïdienne et glénoïdienne endurcie par les osselets et le tendon fléchisseur, rigide par conséquent et articulée comme je l'ai démontré.

Il est bien plus simple de trancher cette sangle glénoïdienne devenue dossière : c'est un assouplissement radical ; c'est aussi un débridement, un prolongement jusqu'à la phalange, de la déchirure en boutonnière par laquelle la tête métacarpienne s'est échappée. Cela suffit toujours en l'absence d'ankylose, pourvu que la section soit complète et poussée au contact même de la phalange, dont je conseille même de détacher un peu le sésamoïde si cela paraît nécessaire.

Maintenant, mettez-vous en présence d'une luxation en arrière et en dehors complexe, irréductible (fig. 614). Qu'allez-vous faire ? Avant tout, si l'accident n'est pas très récent, imprimer au pouce le plus de mouvements que vous pourrez, afin de rompre les adhérences de nouvelle formation qui peuvent exister ; ensuite, sans hésiter, inciser la peau le long et en dedans du tendon extenseur sur une longueur de 3 centimètres qui empiétera un peu sur le dos de la phalange ; vous fendrez enfin hardiment le foyer de la luxation et placerez une érigne de chaque côté pour le rendre béant. Alors l'extrémité de votre solide bistouri à pointe rabattue vous fera sentir, votre œil vous montrera le contenu représenté par la figure 614. A ciel ouvert, à votre aise, sur le métacarpien-billot vous couperez de *c* en *d* entre le tendon qu'il faut respecter et l'os sésamoïdien ; vous couperez avec vigueur à partir du bord même de la cupule phalangienne, à fond et sans vous arrêter trop tôt.

Vous ne craindrez pas, pour plus de sûreté, de commencer l'incision comme la flèche l'indique entre le sésamoïde et la phalange.

Si, comme c'est le *devoir*, vous avez une fois en votre vie, produit sur le cadavre et disséqué une luxation du pouce, vous ne pouvez pas échouer. Et même vous réussiriez souvent avec un simple ténotome agissant par la méthode sous-cutanée.

Mais vous n'oublierez jamais, au moment de tenter la réduction, de mettre le métacarpien dans l'opposition forcée, de le serrer vers la paume de la main, car cette attitude met tous les obstacles musculo-tendineux dans le relâchement maximum.

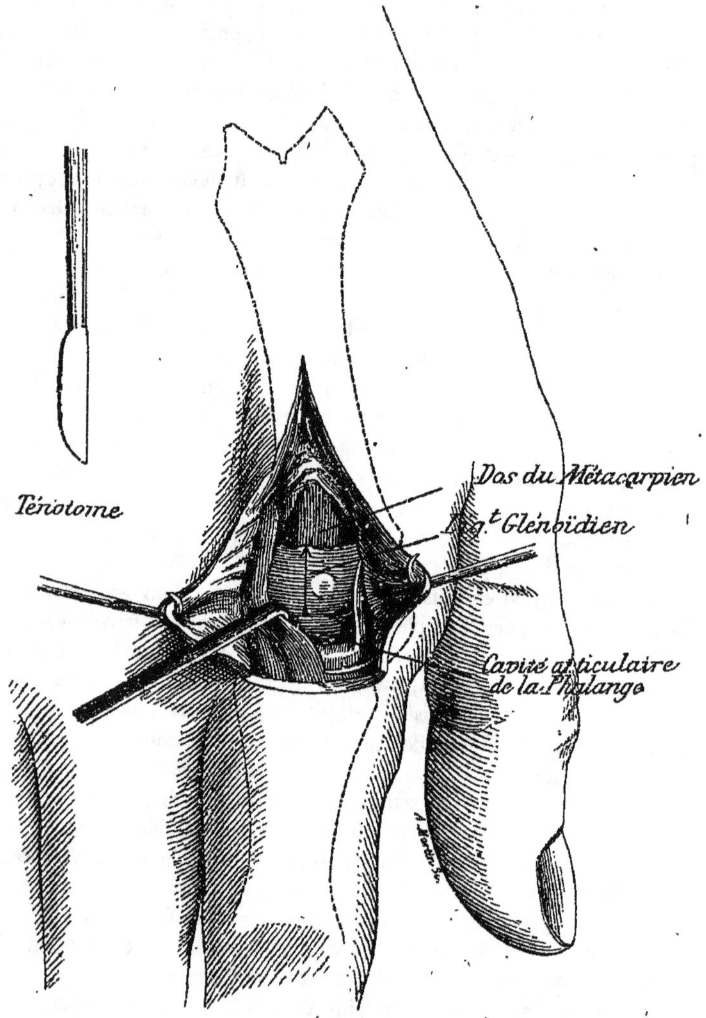

Fig. 615. — Vue de l'intérieur du foyer d'une luxation de l'index droit. La flèche indique l'incision à faire à la sangle glénoïdienne devenue dossière.

Pour la luxation complexe de l'index je me borne à reproduire ici la figure 615 que j'ai dessinée autrefois pour Jalaguier. On y voit un ligament glénoïdien amené et retourné sur la nuque métatarsienne. Un petit sésamoïde s'y montrait, mais eût-il été absent que l'irréductibilité n'en eût pas moins existé. En effet, il arrive de ne pouvoir réduire des luxations de doigts n'ayant aucun endurcissement du ligament glénoïdien, celui-ci se laissant interposer momentanément mais reproduisant sa luxation aussitôt qu'on cesse d'agir sur la phalange. Dans tous ces cas, la flèche de la figure 615 montre l'incision à faire, soit avec le ténotome, soit à ciel ouvert, de toute la largeur de la dossière-obstacle en prenant bien soin de ne pas laisser indivisée la moindre fibre transversale, au voisinage du bord palmaire de la glène phalangienne. On a tendance à ne pas commencer l'incision assez près de ce bord et cela oblige à reprendre le tranchant après une première, prématurée et vaine tentative de réduction.

E. — Extirpation des métacarpiens

Conserver le doigt correspondant à un métacarpien qu'on est obligé d'extirper en totalité, c'est faire une opération aléatoire. Qu'importe un doigt de plus ou de moins, surtout un mauvais doigt? Au contraire, un pouce même défectueux rend souvent de très grands services. Sans négliger tout à fait l'extirpation des quatre derniers métacarpiens, je vais décrire avec un soin spécial l'ablation totale du premier de ces os. Je fais ici de la technique, j'indique des exercices spéciaux, indispensables à l'éducation de la main. Savoir extirper un métacarpien en totalité, opération rarement pratiquée, rend capable d'exécuter facilement les résections partielles beaucoup plus souvent indiquées.

1° Extirpation du métacarpien du pouce

A tout prix, il faut respecter les organes moteurs, c'est-à-dire les tendons et les muscles phalangiens. En opérant avec le bistouri, l'insertion du

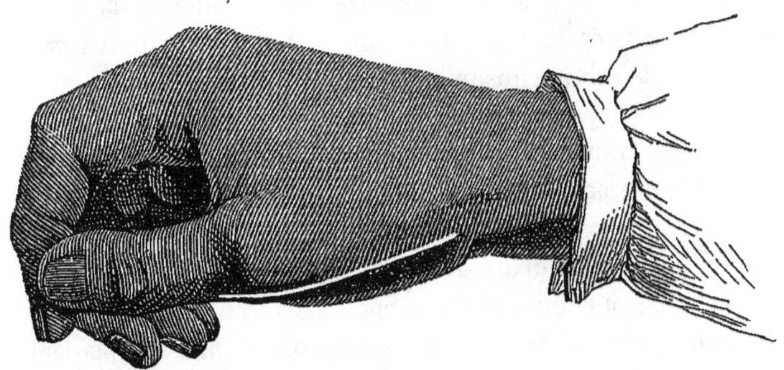

Fig. 616. — Incision dorso-latérale externe pour l'extirpation du premier métacarpien.

tendon long abducteur est sacrifiée ainsi que celles de l'opposant en dehors et du premier interosseux dorsal en dedans.

L'artère radiale, au lieu où elle plonge vers la paume, en dedans de la base métacarpienne, doit être ménagée lors de la désarticulation.

Comme le bord externe de l'os est superficiel et abordable d'un bout à l'autre, une incision rectiligne (fig. 616) est suffisante, pourvu qu'on la commence sur le trapèze, à un centimètre (pas davantage à cause de l'artère) au-dessus de la base métacarpienne, et qu'on la termine sur la phalange à un centimètre au-dessous de la tête.

Méthode du bistouri.

Dans les amphithéâtres, on continue, pour les examens et les concours, à extraire le premier métacarpien au bistouri.

L'aide est en dehors, fixant la main en position moyenne, le pouce en dessus, étendu. Placé entre la partie malade et le corps, vous avez sous les yeux le bord externe de l'éminence thénar.

Explorez la région pour sentir le *bord externe* du premier métacarpien et marquer ses extrémités. Ayant bien tendu la peau en pinçant les chairs du premier espace intermétacarpien, incisez de gauche à droite (**a**), sur le bord externe de l'os, ayant soin d'empiéter un bon travers de doigt sur la phalange et un peu moins sur le trapèze. Du premier coup, ne divisez que la peau ; du second, ayant évité le petit nerf que vous attirerez vers la paume et le mince tendon court extenseur que vous rejetterez vers le dos, pénétrez jusqu'aux os excepté sur le trapèze où passe l'artère radiale (**b**).

Insinuez la pointe du bistouri en travers et à plat, entre le dos de la base métacarpienne et les tendons extenseurs ; enfoncez-la d'une longueur au moins égale à la largeur de l'os et rasez au plus près la face dorsale de celui-ci jusqu'à la phalange. Arrivé là, sur l'articulation métacarpo-phalangienne, tournez votre lame de champ : faites qu'elle morde la capsule dorsale, entre une première fois dans l'articulation entre-bâillée par la traction de l'aide et, en se retirant, coupe le ligament latéral externe complètement, sur le contour du condyle articulaire du métacarpien.

Reportez le bistouri du côté du carpe, mais cette fois-ci sous le flanc palmaire externe de l'os, et détachez-en le muscle opposant jusque vers l'articulation métacarpo-phalangienne où votre pointe, ayant heurté et contourné la saillie palmaire de la tête de l'os, s'engage entre cette tête et l'os sésamoïde. Repassez le bistouri une ou deux fois pour libérer le mieux possible la face palmaire du métacarpien.

Alors, faisant luxer le pouce fléchi vers la paume et vers l'index, attirez au dehors la tête métacarpienne que vous avez saisie par le col avec un davier. Faites placer un écarteur sur la lèvre dorsale : cela permettra à votre pointe de rentrer dans l'articulation phalangienne pour y couper le ligament latéral interne, et de libérer le bord interne de l'os en remontant vers le trapèze. A ce moment, le davier saisit l'os par le bout, en exagère l'abduction et permet au tranchant de terminer la dénudation du flanc palmaire interne, d'atteindre le côté interne de l'articulation trapézienne, de l'ouvrir et de la traverser de dedans en dehors, en divisant en dernier lieu l'insertion du tendon long abducteur (**c**).

Notes. — (**a**) Beaucoup d'opérateurs incisent en partant du carpe pour aboutir sur la phalange ; c'est ce que je conseille pour la main gauche. Je ne le défends pas pour la main droite à ceux qui trouveront cette manière plus commode ou plus sûre.

(**b**) Ce deuxième trait doit diviser hardiment sur l'articulation métacarpo-phalangienne la coiffe fibreuse latérale formée par l'expansion que le court abducteur envoie aux tendons extenseurs. Le grêle tendon du court extenseur est souvent adhérent à sa gaine, circonstance heureuse ; même en opérant avec le bistouri, on peut ne pas le voir.

(**c**) Au lieu de procéder comme je viens de l'indiquer, on peut désarticuler d'abord la base métacarpienne. Après avoir isolé la face dorsale et le flanc palmaire externe du métacarpien de deux coups de bistouri, on saisit l'os par le milieu du corps avec le davier et l'on cherche à faire surgir sa base en dehors. Le bistouri intervient alors qui divise le tendon abducteur, puis la partie accessible de la capsule, puis, après que la luxation est à demi accomplie, la partie profonde, c'est-à-dire interne. A partir de ce moment, la base de l'os est énucléée et la dénudation continue facilement jusqu'à l'articulation phalangienne qui est détruite en dernier lieu.

Cette manière d'extirpation rétrograde est en faveur. Quand, faute d'un bon davier, on n'a que ses doigts, elle est bien plus commode que celle que j'ai paru préférer.

Méthode de la rugine (a).

Avec le bistouri court à pointe rabattue, sur le dos du métacarpien, près et le long du bord externe, faites à la peau une incision qui dépasse d'un travers de doigt les deux bouts de l'os. Ayant écarté le nerf du côté de la paume, divisez le périoste et les deux capsules (**b**).

Placé au bout du membre, tenez de votre gauche le pouce, le bout ou le travers de vos doigts soutenant l'éminence thénar et formant appui au métacarpien que vous allez gratter et buriner.

Cet appui sera moins précaire si votre main qui le fournit repose elle-même sur un coussin résistant posé sur une petite table.

De la main droite saisissez la rugine et, pour en user avec sécurité, tenez toujours le bout de votre pouce droit appuyé sur la partie opérée. Vous pourrez ainsi racler avec efficacité et buriner avec sécurité.

Si vous extirpez le *métacarpien gauche*, votre main droite opère par-dessus la main malade : la rugine courbe peut faire toute la besogne. Du bout, raclant la face dorsale en travers, attirez le périoste et les capsules en dedans jusqu'au bord interne du métacarpien. Ensuite, en poussant et burinant, dépouillez le bord et le flanc externes du corps de l'os et de ses deux extrémités, tête et base. Grâce à la courbure de l'instrument et au tranchant de ses bords, poussez le décollement capsulo-périostique jusque sur le flanc interne de la face palmaire du métacarpien, de sa tête et de sa base : le bord interne de l'os reste seul adhérent.

Alors, faisant un quart de tour à gauche pour vous placer en dedans de ce membre gauche, laissez le pouce à un aide qui d'une main (la gauche) va le luxer vers l'index et vers la paume, tandis que de l'autre, armée d'un écarteur, il attirera en dedans la lèvre dorsale, peau, tendons et périoste. Saisissez avec le davier, du bout des dents, le col du métacarpien par le travers pour l'attirer et vous permettre de commencer la dénudation du bord interne à partir de la tête. Bientôt le davier pourra prendre l'os par le bout, par la tête, le luxer à demi et permettre d'engager en dedans la rugine dont le dos rond soulève et repousse les parties molles, en même temps que le tranchant latéral rase l'os jusqu'en dedans de l'articulation trapézienne où sont les seules fibres qui tiennent encore.

La dénudation du *métacarpien droit* est commencée avec la rugine droite poussée en travers, qui dépouille toute la face dorsale. Il vaut mieux la terminer avec la rugine courbe. Celle-ci, par son tranchant latéral allant de la tête à la base, complète d'abord la dénudation du bord interne de la face dorsale; redressée et travaillant du bout, en travers, elle pénètre sur le flanc interne de la base, du corps et de la tête où le ligament latéral interne est à désinsérer. Le bout de la même rugine, cette fois-ci par raclage, vient ensuite dénuder le flanc externe de la tête (ligament latéral externe), puis du corps et de la base dont elle détache le tendon long abducteur.

Le pouce étant tiré par l'aide vers la paume et l'index, le davier saisit le col métacarpien, et le tire en sens contraire; la concavité de la rugine, tenue le manche haut, s'engage en dedans de la tête, puis en dedans du col, et permet au davier de prendre l'os par le

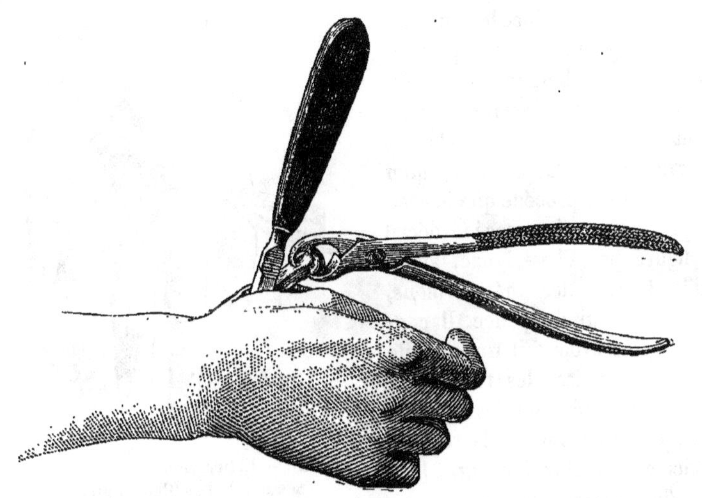

Fig. 617. — Fin de l'extirpation du premier métacarpien.

bout pour le luxer davantage : alors le tranchant latéral ou le bout de la rugine poussée, complète la dénudation dans la profondeur vers la base, sans danger pour l'artère radiale (fig. 617) (c).

Notes. — (a) L'habile homme qui, à la fin de cette opération, peut mettre sous les yeux de ses juges un métacarpien net et un foyer capsulo-périostique imperforé, n'est pas arrivé à une telle maîtrise sans de nombreux exercices et quelques dons naturels, tant cette opération est, comme du reste la plupart des résections sous-périostiques, difficile sur un cadavre d'adulte.

(b) Pour ouvrir l'articulation métacarpo-phalangienne, il y a deux plans fibreux à couper : l'expansion tendinetteuse nacrée qu'envoie le court abducteur aux tendons extenseurs et la véritable capsule, grise, lâche et feutrée.

(c) Ici encore je dirai que l'extirpation rétrograde est beaucoup plus facile quand on n'a pas un bon instrument de préhension comme mon petit davier canin. La base, en effet, appuyée sur le carpe, appuyé lui-même sur le coussin ou le billot, la base, dis-je, ne fuit pas devant la rugine comme le fait la tête. Elle se laisse donc, la main gauche faisant basculer le métacarpien, facilement dénuder, extraire, saisir du bout des doigts.

2° Extirpation de l'un des métacarpiens des doigts.

Ces opérations, comme la précédente, ne sont accessibles qu'à celui qui possède déjà le manuel des désarticulations de chaque métacarpien étudiées à l'article Amputations totales des doigts.

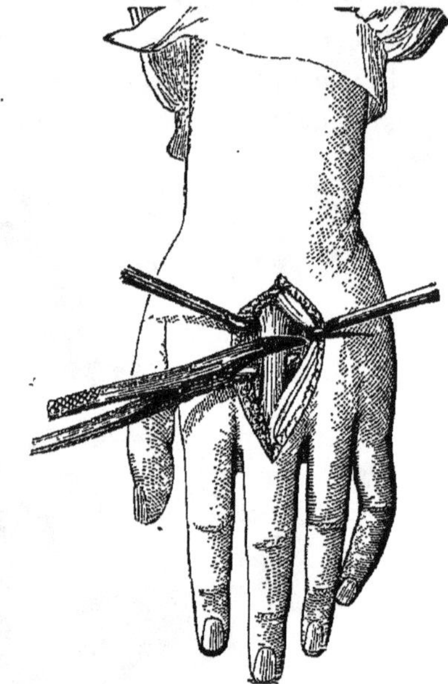

Fig. 618. — Extirpation d'un métacarpien section de l'os (Chassaignac).

Bien qu'il soit assez facile d'extirper tout d'une pièce le deuxième et le cinquième métacarpien en incisant naturellement, sur le côté interne de la face dorsale de celui-ci et sur le côté externe de la face dorsale de celui-là, je vais indiquer rapidement le procédé que je crois le plus commode, procédé décrit et figuré par Chassaignac, applicable à tous les métacarpiens, même à celui du pouce. Il consiste, après avoir fait une longue incision sans léser les tendons, à dénuder le milieu de l'os tout autour, par le bistouri ou la rugine, à scier ou trancher l'os (fig. 618), et enfin à extraire successivement les deux bouts à l'aide d'un davier ordinaire.

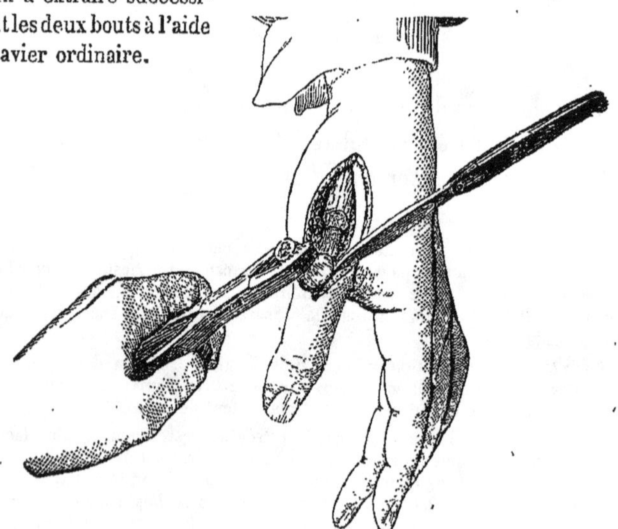

Fig. 619. — Extirpation de l'extrémité phalangienne d'un métacarpien (Chassaignac).

Supposons donc que nous devons extraire le *troisième métacarpien*.

Nous inciserons depuis le grand os jusque sur la première phalange. Nous ferons écarter les tendons de l'index en dehors, celui du médius en dedans, après avoir incisé la très mince palmure transversale et transpa-

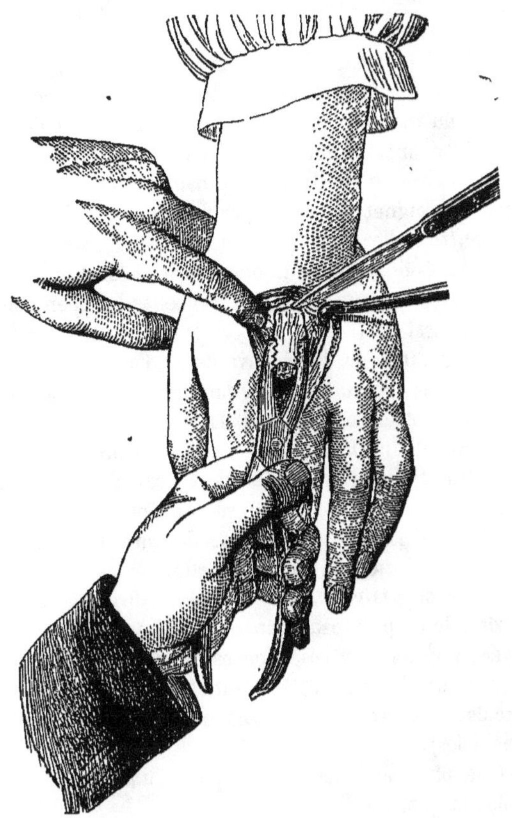

Fig. 620. — Extirpation de l'extrémité carpienne d'un métacarpien (Chassaignac).

rente, union libre des tendons superficiels, simple couverture du profond (fig. 621, p. 743). Nous dénuderons le corps de l'os tout autour, afin d'y passer une scie à chaîne ou d'y engager les mords de la cisaille (fig. 618). Nous ferons porter la division de l'os sur le point mince, c'est-à-dire un peu au-dessus du milieu.

Avec le davier nous relèverons le fragment digital (fig. 619), et nous le dépouillerons à mesure, jusqu'à ce que la tête sorte de la capsule.

Ensuite nous saisirons le bout supérieur (fig. 620) et, l'ayant dénudé le plus haut possible, nous le désarticulerons au bistouri comme nous avons appris à le faire (p. 314). — Ce procédé convient parfaitement aux résections partielles de l'une ou de l'autre extrémité d'un métacarpien.

ARTICLE II

RÉSECTIONS DU POIGNET

Quoi de plus important que la main?

La résection du poignet pratiquée dans un but conservateur et curatif a cependant eu du mal à se généraliser. C'est que, jusqu'à ce jour, les résultats pris en bloc ont été fort mauvais, pour des raisons différentes, plus encore dans la chirurgie militaire que dans la pratique civile. Néanmoins, la résection du poignet donne de beaux succès à qui, obéissant aux indications et contre-indications tirées de l'âge du malade, de la nature et de l'étendue de la lésion, choisit le bon procédé, l'exécute habilement et pratique ensuite avec vigilance et persévérance les indispensables soins consécutifs. La mort est de plus en plus rarement causée par l'opération elle-même. La persistance ou la récidive de l'inflammation locale, simple ou spécifique, est plus commune. Mais, dans les cas traumatiques notamment, la guérison de la plaie opératoire est la règle, comme aussi l'était, dans le passé, l'insuccès définitif par impotence fonctionnelle. Je n'insisterais pas si l'examen des causes d'un tel état de choses n'était susceptible de nous guider dans le choix des meilleurs préceptes opératoires.

La résection du poignet, qu'elle soit de cause traumatique ou pathologique, n'est point toujours identique à elle-même.

Tantôt, ce n'est pas rare dans les ostéo-arthrites, les deux extrémités antibrachiales, le carpe presque entier et même des bases métacarpiennes sont enlevées à la fois : la résection est *totale*.

Tantôt les os de l'avant-bras peuvent être respectés ou au contraire doivent être seuls attaqués : ces deux résections sont dites *partielles* (carpiennes ou antibrachiales).

Il en est de plus partielles encore, puisqu'un seul os ou fragment d'os a quelquefois été extirpé.

Quand la résection du poignet est suivie de succès, il s'établit une ankylose fibreuse, ordinairement sans contact osseux, pseudarthrose solide quoique mobile, sans déviation de la main, avec des doigts et surtout un pouce agiles et puissants, c'est-à-dire souples dans leurs articulations et mobiles sous l'action de leurs muscles et tendons. Que la pseudarthrose s'enraidisse et devienne une véritable ankylose mixte, fibreuse, cartilagineuse et osseuse, c'est un petit mal, mais qu'elle ne se forme pas solide, c'en est un grand.

A côté de cet homme jeune dont le membre opéré présente un faible raccourcissement, une déformation minime, qui soulève et tient à bras tendu un lourd fardeau, qui presse vigoureusement le dynamomètre, qui

De même le long du radius, sur la crête antérieure sensible en dehors des battements du pouls, le bistouri atteint directement le squelette, jusqu'au trapèze même, en coupant l'artère radiale.

Enfin, sur la face dorsale, dans l'angle de partage des tendons extenseurs du pouce et de l'index, le seul deuxième radial externe est à désinsérer pour découvrir largement et longuement l'articulation (fig. 621).

Les tendons des doigts n'adhèrent pas au squelette ; ils peuvent donc être écartés. Ceux des métacarpiens, les cubitaux, les radiaux, le grand palmaire, sont en rapports plus étroits avec les os du poignet. Dans les cas pathologiques, les gaines tendineuses sont ordinairement oblitérées. L'un des cubitaux, qui s'insèrent tous deux au cinquième métacarpien, l'antérieur, a son tendon interrompu par le pisiforme. Les deux radiaux couvrent la moitié dorsale externe du carpe. Le grand palmaire enfin est étroitement engainé dans la gouttière antérieure du trapèze. Cet os, en raison de son enclavement entre le tendon qui est en avant et l'artère qui est en arrière, présente donc des difficultés particulières. Sa crête, comme le crochet de l'unciforme, est superficielle et très adhérente au ligament annulaire antérieur auquel elle donne insertion. La conservation du trapèze, quand elle est possible, se recommande pour fournir une base d'appui au pouce dont le fonctionnement est si précieux.

Deux muscles de l'avant-bras sont nécessairement intéressés quand on enlève au bistouri une certaine longueur du radius et du cubitus ; le tendon long supinateur et le bord inférieur du carré pronateur.

Il n'y a pas lieu de discourir longuement sur l'arrêt de développement que déterminerait l'ablation des cartilages épiphysaires du radius et du cubitus, malgré le grand rôle qui leur est dévolu, s'il est vrai, comme l'enseigne l'École de Lyon, que la résection du poignet doive être proscrite chez les enfants et réservée aux malades âgés de 15 à 35 ans (Métral, *Rés. du poignet*, th. Lyon, 1882). Cependant, à la suite de coups de feu graves que l'on juge curables sans intervention, mais avec de plus grands risques pour la main que ceux de la résection elle-même, on peut être amené, chez un enfant, à scier au-dessus des cartilages d'élongation. Dans la belle observation d'Ollier (*Lyon méd.*, 1882, XL, p. 15), l'enfant de 13 ans, qui avait perdu 3 centimètres de radius et de cubitus, avait, à 23 ans, un radius de $0^m,16$ (côté opéré) au lieu de $0^m,24$ (côté sain), et un cubitus de $0^m,20$ au lieu de $0^m,265$. La main n'était pas parfaite, mais elle pouvait calligraphier toute la journée, soutenir 11 kilogr. à bras tendu, contribuer à l'exercice du trapèze, jouer du cornet à pistons, etc.

Choix du procédé. — J'estime, après de nombreux essais, que le procédé de choix, pour le cadavre et pour le malade, est le procédé de l'*incision dorsale externe* employé avec succès en 1866, et décrit avec soin et précision par notre compatriote E. Bœckel en 1867 (*Gaz. méd. de Strasbourg*). Bœckel n'avait pas trouvé commode l'incision externe de Danzel dont il avait usé en 1862, quoiqu'il l'eût déjà rapprochée du dos de la main. Les Anglais peuvent reconnaître là, non sans une profonde modification, le procédé de Lister (1865, *Lancet*). Quant aux Allemands, l'incision dorso-radiale, qu'ils ignoraient ou méprisaient au moment de la guerre de 1870, ils la tiennent aujourd'hui en grande faveur, depuis qu'elle est devenue le procédé de Langenbeck (*Archiv.*, 1874, XVI). Ollier, qui obtint de magnifiques résultats, opérait sensiblement comme E. Bœckel, qui s'était posé trois conditions : extirper tout le carpe, retrancher une lame aussi mince que possible des os de l'avant-bras, ménager les tendons.

Ce procédé réunit donc, à l'heure actuelle, à peu près tous les suffrages, quand il s'agit de faire soit la résection totale (carpe et extrémités anti-

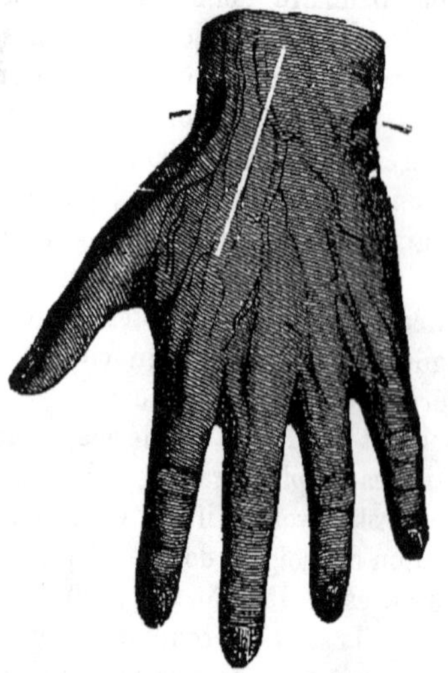

Fig. 622. — Résection totale du poignet, incision dorso-radiale longeant le côté externe des tendons extenseurs de l'index.

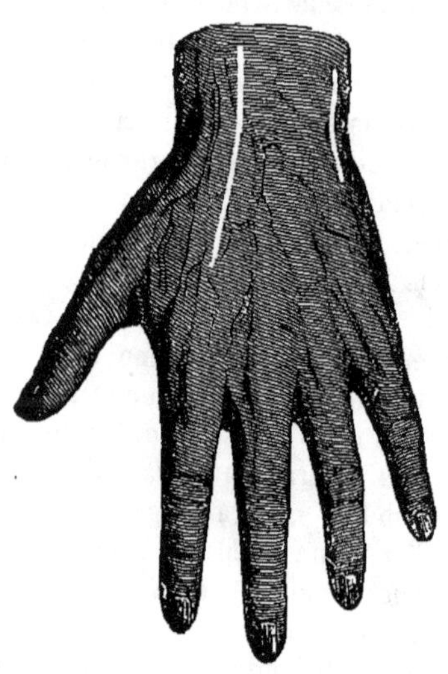

Fig. 623. — Incisions recommandées finalement par Ollier : grande dorso-radiale, petite dorso-cubitale représentée trop dorsale.

brachiales), soit la résection du carpe seul. Nous verrons plus loin comment, à l'aide de deux incisions latérales, on excise le cubitus et le radius sans toucher au carpe.

Le plus souvent, dans les cas pathologiques, le chirurgien est contraint d'enlever tous ou presque tous les os du carpe, quelquefois même avec des bases métacarpiennes, tandis qu'en même temps il peut se borner à n'exciser qu'une très courte portion des os de l'avant-bras.

« Les anatomistes, dit Ollier, décrivent à l'état normal de nombreux ligaments autour des articulations carpiennes. Pour nous, il n'y en a qu'un, en réalité, non seulement dans les conditions pathologiques que nous avons envisagées plus haut, mais même dans les conditions normales ; c'est le *manchon métacarpo-antibrachial* périostéo-capsulaire, qui forme un tout continu, renforcé en divers points par des ligaments distincts, mais que nous détachons avec la rugine comme une pièce unique. »

Sur le cadavre, la résection totale type doit emporter le carpe tout entier et le moins possible, au plus 0 m. 02, des os de l'avant-bras.

La méthode sous-capsulo-périostée, la seule à employer, est la plus facile et aussi la plus sûre au double point de vue de la restauration d'une bonne jointure et du ménagement des tendons, nerfs et vaisseaux. Ce n'est pas qu'il faille compter sur une sérieuse reproduction osseuse. Mais, ici surtout, cheminer autant que possible « entre l'arbre et l'écorce », comme l'a dit Trélat il y a longtemps, à propos des résections en général, est toujours le meilleur.

Comme le travail se fait en grande partie à la rugine, il faut à la main malade un appui, un coussin épais et résistant, par exemple rempli de sable. Cet appui sera supporté par une toute petite table placée à côté du lit, car il est indispensable que l'opérateur puisse évoluer à droite et à gauche du bout du membre opéré. J'ai vu travailler sur le genou élevé et bien garni d'un aide. Dans les amphithéâtres, on repousse le corps au loin, afin de pouvoir écarter le bras et amener le poignet sur un billot placé tout au bord ou mieux encore au coin supérieur de la table.

Si le champ opératoire n'est pas absolument immobilisé, il fuit devant la rugine qui champlève, et lui fait perdre toute puissance et toute précision.

Ceux qui négligent de placer la partie malade convenablement et de bien se faire aider, ne tardent pas à proclamer les résections sous-périostées fatigantes et impossibles sur le cadavre. J'ai trop vécu au milieu des apprentis chirurgiens, pour ignorer la répugnance qu'ils ont pour les exercices cadavériques longs et difficiles, et je sais aussi que, dans les concours, les juges, dont le temps vaut de l'argent, s'appliquent à ne demander que des opérations faciles et brèves. Utilisera qui voudra mes pages fastidieuses : je les crois utiles à l'opérateur et à l'opéré, double raison de les écrire.

A. — Résection totale du poignet.

Méthode de la rugine.

Vous profitez du sommeil anesthésique pour mobiliser d'abord toutes les articulations des doigts et du pouce, successivement et à plusieurs reprises, particulièrement les métacarpo-phalangiennes.

La main et le poignet sont en pronation, le pouce écarté, appuyés sur un coussin dur et tenus de manière à permettre d'évoluer autour.

Vous voyez la figure 621, p. 743 à travers la peau.

Ayant cherché les apophyses styloïdes pour déterminer et marquer l'interligne radio-carpien, vous palpez le deuxième métacarpien sur toute sa longueur et marquez d'un long trait le trajet des tendons extenseurs de l'index qui passent sur la tête de l'os et s'inclinent en dedans de sa base en remontant vers le milieu de la face dorsale du poignet. Vous tracez de même le passage du tendon long extenseur du pouce qui rejoint derrière l'épiphyse radiale les tendons de l'index. C'est entre ceux-ci en dedans, et celui-là en dehors, que votre incision va pénétrer sur le radius. Elle côtoiera de très près, mais sans les toucher, les tendons de l'index, en descendant au moins jusqu'au milieu du deuxième métacarpien. Cette incision mesurera : sur une petite main, 9 centimètres, 3 au-dessus et 6 au-dessous de l'interligne radio-carpien; sur une grande et grosse main, 12 centimètres, 4 au-dessus et 8 au-dessous du même joint.

Incision. — Incisez d'abord la peau avec précaution. Écartez en dehors les filets nerveux radiaux sous-cutanés. De l'autre côté, reconnaissez le premier tendon de l'index, l'externe, celui qui vient du muscle extenseur commun (fig. 621, 6, p. 743). Faites incliner la main sur son bord interne afin d'entraîner et de mettre à l'abri ce tendon sous la lèvre cutanée interne. Dans l'axe de cette longue et large plaie, incisez de nouveau sur le carpe et sur le métacarpe : reconnaissez le tendon deuxième radial externe qui se porte obliquement à la base du troisième métacarpien; sur le radius, séparez à petits coups le tendon long extenseur propre du pouce des extenseurs de l'index, en vous efforçant de ménager la gaine du premier tout en remontant assez haut dans l'intervalle des corps charnus de ces muscles qui sont en contact.

Enfin, avant de déposer le bistouri, fendez le périoste et les capsules sur le radius, sur le carpe et jusqu'en dedans de l'insertion métacarpienne du deuxième radial qui va faire partie de la lèvre externe.

Dénudation ou décortication du côté externe. — Votre gauche tient le bord radial du poignet et c'est vers elle que vous allez diriger vos coups de boutoir. Donc, avec le bout de la rugine droite bien tranchante et tenue comme un trocart, comme une échoppe de graveur, amorcez sur l'extrémité du radius le décollement de la lèvre capsulo-périostique externe; poussez la décortication le plus loin possible vers l'apophyse styloïde en dirigeant votre rugine en travers, le tranchant du front desquamant l'os, le dos soulevant les tendons dans leurs gaines sans les blessser (**a**). — Alors, faites écarter avec de solides érignes ou tirez vous-même en dehors avec de fortes pinces, la lèvre périostéo-capsulaire externe, pour la détacher, en burinant, champlevant, la face postérieure des os du carpe correspondants, scaphoïde et trapézoïde. Le trapèze doit être épargné jusqu'à plus ample examen. Dans cette manœuvre, vous avez désinséré le deuxième radial externe (**b**).

Décortication du côté interne. — Après avoir changé de position, traitez la lèvre interne comme vous venez de traiter l'externe, d'abord sur le radius, puis sur les os du carpe semi-lunaire et grand os, pyramidal et crochu. Arrivé enfin sur la tête cubitale allongée du fibro-cartilage triangulaire, incisez les bords radial et postérieur de celui-ci que vous rejetterez plus tard en avant pour décoiffer l'os. Toute la face postérieure des extrémités du radius et du cubitus est maintenant dénudée. Devez-vous extraire d'abord les os du carpe, comme on le fait dans les inflammations chroniques, ou réséquer les os de l'avant-bras auparavant? (**c**).

Dans la résection totale cadavérique, je préfère commencer par ceux-ci.

Luxation et sciage des extrémités antibrachiales. — Si vous acceptez cet ordre, libérez les deux apophyses styloïdes sur les côtés et en avant. Commencez par l'externe: faites écarter fortement la lèvre correspondante de la plaie et tenir la main fléchie et tordue en pronation forcée, afin que la rugine puisse travailler. Pour l'interne, que la main soit fléchie et déjetée en dedans comme les chairs elles-mêmes; recourez au besoin à la pointe tranchante qui s'impose quelquefois pour bien dénuder l'extrémité cubitale.

Aussitôt que vous le pourrez, faites saillir les extrémités antibrachiales à travers la plaie et, grâce à la flexion forcée de la main, complétez la dénudation de la partie antérieure des deux os.

Placez alors un lacs, des crochets ou une lame métallique pour rétracter les chairs. Enfin, sciez bien transversalement et à la fois la partie dénudée des deux os (fig. 624).

Extirpation des os du carpe. — Commandez à vos aides la flexion forcée de la main avec torsion et écartement de la lèvre

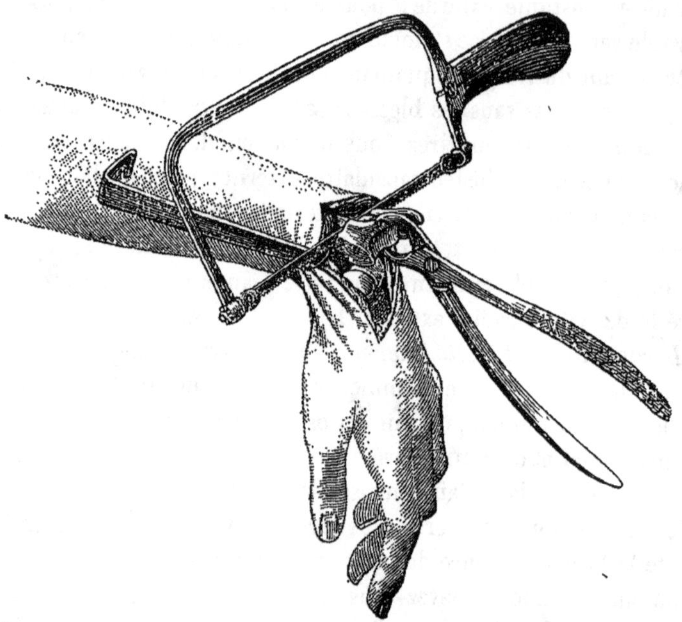

Fig. 624. — Résection totale du poignet. Sciage des extrémités antibrachiales.

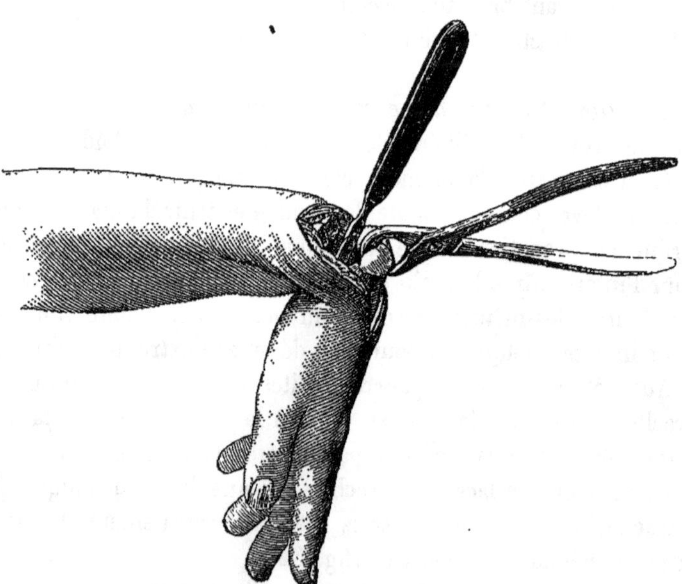

Fig. 625. — Résection totale du poignet; dénudation et extirpation des os du carpe (L'écarteur indispensable de la lèvre externe n'est pas représenté).

externe de la plaie, pour vous rendre accessible le scaphoïde que vous allez extraire en premier lieu, après avoir décortiqué sa face antérieure et son apophyse externe. Saisissez donc cet os délicatement dans un bon et fin davier qui n'embarrasse pas la rugine. Avec celle-ci tenue verticale (fig. 625), bêchez devant le scaphoïde, puis en dehors, prenant des appuis sur la convexité de l'os pour faire des pesées et déraciner le périoste et les ligaments. Séparez, si ce n'est fait déjà, le semi-lunaire du scaphoïde et arrachez cet os-ci qui ne doit plus tenir.

La lèvre interne étant écartée à son tour, traitez le semi-lunaire et le pyramidal comme vous avez traité le scaphoïde. Laissez en place le pisiforme.

Le tour du grand os est venu : saisissez-le par la tête, avec le davier; dénudez, toujours en bêchant avec la rugine tenue verticale, les deux flancs et l'arête de sa face antérieure; l'ayant séparé du crochu et du trapézoïde, renversez-le en arrière et extrayez-le. — Saisissez et enlevez le trapézoïde : dépériostez donc sa petite face antérieure et atteignez les ligaments qui l'unissent au métacarpe pendant que la main est extrêmement fléchie pour que votre rugine ne glisse pas devant ce qu'elle doit saper.

Venez à l'os crochu : faites tordre la main toujours fléchie et écarter la lèvre interne de la plaie; détachez le périoste et les ligaments antérieurs jusqu'à la base du crochet; tranchez celui-ci d'un coup de cisaille pour le laisser à demeure; enfin, après avoir complété la dénudation en arrière et en dedans, enlevez l'os (d).

A l'aide d'un fin davier denté ou de bonnes pinces à griffes, on peut saisir et extirper le pisiforme, que l'on préfère évider ou ronger s'il est ramolli, laisser en place s'il est sain.

Quant au trapèze dont la conservation est si utile, s'il le fallait enlever, vous saisiriez le pouce à pleine main gauche comme un chandelier, et, avec le concours d'un bon écarteur, vous décortiqueriez successivement la face dorsale (artérielle), puis la face palmaire (coulissée) de cet os, en manœuvrant toujours la rugine comme un levier écorceur, soit que vous vous serviez du bout de l'instrument, soit que vous usiez de l'un de ses bords. Ces deux faces postérieure et antérieure étant à nu, vous les saisiriez avec le davier et feriez surgir l'os pour rendre accessible sa face externe et terminer l'extraction.

Il paraît bon de drainer le foyer de la résection à l'aide de trois tubes, l'un dans la plaie raccourcie par la suture de ses extrémités, les deux autres placés dans des orifices de décharge pratiqués de chaque côté aux téguments des apophyses styloïdes (e).

Pendant des semaines, une gouttière rigide ou une attelle moulée imperméable fixera l'avant-bras et le métacarpe, celui-ci en déflexion (flexion dorsale), laissant les doigts et le pouce en liberté et en activité aussitôt que les premiers jours seront passés.

Notes. — (a) La rugine courbe sur le plat est excellente, non pour commencer le travail, mais pour l'avancer profondément en dehors, sur la facette gouttière que l'apophyse styloïde offre aux muscles abducteur et court extenseur et dans laquelle vient s'insérer le long supinateur. Tout le monde s'accorde à recommander de limiter le plus possible la dénudation des os de l'avant-bras, dans le sens de la longueur. Beaucoup même prétendent dénuder et réséquer en premier lieu le carpe avant de toucher au radius. C'est chercher la difficulté quand on résèque des os fermes qui ne s'évident pas à la cuiller. C'est bien assez de la rencontrer, cette difficulté, dans la résection partielle bornée au carpe, sans la transporter dans la résection totale.

(b) Sur le cadavre, je ne me fais aucun scrupule de dépouiller la face postérieure du carpe à l'aide d'une pince solide qui soulève le plan fibreux capsulo-périostique et avec le plat d'une pointe de court bistouri qui, rasant les os, emporte ce qu'il peut du périoste et du tissu osseux. Il est pénible de buriner cette marquetterie osseuse dont les pièces mobiles se dérobent à la pression, et l'on fait moins bien avec la rugine qu'avec un petit bistouri assez fort de tranchant pour peler les os et emporter leurs aspérités.

(c) Lorsque les tissus dorsaux, les lèvres de la plaie, ont de la souplesse et de la mobilité, je trouve moins difficile de réséquer d'abord le radius et le cubitus. L'extraction successive des os du carpe, si durs et si solidement articulés qu'ils soient, en est singulièrement facilitée. Mais lorsque les lèvres de la plaie ne peuvent pas s'écarter ni permettre la flexion et la luxation, il faut se résigner à commencer par le carpe. S'il ne peut être évidé à la curette, l'affaire est laborieuse.

(d) Plusieurs auteurs recommandent d'enlever d'un bloc la deuxième rangée carpienne moins le trapèze. Cela se peut; mais c'est plus difficile que d'extirper successivement chacun des os. Dans les cas pathologiques, on extrait une bouillie osseuse plutôt que des os; on pratique l'évidement et l'on va jusqu'à attaquer les métacarpiens quelquefois sur une longueur notable. L'opération est alors aussi facile que disgracieuse.

(e) Ollier, à la fin de sa vie, ajoutait à l'incision principale dorso-radiale une assez longue incision cubitale qui donne « une large porte pour enlever le pyramidal, le crochu et le grand os ».

Dans les cas traumatiques, comme sur le cadavre, on peut et l'on doit opérer méthodiquement. Mais pour que la résection ne paraisse pas trop laborieuse, il faut un bon davier, assez petit, longuement, finement, solidement denté.

L'**arthrotomie** simple du poignet s'accommode bien des deux incisions dorso-radiale et cubitale. La première, située et dirigée comme celle de la résection, se fait seulement moins longue, remontant moins haut et descendant moins bas. La seconde, la cubitale, pour bien jouer son rôle d'émonctoire déclive, doit être assez longue et franchement interne, également distante des deux tendons cubitaux. La figure 623 la représente mal, trop dorsale; elle devrait être invisible, puisqu'il faut la faire latérale sur l'apophyse styloïde et le bord cubital qui en remonte.

B. — Résections partielles du poignet.

1° Ablation des os du carpe.

Le procédé qui vient d'être décrit convient avec les modifications suivantes : d'abord, commencer un peu moins haut sur l'avant-bras l'incision cutanée et, lorsqu'on est obligé d'attaquer les bases métacarpiennes (ce qui n'est pas sans danger pour l'arcade palmaire profonde), la prolonger un peu plus bas ; ensuite, ne pas décortiquer le radius, se borner à désinsérer sur une faible étendue les lèvres de la capsule, afin de donner du jeu aux écarteurs qui vont découvrir le condyle carpien à mesure que la rugine ou le bistouri trapu en dépouillera la face postérieure. Si les os du carpe sont assez résistants pour être extraits, on commence par le scaphoïde, et l'on continue dans l'ordre indiqué : semi-lunaire, pyramidal, grand os, trapézoïde et crochu. Ordinairement, cette opération rencontre des os ramollis que l'on extrait à la gouge ou à la curette.

C'est également à l'aide de cette longue *incision dorsale externe* qu'il a été fait quelques tentatives plus ou moins heureuses *contre l'ankylose* du poignet, sans ou avec interposition d'une partie tendineuse ou musculaire destinée à faire ménisque entre les surfaces osseuses, au moins temporairement; car je suppose, sans en rien savoir, que ces ménisques peuvent s'user à la longue, ce qui importe peu si la mobilité subsiste. Ch. Nélaton a réussi en interposant une languette musculaire de $0^{m},05$ empruntée au bord externe de l'extenseur commun des doigts, rabattue, couchée en travers et suturée par son extrémité aux tissus fibreux internes du foyer (A. Huguier, *th. Paris*, 1905).

2° Ablation des extrémités inférieures du cubitus et du radius.

On fait de chaque côté une incision longitudinale comme Dubled et tant d'autres depuis, pour la résection totale. Ces *deux incisions* conduisent sur les os, fendent le périoste et permettent de le soulever. On scie les os de plusieurs manières différentes : ou bien séparément avec la scie à chaîne, en commençant par le cubitus que l'on extrait immédiatement ; ou bien ensemble avec une fine lame rectiligne engagée sous les chairs soulevées et protégées; ou bien encore après le sciage du cubitus à la chaîne et son extraction, on luxe le radius, que l'on rogne à ciel ouvert avec une scie ordinaire. Sous peine de déviation grave, on doit scier les deux os au même niveau, et par conséquent proscrire la résection isolée d'une longueur notable de l'un des deux os.

La statistique américaine déjà ancienne donnait sur un total de 51 résections traumatiques du poignet guéries, 27 mains très déviées du côté dont on avait enlevé l'os.

Peut-être, cependant, la résection isolée d'un petit bout de cubitus avec conservation absolument soignée du périoste et immobilisation prolongée dans l'abduction, est-elle permise?

Méthode de la rugine.

Pour enlever à la fois l'extrémité du cubitus et celle du radius sur une longueur supposée de 3 à 4 centimètres, placez le sujet comme dans la résection totale : faites tenir le bras écarté du corps, le poignet sur un coussin ferme posé sur une petite table autour de laquelle vous puissiez évoluer.

Ayant étudié au besoin le côté sain, explorez la région malade.

Dénudation du radius. — Vous inciserez sur le radius pendant que le poignet sera en attitude moyenne, presque en supination, après avoir reconnu, au-dessous de l'apophyse styloïde, le relief des tendons long abducteur et court extenseur réunis qui viennent obliquement de la partie postérieure, et après avoir senti la crête osseuse du radius qui limite en avant la gouttière de ces tendons. C'est le long de cette crête, qui n'est que la terminaison du bord antérieur de l'os, que vous inciserez la peau, très près des tendons susnommés, suivant leur obliquité légère.

Sur cette ligne donc, à $0^{m},05$ de l'apophyse styloïde, commencez avec légèreté votre incision externe et conduisez-la en bas et un peu en avant jusqu'à un doigt au-dessous de l'articulation. Coupez avec précaution, pour ménager, en haut la branche nerveuse cutanée radiale postérieure qui pourrait s'exposer, en bas l'artère radiale au moment où elle se dirige derrière le trapèze (**a**).

Ayant fait écarter les tendons dorsaux engainés, fendez le périoste radial à côté de l'insertion du long supinateur qui va faire partie de la lèvre postérieure; fendez non seulement le périoste, mais la capsule radio-carpienne jusqu'au scaphoïde, pendant qu'un aide attire et cache sous l'angle inférieur des lèvres de la plaie le tissu cellulaire mobile où rampe l'artère radiale.

Armé d'abord de la rugine droite, amorcez le décollement de la lèvre postérieure de la plaie, puis celui de la lèvre antérieure. Mais de ce côté, dénudez presque toute la face antérieure de l'os qui est plane, sur toute la longueur de la partie à réséquer (**b**).

Employez la rugine courbe sur le plat afin de pousser la dénudation en arrière, mais seulement au-dessus de la région des coulisses, là où vous le pouvez, c'est-à-dire au niveau de la partie arrondie et étroite du radius que la scie divisera tout à l'heure. Quand, à ce niveau, la rugine courbe poussée en travers, en arrière et au besoin en avant, sous le bord du m. carré pronateur, aura accompli son travail, le radius, libre sur toute sa périphérie, sera prêt à se laisser charger sur une sonde ou sur la scie à chaîne (**c**).

Dénudation du cubitus. — Le poignet est maintenant placé en pronation forcée, le bord radial appuyé sur le coussin. Dans cette attitude, l'apophyse styloïde cubitale est interne, plutôt palmaire que dorsale; cherchez-la. L'incision, commencée un doigt plus bas, passera dessus et remontera à $0^{m},05$ plus haut, sur l'os, entre les reliefs des deux muscles cubitaux, épargnant autant que possible la branche nerveuse cubitale postérieure.

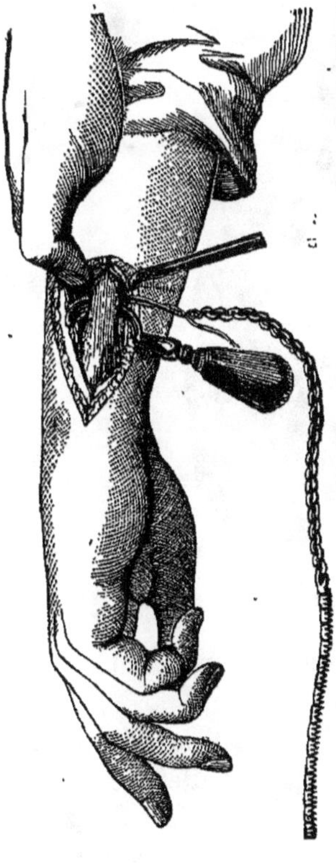

Ayant fendu le périoste et le ligament latéral interne, amorcez avec la rugine droite le décollement des deux lèvres capsulo-périostées : soulevez avec soin le tendon cubital postérieur. Achevez de contourner le col de l'os avec la rugine courbe.

Sciage. — Quand vous sentez que le pourtour des deux os est complètement dénudé, qu'une scie flexible pourrait être passée sous chacun d'eux pour les diviser isolément, vous pouvez employer

Fig. 626 — Résection de l'extrémité inférieure du cubitus, passage de la scie à chaîne. (Chassaignac.)

ce mode de section (fig. 626). Vous pouvez encore, afin de scier le cubitus et le radius sûrement au même niveau, effondrer la double cloison qui sépare les deux étuis périostiques, placer devant et derrière les os une lame protectrice, après avoir débridé le périoste en travers s'il résistait, enfin engager la fine lame de la scie articulée (Voir la figure qui représente la section simultanée du péroné et du tibia, article *Résection tibio-tarsienne.*)

Extraction. — Lorsque les os auront été sciés, saisissez d'abord le fragment du cubitus avec un davier bien denté et, l'ayant renversé en dedans, complétez-en la dénudation à la rugine, burinant

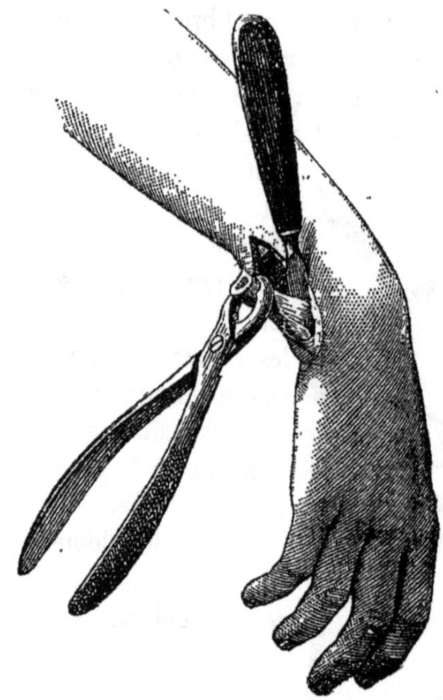

Fig. 627. — Extraction de l'extrémité inférieure du cubitus.

le pourtour de la petite tête jusqu'à ce qu'elle sorte complètement dépouillée (fig. 627).

Extrayez de même le fragment radial par la plaie externe en le saisissant par le bout supérieur et en le séparant attentivement des tendons dorsaux qui ne sont point encore dégainés. Vous devez vous efforcer de raser par le pied les crêtes osseuses qui séparent les coulisses tendineuses, afin de respecter celles-ci, dussiez-vous employer le ciseau frappé à la manière de Vogt.

Lorsque les deux os de l'avant-bras sont réséqués, le condyle carpien est accessible par l'une et l'autre des plaies latérales : on peut donc l'examiner et, moyennant un allongement des incisions, l'attaquer si, contrairement aux prévisions, on le trouve malade.

Notes. — (a) Il n'est ni grave de couper la radiale, ni très difficile d'en lier les deux bouts. Mais il faut le faire à bon escient. Dans une opération cadavérique, quand même on voudrait faire une résection totale par les incisions latérales, on devrait ne pas couper l'artère. On arrive, avec de la légèreté de main, à prolonger l'incision tégumentaire jusqu'au premier métacarpien, tout en respectant le vaisseau.

(b) La face antérieure du radius est limitée en bas par un bourrelet au-dessous duquel s'attache le puissant ligament radio-carpien antérieur. La rugine est poussée en travers et à plat devant l'os, jusqu'à ce que le dessus du bourrelet soit dénudé. A ce moment, l'instrument doit être tourné de champ, afin que par son bord il coupe et désinsère les fibres épaisses qui naissent du flanc carpien de ce bourrelet. Il est expéditif d'avoir recours pour ce temps de l'opération au petit bistouri rectiligne à pointe rabattue.

(c) Il est très difficile de compléter la dénudation de la face postérieure si anfractueuse de l'épiphyse radiale, avant d'avoir scié l'os, parce que les parties molles ne se laissent pas suffisamment soulever. Aussi ne le conseillé-je pas. On y arrive cependant avec le ciseau frappé à la manière de Vogt ou poussé avec le ventre comme l'ancien boutoir du maréchal-ferrant.

ARTICLE III

RESECTIONS DU COUDE

Ces opérations se pratiquent souvent pour extraire les extrémités articulaires altérées par la maladie ou le traumatisme; pour détruire une ankylose établie dans une attitude insupportable ou simplement gênante; pour remédier à une luxation irréductible.

La résection totale du coude consiste à enlever l'extrémité inférieure de l'humérus et les extrémités supérieures des os de l'avant-bras, en respectant les insertions du muscle fléchisseur cubital (brachial antérieur) et du muscle fléchisseur radial (biceps). La destruction de ces attaches musculaires compromet absolument le fonctionnement de l'avant-bras. Aussi est-ce une règle de ne pas faire passer la scie à plus de 2 centimètres au-dessous de l'interligne articulaire. Au contraire, du côté de l'humérus, le champ est plus libre et, s'il est désirable de n'enlever que l'extrémité même de l'os par un trait rasant le dessus des tubérosités latérales, il est possible de remonter beaucoup plus haut sans compromettre tout à fait le fonctionnement du membre conservé.

L'humérus se rétrécit assez vite au-dessus des épicondyles. En enlevant toute la cavité olécrânienne, on ne laisse à l'os du bras qu'une largeur à peine égale à la largeur totale des os de l'avant-bras sciés au-dessous de l'apophyse coronoïde. Cette largeur (mettons 40 mm.) est nécessaire à la reconstitution d'une bonne charnière, sans flottement latéral.

Dans une quarantaine de cas de la guerre franco-allemande, on est allé jusqu'à enlever de 10 à 18 centimètres d'os, tantôt appartenant à l'humérus seul, tantôt répartis également ou inégalement sur le bras et l'avant-bras. Après un pareil sacrifice, il ne faut pas s'attendre à voir une néarthrose se constituer. L'avant-bras reste ballant et la main sans force.

Lorsque l'on peut se contenter de n'enlever que le nécessaire pour produire une bonne adaptation des surfaces osseuses. tout autre doit être le *résultat*.

Si le coude s'ankylose à angle droit, c'est déjà bien ; car la main est solide et très utile, pourvu que le radius ait été maintenu en position moyenne sur le cubitus.

S'il se forme une néarthrose solide et activement mobile, c'est parfait.

Pour qu'il en soit ainsi, il faut que les os mis en rapport se façonnent, se modèlent, se polissent et reconstituent des formes compatibles avec les mouvements de charnière ; que des ligaments latéraux se rétablissent solides et courts pour entraver les mouvements de latéralité ; que les muscles principaux, fléchisseurs et extenseur, aient conservé ou recouvré des insertions à une distance notable du nouvel interligne, afin qu'ils puissent, quoique affaiblis par le raccourcissement de leurs leviers, exercer encore une action suffisante.

Une bonne néarthrose du coude jouit de notables mouvements de flexion active et d'extension active, en deçà et au delà de l'angle droit : les os sont en contact ; la solidité latérale est suffisante pour que le membre soit fort. La main et les doigts sont absolument libres et puissants. La pronation et la supination, lorsqu'elles laissent à désirer, ce qui n'est pas rare, sont complétées ou suppléées par la mobilité scapulo-humérale.

On conçoit qu'une pseudarthrose serrée, mais souple dans le sens des mouvements physiologiques et ne différant de la néarthrose que par l'absence de contact osseux, puisse être un résultat commun excellent.

Mais si l'opération a été faite dans de mauvaises conditions, si de longs bouts d'os ont été enlevés et le rapprochement rendu impossible, si les attaches ligamenteuses et musculaires n'ont pas été conservées avec la capsule et le périoste, si les soins consécutifs importants sont mal dirigés..., loin de s'affronter et de se modeler, les os ne s'unissent même pas par des liens solides et courts. Il se forme une simple pseudarthrose fibreuse à distance : le coude semble en caoutchouc et le membre un battant de cloche. Tantôt, et c'est le mieux, l'avant-bras obéit encore à ses muscles et arrive, en se fixant, à permettre à la main d'agir : tantôt, au contraire, le membre reste ballant, oscillant, sans force et sans précision ; les fonctions de la main sont elles-mêmes ordinairement compromises, même avec le secours d'un appareil adjuvant. Ces résultats médiocres ne sont pas rares.

On en voit de pires. En effet, à l'ankylose vicieuse rectiligne ou à l'excessive mobilité du coude peuvent se joindre l'inertie des muscles, l'impotence de la main et des doigts par rigidité, déviation ou paralysie, enfin la douleur et divers troubles de nutrition et de sensibilité.

Je vais, supposant l'opération faite, dire tout de suite le nécessaire sur les *soins consécutifs*, afin de n'avoir pas à scinder plus tard la description des procédés opératoires.

Après l'opération, l'avant-bras, en demi-pronation, est étendu ou à peu près (quelques-uns le fléchissent davantage) ; les extrémités de ses os sont adaptées au bout huméral, de manière que les grands diamètres des sections osseuses se correspondent et ne se croisent pas. Le radius et le cubitus sont donc poussés vers le tendon du triceps et empêchés d'obéir à la traction des puissants fléchisseurs qui les attireraient en avant et en haut. L'immobilisation dans cette attitude est réalisée par une gouttière ou une attelle plâtrée, jusqu'à la guérison complète de la plaie que l'on suture et draine comme à l'ordinaire. Le poignet et surtout les doigts sont fréquemment maniés, pour en éviter la rigidité. L'épaule elle-même n'est pas négligée.

Ollier nous dit que chez les jeunes sujets qui ont subi une bonne résection sous-capsulo-périostée pour ostéo-arthrite, la tendance à la reproduction osseuse est si grande qu'il ne faut pas rapprocher les os, sous peine d'ankylose. « On rapprochera d'autant plus qu'on comptera moins sur la régénération osseuse. »

Le premier mouvement passif, imprimé avec douceur, plus précoce ou plus tardif suivant que l'on craint ou non l'ankylose, sera un mouvement explorateur : flexion à 90° et retour à la position primitive. Le chirurgien, ayant apprécié ainsi le résultat intérieur du processus réparateur, qui date déjà ordinairement de quelques semaines, devra se résoudre à poursuivre ou l'ankylose ou la néarthrose.

Si la mobilité paraît considérable, ce qui arrive généralement quand le squelette a été largement sacrifié et les parties périosseuses insuffisamment respectées, il faut tendre à l'ankylose et, par conséquent, immobiliser l'avant-bras dans la flexion à angle droit et dans l'attitude de rotation moyenne, c'est-à-dire le pouce en l'air. Plus que jamais il convient alors de se préoccuper de la mobilité des doigts, du poignet, de l'épaule, et de la contractilité des muscles.

Si la mobilité est modérée, les os en contact suffisant, on doit tenter la formation d'une néarthrose; le principal est donc de permettre à l'avant-bras de recevoir ou d'exécuter des mouvements purs de flexion et d'extension, sans compromettre par le moindre ébranlement latéral les nouveaux ligaments latéraux en voie de formation. Un appareil articulé, dont on use d'abord pour varier le degré de flexion immobile, donne seul de la sécurité. L'exercice quotidien des mouvements de pronation et de supination ne doit pas être négligé. La vigilance du chirurgien, la bonne volonté et l'intelligence du malade sont indispensables à la poursuite du succès.

En résumé, dans les cas ordinaires où l'on enlève une longueur notable de squelette, ce qui est à redouter, c'est l'excessive mobilité, le défaut de solidité. Cela ne veut pourtant pas dire que l'on n'ait jamais à lutter contre des productions osseuses prématurées ou exagérées qui entravent la mobilité dans le sens de la flexion et de l'extension. (Voy. p. 783, Résection du coude ankylosé.)

Anatomie. — Examinons la région du coude au point de vue anatomique et physiologique, afin de rappeler : la situation des vaisseaux et des nerfs qui conserveront à l'avant-bras et à la main vitalité, sensibilité et motilité; le mode et le lieu d'insertion des muscles indispensables ou ligaments actifs du coude qui mobiliseront activement la néarthrose après l'avoir façonnée, et aussi des muscles et ligaments sur lesquels il faut compter pour la restauration de la solidité.

L'articulation du coude, envisagée simplement, est une charnière. La solidité de la néarthrose exige le rétablissement du contact osseux, l'adaptation des fragments et la reconstitution de *ligaments latéraux* inextensibles. La mobilité active dépend de la conservation des attaches des muscles antérieurs (le biceps et le brachial antérieur) et postérieur (le triceps).

Quelle que soit l'importance des mouvements de pronation et de supination, je m'attacherai peu à l'articulation cubito-radiale supérieure. Des deux muscles pronateurs, le carré échappe nécessairement à l'acte opératoire. La supination est l'œuvre du biceps et du *court supinateur*. Ce dernier muscle ne sera jamais détruit en totalité, car il descend fort bas. Ses fibres inférieures, qui procèdent du bord externe du cubitus jusqu'à 6 centimètres de l'interligne, pour joindre le bord antérieur du radius, forment avec la corde de Weitbrecht une espèce d'anneau oblique qui tend à maintenir le radius appliqué au côté du cubitus.

Personne n'ayant jamais songé à réséquer le coude en attaquant la face antérieure, il est inutile d'insister sur la situation des vaisseaux et des nerfs médian et radial. Mais, comme de nombreux chirurgiens ont recommandé des incisions latérales, il faut rappeler la situation de la *branche postérieure du nerf radial*, branche motrice, indispensable à l'extension de la main et des doigts, à l'extension et à l'abduction du pouce. Elle pénètre à 2 centimètres de l'interligne, dans l'épaisseur du *muscle court supinateur*, contourne la face externe du radius de haut en bas et d'avant en arrière, et gagne la région antibrachiale postérieure. Elle pourrait être atteinte par l'extrémité inférieure d'une incision latérale externe profonde, qui, sans s'incliner en arrière, descendrait à 4 centimètres au-dessous de l'articulation.

On connaît le passage du *nerf cubital*, derrière le bord et la tubérosité interne de l'humérus, dans la gouttière rétro-épitrochléenne où le nerf est au contact même du périoste. On n'a pas toujours pensé ni réussi à respecter ce nerf. L'expérience a prouvé qu'il pouvait se cicatriser et recouvrer ses fonctions; elle a montré aussi que l'abolition définitive de la sensibilité et de la contractilité placées sous sa dépendance, n'empêchait pas la main, le petit doigt y compris, de rendre des services. Néanmoins, on doit ménager attentivement le nerf cubital, et sa blessure est à la fois un accident pour le malade et une honte pour l'opérateur.

Les deux muscles fléchisseurs principaux, le *biceps* et le *brachial antérieur*, se fixent tous deux assez loin de l'articulation pour qu'on puisse enlever deux centimètres d'os (à partir de l'interligne) sans détruire leurs insertions (fig. 628). Maintenue dans ces limites, la résection entame bien

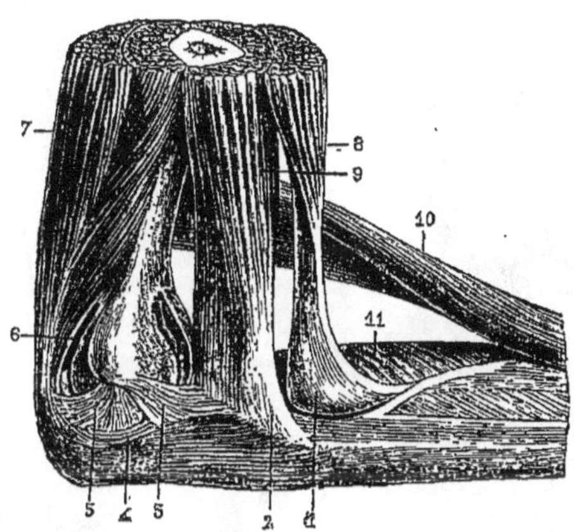

FIG. 628. — Muscles moteurs de l'articulation du coude. 1, attache du biceps à la tubérosité radiale; 2, attache du brachial antérieur au cubitus; 3, 4, 5, ligament latéral interne; 6, synoviale ouverte; 7, triceps; 8, biceps; 9, brachial antérieur; 10, long supinateur; 11, court supinateur.

l'attache du brachial antérieur, mais, à moins d'une maladroite échappade du bistouri ou du grattoir, elle en respecte la partie la plus basse, la plus solide et, par conséquent, la plus importante.

Certains muscles antibrachiaux sont des fléchisseurs accessoires. Il en est un, le *long supinateur*, dont les insertions remontent si haut sur le bord externe, qu'on peut enlever dix centimètres d'un humérus ordinaire sans les détruire complètement. Les autres, *muscles épitrochléens* et *épicondyliens*, quoiqu'ils s'attachent plus près de l'articulation, conserveront ordinairement quelques adhérences brachiales, surtout si l'on prend soin de les désinsérer sans rompre leurs rapports de continuité avec les aponévroses sus-jacentes, avec les ligaments et le périoste sous-jacents. A vrai dire, ce n'est pas dans l'espoir de conserver à ces muscles leur faible pouvoir fléchisseur qu'il faut, en dénudant les côtés de l'articulation, ménager les adhérences brachiales; c'est afin de préparer la restauration de solides ligaments latéraux, sans lesquels il n'y a pas de solide charnière à espérer. Le ciseau de Vogt, je le veux très mince, est ici applicable.

A part certains cas traumatiques fort rares, les résections qui intéressent les trois os du coude entraînent le sacrifice de l'insertion olécrânienne du *triceps*. Mais le tendon de ce muscle est fort large. La majeure partie de ses fibres condensées se fixent à la partie postérieure du dessus de l'olécrâne; d'autres, aux bords latéraux de cette apophyse. D'autres enfin se jettent dans l'aponévrose antibrachiale fixée elle-même tout le long de la crête du cubitus (fig. 629). Les parties latérales ou

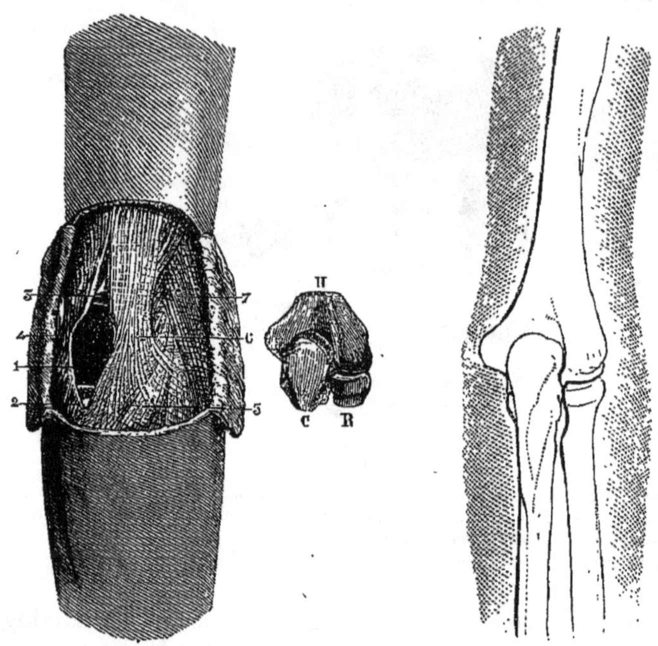

Fig. 629. — A gauche, région postérieure du coude droit disséquée après extraction, par une incision longitudinale, des extrémités articulaires représentées à côté, H, C, R, humérus, cubitus, radius. — 1, cavité ou foyer de la résection; 2, coupe du cubitus; 3, coupe de l'humérus; 4, faible expansion interne du tendon tricipital; 5, aponévrose antibrachiale postérieure couvrant les muscles épicondyliens, anconé, cubital postérieur, etc., adhérente à la crête cubitale et recevant 6, forte expansion externe du tendon tricipital; 7, muscles long supinateur et premier radial.

A droite, vue postérieure du même coude droit et de son squelette.

expansions antibrachiales du tendon du triceps sont de force inégale : l'interne est minime, insignifiante ; l'externe, qui couvre l'anconé, établit une telle continuité entre le triceps et l'aponévrose de la région postérieure de l'avant-bras, que les forces d'un homme sont incapables de la rompre. En fait, on ne saurait extirper l'olécrâne sans détruire complètement l'attache du tendon tricipital proprement dit. Peu importe, *pourvu que* les expansions latérales, surtout la plus forte, l'externe, soient ménagées, car elles suffisent à conserver l'action du muscle extenseur sur l'avant-bras.

Ce « *pourvu que* » implique le rejet des incisions transversales, car la continuité d'une étoffe vaut toujours mieux qu'une reprise.

Le *réseau artériel* péricubital est formé par les récurrentes que des incisions latérales divisent nécessairement, tandis qu'une incision médiane postérieure ne les atteint pas. Pour ménager les mailles du réseau, la résection doit être juxta-périostique sinon sous-périostique.

Les cartilages épiphysaires du coude, qui, du reste, jouent un si faible rôle dans l'accroissement du membre en longueur, ont achevé leur évolution à la fin de la seizième année. La résection pratiquée après cet âge se borne donc à rogner des os qui n'ont plus à grandir de ce côté.

En de certains cas, pour conserver l'usage de la main, on n'a pas craint d'enlever de très grandes longueurs des os du bras et même de l'avant-bras. Du côté de l'avant-bras, cela entraîne la destruction des insertions des muscles fléchisseurs principaux : un appareil prothétique devient indispensable. — Si l'on dépassait l'insertion radiale du biceps, il faudrait songer à l'artère interosseuse, c'est-à-dire perforante.

Choix du procédé. — Suivant que la mobilité de l'avant-bras est abolie ou conservée, le choix du procédé varie. Avec telle incision qui convient très bien dans une ostéo-arthrite quand la flexion de l'avant-bras reste possible, la résection d'une ankylose rectiligne est presque impraticable.

Le but à atteindre est la reconstitution d'une articulation *solide* et *mobile*. Mais je pense (pour les travaux de forces il n'y a pas de doute) que la rigidité anguleuse, fût-elle complète, n'est pas un mauvais résultat et vaut mieux que l'excessive mobilité si fréquemment obtenue.

Ne pouvant tenir compte de tous les cas particuliers qui imposent au chirurgien tel ou tel procédé, je dois me placer dans les circonstances ordinaires. Il s'agit donc d'une ostéo-arthrite ou d'une blessure : il faut d'abord dénuder les os et ouvrir l'articulation qui n'est point ankylosée, pour apprécier mieux encore que par la radiographie l'étendue à donner, dans les deux sens, à la résection. Voulant conserver tous les moyens d'union du bras et de l'avant-bras, je me prononce pour les incisions longitudinales et je condamne les incisions transversales de commodité, jusqu'au jour où il sera démontré que la réunion profonde immédiate et *solide* de ces plaies en travers s'obtient facilement et sûrement.

Parmi les incisions longitudinales, celle qui avoisine la ligne médiane postérieure ne rencontre aucun vaisseau notable ; elle donne toute sécurité relativement au nerf cubital et une facilité égale pour dénuder les deux éminences latérales de l'humérus, à la condition que, à un moment donné de l'opération, l'*avant-bras puisse être fléchi sur le bras*.

Cette incision unique, postérieure et longitudinale, ne convient donc pas à l'ostéotomie par la scie d'une ankylose rectiligne. Mais pour tous les autres cas, que la résection soit sous-capsulo-périostée ou extra-périostée (la seule que les élèves, bien à tort, consentent à répéter), je recommande l'incision longitudinale postérieure de préférence à l'incision en baïonnette d'Ollier. J'ai fait et fait faire de nombreux essais comparatifs sur le cadavre, et suis d'accord avec les chirurgiens étrangers qui l'ont si souvent employée sur le vivant, notamment dans la guerre franco-allemande où, faute de bonne technique et de soins consécutifs, elle n'a pu donner les résultats qu'on est en droit d'espérer.

L'incision longitudinale (Park, Maisonneuve, Dupré, Langenbeck, Schillback, Maunder, etc., etc.) donne *facilité* et *sécurité*; elle ne sacrifie pas la moindre continuité tendineuse. La baïonnette d'Ollier (fig. 647, p. 780), qui fut un progrès considérable sur les H, les U et les ⊣ de ses prédécesseurs, est commode pour l'exploration. Son défaut capital est de diviser en travers la forte et large expansion tendineuse externe du triceps : en outre, elle énerve l'anconé, ce qui est peu de chose, mais laisse bien difficile, si les os sont durs, le refoulement du nerf cubital et le contournement de l'épitrochlée, ce qui rebute les commençants et les éloigne de la pratique des résections régulières.

Ollier me paraissait disposé à transformer sa petite incision de décharge épitrochléenne en une véritable incision de résection destinée justement à permettre la dénudation facile de l'épitrochlée. C'était un aveu.

L'incision longitudinale postérieure que je préfère est dans le prolongement de la crête cubitale (fig. 631). Elle fend le tendon tricipital et partage la surface sous-cutanée de l'olécrâne en deux parties égales. Elle est

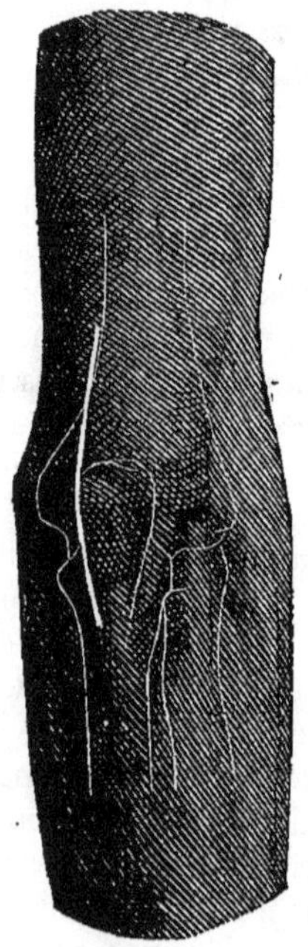

Fig. 630.
Incision dorsale interne.

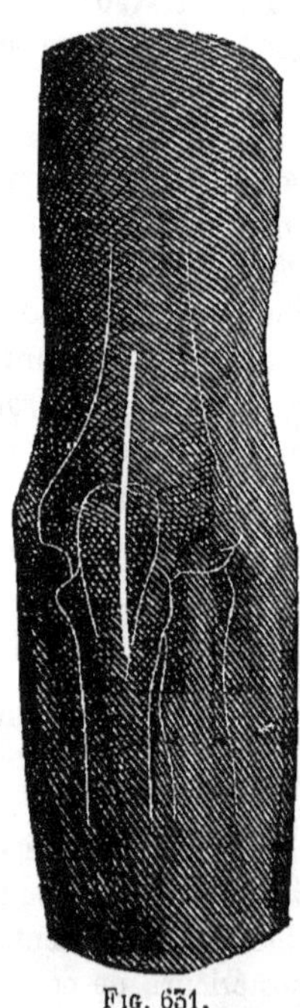

Fig. 631.
Incision dorsale médiane.

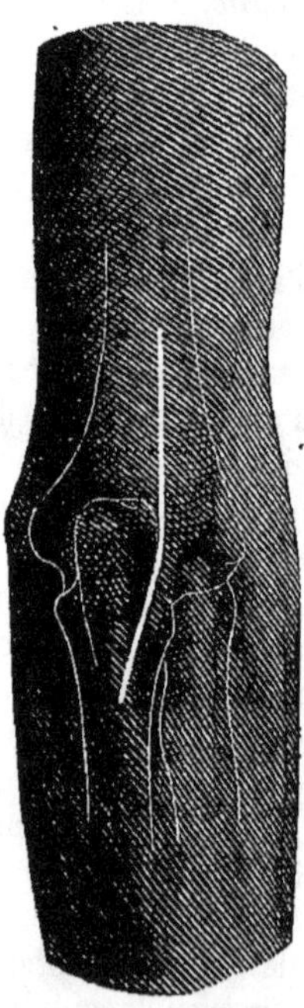

Fig. 632.
Incision dorsale externe.

donc sensiblement à égale distance des deux sommets de l'épitrochlée et de l'épicondyle qu'il s'agit de contourner.

A ce point de vue seulement, elle l'emporte sur les incisions qui côtoient le tendon en dedans (Langenbeck, Gurlt, etc., fig. 630), ou en dehors (fig. 632), pour gagner ensuite obliquement la crête du cubitus. J'ai essayé sur le cadavre d'imiter les Allemands, c'est-à-dire de rejeter un peu en dedans la partie sus-olécrânienne de l'incision pour ne pas avoir à fendre le tendon du triceps. Le résultat immédiat est parfait et le drainage déclive. La dénudation de l'épicondyle est seule rendue un peu laborieuse. Oserais-je ajouter que le triceps n'étant pas fendu en deux rênes de force sensiblement égale, pourrait ne pas être aussi apte à bien gouverner l'extension pure de l'avant-bras qu'après l'incision médiane ou la dorsale externe?

Je conseille formellement au jeune chirurgien de s'exercer d'abord à répéter sur le cadavre le procédé que j'indique. Quand il saura réséquer le coude avec le bistouri, il prendra la rugine. Et quand il saura opérer avec la rugine, il essayera et jugera les autres manières d'inciser la peau et d'aborder l'articulation.

A. — Résection totale du coude non ankylosé.

Méthode du bistouri.

Le malade endormi est couché sur le dos, au bord du lit, de manière que le coude à opérer soit parfaitement accessible à l'opérateur. Un aide placé du côté sain et agissant par-dessus le lit, tient en l'air la main malade, afin de dresser le bras sans fléchir notablement l'avant-bras.

Déterminez le sommet de l'olécrâne et la crête du cubitus. Vous allez pratiquer une incision longitudinale rectiligne de 0m,10 dans le prolongement de cette crête, en commençant sur le tendon tricipital à 0m,05 du sommet olécrânien et finissant sur la naissance de la crête cubitale, à 0m,05 du même sommet (**a**).

Incision. — Donc, placé près du flanc pour inciser sur le coude *droit*, du bras vers l'avant-bras, c'est-à-dire de bas en haut puisque le membre est dressé (attitude de fig. 633)..., ou placé près de la tête pour inciser de même sur le coude *gauche*..., fixez les téguments mobiles, entre le pouce et les doigts gauches : de la droite tenant ferme le petit bistouri, coupez jusqu'aux os. Du premier coup vous pouvez fendre complètement le tendon du triceps, ouvrir l'articulation, monter ensuite sur l'olécrâne et aboutir sur la crête (**b**).

Complétez, s'il le faut, la fente du tendon en repassant le bistouri jusqu'à ce qu'il sente l'humérus, le fond de la cavité olécrânienne, le bec et le sommet de l'olécrâne, c'est-à-dire jusqu'à ce que la graisse et la capsule soient divisées.

Dissection de la lèvre éloignée. — Introduisant alors le pouce gauche, plus habile qu'un écarteur, dans la plaie brachiale,

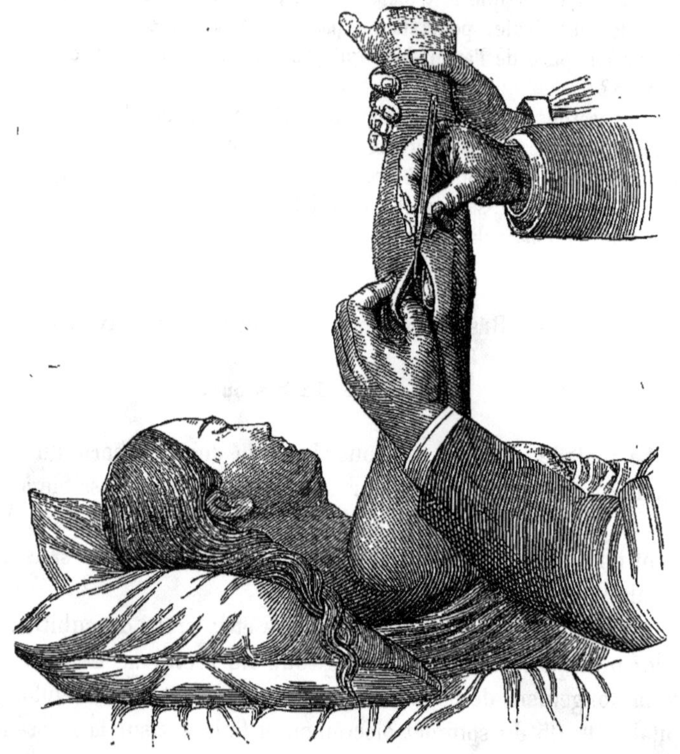

Fig. 633 — Résection du coude, dissection de la lèvre éloignée, attitude initiale. C'est pour laisser voir le bistouri, que l'ongle du pouce n'est pas avancé autant qu'il le devrait.

refoulez-en la lèvre éloignée et détachez-la, attentivement et à petits coups, du sommet, puis du flanc de l'olécrâne. Vous ne le pouvez bien faire qu'en incisant et réincisant du bras vers l'avant-bras (fig. 633).

Que l'ongle du pouce précède toujours la pointe qui, serrant l'os, doit contourner l'olécrâne et côtoyer la crête de très près, pour désinsérer successivement le tendon, l'expansion aponévrotique et les fibres musculaires sous-jacentes.

Travaillez sur toute la longueur de la plaie et, pour avancer dans la profondeur, gardez que votre aide, s'oubliant, ne laisse tomber l'avant-bras prématurément dans la flexion. — Ne vous inquiétez de voir, en dedans ou en dehors, ni le nerf qui sera rejeté inaperçu, ni l'articulation cubito-radiale qui sera ouverte nécessairement. Il suffit, mais il faut, qu'avec l'ongle du pouce gauche vous grattiez l'os qui est dur, pour refouler tout ce qui est chair, c'est-à-dire mou, et ne portiez le bistouri qu'en long, entre l'ongle et le dur, entre l'ongle et l'os (**c**). — Quand il vous semblera que la lèvre est suffisamment mobilisée, d'un bout à l'autre, pour que vous puissiez la luxer, la rejeter au delà de la tubérosité humérale correspondante, opérez cette luxation en même temps que vous ferez fléchir l'avant-bras, le bras restant dressé (**d**). Faites une première fois ce que vous répéterez tout à l'heure pour l'autre lèvre (fig. 634).

Incisez alors comme il vous plaira, mais toujours à petits coups au ras des os, pour désinsérer les muscles qui s'attachent sur le côté et en avant de l'éminence humérale parfaitement accessible, grâce à la flexion du membre et à l'action de votre pouce ou de vos doigts gauches, aussi utiles pour protéger les parties molles que pour les éloigner et les maintenir luxées.

Bientôt il ne reste plus rien à faire de ce côté; les os sont absolument nets, l'interligne visible et ouvert, car la capsule ligamenteuse a été emportée à la face profonde des parties molles.

Dissection de la lèvre rapprochée. — Faites défléchir et redresser l'avant-bras afin de revenir à l'attitude initiale (fig. 633). Du bout des doigts, attirez à vous la lèvre rapprochée, jusqu'ici intacte. Détachez-la attentivement du sommet et du flanc de l'olécrâne, dirigeant vos coups du bras vers l'avant-bras, c'est-à-dire de bas en haut. Que les ongles de vos doigts précèdent le petit tranchant qui, appliqué à plat, va passer et repasser, rasant les accidents de la surface de l'olécrâne. Accrochez et attirez tout ce qui est mou, pour le séparer de bout en bout et jusque dans la profondeur, du fond osseux et dur que ne quitte pas le tranchant du bistouri. Allez assez profondément pour dépouiller, découvrir, suivant le côté : en dedans, le bord interne de la coronoïde cubitale; en dehors, la tête et le col du radius, après section du ligament annulaire.

Aussitôt que vous croirez pouvoir luxer la lèvre au delà de l'éminence latérale de l'humérus, mais pas avant, commandez de fléchir doucement l'avant-bras, à mesure que vous opérez cette luxation; finalement, maintenez-la du bout des doigts. Ainsi vous tiendrez à

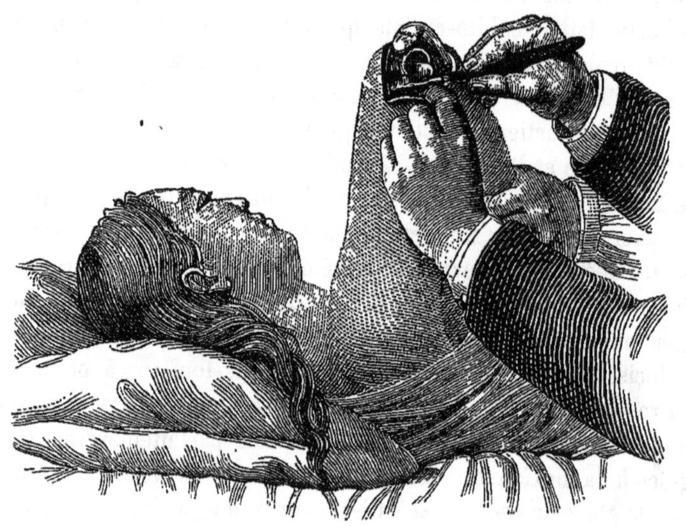

Fig. 634. — Résection du coude. — Fin de la dissection de la lèvre rapprochée, luxée par la flexion et par les doigts gauches qui la maintiennent pendant que le bistouri désinsère les muscles et les ligaments correspondants.

découvert l'éminence humérale, dont vous pourrez à loisir désinsérer les muscles qui s'y attachent sur le côté et en avant (fig. 634).

Comme la capsule et les ligaments ont été désinsérés avec les chairs, la *désarticulation* se trouve accomplie.

Vous pourriez scier en premier lieu les os de l'avant-bras, mais non sans quelque difficulté.

Toilette et sciage de l'humérus. — Tenant encore le bras dressé, laissez tomber l'avant-bras par-dessus l'épaule, près de la tête, dans la flexion extrême, comme le représentent les figures 635 et 636 des pages suivantes : la pesanteur suffira à faire surgir l'extrémité humérale. Faites la toilette de sa face antérieure jusqu'ici respectée;

faites-la sur une hauteur convenable pour que la scie puisse être appliquée au-dessus mais près des tubérosités.

Cravatez, si vous voulez, l'humérus d'une compresse fendue, et par-dessus appliquez un lacs rétracteur noué en anse pour que la main d'aide chargée de fixer le bras s'y engage et abaisse les chairs

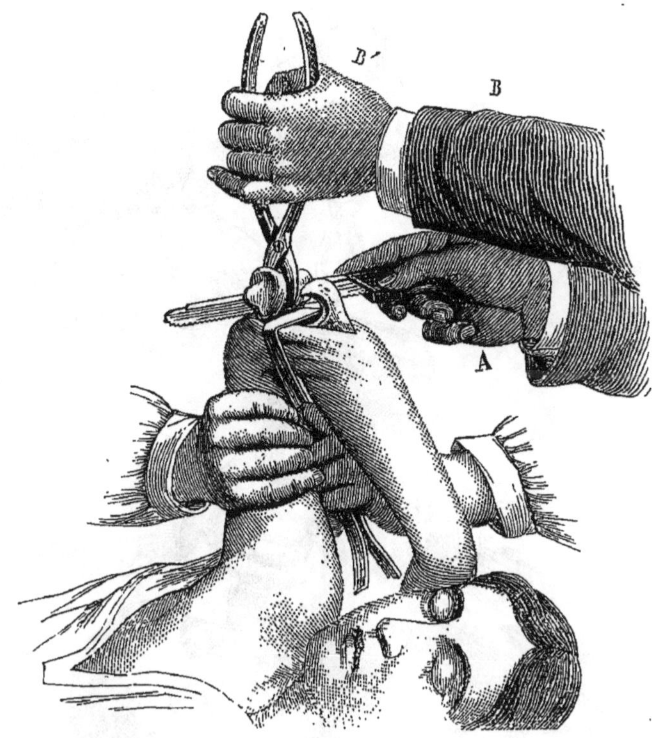

Fig. 635. — Résection du coude. — Sciage de l'humérus. Au lieu d'un lacs rétracteur noué en dessous pour être abaissé par la main qui tient le bras, la figure représente un ruban métallique tenu d'une autre main.

Du bout des mors du davier tenu par votre gauche, vertical et pendant, saisissez la trochlée humérale et soulevez en l'air pour faire saillir l'os pendant que l'aide chargé du bras abaisse les chairs. L'humérus étant ainsi dressé et fixé, sciez-le d'un trait horizontal (fig. 635).

Toilette et sciage du cubitus et du radius. — Votre aide saisit maintenant l'avant-bras toujours pendant; il fait saillir les extrémités osseuses et vous en présente la face antérieure jusqu'ici intacte. Libérez l'apophyse coronoïde, entamez l'insertion du brachial antérieur pour dénuder au plus 2 centimètres de la face antérieure du cubitus; désinsérez l'extrémité antérieure du ligament annulaire et cernez d'un coup de pointe le col radial au niveau du

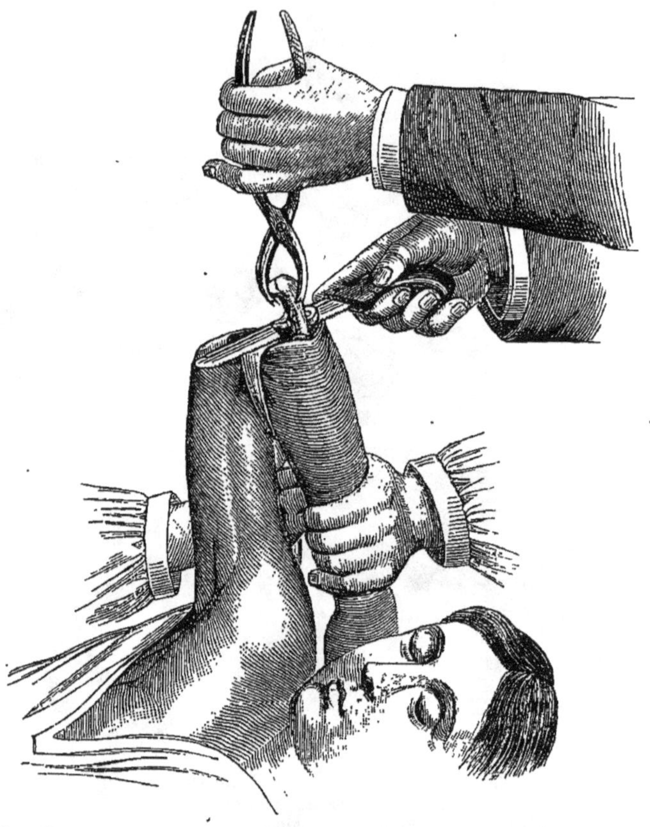

Fig. 636. — Résection du coude. — Sciage des os de l'avant-bras. La main droite de l'aide abaisse les chairs; sa gauche fixe l'avant-bras et fait surgir les os. L'olécrâne est mal saisi : il devrait l'être par les flancs et avec un meilleur davier; ma figure date.

futur trait de scie. Placez la compresse fendue et le lacs rétracteur par-dessus. Avec le davier tenu par votre gauche, vertical et pendant, saisissez les flancs de l'olécrâne et soulevez en l'air pour faire saillir les os pendant que l'aide chargé de l'avant-bras abaisse les chairs. Le cubitus étant ainsi fixé et fixant le radius, dressés tous deux, sciez-les à la fois, d'un trait horizontal (fig. 636) qui termine, bien entendu, la décapitation du radius avant celle du cubitus.

Examinez, curez et parez au besoin le foyer opératoire (e).

Suturez et drainez. Pour le moment, étendez l'avant-bras, dans l'attitude convenable chassant ses os derrière l'humérus pour combattre leur fâcheuse tendance à se luxer en avant et fixez le tout en bons rapports dans l'appareil préparé.

Notes. — (a) Il est bien difficile de réséquer le coude, même non tuméfié, d'un adulte, avec une incision plus courte. Si la résection devait porter principalement sur le squelette antibrachial, il serait indiqué d'empiéter davantage sur l'avant-bras que sur le bras, de placer le milieu de l'incision, non plus sur le sommet de l'olécrâne, mais au niveau de l'interligne articulaire.

(b) Qu'on le remarque bien, le membre est dressé; et lorsque je conseille d'inciser du bras vers l'avant-bras, cela indique un mouvement de bas en haut, le coude droit de l'opérateur se tenant en l'air. L'incision des téguments peut se faire à l'envers, mais non celle du tendon du triceps, non plus que sa désinsertion des côtés de l'olécrâne.

(c) Il faut cependant toujours savoir de quel côté l'on travaille, afin de conduire la pointe tranchante, à plat, sur les saillies ou dans les enfoncements. Ne vous moquez pas de ceux qui font tenir un squelette sous leurs yeux pendant qu'ils opèrent.

Du côté interne, rien à couper derrière l'humérus; mais, sur le cubitus, il y a la saillie du bord de l'apophyse coronoïde qu'il faut libérer avec soin, pour faciliter la luxation des parties molles, nerf y compris. Du côté externe, en rasant le flanc olécrânien, on tombe nécessairement sur l'insertion du ligament annulaire que l'on détruit, ce qui laisse voir la tête et le col du radius et indique qu'il est temps de songer à la flexion, manœuvre indispensable à la luxation de la lèvre charnue.

(d) C'est à ce moment seulement, mais pas plus tôt, qu'il faut faire fléchir l'avant-bras. L'aide, curieux de voir l'acte opératoire, fléchit toujours trop tôt et, par cette manœuvre intempestive, distend la lèvre que le chirurgien a besoin de trouver complaisante, souple et extensible. Cette flexion doit être réalisée à son moment, mais elle doit être réalisée : elle suffit, en effet, à maintenir les chairs luxées et, par conséquent, l'épicondyle ou l'épitrochlée exposée, ce qui rend facile et rapide la désinsertion des muscles qui s'attachent à ces éminences.

(e) Sur le vivant, dans les arthrites chroniques, il paraît bon de détruire les fongosités par le fer ou par le feu, d'enlever les capsules articulaires infiltrées de productions malignes. Autant vaudrait enlever d'un bloc la tumeur blanche, comme l'avait proposé Chassaignac, en sciant les os au-dessus et au-dessous sans ouvrir l'articulation.

D'autre part, il faut profiter du sommeil anesthésique pour mobiliser l'épaule, le poignet et les doigts qui peuvent s'être enraidis, si l'affection du coude date de longtemps.

Autres procédés de résection totale du coude (méthode du bistouri).

Je veux, de parti pris, taire jusqu'au nom d'un très grand nombre de procédés ou sous-procédés anciens ou récents, oubliés ou mauvais. Mais je crois devoir faire connaître ceux qui ont joui successivement ou simultanément de la faveur des chirurgiens.

Ces procédés, classés au point de vue du jour (restauration d'un type articulaire *solide*, *mobile* et *puissant*), se divisent en deux catégories, suivant que les muscles, tendons ou aponévroses postérieurs, sont simplement *fendus* ou au contraire plus ou moins *divisés* en travers ou en biais.

A la fente longitudinale postérieure appartient le procédé ci-dessus décrit, que l'on pourrait appeler de Maunder[1], si notre compatriote Dupré, le légendaire *père Dupré*, ne nous l'avait enseigné avant lui et si plusieurs Allemands ne l'avaient aussi conseillé depuis longtemps.

A vrai dire, c'est en apparence le procédé de Park. Mais, il y a un siècle, au temps de ce grand partisan des résections, avant l'anesthésie, il n'eût pu être question de désinsérer avec lenteur les parties profondes périosseuses. Aussi Park, sur le cadavre, et ses disciples, divisaient-ils en biais ou en travers les parties fibreuses et musculaires. Au besoin même ils incisaient la peau en croix.

Que l'incision longitudinale unique soit médiane (sur le milieu de l'olécrâne), qu'elle soit rejetée en dedans du tendon tricipital (Langenbeck, Gurlt, etc.), ou même en dehors, c'est toujours le même procédé de la

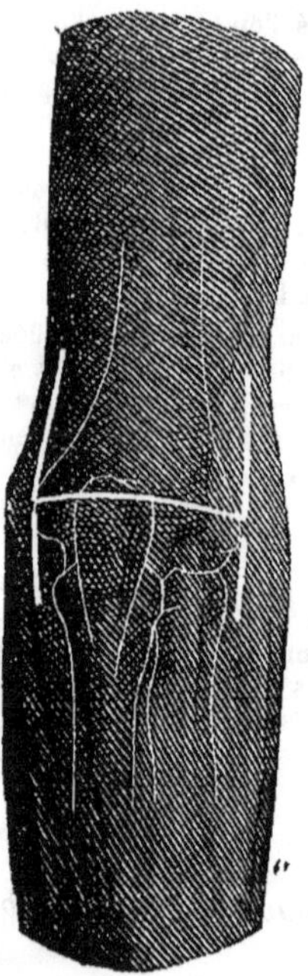

Fig. 637. — Résection du coude. Incisions en H de Moreau de Bar.

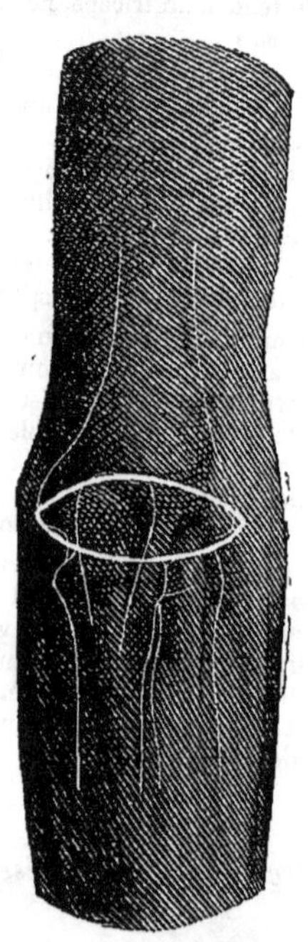

Fig. 638. — Résection du coude. Incisions excisantes de Sédillot.

fente unique et profonde sans solution de continuité physiologique (fig. 630, 631 et 632, p. 763).

1. Maunder, *Operative Surgery*, 2e édition, 1873. — Morel d'Arleux, Considérations sur la résection du coude et particulièrement sur la pratique de cette résection en Angleterre. Thèse Paris, 1874.

Je dirai même que le procédé qui sera décrit plus loin pour l'ankylose, et qui consiste à pratiquer deux incisions longitudinales latérales comme Jeffray (fig. 648, p. 784), est encore de la même famille.

Au contraire, le procédé en H de Moreau (fig. 637) est le type de la seconde catégorie dont la caractéristique est la *section* transversale, plus ou moins étendue, rectiligne, courbe ou brisée, directe ou oblique. C'est le procédé facile et rapide qui devait se vulgariser au moment des guerres

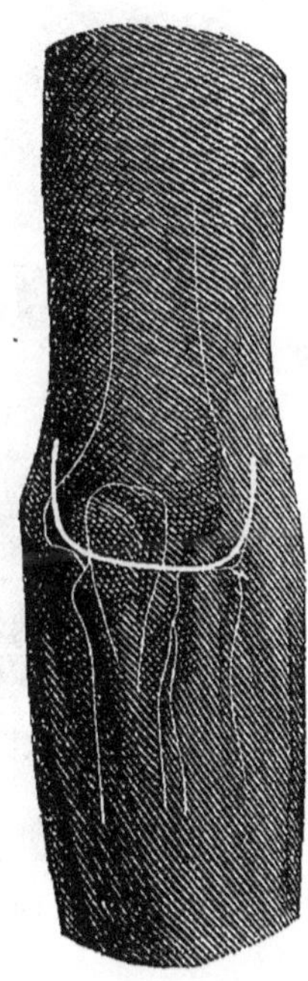

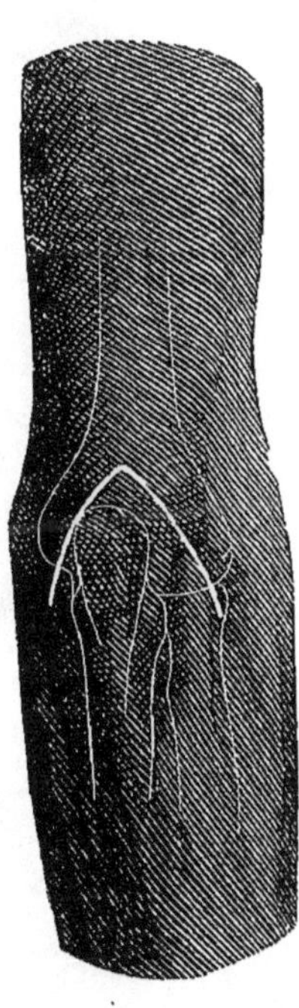

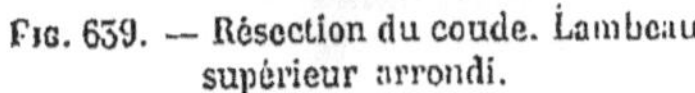

Fig. 639. — Résection du coude. Lambeau supérieur arrondi.

Fig. 640. — Résection du coude. V renversé de Textor.

de Napoléon Ier, même dans le pays de Park, et durer avec ses dérivés jusqu'après l'avènement du chloroforme.

Les deux lambeaux carrés que l'incision en H découpe, ont été faits égaux ou inégaux et même réduits à un seul par Moreau lui-même. Je ne vois aucune différence entre un tel lambeau carré et le lambeau arrondi qui a servi à quelques opérateurs (fig. 639).

D'autres se sont contentés d'une simple incision transversale légèrement concave. Simpson ouvrit deux volets par une incision médiane longitudinale coupée transversalement en haut et en bas. D'autres ont fait deux incisions également transversales, plus ou moins concaves, se regardant par leur concavité et se rejoignant par leurs extrémités (fig. 638). Ce procédé entraîne l'*excision des téguments* olécrâniens. Textor traçait en arrière un large V renversé (fig. 640) et Jones un Y également renversé.

On vient de voir dans tous ces procédés les parties molles postérieures divisées en travers ou en biais, depuis l'épicondyle jusqu'à l'épitrochlée.

Mais le voisinage de cette éminence et du *nerf cubital* devait amener Moreau fils et surtout Dupuytren à rejeter ce nerf en dedans du champ

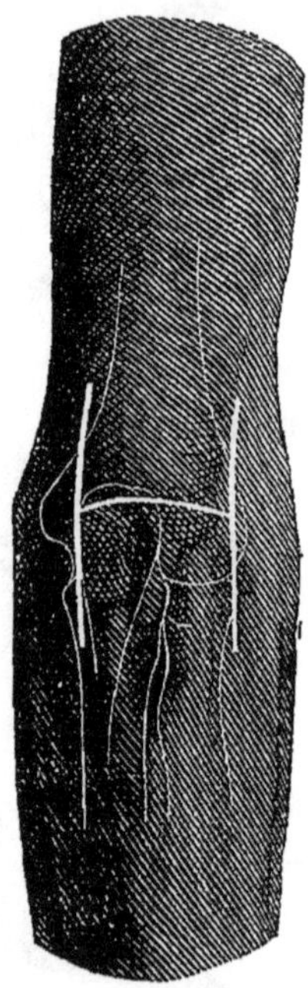

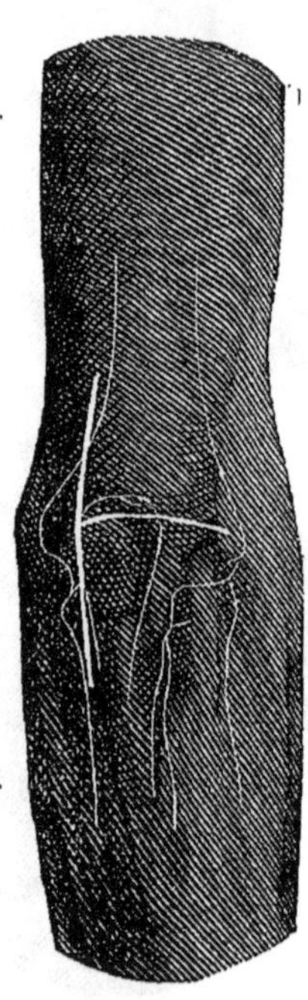

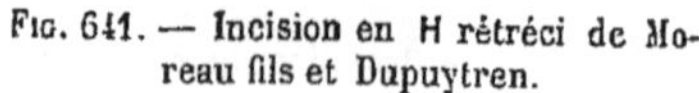

Fig. 641. — Incision en H rétréci de Moreau fils et Dupuytren.

Fig. 642. — Incision de Jaeger, suppression du jambage externe de l'H.

opératoire, et par conséquent à rapprocher de l'olécrâne la branche interne de l'H (fig. 641) ou le bord interne du lambeau.

La terreur du nerf cubital régna fort longtemps. Jaeger, après l'avoir découvert par l'incision longitudinale interne et mis à l'abri en dedans, comme Dupuytren, incisait ensuite sans crainte en travers derrière l'olécrâne (fig. 642). Il jugeait inutile le jambage externe de l'H de Moreau. Liston pensait ainsi et faisait son incision longitudinale interne entre le nerf et l'olécrâne; Thore, sur l'olécrâne même.

Roux, en 1839, avait abandonné le jambage interne ou cubital de l'H. Son procédé était l'envers des précédents; sur le milieu de l'incision longitudinale externe venait tomber, au niveau de l'interligne, une incision transversale qui, ne dépassant pas l'olécrâne en dedans, respectait nécessairement le nerf cubital et quelques fibres aponévrotiques rattachant le triceps à l'avant-bras (fig. 643).

A. Nélaton abaissa la branche transversale de Roux au bas de l'incision longitudinale externe, sur le col radial jusqu'à la crête cubitale. Le tout prit la forme L (fig. 644). Il n'y eut plus qu'un lambeau triangulaire postéro-supérieur à relever pour découvrir le radius et le décapiter avec la

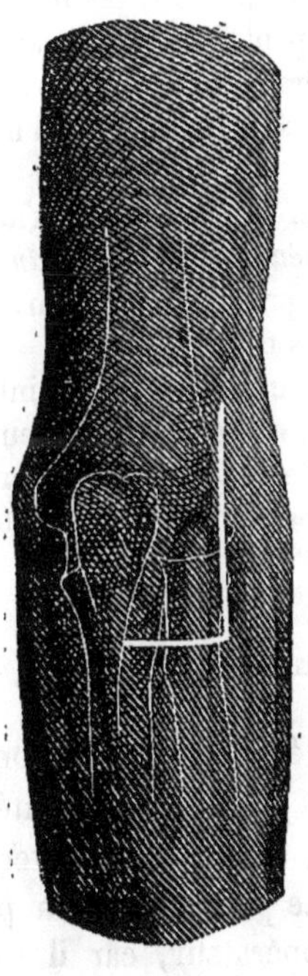

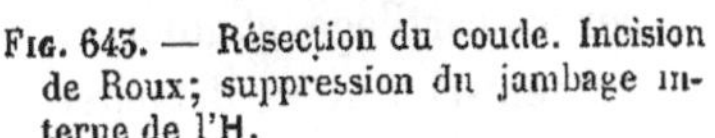

Fig. 643. — Résection du coude. Incision de Roux; suppression du jambage interne de l'H.

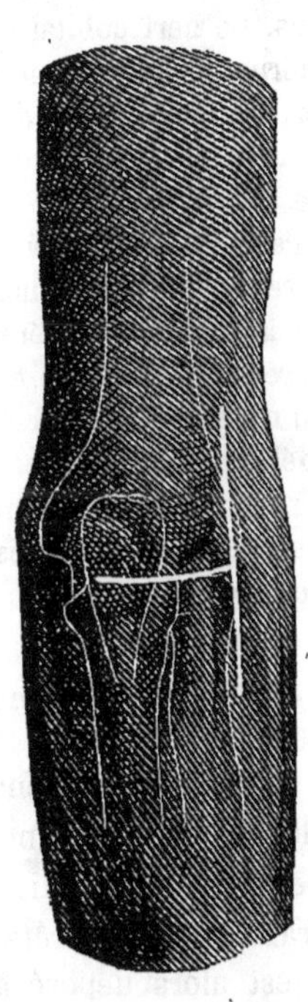

Fig. 644. — Résection du coude. Incision en L d'Auguste Nélaton.

scie, comme Roux, au début même de l'opération. Cette ablation de l'extrémité radiale facilite beaucoup la suite de la résection.

Enfin Ollier, qui ne pratiquait, il est vrai, que la résection sous-périostée, incisait en long sur le bord épicondylien de l'humérus, obliquement derrière l'articulation huméro-radiale jusqu'à la crête cubitale, sur laquelle il incisait de nouveau en long. Cette incision en baïonnette (fig. 647, p. 780) est, à mon avis, la meilleure de celles qui ne sont pas une fente unique longitudinale. J'y reviendrai.

Quelques manœuvres relatives à la section des os méritent d'être signalées ou rappelées, car elles ne sont pas contraires au principe (un peu attaqué par les philaseptiques) qu'il faut d'abord explorer l'étendue du mal et, par conséquent, ouvrir ordinairement l'articulation avant de scier les os.

Nous venons de voir que, dans le procédé Roux-Nélaton, l'articulation huméro-radiale ayant été découverte et ouverte, le radius était d'abord excisé; que cela devait faciliter la dénudation du cubitus dont l'extrémité était poussée, luxée en dehors par un aide chargé de forcer l'avant-bras en dedans. Le nerf cubital ne court pas grand risque dans ces manœuvres, et l'humérus dénudé et scié en dernier lieu peut l'être convenablement.

Hueter, qui se sert de deux incisions latérales pour dépérioster l'humérus, extirpe la tête radiale en premier temps; il luxe ensuite l'humérus et le scie avant le cubitus.

Déjà Park lui-même avait reconnu qu'après l'incision longitudinale postérieure ou l'incision cruciale, la *section préalable de l'olécrâne* aidait beaucoup à terminer l'opération. Dupuytren préconisa cette manœuvre qu'adoptèrent Maisonneuve et beaucoup de nos contemporains.

Mais on n'a pas toujours scié ou tranché l'olécrâne dans l'unique intention de s'en débarrasser. Dans les cas traumatiques notamment, plusieurs ont cherché à conserver l'extrémité ou la totalité de cette apophyse adhérente au triceps et tenté, avec des chances diverses, de la réunir ensuite au bout du cubitus raccourci.

Méthode de la rugine.

Cette opération commence comme la précédente : l'incision longitudinale est faite hardiment, jusque dans le fond de la cavité olécrânienne articulaire, puis sur le sommet, sur la face postérieure de l'olécrâne et sur la crête du cubitus. Le petit couteau à pointe rabattue est alors déposé à portée de l'opérateur, car il servira ultérieurement de périostotome, pour cerner les cartilages et amorcer le travail de la rugine. C'est cet instrument-ci qui va détacher le périoste et désinsérer les muscles, les tendons, etc., en labourant la surface osseuse, afin d'en conserver des écailles adhérant à la face profonde de la gaine périostique.

Donc, l'incision de 10 centimètres est faite et se termine sur la naissance de la crête cubitale, à $0^m,05$ du sommet olécrânien.

Cette incision est médiane relativement à l'olécrâne et fend le tendon tricipital; ou bien elle commence sur le bord interne de ce même tendon et rejoint ensuite la crête cubitale (**a**).

L'incision faite, le bras est allongé sur le côté du corps, à peu près étendu, la main en pronation (fig. 645), le coude reposant sur un coussin ellipsoïde ferme et très épais (**b**). La plaie a deux lèvres : une supérieure vers le ciel, qui est l'externe ; une inférieure, l'interne, sur le coussin. Occupez-vous de la première.

Décortication de la partie postéro-externe (fig. 645). — De votre gauche empaumez le pli du coude pour le fixer et, du bout du pouce, relevez la peau afin de découvrir le trait que le bistouri a creusé dans le tendon et le périoste olécrânien. Dans ce trait, sur l'os, mettez le front, le bout bien aiguisé de la rugine et, poussant

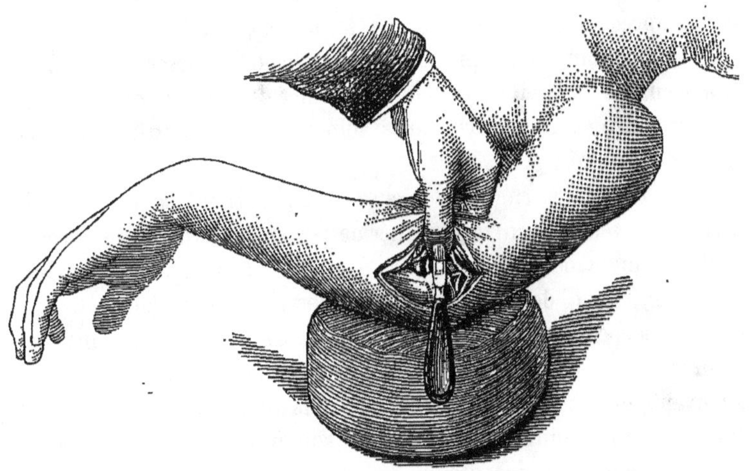

Fig. 645. — Résection sous-périostée du coude. — Décortication de la partie postéro-externe.

en travers, amorcez d'abord le décollement sur toute la longueur de l'olécrâne. Pour ce faire, appuyez le tranchant sur le fond osseux afin de l'entamer superficiellement ; poussez alors, tout en retenant l'instrument coiffé jusqu'au delà du bout par votre index droit qui lui forme visière ; poussez doucement avec de très limités et très rapides mouvements perforateurs ; parcourez ainsi toute la longueur de la plaie périostique olécrânienne, vous gardant des échappades aussi fréquentes que dangereuses pour la fertilité du périoste, etc. Quand le décollement est amorcé sur toute la longueur de cette lèvre supérieure, continuez à avancer à très petits pas ; travaillez avec patience, notamment l'insertion tendineuse. Sachez incliner la rugine de manière que son front tranchant ne perde pas le contact de l'inégale surface osseuse et l'entame, comme la bêche lève de la terre avec le gazon à transplanter.

Bientôt la moitié de l'olécrâne tournée en l'air, l'externe, sera absolument nette et l'interligne correspondant déjà ouvert, aussi bien l'huméro-olécrânien que le radio-cubital, car le ligament annulaire aura été désinséré par le bout de la rugine (**c**).

Laissant le radius, occupez-vous de l'humérus (**d**).

Avec le petit couteau à pointe rabattue, pendant que l'avant-bras est un peu fléchi et la plaie rendue béante par des écarteurs puissants, après vous être assuré que le périoste est bien fendu dans la cavité olécrânienne, reprenez-y cette incision et descendez-la dans l'intérieur de la cavité articulaire, le long du contour du cartilage de la trochlée et du condyle, aussi loin que possible en avant, avec reprise s'il le faut pour finir.

Ayant ressaisi la rugine, détachez de bas en haut la capsule et le périoste de toute la surface humérale postéro-externe, en amorçant le décollement dans la voie que vient de tracer la pointe du bistouri. En raison de l'épaisseur de l'olécrâne, le tranchant touche d'abord perpendiculairement le fond osseux et ne peut s'incliner assez pour le raboter : amorcez donc en faisant des pesées, en appuyant ferme le bout de la rugine et faisant basculer l'instrument sur l'olécrâne point d'appui, pour soulever le périoste avec la couche osseuse sous-jacente.

En approchant de la tubérosité épicondylienne, faites fléchir l'avant-bras pour la rendre accessible et tenez la lèvre charnue luxée dans toute son épaisseur. Désinsérez à très petits coups les muscles de l'épicondyle et ne vous arrêtez que devant cette éminence (**e**).

Décortication de la partie postéro-interne (fig. 646). — Changez le bras de position : relevez-le sur le côté de la tête avec l'épais coussin sous le coude, et l'avant-bras à peu près étendu. La lèvre interne de la plaie, qui tout à l'heure était inférieure et reposait sur l'appui, est devenue supérieure et libre. Traitez-la comme vous avez traité l'externe. Du bout de la rugine agissant en travers, désinsérez le triceps et dénudez le flanc correspondant de l'olécrâne jusques et y compris la saillie du bord interne de la coronoïde. Ouvrez ainsi l'interligne sigmoïdien. Faites fléchir légèrement l'avant-bras et, de la pointe du bistouri, cernez le cartilage de la trochlée dans l'intérieur de la synoviale. Ayant repris la rugine, amorcez le décollement capsulo-périosté de la cavité olécrânienne et de la face interne de la trochlée; gravissez ensuite derrière et sous l'épitrochlée, en burinant avec appui, l'instrument ayant le plat en l'air sous l'index, le dos basculant appuyé sur l'olécrâne.

Faites exagérer la flexion et luxez la lèvre par-dessus l'épitrochlée qu'il vous reste à dépouiller de ses insertions musculo-ligamenteuses, sur le côté et en avant, afin de pouvoir faire sortir l'extrémité humérale.

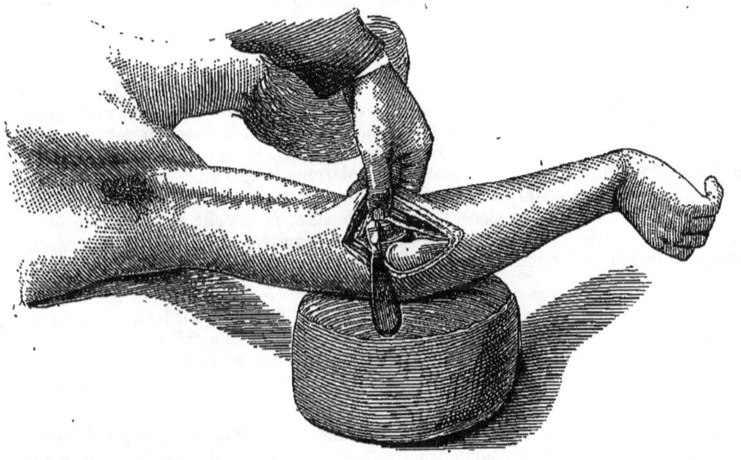

Fig. 646. — Résection sous-périostée du coude. — Décortication de la partie postéro-interne.

Décortication de la partie antérieure de l'humérus et sciage. — La dislocation étant produite, cernez en avant, avec la pointe rabattue du bistouri, les cartilages du condyle et de la trochlée. De votre gauche, tenez le bras immobile appuyé au besoin sur votre corps; détachez avec la rugine la capsule et le périoste antérieurs dans l'étendue nécessaire. Placez une compresse fendue, un lacs en anse par-dessus; confiez le tout à un aide qui rétracte les chairs avec prudence et fixe en même temps l'humérus maintenant dressé. Saisissez vous-même la trochlée avec le davier et, vous efforçant de la faire surgir, sciez horizontalement l'extrémité de l'humérus à quelques millimètres au-dessous du décollement périostique (**f**)

Décortication de la partie antérieure du cubitus et du col du radius, sciage. — Tenant l'avant-bras ferme dans votre gauche, cernez d'un trait de pointe le dessous du contour du bec de la coronoïde ; détachez le périoste de sa face inférieure et de la face antérieure du cubitus ; désinsérez les premières fibres du muscle brachial antérieur et l'extrémité antérieure du ligament annulaire.

Alors, ayant la tête et le col du radius découverts, incisez le pourtour au-dessous du cartilage et rabattez le périoste et la synoviale, en faisant imprimer à l'os des mouvements de rotation qui vous en rendent accessible toute la périphérie. — Enveloppez, donnez à rétracter et à tenir ; saisissez l'olécrâne par les flancs et faites-le surgir, pour scier les deux os à la fois et au même niveau.

Notes. — (a) Si vous prenez ce dernier parti, à l'imitation de Gurlt qui a beaucoup étudié les résections, ou bien si vous croyez devoir rejeter l'incision du côté externe, ne vous éloignez pas trop du milieu du tendon tricipital, incisez la peau sur le bord tendineux plutôt qu'à côté, afin de tomber sur l'olécrâne et de n'avoir qu'une très légère déviation à imposer à votre incision, pour aboutir ensuite sur l'origine de la crête cubitale. — Plus l'incision postéro-interne est interne, moins elle est commode pour atteindre l'épicondyle. De même, l'incision postéro-externe trop externe ne convient pas au contournement de l'épitrochlée. C'est le défaut de celle d'Ollier.

(b) Pour le cadavre on se sert d'un billot de bois. Pour le malade, un sac bien rempli de linge serré à défaut de sable peut servir, à la condition qu'il soit ferme et épais de 12 à 15 centimètres. Il importe beaucoup que le coude malade soit absolument fixé, comme sur un établi, afin qu'il ne fuie pas devant les poussées de la rugine qui va travailler comme le burin du graveur ou le ciseau frappé du sculpteur, ou le boutoir du maréchal.

(c) A ce moment, on doit prendre parti relativement à la section de l'olécrâne. Si, pour les manœuvres ultérieures, il semble bon de se débarrasser de cette apophyse d'un coup de cisaille ou de ciseau frappé, ou d'un trait de scie, il est nécessaire qu'au préalable on l'ait complètement décortiquée.

On aurait donc à détacher maintenant le tendon et le périoste du bord et du flanc interne tourné en bas. Ayant fait un pas à droite, l'opérateur glisserait les doigts gauches entre le coussin et le coude opéré pour soutenir celui-ci et, du bout du pouce, abaisser la lèvre inférieure de la plaie, pendant que la rugine travaillerait de haut en bas.

(d) Car nous supposons que cet os est malade et va être réséqué dans une assez grande étendue. S'il en était autrement, s'il devait suffire d'abraser les surfaces articulaires, il faudrait passer au côté interne du cubitus, borner la dénudation au squelette antibrachial pour le luxer et l'exciser ou le scier en premier lieu.

(e) Vogt a préconisé, en 1876, et fait accepter par un grand nombre de chirurgiens allemands la méthode expéditive et irrésistible de faire sauter au ciseau toutes les saillies qui fournissent de puissantes insertions, afin de mieux assurer la reproduction osseuse par un étui périostique incrusté sur toute sa surface. Je l'ai imité maintes fois sur le cadavre, en maniant le ciseau et le maillet comme un sculpteur. Il est bon que l'os attaqué soit fixé, mais cela n'est pas indispensable, car j'ai pu, en dirigeant bien mes coups, employer cette méthode pour extraire des extrémités articulaires fracturées. Un petit coup de maillet donné sec fait toujours mordre le ciseau et toujours dans une faible étendue, sans risque d'échappade. — On peut ainsi détacher une plaque osseuse épicondylienne, emportant la majeure partie des attaches musculo-ligamenteuses correspondantes. — De même les insertions du triceps, du ligament et des muscles épitrochléens peuvent être emportées avec le sol même où elles sont enracinées.

(f) La brutalité n'est pas de mise quand le périoste en sève est peu adhérent au corps huméral. La simple traction de l'aide rétracteur, si elle n'est pas modérée, suffit à augmenter considérablement l'étendue du décollement.

Procédé d'Ollier.

« PROCÉDÉ APPLICABLE AUX TUMEURS BLANCHES, AUX ARTHRITES SUPPURÉES ET AUX LÉSIONS TRAUMATIQUES »

« 1er TEMPS. *Incision de la peau et pénétration dans la capsule articulaire.* — Le sujet étant couché sur le côté opposé, et l'avant-bras étant plié à angle de 150 degrés sur le bras, on fait une incision à la région postérieure et externe, au niveau de l'interstice qui sépare le long supinateur de la portion externe du triceps. On commence cette incision sur le bord externe du bras, à 6 centimètres au-dessus de l'interligne articulaire; on la poursuit en bas jusqu'au niveau de la saillie de l'épicondyle, de là on la dirige obliquement en bas et en dedans jusqu'à l'olécrâne. Le bistouri change de direction et suit le bord postérieur du cubitus jusqu'à 4 ou 5 centimètres, selon la longueur d'os qu'on pense avoir à réséquer (fig. 647). Tout le long du cubitus, l'incision doit arriver jusqu'à l'os. On divise ensuite, dans la partie supérieure de l'incision, l'aponévrose, pour pénétrer entre le triceps d'une part, et le long supinateur, puis le premier radial, de l'autre. On commence la dénudation, et l'on ouvre largement la capsule articulaire dans le sens de l'incision extérieure. Dans la portion moyenne et oblique, l'incision suit approximativement l'interstice qui existe entre le triceps et l'anconé.

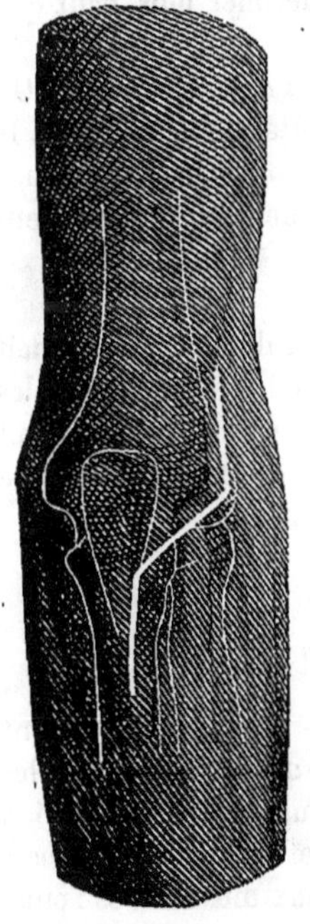

Fig. 647. — Résection du coude. — Incision en baïonnette d'Ollier.

« 2e TEMPS. *Dénudation de l'olécrâne et renversement du triceps en dedans.* — On étend un peu l'avant-bras; on fait écarter avec des crochets mousses la lèvre interne de la plaie, et avec le détache-tendon on sépare le tendon du triceps, en ayant bien soin de respecter sa continuité avec le périoste cubital : c'est le point le plus important. On écarte le muscle, ou plutôt le lambeau cutanéo-musculo-périostique, à mesure qu'on le détache et le renverse en dedans. On achève de dénuder le pourtour de l'olécrâne, et l'articulation se trouve déjà largement ouverte en arrière.

« 3e TEMPS. *Détachement du ligament latéral externe; luxation de l'humérus et complément de la dénudation de l'os.* — On reprend la dénudation sur le condyle externe de l'humérus, on détache la lèvre externe de la plaie capsulaire, et l'on dépouille ainsi toute la tubérosité externe de l'humérus. Par un effort très modéré on luxe alors l'humérus en dehors, et son extrémité apparaît avec ses attaches capsulaires et ligamenteuses internes et antérieures, qui, se trouvant renversées de bas en haut par le fait de la luxation de l'humérus, sont successivement détachées avec le détache-tendon; la luxation devient plus complète à mesure qu'on sépare ces adhérences.

« 4e TEMPS. *Section de l'os.* — On aura soin, avant de sectionner l'os, de compléter la dénudation circulairement sur le point où doit porter la scie. On peut scier de différentes manières; mais ce qu'il importe de commander, c'est de ne pas tirailler violemment l'avant-bras ou les lèvres de la plaie, de crainte de voir le périoste se décoller plus haut que le point où doit porter la scie.

« 5e TEMPS. *Dénudation et section des os de l'avant-bras.* — On dénude de leur périoste et de leurs attaches ligamenteuses le radius et le cubitus, et on les coupe le plus habituellement avec une cisaille, à cause du ramollissement des os enflammés. On doit commencer généralement par le radius. »

Ollier, on le voit, ne se préoccupait pas du nerf cubital; il se gardait bien, même quand les doigts pouvaient suffire à décoller le périoste et les tendons, d'abandonner la rugine qui entame la surface osseuse. Il drainait le cul-de-sac épitrochléen. A la fin, il s'aidait même de cette incision de décharge pour dénuder l'épitrochlée.

Mais, qu'il dise lui-même ce qu'il faisait :

« MODIFICATIONS AU PROCÉDÉ PRIMITIF »

« 1er TEMPS. *Comme dans le procédé primitif.* — On ajoute seulement à l'incision de résection une incision épitrochléenne de décharge dans les ostéo-arthrites suppurées. On fait une incision longitudinale de 25 à 30 millimètres partant de la saillie de l'épitrochlée et se dirigeant en bas. On la conduit jusqu'à l'os en passant entre les faisceaux musculaires : puis, avec un petit détache-tendon, on va dénuder l'épitrochlée et décoller l'insertion sous-épitrochléenne du ligament latéral interne.

« 2e TEMPS. *Dénudation de la tubérosité externe de l'humérus et de la tête du radius; détachement du tendon du triceps, dénudation de l'olécrâne et des bords de la cavité sigmoïdienne du cubitus; détachement de l'insertion coronoïdienne du brachial antérieur; luxation des os de l'avant-bras.* — Après avoir détaché l'insertion sous-épicondylienne du ligament latéral externe, on dénude la tubérosité externe aussi loin que le permet l'écartement des lèvres de la plaie; on dénude ensuite la face externe du cubitus, et l'on aborde le radius directement ou par l'articulation radio-cubitale en détachant l'insertion du ligament annulaire.

« On étend ensuite l'avant-bras pour relâcher le triceps, et l'on détache de l'olécrâne le tendon de ce muscle. C'est ici qu'il faut aller lentement, prudemment, et se servir d'un détache-tendon bien tranchant pour couper contre l'os les insertions au sommet de l'olécrâne qui conservent longtemps, même après l'ossification de l'épiphyse, une consistance cartilagineuse, et ensuite pour détacher les insertions postérieures, en mordant au besoin dans le tisseux osseux. Ce tendon détaché est rejeté en dedans au moyen d'un crochet qui doit le retenir et non pas tirer sur lui; le détache-tendon arrive alors sur le bord interne de la cavité sigmoïde et la libère de ses insertions ligamenteuses.

« Il est facile de faire bâiller largement l'articulation, et le détache-tendon arrive sur l'apophyse coronoïde pour la dénuder et en détacher l'insertion du brachial antérieur.

« 3e TEMPS. *Section des os de l'avant-bras.* — Si l'étendue de la lésion a forcé de dénuder les os de l'avant-bras jusqu'à plus de 1 centimètre au-dessous de l'interligne, on les fait saillir et on les scie ensemble avec une scie cultellaire ou une scie à arbre, à lame fine. Dans le cas contraire, on scie d'abord ou l'on retranche avec une cisaille la tête du radius, et l'on sectionne ensuite le cubitus. Pour faire saillir les os et les maintenir, l'opérateur accroche avec l'index de la main gauche la saillie olécrânienne qu'il tire en arrière, ou bien il la saisit avec un petit davier-érigne.

« 4e TEMPS. *Dénudation de la tubérosité interne de l'humérus.* — La cavité articulaire étant alors largement ouverte, on doit faire saillir l'extrémité humérale et l'on dépouille la tubérosité interne des attaches ligamenteuses qui sont très résistantes au-dessous de l'épitrochlée. Si l'on a fait dans le premier temps une incision de décharge à ce niveau, ce que nous recommandons aujourd'hui dans toutes les caries anciennes et étendues, on a pu déjà détacher préalablement l'insertion humérale du ligament latéral interne, ce qui simplifie beaucoup ce temps de l'opération. On achève de dénuder l'humérus jusqu'au delà des limites de la lésion.

« 5e TEMPS. *Section de l'humérus.* — On saisit l'extrémité de l'humérus avec un davier-érigne ou un davier à dents de lion, suivant la consistance de l'os; on la fait saillir, et pendant que des aides protègent les chairs en les retirant avec les doigts ou des rétracteurs maniés délicatement, on scie l'humérus à la hauteur voulue. Jamais on ne doit se servir de compresses longuettes ou de compresses fendues pour retirer les chairs. »

Sur les résections partielles du coude

Les résections partielles qui ménagent des contacts osseux suffisants et bien disposés sont aujourd'hui permises, avec la méthode antiseptique.

On peut donc réséquer l'*humérus seul* quand les os de l'avant-bras sont intacts; l'*humérus* et le *cubitus*; le *cubitus* et le *radius*, le *cubitus seul*; l'*humérus* et le *radius*; le *radius seul*.

Le cubitus réséqué sans le radius devrait être scié au-dessus, au niveau ou très près au-dessous de la cupule radiale.

Dans les résections partielles, le chirurgien est souvent tenté de suivre la voie des plaies ou des fistules : c'est raisonnable quand elles sont bien placées. Rien ne vaut l'incision longitudinale postérieure décrite plus haut pour extirper l'olécrâne ou l'extrémité supérieure du cubitus, même quand on emporte en même temps l'extrémité humérale, ce qui est fréquent, ou la tête radiale, ce qui n'est pas rare.

Si l'on osait extraire l'extrémité du radius avec ou sans le condyle huméral, c'est à l'incision longitudinale postéro-externe qu'il faudrait recourir.

La résection limitée à *l'extrémité inférieure de l'humérus* (traumatismes, luxations irréductibles) demande un autre procédé, à moins que l'on ne scie l'olécrâne pour le luxer temporairement afin de permettre l'issue de la trochlée à travers la plaie postérieure.

Les chirurgiens semblent en majorité préférer le procédé des deux incisions latérales ou de Jeffray, rajeuni par Hueter. Je n'en dirai ici que quelques mots, car il sera tout à l'heure décrit longuement.

Des deux incisions latérales qui répondent aux bords et aux éminences de l'humérus, l'interne est la plus courte. Elle permet à la rugine droite de partager, en avant et en arrière, les insertions épitrochléennes musculaires et ligamenteuses, à la rugine courbe de poursuivre la décortication dans les cavités coronoïdienne et olécrânienne. Par l'incision externe beaucoup plus longue, car c'est de ce côté que l'os sera extrait, la dénudation de l'humérus est complétée. Alors, s'il est possible, après avoir extrait les esquilles mobiles, de renverser l'avant-bras en dedans et de faire saillir l'extrémité humérale en dehors, on le fait. Sinon, une fine lame divise d'abord l'humérus par-dessous les chairs soulevées et protégées.

B. — Résection du coude ankylosé[1].

Chez les sujets âgés dont le périoste est stérile, la résection n'est indiquée que dans les cas où l'ankylose, rectiligne ou à peu près (130 à 150°), rend le membre complètement inutile, question de profession.

Au contraire, chez les sujets jeunes dont le périoste est fécond, la sécurité que donne l'antisepsie d'une part, et d'autre part la presque certitude d'obtenir, par une opération bien exécutée et des soins consécutifs sagement dirigés, une articulation mobile et solide, permet d'attaquer aussi les ankyloses angulaires pourvu que les muscles ne soient pas irrémédiablement atrophiés. L'état des muscles doit donc tenir une grande place

1. Voy. Ollier. *Revue mensuelle de méd. et de chir.*, 1878. — Marangos, thèse Lyon, 1885. — Ollier. *Traité des résections.*

dans les indications opératoires; et comme leur atrophie ne fait que s'accentuer avec le temps, il est sage d'opérer de bonne heure.

Les cas les plus nombreux qui réclament l'intervention étant de date récente, c'est ordinairement la récidive de l'ankylose qu'il faut redouter. S'il en était autrement, on pourrait se contenter de la rupture ou de l'ostéotomie. Sauf exceptions rares, ces opérations-ci sont suivies d'un retour de la rigidité; elles ne sont donc utilisables que pour transformer une ankylose presque rectiligne souvent fort gênante, mais pas toujours (Boiffin) en ankylose anguleuse supportable.

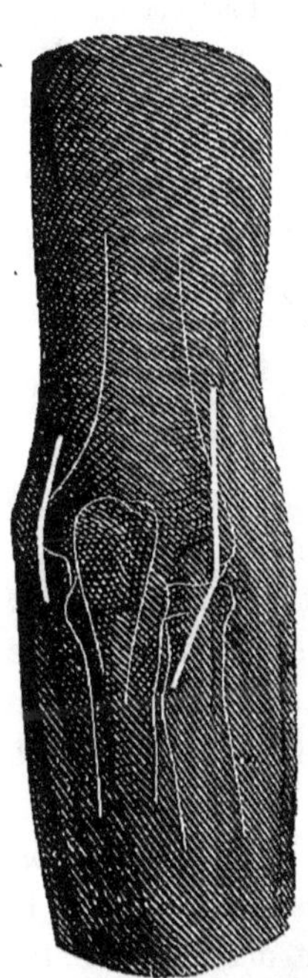

Fig. 648. — Résection du coude ankylosé. — Deux incisions latérales inégales. Hueter, Marangos.

Une bonne néarthrose mobile ne s'obtient que par l'ablation d'un *long bout* de squelette, soit 5 à 6 centimètres mesurés du côté convexe. Les parcimonieux échouent à moins d'interposer un lambeau charnu (v. plus loin).

Dans les cas d'ankylose vraie, les surfaces cartilagineuses étant détruites, il faut toujours faire une résection totale, si l'on veut reconstituer une articulation mobile. Certains chirurgiens ont même conseillé d'enlever le périoste avec l'os. Ollier ne sacrifiait pas tout le périoste, il en enlevait seulement une zone circulaire, après avoir fait la résection sous-périostée.

Deux procédés différents sont applicables ici.

A l'aide d'*incisions latérales* (fig. 648) on peut dénuder et scier l'humérus d'abord, puis luxer et dénuder à mesure le fragment inférieur pour finalement rescier à ciel ouvert au-dessous de l'ancienne articulation.

Avec une simple *incision postérieure* ou avec la baïonnette postéro-externe d'Ollier, on résèque facilement, mais à la condition expresse de *rompre l'ankylose* à la main ou au ciseau avant de poursuivre la dénudation. Donc, après avoir fait l'incision comme il a été dit antérieurement, c'est-à-dire fendu le tendon et le périoste de l'olécrâne, l'opérateur décortique au plus près les deux flancs de cette apophyse, et pousse son travail le plus loin possible vers les éminences latérales de l'humérus. Il ne peut contourner celles-ci avant d'avoir rompu l'ankylose et produit la flexion, mais il peut exposer toute la face postérieure de l'articulation.

Cela permet au bistouri de couper les adhérences fibreuses, au ciseau frappé de séparer la tête radiale du condyle, le bec olécrânien de sa cavité et, à défaut de cisaille, de trancher l'olécrâne par la base, si c'est nécessaire pour permettre à l'action manuelle de produire l'indispensable flexion.

Celle-ci obtenue, l'avant-bras peut être mis dans toutes les attitudes qu'exige la décortication des éminences latérales : l'opérateur rencontre alors les conditions que lui fait une articulation mobile (v. p. 764 et suiv.).

Ollier et beaucoup d'autres se sont prononcés finalement en faveur de ce procédé que j'ai toujours recommandé et sur lequel je crois avoir suffisamment écrit pour pouvoir me borner ici à décrire l'emploi des deux incisions latérales longitudinales. Ollier les réservait pour les ankyloses absolument complètes qu'il supposait trop difficiles à briser ; mais Langenbeck et quelques autres les ayant tenues ou les tenant pour ce qu'il y a de mieux, je ne puis les négliger.

C'est le vieux procédé de Jeffray, les réinventeurs oublient trop de le dire.

Incisions latérales.

On fait de chaque côté une incision longitudinale, l'externe assez postérieure pour découvrir d'emblée le bord externe de l'humérus et la partie postérieure de l'articulation huméro-radiale.

Il est avantageux de faire longue de $0^m,08$ cette incision externe par laquelle le squelette, scié une première fois, sera luxé pour être scié de nouveau plus bas. Au contraire, l'ouverture interne qui ne sert qu'à découvrir l'épitrochlée et la terminaison du bord interne de l'humérus pourra être moitié plus courte (**a**).

Les deux incisions étant pratiquées à fond, jusqu'aux os, on sépare avec la rugine, mais sans cheminer nécessairement sous le périoste, les deux faces de l'épiphyse humérale des chairs antérieures et postérieures (**b**). — On passe une lame protectrice entre l'os et les parties molles antérieures ; on soulève de même, à l'aide d'une anse de métal ou de ruban, le triceps avec le nerf cubital qu'il faut quelquefois dégager d'un tunnel d'ostéophytes. On engage enfin la fine lame de la scie à arbre articulée, ou, au pis aller, le petit couteau denté, autre passe-partout, au-dessus de l'olécrâne, entre le triceps et l'humérus, et l'on sectionne celui-ci d'arrière en avant au droit de la lame protectrice antérieure (**c**).

Cela fait, il convient de déplacer les os, d'abord dans le sens de l'épaisseur, en portant le corps de l'humérus *en avant* de l'autre fragment qui doit rester en arrière pour pouvoir s'engager dans l'incision externe qui est un peu postérieure (**d**). Un léger chevauchement se produit, et, quand on incline l'avant-bras en dedans, l'épicondyle se dégage tout de suite, ainsi que toute la surface vive du squelette du coude. On dénude celui-ci à mesure qu'il sort, poussé par l'aide qui tient l'avant-bras fortement infléchi en dedans ; et quand on juge la saillie suffisante, on scie de nouveau, cette fois-ci au-dessous de l'apophyse coronoïde. Cependant, si le radius avait échappé à l'ankylose, on pourrait se contenter d'abraser le cubitus juste au-dessus de la cupule radiale (e).

Notes. — (a) Pour s'exercer sur le cadavre à la résection du coude ankylosé, il suffit de planter une vis dans la trochlée à travers l'olécrâne, l'avant-bras faisant avec le bras un angle de 150 degrés environ.

(b) Ollier, au contraire, dans son désir de ménager sûrement les chairs et les vaisseaux et de s'épargner une hémostase longue, difficile et pénible, réséquait sous le périoste ; il excisait cette membrane à la fin de l'opération et il paraît que Langenbeck en faisait autant à grands coups de ciseaux. Il me semble que l'important, pour éviter les hémorrhagies opératoires et post-opératoires, est de substituer la rugine au bistouri pour le travail dans la profondeur, et qu'il est indifférent de suivre l'une ou l'autre des faces du périoste. Hélas ! où sont-ils les chirurgiens capables de montrer un coude ankylosé d'adulte à peu près bien dépériosté ?

(c) Comme Syme autrefois, Ollier a conseillé de ne pas scier complètement l'humérus, dans la crainte de blesser les parties molles ; il faudrait retirer la scie avant qu'elle ait terminé son travail, rompre l'os et, ultérieurement, en régulariser la coupe. Avec la bonne et fine lame de ma scie à arbre articulée et une lamelle protectrice bien placée, la section complète de l'humérus est facile, rapide et inoffensive.

Que ne ferait-on pas avec cette scie passée par les incisions latérales ? Defontaine, du Creusot, mon élève, n'a-t-il pas fait ainsi la plus belle ostéotomie modelée ? (*Bull. Soc. de chir.*, 1887.)

(d) J'ai vu de près certaine résection du coude ankylosé. L'humérus scié s'étant déplacé en arrière du fragment inférieur, celui-ci, refoulé en avant, ne voulut sortir par la plaie qu'après que le déplacement suivant l'épaisseur eût été détruit péniblement et établi en sens contraire. Retenez donc mon conseil.

(e) Marangos, dans sa thèse qui est un bon travail édifié sur l'expérience des maîtres lyonnais, donne des conseils précis qui méritent d'être connus et dont voici le résumé : Commencer l'incision externe à 5 ou 6 centimètres au-dessus de l'épicondyle, pénétrer entre le triceps et le premier radial, atteindre le bord externe de l'os et descendre jusque derrière l'épicondyle ; descendre plus bas encore, à 2 centimètres, mais en inclinant en dedans, pour suivre l'interstice oblique de l'anconé et du cubital postérieur. Ne pas détruire le ligament annulaire si le radius est encore mobile. — Décoller d'abord le triceps et l'anconé qu'on rejette en arrière et en dedans, puis tous les autres muscles épicondyliens que l'on rejette en avant avec le ligament latéral externe. — Essayer de rompre l'ankylose et de luxer l'humérus. — Si l'on échoue, ouvrir une incision de 4 centimètres sur le bord interne de l'humérus et derrière l'épitrochlée, de manière à rejeter vers l'olécrâne le nerf cubital et de l'autre côté, en avant, toutes les insertions musculaires et ligamenteuses épitrochléennes voisines. — Passer un abaisse-langue (une valve quelconque) devant l'humérus, engager une fine lame derrière et scier sur l'abaisse-langue protecteur. — Luxer le fragment cubital par la plaie externe, achever la décortication et rescier.

Interpositions musculaires.

Dans la plaie d'une résection du coude, tailler un lambeau charnu ou tendineux destiné à l'interposition, qui soit rationnel au quadruple point de vue vitalité, suffisance, adaptation et fixité, n'est pas chose facile. A tout prix, il faut une hémostase parfaite, une asepsie naturelle ou rétablie, pour obtenir une réunion immédiate et rapidement solide du lambeau suturé, car il est rétractile et même reste contractile si sa confection ne l'a pas énervé.

L'idéal serait d'obtenir une cloison méniscale persistante et complète comme il y en a dans les articulations temporo-maxillaires et sterno-claviculaires. Empêchées ainsi de se toucher et de se réunir, les extrémités réséquées ne pourraient ensuite mal faire qu'en produisant des végétations périphériques exubérantes, ce que malheureusement l'on voit assez souvent, à tous les âges, sans pouvoir s'y opposer; car il y a des sujets exceptionnellement fertiles en tissu osseux comme en tissu fibreux.

Il s'agit, en définitive, d'obtenir une fronde en sous-pied par-dessous l'extrémité humérale en taillant des lambeaux à pédicule supérieur, ou une coiffe par-dessus les extrémités antibrachiales avec des lambeaux relevés ou rabattus, à pédicule inférieur, ce qui pour la fin revient au même.

Rien de bon n'est possible sans résection large : les parcimonieux doivent en convenir, eux qui ont subi tant d'échecs dans le traitement des ankyloses articulaires, même avec tentative d'interposition.

Supposons donc qu'ayant fait, par une longue voie médiane postérieure avec conservation soignée des expansions latérales du triceps extenseur, une résection large (pas loin de 0^{m},04 d'humérus sur l'adulte), l'on veuille, par surcroît de précaution contre la récidive de l'ankylose, interposer un lambeau musculaire : où le prendre, comment le tailler?

La face postérieure du brachial antérieur, comme la face antérieure des deux moitiés du triceps fendu, semble disposée au mieux pour fournir, après dédolement, un lambeau aussi large que la section humérale, pouvant s'y appliquer, se laisser suturer, par ses bords afin de maintenir sa largeur, par son extrémité afin d'empêcher tout retrait et d'assurer l'interposition.

Un tel lambeau du brachial antérieur, naturellement doublé de la capsule articulaire antérieure, peut être taillé de bas en haut par entamure de la partie profonde des insertions cubitales : il reste alors contractile, au moins partiellement. Sa base pédiculaire, large et étoffée, est supérieure. L'on en peut suturer les bords et en envelopper les pointes de la tranche humérale. Quant à son extrémité, on doit l'attacher à la face antérieure du triceps, à distance notable au-dessus du cubitus afin qu'il ne le sollicite pas à se luxer en avant, ce à quoi cet os a une fâcheuse tendance, surtout quand on ne l'a pas taillé en chaise, même à bas dossier, par peur d'une reproduction olécranienne trop considérable.

Aux dépens de la face profonde de ce même muscle, l'on peut, et je le conseillerais volontiers, quoique plus difficile, tailler un lambeau de haut en bas, ayant par conséquent son pédicule inférieur et formé des attaches cubitales de la couche profonde du muscle. Plus encore que pour le précédent lambeau, il faut avoir enlevé un long bout d'humérus pour réussir sans trop de difficulté. Un bistouri coudé, un bout cassé de lame de scalpel monté sur une pince comme une faux, peut descendre sur les côtés de la paroi antérieure de la plaie, du haut en bas, deux incisions distantes et dédolantes qui se rejoignent dans l'épaisseur du muscle ; des ciseaux courbes aidés d'une longue pince arrivent à trancher cette lamelle charnue assez haut devant l'humérus, pour que le lambeau isolé et rabattu sur les os de l'avant-bras soit suffisant et facile à suturer. Ainsi l'extrémité humérale se trouve amenée devant le cubitus, insinuée dans l'épaisseur du brachial antérieur, garantie contre l'abandon du cubitus que les fléchisseurs de l'avant-bras tendent toujours à luxer en avant.

La face antérieure du triceps a pu fournir aussi quelques lambeaux musculo-tendineux à base supérieure qui, suturés à la capsule antérieure, ont donné une interposition méniscale utile.

Enfin, quoiqu'une sangle transversale nécessairement étroite et longue, et difficile à maintenir pincée entre des os aplatis d'avant en arrière, ne semble pas indiquée, il a pourtant pu être tiré bon parti de l'interposition de lambeaux empruntés à l'anconé, au premier radial externe, au rond pronateur, au cubital antérieur et même au cubital postérieur.

DE L'INTERVENTION DANS LES LUXATIONS ANCIENNES OU IRRÉDUCTIBLES DU COUDE

Certaines luxations du coude non réduites, surtout chez les enfants, permettent un rétablissement fonctionnel presque complet. Mais, en général, le déplacement permanent des os du coude entraîne une impotence telle que les malades réclament une intervention.

L'emploi de la force a permis de réduire, non toujours sans danger, de nombreuses luxations du coude fort anciennes.

J'en ai réduit moi-même et fait réduire méthodiquement plusieurs, dont deux de 134 et 158 jours. Mais les résultats fonctionnels (même dans un cas ne datant que d'un mois, et sur un jeune homme), ont été bien inférieurs à ce qu'on avait espéré ; les os, réintégrés dans leurs rapports, ne sont pas restés longtemps doués de mobilité suffisante. Certes, il n'est plus vrai de dire, avec A. Cooper, qu'une luxation du coude datant de six semaines est devenue irréductible, mais il faut convenir que leur réduction par les méthodes non sanglantes a été ordinairement suivie d'enraidissement et d'impotence.

Les tentatives de réduction par les manœuvres de force ont eu quelquefois pour résultat la fracture de l'olécrâne qui, au lieu d'avoir des suites fâcheuses, a permis dans certains cas d'obtenir ou bien la réduction, ou bien, sans réduction, une certaine amélioration fonctionnelle.

Aussi Blandin a-t-il donné le conseil, qui a été suivi, de fracturer l'olécrâne de propos délibéré. L'avant-bras recouvre ainsi un certain degré de flexion qu'il n'avait plus, mais demeure privé de son extension active. Que l'on obtienne ou non la réduction du radius et du cubitus décapité, la consolidation du fragment olécrânien, resté déplacé, ne peut se faire que vicieusement. Chez les adultes, cette intervention, à la fois brutale, aléatoire et insuffisante, doit donc être, par ces temps d'antisepsie, irrévocablement condamnée. Ollier en était resté partisan chez les sujets au-dessous de 15 ans, pour cette double raison qu'à cet âge, l'accommodation des os à leur nouvelle position se fait très aisément (il me semble qu'alors il vaudrait encore mieux réduire par des ruptures ligamenteuses méthodiques, comme je le crois toujours possible), et que, d'autre part, la résection peut avoir le petit inconvénient d'arrêter la faible élongation des os. Mais comme les épiphyses du coude produisent peu, Ollier reconnaît que, même chez les enfants, on pourrait « obtenir par une résection humérale une mobilité plus complète et surtout plus rapide, et avec une bonne technique opératoire, une solidité latérale aussi parfaite ». Faute d'observations suffisantes, je ne me charge pas de fixer la doctrine.

Chez les adultes, après échec des tentatives de réduction dans les luxations récentes; d'emblée, m'a dit Delbet, dans les luxations qui remontent à six semaines ou deux mois, il faut recourir à l'intervention sanglante. Comme pour toutes les autres luxations, trois méthodes s'offrent au chirurgien : les *sections sous-cutanées*, l'*arthrotomie* et la *résection*.

Les sections sous-cutanées, qui remontent à Liston, sont ordinairement insuffisantes, toujours aveugles et par suite dangereuses. Elles ont donné des succès à Liston, Maisonneuve, Lewis Sayre, Wilmart, Hamilton, etc., mais elles n'ont plus aucune raison d'être, car les plaies ouvertes ne sont plus dangereuses. Restent donc l'arthrotomie et la résection.

Les résultats de la résection sont excellents; ceux de l'arthrotomie, suivie de réduction facile n'ayant nécessité ni grattage, ni gouge, ni rugine, seraient meilleurs encore, à la condition que cette réduction fût obtenue sans délabrements musculaires excessifs. Jusqu'à présent, en effet, il semble que l'ankylose n'atteigne pas le coude réduit après sections ligamenteuses, comme elle le fait, ainsi que je l'ai dit, après des ruptures équivalentes[1].

Mais, hormis le cas où des déformations osseuses considérables ont profondément modifié les surfaces articulaires, il est impossible de savoir par avance si la résection deviendra nécessaire, ou si l'on obtiendra la réduction par l'arthrotomie. Il n'y a donc pas à faire le parallèle de ces deux méthodes d'intervention. « La réduction est le but, l'arthrotomie le moyen, la résection l'expédient. » Le chirurgien doit donc commencer

1. Voir *Causes des modifications qui se produisent dans les vieilles luxations du coude*, Pierre Delbet. *Soc. anat.*, fév. 1890, p. 83.

son intervention comme s'il devait obtenir la réduction, tout en se mettant dans les conditions les plus favorables pour faire une bonne résection. Or, au point de vue de la résection, un fait prime les autres : c'est que les surfaces articulaires cartilagineuses restant souvent longtemps intactes, il y a, au point de vue de la composition de la néarthrose, un avantage de premier ordre à conserver ou les unes ou les autres. Il faut donc faire une résection semi-articulaire, et de préférence aux dépens de l'humérus. En effet, les surfaces articulaires de l'avant-bras sont compliquées : le grand crochet sigmoïdien est très important ; de même l'articulation cubito-radiale ; enfin la conservation de l'insertion du triceps n'est pas moins précieuse : elle assure l'extension active qui sert aussi de frein modérateur à la brusquerie de la flexion. Au contraire, les surfaces articulaires de l'humérus relativement simples se reconstituent aisément ; elles ne donnent insertion à aucun muscle important et sont souvent les plus altérées. C'est donc la résection du rouleau articulaire huméral qu'il faut faire, chaque fois que les extrémités supérieures du radius et du cubitus ne sont pas profondément modifiées.

Pour opérer cette résection semi-articulaire économiquement dans les meilleures conditions, il est entendu qu'il faut, autant que possible, respecter complètement le triceps. Les incisions postérieures, encore qu'elles aient donné des succès, sont peu recommandables, à moins que la luxation incomplète ou peu prononcée n'ait pas permis l'ascension de l'olécrâne et la rétraction du triceps, ni détruit toute possibilité de flexion au cours de l'opération. Il est vrai que pour cette dernière manœuvre on ne se gêne pas aujourd'hui : comptant sur la solidité d'une suture bien faite, l'on tranche le tendon ou l'olécrâne, celui-ci de préférence pour avoir plus de jour et une réunion métallique au fil dur invincible.

Cela oblige à enlever un plus long bout d'humérus, un bout suffisant pour que la flexion puisse être provoquée assez tôt après l'opération (la fixité dans l'extension étant le fléau du coude), afin de vaincre, assouplir, rallonger le triceps sans compromettre la suture transversale osseuse ou tendineuse.

C'est à la vulgaire luxation du coude en arrière et un peu en dehors que l'on a affaire presque toujours. C'est elle que j'ai en vue.

Il serait difficile, je le répète, avec une incision unique postérieure ménagère des insertions tricipitales, c'est-à-dire sans section transversale du tendon ou de l'olécrâne, d'atteindre l'extrémité humérale enfouie dans la profondeur, chassée en avant des os de l'avant-bras. Une telle incision ne donnerait ni jour pour voir les adhérences à détruire, ni place pour faire agir les instruments avec précision[1]. C'est l'extrémité infé-

1. L'incision ou fente postérieure, non plus rectiligne mais forcément anguleuse par suite de la position vicieuse des os, oblige à désinsérer le triceps mais sans détruire ses rênes latérales. La baïonnette le compromet davantage et n'a pas suffi à Decès. Les inci-

rieure de l'humérus qu'il faut délier ou réséquer : or les liens principaux sont sur les côtés et l'os lui-même n'affleure que sur les côtés.

J'en profite pour revenir sur la résection par les incisions latérales ayant assez parlé de l'incision postérieure médiane.

Opération. — Deux incisions latérales conduisent sur les éminences sus-articulaires et articulaires, épitrochlée et trochlée, épicondyle et condyle ; elles permettent de libérer ces tubérosités en avant et en arrière et, s'il faut réséquer, de passer la fine lame de ma scie à chantourner qui, deux écarteurs aidant, travaille avec facilité, sécurité et perfection.

Les incisions seraient faites sur les ***bords sous-cutanés tangibles*** de l'humérus, sur les éminences qui les terminent et même un peu plus bas, mais avec des précautions.

Du côté externe, non seulement il faudrait songer, comme d'habitude, à la branche postérieure du nerf radial, mais respecter le ligament annulaire du radius ou, à son défaut, la formation qui peut l'avoir remplacé.

En dedans, c'est le nerf cubital qui préoccupera l'opérateur. On devra s'assurer de sa position, l'écarter avec la lèvre postérieure, autant que possible sans le dénuder, c'est-à-dire l'écarter avec la partie du muscle cubital antérieur qui l'entoure. Un écarteur mousse tiendrait mal ce nerf, en attendant qu'on pût passer derrière l'humérus une anse complète de caoutchouc ou de métal flexible. C'est l'érigne de Chassaignac qu'il faut employer, c'est-à-dire un crochet emmanché pointu, court et trapu. Chaque fois, et c'est le cas ici, qu'il faut tenir écartées des lèvres fibro-

sions transversales sus-olécrâniennes, combinées ou non avec des incisions longitudinales, donnent du jour mais sacrifient d'emblée le triceps dont la suture au contact devient difficile, après l'écartement des deux bouts produit par la réduction. Les incisions trans-olécrâniennes avec section de l'olécrâne à sa base donnent également beaucoup de jour, mais on n'est pas sûr, si l'on obtient la réduction, de pouvoir rapprocher l'olécrâne du cubitus pour l'y suturer. Volker a obtenu, par le procédé qu'il appelle résection ostéoplastique du coude, un beau succès, mais il s'agissait d'une luxation incomplète en dehors, par conséquent avec peu de chevauchement. Encore fut-il obligé, pour maintenir la réduction, de faire sauter la tête du radius. Maydl a fait deux incisions longitudinales postérieures le long des bords de l'olécrâne et du tendon du triceps. Il obtint la réduction mais ne put la maintenir qu'en plantant deux clous dans l'humérus de chaque côté de l'olécrâne. Ces deux incisions respectent en partie les insertions osseuses du triceps, mais si la réduction ne pouvait être obtenue, elles rendraient la résection difficile. Trendelenburg, dans un cas où la flexion était empêchée par la déformation de la partie antérieure de la trochlée, a fait une incision en avant le long du tendon du biceps et régularisé à la gouge et au maillet l'extrémité inférieure de l'humérus. Ce ne peut être là qu'une opération d'exception.

tendineuses dures, épaisses, courtes, jusque dans la profondeur, c'est-à-dire en y comprenant cette coque solide qui résulte de la fusion du périoste, de la capsule ligamenteuse et des néo-formations fibreuses, deux érignes de Chassaignac sont indispensables.

Lorsque l'opérateur aura abordé les côtés de l'extrémité humérale, fendu et même sectionné ce qui lui paraîtra s'opposer à la réduction, — libéré tout le pourtour du rouleau huméral, nettoyé la cavité cubito-radiale, — obtenu du triceps la flexion nécessaire, en l'entamant à demi s'il le faut, — il verra si cette arthrotomie est suffisante.

Dans la négative et même dans le doute, il sciera l'humérus.

Pour y réussir convenablement, il faut que ce soit commode; c'est-à-dire avoir bien procédé jusque-là. 1° En dedans : avoir rejeté *en avant* le faisceau originel commun des muscles épitrochléens, sauf le cubital antérieur qui, avec le nerf y contenu, doit être, après sa désinsertion de l'humérus, écarté en arrière du côté du cubitus luxé. 2° En dehors : avoir détaché et fait tirer *en avant* tous les muscles épicondyliens, sauf l'anconé.

Par ces deux incisions bien placées, profondes et tenues béantes, les brides et ligaments ont pu et dû être fendus ou divisés, l'extrémité humérale parfaitement isolée et deux lames ou rubans protecteurs engagés en avant et en arrière.

Pour scier, vous placeriez le bras horizontal, écarté du corps (vous devez vous tenir en dedans du bras droit, en dehors du bras gauche), l'avant-bras fléchi au degré convenable pour obtenir une laxité égale des deux lèvres de chaque plaie, et en supination afin que la palette humérale regarde directement le sol par sa face postérieure, le ciel par sa face antérieure. La fine et étroite lame de la scie, engagée devant l'humérus sous le brachial antérieur, chantournera l'extrémité humérale immédiatement au-dessous de l'épitrochlée, voire à travers celle-ci, et lui donnera une forme cylindrique adaptée à celle que va conserver la cavité des os de l'avant-bras.

Si vous tenez à une extension et à une flexion complètes, sachez que vous devez scier l'humérus au-dessous de l'épitrochlée, afin de ne pas détruire complètement la correspondance des becs olécrâniens et coronoïdien avec leurs cavités, becs qu'on peut toujours rogner dans une étendue convenable. Du reste, après réduction, il faut essayer et retoucher au besoin son ouvrage, gouger ou fraiser ici, cisailler là. Il est permis à ceux qui ne savent pas chantourner, d'employer tous les tranchants capables d'arrondir l'extrémité humérale. Quelques besognes spéciales contre les exubérances fibreuses, les ostéophytes, etc., se font aussi avec ces instruments.

ARTICLE IV

RÉSECTIONS DE L'ÉPAULE

Cet article pourrait être intitulé : résection de l'*extrémité supérieure de l'humérus*; car la résection de l'épaule est ordinairement partielle et bornée à la *décapitation* de l'os du bras. Le chirurgien débute toujours par l'ablation de l'extrémité humérale; ce n'est qu'ensuite qu'il examine la cavité glénoïde, pour l'attaquer, s'il le juge à propos. On est allé jusqu'à enlever l'omoplate tout entière.

L'opération type, celle des examens et des concours, la seule qui puisse donner une néarthrose ou une bonne pseudarthrose, ne sacrifie que l'extrémité supérieure de l'humérus, la scie traversant le col chirurgical au-dessous des tubérosités auxquelles s'insèrent les muscles rotateurs, au-dessus des insertions des muscles adducteurs. Quelque soin que l'on mette à maintenir l'union des tendons des muscles rotateurs avec la gaine capsulo-périostique, dans le désir d'en conserver l'action physiologique sur l'extrémité de la diaphyse humérale remontée au contact de la glène, on ne peut guère compter sur le rétablissement de mouvements de rotation parfaits. L'os, même quand il a végété et qu'il s'est fixé au voisinage de la cavité du scapulum, demeure trop souvent effilé, aplati, mal conformé pour subir l'action rotatrice des muscles sous-scapulaire et sous-épineux. C'est pour cela que les opérés du bras droit sont généralement fort gênés pour écrire, c'est-à-dire pour aller et revenir d'un bout de la ligne à l'autre sans faire glisser le papier.

La conservation des mouvements actifs d'adduction, d'abduction, de rétropulsion et de prépulsion du coude est autrement importante. Elle est aussi moins difficile à réaliser, car il est rare que l'on soit obligé de dépasser les limites des tendons adducteurs. Mais la restauration de ces mouvements exige encore que l'humérus soit *appuyé* par le bout, *fixé sans raideur*, à la cavité glénoïde ou au bord externe sous-jacent de l'omoplate.

Dans les cas pathologiques, chez les jeunes gens dont le développement en longueur est à peu près accompli, la résection sous-capsulo-périostée bien faite, de $0^m,06$ d'humérus, peut et doit donner une excellente *néarthrose*. Peu importe que la nouvelle tête humérale soit grosse ou petite, irrégulière ou lisse, convexe ou concave : il suffit que l'épaule n'ait pas une déformation trop marquée; que les mouvements actifs étendus ou restreints restent libres et que la solidité se rétablisse suffisante pour que toute la puissance de l'avant-bras et de la main soit conservée.

La *pseudarthrose* modérément serrée, l'*ankylose* même, quand l'humérus est attaché à la bonne place et de manière à pouvoir s'écarter sous l'influence des mouvements de l'omoplate, ne constituent pas des résultats absolument mauvais.

Dans les cas traumatiques, quand on opère tout de suite, sur un adulte, alors que l'activité du périoste n'a pas encore été réveillée par l'inflammation, surtout si l'on ne décolle pas attentivement cette membrane, si l'on sacrifie quelques insertions musculaires et si l'on enlève un grand bout d'humérus, il faut redouter la formation d'une *pseudarthrose oscillante*. En campagne, les chirurgiens militaires ne peuvent pas toujours choisir leur moment, ni suivre leurs opérés. Ils peuvent encore moins limiter l'étendue du sacrifice. Rarement la résection peut être bornée à la tête humérale, même en ne poursuivant pas les fissures diaphysaires. Cent fois peut-être, en Amérique et en Europe, on a enlevé 10, 12, 15, 18 centimètres d'humérus ! Vers 1895, je vis un opéré porteur d'une moitié supérieure d'humérus artificielle... avec fontaine intermittente.

Le succès fonctionnel, après de telles ablations, est une rareté. Très souvent la main elle-même et l'avant-bras demeurent impotents.

Gurlt, en cas de fractures du col avec intégrité reconnue du contenu de la capsule articulaire, a proposé de réséquer les esquilles et les pointes des fragments sans toucher à l'articulation.

Dans les ostéo-arthrites tuberculeuses de l'épaule, les indications de la résection se sont beaucoup étendues, du moins chez les adultes. Chez les sujets jeunes, il faut en être très parcimonieux en raison des troubles d'accroissement qu'entraîne l'ablation du cartilage épiphysaire, et même, chez les enfants au-dessous de 5 ans, il faut y renoncer presque complètement, d'abord parce que le raccourcissement ultérieur serait trop considérable, ensuite parce qu'à cet âge les ostéo-arthrites guérissent parfois en laissant des mouvements étendus. Au contraire, chez les adultes, elles ne guérissent qu'au prix d'une ankylose complète, si bien que la guérison obtenue par les procédés dits conservateurs est en réalité très inférieure à celle que donne une bonne résection. Aussi faut-il réséquer dès que l'articulation est nettement envahie, sans attendre ni les fistules, ni l'atrophie musculaire.

Le grand rôle que joue le cartilage épiphysaire supérieur de l'humérus dans l'accroissement du membre supérieur indique qu'il faut le respecter autant que possible, quand on est contraint d'opérer chez les jeunes gens avant le grandissement de la puberté.

Du temps de la septicémie, les hémorragies secondaires et les fusées purulentes étaient fréquentes et redoutables, en raison du voisinage du foyer opératoire et de l'aisselle. La guérison était très lente ; on l'obtient maintenant en quelques mois, en quelques semaines et même en dix jours !

Mais aujourd'hui encore, les troubles consécutifs de nutrition, de température, de sensibilité, de contractilité, sont communs, spécialement lorsque la pseudarthrose ou l'ankylose ne permettent pas le rétablissement des fonctions du membre.

Or, c'est parce qu'il dépend du chirurgien, dans une large mesure, de contribuer, par ses manœuvres opératoires et par les soins consécutifs, à l'établissement d'une néarthrose ou d'une bonne pseudarthrose, que je me suis permis de rappeler ce qui précède.

Conserver tous les moyens d'union passifs et actifs, quand même ceux-ci devraient devenir passifs eux-mêmes; grâce au retrait de ces liens et aussi au mode de pansement, favoriser l'ascension de l'humérus, tout en combattant sa tendance à se luxer en avant vers le plexus brachial et les côtes; concourir ainsi volontairement à la production d'un raccourcissement modéré mais suffisant pour mettre le bout huméral au contact du bord externe ou de la cavité du scapulum; respecter non seulement les gros nerfs, les gros vaisseaux, les tendons et les muscles, mais aussi les nerfs de ces muscles..., tels sont les principes qui doivent nous inspirer dans le choix et l'exécution des procédés.

Anatomie. — L'articulation scapulo-humérale est facile à ouvrir sans danger, en dehors et en avant, en coupant le deltoïde.

La surface d'attaque serait donc large et l'opération commode, n'était l'importance de ce muscle, seul abducteur puissant, auquel il faut conserver sa contractilité, et n'était la direction du nerf deltoïdien ou circonflexe qui cravate le col chirurgical de l'humérus d'arrière en avant, à trois doigts du bord externe de l'acromion.

Si l'on fendait le deltoïde de haut en bas, en dehors, à partir du bord acromial, les filets nerveux circonflexes qui se distribuent à la moitié antérieure du muscle seraient coupés, et cette moitié si utile à l'adduction et à la prépulsion du coude, à moins d'une heureuse anomalie d'innervation, assez fréquente, il est vrai, s'atrophierait et deviendrait inerte. Il ne le faut pas. Force est donc à l'opérateur de se rapprocher du bord antérieur du deltoïde, de l'interstice de la veine céphalique, pour diminuer le nombre des faisceaux voués à l'inertie.

Mais, au-dessus du parcours horizontal du nerf circonflexe, à travers la base même du muscle, le champ n'est-il pas libre et la distance courte ? Oui, sans doute, et c'est celle qu'ont suivie Nélaton et Neudörfer, sans entraîner les chirurgiens avec eux, pour des raisons particulières de difficulté, de drainage, etc.

Le deltoïde est utile non seulement par sa contractilité, mais encore par sa rétractilité. C'est en effet celle-ci qui concourt le plus énergiquement à relever l'humérus raccourci, au contact de la cavité glénoïde. Il a comme synergiques, dans cette action élévatrice, la longue portion du triceps et les deux chefs du biceps dont le tendon long, inclus dans la capsule doit être rejeté de côté, mais non coupé pendant l'acte opératoire. Pour opérer cette luxation tendineuse, il faut savoir trouver la coulisse bicipitale par l'exploration digitale, ce qui est facile en l'absence de fracture ou d'ankylose, moyennant que l'on imprime des mouvements de rotation à l'humérus. Qu'on se rappelle en outre que la flexion de l'avant-bras conduit le médius, doigt axile de la main, vers cette coulisse pourvu que le col cassé n'ait pas laissé tourner la tête.

Quand on place un sujet sur une table horizontale, les mains sur les épines iliaques antérieures, les humérus sont écartés à peu près à 45°. Dans cette attitude qui est celle de la résection, la lèvre externe de la coulisse bicipitale se présente en avant, c'est-à-dire en haut vers le ciel, et mérite le nom de *lèvre antérieure*; la capsule articulaire est relâchée également sur toute sa périphérie; il n'existe en effet aucune torsion, et l'humérus est à mi-chemin de l'adduction à l'abduction. Celui qui, après avoir fendu la capsule, commence à en désinsérer les lèvres, doit veiller à ce que son aide qui tient le membre le tienne rigoureusement dans cette *attitude moyenne*, seule commode pour le début du travail du détache-tendon et pour l'action de l'écarteur.

A propos de la simple résection de l'épaule, il n'y a plus, à mon avis, de discussion sur le *choix du procédé* quand la tête humérale est en place

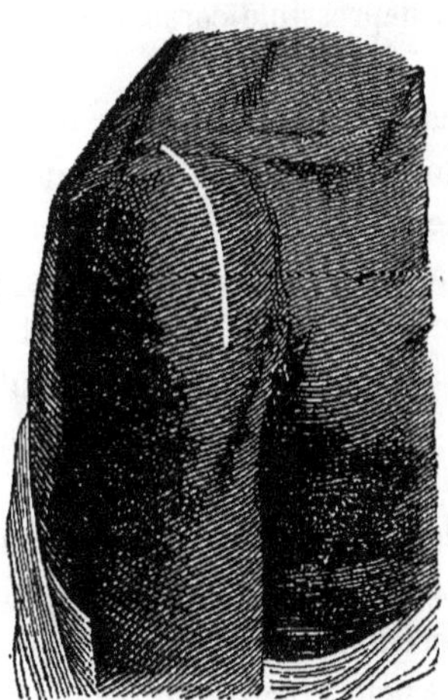

Fig. 649. — Résection de l'épaule. — Incision antérieure (Malgaigne).

(fig. 649). Fendre *en avant* le deltoïde et la capsule, déplacer le tendon bicipital, désinsérer les muscles rotateurs des tubérosités, faire surgir la tête et en dépouiller le col sur une hauteur juste suffisante, sans perforer la partie axillaire de la capsule, scier l'os au mieux de sa destination : voilà ce que nous allons apprendre à faire.

La décapitation de l'humérus par la méthode du bistouri rasant l'os peut être exécutée d'une manière sûre, facile et brillante. Beaucoup plus rapide que l'extraction sous-périostée, elle se recommande aux concurrents de Paris qui opèrent devant un jury toujours pressé.

Méthode du bistouri.

Outre le bistouri, il faut deux écarteurs, sonde cannelée, serpette de D. Larrey, scie, ruban élastique ou autre, grand davier, etc.

Le malade est couché au bord du lit, l'avant-bras fléchi, la main sur l'épine iliaque antérieure, par conséquent le coude écarté du flanc mais soutenu dans le plan horizontal du corps par les deux mains d'un aide prêt à imprimer à l'humérus tous les mouvements qui lui seront commandés.

L'opérateur se place en dehors près du coude, ayant l'aide manœuvrier à sa droite pour le côté droit (le plus facile à opérer), à sa gauche pour le côté gauche.

Explorez l'épaule, le sommet de l'acromion, de la coracoïde et, entre deux, le creux dépressible coraco-acromial où vous allez plonger le bistouri.

Incision. — Ayant fixé les téguments avec la main gauche, incisez hardiment devant le moignon de l'épaule en partant du bord externe de la coracoïde, pour descendre suivant une légère obliquité en dehors, à 8, 10, 12 centimètres plus bas, en tenant compte de la musculature et de l'embonpoint du sujet. Repassez le bistouri jusqu'à ce que, des écarteurs aidant, vous aperceviez la capsule et l'os ; dès à présent divisez la voûte acromio-coracoïdienne.

Cherchez la *coulisse bicipitale* en mettant l'index gauche dans la plaie à la hauteur des tubérosités, pendant que votre aide exécute des mouvements alternatifs de rotation en dehors et en dedans. La coulisse trouvée, descendez-y le bout du doigt jusqu'au niveau du col chirurgical ; en ce point, incisez au côté externe du tendon, le cul-de-sac synovial. Par cette incision, introduisez une sonde cannelée de bas en haut et, glissant le bistouri dans la cannelure, fendez la capsule également de bas en haut, en inclinant votre tranchant en dehors de manière à épargner sûrement le tendon qui doit rester en dedans. Fendez progressivement, comme pénètre la sonde, qui ne s'arrête relevée, qu'en butant contre la glène; coupez jusqu'au sourcil glénoïdien en relevant aussi le bistouri pour diviser la capsule sur toute sa longueur (**a**).

Désinsertion de la lèvre capsulaire gauche. — Avec l'écarteur ou simplement avec le bout de l'index (fig. 650) introduit dans

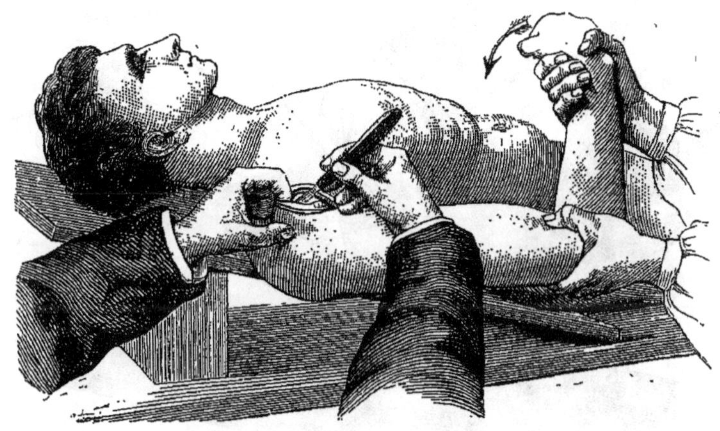

Fig. 650. — Résection de l'épaule. — Désinsertion de la lèvre capsulaire correspondant à la gauche de l'opérateur, de la lèvre externe sur ce bras droit. — Le bras malade est écarté du corps de 45° · la figure ne montre pas bien cet écartement, corrigez-la de l'œil.

l'articulation, à côté du tendon qu'il faut laisser en place, accrochez, écartez et soulevez la lèvre capsulaire située à votre gauche : l'externe, bras droit ; l'interne, bras gauche (**b**). Engagez dessous, dans l'articulation, le bistouri à pointe rabattue ou mieux la serpette mousse, et entamez obliquement de l'intérieur vers l'extérieur les insertions humérales du manchon fibreux, comme si vous vouliez les décoller en rasant l'os au plus près. A mesure que mord votre lame agitée de petits mouvements de scie, engagez plus profondément l'écarteur ou le doigt qui prépare la voie du tranchant et faites faire progressivement la *rotation à votre droite* ; finalement, commandez d'abaisser le coude un instant : cela rendra saillante la tête humérale et permettra d'opérer la désinsertion jusque derrière la tubérosité, à une grande profondeur.

Désinsertion de la lèvre capsulaire droite. — Le membre étant ramené dans la position initiale, venez à la lèvre capsulaire située à votre droite : l'interne, bras droit ; l'externe, bras gauche ; occupez-vous d'abord du tendon du biceps, faites-le tenir pour le mettre hors d'atteinte ; chargez ensuite cette lèvre sur l'écarteur (fig. 651)

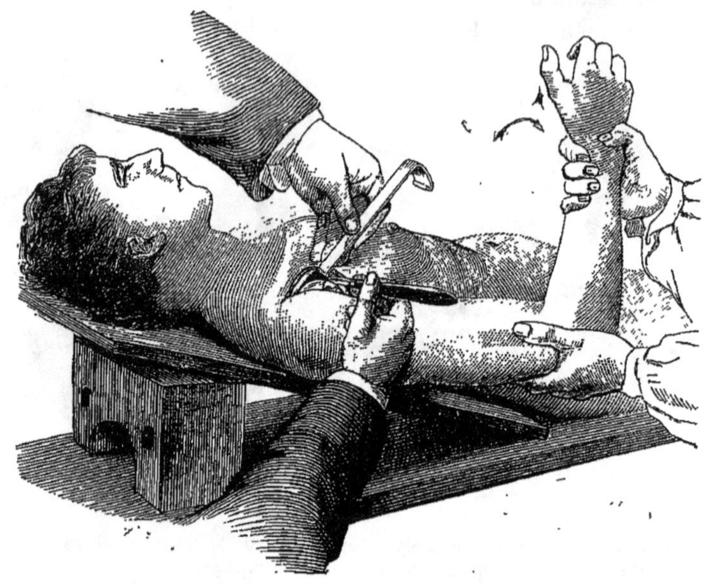

Fig. 651. — Résection de l'épaule. — Désinsertion de la lèvre capsulaire correspondant à la droite de l'opérateur supposé placé en face de l'opéré. — Bras à 45°.

ou sur le bout du pouce, afin de la soulever et d'engager dessous le petit bistouri ou la petite serpette mousse qui va la désinsérer en rasant la tubérosité. Vous irez jusqu'en arrière, profondément, grâce à la *rotation à votre gauche* que vous commanderez, avec chute terminale du coude.

Toilette du col. — Si le tendon bicipital ne l'est pas déjà, qu'il soit luxé en dedans. Dites à l'aide qui, maintenant, tient le bras tout à fait pendant et vertical, et l'avant-bras fléchi, de *faire surgir* la tête humérale pour rendre visible le pourtour du col chirurgical que vous devez examiner et cravater d'un coup de bistouri, à un centimètre au plus des limites internes du cartilage articulaire. Gardez-vous surtout d'ouvrir la capsule du côté de l'aisselle;

désinsérez-la de l'humérus et, s'il faut scier celui-ci bas, décollez le périoste à la rugine et conservez-en la continuité avec la partie axillaire de la capsule. Faites la toilette du col huméral pour le scier plus bas en dedans qu'en dehors, afin d'éviter la formation d'un bec axillaire dangereux pour les nerfs et les vaisseaux, et mal disposé à la formation du futur contact huméro-scapulaire.

Sciage. — Vous emploierez soit une scie à chaîne, soit une large scie rectiligne, mais plutôt la fine lame à chantourner.

La fig. 652 vous montre la section du col par la scie à chaîne.

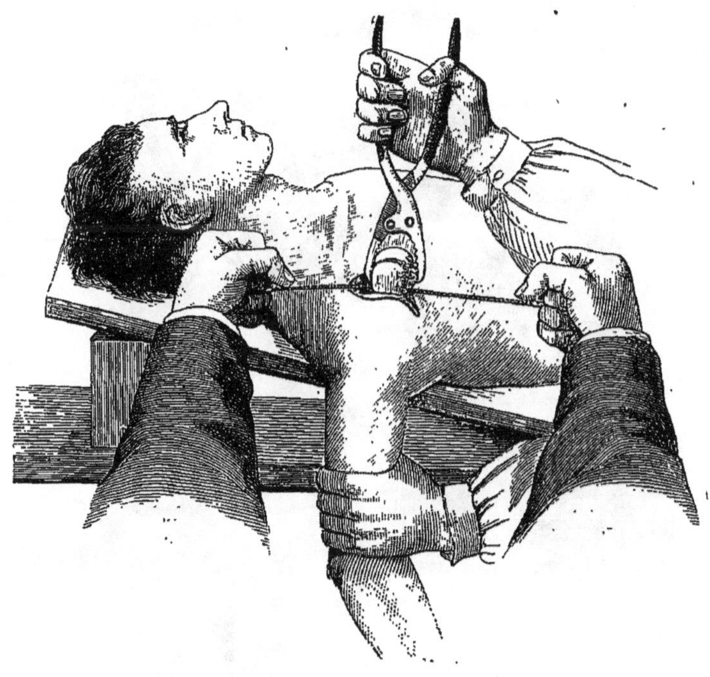

Fig. 652. — Résection de l'épaule. — Décapitation de l'humérus par la scie à chaîne.

Un aide tient solidement l'humérus vertical, d'une main à plein bras, de l'autre main avec le davier qui, placé dans le prolongement vertical de l'os, a saisi la tête et la soulève.

Des écarteurs ou des lacs peuvent être employés par le second aide à abaisser les chairs axillaires que l'on peut envelopper d'une compresse, quel que soit le mode de sciage.

L'opérateur ayant engagé le milieu de la scie à chaîne sur le côté interne du col huméral, divise l'os de dedans en dehors et très légèrement de bas en haut. Conformément à la règle, il tient la scie modérément tendue, mais toujours tendue également; ses mains sont très écartées afin de maintenir très obtus l'angle que font les deux chefs de la chaîne. Il oscille sur ses pieds, les coudes fixés au corps, de manière que les deux mains se balancent à droite et à gauche, toujours dans un même plan sensiblement horizontal.

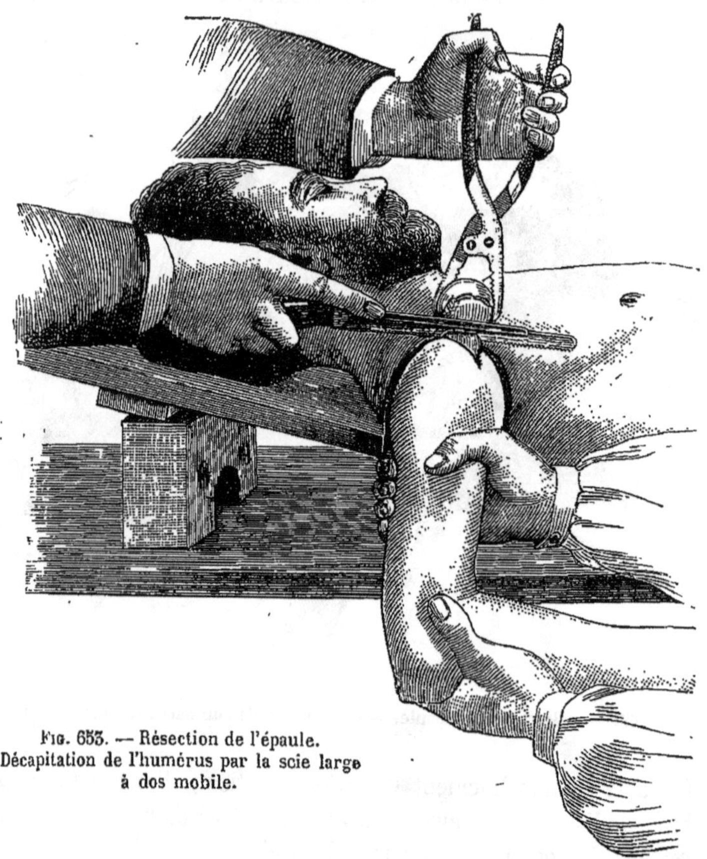

Fig. 653. — Résection de l'épaule. Décapitation de l'humérus par la scie large à dos mobile.

La figure 653 représente la section du col huméral par la scie large à dos mobile. On conçoit que toute scie large soit condamnée à attaquer l'os en dehors, car elle ne trouverait point en dedans de place pour s'engager. L'opérateur tient lui-même, de la main gauche armée du davier, le bout saillant de l'humérus; de la droite, il manœuvre la scie. Les deux mains de l'aide sont employées, l'une à abaisser, tout en fixant le milieu du bras, une anse de ruban jetée sur les parties molles en dedans du col de l'os; l'autre à tenir le dessous du coude en paume, afin de pousser en haut et de faire surgir la tête de l'os avec prudence.

Mais pour bien scier l'humérus, je vous conseille, et ne suis pas seul de mon avis, d'employer de préférence la fine lame à chantourner de la scie à arbre articulée. Occupez-vous d'abord de faire agir l'aide comme le représente la figure 653. Placez-vous derrière ou devant l'épaule. Votre fine lame étant montée à l'envers, les dents vers l'arbre, engagez la tête humérale entre l'arbre et la scie,

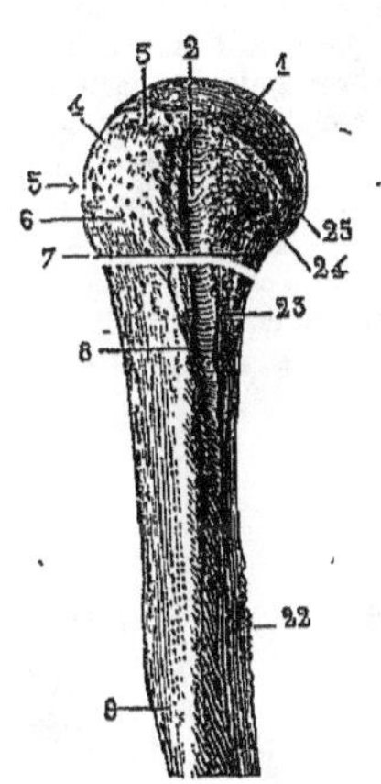

Fig. 654. — Moitié supérieure de l'humérus droit, trait de scie en blanc au niveau du col chirurgical, 7. — 1, tête; 2, coulisse bicipitale; 3, facette d'insertion du muscle sus-épineux; 4, du sous-épineux; 5, du petit rond; 6, grosse tubérosité; 8, insertion du grand pectoral, lèvre externe de la coulisse; 9, empreinte deltoïdienne; 22, insertion du coraco-huméral; 23, insertion du grand dorsal et du grand rond; 24, insertion du sous-scapulaire à la petite tubérosité; 25, col dit anatomique.

de manière que les dents menacent la partie axillaire du col. Saisissez alors la tête avec le davier que votre propre gauche tient vertical, dans le prolongement de l'humérus. A ce moment, commencez doucement, oblique et ascendante, la section de la partie interne du col (entre 23 et 24, fig. 654); quand vous avez mordu une épaisseur de 1 centimètre, tout en continuant à scier, ramenez insensiblement la scie dans le plan horizontal pour terminer.

Examinez la cavité glénoïde et, s'il le faut, attaquez-la avec la curette, la gouge, la pince-gouge, la tenaille incisive, etc.

Enfin, drainez en arrière et en bas à travers le deltoïde, en pensant à la situation et à la direction des vaisseaux et nerf circonflexes postérieurs : usez donc d'un instrument mousse, particulièrement de la sonde cannelée. — Placez et immobilisez le bras de manière que le bout huméral soit porté en haut et en arrière au contact du bord externe du scapulum, sinon de la glénoïde.

Notes. — (a) De même qu'il a fallu diviser la voûte fibreuse acromio-coracoïdienne pour aborder l'extrême dessus de l'articulation, de même il importe d'inciser la capsule jusqu'au sommet de la cavité glénoïde, afin d'obtenir une fente maxima dans laquelle on puisse engager facilement le doigt ou l'écarteur pour écarter et soulever chaque lèvre l'une après l'autre.

On incise donc sur la sonde cannelée et facilement, d'abord la gaine du tendon bicipital, ensuite la partie première du manchon fibreux; mais, pour enfoncer la sonde plus loin et le bistouri avec, il faut demander d'abord un peu d'abduction ; enfin, au moment où les instruments heurtent le cartilage scapulaire, il faut à la fois relever le manche du bistouri et commander de rapprocher momentanément le coude du tronc, pour amener sur le tranchant la partie capsulaire juxta-glénoïdienne.

(b) N'oubliez pas qu'à ce moment l'attitude imposée au bras réséqué doit relâcher toutes les parties de la capsule afin : 1° que l'écartement des surfaces articulaires soit rendu possible par la traction de l'aide; 2° que vous puissiez introduire l'écarteur ou le doigt sous la lèvre capsulaire à soulever, pour faire place au bistouri qui va la désinsérer de l'intérieur à l'extérieur. L'aide tiendra donc le bras toujours écarté à 45 degrés du corps, le coude soutenu en l'air, primitivement sans la moindre torsion. Si, malencontreusement, le coude tombe abandonné à la pesanteur, si le bras est dans une rotation marquée en dedans ou en dehors, s'il n'est pas dans l'écartement moyen, les lèvres de la fente capsulaire sont tendues : le doigt y est pincé ; la place manque même pour l'écarteur et le bistouri ; la tête humérale est appliquée à la cavité glénoïde. Bref, l'opération, simple, rapide et brillante, quand on sait s'y prendre, devient pénible, lente et disgracieuse.

Méthode de la rugine.

Opérez sur un lit bas, l'épaule du malade située près de l'angle supérieur du lit, pour être abordable en tous sens. Ayez un coussin de sable où vous appuierez au besoin l'extrémité supérieure de l'humérus (a).

Le bras est écarté du corps, dans le plan du corps, l'avant-bras fléchi, la main sur l'épine iliaque antérieure; le tout soutenu par votre premier aide dont la hanche touche la hanche du malade.

Incision. — Incisez à partir du bord externe de la coracoïde jusqu'à 8 ou 10 centimètres plus bas, en suivant la direction oblique des fibres deltoïdiennes.

Cherchez la coulisse bicipitale là où elle est très profonde et très sensible, au niveau des tubérosités, en vous faisant aider par quelques mouvements de rotation et par des écarteurs confiés au deuxième aide. — Avec le bistouri à pointe rabattue, fendez la capsule de haut en bas, à quelques millimètres en dehors de la coulisse bicipitale; entamez donc la voûte acromio-coracoïdienne pour attaquer la capsule près de son insertion glénoïdienne, la fendre sur toute sa longueur et aussi le périoste de la grosse tubérosité jusqu'au niveau du futur trait de scie (b).

Désunion de la lèvre capsulo-périostique externe. — Déposez le bistouri et prenez en main la rugine droite pour détacher la lèvre externe de votre plaie capsulo-périostée. Vous allez peler et labourer la surface osseuse avec le bout bien aiguisé de l'instrument que vous pousserez à petits pas, tout en lui imprimant des mouvements de pesée et de térébration. Vous réussirez en faisant agir l'instrument en travers ou légèrement de haut en bas, en dirigeant vos poussées comme se dirigent les faisceaux sterno-claviculaires du muscle grand pectoral. Pour manœuvrer commodément la rugine,

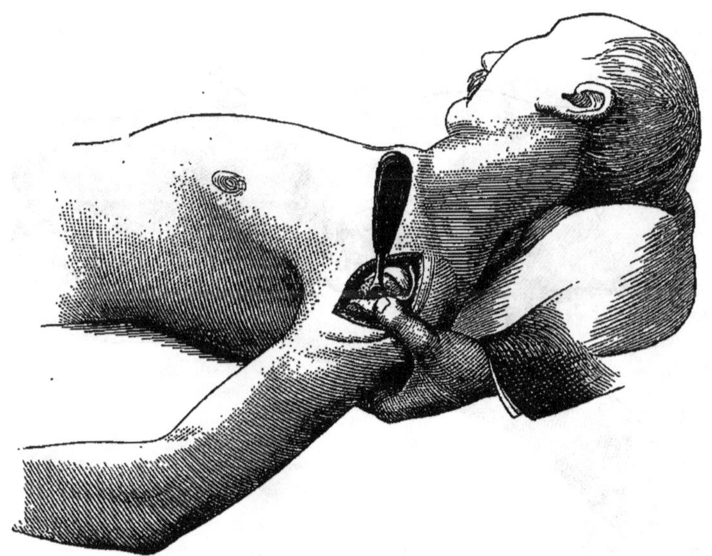

Fig. 655. — Résection sous-périostée de l'épaule. — Décortication de la grosse tubérosité. L'aide non figuré tourne le bras en dedans progressivement

placez-vous donc près du coude au bout du bras, si vous opérez l'épaule droite, près de la tête si vous opérez l'épaule gauche (fig. 655).

Du bout du pouce de la main gauche que la figure représente seule, écartez vigoureusement les parties molles externes, l'ongle entraînant la lèvre capsulo-périostée à mesure que la rugine la détache, jusqu'à ce que la grosse tubérosité soit complètement dépouillée. Vous n'y arriverez qu'en demandant à votre aide de la rotation interne progressive, un peu plus d'abduction et finalement l'abaissement du coude. Et si votre gauche était insuffisante, tant pour écarter les chairs avec le pouce, que pour soutenir avec les doigts le col huméral, vous placeriez sous ce dernier le ferme coussin de sable et feriez agir sur la lèvre de la plaie un second aide armé de puissants écarteurs ou d'érignes de Chassaignac.

Désunion de la lèvre capsulo-périostique interne. — Dans la lèvre interne que vous avez à détacher maintenant, le tendon du biceps doit rester inclus et invisible. Ayant ramené le bras dans l'attitude initiale, il vous faut amorcer le décollement périostique sur la lèvre externe de la coulisse, plonger dans cette coulisse, en

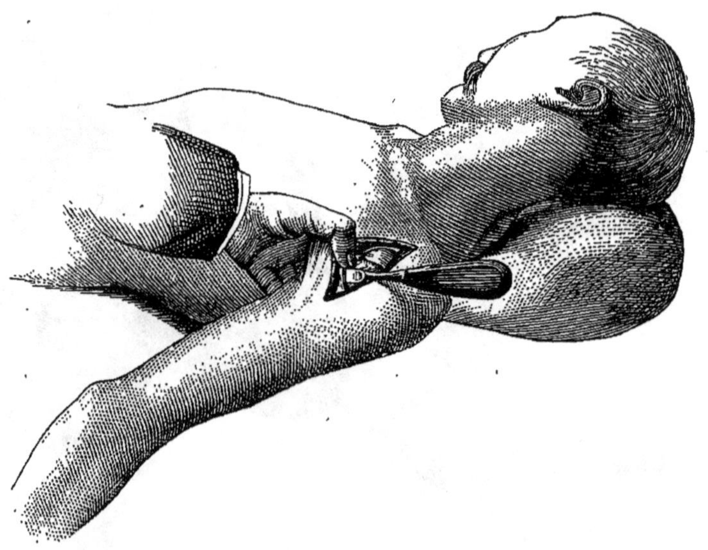

Fig. 656. — Résection sous-périostée de l'épaule. — Décortication de la petite tubérosité. L'aide non figuré tourne le bras en dehors progressivement.

soulever la croûte fibro-cartilagineuse, enfin remonter sur la lèvre interne et la petite tubérosité.

L'ongle de votre pouce gauche (fig. 656) ou, à son défaut, un puissant écarteur intelligemment manié, prépare, facilite, suit le travail de la rugine. Ici encore, celle-ci doit être poussée à peu près en travers et de haut en bas, mais cette fois de dehors en dedans. Vous devez donc vous placer près et en dehors du coude si vous opérez sur le bras gauche (fig. 656), près de la tête si vous réséquez l'humérus droit.

Lorsque, grâce à la rotation du membre en dehors accompagnée d'un peu d'adduction et suivie de la chute du coude, vous aurez complètement dépouillé la petite tubérosité, commandez à l'aide agissant sur le coude fléchi, de faire surgir la tête.

Toilette et dénudation du col huméral. — Placez des écarteurs s'il le faut, pour bien voir la face interne de l'extrémité humérale. De ce côté, cernez le cartilage d'un trait de bistouri; puis, avec l'un des côtés tranchants de la rugine, amorcez par grattage appuyé, le décollement du périoste interne, depuis la grosse tubérosité jusqu'à la petite. Bornez-vous à faire saillir le cylindre huméral hors de son étui, dans l'étendue juste nécessaire au passage de la scie au-dessous des limites du mal. Gardez-vous bien d'abuser de la facilité extrême avec laquelle un humérus de jeune sujet se laisserait dépouiller jusqu'aux attaches deltoïdiennes.

Sciage, examen de la glène, drainage, pansement, comme dans la méthode du bistouri.

Notes. — (a) On n'écorce pas un os, surtout quand on veut en enlever des squames, s'il n'est pas solidement appuyé et fixé. Si le chirurgien a la main gauche puissante et infatigable, il peut essayer de se passer de coussin-appui. Encore faut-il qu'il ne songe pas à employer le ciseau frappé de Vogt pour faire sauter les tubérosités avec la capsule et le périoste. Lorsque la résection est traumatique, l'extraction de la tête et des esquilles à la rugine, exige, bien entendu, la fixation par le davier ou plutôt par les daviers, car il en faut plusieurs, variés de dimensions et de prise.

(b) Cette incision, en dehors de la coulisse, rend la dénudation de la grosse tubérosité plus facile que celles qui tombent dans la coulisse ou en dedans.

RÉSECTIONS ORTHOPÉDIQUES

Dans les ankyloses de l'épaule, la résection est nettement indiquée chez les sujets qui ont achevé leur croissance, tant que les muscles ne sont pas irrémédiablement atrophiés.

L'incison antérieure descendante de la peau et du deltoïde d'abord, du manchon fibreux adhérent ensuite, est encore la meilleure; mais la décortication de la tête et des tubérosités humérales présente des difficultés, car l'adjuvante rotation de l'humérus est impossible. Après avoir, en ménageant les adhérences des insertions tendineuses des muscles scapulaires, décollé les deux lèvres capsulo-périostiques dans toute l'étendue accessible, et obtenu par l'action de deux fortes érignes une certaine béance de cette cavité recréée, il faut rompre l'ankylose. Quand les adhérences sont simplement fibreuses, on les coupe en poussant aussi loin que possible une rugine courbe, un détache-tendon ou même un simple, court et fort bistouri introduit profondément entre la cavité glénoïde et la tête humérale. Les quelques brides qui resteraient inaccessibles à l'instrument tranchant seraient facilement rompues par de petits mouvements de rotation brusques et alternés, à la fois violents et retenus. Si l'ankylose est osseuse, il faut prendre le ciseau mince et le maillet et ne pas essayer d'introduire péniblement une scie à chaîne sous la tête humérale.

L'humérus étant redevenu mobile, son extrémité supérieure pourrait être mieux isolée puis luxée, examinée, polie, modelée, restaurée : il est plus sûr, pour éviter une récidive de l'ankylose, de décapiter d'abord l'humérus, sans parcimonie, en sciant à travers les tubérosités et la tête articulaire, et d'arrondir ensuite la partie interne de la coupe avec une courte et forte serpette ou le côté de la rugine courbe.

Il ne faut pas négliger l'omoplate. On taillerait donc à la place de l'ancienne cavité glénoïde une surface large, concave, inclinée en arrière afin que, bien bordée en avant, elle retienne l'humérus dont la tendance fâcheuse est de se luxer dans l'aisselle.

Lorsque les muscles sont complètement atrophiés, une simple ostéotomie serait suffisante pour corriger une position vicieuse.

Un lambeau formé du bord antérieur du deltoïde détaché de l'humérus, appliqué à la glène et suturé en arrière dans la profondeur a été facilement interposé par Coville (A. Huguier, *loc. cit.*).

DE L'INTERVENTION DANS LES LUXATIONS IRRÉDUCTIBLES DE L'ÉPAULE

On réduit, j'ai réduit de très anciennes luxations de l'épaule par des violences réglées et limitées; mais il faut que la capsule déshabitée, restée assez grande, puisse encore recevoir la tête et la retenir, c'est-à-dire que ni celle-ci ni la cavité glénoïde ne soient sérieusement déformées. Autrefois, plusieurs se contentèrent d'une pseudartrose sous-céphalique produite par une fracture chirurgicale ou une ostéotomie cunéiforme.

Les sections sous-cutanées, que je ne puis m'empêcher de comparer aux ruptures par la violence réglée, ont le tort grave d'être aveugles... je n'ose pas dire ce que j'ai vu... et d'avoir échoué trop souvent. Pour les entreprendre, il faudrait que le chirurgien connût bien l'anatomie et la mécanique de l'épaule et qu'il fût capable, par une exploration méthodique (palper et mouvements communiqués), de déterminer au préalable où sont les obstacles fibreux, les brides à trancher que la radiographie ne montre pas. Encore resterait-il l'aléa redoutable des déformations osseuses et du rapetissement en tous sens de l'ex-cavité capsulaire où la tête doit rentrer et se maintenir. Mieux vaut une longue et innocente incision qui permet d'opérer à ciel ouvert : ce n'est pas trop pour réussir.

Nous avons en vue le cas ordinaire : une luxation *antérieure* ancienne non réduite et irréductible, avec une impotence fonctionnelle suffisante pour justifier l'intervention.

On fait mal la guerre en pays inconnu, éclairons-nous donc.

Dans quelles conditions anatomiques nous trouvons-nous ?

La tête s'est échappée en bas et en avant; elle a été arrêtée dans son déplacement par la tension de la partie postéro-supérieure de la capsule, près ou loin, selon que cette partie a pu résister, ou au contraire qu'elle a cédé en arrachant souvent un morceau de la grosse tubérosité.

Après que le bras est retombé au côté du tronc, que la tête est remontée sous la lèvre antérieure de la déchirure, sous le reste du tendon sous-scapulaire et sous l'apophyse coracoïde, la partie capsulaire persistante est tendue du bord postéro-supérieur de la glène au demi-cercle correspondant du col huméral; elle couvre donc maintenant la cavité, seule ou avec le fragment osseux arraché, et, suivant l'étendue du déplacement et la rotation de l'humérus, s'applique, plus ou moins près, à la surface cartilagieuse.

Va-t-elle y adhérer? Va-t-elle simplement se rétrécir?

La tête humérale est en dedans de la glène dont elle touche le bord antéro-interne, l'usant et s'y usant, sous le bec coracoïdien qui en subit aussi les effets déformateurs. Elle peut être allée plus loin en dedans sous la clavicule et s'être mise en contact immédiat avec les côtes.

L'opérateur a besoin de savoir de quel côté regardent la surface articulaire céphalique, la petite tubérosité, la coulisse bicipitale, etc., c'est-à-dire de connaître l'orientation de la tête. Il y arrivera par la palpation du coude et l'observation de l'avant-bras fléchi en supination. Celui-ci porte directement sa face antérieure, vers la coulisse bicipitale et la petite tubérosité et, la main fléchie si elle n'est inclinée ni en dedans, ni en dehors envoie le bout de son médius, juste sur la coulisse.

L'épitrochlée si facilement tangible est orientée comme la tête articulaire, avec ce léger correctif que celle-ci regarde encore un peu plus en arrière.

Sur un homme ayant les avant-bras croisés devant la poitrine, la tête articulaire regarde directement en arrière (comme l'épitrochlée, tâtez vos coudes), la grosse tubérosité regarde en avant; s'il épuise son pouvoir de rotation interne en passant la main derrière le dos (45°), la tête articulaire regardera en arrière et en dehors, autant en dehors qu'en arrière; revenu à l'attitude ordinaire des bras croisés qui fait regarder la surface cartilagineuse directement en arrière, s'il tend ensuite les avant-bras parallèlement en avant comme pour porter une assiette dans chaque main, la tête regarde en dedans; enfin s'il impose à l'humérus la rotation externe maxima, en écartant en dehors les mains et les avant-bras fléchis, la tête regardera en dedans et en avant, pas plus en avant qu'en dedans.

Le demi-cercle que parcourt la tête articulaire dans sa rotation normale est donc postéro-interne : l'épitrochlée en est l'index tangible.

En ne perdant pas de vue ces données, l'opérateur pourra toujours, par l'exploration du coude, savoir où se trouve telle ou telle partie et commander la rotation propre à l'amener sous son instrument.

Dans son transport en dedans, la tête luxée chasse les vaisseaux et les nerfs; elle a tendance à *passer devant*, bonne affaire pour l'opérateur. A moins qu'il ne se rompe ou ne se luxe, le tendon long du biceps est emporté par la tête *derrière le faisceau musculaire coraco-bicipital* et même en dedans.

Puisque le faisceau musculaire coraco-bicipital couvre la tête luxée, il faudra pour découvrir celle-ci et travailler autour d'elle, compter avec cet obstacle qu'il est utile de ménager, précieux ascenseur, d'autant plus que le tendon long est souvent rompu.

Dans l'hypothèse d'une dissection d'avant en arrière, nous trouverions sous le plan musculaire coracoïdien (petit pectoral, coraco-brachial et court biceps) le reste du muscle sous-scapulaire, c'est-à-dire son tendon, inséré à la petite tubérosité. A l'état normal, ce muscle s'attache à l'humérus sur une ligne de 4 centimètres qui descend de la petite tubérosité où se fixe le tendon qui résume en lui presque toute la puissance musculaire. Au-dessous, ce ne sont que des insertions musculaires directes; aussi déchirent-elles presque toujours et laisseraient-elles voir la tête à nu si, dans les vieilles luxations, un travail cicatriciel et néoformateur ne réencapsulait la tête articulaire.

Celle-ci, même nue, arrive à adhérer aux os voisins; mais pour ce faire, il faut qu'elle use son cartilage et se vascularise. Il n'en est pas de même de toutes les parties périphériques naturellement vasculaires et avivées par le traumatisme, telles que les surfaces d'arrachement des tubérosités, les décollements périostiques, les lèvres des ruptures ligamenteuses, musculaires et tendineuses. Toutes ces parties peuvent adhérer entre elles, d'où résultent les déformations qu'il faut corriger et les rétrécissements qu'il faut élargir; ou encore s'unir au périoste et aux parties fibreuses adhérentes aux os voisins dont la tête s'est rapprochée accidentellement, ce qui engendre des moyens de fixité de nouvelle formation qu'il faut détruire.

Si la seule cause d'irréductibilité était le retrait du demi-manchon persistant postéro-supérieur sur lequel Ch. Nélaton a appelé l'attention, une incision postérieure pourrait être proposée comme procédé de choix[1]. Mais il faut partir avec l'idée qu'on aura à travailler tout autour du col huméral et dans l'intérieur de l'ex-cavité, et que peut-être on sera acculé à la résection, petit malheur si c'en est un. Nous choisirons donc une incision qui découvre largement la dèmi-périphérie facilement accessible, c'est-à-dire l'antérieure, et permette ensuite de terminer sans trop de peine, au fond de la plaie, entre les côtes, l'omoplate et l'humérus, au voisinage des nerfs et des vaisseaux, la libération de la tête et la restauration de la cavité.

L'incision antérieure partirait du dessus de la coracoïde et, longeant

1. Voy. Pierre Delbet. *Lux. anciennes et irréductibles de l'épaule. Archives gén. de méd.*, janv. et fév. 1892.

l'interstice pectoro-deltoïdien, fendrait longuement le deltoïde comme d'habitude. Ultérieurement, cette incision subirait les débridements nécessaires. Avant de fendre de même la nouvelle capsule, il faudrait écarter largement les lèvres musculo-cutanées, ce que favorise un petit soulèvement du coude : l'opérateur chercherait à reconnaître le petit pectoral et le *faisceau coraco-bicipital*, car il faut inciser la capsule en dehors ou en dedans de celui-ci. Mieux vaut inciser *en dehors*.

Nul doute qu'on ne soit obligé d'inciser en dedans lorsque la tête est sous la clavicule, et qu'alors la section du petit pectoral ne s'impose. Une telle incision interne ne permettrait probablement pas d'approprier la cavité glénoïde et demanderait le secours d'une seconde qui serait nécessairement externe.

Je suppose que la luxation n'est pas aussi prononcée; je conseille donc de relâcher le faisceau coraco-bicipital par la flexion de l'avant-bras, la modération de l'écartement du coude qui doit être soutenu et même soulevé, de disséquer le bord externe de ce faisceau qu'aucun nerf, aucun vaisseau ne perfore, afin de pouvoir l'accrocher solidement et le faire tirer en dedans.

En imposant alors à l'humérus de la traction et de la rotation externe, la coulisse bicipitale deviendrait accessible en dehors du faisceau musculaire écarté en dedans, au-dessous du bec coracoïdien.

On fendrait la néo-capsule sur la coulisse, pour en déloger le tendon bicipital supposé conservé et le mettre hors d'atteinte. On pousserait cette fente le plus haut possible vers la clavicule et finalement on en détacherait les lèvres, de la grosse et de la petite tubérosité. Alors il deviendrait possible d'introduire le doigt en dedans de la tête, dans la nouvelle cavité, pour l'explorer. La rugine courbe précéderait au besoin le doigt, marchant au contact de la tête, en dessus, en dessous, en dedans, pensant aux vaisseaux et nerfs refoulés dans la profondeur.

Grâce aux mouvements opportunément imprimés à l'humérus, la rugine et le bistouri finiraient par détruire tout ce que le doigt révélerait attachant l'humérus aux os thoraciques; le transport de la tête en dehors pourrait s'ébaucher sinon s'accomplir; en tout cas, la rotation externe et le demi-surgissement de la tête seraient possibles et permettraient d'explorer l'ex-déchirure, la porte de sortie, et par elle d'entrer dans la glène, de la désobstruer. Comme l'ex-déchirure doit devenir porte de rentrée, il ne suffit pas de la rouvrir si on la trouve fermée; il est indispensable de l'agrandir en attaquant en bas et en haut, le seuil et le linteau, c'est capital.

La tête pourrait alors être replacée; mais si la partie postérieure de la capsule, partie persistante jusqu'ici ménagée, s'était raccourcie, l'humérus demeurerait fixe en rotation externe, incapable de tourner en dedans et instable. Il faudrait donc faire céder cette partie postérieure raccourcie formée de deux plans, l'ex-capsule, partie rétractée, et les muscles sus-jacents vraisemblablement restés complaisants: On inciserait cette partie de capsule, en poussant le front tranchant de la rugine près du bord glénoïdien postérieur, certain de ménager ainsi les tendons des muscles qui jouent le principal rôle contentif.

Il est évident qu'après avoir découvert et exploré la tête, si l'on se trouve en présence de déformations osseuses considérables (la grosse tubérosité arrachée et consolidée à distance en crée une qui n'est pas des moindres), il vaut mieux réséquer.

Cela ne dispense pas de reporter l'humérus en dehors pour le remettre et le maintenir en contact avec l'omóplate, loin du paquet vasculo-nerveux.

Remarques sur quelques procédés anciens et nouveaux.

Ceux qui avaient l'habitude de réséquer avec un grand couteau et de couper la capsule en travers, comme lorsqu'on extirpe le membre entier, ne doivent plus avoir de disciples. Je ne parlerai pas de leurs procédés.

Au contraire, je ferai connaître plusieurs manières de découvrir la capsule, c'est-à-dire d'inciser les parties molles deltoïdiennes. Les plaies et les fistules ont quelquefois leurs indications sinon leurs exigences. Et il est telle et telle variante de l'incision antéro-externe préconisée que je dois nécessairement figurer, ne serait-ce qu'au point de vue historique.

Certes, en taillant un large lambeau deltoïdien à base inférieure (fig. 657, p. 813), Moreau découvrait largement l'articulation.

Il suffisait de restreindre la longueur des incisions descendantes, afin de ne pas atteindre le nerf, pour créer un procédé commode et acceptable, aujourd'hui que la suture aseptique aidée par une immobilisation prolongée réunit tout ce qu'on veut. C'est ce qu'a indiqué Ollier particulièrement pour la résection peu étendue.

Le lambeau à base supérieure, carré (Manne, etc.) ou arrondi (Morel, etc.) (fig. 658), donnait autant de commodité que celui de Moreau.

Sabatier cherchait la même facilité en fenêtrant la partie antérieure du deltoïde par l'excision d'un triangle ou V étroit à pointe tournée en bas.

Mais on ne doit pas sacrifier le deltoïde : or, exciser le muscle ou couper son nerf, c'est le sacrifier. Donc, ne recommandons pas l'incision longitudinale *externe* de White (fig. 659), si employée au commencement du XIXe siècle, qui énerve la moitié antérieure du muscle, ni ses dérivés dans lesquels cette incision est rendue plus complaisante par divers débridements obliques et transversaux, en haut, en bas, en avant ou en arrière (Bromfield, Bent, Syme, Champion, Buzairies, etc.).

Depuis que Baudens, dans le dessein d'atteindre plus facilement l'articulation, a préconisé l'incision deltoïdienne franchement antérieure, presque sous-coracoïdienne (fig. 660), tout le monde s'est éloigné de la région externe pour se rapprocher de l'interstice pectoro-deltoïdien. Malgaigne a conseillé de rester un peu plus en dehors et de commencer plus haut, de partir du sommet du creux acromio-coracoïdien. Cette incision que j'ai acceptée suffit, sans débridement, à découvrir l'extrême dessus de l'articulation; elle paralyse peut-être l'étroite bande musculaire qui constitue le bord antérieur du deltoïde, mais ne blesse jamais la veine céphalique. Langenbeck enseignait qu'il faut commencer en avant du bec acromial, très haut, près de l'extrémité claviculaire, et descendre ensuite juste devant la coulisse bicipitale (fig. 661).

Larghi de Verceil, dont le nom doit être en bonne place dans l'histoire des résections, suivait l'interstice pectoro-deltoïdien.

Ollier donne comme idéal de conserver contractile le muscle deltoïde tout entier, en incisant sur le bord même du muscle en dehors de la veine céphalique, à partir du bec coracoïdien (fig. 662). Cette incision est notablement en dedans de la coulisse bicipitale; celle-ci ne serait pas facile à atteindre si le bras n'était pas mis en rotation interne et fortement écarté du corps. Il en résulte une véritable difficulté que fait disparaître le rejet de l'incision un peu en dehors et que ne vaut pas la conservation certaine de quelques faisceaux deltoïdiens antérieurs. Ollier, après avoir « en théorie indiqué le mieux », se déclarait tout disposé « en pratique à se contenter du bien ».

Dubreuil faisait descendre du bec coracoïdien une incision de 0^m,10 qui suivant d'abord la direction des fibres deltoïdiennes, les coupait ensuite en se recourbant en dehors (fig. 663).

Enfin, pour obvier sans doute au peu de commodité que donnent, surtout chez les hercules, les incisions antérieures trop déjetées en dedans ou insuffisamment prolongées en haut, divers chirurgiens ont conseillé de débrider l'extrémité supérieure de la lèvre externe, soit en n'intéressant que les fibres musculaires sur la cicatrisation desquelles on peut compter, soit en divisant la peau en même temps. Ainsi faisait Paulet dont l'incision ressemble à un 7 sur l'épaule droite (fig. 664).

La branche horizontale des incisions composées convient très bien lorsqu'il faut enlever avec l'extrémité humérale une partie de la voûte acromio-cléido-coracoïdienne ou lorsqu'il s'agit d'une luxation irréductible.

La simple incision transversale de la base du deltoïde ne compromet pas le muscle, mais elle est incommode et mal disposée pour l'écoulement des liquides qu'on assurait autrefois et qu'on assurerait encore aujourd'hui en passant des tubes dans les points déclives. A. Nélaton avait essayé de s'en contenter (fig. 665) : il plongeait le bistouri à un centimètre en dedans et au-dessous de l'articulation cléido-acromiale et, se portant en arrière, côtoyait, à un doigt de distance, le bord externe de l'acromion, pour s'arrêter au delà de l'union de cette apophyse avec l'épine de l'omoplate. Maurice Perrin faisait à peu près de même.

Quant à Neudörfer, son incision (fig. 666) sauvegarderait les artères, le nerf, la forme, la beauté, et donnerait beaucoup de jour, mais pas de commodité s'il fallait enlever un long bout d'humérus. Elle va en épaulette, de l'épine de l'omoplate, par-dessus l'acromion, jusqu'au bec coracoïdien. On scie l'acromion et on le luxe temporairement pour le suturer quand la résection est terminée.

Sans doute dans le désir spécial d'assurer l'écoulement du pus dans le décubitus dorsal, Stromeyer attaquait l'articulation à l'aide d'une incision courbe postéro-externe. J'ai lu dans Gurlt qu'Albanèse a employé une incision en équerre également postérieure, mais n'empiétant pas sur le trajet du nerf. J'ai lu aussi dans le même auteur qu'un blessé opéré par l'incision postérieure avait péri en quarante heures d'une hémorragie de l'artère circonflexe.

L'incision d'Albanèse est en L, derrière l'épaule droite. Sa branche verticale descend de l'angle postérieur de l'acromion ; l'horizontale sus-jacente au trajet du nerf et des vaisseaux circonflexes se porte en avant, énervant nécessairement les bouts supérieurs des faisceaux musculaires qu'elle coupe.

C'est pourquoi Ollier aimerait mieux renverser l'incision, c'est-à-dire désinsérer le muscle du contour acromial et fendre ensuite en descendant dans l'intervalle de deux faisceaux deltoïdiens (Γ derrière l'épaule droite). Arrivé sur la capsule, il faudrait l'inciser dans le sens du tendon sous-épineux et la désinsérer ensuite de l'humérus.

Sébastopoulo de Constantinople m'a affirmé qu'il s'était bien trouvé de

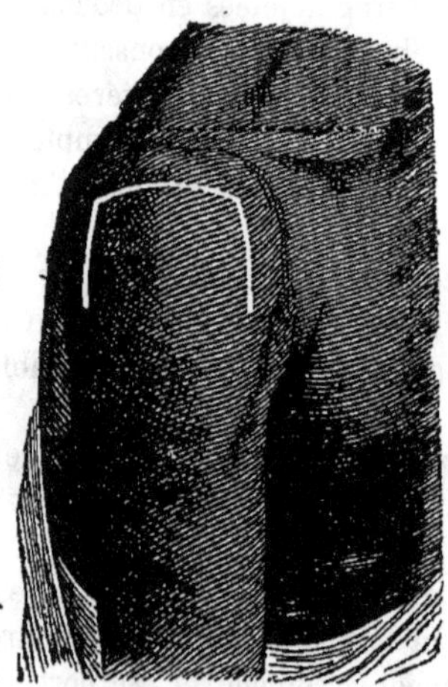

Fig. 657. — Lambeau carré à base inférieure de Moreau.

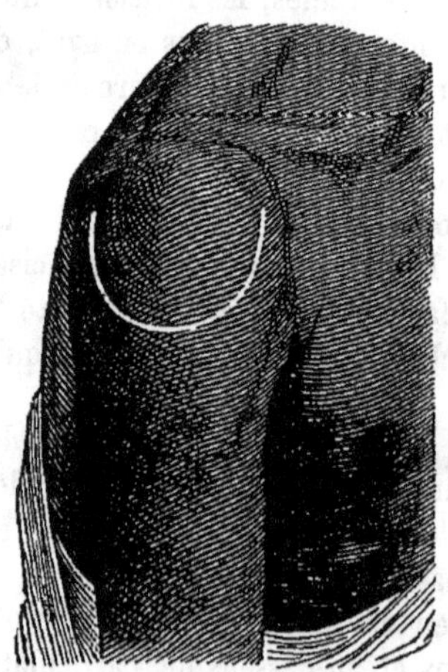

Fig. 658. — Lambeau arrondi à base supérieure de Morel, etc.

cette voie postérieure dans plusieurs cas. Je n'en doute pas; toutefois l'embrasse du nerf et des vaisseaux reste gênante, s'il faut enlever un peu de col avec la tête.

Mais, une incision arquée postéro-supérieure s'avançant jusqu'à l'articulation cléido-acromiale, semble recommandable lorsque l'on se propose d'atteindre spécialement la masse cervico-glénoïdienne de l'omoplate ou

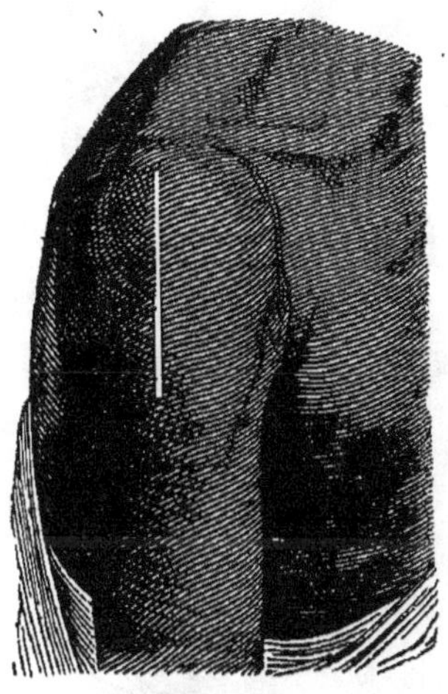

Fig. 659. — Incision externe de White.

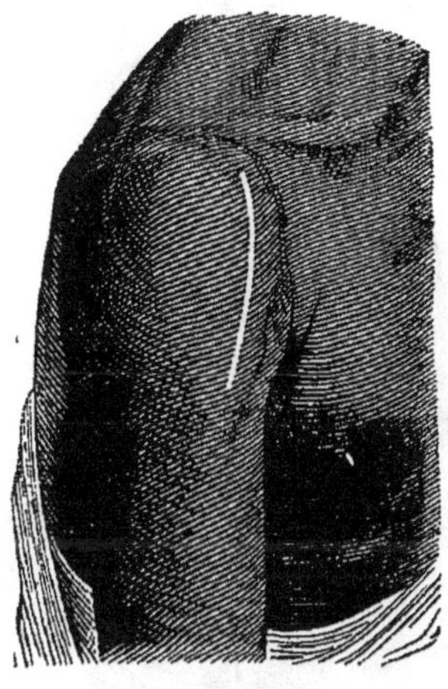

Fig. 660. — Incision antérieure de Baudens.

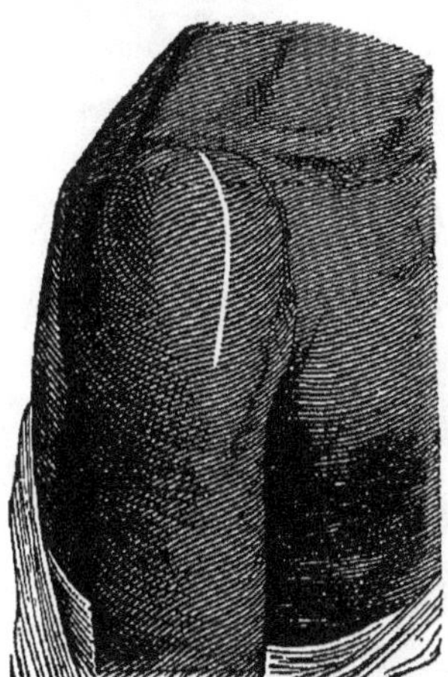

Fig. 661. — Incision antéro-externe de Langenbeck.

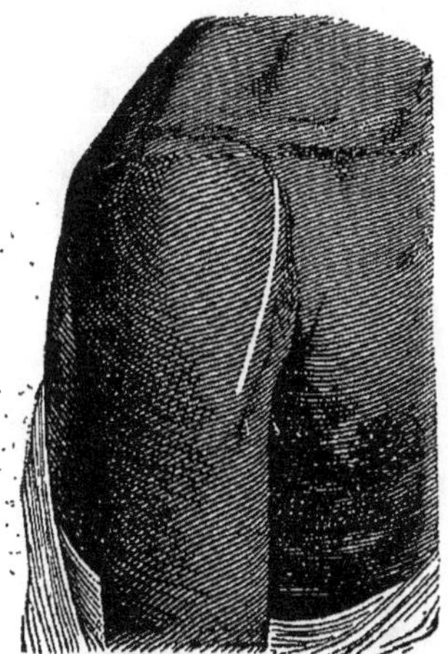

Fig. 662. — Incision antérieure oblique d'Ollier.

que l'on espère pouvoir ne pas sacrifier la partie antérieure de la tête humérale, ni l'insertion du muscle sous-scapulaire, ni les ligaments suspenseurs coracoïdiens. Il est évident qu'on peut ainsi travailler profondément dans la région, surtout si, à l'imitation de Kocher, l'on rabat avec le deltoïde, l'acromion désarticulé et une partie de l'épine séparée temporairement de sa base.

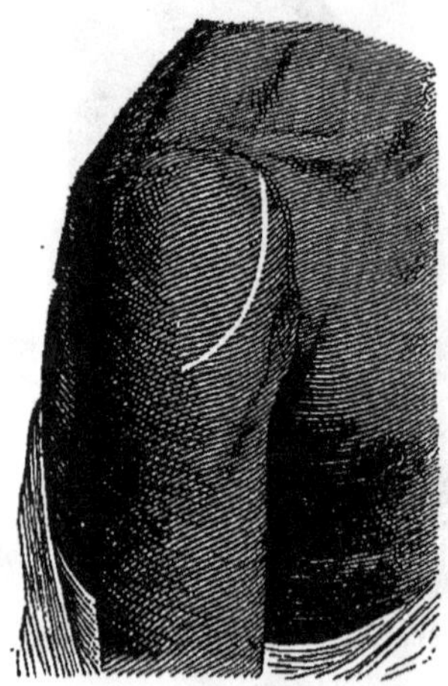

Fig. 663. — Incision antéro externe courbe de Dubreuil.

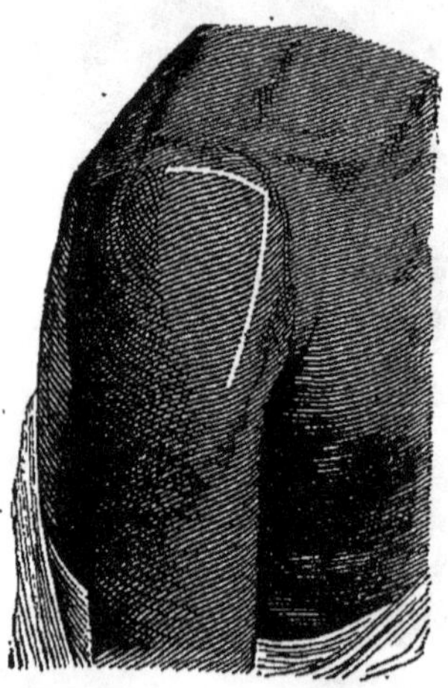

Fig. 664. — Incisions supérieure et antérieure oblique de Paulet.

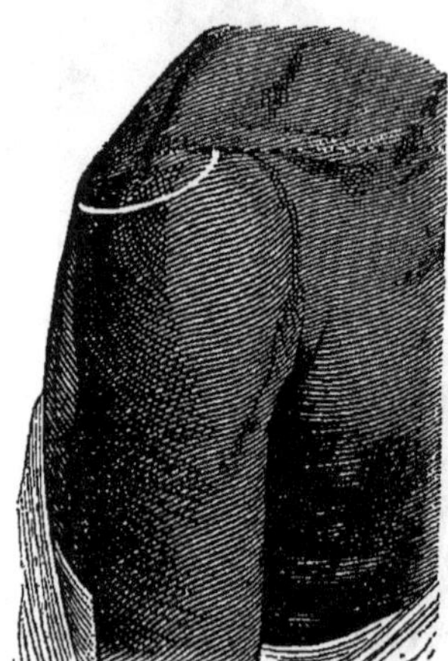

Fig. 665. — Incision supérieure transversale d'A. Nélaton.

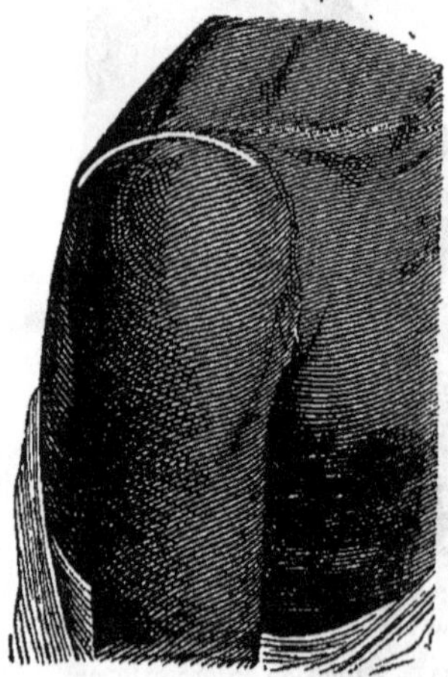

Fig. 666. — Incision sus-acromiale de Neudörfer.

ARTICLE V

EXTIRPATION DES GRANDS OS DU MEMBRE SUPÉRIEUR (CUBITUS, RADIUS, HUMÉRUS, CLAVICULE, OMOPLATE)

Cubitus. — Sous-cutanée sur toute sa longueur, la crête de l'os est le guide de l'opérateur, depuis l'olécrane jusqu'à l'apophyse styloïde. On pousse la dénudation aussi loin que possible, autour des épiphyses et de la diaphyse. Après l'isolement périphérique de celle-ci, la scie crée deux fragments que le davier saisit et extrait l'un après l'autre avec le concours de la rugine.

Radius. — Il est bien plus enveloppé de muscles et de tendons que le cubitus. Le chemin d'Ollier, qui évite les vaisseaux et les nerfs en épargnant les tendons, est l'interstice qui sépare le *long supinateur* du premier radial. Cet interstice mis à jour par une longue incision et ouvert avec précaution laisse voir : en bas, le rameau nerveux dorsal cutané de la main, qui continue la branche antérieure du radial et qu'on rejette en avant; en haut, la bifurcation même du nerf en branche antérieure qu'on attire en avant, et branche postérieure perforante du court supinateur qui doit être écartée en arrière. Le bistouri pénètre attentivement dans l'intervalle de ces deux branches nerveuses et coupe le muscle court supinateur sur le radius dont le bord antérieur se trouve ainsi découvert de bout en bout. La dénudation, facile avec la rugine courbe, de tout le pourtour du corps de l'os, permet à la scie de le diviser en deux fragments que le davier saisit et extrait l'un après l'autre, avec le concours de la rugine et des écarteurs. Ollier, craignant de nuire à la bifurcation du nerf radial et particulièrement à sa branche postérieure, conseilla finalement d'arrêter la grande incision à 5 centimètres de l'articulation huméro-radiale ; mais d'ouvrir en arrière l'interstice de l'anconé et du cubital postérieur, pour dépérioster l'extrémité du radius et rejoindre par un tunnel sous-nerveux la dénudation du corps de l'os.

Humérus. — Pour extraire la partie moyenne de cet os, Ollier nous dit de découvrir d'abord le nerf radial sur le côté externe du bras, à environ $0^{m},10$ au-dessus de l'épicondyle, entre le long supinateur et le brachial antérieur sur le bord externe duquel doit porter l'incision. Après la découverte du nerf que l'on rejette en dehors et en arrière avec le long supinateur et plus haut avec le vaste externe, tandis que le brachial antérieur et plus haut le deltoïde sont attirés en avant et en dedans, le bistouri incise le périoste sur la longueur voulue. Les rugines droite et courbe accomplissent la dénudation sans danger et, si l'os n'est pas rompu et doit être réséqué dans toute son épaisseur, la scie en chaînette divise successivement les deux bouts du fragment à enlever, qui peut remonter jusqu'à la hauteur du col chirurgical.

L'incision latérale externe, utilisée pour la résection du coude ankylosé, convient très bien à l'ablation des dix derniers centimètres de l'humérus. Cette incision porte sur le bord externe *tangible* de l'humérus, entre les muscles long supinateur et radiaux qui restent en avant, et le triceps que l'on écarte en arrière et en dedans. Après l'action périphérique de la rugine courbe, la scie à chaîne intervient. Le davier saisit ensuite et extrait le fragment huméral, à mesure que la rugine en complète la dénudation et la désarticulation.

L'incision antérieure ou l'inter-pectoro-deltoïdienne qui sert à la décapitation servirait aussi à l'ablation d'un très long bout de l'humérus.

On peut même, en attaquant à la fois, en haut par l'incision antérieure, en bas par l'incision externe, dénuder, désarticuler et extraire l'os entier ! Ce serait le procédé à tunnel de Larghi.

Clavicule. — L'extirpation partielle ou totale de cet os n'est pas une rareté. En raison du voisinage de l'artère sus-scapulaire, que j'appelle volontiers rétro-claviculaire — des nerfs, de l'artère et de la veine sous-clavières séparés de l'os par le seul muscle sous-clavier — du confluent des jugulaires et des troncs brachio-céphaliques très rapprochés de l'extrémité claviculaire interne rétro-éminente, la méthode sous-périostée ou tout au moins juxta-périostée s'impose. Ici, comme chaque fois qu'il s'agit de contourner un os arrondi, ma rugine courbe sur le plat, tranchante par le bout et par les côtés rendra de précieux services (*Revoyez l'anatomie*, fig. 332, p. 424 et fig. 59 et 60, p. 82 et 83).

Je ne conseille pas d'enlever la clavicule d'un bloc, bien que cela soit possible en commençant par soulever l'extrémité acromiale.

Mieux vaut, lorsque la résection doit être totale, diviser l'os en dehors du milieu, en dedans de la coracoïde, aussitôt que la dénudation superficielle a été accomplie. L'extraction successive des fragments est ensuite opérée au davier et à la rugine en commençant par l'externe.

Les ligaments coraco-claviculaires sont très puissants : le postérieur ou conoïde, le moins accessible, a sa base fixée à la couduro ou angle du bord postérieur de la clavicule. On n'arrive à redresser l'extrémité externe, pour la désarticuler, qu'après avoir désinséré ces ligaments. De même pour l'extrémité interne, la destruction du lien costo-claviculaire doit précéder le redressement et la désarticulation.

Que la résection soit totale ou partielle, l'incision à pratiquer suit la face sous-cutanée de l'os. On la recourbe à chaque bout ou bien on la croise d'une petite incision perpendiculaire, pour plus de commodité. Sans danger ni difficulté, le dessus et le devant de l'os sont dépériostés avec la rugine droite. Puis, le lieu de section est déterminé : pour l'ablation de l'extrémité externe ou de la totalité, c'est la partie située en dedans de la coracoïde, en dehors des vaisseaux; pour l'ablation de l'extrémité interne, cela peut être au droit même du passage oblique de la veine.

Ce lieu de section doit être contourné en arrière, de haut en bas, avec le bout de la rugine courbe qu'il est facile de maintenir au contact de l'os, en relevant le manche à mesure que l'instrument pénètre, le moignon de l'épaule étant porté en haut et en avant. Quand cette rugine a presque chargé l'os dans sa concavité, on la fait glisser alternativement en dedans et en dehors, afin que les bords de l'instrument allongent le décollement périostique. Bientôt une lamelle protectrice flexible ou mieux la sonde-gouttière de cuivre rouge d'Ollier remplace la rugine et permet le passage et l'action de la scie à chaîne.

Aussitôt que celle-ci a terminé son œuvre, le davier saisit le bout du fragment externe, s'il doit être enlevé, et l'attire afin que la rugine droite achève de le dépérioster. L'opérateur est bien placé près de la tête pour la clavicule gauche, près du bras pour la clavicule droite.

Lorsqu'il s'agit d'extraire l'extrémité interne : pendant que la main gauche, armée du davier, soulève le fragment en avant, la rugine courbe s'engage de nouveau à plat derrière et sous l'os, au contour duquel elle s'adapte, le dos vers les vaisseaux, pour, avec son bord tourné en dedans, décoller et soulever périoste et capsule, jusque dans l'articulation sternale.

Omoplate. — L'acromion et l'épine de cet os sont accessibles : les téguments seuls les couvrent. Le col de l'omoplate et la coracoïde sont les parties les plus profondes, les plus défendues par des organes importants et les plus solidement attachées à des ligaments, à des tendons et à des muscles. L'opération, commencée par l'acromion et l'épine, se terminera nécessairement par la coracoïde, si toutefois l'ablation est totale.

Les muscles des fosses scapulaires s'attachant à l'humérus (insertion mobile) et recevant du canal axillaire leurs vaisseaux et leurs nerfs, il est absolument indiqué de commencer la désinsertion de ces muscles par leur extrémité opposée, c'est-à-dire interne, afin de les rabattre en dehors vers l'épaule. De là, nécessité d'ajouter à l'*incision acromio-épineuse* une autre *incision qui longe le bord spinal*, de l'angle supérieur à l'angle inférieur, et rencontre la première sur la naissance même de l'épine. Ainsi se trouvent créés deux lambeaux triangulaires : un sus-épineux qui pourra être rejeté en haut, et un sous-épineux qui sera rejeté en bas et en dehors. Ces incisions d'Ollier ne rencontrent aucune artère notable. En effet, les rameaux de l'artère scapulaire inférieure abordent le muscle sous-épineux en contournant le bord axillaire de l'omoplate. L'artère scapulaire postérieure, d'origine cervicale, est profonde, sous-jacente aux muscles angulaire et rhomboïde : ses rameaux que divise l'incision sur le bord spinal sont minimes. Enfin la petite artère sus-scapulaire ou du muscle sus-épineux se trouve maintenue dans la base du lambeau supérieur.

Le nerf sus-scapulaire qui, après avoir donné des filets au muscle sus-épineux, va, appliqué au col de l'omoplate, se terminer dans le sous-épineux, peut seul embarrasser l'opérateur au moment de rejeter les chairs en dehors pour découvrir le col. On libère l'anse nerveuse, en la dégageant de l'échancrure, par l'incision du petit ligament qui l'y maintient.

Il faut s'appliquer à conserver la fusion des insertions des muscles du tronc qui se fixent aux bords minces de l'os (grand dentelé, rhomboïde, angulaire et omo-hyoïdien), afin de ne pas ouvrir le vaste espace celluleux sous-jacent et de conserver à ces muscles des conditions de fixité.

Sur l'*épaule gauche,* l'incision partie du sommet acromial suivra la courbe de l'acromion et de l'épine jusqu'au voisinage du bord spinal; elle descendra ensuite longeant ce bord, mais à quelques millimètres en dehors, jusqu'à l'angle inférieur et même un peu au delà pour la commodité et le drainage. La partie ascendante ou sus-épineuse de l'incision sera faite plus tard ou immédiatement : oblique comme la partie correspondante du bord interne du scapulum, elle mesurera au moins trois centimètres. Sur l'*épaule droite,* la grande incision serait aussi commodément faite à l'envers, de l'angle inférieur au bec de l'acromion, l'opérateur étant momentanément placé près des fesses.

La dénudation de l'os commence par l'acromion et l'épine dont il faut séparer les insertions du deltoïde et du trapèze. La partie de ce dernier muscle qui glisse sur l'origine de l'épine sera avantageusement fendue sur une certaine longueur.

Sur le cadavre, on doit s'exercer à opérer avec la rugine, à buriner, bien qu'il soit impossible, en raison de la minceur du périoste des fosses scapulaires, de conserver un moule périostique complet.

Après avoir bien ruginé le dessus et le dessous de l'acromion et de l'épine, on attaque la fosse sous-épineuse. Le bistouri à pointe rabattue incise d'abord à fond le long du bord spinal de cette fosse, à quelques millimètres sur l'os, jusqu'à l'angle inférieur qu'il contourne et que l'aide découvre en abaissant le grand dorsal. La rugine amorce et poursuit le décollement des muscles sous-épineux, grand rond et petit rond, de dedans en dehors et de bas en haut, jusqu'au bord axillaire de l'omoplate. Puis le périoste marginal du bord spinal et de la pointe est rejeté en dedans avec la ligne d'insertion du rhomboïde, du grand dentelé et du sous-scapulaire, avec la bordure cartilagineuse si l'opéré est jeune. La dénudation de la fosse sous-scapulaire est aussi amorcée en remontant de dedans en dehors, pendant que l'aide ou l'opérateur cherche à retourner la fosse osseuse.

Le lambeau qui remplit la fosse sus-épineuse est à son tour détaché avec le périoste, que l'on incise sur la partie oblique du bord spinal. En rejetant les chairs en haut, il ne faut dépasser le bord supérieur de l'os qu'après avoir reconnu et dégagé le nerf de son trou. Cela fait, la fosse sous-scapulaire est accessible de haut en bas. Aussitôt après qu'on y a rejoint le travail fait par en bas, le bord spinal devenu complètement libre peut être saisi et relevé de manière à retourner l'os à moitié, chose facilitée par l'ablation préalable de l'acromion : cela permet de compléter la dénudation de cette fosse jusqu'au bord axillaire où l'on peut attaquer ou non l'insertion du triceps.

Si l'on conserve la cavité glénoïde et la coracoïde, le moment est venu de scier le col scapulaire avec la scie à chaîne.

Dans les cas où l'extirpation doit être totale, il faut au contraire aborder le pourtour de l'articulation, d'abord en arrière, en dessous et en avant, pendant que l'omoplate est fortement relevée : on détache ainsi la capsule, et l'os ne tient plus que par des liens sus-glénoïdiens et coracoïdiens. On en vient à bout péniblement, en se faisant aider par de grands crochets écarteurs, par la rugine prudemment et patiemment maniée et surtout par la torsion de l'os. — Il est avantageux de se débarrasser de l'acromion dès le début de l'opération, car il empêche de renverser l'os et couvre la région gléno-coracoïdienne.

Je ne veux rien dire de l'ablation des tumeurs malignes scapulaires, d'un volume quelquefois énorme. Qu'y a-t-il à apprendre sur le cadavre pour de telles opérations, à qui sait l'anatomie et l'amputation interscapulo-thoracique?

CHAPITRE II

RÉSECTIONS DU MEMBRE INFÉRIEUR

Tenant à me borner au manuel opératoire, je ne développerai pas ce que je vais simplement affirmer. Au membre supérieur, la mobilité ne le cède point en importance à la solidité; c'est le contraire au membre inférieur. A la main, il est permis d'être conservateur; au pied, il faut être radical.

ARTICLE PREMIER

RÉSECTIONS DES OS DU PIED

A. — Phalanges, métatarsiens, petits os du tarse.

Pour enlever une phalange unguéale, c'est-à-dire désosser le bout d'un orteil, on opérerait absolument comme il a été indiqué pour le pouce.

Si l'on osait réséquer les surfaces de l'articulation interphalangienne du gros orteil ou d'une articulation métatarso-phalangienne, on opérerait encore, autant que possible, de la même manière que sur la main.

F. Terrier a traité avec succès l'orteil en marteau par une résection de l'articulation saillante, avec ablation du durillon circonscrit entre deux incisions transversales se regardant par leur concavité.

L'incision de découverte pour l'extraction partielle ou totale des métatarsiens est en rapport avec la longueur, la forme et le volume des os. Par exemple, pour le cinquième métatarsien gauche, il faudrait inciser sur le bord interne et la base de l'os, suivant le tracé de la figure 667.

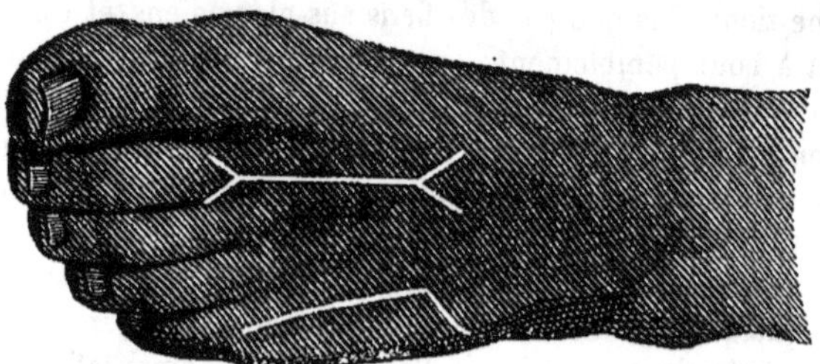

Fig. 667. — Incisions pour ablation d'un métatarsien enclavé et du cinquième.

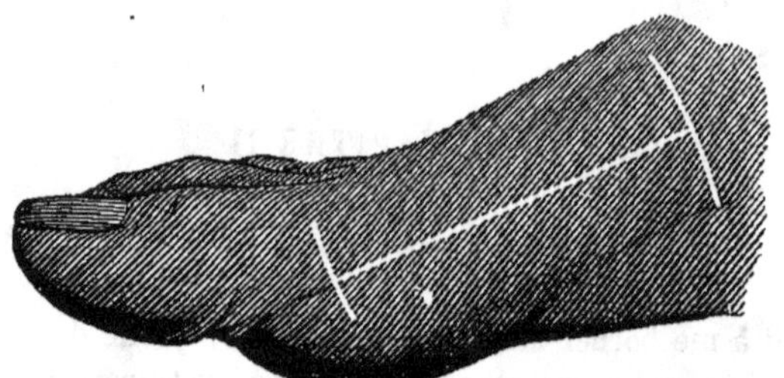

Fig. 668. — Extirpation du 1er métatarsien. — Incision longitudinale croisée aux bouts.

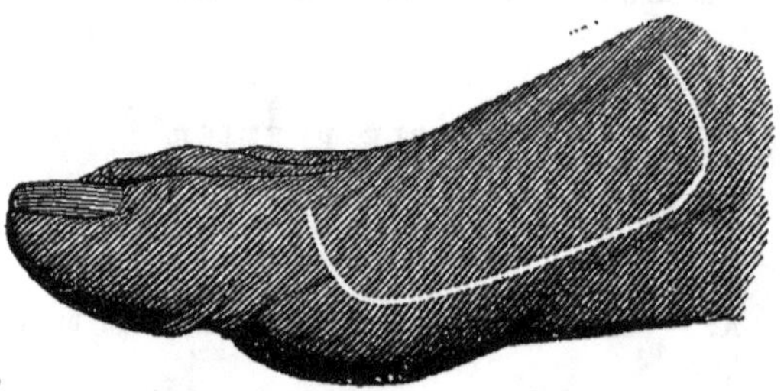

Fig. 669. — Extirpation du 1er métatarsien. — Lambeau à base dorsale.

Le premier, dont les deux extrémités sont fort volumineuses, serait découvert largement à l'aide d'une incision croisée à chaque bout de manière à faire deux petits volets (fig. 668), l'un dorsal, l'autre plantaire, ou encore par la formation d'un lambeau unique à large base dorsale (fig. 669).

Les 2e, 3e et 4e métatarsiens devraient être divisés là où c'est facile, au-dessous de leur milieu, pour permettre au davier et à la rugine l'extirpation successive des deux bouts, en commençant par le bout phalangien.

Les petits os du tarse, scaphoïde, cuboïde et cunéiformes, cariés, nécrosés ou luxés, ont été quelquefois..., faut-il dire réséqués? non sans doute, mais évidés à la gouge ou extraits au davier.

Cette partie du tarse a été aussi attaquée pour rendre au pied bot une forme compatible avec la marche. Nous nous en occuperons plus loin[1].

B. — EXTIRPATION DE L'ASTRAGALE.

La luxation irréductible ou compliquée de l'astragale commande souvent l'extirpation de cet os, devenu bien plus accessible et bien moins solidement fixé qu'à l'état normal. Le traumatisme rompt de puissants ligaments et chasse l'os sous la peau et même à travers la peau.

Plus rarement, une fracture esquilleuse, un coup de feu perforant, engage le chirurgien à extraire l'astragale resté en place, quoique broyé.

Enfin, nombreux sont aujourd'hui les cas d'extirpation de l'astragale pratiquée pour remédier à l'équinisme du pied bot.

L'astragale subluxé du pied difforme ou luxé par un traumatisme, peut être enlevé par une incision unique dorsale externe, concave en haut et en dedans, embrassant ou non la malléole externe. Mais, à moins de se mettre largement à son aise, sans grand souci des tendons où de leurs gaines, l'astragalectomie ainsi pratiquée offre de grandes difficultés sur le pied normal tel que nous l'avons à notre disposition dans les amphithéâtres.

La description que je vais donner de l'extraction cadavérique me semble donc indispensable. On y verra tous les tendons ménagés, le drainage préparé, les difficultés inévitables facilement vaincues; bref, un exercice indispensable à qui prétendra plus tard opérer autrement... passablement.

L'astragale repose sur le calcanéum, auquel il est solidement fixé par la double haie fibreuse ou ligament interosseux avec lequel nous avons fait connaissance, en étudiant la désarticulation sous-astragalienne (revoyez-le ci-après fig. 673, 9 et 10, p. 827). Nous savons que ce ligament ne peut être atteint qu'en dehors, en raison de l'étroitesse extrême de la partie interne du tunnel sous-astragalien.

Nul os n'est plus enclavé que l'astragale. La chape tibio-péronière embrasse sa poulie et s'y attache par de forts ligaments malléolaires couverts, surtout en dedans, par les fibres, également malléolaires et plus superficielles, qui descendent au calcanéum et doivent être ménagées.

1. Voir D. INTERVENTION DANS LES PIEDS BOTS, p. 834. On y trouvera un exposé anatomique et physiologique, l'opération de Phelps, la tarsectomie cunéiforme, etc.

En dehors, l'examen de la figure 673 montre, 2, le large ligament péronéo-astragalien antérieur facile à atteindre, et, 12, le fort et très profond péronéo-astragalien postérieur sur l'origine duquel les tendons péroniers glissent, derrière la malléole.

Il n'est point impossible cependant, une fois le ligament péronéo-astragalien antérieur coupé, le pied étant dans l'extension, d'insinuer une lame de champ entre la face externe de l'astragale et le péroné, et d'atteindre, avec la pointe, le ligament péronéo-astragalien postérieur, au voisinage même de son origine malléolaire. (Regardez successivement les trois figures 673, 671 et 670).

En dedans, les fibres tibio-astragaliennes peuvent être divisées par une manœuvre interstitielle semblable : le tranchant ayant pénétré en avant, entre la face interne de l'astragale et la malléole tibiale (fig. 672), atteint dans la profondeur le ligament défendu en arrière et en dedans

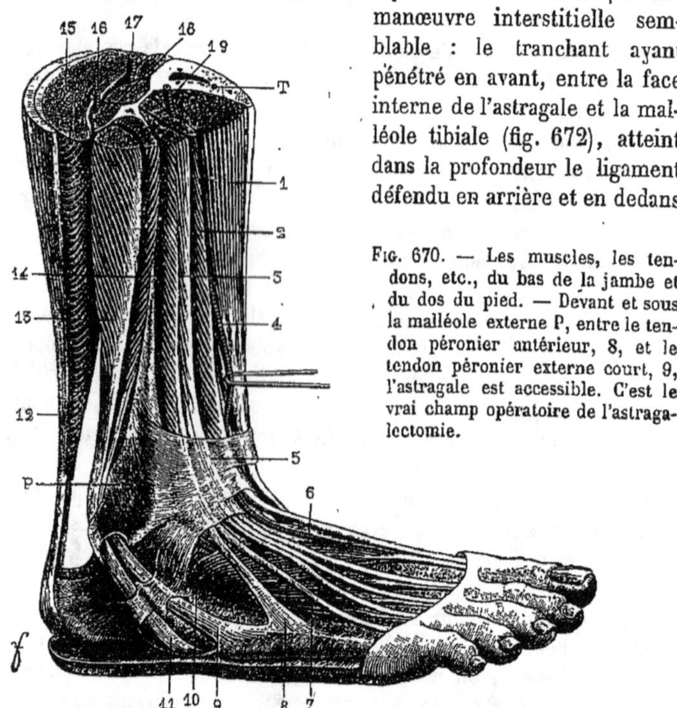

Fig. 670. — Les muscles, les tendons, etc., du bas de la jambe et du dos du pied. — Devant et sous la malléole externe P, entre le tendon péronier antérieur, 8, et le tendon péronier externe court, 9, l'astragale est accessible. C'est le vrai champ opératoire de l'astragalectomie.

par les vaisseaux, les nerfs et les tendons. Donc, en profitant de l'*intervalle praticable* qui sépare la malléole interne et le tendon jambier antérieur, l'opérateur peut libérer la face interne du col et du corps de l'astragale. En utilisant de même, en dehors, le *grand espace libre* derrière le tendon péronier antérieur (fig. 670), il est possible de découvrir et de délier le col, la tête, les faces inférieure et externe du même os. Les quelques fibres qui en rattachent le bord postérieur au calcanéum et au tibia demeurent inaccessibles, mais non invincibles : le davier a une puissance considérable et, par la plaie externe, la plus large, il extraira l'astragale.

Tel est le procédé qu'Ollier m'a enseigné en 1880 et que j'ai souvent exécuté avec la plus grande facilité, grâce à mon davier qui ne démord pas et à mon bistouri qui sait où couper.

Tous les tendons sont ainsi respectés; celui du fléchisseur propre seul pourrait peut-être souffrir d'un arrachement violent.

La fourche tibio-péronière s'abaisse sur le calcanéum et y constitue une nouvelle articulation généralement solide, mais dont il faut favoriser la formation par l'immobilisation et la bonne attitude.

Méthode du bistouri.

L'exploration préalable de la région a de l'importance. Il faut, par le palper, déterminer le contour antéro-inférieur des malléoles; par les mouvements communiqués, l'œil, le doigt, les données anatomiques, chercher, trouver et marquer le relief ou tout au moins le trajet des tendons entre lesquels sont les deux petites *aires opératoires*.

En dedans, ces tendons sont le jambier antérieur, prémalléolaire, qui descend obliquement vers la base du premier métatarsien, et le jambier postérieur, rétro-malléolaire, qui devient horizontal pour gagner en avant le scaphoïde et le premier cunéiforme (voy. fig. 403, p. 512).

En dehors, le péronier antérieur (8, fig. 670), prémalléolaire comme le jambier antérieur, descend vers les bases du quatrième et du cinquième métatarsien; le court péronier latéral, rétro-malléolaire comme le jambier postérieur, devient presque horizontal comme ce dernier et gagne la tubérosité du cinquième os du métatarse (9, fig. 670).

Incision externe (fig. 671). — Après cette exploration, faites le long et en arrière du tendon péronier antérieur une incision tégumentaire de $0^m,06$, commencée quelques millimètres au-dessus de l'interligne tibio-astragalien. Du milieu de cette incision, faites-en partir une autre une fois plus courte et perpendiculaire qui descendra oblique en arrière, jusqu'au-dessous du sommet de la malléole péronière. Incisez à fond et disséquez toute l'épaisseur des deux petits lambeaux, rejetant le supérieur en arrière et l'inférieur en bas. Le côté externe de l'articulation, du col et de la tête de l'astragale, est ainsi découvert.

Le pied étant placé dans une *légère extension*, coupez le mince ligament péronéo-astragalien antérieur, vous verrez briller le cartilage latéral de la poulie. Faites soulever la lèvre antérieure, capsule et tendons y compris ; insinuez votre courte lame devant la poulie à plat et en travers, sous la membrane ligamenteuse tibio-astragalienne antérieure, et détachez-la du col de l'astragale ; sans

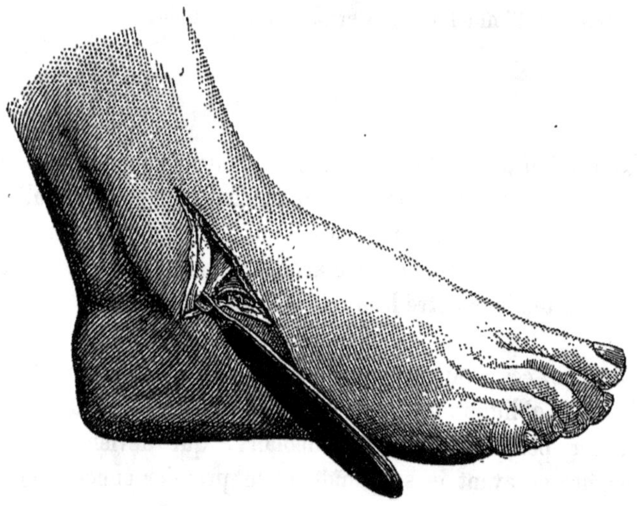

Fig. 671. — Extirpation de l'astragale. — Section, avec la pointe, du profond ligament péronéo-astragalien postérieur en relevant le manche.

désemparer, allez plus en avant et divisez les fibres dorsales astragalo-scaphoïdiennes en retirant le bistouri que l'écarteur bien enfoncé à suivi de près pour en faciliter le travail : la tête de l'os apparaîtra dénudée.

Attaquez maintenant dans la rainure les insertions astragaliennes du ligament interosseux : cela se peut faire avec le petit bistouri comme avec la rugine si elle n'est pas trop large : il faut enfoncer l'instrument *jusqu'au fond* du tunnel.

Il ne reste plus, de ce côté externe, que le profond et horizontal ligament péronéo-astragalien postérieur à diviser. Le pied étant toujours dans l'extension modérée qui fait la chape plus large que la poulie, engagez la lame de champ, le tranchant en bas, entre l'astragale et la pointe de la malléole. Tenez le manche bas pour l'introduction (fig. 671) et relevez-le pour la section, afin d'abaisser la pointe qui a été enfoncée hardiment au-dessus du ligament.

Incision interne (fig. 672). — Du côté interne, faites devant et sous la malléole une incision tégumentaire courbe de $0^m,05$, qui

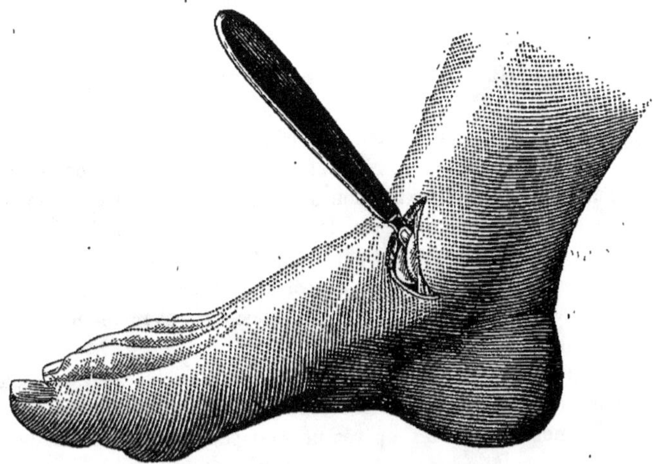

FIG. 672. — Extirpation de l'astragale. — Section, avec la pointe rabattue, des fibres profondes tibio-astragaliennes.

découvre bien l'articulation astragalo-malléolaire. Divisez les deux couches de fibres qui du tibia se portent, les longues au scaphoïde par-dessus la tête, les courtes au col de l'astragale ; débarrassez celui-ci de ses légères adhérences scaphoïdiennes supérieures et internes.

Enfin, traitez le ligament profond tibio-astragalien postérieur comme vous avez traité le péronéo-astragalien postérieur. Ici, le bistouri s'engage mieux en tenant le manche légèrement élevé (fig. 672) ; et il n'y a, après l'avoir bien enfoncé, qu'à le relever davantage pour faire crier sous la pointe le puissant trousseau fibreux qu'il faut diviser *complètement.*

Extraction. — Dans la plaie externe, engagez le davier béant pour saisir le col par le travers, mords dessus, mords dessous, luxez la tête et arrachez l'os, comme une molaire, en un instant !

Ceux qui drainent rigoureusement, percent en arrière de chaque côté du tendon d'Achille.

L'opération peut être faite à la rugine en totalité ou en partie. Ollier, toujours fidèle à la méthode sous-périostée, a publié une magnifique observation (*Lyon méd.*, 1884).

L'on verra plus loin (fig. 700 et suiv.) que chez les très jeunes enfants.

le col de l'astragale offre déjà un noyau osseux assez considérable pour donner prise solide au davier; il faut seulement que celui-ci soit d'un petit modèle pour insinuer l'un de ses mords par dessous, dans le tunnel.

C. — Extirpation du calcanéum.

L'extirpation du calcanéum atteint de nécrose centrale peut donner, si le malade est encore jeune, un résultat bon et plus rapidement obtenu, dit-on, qu'après une simple extraction de séquestre. Peut-être est-on autorisé aussi à enlever, également par la méthode sous-périostée, le calcanéum atteint de carie lorsqu'on peut opérer de bonne heure, chez un jeune sujet, les os voisins étant en bon état. Ce n'est que très exceptionnellement qu'on a pratiqué l'ablation du calcanéum pour des néoplasmes ou des traumatismes de guerre.

La perte du levier qu'offre l'os du talon aux muscles gastrocnémiens diminue considérablement la puissance de ceux-ci; la marche en est fort troublée. Cependant, tous les opérés ne sont pas réduits à faucher péni-

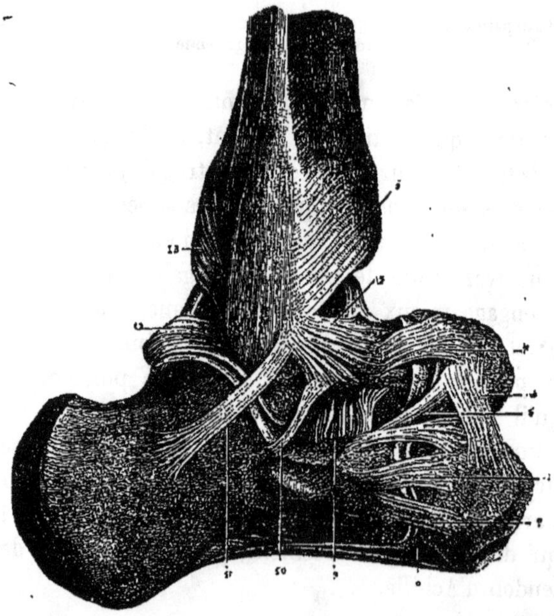

Fig. 673. — Ligaments du calcanéum; 5, partie scaphoïdienne du ligament en Y ou calcanéo-scaphoïdien-cuboïdien; 6 et 7, fibres supérieures et externes calcanéo-cuboïdiennes; 8, orifice du canal du tendon long péronier latéral, entre les deux couches du grand ligament calcanéo-cuboïdien inférieur; 9, trousseaux fibreux antérieurs, de beaucoup les principaux, du ligament interosseux calcanéo-astragalien; 10, fibres postérieures du même ligament; 11, ligament péronéo-calcanéen.

blement ; il en est qui recouvrent la faculté d'étendre le pied avec puissance, de sauter et de courir. Le pied des enfants supporte incomparablement mieux cette mutilation que celui des adultes.

La crainte, quand on attaque un calcanéum atteint d'une ostéite quelconque non traumatique, de trouver le mal étendu aux os voisins, et d'être obligé à l'amputation, doit faire choisir un procédé compatible avec la conservation d'un bon lambeau interne. Les rapports de l'os, d'accord avec cette nécessité, commandent à l'opérateur d'attaquer la face externe du talon. De ce côté, les tendons péroniers croisent seuls la surface calcanéenne. Lorsque les téguments taillés en lambeau sont relevés avec les tendons en haut et en avant, la face externe est totalement exposée ; les chairs plantaires et talonnières, y compris le tendon d'Achille, peuvent être détachées de l'os. Il est facile de pénétrer dans le tunnel astragalo-calcanéen, pour y couper le ligament interosseux de ce nom ; de dénuder avec le grattoir ou le bistouri toute la face supérieure du calcanéum ; puis, du côté de l'articulation calcanéo-cuboïdienne, de couper les ligaments supérieur, externe et plantaire.

Cela fait, la grande apophyse reste encore solidement enchaînée par les fibres, difficiles à atteindre, qui de sa partie interne se partagent au scaphoïde et au cuboïde sous le nom de ligament en Y (fig. 673, 5). Tant que la pointe ne les a pas divisées, le calcanéum résiste aux efforts de la main ou du davier qui essaye de le renverser en dehors pour rendre accessible le bord interne de la petite apophyse, où s'attachent des fibres tibiales et scaphoïdiennes, dernier obstacle à l'extraction.

Les Anglais ne se gênaient pas autrefois pour extirper le calcanéum : ils employaient les incisions de commodité les plus dangereuses pour les tendons et les vaisseaux (fig. 674 et 675).

L'incision d'Ollier descend le long du bord externe du tendon d'Achille et se courbe en avant sur le bord correspondant du pied, qu'elle suit, en s'élevant un peu (fig. 676), jusque sur le dessus de la base du cin-

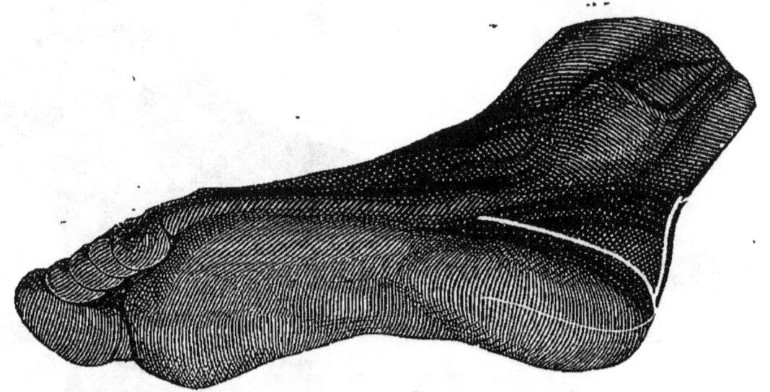

Fig. 674. — Résection du calcanéum. — Incision en fer à cheval avec fente verticale sur le tendon d'Achille (Erichsen).

quième métatarsien. Celle de Clifford Morrogh venait moins loin en avant et s'y courbait de manière à former un véritable lambeau. Ces deux incisions conviennent à l'adolescent dont l'épiphyse talonnière doit être conservée au bout du tendon d'Achille.

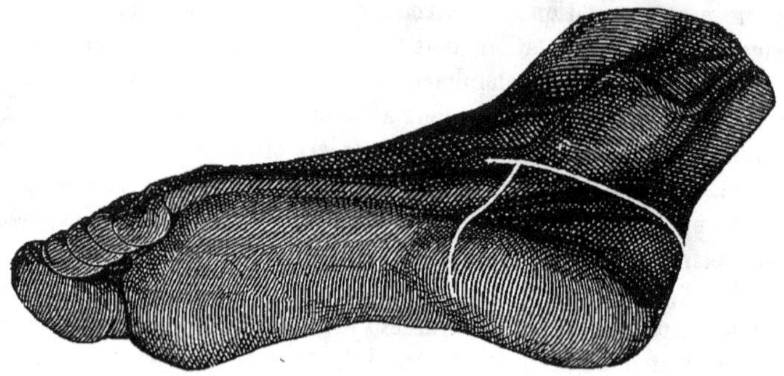

FIG. 675. — Résection du calcanéum. — Incision de Holmes. Le tendon d'Achille est tranché en commençant l'incision horizontale externe. Le demi-sous-pied ne doit pas atteindre les vaisseaux plantaires.

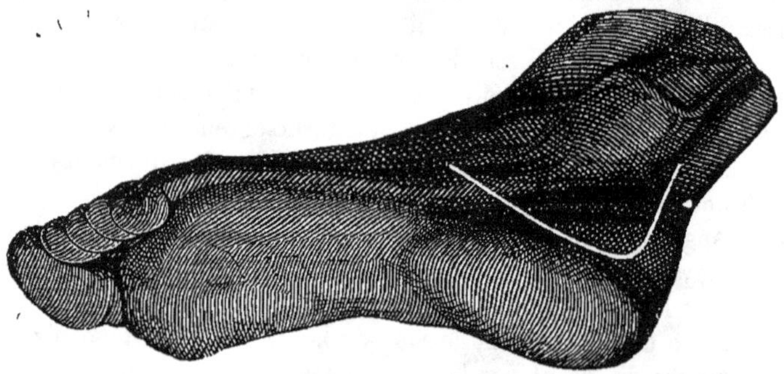

FIG. 676. — Résection du calcanéum. — Incision externe d'Ollier.

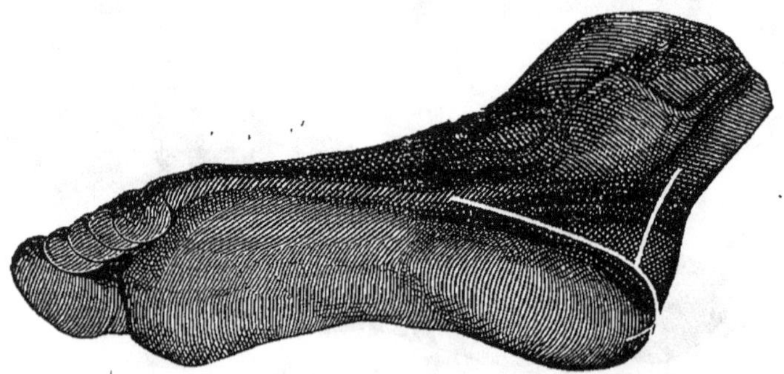

FIG. 677. — Résection du calcanéum. — Procédé sûr et commode, recommandé.

Je les trouve excellentes pour découvrir l'os et juger de l'étendue de la lésion ; elles respectent, si l'on veut, les tendons péroniers et ménagent absolument les téguments plantaires et internes.

Mais l'extirpation totale d'un gros calcanéum est bien facilitée si l'on ajoute, derrière le talon, un débridement horizontal assez court pour ne pas trop entamer la partie interne qui est toujours à ménager, à cause des vaisseaux et nerfs, et à réserver, en prévision de l'obligation où l'opérateur peut se trouver de désarticuler le pied. L'incision ainsi modifiée ressemble à l'incision en fer à cheval d'Erichsen, dont la branche interne serait *considérablement raccourcie* afin de ne plus menacer les vaisseaux et nerfs tibiaux, et dont la branche verticale aurait été rejetée en dehors (fig. 677), le long du bord externe du tendon d'Achille. — Je recommande cette manière de faire, même pour extraire l'astragale après le calcanéum, même pour aviver les os de la jambe et ceux du tarse antérieur.

Méthode de la rugine.

Couchez le malade sur le côté sain. Appuyez la face interne du bas de la jambe malade sur un coussin dur ou sur un billot. Le pied doit être libre, dépasser l'appui, afin qu'il subisse facilement tous les mouvements, surtout ceux de flexion et de torsion en dedans, que l'aide devra lui imposer.

Ayez à votre disposition de solides écarteurs, de solides érignes de Chassaignac, mon davier à double articulation, les rugines et les bistouris ordinaires, etc.

Placez-vous d'abord derrière le talon. — A partir de la tubérosité du cinquième métatarsien, incisez la peau et la graisse horizontalement, au-dessus du bord saillant de la semelle plantaire, de manière à ne pas découvrir l'abducteur du petit orteil ; contournez le talon et, sur sa face interne, ne vous arrêtez qu'à 3 ou 4 centimètres au delà de la ligne médiane postérieure. Sur cette incision horizontale, immédiatement en avant et le long du bord externe du tendon d'Achille, abaissez-en une autre perpendiculaire, longue de $0^{m},05$ environ (fig. 677 ci-devant) (a).

Vous avez ainsi créé deux lambeaux triangulaires, un antéro-supérieur ou lambeau des tendons péroniers, et un postéro-supérieur ou lambeau du tendon d'Achille. De plus, est rendu possible le décollement de la partie sous-calcanéenne des chairs de la plante.

Repassez le bistouri et coupez jusqu'au périoste inclusivement, dans la partie inférieure de l'incision verticale, puis derrière le talon, enfin au côté externe. Ici, prenez la précaution de vous arrêter à deux doigts de la tubérosité du cinquième métatarsien, pour épargner les tendons péroniers dont la conservation est désirable, décidée et possible; ils vont être un obstacle considérable, mais non insurmontable.

En premier temps, dépouillez, d'arrière en avant et de bas en haut, la face externe du calcanéum, de préférence avec la rugine droite poussée, c'est-à-dire maniée comme une échoppe à champlever. Faisant relever à mesure le lambeau antéro-supérieur que vous décollez, pendant que votre gauche fixe l'os en l'appuyant sur le coussin, décortiquez vigoureusement; tâchez de conserver un fond aux coulisses des tendons péroniers qui, avec de l'habileté, peuvent être soulevés inaperçus, en sapant la base de la crête qui les sépare. Détachez de même le ligament péronéo-calcanéen et remontez jusqu'à l'interligne calcanéo-astragalien externe dont vous désinsérerez facilement la capsule. Enfin avancez sur la face externe de la grosse apophyse (**b**).

En second temps, détachez le lambeau postéro-supérieur, celui du tendon d'Achille. L'avant-pied étant fléchi, bien fixé par l'aide et finalement tordu en varus, vous pourrez, du bout des doigts ou du pouce de votre main gauche, relever le lambeau d'abord tendu, à mesure que la rugine-échoppe décollera (de dehors en dedans, pour attaquer *en travers*) le périoste rétro-calcanéen et l'insertion du tendon d'Achille, puis le périoste sus-calcanéen et la masse graisseuse qui le couvre. Vous irez ainsi en dedans de l'extrémité postérieure de l'os, jusque dans l'excavation. Le ciseau frappé, pour faire sauter l'attache du tendon d'Achille, pourrait être employé.

En troisième temps, laissant toujours l'avant-pied à votre aide, décortiquez la face plantaire. A cet effet, poussez la rugine de haut en bas et de dehors en dedans (*en travers* relativement au calcanéum et aux faisceaux ligamenteux), pendant que votre pouce gauche s'efforcera de contribuer à l'arrachement du périoste. Le travail, relativement facile dans la région des tubérosités postérieures, deviendra dur sous le corps de l'os et sous la tubérosité antérieure éburnée où se font les insertions de la principale couche du puissant ligament calcanéo-cuboïdien (**c**). Pour arriver à l'interligne calcanéo-cuboïdien plantaire, la rugine a besoin que votre pouce gauche lui fasse place en abaissant énergiquement la semelle charnue. — Cela fini, le crochet de l'aide attire fortement en avant le tendon long péronier pour qu'il échappe à toute blessure et vous découvre la partie externe de l'interligne calcanéo-cuboïdien : ouvrez-la comme vous venez d'ouvrir la partie inférieure et assurez-vous du bout du doigt que ni en dehors ni en dessous il ne reste aucun faisceau calcanéo-cuboïdien.

Retournez maintenant derrière le calcanéum et poussez la dénudation dans l'excavation, plus loin que vous ne l'aviez fait tout à l'heure, ne vous arrêtant que lorsque votre doigt pourra contourner toute la longueur des trois faces interne, inférieure et externe du corps de l'os.

Rappelez-vous en ce moment la désarticulation sous-astragalienne. Venez à l'entrée du tunnel, dans l'excavation astragalo-calcanéenne, sur le dessus de la grande apophyse où s'insèrent le muscle pédieux, le ligament annulaire et l'interosseux. Avec la rugine, comme le maréchal ferrant avec son boutoir, détachez ces parties, en soulevant avec elles les fibres ligamenteuses supérieures calcanéo-cuboïdiennes, ce qui ouvrira la partie dorsale de l'interligne; pénétrez dans le tunnel interosseux le plus profondément possible, jusqu'à ce que le calcanéum, sur lequel vous appuyez de la main gauche, commence à se laisser renverser. Prenez alors un bistouri à pointe rabattue plus délié que la rugine, pour atteindre les fibres internes courtes et profondes, logées dans la partie étroite du canal interrosseux.

Enfin, ne vous étonnant pas que l'os tienne toujours, car il existe, en dedans des apophyses, des liens jusqu'à présent inaccessibles, notamment pour la grande, l'Y puissant mais peu profond et le mince calcanéo-scaphoïdien qui cloisonne l'articulation médio-tarsienne, saisissez avec le davier cette grande apophyse, mords dessus, mords dessous, par le travers, et cherchez doucement à l'amener au dehors pendant que l'écarteur relève toujours fortement les tendons péroniers. Alors, ayant engagé la pointe rabattue en dedans du ligament Y, plongez dans le glénoïdien et coupez vers vous toute la cloison, au droit de l'interligne interne calcanéo-cuboïdien (fig. 678).

Le difficile étant fait, l'os se renversera facilement et complètement, car il ne tient plus que par la solide mais souple charnière qui du tibia descend à la petite apophyse et par le glénoïdien (**d**). Quelquefois la rugine n'aura pas à intervenir, les fibres se décolleront du calcanéum renversé par l'action du davier. Quoi qu'il en

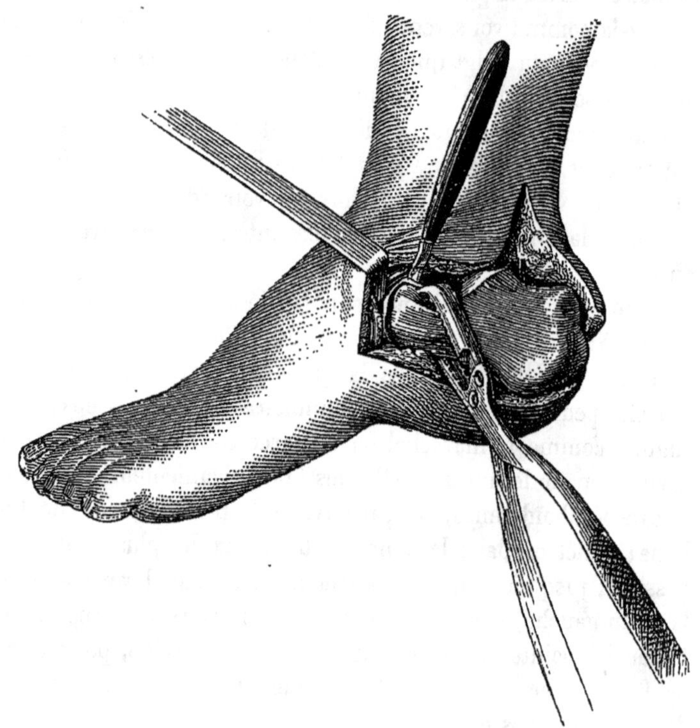

Fig 678. — Extirpation du calcanéum. — Le davier tient la grosse apophyse; le bistouri (manœuvre capitale) est engagé en dedans des fibres qui naissent de cette apophyse pour se partager au cuboïde et au scaphoïde (ligament dit en Y et cloison). Un écarteur relève fortement les tendons des péroniers.

soit, le bord de cette petite apophyse serait vite et facilement libéré des fibres qui l'attachent au tibia et au scaphoïde par le bistouri ou par la rugine (**e**).

Je vous en avertis, quand l'opérateur a négligé de couper d'abord en dessous, puis en dedans, les liens de la grande apophyse, il est amené à abuser de la puissance du davier et casse l'os en voulant l'arracher. Le davier n'est fait que pour manœuvrer l'os commodément. Si l'on demande à sa puissance de réparer les omissions de l'ignorance, il devient brutal; mais il n'a jamais que la brutalité de la main qui le manie.

Notes. — (a) Quand il y a doute sur la localisation de la maladie et, par conséquent, crainte d'être obligé à l'amputation totale du pied, on peut, afin de conserver intactes les chairs d'un lambeau postéro-interne, ne pas prolonger l'incision d'emblée derrière le talon. On se borne donc à pratiquer l'incision verticale et l'incision horizontale externe qui donnent un lambeau triangulaire capable, relevé, de permettre l'*exploration des os postérieurs* ; ce n'est qu'après s'être assuré que le pied peut-être conservé que l'on prolonge l'incision horizontale derrière le talon. Ollier essaie de se donner la commodité nécessaire en ajoutant à sa grande incision externe une fente isolée le long du bord interne du tendon d'Achille.

(b) Je trouve bon de laisser, pour le moment, le calcanéum solidement fixé au cuboïde et à l'astragale, c'est-à-dire de ne pas toucher encore au ligament interosseux ni à ceux qui unissent la grande apophyse au cuboïde. La dénudation des parties postérieure, interne et inférieure, ne s'accommoderait pas d'une mobilité prématurée que l'aide, bien qu'il eût en main l'avant-pied, ne pourrait empêcher.

(c) Quand on opère avec le bistouri, la division de cet épais ligament se fait de dessous en dessus, au droit de l'interligne inférieur calcanéo-cuboïdien. Il faut enfoncer toute la longueur de la petite lame (25 ou 30 mm.) et abaisser le manche pour relever la pointe afin qu'elle morde jusqu'en dedans de l'articulation. C'est nécessaire.

(d) Je ne fus pas long, il y a trente ans, à déterminer la meilleure incision pour extirper le calcanéum. Peu de temps après, alors que mon davier à double articulation venait d'être construit; un chirurgien habile, aimé, me remercia d'avoir supprimé toute difficulté. — Ne le croyez pas, lui répondis-je, le davier n'est rien si l'on ne sait pas couper, en dedans de la grosse apophyse, la racine de l'Y et le reste... c'est là qu'est Toulon!

(e) Les chirurgiens peu habitués à la rugine, c'est-à-dire la très grande majorité, ne ont que des résections sous-périostées imparfaites, quoi qu'ils en disent. L'ablation du calcanéum n'est pas plus difficile qu'une autre résection. Mais il faut avoir parfaitement dans l'œil la forme de cet os et la situation des principaux ligaments. Cela étant, il n'est même pas besoin de davier, il suffit d'un petit bistouri et d'un bon écarteur.

Si l'opérateur ne connaît pas bien l'anatomie, le davier le plus puissant ne lui rend pas l'opération facile. Des élèves m'ont rapporté de l'étranger quelques bonnes histoires.

A l'amphithéâtre je conseille, justement pour apprendre à connaître la conformation et les liens du calcanéum, et aussi pour perfectionner la main gauche, d'opérer d'abord avec le bistouri et sans davier. Lorsque les lambeaux et la semelle talonnière sont détachés, l'écarteur relève les tendons péroniers et découvre le dessus de la grande apophyse : le bistouri coupe le ligament interosseux, les insertions du pédieux et les fibres supérieures calcanéo-cuboïdiennes.

Alors la main gauche qui, du bout des doigts, appuie sur l'extrémité postéro-externe du calcanéum (le bord externe du pied est horizontal et regarde en l'air), obtient une béance notable de l'articulation sous-astragalienne. Le bistouri y achève la section des fibres interosseuses ; puis, renversant son manche devant le péroné (fig. 678) pour enfoncer sa pointe, va mordre de dedans en dehors le ligament Y, etc. — Le calcanéum cède de plus en plus à la pression de la main gauche : les ligaments qui s'attachent au contour de la petite apophyse, devenus accessibles, sont désinsérés, et l'os, toujours pressé, se détache pour ainsi dire par la simple rotation qu'il subit, sans qu'on ait besoin de l'arracher.

D. — Intervention dans les pieds bots[1].

Pour les pieds bots *paralytiques*, il y a les appareils : l'acier qui maintient le squelette, l'élastique qui remplace les muscles; il y a parallèlement : l'ankylose obtenue par l'arthrodèse ou résection au ciseau frappé, à la scie, etc., des lamelles cartilagineuses d'encroûtement suivie d'im-

1. *Note rédigée en* 1895. — Maudite soit cette question qui est la principale cause du retard apporté à la publication de cette partie de mon ouvrage! Delbet m'a bien

mobilisation, et la restauration musculaire partielle que peut donner en quelques cas la greffe du tendon d'un muscle antagoniste resté contractile sur le tendon du muscle atrophié (Nicoladoni, 1881).

Mais ce sont surtout les pieds bots *congénitaux* qui sont l'objet d'interventions efficaces. Plus de 90 pour 100 sont des varus-équins; les autres s'améliorent presque toujours par des manipulations.

Je ne dirai, plus loin, que quelques mots du *valgus des adolescents*.

Je mentirais à ma nature et aux habitudes d'esprit que je me suis faites, si je m'amusais à rechercher, avec les auteurs, quelles sont les *causes premières* du pied bot. Dormez donc en paix, rêveries ou théories de la pathogénie! Vous ne nous êtes bonnes à rien. Vous n'aurez pas ici la place que vous prenez dans les écrits les plus récents au détriment de l'indispensable, à savoir: l'anatomie et la physiologie du pied normal, l'anatomie et la physiologie du pied bot.

Je vais m'appliquer à déterminer comment cette difformité est constituée anatomiquement et comment elle évolue en s'aggravant sous nos yeux.

Pour montrer et expliquer ce qu'est le pied bot et comment on peut le corriger, il faut absolument qu'auparavant j'expose la construction et le jeu des articulations postérieures du pied régulier. Ne voulant pas répéter trop de choses supposées connues de mes lecteurs, j'ai passé des semaines à dessiner des figures que je les prie instamment de regarder avec soin et patience. Moyennant cet effort, j'ose espérer que la lumière éclairera cette question embrouillée; que tout y paraîtra tellement simple qu'elle sera désirée par les concurrents au lieu d'être redoutée comme aujourd'hui; enfin qu'on ne verra plus les interventions chirurgicales les plus différentes, quelquefois les plus contre-indiquées, opposées à une même lésion. Je ne dirai pas grand'chose des livres anciens ni des écrits récents, si ce n'est que ceux-ci sont bien inférieurs à ceux-là. Il m'a semblé que les orthopédistes actuels avaient négligé et laissé perdre la science réelle et supérieure de leurs devanciers qui savaient l'anatomie du pied.

Commençons donc à revoir l'ostéologie. Si chirurgien expérimenté que vous soyez, ne sautez pas ces premières pages. Elles sont indispensables, mais fatigantes à lire : mieux vaut remettre à un autre jour cette besogne ardue que de l'entreprendre mal disposé.

La figure 679 vous montre côte à côte le dessus du calcanéum en place et le dessous de l'astragale retourné, renversé en dehors. Il s'agit ici, comme dans les figures suivantes, du pied gauche.

De l'examen de cette figure et de la lecture de sa légende se tirent des

remis de précieux avis de chirurgie pratique, mais naturellement il a laissé l'anatomie à ma charge. Or, je ne savais rien de cette anatomie dont l'importance prime le reste.

Je ne pouvais pas négliger les écrits des orthopédistes actuels français et étrangers. J'ai commencé par là et c'est ce qui m'a perdu. Ne faites pas la même faute, lisez d abord Bouvier, page 192 et suiv., *Leçons cliniques sur les maladies chroniques de l'appareil locomoteur*, 1858 ; Adams, si vous savez l'anglais, *Club foot*, 1866.

suggestions relatives aux mouvements du calcanéum sous l'astragale, ou de l'astragale sur le calcanéum.

Le corps de l'astragale, modelé à dessein, repose sur une véritable trochlée conique, comme on en pourrait tailler dans un pavillon de cor de chasse; en conséquence, il doit se mouvoir en tourniquet comme l'indiquent les flèches centrées autour du point marqué ✛, la tête marchant en sens contraire sur ses surfaces d'appui. Mais c'est plutôt le calcanéum qui se meut sous l'astragale. Cela ne change rien au mécanisme.

Les faisceaux interosseux ne s'opposent point à ce jeu. Les internes, qui sont courts et entre-croisés dans un plan vertical transverse, ne per-

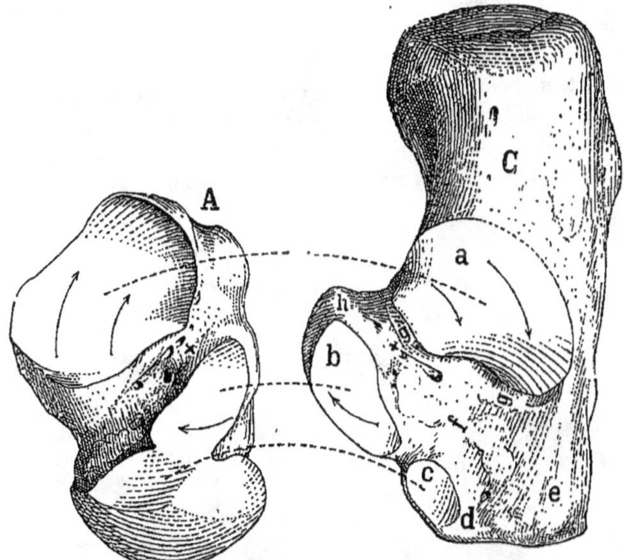

Fig. 679. — Pied gauche. — La face inférieure, c'est-à-dire le dessous de l'astragale **A**, et la face supérieure ou dessus du calcanéum **C**.

La lettre **C** est sur le tiers postérieur du calcanéum que ne couvre pas l'astragale. — **a**, trochlée conique (segment de pavillon de trompe de chasse) qui joue sous l'astragale dans le sens des flèches arquées autour du centre ✛. — **b**, facette sustentaculaire principale (**c** est l'accessoire qui le plus souvent est réunie à la principale). La flèche arquée sur **b** indique le mouvement de cette partie du calcanéum sous la tête astragalienne, autour du centre ✛. — **d**, place où s'insèrent les deux ligaments qui divergent en ⅄, le calcanéo-cuboïdien sous le calcanéo-scaphoïdien. — **e**. insertion du pédieux et des piliers des frondes du ligament annulaire. — **f**, ligne ou série des rugosités d'implantation des trousseaux fibreux qui forment la haie interosseuse antérieure. — Une série analogue mais plus antérieure se voit sous l'astragale. — **g g**, rugosités d'implantation des trousseaux fibreux de la haie interosseuse postérieure bien plus faible que l'antérieure. Cependant le faisceau né de **g** en arrière de ✛ est très fort. — Très fort aussi le faisceau qui descend en **h** derrière le sustentaculum venant du tubercule interne de la gouttière du tendon fléchisseur propre, visible au-dessous de la lettre **A**.

Les flèches tracées sur le dessous de l'astragale indiquent comment cet os se déplacerait sur un calcanéum fixe.

mettent aucun glissement; mais il suffit qu'ils se laissent tordre, puisqu'ils avoisinent ou plutôt créent le centre de mouvement. Les externes ont leurs insertions astragaliennes bien antérieures aux calcanéennes; ils montent donc obliquement en avant et n'empêchent pas plus la partie externe de l'astragale de reculer que celle du calcanéum d'avancer (V. la fig. 680).

La surface d'appui qui supporte la tête astragalienne, c'est-à-dire la face articulaire du *sustentaculum* calcanéen, s'étend, avec ou sans interruption, jusque sur la grande apophyse : il peut donc y avoir comme sur la figure 679 : facette sustentaculaire postérieure (b) et facette antérieure (c), et sous l'astragale une ébauche de pareille division. Quand il y a division complète sur les deux os, ce qui existe chez quelques singes, chez de jeunes enfants et sur des pieds bots, un septum encapsule et isole l'articulation sous-céphalique, celle du sustencaculum proprement dit.

La figure 680, profil externe des os du talon, montre le ligament interosseux simplifié pour bien faire comprendre que de ce côté, il ne s'oppose pas plus au recul ascendant de l'astragale qu'à l'avancée descendante

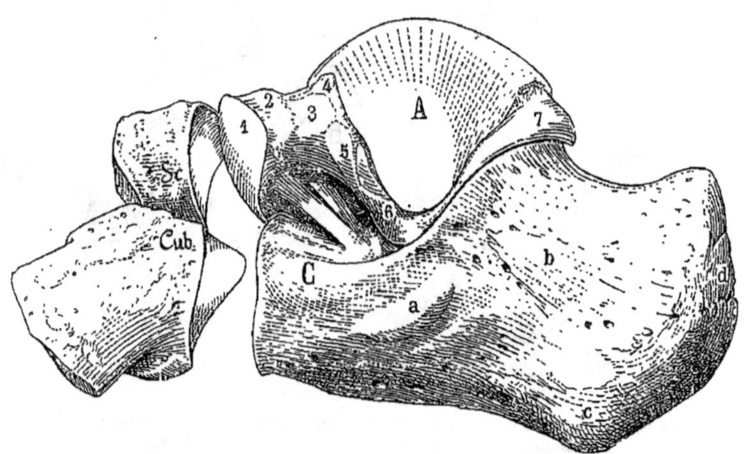

Fig. 680. — Profil externe des os du tarse gauche. — Sc, scaphoïde. — Cub. cuboïde.

C, grande apophyse du calcanéum sur laquelle s'attachent : le m. pédieux, les piliers du lig. annulaire, l'Y calcanéo-cuboïdien-scaphoïdien, non figurés, et plus profondément les deux haies de l'interosseux dont l'antérieure seule est représentée par ses deux gros premiers faisceaux. — a, crête tuberculeuse qui sépare les tendons péroniers. — b, plaquette d'attache du lig. péronéo-calcanéen. — c, tubérosité plantaire postérieure externe soudée à la croûte postérieure épiphysaire du calcanéum.

A, astragale, facette articulaire pour la malléole péronière. — 1, tête; 2, collier, insertion du la partie externe forte de la capsule astragalo-scaphoïdienne; 3, bord externe du col lissé par le joug; 4, ligne d'insertion de la capsule tibio-astragalienne venue de 2 et allant à 5, attaches du ligament péronéo-astragalien antérieur; 6, apophyse externe; 7, insertion du ligament péronéo-astragalien postérieur, queue de l'astragale, ou encore tubercule externe de la gouttière ici invisible du tendon fléchisseur propre du gros orteil.

du calcanéum. On voit l'entrée large du tunnel que voûte le col de l'astragale ayant la tête comme pile antérieure et l'*apophyse externe* du corps comme pile postérieure, celle-ci (6) s'appuyant plus ou moins, suivant la forme du pied (plus dans le pied plat), au bas de la grande surface articulaire calcanéenne dont le cartilage se prolonge quelquefois pour adoucir et mobiliser ce contact.

Le tunnel dirigé en dedans et en arrière se rétrécit et s'abaisse à mesure qu'il s'approche de son orifice interne. Il y a un petit tunnel accessoire antérieur si la surface sustentaculaire est divisée : cela se voit en plan sur la figure 679.

La figure 681, c'est le profil interne des mêmes os : l'orifice du tunnel est si étroit et si bas qu'à l'état frais on ne peut rien y voir.

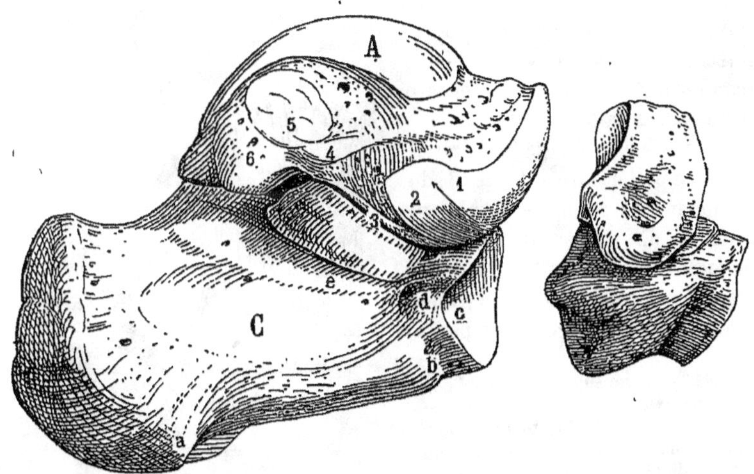

Fig. 681. — Profil interne des os du tarse gauche. — C calcanéum, sa face interne ou excavation, surface d'attache de la lame interne du muscle fléchisseur accessoire. — a, tubérosité plantaire postérieure interne. — b, tuberosité plantaire antérieure, croupe éburnée du relief longitudinal sous-calcanéen d'où procèdent les deux principales couches du puissant ligament calcanéo-cuboïdien inférieur. — c, surface articulaire pour le cuboïde ou trochlée de la tête calcanéenne. — d, cavité coronoïdienne préparée pour loger le bec ou éperon cuboïdien dans les mouvements forcés. — e, gouttière du tendon fléchisseur propre du gros orteil sous la petite apophyse calcanéenne, soutien, *sustentaculum* de la tête astragalienne.

A, astragale, sa face interne, la petite faux articulaire pour la malléole tibiale. — 1, surface articulaire scaphoïdienne de la tête; 2, surface glénoïdienne; 3, interligne de l'articulation astragalo-sustentaculaire; 4, attache du petit lig. tibio-astragalien antérieur, première saillie du collier; 5, large implantation du lig. tibio-astragalien postérieur; 6, tubercule interne d'où part le ligament astragalo-sustentaculaire.

Le centre de la face interne du corps de l'astragale est occupé par un triangle criblé de trous limité en arrière par l'empreinte arrondie (5) du gros et court ligament tibio-astragalien postérieur; en bas, par un petit relief (4) d'où partent les rugosités qui montent en avant, constituer le *collier* où s'insèrent les capsules et les ligaments tibio-astragaliens et astragalo-scaphoïdiens; en haut, la surface criblée est encadrée dans le bord concave de la petite surface falciforme **A**, destinée à la malléole interne. Chez l'enfant, la partie large, antérieure, de cette facette articulaire, se prolonge en dedans et en dessus du col, pour regarder en haut et fournir appui à l'extrémité même de la malléole. Sur certains os, le cartilage de la tête destiné au jeu d'adduction du scaphoïde (1) empiète tellement sur la face interne du col qu'il reste à peine quelques millimètres d'intervalle entre la facette tibiale et la facette scaphoïdienne.

Sur la tête du calcanéum (**c**) le revêtement cartilagineux se prolonge aussi en dedans; on le voit encore et mieux sur la figure 682.

Au voisinage de la tubérosité plantaire postérieure interne (**d**) du calcanéum, se forme le relief longitudinal où s'insèrent les fibres longues ou superficielles du grand ligament calcanéo-cuboïdien; nous voyons ce relief s'accentuer peu à

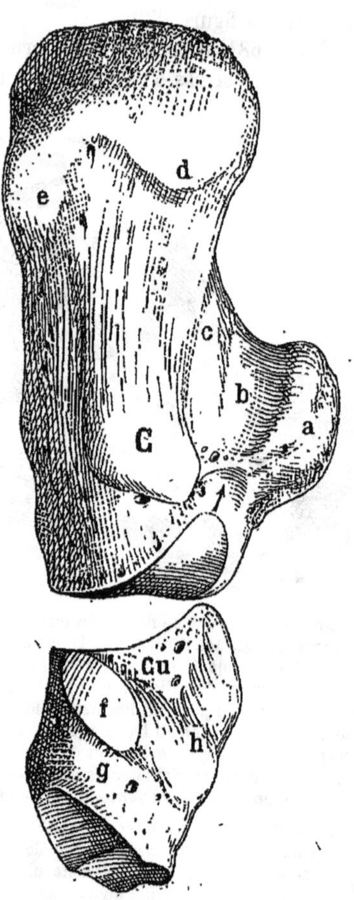

Fig. 682. — Calcanéum C et cuboïde Cu gauches vus en dessous, faces plantaires. — C, tubérosité plantaire antérieure ou croupe éburnée du relief longitudinal sous-calcanéen. — a, sustentaculum ou petite apophyse, passage du tendon fléchisseur commun. — b, passage du tendon fléchisseur propre du gros orteil. — c, excavation, insertion du chef interne du fléchisseur accessoire. — d, tubérosité plantaire postérieure interne. — e, tubérosité plantaire postérieure externe. — f, sur le cuboïde, corne externe du relief en demi-lune, facette polie par le noyau du tendon long péronier. — g, gouttière de ce tendon. — h, milieu de la demi-lune ou angle de l'équerre.

peu et se terminer en avant (C), à quelques millimètres de l'interligne articulaire, par une croupe éburnée abrupte d'où se détache la masse des fibres moyennes, longitudinales et obliques, du grand ligament.

De même, c'est à distance de l'interligne que se trouve sous le cuboïde le croissant ou l'équerre (**h**) saillant et dense, concave en arrière, par-dessus lequel passent les fibres les plus longues, auquel vient se terminer l'éventail compact des fibres moyennes, corde distante de l'arc qu'elles soustendent puisqu'elles laissent place, sous le bout du calcanéum et derrière le croissant cuboïdien, à de la graisse et aux vaisseaux qui pénètrent par les nombreux trous qu'on aperçoit sur les os secs.

De même dans ce qu'on appelle gouttière du long péronier, il n'y a que graisse et vaisseaux, le tendon ou plutôt le noyau, la petite rotule du tendon, ne frotte que sur la petite surface polie qu'on aperçoit devant et sur la corne externe de la demi-lune cuboïdienne.

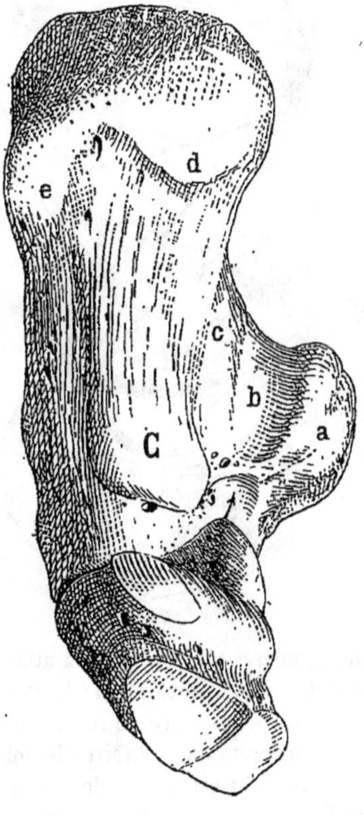

Il est important de remarquer la forme de la surface articulaire de la tête du calcanéum (fig. 682) : c'est encore une gorge ou trochlée obliquement dirigée et prolongée en dedans afin de recevoir l'éperon ou bec du cuboïde pour lequel est préparée une arrière-cavité analogue à la coronoïdienne du coude.

Vous voyez sur la figure 683 le cuboïde dans son maximum de flexion physiologique, flexion oblique comme la trochlée. L'éperon ou bec remplit l'arrière-cavité. S'il demeurait ainsi, si même il tendait à aller plus loin, dans le sens de la flèche, comprenez qu'il polirait, creuserait, étendrait la surface articulaire, aux dépens non seulement de l'arrière-cavité, mais aussi du sustentaculum. C'est ce que nous trouverons dans le pied bot varus.

Fig. 683. — Mêmes os calcanéum et cuboïde gauches vus en dessous et en contact, le cuboïde en flexion-adduction maxima.

Ayant vu le calcanéum et le cuboïde en dessous, regardons l'astragale et le scaphoïde en dessus, c'est-à-dire la figure 684 où ce dernier os est représenté en deux positions. Tout de suite vous apercevrez que la surface condylienne de l'astragale est plus étendue que la glène du scaphoïde dont la tubérosité n'est pas articulaire en arrière. L'aiguille courbe et torse est là pour montrer la trajectoire spiroïde qui conduit cette tubérosité d'abord en bas et en dedans, puis toujours en dedans mais aussi en haut, sans autre obstacle que la malléole tibiale, course beaucoup plus étendue que celle du cuboïde, dont le bec marchant dans le même sens est arrêté presque tout de suite dans sa cavité coronoïdienne, sous le sustentaculum.

Laissons les yeux sur le col de l'astragale : le collier des rugosités d'insertions capsulaires cerne et introduit dans l'articulation tibio-astragalienne une légère dépression ou fosse criblée sus-cervicale. En dehors, comme en dedans, la ligne d'attache de la mince capsule tibio-astragalienne se rapproche du bord cartilagineux des facettes malléolaires.

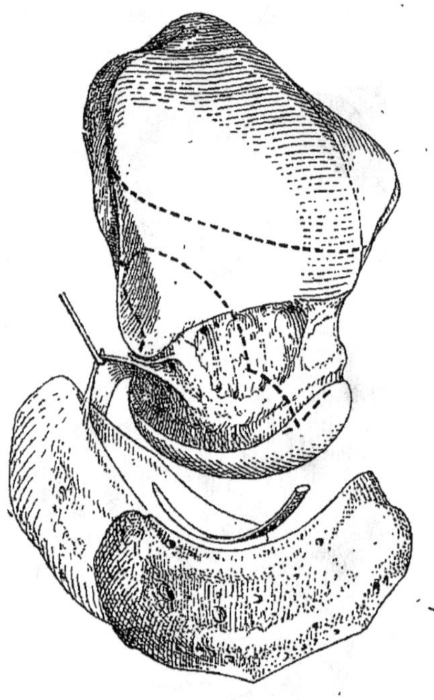

Fig. 684. — L'astragale et le scaphoïde gauches vus à pic. — Des lignes pointillées indiquent les contours des surfaces articulaires sous-astragaliennes qui reposent, derrière et devant le tunnel, sur le corps et sur le sustentaculum du calcanéum.

Sur le col, encadrant la fossette criblée sus-cervicale, se voit le collier, se partageant en dehors pour laisser libre le contact du joug annulaire, s'élargissant et reculant en dedans où l'on voit trace de l'insertion de la capsule tibiale et une partie de la capsule astragalo-scaphoïdienne érignée. Celle-ci incarcère une grande partie du col sur laquelle les mouvements forcés tendent à pousser le scaphoïde.

En dedans et en dessus, la même ligne, le même collier, sert aux attaches des deux capsules. En dehors, au contraire, il y a séparation : la capsule tibiale recule vers le cartilage de la trochlée et la trace de son insertion est à peine visible ; pour la capsule scaphoïdienne au contraire, le collier continue à longer à brève distance le bord du cartilage céphalique et prend un relief tel que l'on devine l'existence non plus d'une simple capsule, mais d'un véritable *ligament dorsal externe astragalo-scaphoïdien* : c'est un organe important. De la séparation des insertions capsulaires en dehors, il résulte que le bord externe du col astragalien, bord assez long, est libre dans l'intervalle : libre et poli par le frottement de la bande profonde du ligament annulaire (deuxième organe important) (fig. 695 à 698) qui monte du calcanéum au tibia et au scaphoïde, jugulant l'astragale sur son passage. — Enfin, la figure 684 nous rappelle que la trochlée astragalienne, plus étroite et plus basse en arrière qu'en avant, favorise l'extension du pied, c'est-à-dire l'équinisme physiologique.

Les figures 685 et 686 représentent, vues d'avant, les têtes du calcanéum et de l'astragale, les pieds étant supposés à l'appui sur un plan horizontal.

La tête du calcanéum est décidément creusée en gouttière spiroïde oblique en bas et en dedans : le cuboïde est adapté à cette forme comme la coronoïde cubitale à la trochlée de l'humérus.

L'astragale offre au scaphoïde une surface convexe condylienne, c'est-

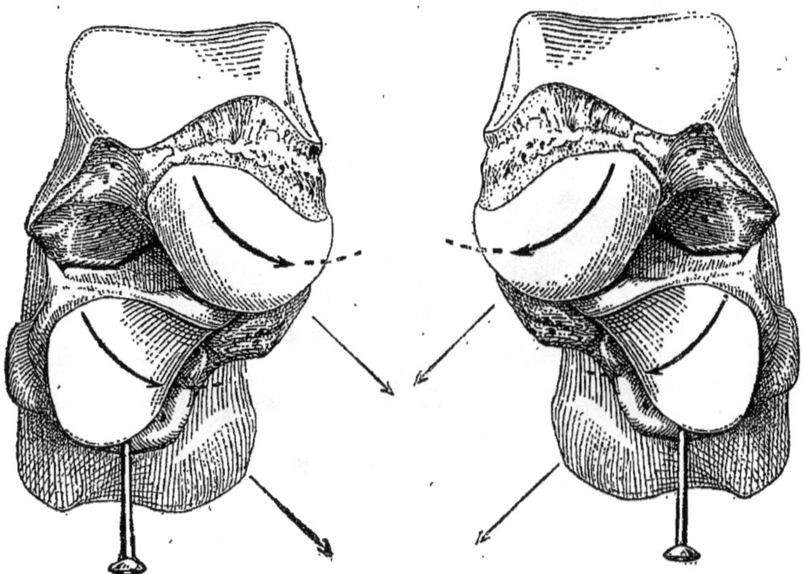

Fig. 685. — Pied droit. Fig. 686. — Pied gauche.

L'astragale au repos sur le calcanéum. Vues de face après ablation de l'avant-pied.— Attitude de la station verticale (V. l'épingle) d'aplomb sur les deux pieds. On ne voit rien de la grande surface sus-calcanéenne, l'apophyse externe de l'astragale la couvre jusqu'en bas sur le sol de l'entrée du tunnel. — La tête ou *condyle* de l'astragale est nettement interne relativement à celle du calcanéum qui est une *trochlée*.

Le grand axe du condyle astragalien qui indique la trajectoire du scaphoïde semble parallèle à la trochlée, trajectoire du cuboïde ; tous deux se dirigent en bas, en dedans, en arrière, en haut, en pas de vis (flèches courbes), ou plus simplement, en raison de la faible étendue des surfaces, en bas et en dedans (flèches droites).

à-dire oblongue, également dirigée en bas et en dedans, comme la gorge du calcanéum. Du côté interne la surface se relève : en vérité le trajet du scaphoïde est bien une spire, mais sans obstacle et par conséquent plus étendue que celle du cuboïde. Pour le moment, je m'en tiens aux choses simples et dis que les têtes de l'astragale et du calcanéum sont faites pour permettre aux os antérieurs la flexion et l'adduction, la *flexion oblique* en dedans.

C'est encore le pied normal que représente la figure 687. Vous reconnaissez bien le profil externe : l'astragale n'a pas bougé. Le calcanéum, poussé peut-être par le tendon d'Achille, s'est avancé sous l'astragale. En s'avançant, il a dû s'abaisser, puisqu'il est obligé de glisser sous la surface astragalienne inclinée. Ce qu'on voit du ligament interosseux s'y est prêté en se redressant jusqu'à tension complète.

Donc, pour le calcanéum, marche en avant et abaissement. Mais la brièveté de la partie interne du ligament interosseux n'a rien ou presque rien permis de cet autre côté ; aussi le calcanéum n'a-t-il pu faire avancer

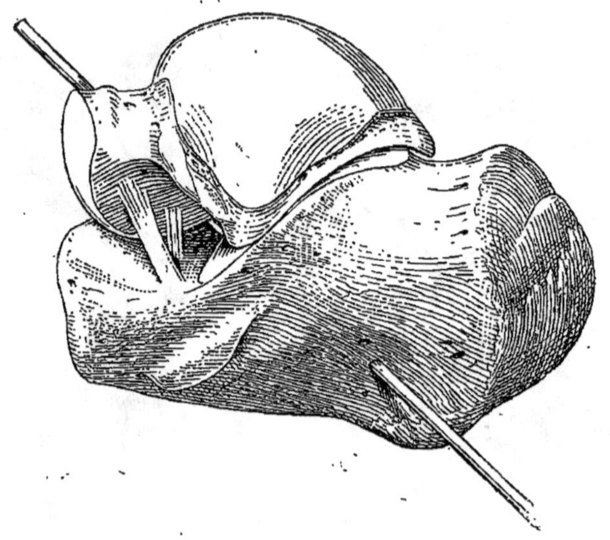

Fig. 687. — Profil externe, côté gauche. Broche figurant l'axe du mouvement du calcanéum sous l'astragale ; on l'aperçoit passant au fond du tunnel, là où les courts ligaments créent un point fixe. Le calcanéum poussé n'a pu avancer que son flanc externe, en l'abaissant sous la surface inclinée du corps de l'astragale immobile ; on voit que les deux surfaces ne se correspondent plus, que les faisceaux interosseux externes se sont redressés. Ce mouvement équivaut à la rotation autour de l'axe figuré ; il porte la grande apophyse *en bas*, en avant et *en dedans*, la tubérosité plantaire postérieure interne *en haut*, en arrière et *en dehors*.

sa face externe, celle que nous voyons, qu'en pivotant comme un bateau qui vire tête proue en dedans, talon poupe en dehors, ni l'abaisser, cette face externe, qu'en l'inclinant comme le flanc d'un bateau qui roule. Le calcanéum droit s'incline sur tribord, le gauche ici représenté sur bâbord : tous deux virent en dedans.

Les conséquences seront mieux vues sur les figures suivantes.

Les figures 688 et 689, 690 et 691, représentent, vues d'avant, les surfaces articulaires médio-tarsiennes postérieures des deux pieds. 1° En dessus, l'astragale, les flancs serrés dans la fourche tibio-péronière, montre sa facette condylienne frontale sur laquelle la flèche indique le commencement de la trajectoire du scaphoïde attiré dans la flexion oblique interne. Rien ne change pour cet os dans aucun des quatre dessins, non

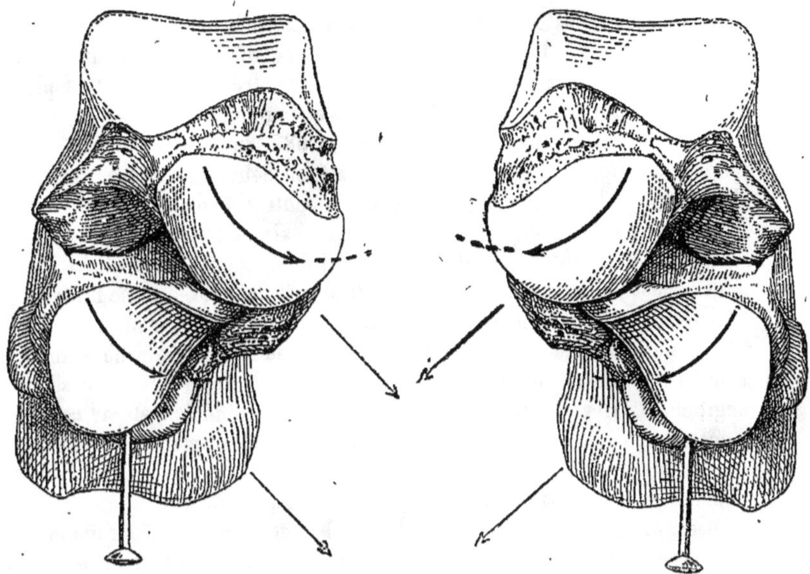

Fig. 688. — Pied droit. Fig. 689. — Pied gauche.
Calcanéum sous l'astragale, homme debout immobile.
Trajectoires des os tarsiens antérieurs, scaphoïde et cuboïde, parallèles.

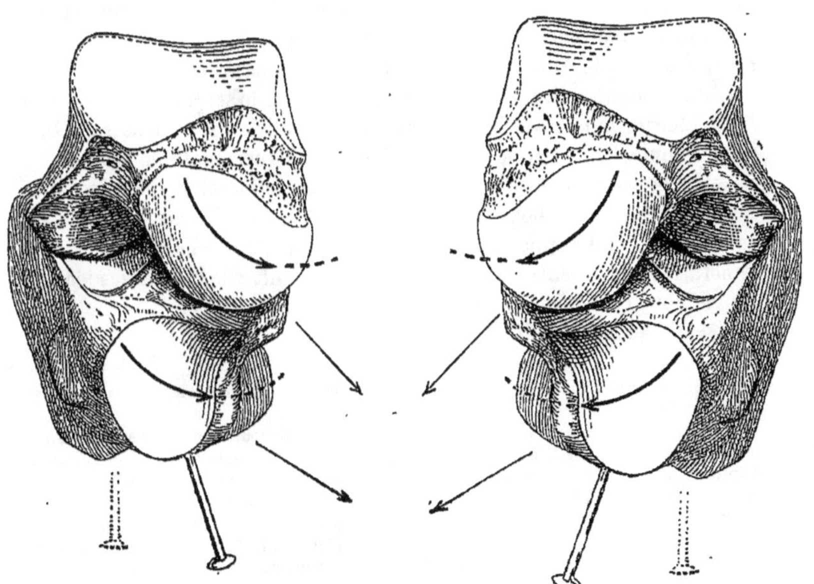

Fig. 690. Fig. 691.
Voy. ci-contre, p. 845, la légende explicative de ces deux dernières figures.

plus que pour le calcanéum dans les deux premiers (fig. 688 et 689).

2° Au contraire, sur les deux derniers (fig. 690 et 691), le calcanéum ayant viré et roulé comme il vient d'être dit et démontré, a porté sa tête plus en avant et plus en dedans qu'elle n'était, et augmenté l'inclinaison de sa trochlée. Ce ne sont plus les figures 688 et 689 du haut de la page. On aperçoit maintenant le talon qui s'est jeté en dehors et relevé; sa face externe est inclinée; le bas, le pied de la pente articulaire qui supporte l'astragale, s'est découvert, vous le voyez. Mais le fait important c'est: l'*avancement*, l'*adduction* et l'*inclinaison* de la gorge ou trochlée dans laquelle joue le bord externe du pied solidaire du cuboïde, comme l'interne solidaire du scaphoïde joue sur le condyle astragalien. Ce mouvement du calcanéum pousse le bord plantaire externe sous le bord interne comme pour faire un cornet avec la plante qui se plie et se creuse d'un sillon longitudinal. Il y a *enroulement*, *volutation*, *supination* et par conséquent un peu plus que la flexion-adduction, que la simple flexion oblique interne que nous avions supposée d'abord.

Jamais je n'aurai trop de moyens de démonstration.

Voyez, p. 846, vu de face (fig. 692), un bas de jambe dont la tranche de l'avant-pied coupé en arrière de la racine des orteils se montre sous deux aspects différents.

Au-dessus, le pied a sa forme de la station debout, la plante est plane et horizontale comme si elle touchait le sol; au-dessous il a pris celle du varus physiologique, de cette flexion avec adduction et supination qui résulte des mouvements combinés du scaphoïde devant l'astragale, du cuboïde devant le calcanéum et du calcanéum sous l'astragale.

D'abord, c'est-à-dire au début du mouvement, le scaphoïde gouverne le bord interne, le cuboïde le bord externe, parallèlement, dans le même sens, comme l'appareil idéal de la figure 693 représenté en haut (C S). Ensuite, le calcanéum intervenant modifie la position et la direction relatives de l'axe de la flexion-adduction cuboïdienne (C″ au lieu de C′) : cette adduction devenue prédominante tend à porter le bord externe sous le bord interne, à enrouler le pied comme le fait, sur l'appareil idéal, la tringle dont l'articulation a été modifiée dans son lieu et dans son inclinaison (C″ au lieu de C′).

Fig. 690 et 691. — L'astragale est resté immobile entre les malléoles comme dans les fig. 688 et 689, superposées.

Le calcanéum a *viré*, *roulé* et *tangué* sous la poussée du tendon d'Achille, ou la remorque du scaphoïde tiré par le jambier postérieur. L'épingle a quitté la situation pointillée et n'est plus verticale; la face externe inclinée est devenue visible; le bas de la grande facette sous-astragalienne s'est découvert dans sa partie externe avancée. Enfin, la tête du calcanéum, la trochlée, dans laquelle le cuboïde subit la flexion oblique (flexion-adduction), s'est portée en avant et en dedans sous le condyle astragalien et s'est inclinée davantage vers l'horizontale. Ainsi le bord externe du pied, gouverné par le cuboïde, va subir une flexion oblique plus accentuée que celle du bord interne, il sera chassé sous celui-ci, d'où l'enroulement, la volutation. Les flèches et les trajectoires ont perdu leur parallélisme.

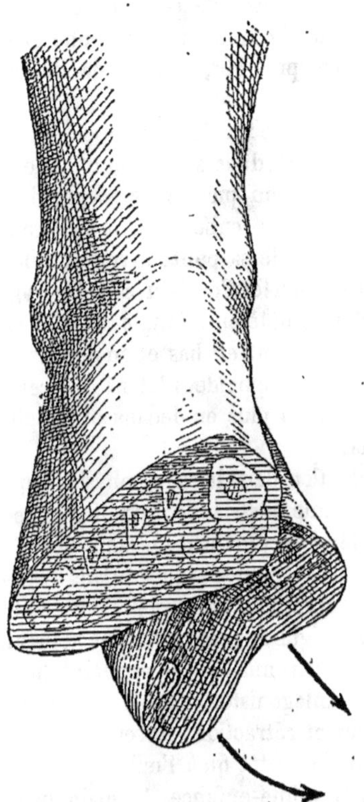

Fig. 692. — Avant-pied droit tranché 1° au repos, — 2° en flexion-adduction. Supination produite par l'intervention du calcanéum qui, poussant le bord externe en avant et augmentant l'obliquité de la gouttière où joue le cuboïde, détermine l'enroulement exprimé par la flèche courbe et le sillon longitudinal du tégument plantaire.

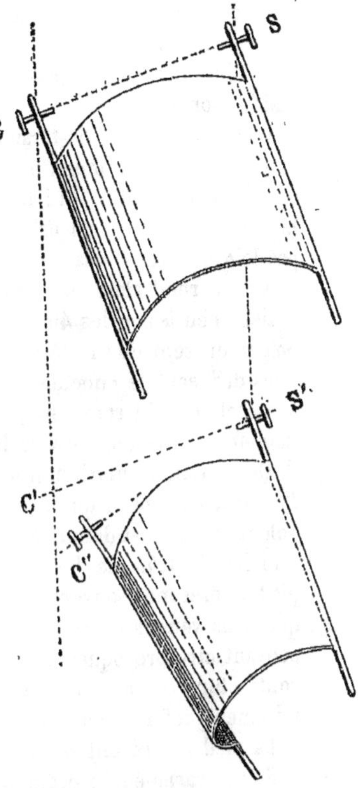

Fig. 693. — Appareils de démonstration en carton monté sur tringles, représentant le dos du pied et ses bords. — En haut, les deux tringles fixées sur un même axe, sont parallèles. — En bas, la tringle cuboïdienne, au lieu d'être montée en C' sur l'axe C'S', l'est sur l'axe C'' plus incliné, d'où l'enroulement imposé au carton flexible.

Ayant bien compris la nature du mouvement, il nous reste à déterminer approximativement son étendue à l'état normal. Considérable chez l'enfant, elle décroît avec l'âge et varie beaucoup d'un individu à l'autre.

J'ai là un pied régulier d'enfant de 8 ans, j'en obtiens facilement un varus physiologique de 90°.

Déjà l'articulation tibio-astragalienne me donne une adduction très notable. Chez l'adulte, la face interne de l'astragale seule joue un peu d'avant en arrière et *vice versa* sur la malléole correspondante. Chez l'enfant l'astragale avance et recule entre les malléoles, en dehors et en dedans, plus même en dehors qu'en dedans. De sorte que si l'on incline l'avant-pied en dedans, l'astragale recule relativement à la malléole tibiale, avance relativement à la malléole péronière, c'est-à-dire tourne dans la mortaise, pivote sur un axe longitudinal comme est la jambe et permet une adduction qui approche de bien près 30°, le tiers de 90; c'est de l'adduction pure.

L'articulation médio-tarsienne, avant que le calcanéum momentanément maintenu ne s'en mêle, ne donne guère dans sa flexion oblique que 15 ou 20° d'adduction. Oh ! le bord interne du pied et le scaphoïde iraient bien au delà, mais cet os-ci est enchaîné au cuboïde dont l'éperon ne va pas loin en dessous sans heurter le fond de sa petite arrière-cavité.

Si l'on rend alors au calcanéum la liberté d'évoluer sous l'astragale, on obtient peu à peu les 40 ou 45° qui complètent l'angle droit : avec les doigts, on sent que la tête calcanéenne vient en bas et en dedans, suivant mais dirigeant le cuboïde ; par suite, le scaphoïde, n'étant plus retenu par son acolyte qu'il remorque, va de plus en plus en dedans et sa tubérosité commence à remonter vers le tibia.

On le voit, le maximum de l'adduction dans le varus physiologique chez l'enfant, maximum que la main, comme aussi la contraction musculaire volontaire, fait et défait, est considérable, plus considérable que l'adduction *irréductible* de beaucoup de varus pathologiques. Dans ceux-ci, le pied se présente souvent avec une déviation moyenne d'environ 90°. Ce que nous venons de voir sur le pied régulier prouve qu'une telle attitude pouvant être provoquée par la contraction musculaire et maintenue par la contracture (ou par la paralysie des antagonistes), n'implique pas nécessairement déformations squelettiques et rétractions fibreuses.

Le pied bot récent se juge à la main plutôt qu'à l'œil.

Sur le varus-équin ordinaire de la prime-enfance, la main peut diminuer et augmenter la difformité incomparablement plus que chez l'adulte, dont les articulations ont beaucoup perdu de leur mobilité initiale. Eh bien, tel pied bot d'enfant, si mobile qu'il subit quelquefois une excursion de 90° en revenant du maximum au minimum de déviation, est cependant grave, si ce minimum, rebelle à la réduction par la main, reste encore à 45 et même à 30° : les déformations squelettiques y sont déjà considérables.

Quels sont les muscles producteurs du varus physiologique, c'est-à-dire ceux qui tirent l'avant-pied en dedans et chassent le calcanéum en avant?

Tous les chirurgiens connaissent l'action prépondérante du jambier postérieur. Le jambier antérieur, le tendon d'Achille, les fléchisseurs longs, les plantaires ne sont que des adjuvants.

Les antagonistes sont les péroniers court, long, antérieur, principalement le premier.

Tout le monde comprend comment un pied bot (d'abord et longtemps réductible) peut s'établir par contracture des uns, paralysie des autres ou par simple *rupture de l'équilibre musculaire.*

Avant d'aller plus loin, je désire montrer l'intérieur des articulations tarsiennes postérieures à l'état frais. La figure 694 a été faite pour cela : je vous prie d'avoir la patience de l'examiner et de lire en même temps sa légende.

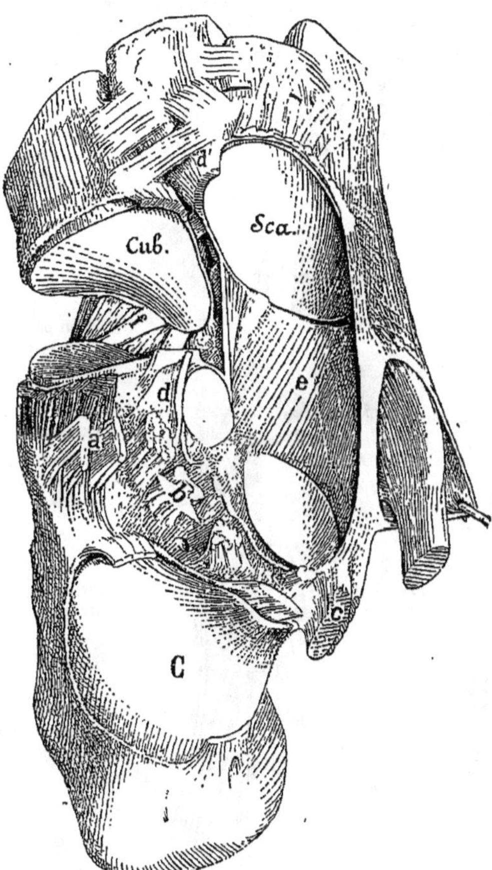

Fig. 694. — Tarse gauche d'un enfant de 8 ans vu à pic après enlèvement de l'astragale et élongation hypothétique des ligaments conservés entre le calcanéum C et les os antérieurs : *Cub*, cuboïde et *Sca*, scaphoïde.

C, surface pour le corps de l'astragale, trochlée conique ; autour se voit l'insertion de la capsule de cette articulation avec trois renforcements ou ligaments, postéro-interne, antéro-externe, enfin antéro-interne, seul résistant. — En dehors et en arrière, la capsule s'insère à plusieurs millimètres du contour cartilagineux, ce qui fait préjuger que le glissement des deux os sera marqué de ce côté.

a, piliers du lig. annulaire et origines du m. pédieux. — b, indique la série ou haie principale des faisceaux interosseux qui renforcent singulièrement la mince capsule qu'on voit s'attacher derrière les facettes sustentaculaires. — c, lig. extérieur astragalo-sustentaculaire. — d, origine du lig. calcanéo-scaphoïdien couvrant celle du calcanéo-cuboïdien, tous deux faisant l'Y classique. — d', insertion de d sur le scaphoïde ; on voit autour de la glène scaphoïdienne l'insertion des autres parties du manchon fibreux. en dessus, c'est le lig. astragalo-scaphoïdien dorsal externe ; en dehors, du côté du cuboïde, c'est le lig. calcanéo-scaphoïdien intermédiaire ou cloisonnant, qui naît du calcanéum comme pour continuer la partie cuboïdienne de l'Y ; enfin, en bas et en dedans, c'est e, le fond de la cavité qui reçoit la tête de l'astragale formé par le ligam. calcanéo-scaphoïdien inférieur ou glénoïdien, avec un noyau fibro-cartilagineux biconcave correspondant au noyau du tendon jambier post. — f, faisceau court, 3ᵉ couche du grand lig. calcanéo-cuboïdien inférieur : la figure en montre un second plus court encore qui s'attache au bec cuboïdien ; sous f, on voit la 2ᵉ couche et même, à gauche, la 1ʳᵉ qui déborde la 2ᵉ en dehors. De chaque côté du ligament cloisonnant intermédiaire dont le bord plantaire est libre, on voit la frange graisseuse qui, par une fente, entre ou sort suivant les besoins de chaque articulation.

Quel rôle jouent les ligaments?

Les plantaires internes sont favorables au mouvement d'adduction et de flexion qui les relâche. Dans le pied bot, ces ligaments relâchés et au repos ne devront-ils pas s'atrophier et se raccourcir, secondairement?

Les ligaments dorsaux externes sont les freins du mouvement de flexion-adduction. Toujours en travail dans le pied bot qui marche, ne faut-il pas s'attendre à les trouver plus longs et plus forts?

De frein, le cuboïde n'a guère besoin, ayant un éperon qui arrive assez vite à toucher sous le calcanéum. Mais le scaphoïde ne va pas descendre

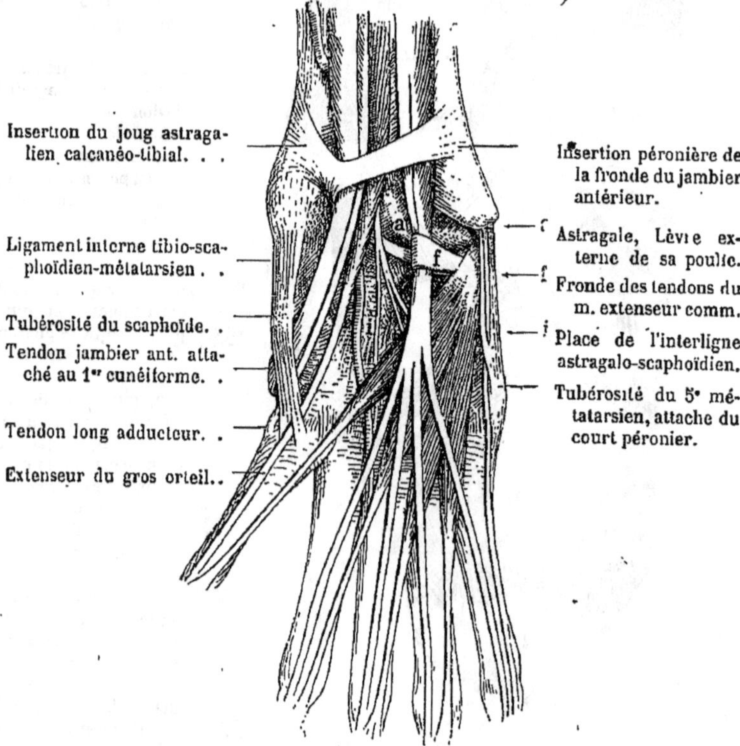

FIG. 695. — Face antérieure du cou-de-pied gauche d'un singe cynocéphale. — a, saillie de la lèvre externe de la trochlée astragalienne, entre le nerf pédieux et les tendons de l'extenseur commun, au-dessus du joug. — f, la fronde des tendons de l'extenseur commun. — i, entre l'artère pédieuse et le nerf, sur l'interligne astragalo-scaphoïdien qui est caché par un puissant ligament astragalo-scaphoïdien-cunéen-métatarsien.

puis remonter jusqu'à la malléole interne sans que rien le retienne. Le calcanéum ne poussera pas sa grande apophyse librement sous la tête de l'astragale sans tendre quelque lien fibreux.

Le scaphoïde est retenu par la capsule astragalo-scaphoïdienne dont la partie dorsale externe est très puissante et par le ligament en Y qui l'attache au calcanéum comme le cuboïde.

Le calcanéum, dans son mouvement, détend d'abord les faisceaux externes du ligament interosseux en les redressant, mais bientôt il les retend et s'enchaîne ainsi à l'astragale. En outre, né de la grande apophyse et du sol du tunnel, le ligament annulaire monte sur le col de l'astragale qu'il jugule; étalé il se partage au bord interne du tarse et au tibia C VT (fig. 697). Les fibres calcanéo-tibiales tendues sur l'astragale-chevalet entravent donc l'adduction de la grande apophyse calcanéenne.

L'astragale, entre les malléoles, est maintenu par les ligaments latéraux qui limitent la rotation en dedans et la prépulsion que le varus et l'équinisme imposent à cet os. Ce déplacement met particulièrement en jeu les faisceaux péronéo-astragaliens antérieurs.

Les ligaments dorsaux externes du cou-de-pied ont une importance insuffisamment appréciée. J'ai voulu les disséquer sur des membres très mobiles, car leur développement est en rapport avec le travail qu'ils font. L'enfant a le pied mobile, le singe encore plus. Voilà pourquoi les figures 695 et 696 représentent la face dorsale et le profil d'un pied de cynocéphale chacma. Voyez comme l'astragalo-scaphoïdien dorsal-externe y est puissant; comme la fronde de l'extenseur, *organe* qui permet au muscle péronier antérieur de lever le calcanéum en même temps que le

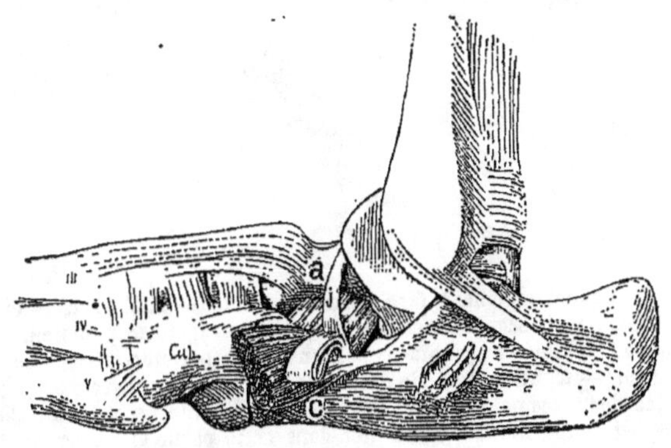

Fig. 696. — Profil externe du même pied gauche de cynocéphale. — C, la grande apophyse du calcanéum ; au-dessus, l'origine du m. pédieux sur laquelle la fronde de l'extenseur commun a été rabattue pour laisser voir j, le joug qui monte vers le tibia, sur le col de l'astragale a, où il glisse devant la trochlée. — De a à III, ligament astragalo-scaphoïdien-cunéen-métatarsien. — Dans le tunnel, puissant lig. interosseux.

métatarse, est belle et distincte (f, 695). Voyez aussi la couche profonde de l'annulaire, le beau petit ruban calcanéo-tibial qui jugule si bien l'astragale (j, 696).

Sur la figure 697 (enfant d'une dizaine d'années) tous ces ligaments se retrouvent. Et le pied bot invétéré de la figure 698 les montre allongés et *hypertrophiés*. D'autres particularités y sont à signaler (v. p. 852 et lire lég.), telle la plaque osseuse du joug astragalien, telle l'articulation scapho-tibiale rendue bicavitaire par la partie interne du ligament deltoïdien qui a suivi son insertion scaphoïdienne et s'est pincée en disque interarticulaire.

En voilà assez pour qui a voulu étudier les figures. Mon lecteur, fût-il au début de ses études, va comprendre sans difficulté la genèse des défor-

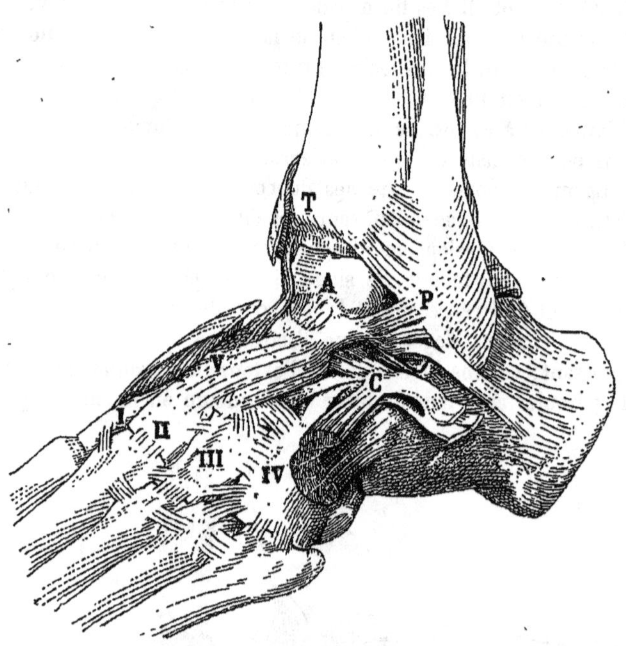

Fig. 697. — Pied gauche d'enfant, face dorsale externe. — **I, II, III**, les cunéiformes ; **IV**, le cuboïde ; **V**, le scaphoïde caché par le lig. astragalo-scaphoïdien. — **A**, poulie de l'astragale ; **T**, tibia ; **P**, péroné avec beaux ligam. péronéo-astragalien ant. et péronéo-calcanéen. — **C**, calcanéum, le dessus de la grande apophyse d'où partent : le m. pédieux, les deux ligaments dits **Y**, les faisceaux de l'interosseux, enfin les piliers de l'annulaire ici coupé et rabattu ; on voit dans cette partie **C** renversée en dehors, la fronde de l'extenseur commun et les origines des deux couches qui aboutissent : au tibia en dedans de **T**, au bord interne du pied en dedans et au-dessus de **V** et de **I**.

mations, l'anatomie pathologique des os du pied bot commun, du varus équin, et par conséquent la nature, le lieu et l'étendue des suppressions nécessaires à une rectification parfaite et immédiate.

Donc c'est du *Varus Équin* que nous allons nous occuper. Pour préciser davantage, ajoutons que nous n'aurons en vue que le pied bot *invétéré*, à déformations osseuses, du jeune ou de l'adulte, c'est-à-dire le varus équin qui exige une intervention sanglante, soit sur les parties molles, soit sur les parties dures, soit à la fois sur les unes et sur les autres.

Les déformations squelettiques sont ordinairement remédiables chez le nouveau-né et le tout jeune enfant; aussi, pendant les premières années

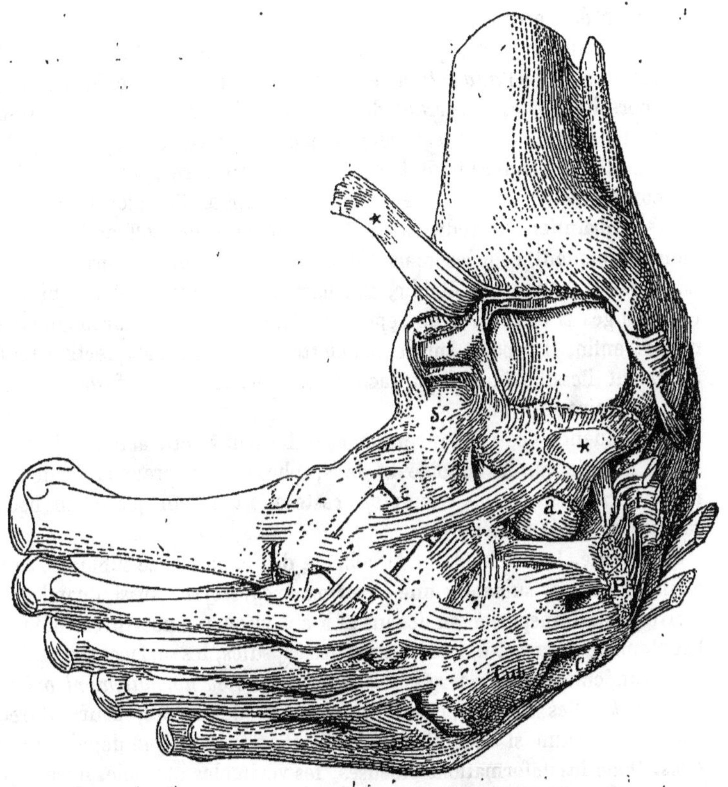

Fig. 698. — Pied bot gauche, varus équin disséqué. Capsules articulaires fenêtrées pour montrer les surfaces articulaires. On voit notamment les têtes *a* de l'astragale et *c* du calcanéum, en partie abandonnées par les os scaphoïde *s* et cuboïde *Cub*, sur lequel les deux derniers métatarsiens sont aussi subluxés. P, origine du m. pédieux.

Le scaphoïde est appliqué au côté interne du col de l'astragale ; sa tubérosité *s* toucherait la malléole tibiale *t* si le ligament latéral interne dit tibio-calcanéen-glénoïdien-scaphoïdien n'était interposé, comme les disques ou ménisques interarticulaires : un morceau en a été excisé pour montrer la malléole *t* à nu. Il y a donc deux cavités : le couvercle de la superficielle est formé par la gaine du jambier postérieur caché sous la plante (cavité scapho-méniscale) ; le fond de la profonde par la mince capsule tibio-astragalienne et la malléole (cavité tibio-méniscale).

Tous les ligaments dorsaux mis en jeu par la difformité, le péronéo-astragalien antérieur, le calcanéo-cuboïdien dorsal externe, le calcanéo-cuboïdien-scaphoïdien dit Y, l'astragalo-scaphoïdien ici deux fois fenêtré, sont épaissis. De même l'annulaire a ses racines *f* nombreuses et solides; son faisceau profond, large et fort, jugulait l'astragale au point d'y avoir poli une large surface* à l'aide d'une petite rotule osseuse que l'on voit* sous ce faisceau calcanéo-tibial coupé et relevé.

de la vie, plusieurs chirurgiens se contentent-ils d'agir sur les parties molles rétractées, par ruptures manuelles ou instrumentales, par petites sections, les unes et les autres suivies de rectification et d'action mécanique prolongée. Avec du temps et du zèle, cela suffit pour que le squelette pousse droit, pour que la difformité cartilagineuse, au lieu de se consolider ou de s'accentuer, disparaisse.

On le comprend : ces parties molles rétractées qui tirent l'avant-pied dans la *flexion* et l'*adduction*, entr'ouvrent l'interligne médio-tarsien du côte dorsal externe, le serrent du côté plantaire interne. De ce côté-ci, la croissance des cartilages est ralentie par la pression réciproque ; de ce côté-là elle se fait librement. Les sections, les ruptures, permettent d'abord le redressement du pied et ensuite, point capital, l'emploi d'un appareil. Celui-ci maintient le redressement malgré le retour offensif des parties momentanément coupées mais tôt cicatrisées ; il donne aux adhérences salutaires le temps de s'établir, aux ligaments et aux tendons qui avaient été allongés la possibilité de reprendre leur tension et leur longueur normales ; enfin, il produit sur le squelette un double effet rectificateur en entravant l'ossification sur la face dorsale externe et la favorisant sur la face plantaire interne.

Si l'influence des parties rétractées se bornait à cette action déformante, les os antérieurs, le cuboïde et le scaphoïde (en prenant l'articulation médio-tarsienne comme exemple), resteraient à leur place, au bout du calcanéum et de l'astragale.

En réalité, le scaphoïde et le cuboïde dès la naissance subluxés, comme d'autres encore, subissent une *luxation progressive*. Aussi, quand ils sont arrivés à se transporter en dedans et à s'y créer une néarthrose définitive, l'anatomiste trouve-t-il, à l'intérieur des capsules, les surfaces astragalienne et calcanéenne qu'ils devraient couvrir, libres et *normalement orientées en avant* ; elles sont dépolies, tôt ou tard, déformées, pourtant reconnaissables comme si elles n'avaient été abandonnées que depuis quelques mois. Donc les déformations osseuses, les véritables atrophies mises à part, ne sont pas ordinairement primitives, spontanées, causales. Les luxations progressives du pied bot pouvant naturellement se reproduire après une cure trop tôt interrompue, il ne suffit pas de rectifier le squelette, il faut en outre mettre et maintenir les parties molles, qui ont certes un pouvoir déformateur considérable, dans l'impossibilité de recommencer. Aucune réduction persistante de pied bot invétéré n'étant possible avant la correction du squelette, je vais d'abord demander les principes de cette rectification à l'ostéologie pathologique, et diviser la question, car : l'*Équin* est le fait de l'articulation *tibio-tarsienne* ; le *Varus*, des *médio-tarsiennes*.

1° Équinisme. — J'ai sous les yeux un pied bot complexe commun, un vulgaire varus équin invétéré. Il est disséqué, réduit aux os et aux ligaments : pourtant l'équinisme reste irréductible ; je ne puis fléchir cette articulation tibio-astragalienne dont les mouvements sont du reste peu étendus et qui se tient dans l'hyperextension. Pourquoi ne puis-je la fléchir ?

La partie antérieure du corps ou poulie de l'astragale, celle que la chape tibio-péronière n'a jamais embrassée ni couverte ou qu'elle ne couvre plus depuis longtemps, est devenue *trop large* pour l'écartement des malléoles, et *trop haute* pour la longueur des ligaments. Trop large, car devant le péroné rejeté en arrière, une saillie, le tubercule qu'a incriminé et attaqué Ch. Nélaton, arrête le bord antérieur de la malléole péronière, lorsqu'on cherche à fléchir le pied. Trop haute, parce que devant la partie postérieure écrasée, atrophiée par la pression du tibia, la poulie se relève et s'étale formant une légère marche transversale souvent inappréciable, mais néanmoins suffisante pour arrêter ou gêner le bord antérieur de la mortaise tibiale sollicité de venir à la place qu'il devrait occuper en avant.

Sur plusieurs figures qui représentent des astragales d'équin compliqué de varus, comme la précédente 698 et la suivante 699, on verra ce qui

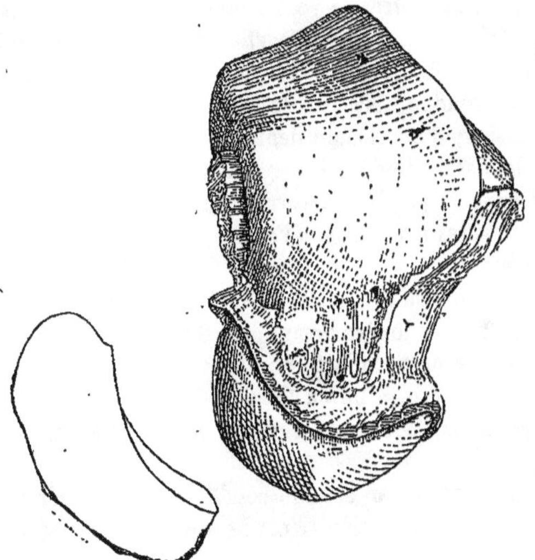

Fig. 699. — Face dorsale d'un astragale gauche d'enfant extirpé d'un varus équin avec l'esquisse d'un scaphoïde dessiné à distance mais dans l'attitude où il était.

Du collier qui entoure le col on voit se détacher la capsule astragalo-scaphoïdienne très forte, épaissie, dans sa partie dorsale externe.

La tête est nettement divisée en deux territoires, l'un frontal, c'est-à-dire tourné en avant comme à l'état normal, non encore dépoli quoique abandonné par le scaphoïde ; l'autre, étendu par le frottement de cet os jusque sur la face interne du col, est antéro-interne, plus interne qu'antérieur. La trochlée est de même partagée en deux parties : la postérieure seule supportait la pression des os de la jambe ; l'antérieure est couverte de filaments arachnoïdiens qui la font adhérer à la capsule antérieure forte et distendue. Celle-ci présente ses attaches ordinaires au collier qui cernent la fosse criblée sus-cervicale et rejoignent en dedans et en dehors les ligaments latéraux. Sur le bord externe du col, une surface polie * témoigne de l'existence d'un joug assez puissant. Aux débris ligamenteux qui se voient devant le tubercule prémalléolaire externe, on reconnaît l'hypertrophie ordinaire du ligament péronéo-astragalien antérieur.

appartient à l'équinisme : 1° la division de la trochlée en deux territoires, l'un postérieur, bas, étroit, poli, sur lequel reposait le tibia, l'autre antérieur, haut, large, inégal, adhérent plus ou moins à la capsule, abandonné depuis longtemps ; 2° l'exubérance latérale externe prépéronière, cale infranchissable couverte par les faisceaux péronéo-astragaliens antérieurs allongés et hypertrophiés dès le jeune âge.

Cela étant, et cela est, même chez l'adolescent et chez l'enfant, après quelques années de station debout : coupez le tendon d'Achille et tous ceux que vous voudrez, si vous n'allongez pas les ligaments latéraux, si vous ne donnez pas aux malléoles la possibilité de s'écarter, si vous ne détruisez pas les courtes adhérences postérieures tibio- et péronéo-calcanéennes, la partie antérieure du corps de l'astragale mettra à la correction de l'équinisme deux obstacles invincibles : le tubercule externe et la barre dorsale qui calent, l'un le péroné, l'autre le tibia. Il y a des pieds bots prononcés avec des os à peine déformés ; mais j'ai vu l'ébauche de ces obstacles sur l'astragale cartilagineux du nouveau-né et du fœtus.

Vous devinez que les chirurgiens se sont partagés : les uns préconisant l'*extirpation* de l'astragale, les autres sa rectification qui, pour être complète, consisterait à *rétrécir* et à *abaisser* la partie antérieure de la poulie.

2° Varus. — La face externe du corps de l'astragale de ce pied bot mixte, varus équin, a été rendue libre par le recul de la malléole péronière, résultat de l'extension, d'un certain degré de torsion et de rotation des os de la jambe et de l'adduction de l'avant-pied. La face interne du col de l'astragale a été envahie par la tubérosité du scaphoïde amené et poussé par des forces puissantes agissant sur l'avant-pied. La surface articulaire de la tête de l'astragale a dû s'étendre, se modeler peu à peu et devenir interne d'antérieure qu'elle était. Cette tête regarde encore en avant par sa facette articulaire primitive depuis longtemps abandonnée en grande partie ; néanmoins, de prime abord, on dirait qu'elle s'est inclinée en dedans, sur son épaule interne, à 60 ou 90 degrés, étirant son col en dehors, l'effaçant complètement en dedans. C'est une apparence qui a trompé bien des gens !

Cette déformation de l'astragale qui semble coudé en équerre n'a rien à voir avec l'équinisme. C'est l'adduction, c'est le varus, qu'elle produit

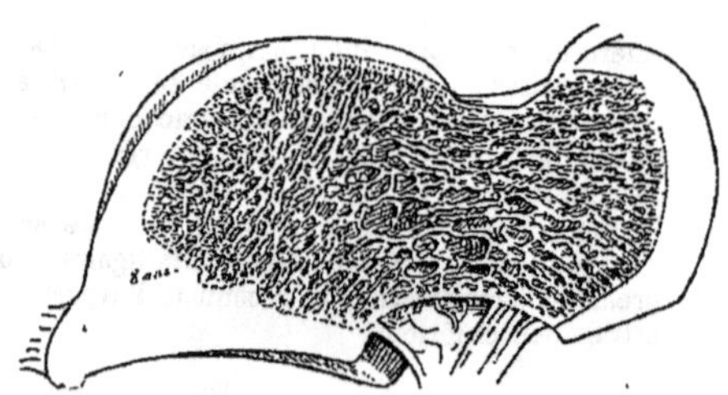

Fig. 700. — Astragale régulier d'un enfant de 8 ans, coupe sagittale. On voit que la croissance de l'os ne se fait plus d'une façon active qu'à la surface postéro-inférieure du noyau osseux, nettement mamelonnée.

et entretient, après que la surface articulaire a été détournée et modelée par le scaphoïde et les ligaments dorsaux externes.

Je dis modelée par le scaphoïde, car incriminer la spontanéité, le caprice morphologique de l'astragale, est une hypothèse classique difficile à qualifier. Dans toutes les figures ci-jointes, vous verrez que la capsule astragalo-scaphoïdienne contient la partie frontale abandonnée de la tête articulaire de l'astragale. « C'est péremptoire », me disait un jeune homme

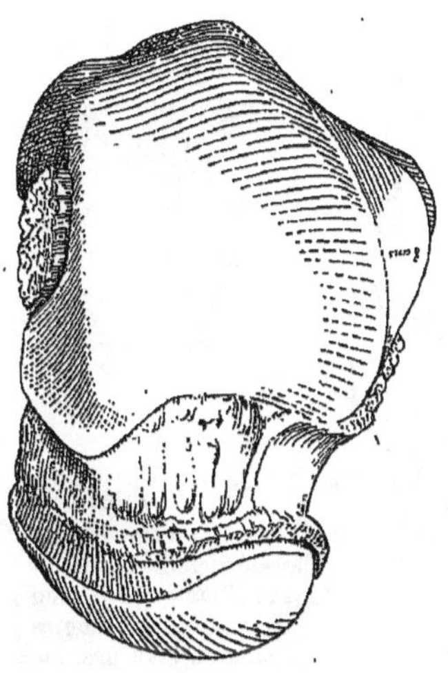

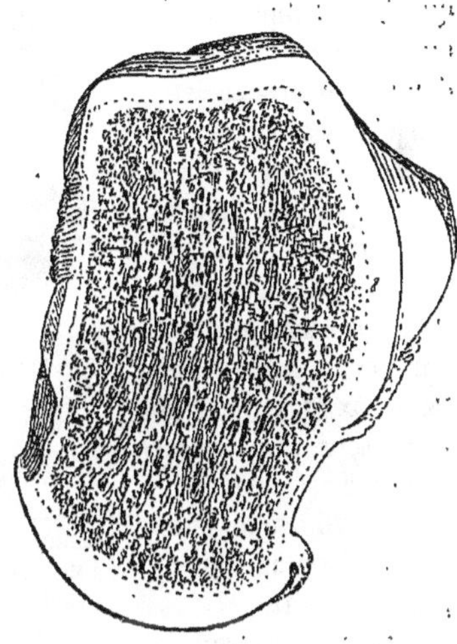

Fig. 701. Fig. 702.

Astragale gauche normal d'un enfant de 8 ans, face dorsale et coupe horizontale. Cette coupe divise le noyau osseux dans sa plus grande longueur, mais elle passe trop haut pour montrer, comme 700, que toute la queue de l'os est encore en cartilage.

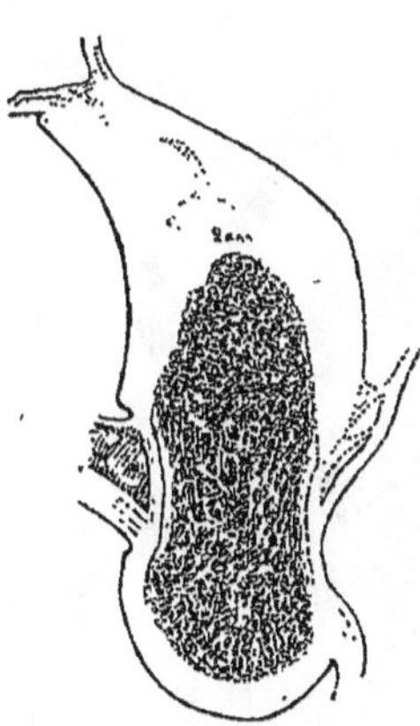

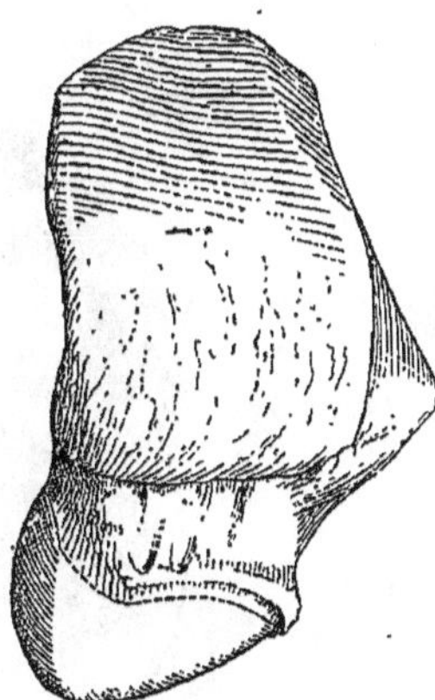

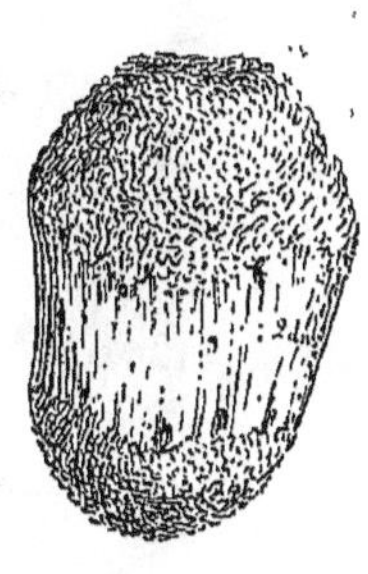

Fig. 703 Fig. 704 Fig. 705

Astragale gauche extrait d'un pied bot varus équin d'un enfant de 2 ans.

Sa coupe sagittale. Sa face dorsale. Son noyau osseux isolé.

Ce noyau coupé (703), vu à pic et isolé (705), occupe le col et se montre déjà pourvu d'une coque compacte et pas du tout tordu. Il a envahi la tête presque complètement, mais fort peu le corps même de l'os. — Sur la fig. 704, la trochlée et la face externe ont les déformations de l'équinisme et la tête la division caractéristique du varus.

à qui je montrais une pièce et une vieille figure empruntée à Gross, qui n'a pas assez publié ce qu'il sait, et non expliquée par l'emprunteur.

Il y a plus. Examinez d'abord le noyau osseux du jeune astragale normal de 8 ans représenté par les figures 700, 701 et 702.

Comparativement, grâce à Auguste Broca qui m'a fourni ces précieux matériaux, je mets sous vos yeux les figures d'astragales bots 703 à 709 que leurs légendes expliquent suffisamment.

Vous y verrez que le noyau osseux astragalien, bien qu'il occupe le col dans toute la longueur, la largeur et l'épais-

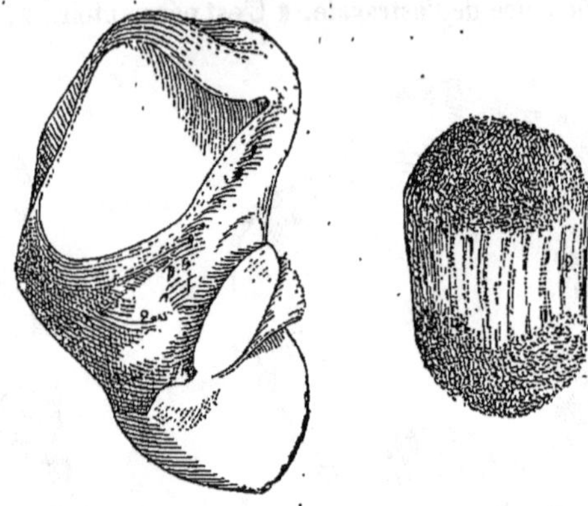

Fig. 706. Fig. 707

Le même astragale gauche bot de 2 ans vu en dessous comme son noyau osseux, non déformé, dessiné à côté. — Une cloison synoviale insérée dans le sillon qui limite en avant la surface de l'articulation sustentaculaire montre que la séquestration de cette articulation était presque complète.

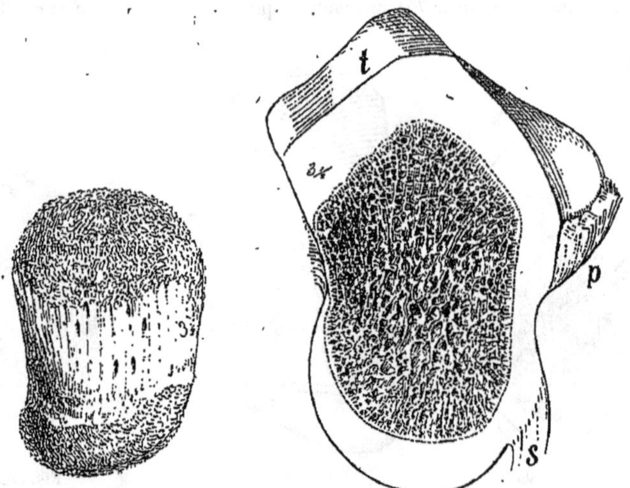

Fig. 708. Fig. 709.

Noyau osseux décortiqué vu en dessus (708) d'un astragale gauche bot de 3 ans et demi. Ce noyau, dont l'extrémité antérieure remplissait la tête très déformée, au point de n'être plus couvert que par 2 mm. de cartilage, est déformé lui-même.

Au contraire, sur la figure 709, le noyau d'un autre astragale bot de même côté et de même âge a poussé droit dans un gros corps cartilagineux pourtant bien coudé.

seur de son corset périostique, *peut pousser droit dans un cartilage déformé* et qu'il ne se déforme guère lui-même avant d'affleurer, c'est-à-dire avant d'arriver à 2 ou 3 millimètres de la surface qui subit ou qui ne subit plus l'action compressive du scaphoïde.

Comme le scaphoïde, tout le bord interne du pied prend la nouvelle

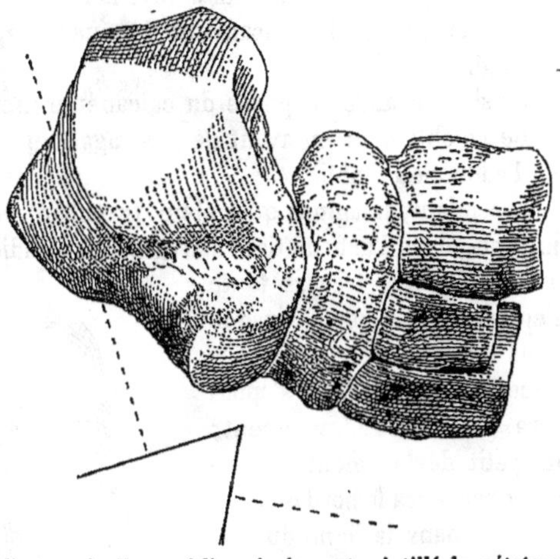

Fig. 710. — Face dorsale de l'astragale, du scaphoïde et des cunéiformes d'un *pied droit* bot varus équin invétéré de l'adulte, pour montrer les déformations de l'astragale, la subluxation scaphoïdienne qui découvre la partie frontale de la tête, la coudure du bord interne du pied qui en résulte, et l'angle du coin à enlever pour obtenir un redressement stable. Les deux côtés de cet angle, les deux traits de scie, les deux coups de ciseau, comme on voudra, sont représentés par deux lignes pleines qui doivent être et sont perpendiculaires, l'une à l'axe pointillé de l'astragale, l'autre à l'axe également pointillé du métatarse.

orientation (fig. 710). Certes les tendons, les muscles et les ligaments, adaptés à cette attitude anormale, concourent puissamment à la maintenir, après avoir concouru à la produire. Cependant, je manie en ce moment des os secs et d'autres garnis de cartilages frais, astragale et scaphoïde : j'ai beau remettre celui-ci devant celui-là, appliquer sa cavité à la facette frontale maintenant dépolie, pointue et trop petite qu'elle devrait coiffer, je sens qu'une telle réduction, si l'on arrivait à la produire, serait longtemps instable,

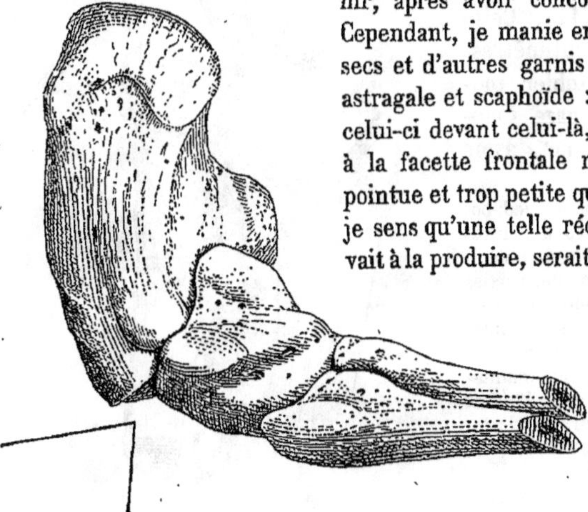

Fig. 711. — Face plantaire du calcanéum, du cuboïde et des deux derniers métatarsiens de pied bot *gauche*, pour faire voir le déplacement du cuboïde dont l'éperon use le dessous et l'avant du sustentaculum, et la coudure du bord externe du pied, dans le varus invétéré de l'adulte. Le redressement stable exigerait l'ablation du coin figuré dont les faces sont perpendiculaires, l'une à la direction du calcanéum, l'autre à la direction des métatarsiens.

car les surfaces, pourtant développées l'une pour l'autre (je répète que celle de l'astragale ne manque pas), ont cessé d'être congruentes.

En même temps que le squelette du bord interne du tarse subit cette coudure, celui du bord externe (fig. 711) s'infléchit dans le même sens; mais comme il enveloppe le premier, peut-être est-il plutôt sollicité à s'allonger qu'à se tasser. Aussi voyons-nous très souvent : col d'astragale court, apophyse du calcanéum longue; scaphoïde comprimé, cuboïde allongé.

Ainsi, la grande apophyse du calcanéum incurvée en dedans et en bas, saille notablement en avant de l'astragale et met obstacle à la correction de l'adduction établie.

Cependant, imaginez qu'à plein tranchant vous êtes entré, par le côté interne, dans l'articulation astragalo-scaphoïdienne d'abord, et que vous avez pénétré, à travers toute l'épaisseur du pied, jusque dans l'articulation calcanéo-cuboïdienne : rien ne s'opposera plus au redressement; un petit déplacement du cuboïde remettra le bord externe du pied dans la ligne du calcanéum si long qu'il soit. Oui; mais du côté interne où tout s'était tassé, raccourci, quel vide entre l'astragale et le scaphoïde! (fig. 712). Cette béance de trois centimètres, que l'on a pu combler momentanément de gaze iodoformée, n'a et ne peut avoir

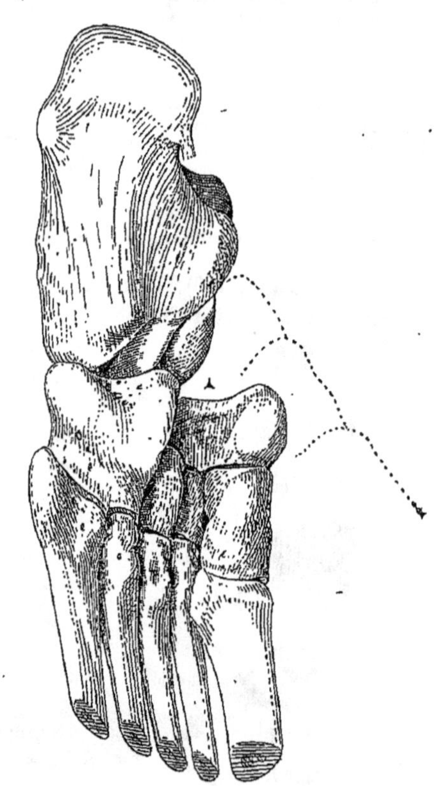

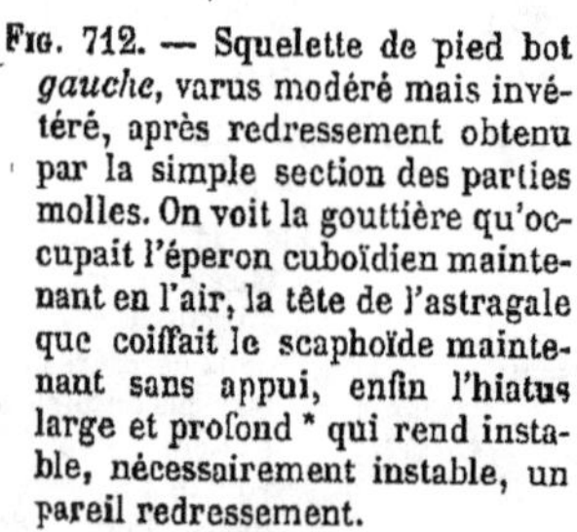
FIG. 712. — Squelette de pied bot *gauche*, varus modéré mais invétéré, après redressement obtenu par la simple section des parties molles. On voit la gouttière qu'occupait l'éperon cuboïdien maintenant en l'air, la tête de l'astragale que coiffait le scaphoïde maintenant sans appui, enfin l'hiatus large et profond * qui rend instable, nécessairement instable, un pareil redressement.

d'autre remède que la résection d'une longueur égale de squelette externe alccanéo-cuboïdien. Ainsi, seulement ainsi, serait corrigée l'adduction.

Malheureusement l'adduction du varus n'est pas pure : c'est de la *voiu-*

tation, comme disait Delpech ; elle n'est même que le résultat de la flexion oblique médio-tarsienne et de la torsion ou supination, comme sur un pied normal; et c'est pour cela que j'en ai tant dit sur celui-ci. La différence consiste en ce que la flexion et la torsion qui engendrent l'adduction sont permanentes sur le pied bot et à un degré tel que certains malades ont le gros orteil près du tibia.

Rappelez-vous le pied régulier, physiologique.

J'ai représenté plus haut l'état normal des têtes du calcanéum et de l'astragale sur lesquelles se meuvent les deux os qui portent l'avant-pied, c'est-à-dire le scaphoïde et le cuboïde.

Le scaphoïde concave placé comme une calotte devant le condyle céphalique astragalien, glisse *en bas* et *en dedans* suivant une trajectoire légèrement spiroïde qui relèverait la tubérosité et la conduirait vers la malléole tibiale, si le mouvement dépassait ses limites physiologiques, comme cela arrive dans le pied bot varus.

De même le cuboïde dont la surface en selle est adaptée à la trochlée calcanéenne, pousse son pommeau ou éperon en bas et en dedans, dans un vide ménagé sous la grande apophyse. Si le mouvement allait plus loin, et c'est ce qui arrive dans le pied bot, l'éperon remonterait jusqu'à user le dessous de la petite apophyse ou *sustentaculum tali* (lat. *talus* astragale) comme la tubérosité scaphoïdienne remonte vers la malléole interne.

Tant que le calcanéum reste dans la position où il se trouve pendant la station debout (pointe des pieds en dehors), il fait corps avec l'astragale, les surfaces articulaires des deux os se correspondent en totalité : le scaphoïde et le cuboïde se meuvent dans le même sens, chacun d'eux portant le bord du pied qu'il gouverne dans la flexion oblique en dedans, c'est-à-dire dans la flexion-adduction, sans torsion.

Mais il arrive, sous l'action du tendon d'Achille, au moindre obstacle que subit l'extension, que la tête du calcanéum est poussée sous celle de l'astragale comme elle y est tirée par le jambier postérieur. En dehors, cet os là est, du fait de l'obliquité et de la longueur du ligament interosseux, libre de se porter en avant; en dedans au contraire, il est retenu par la brièveté des fibres de ce ligament. Aussi le calcanéum chassé sous l'astragale ne peut-il obéir qu'à moitié. Il pivote donc autour du point faisant office d'axe vertical, au milieu des courtes fibres interosseuses, près de l'extrémité interne du tunnel : le talon va en dehors; la grande apophyse vient en dedans avec le cuboïde qu'elle porte et le bord externe du pied que porte le cuboïde. Le centre, point ou axe immobile, étant interne, toute la masse externe du calcanéum se déplace sensiblement. Or, en se portant en avant, la grande apophyse et la partie externe du calcanéum sont obligées de subir l'abaissement que leur impose la surface articulaire inclinée qui les surmonte, obligée elle-même de glisser en bas et en avant sous la surface également inclinée mais immobile de l'astragale. De sorte que le calcanéum dirige son apophyse cuboïdienne en dedans, comme un bateau qui vire; incline sa face externe en bas, comme un bateau qui roule. — Le jambier postérieur produit ce mouvement bien mieux encore que le tendon d'Achille.

De là résulte : 1° que la gorge articulaire dans laquelle se meut le cuboïde est transportée en dedans, ce qui exagère l'adduction du bord externe du pied et le pousse sous le bord interne; 2° que l'obliquité de cette gorge devient plus grande, se rapproche de l'horizontale, ce qui, augmentant l'obliquité de la flexion du bord plantaire externe, alors que celle du mouvement du scaphoïde sur l'astragale n'a pas changé, engendre la torsion ou supination du métatarse et des orteils quand l'avant-pied se fléchit sur l'arrière. L'examen des figures a dû rendre sensibles ces diverses variétés du mouvement physiologique de l'articulation médio-tarsienne.

Un jeune pied bot varus vivant, à moins qu'il ne soit extrêmement prononcé, paraît une simple exagération permanente de l'ébauche volontaire et momentanée que tout sujet jeune ayant un pied souple, commandant à ses muscles de la jambe, peut en faire à l'état physiologique. De prime abord, son irréductibilité semble due exclusivement aux parties molles plantaires internes rétractées, quoique l'on puisse sentir les têtes décoiffées de l'astragale et du calcanéum quand elles ne sont pas déjà trop cuirassées de durillons.

C'est à l'amphithéâtre, après avoir dénudé les os complètement, que l'on observe bien ce qu'est devenu le squelette médio-tarsien et quelle restauration il eût fallu faire subir pour obtenir un pied passable.

On voit que, pour détruire le varus, il faut enlever un coin à base *dorsale-externe*, en prenant ces adjectifs dans le sens qu'ils auraient sur le pied redressé; à base *dorsale* pour corriger la *flexion* vers le sol, à base *externe* pour supprimer l'*adduction* souvent si considérable, 90°; on voit que, de toute nécessité, ce coin doit intéresser les deux articulations, l'astragalo-scaphoïdienne et la calcanéo-cuboïdienne.

En dedans, il faut offrir au scaphoïde une surface articulaire astragalienne qui soit *frontale*, tournée en avant, à laquelle il puisse s'appliquer et se tenir appliqué : la décapitation de l'astragale s'impose donc, décapitation totale, à ras de la trochlée, au niveau même de la tubérosité scaphoïdienne si l'on ne demande rien à la section des parties molles, ou si cette section refuse de donner sans de trop grands dégâts.

En dehors, la résection nécessaire est bien plus considérable encore, car pour que le nouvel interligne médio-tarsien soit transversal, il faut : 1° que la section de la grande apophyse calcanéenne corresponde à celle du col de l'astragale; 2° que le cuboïde, qui ne s'est pas aplati comme le scaphoïde, soit, le cas échéant, diminué d'étendue antéro-postérieure.

Les sections osseuses dont je viens d'indiquer la position et la direction sur le travers du dos du pied, doivent être dirigées, dans le sens de l'épaisseur, de manière à emporter moins d'os du côté plantaire que du côté dorsal, puisque c'est un coin à base dorsale externe qu'il faut enlever. Ainsi le pied bot varus équin corrigé en tant que varus, serait transformé en équin pur.

Pour en finir et rectifier celui-ci, il y aurait encore (ou au préalable, nous l'avons déjà dit) à *rétrécir* et à *abaisser* la partie antérieure de la poulie astragalienne, sans que cela dispense de rompre les adhérences tibio-calcanéennes postérieures, de couper le tendon d'Achille, etc.

Il vient à l'esprit tout de suite que : décapitation, abaissement, rétrécissement, c'est beaucoup pour un seul os dont la présence n'est pas indispensable. Au lieu de s'imposer cette triple et un peu délicate bsogne sur l'astragale, plusieurs aiment mieux extirper cet os. C'est plus tôt fait et plus facile, même pour l'inhabile, car autrement, il ne peut que piocher, égruger et déblayer, sans savoir ce qu'il fait.

Personnellement, dans les cas où la chape, la mortaise tibio-péronière, malléoles et ligaments, paraîtrait en bon état et de bonnes dimensions, j'aimerais à rectifier l'astragale et je le conseillerais aux chirurgiens qui

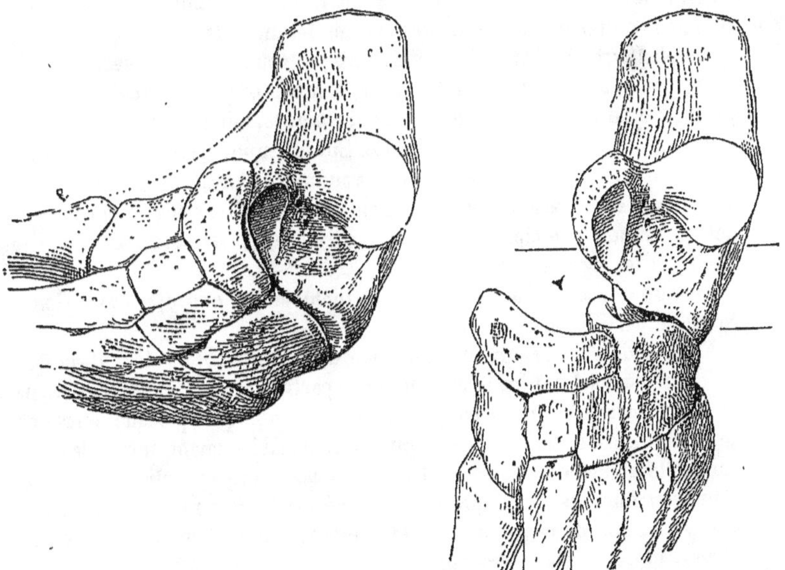

Fig. 713. Fig. 714.

Squelette d'un pied bot *gauche* invétéré de l'adulte, varus équin, ayant subi l'extraction de l'astragale : avant le redressement (713) ; après le redressement obtenu par section surajoutée des parties molles (714).

Cette dernière figure montre l'hiatus * qui rend la réduction instable à moins que la malléole tibiale ne descende le combler comme *je crois qu'elle le peut faire chez les enfants*, ou bien qu'après l'astragalectomie, on ne retranche aussi, dans la région calcanéo-cuboïdienne, la tranche comprise entre les deux lignes parallèles.

ont des mains habiles à manier les instruments ; mais non sur un vieux pied bot où cette mortaise est luxée, tournée, atrophiée, adhérente

La belle avance de refaire une poulie, une selle parfaite à ce cavalier luxé et attaché en croupe qui, s'il peut être remis en selle, n'aura plus ni jambes, ni assiette pour s'y tenir, ni ligaments qui l'y tiennent! Avant de se lancer dans une triple rectification de l'astragale, il faudrait donc explorer le volume et la longueur des malléoles, la force, la situation, la laxité de leurs ligaments, etc., etc., sous le chloroforme.

Encore une fois, l'extirpation de l'astragale est bien plus simple. Toutefois, comme elle laisse en dedans, entre la petite apophyse calcanéenne et le scaphoïde, un vide (fig. 713 et 714) qui rendrait tout redressement instable, elle ne dispense nullement de raccourcir considérablement, soit le calcanéum seul, soit le calcanéum et le cuboïde. Il faut le faire après calculs, largement, afin que le pied puisse se maintenir de lui-même dans sa situation nouvelle. « L'œuvre de redressement du pied *doit être achevée par l'opération.* » Ceux qui le font mal (on ne peut le faire plus mal qu'en enlevant une quantité d'os insuffisante) sont obligés ensuite, pour obtenir le redressement, de *hacher* la peau, les muscles, tendons, vaisseaux, nerfs plantaires internes. Au moins, puisque vous vous attaquez au squelette, parce que la difformité vous a semblé trop invétérée pour être justiciable de simples sections de parties molles, faites en sorte d'épargner celles-ci, faites une résection suffisante. Sur le jeune sujet dont la croissance est loin d'être achevée, quelques-uns voudront, afin de ne pas supprimer la surface fertile postérieure du cuboïde, limiter le sacrifice au calcanéum. Cet os grandit principalement par l'extrémité postérieure, ainsi que le montrent les figures 715 et 716.

En résumé, le problème est clair et inéluctable : *arc osseux* trop long, *corde* de parties molles trop courte.

Enlever de l'arc osseux un segment calculé suffisant est le seul remède rationnel du pied bot invétéré, puisque, à partir d'un certain âge, cet arc ne peut être raccourci ni modelé par tassement atrophique ; puisque, en raison des déformations, son redressement serait instable, quand même la corde aurait été allongée suffisamment par distension ou par section de tous ses éléments. Aussi oserai-je dire que rien ne fut jamais moins *méthodique* que la création de ce qu'on appelle, aujourd'hui justement, méthode de Phelps, et qui consiste essentiellement dans la section complète de toutes les parties molles plantaires internes.

Quand les déformations squelettiques qui débutent dans le sein maternel sont devenues notables et définitives — cela se voit quelquefois de bonne heure, même avant la troisième année — il n'y a pas de cure radicale à attendre de la simple section des parties molles, si complète qu'elle soit : Phelps le sait maintenant.

Au contraire, lorsqu'il n'y a pas de déformations osseuses irréparables,

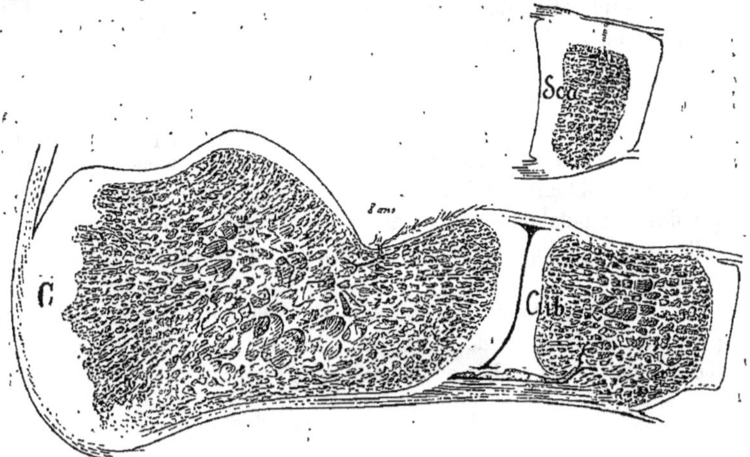

FIG. 715. — Coupes sagittales du calcanéum C, du cuboïde *Cub*, et du scaphoïde *Sca*, d'un enfant de 8 ans. A l'aspect mamelonné de la face postérieure du noyau osseux du calcanéum, en face de C, on devine que c'est principalement par cette extrémité que l'os grandit. La résection d'une partie de la grande apophyse ne porterait donc qu'un préjudice minime à l'allongement ultérieur du pied.

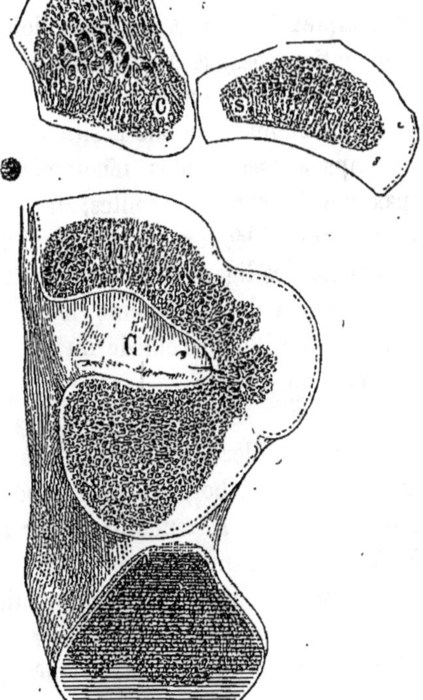

FIG. 716. — 1° Le tiers postérieur d'un calcanéum de même âge a subi une coupe transversale inclinée en bas et en arrière. On lit 8 *ans* dans la partie épiphysaire encore cartilagineuse.

2° Les deux tiers antérieurs de cet os, ainsi que le cuboïde c et le scaphoïde s, ont été divisés à peu près horizontalement. On voit que l'ossification du sustentaculum est peu avancée. — Le couteau a rasé sans l'entamer le fond de l'entrée du tunnel où se lit la lettre C.

ce que l'exploration manuelle habile, faite sous le chloroforme, peut dire à quiconque sait l'anatomie et le mécanisme du pied, la réduction est possible sans attaquer le squelette, par une entaille totale allant jusque dans les articulations : Phelps nous l'a appris et Kirmisson vulgarisé. Mais il faut bien savoir que le maintien de cette réduction-ci, qui doit avoir pour conséquence une rectification lente et spontanée des surfaces articulaires, ne pourra s'obtenir que par des soins prolongés (des mois, des années), par des manipulations fréquentes ou par l'action continue d'un appareil, collaborateur ordinairement indispensable, gênant, humiliant et dispendieux.

Cette étude anatomique, base scientifique de toute intervention, va me permettre maintenant de décrire en peu de mots et successivement les sections de parties molles et les résections osseuses.

Opération de Phelps.

Il s'agit donc d'un équin varus jugé irréductible par les manipulations et les appareils; l'enfant est encore très jeune et, à voir ce que l'on obtient par de simples tentatives de réduction manuelle, il semble que les déformations osseuses sont assez minimes pour permettre la rectification et se laisser ensuite corriger par la nature, une fois le pied mis et maintenu en bonne position.

Au lieu de perdre du temps à essayer des ténotomies partielles qui ne paraissent pas devoir être suffisantes, la section totale des parties molles internes est décidée contre Delore, qui n'employait que la violence pour arracher les ligaments et écraser les os.

Puisque, dans l'équin varus, il y a deux éléments, il y a aussi deux opérations à faire : la section de Phelps remède du varus; la section du tendon d'Achille remède de l'équin.

La *section de Phelps* consiste à entailler à ciel ouvert et à plein tranchant, dans le sillon interne du pied bot, entre la tubérosité du scaphoïde et la malléole tibiale, depuis le tendon jambier antérieur qu'il faut trancher dès le début, jusque sous la plante, aussi loin que nécessaire pour diviser toutes les brides aponévrotiques et cutanées, tout ce qui résiste : jambier antérieur, jambier postérieur, muscle adducteur, ligaments du scaphoïde et même du cuboïde. L'on veut bien maintenant, par prudence, s'arrêter avant d'atteindre les vaisseaux et nerfs plantaires externes! N'est-il pas raisonnable de ne couper que ce qui résiste? Parmi les ligaments, qu'il faut diviser, si l'on ne peut les rompre, se rangent tous ceux du scaphoïde, y compris le calcanéo-scaphoïdien inférieur glénoïdien, ainsi que la cloison et les deux branches de l'Y, ce qui mène le bistouri dans l'interligne calcanéo-cuboïdien. Félizet a poussé un ciseau à travers le scaphoïde et le cuboïde. A la fin ou au cours d'une telle entaille, le redressement manuel forcé devient possible, surtout si l'on n'a pas commis la faute de commencer par couper le tendon d'Achille au lieu d'en réserver la section pour la fin.

La plaie béante est bourrée de gaze, iodoformée quand on doute de l'asepsie, le tendon d'Achille coupé si c'est nécessaire, le pied redressé et fixé dans le plâtre.

Ultérieurement commencera le véritable traitement, long et difficile, traitement conservateur du résultat si vite obtenu.

Ceux qui pratiquent la section de Phelps sur des pieds bots invétérés ne peuvent se borner à diviser les parties molles. L'astragale est-il trop court ou le scaphoïde trop mince, le redressement ne peut persister que si le chirurgien rogne le calcanéum. Il est peu commode, mais possible à ceux qui manient bien le ciseau frappé de réséquer au fond de la plaie de Phelps une quantité suffisante du squelette de l'articulation calcanéo-cuboïdienne, squelette tendre chez l'enfant.

La technique de la *section du tendon d'Achille* n'a pas changé. Un aide agissant sur le pied et le fléchissant, fait saillir modérément le tendon. Sur l'un des bords, à quelques millimètres du calcanéum, l'opérateur enfonce en travers un ténotome pointu, à plat sous la peau. Quand il juge que la pénétration a dépassé la largeur du tendon, il tourne le tranchant sur l'organe, et tenant ferme sa lame, il l'appuie et l'anime d'imperceptibles mouvements de scie, au moment même où l'aide, exagérant la flexion, force le tendon à saillir davantage, à se couper lui-même sous le tranchant. Le chirurgien sent ce qu'il fait : quand c'est fini, la résistance cesse tout à coup, le pied cède brusquement à la main de l'aide qui sait le fléchir vigoureusement.

La section du tendon *jambier postérieur* se ferait de même, avec un ténotome à tranchant droit et à pointe solide, quelquefois sur la malléole et non derrière, car il est fréquemment à demi luxé en dedans et en avant. Plus on opère près du scaphoïde, moins il y a de danger de blesser l'artère. Il faut prendre garde à la veine saphène interne.

On n'a pas à couper à part le jambier postérieur après l'opération de Phelps, qui divise tout à la fois, sauf le tendon d'Achille.

Mais, ainsi qu'on l'a déjà lu, des déformations osseuses notables commandent de prendre d'emblée parti pour la résection.

Je n'ai pas craint d'être long, dans les pages précédentes, à exposer ces déformations et dans l'équin et dans le varus, afin de bien montrer que celui-ci exige la tarsectomie cunéiforme intéressant toute la largeur du pied ; et celui-là, que la poulie de l'astragale soit et abaissée et rétrécie ou mieux enlevée en totalité.

Lucas-Championnière, chirurgien novateur et heureux, hardi parce que sûr de son antisepsie, est allé, dédaigneux de l'esthétique, jusqu'à ne laisser du tarse que le calcanéum et encore pas tout entier. Il n'aime pas tailler les pierres et préfère les extraire en blocs ou en fragments macadamisés, en quantité telle que la réduction soit facile, complète et persistante.

1° Vous avez pu apprendre à *extirper l'astragale*, p. 822 et suiv. C'est plus facile sur le pied bot que sur le pied normal. Une incision cutanée, unique, externe dorsale, sur la malléole péronière et le scaphoïde, concave en dedans et en haut, suffit, même à atteindre le puissant court et profond ligament tibio-astragalien postérieur, moyennant qu'un écarteur vigoureux soulève et rejette en dedans tous les tendons, nerfs et vaisseaux qui passent devant le cou-de-pied.

2° Et j'imagine que si la tentation vous en prenait, vous sauriez également, à l'aide d'une incision dorsale externe, aplanir au mince ciseau frappé la facette latérale prépéronière comme l'a fait Ch. Nélaton; enlever la croûte exubérante de la partie antérieure de la trochlée, voire le bord tibial qui vient buter contre; enfin aller au fond de l'articulation, avec le bistouri ou la rugine, rendre la liberté aux malléoles et au bord tibial postérieur. Sur les pieds cartilagineux des jeunes sujets, il faut des instruments délicats, sans pointe, courts de tranchant. Avec les grosses rugines et les bistouris renforcés que j'ai fait faire pour supporter les repassages multiples qu'exige l'amphithéâtre, on fait péniblement une vilaine besogne.

Cela ne concerne que l'équinisme.

3° Voici pour la correction du varus. Si quelque asile de mendicité vous fournit un cadavre à pieds bots, ce qui n'y est pas très rare, ne manquez pas l'occasion.

Tarsectomie cunéiforme dorsale externe.

Palpez le talon et palpez le métatarse, pour vous rendre bien compte et de la direction du calcanéum et de celle des métatarsiens. Pour la rectification que vous voulez faire, le plus simple

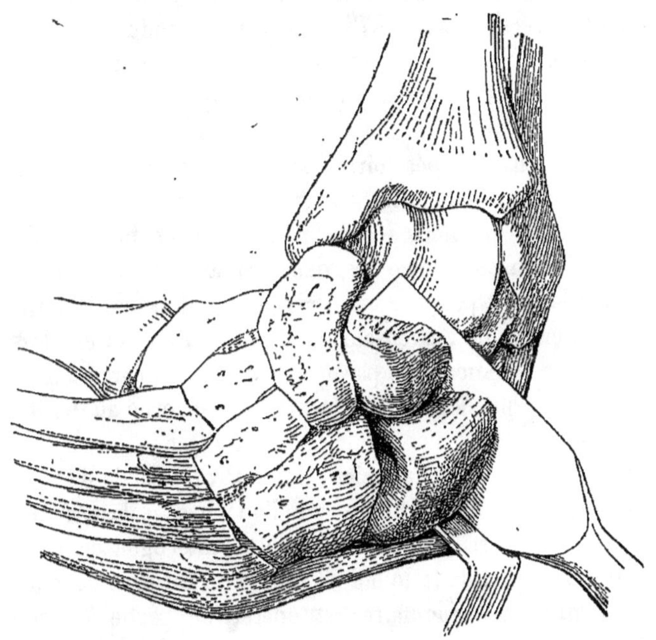

Fig. 717. — Tarsectomie cunéiforme dorsale-externe, pied gauche. — Minimum de squelette à enlever pour corriger le varus invétéré, quoique l'on fasse en outre de larges sections des parties molles rétractées plantaires internes. Il vaudrait mieux enlever encore un centimètre de cuboïde et la moitié de l'épaisseur du scaphoïde y compris la tubérosité. On devine que l'équinisme tibio-astragalien ne sera modifié en rien par cette opération.

serait que les deux nouvelles surfaces osssceuses que vous allez mettre en rapport fussent : la postérieure perpendiculaire au calcanéum, l'antérieure perpendiculaire au métatarse.

Cherchez la tubérosité scaphoïdienne et marquez le creux, le sillon qui la sépare de la malléole tibiale.

De cette tubérosité scaphoïdienne qui est à l'extrémité dite interne de l'interligne médio-tarsien, tracez à la teinture cet interligne sur le dos du pied ; ce n'est pas difficile, en raison de la saillie des têtes de l'astragale et du calcanéum : vous remarquerez que cette première ligne est sensiblement perpendiculaire aux métatarsiens, c'est-à-dire à l'avant-pied.

Encore à partir de la même tubérosité scaphoïdienne, marquez sur la peau du col de l'astragale et du calcanéum une deuxième ligne qui soit transversale relativement à cet os-ci dont vous avez étudié la direction (**a**, p. 873). Voilà pour l'adduction.

La flexion exige que le coin enlevé soit plus mince sous la plante que sur le dos (**b**). Pensez-y pour vous figurer la direction de vos coupes.

De quel champ opératoire disposons-nous pour enlever facilement et sans dégâts cette énorme tranche médio-tarsienne? De celui-là même qui nous a servi pour l'incision majeure de l'ablation de l'astragale, entre les deux tendons du cinquième métatarsien : le court péronier en arrière et en dessous, le faisceau péronier antérieur de l'extenseur commun en avant et en dessus (**c**).

L'incision commode me paraît être *composée* comme une ancre : d'une *courbe* qui descend de la malléole externe au bord externe devenu inférieur du pied, pour de là s'avancer jusque sous la tubérosité du cinquième métatarsien; d'une *droite* partie de la concavité de la première, qui remonte sur l'apophyse calcanéenne et non devant, en arrière par conséquent de l'interligne de Chopart, et aboutit à la saillie de la tête de l'astragale. On peut donc disséquer deux lambeaux triangulaires et opérer en partie à ciel ouvert. Souvent même on résèque partiellement ces lambeaux perdus de cavités fongueuses, de durillons, et fournissant, après le redressement, un tégument inutile (**d**).

Le malade est couché sur le côté opposé. Un coussin de sable petit, épais et ferme est prêt à recevoir la face interne du membre.

Lorsque le champ est largement découvert et le périoste calcanéen incisé en long, la rugine droite commence la dénudation de la grande apophyse calcanéenne; poussée par-dessus, elle en sépare les ligaments cuboïdiens dorsaux distendus, ce qui ouvre l'articulation calcanéo-cuboïdienne, puis les insertions du pédieux, du ligament annulaire, etc.; par-dessous ces parties, elle atteint l'ancienne surface articulaire de la tête astragalienne; aidée par un écarteur, elle décoiffe celle-ci en soulevant la capsule astragalo-scaphoïdienne jusqu'à la tubérosité du scaphoïde. Ce décollement dorsal transversal, d'abord étroit, est ensuite poussé en arrière : sur le col jusqu'à la poulie de l'astragale ; sur la grande apophyse, jusque dans le tunnel astragalo-calcanéen ; en dehors et en bas, jusqu'au delà du massif osseux derrière lequel se sont retirés les deux péroniers.

Du côté plantaire, la rugine a bien de la peine avec le grand ligament calcanéo-cuboïdien-scaphoïdien, à moins qu'on ne la frappe. Le court bistouri à pointe rabattue est plus expéditif ; on l'introduit à plat, dos en avant, juste sous l'interligne calcanéo-cuboïdien, entre le ligament non adhérent et les os. Le tranchant regarde le talon ; par de légers mouvements de va-et-vient il a tôt fait de séparer, dans l'étendue nécessaire assez minime, la masse ligamenteuse du relief calcanéen qui sert à son insertion. Tout de suite, la pointe ramenée au droit de l'interligne médio-tarsien, s'insinue plus profondément, s'enfonce sous la tête astragalienne et sépare de la partie accessible du *sustentaculum* la portion scaphoïdienne (glénoïdienne) du grand ligament plantaire.

Le bistouri à pointe rabattue manié à plat au contact des os n'est guère plus dangereux que la rugine et il coupe mieux. Cependant, il est prudent de recourir à la rugine pour compléter dans la profondeur de la plante cet isolement nécessaire du squelette.

Une valve d'écarteur longue et solide est alors engagée dans la voie plantaire sous-osseuse ; des érignes fortes tiendront et, au moment utile, écarteront l'ensemble des parties molles dorsales.

Le pied, étant solidement établi à cheval sur le coussin de sable qui va *porter coup*, le tibia et le premier métatarsien sont à l'appui, le bord externe regarde en l'air (fig. 718) ; l'écarteur plantaire, longue valve, est sous le milieu du calcanéum et tient toutes les chairs, notamment les deux tendons péroniers.

Le ciseau très mince, très large et bien affilé, tenu à pleine main gauche, est appliqué au bord inféro-externe du calcanéum, à distance grande et déterminée d'avance du cuboïde. L'instrument est assez large pour trancher, en sens oblique, toute l'épaisseur du calcanéum et ensuite du col de l'astragale. L'axe longitudinal du ciseau vise à la fois les deux os et se tient perpendiculaire à l'axe du calcanéum ; mais le plat s'incline pour emporter moins de la face plantaire que de la face dorsale. Ainsi appliqué, dirigé et fermement tenu au plus près, le ciseau, prêt à glisser sur le rail que lui fait l'écar-

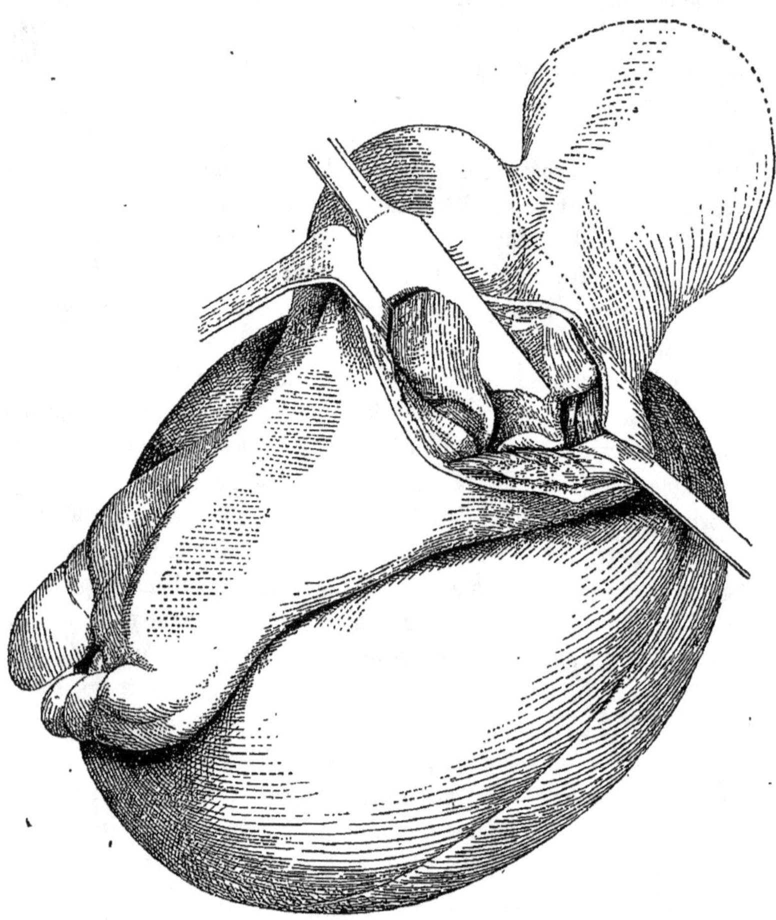

Fig. 718. — Tarsectomie dorsale externe d'un pied bot équin varus appuyé sur coussin de sable. Incision en ancre. Un écarteur, entre les deux lambeaux triangulaires dorsaux, éloigne toutes les parties molles, muscles, tendons, nerfs, vaisseaux, ligaments, capsules et périoste. Une valve plane est introduite sous la face plantaire interne du calcanéum et de l'astragale. Un ciseau mince, glissant sur cette valve, coupe obliquement le calcanéum et l'astragale.

teur plantaire, reçoit de petits coups secs d'un maillet pesant. Il va donc à petits pas et il est facile de l'arrêter au moment même où il termine la section du col astragalien. Avec mes ciseaux de largeur variée, 10, 20, 30 millimètres, qui ont tous des *lames très minces* et des manches gros à plein poing, comme disait le confrère Rabelais, les os semblent du beurre; on fait ce que l'on veut au squelette d'un jeune pied, si l'on sait l'appuyer, le sceller sur un coussin de sable humide ou sur un sac de sel.

Un davier denté aidé par le bistouri vient alors extraire d'abord le fragment calcanéen composé de la grande apophyse et d'une partie de la petite, fragment qui pouvait tenir encore en avant, par la cloison et peut-être l'Y ; ensuite le fragment astragalien qui ne doit tenir à rien.

Le moment est venu de faire un essai de redressement.

Si les ligaments internes et le tendon de la tubérosité scaphoïdienne y mettent le moindre obstacle, la pointe va les diviser. Si le cuboïde a quelque saillie exubérante et ne s'applique pas convenablement à la coupe du calcanéum, en même temps que le scaphoïde à la coupe de l'astragale, il faut le régulariser, le rogner même (le plus souvent c'est utile) et toucher aussi au scaphoïde. On opère à ciel ouvert, avec les instruments qu'on veut. L'opérateur a pu faire d'un trait une coupe calcanéo-astragalienne frontale parfaite comme orientation ; il vaut donc la peine de prendre le temps de tailler une surface cubo-scaphoïdienne à peu près congruente à la première et qui, après application facile et stable, donne un pied presque plat, à peine creux, avec un bord externe rectiligne et une plante directement tournée vers le sol.

Si le chirurgien, ayant affaire à un varus équin, avait débuté par la correction des faces externe et dorsale de l'astragale (correction possible avec l'incision même de la tarsectomie), il lui faudrait néanmoins enlever le même coin total calcanéo-astragalien que s'il s'agissait d'un varus pur.

S'il a extirpé l'astragale (ce qui est également possible et facile par l'incision indiquée), le calcanéum seul a besoin d'être rogné, mais le cuboïde doit être retaillé avec soin pour qu'il s'adapte solidement. Car en dedans, le scaphoïde n'aura d'autre soutien que le bord oblique et atrophié de la tablette appelée petite apophyse ou sustentaculum. Cet appui serait bien défectueux si le ciseau ne divisait pas le calcanéum assez en arrière pour intéresser un peu cette apophyse et offrir au scaphoïde une petite surface frontale, c'est-à-dire bien orientée en avant.

Notes. — (a) Ces deux lignes vous diront au juste ce que doit être, du côté dorsal externe, l'épaisseur et l'angle du coin osseux à enlever pour détruire l'adduction, angle égal à l'adduction qu'on voit quelquefois dépasser 90 degrés. La position du sommet en dedans sur le scaphoïde est invariable; celle de la base doit se déplacer en avant, empiéter sur le cuboïde, si l'on ne peut enlever un bout de calcanéum suffisant.

(b) Positivement, le bloc osseux réséqué ressemble à la moitié d'un quartier de pomme coupé en travers : pointe dressée en dedans, pelure dorsale externe.

(c) Ce champ se trouve ici considérablement agrandi et il faut savoir comment. D'une part, tous les tendons extenseurs sont rassemblés en dedans, en un paquet plus ou moins serré, laissant à découvert la majeure partie des os du tarse, la tête et la lèvre externe de la poulie de l'astragale. D'autre part, les péroniers ont relativement reculé, comme la malléole externe, en même temps que la face externe du calcanéum avançait; le tendon long croise non plus sous le cuboïde, mais à deux doigts en arrière sous le calcanéum, à tel point qu'il arrive quelquefois à faire partie du groupe des muscles plantaires raccourcis; le péronier, court lui-même, s'enroule et se cache sous l'extrémité de la grande apophyse calcanéenne avant de gagner la tubérosité du cinquième métatarsien devenue plantaire. Ce serait un petit malheur de couper ces tendons : le long, en perdant sa réflexion devant le tubercule du cuboïde, a perdu ses fonctions salutaires; le court sera tout à l'heure trop long et flaccide au point qu'il pourrait être question de le raccourcir et de l'avancer systématiquement.

A la longue, les muscles et leurs tendons s'accommodent à la nouvelle distance de leurs insertions; mais avec la facilité qu'on a maintenant de faire des sutures solides immédiates, pourquoi attendre quand il s'agit de muscles qui, rétablis en fonctions, seraient de précieux collaborateurs pour le maintien définitif du redressement obtenu?

Technicien avant tout, j'ajoute qu'il est possible d'opérer à l'aise, moyennant l'emploi de *solides érignes*, sans toucher à autre chose qu'aux insertions calcanéennes du pédieux et des frondes du ligament annulaire. J'estime qu'on peut et qu'on doit, aussitôt la résection terminée, rétablir celles-ci en les suturant au périoste et aux parties molles plantaires du bord externe.

(d) L'incision ou l'excision transversale n'a pas besoin d'être très longue, c'est-à-dire très prolongée en dedans. Aussi, non seulement les tendons et les vaisseaux, mais encore la partie interne du pédieux, le ligament annulaire et la vaste capsule articulaire astragalo-scaphoïdienne que la rugine doit détacher, gardent-ils leurs téguments presque intacts. Même courte, cette incision transverse rend le grand service de donner un accès facile et éclairé dans la région de la tubérosité scaphoïdienne, ce qui permet d'y faire, à la pointe, les sections efficaces des tendons jambiers postérieur et antérieur, et des ligaments tibio et calcanéo-scaphoïdiens internes. Imprimez bien le pied sur un coussin rond, épais et lourd; armez vos aides d'écarteurs et de solides érignes de Chassaignac : vous verrez clair jusqu'au fond de la plaie et vous y ferez ce que vous voudrez avec le bistouri, les ciseaux et le ciseau frappé.

Je n'oublie pas qu avant tout il faut que le squelette subisse le sacrifice nécessaire; mais ce nécessaire, dans certains cas où il serait vraiment excessif, peut être diminué très notablement par les inoffensives sections que je viens d'indiquer. Ne vaut-il pas mieux les faire au fond de la plaie de résection que d'ajouter à celle-ci une profonde entaille, au moins partiellement inutile, du bord interne d'un pied déjà si éprouvé?

Pied plat valgus douloureux ou tarsalgie des adolescents.

La tarsalgie des adolescents est justiciable dans ses premières phases, c'est-à-dire dans l'immense majorité des cas, de moyens orthopédiques fort simples. On a cependant essayé d'y remédier, même dans ses premières manifestations, par des opérations sanglantes.

Presque simultanément Trendelenburg (de Bonn) et Hahn (de Berlin) ont songé à l'ostéotomie sus-malléolaire des os de la jambe. Frappés des nombreuses analogies que présente le valgus douloureux avec les troubles consécutifs aux fractures bimalléolaires vicieusement consolidées, ils pensèrent à appliquer le même traitement aux deux affections.

Quoique Trendelenburg ait enregistré 17 succès avant 1895, cet exemple n'est pas pour être suivi dans la majorité des cas. L'attitude vicieuse de la tarsalgie tient à la déformation du pied lui-même, et non à la déviation des os de la jambe, comme cela arrive après les fractures.

Le docteur Bloch n'a pas recours au bistouri; il serre transversalement les os du tarse antérieur soutenus sur un coin de liège transversal. C'est la bottine ordinaire qui opère cette constriction: directement du côté interne; du côté externe par l'intermédiaire d'un petit coussin vertical qui s'élève en dehors du calcanéum et du cuboïde *derrière* la sensible et intolérante tubérosité du cinquième métatarsien. Ce coussin externe fait corps avec le tranchant du coin transversal sous-tarsien grâce à un petit bout de feuillard métallique plié en équerre.

Dans les phases ultimes de la maladie, quand le scaphoïde subluxé sur la tête de l'astragale s'est ankylosé en position vicieuse, quand la tête de l'astragale fait sur le bord interne du pied une grosse saillie irréductible, le pied tarsalgique est devenu un véritable pied bot et les interventions sanglantes sont inévitables. Mais encore faut-il choisir l'intervention.

L'ostéotomie sus-malléolaire ne regarde évidemment pas le but. Que dire de ces autres tentatives? Gleich (22e Congr. des Chirurgiens allemands, 1893) a sectionné transversalement le calcanéum de manière à établir un pied creux en abaissant le fragment calcanéen postérieur : il eût fallu le reculer en même temps pour retendre les chairs de la plante. Vogt a proposé l'ablation totale de l'astragale. Richard Davy et Golding bird ont fait l'ablation du scaphoïde subluxé.

Dans une voie qui paraît meilleure, Ogston a réséqué un coin renversé de la tête de l'astragale et fait l'enchevillement de cet os et du scaphoïde, enchevillement que Kirmisson, sur les conseils de Duplay, a remplacé par une suture osseuse.

Les opérations qui portent sur la région astragalo-scaphoïdienne sont les plus légitimes, puisque tel est le siège habituel des lésions.

Enlever au squelette astragalo-scaphoïdien un coin à base inféro-interne et obtenir l'ankylose des surfaces créées n'est pas difficile et c'est très raisonnable : l'arc est ainsi rétabli. Mais la corde pour le soutenir? Peut-être arrivera-t-on à produire la rétraction des parties fibreuses plantaires internes, le raccourcissement des tendons et des muscles, par exemple du jambier postérieur et du long péronier latéral, fortifiés, si possible, par une greffe empruntée à quelque tendon voisin; à reculer les insertions de l'adducteur du gros orteil et de l'aponévrose plantaire par un déplacement de la tubérosité plantaire interne du calcanéum, etc., etc.

ARTICLE II

RÉSECTIONS DE L'ARTICULATION TIBIO-TARSIENNE

On marche si bien sur un moignon de jambe artistement exécuté, la plaie d'amputation est si vite guérie, l'ostéo-arthrite spontanée du cou-de-pied est si souvent étendue du côté du tarse, que la résection tibio-tarsienne de cause pathologique n'est indiquée que dans des cas assez peu nombreux. Elle doit être très large, on le verra plus loin.

Naguère encore cette opération était d'un emploi relativement plus fréquent dans les fractures et luxations compliquées ; on cite, en effet, de nombreux succès obtenus chez des blessés de tout âge. Elle constituait aussi, avec l'ostéotomie et l'ostéoclasie, une ressource efficace pour remédier aux consolidations vicieuses angulaires qui suivent trop fréquemment les traumatismes du cou-de-pied. A la guerre, elle n'a pas donné d'aussi bons résultats, sans doute à cause du défaut de soins consécutifs suivis.

La résection tibio-tarsienne est totale quand on enlève, avec les extrémités des os de la jambe, la poulie de l'astragale ou davantage. Elle est partielle : semi-articulaire supérieure, quand on se borne à raccourcir le tibia et le péroné; semi-articulaire inférieure quand on extirpe seulement l'astragale. On peut même rogner isolément l'extrémité inférieure soit du tibia, soit du péroné.

Enlever une certaine longueur au tibia sans toucher au péroné est une opération aléatoire, car la reproduction osseuse, quelquefois si abondante, est loin d'être toujours suffisante, même chez les jeunes gens. Que nous apprend à ce sujet l'expérience? Que le péroné se luxe dans son articulation supérieure pour permettre au contact tibio-astragalien de se rétablir, que le péroné de l'enfant continue à grandir par le bas, tandis que le tibia ne le fait plus; que ce péroné trop long est incapable de transmettre le poids du corps; que le pied se renverse du côté de l'os qui n'offre plus de soutien... c'est-à-dire que, s'il est permis de rogner le tibia seul, c'est seulement dans l'étendue de quelques millimètres, en deçà du cartilage épiphysaire.

La même réserve qu'on ne comprendrait pas si l'on ne connaissait que les belles observations, la même réserve, dis-je, n'est point imposée à l'égard du péroné, cela se devine. Cependant il faut, même pour cet os, être prudent, car l'ablation de la malléole externe est toujours un fait grave au point de vue de la solidité.

[La résection totale, m'écrivait il y a quinze ans Pierre Delbet, consistait récemment encore à enlever d'abord l'extrémité inférieure des deux os de la jambe. Cette manière de procéder sacrifiant d'emblée la chape péronéo-tibiale rendait à peu près impossible la constitution d'une néarthrose suffisamment résistante pour permettre la marche. Aussi fallait-il chercher à ankyloser l'astragale et quelquefois même le calcanéum avec le tibia. Le résultat fonctionnel d'une telle opération n'était guère supérieur à celui d'une amputation et ses indications étaient rares.

Ollier a profondément modifié le pronostic et par suite les indications de la résection tibio-tarsienne, surtout dans les ostéo-arthrites chroniques, en montrant qu'il faut commencer, à l'inverse de ce que l'on faisait, par l'ablation de l'astragale. Cet os est si fréquemment envahi dans les ostéo-arthrites tuberculeuses qu'il est presque toujours impossible de le laisser entier. Dès qu'on est obligé de l'entamer, autant vaut l'enlever, car il n'y a pas grande différence au point de vue du rétablissement fonctionnel entre l'ablation partielle et l'ablation totale. Celle-ci, qui ne présente que peu ou pas d'inconvénients, a d'énormes avantages; elle laisse une vaste brèche qui permet d'examiner et d'atteindre tous les recoins de l'articulation. On peut extraire toutes les fongosités, tous les tissus suspects; et si les os de la jambe sont envahis, il devient possible de poursuivre et d'enlever les parties malades avec la gouge, le ciseau, la cuillère tranchante, tout en respectant partie ou totalité des deux malléoles : la chape tibio-péronnière garde sa forme générale, ce qui permet d'obtenir une néarthrose forte et mobile. Les résultats fonctionnels de cette opération, opportunément et heureusement faite, ne sont plus comparables à ceux d'une amputation de jambe. Les malades peuvent marcher et courir sans appareil. Un opéré d'Ollier, au bout de sept ans, descend rapidement un escalier en ne posant que sur la pointe des pieds; un autre, tout le jour, traîne une carriole à bras.

La supériorité de cette méthode sur l'ancienne est indiscutable; malheureusement elle n'est point toujours applicable. Quand les extrémités inférieures des deux os de la jambe sont complètement altérées par le traumatisme ou l'inflammation, force est bien de les réséquer à l'ancienne manière. Et il y a des cas où l'astragale doit être enlevé en même temps en totalité, si bien que l'opération se termine par la juxtaposition du calcanéum avivé et du tibia réséqué pour obtenir une ankylose tibio-calcanéenne.

En somme, les deux méthodes opératoires doivent être conservées puisqu'elles ont des indications différentes; l'ancienne méthode sacrifiant d'emblée la chape tibio-péronière, qui doit être considérée comme une méthode de nécessité malheureusement souvent imposée; la nouvelle méthode d'Ollier qui est la méthode de choix.]

Pour moi, je suis toujours impressionné par les faits que j'ai vus : dans les ostéo-arthrites tuberculeuses opérables (état général bon), un amputé marche ferme au bout de deux mois, tandis qu'un réséqué traîne les béquilles pendant un an.

Après ces considérations, je reprends d'abord mon vieux texte, à peine amendé, qui vise surtout le *procédé ancien.*

La solidité dans la bonne attitude, sans raccourcissement considérable, tel est le but de l'opérateur. Il faut donc restreindre le plus possible l'étendue du sacrifice, même chez l'adulte, surtout chez l'enfant, et rechercher l'ankylose ou tout au moins la pseudarthrose serrée. Exercer une traction permanente sur le pied, pour tendre les gaines périostiques où va peut-être se produire de l'os, serait chercher le mieux et s'exposer à manquer le bien.

Le pied sera fixé à angle droit ou, mieux, légèrement fléchi sur la jambe. Un certain degré d'*équinisme,* qui diminuerait le raccourcissement, entrave la marche. C'est, plus encore que la déviation latérale en varus, le danger de la résection tibio-tarsienne qui guérit. On commence à le combattre d'avance par le sciage ou la taille des os de la jambe d'avant en arrière et de haut en bas, sur le modèle de la coupe naturelle de l'extrémité tibiale. On continue en maintenant le bout du pied fortement relevé, pendant la longue période de l'immobilisation.

Si les orteils n'ont pas l'importance des doigts, ils méritent cependant quelque surveillance pour leur assurer une bonne direction et de la mobilité; surtout pour les empêcher de se fixer dans la flexion. La conservation des tendons extenseurs semble donc nécessaire.

La raideur de l'ankylose ou de la pseudarthrose serrée se trouve compensée dans une certaine mesure par la mobilité des articulations médio-tarsiennes lorsqu'elles ont pu être conservées; les malades marchent alors sans faucher.

Puisque la solidité est indispensable, le contact osseux préparé par le sciage doit être assuré et maintenu par le pansement; tous les agents de contention actifs et passifs, tous les tissus ostéogènes sains seront ménagés. On a vu de grandes reproductions osseuses, jusqu'à 20 centimètres de tibia, le périoste étant d'avance en sève inflammatoire. Mais la résection traumatique immédiate ne donne pas de tels espoirs, et le mieux paraît être de rapprocher les os quand ils sont sciés.

L'articulation tibio-astragalienne est abordable par les côtés, principalement par le côté externe.

En avant passe le faisceau des tendons du jambier, des extenseurs propre et commun des orteils et du péronier antérieur, avec le nerf et les vaisseaux tibiaux antérieurs; en arrière, sous le tendon d'Achille, s'étale la couche musculo-vasculaire formée des tendons péroniers en dehors; du fléchisseur propre au milieu; du jambier postérieur, du fléchisseur commun, du nerf et des vaisseaux tibiaux postérieurs, en dedans.

Cependant, on verra que toutes les voies ont été suivies dans les cas où il s'agissait d'enlever un bloc squelettique fongueux énorme et de curer les gaines tendineuses. Mais, dans les résections orthopédiques et traumatiques, c'est aux incisions latérales qu'il faut recourir pour découvrir les os de la jambe et leurs ligaments.

Ceux-ci sont très puissants. Outre les ligaments nacrés superficiels antérieur et postérieur, il existe une traverse interosseuse tibio-péronière qu'il faut diviser, si l'on extrait isolément chaque extrémité osseuse. Ses fibres sont plus longues et en masse moins épaisse à mesure qu'on s'éloigne de l'articulation en remontant, puisque au voisinage de celle-ci les os sont en contact. La scie à chaîne ne peut être engagée entre les os qu'à trois centimètres de l'interligne tibio-astragalien, mais nous pouvons lui forer un passage en plein tibia et nous avons le ciseau frappé.

Les malléoles sont fortement unies aux os de la première rangée du tarse, d'une manière à peu près symétrique.

Du côté interne, un delta ou éventail de fibres superficielles part du pourtour du sommet malléolaire et fixe sa base à la petite apophyse calcanéenne, au ligament calcanéo-scaphoïdien ou glénoïdien, et enfin au scaphoïde lui-même. Plus profondes sont les fibres tibio-astragaliennes, les antérieures grêles, les postérieures réunies en un faisceau court mais gros et extrêmement fort.

Du côté externe, le long ligament péronéo-calcanéen représente l'éventail superficiel interne : tous deux sont *transastragaliens*. Les fibres péronéo-astragaliennes antérieures forment un plan assez résistant, et les péronéo-astragaliennes postérieures un magnifique ligament brillant et nacré analogue, comme situation et puissance, au tibio-astragalien postérieur.

Tout cet appareil ligamenteux joint à la chape malléolaire qui emboîte l'astragale, fait d'emblée soupçonner l'extrême difficulté qu'éprouverait l'opérateur, s'il prétendait désarticuler et luxer les deux os jambiers à la fois pour les scier à découvert.

L'ancien procédé de choix était au fond celui de Moreau père. Il conduit d'abord sur les extrémités des os de la jambe par deux incisions latérales coudées ou débridées qui, inoffensives pour les tendons, permettent une exploration suffisante ; ensuite, après une dénudation limitée, une scie divise en travers ou le péroné seul (que le ciseau frappé mince tranche facilement) ou les deux os à la fois. Alors le bout du péroné est extrait de haut en bas, puis celui du tibia, s'il est déjà scié. Dans le cas contraire, l'extrémité tibiale est désarticulée et amenée à l'extérieur, le pied pouvant être renversé grâce à l'ablation préalable du péroné. Enfin l'astragale est traité en raison de son état.

Quelques mots sur les incisions latérales. — *L'externe* peut être une simple fente longitudinale dans l'axe de la surface sous-cutanée du péroné, dépassant un peu en haut le niveau du futur trait de scie et s'arrêtant en bas sur la pointe de la malléole (fig. 719). Si l'extraction de l'astragale s'imposait, une deuxième incision, celle-ci horizontale, partirait de l'extrémité inférieure de la première et s'avancerait jusqu'au voisinage du tendon péronier antérieur ; la figure 720 la représente courte.

Au lieu d'inciser dans l'axe même du péroné, la plupart des opérateurs en longent le bord postérieur comme Moreau ; puis ils contournent l'extrémité de la malléole, recourbant en L l'incision qu'ils mènent ensuite horizontale (fig. 721) ou ascendante (fig. 722), plus ou moins loin en avant.

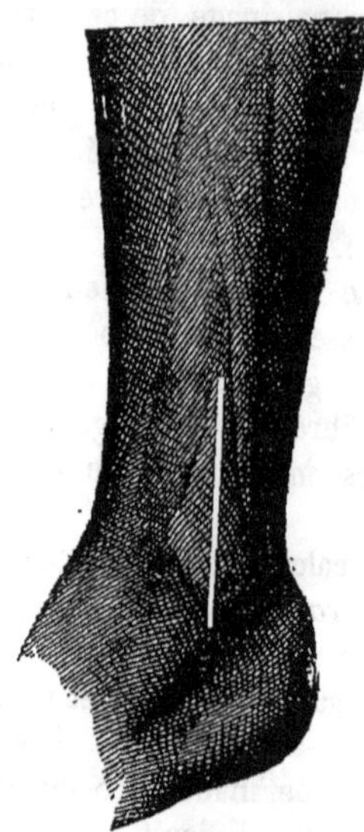

Fig. 719. — Incision longitudinale dans l'axe de la malléole externe.

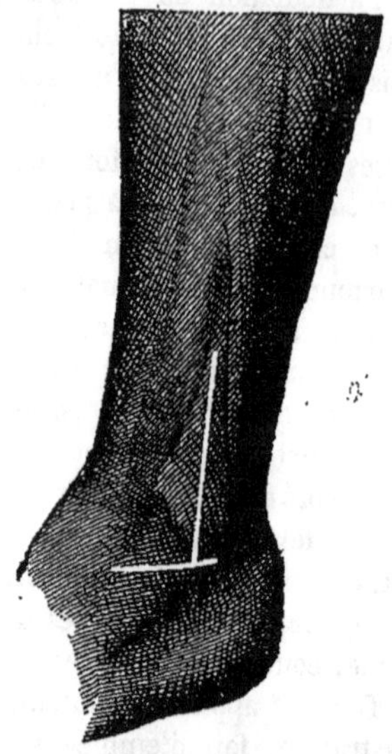

Fig. 720. — La même avec branche horizontale permettant d'extraire l'astragale.

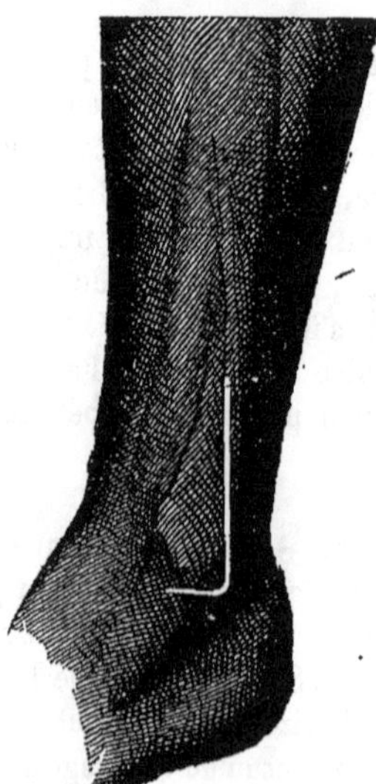

Fig. 721. — Incision de Moreau.

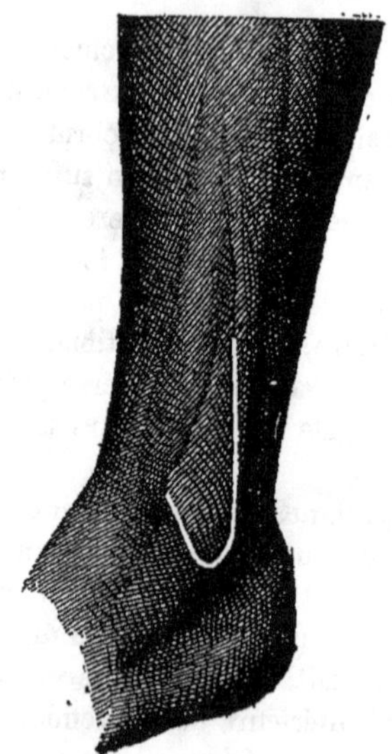

Fig. 722. — Variante de la même.

Ils se réservent en général de la prolonger ultérieurement, si l'extraction totale de l'astragale devient obligatoire.

L'incision longitudinale *interne*, pour découvrir la très large face du tibia, pourrait être simple, mais alors elle devrait dépasser la malléole en bas sans intéresser autre chose que la peau, et remonter beaucoup plus haut que le point où la scie sera appliquée. Ceux qui pratiquent cette incision sur le milieu de la face sous-cutanée du tibia la complètent en bas, au niveau de la pointe malléolaire, par un trait horizontal ou arciforme qui donne la figure d'un T renversé ⊥ (fig. 723) ou d'une ancre.

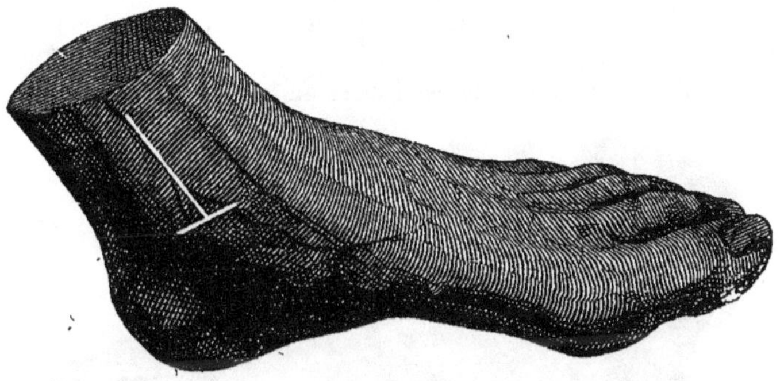

FIG. 723. — Incision dans l'axe de la malléole tibiale croisée en bas d'un trait horizontal.

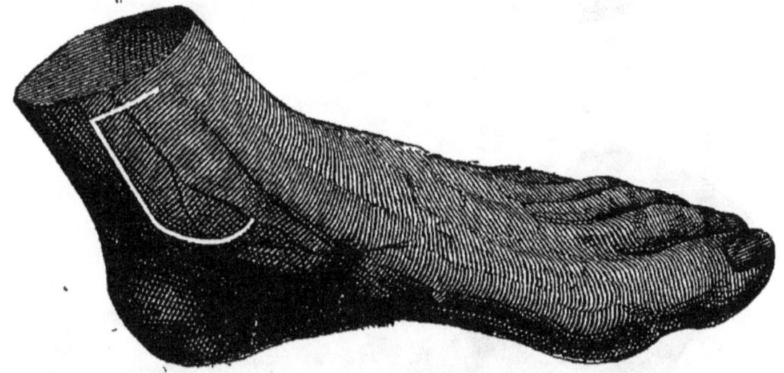

FIG. 724. — Incision de Moreau arrondie et transformée en lambeau par le débridement horizontal supérieur.

Ceux qui descendent le long du bord postérieur de l'os contournent ensuite la malléole et se portent en avant dans l'étendue de 2 ou 3 centimètres. C'est L de Moreau. — Qu'on ne perde pas de vue qu'il ne s'agit pas en ce moment de traiter une ostéite fongueuse du tarse.

Ces incisions suffisent pour la dénudation du squelette. Je ne conseille pas de s'en contenter pour scier les os en place simultanément, ce qui est le plus sûr moyen pour les bien scier.

Comment en effet, après avoir décollé les chairs antérieures et postérieures, comment passer les lames ou sondes protectrices rigides et rectilignes devant et derrière l'énorme tibia, si une simple fente a servi à le découvrir? La figure 727, page 884, montre ce tour de force dessiné d'après nature. Pourquoi s'embarrasser ainsi?

Donc, si l'on pratique l'incision interne en L à branche longitudinale côtoyant le bord postérieur, elle suffit à explorer les lésions et à commencer la décortication; mais, une fois fixé sur le lieu du futur trait de scie, il ne faut pas hésiter à débrider horizontalement le haut de la lèvre antérieure de la peau et du périoste, à créer un véritable lambeau ou volet adhérent en avant (fig. 724).

De même, quand on débute par l'ancre ou le ⊥ il faut, après qu'on est

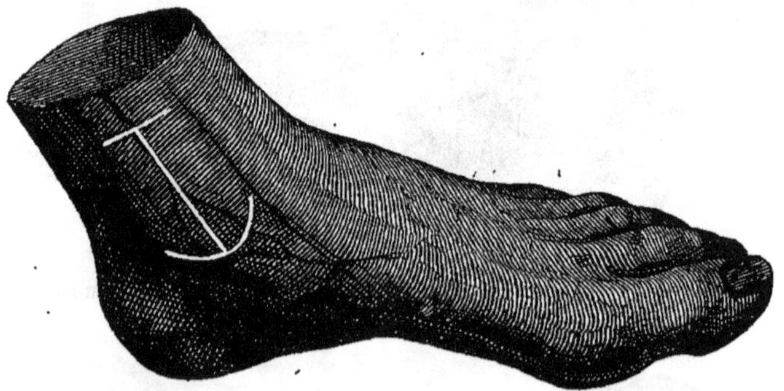

Fig. 725. — Incision en forme d'ancre avec trait croisant la partie supérieure pour faciliter le sciage.

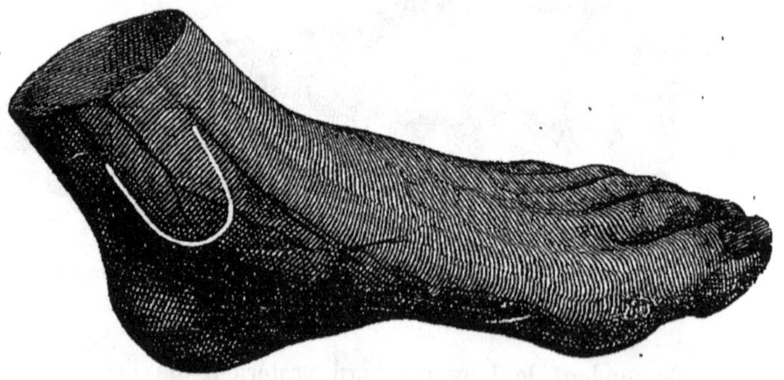

Fig. 726. — Petit lambeau à base supérieure pour réséquer un très petit bout de tibia. Les origines de la v. saphène interne sont atteintes comme dans la plupart des autres procédés.

fixé sur l'étendue du mal, croiser l'extrémité supérieure de l'incision longitudinale, d'un trait horizontal long comme la face interne du tibia est large (fig. 725). Si je n'avais à enlever que moins de $0^{m},05$ de tibia, je trouverais fort commode de découvrir l'extrémité de cet os en la circonscrivant dans une incision en U qui me donnerait un petit lambeau à base supérieure (fig. 726), ce qui du reste a été fait.

Sous le rapport de la commodité, avant qu'on se fût avisé de trancher le calcanéum ou le tendon d'Achille pour attaquer par derrière, rien ne valait le procédé de Hancok à large lambeau antérieur en U dont les branches côtoient les bords postérieurs des os, tandis que la courbe bride le cou-de-pied. La *peau seule* constitue le lambeau : le faisceau vasculo-tendineux antérieur est exposé, mais respecté. Isolé, soulevé en bloc et déplacé en dedans et en dehors alternativement, il permet de dépouiller les os et de les scier facilement d'avant en arrière avec la lame passe-partout.

L'idéal, au point de vue de la conservation des agents du mouvement, est de s'en tenir aux incisions latérales avec les débridements indispensables du côté interne.

Exposer et dénuder les os n'est que la moitié de l'opération : il faut encore les diviser. La tendance actuelle est au ciseau frappé. C'est si facile ! Toutefois cet instrument doit être employé seulement pour la besogne que la scie ne peut faire, et je le veux plus mince qu'un fer de rabot.

Après avoir soulevé les parties molles antérieures, récliné les postérieures, la fine lame passe-partout de la scie à arbre divise admirablement les deux os à la fois, aussi près que l'on veut de l'articulation. C'est, à mon avis, la meilleure manière. Beaucoup d'autres conseillent l'emploi du fil de Gigli ou de la chaîne dentée pour diviser d'abord le péroné : il faut se rappeler que l'espace interosseux n'est pas praticable jusqu'en bas. J'ajouterai que là où peut passer la scie à chaîne peut aussi s'engager une sonde cannelée ou, plus facilement encore, une mince lame protectrice qui permet ensuite l'emploi rapide et efficace de la scie rectiligne... et que si le ciseau convient, c'est particulièrement à la division de l'extrémité du péroné.

Lorsque l'on peut laisser la malléole externe en place au flanc de l'astragale (résections partielles orthopédiques et traumatiques), il faut la couper à la base, avec le ciseau frappé. Polaillon s'est heureusement servi de ce procédé trop oublié, pour raccourcir le péroné sans détruire la chape malléolaire.

Le procédé qui va être décrit est le *procédé ancien* particulièrement applicable aux résections traumatiques et orthopédiques. C'est, du reste, l'*exercice à faire* après avoir appris l'extirpation de l'astragale, du calcanéum, etc., dont j'ai tant parlé précédemment.

Méthode de la rugine.

Placez le malade de manière que le pied soit tout au bout du lit, parfaitement abordable en tous sens, car vous allez avoir à travailler successivement sur le péroné, la jambe étant tordue en dedans, et sur le tibia, la jambe étant renversée en dehors.

Ayez un bistouri court, la rugine droite, la rugine courbe, la scie à résection à fine lame passe-partout, deux écarteurs et enfin mon davier à double articulation.

Si vous jugez indispensable d'explorer d'abord, incisez sur l'os qui semble le plus malade ; sinon, commencez par le péroné.

Dénudation du péroné. — Ayant donc fait tordre et tenir la jambe tordue en dedans, le malade étant couché pour l'instant sur le côté sain, incisez de haut en bas sur le péroné à partir d'un point situé un peu au-dessus du futur trait de scie (**a**). Fixant bien la peau qui fuirait devant le bistouri, descendez dans l'axe de la malléole jusqu'à la pointe. A ce niveau, croisez l'extrémité de la première incision par une seconde horizontale qui empiète un seul centimètre en arrière et deux en avant (fig. 720) (**b**).

Incisez le périoste longitudinalement et prenez la rugine droite pour en détacher les deux lèvres jusqu'aux bords antérieur et postérieur de l'os. Ceux-ci franchis, prenez la rugine courbe pour continuer la décortication en avant et en arrière jusqu'aux insertions du ligament interosseux. Vous pouvez différer la désinsertion des ligaments malléolo-tarsiens, mais vous devez bien dénuder le péroné à partir de l'interligne et au-dessus. La rugine courbe sera poussée en travers et agira du front. Lorsque en avant vous serez au fond de l'espace ou mieux de la rainure interosseuse, vous essayerez d'amorcer devant le tibia le soulèvement de son périoste : à cet effet, un écarteur ouvrira la voie et vous reprendrez la rugine droite. Vous l'appuierez à plat sur le péroné pour faire des pesées échelonnées qui, dans les limites accessibles, détacheront la capsule antérieure, le périoste antérieur de l'épiphyse et plus haut le périoste de la face externe du tibia. Avec la même rugine droite et les mêmes pesées, vous tâcherez de faire au tibia, par derrière le péroné, ce que vous venez de faire par devant. Autant que possible, vous garderez la masse des fibres interosseuses adhérente au périoste des faces postérieures.

Dénudation du tibia. — Rétablissez le décubitus dorsal et couchez la jambe sur sa face externe. Incisez la peau dans l'axe de la face interne du tibia jusqu'à la pointe malléolaire. Croisez les deux bouts de cette incision longitudinale par deux incisions horizontales longues comme la face interne du tibia est large (fig. 725) (c).

Fendez le périoste en long et débridez cette fente à la partie supérieure comme vous avez débridé la peau. Armé de la rugine droite attaquant à plat, mais toujours en travers, et du front, décollez ces deux volets périostiques. Pour l'antérieur, tenez le coude bas et poussez en l'air; pour le postérieur, tenez le coude haut et poussez en bas. Après avoir atteint et dépassé les bords antérieur et postérieur de la malléole et de l'os, prenez la rugine courbe et poursuivez la désinsertion des ligaments, de la capsule, ainsi que la séparation du périoste, en avant et en arrière, jusqu'à ce que vous ayez rejoint le décollement amorcé du côté du péroné. La malléole doit être absolument débarrassée de ses liens, c'est-à-dire séparée du ligament deltoïdien et du profond tibio-astragalien.

Avant de quitter la rugine, assurez-vous que les os sont absolument dénudés sur tout leur contour, au niveau du point où la scie va passer.

Sciage. — Engagez un de mes écarteurs devant les os et un autre derrière. Laissez celui-ci à plat pour le moment et faites

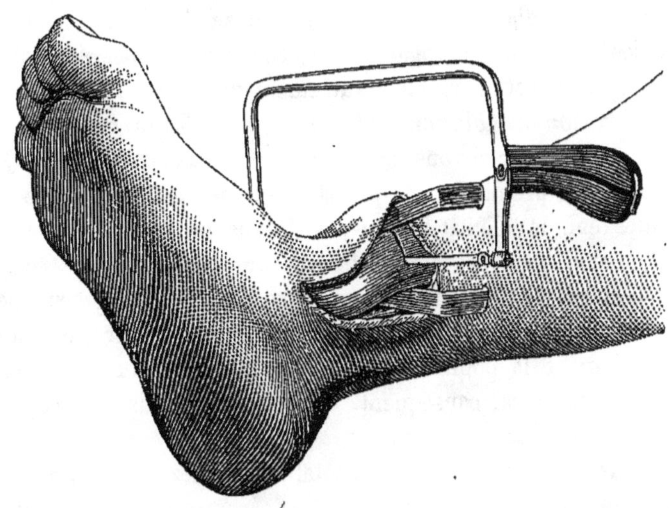

Fig. 727. — Résection tibio-tarsienne. — Sciage des deux os en place. Le travail de la scie étant à moitié fait, l'écarteur supérieur au lieu de rester de champ comme on le voit, aurait dû être remis à plat ou retiré, puisque l'inférieur, jusqu'ici à plat, vient d'être mis sur champ comme il est représenté. Le sciage est bien plus facile quand on a débridé en travers le haut de l'incision tibiale (fig. 724).

tenir le premier de champ, afin qu'il soulève les parties molles antérieures et vous permette d'insinuer la fine lame passe-partout (**d**).

Après avoir engagé celle-ci désarticulée, montez-la sur l'arbre et commencez à scier les deux os à la fois, l'écarteur antérieur demeurant toujours de champ. Gardez-vous de dévier obliquement en arrière et en haut : cela préparerait le redoutable équinisme; sciez plutôt en arrière et en bas (fig. 727).

Arrivé au milieu de l'épaisseur des os, commandez à l'aide d'enlever ou de laisser tomber à plat l'écarteur antérieur, de saisir et de placer de champ à son tour l'écarteur postérieur. Cela fait, continuez le sciage jusqu'à ce que votre lame se dégage dans l'espace créé par l'écarteur qui tient éloignées les chairs postérieures. Désarticulez la scie et retirez-la (**e**).

Extraction des os. — Armé du davier tenu de la main gauche, saisissez d'abord le bout péronier, attirez-le en dehors, renversez-le et, avec le concours de la rugine, complétez la désinsertion des fibres interosseuses inférieures et des ligaments malléolaires.

De même extrayez l'extrémité du tibia en l'attirant dans la plaie interne avec le davier articulé au deuxième trou. Pour réussir à dégager la coupe du morceau épiphysaire largement appliquée à la coupe de la diaphyse, il faut faire tirer sur le pied; si les ligaments articulaires tibio-astragaliens-tarsiens sont désinsérés (ils doivent l'être) l'extraction va bien, autrement non.

Abrasion ou Ablation de l'astragale. — Enfin, examinez l'astragale pour savoir si vous devez l'abraser ou l'extraire.

Dans le premier cas, qui est celui des épreuves de concours, faites tenir le talon et l'avant-pied fléchis immobiles, dans les mains d'un aide appuyées sur le lit ou sur la table; faites écarter les chairs, surtout les antérieures, avec des lacs; engagez une lame dentée étroite que vous monterez ensuite sur l'arbre, et sciez horizontalement la poulie articulaire. N'oubliez jamais le danger de l'équinisme : par conséquent, que votre trait laisse du cartilage en arrière, mais pas en avant.

Pour extraire l'astragale en totalité, ruginez d'abord, à travers la plaie interne, la partie interne et supérieure du col où s'attachent des fibres astragalo-scaphoïdiennes qui vous gêneraient ultérieurement.

Portez-vous ensuite en dehors, car c'est par la plaie externe que vous extrairez l'os. Commencez par prolonger l'incision horizontale en avant jusqu'au tendon péronier antérieur, coupez le ligament astragalo-scaphoïdien, puis l'interosseux calcanéo-astragalien; dégagez bien le col de l'os et saisissez-le dans les mors du davier. L'aide renversant le pied en dedans, vous achèverez la section des liens astragalo-calcanéens et l'astragale se laissera emporter.

Rapprochez les os, après avoir créé au ciseau boutoir sur le calcanéum une surface vive bien placée et bien inclinée; drainez, immobilisez. Défiez-vous de la tendance du talon à se porter en arrière et en haut; tirez donc l'avant-pied en avant et tenez-le à angle droit et même un peu fléchi; cherchez l'ankylose, car il n'y a plus de malléoles.

Notes. — (a) Dans les exercices cadavériques, on commence l'incision à 0^m,06 au-dessus de l'articulation.

(b) Ultérieurement, vous prolongerez cette branche antérieure de manière à lui donner jusqu'à 0^m,05 si vous êtes contraints à enlever l'astragale.

(c) Inutile de répéter que l'incision sous-malléolaire peut être arquée comme sur la figure 725, et que sa branche antérieure devra se prolonger jusqu'au tendon jambier antérieur si l'on veut extirper l'astragale.

(d) Il faut passer les deux écarteurs tout de suite, mais ne les faire agir en les plaçant de champ, que successivement et alternativement. Avec cette précaution, les parties molles sont toujours assez complaisantes.

(e) Je ne saurais trop vanter la scie à résection que j'emploie. La fine lame passe-partout fait vite et bien meilleure besogne que les petites scies cultellaires quelque nom qu'elles portent; elle peut scier les os près de l'articulation, dans le tendre, ou loin, dans le dur, *ad libitum*.

Autres manières de scier et d'extirper les extrémités osseuses.

Pour moi, rien n'est plus commode ni plus sûr que de scier les deux os à la fois : je dirais volontiers les trois os, faisant allusion au fragment tibial intermédiaire qui existe ordinairement dans les fractures graves. Il faut seulement savoir employer les précieuses ressources de la fine lame passe-partout de la scie à arbre articulée. Nous avons le chloroforme et sommes bien mieux outillés que les Moreau. Cependant il faut toujours avoir plusieurs cordes à son arc, à cause de l'imprévu.

Plusieurs chirurgiens scient ou tranchent et extirpent d'abord l'extrémité péronière par la plaie externe. Ensuite ils découvrent le tibia, le désarticulent et le dénudent de bas en haut jusqu'à la hauteur du point où le péroné a été divisé : alors, grâce au renversement du pied en dehors, l'extrémité tibiale sort de la plaie interne, fait saillie et peut être sciée à découvert, pas avec commodité. — D'autres, après l'extirpation du péroné, dénudent le tibia et le scient sur place avant de le désarticuler.

C'est ce que recommanda Langenbeck, mais ce n'est pas tout. Après avoir enlevé le péroné et avant de découvrir le tibia, il conseille de scier, pendant qu'elle est encore fixée, la poulie astragalienne qui serait ultérieurement enlevée avec la malléole interne. Cela n'est pas facile, car, s'il est bon pour le sciage que l'astragale reste fixé, il est mauvais qu'il reste aussi enclavé. L'avantage de la fixité ne peut-il donc être retrouvé après l'ablation des extrémités des deux os de la jambe? Mon davier, qui quoique bâillant large garde ses longues mâchoires presque parallèles, fixe l'os du bout des dents sans même serrer les parties molles par-dessus lesquelles il mord; les mains de l'aide tiennent les deux bouts du pied, et la petite lame insinuante et *très longue* de ma scie à arbre aplanit la poulie de l'astragale dans la perfection en quelques traits.

Résection isolée de l'extrémité inférieure du péroné. — Inciser et décortiquer comme pour la résection totale, couper ou scier à la hauteur voulue, telle est l'opération. Si l'on doit extirper un long bout comprenant la malléole, on scie l'os avec le fil Gigli, la chaîne dentée ou la scie ordinaire, mais alors sur une sonde cannelée fine et courbée aux deux bouts comme la mienne. Il est bon de scier un peu obliquement de haut en bas et de dehors en dedans : le fragment inférieur ne s'en dégage que mieux.

C'est au ciseau frappé qu'il faut recourir pour diviser la malléole dans ses derniers centimètres, soit qu'on veuille la laisser, soit qu'on veuille l'extraire seule. La cisaille écrase plus qu'elle ne coupe. Au-dessus de la malléole, le péroné de l'adulte est tout de suite très dur et demande la scie, au moins pour la première moitié de la besogne, la seconde étant réservée au très mince ciseau frappé.

Résection isolée de l'extrémité inférieure du tibia. — Rien à dire des incisions qui n'ait été dit à propos de la résection totale. Voilà donc l'os découvert et dénudé; il est naturellement impossible de le luxer, comment donc le diviser sur place? Cela dépend du lieu où doit porter la section. Est-ce près de l'articulation? Le ciseau frappé s'impose; encore une fois, je vous le conseille très mince, non de tranchant, mais de lame. Est-ce plus haut? La scie en chaîne ordinaire devient applicable et même la scie rectiligne aussitôt qu'une sonde cannelée peut être engagée sous le tibia. L'extraction, je l'ai déjà dit, est difficile à cause de la largeur des surfaces de sciage ou de coupe, si l'on n'a pas au préalable *parfaitement désinséré* les liens articulaires et détruit avec le bout de la rugine courbe les fibres interosseuses tibio-péronières.

Résection tibio-tarsienne pour ostéo-arthrite chronique.

J'ai peu de chose à ajouter à ce qui a été dit et décrit antérieurement. Il faut commencer par l'astragalectomie : Extirpation de l'astragale, p. 822, que nous avons étudiée longuement, parce que celui-là seul qui la sait bien faire peut tout bien faire sur le pied.

Ollier, au début même de l'opération, faisait de chaque côté du tendon d'Achille une incision longitudinale qui permet d'enlever toutes les fongosités rétro-malléolaires et facilite le travail que doivent subir les os de la jambe après l'enlèvement de l'astragale. Ces deux incisions doivent se rapprocher, dans la profondeur, des bords du muscle fléchisseur propre du gros orteil (fig. 728) pour éviter : en dehors la gaine des péroniens

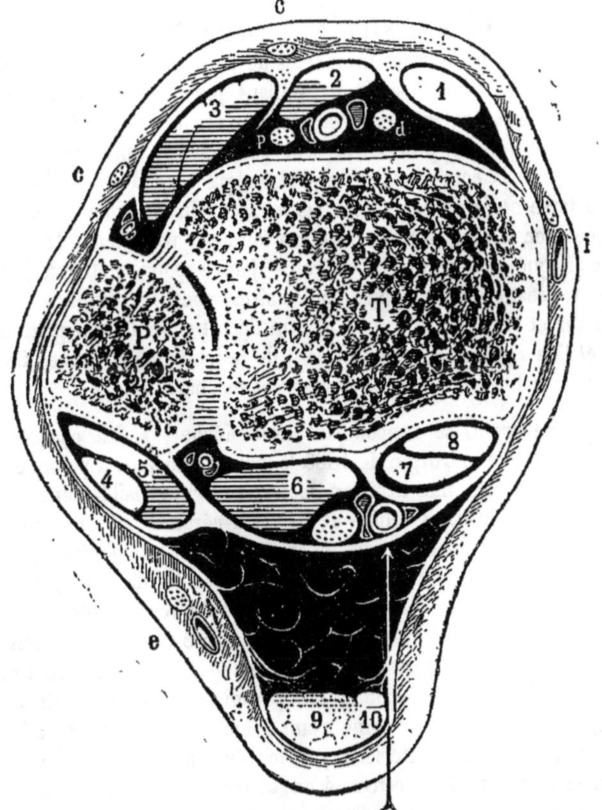

Fig. 728. — **Coupe de la jambe immédiatement au-dessus de l'articulation tibio-tarsienne, à travers les malléoles.**

La figure montre la surface appartenant au *pied gauche*. — On voit comment après avoir fendu en dedans et en dehors du tendon d'Achille (9, 10) pour penétrer jusqu'à la face postérieure du tibia de chaque côté du tendon du fléchisseur propre (6) encore garni de fibres charnues, il faut, pour décortiquer les os, rejeter en dehors les péroniers (4 et 5); en dedans, le nerf, les vaisseaux et les tendons fléchisseur commun (7) et jambier postérieur (8).

qu'il est inutile d'ouvrir, en dedans le paquet vasculo-nerveux, etc., qu'il faut respecter. Une fois arrivé sur le fond osseux, l'opérateur rejette et fait tenir en dehors ou en dedans les organes qu'il peut ménager. Simultanément il utilise les incisions de l'astragalectomie et fait subir au tibia et au péroné les abrasions nécessaires en s'efforçant de garder ou de refaire la fourche malléolaire.

Je vais maintenant parler de divers procédés nouveaux, sous le titre :

Résections larges des ostéo-arthrites.

α. — Hahn de Berlin (1881) et Bush (1882) (*Revue de chir.*, 1883), croyant les incisions latérales incapables de permettre un curage complet d'une articulation fongueuse et ne voulant pas recourir au procédé de Hueter qui incisait largement en avant, ont eu recours à l'incision en étrier. Il est possible que ce procédé ne soit pas déraisonnable quand on est obligé de tenter la conservation du pied malgré l'étendue des lésions dans les os du tarse et dans les gaines tendineuses. Une incision en sous-pied complétée avec la scie fait du talon un lambeau postérieur, le lambeau de Pirogoff, que l'on relève derrière la jambe pour mettre à jour les tendons, vaisseaux et nerfs rétro-malléolaires, pour les couper ou mieux les dégainer et les luxer si l'on peut. On fléchit alors l'avant-pied devant le tibia et l'on résèque ce que l'on veut de la jambe et du tarse. Le pied est ensuite rétabli par des sutures osseuses et charnues.

β. — J. Reverdin, se rencontrant avec Kocher, a fait connaître au Congrès français de chirurgie de 1885 le procédé suivant à peine modifié depuis : il attaque par une *incision postéro-externe* sensiblement horizontale qui divise le tendon d'Achille et les deux péroniers. Cela rend facile le renversement du pied en dedans après la désarticulation péronéo-astragalienne, l'examen et l'extirpation de l'astragale, des malléoles, etc. 1° L'incision part horizontale du bord interne du tendon d'Achille, rase la pointe péronière et devient un peu ascendante pour aboutir dans l'intervalle des tendons péronier antérieur et extenseur du cinquième orteil. — 2° Section du tendon d'Achille, des péroniers, des ligaments articulaires superficiels. — 3° La rugine ayant détaché les ligaments péronéo-astragaliens postérieur et antérieur, puis les fibres astragalo-scaphoïdiennes externes, le pied peut être renversé en dedans avec assez de prudence pour ne pas déchirer la peau postéro-interne, qu'il vaut mieux débrider par une incision cutanée ascendante. Le renversement progressif du pied montre la poulie puis la face interne de l'astragale, dont la rugine détache les ligaments tibiaux et scaphoïdiens. — 4° Section du ligament interosseux calcanéo-astragalien. — 5° Prise du col de l'astragale par le davier, extraction. — 6° Examen, dénudation et résection des malléoles, etc. — 7° Suture facultative des tendons.

Cette longue incision externe, horizontale et unique, qui divise les tendons péroniers, est surtout une incision d'exploration très commode, quoiqu'elle réserve la possibilité de faire une amputation Pasquier-Le Fort, une résection de Mikulicz, etc. Elle est bien suffisante pour extraire l'astragale et travailler les malléoles. Mais pour l'extraction du calcanéum il faut, dans le prolongement du bord externe du tendon d'Achille, abaisser une seconde incision de trois centimètres qui fait des téguments calcanéens externes un lambeau ou volet mobile triangulaire.

γ. — Notre Berger a employé l'incision cutanée horizontale externe de Reverdin en la complétant par une autre de cinq à six centimètres, qui descend dans l'axe même du péroné. Avec deux pareils lambeaux, la commodité est extrême pour réséquer la malléole péronière et, par suite, pour voir dans l'articulation, pour extraire l'astragale, luxer le tibia et le scier, enfin pour faire ce que l'on veut du calcanéum et du tarse antérieur. Tout en respectant les tendons, on arrive même à scier les os comme Mikulicz. Reste l'exubérance des parties molles.

Le lecteur se souvient qu'avec l'incision que je préconise pour l'extirpation du calcanéum, on arrive également à faire tout ce que l'on veut de l'arrière-pied et du bas de la jambe sans couper les péroniers.

δ. — Mikulicz, après Wladimiroff, a fait bien plus et a trouvé des imitateurs déjà nombreux, même pour certains cas traumatiques où le talon était détruit. Sa résection emporte à la fois le squelette et les parties molles du talon. La scie divise le tarse à travers le scaphoïde et le cuboïde, les os de la jambe à plusieurs centimètres au-dessus de l'articulation. La section scapho-cuboïdienne étant adaptée à la section tibio-péronière, l'avant-pied se trouve tout à fait dans le prolongement de la jambe. Le sujet, de plantigrade, est devenu *digitigrade*; aussi faut-il que les orteils soient portés et maintenus dans la déflexion forcée (flexion dorsale à angle droit ou à peu près).

Quant aux parties molles, voici ce qu'on enlève : en longueur, du niveau ou peu s'en faut, de la section osseuse jambière jusqu'à la section tarsienne; en largeur, d'un bord malléolaire postérieur à l'autre et d'un bord du pied à l'autre. Il ne reste plus que les téguments, tendons, vaisseaux et nerfs de la face dorsale du cou-de-pied. Néanmoins la gangrène est exceptionnelle; le pli disgracieux de ce pont de parties molles antérieures; le bouffant produit par l'adaptation des os, diminue considérablement à la longue. Il peut même ne pas être primitivement très marqué.

L'opération se résume encore ainsi : deux incisions latérales et deux transversales, les unes et les autres jusqu'aux os à travers tendons, nerfs et vaisseaux : désarticulation en arrière, toilette et sciage.

Il me semble que les deux incisions latérales doivent commencer derrière les bords malléolaires postérieurs un peu au-dessus du niveau de l'interligne; qu'elles doivent descendre concaves comme l'avant du cou-de-pied et s'arrêter sur les bords plantaires, l'interne devant la tubérosité du scaphoïde, l'externe derrière la tubérosité du cinquième métatarsien.

La coupe plantaire transverse marche ensuite à fond du scaphoïde au cuboïde ; la coupe transverse rétro-jambière d'un bord malléolaire à l'autre, à mon avis un peu au-dessus de l'interligne, car pour que le membre digitigrade soit, ce qui est désirable, moins long que le membre sain, il faut enlever deux doigts au moins du squelette jambier. C'est un calcul à faire après mensuration, puisque cela diffère beaucoup, suivant que le pied est plat ou creux, les métatarsiens longs ou courts.

Quand les incisions sont faites, on rabat un peu la masse charnue sus-calcanéenne et, grâce à la flexion forcée du pied, on désarticule en arrière. Passant par-dessus l'astragale, on en sépare attentivement, ainsi que de la grosse apophyse calcanéenne, la face profonde du pont charnu vasculaire conservé en avant. Arrivé à l'interligne de Chopart, on l'ouvre et

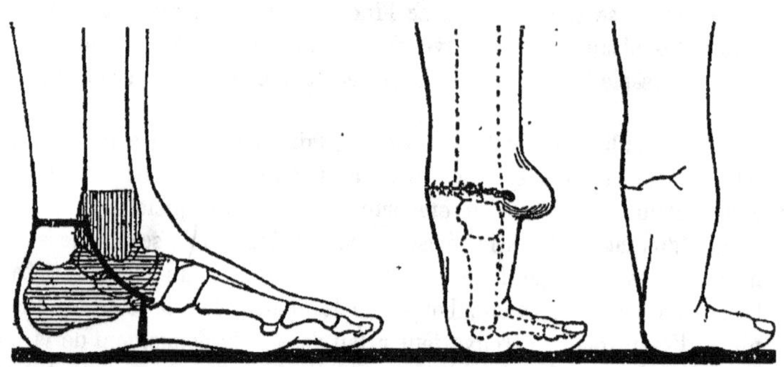

Fig. 729. — Opération de Mikulicz, pied gauche. Vue interne. — A. Incision des parties molles et parties osseuses à enlever. — B. Adaptation de l'avant-pied immédiatement après la résection. — C. Membre cicatrisé.

l'on jette d'un bloc : astragale, calcanéum et parties molles qui les englobent en arrière et en dessous.

Après avoir examiné le scaphoïde et le cuboïde, on en dénude les faces dorsale et plantaire dans l'étendue suffisante pour les scier tous deux à la fois, d'un trait perpendiculaire et au plan du métatarse et à la direction des métatarsiens.

Sachant par le calcul quelle est la longueur du tibia à enlever, la toilette des malléoles est faite jusqu'à la hauteur voulue et la scie appliquée.

On lie ce qui saigne, la tibiale postérieure d'abord, si ce n'est déjà fait, etc. Les os rapprochés peuvent être maintenus par des sutures osseuses ou péri-osseuses. Cela les empêche de se déplacer pendant l'application de l'appareil contentif rigide extérieur.

Il paraît bon de forcer les orteils avant la fin du sommeil anesthésique, et de les maintenir ensuite dans la déflexion dorsale. Toutefois, un massage ultérieur s'est montré suffisant, dit-on.

Dans la crainte de voir se produire des ulcérations sous les têtes métatarsiennes, l'idée est venue de poursuivre dans la plante les branches coupées du nerf tibial postérieur pour les suturer avec le tronc divisé derrière la malléole. J'ai réussi à opérer sans couper l'artère ni le nerf tibial postérieur. C'est laid et difficile. Il est toutefois possible de luxer en dedans nerf et vaisseaux et de les garder couverts par le bord du pont cutané antérieur. Il faut pour cela que l'incision latérale interne descende verticalement derrière la malléole jusque sous le talon, où elle se continue avec l'incision plantaire transversale, reportée assez loin en arrière pour se trouver derrière l'origine et le trajet des vaisseaux et nerfs plantaires externes. Gardant ainsi trop de chairs sous le pied, il faudrait compenser derrière la jambe, c'est-à-dire couper en travers un peu plus haut que d'habitude. La désarticulation et l'ablation du bloc calcanéo-astragalien se feraient par la voie postéro-externe, ainsi que le sciage tarsien.

ε. — Une incision longitudinale sur chacun des bords du pied; deux incisions dossières, l'une sur les têtes de l'astragale et du calcanéum, l'autre sur les bases des métatarsiens; deux traits de scie transversaux au niveau de ces dernières : voilà comment on peut enlever tout le squelette tarsien antérieur et même plus, puisque l'astragale et le calcanéum d'une part, les métatarsiens d'autre part sont rognés. Voyez d'ici le bourrelet que fait la semelle charnue plantaire quand les os antérieurs sont poussés au contact des postérieurs. C'est l'opération de Link, l'envers du Wladimiroff, mais avec avant-pied resté horizontal.

Ce n'est pas mon rôle de raconter tout ce qu'il a été imaginé d'opérations partielles contre les pieds bots et encore moins contre les mauvaises ostéo-arthrites tarsiennes. Aussi bien y aurais-je quelque répugnance : on est si vite guéri et l'on marche si facilement sur son moignon après une amputation bien faite!

Arthrodèse tibio-tarsienne.

Voici deux cas bien différents :

1° Un enfant, par suite d'atrophie musculaire, a le pied ballant : il faudrait le lui ankyloser à *angle droit* sur la jambe en soudant l'astragale sous le tibia et le calcanéum sous l'astragale (arthrodèse de flexion).

2° Un adolescent approchant du terme de sa croissance, après avoir subi longtemps auparavant une résection du genou large, ultra-épiphysaire, a l'une de ses jambes de 10 à 15 centimètres plus courte que l'autre. Il porte une chaussure à talon surélevé qui a donné à son pied des habitudes d'équinisme mais d'équinisme insuffisant qu'on voudrait pouvoir augmenter et fixer par une simple ankylose tibio-astragalienne en *extension forcée*.

Il n'est pas facile de réaliser ces programmes avec les curettes, gouges, cuillères et rugines ordinaires : cependant le succès a couronné des opérations qui n'avaient été qu'ébauchées à l'aide de cet outillage imparfait.

Pour l'arthrodèse d'extension équine, je propose un procédé qui est d'une simplicité extrême. Mais je n'en puis dire autant de l'arthrodèse de flexion, quoique j'ai tâté les quatre points cardinaux de l'articulation, avec tous les instruments, par voies larges et par voies étroites (c'est en avant qu'a attaqué Godefroy pour enraidir le moignon de Chopart qu'il taillait). Rœrsch mis à part, je n'ai pas profité de mes rapports avec les auteurs.

J'estime que si l'on veut réussir il faut faire bien et mettre en contact de *larges* surfaces osseuses *congruentes* et *vives*. Le ciseau mince affûté en ciseau de menuisier peut seul les créer. Il donne au chirurgien qui a des mains, la puissance, la rapidité, la perfection, la facilité, pourvu que les os qu'il doit tailler soient appuyés sur un *sachet de sable où ils se fixent dans leur empreinte*, comme sur un billot, comme dans un étau.

Il faut des lames de 20, 30 et 40 millimètres de largeur, minces, 1mm 1/2 au plus, et restant minces sur 4 centimètres de long, affûtées d'un seul côté, afin d'avoir un tranchant aussi solide que celui des énormes coins vulgairement employés et qui coupent les os comme ils *couperaient* du sucre.

C'est avec le plat du ciseau mince à biseau unique que l'on fait des surfaces planes : toujours il faut tourner le biseau du côté du copeau.

Si vous n'êtes pas sûr de votre gauche et craignez qu'elle ne laisse le ciseau dépasser le but, pincez la lame sur la limite de la pénétration estimée nécessaire, entre les mors gantés de caoutchouc adhésif d'une pince hémostatique.

Vous avez les instruments utiles dans toutes les résections; et vous connaissez les deux attaques interne et externe de l'extirpation de l'astragale, celle-là pour diviser le ligament tibio-astragalien postérieur. Il faut vous les remémorer.

Car pour aplanir le bout du tibia complètement, c'est-à-dire faire de l'angle arrondi tibio-malléolaire un angle véritable, deux coups d'un large ciseau sont à mon avis nécessaires, quoique Berger pense qu'on peut se dispenser du premier : l'un antérieur, sagittal, rasant la face interne de a malléole et fendant au moins 10 millimètres du corps de l'os, au risque peu dangereux et presque désiré de faire éclater la base malléolaire; l'autre externe, donné après section et luxation temporaire de la malléole péronière, coup transversal horizontal, abrasant le plateau articulaire qui couvre la poulie et rejoignant le premier trait, pour équarrir la mortaise et faire tomber ledit plateau d'une seule pièce.

A et *A'*. — Le premier coup de ciseau, l'interne, antérieur, vertical, sagittal, est le *premier temps commun* aux deux espèces d'arthrodèse.

On fait sur l'interligne antérieur astragalo-malléolaire interne une incision verticale de 3 centimètres dont un sur le tibia; on ouvre la capsule;

après avoir estimé les dimensions antéro-postérieures de l'os et limité la pénétration du ciseau en conséquence ; on applique le tranchant verticalement sur l'interligne et un peu sur le tibia, dans toute l'étendue de l'incision si la lame est large de 30 millimètres. Celle-ci, ayant son plat tourné vers la malléole, ne fait guère qu'attaquer l'angle tibio-malléolaire; cependant elle dédole une partie du cartilage et divise, dans la profondeur, le gros ligament tibio-astragalien postérieur. Couper ce ligament et préparer l'équarrissage de l'angle tibio-malléolaire sont les deux buts à atteindre, dût-on s'y reprendre à plusieurs fois, ce qui arrive inévitablement avec une lame trop étroite.

Ce temps s'exécute facilement moyennant que la face postérieure du tibia soit bien appuyée sur le coussin, le pied vertical et en position moyenne, ni fléchi, ni étendu, le ciseau tenu ferme dressé dans le plan sagittal et frappé d'aplomb.

La plaie étant protégée, immédiatement fermée si vous voulez, transportez l'attaque du côté externe pour y faire *B* ou *B'*.

L'incision doit y découvrir la malléole péronière et *toute la largeur* du tibia. Le champ libre est suffisant : entre les tendons péroniers latéraux qui sont derrière la malléole et le faisceau du m. extenseur commun appelé péronier antérieur (fig. 670, p. 823).

B. — *Arthrodèse d'extension, ankylose équine.* — Une incision transversale croisant la malléole externe au niveau de la poulie, excédant à peine l'épaisseur du tibia, en avant comme en arrière, et transformée en ⊢⊣ par une courte fente longitudinale à chaque bout, me semble ce qu'il y a de plus commode. Toute incision est bonne, qui permet de dépérioster sans gêne les bords antérieur et postérieur du plateau tibial, de les découvrir ensuite pour l'engagement d'un ciseau un peu plus large que l'os et le débordant dans les deux sens.

Ayant couché et imprimé la face interne de la jambe sur le coussin de sable, vous faites tenir le pied en extension-abduction, c'est-à-dire dans le même plan horizontal que la jambe, pour : inciser les téguments — découvrir les os — estimer l'angle du coin osseux à tailler, suivant le degré d'allongement désiré, — enlever les parties de ce coin appartenant au péroné et à l'astragale (fig. 730). Ultérieurement l'attitude sera modifiée.

Vous inciserez donc la peau en travers de la malléole, au niveau et dans le sens oblique vers le talon de la partie postérieure de la trochlée que couvre le tibia. Cette incision ayant 4 centimètres, dépassera les bords du péroné peu en arrière, davantage en avant, en sorte que la fente longitudinale postérieure soit à quelques millimètres seulement derrière le péroné et l'antérieure à un doigt devant le même os. Tout de suite vous pourrez donc ouvrir l'articulation dans l'angle antérieur tibio-péronier qui joue sur la lèvre externe de la trochlée. Cet angle sera votre point de départ pour le trait oblique qui doit diviser malléole et partie postérieure d'astragale. Partez-en pour diviser le périoste que vous allez relever afin de découvrir le triangle à sacrifier. Derrière la base de ce triangle vous séparerez de l'os la gaine et les tendons que vous ferez fortement récliner. L'aide qui les écarte doit vous montrer le ligament péronéo-astragalien postérieur et la queue de l'astragale sous laquelle votre pointe tâtera l'interligne calcanéo-astragalien, car c'est le terme du trait de ciseau que vous allez donner, terme que vous devez dépasser, en entrant dans l'arrière-calcanéum, plutôt que de rester en deçà.

De deux coups de ciseau successifs, l'un descendant en arrière, l'autre légèrement ascendant dans le même sens, faites d'abord sauter ce coin malléolaire tracé et dénudé : vous aurez sous les yeux et le petit segment trochléen postérieur et tout le bord du plateau tibial.

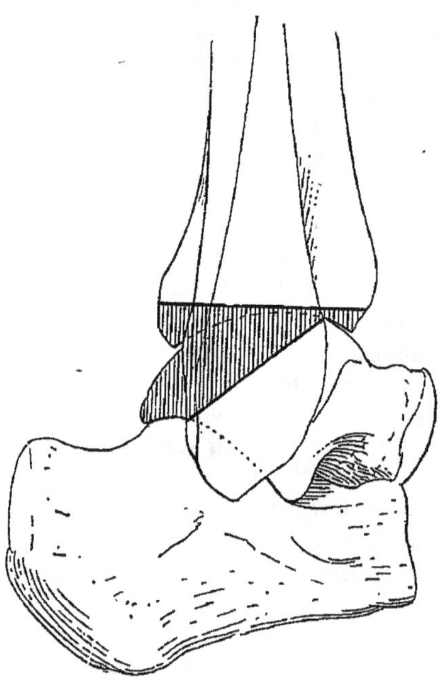

Fig. 750. — Arthrodèse tibio-tarsienne d'extension, ankylose équine ; résection cunéiforme du péroné, de la queue de l'astragale et du plateau tibial. Il suffirait de donner à la coupe supérieure des os plus d'obliquité ascendante, en arrière pour augmenter l'équinisme et par conséquent l'allongement du membre.

Sans desserrer l'articulation, c'est-à-dire sans changer l'attitude du membre, appliquez le ciseau sur l'astragale à ras du fragment malléolaire conservé, et frappez jusqu'à ce que la partie postérieure de la trochlée devienne mobile et puisse être extirpée avec une pince et des ciseaux : elle doit tenir un peu en arrière et en dedans. Vous venez d'être obligé de renverser le pied ; l'articulation est beante, vous voyez si l'astragale est bien taillé, et le rectifiez au besoin. N'oubliez pas que le plat du ciseau seul peut faire ou corriger une surface plane de quelque dimension. Croyez-vous trop peu étendue d'avant en arrière la surface vive que vous venez de créer ? Prolongez-la par une encoche au calcanéum dans laquelle le bord tibial postérieur viendra s'appuyer et s'adosser.

Avant d'attaquer le tibia, il faut en préparer le plateau en dépériostant ses bords antérieur et postérieur, celui-ci sur une hauteur assez grande.

Il faut ensuite placer deux écarteurs et employer un ciseau plus large que l'os. Cependant si l'on cède à la tentation de n'aviver que les 4/5 postérieurs au lieu du plateau tout entier, l'écarteur antérieur devient inutile et le ciseau peut être moins large.

En tout cas, la jambe reste horizontale et appuyée, le ciseau a, comme toujours, le plat tourné vers la surface à créer, le biseau vers le copeau à enlever ; il est tenu et maintenu droit, depuis le premier jusqu'au der-

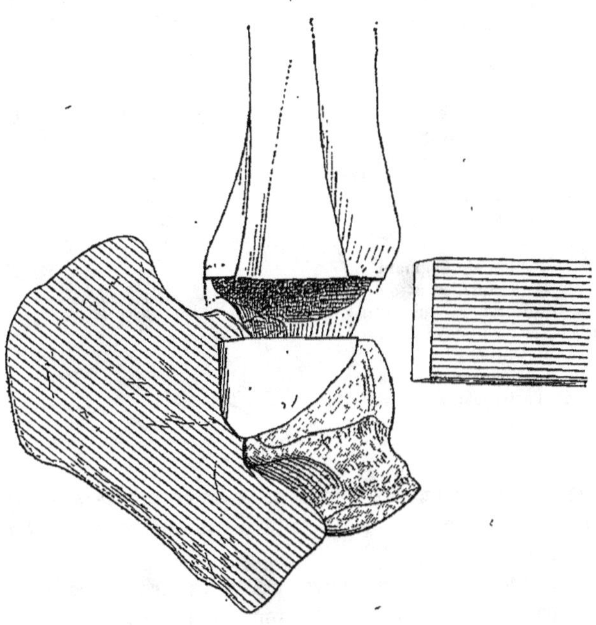

Fig. 731. — Arthrodèse d'extension par résection cunéiforme. Os tenus à distance montrant par l'attitude du calcanéum et de l'astragale l'équinisme produit, et comment la partie tibiale de la mortaise a été équarrie par les deux coups de ciseau perpendiculaires l'un à l'autre. Le ciseau représenté, l'est pour la direction du premier coup.

nier coup de maillet qui se trouve donné lorsque le tranchant, ayant atteint la coupe sagittale du début, fait sauter le plateau et montre l'angle tibio-malléolaire parfaitement équarri (fig. 731).

Voyez si les surfaces peuvent s'adapter, c'est-à-dire si le tibia descend de lui-même sur l'astragale. S'il ne le fait, allez avec la rugine courbe, à la face interne de l'astragale, couper quelques fibres maladroitement épargnées par le coup de ciseau initial.

L'adaptation ne vous donne-t-elle pas le degré d'équinisme désiré ? Sans déviation latérale ? Corrigez votre travail. Établissez le contact absolu des surfaces vives créées et maintenez-le : l'ankylose osseuse est à ce prix.

B'. — *Arthrodèse de flexion.* — Pour le pied ballant paralytique l'ankylose tibio-astragalienne ne suffirait pas. Il faut en outre fixer le calcanéum. Cet os ne se mouvant qu'en dehors, empêcher son virage, la marche en avant de sa face externe, est le but. On y arrive en avivant la face externe de l'astragale pour y souder la

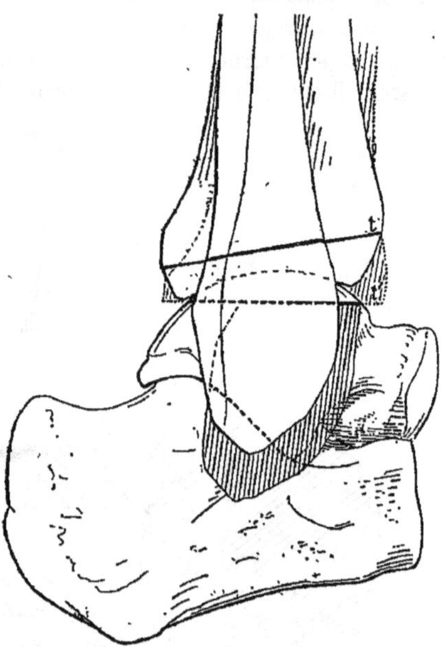

Fig. 732. — Arthrodèse tibio-tarsienne devant fixer le pied ballant en flexion.

La malléole externe coupée une seule fois suivant la ligne *t* descendra se placer obliquement comme elle est représentée ombrée ; sa pointe sera calée dans une encoche du calcanéum, sa face interne avivée ankylosée au flanc avivé de l'astragale.

Après résection du segment antérieur de la trochlée et du plateau tibial, de ce qui est compris entre les lignes *t* et *t'*, le squelette jambier descendra de *t* en *t'* s'appuyer sur les coupes de l'astragale et de la malléole inclinée en position grise.

malléole externe également avivée, après avoir pris le soin capital d'en caler la pointe dans une encoche faite au calcanéum placé et maintenu reculé au maximum (fig. 732).

Encore une fois : si vous n'appuyez pas les os sur un coussin pesant, non élastique mais pourtant dépressible, vous ne pourrez y faire entrer les meilleurs ciseaux, à moins que, frappant quelques grands coups de dépit, vous ne traversiez jusqu'aux mains qui tiennent ce pied volant. D'autre part, même sur un appui, on ne fait, avec des instruments défectueux, que des surfaces incongruentes et mal avivées.

L'incision en ⊢⊣ qui vient de nous servir ne serait commode qu'à la condition d'allonger en bas le jambage antérieur.

Le lambeau fortement convexe en avant, ayant sa base-charnière derrière le bord postérieur de la malléole externe, longue de 6 centimètres dont un au-dessous de la pointe, me paraît recommandable.

Après avoir découvert l'angle tibio-péronier antérieur de l'interligne, on incise la capsule tibio-astragalienne antérieure et les ligaments qui attachent le bord antérieur de la malléole au tibia et à l'astragale. La vue de l'interligne permet d'estimer le lieu où il convient de couper les os de la jambe, le péroné en premier lieu. On y applique le ciseau suivant une ligne légèrement oblique en bas et en arrière (*t*; fig. 732).

Le davier saisit la malléole et la renverse en arrière aidé par le bistouri, car elle garde quelques attaches au tibia, peut-être même à l'astragale. Lorsque le renversement est à moitié produit, on est obligé de ressaisir la malléole par en haut (fig. 733) pour terminer et réussir à bien éclairer les os qu'il s'agit maintenant de tailler.

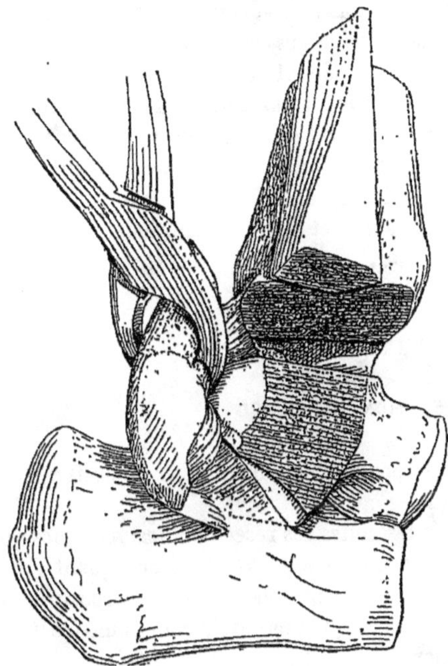

Fig. 733. — Arthrodèse pour ankyloser l'astragale au bout du tibia et fixer le calcanéum sous l'astragale. La malléole écartée n'a pas encore été avivée, l'encoche à faire au calcanéum n'est qu'indiquée par deux traits pointillés. Mais la mortaise est équarrie, la trochlée aplanie et l'apophyse externe de l'astragale sapée verticalement, attendant la malléole qui y sera rappliquée après avivement.

Ce sera d'abord la partie antérieure du dessus de la poulie astragalienne que l'on transformera en surface osseuse vive parfaitement horizontale moyennant que l'on fasse tenir horizontalement sur le coussin de sable la jambe et le pied, celui-ci fléchi à angle droit, et que l'on tienne le ciseau parfaitement vertical.

Ce sera ensuite le bout du tibia, mais non sans avoir détaché de ses bords, notamment de l'antérieur, la capsule et le périoste. Cet os sera divisé à ras de la coupe du péroné et le ciseau pénétrera jusqu'à son premier passage sagittal, dans l'angle tibio-malléolaire interne.

Voilà pour l'ankylose tibio-astragalienne.

Voici pour la fixation du calcanéum.

Renversez le pied en dedans, appuyez-en la plante sur le coussin et aplanissez d'un coup de ciseau la face externe de l'astragale. En fait vous n'enlèverez pas tout le cartilage, la partie postérieure sera respectée. Mais la partie basse que l'on appelle le pied ou l'apophyse externe de l'os sautera sur une épaisseur de 5 à 8 millimètres montrant à nu la partie du cartilage calcanéen qui glissait sous lui. C'est là qu'il faut tout de suite faire une encoche pour la pointe du péroné : deux coups de ciseau suffisent. On peut se borner à luxer en bas et en arrière un copeau détaché à la gouge.

Enfin, la jambe étant recouchée sur sa face interne, vous ferez tenir la malléole de champ entre les mors non serrés du davier, comme un os entre les pattes d'un chien, et vous la fendrez, la dédoublerez au ciseau; ayant comme appui l'astragale et le calcanéum. Débarrassé de son cartilage, aminci et aplani, le fragment malléolaire s'adaptera bien à l'astragale, à l'encoche du calcanéum et à la coupe des os de la jambe. Il n'a pas perdu un coin de substance comme l'astragale et le tibia. Il se place donc un peu obliquement (fig. 732) et se trouve assez long pour s'arc-bouter dans l'encoche du calcanéum et maintenir cet os, l'empêcher de virer en avant et en dedans. On a soin de tenir le pied dans l'abduction pendant la plantation de la cheville aseptique qui cloue la malléole au flanc de l'astragale.

On obtient ainsi un contact parfait et facile à maintenir, de toutes les surfaces que l'on désire ankyloser.

ARTICLE III

RÉSECTION DU GENOU

Cette opération a longtemps répugné aux chirurgiens français : la pyohémie emportait presque tous les opérés.

Non seulement on redoutait les suites des résections traumatiques, mais on hésitait même à redresser un membre ankylosé en pratiquant l'ostéotomie cunéiforme. Et dans les tumeurs blanches, quand on recourait à la résection, ce n'était le plus souvent qu'après avoir compromis le succès par une excessive temporisation.

En 1820, Percy et Laurent, traitant de la résection du genou (*Dict. des sc. méd.*, XLVIII), écrivent : « Les exemples de Park, de MM. Moreau et du professeur Roux, ne doivent point trouver d'imitateurs. »

De 1820 à 1850, les Français s'abstiennent; les Anglais hésitent; les Allemands seuls ne se découragent pas, malgré les résultats.

W. Fergusson, dont la première opération date de 1850, est le véritable restaurateur de la résection du genou. Il entraîne ses compatriotes : Jones, Mackensie, Humphry, Butcher, Erichsen, Pemberton, Henri Smith, Price Edwards, et l'Américain Hodges (*Excision of joints*, Boston, 1861). En dix ans il se pratique 200 résections du genou, la plupart de la main des Anglais, et Le Fort fait connaître leurs travaux à la Société de Chirurgie française par un mémoire écrit en 1859. Une nouvelle période dans l'histoire de la résection du genou et du traitement des tumeurs blanches s'est ouverte avec la vulgarisation de la méthode antiseptique. Trois cents fois J. Lucas-Championnière a réussi !

La mortalité étant aujourd'hui à peu près nulle, les indications se sont notablement étendues. Dans l'enfance, les bons résultats du traitement conservateur et la difficulté qu'il y a à ménager les cartilages d'accroissement doivent rendre le chirurgien très circonspect. Mais, plus tard et chez les adultes, dès que les lésions sont telles que la guérison ne puisse être obtenue sans ankylose, il vaut mieux recourir à la résection qui, presque sans risque, permet d'arriver plus sûrement et plus vite au même résultat.

Il y a quelques années à peine, on ne réséquait guère les gens âgés de plus de quarante ans. La sécurité opératoire croissante permet d'aller aujourd'hui bien au delà de cet âge. L'amputation est réservée aux cas presque désespérés où la grande étendue des lésions locales et les altérations des viscères interdisent toute tentative de conservation, exigeant en même temps qu'on réduise le traumatisme au minimum. D'ailleurs la discussion a aujourd'hui changé de base sans changer de motif. Ce n'est plus guère sur la valeur de l'amputation et de la résection que l'on discute, mais bien sur celle de la résection large, typique, radicale, et de la résection parcimonieuse (arthrectomie, synovectomie).

Pourtant, un membre inférieur impotent ne vaut pas une bonne jambe de bois, surtout quand il a été acheté au prix de longues années de traitement pendant lesquelles il a fallu porter un foyer infectieux, c'est-à-dire une menace de mort permanente.

La résection du genou réussit lorsqu'elle donne une *ankylose rectiligne sans raccourcissement considérable* : solidité, rectitude, longueur.

Je crois que le chirurgien ne doit pas consentir à enlever plus de dix centimètres ($0^m,10$) du squelette du genou chez un sujet ayant terminé sa croissance. Chez un jeune enfant, est-il permis de toucher aux épiphyses du tibia et du fémur? Oui certes, en certains cas, malgré la crainte des déformations consécutives très difficiles à éviter, pourvu qu'on puisse n'enlever que quelques millimètres de chaque os, et respecter à coup sûr les lames cartilagineuses d'accroissement.

Le squelette du genou d'un enfant de huit ans ne permet pas de scier plus d'un centimètre de tibia, ni plus d'un centimètre et demi de fémur, pour respecter sûrement les cartilages d'accroissement, pour rester en deçà de ces cartilages et faire ce qu'on appelle une résection *intra* ou *citra-épiphysaire*. Après la puberté et l'augmentation rapide de la taille, qui l'accompagne ordinairement, on peut enlever un centimètre et demi de tibia et deux centimètres et demi de fémur, sans compromettre la fin de l'accroissement physiologique (voy. fig. 734 et 735, p. 903).

La résection *ultra-épiphysaire*, celle qui porte des deux côtés au delà des cartilages, détruisant ainsi les organes principaux de grandissement du membre inférieur, doit être interdite avec d'autant plus de rigueur que le sujet est plus jeune, c'est-à-dire plus loin d'avoir atteint sa taille définitive.

L'enfant de huit ans pris pour exemple, qui perdrait le cartilage épiphysaire du tibia et celui du fémur, perdrait du premier chef un accroissement ultérieur de 6, 8, peut-être 10 centimètres, et du second chef 12, 15 et plus. Dans l'avenir, on serait tenté de se demander s'il ne conviendrait pas, pour rétablir l'égalité approximative des jambes ou plutôt une inégalité tolérable, de réséquer un grand bout du fémur sain qui aurait grandi ou encore de rendre digitigrade le côté opéré, à la Mikulicz.

Lorsque, au cours d'une résection entreprise chez un enfant, on constate que les lésions s'étendent dans les diaphyses, au delà du cartilage d'accroissement, mais que cependant elles n'exigent pas l'amputation, il faut s'abstenir de faire une résection totale; on poursuit les foyers diaphysaires à la curette tranchante à travers le cartilage dont les fragments conservés peuvent rester fertiles. Cela malheureusement ne se réalise pas toujours au voisinage des foyers tuberculeux, la production osseuse est alors ou nulle ou irrégulière.

J'ai été heureux de lire que M. Felizet, dans son service de l'hôpital Tenon, faisait systématiquement des opérations méthodiques, même chez des enfants en bas âge.

Oui, il faut toujours scier ou trancher les deux os *correctement*, en deçà des cartilages, comme si cette résection intra-épiphysaire typique devait suffire. De fait, ne suffit-elle pas le plus souvent du côté du fémur? Par conséquent, c'est déjà une surface plane et bien orientée offerte au tibia.

Quant à cet os-ci, lors même qu'on est obligé de dénuder, de perforer son cartilage d'accroissement pour évider quelque foyer diaphysaire, il est bien rare qu'on ne puisse ménager la plus grande partie du pourtour osseux ou cartilagineux de la section plane primitive. C'est assez pour que l'adaptation des deux os produise la rectitude et permette quelques points de suture. Le drainage est-il nécessaire, on fait une ou plusieurs encoches au pourtour de l'épiphyse du tibia, du fémur même, et l'on ne néglige pas de perforer le tube compact diaphysaire à quelques centimètres de distance, lorsqu'on a extirpé un foyer profond.

La suite désirée de la résection du genou est l'ankylose en ligne droite, plutôt avec un peu de déflexion en avant que la moindre flexion en arrière complice redoutable de l'action pernicieuse des muscles fléchisseurs jambiers. Cependant, l'obtention d'une néarthrose ou d'une pseudarthrose serrée a séduit quelques élèves de Langenbeck. La pseudarthrose peut persister solide, malgré l'absence des ligaments croisés si puissants à l'état normal, et qui ne se reconstituent jamais; elle peut évoluer lentement vers l'ankylose, et c'est encore bien; malheureusement, elle peut aussi se laisser vaincre par les muscles fléchisseurs et permettre à la jambe de se fixer dans la flexion avec abduction et rotation en dehors, principalement du fait du puissant muscle biceps. Un pareil résultat est bien inférieur à celui que donne la rigidité absolue.

L'ankylose elle-même n'est point toujours exclusive de cette déformation : chez les enfants, lorsque les cartilages d'accroissement ont été conservés, si l'ankylose n'a pas été établie parfaitement rectiligne ou mieux encore avec quelques degrés de déflexion antérieure; si un léger degré de flexion a été malencontreusement toléré; si des attelles rigides n'ont pas été portées nuit et jour pendant des années, jusqu'après la soudure des épiphyses, cela donne prise à l'action incessante des muscles fléchisseurs, action qui, compressive du bord postérieur des cartilages d'accroissement, dépressive de leur bord antérieur, fait marcher la production osseuse plus vite en avant qu'en arrière et couder le genou, particulièrement au niveau du cartilage fémoral interdiaphyso-épiphysaire sus-condylien.

Mais, ordinairement, en dehors du jeune âge, l'ankylose rectiligne et solide reste solide et rectiligne, indolente et puissante. On surveille cependant les premiers mois qui suivent la consolidation, chez l'adulte; toutes les années jusqu'après la puberté, chez l'enfant qui ne peut se passer d'un appareil tuteur permanent. Ce n'est rien s'il ne faut lutter que contre la flexion. Cela devient difficile et dispendieux quand la jambe tourne et se luxe en dehors, car il faut que l'appareil remonte jusqu'au bassin pour saisir et fixer le fémur, descende jusqu'au pied pour imprimer à la jambe la contre-rotation nécessaire.

Le raccourcissement, quand il ne dépasse pas 10 centimètres, est assez facilement corrigé, tant par l'inclinaison compensatrice du bassin que par l'extension du pied et l'exhaussement du talon de la chaussure. Le sujet marche plus facilement ou, comme on dit, fauche moins et plus librement qu'un ankylosé ordinaire dont le membre n'a subi aucun raccourcissement.

Puisque l'ankylose est désirable et la mobilité redoutable, la conservation de tous les tissus ostéogènes *sains* et de tous les *moyens d'union* périphériques est recommandable.

C'est un premier point.

Le second consiste à *bien scier*.

Le troisième, à *maintenir les surfaces* de section en rapport et le membre *rectiligne et immobile*.

Bien scier, chez les jeunes enfants *bien couper*, c'est créer deux surfaces qui, appliquées l'une à l'autre, placent la jambe dans la rectitude. Il faut de l'exercice. Encore ne réussit-on pas toujours à diriger la lame comme il convient : dans le sens transversal *parallèlement à l'interligne* (le genou étant supposé bien conformé et pas du tout valgum), dans le sens antéro-postérieur *perpendiculairement aux deux os*.

A vrai dire, les plans de section pourraient être légèrement obliques, pourvu qu'ils fussent parallèles après redressement du membre : l'obliquité ascendante d'avant en arrière est mauvaise; descendante d'avant en arrière, mais très légère, elle est bonne. La première favorise la tendance qu'a le fémur à chevaucher le tibia en avant. La seconde contrarie ce déplacement dû aux muscles fléchisseurs de la jambe et que même la pointe de Malgaigne eut quelquefois du mal à vaincre.

Donc, le sciage prend dans la résection du genou une importance exceptionnelle. Il faut scier bien et enlever le moins possible, afin de créer de larges surfaces, de restreindre le raccourcissement et, chez le

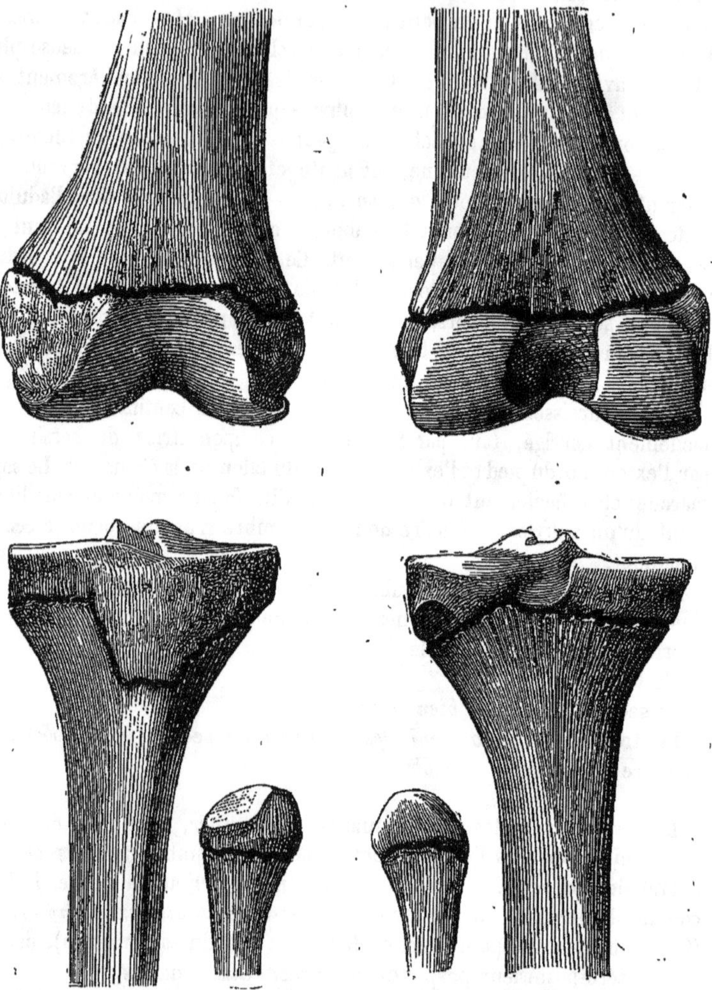

Fig. 734. — Vue antérieure des épiphyses du genou ; sujet bien développé de dix-sept ans et demi (demi-nature).

Fig. 735. — Vue postérieure des épiphyses du genou ; sujet bien développé de dix-sept ans et demi (demi-nature).

jeune, de respecter les cartilages épiphysaires d'accroissement. Je ne vous conseille pas de vous exercer à faire des tenons et des mortaises, déclarez-vous satisfait et fier le jour où vous aurez fait des sections planes donnant du premier coup une rectitude parfaite.

Rien n'est facile comme de découvrir et d'exposer les extrémités articulaires du genou; les scier exige du coup d'œil et de la main; les affronter et les maintenir demande une vigilance de tous les jours jusqu'à la complète constitution de l'ankylose.

La suture osseuse rend des services dans les résections traumatiques, ou, pour mieux dire, dans tous les cas où l'extérieur des os est assez dur pour résister à la striction du fil, ne fût-ce que pendant la pose du premier

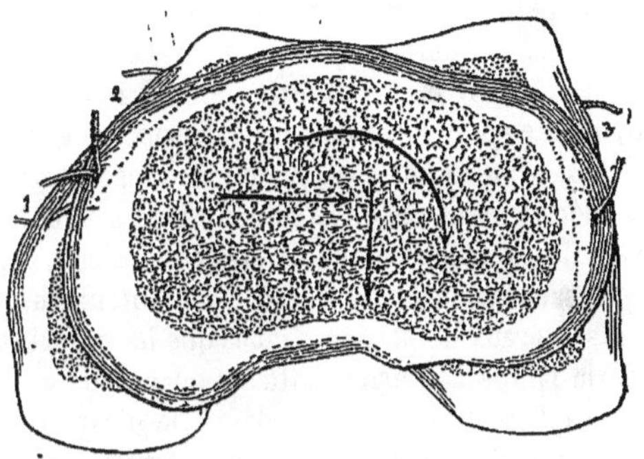

Fig. 736. — Le fémur et le tibia gauches d'un jeune enfant coupés à travers leurs plateaux épiphysaires et adaptés l'un à l'autre.

Trois flèches indiquent en quel sens le tibia tend à se déplacer : en arrière, en dehors, enfin par rotation de sa partie externe en arrière.

Les fils passés pour les sutures sont tous obliques : 1 et 2 combattent le déplacement en dehors, 2 et 3 le déplacement en arrière, enfin 1 et 3 la rotation.

appareil. Il ne faut guère compter sur la suture que pour empêcher le déplacement en épaisseur de prendre de l'importance. La déformation angulaire par flexion et rotation de la jambe ne peut être sûrement évitée qu'au moyen d'un appareil rigide maintenant la cuisse et la jambe dans la rectitude immuable, immobilisant même la cuisse sur le bassin et descendant jusqu'au pied pour l'immobiliser sur la jambe et par lui empêcher celle-ci de tourner.

De même qu'après la résection du coude le chirurgien doit surveiller le fonctionnement du poignet et des doigts, de même il veillera ici à maintenir ou à rétablir le pied à angle droit sur la jambe, les orteils souples et en bonne position.

L'articulation du genou est formée par trois os : le fémur, la rotule et le tibia. Le péroné n'en fait pas partie, et la résection ne l'intéresse ordinairement pas. La rotule ne sert plus à rien après l'ankylose. Elle a été reconnue gênante pour la guérison : saine ou malade, presque tous les chirurgiens l'enlèvent maintenant complètement.

Les ménisques ne sont pas des liens, mais des surfaces de glissement et de calage : on les emporte, ou leurs débris, avec le plateau tibial.

Les ligaments articulaires passifs sont : les ligaments latéraux, les ligaments croisés et le ligament postérieur.

Les ligaments croisés sont nécessairement divisés et supprimés.

Le ligament postérieur est conservé en totalité ou en partie; même quand la résection dépasse les limites de ses insertions, chez l'adulte, on ne détruit pas sa continuité avec le périoste. De tout temps il a été recommandé de respecter, au moins jusqu'après le sciage, ce plan fibreux, quel que soit son état, parce que derrière passent, au milieu d'une masse adipeuse, les vaisseaux et nerfs poplités. Dans certaines vieilles tumeurs blanches avec flexion, il existe là une gangue indurée qui s'oppose au redressement, même après la résection de plusieurs centimètres de fémur et de tibia, et qui a pu exiger quelquefois le raccourcissement des os et la ténotomie, spécialement celle du biceps. Très souvent aussi les fongosités ont envahi les prolongements synoviaux du creux poplité, d'où il faut les extirper sans ménager les débris ligamenteux suspects et inutiles.

Les ligaments latéraux ne perdent jamais que leurs insertions fémorales, car du côté de la jambe l'externe s'attache au péroné et l'interne encore plus bas, à la diaphyse tibiale. Il est de règle d'explorer la séreuse qui descend sous le muscle poplité et qui communique quelquefois avec la petite articulation péronéo-tibiale; celle du jumeau interne et du demi-membraneux; et même les cryptes ascendantes dont l'insertion fémorale du ligament postérieur est criblée.

En résumé, ceux qui cherchent l'ankylose, c'est-à-dire maintenant tous les chirurgiens, n'ont besoin des ligaments, de la capsule et du périoste que pour activer et augmenter la production osseuse; peu leur importe donc que la continuité de ces parties soit absolument maintenue.

C'est dire que le bistouri qui attaquera nécessairement le genou en avant ou sur les côtés, peut inciser en long ou en travers.

Un seul muscle, l'extenseur de la jambe, occupe cette région. Sans détruire la continuité du triceps et du ligament rotulien, l'énucléation de la rotule est possible. Les incisions longitudinales, interne ou externe ou antérieure, se recommandent à ceux qui oseraient espérer la pseudarthrose comme à la suite d'une simple arthrotomie. Il serait plus sûr de ne pas couper le tendon extenseur de la jambe que de compter sur une suture toujours un peu aléatoire dans ses résultats immédiats ou définitifs, à moins qu'elle ne porte sur la rotule elle-même.

La plupart des opérateurs ayant cherché et cherchant l'ankylose, il est d'habitude de ne pas se gêner et de couper en travers le ligament rotulien et la capsule : ainsi deviennent faciles l'exploration, la toilette des épiphyses et le sciage. Cela ne veut pas dire qu'il faille ensuite négliger la suture des parties fibreuses antérieures; leur réunion n'est que favorable à la production de l'ankylose, défavorable à la menaçante flexion, et peut être d'un grand secours lorsque la jambe, malgré l'immobilisation prolongée, conserve quelque flexibilité.

Les *procédés* de résection du genou ont beaucoup varié, même entre les mains de leurs auteurs. Je n'en citerai qu'un exemple pour éveiller l'attention du lecteur et le rendre sceptique à l'égard des historiques qu'on trouve partout. Erichsen, dans son livre, en 1853, décrit et figure un large lambeau antérieur arrondi; il écrit à Le Fort, en 1859, qu'il se contente de l'incision transversale, et celle-ci porte maintenant son nom; elle appartenait et appartient pourtant bien et depuis longtemps à Sanson et Bégin!

En fait, Park semble avoir prévu l'emploi, non seulement de l'incision cruciale antérieure connue sous son nom (fig. 737), mais aussi de l'*incision longitudinale* ou antérieure ou unilatérale, et de l'*incision transversale.*

L'incision en H de Moreau (fig. 738), sans imiter la fente qu'il fit au lambeau prétibial, est ce qu'il y a de plus commode. Elle recueillit d'abord les suffrages.

On a beau raccourcir (fig. 739), supprimer même les jambages inférieurs, ce que Moreau faisait lui-même (fig. 740), placer la traverse au-dessus, en travers ou au-dessous de la rotule, c'est toujours l'*incision transversale* complétée par des fentes latérales de commodité.

Mackensie (fig. 741), Erichsen, etc., arrondirent les angles du lambeau carré de Moreau sans modifier sérieusement le procédé.

Et si l'incision unique transversale plus ou moins arquée qui est à la mode aujourd'hui ne laisse pas assez de jour sur les côtés, on n'hésite pas plus que Sanson et Bégin (fig. 743) à débrider ses bouts, à retourner à l'H primitif.

Il me semble donc que tout procédé qui ouvre le genou largement en avant par une *incision transversale* ou à peu près, droite ou arquée, complétée ou non par des branches latérales ascendantes ou des fentes latérales ascendantes et descendantes, dérive du procédé de Bar-sur-Ornain. Ollier semble être de mon avis.

C'est également vrai des procédés à fenêtre transversale de Manne et de Syme (fig. 744).

Un deuxième et dernier genre de procédés a pour caractère la conservation, non pas la restauration, la conservation de l'attache tibiale du muscle extenseur, soit que la rotule demeure, soit qu'on la détache à la rugine.

Ce genre comprend les *incisions longitudinales* droites ou sinueuses, uni- ou bilatérales.

Jones s'était avisé de lever un grand lambeau *cutané* antérieur et de réséquer ensuite en déplaçant la rotule en dedans et en dehors sans couper son tendon ni son ligament.

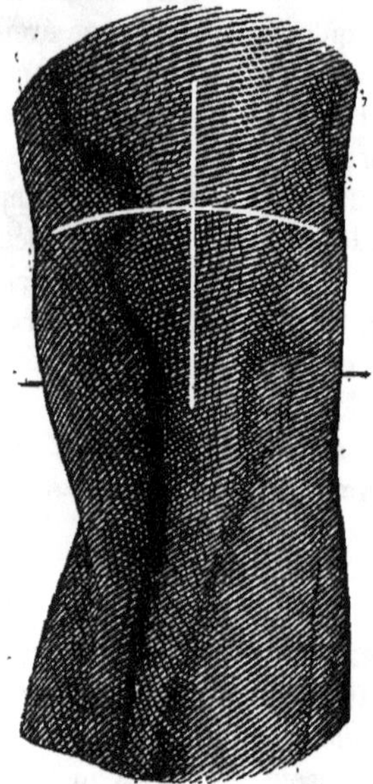

FIG. 737. — Incision cruciale de Park. (Fin du XVIIIe siècle).

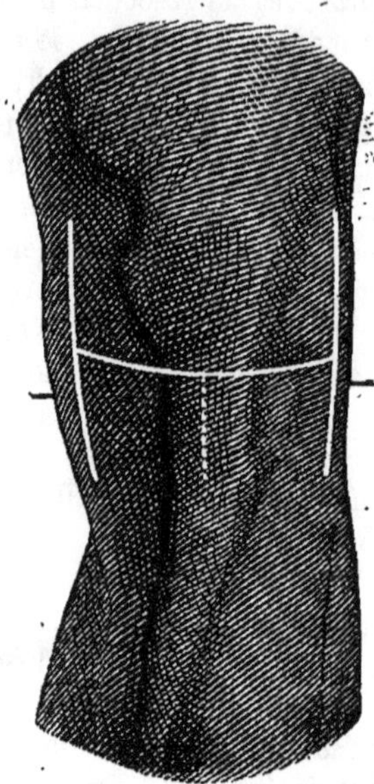

FIG. 738. — H de Moreau avec débridement complémentaire médian prétibial.

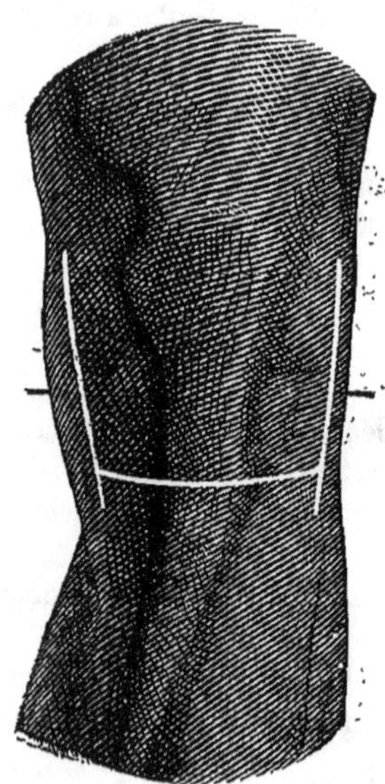

FIG. 739. — H modifiée de Fergusson.

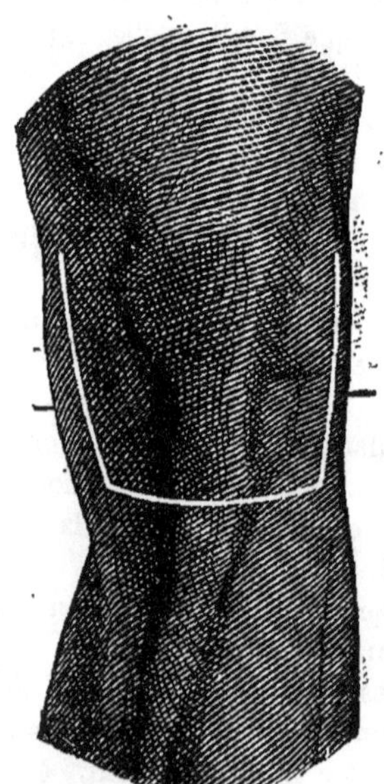

FIG. 740. — Lambeau carré (Moreau, etc.)

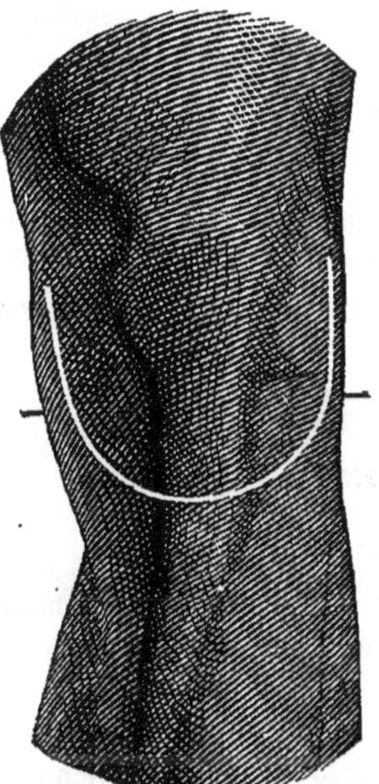

Fig. 741. — Lambeau arrondi de Mackensie.

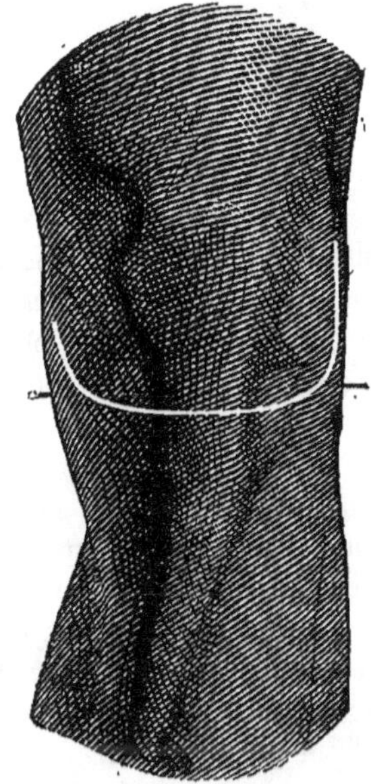

Fig. 742. — Mon incision commode et suffisante.

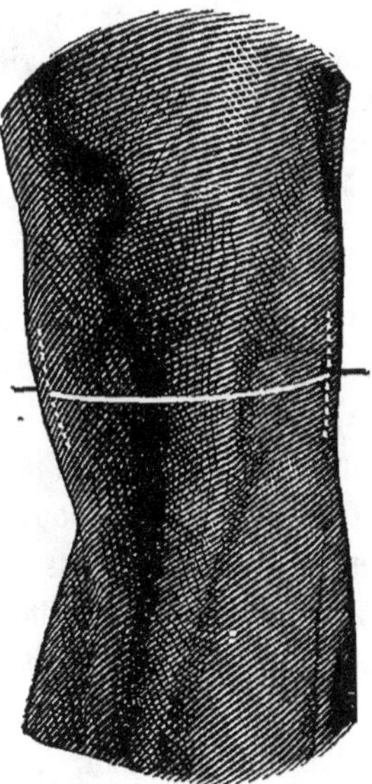

Fig. 743. — Incision transversale Sanson et Bégin, fentes latérales facultatives.

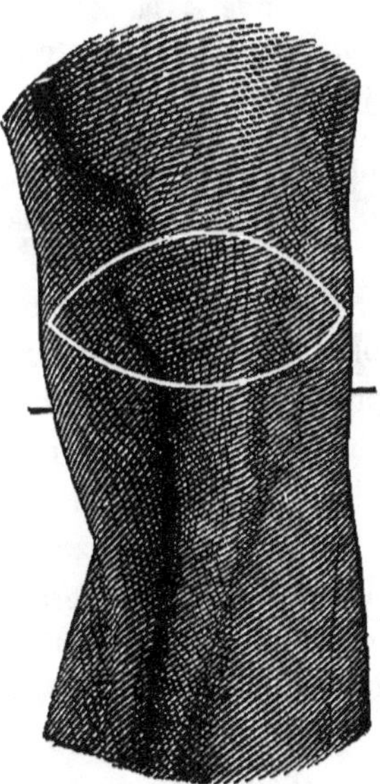

Fig. 744. — Fenêtre transversale de Syme.

Méthode du bistouri.

Je recommande une incision transversale passant au niveau de l'interligne, c'est-à-dire à égale distance de la pointe rotulienne et de la tubérosité tibiale antérieure, incision prolongée très loin en dedans et en dehors, où elle se relève en s'arrondissant pour remonter le long des *bords postérieurs* des condyles, un peu plus haut en dehors qu'en dedans, car le côté externe sera le côté déclive (fig. 742, ci-contre). Il va de soi que pour enlever plusieurs centimètres de tibia et entamer le péroné, il vaudrait mieux croiser chaque bout de l'incision transversale par une fente longitudinale. Cela donnerait cette figure ⊢⊣.

Ce n'est pas seulement afin de découvrir largement les os qui, pour être bien sciés, doivent l'être sans gêne, que je prolonge l'incision transversale si loin de chaque côté; c'est aussi dans l'intention de détruire les parois latérales, les ridelles, du foyer de la résection, dont on ne saurait assurer trop soigneusement l'évacuation.

Le ligament postérieur devait être ménagé avec soin au temps de la pyohémie, pour éviter les fusées purulentes dans le creux poplité, fusées qui malheureusement n'existaient que trop souvent d'avance. Aujourd'hui, on ose drainer à travers le creux poplité. Néanmoins, j'insiste sur la grande étendue à donner à la partie transversale de l'incision, après Butcher, Erichsen, Holmes, etc. Vous conduirez donc votre incision de derrière un condyle derrière l'autre, évitant, bien entendu, d'entamer et même de découvrir les tendons des muscles fléchisseurs de la jambe et *a fortiori* le nerf et la veine saphènes. Ce procédé plaît à Paris : dans les ouvrages que j'ai lus, il y a plusieurs noms de parrains, rarement celui du père.

Opération. — Préparez un petit couteau à amputation, un davier à double articulation, une large scie, des crochets et des bandelettes pour protéger les parties molles, etc. (a).

Placez votre malade de manière qu'après la flexion de la jambe à angle droit, le pied puisse encore être appuyé sur le bout du lit pendant le sciage. Opérez sur un lit bas ou grandissez-vous.

Explorez l'articulation ordinairement déformée par le gonflement, la flexion légère et la rotation de la jambe. Tenez-vous d'abord au bout du membre. Plus tard, vous vous mettrez en dehors.

Étant donc au bout du membre légèrement fléchi, *assoupli d'avance* si cela a été possible sans aller jusqu'au décollement de l'épiphyse..., la cuisse soutenue par un aide, le pied par un autre..., votre gauche tenant la jambe au niveau de la jarretière et poussant le genou à votre droite, vous apercevez la face latérale du condyle qui répond à votre gauche. Attaquez au-dessus de ce condyle et descendez sur son bord postérieur jusqu'à l'articulation; recourbez alors presque brusquement votre incision et venez devant le genou, plutôt un peu au-dessous qu'au-dessus de l'interligne; croisez le ligament rotulien assez près de son insertion tibiale et continuez à votre droite jusque derrière le condyle correspondant que votre gauche, attirant le genou, vous rendra accessible, afin que vous puissiez remonter au-dessus (**b**).

Repassez le couteau pour mobiliser la peau; ensuite pour diviser d'un coup de tranchant le ligament rotulien, la capsule antérieure et la graisse. Plutôt que de le remettre à plus tard, exécutez tout de suite l'enlèvement de la rotule supposée mobile. Saisissez-la donc avec le davier, tirez dessus, décoiffez-la et séparez-la de toutes les parties fibreuses qui s'attachent à ses côtés et à sa base (**c**).

Coupez maintenant la capsule et les ligaments latéraux sur les bords postérieur et inférieur des condyles, à quelques millimètres au-dessus de l'interligne fémoro-méniscal.

Ayant repris la jambe dans votre gauche, exagérez-en la flexion devenue facile. D'un coup de pointe abattu sur l'épine tibiale, tranchez le ligament croisé antérieur qui se présente; plus haut, dans la partie antérieure de l'échancrure intercondylienne, désinsérez le ligament croisé postérieur et n'allez pas, en arrière, avec le couteau, fouiller le voisinage des vaisseaux.

Toilette et sciage du fémur. — Aussitôt, la flexion de la jambe pourra être complétée et la cuisse dressée, ce qui fera surgir l'épiphyse fémorale dont il convient maintenant de faire la toilette. Tâchez que le trait de scie ne dépasse pas la hauteur du cartilage; dépouillez donc dans une faible étendue les faces latérales des condyles; employez la rugine pour désinsérer le ligament postérieur sans le trouer et, s'il fallait remonter plus haut, gardez la continuité des muscles jumeaux avec le périoste poplité.

Quand le pourtour du fémur sera libre et abordable pour la scie, placez un lacs sur les chairs poplitées qu'un aide va rétracter tout en fixant la cuisse (fig. 745).

Faites tenir la jambe fléchie à angle droit sur la cuisse, le pied appuyé sur le lit, et saisissez l'un des condyles dans le grand davier placé dans le prolongement du fémur. Commandez à l'aide de tirer sur le lacs poplité : vous verrez le tibia se luxer en arrière et venir, utile billot, se placer sous le trait de scie. Dirigez celui-ci : 1° dans le *sens transversal*, parallèlement à l'interligne (c'est facile quand les condyles sont à peu près intacts), perpendiculairement à l'axe de la cuisse, à l'artère fémorale, mais non au fémur lui-même; 2° dans le *sens antéro-postérieur*, en inclinant votre lame comme si vous vouliez fendre de bout en bout le tibia, car celui-ci est à angle droit sur le fémur (**d**).

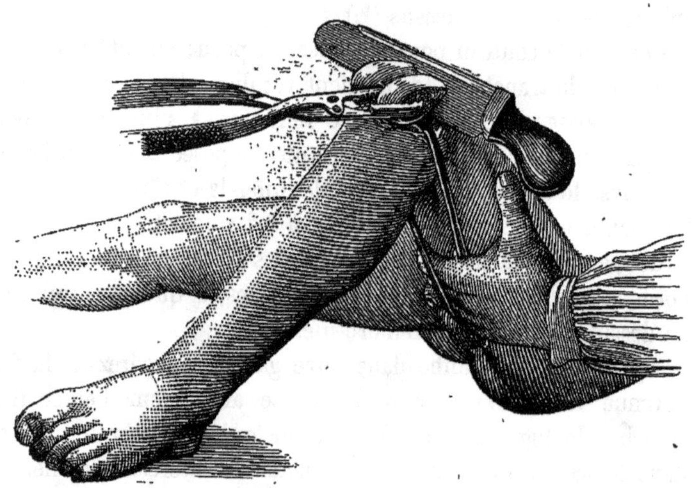

Fig. 746. — Sciage du tibia devant le fémur-billot. Jambe à angle droit sur la cuisse. La scie attaque le tibia d'avant en arrière, perpendiculairement, comme pour fendre le fémur. — Les mains des aides ne sont pas représentées : il en faut deux qui font trois avec la gauche de l'opérateur pour bien fixer la jambe.

Ramenez la jambe dans l'extension, ajustez les surfaces de section et, si le membre est anguleux, resciez l'un des os après avoir bien calculé l'épaisseur de la lamelle cunéiforme à enlever. En raison de la prédominance acquise des fléchisseurs, le membre réséqué doit être au moins rectiligne; cent fois mieux vaut que le genou forme à ce moment un angle ouvert en avant qu'un angle ouvert en arrière. — En rapprochant les surfaces osseuses, ne pincez pas le ligament postérieur. Drainez; faites des sutures périosseuses avec du catgut ou du fil métallique; rattachez les parties fibreuses antérieures et latérales et les téguments par-dessus; placez un appareil métallique ou une attelle plâtrée postérieure; assurez l'immobilité absolue pendant trois mois (**f**).

milieu de la jambe à deux mains par un aide, tenez le haut vous-même et, vous étant assuré que les chairs ne courent pas de risques, que le lacs poplité a été maintenu, que des crochets ont été placés au besoin par l'aide qui tient la cuisse abaissée, sciez d'avant en arrière (fig. 746), *perpendiculairement au tibia* dans le sens transversal comme dans le sens antéro-postérieur. Sciez à longs traits, sans appuyer, jusqu'à ce que vous finissiez sans danger en face de la coupe fémorale placée derrière le tibia (**e**).

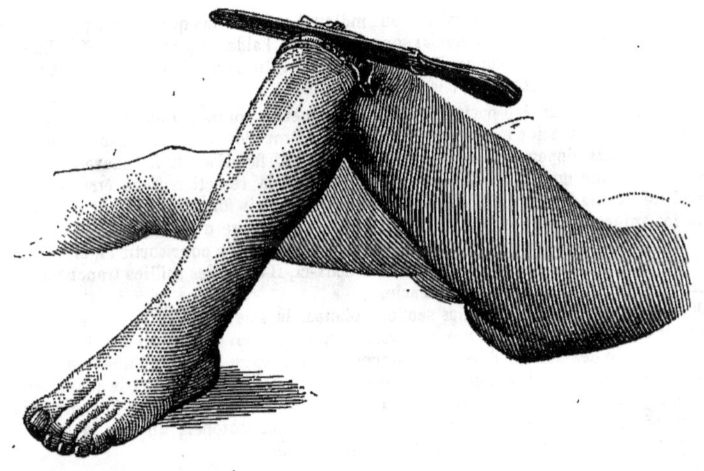

Fig. 745. — Sciage du fémur sur le tibia-billot. La jambe est à angle droit sur la cuisse. La scie attaque le fémur, d'avant en arrière, perpendiculairement, comme pour fendre le tibia. Une anse de caoutchouc rétracte les chairs poplitées.

Après avoir scié le fémur, couchez le membre étendu sur le lit et examinez votre ouvrage, afin de remédier à une faute possible par un sciage compensateur du tibia.

Toilette et sciage du tibia. — Faites remettre et tenir la jambe dans la flexion, le pied sur le lit, le poids de la cuisse abaissant les chairs du jarret, le tibia tendant à surgir.

Dans les cas traumatiques ou autres qui n'exigent pas une large ablation capsulaire, dénudez avec soin et laborieusement le pourtour des ménisques d'abord, puis du plateau tibial, sur une hauteur de 10 à 15 millimètres. S'il fallait dépasser cette limite et attaquer le péroné, la méthode sous-périostée s'imposerait pour désinsérer les tendons sans rompre leur continuité avec le périoste.

Quand il sera temps d'appliquer la scie, faites tenir le bas et le

Notes. — (a) Si vous opérez pour une arthrite fongueuse, ayez aussi des pinces à griffes et des ciseaux, des curettes, un thermocautère et des agents modificateurs chimiques. Comme d'habitude, vous serez pourvus de drains et d'aiguilles à suture pour les parties molles. Si les os sont durs, il sera bon d'avoir à votre disposition un poinçon perforateur pour la suture osseuse.

Enfin, votre appareil sera préparé d'avance, si ce n'est pas une simple attelle plâtrée postérieure.

(b) Cette incision cutanée remontera plus haut en dehors qu'en dedans. C'est là un précepte recommandé pour la sûreté de l'écoulement s'il s'en produit et la facilité des pansements. J'estime que la branche ascendante externe ne doit pas avoir moins de cinq centimètres sur un sujet ordinaire.

Redirai-je encore que l'incision purement transversale, coupée à chaque bout d'une petite fente longitudinale qu'on prolonge au besoin en haut ou en bas, donne une extrême commodité?

(c) L'usage de forts ciseaux est ici tout indiqué, et, sans les quitter, on peut, si on le veut, extraire le cul-de-sac synovial sous-tricipital à l'aide de pinces à griffes. Dans une épreuve d'examen ou de concours, on enlèvera la rotule en taillant largement à pleine lame, pour aller vite et ne pas changer d'instrument.

(d) La direction antéro-postérieure du trait mérite toute l'attention de l'opérateur. Il faut, en ce sens, scier perpendiculairement au fémur et se garer surtout d'une obliquité créée aux dépens de la face postérieure, qui favoriserait le chevauchement et l'issue du fémur en avant. Sur le vivant, lorsque la résection peut être limitée, on prend voie sur la trochlée et l'on sort en arrière en plein dans les condyles, cheminant chez les enfants, quand on le peut, au-dessous du cartilage d'accroissement. A l'amphithéâtre, la scie doit mordre un peu au-dessus de la trochlée pour sortir en arrière juste sur les limites des condyles. Si l'on entame ceux-ci, il reste des saillies tranchantes qu'il faut faire sauter à la cisaille ou à la scie.

Je recommande, pour faire des sections planes, la scie à très large lame. Cependant on peut employer la scie à arbre et diviser l'os, d'avant en arrière ou d'arrière en avant, c'est-à-dire de dessous en dessus. Ce dernier mode exige l'emploi d'une fine lame que l'on monte renversée, les dents vers l'arbre, et que l'on engage sous le fémur au delà des condyles. Il est cent fois plus difficile de faire une section plane et bien dirigée avec une lame étroite, ce que les Anglais appellent scie de Butcher, qu'avec la large lame des grandes scies d'amphithéâtre à dos mobile.

(e) Lorsque le tibia possède encore sa consistance normale, le davier tenu vertical peut, du bout des dents, saisir et fixer le plateau. Ici encore, la fine lame de ma scie à résection, montée dans un plan horizontal perpendiculaire au plan vertical de l'arbre, arrive à scier d'arrière en avant. Mais, je le répète, les élèves scient mieux avec la large lame de la scie cultellaire ordinaire.

On a proposé de tailler les os de manière qu'ils s'emboîtent, faisant du bout du fémur un tenon ou un coin, et du plateau tibial une mortaise. C'est un peu difficile, mais en se contentant d'un assemblage approximatif, cela n'est pas déraisonnable. Avec facilité, ma scie à chantourner permet de conserver au fémur une surface cylindroïde et de donner au tibia une gorge de même courbure. Voilà l'affaire de ceux qui, à l'imitation de plusieurs élèves de Langenbeck, voudront tenter de nouveau la formation d'une néarthrose ginglymoïdale!

Je sais qu'un chirurgien a recherché volontairement l'ankylose en flexion très légère parce que c'est plus commode et moins laid quand le sujet est assis; il se croit donc bien sûr d'obtenir rapidement une inflexible ankylose osseuse angulaire? Les résultats éloignés qu'il a obtenus ne me sont pas connus.

(f) Si, au lieu d'enlever la rotule au couteau, on l'a décortiquée; ou bien si l'on s'est borné à exciser ou à évider sa face articulaire, il faut suturer les deux bouts du ligament rotulien. — Tout le monde place des drains multiples, même à travers le creux poplité s'il le faut. — Lorsque les muscles fléchisseurs résistent au redressement, on doit les vaincre ou les couper. — En mettant les os en place, on tâche de ne pas pincer le ligament postérieur, surtout si l'on fait quelques points de suture osseuse. Celle-ci se recommande pour maintenir pendant les premiers jours les os en bons rapports. Mais c'est l'appareil qui assure l'ankylose et la rectitude.

Boeckel excise largement les fongosités et les lambeaux de la synoviale et les ligaments. Ollier se proclamait au contraire extrêmement ménager de tout ce qui peut être conservé. Holmes fut du même avis ; mais ce sont de vieux avis.

Sur le vivant, l'hémorrhagie se montre quelquefois considérable. Je ne parle pas de celle qui résulte de la section des artères articulaires qu'on pince ou qu'on lie à mesure, mais bien de la pluie de sang qui couvre les surfaces osseuses et les surfaces excisées. L'eau glacée, l'eau astringente de Pagliari, ont maintes fois rendu de signalés services.

La bande d'Esmarch rend l'opération plus facile, surtout l'excision d'une synoviale tuberculeuse, mais on doit s'attendre à une hémorrhagie capillaire abondante et durable.

Charles Nélaton m'a dit : « Aussitôt les os sciés, il faut tamponner la plaie, ôter le lien élastique constricteur et attendre dix minutes ».

Et il a ajouté : « En traitant la tumeur blanche comme tumeur maligne, c'est-à-dire en extirpant largement tous les tissus fongueux comme le veut Boeckel et comme le fait Lucas-Championnière..., en sciant et en immobilisant avec les précautions que vous indiquez, on a des résultats rapides, définitifs et supérieurs ».

Dans un lit mou le siège s'enfonce : cela fléchit la cuisse sur le bassin et favorise la saillie et le chevauchement du fémur en avant. Il a semblé bon à plusieurs, surtout pour les enfants, d'immobiliser complètement l'articulation de la hanche dans l'extension, en emprisonnant le bassin dans une ceinture faisant corps avec le cuissart, (Butcher, etc.). Là est la seule garantie contre la flexion coxo-fémorale et contre la rotation de la cuisse sur la jambe.

Méthode de la rugine.

La méthode de la rugine n'est pas généralement appliquée au genou dans l'espoir d'obtenir une néarthrose, puisque l'ankylose rectiligne reste, jusqu'à nouvel ordre, l'idéal de la grande majorité des chirurgiens. En gardant les tissus fibreux périosseux, on se propose ordinairement de conserver aux extrémités osseuses un manchon protecteur, fixateur et ostéogène. L'ankylose vient-elle à manquer, la gaine périosseuse et le tendon extenseur deviennent les agents de la solidité et de la mobilité.

Le programme se formule donc ainsi : conservation du manchon capsulo-périosté, notamment sur les côtés et en arrière ; conservation ou restauration de l'attache tibiale du triceps.

La réalisation de cette dernière condition est possible, dans les deux méthodes de la rugine et du bistouri, par divers procédés.

Pour *conserver l'attache tibiale du triceps*, il suffit de ne couper ni au-dessus, ni au travers, ni au-dessous de la rotule ; d'abraser seulement la face articulaire de cet os, ou de le conserver en totalité, ou encore, chez le jeune, de l'énucléer, sans rompre la continuité des fibres du tendon tricipital qui passent devant et sur les côtés pour joindre la tubérosité antérieure du tibia.

Les deux incisions latérales de Jeffray, Sédillot, Trèves, etc. (fig. 747), permettent de scier le fémur et le tibia par-dessous les chairs antérieures avec la fine lame passe-partout montée sur un arbre.

Plus facilement encore, quand on a largement découvert l'articulation par une incision cutanée quelconque (incision transversale, Wrigt), on engage cette scie sous le tendon tricipital pour diviser le fémur, puis sous le ligament rotulien pour diviser le tibia.

L'incision longitudinale unique, droite ou sinueuse, interne ou antéro-interne (Langenbeck), antéro-externe ou médiane (Ollier), permettent, avec peine il est vrai, d'ouvrir l'articulation, de luxer la rotule ou les moi-

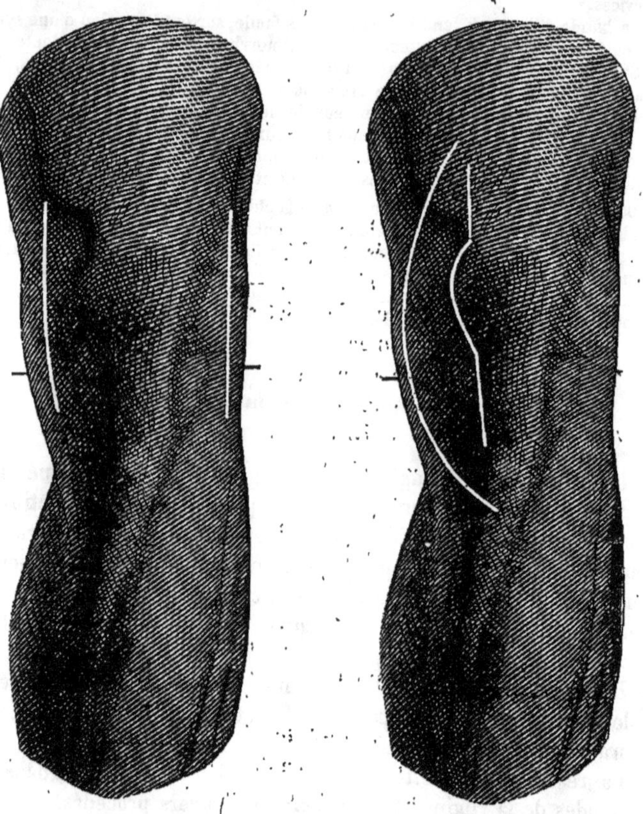

Fig. 747. — Incisions latérales de Jeffray, Sédillot, Trèves, etc.

Fig. 748. — Variantes d'incision unique : interne, antéro-interne (Langenbeck).

tiés de la rotule, sans en rompre les attaches, pour arriver à faire saillir les extrémités du fémur et du tibia et à les raccourcir enfin à ciel ouvert.

Quant à la *restauration de l'attache tibiale du triceps*, restauration qui implique section préalable, la rotule ayant été conservée ou énucléée, on l'obtient par la suture du ligament sous-rotulien, du tendon sus-rotulien ou de la rotule elle-même. On conçoit en effet qu'aujourd'hui, dans les cas traumatiques, le procédé de Volkmann qui scie la rotule en travers pour ouvrir le genou, puisse être suivi de la formation rapide d'un solide cal osseux, après suture des deux fragments rotuliens.

Appliquée au genou, la méthode sous-capsulo-périostée sans aucune section tendineuse ni ligamenteuse exige l'emploi d'une incision unilatérale à peu près longitudinale : l'opération est difficile.

Le procédé de Langenbeck consiste à découvrir l'articulation à l'aide d'une incision unilatérale interne ou antéro-interne, droite ou sinueuse, ou simplement concave en avant.... On le voit, c'est un procédé qui s'est cherché longtemps, et que, malgré ses modifications successives, les Allemands eux-mêmes n'ont pas accepté volontiers. En effet, pour la guerre franco-allemande de 1870-1871, Gurlt accuse seulement 8 résections faites par l'incision interne sur un total de 78 observations dans lesquelles le procédé suivi est indiqué.

Je dois dire cependant que, sous le rapport de la facilité, l'incision interne l'emporte sur l'incision externe, à la condition toutefois de ne pas être rectiligne. Les deux tracés (fig. 748) sont attribués à Langenbeck.

1° *Incision antéro-interne sinueuse.* — Commence au côté interne du tendon tricipital, à deux travers de doigt au-dessus de la rotule, descend directement vers l'angle rotulien correspondant, s'incline pour suivre le bord interne de l'os, puis de nouveau descend directement, longeant le bord interne du ligament rotulien jusqu'à son insertion.

2° *Incision curviligne de* 15 *à* 18 *centimètres, convexe en arrière* (d'après Esmarch). — Commence à 5 ou 6 centimètres au-dessus de la rotule, au bord interne du muscle droit, descend en arrière en s'arrondissant, passe derrière le condyle interne du tibia, et revient en avant se terminer en dedans de la crête de cet os, à 5 ou 6 centimètres au-dessous de la rotule. Les fibres du vaste interne sont intéressées, mais celles du couturier sont respectées ainsi que le tendon de l'adducteur.

C'est également sur la face interne, entre le ligament interne et le ligament rotulien, que Montaz a proposé d'inciser en H.

Avec l'une ou l'autre de ces incisions, la désinsertion de la capsule et du ligament interne, le soulèvement du périoste fémoral, sont possibles à la rugine. La rotule peut être luxée en dehors et rester luxée, grâce à la flexion de la jambe qui, en outre, amène au jour l'échancrure intercondylienne où le bout de la rugine va attaquer les ligaments croisés. Il faut s'appliquer à désinsérer complètement ces ligaments, sans perforer le ligament postérieur bouclier des vaisseaux poplités. L'extrémité fémorale ne commence à saillir qu'après la désinsertion complète de tout ce qui peut tenir soit en dedans du condyle interne, soit dans l'échancrure intercondylienne. Il reste, pour que le sciage devienne possible, à décortiquer la face externe du condyle externe où s'insère le ligament externe. On fait bien de se débarrasser le plus tôt possible de la rotule, en la retournant et en la déchaussant à l'élévatoire, c'est-à-dire avec la rugine droite travaillant du bout pour s'engager sous l'os retourné et le soulever comme ferait un levier.

Une fois le fémur réséqué, la dénudation du tibia devient possible ainsi que le sciage de cet os.

Ollier a passé longtemps pour être partisan de l'incision antéro-latérale externe sinueuse, longeant le bord externe du ligament rotulien et de la rotule, puis se portant à trois travers de doigt plus haut (fig. 749). L'opé-

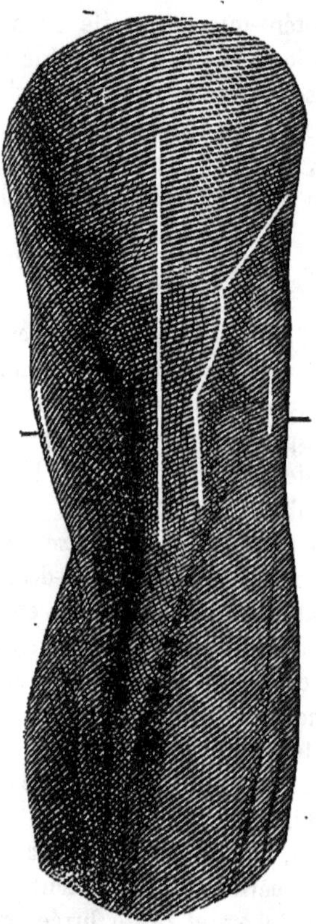

FIG. 749. — Variantes d'incision unique : antéro-externe et antérieure d'Ollier. De chaque côté, ouverture de drainage.

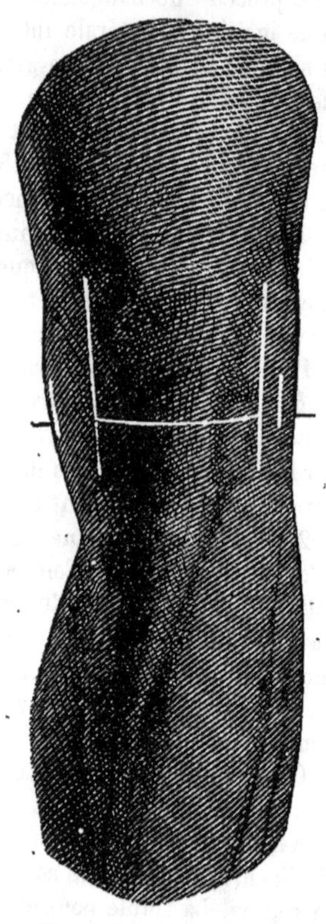

FIG. 750. — Procédé d'élection d'Ollier pour les tumeurs blanches. H rétréci avec ouverture de décharge de chaque côté.

ration ainsi faite est difficile, et déjà, lorsque je visitai Ollier, il faisait « *volontiers, et même plus volontiers* » la résection sous-périostée du genou par une variante quelconque de l'incision transversale antérieure, lorsqu'il s'agissait d'une tumeur blanche.

Pour les cas traumatiques, Ollier tenait encore pour les incisions longitudinales; mais il regardait comme la plus simple « l'incision unique droite, médiane, sciant la rotule longitudinalement, divisant également en deux le ligament rotulien et le tendon du triceps ». L'incision commençait à 6 ou 7 centimètres au-dessus de la rotule pour aboutir sur la tubérosité du tibia. Il était fait de chaque côté derrière le condyle, devant le biceps;

derrière le couturier, une incision de décharge de 4 centimètres (fig. 749). — Après exploration on agrandissait au besoin les deux bouts de l'incision médiane, pour déjeter les deux lèvres ostéo-tendineuses et exposer les condyles fracturés, pour les dépérioster, les extraire ou les scier.

La suture de la rotule étant faite, on ne gardait que quatre tubes, deux gros dans les incisions de décharge, et deux petits, l'un au-dessus, l'autre au-dessous de la rotule, entre les lèvres tendineuses.

J'ai essayé ce procédé et ne l'ai pas trouvé commode à moins de prolonger l'incision sans gêne, en haut et en bas, et de désinsérer les deux moitiés du ligament rotulien en conservant, bien entendu, leur continuité avec le périoste.

Je regarde donc comme procédé de choix, pour la résection sous-capsulo-périostée, le procédé qu'Ollier préfère pour les tumeurs blanches (fig. 750). Le voici, d'après la *Revue de Chirurgie*, 1883, et d'après ce que j'ai vu faire à Lyon.

Opération. — Incisez en travers devant le genou, sous la rotule, dans l'étendue de 7 à 9 centimètres, suivant le volume du membre. Coupez hardiment et à fond, mais, en raison de la brièveté de votre incision, sans atteindre les ligaments latéraux. Transformez en H cette incision transversale, en donnant aux branches longitudinales une longueur proportionnelle à l'étendue de la lésion. Ordinairement, les branches ascendantes, fémorales, sont les plus longues (fig. 750). Ces incisions sont faites à fond du premier coup. — Tout de suite, faites derrière chaque condyle, devant le biceps, derrière le couturier, attentivement et en plusieurs temps, une incision de décharge de 4 centimètres environ, ouvrant la capsule un peu moins longuement. — Relevez le lambeau supérieur : vous aurez la face cartilagineuse de la rotule sous les yeux. Déchaussez cet os tout autour, à la rugine, de manière à conserver entièrement sa niche périostique (**a**).

Pendant la flexion de la jambe, divisez les ligaments croisés s'ils subsistent : attaquez d'abord l'antérieur par le milieu; détachez ensuite le postérieur de l'échancrure afin de le refouler avec le ligament postérieur auquel il adhère. La désinsertion du croisé postérieur sera complétée après celle des ligaments latéraux (**b**).

Avec le bistouri à pointe rabattue, coupez le périoste très près du bord cartilagineux, de chaque côté de la trochlée et des condyles. Dans cette voie tracée et de chaque côté successivement, amorcez la décortication du condyle et poursuivez jusqu'à ce que le ligament latéral soit complètement désinséré et la face condylienne pelée jusqu'à l'incision de décharge postérieure. — Avant de scier le fémur, dépouillez-le bien, à une hauteur égale et convenable, sur toute sa périphérie.

La dénudation du plateau tibial se fait également à la rugine : on se garde bien de rompre la continuité de la capsule avec le périoste; on ménage l'extrémité du tendon rotulien.

Après la section des os, curez la synoviale; nettoyez bien le cul-de-sac sous-tricipital et drainez-le. Placez de nombreux tubes, notamment un, en travers derrière les os. Pour faire place à ce dernier, Ollier abattait à la scie la vive arête tibiale postérieure que la scie a créée. — Rapprochez les os, unissez-les par des points de suture de chaque côté.

Suturez avec soin la partie transversale de la plaie pour rétablir la continuité de la toile fibreuse sous-cutanée et surtout celle du ligament rotulien : piquez donc à la fois la peau et les parties sous-jacentes si vous ne faites deux étages de sutures (**c**).

Notes. — (**a**) Si l'on opère pour une lésion traumatique et que la rotule soit saine, on peut être tenté de la garder. Ollier le veut bien, mais à la condition que le drainage et l'antisepsie seront particulièrement soignés.

(**b**) Lorsque le fémur ne présente que des lésions superficielles, on peut quelquefois, dès que les ligaments croisés sont détachés et sans toucher aux ligaments latéraux, scier une épaisseur suffisante des condyles. Ce n'est pas le cas ordinaire.

(**c**) Quand on a dû enlever une assez grande longueur d'os, la mise en contact des surfaces de sciage raccourcit, plisse et grossit les parties molles périphériques. On ne peut les exciser ni en arrière ni sur les côtés, où du reste cette déformation primitive disparaît assez vite. Mais en avant, l'exubérance explique pourquoi les commodes procédés de Manne et de Syme (fig. 744) sont rationnels.

Ollier recommande exclusivement pour les cas où la résection est très étendue, huit centimètres et plus, de raccourcir un peu les parties fibreuses antérieures avant de les suturer, afin que le triceps retrouve sa tension physiologique plus tôt que les muscles postérieurs dont il a à contre-balancer l'action si souvent fatale à la rectitude.

Ponction du genou.

Cette petite opération, qu'il est facile, par la propreté, de faire absolument inoffensive, rend de signalés services, particulièrement dans les cas d'hémarthrose. Delbet ayant réussi à retirer 65 grammes de sang d'un genou qui venait d'être l'objet d'une ponction blanche, m'a persuadé qu'il ne serait pas superflu de rappeler ici les précautions à prendre pour ne pas échouer. On peut s'exercer sur le cadavre après avoir injecté un liquide par un trou de vrille percé dans la rotule.

Heureusement, la majeure partie sinon la totalité du sang épanché dans la synoviale, après une entorse, reste le plus souvent liquide pendant des jours et même des semaines. Néanmoins, il faut employer une *grosse canule*, le numéro 4 ou au moins le numéro 3 de l'*aspirateur* de Dieulafoy.

La malaxation préalable, s'il y a utilité, le massage du creux poplité où tant de diverticules existent, sont à recommander, de même que la mise en extension qui chasse en avant tout le contenu articulaire.

L'opérateur est bien placé à gauche du malade : il opère le genou droit par-dessus le gauche. Sa paume gauche embrasse toute la partie antéro-inférieure de l'articulation ; les doigts comprimant le côté éloigné, ultra-rotulien, sur toute sa hauteur, le pouce le côté rapproché jusqu'au bord de la rotule. Ainsi le liquide chassé en avant par l'extension imposée au membre, chassé en haut par la main, vient soulever la rotule et faire, en dedans et en dehors, une saillie qui remonte le long du tendon du triceps.

En dehors, il n'y a sous la peau que le fascia lata dur et tendu, adhérent au bord mince de la *rotule* ; en dedans, on trouve sous un coussinet graisseux les derniers faisceaux du vaste interne, dont l'épaisseur est considérable. En dehors la saillie du liquide est moindre ; en dedans la couverture est plus épaisse.

Quelque côté que l'on choisisse, il faut enfoncer l'aiguille au niveau de la base de la rotule au moins à un travers de doigt de l'angle correspondant, et la diriger obliquement en bas et en arrière, vers le milieu de la gorge ou trochlée fémorale. Il est utile de mesurer d'avance à l'extérieur la longueur d'aiguille à enfoncer, longueur considérable, pour en amener l'œil derrière le centre de la rotule où n'existe aucune frange, aucune partie molle, capable de venir le boucher.

Enfoncer l'aiguille suffisamment ; tourner son orifice vers une surface dure, cartilage rotulien ou fémoral, tels sont les préceptes majeurs.

A défaut d'aspirateur, il faudrait comprimer le genou, soit avec les mains d'un aide, soit avec une bande élastique, roulée de manière à laisser libre un étroit interstice pour la ponction.

L'hémarthrose de l'entorse du genou guérit par la compression en trois mois, par la ponction en trois semaines.

Corps étrangers du genou, arthrotomie.

Si j'avais traité cette question des corps étrangers nés sur place, des arthrophytes, dans les premières éditions de cet ouvrage, alors que régnait encore la terreur trop justifiée de la septicémie et celle de sa cause présumée, l'action de l'air sur les plaies, j'aurais eu à faire une longue énumération des ruses inventées par les chirurgiens pour éviter l'entrée de l'air atmosphérique dans la cavité articulaire : d'une part, l'incision oblique de Desault, le long tunnel sous-cutané et l'extraction en deux temps de Goyrand ; d'autre part, les différents modes de fixation dans un cul-de-sac indifférent d'où le corps ne puisse s'échapper pour retourner entre les surfaces articulaires dures se faire pincer et déterminer la douleur et la gêne qui tourmentent les malades (genouillères, couronne de pointes, trident, épingle à transfixion, etc.). Cet article serait à supprimer aujourd'hui ; il n'est donc pas à écrire.

Les jeunes chirurgiens propres, mais eux seuls, n'ont absolument rien à redouter d'une incision articulaire.

Delbet me dit qu'il a vu S. Duplay traiter avec succès un corps étranger du genou difficile à retrouver, comme on traite ceux du conduit auditif externe, en le délogeant, après lui avoir ouvert une porte suffisante, par une abondante et forte injection aseptique.

Ordinairement on pratique l'extraction en incisant sur le corps étranger lui-même.

S'il est fixé, nulle difficulté pour le mettre à nu, moyennant que le chirurgien soit armé d'une pince à griffes et d'un bistouri à pointe rabattue, car la synoviale qu'il faut pincer au départ de son incision pour la tendre, échappe aux mors lisses et fuit sous le tranchant. Pour détacher l'arthrophyte, la gouge est nécessaire si l'adhérence est dure; les ciseaux suffisent si elle est molle : un cas de Pozzi nous apprend qu'il faut examiner la vascularisation du pédicule avant de le couper : une ligature perdue préalable éloignerait toute crainte d'hémarthrose post-opératoire.

Le corps est-il mobile, une première difficulté est de l'amener dans un cul-de-sac abordable, aux côtés de la rotule ou du tendon tricipital, une seconde est de l'y maintenir pendant les mouvements provoqués par l'excitation chloroformique.

Ceux qui savent manier la cocaïne ou l'un de ses succédanés se contentent de l'anesthésie locale.

Les autres pourraient bien, quand la veille ou le jour de l'opération, avant de donner le chloroforme, ils ont réussi à amener en avant un corps étranger difficile à maintenir et à retrouver, immobiliser le genou dans une gouttière avec courroies et garniture antérieure compressive.

Une fois le malade endormi, le corps étranger mobile étant présent, de préférence dans le cul-de-sac externe, et parqué soit par les doigts d'un aide, soit par un anneau quelconque, il n'y a plus qu'à faire dessus une incision longitudinale.

C'est aussi en dehors et le long du bord externe de la rotule que les chirurgiens incisent de préférence pour le traitement ou l'exploration de la cavité.

Mais lorsqu'il s'agit d'une *arthrite purulente* que l'on n'est pas sûr d'avoir bien lavée et stérilisée, plusieurs incisions bien placées, aussi longues dans la profondeur qu'à la surface, sont indispensables à la purification par le drainage de cette vaste et irrégulière cavité. Si l'on n'en veut faire deux très longues, il n'en faut pas moins de quatre en avant : deux supérieures pour la partie rotulienne et fémoro-sus-méniscale, deux inférieures, en avant des ligaments latéraux, pour les sinus sous-méniscaux qui entourent chaque plateau tibial.

La hauteur de la cavité synoviale étant moindre du côté du jarret, deux incisions, une de chaque côté longeant le bord latéral du m. jumeau, peuvent suffire à drainer : par leur extrémité supérieure les coques condyliennes, par leur extrémité inférieure les sinus sous-méniscaux dont l'externe se prolonge si bas entre le tibia et le muscle poplité, et communique assez souvent avec l'articulation péronéo-tibiale. Comme ces incisions postérieures se font après les antérieures, on profite de celles-ci pour introduire une longue pince droite entre le ligament latéral et le condyle, jusqu'à ce que son extrémité, que l'on rend béante, soulève la peau au côté du jarret, là même où il faut inciser. En dehors, on songe au nerf poplité externe.

Je répète que, vu la mobilité et la laxité de la synoviale en certains points, il faut prendre garde de commettre la faute grave d'ouvrir à peine l'articulation au fond d'une incision tégumentaire suffisante.

Arthrectomie, synovectomie.

Quand Delbet m'eut écrit, il y a déjà longtemps, ce dont voici la substance, je jugeai qu'il n'y avait pas lieu pour le moment d'essayer de régler la technique de ces opérations.

Ce que Volkmann a décrit en 1885 sous le nom d'arthrectomie consiste à extirper toutes les parties molles de l'articulation sans rien enlever des os. Aussi le nom de synovectomie lui conviendrait-il mieux, ainsi qu'Ollier l'a fait remarquer. Toutefois, ce mot lui-même est insuffisant, car avec la synoviale on enlève presque toujours, dans les cas de tuberculose, partie ou totalité des ligaments.

Il est évident qu'après une telle opération, on ne peut espérer, pour une articulation comme le genou, obtenir une néarthrose solide : c'est l'ankylose que Volkmann cherchait. Le résultat fonctionnel serait donc le même qu'après les résections. Aussi ne s'explique-t-on pas très bien que la valeur comparée de ces deux opérations si semblables par leurs résultats, et même par leur exécution, puisque certains chirurgiens conseillent de terminer l'arthrectomie par l'ablation des cartilages articulaires pour faciliter la soudure osseuse, ait soulevé tant de discussions.

Les partisans de l'arthrectomie font valoir qu'elle évite tout raccourcissement. Cet avantage est problématique pour l'adulte, car il est connu depuis longtemps qu'un léger raccourcissement du membre ankylosé favorise la marche plus qu'il ne la gêne. Chez les enfants, la conservation du cartilage intra-épiphysaire a une importance capitale ; mais la résection intra-épiphysaire le respecte tout aussi bien que l'arthrectomie. En outre, c'est justement chez les enfants qu'il est le plus rare de rencontrer des lésions limitées à la synoviale ; et la nécessité d'enlever de l'os s'impose quoi qu'on en ait.

D'ailleurs on ne pourra se prononcer sur la valeur et les indications de l'arthrectomie que quand on aura tranché définitivement cette autre question préalable : quel est le siège des lésions tuberculeuses aux différents âges ? On tend à admettre, et c'est l'opinion d'Ollier, que chez les enfants la tuberculose débute habituellement par les os. Chez les adultes les lésions synoviales sont souvent primitives, mais les os ne tardent pas à être envahis secondairement. Roux (de Lausanne) faisait il y a 20 ans, trois synovectomies pour une résection et il avait de bons résultats. C'est sans doute qu'il opérait des adultes, et de bonne heure. A Lyon, où l'on opérait plus tard, Rochet compta 4 récidives sur 5 synovectomies, et encore le 5e cas était-il trop récent pour qu'on pût préjuger de l'avenir.

S'il fallait donner à ce débat une solution qui ne peut être actuellement que provisoire, nous serions tentés de dire : dans la tuberculose des adultes, les lésions osseuses n'étant pas constantes, on pourrait recourir à la synovectomie ; mais cette opération ne présente aucun avantage au point de vue du résultat fonctionnel, et elle expose à laisser dans les os des foyers qui deviendront la source des récidives. Chez les enfants, les lésions osseuses sont la règle, l'arthrectomie pure n'est pas de mise. On est obligé le plus souvent de faire des résections finalement atypiques.

On a tenté, surtout en dehors de la tuberculose, d'obtenir après l'extirpation de la synoviale le rétablissement des mouvements. Bien que König et Peterson aient affirmé au dix-huitième congrès des chirurgiens allemands (1889), qu'ils avaient vu se rétablir une mobilité très satisfaisante après avoir sectionné les ligaments croisés dans des arthrectomies exploratrices, il semble que la conservation de ces ligaments doive constituer un sérieux appoint pour la reconstitution de l'articulation. Mais malheureusement, tant que les ligaments sont en place, la partie postérieure de la synoviale est à peu près inaccessible. Lauenstein (1889) a tourné la difficulté en faisant la « résection temporaire de la partie intercondylienne de la tête du tibia ». L'articulation ouverte, il détache avec un large ciseau en forme de gouttière, une gouge frappée, d'avant en arrière et en bas, la partie du plateau tibial qui supporte les épines et les insertions des ligaments croisés.

La partie postérieure de l'articulation devient ainsi parfaitement accessible. En outre, le décroisement des ligaments qu'on obtient par une rotation imposée à leur implantation tibiale mobilisée, permet de nettoyer l'espace intercondylien fémoral.

C'est à l'incision transversale des trois faces interne, antérieure et externe du genou, sans ou avec débridements latéraux, qu'il faudrait demander la commodité et la lumière. Volkmann préférait la section transrotulienne à la section transligamenteuse. Il est en effet plus facile et plus sûr d'obtenir une réunion rapide et solide par la suture osseuse que par des fils appliqués à des parties fibreuses mal tissées pour leur fournir un appui.

Suture de la rotule.

La suture de la rotule fracturée, qui avait été jadis tentée par Rhea Barton, fut pratiquée dans l'ère antiseptique par Cameron et par Lister, la même année. Elle n'a pénétré que très lentement dans la pratique chirurgicale. Bien des chirurgiens, hantés par la terreur des arthrites purulentes, lui ont opposé une longue résistance aujourd'hui vaincue.

La suture bien faite donne des résultats si incontestablement supérieurs à ceux de tous les autres modes de traitement, que c'est un devoir de la pratiquer pour tout chirurgien qui est outillé et aidé aseptiquement.

Seule la suture permet :

1° D'évacuer les caillots;

2° De dégager les tissus fibreux interposés entre les fragments;

3° D'obtenir une coaptation parfaite et durable.

A côté de la suture osseuse qui est la première en date et aussi en qualité, on a eu recours plus récemment à des sutures para-osseuses, fibro-périostiques. Le mode d'action de ces dernières est tout différent:

La suture para-osseuse est un moyen de coaptation plus exact et plus sûr que les appareils, mais ce n'est pas autre chose. Quoi qu'on fasse, elle ne peut avoir une solidité suffisante pour résister aux contractions du triceps. On est obligé d'attendre que la consolidation soit faite pour mobiliser le membre.

Avec la suture osseuse, surtout lorsqu'elle est pratiquée avec de gros fils métalliques, on peut escompter la guérison. Dès le 8ᵉ ou le 10ᵉ jour, on imprime des mouvements passifs au membre. Du 12ᵉ au 15ᵉ, le malade se lève; il achève son cal en marchant. Partant, point d'atrophie musculaire, point de raideurs articulaires : le rétablissement fonctionnel est incroyablement rapide et complet.

Pour obtenir ce résultat, il faut employer de gros fils métalliques (argent, bronze d'aluminium), un millimètre, pas moins (Lucas-Championnière). Un fil peut à la rigueur suffire, mais il est préférable d'en mettre deux.

Ces fils devront être passés de telle façon qu'ils pénètrent dans chaque fragment à 1 centimètre du trait de la fracture et qu'ils ressortent sur sa surface, en deçà du cartilage. Ainsi, les fils, lorsqu'ils sont serrés, n'ont plus de rapport avec l'articulation. Lister tient à cette disposition. Lucas-Championnière me disait encore hier n'y attacher aucune importance. Elle est assez facile à réaliser pour que j'approuve qu'on s'y exerce.

Dans les premières sutures qui ont été faites on enlevait les fils. Aujourd'hui, tout le monde ou à peu près laisse les fils métalliques en place. Après les avoir tordus et coupés, on aplatit les bouts, on les martèle sur l'os pour les enfouir afin qu'ils ne piquent la face profonde de la peau. On les en sépare aussi en suturant par-dessus les lèvres de la genouillère fibreuse fondiforme prérotulienne déchirée ou coupée.

Quelquefois le fragment inférieur trop petit éclate et l'on doit recourir à l'un des modes de suture para-osseuse. La suture en lacet a été pratiquée par Ch. Périer; le cerclage par P. Berger; la piqûre du tendon rotulien et le passage du fil à travers l'articulation par Schede, etc.

Quelle est la meilleure incision des parties molles ? Cela dépend.

Lorsque la fracture est accompagnée d'une large déchirure des parties fibreuses latérales, avec grand écartement des fragments, épanchement de sang abondant, l'incision transversale rectiligne ou convexe en bas est la plus favorable à l'évacuation du sang et à la pose indispensable de plusieurs points sur chacun des ailerons déchirés.

Mais si la fracture est simple, sans hémorrhagie ni écartement notable, l'incision médiane suffit parfaitement. Ceux qui trouvent bon d'inciser en

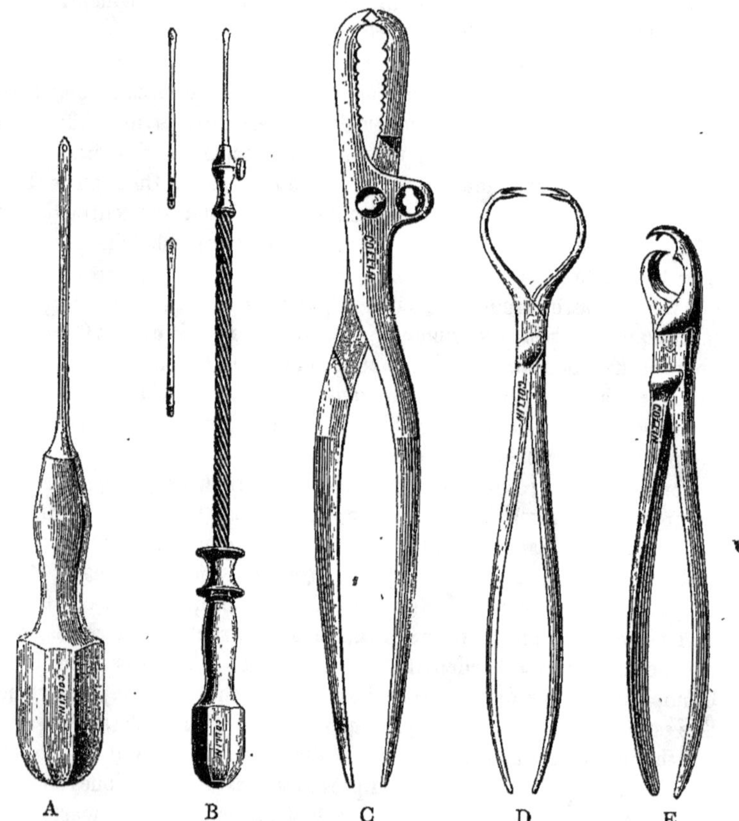

Fig. 751. — Perforateurs et daviers.

A, J. Lucas-Championnière; B, drille et forets gradués; C, mon grand davier à écartement minime ou large à volonté; D, davier érigne d'Ollier; E, mon petit davier mord à faux.

long, mais à côté du relief rotulien, ne le font pas en ligne droite : ils encadrent plus qu'à demi la rotule dans la concavité de leur incision.

Les fragments étant découverts, il faut les saisir et les faire tenir, pour pouvoir les bien percer. C'est ici que le spectateur s'amuse si l'opérateur est maladroit ou mal outillé.

L'outil fixateur, c'est le grand davier denté couché à plat et tenant le fragment par ses bords. Ce peut être une pince ayant un large mors bidenté pour l'extérieur, une palette ou un anneau pour l'intérieur. Ce peut être un davier érigne d'Ollier (v. fig. 751, C, D, E).

Je crois que la solidité exige que l'on perce les trous non obliquement, mais presque perpendiculairement, de manière que l'orifice interne soit dans l'articulation au moins à 5 millimètres de la fracture. Quand on serre, en le tordant, un fil métallique de 1 millimètre, il coupe parfaitement le cartilage pour s'y enfouir. Rien ne serait plus facile, du reste, que de lui creuser sa petite tranchée avec la pointe du bistouri, si l'on craignait qu'il ne rayât la trochlée dans les mouvements du genou.

Avant de forer, il convient de rapprocher momentanément les fragments et, pendant ce rapprochement parfait, de marquer, en y grattant le périoste, les points où le perforateur sera appliqué, car il faut que les trous soient bien au droit l'un de l'autre. Le plus simple et meilleur perforateur est le poinçon alésoir de petit calibre (fig. 751, A). Le drille, B, opère avec plus de légèreté.

Dans les fractures anciennes cicatrisées à distance, on ne réussit pas toujours à remettre les fragments en contact; les uns disent qu'il faut abaisser le supérieur en coupant le triceps; les autres élever l'inférieur en déplaçant la tubérosité tibiale où s'implante le ligament rotulien ; et Lucas-Championnière se contenter de la suture métallique à distance qui suffit à rétablir le fonctionnement articulaire.

Pourquoi n'aurait-on pas recours à la puissance considérable de ma pince à têtes de coq (fig. 752) que j'ai fait construire pour rapprocher et maintenir les pubis, pendant qu'on fait les sutures après la symphyséotomie ?

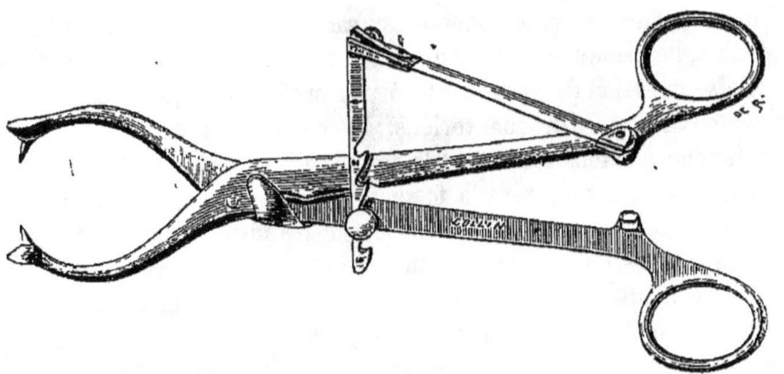

Fig. 752. — Pince à tête de cop, modèle compliqué.

ARTICLE IV

RÉSECTION DE LA HANCHE

On ne s'étonnera pas, après ce que j'ai dit à propos de l'épaule, de me voir remarquer ici que cet article pourrait être intitulé : *Résection de l'extrémité supérieure du fémur*. Ordinairement, en effet, dans les exercices cadavériques, on ne touche pas à l'os iliaque. Dût-on le faire, le procédé n'en subirait aucune modification, puisque l'extraction préalable d'une partie ou de la totalité de l'extrémité du fémur s'impose dans tous les cas.

L'étendue de la lésion, et par conséquent du sacrifice nécessaire, varie dans les traumatismes et dans la coxalgie. La simple décapitation est quelquefois suffisante, sans ou avec ablation du grand trochanter; d'autres fois la scie emporte le col entier, rarement sans, le plus souvent avec le grand trochanter; exceptionnellement, la section s'abaisse au petit trochanter.

Du côté de l'os iliaque on ne procédait autrefois qu'avec une prudence extrême, par rugination, évidement ménagé, extraction d'esquilles flottantes, etc. Aujourd'hui on est plus hardi avec les gouges et les fraises; mais on ne creva pas toujours le périoste pelvien sans qu'il en coûtât la vie à l'opéré.

L'articulation coxo-fémorale jouit de tous les mouvements. La longueur du col donne une grande puissance aux muscles rotateurs et abducteurs. Ceux-ci jouent un rôle actif considérable dans la station sur un pied pendant la marche. Un rôle passif non moins important est dévolu à l'emboîtement de la tête dans le cotyle et au ligament de Bertin.

Même dans les cas où la tête seule est réséquée, le mécanisme articulaire est profondément altéré. En supposant l'extrémité restante du col engagée dans le cotyle à la place de la tête, la capsule est bien longue pour l'y maintenir, pendant que plusieurs muscles tendent à l'ascension du fémur. Quand le col lui-même est sacrifié, le remboîtement n'est plus possible, l'extrémité fémorale ne peut que s'appliquer au contour cotyloïdien.

La suppression du col anéantit à peu près l'action rotatrice ou abductrice des muscles pelvi-trochantériens. Ils deviennent de simples agents de contention qui tous sollicitent le fémur à s'appliquer à l'os iliaque, quelques-uns à remonter vers la fosse iliaque, comme dans la luxation congénitale. Cette ascension est favorisée par les muscles de la cuisse et de la jambe qui descendent du bassin ; elle n'est guère entravée par quelques pelvi-trochantériens que lorsqu'elle est déjà fort prononcée. Les débris de la capsule seuls peuvent la limiter et, en cas de pseudarthrose, suspendre le corps sur le fémur, comme dans la luxation congénitale.

Que de causes de raccourcissement et de faiblesse pour un membre qui a besoin de *longueur* et de *solidité*! L'opérateur enlève plusieurs centimètres, l'ascension du fémur en fait perdre quelques autres et, si le sujet n'a pas terminé son accroissement en longueur, la perte des cartilages épiphysaires supérieurs ajoute dans l'avenir un tout petit déficit, sans parler de l'arrêt de développement qui peut atteindre le membre tout entier.

L'inclinaison du bassin, quelque correctrice qu'elle soit, ne peut généralement pas arriver à compenser le raccourcissement. Elle est précieuse cependant, et le chirurgien ne doit pas oublier qu'elle ne pourrait s'établir sans une abduction proportionnelle de la cuisse, *abduction* favorable à l'appui du fémur sur l'os iliaque, et à laquelle il faut songer, pour la réaliser lorsque l'ankylose se produit, ce qui n'est ni rare ni malheureux.

Le défaut de solidité est ce qu'il y a de plus à redouter; les malades marchent, on sait comment; mais ils se fatiguent vite, et ce n'est pas sans risques de récidive. Une pseudarthrose serrée, une néarthrose solide, car on ne saurait douter qu'il ne s'en établisse, même chez l'adulte, constituent des modes de terminaison heureux. L'excès de mobilité et par conséquent le défaut de solidité, voilà le danger. L'ankylose osseuse ou simplement fibreuse est excellente: je parle de l'ankylose en bonne attitude (abduction et flexion très légères), cela va de soi.

Longueur, solidité, attitude, tels sont les trois points du problème. Dans les cas traumatiques, l'étendue de la résection s'impose; dans les cas pathologiques, on conseille de réséquer *tôt* pour sacrifier *peu*. Toujours on doit garder les insertions musculaires, la capsule fibreuse et le périoste, et les inciser de manière à ne pas compromettre le puissant concours qu'ils donneront au rétablissement de la solidité. Enfin, par les soins consécutifs, il faut combattre le raccourcissement par ascension, immobiliser et maintenir le membre dans une bonne direction. Ce serait une grande honte, en effet, que de laisser un membre réséqué s'ankyloser dans la flexion et nécessiter ultérieurement une ostéotomie orthopédique, comme tant de coxalgies négligées.

Ce que j'ai dit plus haut de la nécessité de conserver la continuité des muscles et de la capsule avec le périoste, infirme, condamne tous les procédés qui coupent en travers ces précieux moyens de réunion. Or, les muscles pelvi-trochantériens rayonnent vers le grand trochanter; nous allons donc chercher un *rayon praticable* et suffisamment commode pour permettre, en fin de compte, d'enlever facilement ou la tête seule ou l'extrémité entière du fémur.

Donnons à la cuisse une flexion de 45°, c'est-à-dire plaçons-la dans la situation intermédiaire à l'extension et à la flexion à angle droit. Incisons en ligne droite dans la direction même du fémur, sur le milieu de la face externe du grand trochanter et plus haut. Nous tombons d'abord sur le grand fessier dont les faisceaux se montrent parallèles au trait du bistouri. Fendons l'intervalle de deux de ces énormes faisceaux : écartons-les ensuite. Cherchons un instant la séparation du moyen fessier et du pyramidal : ouvrons cet interstice. Au fond, la capsule apparaît, sur toute sa longueur. Un trait profond du petit bistouri, l'incisant, rencontre et dénude le sourcil cotyloïdien, la tête, le col, le grand trochanter enfin : la désinsertion fémorale des lèvres capsulaires est maintenant possible et la désarticulation un jeu. La voie est sèche, sûre, brève, facile, favorable au drainage et absolument ménagère des parties utiles à la reconstitution de la solidité et de la mobilité. Tels sont les avantages qui m'ont fait accepter et recommander, sans hésiter, l'incision de Langenbeck, qui est intermédiaire à celles d'Ollier et de Kocher qui en diffèrent assez peu.

Presque tous les opérateurs ont attaqué l'articulation en dessus et en arrière; car, bien que l'incision antérieure de Roser soit praticable, son emploi n'a pas prévalu. Y a-t-il en arrière un écueil à éviter? Oui, lorsque la tête fémorale est en luxation irréductible et par suite rapprochée du nerf sciatique qu'il faut évidemment épargner. On y réussit aujourd'hui, quelle que soit l'incision que l'on ait adoptée, car on pénètre graduellement dans la profondeur de la fesse, voyant ce qu'on fait et reconnaissant les organes, au lieu de tout couper brutalement d'un seul coup de grand couteau.

Sur le cadavre comme dans les cas traumatiques, la capsule ayant de la solidité, la luxation de la tête ou l'extraction au davier exige une ouverture capsulaire appropriée et suffisante. En arrière du col fémoral, la *capsule* s'insère sur une anse fibreuse (zone orbiculaire) fixée par ses deux bouts au-dessus et au-dessous de la base cervicale (fig. 542, p. 667). Maintes fois j'ai vu des opérateurs de tout âge inciser la capsule demi-circulairement, près du sourcil cotyloïdien, en dedans de la zone orbiculaire, sans songer à diviser ensuite celle-ci. Le fémur, conservant cette corde au cou, restait impossible à luxer complètement, à moins d'une violence extraordinaire.

Quelle que soit la forme de l'incision extérieure, on doit diviser la capsule *en long* et *en large*, c'est-à-dire suivant l'axe du col et perpendiculairement à cet axe : en long pour la fendre en arrière et trancher la zone orbiculaire; en large, près du contour cotyloïdien, pour donner du jeu aux lèvres créées par la fente longitudinale. L'incision capsulaire prend donc l'apparence d'un ⊢ ou d'un ⌐. Cette dernière forme convient très bien dans certains procédés et s'exécute d'un trait arqué d'abord le long du sourcil, ramené ensuite en dehors.

Lorsque la capsule est bien coupée, le ligament rond intra-articulaire reste le seul obstacle au complet déboîtement, car la pénétration de l'air n'est plus empêchée. Si le fémur est brisé, mon grand davier tire la tête d'un coup brusque et les ciseaux tranchent le ligament rond. Si l'os est intact, il faut *provoquer la luxation* : l'aide, tenant d'une main le genou, de l'autre le pied, fléchira fortement le membre pour amener la cuisse au contact du ventre; simultanément et brusquement, il portera le genou en dedans et le pied en dehors, de manière à produire une luxation rétro-ischiatique. Si le cadavre est léger et ne contrebalance pas la rotation provoquée, un coup de couteau est quelquefois nécessaire sur le ligament rond. Celui-ci ordinairement se rompt, même sous l'action d'un aide sans vigueur. Dans la coxalgie il est détruit ou sans résistance.

Quelques procédés mériteront de m'arrêter plus tard; d'autres, en plus grand nombre, seront simplement figurés. J'entre d'emblée dans la description du procédé d'élection par la méthode de la rugine. Ce procédé permet d'enlever à volonté la tête seule; la tête et le sommet du trochanter; la tête, le col et la totalité du grand trochanter. L'emploi du bistouri, qui pourrait être de mise dans une épreuve rapide d'examen ou de concours, ne diffère pas assez de l'emploi de la rugine pour que j'y consacre une description particulière. Je dirai le nécessaire dans les notes.

Méthode de la rugine.

Le sujet est couché sur le côté sain, au bord d'un lit bas, il tourne le dos à l'opérateur; son bassin repose sur l'angle inférieur du matelas, la jambe saine repliée. La cuisse malade est fléchie à 45° sur l'extension. — Un aide placé au bout du lit tient d'une main le pied, de l'autre le genou fléchi. Cet aide aura pour mission de produire au commandement : l'adduction en laissant tomber le genou, ou au contraire l'abduction en le soulevant; la rotation externe qui porte la tête en avant, en abaissant le pied, ou la rotation interne qui porte la tête en arrière, en le soulevant. Ces manœuvres sont indispensables : exécutées avec intelligence, elles rendent facile la désinsertion des tendons trochantériens. — Vous êtes munis de bistouris, rugines, gouges, érignes, écarteurs puissants et longs, grand davier, sonde protectrice, scie rectiligne, scie à chaîne, ciseaux, maillet, etc.

L'attitude où est la cuisse est telle qu'en prolongeant la direction du fémur en ligne droite sur la fesse, on aboutit à l'épine iliaque postérieure et supérieure (fig. 753). Reconnaissez ce repère à ce qu'il surmonte une fosse où le doigt tombe lorsqu'il glisse sur la crête d'avant en arrière. Pincez les bords antérieur et postérieur du grand trochanter, touchez le supérieur.

Incision. — Faites une incision, toujours facile à agrandir, de 8 à 12 centimètres suivant la taille du sujet et l'épaisseur des parties molles (a). Que cette incision soit rectiligne; qu'elle suive la direction prolongée du fémur; parcoure le milieu même de la face externe du grand trochanter et se dirige vers l'épine iliaque postéro-supérieure. Les deux tiers au plus de l'incision doivent être sur la fesse, le tiers sur le trochanter. — Si vous opérez la hanche droite d'un grand sujet, commencez donc une incision de 12 centi-

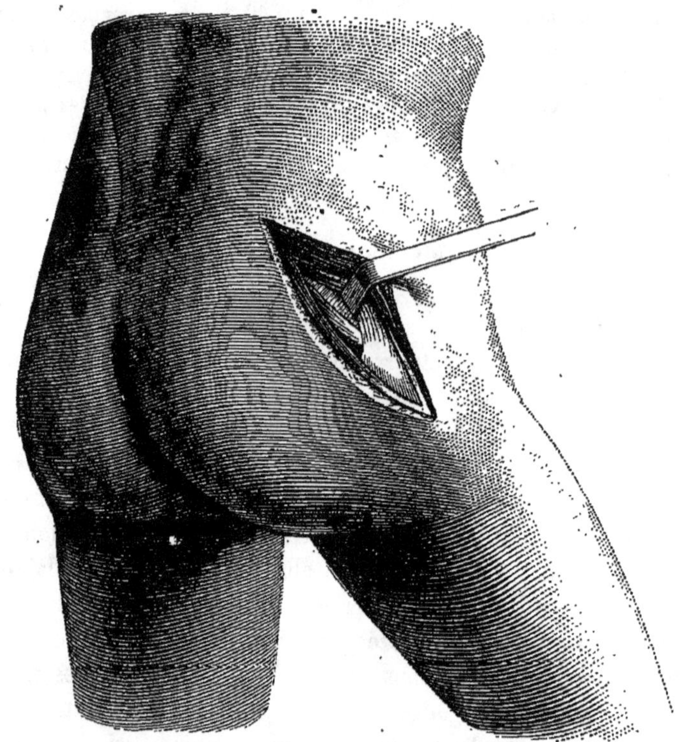

Fig. 753. — Résection de la hanche. La cuisse est fléchie de 45°. Le grand fessier a été fendu. On voit le grand trochanter à nu. Le crochet écarte la peau; la lèvre supérieure du grand fessier et le moyen fessier ; il laisse voir le tendon du pyramidal : la graisse est supposée n'exister pas.

mètres, à 8 centimètres au plus du bord supérieur du grand trochanter, et terminez-la à 4 centimètres au moins au-dessous, au niveau du bord inférieur insensible de la face externe quadrilatère de cette éminence. Pour la hanche gauche, même chose à l'envers (b).

Divisez la peau et sa graisse ; exposez le grand fessier et le large tendon aponévrotique qu'il a commun avec le tenseur de ce fascia lata. Pénétrez entre deux faisceaux charnus avec quelque prudence, mais divisez hardiment le tendon plat et épais qui couvre le trochanter. Complétez la fente du muscle jusqu'à ce que ses lèvres se laissent facilement entraîner par les deux écarteurs que vous avez posés.

Dans cette longue plaie, du côté de la fesse, traînez le bistouri pour diviser la graisse profonde et voir clair. Cherchez de l'œil,

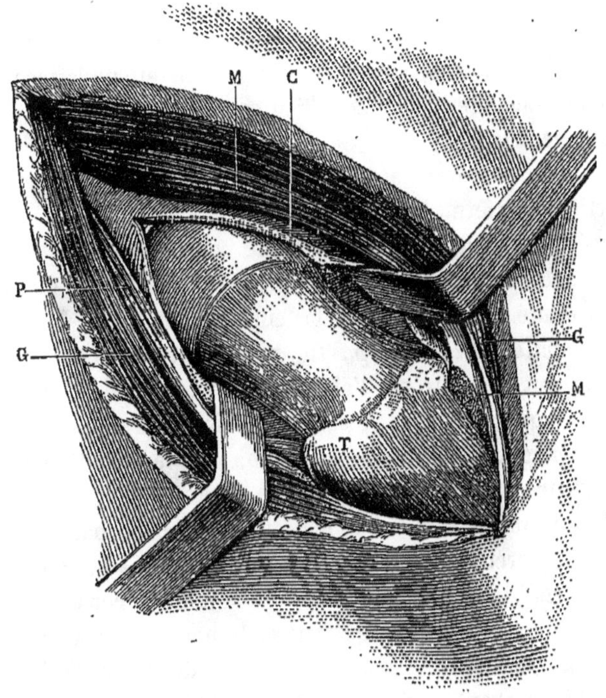

Fig. 754. — Résection de la hanche droite. Vue de haut et d'arrière. La décortication est accomplie. G, grand fessier ; M, moyen fessier désinséré ; C, capsule fendue ; P. pyramidal ; T, grand trochanter. Le crochet du haut relève la lèvre supérieure du grand fessier, le moyen fessier, le petit qui est caché, et la capsule. Le crochet du bas abaisse la lèvre du grand fessier, le pyramidal et la capsule, sans parler des tendons profonds qu'on ne voit pas.

et du doigt s'il le faut, l'intervalle des muscles pyramidal situé en arrière et en bas, et moyen fessier placé en avant et en dessus. D'un trait de bistouri séparez ces deux muscles. Ayant reconnu que l'insertion du moyen fessier couvre celle du pyramidal, qu'elle se fait principalement près de l'angle postéro-supérieur du grand trochanter, bien exposé par un peu de rotation interne commandée, introduisez, plongez votre courte lame entre les deux tendons et coupez sur la face interne, le bord supérieur et la face externe du grand trochanter, dans la direction de l'incision superficielle, jusqu'à l'os, pour préparer la voie à la rugine. — Enfoncez les écarteurs ; accrochez avec l'antérieur le moyen fessier, avec le postérieur le pyramidal : la capsule apparaîtra depuis le sourcil cotyloïdien jusqu'à la zone orbiculaire. — Fendez vigoureusement, sur toute la longueur du col, la capsule d'abord, y compris le sourcil cotyloïdien, le périoste ensuite ; et repassez de nouveau dans votre premier trait, sur la face interne, sur le bord supérieur et sur la face externe du grand trochanter, pour être bien certain que la rugine prendra voie facilement (**c**).

Vous allez maintenant, armé de la rugine, rejeter partie en avant, partie en arrière, les tissus péri-osseux du trochanter et du col ; vous devrez inciser le périoste de celui-ci suivant le contour du cartilage ; peut-être serez-vous obligé de débrider, de croiser en ⊢ l'extrémité cotyloïdienne de la fente capsulaire.

Décortication de la partie antérieure. — Veillez à ce que le genou soit soutenu par l'aide, pour éviter l'adduction qui tendrait la lèvre qu'il s'agit de décoller. Gardez-vous de l'extension, faites plutôt augmenter un peu la flexion qui tend à décoiffer la partie antérieure du trochanter. Afin de buriner de haut en bas et d'arrière en avant, placez-vous près du dos pour la hanche droite, plus près du jarret pour la hanche gauche. — Armé de la rugine droite, désinsérez donc le moyen fessier d'abord et poussez-le en avant ; décortiquez ainsi la face externe et le bord supérieur du grand trochanter, puis sa face interne, puis le dessus du col. Dans votre marche en avant, singulièrement facilitée par l'augmentation graduelle de la flexion, l'insertion large du petit fessier devant le trochanter vous retiendra quelques instants : sapez-la vigoureusement et arrêtez-vous après avoir poussé le décollement périostique devant le col, où vous entamerez les solides attaches de l'énorme faisceau transverse du ligament de Bertin.

Décortication de la partie postérieure. — Diminuez maintenant la flexion, laissez tomber le genou dans l'adduction et commandez un peu de rotation interne, afin de découvrir l'angle trochantérien postérieur. Vous devez cette fois buriner de haut en bas et d'avant en arrière ; placez-vous donc près du dos, si vous opérez la hanche gauche, et comme vous pourrez, car on n'est jamais à l'aise, si vous opérez la hanche droite. — Toujours avec le bout de la rugine droite, rejetez en arrière le périoste du trochanter et du col avec les insertions correspondantes des muscles pyramidal, obturateurs et même carré. Fouillez bien la cavité digitale. Ne vous arrêtez qu'au niveau de la base du grand trochanter (**d**).

Luxation. — Commandez à l'aide d'exagérer la flexion, de pousser vivement le genou vers le flanc du côté sain et de relever en même temps le pied fortement en dehors : la luxation se produira en arrière. S'il en était autrement, et que vous n'eussiez pas débridé la fente capsulaire, vous le feriez et, pendant la manœuvre de l'aide, atteindriez le ligament rond dans la fossette céphalique avec le bout de la rugine courbe ou un tranchant quelconque (**e**).

Continuation de la décortication, toilette définitive. — Quoique le périoste cervical ne soit pas bien précieux, on s'exerce à le garder en faux-col rabattu. Vous compléterez donc l'incision circulaire de cette membrane et la ramènerez tout autour vers la base du col. Ce qu'il importe de bien connaître pour terminer la toilette du fémur, ce sont les attitudes à donner au membre. Celui-ci ne quittera plus l'adduction. Mais, pour travailler en avant, il sera fléchi, tandis que, pour travailler en arrière, il sera étendu et surtout tordu en dedans.

Sciage. — Mettez la cuisse dans la flexion à angle droit et forcez l'adduction. Placez une compresse fendue et, par-dessus, une attelle ou sonde protectrice si vous employez une scie rectiligne, rigide ou tendue, celle-ci les dents en l'air de préférence. Contentez-vous au contraire des écarteurs ou d'une attelle flexible si vous usez de la scie à chaîne. Mon davier est toujours utile pour fixer, soulever, faire saillir l'extrémité fémorale (**f**).

Après le sciage, examinez la cavité cotyloïde ordinairement atteinte dans la coxalgie; au besoin ruginez-la avec la cuillère, la pince-gouge ou la curette fenêtrée. Drainez bien le fond de la plaie, dussiez-vous percer la fesse; mettez quelques points de suture aux extrémités. Établissez une extension continue en bonne attitude jusqu'à la cicatrisation. Vous donnerez plus tard un appareil au malade pour qu'il s'exerce prudemment à la marche

Notes. — (**a**) Les sujets gras d'amphithéâtre exigent une plus longue incision. On ne se gênera jamais avec les téguments, ni avec le grand fessier qui ne subit aucune solution de continuité, puisqu'il est simplement fendu. Mais en arrivant dans la profondeur, dans l'intervalle du pyramidal et du moyen fessier, l'incision doit se restreindre et dépasser à peine en arrière le sourcil cotyloïdien, qui n'est qu'à environ 5 centimètres du bord supérieur du trochanter.

(b) Si l'on tient la cuisse presque étendue et non fléchie notablement dès le début de l'opération, la partie fessière de l'incision doit faire avec la partie trochantérienne un angle obtus ou une concavité tournée en arrière et en bas. C'est alors ce qu'on appelle incision de Kocher.

(c) A ce moment, l'exploration est possible. On juge de l'étendue du mal. En conséquence, on prolonge, s'il le faut, l'incision trochantérienne, ce qui sera toujours commode et sans inconvénients, pourvu que la décortication ne soit pratiquée que dans les limites nécessaires. Aussitôt qu'on a terminé l'examen de l'articulation, et même auparavant, il est avantageux de débrider de chaque côté de l'extrémité cotyloïdienne de la fente capsulaire, d'en faire un ⊢, en rasant sinon en entamant le sourcil fibro-cartilagineux.

(d) Si vous opériez avec le bistouri-serpette, vous devriez introduire la lame entre l'os et les parties fibreuses pour couper celles-ci de l'intérieur à l'extérieur, ainsi qu'il a été dit pour l'épaule. Les écarteurs ou vos doigts gauches joueraient un rôle important. Avec le bistouri on coupe en tirant comme avec une serpette; avec la rugine on burine en poussant : l'opérateur ne devrait dans les deux cas choisir la même position, bien au contraire. J'engage les élèves à se familiariser avec les attitudes commodes. Il suffit, à l'aide d'un sujet quelconque, mort ou vivant, d'un squelette ou d'un simple dessin, de chercher en tâtonnant dans quelle position on sera bien pour accomplir tel ou tel temps de l'opération.

(e) Dans la coxalgie, la luxation est souvent faite ou en voie de se faire. Dans les fractures, mon grand davier doit nécessairement intervenir.

(f) A l'amphithéâtre, la fesse d'une femme grasse a une telle épaisseur que la scie à chaîne s'impose. Heureusement, l'extrémité supérieure du fémur n'est pas très dure, et la cuisse, ne serait-ce que par le poids du membre, s'immobilise facilement. Il faut placer une compresse et, par-dessus, d'énormes écarteurs tels que des abaisse-langue ou des valves de spéculum.

Remarques sur l'étendue de la résection.

Depuis l'opération heureuse d'Hancock en 1858, plusieurs chirurgiens anglais et allemands n'ont pas craint de réséquer largement le cotyle et ses parties voisines, pubis, ischion, ilion. On citait des succès; le pansement antiseptique les a multipliés.

Mais c'est de l'étendue de la résection fémorale que je veux parler.

La statistique semble montrer que l'ablation large qui vient d'être décrite, à savoir la section sous-cervicale, entre les deux trochanters, est ce qu'il y a de plus sûr. C'est obligatoire dans la coxalgie avec altérations de la synoviale, fistules périarticulaires ou luxation spontanée.

Mais, si l'épiphyse céphalique est bien évidemment seule malade, la simple *décapitation* est permise. Peut-on la pratiquer, quand on ne veut pas de la difficile voie antérieure, sans décortiquer au moins la partie saillante du grand trochanter, cet angle postéro-supérieur en dedans duquel est creusée la cavité digitale? Je ne le pense pas, en raison des tendons qui se rassemblent en ce point et qu'il vaut peut-être encore mieux désinsérer que couper à distance comme on le faisait autrefois hardiment.

Si je suis dans le vrai, si la luxation de la tête exige la section ou la desinsertion des muscles sus-trochantériens et si la désinsertion est préférable, que faut-il faire du sommet décortiqué du trochanter? Le réséquer, de l'avis de plusieurs.

Toujours est-il que si l'on veut borner l'opération à l'ablation de la tête, c'est-à-dire couper le col en son milieu, en employant l'incision de Langenbeck, que je regarde comme la meilleure, on devra donner du jeu aux lèvres profondes de la plaie, c'est-à-dire détacher du sommet trochantérien les tendons qui s'y insèrent. Le travail de la rugine invite à scier consécutivement la partie exubérante dénudée. Ceux qui ne veulent pas abraser et jeter le trochanter feront bien de le luxer avec le *ciseau frappé* ou de recourir au bistouri pour diviser les tendons sans entamer l'os et réserver la possibilité de les suturer.

Autres procédés.

L'incision d'Ollier ne diffère de celle de Langenbeck que dans sa partie sus-trochantérienne. Au lieu d'aller en ligne droite dans la direction de l'épine iliaque postérieure et supérieure, Ollier recourbe son incision en avant et s'arrête en un point situé à quatre doigts de la crête iliaque et

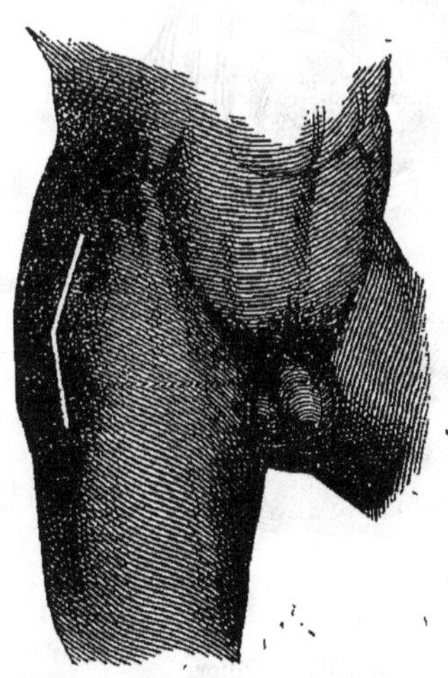

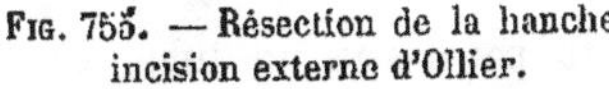

Fig. 755. — Résection de la hanche, incision externe d'Ollier.

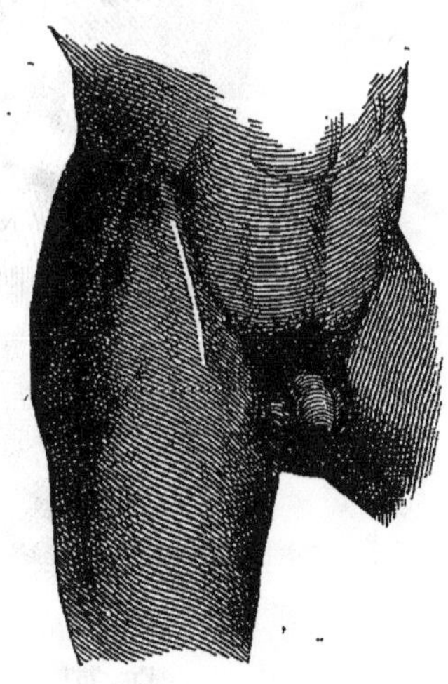

Fig. 756. — Décapitation du fémur, incision antérieure de Schede.

de l'épine antérieure (fig. 755). Il lui faut ensuite inciser la forte aponévrose, puis le moyen et le petit fessier, pour atteindre la partie supérieure de la capsule.

Ce n'est pas le seul procédé d'Ollier, qui a bien voulu exécuter devant moi la décapitation du fémur, après section préalable et luxation temporaire du grand trochanter.

A l'aide de son incision indiquée ci-dessus, le maître lyonnais, ayant divisé la peau et la forte aponévrose tendineuse commune au grand fessier et au tenseur du fascia lata, fit découvrir, à l'aide d'écarteurs, la face externe du grand trochanter et plus haut le petit et le moyen fessier. Il passa une scie à chaîne sous les tendons de ces muscles et des autres pelvi-trochantériens supérieurs, et scia le trochanter obliquement en bas.

Il disséqua ensuite, en fendant en avant et même en arrière, un épais lambeau musculo-trochantérien qui se relevait et se rabattait comme le couvercle d'une *tabatière* (nom familier du procédé). Sous ce lambeau, l'articulation apparaît largement dénudée (fig. 757) : on y fait ce qu'on

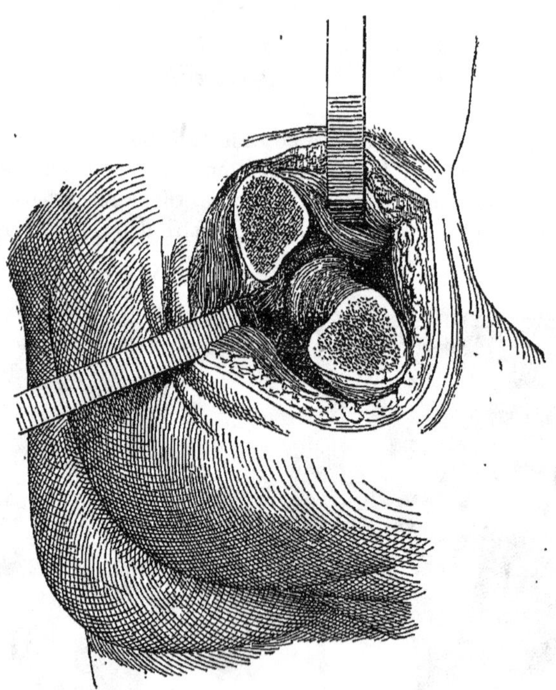

Fig. 757. — (Labey). — La tabatière d'Ollier.

veut; après quoi le lambeau, rabattu par-dessus un tube, est fixé par des points de suture osseuse.

Ollier exécutait aussi le même procédé, en découpant un lambeau tégumentaire convexe à base supérieure pour découvrir le grand trochanter, qu'il sciait alors d'un trait ascendant en haut et en dedans et relevait ensuite comme après l'action de la scie à chaîne.

Ainsi donc, Langenbeck et Ollier abordaient le côté supérieur de l'articulation, celui-ci plus en avant que celui-là. Tous deux opéraient dans le dessein de favoriser une solide réinsertion ultérieure des tendons.

Obéissant aux mêmes préoccupations, relatives à la conservation des puissances musculaires, *Schede* (1877) et *Lücke* ont pratiqué la simple décapitation, en attaquant l'articulation en avant (fig. 756), comptant sur le *drainage fessier*. J'ai trouvé, et pourtant je ne suis pas un novice, leur procédé difficile sur le cadavre. Il consiste à inciser directement de haut en bas, à partir du voisinage de l'arcade crurale, entre le psoas qu'on laisse en dedans, et les muscles couturier et droit antérieur qui restent en dehors. Quand l'incision est faite jusqu'à la capsule, on fléchit la cuisse en même temps qu'on la porte et qu'on la tourne en dehors, afin de permettre à deux grands crochets d'écarter les muscles et d'exposer l'articulation, dont on divise l'épais ligament de Bertin au voisinage du sourcil cotyloïdien. L'exagération brusque de l'abduction et de la rotation externe produisent ensuite la luxation en avant.

Hüter, en plaçant l'incision longitudinale antérieure au côté externe du couturier et du droit antérieur, dit arriver à enlever la tête, le col et le grand trochanter. Pourquoi ne pas faire cette incision un peu oblique comme le col quand on veut enlever le grand trochanter?

Chalot fit quelque chose en ce sens.

C'est à la *méthode ancienne* qu'appartiennent les autres procédés dont il me reste à parler. Parmi ceux-ci, nul n'a eu plus de vogue en France, nul n'est plus commode ni plus expéditif que celui qui consiste à couper hardiment au-dessus et en arrière du grand trochanter, en se tenant à un ou deux doigts des bords supérieur et postérieur de cette éminence. L'incision peut être en équerre, horizontale au-dessus du trochanter, verticale en arrière (fig. 758), ou *arrondie en arc* (fig. 759). Cette forme était à la mode dans les amphithéâtres. De qui vient-elle? Il faudrait remonter bien au delà de *A. Guérin* et de *Chassaignac*, jusqu'à *Hewson* et peut-être à *Antony White*, si la figure donnée par Esmarch repose sur une donnée historique solide.

« Je fais, dit A. Guérin, une incision courbe à concavité antéro-inférieure, embrassant les bords supérieur et postérieur du grand trochanter. »

Quand j'enseignais moi-même ce procédé, j'y mettais plus de façons : je conseillais de faire l'incision tégumentaire à deux doigts du contour osseux, car le sourcil cotyloïdien, suivant lequel il faut diviser la capsule, est à environ 5 centimètres du trochanter. Mais, après la section de la peau et de la graisse, l'opérateur se rapprochait de l'éminence fémorale, pour éviter le nerf sciatique, et coupait au plus près les muscles et tendons que la rétraction entraîne naturellement en dedans et en haut. Des écarteurs étaient placés pour découvrir l'insertion iliaque de la capsule dont le couteau, profondément engagé jusqu'en avant, doit diviser la demi-circonférence supérieure et postérieure, avant de fendre derrière le col, en revenant en dehors pour ne pas manquer l'anse d'attache ou zone orbiculaire. La section de la capsule exige que celle-ci soit développée et tendue par l'attitude qui prépare la luxation, c'est-à-dire par la flexion, l'adduction et la rotation du genou en dedans. — L'exagération subite de ces trois mouvements produit la rupture du ligament rond et l'issue de la tête que la peau de la fesse coiffe quand on l'a coupée trop près du trochanter. En quelques instants, l'extrémité supérieure du fémur peut être largement libérée au couteau et sciée.

L'*incision en* ʌ à cheval sur le trochanter, recommandée par *Jaeger*, *Reid*, *Textor*, *M. Perrin*, est d'une extrême commodité et compte encore des partisans (fig. 760). Qu'on lui maintienne sa forme anguleuse ou qu'on l'arrondisse suivant le conseil de *Jones* et de *Sédillot*, elle sacrifie toutes les insertions trochantériennes.

A *Vidal de Cassis* « *une simple incision dans la direction du col* » paraissait suffisante. *Roser* ne pense pas autrement : « On fait une profonde incision antérieure suivant exactement la ligne du col du fémur et divisant le muscle iliaque (le nerf crural reste en dedans), le couturier, le droit antérieur et tenseur du fascia lata (fig. 761) ».

« Si l'on veut réséquer en arrière, ce qui serait indiqué en cas d'abcès postérieur, ou de coup de feu ayant frappé par derrière, ou bien encore dans le cas où la jambe serait placée dans la flexion, l'adduction et la rotation en dedans, on ferait l'incision à travers le grand fessier, on ouvrirait la capsule dans la même direction, et l'on arriverait aussi sur la tête et le col du fémur. »

Sur l'incision antérieure de Roser, *G. Simon*, de Rostock, fait tomber une fente verticale à partir de l'arcade crurale, en dehors du nerf (fig. 762). Cela donne du jour.

Schillbach incise devant le col, mais va bien moins en dedans que Roser, car il s'arrête au bord externe du couturier. En revanche, arrivé près du trochanter, il prolonge son incision, non dans la direction oblique descendante primitive, car il la coude pour suivre horizontalement le bord supérieur de l'éminence fémorale (fig. 763).

Charles White, de Manchester, proposa en 1769 de réséquer la hanche à l'aide d'une longue *incision longitudinale externe* (fig. 764). L'incision de Langenbeck en diffère en ce qu'elle est pratiquée pendant la flexion de la cuisse et dirigée vers l'épine postéro-supérieure au lieu d'être verticale. Celle d'Ollier s'en rapprocherait davantage.

La simple fente droite de Charles White a été légèrement courbée par *Jaeger* et *Textor* pour la faire passer au-devant du trochanter (fig. 765); par *Antony White* peut-être, pour la faire passer derrière la même éminence (fig. 766). C'était derrière aussi que *Heyfelder fils* plaçait son incision sinueuse (fig. 767).

Seutin et *W. Fergusson* l'ont faite moins longue et l'ont transformée en croix (fig. 768). *Rossi* n'avait fait qu'un débridement en arrière (fig. 769).

Erichsen a supprimé la partie iliaque et du reste a fait un T à branche horizontale sus-trochantérienne, comme *Heyfelder père* (fig. 770).

D'autres opérateurs, pour plus de commodité encore, ont taillé des lambeaux carrés ou arrondis.

Le lambeau de *Percy* était rectangulaire, presque carré, à base rétrotrochantérienne (fig. 771).

Celui de *Roux*, de même forme, avait sa base supérieure (fig. 772).

Dans le vrai procédé de *Sédillot*, « une incision courbe à convexité inférieure contourne le grand trochanter et forme un lambeau tégumentaire à base supérieure (fig. 773) ». Tels sont les termes de la note lue à l'*Académie des sciences*, 1866. On a vu Ollier employer volontiers cette manière de découvrir l'articulation, pour exécuter son procédé à *tabatière*, représenté ci-devant p. 937.

Velpeau nous parle d'un vaste lambeau fessier postéro-supérieur d'une faible convexité inférieure, et *Sayre* (Philadelphie, *Med. Times*, 1874) a fait quelque chose d'analogue avec une grande incision oblique qui commençait au-dessus et en avant du trochanter pour finir au-dessous et en arrière.

Après les seize figures qui suivent, rangées en atlas et qui ne sont ici qu'à titre de renseignements rétrospectifs, je terminerai cet article par l'*arthrotomie* de l'articulation coxo-fémorale et quelques considérations accessoires.

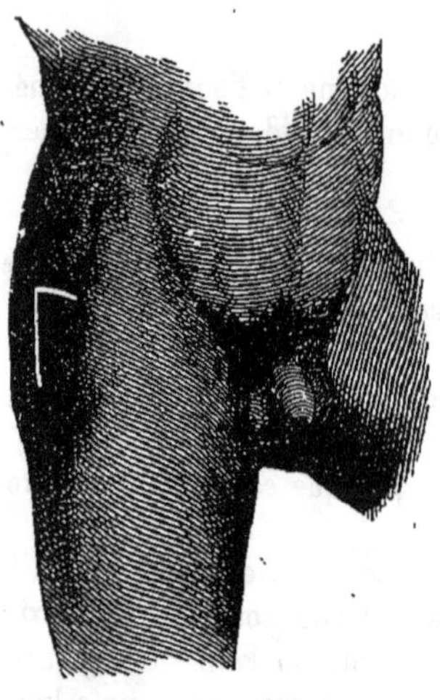

Fig. 758. — Incision en équerre sus- et rétro-trochantérienne (Hueter).

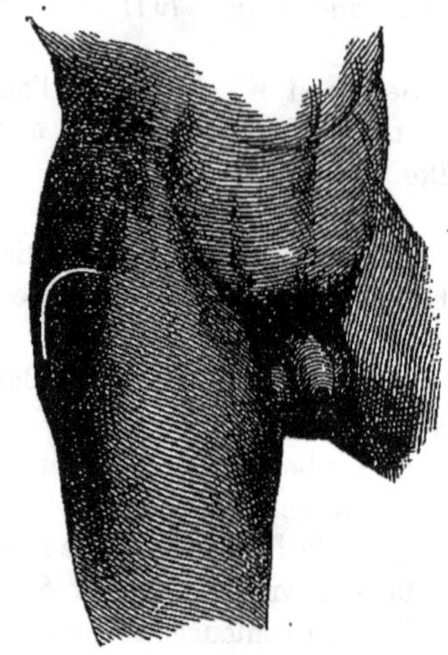

Fig. 759. — Incision arquée sus- et rétro-trochantérienne (A. Guérin).

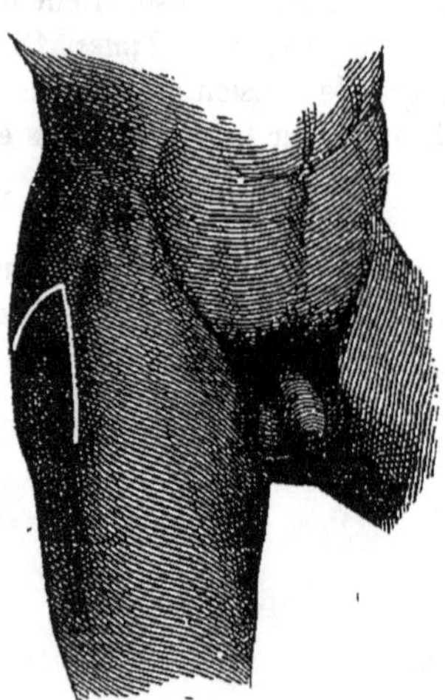

Fig. 760. — Incision en Λ à cheval sur le trochanter (Jaeger).

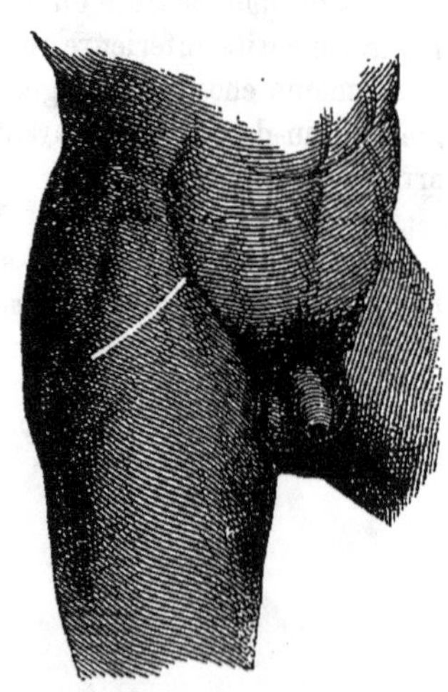

Fig. 761. — Incision antérieure dans la direction du col (Vidal, Roser).

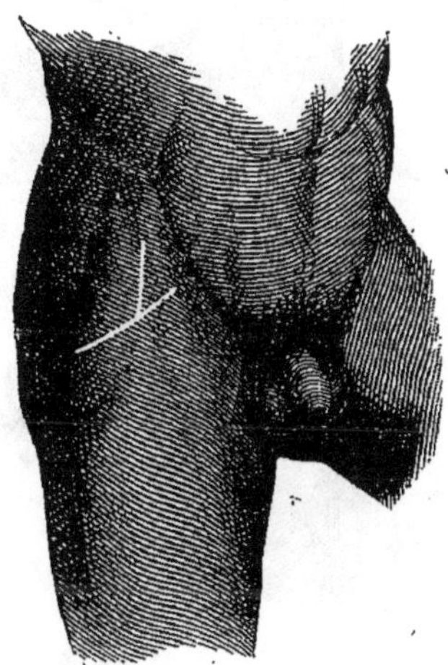

Fig. 762. — Incision de G. Simon.

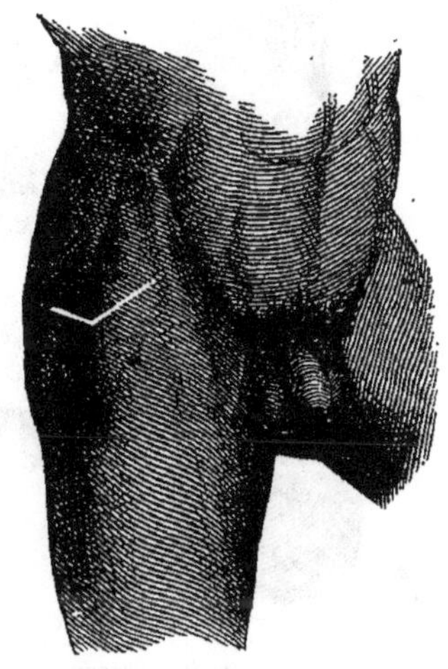

Fig. 763. — Incision de Schillbach.

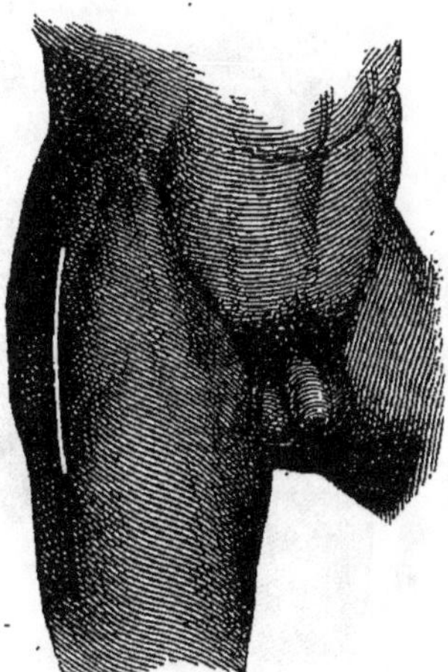

Fig. 764. — Incision externe de Ch. White.

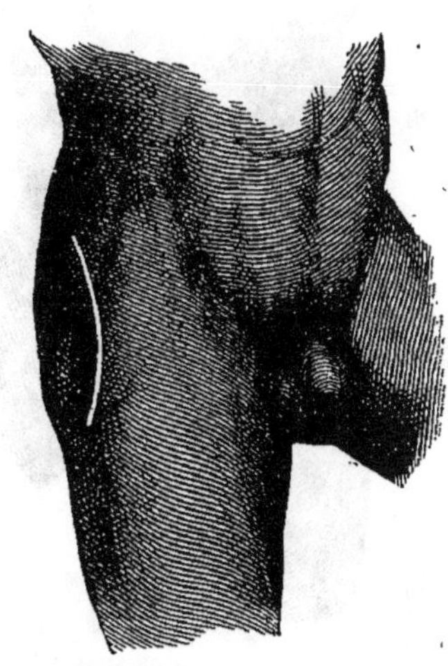

Fig. 765. — Incision externe courbée devant le trochanter (Jaeger, Textor).

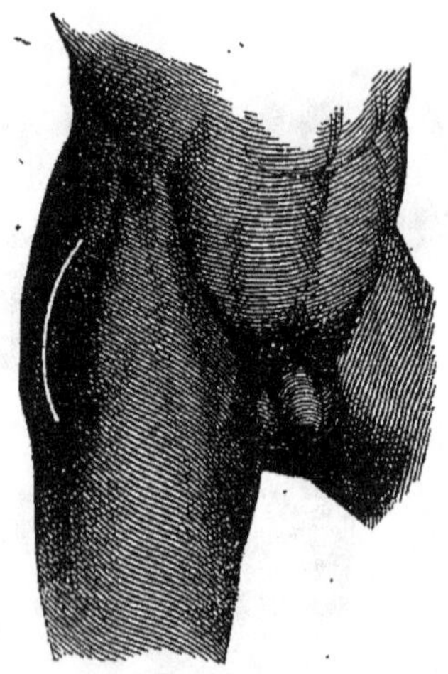

Fig. 766. — Incision externe courbée derrière le trochanter (Multi).

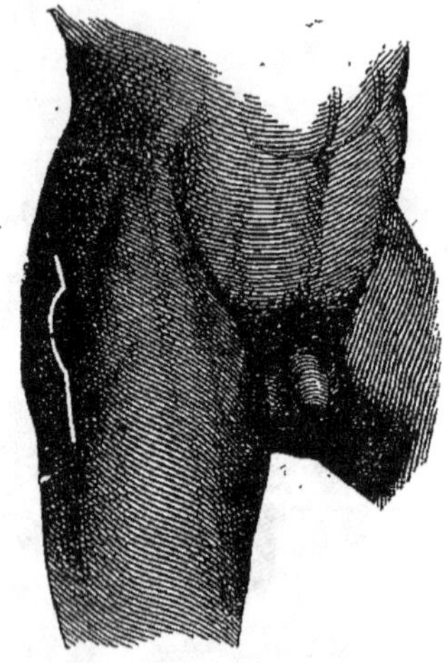

Fig. 767. — Incision sinueuse rétro-trochantérienne d'O. Heyfelder.

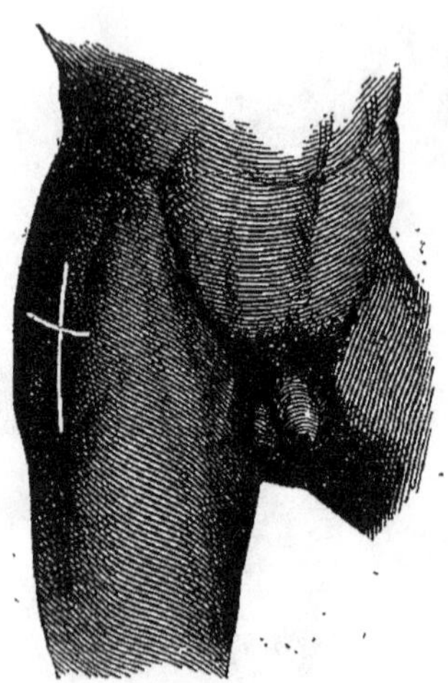

Fig. 768. — Incision externe cruciale (Seutin)

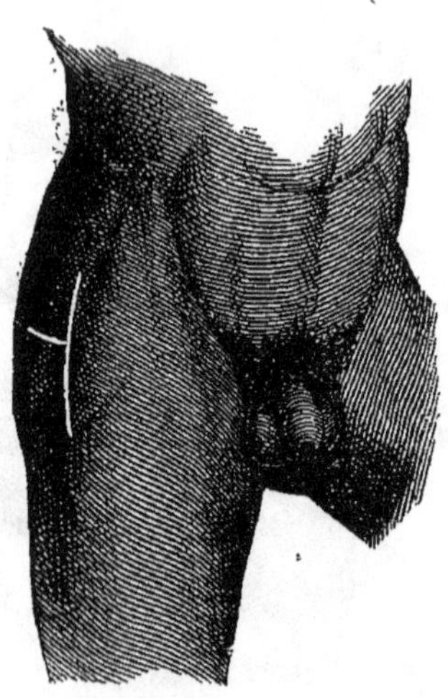

Fig. 769. — Incision externe débridée en arrière (Rossi).

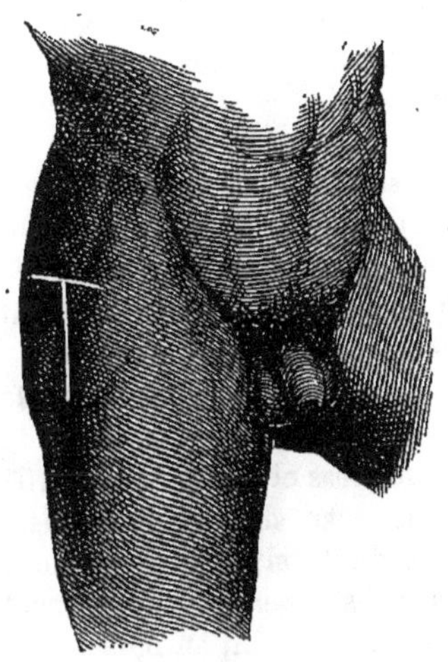

Fig. 770. — Incision externe en T (Erichsen).

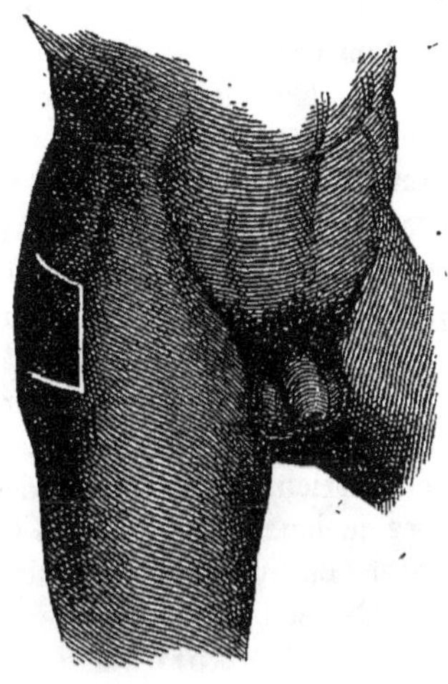

Fig. 771. — Lambeau carré à base postérieure (Percy).

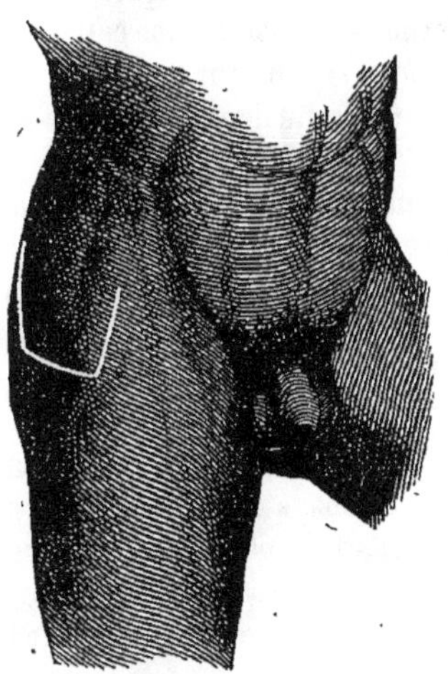

Fig. 772. — Lambeau carré à base supérieure (Roux).

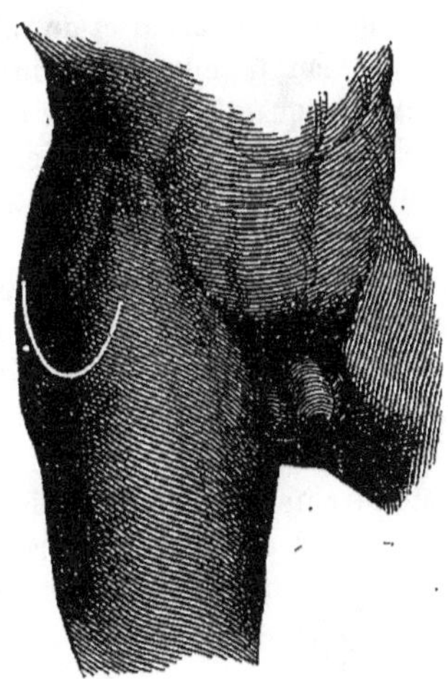

Fig. 773. — Lambeau arrondi à base supérieure (Lisfranc, Sédillot).

Pour l'**arthrotomie** de la hanche, pour l'évacuation du contenu de cette articulation, l'incision de Langenbeck ou quelque autre analogue aussi commode, aussi sûre et aussi ménagère, n'est-elle pas encore ce qu'il y a de mieux dans la plupart des cas? Et peut-on faire autrement, quand on projette ou qu'on est contraint d'imiter H. Delagenière, c'est-à-dire, sans faire de résection proprement dite, d'évider la tête, canaliser le col et tunnelliser le grand trochanter?

Toutefois la *voie antérieure* a ses partisans et semble avoir des indications : curettages simples, ankylose, luxations irréductibles, ostéite pubienne.... C'était en avant que Lorenz incisait pour la réduction sanglante des luxations congénitales : il n'avait pas à se gêner avec les muscles dont la section n'était que favorable à la réduction.

Si cette voie antérieure d'arthrotomie est une incision longeant le bord interne du couturier et, dans la profondeur, le bord interne du droit antérieur, elle laisse en dedans l'iliaque-psoas et arrive sur la partie mince quelquefois perforée de la capsule, en dedans de l'origine du ligament de Bertin et de son faisceau interne dit longitudinal ou vertical, tant il descend peu obliquement en dehors. Vous le verrez en retournant p. 666 à la figure 541 qui vous montrera aussi comment, au besoin, l'on pourrait, en rasant le dessous du col, dans l'intérieur de la capsule surtout, pousser en arrière, en dehors et en bas, une sonde mousse ou pointue et un drain, au-dessus de la grosse artère circonflexe postérieure.

[Puisque je vous ai renvoyé à cette figure 541, rendez-vous compte du relâchement des deux faisceaux de Bertin et par conséquent de l'augmentation de la capacité de la cavité articulaire que ne peut manquer de produire un peu de flexion et de rotation interne. C'est donc dans cette attitude qu'il faut faire les *injections modificatrices*, si l'on veut que le liquide pénètre en quantité suffisante et aille partout, jusque dans les culs-de-sac les plus reculés de la synoviale.]

Au lieu d'inciser et de pénétrer en dedans du couturier et du droit antérieur, si vous cheminez en dehors de ces muscles, vous approchez le bord interne du tenseur du fascia lata et rencontrez profondément celui du petit fessier; vous avez plus d'obstacles fibreux à traverser et vous ne tombez pas sur la tête et sa mince capsule, mais sur le col couvert des gros faisceaux de Bertin, encore adjacents à cette hauteur.

Quelle qu'ait été la voie suivie, il peut être bon, par exemple en cas d'ostéomyélite étendue au pubis, d'établir un drainage déclive en avant et en dedans. A cet effet, l'on passerait par derrière le psoas et le pectiné, par conséquent assez loin derrière les vaisseaux, un gros tube qui ressortirait plus bas par une incision préparée entre le pectiné et le moyen adducteur.

Mon édition de 1895 et les réimpressions qui se sont succédé depuis contenaient quatre pages de considérations générales sur l'intervention *sanglante* dans les **luxations congénitales** de la hanche dues à l'amitié de Pierre Delbet. Il m'en voudrait, maintenant que la question a changé de face, de les reproduire aujourd'hui. Elles ont eu leur intérêt à l'époque où les chirurgiens de Paris se mirent à imiter Hoffa et Lorenz.

C'est alors que je vis bien la nécessité d'une longue et intensive éducation opératoire d'amphithéâtre et que j'eus l'occasion de gronder plus d'un venant me confesser quelles difficultés il avait rencontrées, quelles maladresses il avait commises pour les surmonter imparfaitement. Certes, la résection de la hanche intacte d'un cadavre avec telle myotomie ou telle autre opération additionnelle ne peut être qu'un simulacre. J'affirme toutefois que c'est un exercice utile. Les chirurgiens rompus à l'asepsie et à l'antisepsie, les seuls à considérer, sont à ce point de vue aussi méticuleux, sinon plus, à leur première opération qu'à la centième. Pourquoi donc leur première statistique est-elle toujours la plus mauvaise? Ceux qui débutent sur le vivant, surtout ceux qui n'ont ni enseigné ni maintes fois et longtemps pratiqué *toutes* les opérations possibles ou imitables sur le cadavre, ne savent point opérer d'emblée avec suite et rapidité : de là des fautes de toute nature et des échecs dont leurs premiers opérés sont les victimes.

Je suis heureux de l'avènement de la *réduction non sanglante* des luxations congénitales de la hanche : la question n'est plus de mon ressort, et je n'aurai plus à disséquer des foyers de résection infectés et incorrects.

ARTICLE V

RÉSECTIONS DIAPHYSAIRES DES GRANDS OS DU MEMBRE INFÉRIEUR

Je ne serai pas long sur ce sujet et m'abstiendrai de parler de la résection dans les fractures compliquées et de l'extraction des séquestres invaginés.

Tibia. — Les cas d'extirpation totale ou presque totale de la diaphyse tibiale ne sont plus rares. J'ai vu l'opéré de Duplay en 1875. C'était, comme c'est l'ordinaire, un jeune sujet atteint de périostite phlegmoneuse diffuse grave, vaste suppuration médullaire ou sous-périostique avec décollement de l'épiphyse inférieure. (V. Faucon, *Mém. de l'Acad. de Belgique*, 1880.)

Beaucoup de chirurgiens prêchent l'extirpation hâtive. C'est donc une résection sous-périostée à exécuter, avec cette circonstance opératoire favorable que le périoste est déjà en partie détaché et, là où il adhère encore, préparé au décollement.

L'incision à faire doit courir sur la face interne ou sous-cutanée, le long et à faible distance du bord interne du tibia.

On commence avec la rugine droite, à décoller les deux lèvres du périoste de la face exposée: on explore ainsi l'étendue de la lésion afin de prolonger tout de suite l'incision, dans les deux sens, aussi loin qu'il est nécessaire. En travaillant d'abord au milieu de la plaie dont les lèvres s'écartent facilement en ce point, on arrive, principalement avec le bout de la rugine courbe, à contourner le bord antérieur, puis le postérieur d'un bout à l'autre, et à pousser la dénudation sur les faces externe et postérieure jusqu'au bord externe, dont la même rugine courbe détache bien la cloison interosseuse. Pour peu que l'incision ait plus de 12 centimètres de long, on réussit sans peine, avec de bons écarteurs et les rugines appropriées, à dépérioster tout le pourtour de la diaphyse dans le milieu de la plaie. Alors, avec la rugine insinuée à plat sous le périoste et travaillant tantôt du bout, tantôt du côté, on pousse la dénudation en haut et en bas sur les deux faces externe et postérieure. Il est utile, sinon indispensable, de débrider au niveau des futurs traits de scie les deux bouts de la lèvre antérieure du périoste, afin de la rejeter en lambeau en avant et en dehors. Avec cette précaution, il devient possible de dépouiller la face externe aussi facilement que la face postérieure, et de libérer dans la même étendue le bord externe du tibia. Ce dernier temps de l'opération s'accomplit avec le tranchant latéral de la rugine courbe engagée à plat sous l'os comme pour le charger, quelquefois avec une simple anse de fil solide que l'on passe sous le milieu de la partie dénudée et que l'on tire successivement en haut et en bas.

La scie à chaîne intervient ensuite pour diviser l'os une première fois, autant que possible au-dessous de l'attache du tendon rotulien, une seconde fois, si l'épiphyse inférieure n'est pas décollée, au point fixé lors de l'exploration. La sonde gouttière en métal flexible (cuivre rouge) d'Ollier me paraît recommandable, autant pour passer la scie à chaîne que pour maintenir les parties molles écartées et à l'abri pendant le sciage.

Le périoste diaphysaire du tibia peut reproduire un fragment intermédiaire solide et long, même chez l'adulte: mais pas toujours, même chez l'enfant. Il faut tabler en conséquence, quand on a la main forcée, et au besoin raccourcir le péroné (cela peut être différé) pour établir la solidité du squelette jambier.

Péroné. — C'est un os que l'on peut extirper en totalité. Cependant il est désirable de laisser la malléole externe, procédé sur lequel Polaillon a rappelé l'attention, et de ne pas toucher à l'extrémité supérieure de l'os à cause des nerfs tibial antérieur et musculo-cutané et de la communication possible de l'articulation tibio-péronière avec l'articulation fémoro-tibiale. Aujourd'hui, toutefois, le pansement antiseptique et le procédé d'Ollier ont levé ces deux dernières difficultés.

On peut enlever le péroné d'un seul morceau, en rejetant en avant les muscles péroniers et leurs tendons. Je conseillerais volontiers de l'extraire en deux pièces et par deux incisions : l'une, que nous connaissons, serait située dans l'axe de la malléole, devant les tendons et muscles péroniers; l'autre en haut, derrière ces mêmes muscles. La première devrait épargner la branche cutanée du nerf musculo-cutané, la seconde (fig. 774) laisser en avant le tronc même du n. poplité externe.

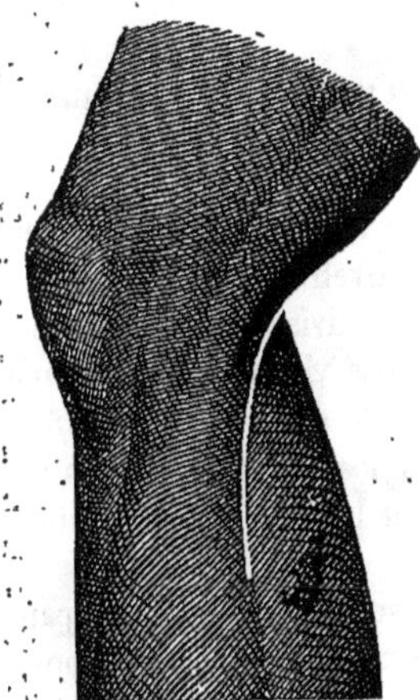

Fig. 774. — Extirpation de l'extrémité supérieure du péroné, incision d'Ollier.

Voici ce que nous a enseigné Ollier pour extirper l'extrémité supérieure du péroné avec un bout plus ou moins long de la diaphyse.

Commencer au bas du creux poplité, en dedans du relief visible et tangible du tendon du biceps, à plusieurs centimètres au-dessus de la tête péronière, une incision qui descende derrière le péroné, sur l'interstice du muscle long péronier et du soléaire. Chercher le nerf sciatique poplité externe, le mobiliser et le donner à tenir à des écarteurs échelonnés qui l'attirent et le maintiennent en avant pendant que le bistouri approche l'os et fend le périoste derrière la tête, le col et le corps, en séparant le soléaire du long péronier.

Les rugines désinsèrent le biceps et, plus bas, décortiquent le col et le corps. Aussitôt que celui-ci a pu être contourné au niveau convenable, la scie à chaîne le divise, ou la scie rectiligne sur une sonde coudée à la Blandin. Alors le davier saisit, relève le fragment et le tord, alternativement en avant et en arrière, jusqu'à ce que la dénudation et par suite l'extirpation nette soit accomplie. On pourrait souvent terminer l'extraction en conservant en place, grâce à l'intervention de la gouge ou du ciseau, tout ou partie de l'éphiphyse supérieure afin de ne pas ouvrir l'articulation.

Fémur. — Nous savons en extraire les deux extrémités avec un bout diaphysaire plus ou moins long.

Quand le corps de cet os est atteint d'ostéomyélite, de périostite phlegmoneuse diffuse, les chirurgiens se partagent, qui pour la temporisation avec drainage, etc., qui pour l'amputation. On s'accorde en effet à douter d'une reproduction suffisante par la gaine périostique, trop difficile à tendre et à fixer dans cette partie du membre.

Cependant si, pour une raison quelconque, on croyait devoir réséquer le milieu du fémur, il faudrait, de l'avis d'Ollier, inciser en dehors et en arrière, pour pénétrer dans l'intervalle du muscle vaste externe et de la courte portion du biceps. On arriverait ainsi sur la face externe, au voisinage de la ligne âpre. Une telle incision, même fort longue, reste incommode à cause de la profondeur de l'os. Aussi Ollier conseille-t-il de la débrider en avant, aux deux bouts, de manière à tailler un lambeau musculo-cutané trapézoïde à grande base antérieure.

ARTICLE VI

OSTÉOTOMIE ET RÉSECTION CUNÉIFORME APPLIQUÉES AUX COURBURES OU AUX ANKYLOSES VICIEUSES DU MEMBRE INFÉRIEUR

Employée d'abord, et il y a longtemps, à la rupture des cals vicieux, l'ostéotomie trouva en 1836 une application nouvelle entre les mains de l'Américain Rhea Barton, cité partout pour avoir divisé le fémur entre les deux trochanters afin de remédier à une ankylose vicieuse de la hanche. Le même chirurgien, profitant plus tard du procédé d'*excision cunéiforme* de notre compatriote Clémot, redressa une ankylose du genou après avoir attaqué l'extrémité inférieure du fémur. Bientôt les courbures rachitiques devinrent justiciables de la même opération.

Dans l'espoir de restreindre la mortalité, Meyer et Langenbeck répandirent la méthode sous-cutanée, ou plutôt la méthode à petites incisions.

La vulgarisation du pansement antiseptique à fait perdre à l'ostéotomie sa gravité; couramment on l'applique au redressement du *genu valgum* en concurrence avec l'*ostéoclasie.*

Les *appareils ostéoclastes* en vogue portent les noms du Dr Robin, de Lyon, et de Collin, fabricant à Paris. Ils sont surtout propres à produire la fracture sus-condylienne du fémur.

Celui de Robin, très puissant et très bon, fixe solidement la cuisse à la table et rompt le fémur *d'arrière en avant;* il peut aussi redresser la jambe ankylosée dans la flexion, mais non sans danger pour les vaisseaux et nerfs poplités.

Celui de Collin a été construit pour agir latéralement et, dans le *genu valgum,* pour rejeter de *dehors en dedans* l'extrémité inférieure du fémur. Je l'ai expérimenté plusieurs fois, non sans réussir à l'améliorer. Il offre maintenant, à la face externe de la cuisse, une gouttière sous-trochantérienne large et un tampon condylien étroit; l'appui se fait en dedans, au-dessus du condyle interne. C'est le tampon appliqué sur le condyle externe qui reçoit l'impulsion de l'appareil. Je conseille à ceux qui voudront s'en servir d'apprendre d'abord à le bien placer, c'est-à-dire à bien saisir la cuisse. L'exercice cadavérique me paraît indispensable à qui ne veut pas s'exposer à des mécomptes. La cuisse doit être prise comme dans un étau, bien calée, bien ligaturée et au préalable entourée, ainsi que le genou, d'une bande roulée fortement serrée. Il ne faut *pas craindre de mettre trop bas* sur l'interligne le tampon condylien externe, car il a de la tendance à remonter. On tire ensuite sur la moufle tant qu'on peut tirer doucement, de manière à fortement appliquer le tampon d'appui sus-condylien interne qui agit à travers un muscle très épais. Alors, ayant enroulé la corde autour d'un doigt ou de la main, une secousse brusque casse l'os du premier coup.

L'ostéotomie se pratique à la scie ou au ciseau. Rhea Barton, après avoir découvert et contourné le fémur entre les deux trochanters, se servit d'une scie à chaîne pour le diviser. Dans des cas semblables, d'autres opérateurs ont employé la petite scie cultellaire de Larrey, qui ne compte plus aujourd'hui ses modèles ni ses parrains, mais qui n'a pas grande puissance. L'ostéotome de Heine ou porte-scie à chaîne, a été fait pour diviser les os profondément situés. Il est abandonné. N'avons-nous pas les ciseaux de Macewen? Chaque fois qu'on opère à ciel ouvert, la scie rectiligne par rigidité ou par tension est excellente; et quand, par deux incisions latérales, on a levé un pont charnu sous lequel l'os est exposé, je conseille la fine lame de ma scie amovible à inclinaison fixe et variable. Étroite, cette lame passe partout; finement dentée, elle divise le périoste sans le décoller; mince, elle travaille sans fatigue et fait peu de sciure; longue, elle avance très vite; amovible, elle s'insinue dans le moindre trajet, se tend à volonté et garde l'inclinaison qu'on lui donne, capable, en conséquence, de scier aussi bien de dessous en dessus que de dessus en dessous. Mais il faut que l'os puisse être traversé par une ligne droite dans toute son épaisseur sans que les parties molles aient à en souffrir. J'ai décrit et figuré la manœuvre à propos de la résection tibio-tarsienne (p. 884) et plus loin je figurerai la section sous-cutanée de la mâchoire inférieure (p. 967).

Les ciseaux employés aujourd'hui en France sont imités de ceux de Macewen (fig. 596, page 720). Ce sont des variantes du ciseau à froid du serrurier, du tailleur de pierre, du sculpteur. Cependant les burins (fig. 597), forme du ciseau à bois du menuisier et du charpentier, ont leur emploi pour faire des entailles en V dans les os, etc. Tous ces instruments ont besoin d'une trempe spéciale qui s'arrête pour ainsi dire à la surface et au tranchant, pour éviter la fragilité; ils doivent avoir été éprouvés sur des os très durs, tels que le tibia du bœuf.

Les meilleurs ciseaux ont un gros manche qui se tient à pleine main et des lames minces pour creuser profond, sans avoir les flancs tôt serrés. Pour mieux éviter les écarts provoqués par les coups de maillet, la main qui tient le ciseau appuie son poignet ferme sur le membre solidement fixé lui-même dans son empreinte sur un *coussin de sable* mouillé.

L'ancien maillet de plomb ne vaut rien, il est tout de suite déformé. Macewen recommande un assez gros maillet en bois de gaïac dur et dense. La surface de frappe en est douce et large. Ces avantages, je les avais conservés dans le maillet bois et plomb qu'a fabriqué Collin. Ce maillet était pesant en raison même de la densité du plomb qui en était l'âme. Peu volumineux, il conservait une surface de frappe large, douce et ferme. Enfin sa masse étant d'un seul côté du manche comme celle du brochoir ou marteau à ferrer les chevaux, disposition favorable à l'aplomb du coup, le manche n'avait pas de tendance à tourner dans la main. « Une masse de cuivre rouge *de même modèle* vaudrait mieux encore », écrivais-je il y a vingt ans. Aujourd'hui le bronze mou a remplacé le cuivre rouge.

Mais on n'en fait que des marteaux petits et moyens dont le poids insuffisant oblige à frapper de haut, difficilement d'aplomb.

OSTÉOTOMIE LINÉAIRE

La coupe transversale d'un os, la simple ostéotomie linéaire au ciseau, applicable seulement au *tissu spongieux* enveloppé d'un mince étui compact, demande un peu d'habileté, surtout de la part de la main gauche. Tenu ferme, à pleine main, le tranchant appuyé sur la ligne d'entaille, le ciseau doit mordre sans glisser d'un dixième de millimètre. Engagé, il faut qu'il pénètre dans la *direction voulue*, par conséquent, qu'il reste *obéissant à la main*. C'est dire qu'il ne doit pas cesser de rester mobile dans l'entaille qu'il fait, sans s'y enclaver. Donc, après chaque coup de maillet, la gauche ébranle le ciseau, non pas dans le sens de son épaisseur, ce serait inefficace ou cassant, mais dans le sens de sa largeur, comme pour couper l'os avec ses bords. Ne jamais frapper à tour de bras; donner bien d'aplomb de *petits coups secs* d'un *maillet lourd; mobiliser le ciseau après chaque coup* : tels sont les bons préceptes.

Si l'os a plusieurs centimètres de diamètre, tout ciseau dont l'épaisseur croît vite en s'éloignant du tranchant, rencontre tant de résistance sur ses flancs, à force de tasser le tissu pour faire son entaille, qu'il ne peut plus pénétrer. C'est pour cela que Macewen recommande un jeu de trois ciseaux, d'épaisseur variable. Quand le plus épais a fait le possible, on l'utilise comme guide, pour le remplacer par le ciseau moyen, qui très à l'aise dans une entaille d'abord trop large pour lui, pénètre du bout jusqu'à ce que, serré lui-même, il cède la place au ciseau le plus mince.

Les ciseaux de Macewen étant plus étroits que la plupart des os à couper, il convient ordinairement de faire plusieurs entailles transversales alignées bout à bout ou subintrantes, sur toute la partie accessible du pourtour. Beaucoup d'attention est nécessaire pour commencer une nouvelle entaille juste au bout et dans le plan de la première. Car la section se fait à l'aveuglette, sans écarteurs, (est-ce raisonnable?) au fond d'une plaie juste capable de laisser passer et se mouvoir le ciseau. Il faut que celui-ci, dans la main gauche, soit une sonde qui renseigne l'opérateur à chaque instant. On arrive vite à sentir où l'on est et ce que l'on fait. La connaissance de la forme et des dimensions de l'os attaqué est loin d'être inutile au ménagement des parties molles.

En général, l'ostéotomie linéaire est combinée avec l'ostéoclasie. En effet, lorsque l'entaille a divisé les trois quarts de la tige osseuse, si celle-ci ne s'est pas déjà rompue, elle est du moins facile à rompre. Cependant, il est des opérateurs qui préfèrent aller avec le ciseau jusqu'au pôle profond, au risque d'y diviser le périoste et les parties molles.

OSTÉOTOMIE CUNÉIFORME

C'est la scie, ou à son défaut le ciseau-burin, qui s'emploie dans l'ostéotomie cunéiforme, pour faire l'encoche ou la section qui permettra de redresser une courbure rachitique, un cal angulaire ou une ankylose.

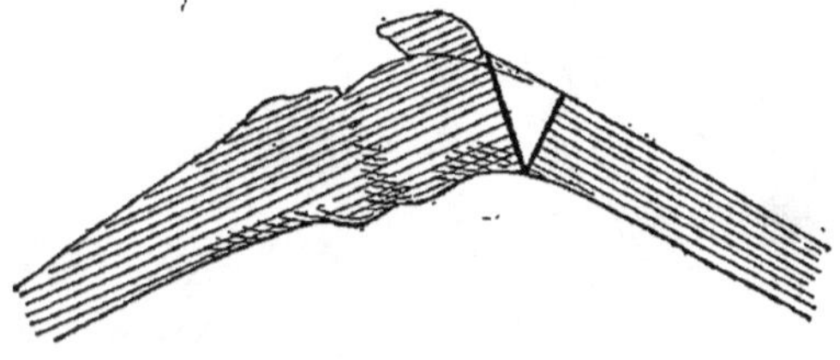

Fig. 775. — Vue interne d'un squelette de genou droit ankylosé à angle obtus. Le coin réséqué pour le redressement est aigu.

En réalité, le ciseau-burin n'enlève pas un coin d'os tout d'une pièce; tant s'en faut. Il trace d'abord, en coupant successivement deci et delà, une entaille étroite et peu profonde. Il reprend ensuite les talus de ce petit fossé pour l'élargir et le creuser. Le travail est long, difficile et aléatoire. On termine rarement la section cunéiforme au ciseau, sans fracturer la table profonde de l'os, qui forme alors une esquille ascendante ou descendante assez longue pour s'opposer au redressement et blesser les parties molles.

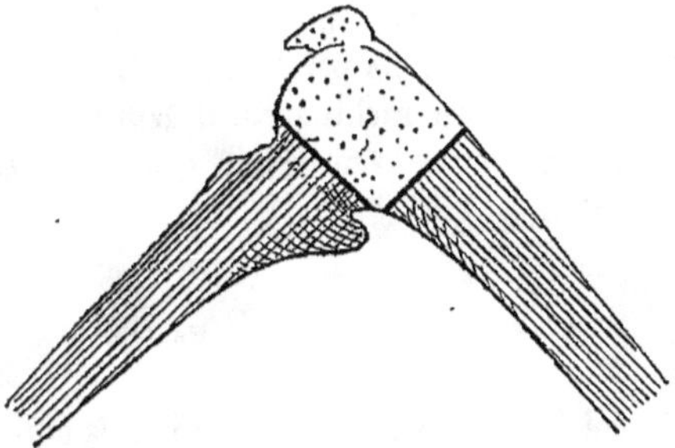

Fig. 776. — Vue interne d'un squelette de genou droit ankylosé à angle droit. Le coin réséqué est lui-même un angle droit.

Les chirurgiens se trompent souvent sur la largeur à donner à la base du coin pour obtenir la rectitude cherchée. Voici ma règle. Supposons qu'il s'agisse d'une déviation angulaire, d'une ankylose du genou ou d'un cal fémoral : il y a là comme un compas dont l'ouverture varie avec chaque cas. Peu importe cet angle, il suffit, mais il faut que vos deux traits de scie soient perpendiculaires, l'inférieur à la branche inférieure du compas, le supérieur à la branche supérieure. Dans la résection cunéiforme du genou ankylosé, vous dirigerez le trait supérieur perpendiculairement au fémur et le trait inférieur perpendiculairement au tibia. Les figures 775,

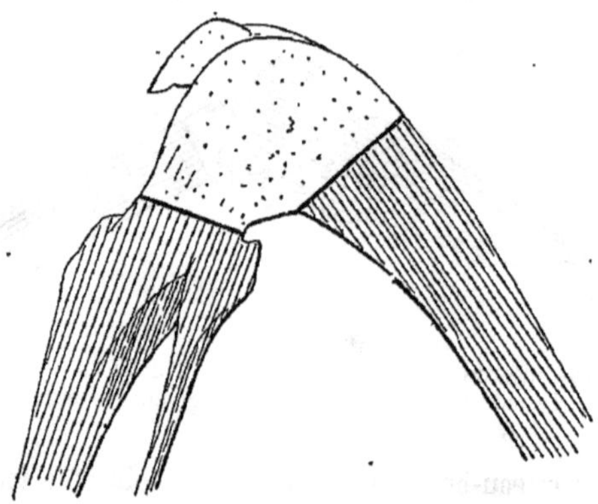

FIG. 777. — Vue externe d'un squelette de genou gauche ankylosé à angle aigu. Le coin réséqué est obtus.

776 et 777 montrent bien la direction à donner aux traits de scie ou aux coups du ciseau, relativement aux axes des segments du squelette ankylosés, axes dirigés comme les traits parallèles de la gravure.

De même pour les courbures rachitiques, il faut scier perpendiculairement aux axes, prolongés par le coup d'œil, des deux extrémités de l'os arqué (fig. 778, p. 957).

ANKYLOSE VICIEUSE DE LA HANCHE

L'ostéotomie du col fémoral permet de mobiliser la cuisse, d'en détruire la flexion-adduction, qui est le fait ordinaire après la coxalgie, de la ramener vers l'extension-abduction où elle s'ankylose de nouveau presque toujours. Les malades marchent, mais ne peuvent pas commodément s'asseoir, à moins qu'on ait *évité l'extension complète* ou conservé de la mobilité. Au contraire, la résection de la tête ou du col, traitée par l'extension continue, donne plus sûrement une pseudarthrose compatible avec la marche et la station assise.

Volkmann, qui a préconisé cette opération, se servait de l'incision de Langenbeck, décrite plus haut, pour découvrir les os.

L'*ostéotomie linéaire* peut être pratiquée *sur le grand trochanter* même, en dirigeant le ciseau en dedans et en bas pour traverser la base du col à peu près perpendiculairement à l'axe de celui-ci. On peut se contenter, pour les parties molles, d'une incision longitudinale dont on débride au besoin les lèvres profondes formées par la fente de l'épaisse aponévrose ilio-fémorale. En raison de l'épaisseur de la partie osseuse, il faut user successivement des trois ostéotomes, épais, moyen, mince.

Rhea Barton, à l'aide d'une incision cruciale, dénudait l'os jusqu'à passer le doigt sous la base du col; il sciait ensuite à ciel ouvert.

Le ciseau peut être appliqué au-dessus du trochanter, sur le bord supérieur du col que l'on divise obliquement de haut en bas et de dehors en dedans, suivant un plan perpendiculaire à son axe. W. Adams s'est servi d'une petite scie cultellaire qui pour cela porte son nom!

Enfin, l'ostéotomie peut être bi-sous-trochantérienne et pratiquée à la scie ou plus facilement au ciseau, quoique l'os ait à ce niveau une coque compacte bien épaisse. Lucas-Championnière en a montré un bel exemple. Elle a l'avantage de mettre hors d'état de nuire, pendant la cure, le muscle fléchisseur psoas.

J'aimerais introduire, à l'opposite l'une de l'autre, deux valves étroites et longues dirigées, entre l'os et les chairs, comme doit l'être la section, afin de protéger celles-ci contre les écarts possibles du ciseau aux bords duquel, surtout s'il était large, comme je le conseille, elles serviraient de guide comme les montants de la guillotine au couperet.

L'ostéotomie *cunéiforme,* qui est plutôt une résection, si elle n'était pas plus difficile, serait préférable au point de vue du rétablissement de l'attitude normale. On l'a pratiquée avec la scie cultellaire ou les scies mécaniques et avec l'ostéotome, tantôt sous les trochanters, tantôt sur le grand, tantôt sur le col, en s'approchant plus ou moins de la tête. Elle permet plus sûrement d'établir la déflexion, l'abduction et la rotation que n'importe quelle simple section oblique, même en supposant que l'obliquité de celle-ci pût être calculée et orientée par un bon charron connaissant un peu de géométrie dans l'espace. Il faut dire que l'excision cunéiforme comme la section transverse pure, ne crée pour la reconsolidation que des surfaces vives peu étendues et que ni l'une ni l'autre ne convient à l'ostéotomie élongatrice. Il me faudrait vingt pages et autant de figures pour traiter passablement cette question d'orthopédie.

L'ostéotomie linéaire au ciseau faite à distance de l'ancien foyer inflammatoire est probablement la moins dangereuse de ces opérations.

ANKYLOSE VICIEUSE DU GENOU

L'angle formé par le genou ankylosé peut être obtus, droit ou aigu, pur ou compliqué de déviation latérale et de rotation.

L'ostéoclasie et l'ostéotomie linéaire permettent de redresser l'angle très obtus dans de bonnes conditions. L'angle droit ou approchant et, à plus forte raison, l'angle aigu, exigent la résection cunéiforme ou trapézoïdale.

Celles-ci sont faciles à pratiquer avec la scie, par l'incision ordinaire de la résection du genou. On opère donc à ciel ouvert, et l'on scie après avoir parfaitement dénudé les os et poussé une sonde protectrice par derrière. A l'aide d'incisions antéro-latérales longitudinales suffisamment longues, on pourrait quelquefois lever un pont antérieur de parties molles, et opérer dessous avec la fine lame amovible de la scie à chantourner.

La résection intéresse en tous cas le fémur, rarement seul, ordinairement avec la rotule et même le tibia, plus ou moins fusionnés. L'important est d'enlever un coin suffisant ; sa base comprendra autant que possible la saillie anguleuse. (V. plus haut les fig. 775, 776 et 777).

Que ce coin ait son bord poplité tranchant, qu'il l'ait au contraire épais de 1 ou 2 centimètres, en raison de la résistance prévue des parties fibreuses et tendineuses du jarret, il sera bien taillé, si les deux traits de scie sont perpendiculaires, le supérieur au fémur, l'inférieur au tibia, comme le montrent les figures précitées. J'ai posé cette règle il y a longtemps.

L'ostéotomie simple ne permet de redresser que l'angle très obtus.

On l'exécute à la scie ou au ciseau.

Langenbeck avait pensé percer deux larges trous parallèles à travers l'os, les réunir ensuite avec la scie passe-partout et rompre enfin les deux lames osseuses antérieure et postérieure ménagées par prudence. Il vaudrait bien mieux scier au grand jour, à l'aide d'une incision transversale, ou sous un pont charnu antérieur levé par deux incisions longitudinales.

Mais c'est au ciseau frappé qu'on a recours pour cette ostéotomie simple, depuis que Billroth en a vulgarisé l'emploi. Le ciseau peut être porté sur l'ancien interligne, sur les condyles ou au-dessus des condyles. Ce dernier point est le lieu d'élection ; alors, le manuel opératoire est celui du *genu valgum*, dont je vais m'occuper dans un instant.

Rien n'est difficile à redresser comme un genou ankylosé depuis longtemps dans une flexion notable ; les os sont déformés et luxés, les parties fibreuses et tendineuses du jarret rétractées : je crois la résection cunéiforme seule capable de donner dans ces circonstances un résultat facile et beau, et vive la scie !

GENU VALGUM

L'ostéoclasie et l'ostéotomie linéaire se partagent les suffrages des chirurgiens. En France, où nous possédons de bons ostéoclastes, l'ostéotomie sus-condylienne me paraît avoir été délaissée. J'en ai ouï-dire quelque mal, et les accidents opératoires que je connais sont bien faits pour refroidir les chirurgiens français, déjà naturellement enclins à la prudence.

Macewen nous a donné sur l'ostéotomie appliquée au redressement du *genu valgum*, etc., un ouvrage qui mérite d'être lu et étudié. Je laisserai de côté l'ostéo-arthrotomie, c'est-à-dire les sections osseuses qui ouvrent la jointure, pour ne décrire que la section fémorale sus-condylienne. Comme Macewen, je crois qu'il faut attaquer le fémur par la face interne : mais je ne vois pas que l'entaille du ciseau puisse jouer dans le redressement le rôle d'une véritable excision cunéiforme.

Supposons que le gros ciseau ait été employé et que, suivant les conseils de Bœckel, toute la largeur de la face interne ait été divisée : la béance de l'entaille ne sera jamais qu'égale à l'épaisseur de l'instrument, soit 4 ou 5 millimètres. Dès le début du redressement, les lèvres de l'entaille se mettront en contact; car un rapprochement de ces lèvres égal à 1 millimètre correspond à un rapprochement des malléoles égal à 1 centimètre pour une jambe d'adulte de taille moyenne. Or, en supposant le pied déjeté de 15 centimètres, ce qui est un chiffre faible, il faudrait, pour opérer le redressement facile, enlever un coin de fémur ou faire une entaille cunéiforme à base interne de 15 millimètres! L'ostéotome de Macewen doit donc être regardé comme pratiquant une section sensiblement linéaire. En conséquence, le redressement ne peut être obtenu que par rupture complète de l'os avec légère pénétration là où le ciseau a mordu et écartement du côté opposé.

Le malade doit être endormi et couché sur le côté opéré, le fémur et le genou *appuyés fortement* par leur face externe sur un coussin de *sable mouillé.* Macewen applique la bande d'Esmarch. Un aide fixe la cuisse et la jambe.

Le chirurgien cherche le tendon et le tubercule du grand adducteur.

L'incision des parties molles, longitudinale, est faite à 1 centimètre et quart devant le tendon. Primitivement on la faisait toute petite, 2 centimètres; on ne se gêne plus pour la faire longue, afin de pouvoir, en avant et surtout *en arrière*, introduire entre l'os et les chairs une *lame métallique* qui les garantisse contre les échappades du ciseau. Courte ou longue, l'incision doit avoir son milieu au niveau de la future section osseuse, soit à 3 centimètres au-dessus du tubercule de l'adducteur. Comme le condyle externe du *genu valgum* descend beaucoup moins bas que le condyle interne, le trait du ciseau dirigé perpendiculairement à l'os viendra aboutir en dehors à 15 millimètres seulement du condyle. Cette distance est suffisante pour que le cartilage épiphysaire ne coure pas de risques, pourvu qu'on maintienne attentivement le ciseau dans une direction bien transversale.

L'incision des parties molles est du premier coup faite à fond jusqu'à l'os. Si on l'a faite courte, on ne retire le bistouri qu'après s'en être servi pour conduire l'ostéotome épais. Celui-ci est alors tourné en travers, empoigné dans la gauche qui le tient ferme, porté sur la partie postérieure de la face interne, et, pour qu'il ne glisse pas dans le creux poplité, dirigé un peu d'arrière en avant. Frappé de petits coups secs, ébranlé, mobilisé, dans le sens de son champ après chaque coup, l'instrument pénètre de dedans en dehors et d'arrière en avant. Bientôt, on le dégage presque complètement, avec précaution pour ne pas perdre la voie, et, inclinant davantage le manche en arrière, on coupe d'arrière en avant la coque de la face interne jusqu'à la partie antérieure de cette face. Arrivé là, le manche est redressé, incliné même en avant et frappé, pour diriger le tranchant vers la partie postérieure de la face externe. Ce n'est que lorsque la pénétration est difficile que l'on emploie successivement l'épais, le moyen et le mince ciseau.

La section n'a pas besoin d'être complète pour permettre le redressement, qui se fait brusquement si l'os est dur, ou à la manière du bois vert si l'os est jeune.

Chez les enfants, une seule entaille transversale suffit ordinairement. Chez les adultes, je crois qu'il faut absolument couper la coque compacte sur toute la périphérie accessible et plonger dans plusieurs directions, en employant successivement les trois ciseaux. Moins on a à casser, mieux cela vaut et pour les esquilles et pour le redressement.

COURBURES RACHITIQUES DU TIBIA

C'est la résection ou l'ostéotomie *cunéiforme* qu'il faut employer pour redresser une courbure notable. L'épaisseur de la base du coin doit être proportionnée à la courbure. Je ne puis me résigner à voir dédaigner la fine lame de la scie à résection, qui fait un travail si facile et si parfait, chaque fois que l'os peut être chargé sur une sonde cannelée ou simplement exposé, ce qui est le cas de bien des tibias rachitiques.

On dirige le trait supérieur perpendiculairement à l'axe, prolongé par l'œil, de l'extrémité supérieure, le trait inférieur perpendiculairement à l'axe de l'extrémité inférieure, également prolongé par l'œil (fig. 778). Dans ces conditions, le redressement est parfait après fracture ou section ou excision cunéiforme du péroné déformé.

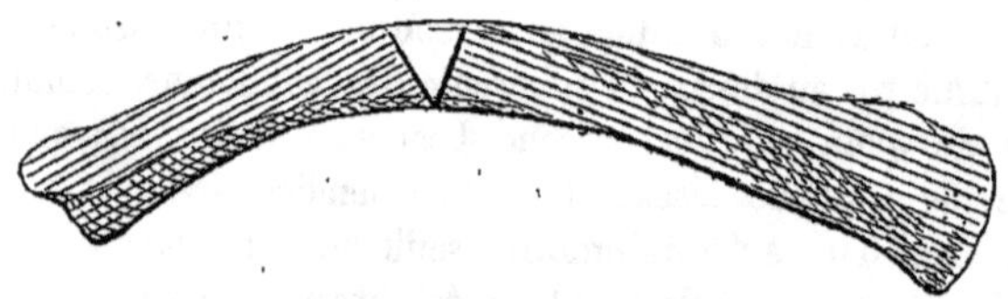

FIG. 778. — Tibia rachitique, dimensions du coin à enlever pour opérer le redressement. Les flancs du coin sont perpendiculaires à l'axe de l'extrémité osseuse correspondante, aux lignes parallèles qui ombragent ce croquis.

L'enlèvement d'un coin au ciseau burin (ciseau à biseau unique, ciseau de menuisier, fer de rabot) est toujours possible alors même que la scie rectiligne fine ne peut être employée. Certainement, c'est un jeu que d'entailler un tibia tendre : un coup dessus, un coup dessous, et voilà une coche, un petit fossé; de nouveau un coup dessus et un coup dessous pour élargir et approfondir; ainsi de suite, jusqu'à la face profonde de l'os. Mais le tibia compact de l'adulte et probablement le tibia éburné de certains jeunes rachitiques ne se laissent pas entamer facilement. Il faut réaliser un *appui parfait* sur un coussin ferme et frapper sec et dur, sur un *excellent burin*. L'entaille va bien jusqu'aux deux tiers du chemin, jusqu'après le canal médullaire : les copeaux sautent, le fond s'évide; mais l'os a de l'épaisseur, et l'évasement de la tranchée a des limites qu'on ne peut dépasser. Il faut, pour creuser encore, rendre les pentes plus raides : le burin ne chasse plus ses copeaux. Bientôt même, sous l'action du maillet, la lame profonde de l'os se brise, souvent en formant une longue pointe qui gêne beaucoup le redressement et que le redressement enfonce dans les parties molles.

CHAPITRE III

RÉSECTIONS DU TRONC ET DE LA TÊTE

Les principaux articles de ce chapitre traiteront des résections des mâchoires.

Dans le premier, il sera question de la résection des côtes et des meilleurs instruments pour les dénuder et les couper.

Je ne dirai rien des résections, abrasions, évidements ou grattages de la colonne vertébrale; et je renverrai dans l'appendice deux mots suggestifs sur la luxation temporaire d'un fragment de sacrum et autant sur la rupture du coccyx ankylosé gênant l'accouchement.

ARTICLE PREMIER

RÉSECTIONS DES CÔTES[1]

On n'ose pas toucher à la première côte. Delorme l'a pourtant fait (Soc. de chir., 1885). Les deux dernières peuvent être enlevées complètement, non sans risque pour le péritoine.

Toutes les autres ont subi des résections très étendues, ne respectant

1. V. Paulet, *Diction. encyclop.*, art. Côtes. — Berger, *Soc. de Chir.*, 1883.

que la partie voisine de la colonne vertébrale, intéressant quelquefois les cartilages et même le sternum. Il est très rare qu'un chirurgien ait à songer à la résection costale pour traumatisme esquilleux, corps étranger, hémorragie, cancer, cal vicieux névralgique. La cause la plus ordinaire de l'opération était naguère encore la carie et la nécrose. En ce moment, c'est la pleurésie purulente chronique fistuleuse.

Dans la carie ou la nécrose, l'opérateur supprime la partie malade. La résection, ordinairement bornée à une faible longueur d'une ou deux côtes, se fait dans de bonnes conditions, à cause de l'épaississement de la plèvre et du périoste.

Dans l'opération de l'empyème, pour agrandir et maintenir l'ouverture de la plèvre, les Allemands et d'autres, à la suite de König, ont échancré le bord supérieur ou même réséqué un bout de côte. Enfin, lorsque la pleurésie purulente est fistuleuse et intarissable, que l'on a perdu l'espérance de voir le contact se rétablir entre le poumon inextensible et la cage thoracique rigide, Estlander d'Helsingfors a proposé, après Letiévant, de désosser celle-ci pour l'assouplir et en permettre l'affaissement. Alors la résection intéresse un grand nombre de côtes, par exemple de la troisième à la huitième.

Tantôt le périoste costal reste stérile ; tantôt la reproduction se fait en quelques semaines, solide et exubérante ; c'est même fâcheux quand la résection n'a d'autre but que d'assouplir la cage thoracique.

Delagenière n'attaque que le sinus costo-diaphragmatique.

Quénu, par des sections multiples, mobilise sans désosser.

Delorme ouvre un volet de quatre côtes également non désossé.

Commençons par la simple résection d'une côte.

A. — Résection sous-périostée d'une côte.

La méthode de la rugine est la plus facile et la plus sûre. On découvre la portion de côte à réséquer par une simple incision qui suit le milieu de la face externe de l'os. Le bistouri pénètre jusqu'à l'os, divisant le périoste à fond et avec soin. Après l'exploration, l'incision peut être prolongée ou complétée par de courts débridements perpendiculaires à ses extrémités. La rugine droite prise en main décortique la face externe en relevant la lèvre supérieure du périoste, puis en abaissant l'inférieure. Elle sépare attentivement des deux bords supérieur et inférieur les attaches des muscles intercostaux. Alors intervient la rugine courbe sur le plat, excellent instrument pour contourner de haut en bas la face interne de la côte, désinsérer le muscle intercostal interne, soulever les vaisseaux et nerfs, les charger sur son dos et les rejeter en dedans, sur la plèvre.

Quand la rugine courbe a contourné un point, on la peut remplacer par un crochet mousse ou une anse de fil solide, métallique ou non : à l'aide de cette anse tirée successivement vers le sternum et vers la colonne, le périoste se décolle assez souvent très bien, sans aucun danger, avec une facilité et une rapidité qui étonnent. S'il n'en est pas ainsi, la rugine courbe doit tout faire, ordinairement de haut en bas, quelquefois de bas en haut; soit en commençant par le milieu pour aller ensuite aux deux bouts, soit en commençant par les deux bouts, remettant la dénudation du milieu après l'ostéotomie. La dénudation du milieu du fragment étant accomplie, on peut le trancher tout de suite, saisir successivement chaque bout avec le davier, poursuivre l'isolement aussi loin que nécessaire et couper enfin au delà des limites du mal. La portion réséquée est ainsi emportée en deux morceaux.

La scie à chaîne est efficace et facile à manœuvrer dans la gouttière de la sonde cannelée de cuivre flexible d'Ollier : mais la mode est aux cisailles ou plutôt aux sécateurs, dont on engage le mors mousse et concave sous la côte, préalablement chargee sur la rugine. Collin a produit un excellent costotome (fig. 779) que j'ai modelé moi-même avant la trempe, sur les faces costales. Ceux qui l'ont employé l'ont vanté. Cela ne m'étonne pas, ayant étudié les dimensions et les courbures avec soin, aussi bien celles du tranchant que celles des poignées. Le mords d'appui n'a que 5 millimètres d'épaisseur; engagé sous la côte, il en épouse la face interne et revient montrer son bec au-dessus, parce que la courbure des manches permet à la main qui les tient de les abaisser complètement avant d'être arrêtée par le corps du malade.

Mais on en vend de très mal faits. Exigez la forme et les proportions de la figure 779 et faites amincir la lame, pas le tranchant, la lame trop

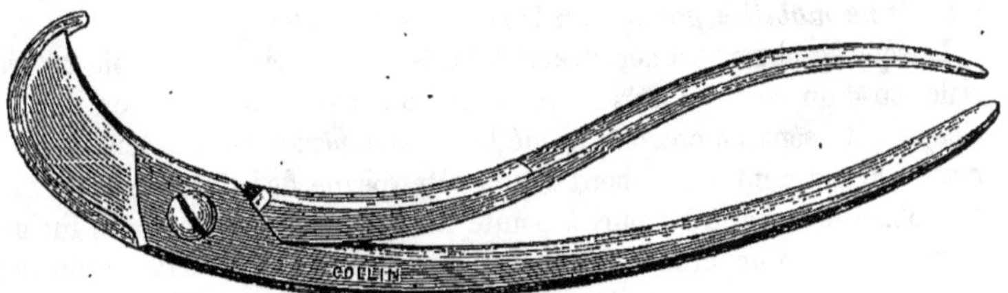

Fig. 779. — Sécateur proportionné à la forme et aux dimensions transversales des côtes

épaisse qu'on vous offrira, si vous voulez traverser la côte facilement sans l'écraser et la vider de sa moelle.

Après l'extraction du fragment réséqué, il faut examiner les deux bouts dans la plaie, et les régulariser s'ils présentent des esquilles ou des pointes dangereuses.

Il est évident qu'on peut découvrir plusieurs côtes par une seule incision des parties molles, incision parallèle ou perpendiculaire à ces os, droite ou arquée, ou brisée, de manière à former un lambeau, etc.

B. — Traitement de la pleurésie purulente, résection simultanée de plusieurs côtes, thoracoplastie.

La forme bombée de la cage thoracique demande que, pour en obtenir l'affaissement en réséquant la partie moyenne de plusieurs arcs costaux, on enlève des longueurs inégales, comme entre deux parenthèses ( ).

Le dessin formé par les deux séries des sections costales antérieures et postérieures est donc comparable à un segment de surface sphérique, à l'extérieur du milieu d'une tranche de melon.

Pour les téguments, une grande incision verticale croisée d'une plus petite parallèle aux côtes donne quatre lambeaux triangulaires qui, relevés ou abaissés, découvrent une plaie losangique dans laquelle on opère commodément. Mais que de variantes! Lambeaux doubles, volets, incisions multiples parallèles aux côtes : tout a déjà été employé.

Voici d'abord les principes adoptés pour l'opération d'Estlander :

Autant que possible, les incisions doivent intéresser la fistule que le médecin qui a pratiqué l'empyème antérieurement a créée d'habitude sur la verticale axillaire, entre la quatrième et la neuvième côte. C'est donc sur la partie latérale du thorax, où se rencontre le seul grand dentelé, que doit porter la résection. Elle sera, dans le sens de la hauteur, aussi étendue que la poche purulente, dût-on aller de la dixième à la deuxième côte; dans le sens de la longueur des côtes, on peut enlever jusqu'à 10 centimètres et plus, pour les côtes de la région moyenne. L'opération doit être largement faite, afin de n'avoir pas à y revenir quelques semaines après, car *elle ne mobilise pas les bouts restants* des côtes.

Lorsque le champ est découvert, à l'aide d'une incision verticale ou cruciale, ou d'un court et très large lambeau à base antérieure, on résèque chaque côte séparément par la méthode sous-périostée. On fend donc le muscle grand dentelé, d'abord sur la côte voisine de la fistule, en prenant soin d'inciser avec le bistouri à pointe rabattue, jusqu'au périoste inclusivement. La rugine droite s'emploie comme dans la résection ordinaire, puis la rugine courbe qui charge la côte et permet bientôt de la couper, soit d'abord au milieu de la partie sacrifiée, soit d'emblée aux deux bouts. Pour les cas assez fréquents où les côtes sont très rapprochées, soit par hyperostose, soit par incurvation vertébrale, Collin construit un écarteur, un ouvre-espace, très mince, dont l'effet permet d'engager la branche mousse du sécateur.

Le périoste de la face externe de la côte, incisé le long des deux bords du fragment et aux deux extrémités, pourrait être emporté : cela ne ferait qu'entraver la reproduction trop hâtive d'arceaux rigides et ne nuirait en rien à la sécurité de l'opération.

L'opération d'Estlander s'applique à respecter la plèvre. Mais cette membrane est ordinairement si épaisse et si résistante, que Max Schede la résèque avec la paroi thoracique : ce n'est plus un désossement de la cage rigide, c'est une large fenêtration de la cavité pleurale purulente.

La *thoracoplastie* de Quénu consiste à mobiliser, à rendre flottante une partie suffisante de la paroi thoracique sans la désosser complètement. On obtient en effet ce qu'on veut du gril costal si l'on a coupé chacun de ses éléments trois fois, c'est-à-dire dans trois incisions de 12 ou 15 centimètres descendant : l'une entre le mamelon et les vaisseaux mammaires internes, l'autre sur le côté, la troisième en arrière près des angles costaux postérieurs. Quelquefois on peut se contenter de deux sections.

Dans ces incisions des parties molles, Quénu dénude chaque côte isolément et en résèque un travers de doigt sans ouvrir la plèvre.

La fistule est traitée par une incision parallèle aux côtes qui la bordent et dont on résèque un bout suffisant. Cette incision, par laquelle il semble bon de débuter, rejoint une ou plusieurs des incisions mobilisatrices; elle permet l'exploration pleurale et le traitement de la cavité.

Delagenière, jugeant l'assouplissement thoracique incapable de provoquer la guérison et incriminant surtout le *sinus costo-diaphragmatique*, a voulu : 1° désosser complètement la paroi externe de ce cul-de-sac, en enlevant, suivant la capacité thoracique, 12, 15 ou 18 centimètres de la 8e côte, et presque autant des 7e et 6e, sans négliger, si l'exploration révèle que le cul-de-sac garde encore quelque profondeur, d'entamer la 9e côte pour le détruire complètement; 2° ouvrir la plèvre à y mettre la main, justement en incisant la paroi profonde de la gaine périostique de la 8e côte.

Réservant à la fistule un traitement à part, il incise donc d'arrière en avant sur la 8e côte, jusqu'au point où elle remonte et donne naissance au cartilage, c'est-à-dire entre les branches du compas que formeraient les deux bords axillaires postérieur et antérieur prolongés. A chaque bout il débride en remontant suivant la direction de ces bords, afin de créer un large lambeau assez long pour découvrir les deux côtes 8e et 7e.

Lorsque le bras est écarté du corps et, par suite, l'angle inférieur de l'omoplate légèrement porté en dehors, cet angle n'atteint plus le 7e espace; il découvre même la 7e côte; la 8e se trouve au-dessous, il est bon d'en marquer le trajet à la teinture.

Pour remplacer en certains cas l'opération d'Estlander, pour décortiquer le poumon dans la pachypleurite et autres interventions intrathoraciques, pneumopexie lâche, plaies pulmonaires ou cardiaques, Pelorine ouvre un volet à charnière postéro-supérieure composé de quatre côtes 3e à 6e. Il incise donc à partir du bord axillaire de l'omoplate, suivant le bord supérieur de la troisième côte et le bord inférieur de la sixième, jusqu'à deux doigts du bord du sternum et réunit ces deux incisions par une troisième parallèle à ce bord. Dans celle-ci, il coupe côtes, muscles intercostaux et vaisseaux qu'il pince, et s'en va ensuite ostéotomiser sous-périostiquement sa charnière, en détail, respectant cette fois les muscles intercostaux, les nerfs, les vaisseaux et la plèvre : il redivise donc les quatre côtes au voisinage de l'omoplate, ne craignant pas d'en enlever un petit bout pour mieux assurer le jeu du volet qui se laisse ouvrir aussitôt que deux coups de bistouri, pénétrant jusque dans la plèvre, ont libéré le bord supérieur de la troisième côte et l'inférieur de la sixième.

ARTICLE II

RÉSECTIONS DE LA MACHOIRE INFÉRIEURE

On ne s'exerce guère dans les amphithéâtres qu'à enlever une moitié du maxillaire inférieur : c'est l'exercice à faire. Mais dans la pratique, en présence de nécrose phosphorée, de carie, de néoplasmes, le chirurgien a pu et peut être amené à enlever la partie moyenne du corps, ou sa partie latérale, ou seulement le bord alvéolaire, sans rompre la solidité de l'os, ou au contraire la totalité du corps sans ou avec les apophyses montantes, les coronoïdes et les condyles.

L'articulation temporo-maxillaire n'échappant pas à l'ankylose, la nécessité de créer une pseudarthrose se rencontre quelquefois.

L'extirpation de la mâchoire inférieure pour des néoplasmes a été décrite et vulgarisée par Dupuytren (1812 et années suivantes). « Cette opération, dit Lisfranc, grande conquête chirurgicale, brava les criailleries et les calomnies qui ne l'épargnèrent pas alors. »

Dès la première moitié du dix-huitième siècle, la mâchoire inférieure avait été touchée par La Peyronie et Lambert. En 1793 et depuis, des chirurgiens militaires avaient enlevé des fragments plus ou moins importants de cet os brisé par un projectile. Palm, Graefe, Signorini, etc., opérèrent des tumeurs après Dupuytren ; Heyfelder intervint en 1843 contre la nécrose phosphorée, enlevant non seulement le séquestre mais aussi la gaine ostéophytique périphérique.

Enfin, depuis quelques années, la décapitation, c'est-à-dire l'extirpation du condyle, a été pratiquée pour remédier à l'ankylose et même à une luxation devenue irréductible.

Les opérateurs du commencement du XIXe siècle redoutaient beaucoup de blesser l'artère carotide externe et sa branche maxillaire interne qui contourne le col du condyle. Le chloroforme, aujourd'hui, donne le temps de suivre l'os de près, aussi ne lie-t-on plus la carotide primitive, opération préalable plus grave que l'opération principale elle-même.

Si l'hémorrhagie n'est plus redoutée comme perte de sang, elle l'est encore par la gêne, le trouble, le danger même qu'elle apporte à la chloroformisation quand le sang tombe dans la bouche et menace d'envahir la voie respiratoire. C'est donc un principe de procéder de l'extérieur à l'intérieur et de n'ouvrir la bouche que le plus tard possible, après avoir terminé tout ce qui peut se faire auparavant.

L'ablation de l'arc mentonnier maxillaire a l'inconvénient grave de détruire les insertions des m. génio-glosses, protracteurs de la langue, et de laisser la base de cet organe refouler l'épiglotte sur l'orifice supérieur du larynx. Des mesures sont à prendre, pendant les premiers jours tout au moins, pour maintenir la langue et empêcher l'asphyxie.

C'est dire que, chaque fois que ce sera possible, la région médiane des apophyses géni devra être ménagée.

La mâchoire inférieure est abordable tout le long de son bord inférieur, moyennant l'insignifiante section, entre deux ligatures, des artères faciales. On peut même relever cette incision en fer à cheval, derrière les angles maxillaires, jusqu'à la hauteur du lobule de l'oreille, sans atteindre les branches importantes du nerf facial ni le canal de Sténon. Ainsi peuvent être dépouillées les deux faces du corps de l'os, jusqu'aux bords gingivaux, sans ouvrir les sinus de la muqueuse buccale.

Mais les puissants muscles élévateurs, le masséter externe et le ptérygoïdien ou masséter interne, sont très difficiles à désinsérer. On y arrive avec la rugine, en poussant d'avant en arrière ; on serre de près le bord postérieur de l'angle, autant pour énucléer l'os d'une espèce de coque, anse ou poche fibro-musculaire, que pour être assuré de n'atteindre pas les vaisseaux environnants. En fait, il est relativement facile de dénuder les deux faces de toute la partie horizontale de l'os et de couper le nerf mentonnier à sa sortie, le nerf dentaire à son entrée.

On n'atteint l'insertion du temporal au coroné qu'en abaissant fortement la mâchoire. Encore est-on obligé d'employer des ciseaux courbes pour diviser l'épais tendon au-dessus de la pointe coronoïde, ou la cisaille de Liston pour trancher l'apophyse elle-même (Chassaignac) lorsqu'elle est très longue, ce qui n'est pas rare. L'abaissement, alors exagéré, ne peut l'être assez cependant pour amener au jour le pourtour du col du condyle ; aussi, au lieu de porter le tranchant sur les ligaments et le muscle ptérygoïdien externe, dans cette région périlleuse, procède-t-on par arrachement, manœuvre brutale, mais rapide, efficace et inoffensive. Il faut dire qu'avant d'arriver à ce temps de l'opération, le chirurgien a scié la mâchoire dont on n'arrache jamais, et par torsion, qu'une moitié à la fois.

Le maxillaire inférieur n'est pas favorable au sciage : il est mobile et dur. Bien entendu, on ne scie pas les dents, plus dures encore ; on arrache celles qui pourraient gêner. Quant à la scie, que ce soit une fine lame ou une chaîne, il la faut bonne. Encore ne peut-elle bien opérer que sur un maxillaire *fixé par le davier comme dans un étau.*

L'exercice cadavérique, quoique fait par la méthode sous-périostée, est une excellente préparation aux opérations que l'on pratique sur des mâchoires de vivant atteintes de néoplasmes quelquefois malins qu'il ne saurait être question de dépérioster.

Je n'ai pas de goût pour le tour d'adresse qui consiste à extraire la mandibule par la bouche sans toucher à la peau.

ABLATION D'UNE MOITIÉ DE LA MACHOIRE INFÉRIEURE

Méthode de la rugine.

Couchez le malade près de vous, la tête à l'angle supérieur d'un lit étroit, étendue, abordable en tous sens. Placez sous les épaules et le cou un coussin; sous la tête, un oreiller qui puisse, au moment du sciage, être enlevé, afin de produire momentanément la déflexion de la nuque et la saillie du menton.

Outre le chloroformisateur, un aide est indispensable. Une scie à fine lame amovible, un davier droit ordinaire, le grand davier, des écarteurs, une cisaille de Liston, les rugines, des ciseaux courbes et un bistouri, tels sont les instruments indispensables, sans parler de ceux qui, destinés à l'hémostase et au pansement, sont toujours à la disposition de l'opérateur.

Faites une *incision* qui, sans ouvrir la bouche, parte du bord adhérent de la lèvre sur la ligne médiane, descende verticalement jusque sous la symphyse, s'y recourbe brusquement, suive le dessous du bord inférieur de l'os jusqu'à l'angle et remonte enfin, n'intéressant que la peau, derrière le bord postérieur de la branche montante, dans l'étendue de 3 centimètres environ. Usez du petit bistouri à pointe dans l'axe. Afin qu'il divise facilement et suive le bon tracé, flanquez-le du pouce et de l'index de votre main gauche, qui le fileront pour tendre et fixer les téguments sur le bord même de l'os. Repassez le bistouri dans la plaie et, chemin faisant, reconnaissez et coupez entre deux ligatures l'artère faciale. La partie de l'incision qui remonte derrière la mâchoire n'a qu'un but : donner du jeu à la peau; elle ne doit pas dépasser le pannicule sous-dermique, afin de ne menacer aucune branche du nerf facial. Dans tout le reste de la plaie, incisez le périoste : devant le menton, à quelques millimètres en deçà de la ligne médiane, car l'os sera scié en dehors des apophyses géni.

Décortication de la face externe. — Armé de la rugine droite, raclez avec son tranchant latéral le dessous de l'os pour amorcer le décollement des deux lames superficielle et profonde du fourreau périostique. Commencez par décoller la première en la relevant avec le lambeau formé par le tégument du menton et de la joue. Poussez ce décollement jusqu'aux gencives, sans ouvrir le sinus buccal : coupez en passant, du bout de la rugine ou avec le bistouri, le nerf mentonnier au sortir de son trou. Allez maintenant en arrière attaquer d'avant en arrière et de bas en haut les insertions larges et solides du masséter (**a**). Burinez serré la face externe de la branche montante de la mâchoire et du coroné aussi haut que vous pourrez, sans cependant trop insister en ce sens, mais en vous appliquant à atteindre le bord postérieur sans le dépasser.

Décortication de la face interne. — Dans la région qui sépare l'attache du ventre antérieur du digastrique de celle du ptérygoïdien interne, le périoste ne tient pas du tout; l'ongle, le bout de la

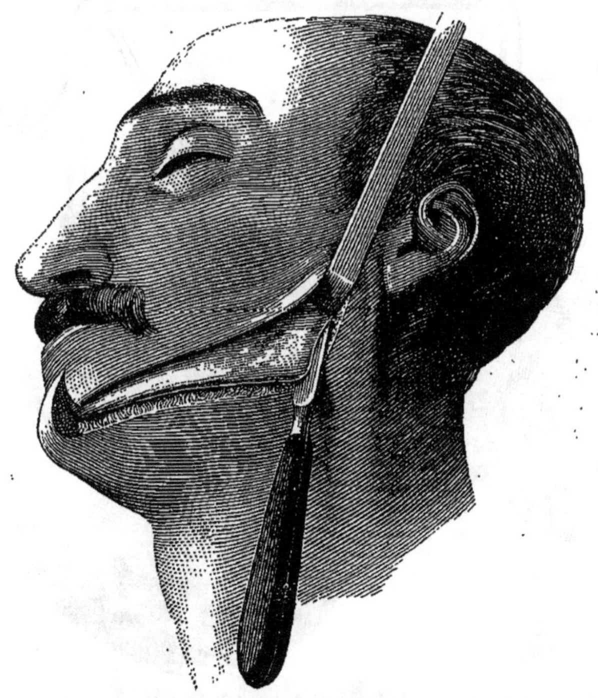

Fig. 780. — Résection de la moitié de la mâchoire inférieure, fin de la dénudation de la face interne. La rugine contourne le bord postérieur de la branche montante.

rugine le détache en un instant, jusqu'à la ligne myloïdienne où s'insère le plancher musculaire de la bouche, le muscle mylo-hyoïdien. Burinez serré la surface d'insertion du ptérygoïdien interne comme vous l'avez fait pour celle beaucoup plus étendue du masséter. Détachez ce muscle-là complètement jusqu'au bord postérieur de l'os et assurez-vous que votre rugine droite peut contourner facilement ce bord (fig. 780), puis repasser sur la face externe. Vous pouvez, en avant, désinsérer le muscle myloïdien ou le négliger; mais vous entamerez un peu l'attache du ventre antérieur du digastrique, afin de faire place au futur trait de scie.

Sciage (fig. 781). — Faites ouvrir la bouche et, avec le davier droit, faites sauter l'incisive latérale du côté malade (**b**). A quelques millimètres en deçà de la ligne médiane, au contact même de l'os, en dehors des muscles géniens, ponctionnez le plancher buccal et passez la fine lame de la scie. Ponctionnez de même devant l'os et

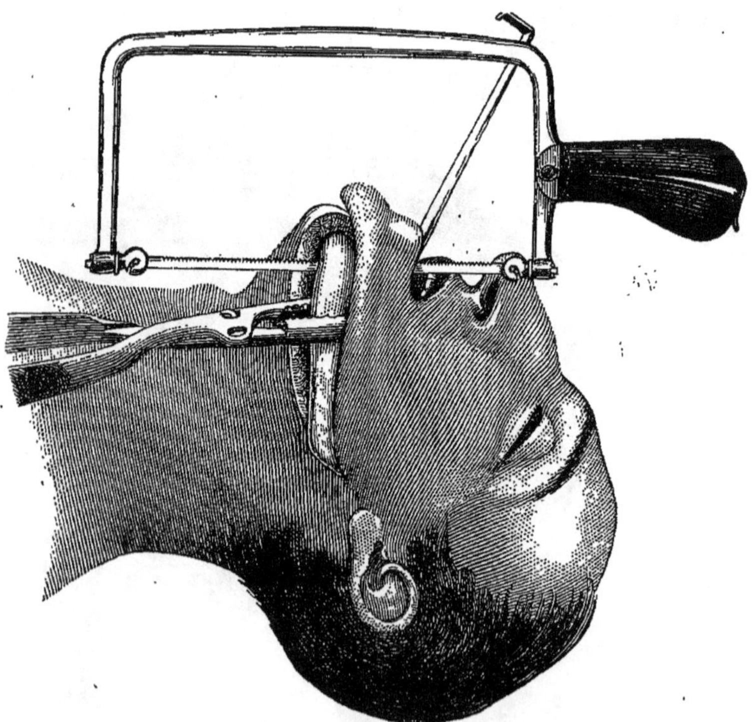

Fig. 781. — Résection de la moitié de la mâchoire inférieure. Sciage de dessous en dessus avec la lame passe-partout de la scie à arbre, un écarteur protégeant la lèvre.

engagez un écarteur ou une anse de ruban sous la lèvre. Montez la scie sur l'arbre, les dents en l'air; faites enlever l'oreiller et renverser la tête; tenez ou faites tenir dans le grand davier l'os dénudé; sciez à longs traits de dessous en dessus, vivement.

Le davier doit s'efforcer de réaliser la propulsion du menton, à laquelle contribuent les doigts de l'aide qui fixe la tête solidement entre les paumes de ses mains placées de chaque côté. Après la section, démontez et enlevez la scie. Vous auriez pu vous servir de la scie à chaîne, mais, en ce cas surtout, moyennant l'emploi du grand davier tenu par une ou deux mains vigoureuses.

Désarticulation. — Reprenez le davier de la main gauche,

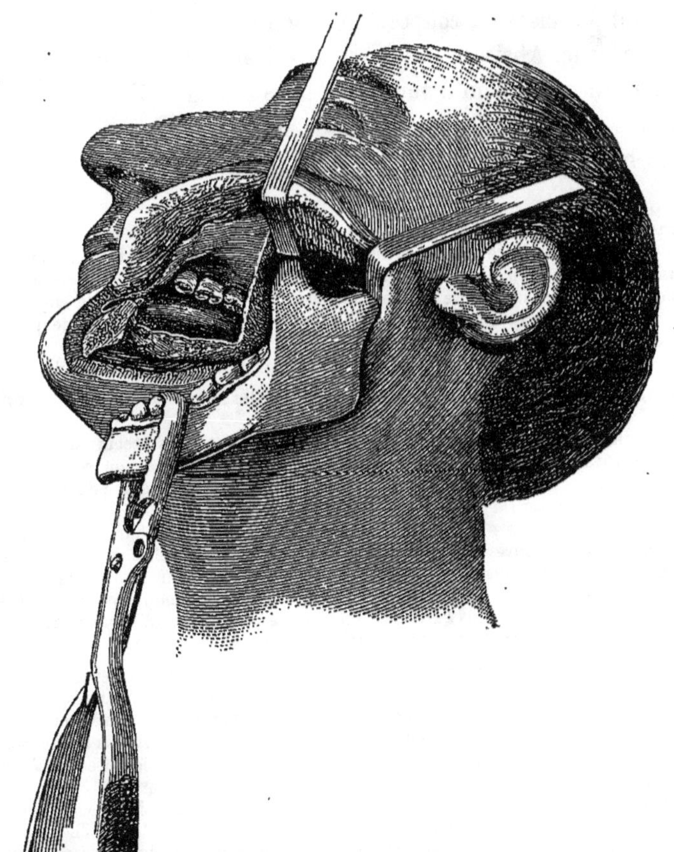

Fig. 782. — Résection de la moitié de la mâchoire inférieure. L'os est abaissé en dehors, l'insertion du muscle temporal est accessible et le condyle n'est pas loin d'être découvert.

abaissez la moitié maxillaire qu'il n'a pas lâchée et faites relever le lambeau de la joue. Avec le tranchant de la rugine ou du bistouri, coupez lestement : en dehors, la muqueuse du sinus gingival; en dedans, l'attache du plancher buccal, les nerfs et vaisseaux dentaires inférieurs. Si vous avez la rugine en main, rabotez le bord antérieur de l'apophyse coronoïde et donnez quelques coups ascendants en dedans et en dehors de cette apophyse et du col du condyle. Allez vite : depuis que la bouche est largement ouverte, la chloroformisation est suspendue. Abaissez la mâchoire fortement, en jetant la partie mentonnière en dehors, pour rendre accessible le tendon du temporal (fig. 782). D'un coup de ciseaux courbes, la concavité tournée en bas, divisez ce tendon. Immédiatement après, retournant les ciseaux, coupez l'insertion précondylienne du ptérygoïdien externe. Abaissez l'os davantage et alors tordez-le de dedans en dehors jusqu'à ce qu'il vous reste dans la main (d).

Suturez complètement la plaie de la muqueuse buccale, c'est-à-dire les bords gingivaux; drainez par la plaie extérieure.

Notes. — (a) Dans un concours, on choisirait le côté droit, qui n'exige aucun déplacement de l'opérateur. De ce côté, la pénible désinsertion du masséter est relativement facile : l'opérateur, tenant le coude droit élevé et par conséquent la main basse, burine la face externe dure et inégale de l'angle maxillaire en dirigeant les coups de rugine en arrière, comme on dirait en parlant d'un homme debout, perpendiculairement à la direction des faisceaux du masséter.

Pour opérer de même du côté gauche, il faut agir par-dessus la tête du malade.

(b) Pour faire place au trait de scie, on peut arracher les deux incisives, mais il suffit d'enlever la deuxième, ou latérale.

Il est plus facile de casser une dent que de l'arracher. Une fois découronnée et par conséquent privée de son émail qui est la partie la plus dure, une dent retarde mais n'arrête fort heureusement pas une bonne scie. S'il en était autrement, j'en aurais vu des résections manquées !

Voici comment il faut s'y prendre pour arracher l'incisive inférieure en question : Placé derrière la tête renversée dans l'extension forcée, saisir le collet de la dent avec le davier, *sans serrer*; pousser le davier toujours *sans serrer*, afin de faire descendre le bout des mords sur la racine; pousser en vrillant légèrement comme pour démolir le bord alvéolaire et pénétrer dans l'alvéole. Enfin, quand on a engagé le plus profondément possible l'instrument, serrer modérément, *tirer* et *luxer* en avant.

(c) La mandibule est très dure et j'ai vu échouer la scie à chaîne, la petite scie cultellaire et, bien entendu, les plus fortes cisailles, ici impuissantes et dangereuses. Je conseille l'emploi de la fine lame de ma longue scie à résection, qui est très puissante. Mieux vaut scier de dessous en dessus, car la pression exercée par la scie tend alors à soulever le menton au lieu de l'enfoncer dans le cou comme elle le ferait en sciant de dessus en dessous.

Si l'on croit devoir employer la scie à chaîne, on fait tourner la face de l'opéré vers soi, afin que l'instrument soit manœuvré dans un plan rapproché de l'horizontal. C'est bien moins fatigant et bien plus sûr que d'opérer à bras tendu au-dessus d'une face tournée en l'air. — C'est le davier qui tient l'os et l'aide chargé de la tête qui, de concert, assurent la facilité du sciage.

(d) Au lieu de couper le tendon temporal avec des ciseaux, on peut trancher le sommet coronoïdien et le laisser comme partie intégrante du muscle.

D'autre part, il n'est pas indispensable de sectionner le ptérygoïdien externe que la torsion arrache bien. Cependant, si le malade ne périclite pas, il ne saurait être désavantageux de poursuivre la dénudation sous-périostée et sous-capsulaire du col et du condyle et par conséquent de désinsérer ce muscle.

Si l'on veut opérer sans violence aucune et sans se servir de la rugine, la désarticulation se fait au bistouri boutonné, dont on engage l'extrémité en dehors et en arrière de l'articulation.

Et si le condyle est sain, on peut le laisser en lui coupant le col.

ABLATION DE LA TOTALITÉ DU MAXILLAIRE INFÉRIEUR

On ne s'y prendrait pas autrement que pour n'enlever que la moitié de cet os, car la section dans la région du menton s'impose aussitôt que la dénudation extra-buccale des surfaces est terminée.

L'incision suivant le bord inférieur de l'os remonterait de chaque côté derrière le bord postérieur dans l'étendue de quelques centimètres; mais la partie verticale prémentonnière n'est ni indispensable, ni même utile, car le pont cutané que forme la lèvre inférieure se relève très bien jusque sur le nez. Conformément aux préceptes de mon maître très aimé et très estimé A. Verneuil, la dénudation doit être poussée le plus loin possible en tous sens et la section médiane exécutée avant d'ouvrir largement la cavité buccale. Les deux moitiés du maxillaire s'enlèvent ensuite isolément et prestement.

RÉSECTION DE LA MOITIÉ DE LA PARTIE HORIZONTALE

La même incision, le même procédé de dénudation extra-buccale sont encore ici ce qu'il y a de mieux.

La résection doit-elle être plus restreinte que le titre ci-dessus ne l'indique, l'incision est raccourcie en conséquence. Après la dénudation, l'os est scié plus ou moins près de la symphyse et rescié, obliquement ou horizontalement, pour en séparer la partie montante.

Faut-il commencer par la section mentonnière? J'estime que cela importe peu sur le cadavre, car la fine lame amovible de ma scie s'engage bien d'arrière en avant, sous la branche, par une simple ponction; elle travaille facilement grâce à la largeur de l'orifice buccal qui lui donne issue. Montée, les dents en l'air, cette lame divise l'os de dedans en dehors moyennant le concours du davier et d'une anse de ruban ou de métal qui soulève des chairs de la joue, masséter compris.

RÉSECTION DE TOUTE LA PARTIE HORIZONTALE

Même incision que pour la désarticulation totale, c'est-à-dire suivant le dessous du bord inférieur et remontant de chaque côté derrière l'angle, à une hauteur de quelques centimètres, toujours avec la précaution de ne pas inciser à fond dans la région des branches du nerf facial.

Après la dénudation extra-buccale poussée aussi loin qu'on doit le faire, est-il indispensable de scier d'abord l'os en son milieu pour rescier plus commodément ensuite chacune des parties latérales? Je répète que, sur le cadavre, en plaçant bien la tête couchée sur le côté, en usant du davier pour fixer l'os, d'écarteurs et d'une anse protectrice quelconque pour soulever la joue, on peut, à l'aide d'une courte incision transversale de la muqueuse derrière la dent de sagesse, scier de dedans en dehors, horizontalement et très vite, la branche montante du maxillaire inférieur.

RÉSECTION DE LA PARTIE MOYENNE OU CORPS DU MAXILLAIRE

Par corps de l'os on entend la partie garnie de dents ou partie prémassétérine. Son ablation n'oblige pas à couper l'artère faciale qui se trouve près des limites de la plaie.

Aujourd'hui, c'est encore par-dessous, par la voie extra-buccale, qu'il faut découvrir et dépouiller la partie malade, afin de n'ouvrir la bouche qu'au dernier moment.

Au lieu de pratiquer la dénudation extra-buccale par une incision sous-mentonnière, il est bien tentant, au point de vue plastique, d'essayer la dénudation intra-buccale en détachant la lèvre inférieure pour la luxer sous le menton comme la jugulaire d'un casque. Malgaigne, qui donne ce procédé comme sien, a bien deviné que le sciage pourrait être fort difficile. Aussi propose-t-il de faire de chaque côté une petite incision sous-maxillaire pour le passage de la scie.

Si le nom de Dupuytren ne revenait pas ici, ce serait de l'injustice. Son procédé rapide et facile, comme il convenait alors, est le suivant : Une grande incision médiane et verticale divise la lèvre et descend jusqu'à l'os hyoïde. Les deux lambeaux sont rapidement écartés et confiés à deux aides. L'opérateur, après avoir arraché les dents correspondant aux traits des sections osseuses, passe derrière la tête et, avec une large scie cultellaire, divise successivement les deux bouts du segment malade qui est ensuite lestement séparé des chairs du plancher buccal.

J'ai déjà fait allusion au danger d'asphyxie qui résulte de la perte de l'attache antérieure de la langue. Les chirurgiens se sont appliqués à y remédier. Quand la mâchoire est sacrifiée en totalité, il n'y a qu'une chose à faire : passer un fil dans la langue et le fixer soit aux dents de la mâchoire supérieure, soit au dehors, à un arceau résistant quelconque fixé lui-même à la tête du malade, à l'armature d'un casque de maître d'armes. Mais lorsque le milieu du corps a seul été emporté, le fil passé dans la langue peut très bien être attaché à un arc métallique fiché de chaque côté dans les parties osseuses conservées.

Après l'ablation d'une partie notable de la partie mentonnière, il faut renoncer à mettre les fragments en contact; il faut plutôt s'opposer à leur rapprochement, ne serait-ce que pour ne pas provoquer la gêne de la respiration due au refoulement de la langue.

La prothèse immédiate a été déjà récompensée par quelques succès.

OSTÉOTOMIE, RÉSECTION CUNÉIFORME, ETC., CONTRE L'ANKYLOSE OU L'IMMOBILITÉ[1]

Ces opérations datent de la dernière moitié du XIXe siècle.

D'après Esmarch, on scie le côté du maxillaire devant le masséter, en deux points, et l'on enlève le morceau intermédiaire que les uns font rectangulaire, les autres triangulaire ou trapézoïdal à base inférieure. L'interposition entre les deux fragments d'un lambeau de chair, de muqueuse ou de périoste, paraît une bonne précaution pour empêcher la reconsolidation.

Rizzoli opérait par deux simples ponctions buccales, l'une en dedans, l'autre en dehors de l'os, qui lui servaient à engager les deux branches d'un ostéotome spécial et puissant à l'aide duquel il tranchait le maxillaire.

Je ne connais pas d'ostéotome comparable à la fine lame amovible de ma scie à résection. Cette lame se glisse comme une scie à chaîne dans un simple trajet ouvert dans la région sous-hyoïdienne et dans la bouche; elle divise l'os de dedans en dehors avec une grande facilité, pourvu que la tête soit renversée, la commissure des lèvres et les téguments écartés.

Déjà, dans sa thèse de concours pour la chaire de médecine opératoire, en 1850, Richet avait proposé la section du col du condyle pour remédier à l'ankylose temporo-maxillaire. Il conseillait de faire une incision horizontale de $0^m,04$, commençant au bord antérieur du conduit auditif et située à $0^m,01$ au-dessous de l'arcade zygomatique. Il disait qu'après avoir reconnu et écarté, en arrière quelques lobules parotidiens, en avant le bord postérieur du masséter, il fallait inciser le périoste de haut en bas, sur le bord externe du col condylien, décoller cette membrane en avant et en arrière et passer la scie à chaîne autour du col dépériosté.

L'opération a été pratiquée déjà un grand nombre de fois. Elle ne se borne plus à une simple section et devient une vraie résection d'un bout du col condylien avec ou sans le condyle. Cela semble nécessaire à la persistance de la mobilité et indispensable dans ces cas difficiles où le squelette de la région est déformé et fusionné par d'énormes ostéophytes.

1. W. de Schulten, *Arch. de méd.*, 1879. — Zipfel, *Thèse* Paris, 1886.

Quelle que soit l'étendue de la résection, l'opération doit être faite autant que possible sous le périoste, par précaution. L'emploi de la rugine courbe est tout indiqué.

Mais le col du condyle est en rapport en dehors avec la branche temporo-faciale du nerf facial, en dedans avec l'artère maxillaire interne.

A quelle hauteur le nerf croise-t-il le col condylien? Zipfel l'a déterminé sur mon conseil et sous mes yeux : à un travers de doigt, 17 à 20 millimètres, au-dessous de l'arcade zygomatique (fig. 783). C'est peu,

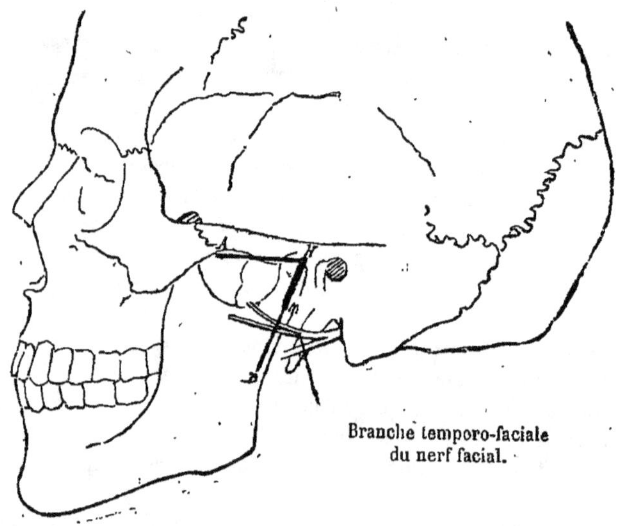

Fig. 783. — Résection du condyle de la mâchoire inférieure. — HB, incision principale profonde du haut H au milieu M, simplement cutanée du milieu M au bas B. — HA, incision de débridement plus qu'assez longue pour la simple résection condylienne, mais que l'on prolonge à volonté sur le malaire, pour attaquer en outre l'apophyse coronoïde, après avoir scié et relevé l'arcade momentanément.

mais c'est assez, car on a la ressource d'abaisser l'anse nerveuse noyée dans le tissu cellulaire moyennant qu'elle ait été respectée par l'incision cutanée qu'on prolonge plus bas pour donner de la commodité.

Opération. — L'incision, d'abord superficielle, descend du niveau de la racine zygomatique sus-glénoïdienne jusqu'à deux doigts plus bas, oblique comme le bord mandibulaire postérieur. D'emblée, on en débride un peu l'extrémité supérieure en incisant en avant le long de l'arcade... jusqu'à 3 centimètres et plus si l'on sait devoir attaquer aussi la coronoïde et surtout si l'on est obligé de relever temporairement l'arcade après avoir scié ses piliers. — Alors, dans la région condylienne entre H et M (fig. 783), on s'approche de l'os à petits coups, faisant récliner les lobules parotidiens et exposant bien l'articulation et le tubercule condylien externe.

Il faut maintenant inciser à fond ligament et périoste dans le sens de l'incision première : auparavant il est prudent et utile d'accrocher tout ce qui couvre et croise le col condylien au-dessous de M, et de faire tirer et maintenir ces parties molles au milieu desquelles est le facial, fortement abaissées pendant toute l'opération. Quand la rugine courbe aura bien travaillé devant et derrière, elle restera engagée en arrière et chargera le col sur sa concavité sans danger pour l'artère. Il suffit, pour cela, d'abaisser le manche, de le coucher vers la région sous-mastoïdienne.

Il est bon de remplacer la rugine par un autre instrument protecteur, la sonde cannelée malléable d'Ollier, par exemple, afin de passer la scie à chaîne en toute sécurité. Après le sciage du col, la sonde ou lame protectrice restant en place en dedans du condyle, la gouge frappée fait sauter le condyle ou la cisaille le résèque, en totalité ou en partie suffisante.

Il y a des cas d'exubérance osseuse telle que tout doit se faire au ciseau frappé, au burin aidé de perforateurs, de gouges, de pinces rongeantes.

Le masséter et le temporal ont fourni des lambeaux d'interposition.

OSTÉOTOMIE DU MAXILLAIRE INFÉRIEUR COMME OPÉRATION PRÉALABLE

Dans le dessein d'extirper plus vite et plus facilement certaines tumeurs de la langue et du plancher buccal, Sédillot a proposé de scier la mâchoire inférieure près de la ligne médiane et de rapprocher les deux moitiés de l'os après la terminaison de l'opération.

Mais ensuite, l'immobilisation des fragments remis en contact est extrêmement difficile; la non-consolidation est venue souvent ajouter encore aux dernières misères de malheureux opérés, en proie à la récidive. Il me semble que cette opération préalable n'est pas permise, et que c'est faire payer cher au malade une aise dont on peut se passer.

Sédillot avait imaginé de diviser l'os par un trait anguleux semblable à un V largement ouvert et couché <. Cette coupe peut empêcher le déplacement en hauteur. Mais c'est le déplacement suivant l'épaisseur qui sans doute a le plus de tendance à se produire : le fragment qui a conservé les attaches des muscles génio-glosses m'a semblé se porter de préférence en arrière de l'autre fragment. La suture osseuse serait peut-être efficace, mais il est difficile de la bien faire. Si l'on pouvait, grâce à la courbure du menton et *avant de scier*, percer deux trous en séton dans l'épaisseur de la région du futur trait de scie, n'obtiendrait-on pas une coaptation et une immobilité parfaites ultérieures, au moyen de la suture entortillée sur des chevilles ou de la simple suture métallique?

On arriverait encore au même résultat autrement.

Par exemple, dans le cas de section à gauche des apophyses géni, en dirigeant le trait obliquement d'avant en arrière et de gauche à droite..., le fragment gauche arc-bouterait ensuite le fragment droit tiré en arrière par les muscles. Cette coaptation serait facilement maintenue par deux points de suture, et si c'était encore la mode, par des vis ou des clous. En fait, la difficulté tient à l'impossibilité de réaliser l'asepsie des plaies de cette région.

ARTICLE III

RÉSECTIONS DE LA MACHOIRE SUPÉRIEURE

Le groupe d'os qui constitue chaque moitié de la mâchoire supérieure est souvent envahi par des néoplasmes et, par suite, assez souvent extirpé en totalité.

Les abrasions partielles qui respectent le plancher de l'orbite sont rares.

La fréquence des polypes naso-pharyngiens et la difficulté d'atteindre leur implantation profonde et d'en poursuivre la destruction ont amené les chirurgiens à créer des voies, permanentes ou temporaires, à travers la mâchoire. Ces dernières opérations, connues sous le nom de résections temporaires, sont plutôt des luxations temporaires rendues possibles par l'ostéotomie et l'ostéoclasie.

L'extirpation d'une moitié entière de la mâchoire supérieure, le cas commun, m'occupera surtout ici.

C'est Gensoul, de Lyon, qui le premier pratiqua cette résection en 1827. En Angleterre, Lizars, dès cette année, exécutait la même opération; et bientôt après, en Allemagne, Léo. En 1844, Heyfelder père enleva les deux maxillaires supérieurs à la fois.

L'hémorragie, par son abondance, est un danger dans certains cas de tumeurs vasculaires; aussi n'est-il pas rare de lire des observations où la ligature de la carotide externe fut pratiquée comme opération préalable. Cette précaution excellente est restée néanmoins d'un emploi exceptionnel. Les branches terminales de la maxillaire interne que l'on intéresse forcément à la fin de l'opération peuvent, dans les circonstances ordinaires, être divisées, surtout par écrasement ou par arrachement, sans donner lieu à une perte de sang abondante. Cependant le thermocautère doit être tout chaud sous la main de l'opérateur.

Mais quiconque a vu, pendant les préliminaires de l'extraction, les angoisses des patients dont on est obligé de suspendre l'anesthésie lorsque le sang coule dans le gosier et le larynx, doit être convaincu que, pour l'opéré plus encore que pour l'opérateur, il faut retarder le plus possible l'ouverture de la bouche et obturer, si on le peut, l'arrière-cavité des fosses nasales, conformément aux préceptes de Verneuil (*Archives de méd.*, 1870, oct.).

Fort heureusement, l'incision aujourd'hui préférée qui suit le rebord orbitaire inférieur et descend sur le côté de l'aile du nez, d'abord jusqu'au sinus muqueux buccal exclusivement, permet d'accomplir les temps les plus longs de l'opération *avant d'ouvrir* l'accès des voies respiratoires. Le tégument de la joue étant abaissé en dehors découvre complètement la face antéro-externe du sinus maxillaire jusque derrière la tubérosité : le périoste du plancher orbitaire peut être décollé jusqu'au fond ; la scie à chaîne s'engager dans la fente sphéno-maxillaire et diviser l'os malaire ; la narine entr'ouverte laisser passer un mords de la pince de Liston qui tranche l'apophyse montante jusqu'au canal lacrymal.

Alors seulement le sang va pénétrer dans le nez et dans la bouche : l'opérateur se hâte, il achève la section de la lèvre et la décolle vivement jusque derrière la tubérosité ; revenant en avant, il fait bâiller le malade et plonge, de bas en haut, $0^m,02$ de lame derrière la voûte palatine, pour en détacher la moitié correspondante du voile et, contournant la dernière molaire, rejoindre la dénudation de la tubérosité ; il arrache les incisives et, avec le ciseau ou la cisaille, tranchant la voûte palatine jusqu'à la désinsertion du voile, il désunit les deux massifs maxillaires supérieurs.

Celui qu'il faut enlever ne tient plus solidement qu'en arrière à l'apophyse ptérygoïde ; on l'en sépare, à défaut de cisaille coudée sur le plat, par un abaissement brusque suivi, après un coup de ciseaux donné sur l'origine du nerf sous-orbitaire, d'un véritable et rapide arrachement.

On vient de le voir, il n'est pas difficile de libérer d'abord les faces antéro-externe et supérieure de cette mâchoire. Mais, pour l'extraire, il faut plus tard diviser la muqueuse du palais et du plancher nasal, et désinsérer le voile lui-même, dans toute son épaisseur qui est grande, sous peine d'en arracher de vastes lambeaux.

Des quatre appuis et liens osseux qui donnent à la mâchoire supérieure sa solidité, trois sont divisés par la scie, la cisaille ou le ciseau : le malaire, l'apophyse montante, l'apophyse palatine ; le quatrième, ptérygo-maxillaire, est rompu en dernier lieu. Que de fois n'ai-je pas vu laisser au fond de la plaie la paroi postérieure du sinus avec de larges esquilles du palatin adhérentes à la solide apophyse ptérygoïde ! C'est contre cela que j'ai ressuscité la cisaille volontairement peu tranchante de Mazettini.

Pour l'opérateur, la mâchoire supérieure comprend le palatin, le cornet inférieur et la moitié du malaire. Sur le cadavre il faut s'exercer à tout enlever d'un bloc, proprement, méthodiquement. Sur le vivant, l'ablation est tantôt plus restreinte, tantôt plus étendue.

On connaît la méthode de Rose fort appréciée par Terrier : pour éviter l'entrée du sang dans le larynx pendant l'anesthésie, l'on donne à la tête du malade pendante au bout du lit une déclivité considérable.

Celle de Trendelenburg, plus sûre et plus commode, consiste à ouvrir la trachée afin d'y placer une *canule-tampon* simplifiée par Périer, obturante pour le sang, perméable pour l'air et les vapeurs chloroformiques.

Les *procédés*, classés ou réclamés, diffèrent par la forme et la situation de l'incision faciale. (Voy. Robin-Massé, th. Paris, 1864.)

J'ai déjà dit que je ne connaissais rien de préférable à l'incision anguleuse qui dans sa partie horizontale longe le bord inférieur de l'orbite, et dans sa partie descendante vient raser l'aile du nez et couper la lèvre supérieure, soit verticalement (Blandin) (fig. 784), soit en contournant la

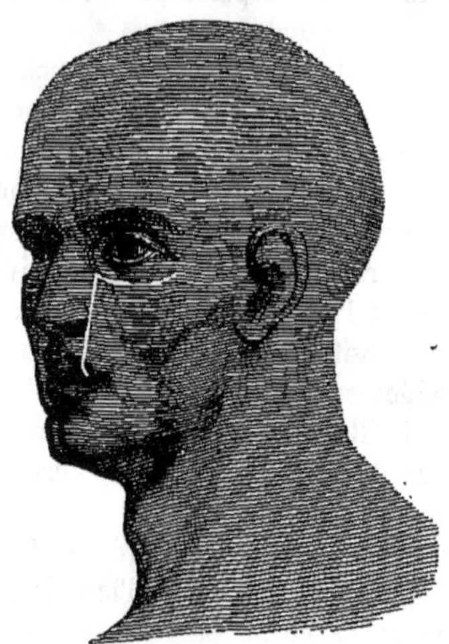

Fig. 784. — Incision de Blandin.

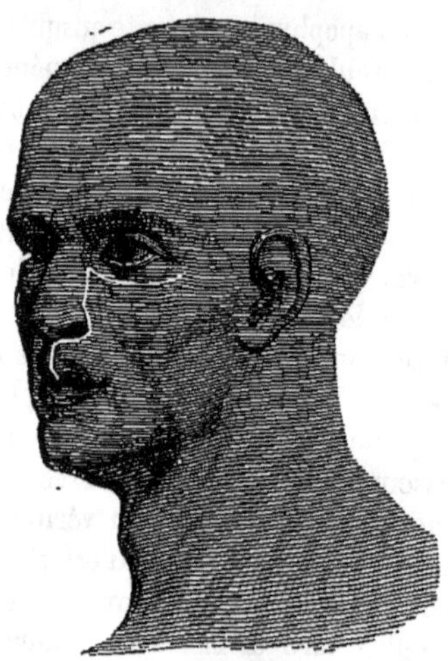

Fig. 785. — Incision de Liston.

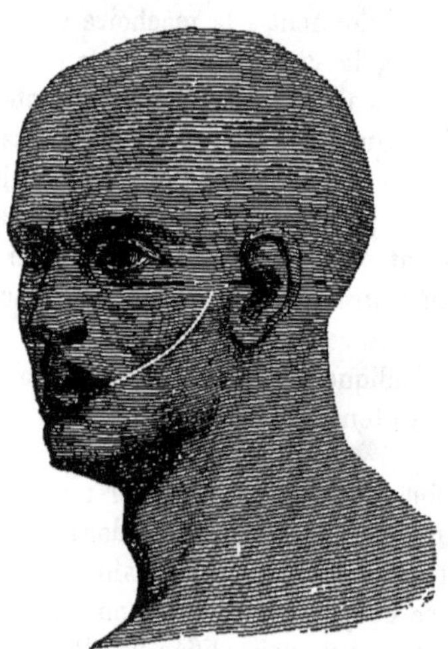

Fig. 786. — Incision de Velpeau.

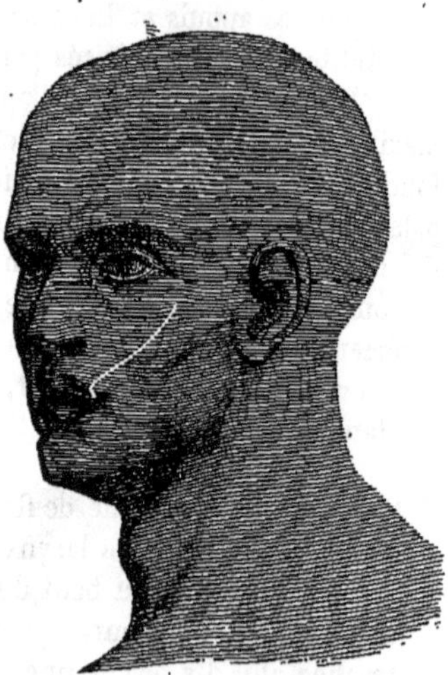

Fig. 787. — Incision d'Ollier.

narine pour descendre sur la ligne médiane (Liston) (fig. 785). Ces incisions, qui ne sont pas sans laisser des cicatrices apparentes, comme toutes les autres, respectent le canal de Sténon et les principaux filets du nerf facial; elles découvrent bien la mâchoire et rendent l'opération facile, quelles que soient l'étendue et la profondeur de la lésion.

L'incision unique de Velpeau (fig. 786), qui, convexe en bas et en arrière, remonte de la commissure vers l'os malaire, menace le canal de Sténon et sacrifie des filets nerveux moteurs. Elle laisse difficile le décollement du périoste orbitaire et la section de l'apophyse montante : c'est son plus grand défaut.

Gensoul, qui a tout fait pour cette opération, et Liston, le compatriote du précurseur Lizars, savaient se mettre à l'aise. Avec le chloroforme, on peut faire à moins de frais qu'eux; mais pour quelques centimètres de cicatrice il ne faudrait pas s'embarrasser d'inutiles difficultés.

Les incisions de Gensoul (fig. 788) donnent un lambeau de joue carré

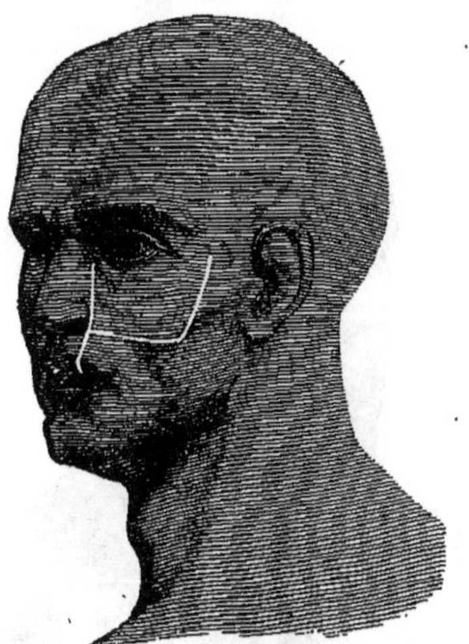

Fig. 788. — Incisions de Gensoul.

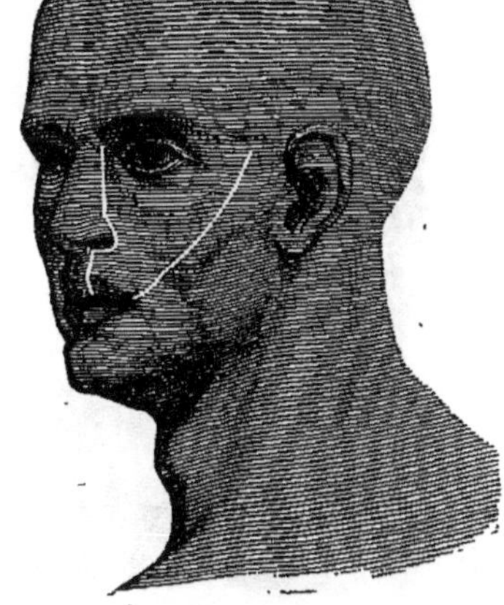

Fig. 789. — Lambeau de Lisfranc.

sous-orbitaire à relever et un petit lambeau labial externe à abaisser. Sa grande incision verticale, latérale interne, descend de l'angle interne de l'œil, rase l'aile du nez et coupe la lèvre au droit de la canine; l'autre, également descendante, commence en dehors du contour externe de l'orbite et s'arrête à la rencontre de l'incision horizontale qui part de la première, à la hauteur de la base du nez.

Le lambeau de Lisfranc (fig. 789), analogue à celui que taillait Liston avant 1836, était également sous-orbitaire et formé par deux incisions latérales, l'une latérale externe, l'autre latérale interne. La première, partie de la commissure labiale, remontait jusqu'à un doigt derrière l'apophyse orbitaire externe du frontal. Moins oblique que celle de Velpeau, elle respectait plus sûrement le canal de Sténon. La seconde coupait la lèvre au-dessous de l'orifice de la narine, ouvrait cet orifice, contournait l'aile du nez et remontait ensuite directement jusqu'au-dessus de l'apophyse montante du maxillaire.

Un grand nombre d'opérateurs se sont contentés d'ajouter à l'incision externe de Velpeau, plus ou moins modifiée, une incision interne médiane ou latérale, coupant la lèvre supérieure, contournant même l'aile du nez, mais sans remonter beaucoup plus haut.

Gensoul, Velpeau, Lisfranc relevaient donc la majeure partie des téguments vers le haut. Ainsi firent la plupart des Anglais avec Liston, avant que celui-ci eût publié son deuxième procédé (fig. 785).

Dieffenbach, qui donna 18 observations en 1838, préconisait un large lambeau ou volet se rabattant sur le côté. Son procédé fut souvent appli-

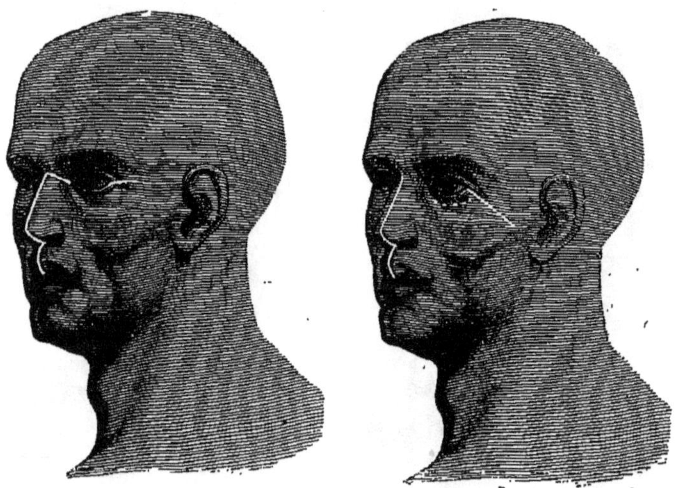

FIG. 790. — Incision de Dieffenbach. FIG. 791. — Incisions de Michaux.

qué, car il ouvre un espace considérable, respecte les nerfs moteurs et place bien les cicatrices. Une première incision médiane (fig. 790) part de la racine du nez et aboutit au milieu de la lèvre supérieure, se déviant un peu pour profiter de la narine et épargner la sous-cloison. Une seconde, véritable agrandissement de la fente palpébrale, va de la partie initiale de la première au grand angle de l'œil, puis débride la commissure externe des paupières afin de découvrir le bord de l'orbite.

Michaux, de Louvain, en 1853, dans son important mémoire (*Bulletin de l'Académie royale de médecine de Belgique*, n° 5), reproche au procédé de Dieffenbach d'avoir compromis gravement l'écoulement des larmes. Il donne comme préférable un procédé à deux incisions qui forment un pont de téguments sous lequel il faut dénuder et mobiliser l'os. Michaux incise sur la ligne médiane comme Dieffenbach, mais il respecte les téguments angulaires (et les vaisseaux) qui séparent ladite incision du lac lacrymal. En effet, après avoir débridé la commissure externe des paupières assez longuement, en dehors et en bas, dans la direction des filets du facial, il se borne à inciser le fond du cul-de-sac conjonctival inférieur (fig. 791).

L'incision, d'usage ordinaire aujourd'hui, porte dans les auteurs français le nom de A. Nélaton; pourtant Liston, dans son édition de 1846, en donne la description et la figure, il est vrai, à quelque chose près; et le procédé de Liston dérive de celui de Blandin (1834, *An. top.*, p. 122). (Voy. plus haut les figures 784 et 785.) L'incision est anguleuse; elle se compose d'une *branche horizontale* sous-orbitaire et d'une *branche descendante* latérale interne qui contourne l'aile du nez et la narine pour gagner la ligne médiane de la lèvre. J'incline, avec plusieurs, à revenir au procédé originel de Blandin, à faire descendre l'incision latérale interne en droite ligne, comme Gensoul, Syme, O. Heyfelder, etc. Voyez-là tracée (fig. 784) et utilisée (fig. 794 et suiv.). Je ne crois pas qu'il soit sage de se passer de l'incision sous-orbitaire, même quand l'os de la pommette n'est pas malade.

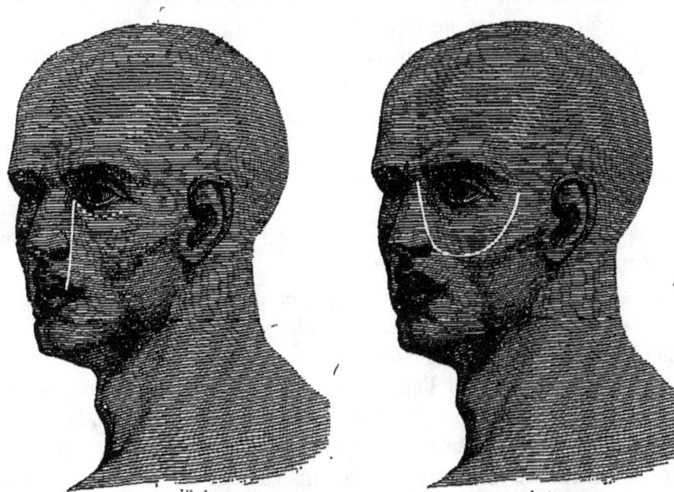

Fig. 792. — Incision d'O. Heyfelder. Fig. 793. — Lambeau de Langenbeck.

O. Heyfelder commençait son incision latérale interne dans le grand angle de l'œil et détachait ensuite la paupière inférieure en incisant le cul-de-sac conjonctival (fig. 792). A mon avis, moins on touche à ce qui *soutient* et entoure l'œil, mieux cela vaut.

Dans la crainte de ne pas obtenir une réunion convenable de la lèvre,

Langenbeck a proposé de ne pas en diviser le bord rouge et de se contenter d'un lambeau arrondi cerné par une incision commencée sur le côté de la racine du nez, descendue au niveau de sa base et remontée sur la pommette (fig. 793).

Après avoir décrit brièvement et figuré les principales manières de découvrir les os afin de permettre au lecteur d'improviser, au besoin, un procédé en rapport avec la lésion qui s'étend, tantôt vers l'arcade zygomatique, tantôt vers l'os du nez, etc., je vais examiner les différentes manières de diviser, de disjoindre ou de rompre les attaches osseuses, et quels instruments peuvent y être employés. Gensoul usait du ciseau frappé; Velpeau et surtout Maisonneuve, de la scie à chaîne; Lisfranc et les Anglais, de la cisaille de Colombat ou de la pince de Liston.

Tous ces instruments sont utiles. A Paris, le ciseau fut trop délaissé; il l'est moins aujourd'hui. Outre que, bien tranchant et bien frappé à petits coups secs et retenus, il peut diviser l'apophyse orbitaire externe ou l'os malaire, et même l'apophyse montante, c'est le *large et mince* ciseau bien tranchant, qui convient le mieux à la disjonction de la suture intermaxillaire, coupant net et à la fois les deux muqueuses de la voûte, sur le côté et au pied de la cloison.

La section de l'attache supéro-externe est le triomphe de la scie à chaîne ou du fil de Gigli, soit qu'on traverse l'os malaire, soit que, pour enlever cet os plus largement, on en divise successivement l'apophyse zygomatique et l'apophyse orbitaire externe. Comme la scie doit être engagée dans la fente sphéno-maxillaire, un poinçon, un alésoir quelconque est nécessaire dans tous les cas où la tuméfaction a déterminé le rétrécissement de cette fente. De même, quand on veut scier l'apophyse montante, il faut d'abord perforer l'unguis.

Les cisailles écrasent, brisent, plutôt qu'elles ne coupent; elles sont très expéditives quoique dures à manier; elles ne conviennent véritablement qu'aux os sans dureté ou sans épaisseur : par exemple, elles réussissent dans la section de l'apophyse montante de la mâchoire supérieure.

Quand on veut les employer à diviser la voûte palatine, la hauteur de l'arcade alvéolaire, même après qu'on a arraché une ou plusieurs dents, écarte tellement les mords, qu'un instrument de dimensions ordinaires recule et ne mord pas. Je conseillerais d'arracher au moins deux dents et, du bout des mords de la cisaille, de faire lestement, comme Liston, une coche en Λ à l'arcade alvéolaire pour n'avoir plus ensuite à saisir qu'une partie sans grande épaisseur. Je le répète, un mince et large ciseau frappé, appliqué de champ entre les deux incisives médianes, légèrement incliné pour glisser sur le côté de la cloison nasale, serait le plus expéditif.

Exceptionnellement, c'est-à-dire lorsque la tumeur est bénigne, la section de la voûte palatine pourra être précédée, conformément à l'idée de Langenbeck, d'un décollement de la fibro-muqueuse qui la double du côté buccal. Ce lambeau, adhérent au côté sain et au voile, serait suturé à la joue et rétablirait le cloisonnement bucco-nasal.

Lorsqu'on ne chloroformise pas par la trachée ouverte ou par le larynx tubé, l'opération a deux périodes au point de vue de l'anesthésie.

Tant que l'opérateur n'a pas ouvért la narine ni la bouche, le sang ne pénètre pas dans les cavités; l'opéré peut donc être couché et profondément anesthésié. Plus tard, il devient incommode, sinon dangereux, de continuer la chloroformisation : on peut donc asseoir le malade, si l'on croit ainsi hâter la fin de l'opération. Le tamponnement préalable de l'orifice nasal postérieur correspondant au mal sera pratiqué chaque fois qu'il sera possible. Dans quelques cas de tumeurs très vasculaires, la ligature de la carotide externe se présentera comme une précaution utile sinon indispensable. J'ai vu un opéré perdre beaucoup de sang malgré cette ligature. Ce sont surtout les voies capillaires qui donnent, et elles sont suffisamment alimentées par les anastomoses. Ordinairement l'hémorragie est médiocre : à peine a-t-on quelques artérioles à lier ou à cautériser.

Du savoir, de l'habileté, de la méthode, voilà les trois meilleurs hémostatiques que je me suis particulièrement appliqué à vous offrir.

Résection d'une moitié entière de la mâchoire supérieure.

Votre malade est couché et bien endormi; sa tête, abordable, peut être tournée, fléchie et défléchie par l'aide qui en est chargé.

Vous avez sous la main des bistouris, des rugines, des ciseaux courbes, des écarteurs, une cisaille de Liston, une autre coudée sur le plat peu tranchante, une scie flexible attachée à son aiguille par un fil éprouvé, une pince à anneaux, un ciseau mince et un maillet, un arrache-dent droit ordinaire, mon grand davier à double articulation... et, pour le vivant, un perforateur, des pinces, des fils, un cautère, etc.

La première partie de l'opération, celle du travail extérieur, comprend quatre actes consécutifs : les incisions de la joue, — la dénudation de la face antéro-externe de la mâchoire, — le soulèvement du périoste orbitaire, — le sciage du malaire (fig. 794).

Incisions. — Touchez la partie interne du bord inférieur de l'orbite. A ce niveau, commencez une incision profonde verticale qui descende raser l'aile du nez et s'arrête avant d'entamer la lèvre supérieure, pour ne pas ouvrir le sinus muqueux rétro-labial.

Du commencement de cette première incision, faites-en partir une seconde qui, sous-orbitaire, à peu près horizontale, se porte en dehors jusque sur le milieu de la face externe de l'os malaire. Veillez à faire cette incision sur le bord osseux, à quelques millimètres au-dessous plutôt qu'au-dessus, afin de respecter l'enveloppe-soutien du tissu graisseux de l'orbite (v. note **a**, p. 988).

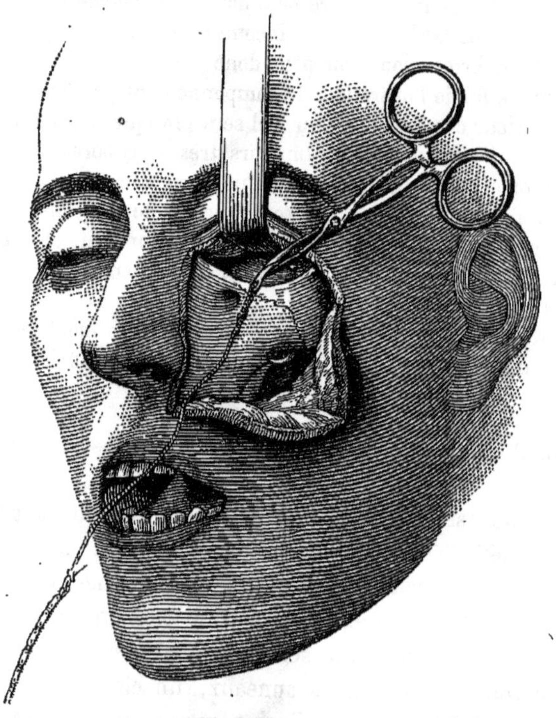

Fig. 794. — Résection de la mâchoire supérieure, fin de la première partie : passage de l'aiguille qui va entraîner la scie à chaîne. La pointe de l'aiguille qui a été *bien courbée*, bien pincée et *bien dirigée*, se dégage sous le malaire au contact du maxillaire, sans menacer de piquer le lambeau.

Dénudation de la face antéro-externe. — Détachez le lambeau, avec le bistouri si le périoste doit être sacrifié, avec la rugine dans le cas contraire et toujours sur le cadavre. Ici donc, ayant repassé le bistouri à pointe rabattue dans les deux incisions pour y diviser le périoste sans interruption, prenez la rugine, la courbe de préférence, et, par un simple raclage rapide et efficace, rabattez en bas et en dehors un lambeau de joue périostéo-cutané. Dès le début, vous rencontrerez les vaisseaux et nerfs sous-orbitaires : coupez-les à leur issue, du bout de la rugine appuyé sur l'os. Continuez la décortication jusque près des bords alvéolaires de toutes les dents, incisives et molaires; jusque derrière la tubérosité maxillaire; jusqu'au milieu de l'os malaire, devant, dessous et derrière (**b**).

Soulèvement du périoste orbitaire. — Ce périoste adhère en dedans au sac lacrymal, en dehors au périoste extérieur de la fente sphéno-maxillaire. On essaie de ne pas rompre ces adhérences. Il est encore attaché en arrière, à la fissure sous-orbitaire dont il faut le séparer avec une extrême douceur. Enfin, comme il tient solidement au bord de l'orbite, le plus difficile est de commencer.

Le périoste a été coupé sur l'os, je suppose à 1 millimètre au-dessous du contour orbitaire. Du bout ou du côté de la rugine, par grattage, relevez la lèvre périostique, repoussez-la en haut d'abord, sur toute la longueur de l'incision; franchissez ensuite et prudemment le seuil orbitaire : alors, avec le bout de l'instrument, amorcez le décollement sur toute la ligne; veillez en dedans et en dehors à décortiquer suffisamment l'extérieur de l'apophyse montante et du malaire, afin que le périoste ne bride point. Poussez le soulèvement périostique commencé, à l'aveuglette, doucement, avec le bout ou front de la rugine droite dont le dos soulève les parties molles sans les blesser. Placez bientôt le grand écarteur sous la masse charnue orbitaire et faites-la tenir relevée. Assurez-vous que le périoste est détaché, en largeur, depuis le sac lacrymal intact jusqu'à la fente sphéno-maxillaire dont la lèvre maxillaire, si la rugine a bien travaillé dans l'orbite et auparavant dans la fosse zygomatique, doit être complètement dépériostée.

Sciage du malaire. — Constatez, à l'aide d'une sonde, que la fente sphéno-maxillaire est assez large pour laisser passer la scie à chaîne ou tout au moins le fil Gigli. Élargissez-la s'il le faut avec un poinçon alésoir. Cela fait, montez de côté et à angle droit, dans les mords d'une pince à arrêt, l'aiguille fortement courbée (**c**) qui doit entraîner la scie. Engagez le bec mousse de l'aiguille dans l'orbite, faites-le glisser sur le plancher de dedans en dehors à une profondeur suffisante pour qu'il tombe et pénètre dans la fente sphéno-maxillaire. Tenez, puis tournez la pince de manière que le bec de l'aiguille, maintenant caché, se maintienne au contact du maxillaire supérieur et vienne se montrer en avant sous l'apophyse dite malaire de cet os (fig. 794). Avec une seconde pince, saisissez le bec apparent; enlevez la première pince qui tenait le chas et dégagez complètement l'aiguille en continuant le mouvement de rotation commencé pour l'introduire (d). Pour engager la scie, tirez le fil d'une main tandis que l'autre dirige les dents en avant. Ajustez la deuxième poignée, faites tenir la tête à deux mains, étudiez votre position et placez les écarteurs pour scier commodément par un balancement latéral, au lieu déterminé d'avance.

La deuxième partie de l'opération ouvre la fosse nasale et la bouche, et fait couler le sang dans ces cavités; elle doit être accomplie rapidement et comprend les cinq actes successifs suivants : ouverture de la fosse nasale et section de l'apophyse montante, — ouverture de la bouche, désinsertion du voile du palais, incisions postéro-antérieures sus et sous-palatine, — arrachage de deux dents, coche de l'arcade alvéolaire et section de la voûte palatine, — disjonction ptérygo-maxillaire, — prise par le davier, léger abaissement de la mâchoire, section du nerf, arrachement.

Section de l'apophyse montante. — Si vous pratiquez la résection sous-périostée, décollez le périoste nasal, la fibro-muqueuse, pour faire place au mords intérieur de la cisaille sans perforer dès à présent la cavité. Enfoncez alors la cisaille à la

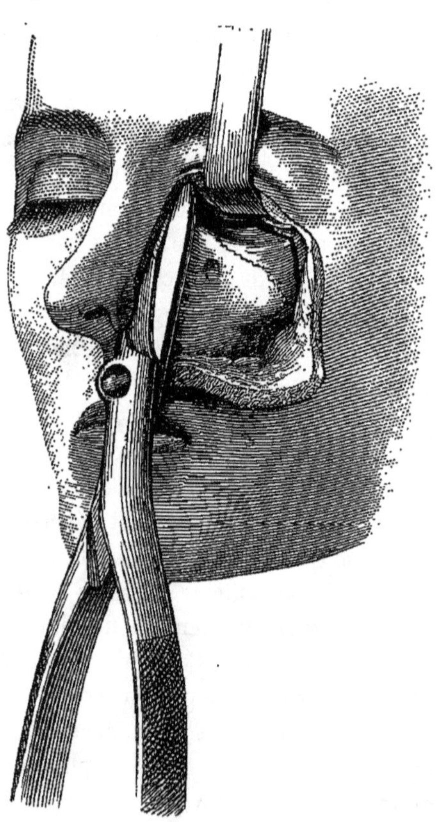

Fig. 795. — Résection de la mâchoire supérieure. L'os malaire est scié. Section de l'apophyse montante.

hauteur voulue et tâchez que la pointe des lames ne détruise pas le sac lacrymal tout en rompant sa niche osseuse (fig. 795).

Ouverture de la bouche, etc. — Coupez verticalement la lèvre supérieure en prolongeant l'incision initiale (**e**); rejetez vivement en dehors le volet de joue qui ne tenait plus que par la muqueuse gingivale et confiez-le à un aide qui réfrénera l'hémorrhagie arté-

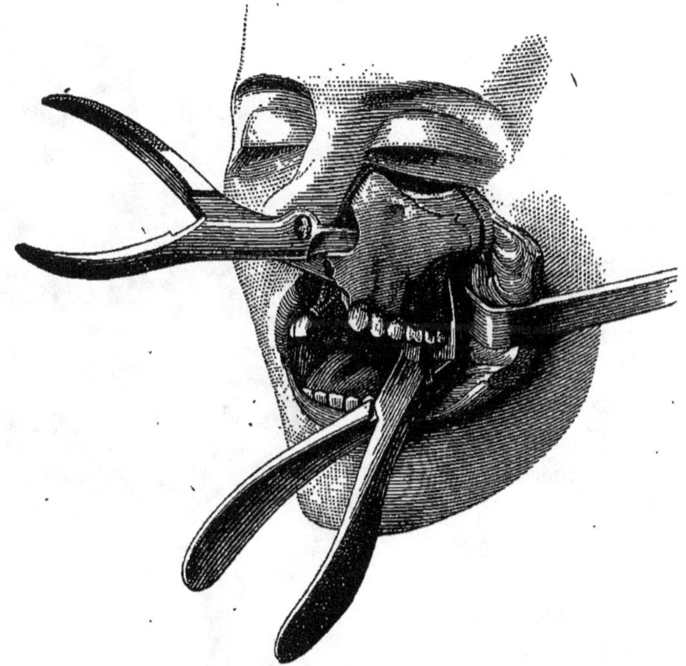

Fig. 796. — Résection de la mâchoire supérieure. Section de la voûte palatine et disjonction ptérygo-maxillaire.

rielle. Rejetez en dedans le petit lambeau pré-incisif, si la résection est totale, et faites-le tenir écarté.

Renversez la tête en arrière; ouvrez largement la bouche de l'opéré et plongez 2 centimètres de lame de bas en haut, derrière la voûte osseuse, pour en détacher, depuis la ligne médiane jusque derrière la troisième molaire, l'épais voile du palais. Cela fait lestement, ramenez la pointe du bistouri d'arrière en avant le long de la ligne médiane palatine, vigoureusement, afin de diviser la fibro-muqueuse jusqu'aux incisives (**f**). De même dans la fosse nasale, et après l'avoir ouverte si elle ne l'est déjà, coupez la muqueuse avec la pointe, d'arrière en avant, au pied de la cloison (g).

Section de la voûte palatine. — Si vous n'usez pas du ciseau frappé pour disjoindre les mâchoires, faites sauter deux dents avec le davier ordinaire, les deux incisives dans la résection totale. Du bout des mords de la cisaille, faites une coche à l'arcade alvéolaire débarrassée de ces deux dents. Tout de suite, enfonçant la cisaille aussi loin que possible (fig. 796), tranchez la voûte osseuse (h).

Disjonction ptérygo-maxillaire. — Introduisez la cisaille coudée sur le plat, dans la bouche béante (fig. 796); engagez un mords derrière la voûte osseuse dans la plaie palatine transverse, laissez l'autre mords en dehors derrière la tubérosité et serrez la main (i).

Extraction. — Avec mon grand davier articulé au deuxième tenon et manœuvré de la main gauche, saisissez la mâchoire de haut en bas, de l'orbite à l'arcade dentaire, donnez une secousse et abaissez légèrement afin de voir et de trancher d'un coup de ciseaux courbes le nerf sous-orbitaire (fig. 797) au moment où il s'engage dans son canal. Arrachez enfin vivement

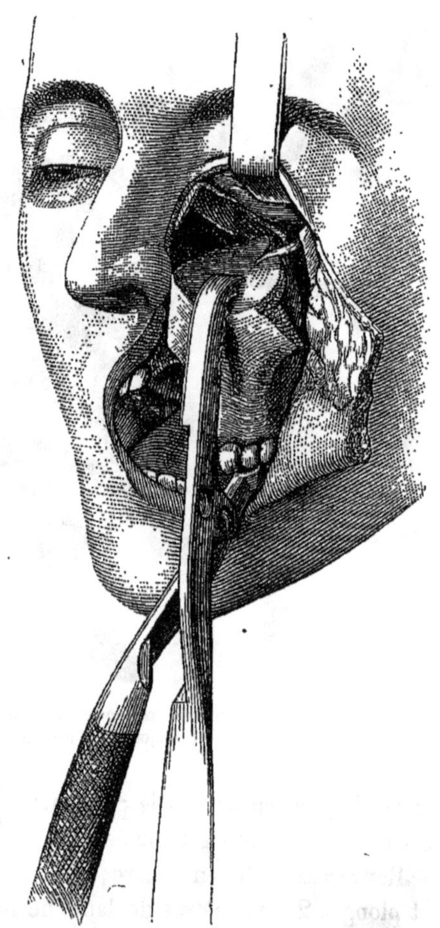

Fig. 797. — Résection de la mâchoire supérieure. Abaissement suivi d'extraction : le nerf apparaît et peut recevoir un coup de ciseaux.

Notes. — (a) En cas de besoin, et c'est l'étendue de la lésion qui crée le besoin l'opérateur prolonge l'incision verticale sur l'apophyse montante, l'incision sous-orbitaire en dedans sur le nez ou en dehors au delà du malaire.

(b) La rugine courbe vient à bout, en raclant, de cette facile besogne. Elle peut aussi être poussée sans aucun danger d'échappade, car elle fait pour ainsi dire le gros dos tandis qu'elle pèle avec son front. En la poussant derrière la tubérosité maxillaire, puis en raclant de bas en haut avec un de ses bords, sous et derrière le malaire, on offre le périoste à l'écarteur du lambeau et, sans exposer la graisse de cette région, on fait une voie sous-périostique à la chaîne qui passera tout à l'heure dans la fente sphéno-maxillaire.

La dénudation du malaire serait poussée plus loin sur l'apophyse orbitaire externe ou sur l'arcade zygomatique, si cet os devait être enlevé en totalité. De l'autre côté, on se garderait de décortiquer l'os incisif s'il était possible de le conserver suivant le conseil d'Ollier.

(c) L'aiguille doit être en acier non trempé et à pointe mousse. Elle prend toutes les courbures qu'on veut lui donner. Telle que les fabricants nous la livrent, elle représente un arc d'un diamètre beaucoup trop grand ; non modifiée, sa pointe va percer les chairs zygomatiques. Au contraire, courbée davantage, de façon à représenter plus d'une demi-circonférence de 3 à 4 centimètres de diamètre, pas plus, elle contourne parfaitement la partie orbito-malaire sous laquelle il faut passer la scie.

(d) Si l'on devait enlever tout l'os malaire, il faudrait d'abord le bien dépérioster, sur le cadavre. Ensuite, l'aiguille, fortement courbée et engagée dans la fente sphéno-maxillaire, serait amenée au dehors par la fosse temporale, à ras de l'apophyse orbitaire externe. Après un premier trait de scie, il resterait à charger et scier l'origine malaire de l'arcade zygomatique. Il est vrai que la scie cultellaire ou le ciseau frappé diviserait bien l'apophyse orbitaire externe et la cisaille l'arcade zygomatique.

(e) Vous êtes libres encore de choisir le tracé de votre incision labiale et de l'amener sur la ligne médiane en contournant l'orifice inférieur de la narine. Vous ne le devez pas faire si le support des incisives n'est pas malade.

(f) A l'imitation de Langenbeck, d'Ollier, d'autres encore, dans les cas où la fibro-muqueuse palatine buccale est saine, on peut essayer de la conserver pour, en la suturant ensuite à la face interne du lambeau de joue, reconstituer le plafond-plancher bucco-nasal. Dans ce dessein, on incise en dedans de l'arcade dentaire, on décolle laborieusement la fibro-muqueuse avec une rugine spéciale, jusqu'à la ligne médiane d'une part, jusqu'à l'insertion du voile d'autre part. Puis on désinsère celui-ci, mais sans détruire sa continuité avec la fibro-muqueuse buccale; on divise enfin la muqueuse nasale et la voûte osseuse.

(g) De bonnes cisailles à longues lames bien affilées peuvent couper les muqueuses en même temps que les os. Ordinairement, l'instrument ne pénètre pas assez loin pour bien faire; il disjoint ou fracture la voûte palatine. C'est assez pour les os, mais ce n'est pas assez pour les muqueuses qui, si elles n'ont pas été bien coupées d'avance par le bistouri, peuvent être arrachées en lambeaux lors de l'extraction.

(h) S'il était permis de perdre du temps dans cette partie de l'opération, je parlerais de l'emploi de la petite scie cultellaire pour la section palatine : le ciseau frappé ou la cisaille sont bien plus expéditifs et doivent être préférés. Le modèle spécial de la pince incisive de Liston présentait une échancrure sur l'une de ses lames, pour s'adapter à l'épaisseur du bord alvéolaire auquel ce chirurgien pratiquait néanmoins une coche préalable, comme je le recommande moi-même.

(i) La pince incisive coudée sur le plat destinée à cet usage pourrait, si j'en crois les auteurs du Compendium, porter le nom de Mazettini. Elle n'a pas besoin d'être très tranchante. Mieux vaut même qu'elle le soit peu, opérant dans la région des artères.

A son défaut, la disjonction peut être opérée avec un levier quelconque (une paire de forts ciseaux, une rugine, une poignée de davier, etc.) qu'on introduit dans la fosse ptérygo-maxillaire. Quand on arrache brutalement une mâchoire supérieure, sans détruire au préalable sa jonction avec l'apophyse ptérygoïde, il arrive souvent qu'on laisse au fond de la plaie la paroi postérieure du sinus. Et quand on ne sectionne pas le nerf, on s'expose à arracher le ganglion de Meckel et à provoquer de grands troubles de nutrition dans l'œil.

RÉSECTIONS PARTIELLES DE LA MACHOIRE SUPÉRIEURE

Deux de ces opérations pourraient nous demander quelque attention : l'ablation du plateau inférieur palato-dentaire (étage inférieur) et l'extirpation de la *partie sous-orbitaire* (étage supérieur).

Dans ce dernier cas, l'incision primitive anguleuse de la résection totale est indiquée. Découvrir la face antérieure de l'os et la décortiquer dans l'étendue convenable; soulever le périoste orbitaire, scier le malaire, trancher l'apophyse montante sans ouvrir la narine, c'est-à-dire par la voie extra-muqueuse, tels sont les temps que nous avons déjà rencontrés dans la résection totale. Voici maintenant autre chose : il faut diviser horizontalement le maxillaire à travers le sinus. On le peut avec la scie cultellaire. Je conseille l'usage de la cisaille précédé d'une large perforation de la paroi antérieure du sinus. Une simple vrille perce en quelques instants un ou plusieurs trous sur la ligne de section. Par ces trous facilement transformés en mortaises, les *mords* déliés d'une *petite cisaille* coupent à petits coups, d'abord en dehors la paroi externe qui est la plus dure, jusque dans la fosse ptérygo-maxillaire; puis en dedans la paroi interne du sinus qui n'est résistante qu'au voisinage de l'orifice nasal. Le petit davier bien denté saisit ensuite l'apophyse malaire qui offre la meilleure prise pour l'extraction.

Ce qui caractérise l'ablation du *plateau palato-dentaire*, c'est la conservation du plancher de l'orbite avec le nerf sous-orbitaire et l'apophyse malaire. Ici donc, rien à faire du côté de l'apophyse montante ni du côté de la pommette. Au contraire, nécessité de couper la voûte palatine et d'opérer la disjonction ptérygo-maxillaire ou de trancher l'apophyse ptérygoïde.

Je ferais volontiers une incision transversale commençant à l'aile du nez, pour exposer, décortiquer et attaquer l'os à la hauteur voulue avant d'ouvrir la bouche. Cette incision permettrait en effet de dépouiller le maxillaire jusqu'au bord des gencives, depuis la ligne médiane jusque derrière la tubérosité. Après avoir déterminé à loisir l'étendue de la maladie, le sinus serait perforé largement, en avant : la petite cisaille pointue couperait ses parois externe et postérieure; au besoin, la scie cultellaire viendrait au secours de la cisaille pour entamer la base de l'apophyse malaire. S'il était ensuite possible de décoller la muqueuse nasale, la paroi interne du sinus serait tout de suite cisaillée.

Le reste de l'opération s'accomplirait comme dans la résection totale. On pourrait parfaitement se dispenser de diviser la lèvre supérieure, car l'extraction et ses derniers préliminaires sont possibles par la voie buccale.

RÉSECTIONS OU LUXATIONS TEMPORAIRES, OPÉRATIONS PRÉLIMINAIRES A L'EXTRACTION DES POLYPES NASO-PHARYNGIENS

J'irais loin si je voulais traiter ce sujet. (Voy. Robin-Massé, thèse Paris, 1864; M. Duval, thèse Strasbourg, 1869; Goguel, thèse Paris, 1875; Spillmann, art. *Nez*, Dictionn. encyclop.) Une luxation temporaire d'une partie ou de la totalité de la mâchoire supérieure implique évidemment mobilisation préalable, c'est-à-dire usage de la scie, du ciseau frappé ou de la cisaille. La partie mobilisée ne peut conserver qu'une base d'attache, comme un lambeau. Huguier luxa en bas, dans la bouche, le plateau palato-dentaire laissé adhérent par sa portion palatine. J. Roux conseilla de luxer la mâchoire en dehors, après avoir divisé ses attaches orbitaires, ptérygoïdiennes et palatines. Sédillot le fit et perdit son malade de syncope. Langenbeck relevait en avant sur le nez la partie sous-orbitaire du maxillaire. Boeckel au contraire la rejette en dehors vers l'oreille. Kocher ayant fendu sur la ligne médiane ouvrit et referma la mâchoire supérieure à deux battants.

Voilà des luxations temporaires de la mâchoire même : en voici qui se bornent à l'auvent nasal.

L'opération primitive de Chassaignac était bien plus une résection définitive qu'une luxation temporaire. Une incision transversale divisait les téguments de la racine du nez, d'une orbite à l'autre; une autre également transversale séparait la base du nez de la lèvre supérieure; enfin, une troisième, suivant le sillon gauche latéral au nez, unissait les deux premières. Le lambeau circonscrit, comprenant les téguments et toute la partie cartilagineuse du nez (il y faut la cloison), était disséqué et rejeté à droite. L'auvent osseux était alors réséqué. A cet effet, un perforateur traversant la racine du nez d'une orbite à l'autre faisait la voie de la scie à chaîne. Lorsque celle-ci avait terminé, la cisaille tranchait, de chaque côté, les apophyses montantes et la pièce osseuse était enlevée. En sciant la racine du nez et coupant l'apophyse montante gauche dès que les incisions cutanées sont faites, on peut renverser à droite et d'une pièce le nez tout entier, moyennant un coup de cisaille sur la cloison et l'emploi d'une force suffisante, d'une pince à plat de serrurier au besoin, pour briser verticalement en charnière l'apophyse montante droite.

Lawrence (1862) releva le nez de bas en haut sur sa racine.

Ollier le scia transversalement de haut en bas pour le rabattre sur sa base. (Voy. plus loin.)

L'apophyse montante et l'os nasal sont relativement faciles à garder à la face profonde d'un lambeau ostéo-cutané. Plus difficilement, la joue taillée en lambeau pourrait emporter, futur soutien, une lamelle notable de la paroi antérieure du sinus. Quant à la voûte palatine, rien n'empêcherait, s'il en valait la peine, d'y ouvrir un volet mobile non désossé, à base médiane ou à base externe.

Les luxations temporaires visent un double but : donner une voie large, reconstituer la forme et la solidité. Souvent on les combine avec de véritables résections partielles de parties osseuses embarrassantes et d'une utilité secondaire.

Souvent même, on se contente d'une vraie résection aussi restreinte que possible, en se bornant à garder le périoste à la face profonde des lambeaux.

Ainsi donc, soit en sacrifiant, soit en déplaçant momentanément une partie du squelette de la face, on cherche à atteindre les polypes par différentes voies, palatine, nasale, orbitaire, maxillaire, etc. Chacune de ces voies peut être préférable dans un cas donné, car on sait que les polypes naso-pharyngiens déforment considérablement la face et ses cavités. Je conseille de répéter sur le cadavre plusieurs procédés : le palatin de Nélaton et les trappes de Chalot, le nasal d'E. Desprez, le nasal d'Ollier et le naso-orbito-maxillaire. Ce sont des exercices difficiles et par cela même excellents.

La *voie palatine d'A. Nélaton* se pratique ainsi : une incision médiane, absolument médiane pour qu'elle ne coupe aucune artériole, divise complètement le voile et la luette. Elle est ensuite prolongée en avant sous la voûte osseuse jusqu'à mi-chemin des incisives. Du point de terminaison antérieure partent deux incisions transversales, une de chaque côté, qui s'inclinent légèrement en arrière. La rugine détache alors la fibro-muqueuse en deux lambeaux qui pendent dans la bouche et qui font suite aux deux moitiés du voile fendu. Pour arriver à mobiliser ces parties au niveau du bord palatin postérieur, là où le voile se dédouble pour se continuer avec les muqueuses du plafond buccal et du plancher nasal, il faut inciser celle-ci juste derrière la lame horizontale du palatin. — Le ciseau frappé réussit à découper le quadrilatère osseux décortiqué. Nélaton perçait deux trous aux extrémités latérales des incisions antérieures, y engageait les pointes de cisailles déliées et coupait transversalement la voûte palatine dont il achevait ensuite la résection avec le même instrument. Restait la muqueuse du plancher nasal. Il l'incisait de chaque côté du vomer et en avant, pour la faire retomber dans la bouche ; d'un coup de cisailles il faisait sauter au besoin la partie accessible du vomer.

Ultérieurement, la restauration est possible, naturelle par la staphylorrhaphie, artificielle par un obturateur. Sur certains sujets, en raison de la faible hauteur de l'apophyse basilaire de l'occipital, la résection de la voûte osseuse n'ajoute presque rien d'utile à la fente du voile du palais, c'est-à-dire à l'opération de Manne. La hauteur de l'apophyse basilaire est en rapport avec celle du conduit auditif externe (Sédillot, Legouest).

Chalot (*Nouveaux Éléments de chirurgie opératoire*) propose, comme voie palatine, de relever la lèvre supérieure afin d'ouvrir les narines par-dessous, pour diviser la base de la cloison nasale, et ensuite la voûte palatine de chaque côté au droit de l'alvéole de la canine préalablement arrachée. Le résultat est une *trappe* à charnière postérieure qui tient seulement au voile du palais, s'abaisse et se relève à volonté, formée de toute la largeur de la voûte et de l'arcade incisive..

Il parle aussi d'une *double trappe* à charnières latérales qu'il obtient en ajoutant une division médiane totale aux sections latérales qu'il fait alors incomplètes, afin que la fibro-muqueuse buccale serve de charnière.

La *voie nasale d'Eug. Desprez* résulte du renversement, sur le côté, des parties cartilagineuses du nez détachées de l'autre côté. Elle me paraît devoir être exécutée ainsi : palper les côtés du nez pour déterminer la ligne du bord inférieur de l'os propre; inciser le tégument du flanc du nez parallèlement à ce bord et à cinq millimètres au-dessous, en commençant également à cinq millimètres de la ligne médiane; descendre l'incision dans le sillon qui sépare la joue de la narine, contourner l'orifice de celle-ci en laissant une bordure de cinq millimètres au moins et terminer dans l'orifice du côté opposé, en tranchant l'attache labiale de la sous-cloison. Cette première incision faite et parfaite, à la peau et aux tissus sous-cutanés, il faut en écarter les bords et ouvrir la fosse nasale en divisant la muqueuse à ras du contour osseux. Alors, le bout du nez, attiré du côté intact, laisse voir la cloison. Ma cisaille (fig. 798), légèrement

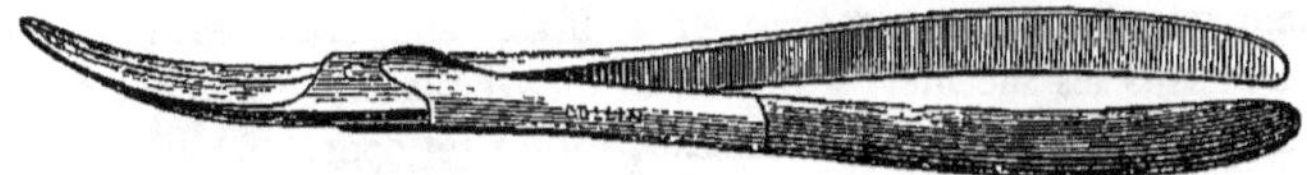

Fig. 798. — Ma cisaille délicate, longueur $0^m,22$, aussi déliée et beaucoup plus puissante que les gros ciseaux courbes pour sectionner les os minces dans la profondeur.

courbe sur le plat et à mords étroits, tranche horizontalement l'épine nasale et coupe ensuite le cartillage médian en remontant sous le toit du nez. Le même instrument, poussé pas à pas d'avant en arrière, rase à mesure la cloison osseuse par le pied jusqu'au bord postérieur. De même, porté vers le plafond, mais la concavité en bas, il parvient à trancher à petits coups le dur vomer. L'excision des tendres cornets est aisée et prompte. A défaut de cisaille assez forte et à mords assez étroits, le ciseau frappé peut saper la cloison osseuse par le haut et par le bas. Il est bon d'employer un ciseau fourchu.

La *voie nasale d'Ollier* s'obtient à l'aide d'une section qui tranche le nez de haut en bas, depuis sa naissance jusqu'à la hauteur de ses ailes. L'incision cutanée commence derrière l'aile droite, remonte sur le côté jusqu'à la racine du nez qu'elle croise pour redescendre symétriquement jusque derrière l'aile gauche (fig. 799). Un aide tirant alors sur la peau des joues pour l'écarter et les aplatir, l'opérateur, armé de la scie à chantourner, attaque le dos de la racine du nez et descend, suivant moi, non pas verticalement, mais en creusant la face le plus possible, pour abattre la plus grande largeur possible du squelette nasal. Avec précaution et moyennant une conformation favorable de la face, l'ouverture est large et praticable; autrement, non. J'estime que le trait de scie doit pénétrer assez loin en arrière pour intéresser le bord de l'orbite devant le sac lacrymal, et qu'il est bon de libérer les lèvres molles dans cette intention.

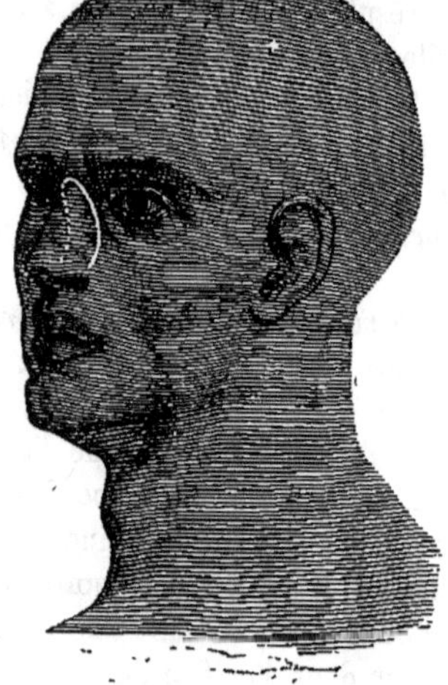

Fig. 799. — Incision cutanée pour la voie nasale d'Ollier. Le trait de scie doit empiéter davantage encore sur les orbites.

La voie *naso-orbito-maxillaire* est large, mais c'est la plus difficile à obtenir quand on veut se borner à luxer temporairement les parties osseuses sans les sacrifier. J'ai bien lu qu'avec la scie à guichet ou la scie à chaîne, ou la cisaille, ou le ciseau, tel ou tel opérateur avait fait merveille et gardé à la face profonde du lambeau charnu une pièce osseuse, un bouche-trou régulièrement conformé et consolidé en 15 jours. Mais je n'ai rien vu ni pu faire d'aussi beau. Il est vrai que je me fais scrupule de sacrifier les vaisseaux et nerf sous-orbitaires.

Je conseille, comme exercice cadavérique, la création d'une voie naso-orbito-maxillaire en usant de l'incision d'E. Boeckel, qui donne un lambeau à base postérieure (fig. 800), en gardant le périoste, mais en sacrifiant, c'est-à-dire en réséquant définitivement : un peu de l'os nasal, toute la largeur de la base de l'apophyse montante et la coque antérieure du sinus maxillaire, jusqu'à la verticale descendant du trou sous-orbitaire. Je n'aime guère la scie à guichet, petite scie cultellaire, parce qu'elle menace du bout les parties profondes, avance à peine et s'engorge de sa sciure. La scie à chaîne vaudrait mieux, mais il faut qu'un perforateur fasse ses voies; l'une et l'autre exigent l'ouverture prématurée de la fosse nasale. Quant aux vieilles cisailles, elles écrasaient les coques et faisaient éclater les bords compacts. Le ciseau, le petit ciseau étroit, mince et bien tranchant, véritable outil de bijoutier, qu'affectionnait Trélat, frappé à petits coups secs et retenus, est à mon avis supérieur à tout, sinon à telle petite cisaille emporte-pièce d'une étroitesse extrême, nécessairement aidée par le travail préalable d'un perforateur.

L'incision est, sur le côté du nez, oblique comme le sillon qui le sépare de la joue; en bas, au niveau de la base du nez, elle se recourbe horizontalement en arrière, jusqu'à deux doigts de l'aile ou un peu plus; en haut, un peu avant d'atteindre la hauteur de la fente palpébrale, elle s'arrondit et redescend pour suivre le bord inférieur de l'orbite jusqu'en son milieu, c'est-à-dire jusqu'au trou sous-orbitaire (fig. 800). Cette incision ne doit ouvrir ni la fosse nasale, ni le sac lacrymal, ni le sac adipeux de l'orbite. On la complète à fond de manière que le périoste soit divisé et le travail de la rugine amorcé. Celle-ci, la courbe, agissant comme racloir, a détaché le lambeau périostéo-cutané en un instant. On voit alors le nerf sous-orbitaire à son issue. La même rugine gratte, refoule et soulève le périoste du bord orbitaire et montre le sac lacrymal; elle détache ensuite, sans la rompre, la fibro-muqueuse nasale, du bord et de la face interne de l'apophyse montante et du sinus.

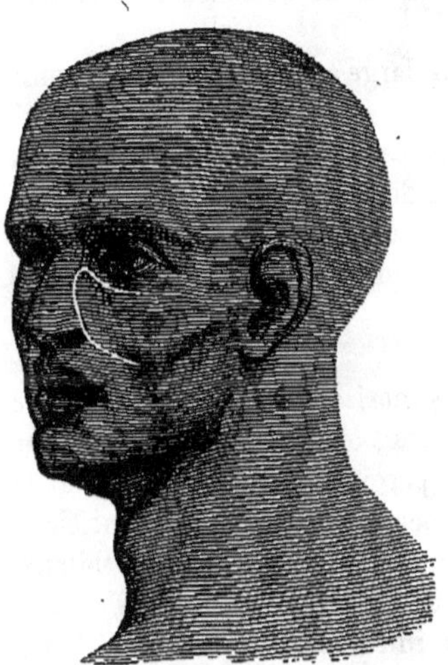

Fig. 800. — Incision pour la voie naso-orbito-maxillaire.

Pas une goutte de sang n'est encore tombée et ne tombera de si tôt dans les voies respiratoires.

Le petit ciseau entaille le bord orbitaire au-dessus de l'orifice du nerf; il l'entaille en V; incliné alternativement à gauche et à droite, il fait sauter à chaque coup de marteau un petit copeau et la coche pénètre bientôt jusqu'au nerf qu'il faut conserver.

Le bord postérieur de l'apophyse montante et toute sa largeur sont de même divisés à petits coups, principalement frappés de haut en bas pour ne pas défoncer le toit du nez. Alors, le tranchant du ciseau, simplement appuyé, divise le plancher de l'orbite à quelques millimètres derrière le bord, depuis le canal nasal jusqu'au canal sous-orbitaire. Puis, la paroi antérieure du sinus est coupée, d'abord sur la verticale descendant du trou sous-orbitaire jusqu'à deux centimètres au-dessous; ensuite sur une ligne horizontale qui, partie du bas de la précédente, marche dans la direction de l'épine nasale.

Cette dernière section demande quelque vigueur au droit du bord de la fosse nasale. Ici encore il est bon de donner d'abord deux petits coups afin d'encocher avant d'enfoncer le ciseau à fond pour raser par le pied le solide bord de la narine et la paroi interne du sinus.

D'un coup de levier, le ciseau fait sauter la pièce osseuse, haute de trois centimètres et large de deux.

A ce moment seulement, la muqueuse nasale est largement ouverte : on la saisit et on l'excise avec le reste de la mince paroi interne du sinus, et le cornet inférieur. On excise de même à volonté le cornet moyen. Au moindre besoin, l'on fend la cloison de haut en bas, pour en emporter la partie postérieure osseuse après l'avoir détachée du plancher et du plafond.

Vous voyez d'ici le grand couloir oblique large et haut au moins comme les choanes qui forment son orifice profond. Que voulez-vous de plus? Vous ne pouvez démolir les deux colonnes pendantes appelées apophyses ptérygoïdes. Aucun des autres procédés ne donne autant de jour : vous le verrez sur le cadavre et cela vous donnera confiance pour vous en servir à l'occasion, sur le premier jeune homme qui se présentera à vous avec un polype naso-pharyngien.

En prolongeant en dehors les incisions horizontales et en prenant le parti de sacrifier les vaisseaux et le nerf sous-orbitaires, on peut imiter Boeckel, essayer de luxer et de garder la paroi antérieure du sinus et le bord orbitaire, à la face profonde du lambeau. Aussitôt que les incisions sont faites, il faut diviser l'apophyse montante, puis le plancher orbitaire y compris les vaisseaux et nerf, derrière le bord inférieur, puis l'os malaire, puis enfin, dans l'incision horizontale inférieure, la paroi antérieure du sinus et le bord osseux de la fosse nasale. Après cela, la lamelle osseuse en grande partie découpée se laisse luxer, quoique difficilement, par arrachement de la paroi interne de l'antre et fracture verticale de sa paroi postéro-externe.

Pour une telle opération, il n'est pas superflu d'avoir à sa disposition un assortiment de ciseaux, perforateurs, scies et cisailles de toutes sortes, etc.

APPENDICE

J'ai ajouté à la tâche que je m'étais proposée dans la préface de 1872 (les ligatures, les amputations, les résections), quelques pages consacrées à certaines opérations qu'il est avantageux de répéter sur le cadavre ou que le hasard m'a fait étudier spécialement.

Entre autres, la trachéotomie, la symphyséotomie qui m'a tant et si opportunément occupé il y a quinze ans, ont reçu les développements nécessaires, tout praticien pouvant être obligé à les pratiquer d'urgence et ne pouvant le faire convenablement sans études préalables.

A l'occasion et même sans occasion, je donne aussi quelques figures d'anatomie ou de technique qui n'alourdiront pas beaucoup le volume, sans autre texte que celui de leurs légendes.

TRÉPAN ET TRÉPANATION

En présence des volumes publiés par Chipault et ses émules ou disciples, Marion et autres, sur ce qui s'appelle chirurgie nerveuse, j'ai le devoir d'être bref sur ce que l'on fait couramment et muet sur le reste.

Le trépan est un vilebrequin dont la mèche se compose de deux pièces principales : 1° d'une tige perforatrice ou *pyramide* (fig. 801) qui, agissant comme un foret, creuse la table externe de l'os au centre de l'ouverture voulue, au début de l'opération, pour servir ensuite de pivot à la mèche proprement dite ou couronne ; 2° d'un tube cylindrique d'acier trempé et taillé en scie par un bout, d'où le nom de *couronne*. Cette pièce, apte à découper une rondelle d'os, pourvu qu'on la fasse tourner sur un axe immuable, se monte sur la tige ou pyramide et s'y fixe à la hauteur que l'on veut (fig. 802).

Au début de l'opération, on laisse saillir la pyramide de quelques millimètres : elle amorce le trou où va pivoter tout le système ; la couronne ne tarde pas à mordre elle-même et à creuser sa voie. Aussitôt, l'on fait rentrer la pyramide afin qu'elle ne déborde plus et l'on achève l'opération. Il faut dire que la couronne porte à l'extérieur une bague mobile, véritable curseur annulaire, que l'on fixe à la hauteur que l'on veut et qui limite la pénétration.

Certaines couronnes dont l'usage n'est plus répandu pouvaient se passer de curseur. Leur forme de tronc de cône mordant par la petite base garantissait contre toute brusque pénétration. Leur face externe était taillée en râpe, sans quoi elles n'eussent évidemment pas pénétré. C'étaient les fraises de ce temps-là.

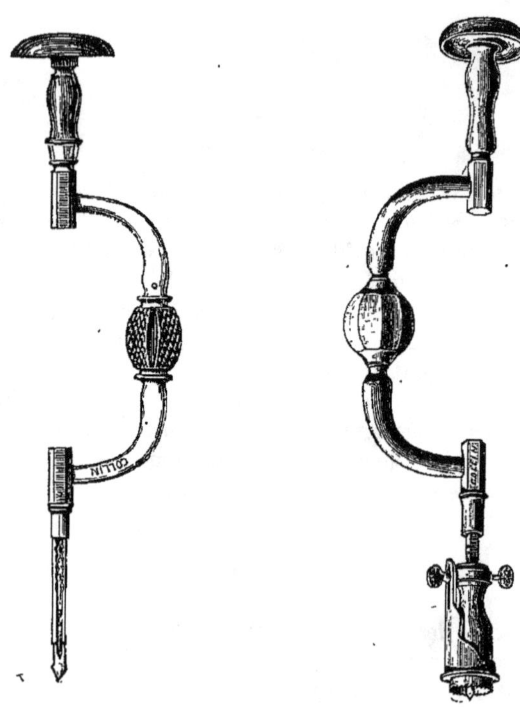

Fig. 801. — Trépan et sa pyramide perforative non garnie de sa couronne.

Fig. 802. — Trépan garni de sa couronne munie de son curseur limitatif.

Il existait de mauvais trépans à main ou *tréphines* qui se manœuvraient comme une vrille et un tire-bouchon. Ces tréphines devaient être munies d'un encliquetage Bréguet qui permît à la main de revenir de la supination à la pronation sans lâcher prise, sans dérailler, sans ramener la couronne sur ses pas. Les dents de celle-ci étaient dirigées en conséquence, taillées pour mordre dans un seul sens, celui qui correspond au mouvement de vrille ou de tire-bouchon. Plusieurs fabricants destinaient les mêmes couronnes à la tréphine et au vilebrequin. Il convenait donc de manœuvrer celui-ci en tirant l'arc supposé en l'air au lieu de le pousser comme fait le menuisier pour faire mordre ses mèches. J'ai conseillé de mettre aux trépans un encliquetage ne permettant pas de tourner à l'envers. L'opérateur doit connaître son instrument : il n'a du reste qu'à examiner la denture de la couronne ou les biseaux de son foret, pour savoir dans quel sens il faut tourner.

Ma pince-trépan (fig. 803) a été inventée pour agrandir en quelques se-

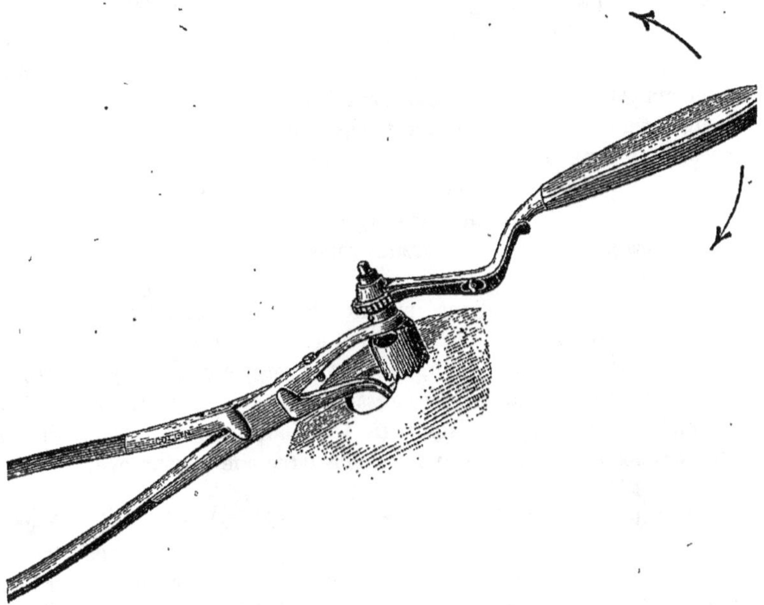

Fig. 803. — Ma pince-trépan pour agrandir, en quelques coups de manivelle. une première ouverture faite par le trépan ordinaire ou le ciseau frappé.

condes, sans le moindre risque, la perforation initiale du trépan ordinaire.

On se sert pour le même usage de divers modèles récents de la vieille pince-gouge (fig. 804).

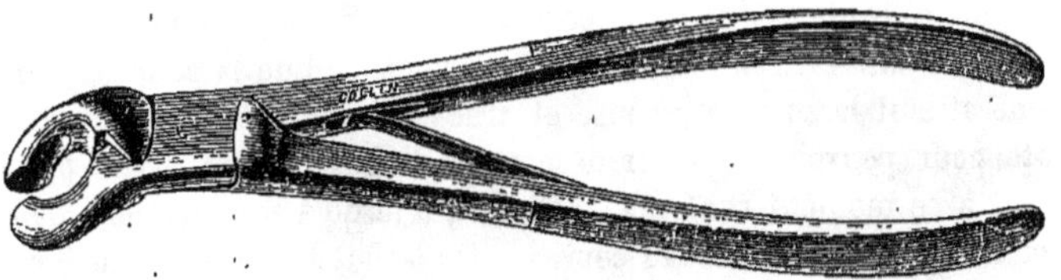

Fig. 804. — Pince-gouge courbe de Collin.

J'avais conçu un davier incisif et une scie rotative, mince lentille biconvexe, dentée sur le bord et les flancs de sa périphérie, l'un et l'autre capables de découper un trèfle dans la calotte crânienne. Avec les scies plates ordinaires, frottantes ou tournantes, on ne peut faire de sections courbes qu'en raccordant de courtes sections droites qui malheureusement, pour scier jusqu'à la table interne, sont obligées, sur la table externe, de se croiser en >< à chaque extrémité au lieu de s'y raboutir simplement comme les rails des courbes de chemins de fer.

L'arsenal de la trépanation comprend encore quelques autres instruments : une brosse contre la sciure ; un tire-fond, c'est-à-dire un piton à vis conique que l'on implante dans le trou fait par la pyramide pour extirper la rondelle ; des leviers ou élévatoires ; un couteau lenticulaire, c'est-à-dire un petit couteau à fort tranchant terminé par un bouton en forme de lentille qui protège le cerveau tandis que le tranchant régularise et adoucit les bords de la section osseuse ; etc.

On n'est pas libre de trépaner où l'on veut, sans cela on éviterait la région du muscle temporal, celle des grosses branches de l'artère méningée et tous les points voisins des grands sinus veineux qu'il faut évidemment ne pas ouvrir.

L'opérateur, à l'aide d'une incision cruciale ou d'un lambeau, met à nu les os. C'est dire qu'après avoir rasé les cheveux et nettoyé largement la tête, il incise à fond peau, aponévrose et périoste, et qu'il décolle celui-ci avec la rugine courbe agissant comme le vieux racloir. Il fait ensuite érigner le ou les lambeaux. La dénudation, toujours possible à étendre, doit être d'emblée une fois plus large que la couronne.

L'opérateur place d'abord le curseur limitatif de la pénétration, à une distance en rapport avec l'épaisseur qu'il suppose à l'os trépané. Mais il reste en deçà du nécessaire probable, remettant à plus tard de donner 1 ou 2 millimètres de liberté de plus à la scie. Puis, ayant fait saillir la pyramide de quelques millimètres, il l'applique au point voulu, bien perpendiculairement à la surface, et tourne dans le bon sens déterminé d'avance par l'examen de la denture de la couronne. L'instrument ne doit pas vaciller. La tête du malade est donc tenue immobile sur un coussin ferme, et bien dirigée. La main gauche de l'opérateur tient la palette et il n'est pas superflu qu'elle demande la fixité au menton appuyé sur elle.

La main droite, après avoir posé la pointe de la pyramide sur le centre désigné, ayant saisi la boule, tourne jusqu'à ce que la couronne ait elle-même atteint la surface osseuse et tracé sa voie à une profondeur suffisante pour pouvoir se passer désormais de l'axe fourni par la pyramide. Il faut à ce moment renfoncer celle-ci qui jusqu'à présent débordait, sans quoi elle pénétrerait dans le cerveau. On la fait remonter à plusieurs centimètres, c'est-à-dire que l'on fait descendre la couronne d'autant, afin de faire place dans sa cavité au petit piton à vis conique que dès à présent on implante dans le trou central creusé par la pyramide. Quand ce piton est solidement fixé, l'on reprend la trépanation : le bruit de l'instrument renseigne sur la compacité du tissu osseux. Mais on ne doit pas trop s'y fier, non plus qu'à la couleur de la sciure, ni à l'abondance de l'hémorrhagie, ni à la résistance éprouvée.

Aussitôt que l'on soupçonne que l'on approche de la dure-mère, il faut regarder, nettoyer la rainure et la sonder avec un stylet mousse délicat. Si, à la première exploration, on constate que le travail est loin d'être terminé, et ce doit être, on place le curseur limitatif en conséquence, mais toujours avec prudence. En général, à cause de l'inégale épaisseur de tous les points de la rondelle, la section est accomplie d'un côté avant de l'être tout autour. Un peu d'inclinaison du trépan remédie à la chose. Enfin, la rondelle ne tenant plus guère, on l'ébranle avec un crochet qui s'adapte au piton vissé et l'on rompt les dernières fibres osseuses. Il faut alors décoller la pièce mobilisée, de la dure-mère sous-jacente, et, pour ce faire, la soulever légèrement, dans tous les sens successivement, jusqu'à ce qu'elle se détache.

On nettoie la plaie, on régularise le bord plus ou moins esquilleux de la table interne avec le couteau lenticulaire ou bien, avant de ce faire, on agrandit l'ouverture dans le sens nécessaire avec la pince-gouge ou l'expéditive et irrésistible pince-trépan.

Au lieu de trépan, on peut se servir du ciseau-burin pour ouvrir le crâne ; les hommes de l'âge de pierre le faisaient bien avec des silex ! Mais il y aurait de graves inconvénients à frapper à tour de bras pendant un quart d'heure sur de mauvais outils, pour entamer un crâne épais et dur renfermant un cerveau malade soumis de plus à l'action du chloroforme.

La tendance actuelle est aux *larges craniotomies* et à la crâniectomie temporaire à la Doyen qui n'a rien épargné pour se créer un outillage électrique puissant et rapide, commode et délicat. Heureusement, ses fraises peuvent être montées sur le vilebrequin du trépan ordinaire ; et pour le reste, la main n'est pas non plus au dépourvu.

Voulez-vous vous exercer à rabattre sur l'oreille, un grand lambeau temporal ostéo-musculo-cutané, large écaille d'huître à charnière sus-zygomatique ou trapèze à petite base d'attache sus-auriculaire.

Commencez par raser le crâne et simulez-en le cerclage compressif par un lien d'Esmarch assez serré pour suspendre la circulation artérielle superficielle. Incisez à fond, en arc moresque, le contour de votre lambeau, cuir, aponévrose épicrânienne et périoste : vous verrez une lice s'ouvrir d'elle-même, assez large pour vous permettre d'agir sur les os, dans le trait d'incision périostique, avec perforateurs, scies, burins poussés ou ciseaux frappés.

Percez d'abord deux trous aux extrémités antérieure et postérieure, de votre incision arquée : le premier dans la région mince du ptéryon à travers l'aile sphénoïdale, l'angle pariétal ou l'écaille temporale, le second à l'opposite, plus ou moins loin devant l'astérion. L'intervalle de ces deux trous, par exemple 6 cm., constituera après brisure finale, la base-charnière du lambeau. Plus cette base est large, mieux elle nourrit, mais plus elle résiste quand il s'agit de la fracturer pour rabattre l'écaille après le découpage du contour.

Maintenant, pointillez celui-ci de quelques perforations assez nombreuses pour n'avoir que des ponts assez courts (3 à 5 cm.) à scier, à ronger, à rainurer au burin ou à fêler au ciseau frappé. L'écaille osseuse sera donc polygonale, tandis que l'écaille tégumentaire est arrondie.

Pour faire mordre la fraise montée sur vilebrequin, il faut d'abord amorcer le trou prudemment mais suffisamment avec le foret-amorçoir (fig. 805). Les fraises animées par la main d'une vitesse toujours faible, ne peuvent, sans risque de déraper, s'éloigner beaucoup de la direction

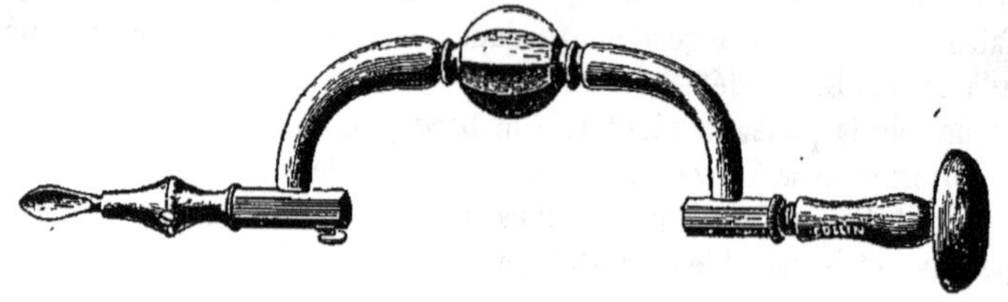

Fig. 805. — Foret-amorçoir monté.

normale à la surface attaquée. Elles n'agissent donc guère que par leur pôle où viennent mourir les creux qui séparent les méridiens si saillants et si mordants au voisinage de l'équateur (fig. 806). Au contraire,

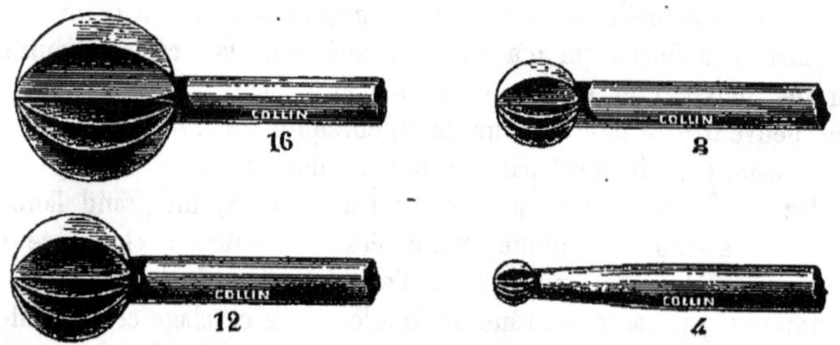

Fig. 806. — Fraises de grandeur naturelle, 16, 12, 8, 4 millimètres de diamètre. Ces fraises sphériques ont besoin d'un amorçoir quand elles sont mues sans vitesse par la main et mettent du temps à perforer la table interne de l'os; mais en revanche, leur pôle très peu mordant n'offre guère de danger, car sa pression presque douce décolle la dure-mère sans la trouer.

lorsqu'un moteur les anime d'une rotation vertigineuse, elles attaquent inclinées et sans amorçage et pourraient même découper tout le lambeau osseux s'il n'en devait résulter perte de substance d'os et danger pour le cerveau. Quand un trou semble près d'être percé, on le sonde et l'on ne continue à fraiser que si l'orifice de la table interne est insuffisant. C'est alors surtout qu'il faut user patiemment du pôle même de la fraise.

Les trous étant percés, comment, après avoir décollé la dure-mère par dessous, couper les ponts en ligne droite d'un trou à l'autre?

La sonde cannelée molle (fig. 807) courbée convenablement réussit à opérer ce décollement sans offense. Un simple bout de ressort de montre peut être employé, agissant comme le ressort boutonné de la sonde de

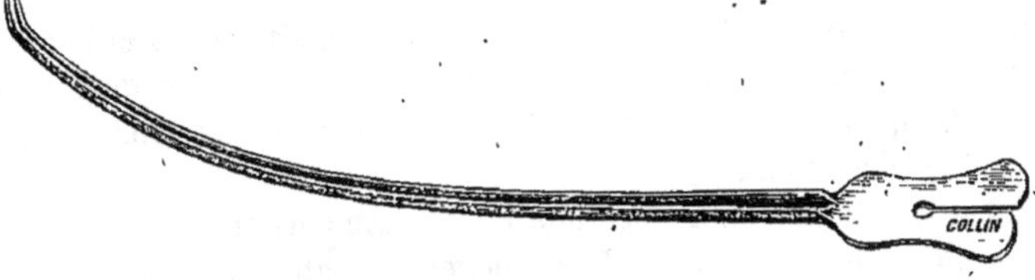

Fig. 807. — Sonde cannelée molle (argent) courbée par Doyen, pour tâter et décoller la dure-mère.

Belloc, entrant par un trou et sortant par l'autre, entraînant si l'on veut, à l'aller ou au retour, le fil-scie de Gigli.

Sur la sonde cannelée laissée en place, la scie circulaire mue par un moteur travaille vite et bien. La scie frottée va lentement et péniblement; elle peut au moins commencer la besogne d'un ciseau frappé qui sans elle aurait bien du mal sur certains crânes. Le ciseau de Chipault a deux ergots mousses et une commissure tranchante. Celui de la figure 808 n'a

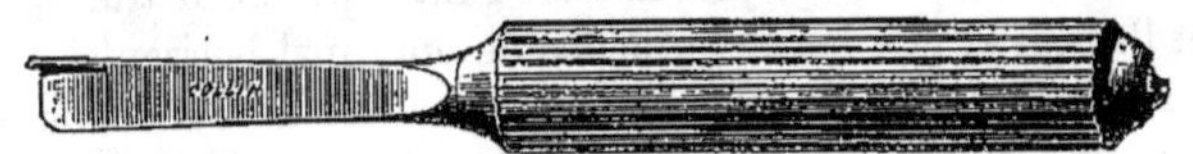

Fig. 808. — Ciseau ayant un angle prolongé en saillie mousse et l'autre arrondi, émoussé comme le sommet de l'uréthrotome de Maisonneuve.

qu'un prolongement de sûreté et un angle émoussé. Pour couper d'un trou à l'autre avec le ciseau frappé, on couche celui-ci tangentiellement à la courbe de l'os et l'on incline la lame de manière à imiter la suture écailleuse temporo-pariétale, au moins de place en place, afin que le lambeau, après sa réapplication, vienne battre sur le contour de l'ouverture et ne puisse s'y enfoncer et comprimer le cerveau.

Après avoir divisé l'os sur toute l'étendue de l'arc moresque, il faut rompre la base de l'écaille ainsi tracée et la renverser. La rugine droite faisant pesée dans le milieu de la section osseuse provoque assez facilement le décollement total de la dure-mère, pourvu que la résistance de la base osseuse inabordable, ait été affaiblie par deux coups de ciseau allant à la rencontre l'un de l'autre, donnés dans les trous qui limitent cette base. Le ciseau n'a pas à la trancher tout à fait, il suffit qu'il l'entame et la fêle à chaque bout pour que les fêlures, se rejoignant ou non, permettent à la rugine-levier d'achever la rupture, de rabattre le lambeau ostéo-musculo-cutané et d'exposer ainsi une large surface de la dure-mère où l'on voit en relief et incluses les ramifications de l'artère-méningée....

OUVERTURE OU TRÉPANATION DE L'ANTRE PÉTRO-MASTOÏDIEN

Je ne veux parler de ce sujet qu'à ces disciples jeunes et sensés qui, pour me comprendre et s'exercer, consentiront à sacrifier quelque mauvais os temporal sec qu'ils peuvent scier, percer, briser sans regret, car il s'agit ici d'anatomie.

Entendons-nous d'abord : ce que nous nommions clairement *sus-cavité* tympanique, les professionnels l'appellent maintenant l'*attique*; ce qui était simplement l'orifice, l'entrée, le couloir, la porte de l'antre, est aujourd'hui l'*aditus ad antrum*.

Au fond du conduit auditif d'un os sec on ne voit, dans l'ouverture du cadre tympanal, que la paroi interne de la caisse proprement dite : la sus-cavité, l'attique, qui contient suspendus et articulés les corps invisibles du marteau et de l'enclume, se développe au-dessus du cercle. Son tegmentum est cette lame mince et fragile qui fait partie de la face antérieure ou cérébrale du rocher, tegmentum large parce que la sus-cavité, l'attique, dépasse les limites de la caisse en tous sens, notamment en dehors, au-dessus des derniers millimètres du plafond du conduit, et en arrière où elle se prolonge jusque dans l'antre par un détroit qui est justement l'aditus et que borne en dedans le dur canal horizontal.

Sur le seuil de l'aditus, la jambe horizontale de l'enclume s'appuie; dans le seuil même arrive l'aqueduc de Fallope et le facial y contenu, venant du linteau de la fenêtre ovale et plongeant bientôt en s'incurvant derrière la caisse, pour descendre verticalement en bas.

Le conduit auditif externe osseux ne reste pas horizontal jusqu'au cercle tympanique. Il est coudé vers le bas dans son dernier demi-centimètre. En conséquence, la paroi inférieure se dérobe à la vue et se creuse comme on sait, en même temps que la paroi supérieure s'abaisse et s'incline en toit de mansarde, comme pour s'offrir au regard et aux instruments. C'est cette partie inclinée qui fait plancher à l'attique élargie. Si on la perfore avec un poinçon de raccommodeur de porcelaine, appliqué, couché dans l'angle que formeraient les parois postérieure et supérieure si le conduit était carré, on ouvre l'arrière de l'*attique*, c'est-à-dire l'*aditus ad antrum*, à coup sûr au-dessus du seuil où est le facial.

Essayez, soit sur l'os sec, soit sur le cadavre après avoir décollé et comprimé en avant le pavillon et le conduit périostéo-cutané.

Essayez : c'est bien simple de percer ce plafond qui s'offre lui-même au perforateur. Laissez en place cet instrument, dans le trou qu'il a fait, et, pour voir où en est la pointe, allez, sur la face cérébrale de la base du rocher, écailler le tegmentum de l'attique avec un fort scalpel.

Quand vous aurez constaté que le foret aboutit à l'aditus, poursuivez en arrière, s'il vous plaît, la destruction de la lame sous-dure-mérienne, dussiez-vous prendre la gouge et le maillet pour emporter cette partie devenue épaisse et dure quoique celluleuse, entre l'écaille temporale et le relief du canal demi-circulaire supérieur. Vous ouvrirez ainsi totalement l'aditus et l'antrum et vous verrez ce que montre la coupe horizontale (fig. 810).

Je viens de vous indiquer le plus court chemin qui mène de l'extérieur au seuil de l'*aditus*. L'*antrum*, où se logerait un pois, est situé à quelques millimètres en arrière, puisque l'aditus a 2 ou 3 millimètres de long.

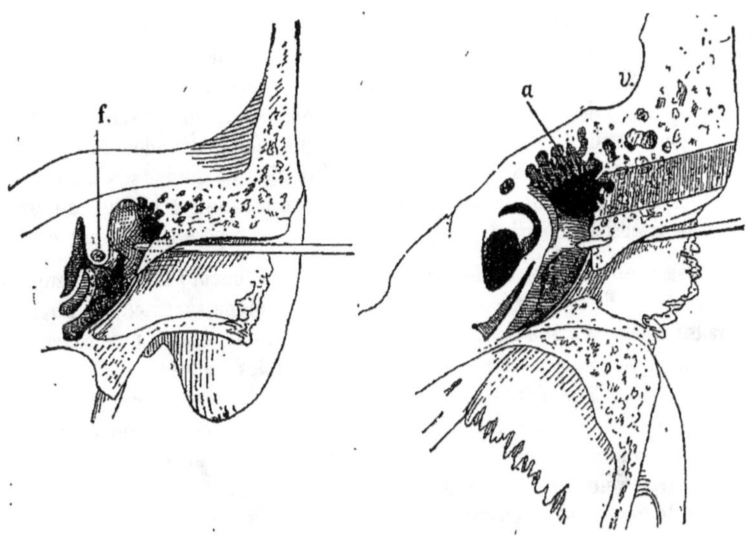

Fig. 809. — Coupe verticale. Fig. 810. — Coupe horizontale.

Ces coupes simplifiées, schématisées mais non déformées, intéressent le conduit auditif, la caisse et le labyrinthe du *côté gauche*.

La figure 809 montre sur le fragment postérieur vu d'avant, comment le plancher et le plafond du conduit auditif s'abaissent en approchant du cadre tympanal. Le perforateur a poussé sa pointe à l'entrée même de l'*aditus*, au-dessus du seuil dans lequel descend le canal du facial f. Au fond de l'aditus est le trou noir de l'*antrum* ; en dedans la dure coque du canal demi-circulaire horizontal.

La coupe horizontale, fig. 810, vue de haut, passe très près du plafond du conduit dont la partie inclinée n'a pas été emportée en avant ni en arrière. Comme sur l'autre, on voit le perforateur arriver à l'*aditus* derrière lequel est l'*antrum a*. Le puits à creuser est teinté ; quand même il serait plus large d'un bout à l'autre et évasé vers l'extérieur comme il conviendrait, le sinus veineux *v* ne courrait aucun risque.

Eh bien ! je ne suis pas le premier à le voir, si vous voulez ouvrir l'antre largement, sans détruire la paroi du conduit, creusez un puits de 10 millimètres de diamètre *parallèle* au poinçon qui vient d'ouvrir l'attique et l'aditus, ou au simple stylet-repère que vous appliquerez de temps en temps dans l'angle arrondi que forment le plafond et la paroi postérieure de la première moitié du conduit auditif, angle qui vise l'entrée du couloir-aditus.

Perforateur, gouge ou ciseau frappé, faites pénétrer lentement votre instrument : si vous portiez la pointe en bas, vous iriez au facial; en haut, dans le crâne; en arrière, vers le sinus; en avant, dans l'aditus, ce qui ne drainerait pas suffisamment l'antre. Apprenez sur l'os sec.

Il en est qui prétendent diriger sûrement une gouge frappée après avoir simplement dépériosté le fameux quadrant antéro-supérieur de la mastoïde. A peine sait-on où donner le premier coup de pioche, car la ligne temporale ou racine zygomatique est plus ou moins sensible, l'épine épitympanique plus ou moins développée, la suture squameuse plus ou moins fruste. Et ensuite, comment espérer tenir le ciseau perpendiculaire à la surface inégale, bosselée et toute petite que l'on a découverte? A défaut du conduit auditif dont la partie postéro-supérieure dénudée fournit une si bonne ligne de direction, l'opérateur fera bien de guider son instrument sur la ligne des sourcils qui indique un plan parallèle à la base du crâne et de viser l'articulation temporo-maxillaire qui repose sur l'oreiller.

Mais je ne connais rien de sûr comme le repère fourni par ce point supéro-postérieur du conduit auditif qui perforé nous mène sûrement à l'*aditus* : faites aboutir l'axe de votre puits à 6 ou 8 mm derrière, ni plus bas ni plus haut, et vous aurez ouvert l'antre et par lui les cellules mastoïdiennes.

Consentez à le faire au moins une fois, sur un temporal isolé, tenu dans un étau. Et ensuite, si vous démolissez la cloison que vous aviez réservée entre le conduit naturel et votre conduit artificiel, vous aurez une large voie par laquelle A. Broca atteint en avant le cerveau, en arrière le cervelet, précisément aux lieux d'élection des abcès.

DÉCOUVERTE ET EXCISION DE QUELQUES NERFS SENSITIFS DE LA FACE

Des névralgies rebelles ont été suspendues, guéries même, par la distension, la section et surtout la résection des nerfs. Les nerfs mixtes ne s'accommoderaient pas de la résection qui rendrait la paralysie musculaire ordinairement définitive.

Je ne m'occuperai que des branches du trijumeau, siège de l'horrible et fréquente névralgie faciale. On peut les couper sous les téguments avec un ténotome : il vaut mieux les découvrir et en réséquer un bout à ciel ouvert (voy. Létiévant, *Traité des Sections nerveuses*, Paris, 1873).

Nerf frontal.

Il est appliqué mais non adhérent au périoste du plafond de l'orbite, sous lequel il se divise en frontal externe, frontal interne et trochléaire.

C'est sous ce plafond qu'il faut aller le chercher assez profondément, pour le saisir avant sa division. On incise donc, le long et au-dessous du rebord orbitaire, divisant successivement la peau, le muscle orbiculaire et l'aponévrose ; on abaisse toutes les parties molles orbitaires pour regarder sous le plafond où l'on aperçoit le nerf que l'on saisit profondément pour le couper au delà de la prise, renverser le bout périphérique en l'attirant et l'exciser.

Mais où faut-il placer le milieu de l'incision afin de tomber juste au droit du tronc du nerf? Autrement dit, en quels points les branches frontale externe, frontale interne et sus-trochléaire émergent-elles de l'orbite?

La première sort avec l'artère homonyme, par l'échancrure sous-orbitaire, échancrure *tangible* quand elle n'est pas transformée en trou; la seconde se dégage entre l'échancrure et la poulie du grand oblique généralement *tangible* aussi; la troisième enfin, quand elle existe, traverse le tissu fibreux de la poulie. Entre la première et la troisième il n'y a que 12 ou 15 millimètres.

Comme la branche frontale externe, la principale, continue le nerf en droite ligne, c'est son point d'émergence, l'échancrure sus-orbitaire, située comme les trous sous-orbitaire et mentonnier, à 25 ou 30 millimètres de la ligne médiane, qui marque le milieu de l'incision.

En plaçant au droit de la poulie le milieu d'une incision recourbée suivant le contour interne de l'orbite, on risque de trancher mais, avec des précautions, on découvre le nerf sous-trochléaire ou *nasal externe*. J'ai vu Abadie le reconnaître à la petite artère qui l'accompagne.

Nerf sous-orbitaire et ses deux bouts.

Au sortir de la fosse ptérygo-maxillaire, le nerf maxillaire supérieur, après avoir fourni les rameaux dentaires postérieurs, s'engage dans la gouttière sous-orbitaire bientôt convertie en canal par un mince couvercle qui ne s'épaissit qu'au bord de l'orbite. Dans le canal même se détachent, souvent un nerf dentaire moyen, toujours le dentaire antérieur.

Découvrir le nerf le plus en arrière possible, avant la naissance des rameaux dentaires antérieurs, dans la portion du canal facile à effondrer, tel est le but. On l'atteint par la *voie antérieure*, en incisant le bord adhérent de la paupière inférieure, peau, muscle et périoste, dans l'étendue de 3 centimètres. Le milieu de l'incision doit se trouver à plomb au-dessus du trou sous-orbitaire qui est lui-même sur la verticale descendant de l'échancrure sus-orbitaire tangible, à 25 ou 30 millimètres du plan médian.

L'incision ayant été faite à fond, permet d'amorcer et de poursuivre le soulèvement du périoste du plancher de l'orbite, périoste que l'on charge sur le grand bout de l'écarteur, brillant réflecteur, afin de relever toutes les parties sus-jacentes et d'exposer à la lumière le couvercle fissuré du canal et la gouttière qui le précède.

Le bris du couvercle est facile : aussitôt fait, un petit crochet charge le nerf délicatement sans appuyer sur le lit fragile du canal. On sépare l'artère du nerf; on coupe celui-ci le plus profondément possible; on relève son bout périphérique, on l'arrache ou on l'excise.

Michel, au lieu de pénétrer dans l'orbite, se borne à couper le nerf à sa sortie du trou sous-orbitaire. Il introduit ensuite un poinçon dans le canal pour détruire le nerf sur une grande longueur et atteindre l'origine du

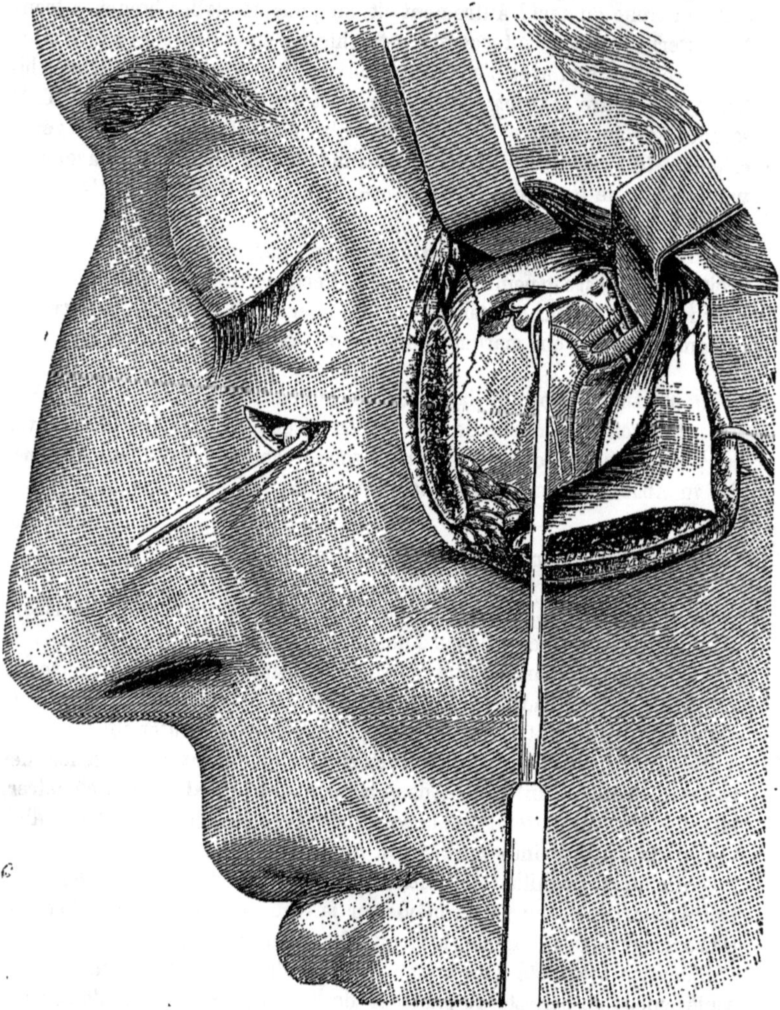

Fig. 811. — Accrochement du nerf maxillaire supérieur aux deux extrémités du tunnel sous-orbitaire. — C'est pour l'atteindre près du ganglion de Meckel qu'un lambeau zygomato-malaire a été abaissé et récliné, le muscle temporal relevé et tiré en arrière ainsi que le coroné, ce pour quoi l'écarteur, placé comme il est, ne suffirait pas.

dentaire antérieur. Celui-ci peut, du reste, être tranché d'un coup de ciseau frappé, donné à travers la paroi antérieure du sinus maxillaire.

Voie latérale. — Pour atteindre le nerf maxillaire supérieur, et le ganglion de Meckel dans la fosse ptérygo-maxillaire, il faut luxer temporairement l'apophyse zygomatique de l'os malaire en dehors et en arrière, afin de cheminer ensuite derrière la tubérosité maxillaire.

La figure 811, que j'ai dessinée pour Segond, il y a déjà longtemps, montre qu'il faut abattre l'arcade zygomatique et récliner le muscle temporal; qu'alors on est fort gêné par le plus antérieur des tubercules de la crête sous-temporale; qu'il faut s'y prendre avec adresse pour charger ce qu'on peut, de dessous en dessus et d'arrière en avant, dans la fosse ptérygo-maxillaire, avec un crochet à strabisme.

Elle ne montre pas ce que j'ai conseillé à Lamothe de représenter dans sa thèse, les nombreuses artérioles et les innombrables veines inter et intra-musculaires de cette région.

Résection intra-crânienne des nerfs maxillaire inférieur et maxillaire supérieur.

Je ne veux pas être long, mais je tiens à dire à mes lecteurs que cette opération, dont on a parlé beaucoup (c'est un devoir de tout tenter, même quand on n'obtiendrait jamais plus de 12 à 15 mois de répit, contre la cruelle névralgie faciale grave qui se termine par le suicide ordinairement), que cette opération, dis-je, n'est ni impossible, ni même très difficile. Ils savent, d'autre part, qu'elle n'a pas une gravité extrême.

Ayant passé avec Quénu un après-midi de dimanche dans mon laboratoire, pour échanger quelques connaissances, j'ai profité de l'occasion pour lui demander de faire sous mes yeux ce que je savais qu'il avait fait récemment sur le vivant, c'est-à-dire d'exécuter devant moi la résection intra-crânienne du nerf maxillaire inférieur.

Eh bien! ce n'est pas difficile, car on voit clair, beaucoup plus clair qu'on ne s'y attendrait. Je vais vous dire à quelles conditions.

Il faut rabattre un lambeau temporal comprenant la pointe du muscle crotaphyte et l'arcade zygomato-malaire. Cela expose le fond osseux de la fosse temporale, c'est-à-dire montre, d'avant en arrière, la grande aile et l'écaille, avec la crête horizontale qui les limite en bas, au moment où ces parties osseuses se coudent pour devenir horizontales et plafonner la fosse zygomatique. Si le coroné monte très haut, il convient de l'abaisser en faisant maintenir la bouche béante ou même de le fracturer.

Qu'est-ce qui empêche maintenant de voir et de toucher le plafond zygomatique? Uniquement le faisceau supérieur du muscle ptérygoïdien externe qui s'y attache. Rien n'est facile comme de détacher ce faisceau à la rugine et de l'abaisser avec les nerfs et les vaisseaux de la région sans en léser d'autres que ceux qui ont déjà été coupés en taillant le lambeau.

Alors sont accessibles deux surfaces osseuses : l'une à l'œil et au doigt, celle de la fosse temporale, l'autre au doigt seulement et moyennant abaissement ou section du coroné, le plafond de la fosse zygomatique (fig. 812).

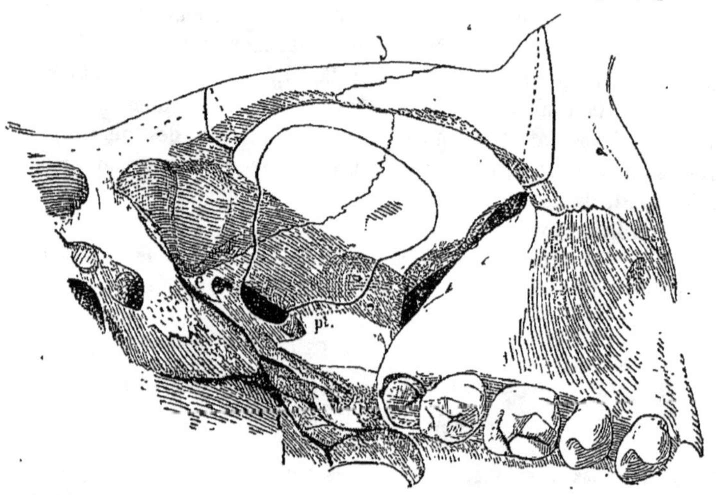

Fig. 812. — Squelette de la fosse zygomatique droite. Le plafond en est ombré et l'on y voit les deux trous : petit rond devant l'épine du sphénoïde e et ovale derrière l'aileron ptérygoïde externe pt. Entre le plafond ombré et la surface temporale éclairée est la crête sous-temporale. La brèche à créer aux dépens de la surface temporale et du plafond de la fosse zygomatique pour aboutir au trou ovale, est cernée d'un trait noir. Sur les apophyses zygomatiques du temporal et du malaire, la place des traits de scie est indiquée : il faut couper obliquement, au moins suivant l'épaisseur, avec une lame d'une extrême minceur, pour que l'arcade rajustée tienne d'elle-même.

Sous ce plafond, le doigt enfoncé sent : en avant, l'aileron externe, large, de l'apophyse ptérygoïde et son bord postérieur tranchant; en arrière, l'épine du sphénoïde et le ligament qui en descend; entre l'épine et le bord ptérygoïdien, un creux qui correspond justement au nerf maxillaire inférieur, au trou ovale où l'on se propose de terminer par une brèche, la tranchée large et longue que l'on va ouvrir dans la paroi osseuse temporo-zygomatique.

Après avoir fait ces reconnaissances, l'opérateur vient trépaner largement et détruire à la pince-gouge la partie basse de la fosse temporale. Cela permet à un écarteur de soulever le lobe sphénoïdal du cerveau dans sa dure-mère intacte et de rendre visible la face crânienne du plafond zygomatique qu'il s'agit maintenant de ronger, d'échancrer en V dirigé vers le trou ovale dont le doigt réindique facilement la place en retournant par dessous, sentir l'intervalle de l'épine et du bord tranchant ptérygoïdien. En peu de temps, le décollement de la dure-mère et l'abrasion du plafond osseux zygomatique laissent voir le nerf maxillaire inférieur au-dessus de son trou (fig. 813, III). On ébrèche celui-ci d'un der-

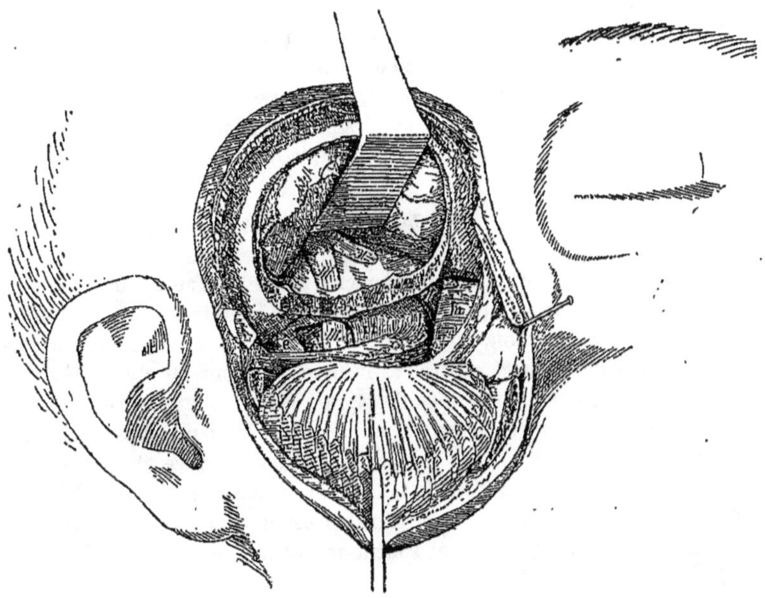

FIG. 813. — Résection sous- et intra-cranienne du nerf maxillaire inférieur en voie d'exécution. Le lambeau ostéo-musculaire est rabattu ; la brèche temporale est faite et le plafond zygomatique largement échancré. On voit ce que le doigt a senti : tubérosité maxillaire m, aileron ptérygoïdien pt, épine sphénoïdale e, tous deux au-dessus du muscle ptérygoïdien externe désinséré et affaissé. On voit en outre III le nerf maxillaire inférieur et II le maxillaire supérieur, l'un et l'autre à l'extérieur et à l'intérieur du crâne, vu que le lobe sphénoïdal du cerveau est relevé dans sa dure-mère par un écarteur dont l'extrémité découvre presque le ganglion de Gasser.

Deux ou trois coups de pince incisive peuvent ébrécher le trou ovale et permettre d'en tirer le nerf avec un crochet.

nier coup de pince tranchante, et l'on en tire avec un crochet une longue anse de nerf visible, facile à réséquer, mi-partie intra et mi-partie extra-crânienne.

Le nerf maxillaire inférieur conduit facilement, à une profondeur un peu plus grande, soit au maxillaire supérieur, soit au ganglion de Gasser : il suffit de pousser le décollement de la dure-mère. A ce moment, ce sont les écarteurs appropriés, étroits et longs qui, soulevant le cerveau dans ses membranes, font tout ou empêchent tout.

Le ganglion de Gasser est adhérent dans sa loge sous ou intra-duremérienne ; il est défendu en dedans par le sinus caverneux et la carotide : il ne faut pas aller crocheter par là. On peut tenter d'isoler, avec un instrument délicat et demi-mousse, sa face pétreuse, sa face cérébrale, la dure-mère y ayant de l'épaisseur, enfin son bord externe et son hile où l'on a à trancher l'arrivée des deux racines. Le sinus pétreux supérieur est insignifiant.

Pour le reste, pour tout ce qui attache le ganglion en dedans, branche ophtalmique y comprise, c'est par la traction sur le nerf maxillaire inférieur et sur le supérieur coupé qu'on doit essayer de réussir.

J'ai lu des récits de plus brillantes victoires... et des conseils d'une autre envergure..., mais je n'ai pas l'essor des audacieux et je souhaite aux martyrisés, que les injections profondes d'alcool tiennent leurs promesses.

Nerf lingual et nerf dentaire inférieur, voie buccale.

1° Si, le doigt étant allé dans la bouche, sur le bord antérieur de la base coronoïdienne d'abord, puis en dedans, l'on commande au malade de mordre un gros bouchon, ou de serrer les dents sur l'ouvre-bouche, ce doigt explorateur sent se contracter le bord antérieur du ptérygoïdien ou masséter interne. Il semble à ce doigt que, n'était la muqueuse, il pénétrerait facilement entre le muscle et la mâchoire dans l'espace maxillo-ptérygoïdien où se séparent : le nerf lingual qui s'avance glissant sous la muqueuse avant d'entrer dans la langue, et le nerf dentaire qui plus profond, plus externe, masqué par le relief osseux qui supporte l'épine de Spix et couvert par le ligament sphéno-maxillaire, pénètre dans le maxillaire inférieur.

La bouche étant maintenue ouverte et la langue tirée du côté opposé, une incision de 3 centimètres faite entre la langue et la gencive de la dernière molaire, au fond de la gouttière muqueuse linguo-gingivale, découvre le nerf lingual que l'on peut poursuivre avec des ciseaux jusqu'à la face externe du muscle ptérygoïdien interne, entre ce muscle et l'os.

2° Voici les préliminaires de la section du nerf dentaire inférieur : triompher complètement de la contracture possible des muscles masticateurs et ensuite tenir la bouche très largement ouverte ; tirer la commissure labiale et aussi le menton du côté de l'opération ; toucher le bord antérieur de l'apophyse coronoïde : à quelques millimètres en dedans de ce bord, inciser verticalement la muqueuse, de très haut en bas, fouir avec le doigt, entre le muscle et l'os, la pulpe dirigée vers celui-ci, l'ongle refoulant en dedans le nerf lingual et le muscle ptérygoïdien, enfin s'arrêter sur l'épine de Spix qu'un peu de dénudation rend plus sensible. L'introduction du doigt est pénible, douloureuse même, quand le maxillaire s'abaisse imparfaitement et que sa diduction vers le côté opéré étant impossible laisse peu de place entre le coroné et les molaires supérieures.

La pulpe de l'indicateur reste donc sur l'épine de Spix et couvre l'entrée du nerf dans le canal dentaire. Un petit crochet mousse est conduit de champ sur le doigt jusqu'au delà ; tourné en dehors et remonté au-dessus de l'épine, il accroche tout ce qui pénètre dans le canal et même la bandelette ou ligament sphéno-maxillaire : tout peut être coupé avec un long bistouri boutonné.

Il semble préférable, lorsqu'on a l'épine-repère sous le doigt, d'essayer de saisir le faisceau vasculo-nerveux à la face externe du ligament sphéno-maxillaire, entre ce ligament et l'os, à l'aide d'une pince à pression continue ou d'un très petit lithotriteur, pour le couper ensuite au-dessus et au-dessous de la prise ou le tordre et l'arracher. C'est ce dernier parti que, à la sommation de Péan, j'ai dû prendre un jour inopinément sur un malade qu'on ne pouvait faire bâiller. La pince ne ramena qu'un bout d'artère ; le nerf non élastique ne s'était pas laissé enrouler, il s'était cependant rompu, car son territoire fut et demeura anesthésié.

Même nerf dentaire inférieur, voie osseuse.

L'orifice interne du canal dentaire se trouve à la face interne de la branche montante, à égale distance des bords antérieur et postérieur, et à peu près à mi-chemin entre le bord inférieur et la concavité de l'échancrure sigmoïde, sur le prolongement du bord alvéolaire du corps de la mâchoire, chez le sujet denté. Une couronne de trépan appliquée de dehors en dedans, au-dessus de l'orifice d'entrée du nerf, découvre celui-ci dans l'excavation même ou tranchée qui précède le tunnel osseux. Cette tranchée, dont le fond est mince, a deux berges dont l'antérieure surtout est fort épaisse. Aussi la couronne du trépan menace-t-elle le nerf bien avant d'avoir mobilisé la rondelle osseuse dont il faut rompre au ciseau les attaches antérieure et postérieure. Ce procédé, de Warren, si l'on ne prenait des précautions, blesserait la parotide, le canal de Sténon, le facial ; le masséter est nécessairement incisé.

La perforation de la table externe du maxillaire inférieur est indispensable à la découverte du nerf dans son trajet intra-osseux. Cette perforation peut être faite au trépan, au foret-amorçoir ou au petit ciseau frappé.

On peut même couper le nerf avec cet instrument introduit dans la bouche entre la joue et la mâchoire, et arracher le bout périphérique en tirant sur le nerf mentonnier découvert par la voie buccale.

Nerf mentonnier, voie buccale.

Le trou mentonnier est situé au droit de la deuxième petite molaire ou plus en avant, un peu plus près du bord inférieur que du supérieur, sauf chez les édentés. L'incision du fond du sinus muqueux qui sépare la joue de la mâchoire découvre tout de suite le nerf.

ŒSOPHAGOTOMIE EXTERNE

Je n'ose pas m'occuper de l'œsophagotomie sus-diaphragmatique ou intra-thoracique. C'est par une ouverture verticale faite au gril costal entre le bord spinal de l'omoplate et la ligne médiane qu'on approche le conduit alimentaire, alors qu'il est déjà devant l'aorte. Il faut décoller la plèvre sans la perforer. On croirait qu'en opérant à droite, on doit atteindre l'œsophage plus facilement. C'est vrai pour la partie haute ; en bas, la plèvre, malheureusement, tend à s'insinuer et s'insinue entre l'aorte et l'œsophage, y formant un sinus qui couvre la face postérieure du conduit cherché ; grave inconvénient, dit Hartmann. A gauche, il n'y a rien de pareil, mais c'est le chemin le plus long, et l'aorte, dont il faut décoller la plèvre, fait peur, à juste raison prétend Potarca. Les parois de l'aorte ont une épaisseur et une solidité qui me rassureraient. On ne doit pas craindre de les gratter au plus près pour laisser à la plèvre le plus de tissu cellulaire possible.

Mais la recherche et l'ouverture de l'œsophage se font le plus souvent au *côté gauche du cou.*

L'œsophagotomie de la portion cervicale est à peu près la même opération que la découverte et la ligature de l'artère carotide primitive au-dessous du muscle omo-hyoïdien (Voy. Michel, art. *Œsophage* in *Dictionnaire encyclop.*).

Le doigt promené sur la ligne médiane du cou et de bas en haut, reconnaît et marque la saillie de l'arc antérieur du cartilage cricoïde. Nous savons que ce point correspond à l'origine de l'œsophage et, je vous l'ai dit, au tubercule carotidien de la sixième vertèbre cervicale : la partie transverse ou arcade de l'artère thyroïdienne inférieure, qu'il faudra reconnaître, est à environ 2 centimètres plus bas. (Rev. fig. 59 et 60, p. 82 et 83) ; c'est à ce niveau, un peu au-dessus ou un peu au-dessous, que l'œsophage sera ouvert.

Je conseille à l'opérateur, s'il veut tomber sur l'œsophage et non sur le pharynx, s'il ne veut pas couper les vaisseaux thyroïdiens supérieurs, fautes tant de fois commises, d'inciser plus bas qu'on ne le dit communément, de placer le milieu de son incision à un travers de doigt au-dessous du niveau de l'arc tangible du cricoïde, juste sur l'arcade de l'artère thyroïdienne inférieure. Si l'incision cutanée ne mesure que 8 centimètres, ce qui est une moyenne suffisante, elle ne remontera donc pas au bord supérieur du cartilage thyroïde, mais descendra assez près du sternum.

Quand on peut introduire dans l'œsophage la sonde dilatatrice de Vacca, quand il existe un corps étranger volumineux au niveau même de l'incision, l'ouverture de l'épais conduit est bien facilitée.

Le malade est couché, un coussin sous les épaules, la tête légèrement détournée et suffisamment défléchie pour développer la face antérieure du cou et attirer hors de la poitrine la trachée et l'œsophage y appendu.

Le milieu de l'incision ayant été marqué à un travers de doigt au-dessous du cricoïde, l'opérateur, avec les bouts alignés des quatre doigts gauches, sent le bord antérieur du muscle sterno-mastoïdien et la gouttière carotidienne qui est devant. Pensant à la veine jugulaire antérieure, il incise sur le bord musculaire sans craindre de découvrir le chef sternal, puisque plus tard il serait coupé d'un coup de ciseaux s'il restait gênant. Le muscle sterno-mastoïdien mis à nu, mobilisé et récliné, laisse voir le feuillet profond de sa gaine. Si la terminaison de la veine jugulaire antérieure y apparaît embarrassante, on la divise entre deux ligatures. Sans quitter encore le bistouri ni la pince à dissection, mais en abaissant le manche pour diriger le tranchant vers la trachée et le détourner de la grosse jugulaire, on met à nu les muscles omo-hyoïdien et cléido-hyoïdien. Il est possible de pénétrer dans l'interstice de ces deux muscles en réclinant le premier en dehors, le second en dedans. Il est plus commode de les charger sur la sonde insinuée de haut en bas et de diviser l'omo-hyoïdien en totalité et le cléido-hyoïdien en partie, en épargnant et rejetant en dehors les filets visibles de la branche descendante de l'hypoglosse. En opérant très bas, l'on peut respecter l'omo-hyoïdien et inciser seulement le cléido-hyoïdien.

Alors apparaît le corps thyroïde dont le développement peut gêner beaucoup. S'il en sort une veine qui traverse le champ opératoire pour aller à la jugulaire (fig. 814), elle doit être coupée entre deux ligatures près de la glande.

Le doigt cherche dans la plaie : la trachée, la colonne vertébrale, le tubercule carotidien et la carotide. Un grand écarteur à cheval sur l'ensemble thyro-trachéo-œsophagien le maintient en dedans ; l'index de l'opérateur attire en dehors le paquet vasculo-nerveux, et la sonde, ou le bistouri si elle en est incapable sans violence, libère, sans le dénuder, le bord interne de l'artère jusqu'à ce que tout le paquet puisse être retenu en dehors par un deuxième écarteur. L'opérateur a maintenant sous les yeux le lit où tout à l'heure l'artère était couchée ; il relève le lobe thyroïdien et, s'il présente une gouttière creusée par la carotide, il se garde de prendre la lèvre interne de cette gouttière pour l'œsophage. En relevant la glande, l'artère thyroïdienne inférieure apparaît : la sonde lui donne quelque liberté qui permet de la récliner en bas et en dedans vers et avec les veines homonymes. La section entre deux fils est permise.

Enfin le doigt *sent* : en haut la petite corne thyroïdienne, en bas la *trachée* et l'œsophage ; l'œil voit le muscle œsophagien rouge et peut-être le nerf récurrent devant. L'artère thyroïdienne inférieure envoie souvent un rameau derrière ce nerf (fig. 815). Il convient de fendre l'œsophage sur le côté pendant qu'un écarteur soulève en avant et en dedans nerf récurrent et branches vasculaires thyroïdiennes. A défaut de dilatateur intérieur, une pince à griffes permet d'ouvrir l'œsophage qui, non dilaté, est épais, très épais, formé de deux couches *peu adhérentes*, l'une *rouge* extérieure, l'autre *blanche* intérieure, qu'il faut reconnaître en les coupant. L'ouverture ou plutôt la ponction est agrandie avec des ciseaux ou sur la sonde cannelée attentivement introduite non dans l'interstice des parois, mais dans le canal qui, ouvert, jette toujours un peu de mucosité.

Après l'extraction d'un corps étranger, on est tenté de faire la suture de cette plaie d'environ 3 centimètres. On disait autrefois qu'elle ne réussit pas sur la tunique musculaire et qu'il n'est permis de la tenter que sur la muqueuse. (Colin, Terrier, Cazin). Que risque-t-on avec les fils aseptiques?

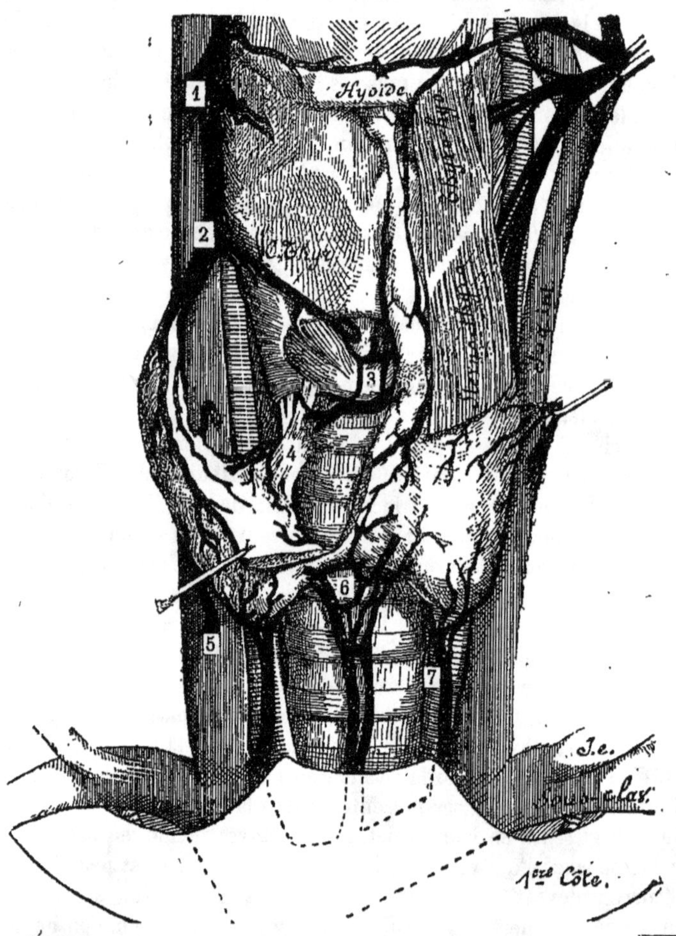

Fig. 814. — Ce qui couvre l'œsophage. Veines du larynx et du corps thyroïde.

Pour atteindre l'un des bords de l'œsophage, le gauche par exemple, il faut écarter en dehors la carotide et la jugulaire, en dedans le lobe thyroïdien et la trachée. On voit que la veine thyroïdienne moyenne qu'un crochet soulève, s'opposerait à cette préparation et qu'il faudrait la couper; que la v. thyroïdienne inf. 7 devrait être reconnue, réunie à la trachée et confiée au même écarteur. Si elle se jetait dans la jugulaire, on la couperait aussi entre deux fils plutôt que de s'en laisser embarrasser.

1 tronc thyro linguo-facial, 2 thyroïdienne supérieure proprement dite, 3 tubercule cricoïdien, 4 ligaments du corps thyroïde, 5 l'une des thyroïdiennes moyennes du côté droit, 6 plexus originel de la thyroïdienne médiane, 7 thyroïdienne inférieure.

TRACHÉOTOMIE

Cette opération, l'ouverture de la trachée, longtemps réservée à l'extraction des corps étrangers, est entrée dans la thérapeutique du croup sous les efforts de Bretonneau et Trousseau.

Aujourd'hui nous sommes en pleine sérothérapie ; la diphtérie, toujours redoutable, n'est cependant plus le fléau d'autrefois, et l'on tend à préférer le tubage du larynx pour combattre les accidents d'ordre mécanique.

La trachéotomie dans le croup se complique de la pose d'une canule qui reste en place jusqu'à ce que le larynx désobstrué soit redevenu perméable. C'est à l'obstacle laryngé et non à la maladie générale que s'adresse l'opération. Il ne faut la pratiquer ni trop tôt, car la guérison spontanée est possible, ni trop tard, puisque les progrès de l'intoxication et de l'asphyxie peuvent rendre l'enfant incapable d'expulser ses fausses membranes et de se remonter. Libre, on opère à la fin de la deuxième période de la maladie ou au commencement de la troisième. A ce moment, les accès de suffocation se sont *rapprochés*; l'état asphyxique devient *permanent*; la respiration est pénible et le *tirage* continu et marqué : il faut opérer.

Le croup atteint tous les âges, mais spécialement la première enfance[1]. Les petits larynx deviennent vite insuffisants et demandent tôt la trachéotomie. Au contraire, chez les grands enfants et les adultes, l'asphyxie ne se montre guère avant l'envahissement des bronches, ce qui rend la trachéotomie inefficace, Plus un enfant est jeune, — on opère aujourd'hui couramment dans la deuxième et même dans la première année, — plus l'opération est difficile en raison de l'*étroitesse*, de la *brièveté*, de la *flaccidité* de la trachée, en raison aussi de l'*embonpoint*.

Cette petite trachée d'un an, de 3 centimètres de long, en partie seulement accessible au-dessus du sternum, mince et dépressible, à peine assez large pour recevoir la canule de 6 millimètres, comment la sentir à travers un collier de graisse? Comment l'atteindre et l'inciser juste sur la ligne médiane sans la transpercer? Comment y introduire enfin la canule?

En 1798, Pelletan opérait un enfant de trois ans qui avait un haricot dans la trachée. L'embonpoint était considérable : « Je conçus, écrit cet habile bronchotomiste, que la pratique de cette opération n'appartiendrait jamais qu'aux personnes qui, à des *connaissances positives*, joindraient du *sang-froid* et une *grande habitude* d'opérer. »

Si quelqu'un me lit, je souhaite qu'il m'accorde quelque crédit, je souhaite qu'il consente à s'exercer aussi souvent qu'il le pourra à la tra-

1. Sanné, *Traité de la diphtérie*, 1877; de Saint-Germain, *Chirurgie des enfants*, 1884; Dubar, art. *Trachéotomie*, Dictionn. de Jaccoud, 1884; Paul Renauld, *Manuel de trachéotomie*; Panné, thèse de Paris, 1888, *Trachéotomie dans le croup avec chloroforme et procédé lent.*

chéotomie cadavérique; il s'habituera ainsi à placer son petit malade, à se placer lui-même, à s'éclairer, à se faire aider, à inciser dans le plan médian, à mettre la canule, etc. Sa main gauche apprendra à rechercher et à fixer le larynx; son index à sentir la trachée et à entr'ouvrir la plaie. Il jugera de la superposition et de la profondeur des parties, de leur résistance au bistouri, etc. Enfin, choses capitales, il deviendra capable, les yeux fermés, de sentir la trachée d'un nouveau-né, et avec le doigt la touchant à nu, et avec le bistouri divisant les cerceaux en travers.

Les praticiens sont bien près de confondre dans un seul genre les quatre variétés suivantes de laryngo-trachéotomie : laryngotomie intercrico-thyroïdienne, crico-trachéotomie, trachéotomie supérieure et trachéotomie inférieure. Celle-ci, que pratiquait Trousseau, intéressait la portion de la trachée comprise entre le quatrième et le septième anneau. La trachéotomie supérieure se borne aux trois premiers anneaux. La crico-trachéotomie divise le cartilage cricoïde et deux anneaux de la trachée. Enfin la laryngotomie intercrico-thyroïdienne a pour champ la membrane élastique crico-thyroïdienne.

La trachéotomie inférieure est abandonnée aujourd'hui. L'anatomie va nous dire pourquoi et nous fournir sur les autres procédés des données indispensables.

Le conduit aérien est situé sur la ligne médiane. C'est à peine si, dans le thorax, la crosse aortique le pousse un peu vers la droite. Mais, quelque résistant qu'il soit, il peut être déformé par les tumeurs et rejeté quelquefois fort loin de sa position normale.

Très superficielle à son origine au cartilage cricoïde, la trachée s'enfonce obliquement en bas et en arrière et laisse entre elle et la poignée du sternum assez de place pour loger les énormes troncs brachio-céphaliques artériel et veineux. La trachée se trouve donc d'autant plus profonde qu'on la découvre plus près de la fourchette du sternum. Elle est située devant l'œsophage et celui-ci a quelquefois souffert d'un bistouri trop appuyé. A côté sont la carotide et la jugulaire interne, qui n'ont pas non plus toujours été respectées, la jugulaire gauche surtout qui, en bas du cou, se porte en avant et à droite pour contribuer à former le tronc veineux brachio-céphalique gauche très exposé dans la trachéotomie inférieure pratiquée sans d'extrêmes précautions.

La trachée est séparée de la carotide et de la jugulaire par du *tissu cellulaire* lâche que bien des opérateurs ont ouvert et traversé pour aboutir à la colonne vertébrale, et qui alors reçoit facilement la canule. Celle-ci, quand on la force si peu que ce soit et qu'elle ne trouve pas la bonne voie, fait fausse route n'importe où, soit en avant, soit sur le côté lorsqu'on a décollé le lobe latéral du corps thyroïde.

Ce qui intéresse le plus le trachéotomiste, ce sont les parties qui couvrent la face antérieure du conduit qu'il s'agit d'ouvrir sur la ligne médiane : le corps thyroïde et surtout l'appareil vasculaire laryngo-thyroïdien médian.

La figure 815 montre la branche artérielle crico-thyroïdienne, large d'un millimètre, qui de chaque côté descend de la thyroïdienne supérieure

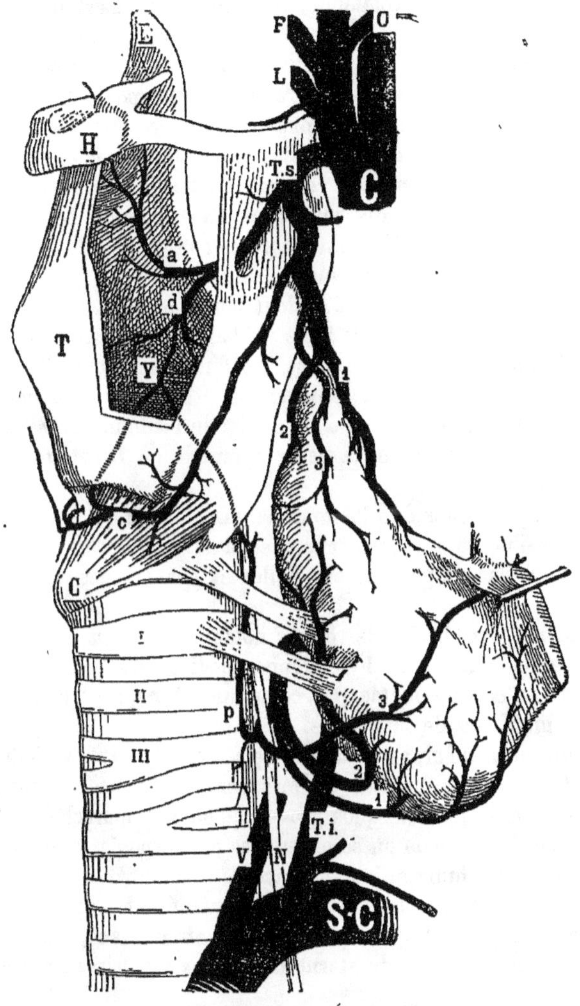

FIG. 815. — Profil gauche du larynx et de la trachée; lobe thyroïde renversé montrant sa face trachéale encore attachée par deux ligaments représentés dix fois trop longs; artères noires. — C bifurcation de la carotide primitive réséquée.

T.s. Laryngo-thyroïdienne supérieure née de l'origine de la carotide externe. Elle fournit deux des trois artères laryngées : 1° la supérieure qui, à travers la membrane thyro-hyoïdienne, atteint la gouttière latérale où elle se bifurque en a ram. ascendant derrière l'os hyoïde H, vers la langue et l'épiglotte E, et d descendant au rendez-vous Y visible par la fenêtre du cart. thyroïde T; 2° la laryngée externe ou cricoïdienne ou antéro-inférieure e qui remonte au rendez-vous Y pas-dessous le cart. thyroïde, non sans laisser à l'extérieur un rameau qui fait *arcade intercrico-thyroïdienne* avec son pareil du côté opposé, arcade d'où part entre autres le ramuscule pour entrer dans le larynx par-dessous le cartilage thyroïde après avoir laissé un rameau qui, avec son pareil du côté opposé, forme arcade devant la membrane crico-thyroïdienne. De cette arcade naissent : 1° un petit rameau médian perforant qui se distribue à la muqueuse de la portion sous-glottique du larynx; 2° deux rameaux, ascendant et descendant, qui se distribuent le premier à la pyramide, le second à l'isthme du corps thyroïde. Les veines qui correspondent à l'artère crico-thyroïdienne et à ses branches sont ordinairement assez petites et incapables de donner une hémorragie sérieuse. On peut cependant citer de nombreuses anomalies de volume, d'origine, de distribution et d'anastomoses, tant pour l'artère que pour les veines. Néanmoins la région intercrico-thyroïdienne passe pour la plus sûre au point de vue opératoire.

Le *corps thyroïde* est formé de deux lobes latéraux adhérents aux côtés de la trachée et réunis sur la ligne médiane par un isthme court, mince et étroit, mais très variable dans ses dimensions, que l'on rencontre ordinairement devant deux, quelquefois trois ou quatre des premiers anneaux de la trachée. Du bord supérieur de l'isthme ou des parties voisines s'élève ordinairement la petite pyramide de Lalouette, rattachée à l'os hyoïde.

Il est donc, à moins que l'isthme ne manque, ce qui est extrêmement rare, impossible de pratiquer la trachéotomie supérieure sans diviser cette partie, de fines anastomoses artérielles et des arcades veineuses transversales.

L'existence d'artérioles de volume notable au-devant de la trachée est un fait exceptionnel. La thyroïdienne médiane de Neubauer, fort peu redoutable, n'est elle-même pas commune et ne couvre que la partie cervicale inférieure de la trachée.

Au contraire, une grande quantité de *veines* (fig. 816), véritable plexus, émanent du corps thyroïde et masquent la trachée, d'autant moins nombreuses mais d'autant plus grosses qu'on se rapproche davantage du tronc brachio-céphalique où se jettent les plus exposées et les plus dangereuses par leur volume et leur *absence de valvules*.

Si nous ajoutons que dans le tissu sous-cutané une veine jugulaire antérieure peut, dans un trajet capricieux, devenir médiane, longitudinale ou oblique ; qu'au voisinage du sternum les deux jugulaires antérieures ont

perforant sous-glottique. — La branche thyroïdienne supérieure proprement dite ayant atteint la corne supérieure de la glande donne **1** le rameau du bord ant., **2** celui du bord postérieur, tous deux chargés de desservir la face externe de la glande, enfin **3** le rameau de la face profonde trachéale.

Née de la sous-clavière **S-C**, la laryngo-thyroïdienne inf. **T.i.** monte, redescend et se divise en trois rameaux qui remontent : **1** sur le bord inférieur ou inféro-antérieur, **2** sur le bord postérieur, **3** sur la face trachéale. C'est celui-ci qui souvent embrasse le nerf récurrent **N** au moment où il lui donne comme satellite l'artère laryngée inférieure postérieure **p** qui l'accompagne jusqu'au carrefour anastomotique à trois voies **Y**. Cette disposition, ici représentée, fait courir de grands risques au nerf dans la thyroïdectomie, lors de la section du pédicule vasculaire inférieur.

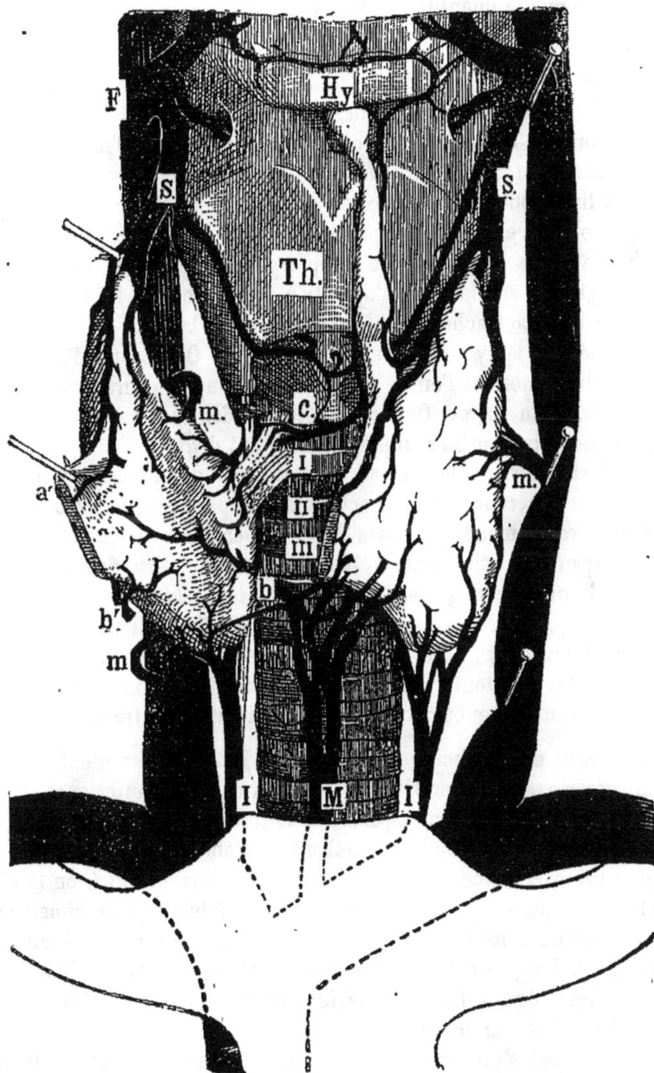

Fig. 816. — Les veines du larynx et du corps thyroïde en noir.

Les veinules thyroïdiennes moyennes m, m, m, étant sans importance, on peut dire : les veines sont calquées sur les artères. En effet, la veine laryngo-thyroïdienne supérieure **S** ne diffère en rien de l'artère homonyme, puisqu'elle est constituée par : laryngée supérieure, laryngée externe ou cricoïdienne ou antéro-inférieure et thyroïdienne proprement dite formée de trois rameaux originels. La veine thyroïdienne inférieure **I** répond bien aux rameaux glandulaires et laryngés de l'artère de même nom. Le trajet de celle-ci lui est imposé par sa branche cervicale ascendante et par les anses du grand sympathique ; elle ne peut être droite et courte comme sa veine, elle ne serait pas assez élastique pour se prêter aux mouvements de la déglutition. Quant au plexus qui se rassemble en veine thyroïdienne médiane **M**, c'est, à l'état constant, la voie de retour du sang qu'apporte l'artère inconstante de Neubauer.

une anastomose transversale, nous pourrons conclure qu'il est impossible de prévoir quelle quantité de sang veineux fournira l'incision.

L'hémorragie veineuse, quoique n'étant ni constante ni même ordinaire, est si redoutable chez l'*adulte*, que les chirurgiens se partagent sur le choix du procédé. Les uns, fuyant le danger, s'adressent à l'ouverture intercrico-thyroïdienne; les autres, disciples de Trousseau, opèrent avec lenteur et circonspection, disséquant, reconnaissant, écartant, pinçant ou liant tous les vaisseaux qui se présentent; d'autres enfin emploient le thermocautère à basse température.

Chez le *jeune enfant* que le croup asphyxie et qu'il ne faut pas retenir trop longtemps sur la table d'opération si l'on ne veut l'y voir mourir, on pratique *vite* la trachéotomie *supérieure* ou la crico-trachéotomie : la suppression de la dyspnée arrête l'hémorragie. On redoute l'action escharifiante du cautère et l'on ne perd pas son temps à poursuivre la cause de l'hémorragie en nappe. On ne s'arrête que dans les cas exceptionnels où une grosse veine ou bien une artériole a été divisée.

Me plaçant principalement au point de vue de la trachéotomie dans le croup chez un enfant, de la trachéotomie supérieure, le bistouri est l'instrument recommandé. Il devra donc diviser successivement, sans parler des vaisseaux qui viennent d'être signalés : la *peau* fine, extensible et mobile, la *graisse* d'épaisseur variable, la *ligne blanche* cervicale, entre les cléido-hyoïdiens écartés en bas et les sterno-thyroïdiens écartés en haut, l'*isthme thyroïdien* ; enfin la *trachée*, cerceaux, muqueuse et fausse membrane. A travers toutes ces couches, il suffit d'enfoncer 12 à 14 millimètres de lame pour ouvrir la partie supérieure de la trachée d'un enfant.

L'étudiant en médecine qui fréquente les hôpitaux d'enfants doit se familiariser avec l'exploration de la région cervicale antérieure. Un index gauche exercé remontant à partir de la fourchette sternale sent toujours l'arc antérieur du cricoïde qui déborde notablement la trachée. C'est le repère par excellence. Quand on l'a senti *de bas en haut*, on le cherche de haut en bas, en partant du cartilage thyroïdien : on reconnaît en passant le creux crico-thyroïdien. On détermine ensuite la distance crico-sternale, la longueur de la portion accessible de la trachée, longueur qui, toutes choses égales d'ailleurs, varie presque du simple au double, suivant la conformation cervico-thoracique.

Il faut aussi s'exercer à fixer le larynx entre le pouce et le médius gauches pendant que l'index de la même main parcourt la ligne médiane; tâcher même, après avoir pris du large, d'amener le pouce et le médius à se sentir derrière le larynx. De Saint-Germain, sans comprimer l'organe, le soulevait ainsi au-devant de son bistouri. Toujours on se met à droite du lit, le poignet gauche sur la face de l'enfant.

Appareil instrumental. — Bistouri, dilatateur et canule, voilà l'indispensable. On se passe ordinairement du dilatateur, on ne peut s'en passer toujours. A moins d'être pris au dépourvu, il faut encore avoir à sa disposition : des pinces hémostatiques et des fils, des écarteurs ou érignes mousses, une pince à disséquer, une sonde cannelée, des ciseaux, une pince à fausses membranes, une poire aspiratrice, un tube insufflateur, un écouvillon ou une plume d'oiseau. La boîte à trachéotomie ne contient que des instruments spéciaux : bistouri droit, bistouri boutonné, crochets écarteurs, dilatateur, écouvillon, baleine porte-éponge, pince à fausses membranes; une double canule pour adulte et trois doubles canules pour enfants de 1 à 12 ans et d'un diamètre de 6, 8 et 10 millimètres.

Le bistouri droit, c'est-à-dire à pointe dans l'axe, doit être long de manche, court de lame, parfaitement affilé et entretenu au beau poli.

Sa lame peut porter des marques indiquant, à partir de la pointe, combien il y a de millimètres d'engagés. Le bistouri de Dubar présente trois traits : le premier à 1 centimètre de la pointe, le second à 1 centimètre et quart, le troisième à 1 centimètre et demi. On peut, au moment même de l'opération, enrouler un fil ou poser un petit anneau de caoutchouc autour du bistouri pour ne laisser le tranchant libre que dans l'étendue de 15 millimètres. De Saint-Germain limitait la pénétration avec son doigt.

Il faut tenir le bistouri comme un porte-plume et veiller à ce que la lame et le manche se maintiennent dans le *plan médian* du corps.

Le bistouri boutonné servirait à agrandir l'ouverture si, primitivement, elle avait été faite trop petite. On l'employait autrefois pour diviser les parties profondes et bien dénuder la trachée sans s'exposer à la perforer prématurément.

Il existe de nombreux modèles de *dilatateurs* qui ressemblent à première vue à des pinces à mords courbes sur le champ, pinces à ressort ou pinces à anneaux, dont les mords s'écartent, s'ouvrent, quand on serre les doigts. Les uns, et je dirais volontiers les moins embarrassants dans les petites trachées, sont faits pour s'appliquer dans l'angle supérieur de la plaie (fig. 817). Les plus employés sont à deux branches (Trousseau), ou à trois branches (Laborde) (fig. 818). On reproche au premier d'aplatir la trachée quand on force l'écartement, au second de tenir trop de place chez les petits enfants. Les branches sont toujours assez fortes et par conséquent trop épaisses, car les dilatateurs sont aussi des conducteurs pour la canule. Ceux qui se servent de canules à mandrin ou, mieux encore, de la double canule à bec et à ouvertures latérales de Krishaber, peuvent se passer de dilatateurs. C'est cependant un instrument qu'un trachéotomiste doit toujours avoir dans la poche de son gilet (de Saint-Germain).

Les *canules* actuellement employées sont toujours doubles et courbées en arc de cercle. L'externe porte une plaque qui reste à l'extérieur et sert à attacher deux rubans de fil qu'on noue derrière le cou. L'interne a une plaque moins large qui limite sa pénétration et donne prise à un petit tourniquet qui la fixe à la grande plaque de la canule externe. Lüer a imaginé de donner aux canules une certaine mobilité sur la plaque, afin de permettre à ces tubes de suivre la trachée dans ses mouvements verticaux. Enfin, pour faciliter la pénétration, l'extrémité de la canule externe

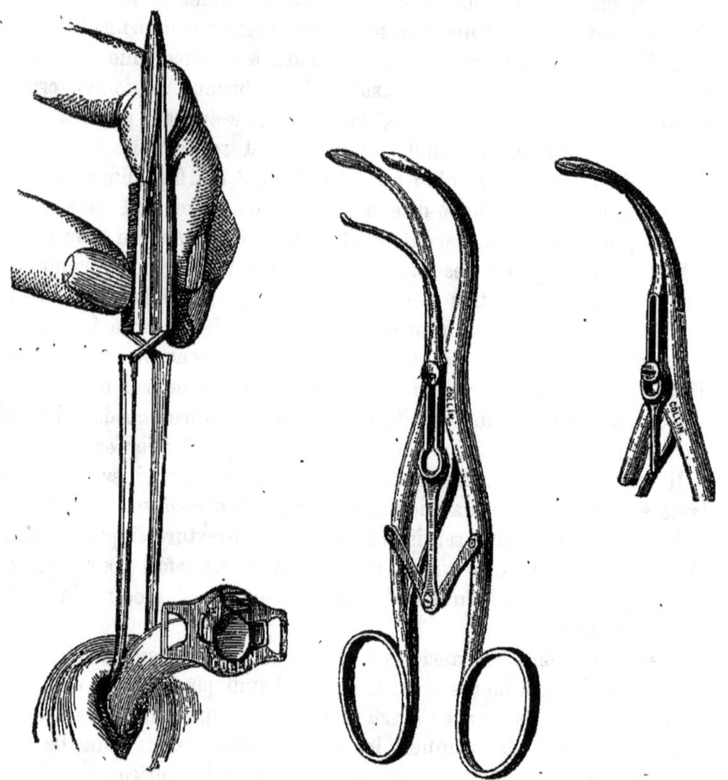

Fig. 817. — Dilatateur supérieur de Garnier.

Fig. 818. — Dilatateur à trois branches de Laborde : ouvert et fermé.

qu'on introduit d'abord seule est légèrement taillée en bec de flûte aux dépens du côté concave de l'arc.

Que de modèles n'a-t-on pas inventés !

Le bout d'une canule trop courbée ulcère le devant de la trachée et même les gros vaisseaux, l'excès contraire amène la blessure de la partie postérieure. Coupée carrément, la canule entre difficilement sans dilatateur, et celui-ci tient de la place. Un mandrin conducteur suffoque l'enfant s'il n'est pas tubuleux.

La double canule de Krishaber (fig. 819) doit entrer dans la pratique. Le tube interne sert à l'autre d'embout. Comme il est terminé en bec arrondi, largement et obliquement percé de chaque côté, il pénètre bien, ne blesse pas et permet la respiration. On ne tarde pas du reste à le remplacer par une canule interne ordinaire (fig. 820).

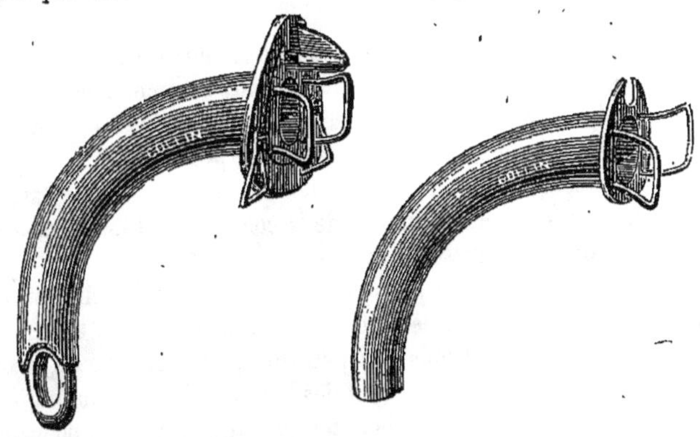

Fig. 819. — Canule externe garnie de la canule-mandrin à bec de Krishaber.

Fig. 820. — Canule interne ordinaire pour remplacer la canule-mandrin après l'introduction.

Avant l'opération, la canule est choisie, garnie de ses rubans et passée à travers le trou central d'un disque de taffetas gommé qui séparera la plaie de la plaque et des cordons. Trousseau a rendu un service signalé en inventant la cravate formée d'un lainage tricoté et d'une pièce de grosse mousseline peu serrée dont on couvre la canule pour que l'air inspiré y trouve la chaleur et la vapeur d'eau qu'y dépose l'air expiré.

J'aurais l'air de commenter un catalogue de coutellerie chirurgicale si je décrivais tous les instruments qui ont été inventés pour la trachéotomie. Je ne veux plus dire qu'un mot des ténaculums et trachéotomes. Ces instruments ont pour but de pénétrer d'emblée dans la trachée, soit pour la fixer

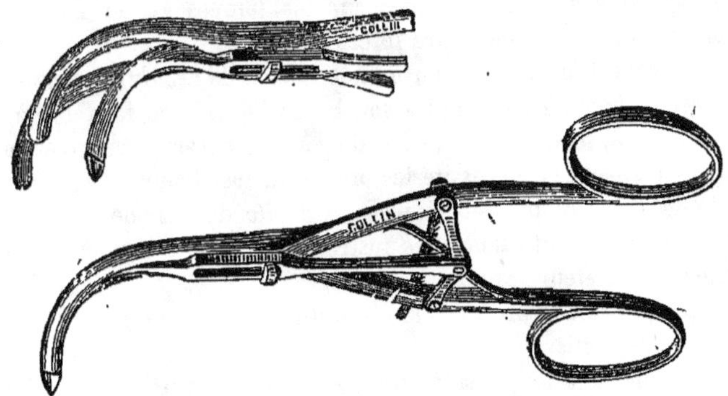

Fig. 821. — Trachéotome dilatateur de B. Anger.

(ténaculum simple), soit pour la dilater après l'avoir fixée (ténaculum dilatateur), soit pour l'inciser et la dilater (trachéotome dilatateur) (fig. 821).

Malheureusement il est difficile de piquer juste sur la ligne médiane une paroi dense, élastique, flexible, mobile et profonde. C'est dommage!

On opère les enfants sur un petit matelas dur couvert d'un drap de toile et posé sur une table étroite ou sur une commode amenée en pleine lumière. Un coussin ferme formé d'un oreiller ficelé, d'un drap roulé autour d'une bûche ou d'une bouteille, est préparé pour être placé sous le cou et les épaules de manière à donner au cou une certaine convexité antérieure, grâce à la flexibilité de la colonne vertébrale et à l'extension *modérée* qui sera imposée à la tête.

La lumière du jour est la meilleure. Mais il faut qu'elle tombe de haut. Le lit d'opération sera amené les pieds à la fenêtre et tourné de biais de manière que le jour frappe un peu sur le côté gauche du malade.

Quand on opère la nuit, il faut des lumières fixes et une lumière mobile. Lampes et bougies, tout est bon comme lumières fixes, pourvu qu'il y en ait aux quatre points cardinaux de la chambre, au plafond ou sur les meubles. Quant à la lumière mobile, le rat-de-cave est ce qu'il y a de plus commode. On l'approche aussi près qu'on veut du champ de l'opération et il ne laisse point tomber de gouttes brûlantes.

Trois aides sont nécessaires.

L'enfant déshabillé est enveloppé corps, bras et jambes, dans une couverture de laine. Ainsi emmailloté, il est apporté sur un lit étroit couvert d'une nappe destinée à se replier sur la couverture de laine et à la protéger du sang et des mucosités qui vont être projetés en tous sens. Un aide assis au pied du lit, le corps penché en avant, pèse de son poids sur les jambes, tandis qu'avec les bras allongés il fixe à travers la couverture les membres supérieurs et s'efforce d'abaisser et d'effacer les épaules du patient.

Lorsque le coussin est bien placé sous le cou et les épaules, un autre aide applique ses deux paumes sur les tempes et du bout des doigts allongés soutient la mâchoire inférieure.

L'opéré est ainsi maintenu immobile dans le *décubitus dorsal parfait.*

Le troisième aide se tient à gauche de l'opéré, en face de l'opérateur. il est chargé, suivant la nécessité, d'éponger, d'écarter les lèvres de la plaie, de poser en cas de nécessité les pinces hémostatiques, d'éclairer, etc.

Enfin l'opérateur, qui se place *à droite* du malade, a sous la main, posés sur une petite table, les instruments qu'il doit manier lui-même : bistouri, dilatateur, canule.

Quel que soit le procédé, le dispositif est le même, car on n'opère plus les malades assis.

Quel que soit le procédé, les *principes* suivants ont la même valeur capitale :

1° Inciser sur la ligne médiane et dans le plan médian du corps. — Il ne suffit pas de couper la peau sur la ligne médiane, il faut encore atteindre et fendre la trachée sur la même ligne. De toute nécessité, le bistouri doit donc se mouvoir dans le *plan vertical médian.* Lorsque l'opérateur est loin de l'opéré, et qu'il incise à bras tendus, sa tendance est d'incliner et d'amener vers lui le bistouri. Fort de toute son attention, il divise bien la peau. Mais s'il faiblit ensuite, son bistouri s'incline, glisse devant la trachée ou vient la ponctionner sur le côté droit. Alors même que l'incision trachéale a débuté sur la ligne médiane, que de fois, au lieu de filer vers le milieu de la fourchette sternale, ne s'incline-t-elle pas à droite vers l'opérateur! C'est la pire des inclinaisons.

2° Pour être sûr d'inciser dans le plan médian, il faut *fixer le larynx et la trachée entre les doigts* de la main gauche, le pouce à droite du malade, le médius à gauche, l'index restant libre pour sentir les anneaux, boucher ou entr'ouvrir l'ouverture. J'ai dit comment de Saint-Germain soulevait le cylindre laryngo-trachéal sur le milieu duquel il est alors facile d'inciser tout, à la fois, en tenant bien son bistouri. Les partisans du procédé ordinaire se bornent à placer en permanence le pouce et le médius aux flancs du thyroïde et du cricoïde qu'ils fixent dans le sens transversal. En incisant à égale distance de ces doigts fixateurs et repères, le bistouri est sûr de tomber sur le milieu de la trachée, pourvu qu'il ne quitte pas le plan vertical sagittal, antéro-postérieur.

Nous allons appliquer ces deux principes à la trachéotomie supérieure et à la crico-trachéotomie, qui ne diffèrent qu'en ce que l'anneau cricoïdien est respecté dans la première et divisé dans la seconde.

L'opération se fait ordinairement en *deux temps* : 1° incision des parties molles et mise à nu de la trachée; 2° incision de la trachée. Le premier temps peut être exécuté avec lenteur ou avec rapidité. Avec *rapidité,* si l'opérateur incise vivement la peau, la graisse, l'aponévrose et l'isthme, d'*un* ou de *plusieurs* traits de bistouri, sans chercher à distinguer chemin faisant les parties qu'il divise, ni à saisir les vaisseaux qui donnent du sang. Avec *lenteur* au contraire si, comme Trousseau, le trachéotomiste va pas à pas, faisant absterger la plaie, écarter ses bords, récliner ou saisir les vaisseaux, de manière à produire une plaie étanche au fond de laquelle apparaisse la trachée tangible et visible.

De Saint-Germain plongeait d'emblée son bistouri dans la voie aérienne : en *un temps* et en *un instant,* il divisait tout à la fois, téguments et trachée, sur la longueur voulue. Dans ce procédé spécialement applicable à la crico-trachéotomie, on ne voit pas ce qu'on fait, on le *sent.* Un tel acte opératoire est essentiellement *rapide,* tandis que dans le procédé en deux temps il peut être lent ou rapide à volonté.

Je ne crois pas que la lenteur, utile chez l'adulte à cause du volume des veines ou des artères, soit de mise chez l'enfant qui asphyxie, et dont la position est défavorable à la respiration.

a. *Trachéotomie supérieure rapide en deux temps.* — Tout étant disposé comme il a été dit préalablement, la situation du cartilage cricoïde exploré, étant connue et marquée, et de même le milieu de la fourchette sternale, saisissez, sans la déplacer et sans trop serrer, la partie inférieure du larynx entre le pouce et le médius gauches. Tenant le bistouri par le talon de sa courte lame, le manche élevé et maintenu dans le *plan médian vertical antéro-postérieur*, plan sagittal, incisez la peau à partir du cricoïde dans l'étendue de 3 centimètres, sur la ligne médiane, à égale distance du pouce et du médius qui flanquent la trachée, dans la direction du point marqué au milieu de la fourchette sternale.

Par ce premier trait ne cherchez pas à découvrir la trachée.

Contentez-vous d'inciser la peau élastique et fuyante, dans une bonne étendue.

Immédiatement repassez dans la plaie le bistouri toujours maintenu *dans le plan vertical*; repassez-le avec légèreté, car les parties se laissent facilement couper et vous ne devez pas vous exposer à ouvrir prématurément la voie aérienne; repassez-le donc doucement, et sans hâte, une fois, deux fois, jusqu'à ce que les arceaux cartilagineux se révèlent par leur consistance à la pointe qui les croise ou à l'index gauche qui les explore.

Que la plaie saigne ou ne saigne pas, la trachée est dénudée : ouvrez-la sur une longueur de 15 millimètres. Votre main gauche n'a pas bougé, l'ongle de l'index s'est abaissé dans le haut de la plaie, il sent probablement le cricoïde et cherche à le maintenir en l'accrochant. Au-dessous, plongez au plus 5 millimètres de pointe : n'attendez pas le sifflement pour continuer, mais réjouissez-vous s'il se produit et incisez sans peur; ne vous effrayez pas du sang soufflé qui peut-être vous éclabousse, fendez froidement de haut en bas, toujours *sur la ligne médiane* et *dans le plan médian*, tenant le bistouri redressé afin de ne courir aucun risque d'échappade par pression, vers la paroi postérieure.

Déposez le bistouri; prenez vite la canule (ou le dilatateur), puis hâtez-vous sans précipitation.

A ce moment, l'ongle de l'index gauche qui couvrait, bouchait, appréciait la plaie trachéale, entr'ouvre cette boutonnière béante et offre la voie que cherche le bec de la canule (ou le dilatateur).

On tient le dilatateur fermé à pleine main droite sans en presser les anneaux, que l'on couche devant le sternum; on le présente sur la ligne médiane; on le relève quand il est entré; on l'ouvre enfin.

La canule à embout de Krishaber s'introduit de même sur la ligne médiane. Mais la canule externe ordinaire, en raison de la coupe oblique de son bec, est présentée transversalement sur le côté droit ou sur le côté gauche du cou, suivant les opérateurs et leur manière d'entre-bâiller la plaie; elle est ramenée par un quart de tour dans le plan médian aussitôt qu'elle est engagée dans la bonne voie.

Si le bruit canulaire manque ou cesse, il faut introduire un écouvillon, une plume de plumeau neuf pour désobstruer, recourir au dilatateur, à la respiration artificielle, etc.

Quand on se sert du dilatateur, on l'introduit fermé et on l'ouvre modérément après qu'il est introduit. On fait tout de suite asseoir l'enfant pour lui permettre de respirer et de désobstruer ses bronches; puis on pose la canule par-dessus, si c'est un des dilatateurs inférieurs ordinairement usités.

On essaye toujours de se passer de dilatateur et d'introduire d'emblée la canule avec le secours de l'ongle de l'index. Il me semble que le mieux est, après que la trachée a été incisée, d'y introduire l'ongle, ce qui déprime d'abord les lèvres fibro-cartilagineuses, puis d'accrocher, d'attirer à soi et de relever la lèvre droite sous laquelle on introduit le bec de la canule présentée en travers du côté gauche du cou. Cette manière réussit très bien quand l'incision est tout à fait médiane ou un peu déjetée à gauche, ce qui n'est pas trop mauvais.

Au contraire, si l'incision a été faite à droite de la ligne médiane, il faut se contenter de déprimer la lèvre droite et d'introduire le bec de la canule sous la lèvre gauche proéminente en présentant la canule en travers du côté droit du cou.

Soit que l'on accroche et relève la lèvre droite pour introduire la canule dessous de gauche à droite, soit qu'on la déprime simplement pour engager le bec de droite à gauche sous la lèvre gauche, il faut s'efforcer de placer l'ongle près de la commissure supérieure de la plaie. Sur les trachées qui ne sont pas très petites, l'ongle tourné un peu en travers détermine une béance notable en soulevant une lèvre, affaissant l'autre, et les écartant toutes les deux.

J'estime qu'il y a tout avantage à s'exercer à ces manœuvres sur des cadavres de nouveau-nés, d'enfants et même d'adultes, quoique la canule entre généralement toute seule dans une *plaie médiane assez longue.*

Cette trachéotomie supérieure en deux temps est généralement connue sous le nom de procédé de Bourdillat.

On peut faire de la même manière la crico-trachéotomie. Plus on opère haut, moins le tube aérien est profond, plus c'est facile.

b. Trachéotomie supérieure ou crico-trachéotomie rapide en un temps. — De Saint-Germain, qui n'employait que ce procédé sur les enfants, faisait tenir la tête soit par les côtés, soit en plaçant les mains de l'aide, l'une sous la nuque, l'autre sur le front. Après l'exploration de la ligne médiane du cou, il est bon de marquer les repères cricoïdien et thyroïdien.

L'opérateur saisit alors le larynx au droit du cartilage thyroïde, entre le pouce et le médius appliqués d'abord à distance sur la peau, rapprochés ensuite comme pour se rencontrer derrière le tube respiratoire qui se trouve ainsi soulevé devant les doigts. Cette manœuvre détermine ordinairement la formation d'un sillon transversal correspondant à la dépression crico-thyroïdienne, là même où il faut enfoncer le bistouri. L'incision se fait sur la ligne médiane et dans le plan médian, en enfonçant *un cen-*

timètre et quart de pointe limitée par le médius appliqué sur la lame : avec de l'habitude, on sent la pointe pénétrer dans le larynx comme à travers une membrane tendue et l'on continue l'incision par des mouvements de scie verticale très limités; enfin, quand on juge l'incision trachéale suffisante, on retire le bistouri en faisant comme une échappade en bas qui agrandit un peu l'ouverture cutanée.

L'ongle de l'index gauche introduit dans la plaie sert de guide à la canule de Krishaber, au dilatateur ou à la canule ordinaire.

Dans ce procédé, il faut sentir ce que l'on fait. Dubar nous dit pourtant qu'au moment de la ponction, on doit entendre le sifflement et l'attendre pour continuer. Il a même fait construire un bistouri à lame graduée pour indiquer la pénétration, et cannelée pour provoquer le sifflement et la pluie de sang qui l'accompagne. De Saint-Germain n'attendait pas : il ponctionnait, incisait et posait la canule.

Pour que le sifflement se produise, il faut que l'enfant respire, qu'il n'y ait pas de fausse membrane obturante : ce n'est pas toujours le cas.

c. Trachéotomie lente. — Trousseau, après avoir longuement découvert la trachée, l'ouvrait à ciel ouvert dans la partie inférieure du cou, au-dessous de l'isthme du corps thyroïde, entre le quatrième et le septième anneau. Il insistait sur la nécessité d'être lent. On fuit maintenant, pour de bonnes raisons, la partie inférieure de la trachée.

Mais chez l'adulte, quand on opère au bistouri, la trachéotomie rapide reste une imprudence. On diviserait donc à partir du cricoïde et sur la ligne médiane la peau dans l'étendue de 4 centimètres; deux écarteurs entr'ouvriraient la plaie ; les éponges de gaze la tiendraient claire et nette. L'opérateur se méfierait d'abord des grosses veines superficielles; n'en trouvant pas ou les ayant liées, il inciserait la ligne blanche et ferait écarter les muscles. Arrivé sur le plan du corps thyroïde, il examinerait attentivement le nombre et le volume des vaisseaux; au besoin il passerait deux fils sous l'isthme et son plexus, pour couper le tout entre deux ligatures en masse. Il ne faut ouvrir la trachée de l'adulte qu'après l'avoir tout à fait découverte et s'être assuré par l'observation de quelques expirations que la plaie ne saigne pas ou ne saigne plus. Malgaigne avait dit, je le crois, Panné de Nevers l'affirme, que, même chez l'enfant, des écarteurs multidentés avec lesquels on ratisse la trachée, sont hémostatiques en aplatissant les veines contre la face profonde des lèvres du tégument.

d. Laryngotomie intercrico-thyroïdienne. — C'est encore un procédé d'adulte, moins dangereux sans doute que la trachéotomie au point de vue de la perte du sang. Cependant j'ai rencontré quelquefois, au niveau de la membrane crico-thyroïdienne, une très grosse veine transversale, l'arcade typique, et ce développement anormal m'a rappelé à la prudence.

Le bout du doigt sent le creux crico-thyroïdien. — On fait sur la ligne médiane une incision cutanée de 25 millimètres, couche par couche, attentivement, usant même de la dilacération par la sonde, liant tout ce qu'on soupçonne pouvoir saigner ; on écarte la pyramide de Lalouette si on la voit ; on cherche à apercevoir la double arcade artério-veineuse crico-thyroïdienne et on la lie si on la trouve. Enfin, la membrane étant bien à nu, on incise depuis le bord inférieur du cartilage thyroïde jusqu'au bord supérieur du cricoïde. Il est rare qu'on n'entame pas celui-ci en terminant l'incision : cette entamure augmente le calibre de la plaie, surtout lorsque l'introduction de la canule la transforme en rupture complète de l'arc cricoïdien antérieur. La canule à bec de Krishaber est indispensable, à moins qu'on ne conduise une canule ordinaire sur un embout conique. L'espace crico-thyroïdien, même agrandi par la bascule imposée au cricoïde pour l'introduction, est tout juste suffisant pour recevoir une canule de bon calibre, mais il l'est dans l'immense majorité des cas, je m'en suis assuré.

TUBAGE DE LA GLOTTE

Bouchut est mort trop tôt pour assister au retour d'Amérique et à la généralisation de l'intubation du larynx qu'il a prêchée en vain si longtemps. Il me sembla d'abord que la cause ne serait définitivement gagnée que si l'on arrivait à perfectionner encore les tubes en usage.

Le tubage a sur la trachéotomie l'avantage de ne pas faire de plaie, d'être agréé par la famille aussitôt que le médecin le propose, etc.

Les tubes ordinairement employés sont longs de 4 à 6 centimètres pour les enfants de 1 à 10 ans ; leur lumière est ovale, à grand diamètre antéro-postérieur variant seulement de 5 à 7 millimètres. Une tête renflée reste au-dessus des cordes vocales supérieures, dans le vestibule du larynx ; l'extrémité inférieure descend très bas dans la trachée. On en fait de plus courts qui dépassent assez peu le cartilage cricoïde pour qu'en aplatissant d'un *coup de pouce* (Bayeux) les premiers anneaux de la trachée, on réussisse à les faire sauter dans le pharynx, d'où les enfants les crachent.

L'introduction exige que l'enfant soit emmailloté, immobilisé entre les jambes et les bras d'un aide, que la tête renversée soit aux mains d'un autre aide, que la bouche baye par un *ouvre-bouche* non encombrant.

Le tube est armé d'un fil de sûreté et garni d'un mandrin calibré. Celui-ci est saisi par un *introducteur* (fig. 822) et porté dans le larynx sous la conduite de l'index gauche qui a plongé d'avance, reconnu l'épiglotte et les sommets des aryténoïdes qu'il redresse en arrière. Quand le tube est en place, le jeu d'une pièce de l'introducteur le maintient tandis que la pièce principale tire sur le mandrin, qui aussitôt ébranlé se laisse extraire sans emporter le tube sur la tête duquel le doigt peut appuyer. Après quelques inspirations indiquant que tout est bien, le fil est retiré.

Quand il faut extraire le tube, l'ouvre-bouche, l'introduction du doigt gauche, redeviennent nécessaires. L'*extracteur* (fig. 823) est introduit fermé dans le tube; ouvert ensuite il prend contact et devient par pression assez adhérent à l'intérieur pour opérer l'extraction sans déraper.

Le tube gêne toujours la déglution. Il s'obstrue assez souvent pendant les premiers jours, alors que la production des fausses membranes n'a pas

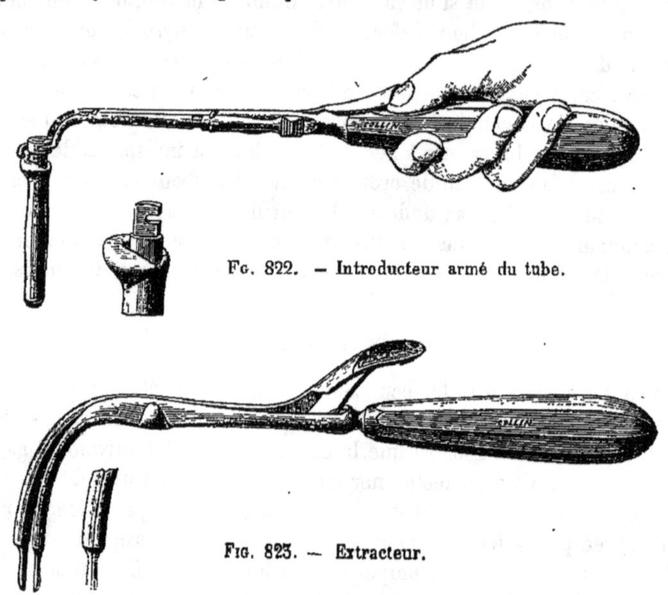

Fɢ. 822. — Introducteur armé du tube.

Fɪɢ. 823. — Extracteur.

encore été anéantie par la sérothérapie : il faut l'enlever, le nettoyer et le replacer ensuite. Trop souvent il est expulsé par une quinte de toux : alors il est quelquefois avalé. Enfin il peut ulcérer la muqueuse du larynx. Choisi trop petit, il tomberait dans la trachée.

AGRANDISSEMENT MOMENTANÉ DU BASSIN[1]

Quoique l'opération césarienne aseptique et conservatrice ait réduit de beaucoup le nombre des cas où la symphyséotomie reste indiquée, je con-

1. Ce fut à la fin de 1891 que Morisani, de Naples, nous envoya à Paris un de ses disciples, Spinelli, pour annoncer une fois de plus aux accoucheurs les bons résultats de l'opération de Sigault, la symphyséotomie. Nous avons travaillé depuis.

Sigault et Aitken, l'inventeur de la scie à chaîne, voilà les deux noms à citer avant tous. Mais la place me manque, voyez s'il vous plaît mes publications : Ischio-pubiotomie, etc., 1892; Aux lecteurs... et Fragments sur les Pelvitomies (avec Varnier), 1893; Rapport au congrès de Rome, 1894, avec Pinard (extraits des *Annales de Gynécol. et d'Obst.*); Dystocie du détroit supérieur (*Gaz. hebdom.*, 1894); Symphyséotomie, 1895 (*Gaz. des hôpitaux*) et Préhenseur-Levier mensurateur, *ibid.*; Application clinique du préhenseur-levier mensurateur A. Martin (*Normandie médicale*), Rouen, 1896; Cinq cas d'application heureuse du préhenseur-levier mensurateur J. Gourdet (*Gaz. méd. de Nantes*), 1897.

serve encore une fois, la description de cette opération-ci que j'ai étudiée particulièrement lorsqu'en 1892 et années suivantes, il m'a paru utile et opportun de la régler pour la vulgariser.

En ce moment, écrivais-je en 1895, la Pelvitomie est employée à deux fins bien différentes : par les *chirurgiens* pour aborder commodément les organes ou les tumeurs de la partie antérieure et profonde du petit bassin ; par les *accoucheurs*, pour ouvrir à la tête du fœtus une excavation qu'aplatit, que rétrécit l'insuffisance des diamètres sacro-pubiens sagittaux.

La variété de pelvitomie employée est la **symphyséotomie** ou la **pubiotomie** juxta-médiane.

Mais il est un genre de bassins, rétrécis et asymétriques par ankylose unilatérale, les obliques ovalaires de Nægele (pron. Naiguelé), qui ne peuvent tirer qu'un maigre bénéfice de la pelvitomie médiane.

Ce n'est point, en effet, la section elle-même qui agrandit le bassin ; c'est l'écartement consécutif que permet la disjonction momentanée des deux articulations sacro-iliaques (fig. 824). Or, le bassin de Nægele a comme caractère principal d'avoir une articulation sacro-iliaque ankylosée par fusion osseuse précoce, ainsi que l'indique l'arrêt, presque l'absence de développement de l'aileron sacré (fig. 850, p. 1062).

C'est pour ces bassins ovalaires ankylosés d'un côté et asymétriques, que j'ai créé l'**ischio-pubiotomie** qui, du premier coup, a donné à Pinard un si beau succès et si probant !

En deux ans, sans chercher, sans m'informer, j'ai eu connaissance de trois cas justiciables de l'ischio-pubiotomie et auxquels un autre mode d'intervention a été appliqué : deux fois parce que l'accoucheur l'a voulu, une fois parce que, vu la complexité du cas et surtout l'urgence, le diagnostic n'avait pu être fait.

Chez l'une des deux premières femmes, l'accouchement prématuré fut provoqué environ deux mois avant le terme prévu : il n'en fallut pas moins extraire l'enfant. On le tira avec le forceps et assez fort pour déterminer une paralysie faciale qui persistait encore au moment où le misérable fut emporté de l'hôpital dans un piteux état....

Chez les deux autres parturientes, la symphyséotomie fut pratiquée et fut insuffisante. L'un des enfants dut être broyé après des tentatives d'extraction énergiques et répétées ; l'autre fut extrait vivant et vécut, mais le travail et les manœuvres durèrent si longtemps, même après la section de la symphyse, que la mère succomba.

L'ischio-pubiotomie, mon opération, comme on a dit, facile, efficace, et par elle-même inoffensive, sera décrite ici après la symphyséotomie, quoique, je le répète, la *césarienne aseptique* soit en *pleine renaissance* et *plus facile*. Mais je négligerai le point de vue obstétrical pour développer la technique chirurgicale proprement dite.

J'ai autrefois tant écrit, tant parlé, et tant démontré, à propos de la dystocie du détroit supérieur, de la dystocie osseuse, et de son remède, la pelvitomie, qu'ici je pourrai être relativement bref.

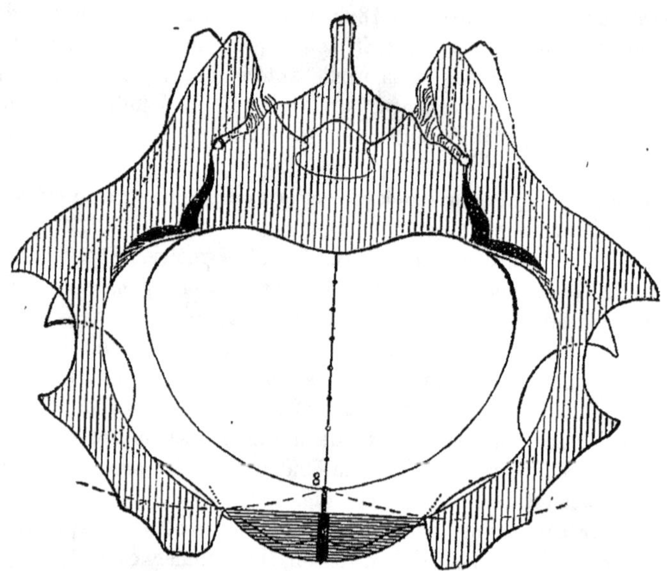

FIG. 824. — Après symphyséotomie, écartement *symétrique.* — L'augmentation de la distance sacro-pubienne résulte de ce que le bord postérieur de chaque pubis parti du chiffre 8 a suivi l'arc pointillé tracé autour du centre rétro-auriculaire marqué d'un point blanc; elle croît très vite, mais s'arrête bientôt.

L'épaisseur du segment de tête enclavé, teinté gris, d'abord insignifiante, devient considérable lorsque l'écartement atteint 7 centimètres, comme sur cette figure; il l'est d'autant plus qu'il appartient à la région de la bosse pariétale dont le rayon est plus petit que le rayon moyen de la tête.

C'est l'enclavement de la tête qui donne le plus, et c'est pour cela que dans les rétrécissements sérieux il faut porter l'écartement à 5, 6, 6 1/2 et quelquefois 7 centimètres. Ce dernier écartement ajoute plus de 30 millimètres au diamètre antéro-postérieur de l'ouverture offerte à la tête. Je me hâte d'ajouter qu'un bassin qui a de tels besoins est extrêmement rare et cumule généralement d'autres défauts auxquels la symphyséotomie ne peut remédier.

Tout cela s'est infiltré dans les livres, est devenu classique, un peu sous mon nom, quoique je ne fusse pas mort.

Ici donc, je vais parler longuement de la section du bassin, besogne chirurgicale; je ne dirai presque rien de l'extraction du fœtus, que seul peut faire l'obstétricien.

J'ai connu des accoucheurs, à Paris et ailleurs, qui n'ayant pas voulu ou pas pu apprendre à couper la symphyse ont néanmoins essayé d'opérer eux-mêmes, au lieu d'appeler cinq minutes le chirurgien leur collègue. Dans des scènes grotesques et interminables, assaisonnées de paroles ridicules, les fautes et les accidents s'accumulaient au préjudice des organes, de la vie même, de l'enfant et de la mère.

Je ne voulus plus qu'un étudiant quittât l'école ne sachant pas faire a symphyséotomie haut la main, sans la moindre émotion. C'est plus facile que la trachéotomie. Eh! vous le savez bien, si un jour d'autopsie vous

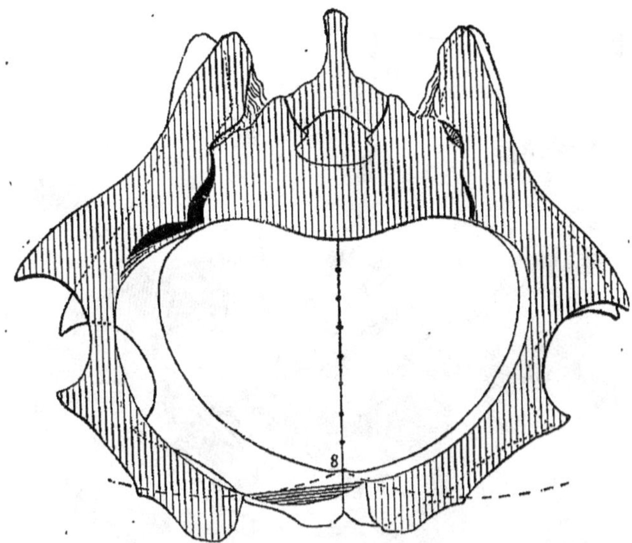

Fig. 823. — Après symphyséotomie, écartement *asymétrique* arrêté à 45 millimètres par un *contact osseux* postérieur *prématuré* du côté gauche. Le résultat est mauvais, le mieux est de forcer le pubis récalcitrant à s'écarter, en rompant quelques faisceaux interosseux situés derrière l'auricule, mais devant ou sur l'axe de mouvement.

Qu'on juge d'après cette figure de ce qui se passe lorsque l'une des articulations sacro-iliaques est ankylosée. Le pubis immobile refuse de s'éloigner du sacrum. S'il en est notablement rapproché, et si en outre il dépasse la ligne médiane, (le chiffre 8 de la figure), de 10 à 15 millimètres comme c'est le cas dans le bassin oblique-ovalaire, c'est une pelvitomie inefficace, ordinairement un désastre.

avez vu séparer les pubis d'un coup de scalpel pour extirper d'une seule pièce les organes génito-urinaires masculins.

La méthode que je vais enseigner a pour base l'anatomie, pour devise : « Sécurité, facilité »,

Pour les maternités, j'ai fait construire plusieurs instruments qui rendent l'opération élégante, rapide, extrêmement facile ; d'autre part, voulant qu'aucun d'eux ne soit indispensable, j'ai réglé un procédé d'urgence pour le praticien isolé et dépourvu de tout.

Je veux qu'avec une trousse de poche, dans le plus pauvre ménage, mon lecteur fasse, en quelques minutes, une opération irréprochable ; je veux aussi qu'il ait toutes ses aises, s'il opère en ville dans une maternité :

c'est pourquoi, même dans ce livre, je montrerai l'emploi de mon arsenal spécial à peu près au complet.

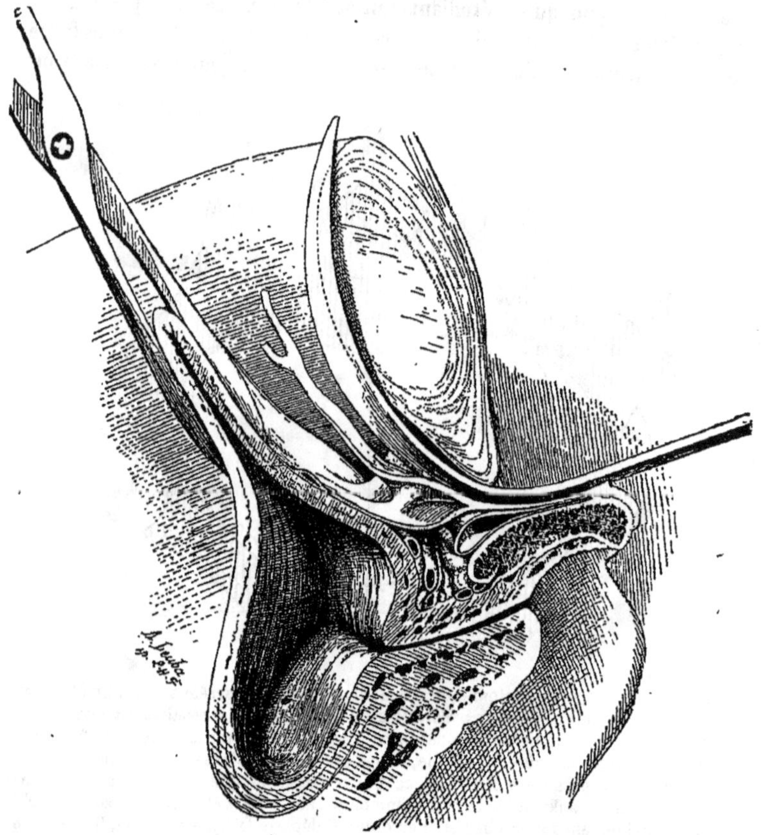

FIG. 826. — La *sécurité* par la sonde-gouttière arquée passée sous la symphyse. — Coupe médiane de la vessie tirée par une pince, de l'urèthre et du clitoris. Les veines de ces organes sont refoulées par le dos de la gouttière métallique arquée qui a pris nu le bourrelet symphysien. Cette large sonde cannelée, de courbure appropriée, protège les vaisseaux et les organes contre toute échappade du bistouri.

Symphyséotomie.

Jamais on n'a vu l'ankylose spontanée des pubis.

Mais les pubis se regardent d'assez près, dès le début de l'âge adulte, pour qu'un bistouri épais ne puisse passer facilement dans leur intervalle, En outre, comme les surfaces osseuses jeunes présentent des crêtes antéro-postérieures, des irrégularités, le tranchant bute quelquefois, entame et retombe dans son entamure quand on prétend changer de voie sans le dégager complètement. De là ces prétendues ankyloses, excuses des opérateurs. Une lame étroite et à dos mince se faufile en zigzags comme un petit bateau dans les détroits successifs d'un chenal sinueux.

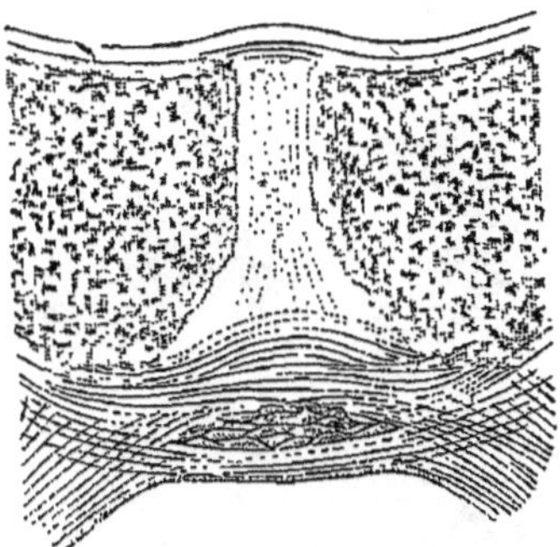

Fig. 827. — Coupe transversale voisine du bord supérieur d'une symphyse pubienne. Os teintés gris; en dessus le manchon périosseux réduit au périoste pelvien, passe d'un côté à l'autre; en dessous le manchon périosseux, véritablement fibro-tendineux, est très épais: au milieu de ses fibres transversales qui viennent en majeure partie des muscles adducteurs, on distingue la coupe des deux faisceaux internes des grands droits de l'abdomen, confondus au moment où ils se croisent pour changer de côté.

Entre les pubis est le bloc fibro-cartilagineux : il se montrerait fissuré dans le plan médian si la coupe passait à quelques millimètres plus bas. Ce bloc est composé d'une façon typique : sur chaque surface pubienne en regard, persiste, jusqu'au milieu de l'âge adulte, une couche notable de cartilage hyalin blanc; entre deux c'est du fibro-cartilage à stries orientées diversement, souvent d'avant en arrière dans le sens même où se fait le dédoublement, la fissuration de cette cloison. En arrière peu, en avant beaucoup, le bloc est aussi de fibro-cartilage; mais ici, la striation est transversale, bien orientée pour concourir à l'union des pubis.

Ici le manchon se distingue assez nettement du bloc; il n'en est pas toujours ainsi.

En conséquence, une lame de scalpel à pointe courte, amincie de chaque côté du dos, ne vous semble-t-elle pas l'idéal? Longue de 50 millimètres, la symphyse est épaisse de 25 environ, au niveau du bourrelet, de 5 seulement à son bord inférieur.

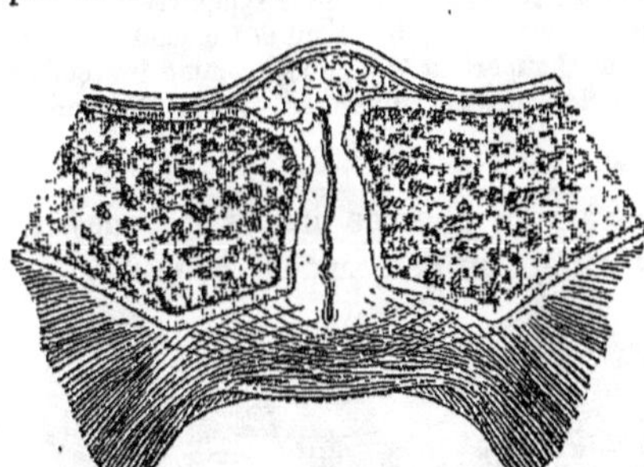

Fig. 828. — Symphyse à gros bourrelet, bourré de faisceaux fibro-cartilagineux obliques ou longitudinaux, largement fissurée et sans autres fibres transversales que celles du manchon fibro-tendineux périosseux.

L'union des pubis est réalisée : 1° par un manchon fibro-tendineux périosseux vasculaire, très épais (10, 8, 6 millimètres) en dessus en

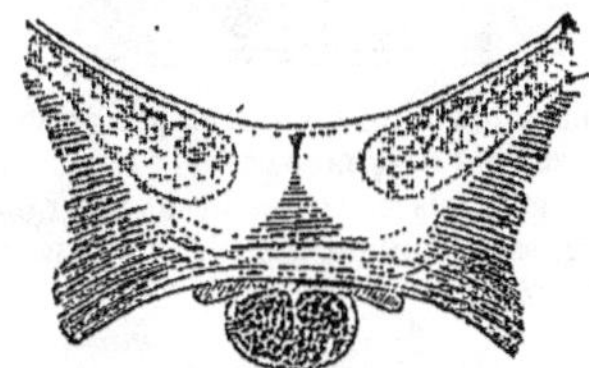

Fig. 829. — Coupe transversale au-dessous du milieu de la symphyse d'une fille de 4 mois. Les noyaux osseux pubiens gris sont entourés d'une couche épaisse de cartilage hyalin. Néanmoins, sur la ligne médiane, le bloc interosseux est fibro-cartilagineux et même fissuré au lieu d'élection, dans la partie mince de cette espèce de cloison à fibres transversales d'apparence.

Un trait noir transversal montre que le corps du clitoris qui est coupé en travers n'adhère pas, sur la ligne médiane, au manchon auquel il paraît simplement appliqué.

avant et en dessous, réduit au périoste pelvien en arrière; 2° par le bloc cartilagineux et fibro-cartilagineux interpubien ordinairement fissuré

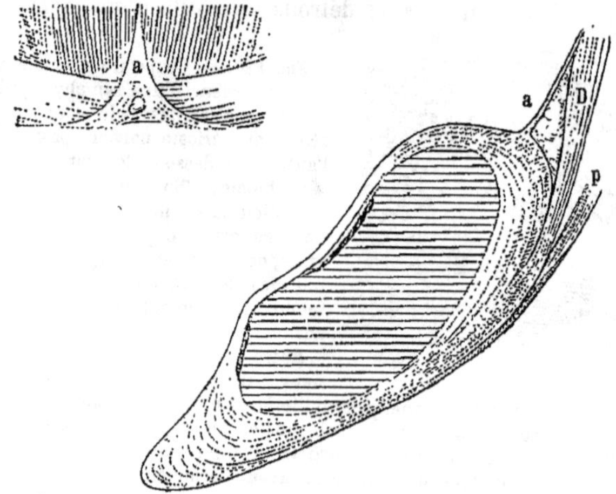

Fig. 830. — Coupe médiane sagittale ayant ouvert dans toute son étendue, qui est on ne peut plus grande, la fissure totale du bloc fibro-cartilagineux interosseux de cette symphyse.

Le manchon fibro-tendineux périosseux se montre tel qu'il est : mince en arrière où l'on distingue deux cavités synoviales sous-jacentes; épais sur le bord supérieur qui donne attache à l'adminiculum a et sur la face antérieure où les insertions des muscles droit D et pyramidal p viennent l'épaissir encore; très épais en bas où, sous le nom de *ligamentum arcuatum*, il forme le bord mince de la symphyse.

En haut et à gauche : face postérieure des tendons droits qui descendent en avant, et de l'adminiculum a qui s'attache au bord supérieur des pubis, comme les tendons conjoints extraordinairement développés des muscles transverse et petit oblique de l'abdomen qu'on voit de chaque côté.

dans le plan médian. Je me borne à vous prier de lire les légendes des figures 827 à 831 qui, sauf 829 grossie, sont de grandeur naturelle.

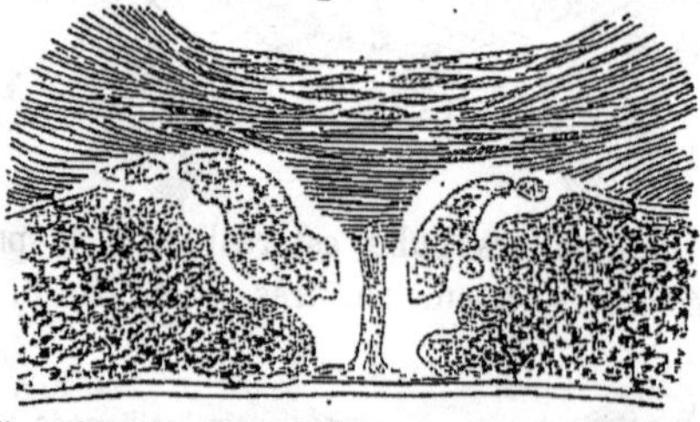

Fig. 831. — Coupe transversale d'une symphyse vers la fin du développement squelettique. L'épiphyse osseuse qui se développe et s'étale en équerre devant l'angle pubien est visible de chaque côté, noyée dans le cartilage hyalin du bloc interosseux. Sur la ligne médiane, on distingue la cloison fibro-cartilagineuse large et striée transversalement en arrière et en avant où elle adhère au manchon fibro-tendineux périosseux, plus mince et striée sagittalement dans la partie centrale qui, plus bas, va se fissurer.

Les tendons droits, au lieu de former un ou deux gros faisceaux, montrent un grand nombre de fascicules dispersés dont on voit les coupes au milieu des fibres transversales antérieures du manchon fibro-tendineux périosseux.

La symphyse des pubis est située sur la ligne médiane vulvo-clitoridienne que l'on voit, entre les deux épines pubiennes distantes que l'on sent, au-dessus du sommet de l'arcade que le doigt touche si facilement dans le vestibule entre le méat et le clitoris. Que nous importe que sur le squelette on la trouve presque toujours à gauche du plan médian vertébral en raison du développement inégal des deux côtés du

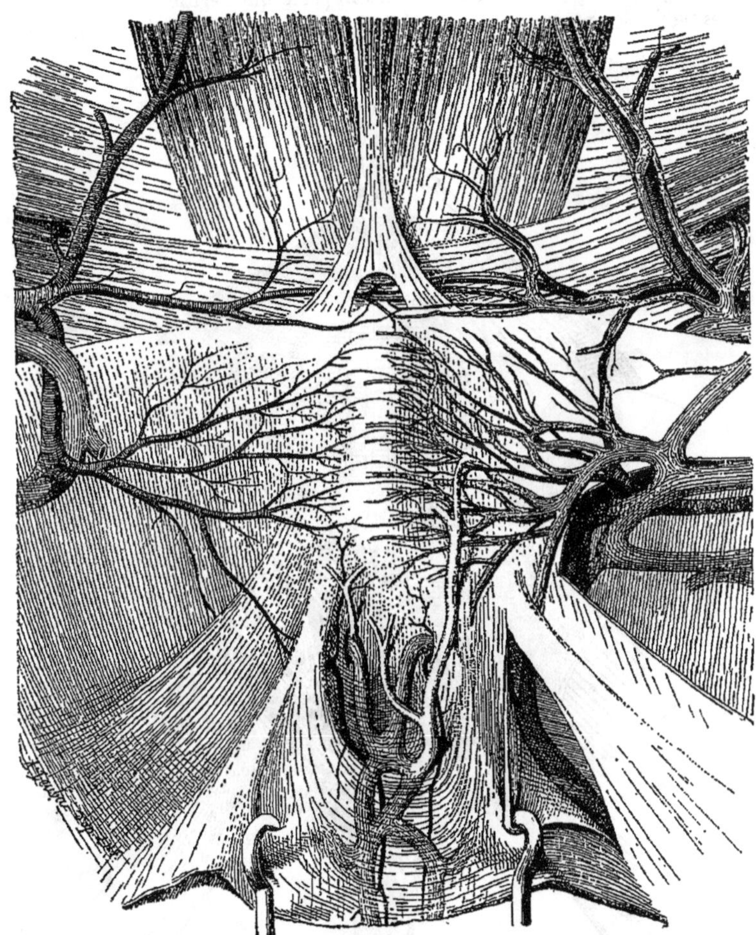

Fig. 832. — Les vaisseaux que l'on aperçoit, après injection, sur la face pelvienne de la symphyse. Au-dessus, on voit descendre l'adminiculum et les grands droits derrière lesquels s'insinue de chaque côté le tendon conjoint du petit oblique et du transverse. Du côté gauche, il n'y a que les artères : l'obturatrice y naît de l'épigastrique. Du côté droit, les veines sont conservées avec les artères : mais les arcades veineuses sont coupées juste sur la ligne médiane du bourrelet. Une grande fenêtre pratiquée à la loge aponévrotique de l'obturateur interne montre les vaisseaux homonymes. Deux crochets tirent la vessie en arrière ; ils tendent les ligaments pubio-vésicaux de chaque côté de la fosse médiane où plongent une veine adipeuse libre et deux vésicales antérieures affluents des honteuses ; le crochet droit relève un lambeau aponévrotique pour montrer la honteuse droite dans l'épaisseur du plancher uro-génital.

bassin? Jamais je n'aurais commis l'imprudence de rappeler ce fait bien connu s'il n'y avait urgence à réagir contre le conseil quelque peu ridicule qui a été donné et suivi, hélas! plusieurs fois, d'inciser la peau à un doigt à gauche de ce que l'œil dit être la ligne médiane vulvo-clitoridienne prolongée. Encore une fois, que nous importe que l'arcade et la symphyse des pubis soient un peu à gauche du plan médian vertébral? Et si cela

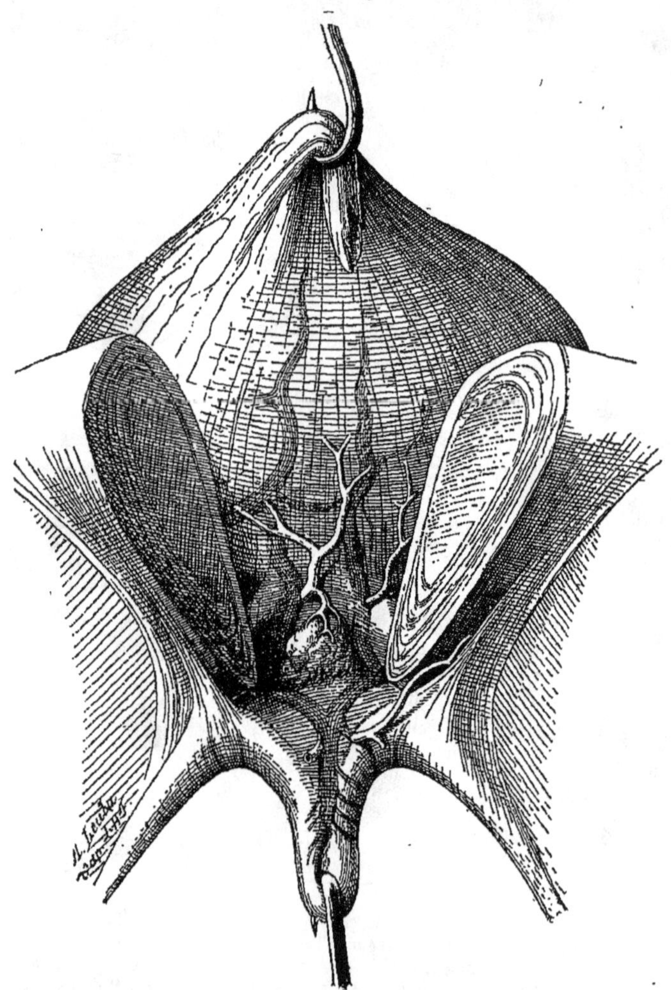

Fig. 833. — Entre les pubis écartés : vessie, dessus de l'urèthre et du clitoris; veines et veinules pré ou rétro-symphysiennes seules à nu; le riche réseau que montre la figure suivante 834 ne se devine que par transparence de la mince toile fibro-celluleuse qui le couvre et qu'on verra distendue sur la figure 835. Si l'on veut étudier les *Vaisseaux sanguins des organes génito-urinaires du périnée et du pelvis*, voir mon travail ainsi intitulé, Paris, Masson, 1905.

importait, comment ferions-nous pour déterminer le plan médian vertébral?

Le cadre emporte le tableau quand même : le clitoris a les cuisses attachées aux piliers de l'arcade et le corps suspendu au droit de la symphyse qui ne présente pas d'anomalies notables dans l'immense majorité des cas où l'opération est nécessaire.

Sous la peau du pénil, il n'y a point de vaisseaux notables, mais beaucoup de graisse en haut et beaucoup de filaments élastiques au voisinage du clitoris qu'ils suspendent. Je parle de la ligne médiane, car dans le bas des grandes lèvres, de chaque côté, existe un véritable plexus assez souvent variqueux et qui dépend des veines périnéales superficielles et honteuses externes anastomosées par de nombreux rameaux perforants, avec les veines des muscles adducteurs affluents de l'obturatrice et avec celles du bulbe et des corps caverneux affluents de la honteuse interne.

Du côté du bassin, la symphyse est couverte de nombreuses mais grêles arcades artérielles et veineuses qui dépendent du rameau pubien des vaisseaux obturateurs et du rameau sus-pubien des vaisseaux épigastriques. Vous avez examiné la figure 832 et lu sa légende.

Ce n'est pas de là que peut venir ce qu'on appelle une hémorrhagie! Mais il existe dans le voisinage des réservoirs nombreux et vastes, toujours gorgés au moment de l'opération : ce sont les veines vésicales, uréthrales et dorsale du clitoris. Leur description et leur image vous sont données par les légendes et les figures 833 et 834.

Il est facile d'épargner ces veines en utilisant les dispositions anatomiques de la région; j'allais négliger de dire que c'est le fameux plexus de Santorini. Je n'aime pas employer le mot *plexus*, qui implique l'adjectif inextricable, quand il s'agit de vaisseaux que je crois pouvoir séparer et rattacher à un type relativement constant, au type artériel.

De la face antérieure de la vessie, une mince aponévrose couvre-veines descend sur l'urèthre, passe sous l'arcuatum *sans y adhérer* et remonte sur le dos du clitoris, où elle finit en y appliquant la veine dorsale.

Entre cette toile protectrice et la symphyse, en avant, en dessous et en arrière, il y a donc une *voie sous-symphysienne* toute préparée à recevoir un cathéter, un protecteur métallique approprié. Il arrive pourtant que l'on rencontre quelque petite adhérence vésico-symphysienne, analogue à celles qui de chaque côté fixent la vessie aux pubis. Constatez sur les figures 835 et 836 que le clitoris n'adhère aux pubis que par ses cuisses ou racines solidement fixées de court aux piliers, et par de lâches faisceaux élastiques qui descendent de haut le suspendre.

Ni la partie basse du corps clitoridien, ni l'entre-cuisse, ni l'origine des cuisses n'adhèrent à cette gouttière lisse et presque brillante où ces parties sont reçues et que forme le tiers inférieur de la symphyse, c'est-à-dire principalement l'arcuatum (*ligamentum arcuatum*).

La figure 836 représente cette gouttière avec ses berges couvertes de *rubans* précieux pour la suture, et d'autres choses encore que dit la légende.

Les figures 835, 836 et 838 font comprendre comment il suffit de couper en travers le ligament suspenseur pour ouvrir la voie sous-symphysienne et y apercevoir, moyennant abaissement du clitoris, le bord inférieur libre de l'arcade, de l'*arcuatum*.

C'est la partie principale des préliminaires de la section interpubienne.

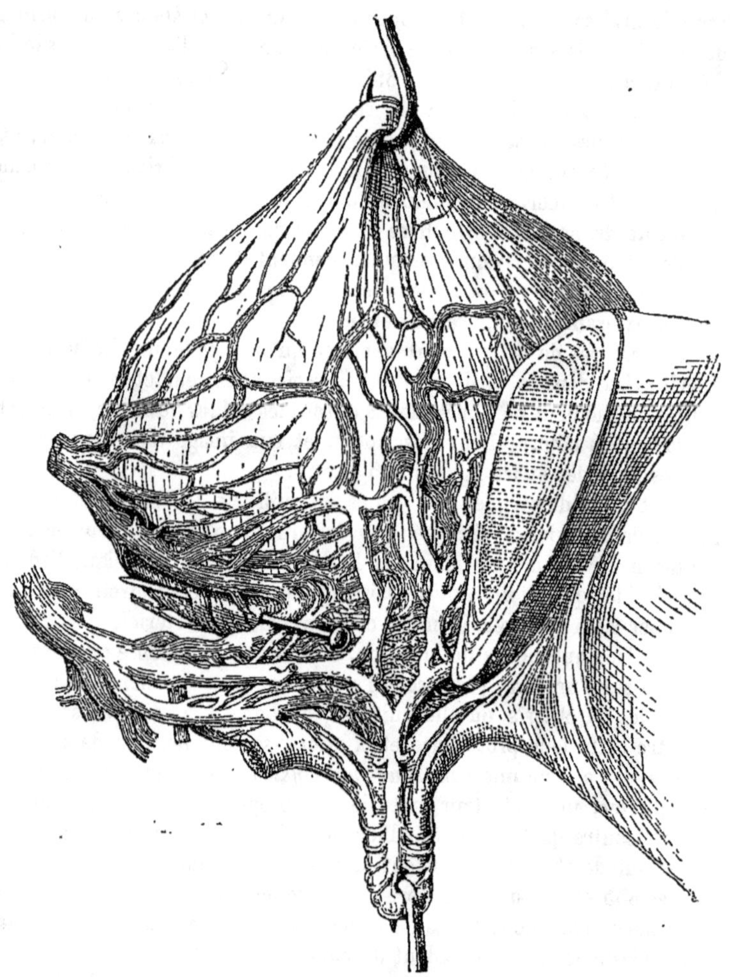

Fig. 834. — Face antérieure de la vessie insufflée dont le sommet est tiré par un crochet; face supérieure du clitoris dont le corps et le gland sont abaissés par une érigne, dont la cuisse droite est coupée; — pubis gauche seul conservé. — On voit les veines dorsale, caverneuses, uréthrales et vésicales antérieures, tributaires de la honteuse interne H qui reçoit par-dessous celles du bulbe, du périnée et de l'anus coupées. On voit, d'autre part, les affluents des vésicales V.

L'épingle sépare les deux courants : le supérieur pelvien, dans le bassin, au-dessus du muscle releveur; l'inférieur périnéal, dans l'épaisseur du plancher uro-génital.

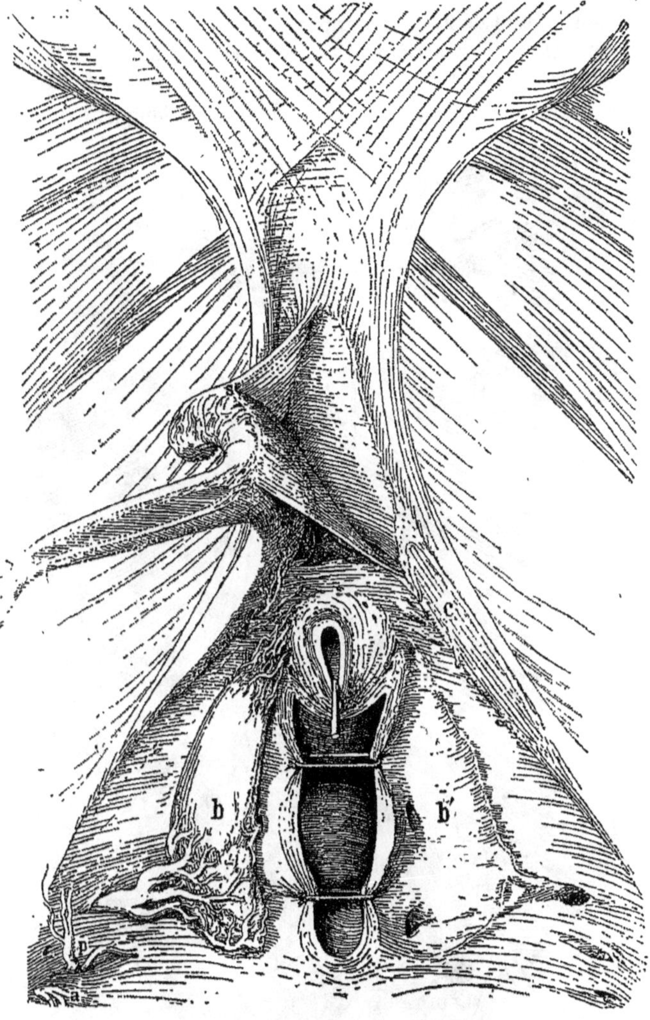

Fig. 835. — Les parties profondes de la région vulvaire : symphyse, clitoris, bulbe, feuillet inférieur du plancher.

Urèthre tiré par une épingle ; canal vulvo-vaginal tenu par deux ligatures. — La racine gauche du clitoris a été arrachée de l'arcade c et transportée à droite et en l'air, par un crochet. Le bulbe gauche extirpé n'est plus à sa place b'. — L'excision de la moitié gauche du ligament suspenseur permet de voir sortir du bassin, par-dessous l'arcuatum, le feuillet celluleux sous lequel sont les veines du col vésical, de l'urèthre et du clitoris. Celle-ci, la dorsale, se bifurque et pénètre dans le plancher.

Le bulbe droit b en place émet en haut les veinules du réseau intermédiaire qui, avec celles de l'urèthre et de l'entre-cuisse caverneux, alimentent les branches de bifurcation de la dorsale, les origines des honteuses ; en bas, la bulbaire principale gagne la honteuse dans le plancher, non loin des périnéales superficielles p et anales a. Plusieurs bulbaires accessoires, ici deux, s'unissent aux veines de la vulve et du vagin.

Il faut ensuite dénuder la symphyse sur toute sa périphérie; et pour le faire en dessus et en arrière, il est nécessaire de fendre la ligne blanche abdominale dans l'intervalle des tendons des muscles droits, sur une longueur suffisant à l'introduction facile de toute la longueur de l'index.

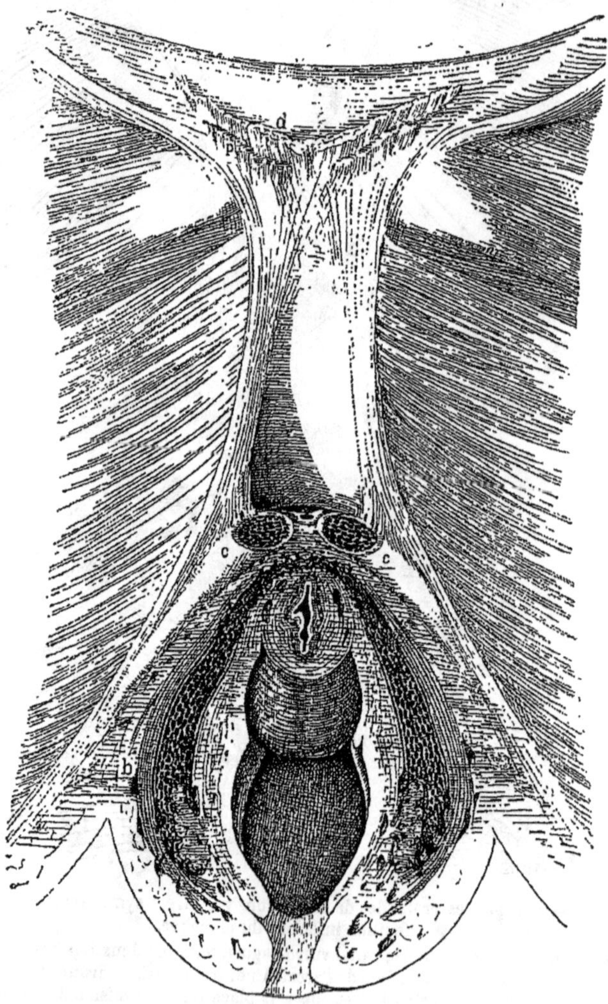

Fig. 836. — Coupe transverse des organes génitaux externes de la femme à ras de la face antéro-inférieure des pubis et de leur symphyse.

La coupe n'a laissé en haut que des traces des insertions des muscles droit d et pyramidal p. Plus bas, elle a emporté le clitoris et son suspenseur, mis à nu la gouttière et ses rubans, ouvert la voie sous-symphysienne, tranché les racines caverneuses c au niveau de leur coudure et la veine dorsale du clitoris, puis le réseau veinuleux, intermédiaire des bulbes et de l'urèthre, enfin les lèvres de la vulve avec leur bulbe b et leur glande, pour finir devant la commissure postérieure ou fourchette vulvaire.

De là résulte que l'incision tégumentaire doit commencer à 4 centimètres au-dessus du bord supérieur des pubis et finir à 4 centimètres au-dessous, près de l'arcuatum, en tout 8 centimètres et même plus si la région est très grasse ou tuméfiée. Une longue incision rend tout facile, tout visible, tout remédiable. Un trou est obscur, dangereux et incommode. On peut terminer en bas sur le clitoris, ou à côté, ou de chaque côté en lambda, λ. La peau du clitoris, si peu qu'il en reste, ne déchire pas, tant elle est mobile et élastique.

Qu'allons-nous rencontrer et que devrons-nous reconnaître dans cette incision de 0m,08 à cheval sur le bord supérieur des pubis, sur la ligne des épines tangibles? A l'aide des écarteurs que l'aide a soin de toujours tenir au niveau du point où l'opérateur a besoin d'espace et de lumière, soit pour voir, soit pour agir, on aperçoit, après avoir incisé la graisse si abondante : dans la partie supérieure de la plaie, les croisements de la ligne blanche, c'est-à-dire des faisceaux tendineux des obliques qui passent d'un côté à l'autre; de chaque côté, à 10 ou 12 millimètres de la ligne médiane, les collines d'insertion des muscles adducteurs bordées à plat d'un ruban lisse et brillant d'origine complexe; enfin en bas, pour peu que le clitoris soit tiré par le gland, les faisceaux suspenseurs maigres et grisâtres.

Le bout du doigt sent très bien les collines osseuses latérales et, entre elles, dans la partie basse, à travers le suspenseur, la gouttière pré-sous-symphysienne moyennant qu'il en déloge le clitoris en l'abaissant.

L'incision tégumentaire est facile à commencer, difficile à finir, tant la peau du clitoris est élastique et mobile. Les six premiers centimètres vont bien, les deux derniers exigent le concours actif et habile du pouce et des doigts gauches chargés de tirer en haut les lèvres de la peau, qui autrement s'allongeraient vers le bas et permettraient au tégument clitoridien de fuir sous le bistouri sans se laisser couper.

Or il faut, dût-on y revenir plusieurs fois, inciser les téguments jusqu'à un centimètre du sommet de l'arcade, du bord de l'arcuatum. Il y a quelque avantage à terminer l'incision en λ, à chevronner le clitoris, et aussi un petit inconvénient, celui d'exiger un peu plus d'art dans la suture; mais la barbe repoussée cachera tout.

Voici d'autres conseils sérieux : sur la peau complètement rasée et purifiée, tracez à la teinture d'iode une longue barre transversale au niveau du bord supérieur des pubis, c'est-à-dire des épines : cette barre devant couper votre incision par le milieu, tracez-en une seconde à 4 centimètres au-dessous de la première, sur les grandes lèvres et sur le clitoris. Par le toucher, assurez-vous que le terme que vous venez de marquer à votre incision est bien à 0m,01 seulement du bord sous-pubien.

Si vous négligez ces précautions, vous vous exposez à vous laisser duper par l'élasticité du fuyant tégument clitoridien, à ne pas inciser assez bas, faute sans la moindre compensation, dont vous auriez à vous repentir pendant toute la durée de tous les temps de l'opération.

SECTION, DISJONCTION, EXTRACTION, RESTAURATION, tels sont les actes successifs du symphyséotomiste.

Pour la SECTION nous allons *dénuder* la symphyse, tout autour, dans l'ordre suivant : en avant, en dessous, en dessus, en arrière; ensuite nous la *chargerons* à nu sur un protecteur, large sonde cannelée appropriée ou simple lame courbe de métal, qui protégera contre les échappades possibles du tranchant, les veines du clitoris, de l'urèthre, de la vessie, etc.; enfin nous la *couperons* au bistouri ou nous la trancherons avec un instrument quelconque.

La femme est en position obstétricale avec les aides ordinaires.

Vous êtes assis entre les jambes, un peu de côté, la fesse droite plus reculée sur la chaise que la fesse gauche.

La propreté intus et extra de l'opérée a été réalisée; le ballon de 32 centimètres de circonférence a dilaté les orifices de l'utérus et du vagin, etc. La belle avance ce serait, d'ouvrir le bassin osseux à un fœtus que les lenteurs de la dilatation des parties molles asphyxieraient ensuite!

Spécialisez votre index gauche pour le toucher dans la plaie, tandis que votre pouce sera délégué pour entrer seul dans le vestibule suspect, sentir le sous-pubis chaque fois que vous aurez besoin de le faire.

Arrondissez le coude et le poignet gauches loin de vous, au-dessus du flanc droit de la femme, de manière que votre main revenue de l'ombilic au pénil applique le pouce et l'index de chaque côté de la future incision, immobilise la peau au début; et, qu'ensuite elle la fasse remonter par glissement, pour compenser les effets de l'élasticité du tégument clitoridien et l'obliger à se laisser couper jusqu'au niveau bas marqué.

Donnez le trait de bistouri de haut en bas, sur le prolongement visé de la ligne médiane vulvo-clitoridienne, le décubitus étant dorsal pur et l'attitude des cuisses symétrique.

Si vous vouliez faire une incision lambdoïde, ce qui me semble raisonnable quand le clitoris est haut, vous descendriez à gauche de l'organe, à votre droite à vous; puis vous porteriez le bistouri de l'autre côté et feriez l'autre branche en remontant. L'ouverture du lambda λ doit être un angle équilatéral de 20 millimètres de côté, pas davantage.

On divise hardiment la peau et la graisse dans les deux tiers supérieurs de la plaie, de manière que, dès le deuxième passage du bistouri, le milieu de l'incision ait toute sa profondeur sinon toute sa netteté. Deux écarteurs étant placés et bien manœuvrés, permettent au bistouri de parfaire la dénudation des croisements de la ligne blanche qu'il sent durs et que l'œil voit blancs; ils découvrent en outre les collines osseuses d'où procèdent les tendons originels des muscles adducteurs, et les rubans qui les couvrent. Je vous conseille de toucher ces collines osseuses et entre elles, dans la partie basse de la plaie, en abaissant le clitoris, de sentir la gouttière présymphysienne à travers les filaments suspenseurs.

Vous n'en donnerez qu'avec plus de sûreté les deux coups de bistouri descendants et divergents qui vont chevronner, toujours avantageusement, le clitoris, offrir de chaque côté une prise profonde aux crochets écarteurs et laisser au milieu, la masse filamenteuse qu'il va falloir diviser en travers, d'un seul trait.

Où ? A quelle hauteur?

Où? Devant la symphyse, d'une colline à l'autre. Or, la symphyse est entre les rubans visibles, entre les collines sensibles.

A quelle hauteur? Au-dessous du tiers moyen, c'est-à-dire à deux doigts au-dessous des bords supérieurs et des épines du pubis (niveau marqué à la teinture), à un doigt au-dessus du sous-pubis, toujours tangible au pouce dans le vestibule.

On voit très clair si les écarteurs, usant de leurs crochets courts placés très bas, tirent un peu en bas (fig. 837).

Le clitoris, dont la hauteur est si variable, ne peut servir de guide.

Est-il très bas, la section des faisceaux suspenseurs en est facilitée, mais de peur des vaisseaux qui m'imposent ces précautions, elle doit se faire à distance au-dessus, au niveau ordinaire.

Est-il très haut, on l'abaisse d'abord après l'avoir pincé entre l'index dessus et le pouce dessous dans le vestibule, en utilisant l'élasticité du ligament qu'on ne veut couper qu'au-dessous du tiers moyen de la symphyse, car là seulement commence la voie sous-symphysienne préformée.

Lorsque les deux écarteurs sont bien placés et tenus symétriquement, que l'on aperçoit les rubans descendant de chaque côté, et qu'avec la pulpe de l'index gauche on a, au besoin, abaissé le clitoris, senti la gouttière et reconnu le niveau convenant à la section, il suffit : un vigoureux coup de tranchant donné en travers, à ras de l'ongle, allant d'une colline à l'autre, divise sûrement tous les éléments du suspenseur. Qu'importe que la pointe risque de pénétrer ou pénètre à 2 ou 3 millimètres dans l'arcuatum ?

Cependant, on peut prendre de plus grandes précautions : isoler la masse des faisceaux suspenseurs entre deux petites incisions en lambda; la prendre dans la fourche de ma sonde gouttière, réminiscence du pavillon de la sonde cannelée et de l'opération du filet de la langue; enfin pincer en bloc tout ce que peuvent ramasser en travers les mords d'une pince appliqués entre le dos du clitoris et le manchon symphysien (fig. 837). — Le résultat se voit figure 838.

Une fois faite au ligament suspenseur médian, la boutonnière transversale de 20 millimètres, mettez-y, au contact même de la symphyse, le bec de la sonde-gouttière tenue la queue très basse et forcez en bas la lèvre inférieure accrochée. Le bec de l'instrument ne tranche pas : il racle. En une seconde, l'arcuatum est visible et l'on aperçoit au-dessous de son bord, libre, nette et pure de toute déchirure, la fissure arquée et béante de la voie sous-symphysienne naturelle (fig. 838). Tout autre instrument, le doigt même armé d'un ongle un peu long, terminé par une extrémité qui gratte sans couper, peut en faire autant.

Mais j'ai vu le doigt qui par son volume cache ce que l'on voudrait voir, brutaliser cette région délicate, c'est-à-dire déchirer justement les veines que l'on veut ménager. J'en déconseille formellement l'emploi.

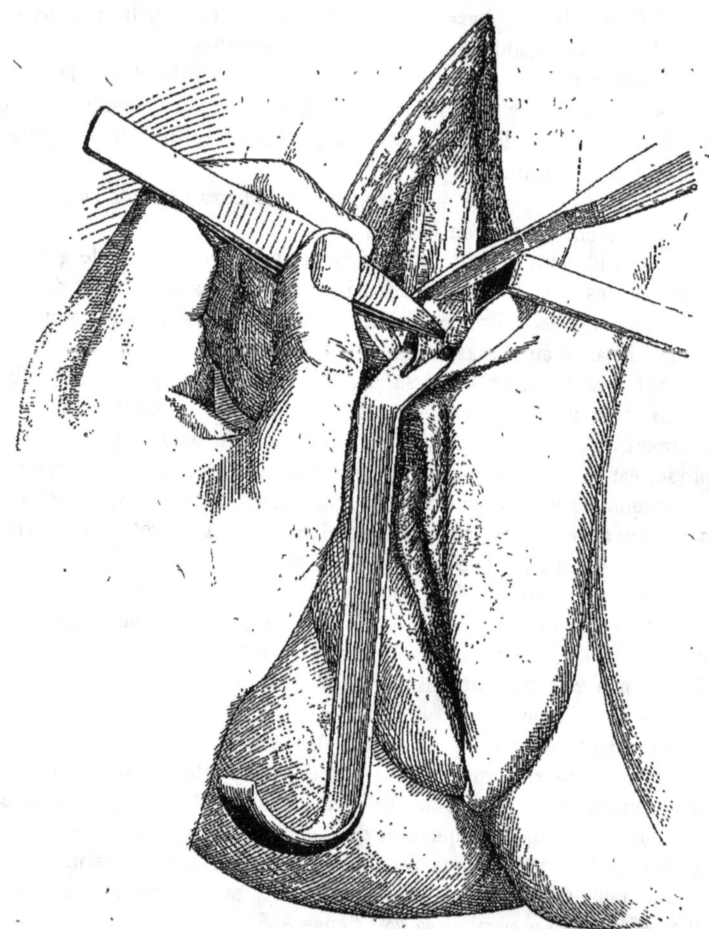

Fig. 837. — La peau et la graisse coupées du haut en bas, la plaie rendue béante par les écarteurs appuyés du bout sur les os, la queue fourchue de ma sonde, ayant gratté de haut en bas devant la symphyse, se trouve à cheval sur le suspenseur clitoridien elle le tend, car elle abaisse et tire le clitoris avec la commissure inférieure de la plaie; elle le laisse saillir entre ses dents, comme le filet de la langue pris dans la fente du pavillon de la sonde cannelée.

Ainsi présenté, le ligament pincé largement et à fond par la gauche de l'opérateur, est offert au bistouri qui le tranche.

Vous ne croyez pas, je suppose, comme feu le professeur X, que la voie sous-symphysienne, la fissure qui sépare l'entre-cuisse clitoridien du ligament arqué, puisse recevoir l'index comme elle laisse passer la veine dorsale ! A défaut de mon instrument spécial, procurez-vous donc un ruban rigide délicat de métal, d'ivoire, etc.

J'ai vu des élèves, que dis-je, des maîtres volontairement revenus aux exercices d'élèves, perdre leur sang-froid en apercevant si nette l'ouverture de la voie sous-symphysienne, se laisser tenter, retourner vivement la sonde-gouttière et l'introduire tout de suite et complètement derrière la symphyse ! C'était trop se hâter. Avant de charger la symphyse sur la gouttière cannelée, il faut ouvrir la ligne blanche abdominale au-dessus des pubis.

Toutefois, avant de retirer le bec de la sonde-gouttière de la voie sous-

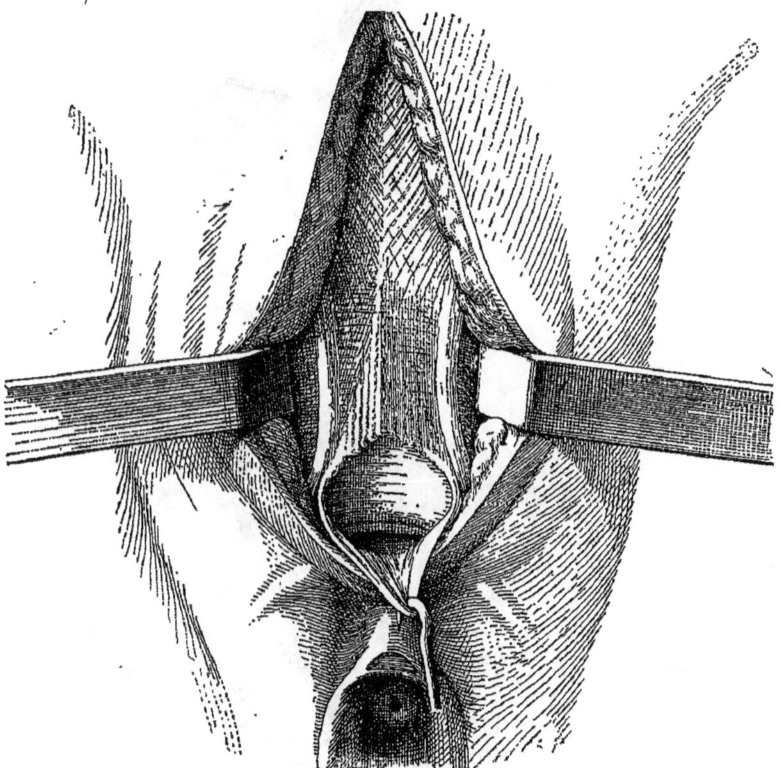

Fig. 838. — Symphyséotomie. Ouverture de la voie sous-symphysienne. — La peau et la graisse, coupées à fond et écartées, ont laissé voir les faisceaux blancs du grand oblique de l'abdomen croisant sur la ligne médiane dans le haut de la plaie. En bas, la masse des filaments suspenseurs du clitoris, rendus saillants par la traction de cet organe, a été coupée en travers, à fond. Ici, un crochet tire en bas la lèvre inférieure, pour montrer l'arcuatum et l'entrée de la voie sous-symphysienne.

symphysienne, vous ferez bien de tâter cette voie en retournant l'instrument comme s'il s'agissait de le mettre en place. Mais vous aurez soin d'enfoncer le bec au contact même du bord inférieur et de la face pelvienne de l'arcuatum qui offre un appui ferme, vous insinuerez l'instrument à quelques millimètres seulement de profondeur, n'oubliant pas que vous pouvez et devez passer à côté de toute bride résistante et surtout ne pas quitter le contact symphysien.

Incision de la ligne blanche. — Faites reporter les écarteurs dans le haut de la plaie pour qu'ils vous montrent bien les entre-croisements. Les tendons droits, vous le savez, s'insèrent *devant* et non sur les pubis. En conséquence, au niveau de la ligne de teinture qui marque les bords pubiens supérieurs et les épines toujours tangibles, ou même un peu plus bas,

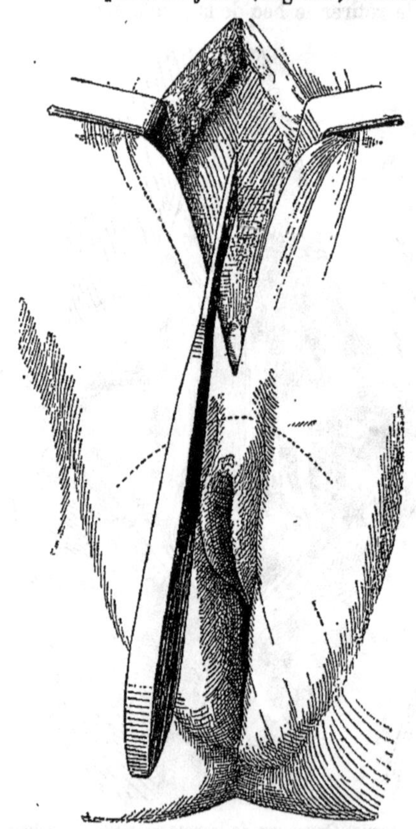

Fig. 839. — Où et comment se donne sans danger le coup de bistouri entre les droits devant la symphyse-billot. Le manche étant *très abaissé*, c'est le tranchant qui coupe ; ce n'est pas la pointe qui pique. Il n'y a aucun danger pour la vessie ni pour l'utérus. Quand même on donnerait un coup de marteau sur le dos du bistouri, la lame n'irait pas à moitié chemin de l'épaisseur de la symphyse.

frappez en appuyant l'extrémité du tranchant sur la ligne médiane (fig. 839) : l'épais manchon symphysien vous arrêtera, mais vous aurez fait une boutonnière sans faire courir aux viscères, à la vessie, à l'utérus, le moindre danger. Par cette boutonnière, si vous n'osez l'agrandir autrement, vous introduirez tout de suite, de bas en haut, une branche de

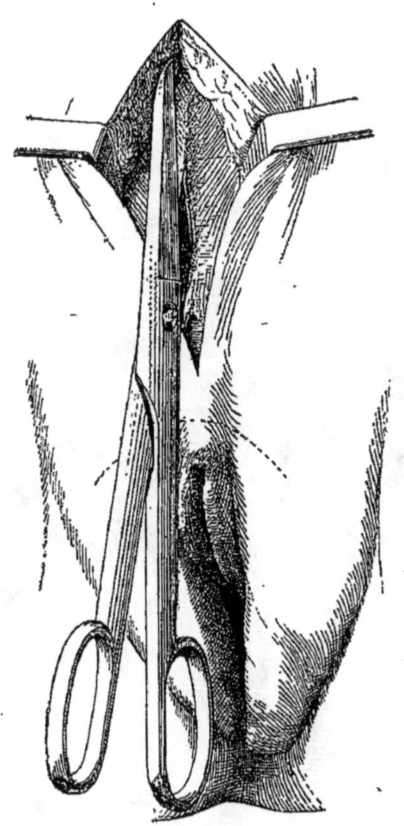

Fig. 840. — Usage des ciseaux mousses ordinaires pour diviser la ligne blanche après que le bistouri a fait la voie pré-pubienne à la branche pénétrante. Comme tout à l'heure le bistouri, les ciseaux sont *couchés* devant la symphyse, l'un des anneaux dans la vulve.

ciseaux mousses (fig. 840), et vous couperez la paroi abdominale médiane sur toute la longueur découverte qui doit égaler 4 centimètres, deux grands travers de doigt.

Dans cette fente achevée par les ciseaux et suffisamment longue pour embrasser tout à l'heure obliquement la base même de l'index gauche, cherchez à mettre le bout de ce doigt sur la symphyse : s'il rencontre un *adminiculum* seul ou flanqué de *conjoints*, effondrez sans brutalité et n'allez pas loin sans appeler le secours de la sonde-gouttière arquée, afin que son bec dénude absolument bien le bourrelet de haut en bas, c'est-à-dire afin qu'il en sépare, dans leur graisse et leur tissu cellulaire, toutes les veines que nous voulons ne pas blesser (fig. 841).

Votre doigt a besoin de sentir, ne le laissez ni écraser par la tête du

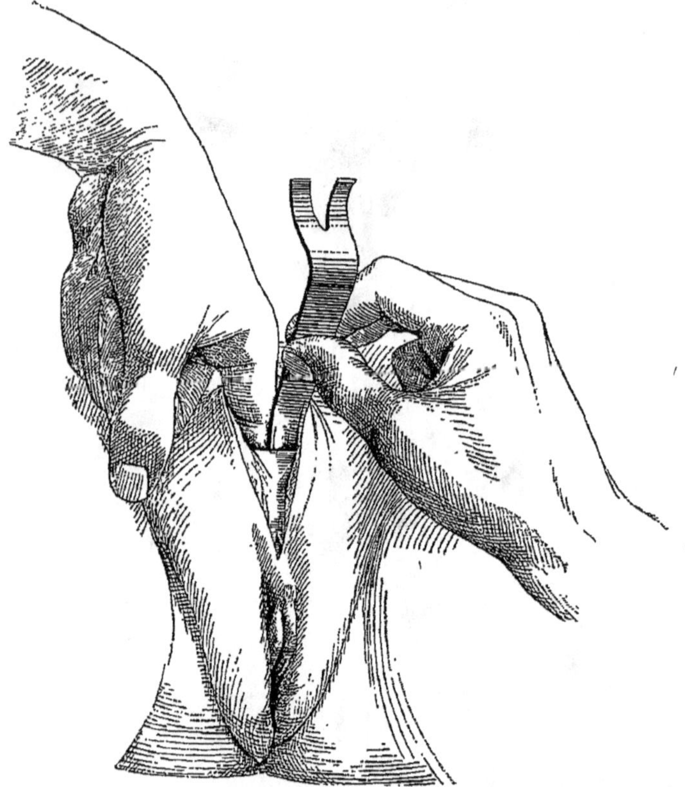

FIG. 841. — Pénétration par la voie sus-pubienne du doigt et de la sonde-gouttière pour dénuder absolument toute la hauteur de la face pelvienne de la symphyse. Le doigt est là, à côté du bourrelet, non dessus, pour faire de la place en soulevant la vessie, l'utérus et la tête, pour surveiller et guider le travail que fait, au contact même du périoste, le bec de la sonde non tranchant, mais grattant. L'introduction du doigt n'est pas indispensable : douteux, il s'abstiendra ou se gantera.

La droite qui manie le petit instrument, le relève tant qu'elle peut, justement afin que le bec reste toujours sur le périoste du bourrelet et plus bas, tout au fond, sur l'arcuatum qu'il faut priver de toute adhérence médiane jusqu'à son bord inférieur précédemment dénudé en avant.

fœtus qu'un aide peut écarter, ni étrangler par les tendons droits dont vous pouvez débrider de chaque côté les insertions. Enfoncez-le à côté du bourrelet pour guider et surveiller le travail de l'instrument qu'il doit accompagner, jamais précéder, car il est trop gros et déchire au lieu de soulever.

Le bec de l'instrument ne coupe pas, vous le savez, il gratte seulement. Pour qu'il gratte dans la partie profonde, derrière l'arcuatum, il faut que l'opérateur en relève la queue extrêmement..

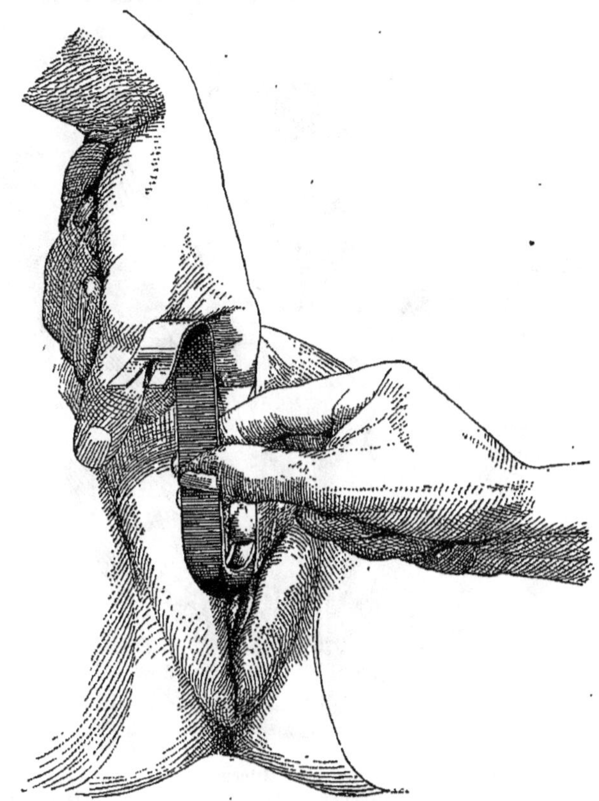

Fig. 842. — 1° La voie sus-pubienne ayant été pratiquée garde le doigt gauche dans l'attente du bec de la gouttière. 2° Ce bec, ramené dans l'orifice sous-pubien préparé, est bientôt senti par le bout du doigt-pilote qui le coiffe et remonte à reculons avec lui et devant lui, jusqu'à ce qu'il l'abandonne visible entre les m. droits (fig. 843).

Ne croyez pas avoir fini avant d'avoir atteint le bord inférieur de l'arcuatum, c'est-à-dire introduit toute la longueur de l'index et senti de chaque côté de la fossette médiane les ligaments de la vessie. Il peut y avoir quelques fibres presque médianes assez fortes dont il faut se débarrasser par la rupture.

Dans ce fond intra-pelvien, laissez l'index profondément engagé, la pulpe sur le bord même de l'*arcuatum*, afin qu'elle sente tout de suite le bec de la sonde-gouttière (fig. 842) ramené dans la voie antérieure inférieure ou interclitorido-pubienne.

Pour y réintroduire l'instrument, imitez l'ancien tour de maître du cathétérisme uréthral ou bien faites placer un écarteur par-dessus le dos et l'entre-cuisse du clitoris afin d'abaisser cet organe et la commissure infé-

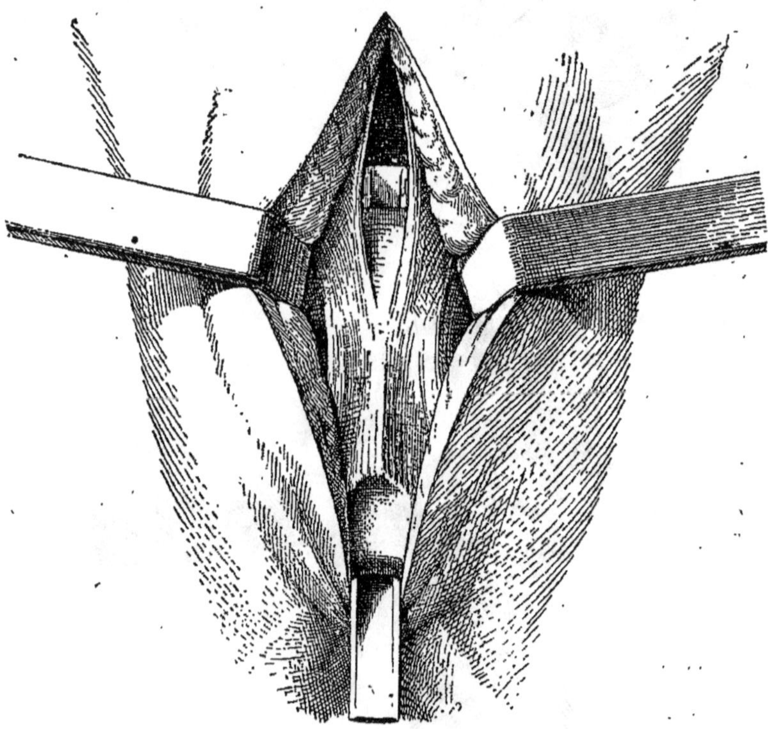

Fig. 843. — Symphyséotomie : la dénudation est terminée, la sécurité garantie. Le bec de la sonde-gouttière arquée introduit en avant dans l'ouverture de la voie sous-symphysienne a été conduit jusqu'au-dessus de la symphyse où il se montre dans la fente qui sépare les tendons des muscles droits.

rieure des téguments ; vous comprendrez à ce moment la nécessité d'une longue incision.

Le bec de la sonde-gouttière engagé au-dessous et au contact de l'*arcuatum* (fig. 842), poussé en haut sans quitter ce contact ferme et sensible auquel il s'attache, comme l'aveugle à la muraille, surtout s'il se rencontre quelque résistance à vaincre, est reçu par le doigt, puis comme remorqué par ce pilote qui l'attend, le coiffe, le conduit et finalement l'abandonne visible dans la fente médiane sus-pubienne (fig. 843).

C'est fini : du bistouri au ciseau frappé, tout est bon pour couper la symphyse sur une sonde cannelée large de 10 millimètres, profonde de 5, sur un simple manche de petite cuillère amputé, poli, courbé et flambé, ou sur tout autre instrument de fortune.

Avant de reprendre un tranchant quelconque, assurez-vous d'abord que l'instrument protecteur est bien au droit de l'interligne. Si c'est ma sonde-gouttière, elle doit tenir le bourrelet au milieu duquel est l'interligne ; vous sentirez qu'elle le tient au ressaut qu'elle fera si, tordant sa queue, vous faites aller le bec de droite à gauche et *vice versa* plusieurs fois de suite. Gigli avec son fil pubiotomise comme Aitken (1785) avec sa scie.

La section rapide par le bistouri est une œuvre d'art, même lorsque le tranchant s'y reprend à deux fois : 1° pour inciser de haut en bas, profondément, la partie supéro-antérieure du manchon ; 2° pour, en plongeant le bistouri pointe basse sur et derrière la symphyse, diviser tout ce qui reste à couper, périoste pelvien, fibro-cartilage et arcuatum (fig. 844).

Ceux qui se défieront de leur adresse ou des surprises de la symphyse, aimeront mieux repasser le bistouri dans le premier trait, sous leurs yeux, dix fois si c'est nécessaire, jusqu'à ce qu'ils voient les pubis s'écarter. — Je les supplie encore de bien réfléchir à la nécessité d'employer une lame *mince*, plate, sans dos, *étroite*, car il lui faut obéir aux sinuosités, *courte* parce qu'il n'y a que les premiers centimètres qui servent, parce qu'un instrument court se manœuvre avec plus de précision et moins de risque.

Rien n'est plus facile d'abord que de diviser le manchon fibro-tendineux en dessus, en avant et en dessous jusques et y compris l'arcuatum : on fait ainsi une incision de 1 centim. de profondeur moyenne. Mais il reste à traverser la partie étroite occupée par le fibro-cartilage qui entoure la fissure centrale. — On y arrive en tenant le bistouri sans inclinaison latérale, juste dans le plan sagittal, afin de ne pas heurter le pubis droit ; en n'engageant à chaque passage que quelques millimètres de

Fig. 844. — La symphyséotomie brillante du chirurgien, avec les instruments indispensables : bistouri mince, gouttière protectrice, écarteurs.

Après l'introduction de la sonde-gouttière qui est large, profonde, fermement tenue sur la ligne médiane, bien appliquée au bourrelet et montrant son bec au-dessus des pubis, dans l'intervalle des droits, le tranchant a d'abord descendu un vigoureux trait de pointe sur la ligne médiane, pour couper le plus possible des durs et criants faisceaux du manchon fibreux, pour ouvrir la tranchée et tracer en avant l'interligne que la sonde tient en arrière dans sa concavité.

C'est pour le deuxième et dernier trait que le chirurgien élève le poignet de la main armée, laisse tomber celle-ci en pronation, plonge le tranchant et fend la symphyse dans le plan que le premier trait et les deux bouts de la sonde lui indiquent si bien. Comme le représente la figure, le bistouri *mince* et *court* enfonce le dos rond de sa pointe au contact de la gouttière qui lui donne appui et fait pénétrer le tranchant, moyennant qu'il soit mince, lorsque l'opérateur abaisse le manche. Il n'y a de risque que pour la pointe du bistouri qui finalement s'émousse sur le fer de l'instrument protecteur. Cette manœuvre très élégante enchante les spectateurs qui n'ont pas vu fonctionner le tranche-pubis.

Mais on peut couper sur la gouttière, tout simplement en renouvelant le premier trait autant de fois qu'il est nécessaire ; on le pourrait aussi en usant d'un ciseau frappé large et mince.

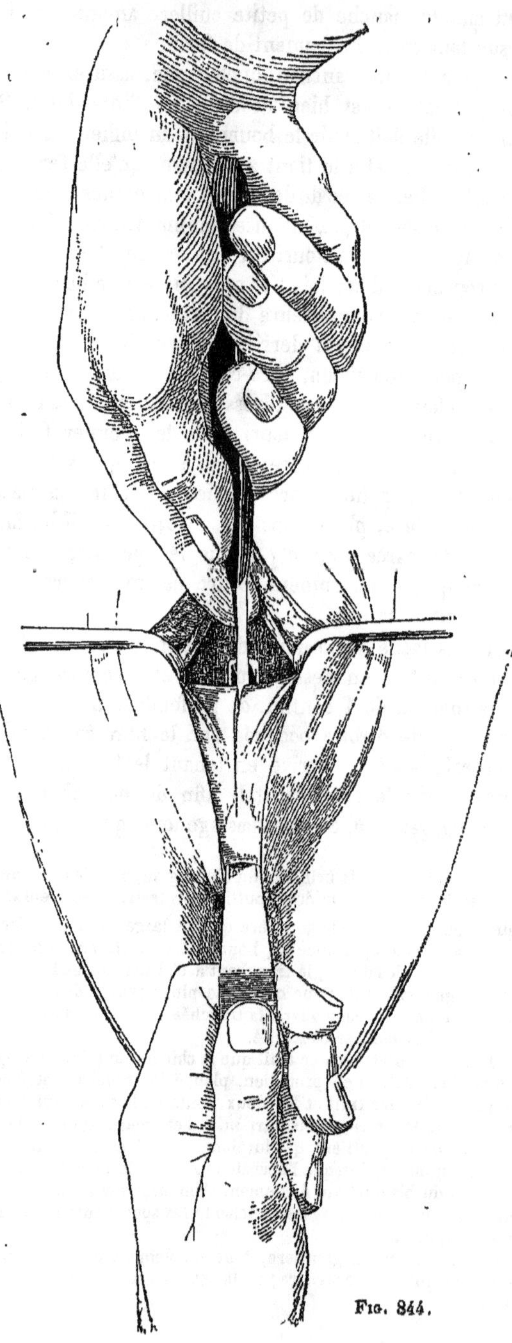

FIG. 844.

pointe et toujours dans la même voie; en faisant exercer une légère abduction sur les genoux pour écarter les pubis de 1 millimètre, 1 millimètre 1/2, 2 millimètres, à mesure que l'on approche de la dernière couche, le périoste pelvien.

La branche d'appui du *tranche-pubis* (fig. 845) est conformée comme la sonde-gouttière et l'on s'assure qu'elle est bien placée par le même moyen. Seulement, cela importe moins parce que ce puissant instrument divise aussi bien un pubis à côté de la symphyse que la symphyse elle-

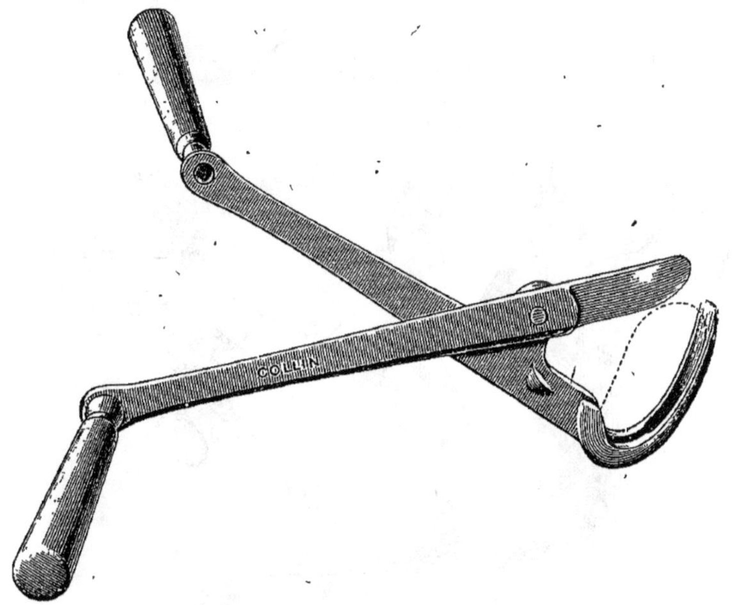

FIG. 845. — Tranche-pubis à deux mains, démontable, lame tournant comme un rayon et coupant du sus au sous-pubis dans l'intérieur de l'arc excavé protecteur. Celui de mon laboratoire a servi des centaines de fois. Les élèves aimaient à s'exercer ensuite à recouper à droite et à gauche de minces tranches d'os, comme d'un saucisson.

même, tandis que le bistouri ne peut passer que dans l'intervalle étroit et quelquefois sinueux des deux os.

La manœuvre du tranche-pubis se devine. Il faut être grand ou se grandir en montant sur un tabouret, pour opérer avec facilité; car la branche d'appui bien placée a sa poignée haute comme vous le voyez sur la figure, et cette poignée doit être tenue haute, immobilisée par la main gauche immobile elle-même. La branche tranchante manœuvrée par la main droite est d'abord articulée, puis sa lame est abaissée à la bonne place, sur la ligne médiane interpubienne; enfin la poignée étant relevée vivement, le tranchant pénètre, traverse et finit en un instant.

La symphyse coupée complètement, pas une fibre n'ayant échappé, la sonde-gouttière est retirée et la *disjonction* commence par l'écartement des genoux : tout de suite on arrive à pouvoir passer le doigt entre les deux pubis. C'est peu, un écartement de 0m,02, c'est assez pour vous dire si les deux os iliaques sont mobiles sur le sacrum. En effet, comme l'écartement ne va pas sans abaissement, si un seul os s'est écarté, l'angle de son pubis se trouve plus bas que celui de l'autre resté immobile.

A ce dénivellement se reconnaît donc la résistance de l'une des articulations sacro-iliaques, résistance qui peut être due à l'ankylose ou à

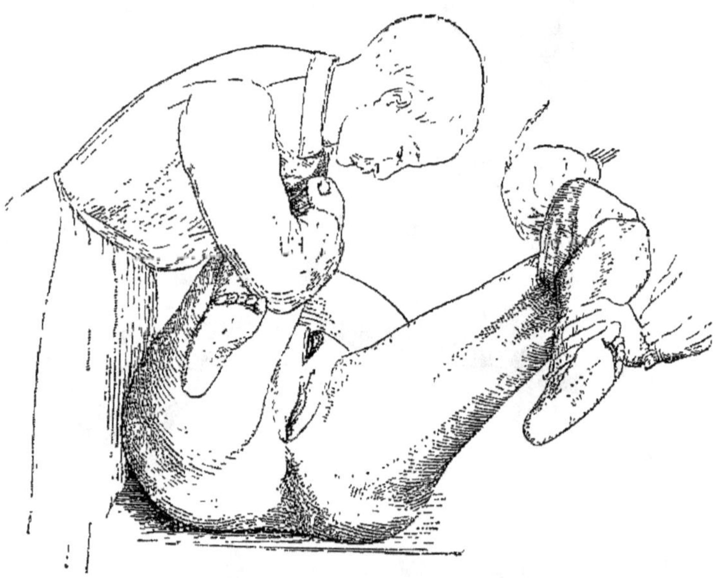

Fig. 846. — Flexion-adduction-appuyée de la cuisse droite pour sceller l'ilium droit au sacrum, pendant qu'un autre aide, par l'abduction forcée de la cuisse gauche, disjoint la partie antérieure de la seule articulation sacro-iliaque gauche.
Un disjoncteur métallique interpubien peut en faire autant que l'abduction manuelle.
Pour exercer sans peine toute sa puissance, l'aide qui fait la flexion-adduction-appuyée monte sur un tabouret et pèse sur le genou de tout le poids de la moitié supérieure de son corps.

un simple contact osseux rétro-auriculaire. Dans ce dernier cas, on y remédie par la flexion-adduction-appuyée de la cuisse du côté disjoint combinée à l'abduction forcée à petites secousses de la cuisse rebelle.

Pour savoir si le dénivellement existe, l'opérateur a le devoir de surveiller du bout du doigt les angles des pubis en cas d'écartement manuel, ou l'obliquité que prend l'instrument diducteur, lorsque l'écartement des os est inégal. C'est surtout dans les bassins asymétriques, obliques-ovalaires ou non, que cette surveillance est nécessaire. A-t-on constaté un différence de niveau, il faut déterminer encore s'il s'agit d'une rigidité relative ou d'une ankylose absolue. Dans ce dernier cas, la mise du membre mobile en flexion-adduction-appuyée remet et tient les pubis en contact parfait quelque effort d'abduction que l'on fasse sur l'autre cuisse.

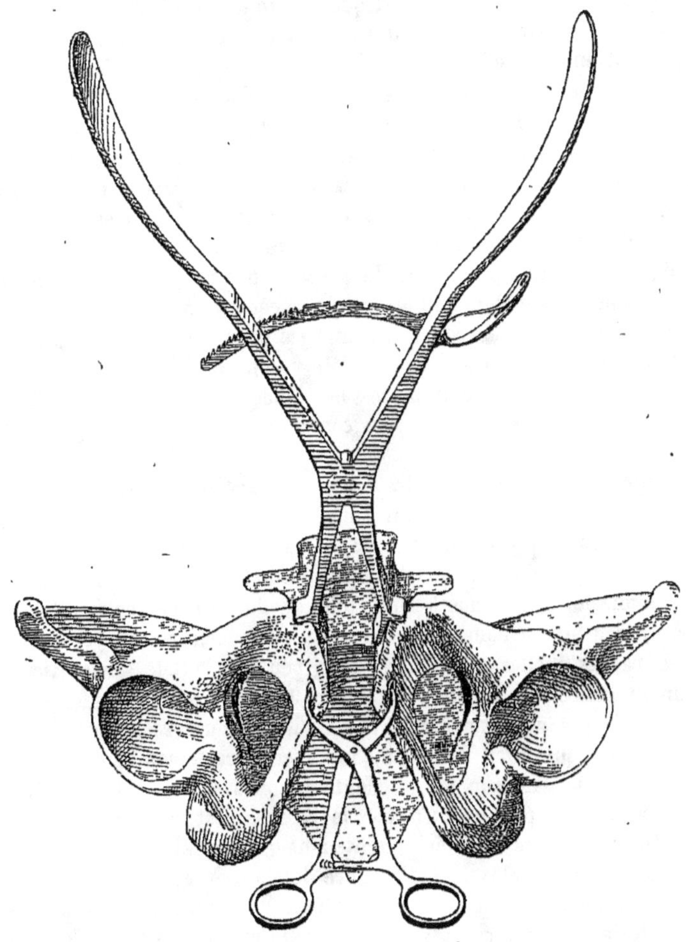

Fig. 847. — En dessus, disjoncteur appliqué entre les *sus-pubis*. En dessous, modérateur limitant l'écartement des *sous-pubis* et la distension des parties molles. Ce modérateur ou pince à têtes de coq a été représenté compliqué (fig. 752, p. 926).

Ordinairement, les deux pubis s'écartent également et la simple abduction des genoux éloigne ces os de 3 à 4 centimètres. — Pour aller au delà il faut de la force, et quelquefois beaucoup. — Afin de ne pas être exposé à dépasser le but, j'ai fait construire, entre autres, l'instrument puissant et gradué représenté fig. 847.

On peut s'en servir pour triompher d'un côté résistant en le combinant à la flexion-adduction-appuyée.

L'accoucheur doit savoir de quel écartement pubien il a besoin, car j'imagine qu'il a mesuré le bassin et que la tête est encore dans le préhenseur-levier-mensurateur. Ce n'est pas tout que de réaliser cet écartement, il faut encore ne rien déchirer des parties molles vaginales antérieures. Quoique l'orifice utérin et l'orifice vulvo-vaginal aient été tous les deux dilatés par le passage du gros ballon, le doigt gauche dans la plaie surveillera donc toujours la distension du clitoris et de la bande transverse sus-uréthrale, afin de les faire céder peu à peu en appuyant près de leurs insertions aux piliers de l'arcade, puisque c'est toujours près et à côté de la ligne médiane que déchire le vagin.

La fig. 847 montre une pince de précaution qui limite l'écartement des sous-pubis alors même que les sus-pubis cèdent encore au diducteur.

Sachez bien que si l'on coupe la symphyse pour ouvrir le bassin, il est absurde de le refermer avant que la tête y soit entrée. Je suis honteux pour certaines gens qui font profession d'aider les parturientes, d'être obligé de répéter cette chose de sens commun.

La nature peut terminer seule l'*accouchement*; et il vaut mieux, si les battements du cœur fœtal sont bons, se fier à elle que d'employer le forceps qui a causé presque toutes les déchirures vaginales antérieures.

Mais la tête qui arrive naturellement au fond de l'excavation en position transversale, a tendance à sortir telle quelle, sans opérer sa rotation ordinaire, car les ischions sont libres de s'écarter. Cela est pernicieux pour les parties molles antérieures pour peu que la tête soit grosse et légèrement défléchie. Il faut contraindre la tête à tourner, à forcer le coccyx, à ne pas déchirer les parties molles antérieures, c'est-à-dire, sans refermer tout à fait le bassin, modérer l'écartement pubien, soit avec les mains agissant sur les trochanters, soit avec une pince modératrice. Je vous ai dit plus haut : ouvrez le bassin, c'est indispensable pour que la tête y entre. Je vous dis, maintenant que la tête y est entrée et descendue, ne laissez plus le bassin libre de s'ouvrir au maximum, c'est inutile, c'est mauvais pour la rotation, c'est dangereux pour les parties molles antérieures : refermez-le donc à moitié et tenez-le ainsi. Ce n'est pas ici le lieu d'en dire plus long sur cette pratique que l'observation a suggérée à Varnier.

Avec le préhenseur-levier-mensurateur, on fait l'engagement, la descente, la rotation, l'extraction, en ne demandant jamais aux pubis 1 centimètre d'écartement au delà de l'indispensable.

Les pubis sont écartés au maximum nécessaire calculé d'avance : ils sont abaissés au maximum possible, tant par l'extension des cuisses que par la pression de la tête poussée par l'utérus et tirée par l'accoucheur.

Le préhenseur-levier-mensurateur pressé fortement près du sous-pubis pendant que, les crochets sont relevés, fait descendre le pariétal postérieur : la tempe postérieure a dépassé le promontoire quand on ne peut plus mettre que deux doigts de champ entre le pôle céphalique et le plancher osseux coccy-sacré.

A ce moment, il faut maintenir, forcer même la pression exercée sur l'instrument dans la vulve, mais laisser descendre peu à peu les crochets afin que la tête bascule en arrière, c'est-à-dire que le pariétal antérieur s'engage à son tour : cela est quand le crâne fœtal n'est plus qu'à un doigt de la pointe sacrée.

Nulle brusquerie n'est permise ni utile. La descente n'est pas encore accomplie ; terminez-la par la montée des pubis que vous donnera la flexion des cuisses. Ce changement d'attitude des membres s'accompagne d'une diminution spontanée de l'écartement pubien.

Maintenant, pour le passage du détroit inférieur, vous pouvez, vous

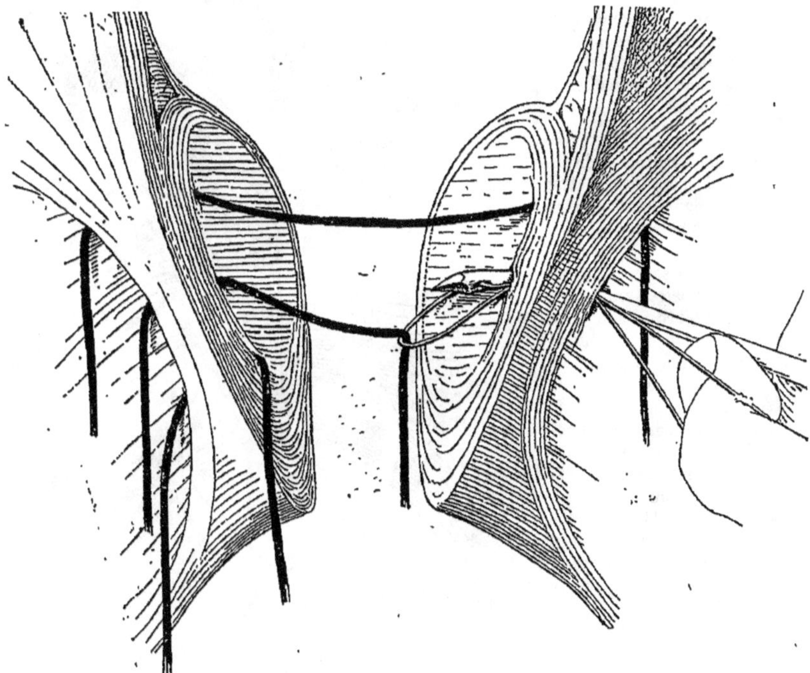

Fig. 848. — Manière de passer les grosses soies sous toute l'épaisseur du manchon avec un poinçon à pointe perforée d'un chas armé d'une anse de fil fin, métallique ou non, et taillée de manière à supporter le contact de l'os sans se briser.

Il faut percer, en appliquant la pointe en dehors des rubans, dans les insertions musculaires, aller jusqu'à l'os, en vrillant autant que le permet la légère courbure de l'instrument, et commencer du côté droit qui est le côté incommode.

Le croirez-vous ? Ainsi piqué, un fil, quelles que soient sa grosseur et sa nature, se rompt *toujours* quand on tire sur ses chefs avec force et brutalité, avant d'avoir pu décoller ni couper les faisceaux fibreux sous lesquels il est passé.

devez même poser une pince modératrice pour empêcher les pubis de s'écarter comme ils ont dû le faire pour l'engagement.

Le bassin étant donc tenu à moitié refermé, appuyez la tête qui est toujours transversalement placée et que vous devriez fléchir si elle s'était défléchie, sur le périnée, appuyez longtemps pour faire céder le coccyx et provoquer la rotation; passez le détroit inférieur et sortez de la vulve, sans recourir à un écartement notable des sous-pubis, dussiez-vous tirer quelques minutes.

La *suture* des parties fibreuses est suffisante et vaut la suture osseuse, si elle est bien faite. Il faut trois grosses soies. On doit les engager sous *toute l'épaisseur* du manchon fibro-tendineux, en piquant en dehors des rubans, à fond, jusqu'aux os (fig. 848 ci-contre).

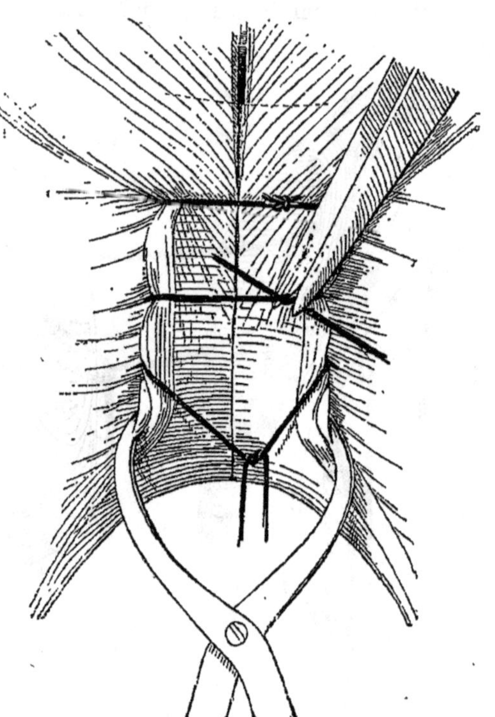

FIG. 849. — Manière de serrer les soies passées sous toute l'épaisseur du manchon fibro-tendineux périosseux.

1° Le contact des surfaces de section est absolu grâce à ma pince à têtes de coq dont le bec plonge jusque sur les os mêmes.

2° Le premier demi-nœud étant serré au maximum doit être immobilisé dans les mords d'une pince sur l'un desquels le nœud sera terminé et serré. Il faut donc que ce mords soit facile à dégager, c'est-à-dire demi-conique à l'extérieur et dépourvu de crans transversaux à l'intérieur; il faut que tous deux pincent bien, ce que l'on obtient avec trois stries longitudinales creusées sur les faces prenantes.

L'on serre et l'on noue avec le plus grand soin pendant que les pubis sont tenus en *contact parfait*, ce que réalise admirablement ma pince à têtes de coq ci-dessus représentée en action (fig. 849). Je ne crois pas qu'on puisse espérer une abondante production de tissu inodulaire. Mais il importe bien moins d'avoir entre les pubis des liens épais que de les avoir *courts*.

Ischio-pubiotomie.

Le bassin oblique ovalaire de Nægele (fig. 850, 852 et 853) est ainsi appelé parce que le contour du détroit supérieur est un ovale dont la petite extrémité répond à l'un des ailerons sacrés incomplètement développé et ankylosé avec l'ilium (fig. 850, côté gauche). L'arrêt de développement de l'aileron sacré, c'est-à-dire du point d'ossification dit *costal* (*c*, fig. 851 B), rapproche la tubérosité iliaque postérieure des épines lombo-sacrées.

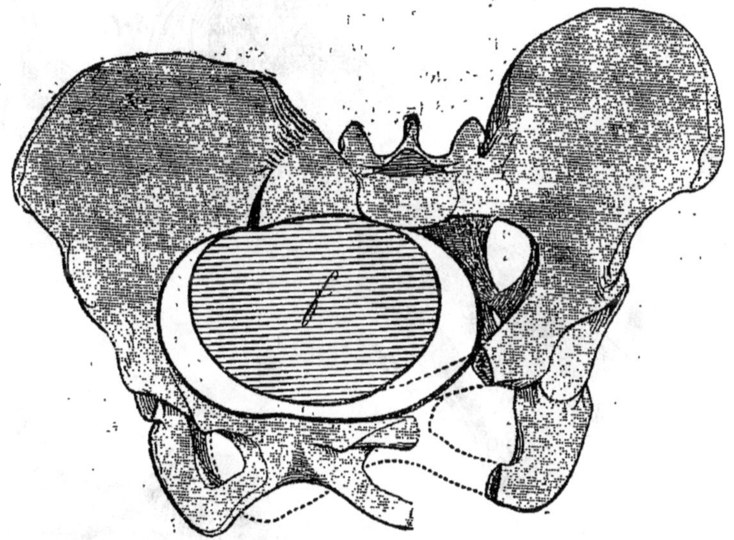

Fig. 850. — Bassin oblique ovalaire ayant subi l'ischio-pubiotomie au lieu d'élection, du côté ankylosé rétréci. La surface praticable ainsi obtenue dépasse de toute la partie blanche, de moitié, la surface y incluse teintée *f* qu'offrait le bassin avant l'opération.

L'ankylose sacro-iliaque est accompagnée d'une élévation de l'ilium et d'une coudure brusque du contour innominé qui porte le pubis au delà de la ligne médiane, fait regarder le cotyle en avant et rapproche du sacrum l'éminence ilio-pectinée. La tête du fémur, réagissant contre la pesanteur du tronc, joue sans doute un rôle dans ces déformations.

L'atrophie sacrée et la coudure brusque rétrécissent tellement ce côté du bassin qu'il peut, dans sa partie la moins étroite, par exemple entre le promontoire et le corps du pubis, tomber au-dessous de 80 millimètres, devenir incapable de recevoir même le diamètre bi-temporal, le travers du front. Le pronostic du bassin oblique ovalaire, si l'on peut ainsi parler, est finalement déplorable : Varnier l'a prouvé.

La symphyséotomie peut agrandir le côté bien développé non ankylosé; elle ne peut pas éloigner du sacrum cette barre pubienne immobile que la coudure en a rapprochée, qu'elle a même poussée à 10 ou 15 millimètres au delà du plan médian (fig. 852 et 853).

Vous le voyez, sur la figure 852 : l'ilium droit non ankylosé s'est écarté après la symphyséotomie, agrandissant le côté correspondant du bassin, mais laissant l'autre immuable.

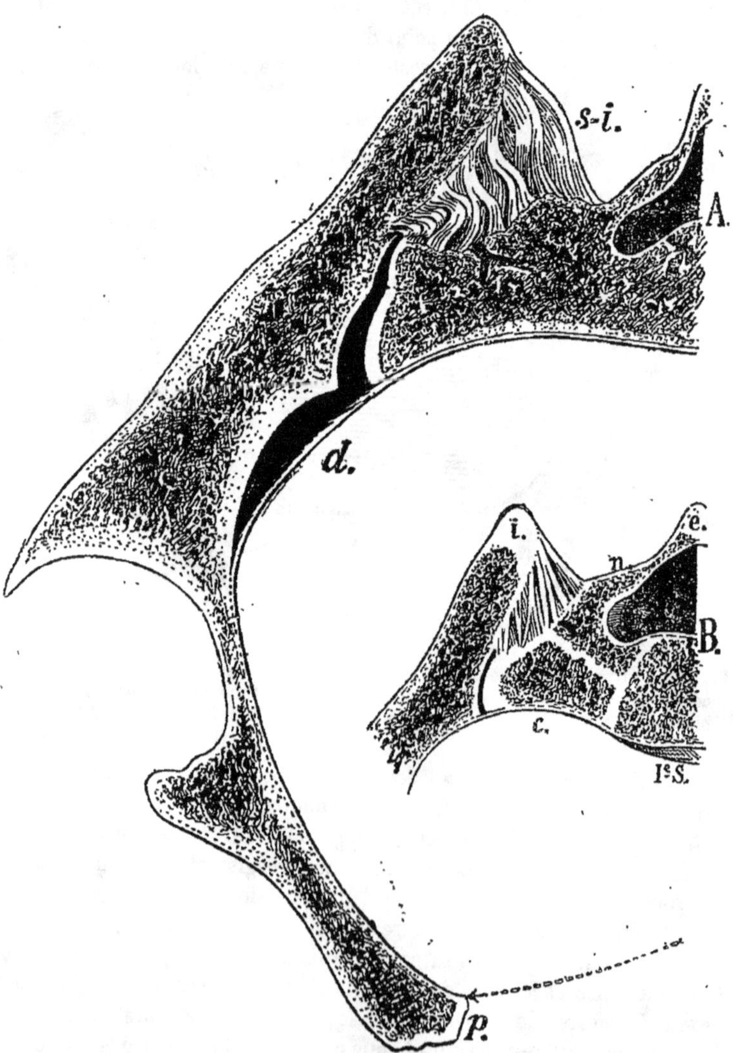

Fig. 851. — Coupes parallèles au détroit supérieur, côté droit : A d'un bassin adulte dont l'articulation sacro-iliaque a subi la disjonction après symphyséotomie, *d* périoste décollé, s.*i* ligaments sacro-iliaques relâchés ; B d'un nouveau-né pour montrer *c* la pièce costale qui fait l'aileron sacré ou, si elle ne se développe pas, laisse le sacrum s'ankyloser avec l'ilium et produire un bassin oblique ovalaire.

J'ai calculé qu'en mobilisant 5 centimètres de la partie antérieure du côté ankylosé qui resteraient attachés par la symphyse flexible à l'ilium mobile, on obtiendrait par la disjonction sacro-iliaque unilatérale un agrandissement toujours suffisant pour le passage de la tête (V. fig. 853).

Je n'ai pas proposé de scier tous les bassins obliques ovalaires!

Comment aurais-je pu être à ce point oublieux de ce que je m'efforce d'introduire dans l'obstétrique pour la rendre positive, oublieux de la mensuration préalable du pelvis et de la tête, puisque j'en ai trouvé les moyens pratiques?

Quand un bassin oblique ovalaire a été mesuré et tracé, que l'on connaît sa capacité, on sait bien s'il peut laisser passer la tête qu'on tient dans le mensurateur.

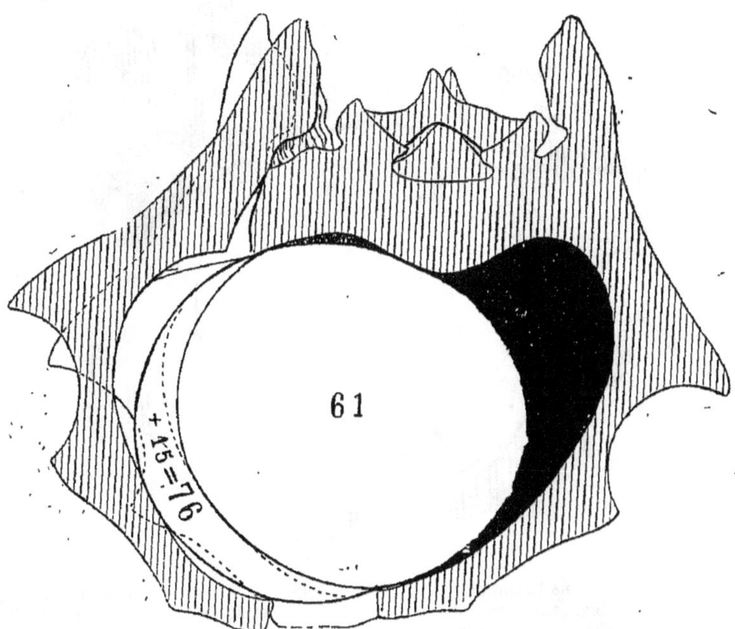

Fig. 852. — Bassin oblique ovalaire ankylosé et rétréci à gauche; diamètre promonto-pubien, 84 millim. Coupe avoisinant le plan du détroit supérieur.

L'os iliaque droit, avant la section interpubienne, est blanc.

Le même os iliaque, teinté, est écarté au maximum prudent, 30 millim., après symphyséotomie.

Cette figure montre le gain de la symphyséotomie (le croissant de 15 centimètres carrés) qui s'ajoute à la surface ellipsoïde de 61 centimètres carrés, seule praticable dans le bassin intact. Celle-ci, oblongue, mesure à peine 85 millim. dans un sens, 95 dans l'autre; tandis que les diamètres de la surface totale dépassent 95 et 105 millim. En d'autres termes, la surface praticable initiale est de 61 cent. carrés, suffisant juste à une sphère de 358 cent. cubes; la surface praticable acquise 61 + 15 = 76 cent. carrés peut laisser passer une sphère de 496 cent. cubes, à peu près équivalente à une tête de fœtus normale.

S'il le peut, rien à faire que d'aider la nature.

S'il ne le peut pas, on sait avec assez de précision la quantité de capacité qui lui manque.

Est-ce très peu, la symphyséotomie le donnera; je l'ai écrit en 1892.

Est-ce davantage ou beaucoup, l'ischio-pubiotomie du côté ankylosé seule peut le fournir et le fournit toujours.

Pour laisser passer, sans la blesser, une tête normale, il faut, tout allant bien et sans forceps, un orifice à diamètres utilisables, à peine oblong,

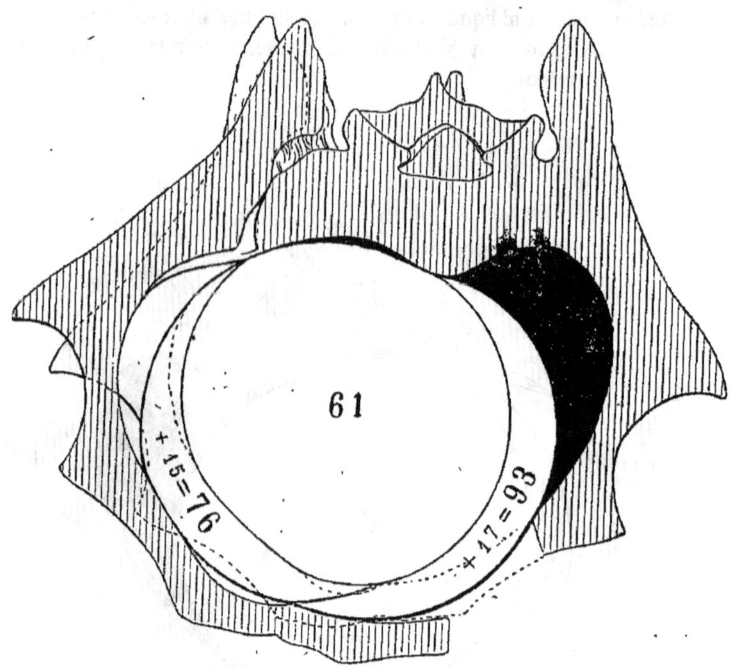

Fig. 853. — Même bassin oblique ovalaire ankylosé et rétréci à gauche; diamètre promonto-pubien, 84 millim. Coupe avoisinant le plan du détroit supérieur.

L'os iliaque non ankylosé, en place sur le bassin intact, est blanc.

Par-dessus est représenté gris le même os iliaque écarté au maximum prudent, comme tout à l'heure après la symphyséotomie, mais ici ayant emporté avec lui l'autre pubis détaché par l'ischio-pubiotomie.

La figure montre qu'à égalité d'écartement, 30 millim., l'ischio-pubiotomie du côté rétréci ankylosé donne, un peu grâce à la souplesse de la symphyse pubienne, une surface praticable beaucoup plus grande que celle de la symphyséotomie, à laquelle elle ajoute 17 centimètres carrés, ce qui fait en tout 61 + 15 + 17 = 93.

Ces surfaces sont sûrement praticables puisqu'elles ont des diamètres plus que suffisants et que leurs contours sont formés d'arcs ayant un rayon plus grand que celui de la circonférence céphalique évalué à $\frac{95}{2}$ mm.

Vous avez appris à l'école primaire qu'une sphère de 10 centimètres de diamètre (plus grosse que le crâne à terme) valait environ **524** centimètres cubes. Eh bien, dans une ouverture arrondie de 93 centimètres carrés peut passer une sphère de **670** centimètres cubes; êtes-vous rassuré?

presque rond, de 75 centimètres carrés au minimum. Or, un bassin oblique ovalaire ordinaire, c'est-à-dire grand, n'en offre guère que 60 ; la symphyséotomie en ajoute à peu près 15, ce qui fait 75, le strict minimum difficilement suffisant ; l'ischio-pubiotomie, qui n'est ni plus difficile ni plus dangereuse, en ajoute 30 et plus, soit en tout 90, la sécurité absolue, même avec le forceps.

Je conseille aux accoucheurs, qui en général sont médiocres anatomistes et opérateurs peu exercés, de faire couper le bassin par un chirurgien, pour qui ce sera un jeu.

J'ai déjà dit que les femmes à bassin oblique ovalaire finissaient presque toutes par mourir en couches. Quant aux enfants à terme nés vivants et vivaces, on les comptait ; en 1892 ils nous parurent tous de la même mère. Il valait donc la peine de travailler à cette époque car, je le répète, nous n'avions pas encore la *césarienne aseptique*.

C'est du côté ankylosé, rétréci, qu'il faut couper la ceinture pelvienne.

J'incise dans le sillon cruro-labial, je découvre et je dépérioste la branche de l'ischion, pour la trancher d'un coup de cisaille près de la tubérosité.

Par une autre incision verticale faite à un doigt en dehors de l'épine pubienne, je coupe téguments, portion gimbernatique de l'arcade de Fallope et muscle pectiné, pour dépérioster à son tour la branche horizontale du pubis et la diviser avec la scie d'Aitken, à 5 centimètres de la ligne médiane.

D'une incision à l'autre, ma rugine droite poussée détache la membrane obturatrice, et dans ce tunnel, le doigt rompt par pression tout ce qui se tend lorsqu'on écarte les cuisses de la malade.

Voici le texte même de mon mémoire de 1892. Il vous dira comment j'ai opéré devant Pinard et comment il a opéré lui-même la femme Trémoulet pendant l'impression de mon travail, avec un succès que la malveillance, l'ignorance, la bêtise et la jalousie ont rendu retentissant.

Les *incisions tégumentaires* doivent se trouver sur une même ligne parallèle à la ligne médiane et distante de 4 centimètres. C'est là que le cadre osseux du trou ischio-pubien sera dénudé en deux points, que la scie à chaîne sera passée ; c'est-à-dire : 1° près de l'ischion, au côté du périnée, au droit de la fourchette, pour la branche ascendante de l'ischion ; 2° à un doigt en dehors de l'épine pubienne tangible, pour la branche horizontale du pubis.

Donc la scie est successivement passée derrière chacune de ces parties osseuses, à 4 cent. de la ligne médiane, mais ce n'est pas là qu'elle doit travailler : il faut refouler les parties molles, les chasser en dehors en serrant l'os et tâcher de faire mordre la denture à plus de 4 cent. de la ligne médiane, le plus loin possible. On arrive facilement à scier le pilier de l'arcade près de la tubérosité de l'ischion, et la branche pubienne horizontale, à 4 et même à 5 cent. de la symphyse, créant ainsi une *valve de charnière mobile de 5 cent.*; il est très important d'y donner le plus d'ampleur possible.

Première section, ischion. — La femme est en position obstétricale, au bord du lit, rasée; l'opérateur entre les cuisses relevées par des aides dont un au moins intelligent, celui qui tient le membre du côté opéré. Un doigt dans le vagin (purifié et tamponné) et le pouce dans le sillon qui sépare la cuisse de la grande lèvre, ou inversement, j'ai pincé tout le possible (lèvres et bulbe) et senti l'os du bout de mes doigts. J'ai fait alors, sur l'os même, une incision antéro-postérieure de 4 cent. (sujet maigre), dont la partie moyenne était au droit de la fourchette.

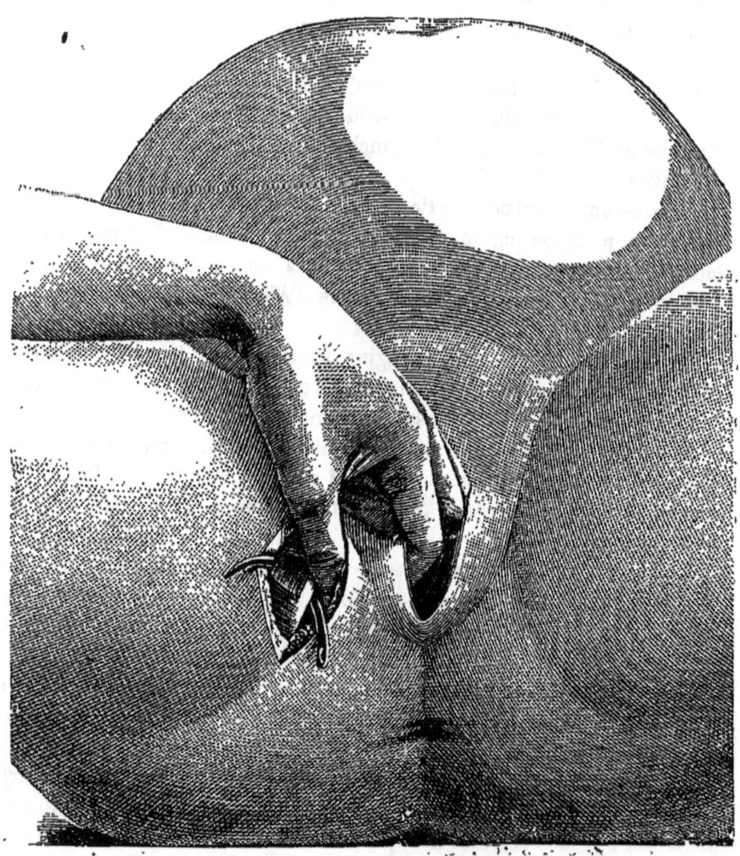

Fig. 854. — Ischiotomie ; dénudation de la branche ascendante de l'ischion, près de la tubérosité ; travail de la main gauche et passage, *de dedans en dehors*, d'une aiguille destinée à entraîner la scie à chaîne. Un écarteur est utile pour permettre à la pointe de l'aiguille de se dégager, comme on le voit sur la figure suivante.

Ayant exposé la face extérieure de l'os en donnant un coup de bistouri dans le sens des fibres musculaires qui en partent, j'ai pris la rugine courbe pour dénuder dans l'étendue nécessaire la face extérieure, les bords, la face postérieure du pilier de l'arcade, et enfin pour le contourner et le charger de dedans en dehors, en faisant apparaître le bout de l'instrument hors du trou sous-pubien comme apparaît la pointe de l'aiguille (fig. 854).

Pendant tout ce travail, ma gauche avait maintenu doigt dans le vagin, doigt dans la plaie, et me disait que je conservais bien à la paroi vaginale toute son épaisseur, que je ne menaçais aucunement de la crever.

Ayant passé l'aiguille et la scie à chaîne *de dedans en dehors*, dans la voie faite derrière l'os, je n'ai scié qu'après avoir refoulé les parties molles le plus possible en arrière vers la tubérosité de l'ischion, derrière la fourchette, et j'ai tâché de ne pas faire de pointes. J'aurais pu employer de bonnes cisailles, mais j'ai eu peur d'avoir des esquilles.

Alors j'ai pensé, avec le bout d'une rugine droite, à remonter le long du bord interne du trou ischio-pubien pour en détacher la membrane obturatrice aussi haut que je pourrais, mais sans insister pour le moment.

Deuxième section, pubis. — Par habitude, l'accoucheur restera entre les jambes de la femme; un chirurgien se mettrait peut-être sur le côté; le sciage en serait facilité : peu importe.

Après avoir saisi toute la motte entre le pouce et les doigts pour sentir sans erreur les deux épines pubiennes, j'avais marqué celle du côté opéré. J'avais tracé sur le ventre une longue parallèle à 4 cent. de la ligne médiane. Sur cette ligne qui se trouve passer à un petit doigt en dehors de l'épine, j'ai fait une incision de 5 cent., trois doigts (sujet maigre), commencée à un grand doigt au-dessus de l'arcade crurale, c'est-à-dire de la ligne qui joint les épines iliaque antéro-supérieure et pubienne, toutes deux tangibles, touchées et marquées.

Comme dans la première opération, des veinules insignifiantes furent coupées et bientôt je vis les fibres blanches de l'arcade et, au-dessous, l'enveloppe aponévrotique du muscle pectiné dont je détachai l'arcade et le ligament de Gimbernat pour les couper dans le sens de l'incision cutanée, c'est-à-dire perpendiculairement à leurs fibres. Il faut en effet diviser, et cela se fait en dehors de l'orifice inguinal externe, toutes les fibres que l'on voit et aussi celles des ligaments de Gimbernat et de Cooper que l'on trouve dans la profondeur avec la plus grande facilité, tout en respectant le contenu du canal inguinal. On fend alors hardiment sur l'os, le pectiné : la surface pectinéale du pubis se montre à nu et se sent. Quelques coups de rugine sont à peine nécessaires pour permettre de passer la scie à chaîne derrière l'os, *de dessus en dessous* (fig. 855). Avant de scier, la rugine sera quelquefois rappelée pour refouler en dehors les parties molles, car il faut diviser l'os loin de la ligne médiane à cinq centimètres. Sans doute il faudra faire soulever légèrement la tête du fœtus appuyée et gênante.

Achèvement de la séparation des os. — La double section osseuse accomplie, rien ne s'écarte encore. Il faut que, par la plaie supérieure, la rugine soit poussée de haut en bas le long du bord interne du trou

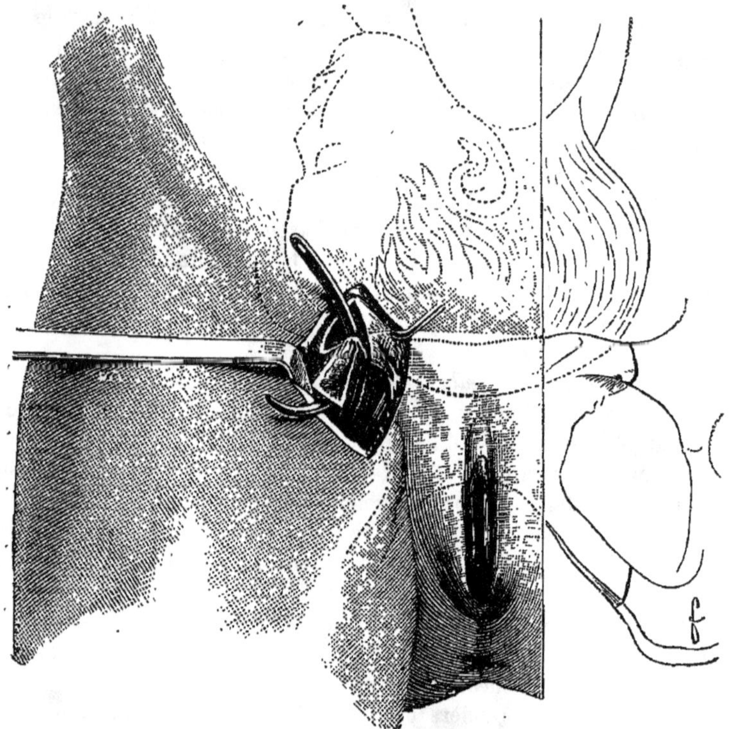

Fig. 855. — Pubiotomie : dénudation de la branche horizontale. Passage de l'aiguille qui entraîne la scie à chaîne *de dessus en dessous* ; la pointe est dirigée *en dehors* pour ne pas manquer le trou sous-pubien ; elle se dégage bien grâce à l'écarteur. On devine qu'il peut être nécessaire de faire soulever la tête du fœtus. Sur le côté gauche réduit au squelette, les sections des os sont marquées d'un trait.

pour achever la désinsertion de la membrane obturatrice ; il faut que l'exploration de l'index gauche, à mesure que l'écartement se produit, signale les brides fibreuses tendues qui persistent à résister, afin que la droite, à l'aide d'un instrument mousse et fort, une rugine, des ciseaux fermés, charge ces obstacles et les rompe en faisant une pesée appuyée sur le pubis, etc. Le doigt explorateur fait lui-même bien des choses et réussit à forcer sans danger, par exemple, l'*arcus* qui couvre les insertions du releveur, si on le sent à travers l'obturateur interne.

Quand le doigt a senti que toute l'arcade crurale superficielle et profonde, y compris la bordure de Cooper qui rampe sur la crète pubienne, est parfaitement divisée; que rien ne reste entre les deux plaies de ce qui fut la membrane obturatrice, etc., les os ne s'écartent pas encore si l'aide qui tient la cuisse du côté opéré, la tient écartée. Car ainsi, les adducteurs insérés au corps du pubis sont distendus et retiennent celui-ci rapproché des parties dont la scie vient de le séparer.

De toute nécessité, il faut donc que cette cuisse soit tenue *dressée*, c'est-à-dire en demi-flexion et en *abduction très légère*, juste suffisante pour permettre à l'accoucheur de manœuvrer librement. Ainsi les muscles adducteurs non distendus cesseront de s'opposer à l'écartement. Il faut en outre que la jambe tenue fléchie, ne soit pas immobilisée afin que la cuisse reste *libre de tourner*, c'est-à-dire de céder aux muscles obturateurs pour que ceux-ci puissent céder au pubis qui, en s'écartant, emporte une partie de leurs insertions.

Ces conditions étant réalisées, l'opérateur aura à se rendre compte de la souplesse de la symphyse pubienne; il ne lui serait pas difficile de l'augmenter, même sans davier, car du bout des doigts on arrive à luxer en avant la valve pubienne mobile, au détriment de quelques fibres intra-pelviennes insignifiantes.

La disjonction sacro-iliaque s'opère seulement du côté non ankylosé. C'est donc la cuisse correspondante qu'il faut porter dans l'abduction forcée. Que va-t-il arriver? L'ilium entier et mobile obéissant à sa cuisse qui le tire par la masse des muscles adducteurs, va se porter en dehors et entraîner avec lui le fragment pubien du côté opposé, en écartant les surfaces coupées. Cela est le but même de l'opération : il ne faut pas s'y opposer comme il arriverait si l'on distendait, par l'abduction simultanée de l'autre cuisse, les muscles adducteurs qui s'insèrent au pubis scié.

Ici encore, c'est à l'attitude flexion-adduction-appuyée qui relâche les adducteurs et immobilise ce côté du bassin, ankylosé ou non, qu'il faut recourir pendant la disjonction sacro-iliaque de l'autre côté.

En outre, pendant l'entrée de la tête dans l'excavation, il faudra tenir encore les adducteurs du côté scié dans le relâchement afin qu'ils permettent l'écartement nécessaire de leur pubis.

Assouplissement du coccyx d'un bassin d'ailleurs normal.

Il peut arriver qu'au moment où la tête fœtale, rotation faite, sollicite de la boutonnière pubio-coccygienne un agrandissement qui l'égale à ses diamètres sous-occipito bregmatique d'abord, sous-occipito frontal ensuite, le coccyx soit, par rigidité, incapable de se laisser rétropulser.

La distance pubio-coccygienne, qui est en moyenne de 85 millimètres à l'état de repos, doit augmenter d'environ 30 millimètres au moment du passage du front.

Il n'est pas indispensable que l'articulation sacro-coccygienne jouisse de mouvements étendus, mais alors il faut que les deux premières ou grosses pièces du coccyx ne soient pas ankylosées, afin que la seconde joue librement d'avant en arrière emportant avec elle les petites pièces terminales.

Que faire en cas de rigidité?

Assouplir, forcer le coccyx en arrière à l'aide du pouce introduit dans le vagin ou dans le rectum.

En cas d'ankylose ou de raideur invincible?

La coccytomie.

Rappelez-vous ces conseils relatifs à la section du coccyx : pas de plaie sur les saillies osseuses; plaie toute petite et immédiatement oblitérée; ne pas ouvrir la nappe celluleuse pelvienne péri-rectale.

Après avoir réfléchi, pour satisfaire Pinard, à ce petit cas susceptible d'embarrasser beaucoup, je conseille de palper la face cutanée et les bords du coccyx pour y chercher la partie relativement étroite située au-dessous des ailes et des cornes de la première pièce, à deux petits doigts de la pointe marquée d'avance à la teinture. C'est assez haut pour que la section donne une charnière suffisante.

De crainte d'erreur ultérieure, un long trait transversal de teinture d'iode marquerait le niveau de la future section osseuse aussitôt qu'il aurait été déterminé.

Je procéderais alors comme s'il s'agissait d'une ténotomie sous-cutanée à grande distance. C'est dire qu'à 5 centimètres de la crête médiane, sur la ligne transverse marquée, un long petit ciseau, large seulement de 10 millimètres, suivrait à plat sous la peau un trajet de séton jusqu'au bord du coccyx. Là il se mettrait de champ pour attaquer ce bord sous les coups d'un maillet ou du talon de la main. Je voudrais ne couper que la moitié de l'épaisseur du coccyx et seulement sa moitié postérieure. N'exagérons rien : je m'appliquerais à respecter le périoste pelvien avec une légère couche osseuse adhérente. Ce faisant, le bord de la lame tourné vers la face profonde du derme devrait être surveillé, ou plutôt, le derme lui-même devrait être plissé et soulevé entre deux doigts pour qu'il ne soit pas déchiré par l'instrument.

Quand celui-ci, certainement gêné par le volume de quelques fesses, aurait ainsi profondément rayé, en travers ou obliquement, la face postérieure du coccyx, il ne faudrait pas un gros coup de poing pour fracturer la table pelvienne respectée.

Et j'imagine qu'ensuite, de même que sur le cadavre, le pouce introduit dans le vagin ou dans le rectum assouplirait la rupture et amènerait le fragment au degré de rétropulsion nécessaire.

Sur la luxation temporaire d'un bord libre du sacrum pour la voie sacrée de Kraske.

Un peu d'anatomie, c'est mon faible.

La partie postérieure du fond de l'excavation pelvienne a comme parois : les ischions, les ligaments sacro-sciatiques, le sacrum et le coccyx, garnis des muscles pyramidaux et obturateurs internes.

A ce pourtour s'insère le plancher musculaire formé par l'ischio-coccygien et le releveur de l'anus. Ce plancher infundibuliforme musculaire percé de deux trous, l'orifice intestinal et le génito-urinaire, supporte l'ampoule rectale, le col de l'utérus, la vessie.

Les vaisseaux hypogastriques et leurs branches, ainsi que l'uretère, descendent appliqués par une aponévrose mince qui les couvre, à l'aponévrose forte qui applique elle-même, le muscle obturateur au corps de l'ischion.

Arrivés sur le plancher musculaire, les vaisseaux, soulevant et entraînant

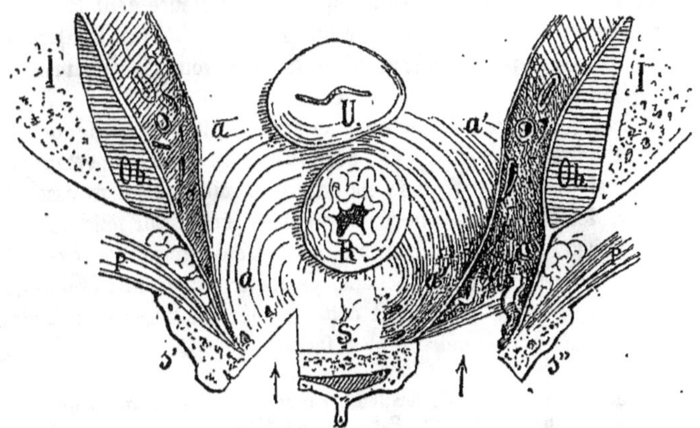

Fig. 856. — Dessin schématique au tableau (1895) d'une coupe transversale horizontale du bassin passant au-dessous de la grande échancrure, au-dessus du fond du petit bassin. Le péritoine a été décollé et arraché, le rectum et l'utérus excisés.

U est la coupe du col de l'utérus, R celle du rectum, I.I celles des ischions, *Ob*, *Ob* celles des muscles obturateurs internes dont l'enveloppe aponévrotique forte se prolonge devant les nerfs sciatiques et les muscles pyramidaux *p p* jusqu'à la face antérieure du sacrum qui a subi deux traits de scie longitudinaux.

S est la partie médiane du sacrum. — *s'* large et *s''* étroite, sont ses parties latérales coupées à une distance inégale de la crête médiane — *a a* et *a' a'* aponévrose ou couverture vasculaire qui applique les artères, veines, nerfs, uretère, aux parois pelviennes *Ob*, *Ob*.

s' détaché en dedans des trous, emporte en s'écartant la couverture vasculaire *a* et montre la voie libre vers les viscères R et U.

s'' laisse la couverture vasculaire *a'* à la pièce médiane et ouvre en s'écartant le dangereux labyrinthe où sont les veines qui tant de fois ont jeté des flots de sang, et les uretères trop souvent blessés.

leur couverture aponévrotique, remontent ensemble sur les faces latérales des viscères auxquels ils sont destinés[1].

Donc, quand on a dépouillé ceux-ci de leur enveloppe séreuse en décollant et arrachant le péritoine pelvien avec sa doublure musculaire lisse, les vaisseaux ne se montrent pas absolument à nu. Une aponévrose filamenteuse, ébauchée, ici trouée, forte là, les couvre et les tient accolés aux parois et au fond de l'excavation : c'est l'aponévrose ou couverture vasculaire, dont la partie postérieure qui est solide porte le nom de Jarjavay.

On démontre bien cette aponévrose en la détachant avec le doigt, sur les parties postéro-latérales, là où sont, au milieu d'une graisse abondante, les nerfs, les artères, les énormes veines hypogastriques; elle est comme une toile irrégulièrement capitonnée, tenant tous ces organes en contact avec l'étoffe des aponévroses du pyramidal et de l'obturateur interne. De chaque côté en arrière, pas plus que le pyramidal et son enveloppe, pas plus que le ligament sacro-épineux et le muscle ischio-coccygien, elle ne dépasse la ligne des trous sacrés, ligne sur laquelle elle s'insère.

En sorte qu'après avoir, d'un trait de scie médian ou presque médian, fait du sacrum deux volets, si vous écartez ceux-ci, chacun d'eux emporte avec lui sur le côté, la tenture qui lui applique intérieurement la graisse et les vaisseaux sacrés latéraux, hémorrhoïdaux, etc. (*s'*, fig. 856) : vous êtes dans le tissu sous-péritonéal; aucun obstacle ne vous sépare du rectum ni du col utérin devant situé.

Au contraire, que votre scie ou votre cisaille fende l'os en dehors des trous, l'étroit battant sacré (*s''*, fig. 856) s'ouvrira sans emporter avec lui le rideau : si vous entrez, vous voilà perdu au milieu de la graisse, des grosses veines, des artères, des nerfs anastomosés en réseau solide, le tout traversé par l'uretère; pour arriver au but, au col utérin par exemple, vous êtes obligé d'éviter tous ces écueils, de sortir de ce plexus complexe et fragile et de déchirer finalement cette couverture vasculaire aponévrotique qui pouvait vous rendre tout si facile.

1. Pour plus de détails, voir ma publication : *Vaisseaux sanguins des organes génito-urinaires du périnée et du pelvis*. Paris, Masson, 1905.

Fistules recto-vaginales haut situées, procédé de P. Segond.

1er temps. Excision ano-rectale.

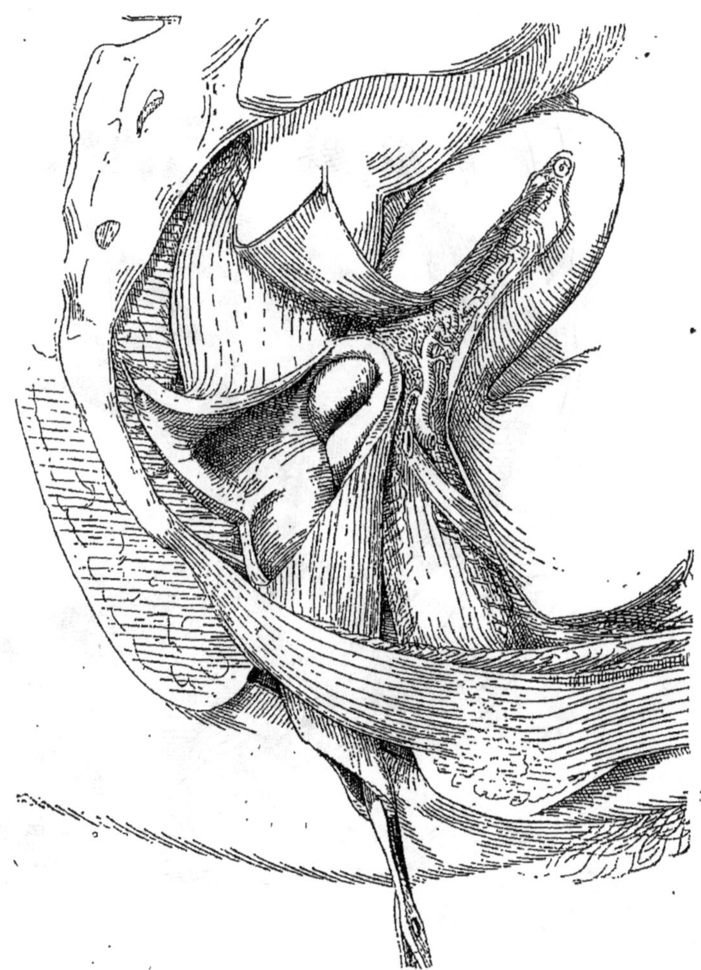

Fig. 857. — Profil droit des organes pelviens d'une femme debout. Fistule recto-vaginale à la hauteur et aux dépens du cul-de-sac postérieur. Le col utérin y est engagé et sa lèvre postérieure fait saillie dans le rectum.

Premier temps : A l'intérieur du sphincter dilaté au maximum, excision ano-rectale d'un bout d'intestin remontant en avant jusqu'à la fistule, en arrière moitié moins haut. Dans l'anus l'incision circulaire est à 8 ou 10 millimètres au-dessus de la limite de l'épiderme. Des épingles relèvent, l'une le rectum conservé pour laisser voir à l'intérieur le tracé de la fin de la section oblique, l'autre le péritoine et sa doublure musculaire lisse qui lui vient de l'utérus

Fistules recto-vaginales haut situées, procédé de P. Segond.

2e temps. Abaissement du rectum et sutures.

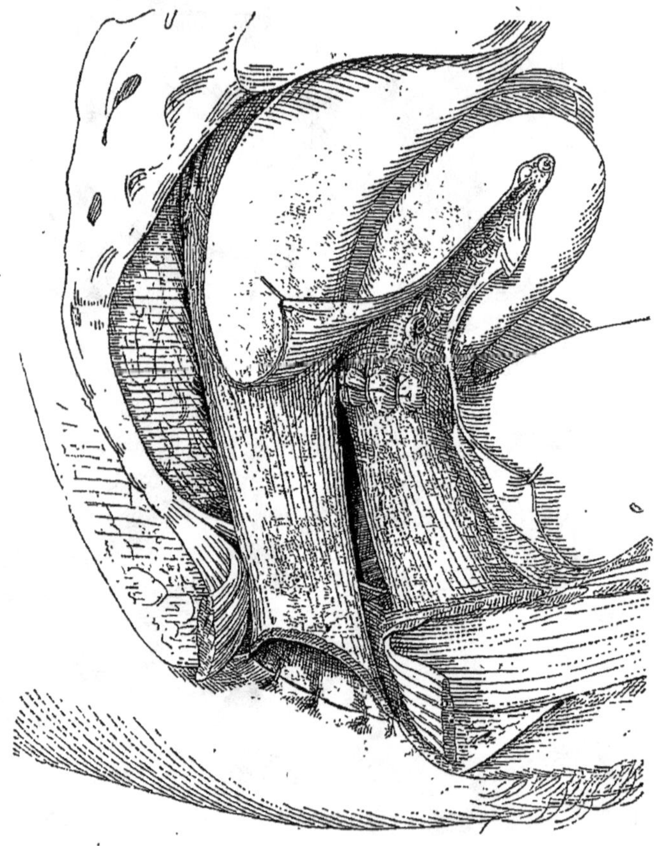

Fig. 858. — La fistule ayant été fermée par des points de catgut, le rectum est abaissé *comme un store*. Le péritoine le permet, ainsi que le montre le lambeau de séreuse relevé par une épingle sur chaque figure. Ici nous voyons que le rectum a pu être dépouillé de sa tunique séreuse par simple traction sur une grande longueur; pourtant le péritoine, le lambeau épinglé, a pris une certaine part à l'abaissement. Devant le rectum et le vagin et devant le vagin sont l'uretère (qu'on voit mieux sur la figure précédente) et la vessie. Au pourtour anal, huit points de suture sont nécessaires : on les pose à l'intérieur du sphincter sans couper ce muscle comme je l'ai simulé pour montrer le mode de réunion.

Exstrophie de la vessie. — P. Segond rétrécit et dissèque cette paroi vésicale postérieure formant tumeur saillante ; il la rabat sur l'épispadias et relève le prépuce par-dessus.

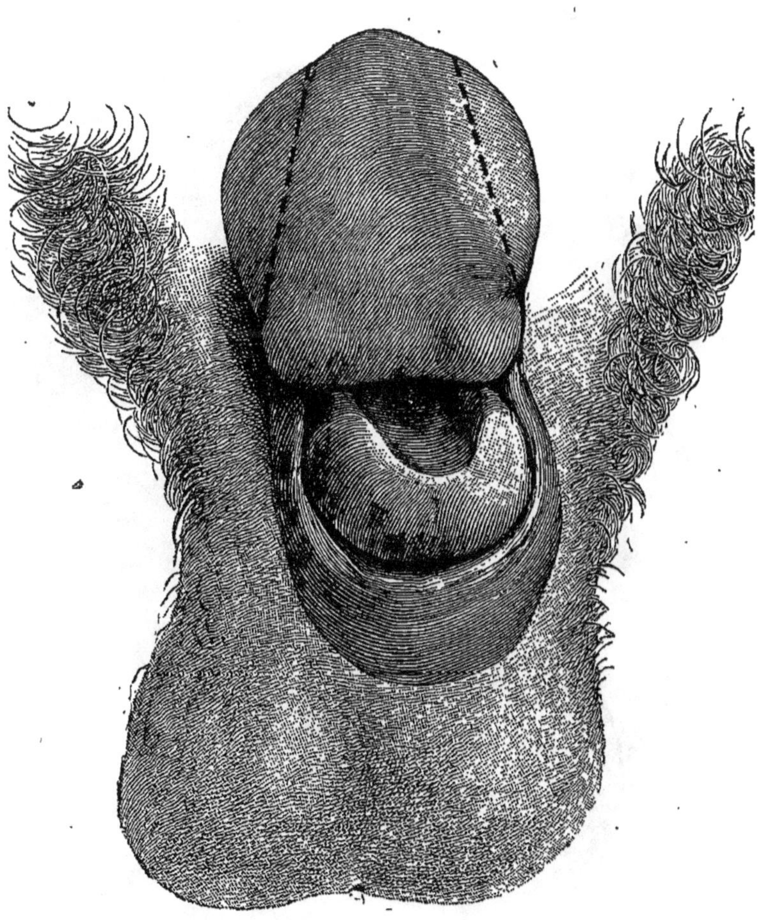

Fig. 859. — Extrophie de la vessie, épispadias, prépuce très développé sous le gland. La tumeur est la paroi vésicale postérieure refoulée en avant : en bas, de chaque côté, une saillie contient et couvre l'orifice de l'uretère. En dehors, notablement en dehors de ces orifices, aboutissent les lignes pointillées qui marquent les incisions qui vont limiter le lambeau destiné à couvrir la gouttière sus-pénienne.

Il prend garde de blesser les uretères qui s'ouvrent en bas sous les saillies que l'on voit, et d'en serrer les orifices dans les sutures, de peur d'aggraver l'incontinence par la rétention.

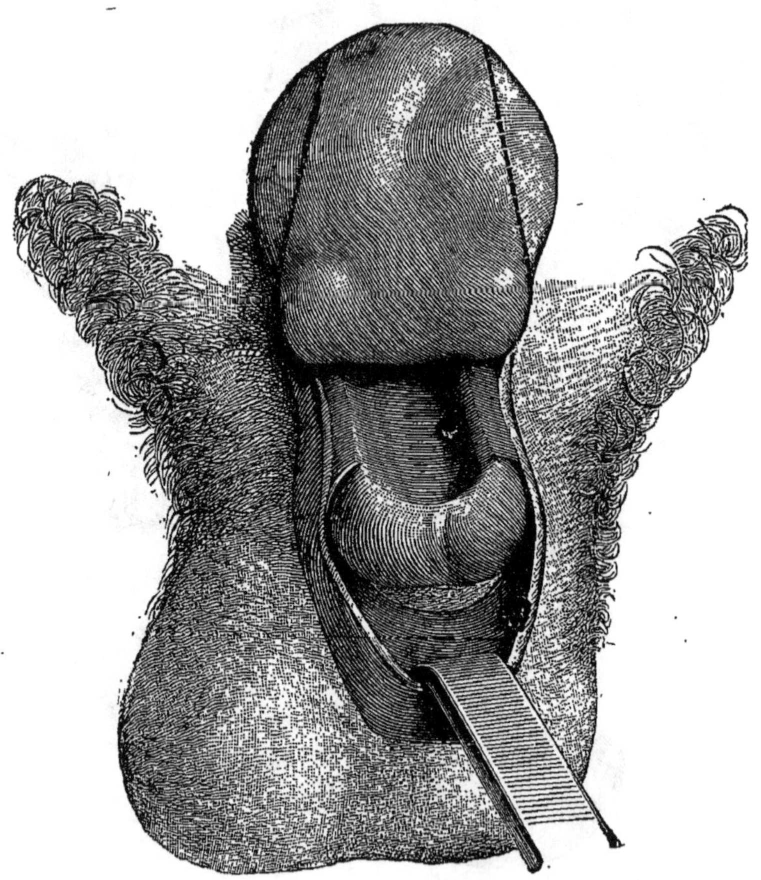

Fig. 860. — Les bords de la gouttière pénienne sont avivés, ainsi que ceux du tégument adjacent. Une large ponction transversale a été faite au bord adhérent du prépuce et celui-ci, dédoublé, est étalé par un écarteur pour montrer l'étendue de la surface cruentée destinée, lorsqu'il se relèvera par-dessus le lambeau vésical abaissé, à s'appliquer à la surface cruentée de celui-ci.

Son dessein modeste est de faire un moignon de verge qui tienne dans le goulot d'une poche de caoutchouc sans verser une goutte d'urine à côté.

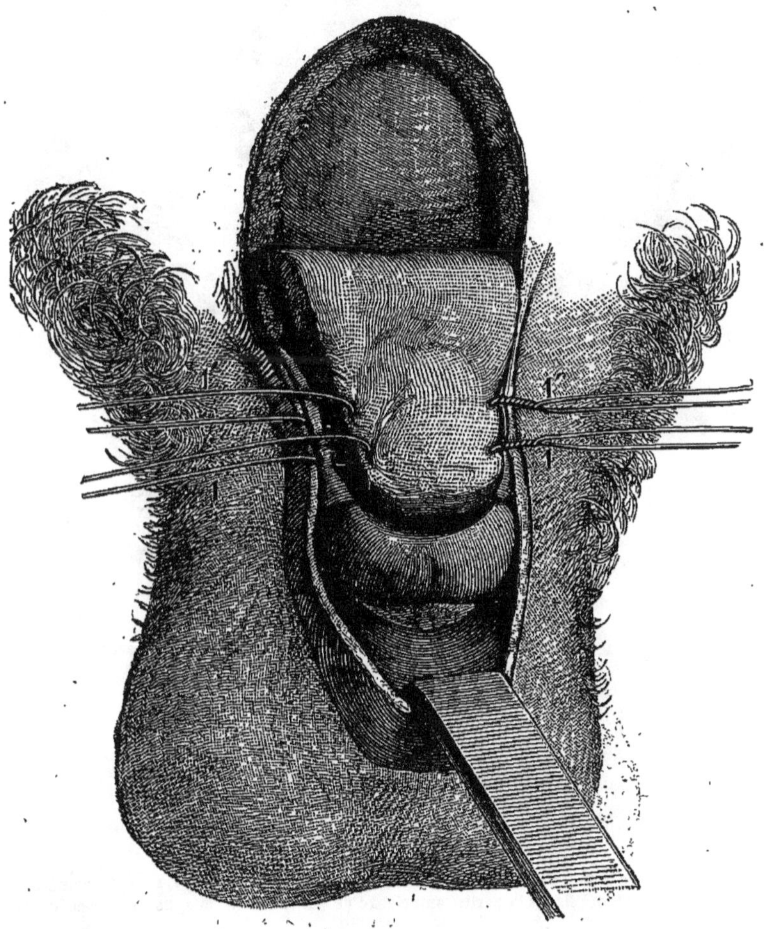

Fig. 861. — Le prépuce est préparé comme ci-devant. Le lambeau vésical, réduit à l'utile par excision de ses bords, est rabattu sur la gouttière pénienne et fixé de chaque côté aux bords avivés par deux fils métalliques 1, 1', gardés momentanément très longs après leur torsion, car il va falloir les passer à travers le prépuce pour pouvoir les retirer plus tard.

A la place du lambeau vésical, il reste devant le rectum une mince paroi abdominale de tissu cellulaire et de péritoine (?) qui se fortifiera par la cicatrisation de la plaie et le rapprochement des téguments latéraux.

Il s'applique à ce que ce moignon soit largement canalisé et dépourvu de tout diverticule où l'urine stagnante puisse déposer.

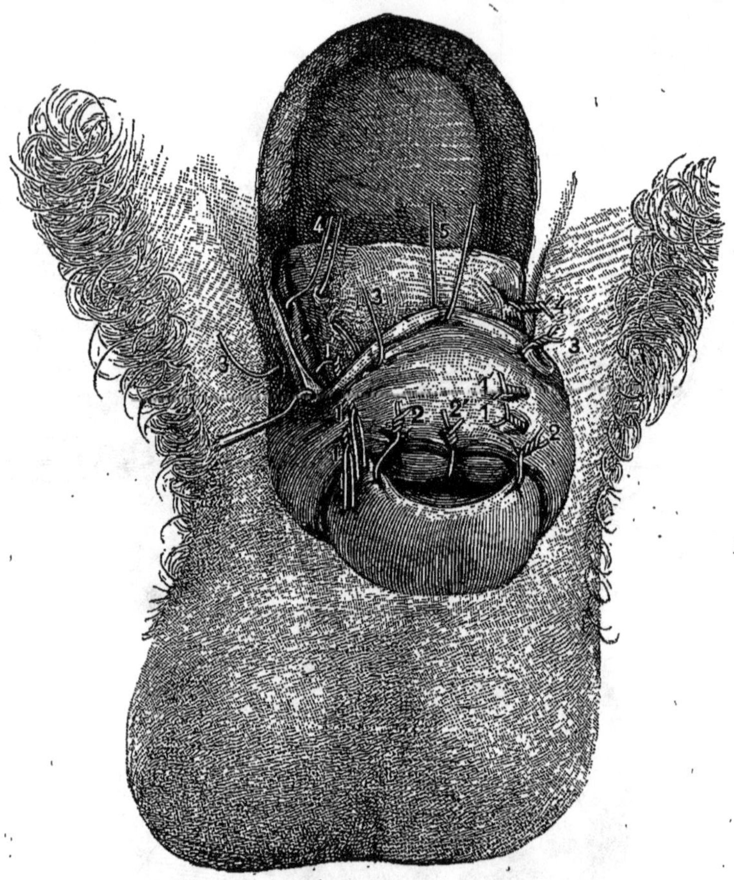

Fig. 862. — Le prépuce a été amené par-dessus le lambeau vésical ; il a été traversé par les fils 1, 1' qui fixent la partie antérieure de ce lambeau aux bords avivés de la gouttière.

Les fils 2, 2 traversent : bord de la gouttière, lambeau vésical et bord du prépuce créé par la ponction ; 2' n'unit que celui-ci à l'extrémité du lambeau vésical.

Les fils 3, 3, 3 unissent à la fois : au fond, les bords du lambeau et de la gouttière ; à la surface, le prépuce et le tégument latéral : un crochet le montre bien d'un côté, qui découvre aussi le tortillon du fil 1'.

Les fils 4, 4 ne réunissent que le bord avivé de la gouttière pénienne au bord du lambeau vésical : il faut bien se méfier, dans cette région des uretères, de ne pas gêner le cours de l'urine. — 5 attachera le prépuce à la peau du ventre lorsque celle-ci aura été rapprochée dans la mesure du possible.

PROGRAMME ÉCONOMIQUE

D'EXERCICES OPÉRATOIRES

Le grand malheur des études d'amphithéâtre, c'est généralement la pénurie de cadavres. Lorsque j'ai organisé l'enseignement pratique de la médecine opératoire aux nombreux élèves de la Faculté de Paris, j'ai cherché à faire faire en 18 démonstrations ou séances, en trois semaines, avec 4 cadavres seulement, minimum au-dessous duquel on ne fait rien de bon, la première éducation technique de chaque série de 4 élèves. J'y suis arrivé approximativement; et je crois être utile à tous ceux qui n'ont qu'un petit nombre de sujets pour s'exercer, en donnant les indications suivantes sur la manière de les utiliser ou de les faire utiliser sans en rien perdre. Ce fut une idée originale qui plus que jamais a son prix.

PREMIER SUJET SUPPOSÉ ENTIER

Première séance.

Ligatures. Généralités sur la ligne d'incision, la recherche des repères, etc. (Pour cette fois négliger la dénudation.) — *Artère cubitale :* A. au-dessus du milieu; B. près du poignet. — *Radiale*, partie supérieure.

Amputations. Généralités sur la forme et l'emploi des moignons, la quantité de chairs à garder, etc. — Désarticulation d'un *doigt du milieu :* A. *médius*; B. *annulaire.* — Extirpation du *pouce et de son métacarpien.*

2e Séance.

Ligatures. *Radiale* près du poignet (apprendre à dénuder). *Humérale* et *axillaire :* A. au pli du coude; B. au milieu du bras; C. dans l'aisselle. (Dans tous ces cas, soigner la dénudation.)

Amputations. Extirpation du *petit doigt et de son métacarpien.* — Désarticulation du *poignet.* — Désarticulation du *coude.* (Dans ces deux cas, méthode facile, circulaire, pour cette première fois.)

3e Séance.

Ligatures. *Pédieuse* et *tibiale antérieure* : A. sur le dos du pied ; B, au bas de la jambe ; C. en haut. — *Tibiale postérieure* : A. derrière la malléole ; B. dans le mollet.

Amputations. *Orteil du milieu.* — Première étude de l'interligne tarso-métatarsien. Ablation du *gros orteil et de son métatarsien...* ; du *petit orteil et de son métatarsien.*

4e Séance.

Ligatures. *Fémorale* : A. dans le canal de Hunter ; B. à la pointe du triangle ; C. à la base, au-dessus de l'origine de la fém. profonde. — *Iliaque externe.*

Amputations. Désarticulation *tibio-tarsienne.* — Amputation de *jambe au-dessous du milieu.* — Désarticulation du *genou.*

5e Séance.

Ligatures. *Axillaire* sous la clavicule. — *Sous-clavière.* — *Carotide primitive.* — *Linguale.*

Amputations. *Intra-deltoïdienne* (extraire ensuite la tête humérale et première étude de la désarticulation). — Amputation de *cuisse* au tiers inférieur, mais ne pas scier pour permettre : *désarticulation de la cuisse.*

Au lieu de jeter le tronc de ce cadavre, on le met de côté pour diverses opérations ultérieures sur la face (résection des mâchoires), sur le périnée, etc.

DEUXIÈME SUJET SUPPOSÉ ENTIER

6e Séance.

Ligatures. *Radiale* dans la tabatière. — Répéter les ligatures de la cubitale et de la radiale. (Il y a deux élèves de chaque côté qui s'entr'aident : celui qui, sur le premier cadavre, aura lié la cubitale, liera cette fois-ci la radiale, et ainsi de suite.)

Amputations. Désarticulation des *phalanges* et amputations dans la continuité sur l'annulaire et le médius. — Désarticulations des *doigts chef de file : pouce, index, petit doigt.* — Désarticulation du *poignet* (cette fois-ci, méthode elliptique ou lambeau antérieur).

7e Séance.

Ligatures. Répéter celles du bras et de l'aisselle.

Amputations. Désarticulation du *coude*, de l'*épaule* (cette fois-ci par les procédés d'élection).

8e Séance.

Ligatures. — *Péronière.* — *Poplitée.* — *Fessière.* — Répéter toutes celles de la jambe.

Amputations. *Orteil du milieu.* — *Gros orteil.* — *Petit orteil.* — Désarticulation *tarso-métatarsienne* (Lisfranc).

9e Séance.

LIGATURES. Répéter celles de la fémorale et de l'iliaque externe. On peut aussi lier l'*iliaque interne* ou l'*iliaque primitive*.

AMPUTATIONS. *Sous-astragalienne.* — *Jambe*, au lieu d'élection.

Si le sujet a le cou ouvert, il faut dès maintenant couper la cuisse très près des condyles, puis près des trochanters, et sauter le reste de la 10e Séance, qui sera repris plus tard, à la fin d'un autre cadavre entier.

10e Séance.

LIGATURES. Tronc *brachio-céphalique.* — *Carotide externe*, étude très soignée. — *Mammaire* interne.

AMPUTATIONS, ETC. De la *cuisse* très près des condyles, puis près des trochanters. Faire extraire ensuite au davier l'extrémité fémorale. — RÉSECTION d'une *mâchoire* et *Trachéotomie*.

Utiliser le tronc réservé du premier cadavre qui a déjà pu servir dans une séance précédente, si le temps a permis de réséquer un maxillaire.

TROISIÈME SUJET SUPPOSÉ OUVERT

11e Séance.

LIGATURES. *Arcade palmaire superficielle.* Répéter celles de l'avant-bras.

AMPUTATIONS, ETC. Extraction du *médius et de son métacarpien.* — RÉSECTION du *premier métacarpien* en conservant le pouce. — Répéter l'ablation du petit doigt et de son métacarpien, etc. — Amputation de l'*avant-bras près du poignet* : ne pas scier tout de suite, afin de laisser possible la résection du coude.

12e Séance.

LIGATURES. Répéter celles du bras et de l'épaule.

RÉSECTIONS du *coude*, de l'*épaule*.

13e Séance.

LIGATURES. *Faciale, temporale, occipitale.* — Répéter sur le cou celles que l'état du cadavre permet de pratiquer. — Répéter celles de la pédieuse et de la tibiale postérieure derrière la malléole.

AMPUTATIONS. Des cinq *orteils en masse.* — Tracer seulement l'amputation dans la continuité des métatarsiens. — Désarticulation *médio-tarsienne* (Chopart).

14e Séance.

LIGATURES. *Épigastrique.* — Répéter celles de la jambe et de la cuisse, etc.

AMPUTATIONS, ETC. *Intra* ou *sus-malléolaire.* — RÉSECTION du *genou.* — Amputation de la *cuisse* au-dessus du milieu.

Utiliser la face, etc., avant de jeter le tronc.

QUATRIÈME SUJET SUPPOSÉ OUVERT

15e Séance.

Ligatures. Répéter celles de la main, de l'avant-bras et du bras.

Amputations, etc. *Quatre doigts* à la fois, ou chacun d'eux isolément par les procédés d'élection. — Résection du *poignet.*

16e Séance.

Ligatures. Répéter celles de l'aisselle, du cou et de la tête.

Amputations, etc. De l'*avant-bras.* — Répéter la désarticulation ou la résection du coude. — Amputation du *bras.* — Répéter la désarticulation ou la résection de l'épaule.

17e Séance.

Ligatures. Répéter celles du pied, de la jambe et du jarret.

Amputations, etc. *Gros orteil avec la tête* de son métatarsien. — Répéter la désarticulation tarso-métatarsienne. — Amputations *ostéoplastiques* du pied.

18e Séance

Ligatures. Répéter celles de la cuisse, etc.

Amputations, etc. Résection de la *hanche* d'abord. — Puis, répéter les amputations de la jambe, du genou et de la cuisse.

Utiliser la face avant de jeter le tronc.

Nota. L'occasion d'exécuter et de répéter les résections des mâchoires, la trachéotomie, l'œsophagotomie, la taille, les opérations sur le bassin, sur l'abdomen, sur le thorax, sur le crâne... l'extraction du globe de l'œil, et beaucoup d'autres opérations, s'est présentée plusieurs fois : je veillais à ce qu'elles fussent faites, au besoin sous la direction de professionnels. Ce sont les membres et spécialement les pieds qui sont toujours en nombre insuffisant.

TABLE DES MATIÈRES

I. — LIGATURES DES ARTÈRES

PREMIÈRE PARTIE

DEUXIÈME PARTIE

II. — AMPUTATIONS DES MEMBRES

PREMIÈRE PARTIE

DEUXIÈME PARTIE

III. — RÉSECTIONS

PREMIÈRE PARTIE

DEUXIÈME PARTIE

APPENDICE

FIN DE LA TABLE DES MATIÈRES

Coulommiers. — Imp. Ernest DESSAINT. — 4-23.

Octobre 1924.

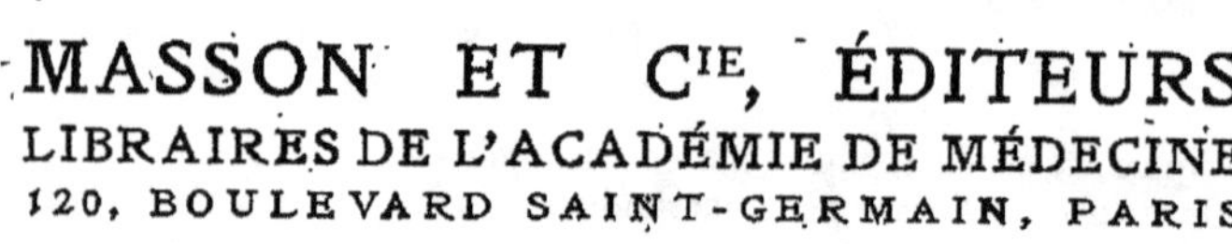

H. ROUVIÈRE

Professeur agrégé,
Chef des travaux anatomiques à la Faculté de médecine de Paris.

Anatomie Humaine

Descriptive et Topographique

Traité complet en deux volumes ne se vendant pas séparément et comprenant 1668 pages, 988 figures en noir et en couleurs.

Prix des 2 volumes. { Brochés . . . . 165 fr.
Cartonnés tête rouge. 180 fr.

Ce prix est garanti sans majoration jusqu'au 31 Décembre 1924.

Il a été fait aussi une édition en 3 volumes cartonnés de cet ouvrage au prix de **190** *francs.*

Cette édition permet l'expédition par poste dans les pays où les envois sont limités à 3 kilos.

PAR son contenu, sa méthode d'exposition, le soin apporté à sa présentation, ce nouveau traité d'Anatomie ne ressemble à aucun de ceux qui l'ont précédé — en France — et à l'étranger.

Toute commande de livres doit être accompagnée de son montant en une valeur sur Paris, augmenté de 10 °/. pour la France et de 15 °/. pour l'Étranger, pour frais de port et d'emballage.

Pr. A. — 216.

Dr L. BROCQ

Cliniques Dermatologiques

Professées dans les Hôpitaux de Paris :

LA ROCHEFOUCAULD, BROCA, PASCAL-SAINT-LOUIS
ET A LA FACULTÉ DE MÉDECINE DE STRASBOURG

(1924). 1 *volume grand in-8° de* 740 *pages avec* 54 *figures*. **60 fr.**

Le Docteur Brocq publie un recueil des principales « Leçons » qu'il a professées au lit du malade, toutes reposant sur l'observation, l'analyse et la pénétration du cas particulier. Ces *leçons* constituent un *ensemble* montrant, sous l'aspect le plus concret, la pathologie et la thérapeutique des affections cutanées.

L'auteur distingue deux groupes de dermatoses : celles dont l'étiologie est connue (*causées par des agents traumatiques, des agents toxiques ou des êtres vivants*) et celles dont on l'ignore, qu'il classe par leur aspect objectif, et dont il traite sous le titre de *réactions cutanées*. Toutes ces dermatoses reconnaissent des causes multiples, variables suivant les sujets et les prédispositions d'origine ancestrale, les prédispositions acquises à la suite d'intoxications accidentelles ou habituelles, de dysfonctionnement des divers organes producteurs de substances nécessaires à l'organisme. Ces conditions que nous appelons les *terrains individuels* ont une influence considérable dans l'un et l'autre groupe de dermatoses.

La « marque » de l'auteur se retrouve à chaque page, par la forme imagée, rapide, vivante, polémique même, qu'il a su donner à son exposition : une soixantaine des plus belles photographies des collections de Saint-Louis illustrent le texte.

NOUVEAU TRAITÉ DE MÉDECINE

PUBLIÉ SOUS LA DIRECTION DE MM. LES PROFESSEURS

G.-H. ROGER *F. WIDAL* *P.-J. TEISSIER*

Secrétaire de la Rédaction : *Marcel GARNIER*

22 FASCICULES grand in-8°, avec nombreuses figures dans le texte, en noir et en couleurs, et planches hors texte en couleurs, sous une élégante 1/2 reliure toile dos plat.

FASCICULE I. ***Maladies infectieuses*** (1920). 1 *volume de 482 pages avec 55 figures et 3 planches en couleurs, relié.* **35** fr.

G.-H. Roger. *Notions générales sur les Infections.* — A. Sacquépée. *Les Septicémies.* — G.-H. Roger. *Les Streptococcies.* — P. Menetrier et H. Stévenin. *Pneumococcie.* — P. Menetrier et H. Stévenin. *Pneumonie.* — M. Macaigne. *Staphylococcie. Entérococcie. Psittacose. Infections à Tétragènes, à Cocco-bacilles, à Diplobacilles, à Proteus.* — A. Veillon. *Infections putrides et gangreneuses.* — Ch. Dopter. *Méningococcie.* — M. Hudelo. *Gonococcie.*

FASCICULE II. ***Maladies infectieuses*** (*suite*) (1922). 1 *vol. de 765 pages avec 89 figures et 8 planches en couleurs.* **50** fr.

P.-J. Teissier et M. Duvoir. *Scarlatine.* — P.-J. Teissier. *Rubéole. Quatrième maladie, Cinquième maladie. Rougeole. Varicelle. Variole.* — P.-J. Teissier et L. Tanon. *Vaccine.* — Paul Ravaut. *Le Zona, les Herpès et les Fièvres herpétiques.* — P.-J. Menard. *Fièvre aphteuse.* — Jules Renaut. *Suette miliaire.* — G.-H. Roger. *Charbon.* — Charles Nicolle et E. Conseil. *Typhus exanthématique.* — P. Londe. *Coqueluche.* — P.-J. Teissier et Esmein. *Oreillons.* — E.-C. Aviragnet, B. Weill Hallé, P.-L. Marie. *Diphtérie* — J. Camus et J.-J. Gournay. *Tétanos.* — M.-H. Barbier. *Le Rhumatisme articulaire.* — H. de Brun. *Dengue, Fièvre de Papataci.*

FASCICULE III. ***Maladies infectieuses*** (suite). ***2e édition*** (1924). 1 *vol.* 608 *pages*, 62 *fig. et* 4 *pl. en couleurs, relié.* **45** fr.

F. Widal, A. Lemierre et P. Abrami. *Fièvres typhoïde et paratyphoïdes.* — F. Widal et A. Lemierre. *Colibacillose.* — Ch. Dopter. *Dysenteries.* — M.-A. Ruffer et Milton Crendiropoulo. *Choléra.* — Sacquépée. *Botulisme. Fièvre de Malte.* — R.-P. Strong. *Fièvres de tranchées.* — P. Menetrier et H. Stévenin. *Grippe.* — E. Sacquépée et Garcin. *Peste.* Azevedo Sodré. *Fièvre Jaune.*

FASCICULE IV. ***Maladies infectieuses et parasitaires.*** (1922). 1 *vol. de* 709 *pages avec* 134 *figures dans le texte et* 5 *planches en couleurs, relié.* . . . . **40** fr.

Ch. Dopter. *Maladie de Heine-Medin.* — May. *Encéphalite léthargique.* — Ferré. *Rage.* — H. Roger. *Tuberculose en général.* — P. Courmont. *Septicémies tuberculeuses.* — H. Roger. *Pseudo-tuberculoses bacillaires.* — P. Courmont et A. Dufourt. *Morve.* — Perrin. *Lèpre.* — Guiart. *Verruga.* — Laederich. *Actinomycose. Aspergillose.* — Langeron. *Oosporoses. Mycétomes. Sporotrichoses. Blastomycoses.* — Brumpt. *Spirochétoses, en général.* — Nicolas. *Syphilis.*

FASCICULE V. ***Tome I. Maladies infectieuses et parasitaires*** (*fin*). — **2e édition** (1924). *Un volume de* 450 *pages avec figures et* 2 *planches en couleurs.* . . . . . **40** fr.

R. Demanche. *Chancre simple. Granulome des organes génitaux.* — Ch. Joyeux. *Goundou, Pian et Bouba.* — Charles Nicolle et L. Blaizot. *Fièvres récurrentes.* — D. Thibaut. *Sodoku.* — H. Vincent et J. Rieux. *Le paludisme. La fièvre bilieuse hémoglobinurique.* — Charles Nicolle. *Kala Azar, Bouton d'Orient.* — Ch. Joyeux. *Trichinose.* — J. Guiart. *Filariose, Strongylose, Distomatose, Coccidiose, Sarcosporidiose.* — F. Dévé. *Échinococcose, Cysticercose.* — E. Brumpt. *Les Trypanosomoses humaines, les Bilharzioses.*

Tome II. Le Cancer par Gustave Roussy et Maurice Wolf. **2e édition** (1924). *Un volume avec figures et planches en couleurs* . . . . *Sous presse*

FASCICULE VI. ***Intoxications*** (1922). 1 *vol. de* 506 *pages avec* 23 *fig. dans le texte et* 3 *planches en couleurs, relié.*

2e édition. . . . . *En préparation*

FASCICULE VII. ***Avitaminoses. Maladies par agents physiques. Troubles de la nutrition.* 2e Édition** (1924). 1 *volume de* 584 *pages avec* 36 *figures, relié* . . . . . . **40** fr.

G.-H. ROGER. *Vitamines et Avitaminoses.* — E.-P. BENOIT. *Scorbut.* — G. ARAOZ ALFARO. *Scorbut infantile* — ALDO PERRONCITO. *La Pellagre.* — E. SACQUÉPÉE. *Béribéri.* — A. CALMETTE. *L'Intoxication par les venins; la sérothérapie.* — PH. PAGNIEZ. *Maladies déterminées par l'Anaphylaxie.* — PAUL COURMONT. *Maladie Sérique.* — J.-P. LANGLOIS et LÉON BINET. *Maladies par agents physiques.* — PAUL LE GENDRE. *Troubles et maladies de la nutrition.*

FASCICULE VIII. ***Affections des glandes endocrines. Troubles du développement.*** (1924). 1 *vol. de* 456 *pages avec* 107 *figures et* 1 *planche en couleurs, relié*. . . . . . . **40** fr.

PAGNIEZ. *Troubles du développement général.* — SÉZARY. *Pathologie de l'hypophyse.* — SOUQUES. *Acromégalie.* — SÉZARY. *Pathologie de la glande pinéale.* — APERT. *Pathologie de la glande thyroïde.* — SOUQUES. *Myxœdème et goitre exophtalmique.* — HARVIER. *Pathologie des parathyroïdes.* — BORY. *Pathologie du thymus.* — JOSUÉ. *Pathologie des Capsules surrénales.* — APERT. *Insuffisance testiculaire et ovarienne.* CLAUDE et BAUDOIN. *Syndromes pluriglandulaires.*

FASCICULE XI. ***Pathologie de l'appareil respiratoire.*** (Nez, Larynx, Trachée, Bronches, Poumons). — 1923. 1 *vol. de* 636 *pages avec* 87 *figures et* 5 *planches en couleurs, relié*. **45** fr.

F. BEZANÇON et I. DE JONG. *Séméiologie de l'appareil respiratoire.* — BOURGEOIS. *Pathologie du nez et du larynx.* — F. BEZANÇON et I. de JONG. *Pathologie de la trachée et des bronches. Asthme.* — HUTINEL et PAISSEAU. *Bronchopneumonie.* — HARVIER. *Pneumonoconiose, Syphilis pulmonaire, et autres affections du poumon.* — RIBADEAU-DUMAS. *Kystes hydatiques du poumon et de la plèvre, Cancer pleuropulmonaire.*

FASCICULE XII. ***Pathologie de l'Appareil respiratoire*** (suite), (1923). 1 *vol. de* 596 *p.,* 56 *fig. et* 10 *pl.* relié **45** fr.

M. LETULLE et P. HALBRON, *La Tuberculose pulmonaire.* — *Pseudo-Tuberculoses Pulmonaires.* — HARVIER et MARCEL PINARD. *Pathologie de la Plèvre.* — L. RIBADEAU-DUMAS. *Pathologie du Médiastin et Adénopathies Trachéo-Bronchiques.*

FASCICULE XIII. ***Pathologie de l'Appareil digestif*** (Bouche, Pharynx, Œsophage, Estomac) (1923). — 1 *volume de 808 pages avec 119 figures et 4 planches en couleurs, relié.* **50 fr.**

L. Babonneix et H. Darré. *Pathologie de la Bouche.* — *Path. du Pharynx.* — R. Bensaude et L. Rivet. *Path. de l'Œsophage.* — P. Le Noir et E. Agasse Lafont. *Path. de l'Estomac.*

FASCICULE XIV. ***Pathologie de l'Appareil digestif*** (Intestin) (1924). 1 *vol. de 576 pages avec 165 figures et 7 planches en couleurs, relié* . . . . **45 fr.**

Trémolières et Louis Caussade. *Path. de l'intestin.* — Nobécourt. *Path. gastro-intestinale des Nourrissons.* — Joyeux. *Vers.* — E. Perroncito. *Ankylostomiase.* — Gaultier. *Examen des fèces.* — R. Bensaude. *Pathologie du rectum.*

FASCICULE XV. ***Affections des glandes salivaires, du pancréas et du péritoine*** (1923). 1 *volume de 564 pages avec 133 figures et 2 planches en couleurs, relié* . . . . **40 fr.**

E. Parmentier et E. Chabrol. *Pathologie des glandes salivaires.* — *du Pancréas.* — Paul Londe. *Affections aiguës du Péritoine.* — Macaigne. *Affections chroniques du péritoine.* — F. Dévé. *Kystes hydatiques du péritoine.*

FASCICULE XXII (et dernier). ***Pathologie des Muscles, Os et Articulations.*** — (1924). 1 *volume de 560 pages avec 209 figures et 2 planches en couleurs, relié.* . . . . . . **45 fr.**

Thiers. *Affections des muscles.* — Léri et Crouzon. *Path. des os.* — Spillmann. *Rachitisme et Ostéomalacie.* — Souques. *Achondroplasie.* — Lesné. *Pseudo-rhumatismes infectieux et toxiques, Syphilis et tuberculose articulaires.* — Marinesco. *Rhumatisme chronique.*

En préparation :

FASCICULE IX. ***Pathologie des Organes hématopoïétiques, du Système lymphatique et du Sang.***

FASCICULE X. ***Pathologie de l'Appareil circulatoire.***

FASCICULE XVI. ***Pathologie du Foie.***

FASCICULE XVII. ***Pathologie des Reins.***

FASCICULES XVIII à **XXI.** ***Path. du système nerveux.***

Dr Gaston LYON
Ancien Chef de Clinique médicale à la Faculté de Médecine de Paris.

Traité élémentaire de Clinique Thérapeutique

11e Edition (1924). 1 *volume grand in-8° de* XIV-1408 *pages*, *Broché*: **70** fr. *Cartonné*. **85** fr.

Dix éditions de ce traité, et plusieurs traductions ont déjà paru, sa réputation a été consacrée par d'innombrables praticiens français et étrangers, il n'a pas cessé d'être depuis plusieurs années un ouvrage médical de premier plan.

Le Dr Lyon a maintenu ce succès persistant en adaptant à chaque édition son traité aux méthodes nouvelles, en vulgarisant les récents procédés thérapeutiques et leurs techniques.

Tout en réduisant le volume de l'ouvrage d'environ 460 pages, le Dr Lyon a introduit dans cette édition un nombre considérable d'additions concernant notamment : *les arythmies*, *les maladies du sympathique*, *les maladies par le choc*, *le traitement de la syphilis par le bismuth*, *celui du diabète par l'insuline*, etc.

La thérapeutique s'orientant de plus en plus vers l'emploi des *vaccins*, *des sérums*, *des produits opothérapeutiques*, en un mot, vers les médications d'ordre biologique, le Dr Lyon met davantage encore à la portée de tous les méthodes et techniques que cette orientation fait naître : récolter des *crachats*, des *exsudats*, du *sang*, du *liquide céphalo-rachidien* ; *injections veineuses de sérums organiques*, des *arséno-benzols*, de *l'ouabaïne*, pratique de l'*auto-hémothérapie* des sérums *anti-diphtériques*, du *pneumothorax artificiel*, etc.

G. H. ROGER
Doyen de la Faculté de Paris,
Professeur de Pathologie expérimentale et comparée,
Membre de l'Académie de Médecine.

Questions actuelles de Biologie Médicale

(1924). 1 *volume de* 196 *pages avec* 49 *figures* . . . . . **16** fr.

I. Les fonctions internes du poumon, action du poumon sur les matières grasses. — II. Quelques faits relatifs à la physiologie normale et pathologique du poumon. — III. Action cardio-vasculaire de quelques extraits d'organes. — IV. Recherches sur les caspules surrénales. — V. Action du foie sur les poisons. — VI. Recherches sur les ferments. — VII. Le rôle de la bile.

J. KUNSTLER
Professeur d'Anatomie comparée
et d'Embryogénie,
à la Faculté des Sciences de Bordeaux.

Fred. PRÉVOST
Ancien Elève
de l'École Normale supérieure,
Agrégé des Sciences naturelles

La Matière vivante

Organisations et différenciations — Origines de la vie — Colloïdes et mitochondries —

(1924). 1 *volume de* 234 *pages avec* 53 *figures*. . . . **18** fr.

DISCUSSION des théories les plus récentes sur la structure de la matière vivante éclairée par les recherches personnelles de l'auteur. Les auteurs traitent des théories de la *matière vivante, de sa constitution moléculaire*, des *origines de la vie*, du *sarcode*; des *sphérules*, des *organisations*, *adaptations* et *contenus vacuoloïdaires* et d'une esquisse historique.

La deuxième partie est un exposé technique. Elle comprend l'étude de la structure vacuoloïdaire, des organisations sphérulaires, de points de vue spéciaux et des mitochondries.

C. LEVADITI

Le Bismuth

dans le traitement de la

Syphilis

(1924). 1 *vol. de* 316 *pages avec* 31 *fig. et* 1 *pl. hors texte.* **25** fr.

Ce livre a été écrit pour le praticien. Il y trouvera et les résultats fournis par l'expérience sur l'animal et des faits précis de clinique pouvant lui servir de modèle et entretenir sa conviction.

Des notions de chimie, de toxicologie, un résumé et des données expérimentales acquises et surtout les impressions des syphiligraphes qui ont étudié le problème au lit du malade lui fourniront une documentation complète sur la bismuthothérapie antisyphilitique.

Paul LE GENDRE

Médecin honoraire des Hôpitaux de Paris,
Membre de l'Académie de Médecine.

Un Médecin Philosophe

Charles Bouchard

son œuvre et son temps

1 *volume de* 526 *pages avec un portrait*. . . . . **30** fr.

Le livre est plus qu'*une* monographie. Bien que l'auteur n'ait pas eu la prétention d'écrire l'histoire de la médecine en France pendant les soixante années qui correspondent à la vie médicale de Charles Bouchard, il retrace l'histoire de son milieu et montre le rôle important qu'il a joué par ses découvertes et ses doctrines.

R. LUTEMBACHER

Les Troubles Fonctionnels — du Cœur —

Sémiologie et Thérapeutique

(1924). 1 *volume de* 520 *pages avec* 297 *figures*. . . . . **45 fr.**

Dans ce livre sont étudiés d'abord des troubles fonctionnels du faisceau primitif : *troubles d'excitabilité et de conductibilité*, qui sont à l'origine des *Arythmies*. Ensuite, les troubles de contractilité du muscle cardiaque qui sont à l'origine de l'*Asystolie*. Enfin, les syndromes douloureux comme l'*angine de poitrine* qui mettent en jeu la sensibilité spéciale du cœur.

Dans les trois premières parties de cet ouvrage, l'auteur s'est attaché à l'analyse et à l'identification des troubles fonctionnels cardiaques tels qu'ils se présentent en clinique.

L'*exploration fonctionnelle*, qui fait le jeu de la quatrième partie, est le complément de cette première étude. Elle permet de mesurer avec exactitude sinon d'apprécier l'état fonctionnel du cœur. Par des épreuves appropriées peuvent être modifiés certains troubles, supprimés, exaltés, transformés, leur origine précisée, leurs anomalies latentes décelées.

La cinquième partie est consacrée à l'étude pharmaco-dynamique des médicaments cardiaques et au traitement des troubles fonctionnels du cœur.

R. LUTEMBACHER

Les nouvelles Méthodes d'Examen du Cœur en Clinique

(1921). 1 *volume de* 186 *pages avec* 138 *figures* . . . . **20 fr.**

P. NOBÉCOURT
Professeur à la Faculté de Médecine de Paris.
Médecin de l'hôpital des Enfants Malades.

Clinique Médicale des Enfants

Affection de l'Appareil respiratoire

(1924). 1 *volume de 348 pages avec 52 figures* . . . . . **22 fr.**

C'EST un livre de *science médicale appliquée.* Le clinicien qu'est le professeur Nobécourt met en scène le malade ; il réveille son histoire, l'observe, l'examine, l'analyse, expose les méthodes mises en œuvre pour porter un diagnostic, les difficultés rencontrées, les hésitations, les traitements institués. Enfin, il tire du fait particulier les enseignements d'ordre général qu'il comporte.

Le médecin trouvera dans ce livre simple et clair des idées nettes et précises sur la plupart des cas graves, qu'il est appelé à rencontrer.

Paul SOLLIER
Professeur à l'Institut des Hautes Études de Belgique.

Paul COURBON
Médecin chef de l'Asile de Stéphansfeld.

Pratique sémiologique des Maladies mentales

Guide de l'Étudiant et du Praticien

(1924). 1 *volume de 458 pages avec 87 figures originales ; collection du Médecin Praticien* . . . . **20 fr.**

CE livre permet sans notions préalables de médecine mentale à l'étudiant ou au praticien mis en face d'un aliéné, de savoir comment l'aborder, l'examiner, l'interroger ; dans quelle catégorie nosologique le placer, et quelles mesures prendre à son égard. Il constitue une sémiologie pratique et une mise au point de la médecine mentale actuelle.

P. POIRIER — A. CHARPY

Traité d'Anatomie Humaine

NOUVELLE ÉDITION ENTIÈREMENT REFONDUE

par **A. NICOLAS**

Professeur d'Anatomie à la Faculté de Médecine de Paris.

Tome V - Fasc. I ***Organes Génito-Urinaires***

(1923). 1 *volume in-8 de* 662 *pages avec* 348 *figures* . . **65** fr.

Développement : *A. Weber*. Le rein et les canaux excréteurs : *A. Augier* ; Vessie ; Urètre ; Prostate ; Verge ; Urètre de la femme ; Périnée : *Paul Delbet*. Appareil génital de l'homme : *O Pasteau*. Organes génitaux et périnée de la femme : *A. Hovelacque*.

PRÉCIS DE TECHNIQUE OPÉRATOIRE
PAR LES PROSECTEURS DE LA FACULTÉ DE PARIS

Nouvelle Série

Pierre DUVAL — J. GATELLIER

Chirurgie de l'Appareil Urinaire

et de l'Appareil Génital de l'Homme

6e *Édition* (1924). 1 *volume de* 284 *pages avec* 310 *figures*.
Broché . . . . **12** fr. ; Cartonné . . . . . . **15** fr.

V. VEAU et F. D'ALLAINES

Pratique courante et Chirurgie d'urgence

7e *Édition* (1924). 1 *volume de* 302 *pages avec* 320 *figures*.
Broché . . . . **12** fr. ; Cartonné . . . . . . **15** fr.

Wells P. EAGLETON
M. D. Newark — New-Jersey.

Abcès de l'Encéphale

Pathologie Chirurgicale et Technique Opératoire

(1924). 1 *volume de* 340 *pages avec* 40 *figures*. . . . . **30 fr.**

L'OUVRAGE est divisé en trois parties. La première renferme les considérations générales de la chirurgie intra-cranienne : *Opération*, *Anesthésie*, *Technique*, *Instruments*, *Position du sujet*, *Suture*, *Hémostase*, etc.

La deuxième partie est consacrée à la *Pathologie chirurgicale* et à la *Technique opératoire de l'abcès du cerveau*.

Enfin la troisième est réservée au *Diagnostic chirurgical*.

Pour chaque catégorie, l'auteur indique les *symptômes*, les *manifestations*, les *modifications* qui peuvent être l'indice certain pour le chirurgien.

P. GUIBAL (de Béziers)
Ex-interne des hôpitaux de Paris.

Traitement Chirurgical de la Dilatation Bronchique

(1924). 1 *volume de* 174 *pages avec* 31 *figures*. . . . . . **10 fr.**

L'AUTEUR rappelle les formes cliniques de la dilatation bronchique pour établir la démarcation entre les formes « médicales » et les formes « chirurgicales » ; il met en évidence la bronchectasie chronique invétérée, contre laquelle l'action du chirurgien est particulièrement efficace.

Sont exposées l'évolution clinique de la bronchectasie chronique et l'impuissance du traitement médical.

L'exposé des méthodes chirurgicales avec, pour chacune d'elles, les indications techniques et résultats.

Georges LAURENS

Chirurgie de l'Oreille du Nez, du Pharynx et du Larynx

2e Édition (1924). 1 *volume grand in-8° de 1048 pages avec 783 figures dans le texte, relié* . . . . **100** fr.

Le plan du traité a été ordonné selon le type suivant. Chaque opération est décrite avec *ses indications, sa technique et ses suites*, parfois même si le sujet l'exige quelques notions d'anatomie topographique.

L'auteur précise pour chaque cas ses indications, contre-indications et conditions défavorables.

La technique est l'objet des détails les plus minutieux, le spécialiste devant souvent recourir à la voie externe et agir en véritable chirurgien et les interventions portant soit sur les cavités osseuses, anfractueuses et profondes, soit sur des muqueuses sensibles et vasculaires.

Il faut réaliser la perfection, s'il est possible dans l'éclairage, l'anesthésie, et l'hémostase du champ opératoire. L'auteur décrit largement les modes d'anesthésie : *par badigeonnage, par infiltration et par voie tronculaire*; il multiplie les schémas et indique les manœuvres.

Il n'est pas de spécialité où l'acte opératoire n'entraîne comme corollaire des soins consécutifs aussi importants qu'en oto-laryngologie. L'auteur décrit les *incidents, accidents, suites normales* ou *atypiques, complications et résultats définitifs* des interventions pratiquées *sur le rocher, la face et le larynx*.

Dr POULARD
Médecin des Hôpitaux de Paris.

Traité d'Ophtalmologie

(1923). 2 *volumes grand in-8 formant ensemble* 1458 *pages avec* 710 *figures, et* 3 *planches hors texte en couleurs.* — *Reliés pleine toile fers spéciaux* . . . . **120** fr.

C'EST un traité d'ophtalmologie clinique complet dans lequel l'élève et le praticien peuvent trouver rapidement ce qui les intéresse dans leur pratique.

De parti pris, l'auteur a éliminé ce qui n'offre qu'un intérêt historique; les notions maintenant controuvées, les médications abandonnés, les opérations sans valeur ou impraticables.

L'anatomie pathologique, qui mérite une place dans des livres spéciaux, n'est point ici étudiée en détail, mais les lésions sont décrites dans la mesure où elles intéressent la clinique; on y trouvera la description des traitements chirurgicaux; la technique opératoire y est traitée avec le plus grand soin, spécialement celle des opérations réparatrices. — La clinique, les procédés d'exploration, la thérapeutique sont bien exposés.

L'auteur a donné une grande importance aux illustrations pour qu'on puisse saisir clairement et d'un coup d'œil ce que des explications longues ne parviennent pas à faire comprendre. De plus, à côté des dessins, il a placé le plus souvent possible des photographies documentaires.

L^t^-C^l^ ELLIOT R. H.
Médecin-chef Honoraire
de l'hôpital Ophtalmologique de Madras.

Ophtalmologie Tropicale

Traduction française par

Dr COUTELA
Ophtalmologiste
des Hôpitaux de Paris

Dr MORRAS
Ophtalmologiste
de l'Hôpital Marie-Feuillet à Rabat

(1922). 1 *vol. in-8° de* 360 *pages avec* 7 *pl. et* 117 *fig.* **30** fr.

F. de LAPERSONNE
Professeur de Clinique Ophtalmologique.

A. CANTONNET
Ophtalmologiste de l'Hôpital Cochin.

Manuel de Neurologie oculaire

2e Edition (1923). 1 *volume de* 416 *pages avec* 113 *figures et* 4 *planches en couleurs* . . . . **20 fr.**

Les auteurs décrivent les différents appareils nerveux de l'œil, les symptômes de leurs lésions et la sémiologie de ces symptômes. Puis ils passent en revue les troubles oculaires dans les différentes maladies.

Dans cette 2e partie, ils ont créé dans cette édition de nouveaux chapitres pour exposer les connaissances récentes sur les lésions *du grand sympathique*, *les troubles parkinsonniens*, *les syndromes hypophysaires*, *l'encéphalite léthargique*, *les affections neuro-oculaires familiales*, *la rétinite azotémique*, *les avitaminoses*, etc.

Charles H. MAY

Manuel des Maladies de l'Œil

à l'usage des Étudiants et des Praticiens

Traduit et annoté par P. BOUIN
Professeur à la Faculté de Médecine de Nancy.

4e Édition française. (1923), d'après la 10e édition américaine

1 *volume de* 452 *pages avec* 160 *figures en noir et en couleurs et* 22 *planches hors texte* . . . . **30 fr.**

Félix TERRIEN

Professeur agrégé à la Faculté de Médecine de Paris,
Ophtalmologiste de l'Hôpital Beaujon.

Sémiologie Oculaire

La Calotte Cornéo-Sclérale

Anatomie — Physiologie — Pathologie

(1923). 1 *volume de 260 pages avec 144 figures* . . . . **25 fr.**

Pour le spécialiste et pour le médecin général, la calotte cornéo-sclérale est la plus directement accessible. Son examen facile, ses réactions fréquentes permettent de dépister une syphilis, une tuberculose, etc., et donnent souvent des résultats remarquables.

Félix TERRIEN

Sémiologie Oculaire

Le Diaphragme irido-ciliaire

Anatomie — Physiologie — Pathologie

(1924). 1 *volume de 240 pages avec 126 figures*. . . . **25 fr.**

Description anatomo-physiologique, du point de vue clinique, fonction mécanique du diaphragme et fonction motrice, fonctions de nutrition. Etude sur la pupille, sur la structure et la réfraction du globe.

Les inflammations, les irritis blennorragiques, méningococciques et la valeur de la sérothérapie sont ensuite traitées.

L'ouvrage se termine par la sémiologie des contusions du diaphragme irido-ciliaire, par les tumeurs, les malformations de cette région et par l'étude des variations de la tension oculaire.

COLLECTION DE PRÉCIS MÉDICAUX

Précis de Pathologie Médicale

PAR

F. BEZANÇON, MARCEL LABBÉ, LÉON BERNARD, J.-A. SICARD, A. CLERC, P. EMILE WEILL, PHILIBERT, S.-I. DE JONG, A. SEZARY, CH. FOIX, PASTEUR VALLERY-RADOT, G. VITRY, MARCEL BLOCH

Complet en 6 volumes. Broché. **150** fr. : *Cartonné* **180** fr.
Chaque vol. séparément. Broché. **25** fr. : *Cartonné* **30** fr.

TOMES PARUS

TOME II. **Maladies de l'appareil respiratoire**, par F. BEZANÇON, professeur à la Faculté de Médecine de Paris, médecin de l'hôpital Boucicaut et S.-I. DE JONG, médecin des hôpitaux de Paris.

(1923). 1 *volume de* 566 *pages avec* 85 *figures et* 2 *pl. en couleurs.*

TOME IV. **Maladies du sang et des organes hématopoïétiques**, par P. EMILE WEILL, médecin de l'hôpital Tenon, et MARCEL BLOCH, chef de Laboratoire, à la Faculté de Paris.

Maladies des reins, par PASTEUR VALLERY-RADOT, médecin des Hôpitaux de Paris.

(1922). 1 *volume de* 628 *pages,* 150 *figures,* 4 *pl. en couleurs.*

TOME V. **Maladies de l'appareil digestif et de la nutrition,** par MARCEL LABBÉ, professeur à la Faculté de Médecine de Paris, médecin de l'hôpital de la Charité et G. VITRY, ancien chef de Clinique à la Faculté de Médecine de Paris.

1922). 1 *volume de* 790 *pages,* 316 *figures,* 2 *pl. en couleurs.*

AUTRES TOMES A PARAITRE

Tome I. Maladies Infectieuses et Intoxications par F. Bezançon, Philibert, Léon Bernard.
Tome III. Maladies du cœur et des vaisseaux par M. A. Clerc.
Tome VI. Maladies du Système nerveux par M. Sicard et Ch. Foix. Glandes endocrines par A. Sezary.

COLLECTION DE PRÉCIS MÉDICAUX

COLLECTION DE PRÉCIS MÉDICAUX

F. BEZANÇON
Professeur à la Faculté de Médecine de Paris.

Précis de Microbiologie Clinique

3e Édition (1920). 600 pages, 200 *figures*, 7 *planches en couleurs.*
Broché . . . . . . **30** fr. *Cartonné* . . . . . . **35** fr.

M. LANGERON
Chef de Laboratoire à la Faculté de Médecine de Paris.

Précis de Microscopie

3e Édition (1921). 1 *volume de* 916 *pages avec* 292 *figures.*
Broché . . . . . . **30** fr. *Cartonné* . . . . . . **34** fr.

E. BRUMPT
Professeur à la Faculté de Paris.

Précis de Parasitologie

3e Édition (1922). 1 *vol. de* 1200 *pages avec* 743 *fig. et* 6 *planches en noir et en couleurs.* *Broché.* **44** fr. *Cartonné.* **50** fr.

L. BARD
Professeur de clinique médicale à l'Université.

Précis d'Examens de Laboratoire

4e Édition (1921). 1 *volume de* 830 *pages avec* 162 *figures.*
Broché . . . . . . **32** fr. *Cartonné* . . . . . . **37** fr.

A. RICHAUD
Professeur agrégé à la Faculté de Médecine de Paris.
Docteur ès sciences.

Précis de Thérapeutique et Pharmacologie

6e Édition (1924). 1 *volume de* 1042 *pages avec* 14 *figures.*
Broché . . . . . . **40** fr. *Cartonné* . . . . . . **46** fr

J. COURMONT

Précis d'Hygiène

par Paul Courmont, *professeur et* A. Rochaix, *professeur agrégé à la Faculté de Médecine de Lyon.*
3e Édition (1924). 1 *volume*. . . . . *Sous presse*

COLLECTION DE PRÉCIS MÉDICAUX

NOBÉCOURT
Professeur à la Faculté de Médecine de Paris.

Précis de Médecine des Enfants

4e Édition (1921). 1 *volume de* 1024 *pages avec* 229 *figures.*

Broché . . . . . . **30** fr. *Cartonné* . . . . **36** fr.

V. MORAX

Précis d'Ophtalmologie

3e Édition (1921). 1 *volume de* 870 *pages avec* 450 *figures et* 4 *planches en couleurs.*

Broché . . . . . . **34** fr. *Cartonné* . . . . . . **40** fr.

L. OMBRÉDANNE
Professeur agrégé à la Faculté de Médecine de Paris.

Précis clinique et Opératoire de Chirurgie Infantile

(1923). 1 *volume de* 1140 *pages avec* 584 *figures.*

Broché . . . . . . **42** fr. *Cartonné* . . . . . . **48** fr.

J. DARIER
Médecin honoraire de l'hôpital Saint-Louis.

Précis de Dermatologie

3e Édition (1923). 1 volume de 996 *pages,* 211 *figures et planches.*

Broché . . . . . . **55** fr. *Cartonné* . . . . . . **60** fr.

A. LACASSAGNE
Professeur honoraire de médecine légale à l'Université de Lyon.

Étienne MARTIN
Professeur de médecine légale à la Faculté de Médecine de Lyon.

Précis de Médecine Légale

3e Édition (1921). 1 *volume de* 752 *pages avec* 115 *figures.*

Broché . . . . . . **27** fr. *Cartonné* . . . . . . **32** fr.

ÉT. MARTIN

Précis de Déontologie et de Médecine professionnelle

2e Édition (1923). 1 *volume de* 344 *pages.*

Broché . . . . . . **13** fr. *Cartonné* . . . . . . **15** fr.

G. ROUSSY
Professeur agrégé,
Chef des Travaux d'Anatomie pathologique

I. BERTRAND
Moniteur des Travaux pratiques d'anatomie pathologique.

Travaux pratiques d'Anatomie Pathologique

en quatorze séances

3e Édition (1924). 1 *volume de 264 pages avec 124 planches.* **12** fr.

H. BULLIARD
Préparateur d'Histologie à la Faculté de Paris.

Ch. CHAMPY
Professeur agrégé à la Faculté de Pari

Abrégé d'Histologie

3e Édition (1923). 1 *volume de 356 pages avec 207 figures 6 planches en couleurs* . . . . **15** fr.

L. LANDOUZY

LÉON BERNARD

Eléments d'Anatomie et de Physiologie Médicales

PUBLIÉS SOUS LA DIRECTION DE *Léon BERNARD*
Professeur à la Faculté de Médecine de l'Université de Paris.

PAR MM.

LÉON BERNARD, GOUGEROT, HALBRON, S. I. DE JONG, LAEDERICH, LORTAT-JACOB, SALOMON, SÉZARY, VITRY

2e Edition (1920). 1 *vol. de 867 p., 337 fig. et 4 pl. en coul.* **50** fr.

P. RUDAUX
Accoucheur de la maternité de l'hôpital Boucicaut.

Précis d'Anatomie, de Physiologie et de Pathologie élémentaires

4e Édition (1920). 1 *vol. de 828 pages avec 580 figures.* **24** fr.

COLLECTION DU MÉDECIN PRATICIEN

L'OBJET de cette collection : Dire au médecin traitant tout ce qu'il doit savoir d'une spécialité, lui indiquer les méthodes les meilleures de diagnostic et de traitement — les lui décrire avec des détails assez minutieux pour lui permettre de les appliquer sans mécompte et le conduire ainsi jusqu'au seuil qu'il ne peut dépasser par ses propres moyens ; — lui permettre d'autre part de guider le spécialiste dont il recherchera le concours et auquel il doit apporter un diagnostic précis ; lui apprendre, enfin à utiliser pour le traitement tous les renseignements que la consultation, le laboratoire ou l'opération lui auront fournis.

Dr GUY-LAROCHE

Examens de Laboratoire du Médecin praticien

2e Édition (1921). 1 *vol.* 415 *pag., fi* 117*g. et* 1 *pl. en coul.* **22 fr.**

Dr Pierre RÉAL

Stomatologie du Médecin praticien

2e Édition (1921). 1 *volume de* 290 *pages avec* 169 *fig.* **15 fr.**

Paul SOLLIER Paul COURBON

Pratique sémiologique des Maladies mentales

Guide de l'Étudiant et du Praticien

(1924). 1 *volume de* 458 *pages avec* 87 *figures* . . . . . **20 fr.**

G. LAURENS

Oto-Rhino-Laryngologie du Médecin praticien

4e Édition, 1 *vol. in-8 de* 480 *p. avec* 592 *g. rel. cart. souple.* **22** fr.

Gaston LYON

Consultations pour les Maladies des Voies digestives

(1920). 1 *volume de* 360 *pages, relié carton souple* . . **16** fr.

FLORAND et GIRAULT

Diagnostic et Traitement des affections du tube digestif

(1922). 1 *volume de* 412 *pages*, 62 *figures*. . . . . **18** fr.

Dr Alb. TERSON

Ophtalmologie du Médecin praticien

2e Édition (1920). 1 *volume de* 550 *pages avec* 356 *figures et* 1 *planche en couleurs* . . . . **26** fr.

M. DIDE et P. GUIRAUD

Psychiatrie du Médecin praticien

(1922). 1 *volume de* 416 *pages avec planches hors texte.* **20** fr.

COLLECTION
« MÉDECINE ET CHIRURGIE PRATIQUES »

P. GUIBAL (de Béziers)
Ex-interne des hôpitaux de Paris.

Traitement Chirurgical de la Dilatation Bronchique

(1924). 1 *volume de* 174 *pages avec* 31 *figures* . . . . . **10** fr.

H. MONDOR
Chirurgien des hôpitaux de Paris.

G. LAURET
Ancien interne des hôpitaux de Paris.

Les Ulcères perforés de l'Estomac et du Duodénum

(1923). 1 *volume de* 186 *pages avec* 14 *figures* . . . . . **10** fr.

P. MOURE
Chirurgien des hôpitaux de Paris.

Chirurgie vasculaire Conservatrice

(1923). 1 *volume de* 144 *pages avec*, 110 *figures* . . . . **12** fr.

COLLECTION
"MÉDECINE ET CHIRURGIE PRATIQUES"

M. CHIRAY
Professeur agrégé
à la Faculté de Médecine.

J. LEBON
Interne
des hôpitaux de Paris.

Le Tubage Duodénal

Ses applications cliniques

(1924). 1 *vol. de* 218 *pages avec* 24 *fig. et* 2 *pl. en coul.* **12** fr.

Dr *Léon* MEUNIER

L'État dyspeptique

(1923). 1 *volume de* 126 *pages avec* 44 *figures* . . . . . **8** fr.

Iser SOLOMON

La Radiothérapie profonde

1923). 1 *volume de* 152 *pages avec* 42 *figures*. . . . . . **9** fr.

Paul RAVAUT

Syphilis, Paludisme, Amibiase

Le traitement d'attaque et les traitements secondaires

2e *Édition* (1922). 1 *volume de* 224 *pages*. . . . . **9** fr.

Louis TIMBAL

Ancien chef de clinique médicale.
Préparateur à la Faculté de Médecine de l'Université de Toulouse.

Les diarrhées chroniques

Étude clinique, coprologique et thérapeutique

(1922). 1 *volume de* 270 *pages avec figures* . . . . . . **12** fr.

R. GOIFFON

Manuel de Coprologie Clinique

(1921). 1 *vol. de* 232 *pages,* 36 *fig.,* 2 *pl. en couleurs*. . **12** fr.

M. LOEPER

Médecin de l'hôpital Tenon.

Leçons de Pathologie digestive

(CINQUIÈME SÉRIE)

(1922). 1 *volume de* 348 *pages avec* 53 *figures* . . . . . **15** fr.

Jean GUISEZ

Diagnostic et Traitement des Rétrécissements de l'Œsophage et de la Trachée

(1923). 1 *volume de* 360 *pages avec* 216 *figures et* 2 *planches en couleurs* . . . . **30** fr.

Noël FIESSINGER

Les Ferments des Leucocytes

en physiologie, pathologie et thérapeutiques générales

(1923). 1 *volume de 238 pages* . . . . 16 fr.

Dr VEYRIÈRES R. HUERRE

Traitement externe des Dermatoses

Notes de thérapeutique et de matière médicale

(1924). 1 *volume de 236 pages* . . . . 12 fr.

R. SABOURAUD

Entretiens Dermatologiques

à l'école Lailler (Hôpital Saint-Louis)

SÉRIE NOUVELLE. — PREMIER VOLUME

(1923). 1 *volume de 336 pages avec 23 figures* . . . . . *Épuisé.*

DEUXIÈME VOLUME

Maladies du Cuir chevelu

(1924). 1 *volume de 272 pages avec figures* . . . . 20 fr.

A. B. MARFAN

Professeur à la Faculté de médecine de Paris,
Médecin de l'hôpital des Enfants Malades,
Membre de l'Académie de Médecine.

Traité de l'Allaitement et de l'Alimentation des Enfants du premier âge

3e Édition (1920). 1 *vol. in*-8 *de* 926 *pages avec* 21 *figures.* **45** fr.

A. B. MARFAN

Les Affections des Voies digestives dans la première Enfance

(1923). 1 *vol. de* 702 *pages avec* 39 *figures et* 2 *planches.* **35** fr.

Eugène TERRIEN

Ancien chef de clinique infantile
de la Faculté à l'hôpital des Enfants Malades.

Précis d'alimentation des nourrissons

4e Édition (1921). 1 *volume in*-8 *de* 309 *pages* . . . . . **12** fr.

Précis d'alimentation des jeunes enfants du sevrage à 10 ans

(1921) 1 *volume in*-8 *de* 465 *pages*. . . . . **14** fr.

P. NOBÉCOURT
Professeur agrégé à la Faculté de Médecine de Paris.
Médecin des Hôpitaux.

Conférences pratiques sur l'alimentation des Nourrissons

3e *Édition* (1922). 1 *volume de* 318 *pages* . . . . 18 fr.

P. NOBÉCOURT
Professeur de Clinique médicale des Enfants à la Faculté de Médecine de Paris.

G. SCHREIBER
Ancien interne des Hôpitaux de Paris, ancien chef de Clinique infantile.

Hygiène sociale de l'Enfance

(1921). 1 *vol. de* 600 *pages avec* 129 *figures dans le texte.* 30 fr.

E. LESNÉ

L. BINET

Physiologie Normale et Pathologique du Nourrisson

(1921). 1 *volume de* 297 *pages avec figures*. . . . . . . 18 fr.

Jules COMBY
Médecin de l'hôpital des Enfants Malades.

Deux cents Consultations médicales Pour les Maladies des Enfants

7e *Édition*. 1 *volume de* 404 *pages* . . . . 8 fr.

F. de LAPERSONNE *A. CANTONNET*

Manuel de Neurologie oculaire

2e Édition (1923). 1 *vol. de* 416 *p. avec* 113 *fig. et* 4 *pl. en coul.* **20** fr.

André THOMAS

Médecin de l'Hôpital Saint-Joseph.

Le Réflexe Pilo-Moteur

Étude Anatomo-Clinique sur le Système Sympathique

(1921). 1 *volume de* 242 *pages avec* 79 *fig. et* 12 *planches.* **25** fr.

Questions Neurologiques d'actualité

Vingt conférences faites à la Faculté de Médecine de Paris sous la direction de M. le Professeur PIERRE MARIE

(1922). 1 *volume de* 552 *pages avec* 142 *figures* . . . . **28** fr.

BALTHAZARD, CESTAN, CLAUDE, MACAIGNE, NICOLAS, VERGER

PRÉCIS DE PATHOLOGIE INTERNE. TOME IV

Système Nerveux, Par MM. CESTAN et VERGER

4e Édition (1920). 1 *vol. de* 916 *p. avec* 113 *figures. Cart.* **28** fr.

V. WALLICH

Professeur agrégé à la Faculté de Paris.

Eléments d'Obstétrique

4e Édition (1921). 1 *volume de* 710 *pages avec* 180 *figures*. **26** fr.

H. VARNIER

Professeur à la Faculté. Accoucheur des hôpitaux.

La Pratique des Accouchements

Obstétrique journalière

(1900). 1 *volume de* 440 *pages avec* 386 *figures, relié* . **35** fr.

L. H. FARABEUF — Henri VARNIER

Introduction à l'étude clinique et à la pratique Des Accouchements

5e Édition (1922). 1 *vol. de* 488 *pages avec* 375 *figures*. **30** fr.

H. VIGNES

Accoucheur des Hôpitaux de Paris.

Physiologie Obstétricale Normale et Pathologique

(1923). 1 *volume de* 456 *pages, avec figures*. . . . . . . **22** fr.

OUVRAGES DE H. HARTMANN

Professeur de clinique chirurgicale à la Faculté de Paris.
Membre de l'Académie de Médecine.

Gynécologie opératoire

(1900). 1 *volume grand in-8 de 500 pages avec 422 figures dont 80 en couleurs, cartonné* . . . . **28** fr.

Chirurgie des Organes génito-urinaires de l'homme

(1904). 1 *volume grand in-8 de 432 pages avec 412 figures.* **20** fr.

Travaux de Chirurgie anatomo-clinique

Avec la collaboration de : MM. Boppe, Cunéo, Delamare, Esmonet, Hautefort, Henry, Küss, Lavenant, Lebreton, Lecène, Okinczyc, Petit-Dutaillis, Renaud, Ulrich, Virenque.

1re, 2e, 3e Séries. . . . . *Épuisées*
4e Série. **Chirurgie des voies urinaires** (1913) . . . . **17** fr. **50**
5e Série. **Chirurgie des voies biliaires** (*vient de paraître*).
(1923). 1 *volume de 400 pages avec 89 figures.* . . . . . **30** fr.

COUVELAIRE

Professeur de Clinique obstétricale à la Faculté de Paris.

Introduction à la Chirurgie utérine obstétricale

(1913). 1 *vol. de 224 pages avec 44 planches hors texte, cart.* **50** fr.

Félix LEJARS

Traité de Chirurgie d'urgence

8e Édition (1921). 1 *volume de* 1120 *pages avec* 1100 *figures et* 20 *planches en deux tons.*

Broché, sous couverture forte . . . . **75 fr.**

Relié toile, en deux volumes . . . . **90 fr.**

Professeur Thomas JONNESCO

Le Sympathique Cervico-thoracique

(1923). 1 *volume in-4° de* 92 *pages avec* 34 *figures et* 10 *planches inédites en noir et en couleurs* . . . . **40 fr.**

P. ARDIN-DELTEIL
Professeur de clinique médicale à la Faculté de Médecine d'Alger.

P. SOUBEYRAN
Professeur agrégé à la Faculté de Médecine de Montpellier.

Manuel de Petite Chirurgie et de Technique médicale Journalière

3e Édition (1923). 1 *vol.* 928 *de p. avec* 507 *fig. dans le texte.* **45 fr.**

Th. TUFFIER
Professeur agrégé à la Faculté de Médecine de Paris.

P. DESFOSSES
Chirurgien de l'hôpital Britannique à Paris.

Petite Chirurgie pratique

6e Édition (1921). 1 *volume de* 732 *pages* 425 *figures* . **32 fr.**

P. POIRIER — A. CHARPY

Traité d'Anatomie Humaine

Nouvelle Édition entièrement refondue sous la direction de

A. NICOLAS

Professeur d'Anatomie à la Faculté de Médecine de Paris.

TOME I. — **Embryologie. Ostéologie. Arthrologie.** *Épuisé.*

TOME II. — 1er Fasc. : **Système musculaire** . . . *Épuisé.*

2e Fasc. : **Angéiologie** (Cœur et Artères), 248 *fig.* (3e *éd.*) *Épuisé.*

3e Fasc. : **Angéiologie** (Capillaires, Veines), (4e *édition* 1920). **22** fr.

4e Fasc. : **Les Lymphatiques**, 126 *figures* (2 *édition*) *Épuisé.*

TOME III. — 1er et 2e Fasc. : **Système nerveux central** (3e *édition* 1921) . . . . **75** fr.

3e Fasc. : **Système nerveux périphérique** . . (*en préparation*)

TOME IV. — 1er Fasc. : **Tube digestif**, 213 *fig.* (3e *édit.* 1914) **20** fr.

2e Fasc. : **Appareil respiratoire**, 121 *figures* (2e *édit.*) *Épuisé.*

3e Fasc. : **Annexes du tube digestif. Péritoine** (3e *éd.* 1912). **28** fr.

TOME V. — 1er Fasc. : **Organes génito-urinaires**, 348 *fig.* (3e *édition* 1923) . . . . **65** fr.

2e Fasc. : **Organes des sens** (3e *édition* 1912) . . . **45** fr.

Georges GÉRARD

Professeur d'Anatomie à l'Université de Lille

Manuel d'Anatomie Humaine

2e **Edition** (1921). 1 *volume de* 1275 *pages avec* 1025 *figures en noir et en couleurs et* 4 *planches en couleurs* . . **75** fr.

Précis de Technique Opératoire

PAR LES PROSECTEURS DE LA FACULTÉ DE MÉDECINE DE PARIS

7 volumes petit in-8 avec de nombreuses figures
Chaque volume broché. **12** fr. — *Cartonné.* . . . **15** fr.

Abdomen, par M. GUIBÉ. *5e Édition* (1920), 242 *figures.*

NOUVELLE SÉRIE

Appareil génital de la femme, par R. PROUST et le Dr CHARRIER, prosecteur à la Faculté de médecine de Paris. *5e Edition* (1922).

Membre inférieur, par GEORGES LABEY et le Dr J. LEVEUF, prosecteur à la Faculté de médecine de Paris, *5e Edition* (1923).

Tête et cou, par CH. LENORMANT et P. BROCQ, prosecteur à la Faculté de médecine de Paris, 247 *fig. 6e Édition* (1923).

Appareil urinaire et appareil génit. de l'homme, par Pierre DUVAL et le Dr GATELLIER, prosecteur à la Faculté de médecine de Paris. *6e Edition* (1923).

Pratique courante et Chirurgie d'urgence, par V. VEAU, et le Dr D'ALLAINES, prosecteur à la Faculté de médecine de Paris. *7e Edition* (1924).

Thorax et membre supérieur, par A. SCHWARTZ, et le Dr METIVET, prosecteur de la Faculté de médecine de Paris. *7e Edition.* *(paraîtra en novembre 1924)*

L. H. FARABEUF

Professeur à la Faculté de Médecine de Paris.

Précis de Manuel Opératoire

Nouvelle Édition (1924). 1 *volume in-8 de* 1092 *pages avec* 862 *figures* . . . . **30** fr.

www.ingramcontent.com/pod-product-compliance
Lightning Source LLC
Chambersburg PA
CBHW052005230326
41598CB00078B/1994